DK

英国医学会

BRITISH MEDICAL ASSOCIATION

家庭医生

英国医学会医学编辑顾问 迈克尔·彼得斯博士

田新平 荣石 冯凤芝 主译

中国大百科全书出版社
Encyclopedia of China Publishing House

A Dorling Kindersley Book
www.dk.com

Original Title: BMA Complete Home Medical Guide

北京市版权登记号：图字01-2011-6197

图书在版编目（CIP）数据

DK家庭医生 / 英国DK公司编著；田新平等译. --北京：中国大百科全书出版社，2014.6
ISBN 978-7-5000-9368-8

Ⅰ. ①D… Ⅱ. ①英… ②田… Ⅲ. ①家庭医学—基本知识 Ⅳ. ①R4

中国版本图书馆CIP数据核字（2014）第138864号

译者：田新平　荣石　冯凤芝等

策 划 人：武丹
责任编辑：杨振　付立新
校　　对：窦红娟　王丽　王慧琳　李静
封面设计：杨振

声 明

本书涵盖了医学各方面的信息，并且竭尽全力保证书中的信息准确无误。但本书并不能替代医学专家的建议，我们建议您向医生或保健专业人士就个人健康的具体问题进行咨询。务必不要因从本书中获得的信息而无视医学专家的建议，也不要拖延咨询或治疗。本书中涉及的产品、疗法或机构并不意为受到英国医学会、英国医学会医学编辑顾问、其他顾问、编著者、编辑或出版社的代言，如有所遗漏也不意为被否定。英国医学会、英国医学会医学编辑顾问、顾问、编著者、编辑和出版社对个人因错误参考本书中的信息与建议而造成的伤害、其他损害或损失不承担任何法律责任。

DK家庭医生
中国大百科全书出版社出版发行
（北京市西城区阜成门北大街17号　邮编　100037）
http://www.ecph.com.cn
新华书店经销
中华商务联合印刷（广东）有限公司印制
开本：680毫米×1050毫米　1/8　印张：81
2014年8月第1版　2014年8月第1次印刷
ISBN 978-7-5000-9368-8
定价：350.00元

英国医学会

主要译者

田新平　荣石　冯凤芝

翻译委员会委员

田新平　北京协和医院风湿免疫科主任医师
博士研究生导师

荣　石　北京协和医院泌尿外科主任医师
硕士研究生导师

冯凤芝　北京协和医院妇产科主任医师
硕士研究生导师

朱以诚　北京协和医院神经内科主任医师
博士研究生导师

张美芬　北京协和医院眼科主任医师
博士研究生导师

晋红中　北京协和医院皮肤科副主任、主任医师
博士研究生导师

田　军　山东省潍坊市人民医院耳鼻喉科副主任医师
硕士研究生导师

译者（按姓氏笔画为序）

于　雪　王丽焕　王秋梅　王艳侠　王淑然　王新宁
朱夏琴　刘　贝　刘　雁　孙　菲　张孜君　张欣泽
苟丽娟　茅李莉　袁　礼　夏文丽　葛芳芳　焦珍珍

专科审定委员会委员

郎景和　　中国工程院院士、北京协和医院妇产科主任、主任医师、博士研究生导师

王以朋　　北京协和医院副院长、北京协和医院骨科主任医师、博士研究生导师

张抒扬　　北京协和医院副院长、北京协和医院心脏内科主任医师、博士研究生导师

沈　悌　　北京协和医院原内科主任、主任医师、硕士研究生导师

李汉忠　　北京协和医院泌尿外科主任、主任医师、博士研究生导师

钱家鸣　　北京协和医院消化内科主任、主任医师、博士研究生导师

崔丽英　　北京协和医院神经内科主任、主任医师、博士研究生导师

高志强　　北京协和医院耳鼻喉科主任、主任医师、博士研究生导师

魏　镜　　北京协和医院心理医学科主任、主任医师、博士研究生导师

钟　勇　　北京协和医院眼科副主任、主任医师、博士研究生导师

刑小平　　北京协和医院内分泌科主任、主任医师、博士研究生导师

刘晓清　　北京协和医院感染内科副主任、主任医师、硕士研究生导师

宋红梅　　北京协和医院儿科主任、主任医师、博士研究生导师

赵继志　　北京协和医院口腔科主任、主任医师、硕士研究生导师

医学名词审定者

张玉森　　全国科学技术名词审定委员会委员、中华医学会名词审定办公室编审

目录

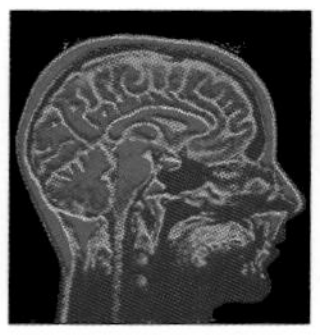

掌控健康 6～35

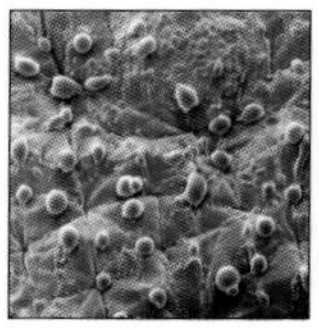

自我评估 36～123

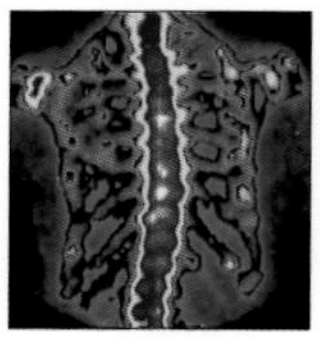

发现疾病 124～139

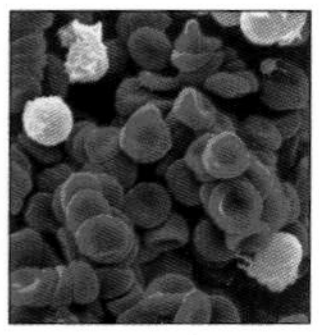

身体与疾病 140～565

育阶段，因此环境因素对他们的影响会更明显。

其他决定健康的因素包括年龄、性别、种族及职业等。例如，心脏病的发生率随着年龄的增长而增加，且在男性、亚洲人群和工作需要静坐的人群中更常见。

对你的健康状况进行评估

要弄清自身的遗传情况和降低患病的风险，你应该对你家族中的人员患病情况有所了解。你家族中可能会有多人在50岁以前就患有一些疾病，尤其是某些类型的肿瘤或心脏病。你可以画一幅家族人员患病的“家族树”，并与医生就这棵“树”的情况进行讨论。医生会对你的健康状况进行检查，并向你提出一些改变你生活方式的建议，如减少摄入脂肪含量高的食物、锻炼身体等，从而可以降低你发生这些疾病的风险。

在你生命中的某些阶段，尤其当你逐渐变老时，你需要定期进行筛查性检查，来发现疾病的早期征兆，如乳腺癌或青光眼等。根据你的家族疾病史，医生可能会建议你做一些相关的检查，或提早进行筛查性检查，以尽可能在更早的阶段，就能发现在你的家族中发生的一些疾病的征兆。

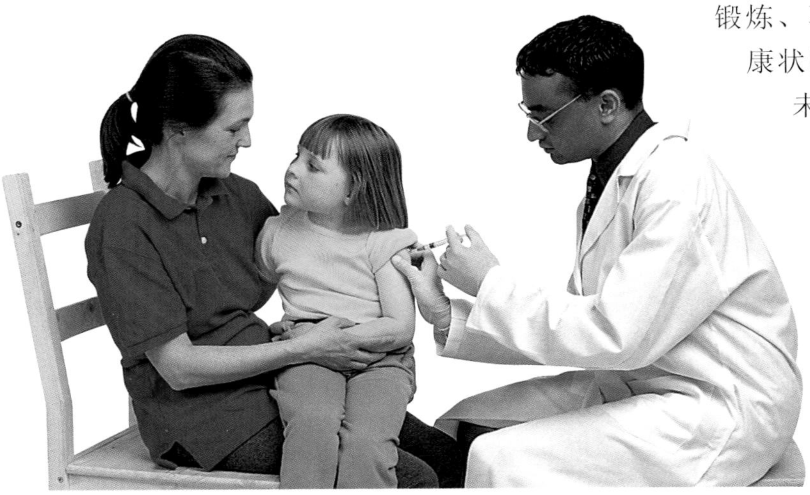

免疫接种
保证你的孩子在适当的时候接受免疫接种，这将有助于保护他们免于患许多感染性疾病。

选择健康的生活方式

近年来，已有充分的证据表明，人们可以通过改变不健康的生活方式，降低发生疾病的危险。在过去的25年中，吸烟人数的不断减少和对健康饮食的深入了解，使65岁以下死于脑卒中、冠心病和一些肿瘤的人数明显下降。然而，现代的生活方式带来的压力，如人际关系的破裂、长时间在紧张的工作环境下工作，以及与家人和朋友的接触减少等，都可以影响心理和生理健康。

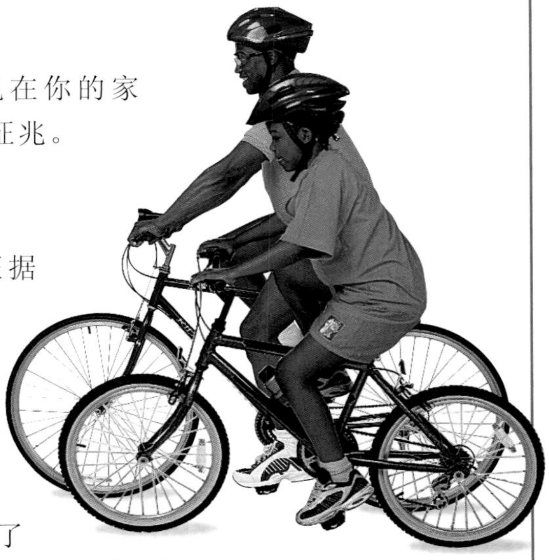

锻炼身体
心血管系统的锻炼方式，如骑自行车，可以降低血压、减少体重并缓解压力，这些都有助于预防心脏病的发生。

几乎所有人都知道，什么是健康的生活方式，但是极少有人能够坚持做到。健康的饮食习惯、规律的身体锻炼、不吸烟并限制饮酒量，可以使你身体的整体健康状况立即得到改善。不仅如此，从长远来看，你未来患病的危险也会降低。

改变不健康的生活习惯并非易事，尤其是当这些不良习惯不会对机体的健康立即产生危害时，就显得更加困难。说服自己改变长期形成的生活方式，如戒烟或减肥，需要相当大的毅力，如果能够得到家人和朋友的支持，可能会相对容易一些。

遗传与健康

你的身体特征是从父母那里遗传来的，因此，许多基因会影响到你的健康。你的基因在一定程度上决定了身体的衰老过程，以及你是否容易患某些疾病。虽然你无法改变这些基因，但是医学的干预，可能有助于你预防易患的那些疾病。基因诊断和专家咨询，可以帮助你通过改变生活方式来降低发病的危险。

本章包括如下内容

从父母那里遗传来的基因，决定了你的身体和心理的基本特点。你的一半基因来自于母亲的卵子，另一半来自于父亲的精子。每个孩子从父母那里得到的基因组合都是不同的。正是这些不同的基因组合，造成了大多数兄弟姐妹间，在外貌、健康状况以及性格等方面的显著差异。遗传的基因，决定了你外貌的许多特征，如你的眼睛和头发的颜色。这些基因还决定了你在成长，直至衰老的过程中，身体发生的一系列变化，尤其是在婴儿期和青春期，这种变化更为明显。基因还会影响到你体内的化学反应，从而影响到你发生疾病的危险。

遗传

在受孕时，受精卵是一个单细胞，它包含了发育成为一个新个体所需的全部信息。这些信息因人而异，由基因携带着。基因是以紧密的、螺旋状的双链 DNA 片段的形式存在的。DNA 存在于细胞核中，含有可以控制一个人的生理特征、生长、发育以及功能的指令。随着受精卵的分裂，遗传信息被复制，因此正在生长的胎儿的每一个细胞，都复制有这些遗传信息。

人类约有2万～2.5万对基因，但是在细胞中只有一小部分基因处于活化状态，这取决于细胞的特殊功能，例如，在脑细胞和肝细胞中的活化基因是不同的。基因可以通过调控特异性蛋白的生成，来控制细胞的活化，其中许多蛋白参与机体组织结构的形成或调节机体的活化，例如，一些基因编码生成的蛋白参与组织的形成，如皮肤、头发、肌肉等。其他基因编码生成的蛋白参与控制机体内的各种反应过程，如调控那些参与特殊化学反应的酶类，或调控参与抵抗病原体感染的免疫球蛋白的生成。

一些基因被称为调控基因，这些基因通过合成一些能够影响其他基因的蛋白来进行调控，达到使那些基因“开”或“关”的目的。调控基因可以调节生长和发育的过程，如抑制细胞的生长，同时这些调控基因也可以决定细胞的分化。但如果调控基因的功能出现障碍，细胞就会无限制地进行增殖，这就是肿瘤的发生机制之一。细胞分裂时，在基因物质的复制过程中，偶尔会发生错误，导致基因的突变或改变。发生了改变的基因，会随着每次细胞的分裂而传给新细胞。由这些突变基因所导致的疾病，就是大家都知道的遗传性疾病。

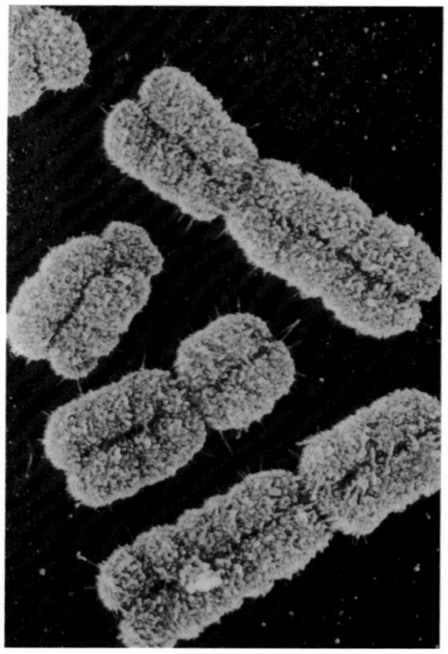

染色体
除红细胞、卵子和精子细胞外，身体的所有体细胞均包含23对染色体，这些染色体含有来自父母的遗传信息。

改变了的基因可以导致器官的发育或功能出现异常，已知一些特定的基因可以引起罕见的遗传病。如果你的家族中有遗传病史，那么你应该进行一下检查，看你是否遗传了发生改变的基因。一些更常见的疾病也受遗传因素的影响，如心脏病。如果你的家族病史提示你有患遗传病的危险，那么早期接受筛查性检查，早期发现疾病尤其重要。

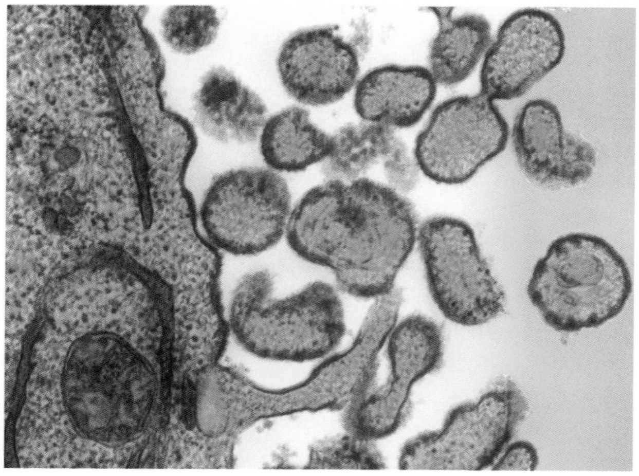

麻疹病毒
这幅高倍放大图显示，麻疹病毒颗粒从感染细胞中萌出。麻疹可以通过麻疹 - 腮腺炎 - 风疹联合免疫接种来预防。

健康需求的改变

随着年龄的增长，你经过了不同的人生阶段。在各个年龄段，身体的需要和你对健康状况的担心也会发生相应的变化。例如，婴幼儿需要高能量的饮食来满足身体的快速生长，而老年人则需要能量较低的食物，而且摄入量也会相应地减少。

年轻人发生意外事故的危险最高，而老年人由于机体主要器官的功能逐渐下降，则更容易患退行性疾病。随着年龄的增长，机体免疫系统对抗疾病的能力也逐渐下降，因此，疾病的自然恢复过程也相应地延长。机体各系统衰老的速度是不同的，受到每个人的遗传和生活方式的影响。

由于营养水平、医疗和卫生条件等的改善，使得 20 世纪英国人的预期寿命有了大幅提高，但个人健康状况的好坏，无疑是你遗传来的基因和你的生活方式的结果。

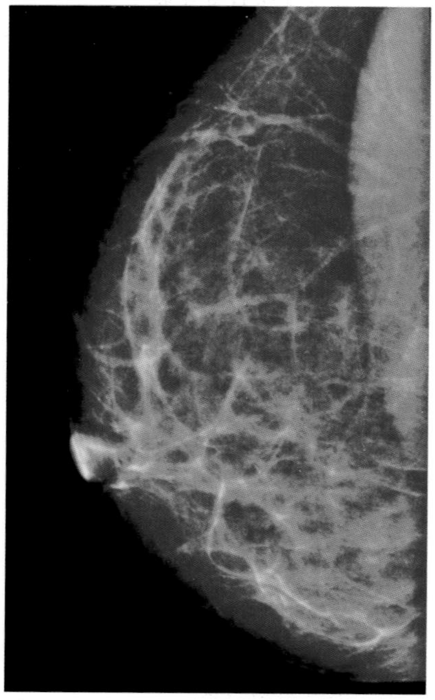

乳腺 X 线检查
这幅乳腺 X 线片显示的是健康的乳腺组织。乳腺 X 线照相检查可以用来筛查乳腺癌，因此可以在早期发现乳腺癌。

过程

遗传性疾病的高危因素

我们绝大多数的身体特征，包括我们对一些疾病的易感性，都是由一种称为 DNA 的遗传物质决定的。DNA 位于细胞核中，形成 46 条被称为染色体的物质，共 23 对，精子和卵子细胞各含有一半的染色体。每条染色体拥有数以百计的，携带能够影响我们生长发育的化学编码的基因。基因物质的改变可以造成胎儿遗传性疾病的发生或对某些疾病易感。

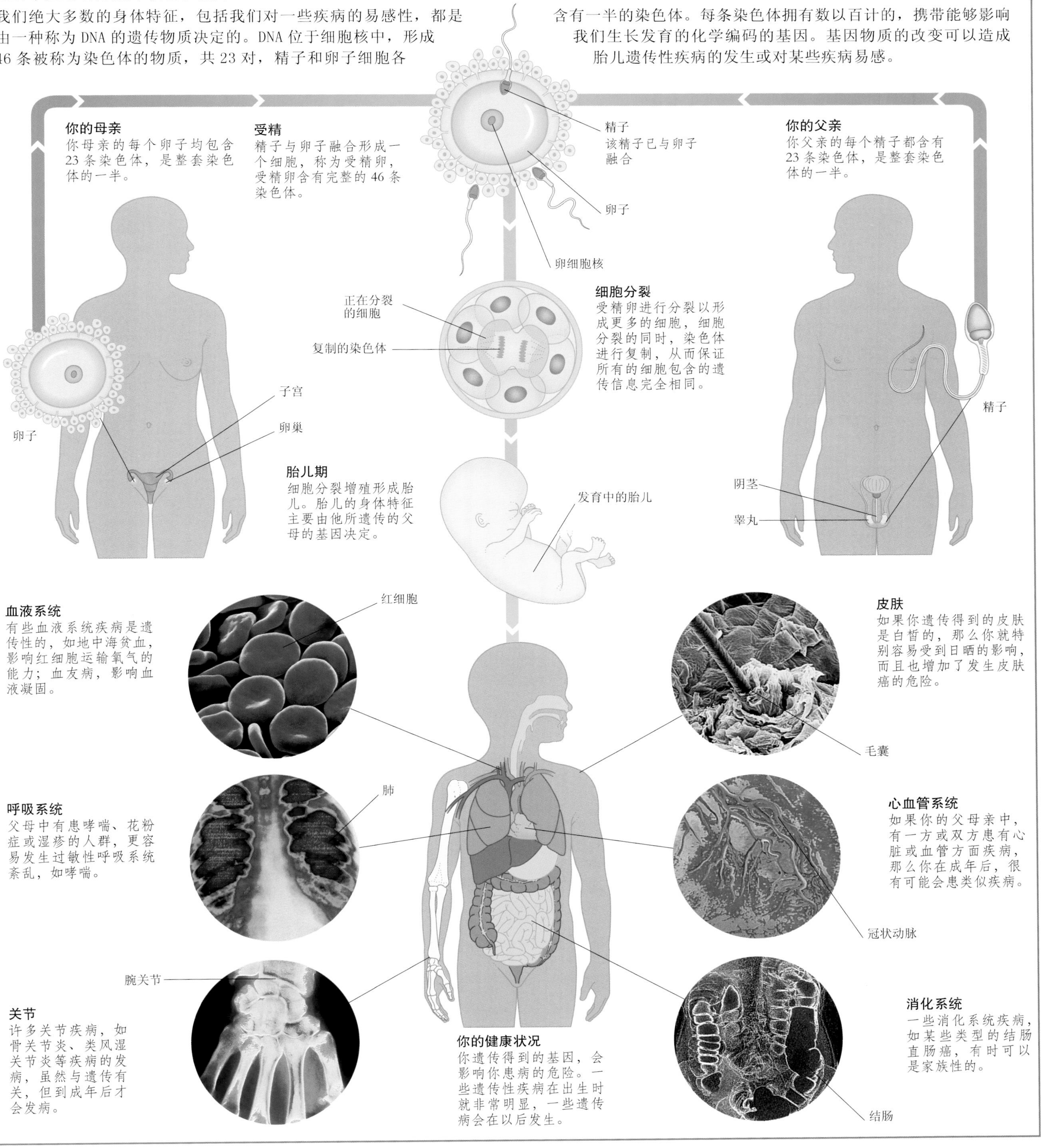

你的母亲
你母亲的每个卵子均包含 23 条染色体，是整套染色体的一半。

受精
精子与卵子融合形成一个细胞，称为受精卵，受精卵含有完整的 46 条染色体。

你的父亲
你父亲的每个精子都含有 23 条染色体，是整套染色体的一半。

细胞分裂
受精卵进行分裂以形成更多的细胞，细胞分裂的同时，染色体进行复制，从而保证所有的细胞包含的遗传信息完全相同。

胎儿期
细胞分裂增殖形成胎儿。胎儿的身体特征主要由他所遗传的父母的基因决定。

血液系统
有些血液系统疾病是遗传性的，如地中海贫血，影响红细胞运输氧气的能力；血友病，影响血液凝固。

皮肤
如果你遗传得到的皮肤是白皙的，那么你就特别容易受到日晒的影响，而且也增加了发生皮肤癌的危险。

呼吸系统
父母中有患哮喘、花粉症或湿疹的人群，更容易发生过敏性呼吸系统紊乱，如哮喘。

心血管系统
如果你的父母亲中，有一方或双方患有心脏或血管方面疾病，那么你在成年后，很有可能会患类似疾病。

关节
许多关节疾病，如骨关节炎、类风湿关节炎等疾病的发病，虽然与遗传有关，但到成年后才会发病。

你的健康状况
你遗传得到的基因，会影响你患病的危险。一些遗传性疾病在出生时就非常明显，一些遗传病会在以后发生。

消化系统
一些消化系统疾病，如某些类型的结肠直肠癌，有时可以是家族性的。

了解什么是遗传

最近有证据显示，遗传因素在决定我们患病危险方面，发挥着重要作用。我们都把孩子们像他们的父母或家里的其他亲人，以及一家人总是有一些共同的身体和行为特征，认为是理所应当的事。正是这种共同的生物学遗传特征，使得一些疾病呈现出家族聚集性的特点。

我们许多身体和行为的特征都是由基因决定的。本书的其他章节（见144～149页“**基因与遗传**”）解释了基因的结构和功能，以及基因是如何遗传下去的。

遗传以及生活方式的因素，是许多常见疾病发病的原因。你从父母那里遗传来的基因，可以解释为什么一个家庭对某些疾病的易感性会与另一个家庭的不同。然而只有极少数罕见的疾病，是由发生了改变的基因直接引起的。

通过搜集家族患病的相关资料信息，你还能发现一些在你的家族中尤其常见的疾病。这种信息为我们发现基因对一些特定疾病的遗传倾向，具有重要的早期参考价值。

应用越来越广泛的基因测定，可以检测夫妻双方是否遗传有特定的突变基因。遗传学家可以评估，后代遗传父母突变基因的概率，并给予相应的预防建议。多数情况下，这一措施有助于遗传性疾病的早期治疗和有效缓解。

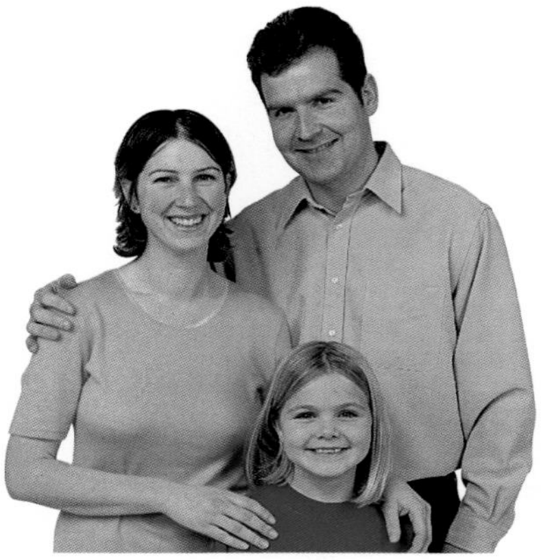

家族相似性
孩子不仅在外貌、性格方面与父母相似，在对某些疾病的易感性方面也与父母相似。

你和你的遗传

了解你所遗传的基因是如何影响你的健康的

你从父母那里遗传来的基因，为你从一个瞬间受孕的受精卵细胞，发育成为一个完整的个体“写好了程序”。人类的23对染色体上，大约有2万～2.5万对基因。每对染色体中的一条来自你的母亲，另一条来自你的父亲。兄弟姐妹之间的基因组合是有细微差别的。

基因可以控制细胞的代谢、生长、修复和增殖。基因控制着胚胎的发育：首先发育为婴儿，然后发育为儿童，最终发育为成人。在你的整个生命过程中，基因控制着细胞的功能，以及细胞受损或死亡后的修复及替代。

具有血缘关系的亲属间，有许多基因是共同的，这些基因决定了家族成员有类似的身体和其他方面的特征。其中的许多特征对你的身体健康没有明显的影响，如鼻子的形状等。而另外的一些特征，如身材过高或过矮，或有肥胖倾向等，则可能与你患某些疾病的危险性增高有关。

一些疾病是由一条或一对基因的错误或突变直接引起的，如血友病（见274页）和囊性纤维化（见535页），这些罕见的疾病，是以一定的可以预知的方式遗传的，这意味着对于携带这种改变了的基因的家族，我们可以明确地知道，他们的子孙后代发生这种疾病的可能性。

在基因和其他因素的共同作用下，家族中发生某些易感性增加的疾病，比遗传性疾病更为常见。某些疾病，例如冠状动脉病（见243页）有家族发病的倾向，而生活方式如高脂饮食、吸烟及缺乏锻炼等因素，也在发病过程中起了一定的作用。

在一些有遗传因素参与发病的疾病（见295页“**哮喘**”）中，环境因素（如生活在空气污染地区）也在发病中起着重要的作用。

环境因素与遗传易感性之间复杂的相互作用，使我们很难预测那些有这种家族疾病史的儿童在成年后发病的危险性。

你的家族疾病史

评估你患遗传性疾病的机会，或你将一种遗传性疾病传给你的孩子的机会

你可能会注意到一些疾病似乎在你的家族中很“盛行”。这些疾病可能与基因遗传或生活方式有关。通过制作家族疾病的树状图谱（见11页）有助于评估家族成员患此类疾病的风险性。

收集信息

父母双亲、兄弟姐妹的相关信息是最重要的，但你还应该尽可能地收集你的家族中更多代人的信息，包括你的叔叔、舅舅、姑姑、姨母以及祖父母、外祖父母等，以了解你家族中发病的全貌。如果能了解到你的一些亲戚的生活方式，对你和医生分析这些疾病，究竟是遗传性疾病，还是个人行为所致大有帮助。

你也可能会出于好奇来了解你的家族疾病“树”，但是当医生问起你的家族疾病史时，你会发现这些信息都是非常有用的。当你第一次去看医生或想要孩子、因病住院，以及在患了一些与遗传有关的疾病，如哮喘时，你可能会被问及有关家族疾病史的情况。

对收集来的信息进行分析

看一下你的家族疾病树状图谱，你可能会得出你有患某些疾病危险性的结论。如果你的调查结果显示你的家族中，有一人以上患有某种疾病，那么你就应该向医生咨询。在某些情况下，医生会推荐你进行基因咨询，来评估你患某种疾病的机会，以及你将这种疾病遗传给后代的概率。

得出你自己的结论　长寿具有家族性。如果你的家族中有多人活到80多岁，而你的生活方式又比较健康，那么你活到80多岁的可能性就很大。如果你的家族中很多人早逝，那么你应尝试找出他们死亡的原因。你可能会对导致你家族中，不止一人死亡的疾病的易感性增加。

如果你的家族中有不止一个小孩是死胎或夭折；有一人以上在60岁之前死于心脏病或肿瘤；有两人以上患有慢性疾病如关节炎（见220页）等；有一人以上有相同的残疾或患有相同的致命性疾病，那么就应该怀疑你的家族中有遗传性疾病。除了意外事故，或因在没有出现有效的治疗方法前，发生的感染性疾病，如结核造成的死亡外，60岁之前死亡与遗传性疾病的关系就更大。

专业解释　遗传咨询师经过解释家族遗传史培训，可以为你评估患遗传性疾病的危险，并判断你是否是导致遗传性疾病的突变基因的携带者。携带者体内的突变基因被正常基因所掩盖，所以不会表现出疾病症状，但是携带者可能会遗传到这种突变基因。遗传咨询师可以发现，你家族中的高发疾病，究竟是由遗传引起的，还是由于外在因素，如生活方式所致。例如，在一些家族中有多人患结肠直肠癌（见421页），这更可能是由外在因素，如饮食所致，而在另外的一些家族中，可能是由于遗传造成的发病易感性增加所致。

作出选择　你的家族疾病史，可能会提示你患某种遗传性疾病的危险高于平均水平。这时，遗传咨询师会告诉你，是否已经发现了某种疾病的突变基因，以及是否有能够检测你是否遗传了这种突变基因的方法。如果有相关的检测方法，遗传咨询师可以向你提供相关信息，来帮助你决定是否进行这种检测。

出于种种原因，一些人决定不做基因检测。一种原因是准父母们认为，没有必要为某种不一定会在他们自己或他们的孩子身上发生的疾病太过担忧，即使在知道他们的孩子发病的可能性明显增加的情况下还是选择怀孕。另一种原因是他们担心被打上带有某种疾病的遗传基因的“标识”后所带来的困扰；另外一些人即使不采取任何行动，也希望知道基因检测的结果。应该记住，家族中一位成员的基因检测结果，会对家族中那些并不想知道基因检测结果的成员，产生一定的影响。

一些人群会对某种遗传性疾病易感，基于这一点就会要求他们接受筛查。例如，每10个黑种人中就有一人携带一种红细胞异常的疾病——镰状细胞病（见272页）的基因。如果你是犹太人，遗传咨询师会建议你进行一种代谢性疾病——家族性黑蒙性痴呆（见562页）的筛查，因为在每25个德系犹太人中，就有一人携带这种疾病的突变基因，而其他人群中，每250人中才有一人携带这种突变基因。

你能做些什么？

如果测试发现你携带有突变基因，可以根据你是否出现了这些遗传性疾病的症状，或者你是否是患这些疾病的高危人群，而采取不同的应对措施。如果你携带了突变基因，并且正在打

▶ 评估

制作家族疾病的树状图谱

要制作家族疾病的树状图谱，你需要一些有关你亲戚的关键信息。至少要追溯到你祖父母那一代，因为有些基因遗传病可能在一代人中不表现，但会传给下面的几代人。这些关键信息包括出生日期、死亡时的年龄及死因。如果可能的话，了解家族成员中与生活方式有关的因素，如是否吸烟、体重和饮酒情况，以及身体锻炼情况等。

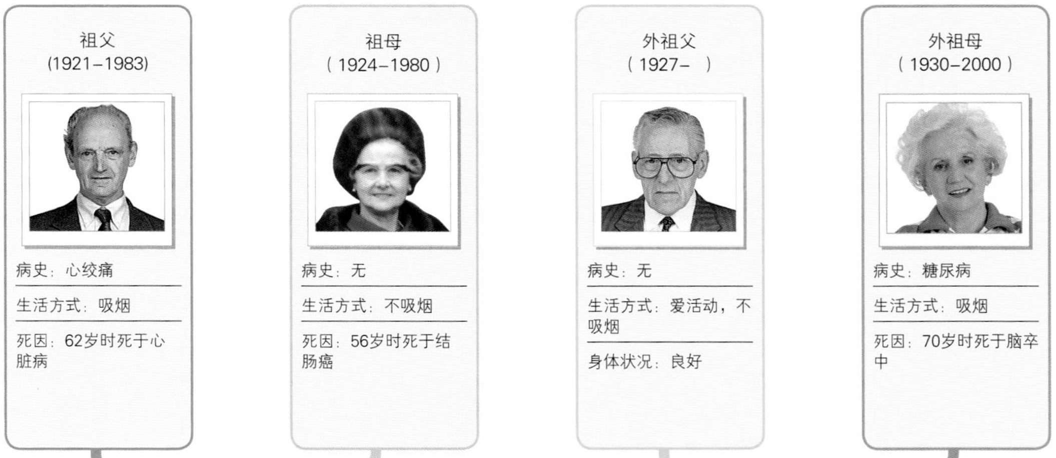

祖父 (1921–1983)
病史：心绞痛
生活方式：吸烟
死因：62岁时死于心脏病
祖母 (1924–1980)
病史：无
生活方式：不吸烟
死因：56岁时死于结肠癌
外祖父 (1927–)
病史：无
生活方式：爱活动，不吸烟
身体状况：良好
外祖母 (1930–2000)
病史：糖尿病
生活方式：吸烟
死因：70岁时死于脑卒中

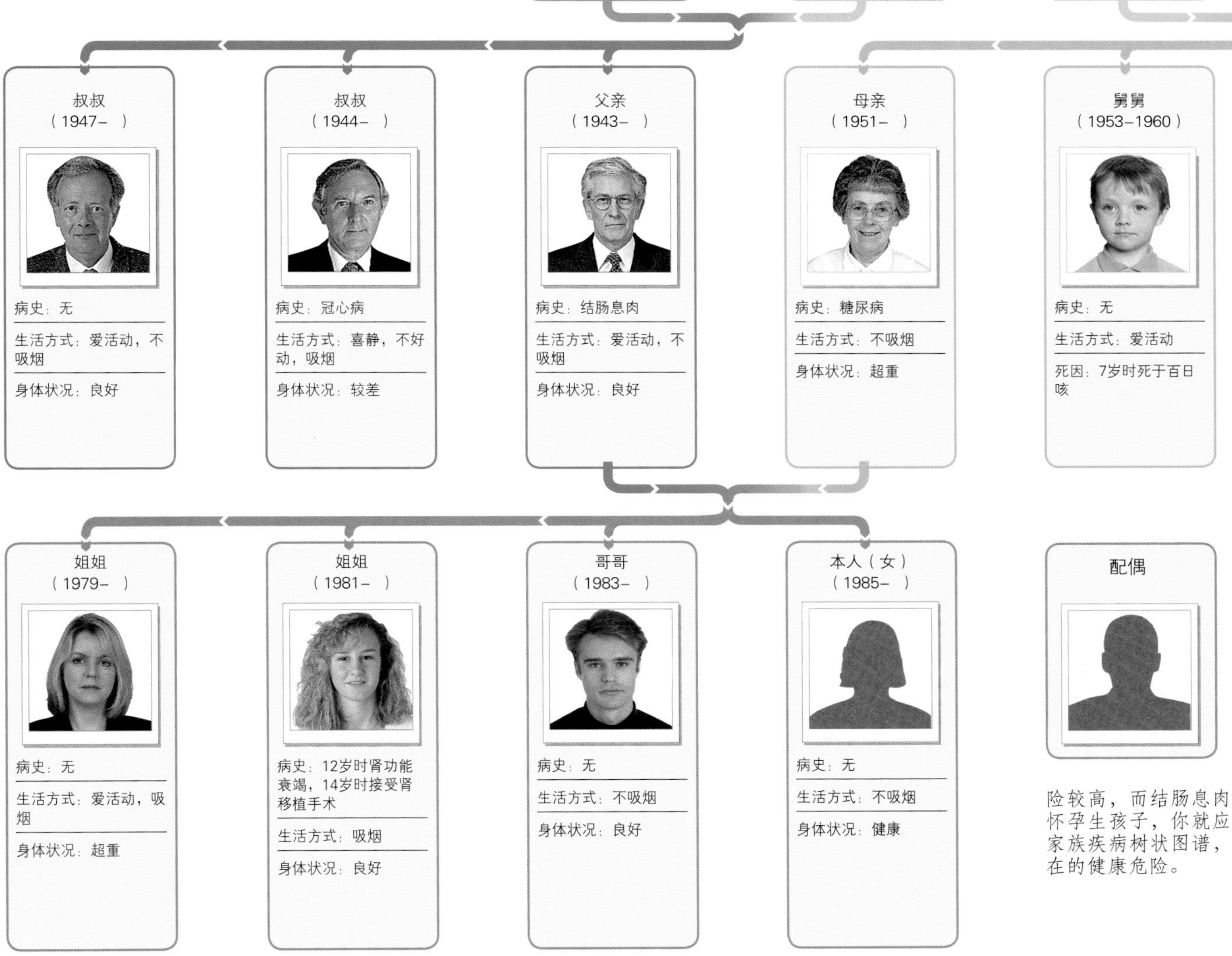

叔叔 (1947–)
病史：无
生活方式：爱活动，不吸烟
身体状况：良好
叔叔 (1944–)
病史：冠心病
生活方式：喜静，不好动，吸烟
身体状况：较差
父亲 (1943–)
病史：结肠息肉
生活方式：爱活动，不吸烟
身体状况：良好
母亲 (1951–)
病史：糖尿病
生活方式：不吸烟
身体状况：超重
舅舅 (1953–1960)
病史：无
生活方式：爱活动
死因：7岁时死于百日咳
舅舅 (1955–)
病史：无
生活方式：不吸烟
身体状况：良好
姐姐 (1979–)
病史：无
生活方式：爱活动，吸烟
身体状况：超重
姐姐 (1981–)
病史：12岁时肾功能衰竭，14岁时接受肾移植手术
生活方式：吸烟
身体状况：良好
哥哥 (1983–)
病史：无
生活方式：不吸烟
身体状况：良好
本人（女）(1985–)
病史：无
生活方式：不吸烟
身体状况：健康
配偶

家族疾病树状图示例： 家族疾病树状图使你能够发现疾病的发病趋势，但你还是需要在医生的帮助下，来分析你发病的危险性有多少。在这个例子中假设你是一位生于1985年的女性，从这幅图谱的记载中医生可以得出这样的结论：你和你的兄弟姐妹患结肠息肉和糖尿病的危险较高，而结肠息肉可导致结肠癌。如果你计划怀孕生孩子，你就应该看一下你和你配偶双方的家族疾病树状图谱，以此来评估你的孩子可能存在的健康危险。

算要孩子，那么以下几种选择可供你参考。

患有遗传性疾病的人 一些遗传性疾病是可以治愈的。例如遗传了高脂血症（见440页“**遗传性高脂血症**”）的人，可以通过低脂饮食和服用降脂药物（见603页）来治疗。患有遗传病血友病（见274页）的儿童，可以通过定期输注凝血因子Ⅷ（一种可以帮助凝血的蛋白）来控制。

高危人群 如果发现你携带了容易发生某种疾病的突变基因，如乳腺癌（见486页）的易感基因，那么你可以通过定期筛查来早期发现疾病的征象。你也可以通过改变生活方式来降低发病的风险。例如，你的家族疾病史提示你患糖尿病（见437页）的风险较高，那么你就应该把体重控制在正常范围内。

携带者 如果你们夫妻双方都是同一种疾病的突变基因的携带者，你们不应该生育后代，或考虑选择其他的养育后代的方式，如收养或人工授精（见497页）。你也可以借助先进的辅助受孕（见498页）技术来解决你的问题，这种技术是在实验室环境下进行的，在对胚胎是否携带突变基因进行检测后，把没有携带突变基因的胚胎植入子宫。如果你已经怀孕，而且发现你的孩子患了遗传病，你可以考虑终止妊娠（见510页）。

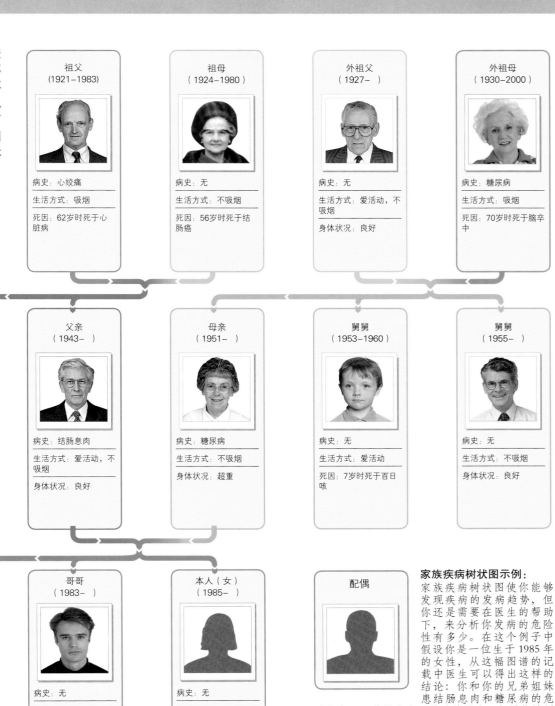

终生保健

20世纪以前，人们只有在生病、受伤和怀孕时才去找医生看病。尽管对许多人来说，目前这种情况依然存在，但我们已经看到，公众对健康和疾病知识的了解正日趋增加，强调预防保健与疾病治疗同等重要的时期已经来临。

大多数人享受医疗服务的主要方式，是与为他们提供医疗服务的全科医生或其他初级专业医疗人员接触，如实习护士、口腔医师和配镜师等。本节的第一篇文章，给出了如何选择诊所和在就诊时，如何与医生进行有效沟通的一些建议。

接下来的话题是免疫接种。在发达国家，出生后的免疫接种计划，大幅度降低了儿童常见感染性疾病的发生率。免疫接种还可以保护老年人免于发生严重疾病。

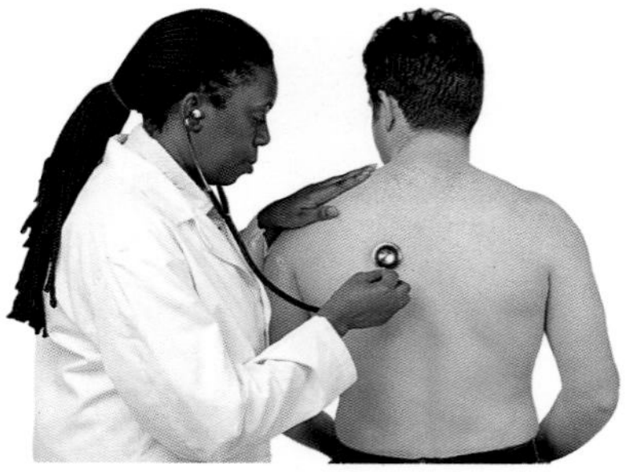

进行健康查体
查体是你和医生讨论如何改善你的健康状况，同时发现疾病早期症状的机会。

基层专业医疗服务人员不仅要对疾病进行治疗，在预防性医疗的两项重要工作上也负有责任：为儿童和老年人查体；进行一些筛查来发现疾病的危险因素和早期症状。这些内容将在最后的两篇文章中加以阐述。

你和医生

选择一家诊所，并选择合适的初级保健医生

良好的医疗服务应该建立在你和全科医生之间的伙伴关系上，你应该感到可以和你的全科医生就你的健康问题的各个方面无话不谈，同时你应该对从你选择的诊所中，得到恰当的医疗服务充满信心。

大多数的全科医生是在诊所里集体出诊的，只有少数是单独工作的。大多数诊所可以提供一系列的家庭健康服务，一般来说主要包括检查和治疗、产前护理、免疫接种、小手术、糖尿病和哮喘门诊、健康教育咨询，以及将患者转诊到其他医疗机构和社会服务机构等。一些大型的诊所还有其他类型的医务人员，如护士、助产士、健康访视员、理疗师、口腔医师。

找一家适合你的诊所

就诊前，你需要向全科医生咨询并在他那里注册。你可以通过互联网或者图书馆找到全科医生的名单。但在注册到某个全科医生之前，你可以有各种选择。了解几家诊所的情况，索要他们诊所的宣传册，看看他们所提供的服务项目，这样做你就可以在注册前考察一下这家诊所是否适合你，以及这家诊所提供的服务是否是你所需要的（例如婴儿诊所）。

注册完成后，全科医生就会安排你做体检，这通常由护士来负责。除此之外，全科医生还会要求你填一张关于你的健康状况和生活方式的问卷。

就诊

当你需要看医生或其他医务人员，如护士时，通常要先预约，你可以选择看男性或女性医生或护士，但你的要求并不是每次都能得到满足。如果你不是急症，一般有望在两个工作日内被安排就诊。如果你不需要在两个工作日内约见到医生，你也可以提前预约。你的每个家族成员都需要单独预约。守约很重要，如果你想取消或更改预约，都应提前通知门诊。

如果你认为你需要紧急看医生，在预约时告诉接待员，如果合适的话，你可能会在当天被安排就诊。如果医生认为你病情很严重，不适合来门诊，他们可以到你家里去为你问诊。

如果你正处于紧急情况不能等待，需要在门诊正常工作时间以外的时间看医生，所有的医生都提供下班时间的医疗服务。在你注册全科医生时，他们会给你此项服务的详细联系方式。另外，你还可以直接拨打英国国家保健服务局（NHS）的电话来咨询。对严重的健康问题需要紧急医疗救助时，你可以拨打120呼叫救护车或直接到医院的意外事故和急诊门诊去就诊。

充分利用每一次就诊的机会

与全科医生进行良好的沟通，是每一次成功就诊的关键。你应尽量提供有关你的症状、既往病史和生活方式的准确信息，全科医生应该用一种你容易理解的方式，向你提出医疗和健康方面的建议，并且鼓励你积极参与到维持你的健康状态和你所需要的治疗中来（见126～128页“就医”）。你不应该在向全科医生提出有关治疗的问题，或对你来说很重要的问题时感到焦虑。

不同诊所的医生就诊时间差别很大，平均为7～12分钟，如果你觉得你需要的就诊时间，要大大超过这个时间，那么你应请求双倍预约。如果可能的话，你可以在就诊前计划好想要讨论的问题。这有助于医生重点关注你最担心的问题，并优先解决这些问题。在需要体检时，建议你或给你的孩子穿容易解开或脱掉的衣服，这一点对你会有帮助。

健康记录

在第一次就诊前，你会被要求填一份有关你的病史和生活方式的问卷，就诊时医生会将这些信息作为起点，向你询问进一步的问题。涉及的话题包括你的饮酒量、活动量及是否吸烟等。医生也会核实你到目前为止的免疫接种（见本页）和适合你年龄和性别的筛查性检查（见13页“筛查”）的情况。

在以后的就诊中，医生会做记录，这些记录将成为你的医疗病历。手写病历越来越少，病历通常都被记录和存储在电脑里。人们有权看与他们相关的任何医疗记录，这已经在1991年11月获得了法律认可。如果被转诊到上级医疗机构，你也有权阅读医师写的信件和相关的病历记录。

你的完整的健康记录，包括会诊的信件往来、住院记录、你所接受的任何治疗的概要，都会在你更换全科医生时随之转交。

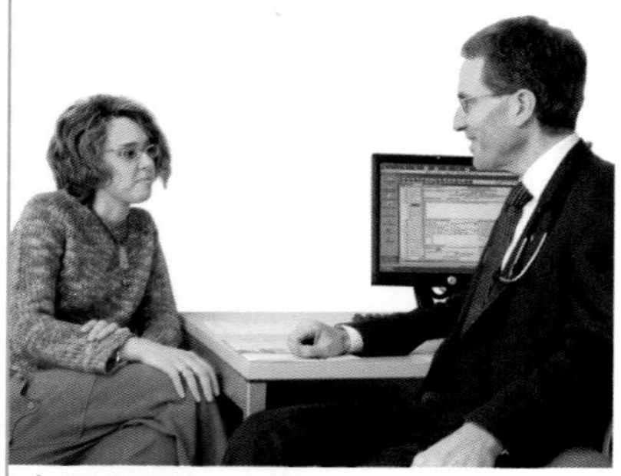

与医生交流
当你在放松并感到自如的情况下与医生交流，更容易开诚布公地与医生讨论问题。记住你应该首先讨论重要的问题。

保密

医生受保密规定的约束，未经许可，不能向任何人泄露患者的病史，即使是患者最亲近的家庭成员也不允许。如果医生出于人寿保险、福利待遇、新雇主，或向法庭出示证据的需要，通报你的病史和健康状况，在转交这些信息前，他必须得到你的书面同意。然而，根据法律要求，当患者有可能因严重的犯罪造成的损伤或疾病时，医生必须披露他们的有关信息。对于患上一些特定的感染性疾病的病人，医生必须通知卫生管理机构。

医生通常会和父母讨论孩子的治疗情况，但对于年龄稍大的儿童，如果医生认为他具备了足以理解所涉及问题的能力，那么他提出的保密请求一般来说是应该受到尊重的。

免疫接种

人体对感染性疾病产生人工免疫的方法，通常需要一系列注射才能完成

免疫接种是一种提高身体抵御传染病能力的方式，大多数免疫接种使用的疫苗里，含有极少量的减毒或灭活的致病微生物（见571页“疫苗和免疫球蛋白”）。当疫苗进入身体后，它会刺激你的免疫系统，产生针对这种疾病的抗体，这样在以后的某个时间里，当你接触到真正的致病微生物时，你就会受到保护。大多数疫苗是通过注射方式接种的，需要在数月或数年内进行多次注射，才能建立起足够的防护作用。

免疫接种的时间

常规免疫接种（见13页）是在婴儿期和儿童期，按照免疫接种的计划来进行的。另外，那些特别高危的人群，因为他们的工作或旅游的特殊情况，在成年后也需要进行额外的接种。保存好你和你孩子的所有接种记录，当医生需要了解你和你孩子的接种情况时，这些资料是会有所帮助的。

婴儿和儿童　大多数的免疫接种是在婴儿出生后的第一年内进行的，因为这段时间是婴儿最可能发生严重的感染性疾病的时候。妊娠时抗体可以通过胎盘，因此婴儿具有一些天然免疫力，但这种免疫力在出生6个月后会逐渐消失。早产儿应常规进行免疫接种，因为他们一旦发生感染，发展成严重疾病的危险很高。

▶ 健康行动

常规免疫接种

免疫接种可以使人体免于发生一些严重的感染性疾病，一般是在儿童时期按计划进行的。严重的接种疫苗反应非常罕见，如果你担心会发生严重反应，可以咨询一下医生。

常规接种时间表
如果错过了一些接种项目，可以适当调整接种的时间。表中所有的免疫接种都是通过注射形式来进行的。

年龄	针对免疫的疾病
2 个月	白喉／破伤风／百日咳／脊髓灰质炎／B 型流感嗜血杆菌（HIB）* 肺炎球菌感染
3 个月	白喉／破伤风／百日咳／脊髓灰质炎／B 型流感嗜血杆菌（HIB）* 脑膜炎双球菌 C
4 个月	白喉／破伤风／百日咳／脊髓灰质炎／B 型流感嗜血杆菌（HIB）* 脑膜炎双球菌 C 肺炎球菌感染
12 个月左右	B 型流感嗜血杆菌（HIB）／脑膜炎双球菌 C
13 个月左右	麻疹／腮腺炎／风疹 * 肺炎球菌感染
3 岁 4 个月或此后不久	白喉／破伤风／百日咳／脊髓灰质炎 * 麻疹／腮腺炎／风疹 *
12 ～ 13 岁（仅限女孩）	人乳头状瘤病毒 16 和 18 型引起的宫颈癌
13 ～ 18 岁	白喉／破伤风／脊髓灰质炎 *

* 用联合疫苗的形式注射

在孩子到了上学的年龄时，应该已经完成了大多数的常规免疫接种，还有一些疫苗是在他们上学期间接种的（见本页**“常规免疫接种”**）。如果孩子开始免疫接种的时间较晚，可适当调整接种时间，以完成所有的免疫接种。

特殊情况 成年人在特殊情况下有时需要加强接种一次。例如，如果在你有比较深的和／或脏的伤口的时候，可能需要另外注射一次破伤风疫苗，来预防发生破伤风（见 173 页）。

流行性感冒（见 164 页）和肺炎球菌性肺炎（见 299 页）是很严重的疾病，特别是年龄在 65 岁以上，或长期慢性疾病，如糖尿病（见 437 页）、艾滋病病毒感染与艾滋病（见 169 页）而导致免疫力降低的人，更易患这些疾病。这些高危人群中的儿童和成年人需要接种疫苗。如果你打算前往一些感染性疾病如肝炎、黄热病（见 35 页**“旅行免疫接种”**）等发病率高的国家时，也需要另外进行接种。

免疫接种的风险

虽然可能会发生疫苗注射部位的炎症或低烧，但接种疫苗的副作用很少，如果你在第一次注射后出现任何反应，都应该告诉医生，以便他对你随后的接种注射提出建议。严重的副作用很罕见，没有证据表明接种麻疹－腮腺炎－风疹疫苗（MMR）会引起自闭症或克罗恩病。研究表明，一般情况下，常规接种对儿童造成的危害要远远低于疾病对他们造成的危害。

已经证实顺势疗法疫苗是无效的，如果你指望它们，可能会将你和你的孩子置于危险境地。

健康体检

找医生或诊所来检查你的健康状况，或监测儿童的生长和发育

健康体检是与初级保健专家，如医生或健康访视员讨论你或你孩子的健康状况。婴幼儿健康检查的重点是生长和发育情况；成年人体检通常是监测疾病及其治疗情况，或对一些特定的疾病进行筛查，医生或助产士定期对孕妇进行健康体检是产前保健（见 506 页**“常规产前检查”**）的一部分。当你注册到一个新的全科医生时，可能也需要进行一次健康体检；当你找到一份新工作时，因医疗保险的需要，也可能会进行健康体检。一些用人单位或个人以及私人医疗机构，会将定期体检作为其整体服务的一部分。但是，任何的健康体检，都不可能检查出所有可能存在的疾病或问题。因此，如果你对自己的健康有任何担心，即使你最近刚进行过健康体检，也应该咨询医生，这是很重要的。

儿童体检 所有的新生儿都应该在出生后 24 小时内进行一次完整的体检，以发现可能潜在的问题。这种体检包括心脏听诊，检查是否存在心脏杂音（见 542 页**“先天性心脏病”**）；检查眼睛的异常，如是否患有白内障（见 357 页）。除此之外，还会对新生儿进行某些先天性疾病的血液斑点筛查试验（见 561 页）和听力测试（见 557 页**“儿童听力测试”**）。

对于学龄前儿童，医生或健康访视员会对他们定期进行体检，这些检查包括测量体重、身高和头围，以监测他们身体的生长情况，这些测量结果都会记录在儿童保健记录本（也就是大家都知道的“小绿本”）上，这个小红本会在孩子出生前后不久发给每个母亲，这样她就能跟踪孩子的健康和成长情况，当孩子需要就医时，这些信息也是很有用的。

学龄前儿童的体检目的，是确保儿童的身体和智力发育能够达到令人满意的水平，虽然儿童达到各个发育里程碑的确切年龄各有差异（见 528 页**“5 岁之前掌握的技能”**），医生或健康访视员，对儿童在预计的年龄范围内应该掌握的技能进行核查，这些技能包括一般的运动技能，如坐、立；精细动作技能，如捡起小物体；社会技能，如语言的运用等。除此之外，医生或健康访视员还会对你的孩子进行定期的听力和视力检查。

到了上学年龄，孩子需要进行入学体检，其中包括测量身高和体重，检查视力和听力。孩子在 10 ～ 11 岁时还会再次被测量身高和体重。上学期间，如果你的孩子有其他需要监测的问题，他还会接受一些其他的体检。

成人体检 成人健康体检主要包括一些基本的检查项目，如测量血压；一些特定疾病早期迹象的常见的筛查性检查（见 14 页），如乳腺癌，以及有关生活方式和健康状况的问卷调查。医生也可能会测量你的身高和体重，以计算你的体重指数，利用这个指数来衡量你是否在健康的体重范围内（见 19 页**“你的体重健康吗？”**）。一些全科诊所还开设“健康诊治”门诊，除了测量身高、体重和血压外，还进行血液胆固醇水平检查和尿液检测，以排查是否有糖尿病和肾病，就像医生为你查体一样。另外，还有专业的性健康诊所，可以进行体检，并且治疗性传播感染。

根据体检结果采取行动

医生会根据你的查体结果，向你提出一些保持你的健康状况，以及改善你或你孩子健康水平的建议，你也可以跟医生讨论你所担心的所有健康问题，如果你的生活方式、家族病史、职业或出国旅游等一些因素，导致你患病的风险增加，你可能需要做进一步的检查。

筛查

在症状出现之前发现疾病或者危险因素

筛查是预防医学的重要组成部分。大多数筛查性检查，用于发现与某些疾病相关的危险因素，或对一些可治疗的疾病作出早期诊断。在少数情况下，如果你的家族病史中，有一种罕见的遗传性疾病，那么可以通过筛查来发现，你是否有一个可能导致你或你的孩子患病的异常基因。

在生命的不同阶段，你都可能会接受筛查性检查。一些检查是专门为女性设置的，这些检查是全国性筛查项目的一部分；而另一些检查是在你提出要求的情况下，或当你有发生某种疾病的危险因素时，而为你推荐的。

在接受检查前，你应该询问医生，这些检查都包括哪些项目，如果检查有风险，你要了解它的可靠性，还应该考虑检查结果，可能对你造成的影响。没有一项检查是完全准确的，有时某项检查可以引起漏诊或误诊，但针对异常的检查结果做进一步的调查，这可能是你没有预料到的。

为什么要进行筛查？

对每种危险因素或疾病，都进行筛查是不可能的，也不值得。只有发现了能够有效治疗的疾病或危险因素，并且可以从早期治疗中获益，筛查性检查才是有意义的。例如，对妇女宫颈异常进行筛查，如宫颈上皮内瘤样病变（见 480 页），可以在发展为宫颈癌（见 481 页）之前得到治疗。

有些筛查性检查，是为成年人的某个生命阶段，因一些疾病的发病风险增加而设置的（见 14 页**“常见的筛查性检查”**）。如果因为你的生活方式，如大量吸烟，以及年龄、家族史或已经存在的疾病，使你发生某种疾病的危险比正常人高时，你会被安排做其他的检查。

生命阶段 发生一些疾病的危险，取决于你的年龄。出于这个原因，医生向你建议的筛查性检查的类型和频率，

▶ 评估

常见的筛查性检查

在英国，血液斑点筛查试验、宫颈涂片检查、便潜血检查和乳腺X线照相检查是全国性筛查项目。医生可能会根据你的年龄、职业、家庭、个人病史和生活方式向你推荐其他的检查，一些检查可以由全科医生来进行，而另一些可能要在医院、诊所或特定的医学中心进行。眼病的筛查是由验光师在进行常规眼睛检查时进行的。

不同年龄段的检查
在特定年龄的人群中进行筛查，以寻找特定的疾病。

筛查项目	疾病	推荐的检查时间	注释
血液斑点筛查试验（见561页）	苯丙酮尿症（见562页）、甲状腺功能减退症（见432页）、囊性纤维化（见535页），有时还有其他一些疾病	出生后不久	从所有新生儿足跟抽取血液样本
测量血压（见242页）	高血压（见242页）	从20岁开始，每3～5年进行一次，在患有其他疾病，如糖尿病和血压升高时应更频繁一些	在就诊时通常会检测血压。高血压是心脏病和脑卒中的危险因素
宫颈涂片检查（见480页）	宫颈上皮内瘤样病变（见480页）、宫颈癌（见481页）	从20岁或25岁开始到60或65岁时，每3～5年进行一次	根据你所生活的地域不同，检查的时间不同
便潜血检查	结肠直肠癌（见421页）	从50岁或60岁开始，到69岁或74岁时，每2年进行一次	根据你所生活的地域不同，检查的时间不同
乳腺X线照相检查（见487页）	乳腺癌（见486页）	从50岁开始，到70岁时，每3年进行一次	70岁以上的女性有时也需要此项检查
检测眼压（见358页“测量眼压”）	青光眼（见358页）	40岁以上每2年进行一次，如果有青光眼家族史，可以从更年轻时开始检查，检查的频率可以更多	60岁以上的人，或那些有青光眼高危因素的人，由验光师进行眼科检查是免费的

会随着你年龄的增长而变化。在妊娠期间，有针对女性的特殊检查项目（见506页“常规产前检查”）。为母亲和胎儿进行的定期检查，包括一些可能对她们造成伤害的疾病，如子痫前期（见513页“子痫前期和子痫”）或糖尿病（见437页）。胎儿还需要进行超声筛查（见512页“孕期超声扫描”），以检测是否出现异常，如需要在出生后进行治疗的心脏病。

成人筛查 英国国家保健服务局（NHS）为特定年龄的女性，进行乳腺癌（见486页）和宫颈癌筛查，以期发现早期病变。女性从20或25岁至60或65岁，每3～5年进行一次宫颈癌筛查（筛查的开始和终止年龄，取决于你的居住地）；女性从50～70岁，每3年进行一次乳腺X线照相检查，来筛查乳腺癌；对所有人群，从50或60岁至69或74岁（筛查的开始和终止年龄，取决于你的居住地），每2年进行一次便潜血检查，来筛查结肠直肠癌（见421页）。最常见的筛查性检查项目之一就是测量血压。高血压（见242页）本身没有症状，但它是心脏疾病和脑卒中的主要危险因素，血压测量通常是你因为其他健康问题看医生时，由门诊医生来测量的。

遗传性疾病 一些疾病，包括胆固醇和其他血脂水平异常增高（见440页“遗传性高脂血症”）、结肠直肠癌和乳腺癌，往往存在家族聚集现象。如果你的家族中，有一人患有这些疾病中的一种，医生会建议你进行筛查，以便早期发现疾病。例如，如果你有结肠直肠癌的家族史，那么需要你比正常人更早一些开始定期进行便潜血检查；有乳腺癌家族史的妇女，应该比正常人群更早些开始或更频繁地进行乳房X线检查（见487页“乳腺X线照相检查”），一些特殊类型的乳腺癌，是由于遗传了有缺陷的基因造成的，目前已经有能检测出这些特殊的异常基因的方法。

慢性疾病 如果你患有慢性疾病，可能需要定期筛查，来发现并发症的早期迹象。例如，糖尿病患者需要进行常规的肾病、心血管疾病、神经损伤和眼部血管损伤的筛查。

危险的职业 在一些职业中，工人接触的粉尘或有毒物质，会增加一些疾病的患病风险。如果你的职业伴随已知的健康危险，应采取适当的安全措施（见34页“工作中的安全与健康”），并参加单位为你提供的健康筛查。

谁来进行筛查？

大多数筛查都是在门诊或专科门诊进行的，医生可能会推荐你到专科医师那里进行一些检查，如结肠镜检查。

有些简单的健康检查，你可以定期自己来进行，这会帮助你发现疾病的早期迹象，包括自己检查乳房（见484页“乳房的自我检查”）和睾丸（见460页“检查你的睾丸”），检查皮肤，察看是否有皮肤癌的迹象（见200页“检查你的皮肤”）。如果你发现有任何异常的迹象，请尽快与医生联系。虽然不用处方，你也可以买到一些疾病筛查测试盒，但这种测试盒的测试结果并不完全准确。此外，测试结果的含义也需要专家根据你的情况进行解释。因此如果你担心自己的健康，建议你经常去咨询医生，他将会为你安排一些适当的检查，并建议你做一些必要的检查。

你的检查结果

一些检查，如儿童代谢性疾病的检查（见561页“血液斑点筛查试验”），会得到明确的阳性或阴性结果，通常不需要做进一步的检查。而有些检查结果可能并不那么容易解释。

如果你的检查结果是阴性，那么在下次筛查前，就不必再采取进一步措施。没有一项检查结果是百分之百准确的，在罕见的情况下，检查结果是阴性，但确实存在疾病。当出现这种情况的时候，这样的检查结果被称为假阴性。

有时在检查后不久就出现了疾病，如果有明显症状，即使检查结果是阴性，也要咨询医生，如果需要做进一步检查，医生会告诉你的。大多数情况下，在出现症状前，定期的筛查性检查就能发现疾病。

如果你的检查结果是阳性，医生可能会重复，或安排进一步的检查来确认检查结果，也许这些结果会提供更多的信息。例如，如果乳房X线检查发现了异常，可能需要采集细胞样本（见484页“乳房肿块穿刺”）来找出引起异常的原因。

生活方式与健康

你的健康主要受两个因素的影响：一是遗传因素，它决定着你的疾病易感性；另一个就是你的生活方式。你不可能改变与生俱来的遗传因素，但可以通过调整你的行为习惯，来降低患病或受伤害的危险。你可以控制饮食，以及是否吸烟、锻炼和采取安全的性行为等。你选择的生活方式，将会影响到你现在和将来的健康情况。

在发达国家，由于公众健康水平的改善，在过去的一个世纪里，人们的预期寿命有了大幅度的提高。然而在2008年，在英格兰和威尔士，有多达8.8万人患有癌症或心脏病，这些慢性病使他们在65岁之前就死亡了。你可以通过健康的生活方式，来降低发生这些疾病的危险。生活的各个方面，包括工作、旅行、居家、休闲都会对健康有益，但也会给健康带来危险，你需要选择适当的生活方式，来平衡这些利弊，使你能够在保持健康的同时，又能享受生活。

了解危险

意识到生活方式与某些疾病有关是非常重要的，这样就可以使你作出明智的选择。例如，吸烟是致癌的主要因素，在所有因癌症死亡的人群中，有1/3的人吸烟。众所周知的与生活方式相关的一些因素，例如，脂肪含量高的饮食与心脏病和癌症的发病有关。许多人喜欢将饮酒作为社交活动的一部分，然而，经常饮酒过量，会严重伤害你的肝脏、脑和心脏。妊娠期间饮酒，会对正在发育的胎儿造成伤害。

为了对首要的健康问题作出明智的决定，你需要充分考虑你的个人情况。医生可以帮助你做到这一点。年龄是重要的因素之一，在很大程度上，影响着你对生活方式作出的决定。例如，年轻人更易发生因冒险行为导致的疾病或损伤，比如性传播感染，或消遣性药物的副作用，而不是由于慢性疾病所带来的伤害。另外一个需要考虑的因素就是工作，如果你从事的是一个具有危险性的职业，如建筑工作，那么密切关注安全，可能是短期内保护你自身健康的重要因素。不管怎样，重要的是认识到一些生活方式，如吸烟，虽不会立即对你的健康产生威胁，但其累积效应最终导致你的健康受到严重损害。

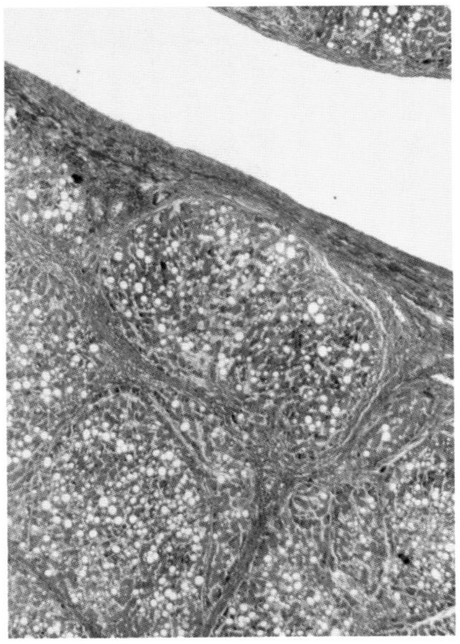

肝硬化
这幅肝脏组织的光学显微图像显示，在肝小叶周边有瘢痕组织（绿色）和沉积的脂肪组织（黄白色），这些都是由于饮酒过多造成的。

选择生活方式

家中的活动，如进食、睡觉以及与家人在一起，对身心健康都会产生重要的影响，平衡的饮食对良好的健康是至关重要的，而年龄、性别、活动量、妊娠都会影响到你日常饮食的数量和类型。睡眠有助于保持健康和提高思维能力。规律的锻炼有助于强身健体，增加肌肉力量，但是你要根据自己的需要调整锻炼方式，也要考虑到不同娱乐方式的好处和伴随的风险。运动、业余爱好和社交活动，都有益于你的身心健康，但一些活动，如太阳浴或听喧闹的音乐会有潜在的危害。

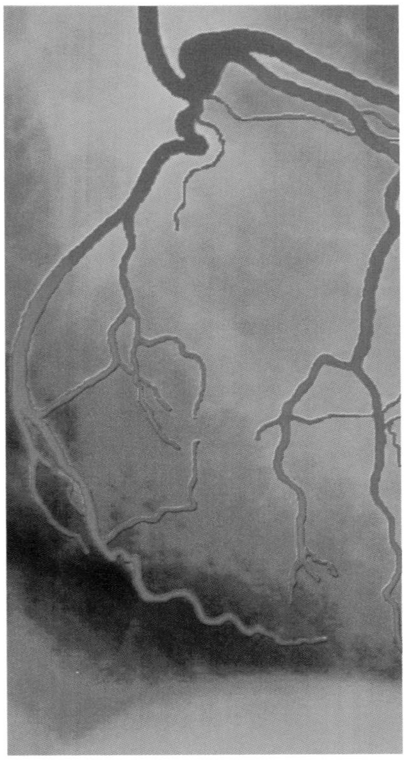

健康的心脏
生活方式，如饮食可以影响冠状动脉，从而影响到你的心脏的健康。

改变生活方式

许多健康的习惯，例如食物的选择、体育锻炼等，都是当我们还是孩子的时候，在家庭中形成的。从出生时就让孩子养成良好的生活习惯，可以最大限度地确保他们健康地成长，并为他们在日后的生活中保持这些习惯奠定基础。一些家庭发现，选择健康的生活方式是很困难的，例如，他们可能没有能力负担优质的食物和良好的居住条件。但是，每个人都可以为改善健康状况做一些事情。

迈向健康生活的第一步，就是发现那些对你的健康产生巨大危害的行为，如果你能够立即看到好处的话，你可能更容易去改变这些行为。有些活动，如高空滑翔，它的危险是显而易见的，每一次进行这项运动都会伴有巨大的风险。尽管有些行为对健康的威胁可能不是那么明显，但有累积作用。当你在一段时间内不间断地进行这些活动时，就有可能损害到你的健康。一次的高脂饮食并不会损害健康，但是如果你持续进食含有大量脂肪的食物，随着时间的推移，罹患心脏病的危险就会增加。一些生活方式的改变，如放弃吸烟、增加运动量或改变饮食习惯等，通常是比较困难的，并且很难坚持，特别是当改变这些生活方式，需要克服社会压力的时候会更难。这时你可能需要得到家人、朋友以及专业医务人员的支持。

本章包括如下内容

饮食与健康

迄今为止，英国人最普遍的饮食问题，就是进食过剩。在英国，人们倾向于吃太多的食物，尤其是太多的脂肪、盐和糖，过多进食这些营养物质，与引起英国人死亡的一些主要原因密切相关，如心脏病、癌症与脑卒中。对你的饮食作出明智的选择，可以减少你患上这些疾病的机会。

快餐的迅猛发展与流行，使更多的人养成了不良的饮食习惯，而经过包装的零食和食物中，通常含有大量的有害成分。本节的第一篇文章，为你如何评估和改善饮食习惯提供了一些指导，并且讲解了如何测量食物的能量，描述了食物的主要成分（碳水化合物、蛋白质、脂肪）是如何满足你的营养需要的。许多英国人的饮食中所含的能量，超过了他们的需要，因此导致相当一部分人肥胖，他们承受着超重带来的健康问题。第二篇文章解释了如何确定你的理想体重，探讨了各种减轻和增加体重的方法。

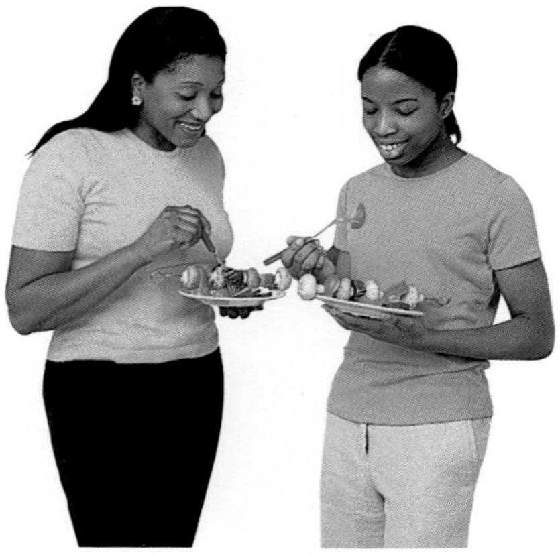

良好饮食
食物是保障身体健康的最基本的条件，但对大多数人来说，它还是社会生活的重要方面。烹调健康的食物并与他人共享，是我们日常生活中令人愉悦的事情。

健康的选择

读懂食物标签

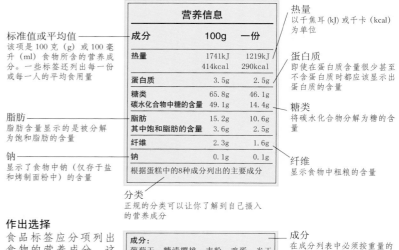

按照要求，大多数包装食品的生产厂家，都要在食物的包装袋上标示一些相关的重要信息。标签上必须标明食品的名称、成分、含量、保质期，以及储存、烹调及制备方法，制造商、包装商和卖方的名称和地址，有时还需要提供食物原产地的信息。

营养信息

成分	100g	一份
热量	1741kJ 414kcal	1219kJ 290kcal
蛋白质	3.5g	2.5g
糖类	65.8g	46.1g
碳水化合物中糖的含量	49.1g	14.4g
脂肪	15.2g	10.6g
其中饱和脂肪的含量	3.6g	2.5g
纤维	2.3g	1.6g
钠	0.1g	0.1g
根据蛋糕中的8种成分列出的主要成分		

标准值或平均值
该项是100克（g）或100毫升（ml）食物所含的营养成分。一些标签还列出每一份或每一人的平均食用量

脂肪
脂肪含量显示的是被分解为饱和脂肪的含量

钠
显示了食物中钠（仅存于盐和烤制面粉中）的含量

热量
以千焦耳（kJ）或千卡（kcal）为单位

蛋白质
即使在蛋白质含量很少甚至不含蛋白质时都应该显示出蛋白质的含量

糖类
将碳水化合物分解为糖的含量

纤维
显示食物中粗粮的含量

分类
正规的分类可以让你了解到自己摄入的营养成分

作出选择
食品标签应分项列出食物的营养成分，这样你就知道哪些食物有利于你的健康。这些信息有助于你比较同类产品，并据此选择你需要的食品。

成分：
葡萄干、糖渍樱桃、麦粉、鸡蛋、半干蔬菜、花生、糖、糖浆、蜂蜜、调味剂、乳化剂（E471、E435）、香辛料、盐、防腐剂（E202）、增稠剂（E440）、酸度调节剂（E330）、色素（E127、E133、E102、E129）

成分
在成分列表中必须按重量的顺序排列，从含量最多的成分开始。添加剂和防腐剂是以字母E（欧洲）打头的编号列出

- **含有坚果**
- **适合素食者**

其他信息
如果该食物适合于一些饮食受到限制的人群，也可以在标签中列出

健康的饮食

最有利于健康的平衡饮食

不同国家的人饮食差别很大，而饮食习惯与这个国家的疾病类型是密切相关的。比如，英国人普遍的高热量、高脂肪饮食与英国人的肥胖（见400页）、心脏病（见243页“**冠状动脉疾病**”）、肿瘤（见152～159页）和脑卒中（见329页）的高发病率密不可分。相反，传统的地中海式饮食，由于含有大量的新鲜蔬菜、橄榄油和鱼类，因此饱和脂肪酸的含量低，这似乎与地中海地区国家的心脏病发生率低有关。日本典型的饮食中所含纤维素高，因此日本人的结肠直肠癌（见421页）的发病率很低。许多国家的高血压（见242页）患病率很高是与这些国家的饮食中含盐量高密切相关的。

正如饮食中某些元素过多，会引起健康问题一样，缺乏必要的营养物质，也可以导致身体健康状况不佳（见399页“**营养缺乏**”）。但营养物质缺乏的问题很少发生在发达国家。

营养学家把通过研究世界各国饮食对健康的影响，所获得的知识总结成健康指南，指导人们确保健康平衡的饮食，可以降低出现不良健康状况的风险。

平衡饮食

食物由5个基本营养成分组成：碳水化合物、蛋白质、脂肪、维生素和矿物质，这些成分都对健康起重要作用。但重要的是要按照适当的比例来摄取这些成分，即碳水化合物应该是饮食的主要部分，脂肪只占很少一部分（见17页“**健康饮食**”）。吃大量的水果和蔬菜，可以确保你获取足量的维生素和矿物质，你的饮食中还应该包含足够的水。可以适当饮用含有糖、咖啡因或酒精（见24页“**酒精与健康**”）的饮料。糖会造成龋齿，即使是含糖量低的碳酸饮料，也可以因为它是酸性的，而腐蚀你的牙齿。像咖啡、可乐这样的含咖啡因较多的饮料，可引起心悸（能够意识到的异常的快速心跳）和失眠，咖啡因还可以加重焦虑的症状。

饮食中盐的含量以及脂肪的种类，是其他一些与健康相关的重要因素。

碳水化合物 身体能量的主要来源，但如果你摄入的碳水化合物超过了身体的需要，多余的部分就会以脂肪的形式储存起来。食物中的碳水化合物有两种主要类型：简单碳水化合物和复合碳水化合物。

简单碳水化合物由糖组成，为身体提供快速的能量供应，但对牙齿有害。像饼干、蛋糕和甜点这些食物含有大量的简单碳水化合物。

复合碳水化合物比简单碳水化合物的结构更复杂，由淀粉和膳食纤维组成。淀粉的消化速度很慢，因此可以持续供应能量，通心粉、面包、蔬菜（如土豆）和大米中富含淀粉；膳食纤维含有植物的纤维部分，不能被完全消化降解。纤维可以分为两种：可溶性纤维和不可溶性纤维。

不可溶性纤维可以增加粪便的体积，有助于粪便通过肠道。饮食中含有这类纤维，可以降低发生结肠直肠癌的危险。不可溶性纤维的主要来源是粗粮，如全麦面包、麦片、棕色通心粉、糙米、水果、豌豆、蔬菜、种子和全谷类。

可溶性纤维可以降低血胆固醇水平，从而降低心脏病和脑卒中的风险。优质的可溶性纤维的来源包括水果、燕麦、大豆、豌豆和蔬菜。

复合碳水化合物应该是日常饮食的主要部分。尽管简单碳水化合物能够提供能量，但它里面的维生素和矿物质都很低，纤维的含量也少，因此要尽可能地减少简单碳水化合物的摄入。

蛋白质 机体重建和细胞修复所必需的物质。饮食中蛋白质含量不足会引起严重的健康问题，而绝大多数蛋白质摄入不足的情况发生在发展中国家，因为这些国家的食物来源是有限的。在英国较常见的问题是摄取食物中的蛋白质含量过多，尤其是动物蛋白含量过高。多余的蛋白质在体内会转化成脂肪，许多富含蛋白质的食物，其热量和饱和脂肪酸的含量也很高，因此蛋白质含量高的饮食可以导致肥胖。富含蛋白质的食物包括肉、鱼、奶酪和坚果。摄入的总热量中有1/6来自蛋白质是理想的健康饮食。

脂肪 机体的能量来源之一，也是机体吸收某些特定维生素时的必需元素。我们的饮食中脂肪的含量和种类，对我们整个机体的健康水平起着至关重要的作用。你摄入的脂肪量也影响着你患冠状动脉疾病和脑卒中的危险。与此有关系的就是胆固醇，胆固醇是一种像脂肪一样的物质，是机体的正常功能所必需的，但过量将对你的健

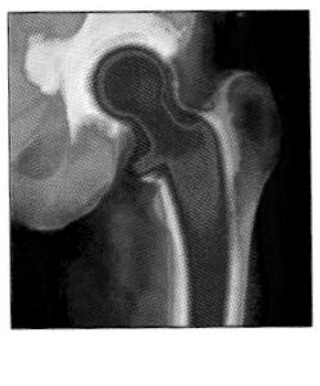

疾病的治疗 566～624

1 掌控健康

我们当中的大多数人都认为有一个好身体是一件理所应当的事情。但是当我们失去健康的时候，才知道这往往都是由一些可以避免的原因造成的。了解导致疾病与其他问题的原因，从而采取适当的措施来避免这些原因，这样才能有效地保护你的健康。当代免疫学技术和筛查手段，可以保护我们免于发生许多疾病。利用这些技术和手段，并保持健康的生活方式，你不仅可以维护目前的健康状况，也可以保证你的身体将来也是健康的。

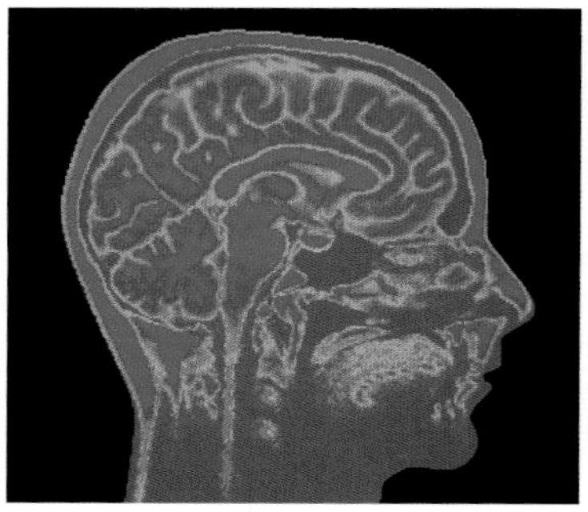

健康的感觉
一些心理因素，例如是否有良好的睡眠，以及能否应对压力等，不仅能影响你的心理健康，还会影响你的身体健康。

健康不单是没有疾病，还包括一种良好的总体感觉。你的健康和良好的感觉，部分依赖于某些你自己不能控制的因素，如我们生活中的环境污染，以及你所从事的职业的安全性等。然而，生活方式是可以改变的，通过调整生活方式，可以改善你身体和精神方面的健康状况，从而减少发生疾病的机会。本章主要介绍一些有助于维护自身健康的策略，还包括一些全国性筛查项目的信息，这些筛查项目有助于你发现潜在的初期阶段的健康问题。

什么决定了健康？

你的身体健康，除了取决于你的基因外，还不可避免地受到你的生活环境和生活方式的影响。你患某些疾病的概率，在精子与卵子结合的一瞬间就已经基本决定了。也就是说从你父母那里遗传来的遗传物质，决定了你患病的概率。有的时候，如果你遗传了一个特殊的有缺陷的基因，例如可以导致囊性纤维化的基因，那么你就不可避免地会患上这种疾病。然而，多数情况下，一个人的基因遗传，仅仅可以使其在今后的生活中增加某种疾病的易感性，如糖尿病。

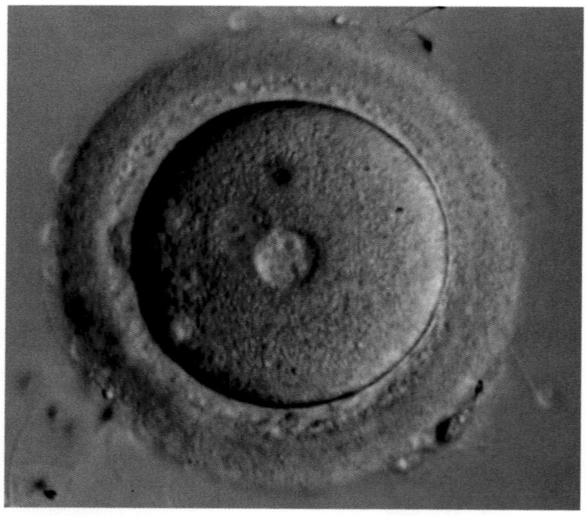

受精瞬间
机体对疾病的易感性，在精子和卵子融合的瞬间就已基本确定。受精体基因中有一半来自父亲，一半来自母亲。

即使遗传基因使你对某种疾病易感，但你是否会患上这种疾病，还要受到其他许多因素的影响，其中许多因素与我们的生活方式有关，例如饮食、运动、吸烟、饮酒等生活方式都是决定健康的重要因素。如果你的生活方式是健康的，并且接受适合的筛查性检查，那么你罹患家族常见疾病的风险就会降低。

你所生活的环境，可以对你的身体健康和你对特定疾病的易感性产生影响。例如煤烟或空气中的颗粒物导致的严重的大气污染，可以加重呼吸系统疾病，如哮喘的病情。由于儿童的身体正处于生长发

健康行动

健康饮食

健康的饮食是多种不同比例的食物的组合。食物被分为5组，这里显示的是平衡、健康的饮食中，应摄入的各组食物的相对比例。享受食物，并使你的饮食多样化，以确保获取你身体所需的所有营养素。适量饮食是维持健康体重的关键。新鲜的水果、蔬菜和富含碳水化合物的食物如土豆，应该是你的主要食物，肉、鱼和奶制品应占你每日所吃食物的较小部分。

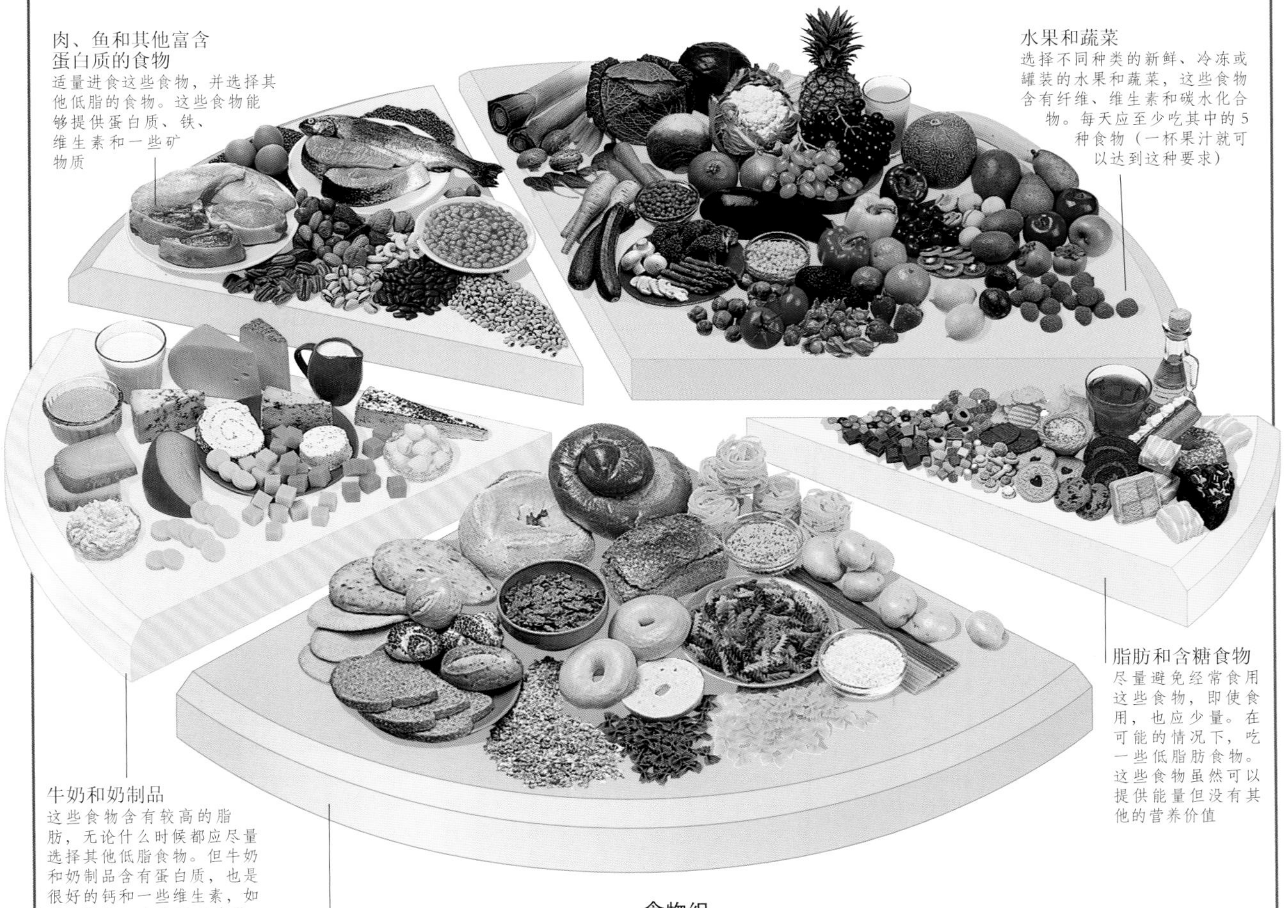
肉、鱼和其他富含蛋白质的食物
适量进食这些食物，并选择其他低脂的食物。这些食物能够提供蛋白质、铁、维生素和一些矿物质
水果和蔬菜
选择不同种类的新鲜、冷冻或罐装的水果和蔬菜，这些食物含有纤维、维生素和碳水化合物。每天应至少吃其中的5种食物（一杯果汁就可以达到这种要求）
脂肪和含糖食物
尽量避免经常食用这些食物，即使食用，也应少量。在可能的情况下，吃一些低脂肪食物。这些食物虽然可以提供能量但没有其他的营养价值
牛奶和奶制品
这些食物含有较高的脂肪，无论什么时候都应尽量选择其他低脂食物。但牛奶和奶制品含有蛋白质，也是很好的钙和一些维生素，如维生素 B_{12}、A和D的来源
面包、土豆、通心粉和其他复合碳水化合物
这些食物含有丰富的膳食纤维、复合碳水化合物、矿物质，尤其是钙、铁和B族维生素

食物组

你应该按不同比例摄入这5组主要食物，这里以盘子不同大小的切片来表示。较大切片上的食物，应该比较小切片上的食物，在你日常饮食中所占的比例更大一些。你需要的食物总量取决于你的体型、年龄和活动水平。

康不利。血液中的胆固醇水平越高（见440页“**高胆固醇血症**”），发生动脉粥样硬化（见241页），引起动脉狭窄，最终导致心血管疾病的危险就越高。

一个人的血胆固醇水平一部分是由遗传因素决定的，但在多数情况下，主要受饮食中脂肪的数量和种类影响。根据化学结构不同，脂肪可以是饱和的，也可以是不饱和的。乳制品和肉中含有的是饱和脂肪酸，与体内胆固醇水平升高有关，建议避免食用氢化脂肪。氢化脂肪有时也称为反式脂肪，是一种人造脂肪，具有与饱和脂肪相似的特性。黄油替代品和一些经过加工的食物，如饼干和蛋糕中会含有氢化脂肪。相反，不饱和脂肪对心血管疾病具有保护作用，其中多不饱和脂肪，比单不饱和脂肪的保护作用更为明显。

健康的饮食应确保你日常摄入的来自脂肪中的热量不超过1/3，选择食用那些含有不饱和脂肪，而不是饱和脂肪的食物。你还应该限制摄入胆固醇含量高的食物，如贝类和鸡蛋，但不应该限制小孩的脂肪摄入量。

维生素和矿物质 在生长和代谢方面起着至关重要的作用（见18页“**优质的维生素和矿物质的来源**”），除了维生素K是由肠道细菌产生，以及维生素D是皮肤经过光照产生的以外，其他所有的维生素和矿物质，都必须从饮食中获得。

大多数英国人从饮食中就能够获得足够的维生素和矿物质，如果大量食用一些维生素，包括维生素A、D、E和K对人体是有害的。但有的人需要维生素和矿物质补充剂（见598～600页）。例如，因月经出血量大，导致铁缺失的女性，就应该补充铁剂；挑食的儿童和食物摄入量少，或者有饮食限制的老年人，应该补充液体维生素A、C和D；老年女性应保证饮食中含有充足的钙，这有助于预防骨质疏松（见217页“**骨质疏松症**”）；严格的素食主义者几乎不吃任何动物性食物，这有发生维生素 B_{12} 缺乏的危险，素食主义者通常应摄入充足的维生素和矿物质，也应该确保他们的饮食中含有足量的钙。

液体 液态水是生命所必需的，机体的4/5是由水组成的，水通过排汗和排尿丢失，因此必须补充。水摄入不足会引起肾脏及其他一些问题，如肾结石（见447页）和便秘（见398页）。部分水分可以从固体食物中获得，但也应喝足够的液体。尽可能一天喝8杯（2升）非酒精性液体，在天热或运动时你的身体需要更多的水；腹泻、呕吐、服用利尿剂（增加尿液排出的药）和咖啡因时也需要增加水的摄入量。

你需要的能量

机体需要不断地储存能量，以维持正常的功能，测量食物中的能量是以千焦或千卡为单位的，通常被简称为卡路里。

你需要从食物中获得卡路里的量，依赖于你的身体使用了多少能量，这在一定程度上取决于你的身体细胞利用能量的效率，这是由遗传决定的，部分取决于你的体力活动水平。机体简单地用于维持身体的基本生命过程，如呼吸、消化运动中利用能量的速度称为基础代谢率（BMR）。你所有的日常活动需要额外的热量来维持。耗能活动如运动，会增加能量需求，这些额外热量中绝大多数来自于复合碳水化合物，如面包。而那些从事体力劳动的人也需要额外补充脂肪和糖，这两种物质都是丰富的能量来源。

人处于不同的生命阶段对能量的需求也会有所不同，例如，一个处于生长期、十来岁的活跃的年轻人通常比成年人需要更多的能量，当你慢慢变老时，对能量的需求也会逐渐减少，这是因为随着年龄的增长和活动的减少，基础代谢率会下降，妊娠期妇女比非妊娠期妇女需要的能量多。

选择有营养的食物

新鲜的食物通常更健康，但这些食物的保存期通常较短，一些加工技术可以延长食物的保质期，许多经过加工的食物含有和新鲜食物同样多的维生素和矿物质，防腐剂可以阻止那些能引起食物中毒（见398页）的微生物的生长。

食物包装袋上的标签（见16页“**读懂食物标签**”）提供了有关食物的成分及含量的信息，有助于你比较其他同类产品，并作出健康的选择。在英国，如何标识食品，以及食物中营养成分的信息，都是有相关规定的。除了列出食品的成分和营养信息外，许多食物标签还提供了一些额外的信息，方便那些选择性限制饮食，或必须限制饮食的人，决定哪些食物可以食用或避免食用。

常低的饮食会使体重快速减轻，这种饮食是有效的，营养均衡的，并且可以激发人们改变饮食习惯和生活方式，但是仅能短期食用。进食这种补充饮食的人，如果恢复到先前的饮食习惯，也很难维持低体重。如果你处于妊娠期、哺乳期，以及在有健康问题或者希望大幅度减轻体重时，进食这种饮食前需要咨询一下医生。

单种食物饮食 这种饮食以一种热量非常低的特殊食物为主，如白菜。这种饮食可以消耗肌肉，包括心肌，扰乱你的血糖水平。这种饮食可能会缺乏一种或多种必需的食物成分，因此可以引起营养缺乏。

▶ 健康行动

优质的维生素和矿物质的来源

维生素和矿物质对生长和健康是必不可少的，一些维生素在疾病的预防上起关键作用。对这些物质的需求量，取决于性别、生命的不同阶段与年龄。例如，计划怀孕或在怀孕前12周的妇女，应服用推荐剂量的叶酸，以预防胎儿神经管缺陷。大多数维生素和矿物质，都来自食物或通过其他来源补充，因为人体不能产生这些物质。有些维生素如果食用过量是有毒的，例如，孕妇应避免食用含维生素A水平高的食物，因为这会对胎儿产生潜在的不良影响。

健康饮食
人体需要维生素和矿物质以保持健康，但每日所需各种维生素和矿物质的确切数量，与一些不同的因素有关，如生命的不同阶段和性别。

维生素和矿物质	来源	作用
维生素A	小牛肝脏、鸡蛋、胡萝卜、甜瓜	■对眼睛、头发、皮肤和骨头的健康很重要 ■食用过量会中毒
维生素B_1（硫胺素）	肉类、谷物、豌豆、强化谷物和面包	■有助于产生能量 ■维持中枢神经系统正常功能所必需的
维生素B_2（核黄素）	鸡蛋、肉类、乳制品、绿叶蔬菜	■参与营养素中蛋白质的释放 ■有助于维持中枢神经和肌肉的功能
维生素B_3（烟酸）	鱼、谷物、花生、豌豆	■协助机体利用来源于食物的能量 ■有助于维持皮肤健康
维生素B_6	肉、鱼、谷类、香蕉	■血液形成所必需的 ■有助于调节神经系统的细胞功能
维生素B_{12}	牛奶、鱼、肉、蛋、酵母提取物	■对骨髓中血细胞的生长是至关重要的 ■中枢神经系统健康所必需的
维生素C	许多水果和蔬菜	■有助于维持组织健康 ■有助于机体对铁的吸收
维生素D	乳制品、油性鱼类、由光照在皮肤上形成	■有助于增强钙的吸收，形成健康的牙齿和强壮的骨骼 ■过量会中毒
维生素E	蔬菜、鸡蛋、鱼、人造黄油	■防止组织和器官发生退行性改变 ■过量会中毒
维生素K	绿叶蔬菜、猪肝、由肠道细菌产生	■有助于血液凝固 ■是骨形成所必需的 ■过量会中毒
叶酸	绿叶蔬菜、动物内脏、谷物、面包、坚果	■有助于防止胎儿神经管缺陷（见547页） ■与细胞和血液健康有关
钙	豆腐、沙丁鱼、牛奶、奶酪、酸奶、芝麻	■骨骼、牙齿、肌肉的健康所必需的 ■有助于神经冲动的传导
铁	蛋、肉、绿叶蔬菜、豆类、强化麦片	■帮助血细胞和一些蛋白质的形成 ■保持肌肉的健壮

减肥餐

那些承诺可以快速减肥，但可能只有短期效果的食物

超重的人往往会寻找快速的减肥方法，而且许多人喜欢尝试一些市场上新推出的减肥食品。新的减肥食品总会不断地出现，而且每一种都有独特配方，都承诺可以很容易地在短时间内达到减肥的目的。减肥餐提供的就是这样一种能够快速减肥的方案，然而大多数这样的饮食，并不能长期解决超重的问题。

有哪些类型？

减肥餐承诺能够快速减肥，通常仅推荐特定的食物或某类食物，它们之所以很受欢迎，就是因为食用这些食物在短期内是有效的。食用减肥餐的人要停止吃一些食物，或者仅吃配方中的一些特定的食物，因此能保证他们摄入的热量比食用正常饮食低，但是他们所减的体重大部分并不是来自脂肪，而是水和肌肉。

高蛋白质低碳水化合物饮食 食用这种饮食的人，他们的体重通常会减得比较快，然而，一旦停止摄入这种饮食，减掉的体重就会反弹回来，高脂肪的摄入可以增加发生心脏病的危险。营养学家推荐食用动物蛋白，如鸡肉和鱼肉以及植物蛋白，如坚果和大豆，但不建议去掉所有主食，如含淀粉的碳水化合物，或者限制水果和蔬菜的摄入。

食品分类饮食 由于不同类型的食物在体内的消化方式不同，因此这些食物不能在一餐中同时进食。例如，碳水化合物与蛋白质不应混在一起吃。然而，这种饮食结构的缺点是膳食不平衡，不利于机体健康。一个膳食平衡的饮食结构应该包括5种成分——碳水化合物、脂肪、蛋白质、维生素及矿物质。合理地摄入这5种成分有助于保持机体的健康水平（见16页“健康的饮食”）。

液体替代性饮食 摄入这种含热量非

有哪些危险？

减肥餐所涉及的理论，往往缺乏一些充分的科学依据，如认为碳水化合物可以使人发胖，以及蛋白食物有助于保持苗条的身材等。事实上低脂、足量碳水化合物的平衡饮食，以及限制热量的摄入，尤其是结合适量的锻炼，有助于人们以更加可控的方式来减轻体重。

脂肪含量高的饮食比碳水化合物含量高的饮食更容易使人摄入过多，这是因为脂肪所含的热量，是碳水化合物的2倍。例如，1克脂肪含9卡热量，而1克碳水化合物只含有4卡热量。因此摄入低脂肪含量的饮食，比低碳水化合物含量的饮食更好，这样，体重会逐渐减轻并更容易维持。

服用减肥餐后，反复出现快速的体重减轻之后，通常是体重增加（“溜溜球”效应），这使得体重比最初时还要重，这种结果可能会导致挫败感和抑郁。

影响健康的危险因素，是包括心肌在内的肌肉体积缩小。减肥餐也可以引起营养缺乏，例如，铁缺乏可以引起贫血，钙缺乏可以加重骨质疏松，即骨密度的丧失。另外，饮食中维生素缺乏也可以引起一些疾病，会影响身心健康。例如，维生素D缺乏可以导致食物中钙的吸收不良，可引起无力和骨软化。

评估你选择的饮食是非常重要的。需要特殊照顾的是儿童，青少年，妊娠或哺乳期妇女，老年人，患有糖尿病以及那些患有心脏、肾脏或肌肉、骨骼疾病的人。

应该如何处理？

唯一有效的减轻体重方法，就是制订一个减肥计划，包括循序渐进的、长期饮食习惯的改变和运动。

如果你想要减轻体重，应该去咨

询医生，医生可以帮助你制订一个安全有效的减轻体重的计划。你的饮食中应该包括各种各样的食物，如全麦、豆类、蔬菜、水果，但要限制数量。你不应放弃每一餐，但要限制摄入的饱和脂肪和糖的数量。你还应该在日常生活中进行更多的体能锻炼，按计划有规律地锻炼（见 20 ～ 23 页“**锻炼与健康**”）。减体重意味着持续地使摄入的热量少于消耗的热量，没有捷径和简单的方法。

控制你的体重

使你的体重相对于身高来说，保持在一个健康的范围

健康生活方式的重要组成部分，就是使你的体重相对于你的身高来说，维持在一个正常的范围内。在近数十年来，在许多发达国家，超重和肥胖人群（包括儿童）的数量明显增加。据估计，英国有 1/4 的成年人（见 400 页“**成人肥胖**”）和 1/5 的儿童（见 552 页“**儿童肥胖**”）属于肥胖。

超重以至于肥胖，是健康的主要威胁，与肥胖相关的疾病，如冠状动脉疾病（见 243 页）、高血压（见 242 页）、肿瘤（见 152 ～ 159 页）和脑卒中（见 329 页）是引起英国等发达国家的人群患病和死亡的首要原因。体重过低也可以引起健康问题，使不孕不育（见 497 ～ 499 页）和骨质疏松症（见 217 页）的危险性增加。

引起超重的原因

在英国，引起人们体重普遍增加的主要原因，是缺乏锻炼和进食过多。与上一代人相比，现在孩子的消遣活动大多以静坐为主，许多成年人甚至不做任何运动。另外，越来越多的人依赖于便利食品，这些便利食品的饱和脂肪和简单碳水化合物含量较高，而饱和脂肪和简单碳水化合物所含的热量都很高。

为什么一些人体重过轻？其中的原因是多方面的。有些人是自然体瘦，无论吃什么都很难增加体重；另一些人开始时体重在正常范围，后来逐渐出现饮食失调，如神经性厌食症（见 348 页）或贪食症（见 349 页），而失去了大量的体重，最终变成不正常的瘦。一些慢性疾病，如抑郁症（见 343 页）、肺结核（见 300 页）或类风湿关节炎（见 222 页）也是引起食欲不良从而导致体重下降的原因。

找到你的理想体重

身高－体重表，能够轻易地判断出相对于你的身高来说，你的体重是否在建议的范围内。你的理想体重，与你的身高和肌肉组织的数量有关，例如，运动员应该比同等身高，但相对静坐的健康人体重要重一些，这是因为锻炼增加了肌肉的量，而肌肉比其他类型的身体组织要重。正是由于这个原因，表中列出的仅仅是相对于身高的健康体重范围，而不是精确的数值。

最近的研究表明，身体脂肪的分布，是决定健康的重要因素。与身体的其他部位相比，腹部脂肪过多，更易患心血管疾病。要确定你的体重是否健康，你应该检查一下，你的体重，相对于你的身高，是否在建议范围内，并测量一下你的腰围（见本页“**你的体重健康吗？**”）。

医生和营养专家用身高和体重计算的体重指数（BMI），是一种被广泛采用、比较准确的评价体重过轻、标准、超重的方法，尽管这种方法并不直接测量身体的脂肪量，但可以显示肥胖程度。体重指数可以用体重（千克）除以身高（米）的平方计算出来。体重指数小于或等于 18.4 为体重过低，18.5 ～ 24.9 为健康体重，25 ～ 29.9 为超重，超过 30 为肥胖。这些体重指数的数值，普遍适用于大多数 60 岁以下的健康成年人，不适用于儿童、60 岁以上者、慢性疾病患者、妊娠和哺乳期妇女、运动员、体能训练师或类似这一肌肉发达群体的其他人员。

体重指数也可用来衡量儿童的体重是否健康，但指数值的使用方法略区别于成人。将某个儿童的体重指数值以点的形式画在表格里，观察与其他同龄儿童的体重指数值的相对关系。

减体重

如果体重指数显示你是超重的，你可以通过减肥饮食和锻炼，减掉多余的体重，在极少数情况下，医生会建议特别肥胖的人，除了减肥饮食外，利用药物治疗，或手术来减轻体重。

在试图减体重前，你应该找到你超重的原因，最有可能的原因是进食过多并缺乏锻炼。然而你会发现找出饮食过多的原因，对于减轻体重是非常有帮助的。比如，当你心情不舒畅时，你是否喜欢吃东西？饮食过多是否是你家庭的习惯？

减肥的最好方式，就是减少热量摄入，并结合规律的锻炼，计划好你需要如何做才能成功。例如，如果你需要更多的锻炼，那么每天安排一定的时间快走；如果你容易受到不健康食物的诱惑，那么你在去超市前，列一个健康食物清单。

节食成功有赖于你对自己能够减掉多少体重，有一个客观的估计。给自己制订一个切实可行的短期目标，随着时间的推移改变计划，一个月减掉 2 ～ 4 千克是比较合适的，如果你想减掉更多的体重或有其他健康问题，在计划开始前咨询一下医生。

你还需要考虑，希望通过减掉多余的体重，达到什么目标的问题，同时你也应该接受减轻体重，并不能解决你所有问题的现实。减轻体重可能会使你感觉更好，更自信，肯定会使你健康的某些方面得到改善，但不太可能改善失败的人际关系，或使你更受欢迎。然而给健康带来的益处，还是值得你作出任何努力的，你必须改变你的生活方式。

减肥饮食 如果你的饮食不能提供足够的热量，来满足你的能量需求，你的身体将会消耗多余的脂肪，作为能量的来源。因此，如果你改变了饮食，摄入比以前含热量更少的饮食，那么你的体重就会减轻。在许多杂志上会刊登多种天然的和加工过的食物的热量值，在大多数包装食物的标签上，也可以找到这些信息（见 16 页“**读懂食物标签**”）。对大多数人来说，良好的开始，就是将每日摄入的热量减少 500 卡，这可以通过不吃脂肪含量高的食物，如蛋糕、通心粉、奶酪和油炸食物等，而代之以健康的低热量

评估

你的体重健康吗？

你可以用下面的身高－体重表，来确定你的体重是否健康。用身高和体重的数值，可以计算出你的体重指数（BMI），体重指数是一个估计身体脂肪含量的指标。即使下面的表，表明你的体重是健康的，但如果女性的腰围大于 89 厘米，男性的腰围超过 102 厘米，你患心血管疾病的危险仍然是增加的。

男性和女性的身高－体重表

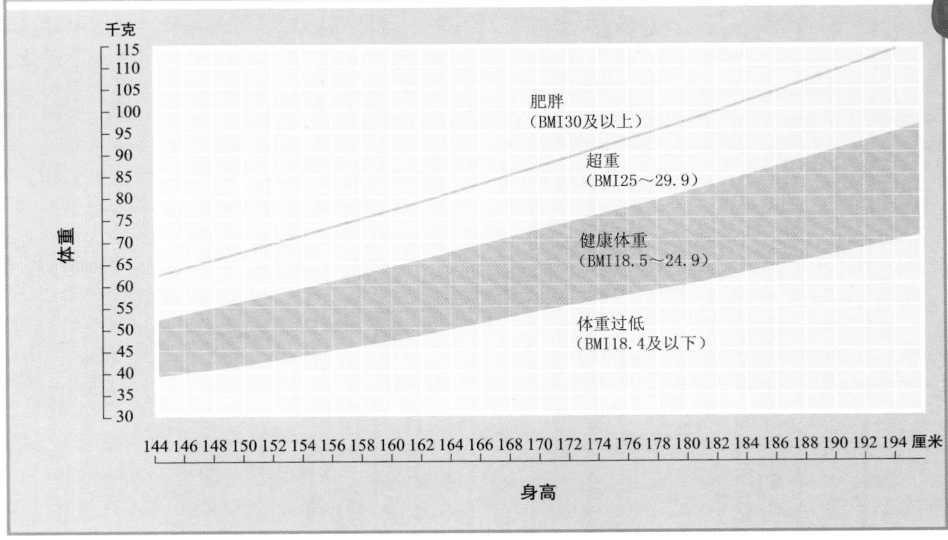

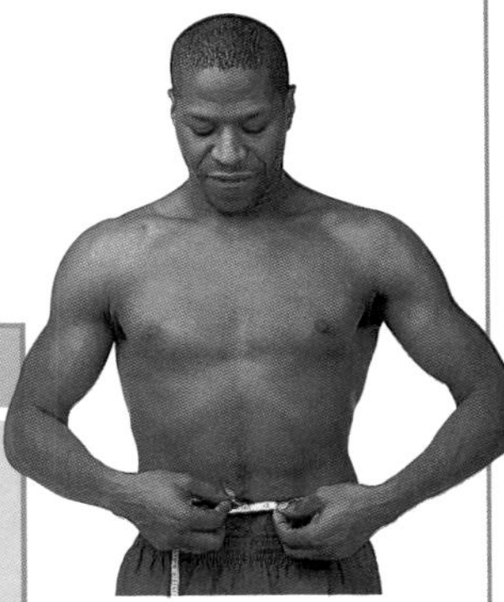

测量腰围
测量你的腰围，看你的腹部脂肪是否过多。

如何使用此表
在坐标轴上找到与你的身高和体重相对应的数值，身高的纵向延长线和体重的横向延长线相交点所在的位置，可以看出你的体重是否在健康的范围内。

食物，如水果、蔬菜和烤制食物。

如果你平常的饮食，已经以低热量的食物为主，那么你只需减少你所吃食物的数量。最好的减肥饮食，是热量低但营养均衡的食品，这样你还可以保证良好的营养（见 17 页**“健康饮食”**）。

酒精中不含有任何的健康营养物质，而且还是高热量的，因此当你试图减体重的时候，应该尽可能减少酒精的摄入量。

应当避免通过快速减肥方案（见 18 页**“减肥餐”**）和禁食达到减肥目的，这些方法会耗竭体内为维持身体正常功能所需的营养物质，给你的身体带来伤害。用这些方法达到的体重减轻不会持久，而且也不利于养成合理、健康的饮食习惯。

锻炼 减肥锻炼不需要很剧烈，但必须是规律的。持续的规律锻炼可以增加你的基础代谢率（BMR），基础代谢率是你身体用来维持呼吸、消化和心跳等基本生理机能所消耗能量的速度。如果你的基础代谢率增加，会消耗更多的热量（见 20 ～ 23 页**“锻炼与健康”**），同时控制摄入饮食的热量，你的体重就会降下来。锻炼可以构建肌肉，增加肌肉的量，由于肌肉比脂肪重，当你的体形变匀称时，你可能会发现，此时的体重比最初时还增加了几千克，但实际上你并没有胖。锻炼会刺激你的食欲，但你必须要抵制住，所吃的食物，不能超过你饮食计划所允许的量。随着年龄逐渐变老，你的新陈代谢减慢，身体所消耗的热量也随之减少，因此体重增加在老年人中十分常见，应尽可能通过多运动来防止体重增加，这是很重要的。

药物与手术 通常仅对那些通过锻炼和饮食减肥无效的人，特别是那些同时有其他健康危险因素，如糖尿病、高血压的人，才推荐使用减肥药物。减肥药物通常是与饮食和锻炼配合使用的，而且不能长期使用。

一些减肥药物是非处方药，如膨胀剂和奥利斯他（赛尼可）。膨胀剂，如甲基纤维素，可以增加饱腹感，会引起打嗝和腹胀；奥利斯他，可以抑制脂肪在肠道吸收。可能的副作用，包括头痛、腹胀、大便急迫、从直肠排出油状物、稀便或油性便。

一般来说，减肥手术，如胃结扎，只用于过度肥胖者，而且是作为最终考虑的一种减肥方法。

增加体重

许多人认为体重过低，不是健康的危险因素，但体重低和超重一样是不健康的，需要认真治疗。如果你的体重指数低于 18.4，并且有其他的症状，如易疲劳、怕冷，你应去看医生，以排除一些潜在的，需要治疗的疾病。

通过增加肌肉和骨骼的重量来明智地增加体重，达到健康水平的脂肪含量是很重要的。虽然高脂肪食物和快餐所含热量高，但也不应该为增加体重而过多地食用这些食物，因为这些食物有一些不健康的作用，比如有引起高血压，增加发生心脏病的危险等。而应通过健康平衡的饮食缓慢增加体重。每天少量多次地进食，比吃一顿或两顿大餐，能更好地补充能量。

规律锻炼有助于强健肌肉、增加力量，还可以改善食欲。如果你的身体容易疲劳，运动开始时动作应该缓慢，然后逐渐加大运动量。

锻炼与健康

锻炼是所有健康生活方式的主要部分。这并不是一个新观点，对于体育锻炼与健康相关这一事实的认可，可以追溯至公元前 5 世纪的古希腊。从那时起，研究证明，锻炼可以延长寿命、维护健康、减少患病风险。参加团队的体育运动还可以增加社交机会。

发达国家的很多人都习惯于久坐的生活方式，经常锻炼的人很少。经过切实的努力，把体育锻炼融入到你的日常生活中，你会变得更健康。

这一节的第一篇文章，罗列了运动给身心带来的各种明显的好处。锻炼对生活方式的其他方面，也起到了积极的作用。例如，锻炼的人比不锻炼的人吸烟少，养成规律锻炼的习惯有助于戒烟。

第二篇文章，为你提供了实用指南，教你如何来评估你的健康状况，改善你的健康水平。

最后一篇文章，探讨了锻炼时应该采取的安全习惯和常规，把运动中受伤的危险减到最低。

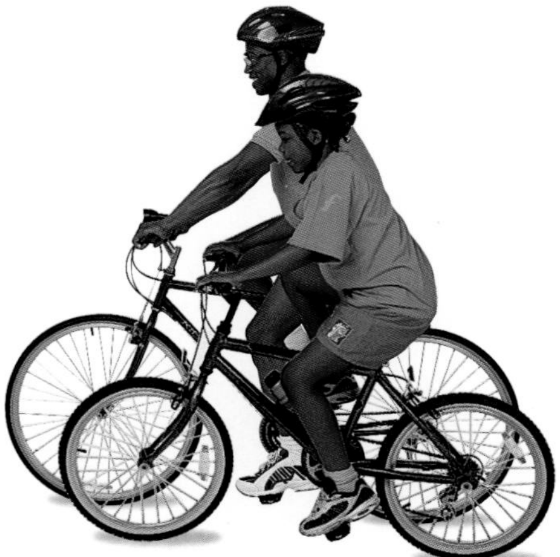

为生活而锻炼
规律锻炼不仅可以改善你的肌肉力量、增加体能，并使心理更加健康，还可以为你增加社交机会，提高你的生活质量。

锻炼的好处

规律的锻炼可以使你的身心受益

大多数人都知道，锻炼是健康生活方式的一部分。近几十年来，在英国进行规律锻炼的人数有所增加，但仍然有许多人很少锻炼。

锻炼可以保持身心健康，特别是对呼吸、心血管和肌肉骨骼系统有积极的作用。

通过规律锻炼，你可以减少患慢性疾病的危险，并能延长寿命、提高晚年的生活质量。例如，规律的锻炼可以减少你患 2 型糖尿病（见 437 页）的危险，或者如果你已经患有 2 型糖尿病，规律的锻炼有助于控制血糖水平。当锻炼成为日常生活的一部分时，你会发现进行一些日常的活动，比如购物、修剪花园里的花草、做家务、爬楼梯就变得更加容易了。除了这些明显的对身体的益处外，规律锻炼还可以改善你的心理健康。养成和其他人一起锻炼的习惯，还有助于结交新朋友。

心血管健康

研究显示，很少锻炼或者不锻炼的人患冠状动脉疾病（见 243 页）、心脏病突发（见 245 页**“心肌梗死”**）和脑卒中（见 329 页）的危险增加。然而，锻炼可以有效减少你患心脏病的机会，但必须有规律地进行，并且要终生坚持。如果只在年轻时锻炼，就不能保证在未来的生活中受益。

有规律的锻炼，使你的心脏变得更强壮，工作起来更高效——每次搏动的排血量增加，从而使心脏能够应对额外的需求。达到一定运动量的规律锻炼，能够影响突发心脏病者的存活机会——经过规律锻炼的人存活的机会更大。

规律锻炼还有助于降低血胆固醇水平和血压，这二者都可以减少动脉中形成脂肪斑块的危险（见 241 页**“动脉粥样硬化”**）。研究表明，已经患有冠状动脉疾病或下肢缺血（见 261 页）的人也可以从锻炼中受益，因为锻炼可以改善血液供应，这些益处，可能在开始规律锻炼的两个月后，就能体会到。

呼吸健康

规律锻炼不但可以改善呼吸肌的效率，增加肺泡（气囊）内可用气体的容量，而且还可以提高肺内氧气和二氧化碳的交换效率。运动的人可以从一次呼吸中摄取更多的氧，并且呼吸的频率较慢。如果你患有呼吸系统疾病，如慢性阻塞性肺病（见 297 页），规律锻炼可以改善你的心肺功能。因此，你在进行日常活动时，不会感到呼吸困难。

肌肉骨骼健康

锻炼可以改善你的骨、关节和肌肉状况，规律锻炼有助于你更长时间地保持良好的柔韧性和灵活性，提高你的生活质量。

保持强健的骨骼 承重锻炼，比如行走和跑步，有助于改善骨的力量、密度，以及骨骼生长。这种锻炼对儿童期和青春期的身体发育尤为重要，因为这两个时期的骨骼还处于生长阶段。对于各个年龄段的妇女来说，规律的承重锻炼也十分重要，因为这种锻炼有助于减缓因绝经后雌激素水平（见 217 页**“骨质疏松症”**）下降而引起的骨质流失。

活动和稳定关节 规律的锻炼可以改善关节的灵活性，降低关节僵硬度，也可以通过增强关节周围的韧带，来稳定关节。保持关节的灵活性，有助于你自理晚年生活，并能做更多的事情。如果你患有关节疾病，如类风湿关节炎（见 222 页），力量型锻炼可以稳固受累的关节，以减少更多的损害。

增加肌肉力量 你应该规律锻炼，使肌肉保持良好的状态。抗阻力锻炼，如举起适当的重物，可以增加肌肉的大小和力量；增加体能的有氧锻炼，如跑步和骑自行车，可以提高肌肉的效率，使肌肉的工作时间更长。健壮的肌肉和健康的感觉，会更增加你的自信，也会改善你的体态。

大约 25 岁以后，每年你都会失去少量的肌肉，这是正常衰老过程的一部分。如果你能保持肌肉的强健，那么肌肉的体积缩小和力量减少，就会被降至最低水平。

腰痛（见 225 页）通常是肌肉力量差、缺乏灵活性的结果，集中加强特殊肌群的力量，改善身体灵活性的锻炼，有助于防止发生腰背痛（见 226 页“预防腰背痛”），并保持你的灵活性。

心理健康

当你开始进行规律锻炼时，对于心理方面的益处，在锻炼早期就可能体现出来。例如许多人开始锻炼后，会有种健康的感觉，这通常被认为是脑内的吗啡样化合物——内啡肽增多的结果，这种化合物是天然的抗抑郁药物，会使你感到放松。

有轻度焦虑或者抑郁的人，在进行一段时间的规律锻炼后，会感觉到自己的情绪显著改善，正是出于这种原因，锻炼已经逐渐融入到心理治疗当中。你可能会发现锻炼有助于你应对压力（见 31 页），还能增进有规律的、能使人感到精神振作的深度睡眠（见 31 页）。

通过规律锻炼，你看上去可能更健康，自己也感觉更健康，这可以增强你的自尊心和自信心。当你在常规锻炼中，实现了目标的同时，也获得了成就感。

参加团队的体育运动或加入健康俱乐部，可以扩大你的朋友圈，团队运动能够增进人们之间的相互尊重、共同承担责任以及自律性。这些好处已经被广泛认可，对于儿童来说尤为重要。

一些有关锻炼对在办公室工作人员产生的作用的研究发现，规律锻炼可以提高工作效率。

规律锻炼

采取措施增加你在日常生活中的身体活动量

要享受锻炼带来的好处（见 20 页“锻炼的好处”），你必须有规律且持续地进行锻炼。你可以将你的活动类型和活动量，融入日常的生活方式中，这取决于你用于锻炼的时间。最佳的锻炼形式是做喜欢的运动，并且符合你的日常习惯。锻炼应该根据你的年龄、健康状况和生活方式来决定。

推荐的运动水平

有证据表明，即使是适度的锻炼，也会对寿命产生积极的作用，因此，每个人都应该尝试过有运动的生活。如果你的生活中已经有相当多的运动，那么你应该根据运动指南，来选择额外的运动量和频率，以得到运动给你整体健康状况带来的最大益处。目前为你推荐，一周至少有 5 天做中等强度的运动，每次至少 30 分钟。每天 30 分钟的快走，就可以达到一天的健康运动量，但如果你想增加肌肉的力量、减少多余的脂肪，或者想要变得更加强壮，你可以增加锻炼的强度和时间。

开始锻炼

如果你的生活方式是以静为主，那么开始时先进行一些简单的运动，使自己增加更多的运动量，比如，你可以养成爬楼梯的习惯，而不是乘坐电梯，如果你的生活中已经包括了一些体育活动，那么可以考虑开始进行有规律的锻炼，如游泳、快走或慢跑。

确保有规律地进行锻炼，对你来说是切实可行的，你可以逐渐地增加运动量，并且要了解一些保护性措施（见 22 页“安全锻炼”）。一旦体会到锻炼对身体产生的积极作用，你就会受此鼓舞，并坚持进行有规律的锻炼。

咨询医生 如果你以前从来没有进行过规律锻炼，或者你认为锻炼会带来一定的危险，那么在开始进行有规律的锻炼前，咨询一下医生。如果你患有慢性疾病，如冠状动脉疾病（见 243 页）、高血压（见 242 页）、糖尿病（见 437 页）、慢性肾功能衰竭（见 451 页）或哮喘（见 295 页），你应该咨询医生。如果你超重、年龄超过 35 岁，并且数年没有进行规律锻炼，那么你也应该咨询一下医生。

医生可能会向你推荐一些适合你的锻炼方式，例如，在你超重并且数年没有进行规律锻炼的情况下，医生可能会建议你进行一些比较轻缓的运动，如行走和骑自行车，以避免增加心脏负荷并减少受伤的危险。如果你患有哮喘，医生可能会建议你去游泳。

评估你的健康 整体健康是体能、柔韧性和力量 3 个因素的综合体现。为了改善你的健康状况，你需要通过有规律的锻炼来提高心肺功能（增加耐力）、改善关节的活动度（增加柔韧性）和增加肌肉力量。

在开始有规律的锻炼前，你的健康需要进行全面的评估。想想你日常一天或一周的活动量，你或许会发现在很多时候你已经做了一些运动，例如步行上班。

你的静息脉搏，可以作为评估你心血管系统健康的指标，相对慢的脉搏表明你的心脏是健康的。如果你停止规律锻炼，你可能会失去你所拥有的健康，但重新开始锻炼后，还会再获得健康。

选择合适的运动方式

锻炼需要随年龄、生活方式和健康状况的变化而变化，一项运动和活动可能会改善身体健康的不同方面（见本页“选择健康的运动方式”）。你应该选择有助于提高耐力、柔韧性和力量，并且可以常年做的运动，确定你的健康目标，然后选择一项运动。

获益最多的锻炼项目

如果你的目标是希望通过规律锻炼，达到最佳健康状态，你可能需要给自己制订一个目标心率。定期监测并记录你的健康改善情况，是个很好的主意，比如一月一次，可以通过监测你静息时的脉搏和大运动量锻炼后恢复至静息脉搏的时间（见 22 页“脉搏恢复时间”），来监测你的健康水平。当你变得更加健康时，你的脉搏恢复时间会减少。

▶ 健康选择

选择健康的运动方式

不同的运动会使健康的不同方面（耐力、柔韧性和力量）或多或少受益。一些类型的运动，比如游泳，通常会对这些方面都有益处。你可以选择最佳的运动方式，来提高健康的某一方面，或评估一下，你已经或正在考虑进行的运动，对你整体健康的好处。

不同的运动方式对健康的好处

活动方式	对健康的好处		
	耐力	柔韧性	力量
健美操	★★★★	★★★	★★
篮球	★★★★	★★★	★★
骑自行车（快速）	★★★★	★★	★★★
爬楼梯	★★★	★	★★★
跳舞（有氧运动）	★★★	★★★★	★
高尔夫	★	★★	★
爬山	★★★	★	★★
慢跑	★★★★	★★	★★
游泳	★★★★	★★★★	★★★★
网球	★★	★★★	★★
走路（快速）	★★	★	★
瑜伽	★	★★★★	★

图表的使用

上述各项活动，针对健康的 3 个方面作出分级，通过比较每一项活动的益处，你可以制订一个满足健身需要的锻炼计划。

图例

★ 作用小　★★ 作用良好　★★★ 作用很好　★★★★ 作用非常好

评估

脉搏恢复时间

运动后，你的脉搏恢复至静息速率所用的时间，可以用来监测你的健康改善情况。当你更健康的时候，你的脉搏恢复时间会缩短。在规律运动 4 周后，你应该能够注意到你的脉搏恢复很快，因为规律的运动，使你的心肺更努力地工作。

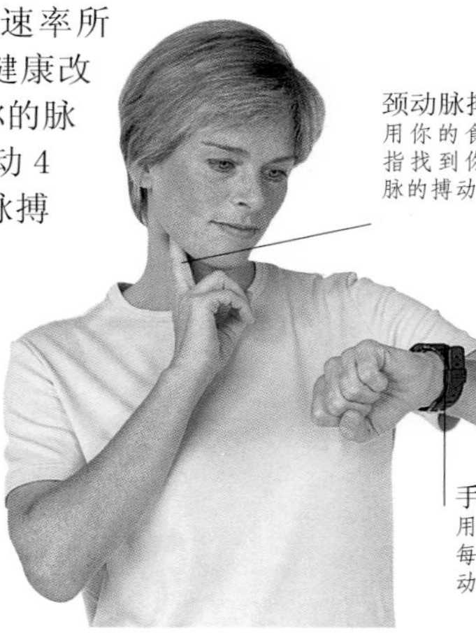

颈动脉搏动 用你的食指和中指找到你颈侧动脉的搏动

锻炼后记录颈动脉的搏动次数 计算 10 秒内你的颈动脉搏动次数，然后乘以 6 来计算每分钟的搏动次数。继续测量你的每分钟脉搏，直到它恢复到静息时的水平。

手表 用手表计数每分钟的搏动次数

目标心率 计算目标心率，首先要估计你的最大心率。通常最大心率 =222- 年龄。运动过程中你的目标心率应该是最大心率的 60% ～ 80%，通过测量脉搏，可以监测你在运动过程中的心率，带一个电子心率监测仪能够更容易、更准确地测量心率。

设计运动方案 当你开始增加运动量的时候，一定要逐渐增加（见本页“安全锻炼”）。起初先增加每周锻炼的次数，当你的锻炼次数更加频繁后，再延长每次锻炼的时间，最后再增加锻炼的强度，以达到目标心率。为了从锻炼中受益最大化，你应该每天在达到目标心率的情况下，再坚持锻炼 30 分钟以上。

安全锻炼

采取合理的预防措施来避免锻炼损伤

每一种形式的锻炼可能都需要专门的设备，也都具有潜在的危险。给自己确立一个切实可行的目标，以避免运动过度或受伤。如果你从不健身或很少锻炼，就应该缓慢开始，并逐渐增加运动量。突发的剧烈运动，会对身体造成伤害（见 231 页“运动损伤”）。在开始锻炼前，你可能需要先听取医生的建议（见 21 页“规律锻炼”）。

特殊的器械和保护

一些运动项目如散步，很少或不需要专门的器械，但对于像骑自行车这样的运动，器械是必不可少的，例如适当的鞋子和衣服，对于骑行的人来说是非常重要的，不合适的鞋可能加重臀部和背部疾患。如果你在户外锻炼，保护你的皮肤和眼睛，免受阳光的损害也是很重要的（见 34 页“阳光下的安全”）。如果你在家里或体育馆使用运动器械，要严格按照说明来进行操作。

良好的锻炼习惯

运动前后，要养成进行热身和整理运动的习惯，如果你已经有了锻炼过度的迹象，应立即停止运动。严重的警示症状包括：

- 胸痛。
- 颈、下颌或胳膊痛。
- 感觉心跳不规律。
- 恶心。
- 严重的憋气。
- 头晕。

如果出现了以上症状，你应该与医生探讨一下。

锻炼过度的危险

锻炼太频繁或强度太大，通常称为锻炼过度，可以破坏中等强度锻炼带来的好处。过度锻炼引起的最常见损伤，包括严重的肌肉僵硬、关节扭伤和压力性骨折。

你可能需要进行小的调整，把体力活动当成你生活的一部分，但还要注意不能强迫自己进行锻炼。

健康行动

日常锻炼中的热身和整理运动

你应该在运动前后，常规伸展你的肌肉、肌腱和韧带，以防止肌肉僵硬和抽筋，减少受伤的危险。热身运动应该包括有氧运动以及随后的一系列伸展运动。运动后，常规进行整理运动，减慢运动的速度，这样在你伸展肌肉时，身体仍然是温暖的。重复对身体的两侧进行伸展，每次伸展保持在 10 秒钟以上。这里图解几种热身和整理运动。

有氧运动

有氧运动增加了通过身体软组织的血流量，这种血流量的增加，可以升高软组织的温度，使这些组织更灵活。你应该把做 8～10分钟的有氧运动，当成你常规的热身和整理运动的一部分，并把它作为一个目标。

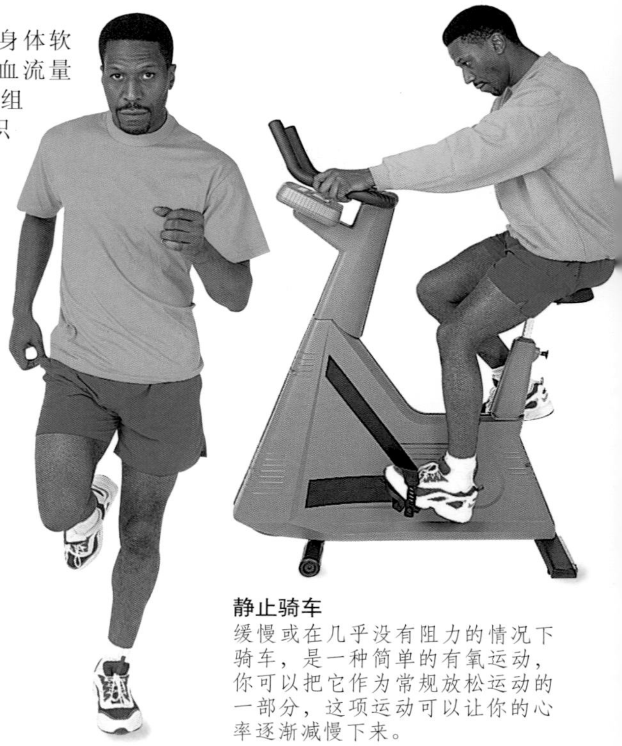

慢跑 温和的慢跑或跑步，是很好的肌肉热身方式，跑得足够快时，可以提高你的心率和呼吸的频率。摆动手臂，有助于提高心率和产生动力。

静止骑车 缓慢或在几乎没有阻力的情况下骑车，是一种简单的有氧运动，你可以把它作为常规放松运动的一部分，这项运动可以让你的心率逐渐减慢下来。

上身伸展

伸展你的胸部和颈部，有助于舒缓上背部的紧张。把双臂伸直，在背后握紧双手，向背后画圆来伸展上背部，上身的伸展有助于改善肩关节的活动度。

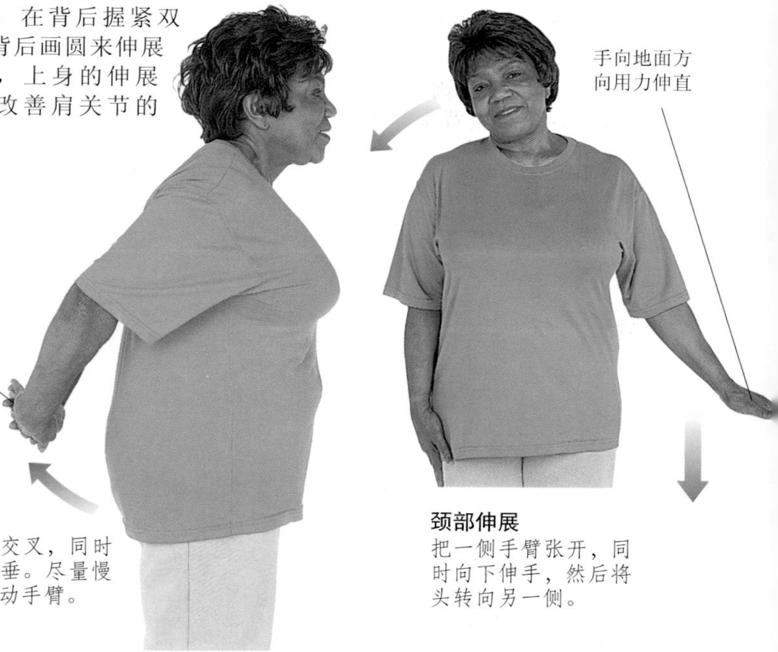

手向地面方向用力伸直

在背后握住双手

胸部伸展 手在背后交叉，同时使肩部下垂。尽量慢慢向上移动手臂。

颈部伸展 把一侧手臂张开，同时向下伸手，然后将头转向另一侧。

手臂伸展

像上身伸展一样，伸展手臂有助于缓解上背部的紧张。你可能会发现伸展一侧手臂会相对容易一些，这取决于你是右利手还是左利手。在击球运动之前，应该伸展手臂和肩膀。

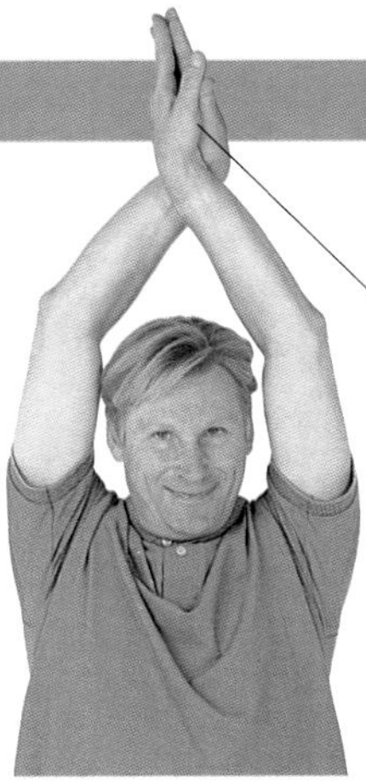

充分伸展手臂
双臂交叉双手合十。将双臂从两耳后向上伸展举过头顶。

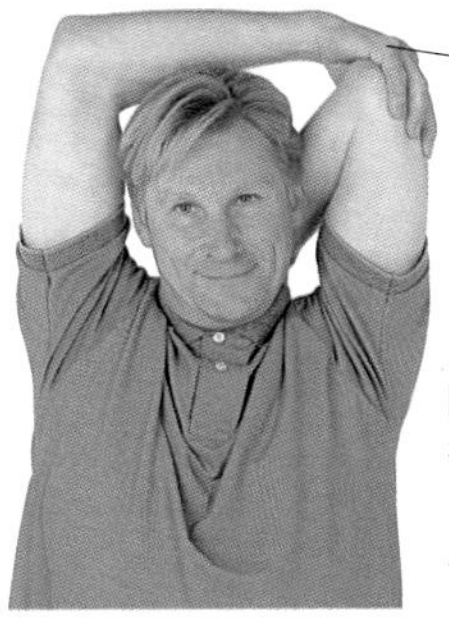

向后伸展手臂
把一只手放在两个肩胛骨之间，轻轻牵拉肘部来伸展手臂的肌肉。

腿部伸展

许多运动性损伤都会累及腿部，因此伸展腿部肌肉尤为重要。在进行以锻炼腿部肌肉为主的运动，如快走、跑步、慢跑或骑自行车之前，应该进行一系列的腿部伸展运动。

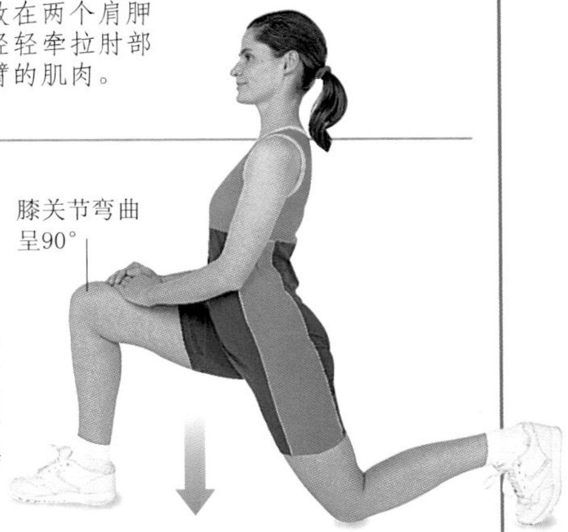

髋部和大腿伸展
将一条腿的膝关节弯曲呈 90°。向后拉伸另一条腿，使膝盖刚刚接触到地面，把双手放在前面的膝关节上，以保持身体的稳定性。

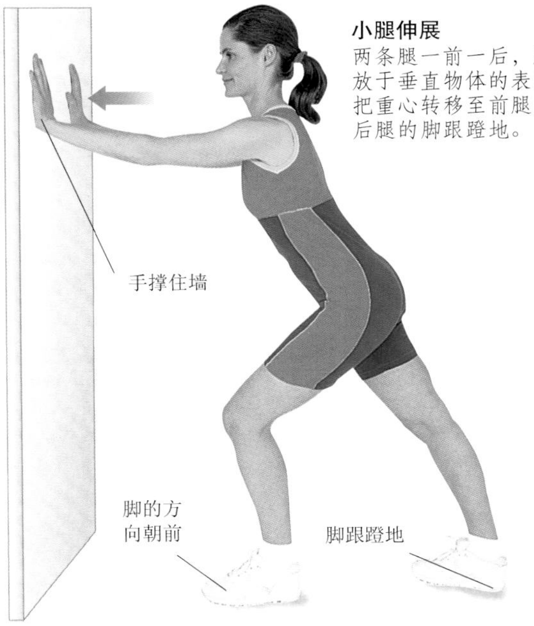

小腿伸展
两条腿一前一后，双手放于垂直物体的表面。把重心转移至前腿上，后腿的脚跟蹬地。

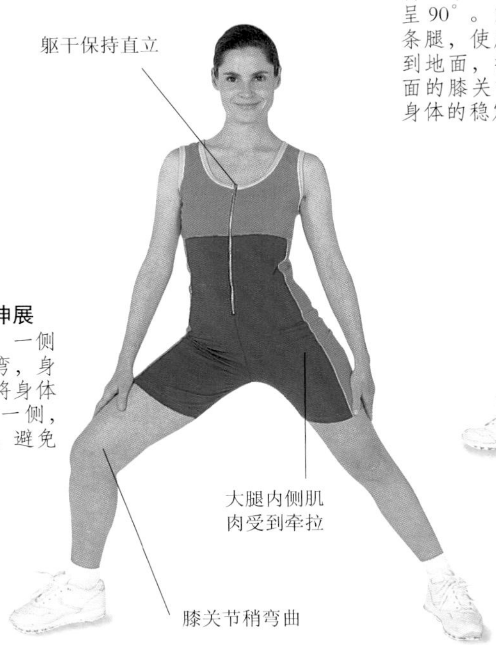

大腿内侧伸展
双脚分开，一侧膝关节稍弯，身体前倾，将身体重量移至一侧，背部挺直，避免弯曲。

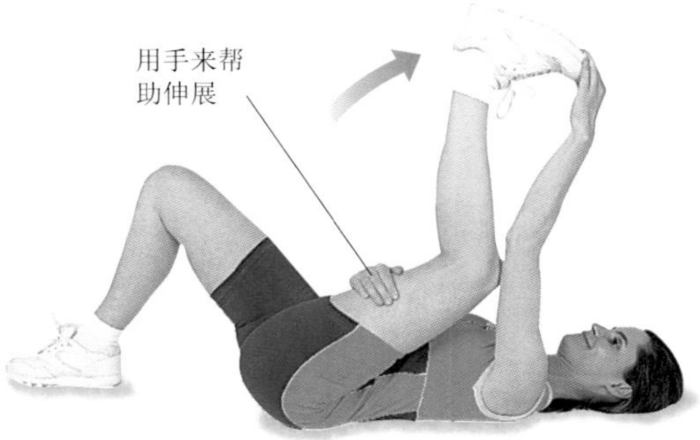

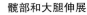

大腿后部肌肉伸展
卧位，双腿弯曲，将一侧的膝盖向胸前伸展，一只手抓住脚趾，用另一手轻轻牵拉大腿的后部。

躯干伸展

不要忘记伸展躯干的肌肉，例如，在花园工作之前和之后，伸展背部和双侧躯体的肌肉，可以防止出现背痛。

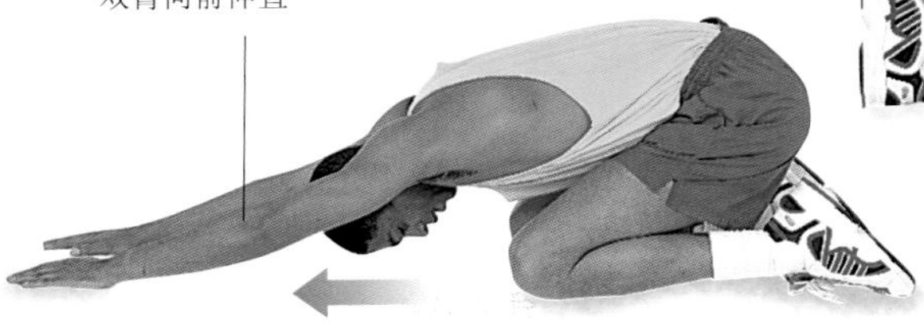

下背部肌肉伸展运动
跪姿，将头放于身体前方的地板上，双臂向前伸出，且尽量向前伸。

躯干旋转伸展
坐位，一条腿伸直，另一条腿弯曲跨过这条腿。向弯曲的膝关节一侧的腿转身，将一只手臂放在弯曲的膝盖前。当身体转向另一只手臂时，用膝盖前的那只手臂，向后推这条腿。

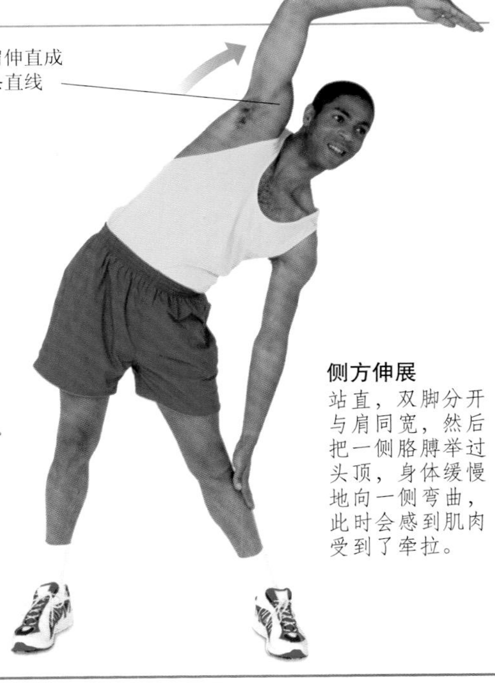

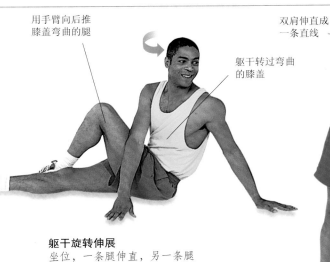

侧方伸展
站直，双脚分开与肩同宽，然后把一侧胳膊举过头顶，身体缓慢地向一侧弯曲，此时会感到肌肉受到了牵拉。

酒精、烟草和药物

许多人通过饮酒、吸烟和服用消遣性药物使自己获得快感，但是这些物质都会引起严重的健康问题，了解这些物质的有害作用，可以帮助你对用还是不用这些物质作出明智的选择。

适量饮酒是安全的，但一天的饮酒量超过 2 ～ 3 杯就会引起短期危害——从酒精中毒到交通事故等不同程度的危害。从长远来看，过量饮酒可以引起严重的心、肝和脑部疾病，也可以引起酒精依赖。

吸烟者会受到包括尼古丁在内的 4000 多种化学物质的影响。尼古丁可以成瘾，还有一些物质会增加癌症和动脉狭窄的易感性，引起心脏病和脑卒中。烟雾还可能对生活在吸烟者周围的人的健康产生不良作用，尤其是儿童。

许多消遣性药物都可以使你的情绪发生改变，如摇头丸和大麻，可以影响你的判断力，增加发生事故的风险。毒品的成瘾性很强，使用过量或副作用都会造成死亡，并且大多数消遣性药物都是非法的。

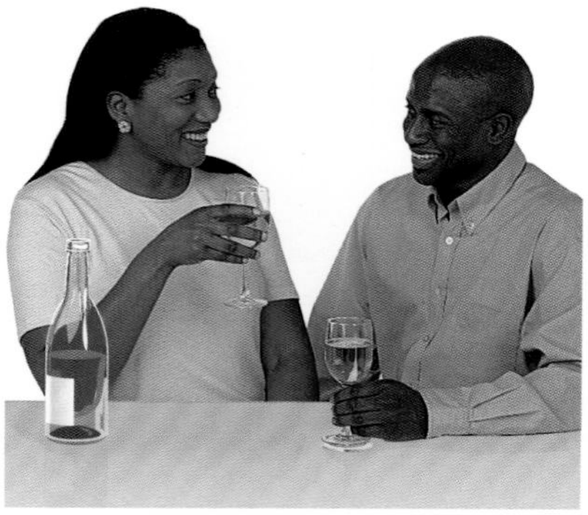

社交场合饮酒
饮酒是你社交生活中一件愉快的事情，但应该控制在安全量内。

酒精与健康

酒精如何影响健康，以及如何有节制地饮酒

在庆祝或者社交场合饮酒已有数百年的历史。酒精是一种能够改变心理和生理状态、减轻紧张情绪和焦虑的药物，虽然有利于社交，但它可能会导致行为失控。适量饮酒（见本页“安全饮酒量”）有助于放松心情并对健康有益，但长期过量饮酒可以导致许多生理、心理和社会问题。

过量饮酒会严重减少预期寿命，是造成可以预防的损伤和死亡的重要原因。2007 年，在英国有 8700 多人的死亡与饮酒直接有关。同年，有 9600 多起酒后驾车事故，造成 1.48 万人伤亡，其中有 460 人死亡（见 35 页“交通安全”）。

饮酒造成的影响

饮酒后，酒精会从胃和小肠吸收入血，然后被转运至肝脏，在肝脏内经过一些酶的分解，以脂肪的形式储存下来。少量的酒精通过尿液和呼气排出体外。饮酒后大约 35 ～ 45 分钟，血液中的酒精浓度达到最高，血液中酒精的实际浓度受多种因素的影响，如饮酒人的体重、饮酒时是否同时进食或空腹饮酒等。

酒精在肝脏的分解（代谢）率也因人而异，嗜酒者酒精的代谢会更快，平均每小时 1 个单位。任何情况下机体都不会改变酒精的分解速度，因此，你喝得越多，血液中的酒精浓度要恢复正常水平的时间也就会越长。如果你在晚上大量饮酒，那么第二天早晨你仍然会处于酒精中毒状态。

酒精的短期作用 酒精是一种镇静剂，会抑制中枢神经系统，尤其会影响与控制人体运动有关的脑组织，造成你的反应时间延长和协调障碍。尽管饮酒使你感觉更加自信，但你的抑制力会减弱，你的判断力在饮酒后几小时内也会受到影响。仅一杯酒就能产生这样的作用，给驾车和器械操作带来危险。酒精可以扩张皮肤的血管，虽然这会使你感到暖和，但实际上你散失了热量。因此，酒精不能用于在寒冷的环境中已经冻僵的人。

酒精会使尿液增多，如果你快速并连续饮几杯酒，你可能会有脱水的感觉。饮酒过多常常会引起宿醉，出现头痛、恶心、头晕和口干，宿醉的结果，是由酒精本身的不良反应，以及酒精中的化学添加剂造成的，一些化学添加剂常被发现于深颜色的酒中，如红酒、威士忌等。为减少身体对酒精的吸收，你可以在饮酒的同时进食。大量饮酒可以导致意识模糊、失忆、意识丧失、昏迷或在极端情况下死亡。

一些亚洲人，携带一种对酒精产生即刻不良反应的基因，携带这种基因的人会产生一些反应，如恶心和面部潮红。

长期影响 中老年人饮酒每天 1 个单位可以预防冠状动脉疾病（见 243 页），然而超过了安全量，饮酒对身体的危害就会大于益处。由于酒精的热卡较高，因此经常饮酒的人会出现体重增加（见 19 页“控制你的体重”）。酒精对机体的大多数系统造成伤害，而且是引起肝病的主要原因（见 409 页“酒精相关性肝病”）。在脑内，酒精损害控制学习和记忆的细胞（见 332 页“韦尼克－柯萨可夫综合征”）。饮酒超过安全量，会增加发生心血管疾病，如扩张型心肌病（见 257 页）、脑卒中和高血压（见 242 页）的危险。过度饮酒还会增加发生多种肿瘤，如鼻咽癌（见 293 页）、喉癌（见 294）、口腔癌（见 402 页）以及食管癌（见 404 页）的危险，如果你还吸烟，发生癌症的风险会更高。过度饮酒也降低了生育能力。

规律、过度地饮酒造成的酒精依赖（见 350 页），也是引起社会问题的一个主要原因。规律饮酒还会影响人际关系，对饮酒者的家人和朋友造成很大的压力。

妊娠与哺乳 妊娠期间饮酒过多，会增加发生胎儿酒精综合征的危险，也会增加流产的危险（见 511）。受胎儿酒精综合征影响的婴儿身体异常地小、眼裂小、下颌短，这些婴儿还会有心脏发育缺陷（见 542 页“先天性心脏病”）或唇裂和腭裂（见 558 页），会出现吮吸和睡眠差，而且易激惹。确切的妊娠期间的安全饮酒量还不清楚。为了安全起见，建议妊娠期间或者计划怀孕的女性最好完全戒酒，尤其是在妊娠的前 3 个月。如果仍然想饮酒，也应该只喝少量（见本页“安全饮酒量”）。

哺乳期妇女偶尔、少量饮酒（每次 1 ～ 2 个单位，每周 1 ～ 2 次），对婴儿是无害的。然而，超过这个量就会影响乳汁的分泌，也会影响婴儿的消化、睡眠和发育。如果你仍然选择饮酒，建议你最好在饮酒几个小时后再哺乳，因为几个小时以后，酒精就会从血液中清除，而且乳汁里也不会含有酒精。

评估你的饮酒量

如果你感觉自己的饮酒量过多，你可以咨询一下医生，医生可能会要求你记几周的日记，将每一次的饮酒情况记录下来。

一些人靠饮酒来缓解压力或痛苦情绪，但通过饮酒缓解压力会产生与饮酒相关的问题。警示信号包括：在任何场合的饮酒量都比你想饮的多、严重的宿醉、滋事或饮酒后发生争吵。

你能做什么？

为了安全地享受饮酒带来的快乐，你

▶ 健康行动

安全饮酒量

酒精的摄取量是以单位来衡量的。目前英国的健康饮酒指导认为：一般情况下，男性每天的饮酒量不应超过 3 ～ 4 个单位，女性不超过 2 ～ 3 个单位。你应尽量将饮酒量控制在安全范围内，每周至少有 1 ～ 2 天不饮酒。妊娠期间确切的安全饮酒量还不清楚，因此，建议妊娠期的女性以及打算妊娠的女性不饮酒，尤其是妊娠的前 3 个月，因为饮酒有发生流产的危险。如果妊娠期的女性仍然选择饮酒，饮酒量应该每周不超过 1 ～ 2 次，每次不超过 1 ～ 2 个单位。

酒精的单位含量
酒精的单位含量是以酒中所含酒精的体积百分比（ABV）来表示的。在酒吧和家里测量的酒精含量在大多数情况下与下面显示的有所不同。

▶ 1 单位酒精

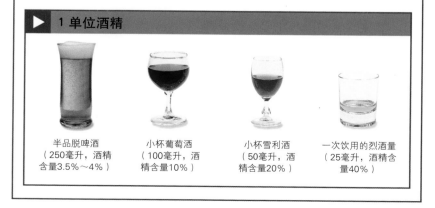

半品脱啤酒（250毫升，酒精含量3.5%～4%）
小杯葡萄酒（100毫升，酒精含量10%）
小杯雪利酒（50毫升，酒精含量20%）
一次饮用的烈酒量（25毫升，酒精含量40%）

应该限制饮酒量。在社交场合，先要吃些食物，交替饮用非酒精性饮料和酒，在重新添酒前要喝完杯中的酒，这样就可以知道你已经喝了多少单位的酒。如果打算饮酒千万不要驾车，找一个不饮酒的司机代驾。如果你有孩子，你应该为他们树立一个好的榜样。另外，与你的孩子一起讨论酒精的作用，以强化他们在学校学到的对酒精作用的认识。如果需要放松情绪，你可以尝试咨询提供心理辅导的机构。

烟草与健康

烟草对健康的影响，以及不吸烟的原因

烟草通常是以纸烟的形式被吸入的，但也可以通过雪茄和烟斗、鼻烟或咀嚼的方式吸入。尽管吸烟的人很多，但吸烟对健康是有害的。在英国，吸烟是造成65岁以下人群死亡的主要原因，每年有约10.6万人死亡。吸烟被认为是发生冠状动脉疾病（见243页）和原发性肺癌（见307页）的原因之一。吸烟也会损害被动吸烟者的健康，被动吸烟者，就是那些从周围空气中吸入吸烟者产生的烟雾的人。唯一可以避免烟草带来的危害的方法就是不吸烟，尽量避免去那些能够接触到香烟烟雾的场合。在英国，随着在工作场所和密闭的公众场合禁烟，避免被动吸烟变得更加容易。

在英国，吸烟者的数量已经下降，从20世纪70年代初大约一半的吸烟人口，减少到2008年的不足1/4。吸烟者中比例最高的是20～24岁的年轻人，60岁以上年龄的人所占比例最低。

吸烟对人体的影响

烟草烟雾中含有多种对身体有毒或有刺激性的物质。被研究最多的有害物质包括焦油、一氧化碳和尼古丁。烟草烟雾中还含有一些致癌物，对肺和其他器官有毒性作用。

焦油对肺组织有刺激和致炎作用。一氧化碳可以吸附在红细胞上，降低红细胞的携氧能力。尼古丁具有镇静作用，通常在吸入10秒后就会产生短暂的舒服感和放松感，尼古丁能增加你的注意力，它还会刺激肾上腺皮质激素释放入血，引起血压升高。尼古丁的成瘾性很高，这就是为什么大多数吸烟者很难戒烟的原因。吸烟还对身体造成许多长期损害，其中一些损害会因生活方式的其他方面而加剧，比如说过量饮酒。

对呼吸系统的损害 烟草烟雾中的一些物质，会刺激从呼吸道至肺部的黏膜，使其产生更多的黏液（痰）。这些烟雾中的物质会使非常细小的毛状结构——纤毛瘫痪，而纤毛能协助痰排出气道。为了“清洁”自己的肺，许多吸烟者逐渐形成了特有的“吸烟者咳嗽”现象。吸烟者最终可能会患慢性阻塞性肺病（见297页），这可以造成严重的呼吸困难。

10个死于肺癌的人中，有8人以上是由于烟草烟雾中的致癌物引起的。在一些国家，肺癌已经超过了乳腺癌，成为女性死亡的首要原因。这些事实表明，在20世纪下半叶增加了很多女性烟民。吸烟还可以引起鼻咽癌（见293页）和喉癌（见294页），吸雪茄和用烟斗吸烟，以及那些吸烟的同时还饮酒的人，发生喉癌的危险更高。

对血管的损害 已知吸烟可以对心血管系统造成永久性的损害，与许多心血管疾病引起的死亡有关。一般认为，这种损害是烟草中含有的尼古丁和一氧化碳造成的，这两种有毒物质会促进动脉粥样硬化（见241页）的形成。动脉粥样硬化是一种动脉变窄性疾病，它可以增加发生脑卒中（见329）和心血管疾病，如冠状动脉疾病的危险。在35岁以上的女性中，吸烟会增加发生口服避孕药相关疾病的危险，尤其是深静脉血栓形成（见263页）和脑卒中的发生率。

对身体其他系统的损害 吸烟者患口腔癌（见402页）和食管癌（见404页）的危险大大增加，尤其是在吸烟的同时饮酒，发生这些恶性肿瘤的危险会更高。烟草烟雾中的化学致癌物进入血流，还可以引起身体其他部位的癌症，如膀胱癌（见456页“膀胱肿瘤”）和宫颈癌（见481页）。烟草的毒性还能加重一些疾病，如消化性溃疡（见406页）。吸烟可以降低男性和女性的生育能力，如果妊娠期的女性吸烟，那么婴儿出生时的体重很可能会比平均体重低200克，而且婴儿出生后患病或死亡的危险都明显增加。吸烟使女性绝经更早，还会使她们的皮肤受到影响——加速因年龄老化和光照引起的皮肤改变——如皱纹的出现。

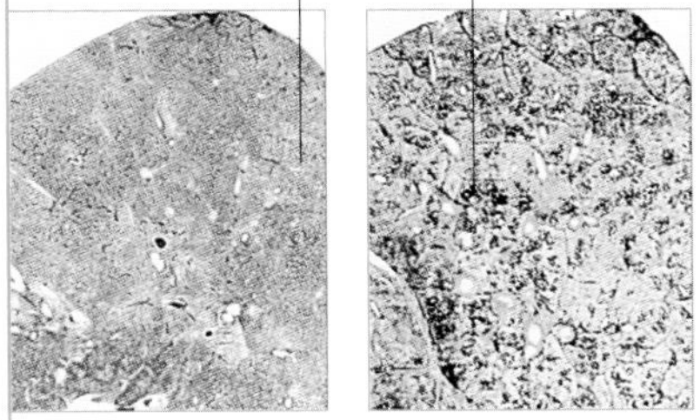

吸烟对肺的影响
随着时间的推移，烟草中的焦油会逐渐在肺内累积，这两幅图片是一位长期吸烟者和一位不吸烟者肺组织的对比情况。

吸雪茄和用烟斗吸烟的人，患口腔癌和喉癌的危险更大，鼻烟和咀嚼烟草可以刺激鼻腔、口腔和胃黏膜。

被动吸烟的危害

吸入吸烟者释放的烟雾，就是所谓的被动吸烟。二手烟，也被称为环境性吸烟（ETS），是一种燃烧的烟草和吸烟者呼出的烟雾混合物。

环境性吸烟因刺激眼睛、鼻子和喉，可能会引起头痛和恶心，还会加重如哮喘（见295页）等呼吸系统疾病，长期接触二手烟的非吸烟者，患肺癌和心脏病的危险都会增加。

吸烟者的孩子，成为被动吸烟者的危险尤其高，在婴儿时期，他们发生婴儿突然死亡综合征（见532页）的危险非常高。吸烟者的孩子也更易患哮喘（见544页“儿童哮喘”），并且这些孩子一旦患了哮喘，发作的次数会更频繁，病情会更严重。他们也更容易发生耳、鼻和呼吸道感染，如感冒、鼻窦炎（见290页）、急性支气管炎（见297页）和慢性分泌性中耳炎（见557页），慢性分泌性中耳炎是引起儿童听力障碍的主要原因。当吸烟者的孩子长大一些的时候，他们吸烟的可能性更大，到成年时患慢性阻塞性肺疾病和癌症的危险性增加。

你能做什么？

在你患任何与吸烟相关的疾病之前，你都可以通过不吸烟或者戒烟来预防这些疾病的发生。无论你吸烟时间有多长，你都可以通过戒烟来阻止吸烟对健康的进一步损害（见本页“戒烟者的健康”）。只要停止吸烟，你患肺癌及其他呼吸系统疾病、心血管疾病和脑卒中的危险就会开始下降；患与吸烟相关的疾病，如消化性溃疡的可能性会更小。不论你的年龄有多大，你都会因患病风险的降低而受益；即使一些老年人，他们在成年后的绝大多数时间都在吸烟，但仍然可以通过戒烟来改善健康状况，延长寿命。

有些吸烟者感觉戒烟相对容易，但大多数吸烟的人发现戒烟很难，因为他们已经对尼古丁成瘾了。正是这种成瘾性的心理作用，在香烟与戒断症状之间逐渐形成了一种对吸烟的渴望。戒断症状，如焦虑不安、易激惹、情绪低落、食欲增加、头晕和睡眠困难，都出现在较长时间不吸烟的情况下。

帮助吸烟者戒烟有多种形式。医生、护士、药剂师可以向吸烟者提供相关信息，以及给你一些戒烟的建议。英国国家保健服务局（NHS）通过开设戒烟门诊、家庭支持服务和服务热线来为吸烟者提供帮助。英国国家保健服务局还有一个“无烟”网站，为吸烟者提供一些戒烟的方法和多种服务信息。

许多想要戒烟的人，发现尼古丁替代治疗（NRT）是有帮助的。尼古丁替代品属于非处方药，有多种类型：口香糖型、贴剂、片剂、糖浆、吸入剂和喷剂。这些替代品给你提供一定剂量的，非烟草形式的尼古丁，帮助你减少对烟草的渴望和其他戒断症状。有些人还发现了一些辅助治疗的方法，如催眠术和针灸，也是有效的。

一些与自助戒烟配合使用的药物，如丁基丙酸苯（安非拉酮缓释片）和伐仑克林（伐仑克林酒石酸盐），也可以帮助戒烟，但这些药是处方药，

▶ 对健康的影响

戒烟者的健康

一旦戒烟，身体就开始修复因吸烟引起的损害，戒烟的时间越长，患肺癌和其他系统疾病，如心血管疾病和脑卒中的危险就越低。

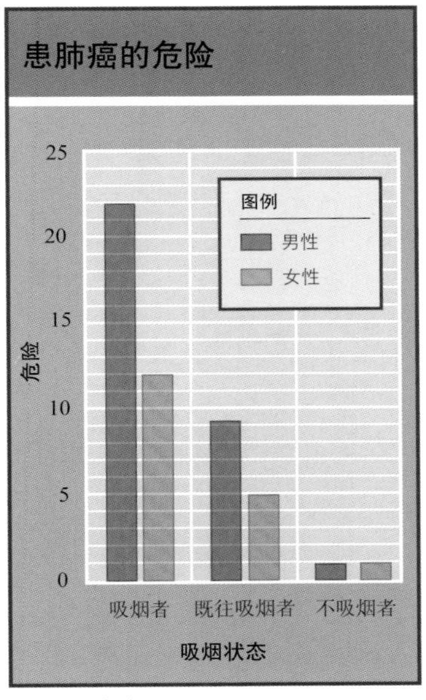

吸烟与肺癌
这幅图表显示了吸烟者和既往吸烟者，相对于不吸烟者患肺癌的危险。统计显示，女性患肺癌的危险比男性低，这可能是由于吸烟的方式不同造成的。

并不适用于每一个人。丁基丙酸苯不能用于妊娠和哺乳期的妇女，有癫痫病史者或癫痫病的高危人群，以及有进食障碍的人都不宜使用这种药物。使用丁基丙酸苯能引起多种不良反应，包括口干、胃肠功能紊乱和睡眠问题。妊娠期间不能使用伐仑克林，副作用包括胃肠功能紊乱、口干、头痛、困倦、头晕、睡眠障碍、抑郁和自杀的意念。

不仅你自己要戒烟，重要的是还要教育你的孩子认识到吸烟对健康的危害，如果他们在开始吸烟前就被阻止，他们就有可能永远不吸烟。

药物与健康

为了寻求刺激使用的药物，以及给健康带来的危害

药物包括处方药、非处方药和用于非医疗目的的多种物质。那些用来改善机体功能或者治疗疾病的物质称为药物（见568～606页“**药物治疗**”）。有些药物如替马西泮（见591页“**催眠药物**”）既可以被用作药物，也可以被滥用于寻求刺激；而另外一些药物，即消遣性药物如致幻药，没有任何医疗价值，仅被用于寻求刺激。

使用消遣性药物可引起严重的健康问题，特别是当使用者摄入过量或者对药物产生依赖时（见349页“**药物依赖**”）。使用和出售消遣性药物都是非法的，因此要面临被拘捕甚至监禁。酒精和尼古丁也可以成瘾，而且是有害的（见24页“**酒精与健康**”；见25页“**烟草与健康**”），咖啡因也是如此，但社会上对这些物质的看法是不同的，因为这些物质已被使用了数个世纪，而且是合法出售的。

药物带来的影响

消遣性药物通常被用于改变情绪，可以根据这些药物所引起的情绪变化来进行分类，但通常它们造成的影响是混合性的。兴奋剂如可卡因，可以使身心活动增加；松弛剂如大麻和海洛因起镇静作用；致醉药可以让使用者产生傻笑和梦境的感觉；致幻药的主要作用是改变人的感知，使人看到或听到原本不存在的事情，如二乙基麦角酰胺（LSD）。

此外，消遣性药物也可以影响呼吸和体温调节功能，这些作用能对人体产生短期和长期的损害，其中一些伤害可能是致命的。几乎所有这些药物，产生的药物依赖性或者极端反应，都具有一些潜在的健康危险。注射使用药物还可以引起一些与使用针头相关的健康危险，每一种药物都会对使用者的健康带来一系列特殊的危害（见本页“**特定药物的危害**”）。对一些近年来出现的消遣性药物所带来的健康威胁还不完全清楚，但据报道，致幻药的使用可造成长期的脑损伤。

尽管药物滥用引起的问题，通常是由于药物的不良反应和依赖性造成的，但在中毒时也会发生意外的危险。

极端反应 任何消遣性药物，即使不经常使用，也是有危险的，其中之一就是对某一种药物产生的极端反应。药物的作用因人而异，一种药物对一个人产生的作用可能轻微，但对另一个人就会引起严重反应。另外，药物中可能混合其他物质，因此每一剂量所含的有效药物量也是不同的。许多药物，如可卡因和二乙基麦角酰胺可以引起妄想，导致不正常的或具有危害性的行为。

药物作用强度的不确定性和轻率使用会导致药物过量，这可能是致命性的。酒精和一些治疗药物如阿司匹林，可以与消遣性药物发生相互作用，可以强化药物的作用或产生意想不到的作用。

药物依赖性 经常使用消遣性药物的人，要面对生理或心理依赖，大多数情况下，生理和心理依赖会同时存在。

当身体适应了这些药物，并且开始对它产生渴望时，就形成了生理依赖。如果使用者不能定期摄入，就会感到很难受。如果停止用药，使用者就会出现戒断症状，这些症状会在重新使用药物后缓解。注射使用的药物形成生理依赖会更快。

即使那些没有生理性依赖的药物，也会让使用者依赖于这些药物所带来的快感和使用药物的惯性。这些药物有可能因为自我忽视或食欲的丧失，而引起心理障碍或营养不良的危险。一些吸食者可能花费大量的时间服药或寻找药物，不能进行正常的生活。由于毒品价格昂贵，许多吸食者可能会通过犯罪，来维持吸毒的习惯。

与注射相关的危害 一些人通过注射来摄取药物，注射比口服药物起效更快，因为这样药物会直接进入血液，不需要首先经过消化系统。注射的途径可能不同，最快的是静脉注射，注射者有发生感染和血管损伤的危险，这些问题可以引起身体组织死亡，是一种威胁生命的疾病（见262页“**坏疽**”）；另一种危险是败血症（见171页），发生败血症时细菌在血液中快速繁殖。如果吸毒人员共用注射器和针头，还有引起艾滋病病毒感染（见169页“**艾滋病病毒感染与艾滋病**”）和乙型、丙型肝炎（见408页“**急性肝炎**”）的危险。

你能做什么？

如果你或者和你亲近的人滥用药物，你可以向医生咨询与此相关的健康风险和可选择的治疗措施。“受控制的脱瘾方案”在监督的情况下，可逐渐减少吸食药物的剂量，另外的治疗方法是使用伤害较少的药物，同时治疗戒断症状，社会服务机构和支持小组还可以提供随访服务。治疗是否成功依赖于吸毒者的戒除动力。当吸毒者回到最初吸毒的环境时，还会复吸。如果你有孩子，应该告诉他们滥用药物的危害，如果你的孩子所在的学校开展禁毒知识的宣传，你应该尽力去强化相关的内容。

▶ 对健康的影响

特定药物的危害

消遣性药物给人们带来一些作用的同时，也会产生许多短期和长期的影响，这些影响是令人不愉快的、有害的，甚至具有潜在的致命性。了解这些药物可能带来的危害是很重要的。

危害作用
短期危害可能发生在服药后不久，可能使用一剂后就会产生，重复使用会引起长期危害。

药物	短期危害	长期危害
兴奋剂		
摇头丸	■恶心 ■肌肉紧张 ■恐慌 ■体温控制功能丧失、液体潴留，可以引起昏迷与死亡	■睡眠障碍 ■抑郁 ■可能引起肝脏和肾脏疾病和脑损伤
安非他命	■紧张 ■焦虑 ■幻觉 ■过量会致命 ■其作用还包括嗜睡和抑郁	■心脏病 ■严重的心理疾病
可卡因	■偏执 ■过量可能会致命 ■其作用还包括嗜睡和抑郁	■经鼻吸入会造成鼻和肺损伤 ■焦虑 ■偏执 ■心脏病
分裂剂	■失控 ■暴力或行为怪异 ■口咽部发烧感 ■胸痛	■心脏病 ■肺损害 ■偏执
松弛剂		
大麻	■协调性和注意力下降 ■技能损害，如驾驶车辆 ■焦虑 ■恐慌 ■偏执	■冷漠 ■发生肺癌和其他呼吸系统疾病的危险增加 ■高血压 ■记忆障碍 ■精神疾病 ■不育
海洛因	■过量可致昏迷与死亡 ■如果与别人共用针头，可发生艾滋病病毒感染或肝炎病毒感染	■震颤 ■冷漠 ■多次注射会引起血管损伤
致醉药		
溶剂（如胶、汽油、气溶胶）	■呕吐 ■从塑料袋吸入时可导致窒息 ■意识丧失 ■吸入后可能会发生致命的反应	■咳嗽 ■鼻、口周皮疹 ■脑、肝、肾和神经系统损害
致幻药		
二乙基麦角酰胺（LSD）	■极度焦虑 ■失控以及发生意外事件的危险增加	■使用药物数月，甚至数年后出现幻觉
苯氯哌啶或苯环六氢吡啶（PCP）	■神志不清 ■呕吐 ■脉搏和血压急剧上升或下降 ■抽搐 ■心力衰竭 ■过量可能致命	■短期记忆丧失和协调性受损 ■偏执 ■语言障碍 ■暴力行为 ■抑郁
麻醉药		
氯胺酮（K粉）	■心悸 ■幻觉 ■瘫痪 ■抽搐 ■呼吸障碍	■学习与记忆障碍 ■幻觉 ■精神病

性与健康

人类所特有的与其他动物不同的是，即使女性不在生育期也有对性的渴望，这种对性的渴望可以保持到很大年纪，在女性失去怀孕能力后很久还能依然保持，对这种现象的解释是性有助于维持伙伴关系。规律的性生活有益于增进心血管健康、延长生命，有稳定性关系的人比没有性伴侣的人寿命要长。

满意的性关系是生命中的重要组成部分，但并非总是容易达到。性接触可能是危险的，特别是草率的性行为，以及与多个性伴侣发生性关系，会造成意外妊娠和罹患性传播感染性疾病（STIs）。

这一节的第一篇文章，涉及的是健康的性关系的基本要素，接下来关于性安全的文章，讨论了减少发生性传播感染的方法，最后一篇文章，对不同避孕方式的利弊进行了综述。有关性、妊娠和性传播感染的教育对于那些通常不会使用避孕药具，忽视性安全的青少年特别重要，由于不使用避孕药，导致英国在西欧国家中青少年的怀孕率最高。

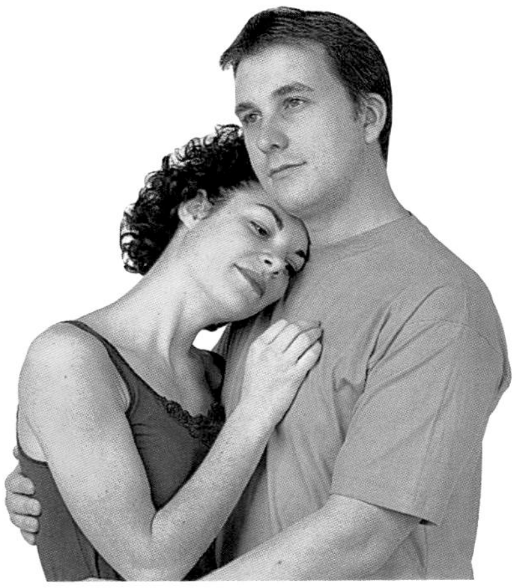

享受亲密的关系
当两个人建立了亲密的性关系时，互相信任很重要。

在这本书的其他部分，讨论了一些特殊的性问题和症状，以及对于性传播感染的治疗（见494～496页“性问题”；见491～493页“性传播感染”）和生育的相关问题（见497～499页“不孕不育”）。

性关系

满意的性关系所需的身体和情感要素

性关系所必需的身体成熟，是以青春期开始为标志的，此时个体的发育从儿童过渡到了成人，而情感成熟往往需要更长的时间。过早的性接触虽然有时令人兴奋，但通常会使人失望或引起焦虑。随着年龄和阅历的增加，大多数人能够更好地建立，并充分享受和谐的性关系。

健康的性关系

健康的性关系的构成因人而异，个体间的差异很大。性满足取决于许多身体和心理因素，适合于一对夫妇的方法，可能并不适合于其他夫妇，你和你的性伴侣应该对性生活的频率感到满意，你还应该与你的性伙伴讨论，你发现的哪种性活动能使你感到愉悦或没有乐趣。

性关系中的任何一方，都应该意识到性传播感染带来的危险，了解如何将双方患这些疾病的危险降到最低（见本页“安全的性行为”）。此外，为了避免发生意外妊娠，你应该熟悉避孕（见28页）的方法，包括紧急避孕。对接近青春期的孩子进行有关性传播感染、安全的性活动，以及避孕等方面的教育非常重要，大多数学校都开设了性教育课程。

潜在的问题

有性冲动的波动，或偶尔短暂的性欲丧失、缺乏性反应，或不能进行性生活等经历是很正常的，但如果性问题持续存在，会使你感到苦恼并引起焦虑，这将会进一步损害你享受性活动的能力，这会形成一个恶性循环。

性问题可能是由许多原因造成的。目前的性关系出现的情感问题，会影响你们的性生活，外部压力会影响你们的性关系，最终可能导致性方面的问题。例如，工作问题和经济困难都可以引起焦虑、易激惹或睡眠不足，所有这些反应都可以降低你的性欲。过去令人懊恼的情感问题，比如以往破裂的性关系所产生的一些问题，虽然已经消失，但还会影响到你目前的状况。

性冲动下降或性功能障碍，可以是一些慢性躯体疾病，如糖尿病（见437页）的并发症，也可以由引起疼痛或者限制运动的残疾、手术或者严重疾病的恢复期、饮酒、使用消遣性药物和其他一些药物等导致。

你能做什么？

如果有一些事情使你感到困扰，那么与你的性伴侣讨论一下这些问题是很重要的；如果这些问题持续存在，你需要与医生讨论一下，医生的指导会使你得到适当的帮助。如果你有妨碍性生活的慢性疾病或者残疾，可以与一些专门为有这样问题的人，提供帮助的组织或机构联系，或许问题能得到解决。

安全的性行为

使你患性传播感染的危险降到最低的性行为指导

性接触的危险之一，就是会发生一些感染，这些感染的范围，可以从一些小问题，如阴虱（见493页）到威胁生命的疾病，如艾滋病病毒感染（见169页“艾滋病病毒感染与艾滋病”）。一些疾病如生殖器疱疹（见493页）、生殖器疣（见493页）和淋病（见491页），几乎都是通过性接触传播的，因此被称为性传播感染，其他一些感染，如乙型肝炎、丙型肝炎（见408页“急性肝炎”）和艾滋病病毒感染，既可以通过性传播，也可以通过其他方式传播，例如，那些注射毒品和与其他人共用针头的人，都有发生艾滋病病毒感染或肝炎的危险。一些疾病如疥疮（见207页）可以通过身体接触而传播，常发生在居住条件过于拥挤的的人群和学校里的孩子，这些疾病也可以通过性来传播。

评估风险

评估你患性传播感染的危险，可以对自己的性行为作出明智的选择。你应该知道感染是如何传播的，以及哪些性行为发生感染的危险最大，如果你认为你有被感染的可能，或者你不确定你的危险是什么的时候，你应该使用避孕套（见28页“使用避孕药具”）或者避免性行为。在你和你的性伴侣确定性关系，而且是单一的性关系，并确保你们都没有疾病前，你和你的性伙伴，不能进行没有保护的性行为。

高危性行为 一些疾病如乙型和丙型肝炎、性传播感染都可以通过接触精液、血液及阴道分泌物传播；其他疾病如生殖器疣和生殖器疱疹，可以通过接触疣或溃疡面而传播。生殖器的皮肤和黏膜是最易发生感染的部位，如阴道、肛门和尿道。口腔也是易发生感染的部位。

发生感染危险最高的性行为，是那些使黏膜受到损伤，感染可以从体液或者身体的其他部分，进入血流的性行为；性伙伴没有使用避孕套的阴交、肛交和口交的插入性性交，是发生感染危险最高的性行为。肛门插入性性交尤其危险，因为肛门和直肠的黏膜很容易受到损伤。

性行为史 你的性伙伴越多，你发生不安全性行为的次数就会越多，那么你患性传播感染的危险就会增加。与你了解的人建立单一的性关系，并经过筛查确定对方没有疾病，你患病的危险是最低的。如果你的性伙伴与其他人发生性关系，但没有告知你，尤其是你与这位性伙伴发生性关系时，没有使用避孕套，那么你可能更容易被感染。你或你的性伙伴可能已经患有性传播感染，但还没有症状，例如衣原体感染（见492页），男女双方均可以被感染，但女性通常没有症状；男女双方都可能感染生殖器疣，此病有9个月的潜伏期，在此期间没有症状，但具有传染性。没有使用避孕套的偶然性行为是很危险的，原因是你不知道你的新伙伴是否已被感染。

性传播感染在一些人群中尤为常见，例如，艾滋病病毒感染更常见于居住在非洲和亚洲的人，妓女、注射消遣性药物和共用针头的人，以及没有保护措施的肛交者。如果你与来自这些人群中的人，有过不安全的性行为，你被感染的危险会更高。

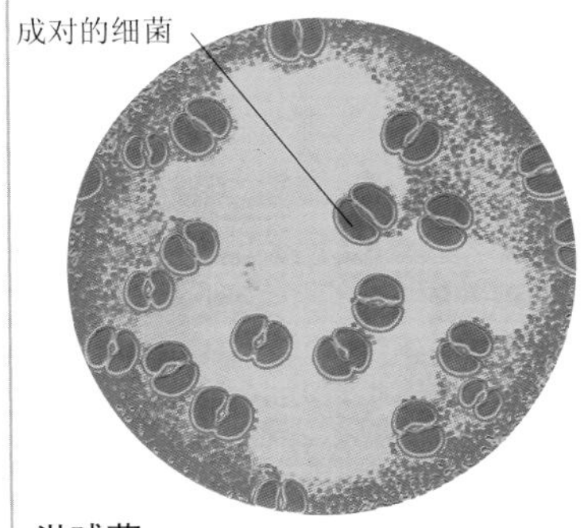

淋球菌
图中显示了引起淋病的细菌——奈瑟氏淋球菌。这种菌可以在生殖器、直肠和咽喉部的分泌物中找到。

你能做什么？

避孕套可以保护你在性交时免受感染，

但避孕套不能保护你裸露的身体不接触到破损的皮肤或疣，以及不被阴虱和疥螨感染。

如果你选择不使用避孕套，那么你就需要确认，你和你的性伙伴都没有传染性疾病。与你的性伙伴诚实地讨论以往的性生活史，尤其是在你们当中有一方属于高危人群时。如果你怀疑自己已经被感染了，那么你就应该到专业治疗性传播感染的门诊进行筛查性检查。艾滋病病毒感染，从获得感染到能够检测出病毒抗体，至少有2～3月的潜伏期，出于这个原因，许多诊所建议，在艾滋病病毒感染抗体检测结果出来前，与一个新的性伙伴发生性关系的前3个月一定要使用避孕套。

一旦确信你和你的性伙伴都没有被性传播感染，保护你们自己最有效的方法，就是保持单一的性伙伴关系。如果你与其他性伙伴发生性关系，一定要使用避孕套，如果你没有使用避孕套，并且感染了性传播疾病，在接受治疗期间，以及治愈前，一定要使用避孕套，或者不进行侵入性的性行为。你和你的性伙伴应该同时接受治疗，以避免相互之间重新感染的危险，并且在停止使用避孕套前，确定双方都没有疾病。

避孕

控制生育的人工或自然方法

避孕使人们可以选择是否要或者什么时候要孩子。避孕的方式有多种，每种方式都不尽相同（见本页“使用避孕药具”）。除了避孕套和男性绝育外，几乎所有避孕措施都是用于女性的。

除了避孕套以外，大多数避孕措施都是由医生根据你的年龄、病史和性行为方式来提供的，但没有一种避孕措施完全没有风险。一些避孕方式，可能并不适用于你，而另一些方式会有副作用，你必须权衡利弊。当你有了孩子，或者改变了性行为方式后，可能需要调整避孕措施，重要的是你是否对你的避孕措施感到满意。即使医生向你推荐某种特殊的避孕措施，如果你有疑虑，那就不要接受它。

屏障避孕法

屏障避孕法所使用的工具，包括子宫隔膜、避孕套和宫颈帽等。屏障法通过阻止精子与卵子结合而起作用。男性避孕套套在阴茎上，女性避孕套置于阴道内，宫颈帽和子宫隔膜覆盖在宫颈上。屏障法并不扰乱机体的正常功能，也不影响生育能力，但如果使用方法不正确，避孕效果就不可靠，而且也会影响性活动的自然性。还有，一些人可能对避孕套的制作材料过敏。

正确使用避孕套可以有效地防止意外怀孕，避孕套也可以减少人乳头状瘤病毒感染的危险，而保护女性免于发生宫颈癌（见481页）。

男性避孕套是唯一一种可以保护使用者和他们的性伙伴免于发生性传播感染的避孕措施（见27页“安全的性行为”）。当一方有慢性感染，如感染艾滋病病毒时（见169页“艾滋病病毒感染与艾滋病”），避孕套可以保护其性伙伴。

激素避孕法

激素避孕是通过改变女性体内的激素平衡来避孕，避孕药可以是口服的复合制剂，也可以是单纯的孕激素，激素可以用贴剂、肌肉注射、皮下植入激素棒的形式给药，还可以通过含有激素的宫内避孕器（也称为宫内单纯孕激素系统或IUS）或者经阴道环给药。这些方法并不干扰性活动，但引起的副作用，会给女性带来健康危险。如果你停止使用激素类避孕药，可能需要几个月恢复生育能力。呕吐或腹泻使口服避孕药的效果降低，在这种情况下你应该考虑使用其他避孕方法。如果你口服避孕药，应该告诉医生以免与其他药物发生相互作用。药剂师也会提醒你注意避孕药与一些非处方药之间的相互作用。

复方口服避孕药（COC） 这种类型的避孕药物同时含有雌激素和孕激素，如果使用正确的话，避孕效果是很可靠的。这类药物可能会有一些副作用，如体重和情绪的改变，但在使用几个月后就会消失。

复方口服避孕药可以降低发生卵巢癌（见477页）的危险，但会增加发生其他疾病的危险，如血压的轻微升高，如果你有高血压（见242页）或高血脂（见440页“高胆固醇血症”）的家族史，那么医生不建议你使用这类药物。复方口服避孕药也可以使血液更易凝固，增加了发生脑卒中（见329页）和心脏病（见245页“心肌梗死”）的危险，如果你超过了35岁并且吸烟的话，那么你的这些危险会明显升高，如果你的体重很重，或你的父母一方或兄弟姐妹中有人患深静脉血栓形成（见263页），那么建议你不要使用这类药物。

单纯孕激素（POP） 这类避孕药只含

健康的选择

使用避孕药具

尽管避孕措施可以在很大程度上避免意外妊娠的发生，但不同方法的避孕效果是有差异的。这里介绍的每一种方法，其避孕效果都是以每年每100名使用药物的女性，没有发生妊娠的人数来定义的，以百分数来表示。除了宫内避孕器（IUD）外，大多数方法都需要医生向你解释如何使用才会有效，可能需要花费一些时间来学习如何使用子宫隔膜、宫颈帽或自然方法，但这些方法并不适合于立即需要避孕的时候，在这种情况下，避孕套通常是最好的避孕方法。

屏障避孕法

避孕套、子宫隔膜和宫颈帽，在阴茎和子宫之间形成一道屏障，阻止精子和卵子相遇，这些措施可以与杀精剂——一种能杀死精子的物质联合使用。屏障避孕法的有效率为92%～98%，男性避孕套是最有效的，大多数避孕失败都是因为使用不正确造成的。

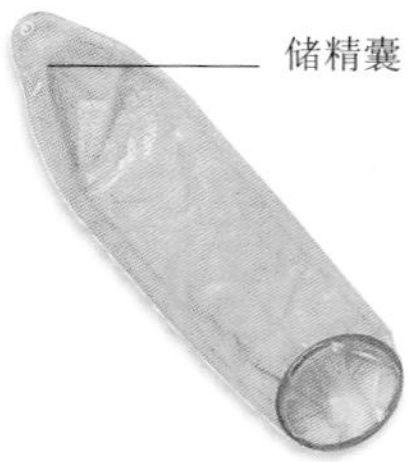

男性避孕套

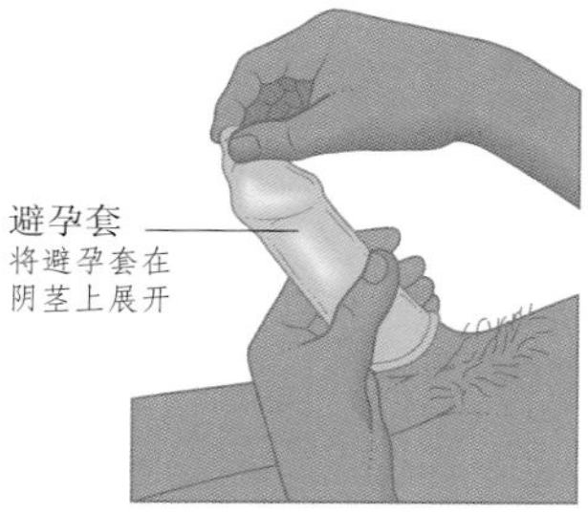

使用男性避孕套

男性避孕套
在将避孕套戴在阴茎上之前，必须将空气从储精囊中排出，这样避孕套就不会开裂。性交后必须将避孕套和阴茎抽出阴道，以免精子漏入阴道。

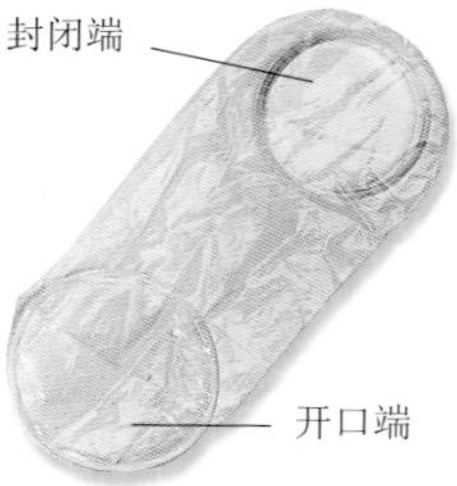

女性避孕套

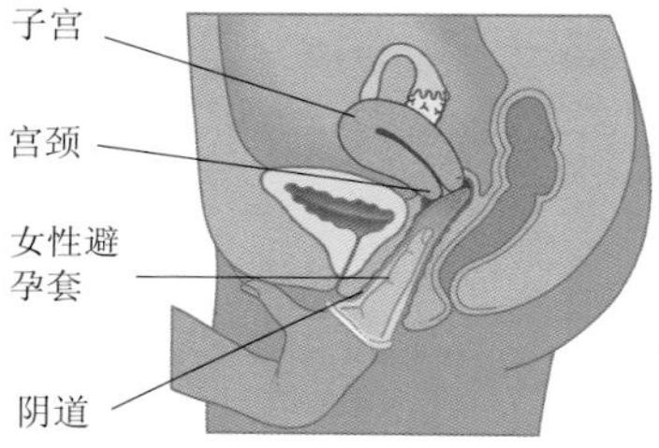

放入女性避孕套

女性避孕套
将避孕套的封闭端向上推入直达宫颈，开放端恰好在阴道开口处。确保阴茎进入避孕套，而不是进入避孕套和阴道壁之间。

宫颈帽
将宫颈帽的一部分充填杀精剂，然后向上推至宫颈。如果在放入后3小时没有发生性交，就必须添加杀精剂。为了达到避孕效果，宫颈帽必须原位保留到性交后6小时。

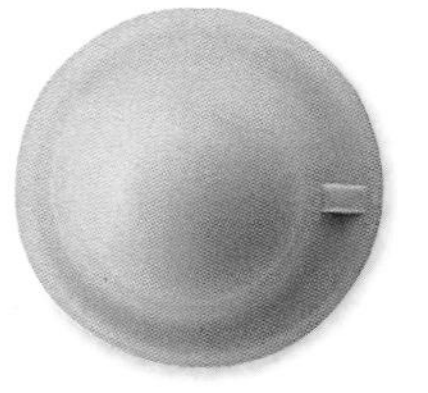

宫颈帽

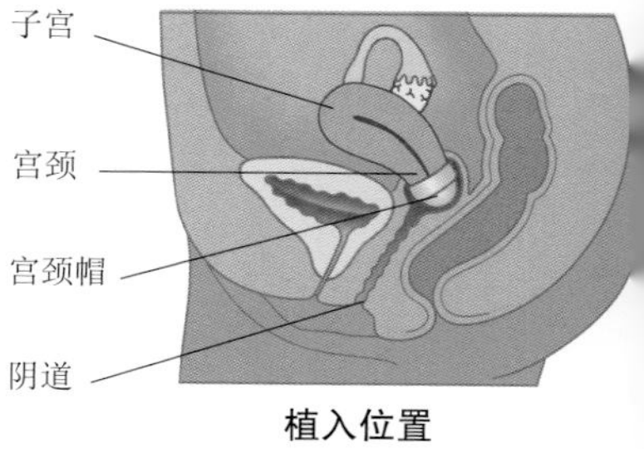

植入位置

子宫隔膜
在子宫隔膜的两面都涂抹上杀精剂，将其植入阴道，凹面覆盖在宫颈上。像宫颈帽一样，隔膜也必须原位保留到性交后6小时以上。

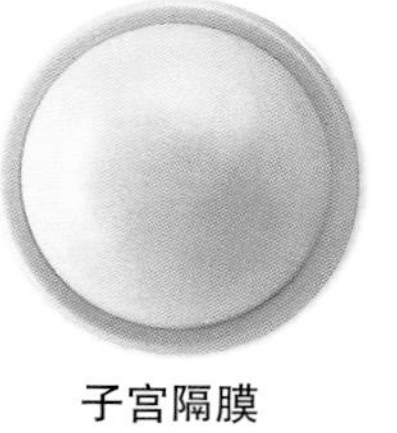

子宫隔膜

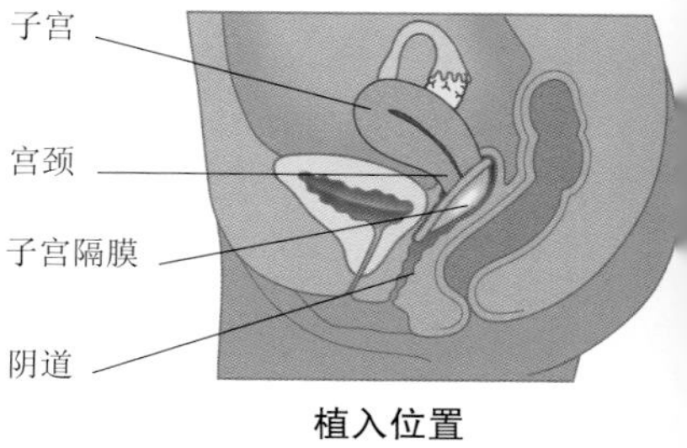

植入位置

激素避孕法

防止怀孕的处方雌激素，可以以片剂、贴剂、注射、植入、宫内单纯孕激素系统（IUS）或阴道环的形式使用。一些类型的激素类避孕药只含有孕激素。这种激素会造成宫颈黏膜增厚，因此精子不能通过，这种激素还会使子宫内膜变薄，减少受精卵成功植入的机会。含有去氧孕烯的单纯孕激素，还能抑制排卵。含有雌激素和孕激素的激素类避孕药，通过抑制排卵达到避孕效果。激素类避孕药的有效率超过99%，但必须按指导要求使用。

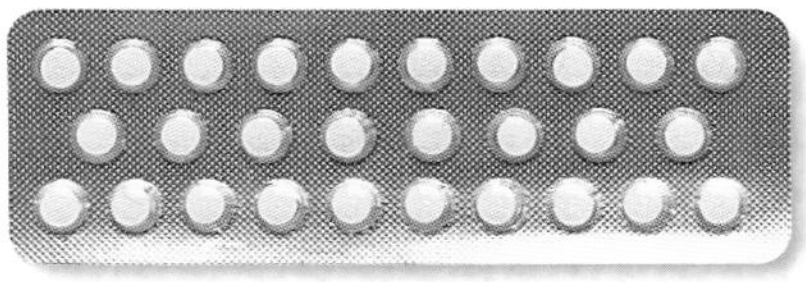

单纯孕激素药（POP）
传统的单纯孕激素药必须在月经周期的每一天的同一时间服用，尽管比复方制剂效果差，但传统的单独孕激素药没有复方制剂对健康的危害大。有一种新型的单纯孕激素药含有去氧孕烯，比传统的更有效。

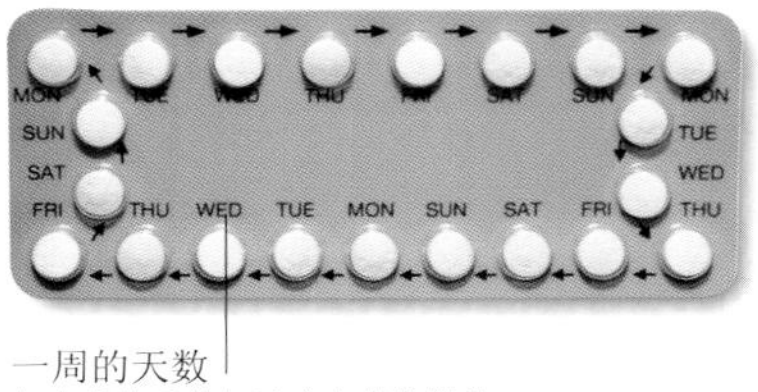

一周的天数
把每周的天数标记出来指导服药

复方口服避孕药（COC）
这种药剂含有雌激素和孕激素，有多种不同类型。一些药物需要服用21天，然后有7天不服药；另一些类型的药物需服激素21天，然后7天服用没有活性的药物，你必须按照特定的服药顺序来服药。

阴道环
阴道环是一个含有雌激素和孕激素的可弯曲的塑料环。将其植入阴道内3周后移除。有一周的时间不放置阴道环，然后再植入新环。

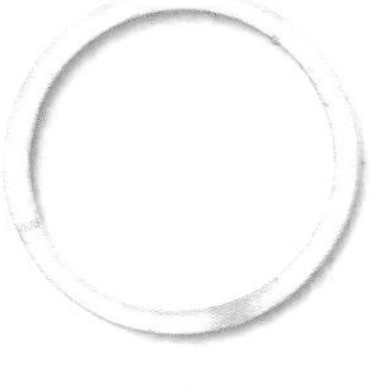

阴道环

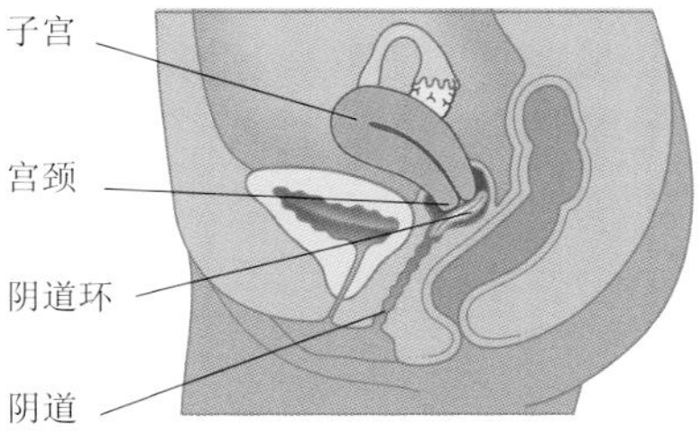

植入位置

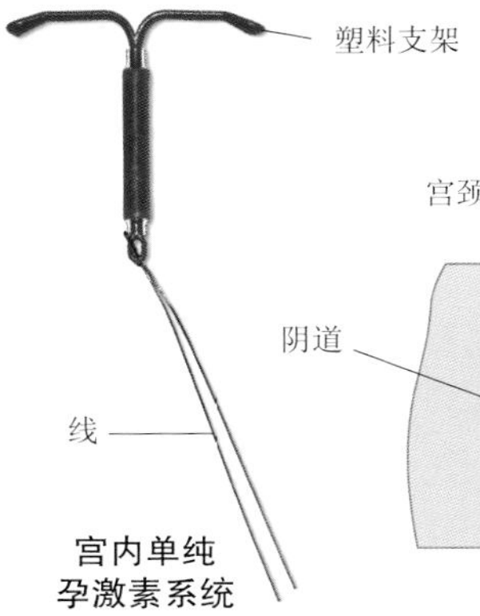

宫内单纯孕激素系统

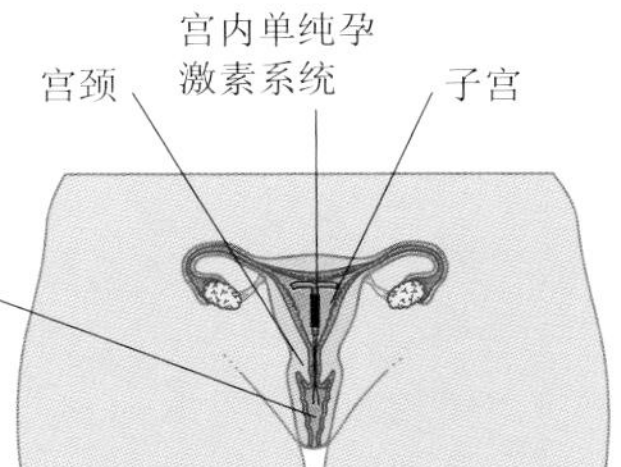

植入位置

宫内单纯孕激素系统（IUS）
宫内单纯孕激素系统与宫内避孕器相似，都由一个T形的塑料支架，以及连接在底部的线组成。与宫内避孕器不同的是，宫内单纯孕激素系统的塑料支架表面不涂有铜，而含有孕激素，这些孕激素会在5年内缓慢释放。宫内单纯孕激素系统在子宫内放置的位置和方式与宫内避孕器相同（见下图）。

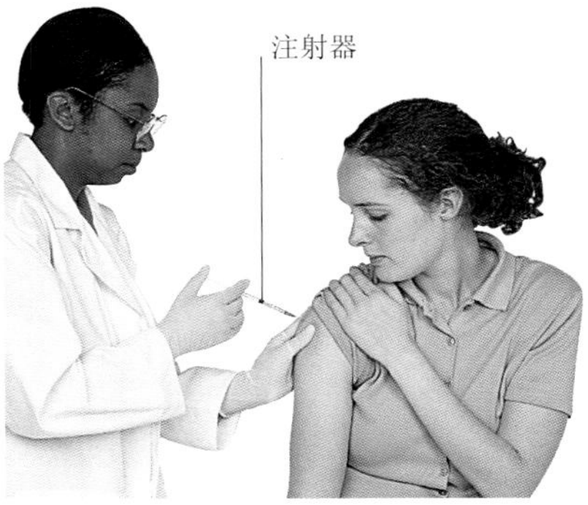

注射或者植入避孕药物
在你的胳膊或臀部肌肉内注射孕激素，它可以在8～12周内释放到你体内；另外一种方法是在你上臂的皮肤下植入含有孕激素的药物，有效期可以持续3年。

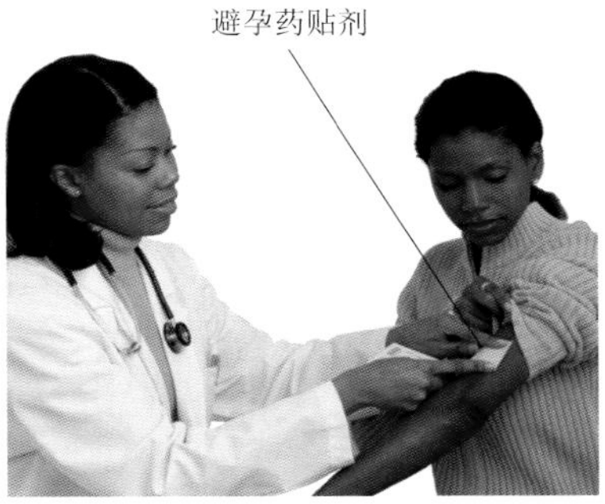

避孕药贴剂
避孕药贴剂含有雌激素和孕激素。在每个月经周期的4周中，有3周使用贴剂，有一种新型贴剂每周都需使用。可以把贴剂贴在身体毛发不多，且没有破损的任何部位。

器械避孕法

宫内避孕器（IUD）由医生放置，根据避孕器的类型不同，一般放置时间可达10年以上。宫内避孕器主要是通过阻止精子与卵子接触而起到避孕作用的；宫内避孕器还可以阻止受精卵植入子宫壁。宫内避孕器的有效率超过98%。

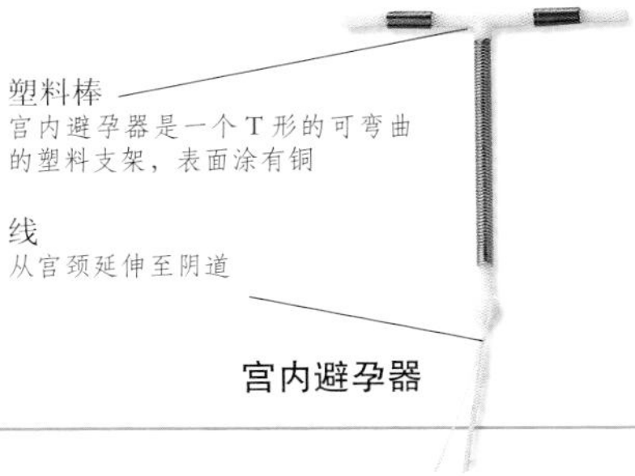

宫内避孕器

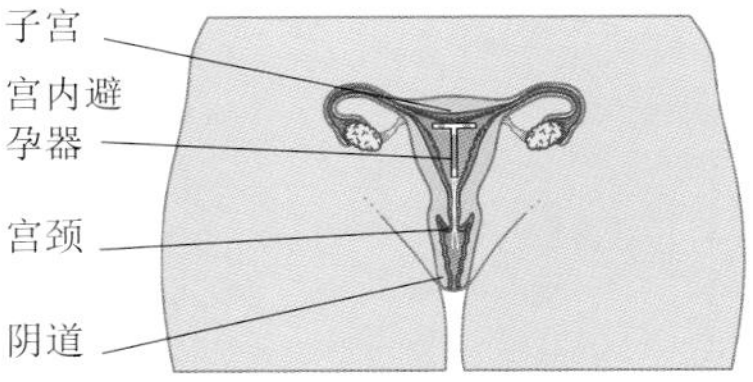

放置位置

宫内避孕器（IUD）
一个宫内避孕器有两条线从宫颈伸出，使用者应该每个月检查一次线的位置，核查线是否还在原位，以确保宫内避孕器没有在月经期滑脱。

自然避孕法

自然避孕法是根据你的月经周期，找出可能受孕以及最不可能受孕的时间，来采取措施的一种避孕方法。通过识别这些时间，你可以在受孕期内不进行性生活，或在这段时间内使用其他的避孕方式。基础体温测定法的有效率虽然只有80%，但是最常使用的自然避孕法。这种方法是以两个因素为依据的：在排卵（在每个月经周期的前12～16天发生）后机体体温升高，并保持在高体温至少3天；在排卵期阴道的黏液分泌增加。如果你计划使用自然避孕法，应该首先向医生咨询。

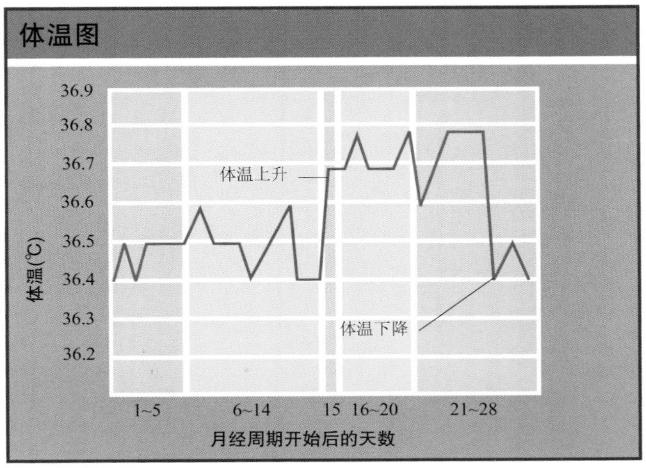

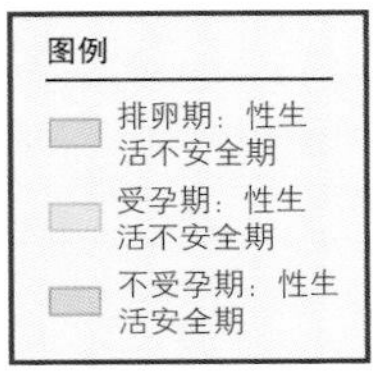

使用基础体温图
如图所示，通过记录体温曲线来监测你的受孕情况。你在每天的同一时间醒来后，起床前立即记录你的体温，排卵后（此图显示为第15天）体温会升高，当你记录了连续3天的较高体温后，你的受孕期就结束了，接下来的就是不受孕期，不受孕期可以持续至下次月经期的最后一天。

有孕激素，因此不会像复方口服避孕药一样有健康危险。传统单纯孕激素药的作用比复方口服避孕药药效弱，所以必须在每天的固定时间服用，方能获得可靠的避孕效果。这种药物可能会使你的月经量减少、月经周期不规律，但并不影响其避孕效果，可能会有一些其他副作用，如痤疮和乳房疼痛。现在有一些新型的含去氧孕烯单纯孕激素药，可以通过抑制排卵起到避孕作用，比传统的单纯孕激素药避孕效果更好，但也会有副作用。

避孕贴　这是一种含有雌激素和孕激素的黏性皮肤贴剂，它通过皮肤持续释放激素量，其作用和可靠性与复方口服避孕药相同。在每4周中，有3周使用贴剂，且每周都需要更换新的贴剂。如果贴剂开始使用时正好是一个月经周期的第5天，它会立即起效；如果在其他任何时间使用，则应在前7天，同时采取其他的避孕措施。由于贴剂所含的激素与复方口服避孕药相同，因此这两种措施的潜在副作用和对健康的危害也是相同的。

注射和植入法　可用注射或植入的方式给予孕激素，这两种方法都可以达到可靠的、长期的避孕效果。如果你在几年之内一直不想要孩子，或者你忘记了吃药，那么这两种方式都是很有用的。开始的时候可能你的月经周期会不规律或月经量增多，而且你的体重也可能会增加。在一个月经周期以后，许多女性会停经。

宫内单纯孕激素系统（IUS）　宫内单纯孕激素系统和普通的宫内避孕器（见29页）相似，但与宫内避孕器不同的是它只含有孕激素。宫内单纯孕激素系统是一个浸有孕激素的T形塑料支架，孕激素会缓慢而持续地释放，它通过使子宫内膜变薄和宫颈黏液增厚来阻止受孕，它还可以抑制一些女性排卵，但多数女性仍能正常排卵。

宫内单纯孕激素系统是一种非常可靠的避孕措施，如果你在月经周期的前7天内放置，它会立即发挥避孕作用；如在其他时候放置，前7天还需要使用其他的避孕措施，宫内单纯孕激素系统的作用可以持续5年。在该系统被移除后，受孕能力通常会很快得到恢复。在开始使用的前3个月，宫内单纯孕激素系统会使月经周期变短、疼痛减轻。正是出于这种原因，它可以用于月经量多或者即将绝经的女性。宫内单纯孕激素系统可以引起一些副作用，如月经周期不规律和乳房疼痛，但通常在几个月后消失。宫内单纯孕激素系统和宫内避孕器有许多共同的副作用，如罕见的避孕器从子宫脱出、穿入子宫壁以及引起腹膜炎（见421页）。

阴道环　阴道环由一个可弯曲的含有雌激素和孕激素的塑料环组成。其作用方式和可靠性与复方口服避孕药相同。环被放置在阴道内壁的高处，并持续释放固定剂量的激素，激素经阴道壁进入血流。环的放置和移除都很容易，在第一次使用时，要有人教你如何正确使用。在每4周中有3周需要使用阴道环。在月经周期的第一天将环置入，保持3周后移除，有1周不用，在移除后会出现撤退性出血。在无环期后重新置入一个新环。在月经周期第一天置入环时，它会立即起到避孕作用，如果在其他任何时候置入，那么在置入的前7天，就需要使用其他的避孕措施，环的潜在副作用和健康危害与复方口服避孕药相同。

器械避孕法（宫内避孕器）

宫内避孕器（IUD）也称避孕环，是由医生放置在子宫内的器具。宫内避孕器由表面涂有铜的塑料和线组成，线延伸至阴道内，这样可以方便使用者检测宫内避孕器是否还在原位置。

宫内避孕器可以立即保护使用者不受孕，且保护作用可以持续数年，但对于那些从未怀过孕的女性，有时很难植入，而且还可能会增加感染的危险（见475页**“盆腔炎症性疾病”**）。在一些罕见的情况下，宫内避孕器可能会从子宫内脱出，或穿透子宫壁引起腹膜炎。宫内避孕器不会影响激素水平和排卵，但可能使月经量多，或有痛经的使用者，症状加重（见471页**“月经过多”**；见472页**“痛经”**）。

自然避孕法

自然避孕法是计算出什么时候是你的受孕期，并在受孕期不进行性交。它没有任何副作用，但会干扰性行为的自然性，因此没有经过训练，不应使用。自然避孕法要求你的月经周期是规律的。有适合家庭使用的受孕监测试剂盒，如果你觉得你可以接受意外怀孕，那么自然避孕法是最适合的。

手术避孕法

手术避孕法（绝育）是一种通过手术使你不能受孕的方法。手术可以针对男性（见461页**“输精管结扎术”**）或女性（见476页**“女性绝育术”**）。由于手术绝育是永久性的，因此只适用于那些确定不要孩子的人群。手术的失败率很低，男性为1‰，女性为3‰。

男性绝育手术不能立即起效。手术后精囊内仍含有精子，因此在确保精液没有残留精子前，必须使用避孕套避孕。女性绝育手术可以立即起效，但有增加宫外孕的危险，这也是绝育手术失败的一个原因。

紧急避孕法

紧急避孕法主要有两种：口服药物和宫内避孕器。口服药物包括“事后”药和一种比较新的药物，“事后”药含有激素左炔诺孕酮，应在无保护性交后尽快服用，最好在12小时内，最晚不迟于72小时，服用一剂即可。“事后”药可以从医生那里获得，如果你的年龄在16岁以上，可以从药店的非处方药柜台购买。埃拉片主要通过抑制排卵起作用，是处方药物，需要在无保护性行为后尽快服用，最多不超过5天，只服用一剂。宫内避孕器是一种有效的替代紧急避孕法，可以在无保护性行为后5天内由医生来放置。

心理健康

你的身体和心理健康是密切相关的。长期的身体疾病很可能让你情绪低落，而一种心理疾患，如抑郁症，可能会引起躯体症状。你可以通过改变生活方式，来改善你的身体和心理状态，从而更好地应对日常生活中的压力和紧张情绪。

一些生活变故，如家人去世，不可避免地产生压力。人们对这些压力性事件的反应，部分取决于个人的性格，另一部分取决于造成压力的原因，如经济问题。你面临的压力越大，发生精神疾病的危险就越大。

为了帮助你在早期能够发现问题，本节在一开始就讨论了心理疾患与心理健康之间的差异。接下来的两篇文章，提供了如何养成良好的睡眠习惯，以及发现和尽量减少压力的方法。最后一篇文章，解释了悲痛的过程，以及建议你应对情感问题的一些方法。

其他的一些内容，讲述了特殊的精神疾病（见341～350页**“精神健康性疾病”**）。

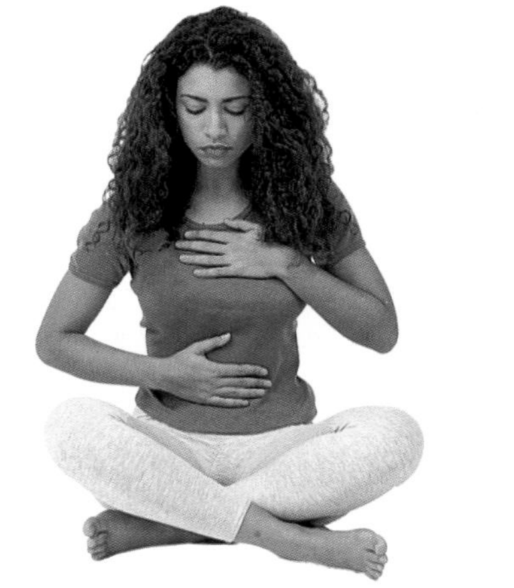

保持心理健康
用一些方法，比如呼吸锻炼，来学习如何放松，是保持心理健康的关键因素。

你的心理健康

用调整心态的方法，处理日常压力和生活事件

成长是学习应对生活事件心理反应的过程，包括积极和消极两个方面。人们处理这些事件的能力是不同的，每个人都会有愤怒、沮丧、悲伤、轻度抑郁、忧虑、孤独或犹豫的时候，但当这些情绪影响到你的正常生活，并且持续了一段时间时，你可能需要去看医生了。人们有不同的性格特征，但有时过度夸张的性格特征，可以被列为一类精神障碍（见341～350页**“精神健康性疾病”**）。

儿童和成年人表达他们担心的方式是不同的。认识到问题的早期迹象，能够在问题变得严重前采取行动。

意识到孩子的问题

遇到不愉快的事情，儿童通常不会说出来，因此他们可能会用意想不到的方式，来表达自己的感情，通常是以改变行为方式来表现。作为父母，了解这些警示性迹象是很重要的。例如，如果你的孩子在一段时间不尿床，后又开始尿床，或者异常退缩、悲伤或紧张，这表明你的孩子可能出现了问题。儿童在不高兴的时候，经常会抱怨有疼痛，通常是说有腹痛。如果医生找不到引起这些疼痛的身体原因，可能会询问你压力来源的问题。

意识到成人的问题

如果注意到你的正常行为发生了改变，

如越来越频繁的喜怒无常、易激惹、持续抑郁和焦虑发作、睡眠障碍、注意力不集中、食欲丧失，那么你可能正在承受某种精神压力。这些问题可能来自特定的原因，如亲人的去世（见32页“丧亲之痛”），但也可能没有明显的原因。

你的心理健康，会随着年龄的变化而变化，可能会反映出你的身体健康状况。老年人的身体和心理问题往往是并存的，如果你患重病或做了大手术，那么你可能会承受由此带来的更大的心理问题（见345页“身体疾病引发的心理问题”）。

如果因你的行为或性格使你亲近的人不愉快，而你想改变但又改变不了的时候，可以向医生征询一些建议（见622～624页“心理治疗”）。

睡眠

了解睡眠与健康的关系

睡眠是人的基本需求，是保持健康的重要因素。当睡眠好的时候，你醒来会感觉神清气爽，头脑清醒；但如果经常睡眠不好，你的各个方面都可能受到影响。偶尔睡眠不足很常见，通过改变生活方式就能解决这个问题，但如果你的睡眠问题持续存在，那么你就应该去就医（见343页“失眠”）。

为什么需要睡眠？

虽然科学家还不完全明白，人类为什么需要睡眠，但研究表明，身体和心理都需要时间来休息，从一天的活动中得到恢复。当睡觉时，身体会经历一系列的修复过程和保存能量。

睡眠分为快速眼动睡眠（REM）和非快速眼动睡眠（NREM）两种类型。在快速眼动睡眠期，大脑活动增加，信息得到处理以加强学习和记忆功能。虽然在非快速眼动睡眠期时也会做梦，但大多数的梦都发生在快速眼动睡眠期间。非快速眼动睡眠由4个阶段组成：第一阶段是浅睡眠，在这个阶段中你可以自然醒来，第四阶段是最深的睡眠阶段，很难被唤醒。每一个完整的非快速眼动睡眠和快速眼动睡眠的周期均持续约90分钟，从非快速眼动睡眠开始。平均的睡眠周期是由3/4的非快速眼动睡眠和1/4的快速眼动睡眠组成。

睡眠需求

睡眠以每天为一个周期，受内在生物钟的调节。虽然人往往在夜间睡觉，白天醒来，但这个周期会适应每个人的需要。对睡眠量的需求会随着人的一生而发生变化，也会依赖于个人的需要而不同。新生儿每天需要睡16个小时，大多数成年人夜间平均睡眠7～8个小时，但一般来说，睡眠量会随着年龄的增长而减少。许多60岁以上的人夜间只需要6个小时的睡眠，但他们可能在白天需要小睡一会儿。

大多数人，可以应付几夜不睡觉或睡眠很少，这并不会对他们的身体健康造成严重的危害。但当你生病或在疾病的恢复过程中，你会发现你需要的睡眠时间会比平常多。

促进良好的睡眠

获得良好夜间睡眠的方法，是健康的生活方式，要养成规律的睡前习惯。

健康的生活方式 充分运动、适量饮酒和咖啡以及不吸烟，是有助于确保良好睡眠的关键因素。

锻炼可以通过增加大脑中内啡肽的产生，而有助于保持平静和良好的健康感觉（见20页“锻炼的好处”），锻炼也会使你的身体感到疲劳。

咖啡因和尼古丁都是中枢神经系统的兴奋剂，会让你睡不着觉。应该在下午和晚上减少咖啡因的摄入。如果你吸烟，戒烟可以改善睡眠和你的整体健康状况（见25页“烟草与健康”）。酒精具有镇静作用（见24页“酒精与健康”），但你不应该用它来帮助睡眠，因为酒精引起的睡眠，不会像正常睡眠那样使人神清气爽。

睡前习惯 如果你保持一贯的睡前习惯，就会发现你更容易有正常的睡眠。你的习惯可以包括听收音机、看书或看报，或进行放松练习（见32页）。在睡前2～4小时尝试泡一个热水澡，或喝一杯含牛奶的热饮，尽量避免工作到深夜。确保你的床很舒服，房间的通风良好，卧室不太热也不太冷，而且可以遮蔽窗外的光线。

应对睡眠问题

大多数人在生命中的某些时间，会发生睡眠方式的改变。常见的问题是入睡困难、夜间醒来或早晨过早醒来，而在白天出现嗜睡。打鼾（见291页）是另一个造成睡眠障碍的主要原因。睡眠问题通常是由压力相关的异常行为造成的，如饮酒量超过正常，或工作直至深夜等。

如果你有睡眠问题，请检查一下自己的生活方式，看看是否有造成这种异常的行为和活动。如果你睡不着，可以起床走一走或者读书，直至你感觉到困倦。尝试建立规律的入睡和醒来的时间。如果你前一天晚上睡得很糟糕，第二天也尽量不要在白天睡觉，但如果你觉得累了，小睡20分钟可使你头脑清醒。

如果你有持续睡眠困难，你应该去看医生。你的睡眠问题可能是一种疾病的症状，如抑郁症（见343页）或是药物的副作用。

睡眠周期

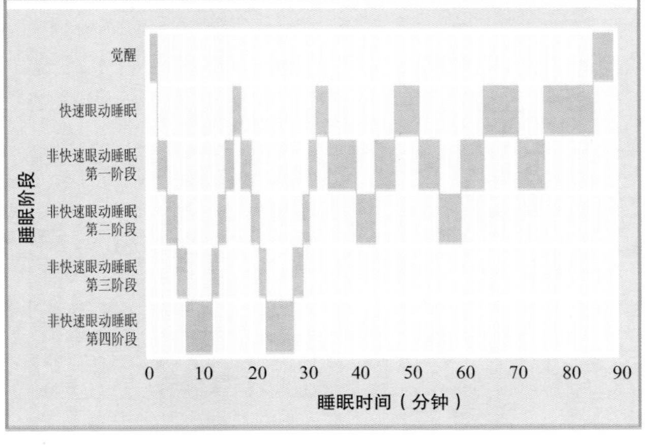

典型的夜间睡眠 夜间睡眠周期是由较长的快速眼动睡眠相（期）和4个阶段的非快速眼动睡眠相（期）组成。在第一阶段和第二阶段你的睡眠很浅且很容易醒来；第三阶段和第四阶段为深度睡眠，你很难被唤醒。

压力

如何发现压力的征象，并找到有效控制的方法

压力是我们遇到挑战或逃避危险，所引发的身体或心理“需求”的反应。“需求”可以是突然的，如躲避快速驶来的汽车；“需求”可以是长期的，如工作压力。机体对压力的反应既包括身体上的反应，如心跳加快和出汗，也有心理反应，如对压力来源的强烈注意。

有些压力可以提高你在一些运动和具挑战性的体力活动中的表现，但过度的压力对你的健康是有害的，它会干扰你应对生活的能力。你可以通过识别发现一些对你产生压力的情况，找到避免这些压力或限制这些压力的方法，把压力带给你的影响减至最小。

压力的来源

压力可能来自外部事件或情况、你特定的性格特征，以及它如何影响到你对压力的反应，或者是这些因素综合作用的结果。

外部事件 尤其容易形成压力的外部因素主要有3种。

长期的问题，如不愉快的人际关系、致残性疾病或失业是许多人主要的压力来源。

一些需要作出很多调整的生活事件，如结婚和搬家，即使你认为这种改变是你希望的，也还会造成很大的压力。

如果你本身已经承受了很大压力，那么即使是日积月累的日常小事，如上班迟到、交通堵塞等，都会使你达到崩溃的边缘。

态度和行为 一些行为方式可能造成压力。例如，如果你自卑，你会怀疑你是否有能力应付生活中的挑战，当你的压力过大时，你会感到你没有资格得到别人的帮助。竞争意识强的人可能很难放松，他们比平常人患压力相关疾病的危险会更高。即使处于压力下也不会表现出焦虑或愤怒的人，会发生压力累积造成的紧张。

认识压力

只有在压力消除后，你可能才意识到你曾处于压力中。但你应该学着认识一些压力过度的早期预警症状。如果你有下列任何症状，你可能就需要采取行动来减少你的压力水平了。

身体症状 压力会影响你的整体健康情况。你可能会感觉疲倦，还有一些问题，如紧张性头痛（见320页）、口腔溃疡（见401页）和肌肉疼痛，或容易发生一些轻微的感染性疾病，如感冒。

过度的压力也可能导致或加重许多疾病，如血压高（见242页）、消化性溃疡（见406页）、特应性湿疹（见193页）、肠易激综合征（见415页）、银屑病（见192页）、月经紊乱（见471～475页“月经、绝经和激素的相关问题”）和勃起功能障碍（见494页）。

心理症状 如果你感到压力特别大，你可能会出现焦虑、易哭泣或易激惹，即使是一些小事也会引起与之不相称的情感反应。你可能发现自己很难集中精力或者很难作出决定。你的睡眠模式被打乱，你也可能会丧失食欲，你还会发现你的精力也不如以前了。你的人际关系也可能受到影响，尤其

健康行动

放松练习

当你处于压力之下时，你的肌肉紧张、心跳加快、呼吸变得浅快。一个放松身心的好办法，就是通过进行简单的、常规的放松练习，来缓解身体对压力的反应。这里展示了两个简单的放松技巧。你可以向医生咨询有关放松练习的更多信息。

呼吸的技巧

用膈肌和腹肌来控制呼吸，是所有放松方法的基础。在准备进行腹式呼吸练习时，你应该穿宽松的衣服，并找一个安静的地方进行练习，以免分心。以舒适的姿势坐着或躺着。

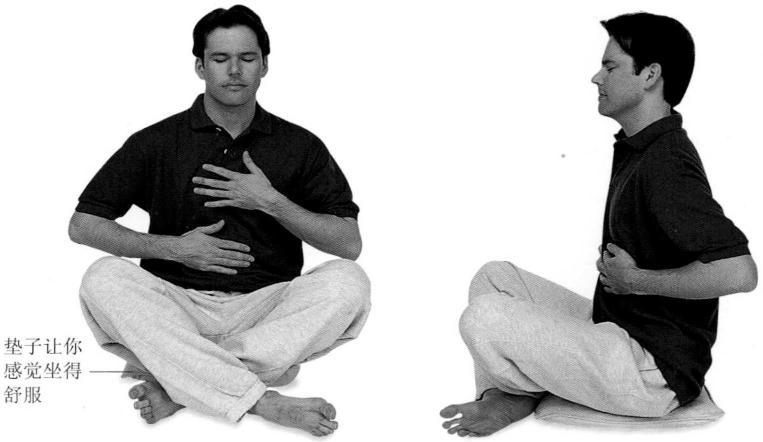
垫子让你感觉坐得舒服

1 一手放于胸前，另一手放于腹部。慢慢吸气，屏住呼吸停一会儿，然后慢慢呼气。试着用你的腹部肌肉呼吸，使你位于下方的手，比上方的手起伏的幅度大。

2 当你使用腹式呼吸时，把你的手放在肋下，随着腹部起伏你可以感到手的上下移动。

肌肉放松法

做肌肉放松练习时，要穿着舒适的衣服，躺在床上或地板上。把你的手臂放在身体两侧，双脚分开。身体各部分依次紧张和放松。锻炼时闭上眼睛。用你的腹部肌肉慢慢地呼吸。

1 从1～2次深、慢呼吸开始，注意力集中在呼吸上，从脚开始拉紧身体每个部位的肌肉，并持续3分钟，然后放松。

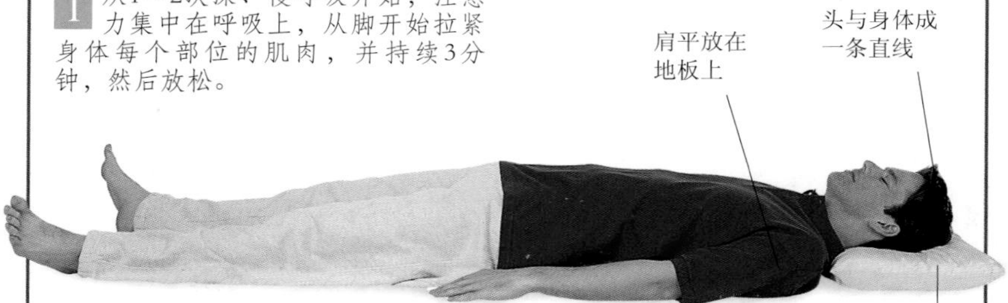

2 在完成练习后，静躺一会儿，然后侧身。用手臂和膝盖支撑你的身体。几分钟后，睁开眼睛，慢慢起来。

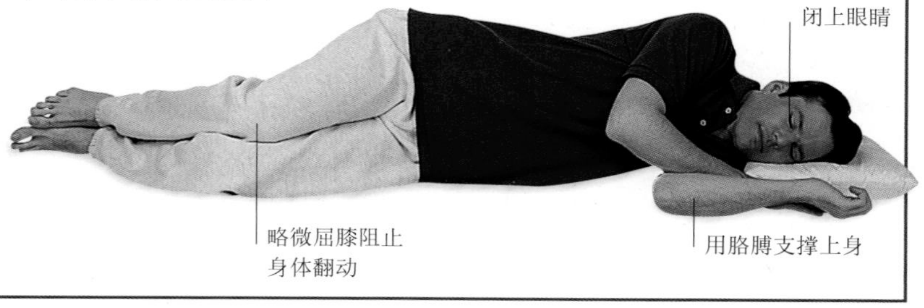
闭上眼睛
略微屈膝阻止身体翻动
用胳膊支撑上身

是当你与人打交道时，你会变得不耐烦或焦虑。为了分散自己的紧张情绪，你可能开始依赖于饮酒、吸烟或使用药物（见24～26页“酒精、烟草和药物”），这可能会进一步影响你的健康。

尽量减少有害的压力

为了避免过度的压力并保持良好的健康状态，你应该学会找到压力的来源并尽力管理好你的生活，这样你就会预料可能出现的问题，并针对这些问题做好准备。

保持良好的健康状况 通过与家人保持联系，维护与朋友的友谊，追求无压力的休闲活动，来改善自己的心理健康和整体健康状况。规律锻炼有助于缓解身体紧张（见20页“锻炼的好处”），你还会发现规律锻炼，有助于你有意识地学习如何使身体得到放松（见本页“放松练习”）。

找到压力的来源 一种有效的找到压力来源的方法就是坚持写日记，记录日常事件以及你是如何对这些事件作出反应的。数周后浏览日记，找出使你感到压力的事件，看看这些事件是使你表现得更好还是更糟糕，尽力找出那些能降低你压力水平的活动。

预料可能出现的问题 如果你知道不久你将要面对一个压力事件，你需要充分准备一下，直到你觉得能很好地应对。如果你觉得这件事情太大，不能及时应付，你可以把任务或事件分解成小的任务来逐个应对；如果你要在有限的时间内做几件事情，那么列出这些事情的先后顺序。限制那些不重要或不紧急的事情是为了保证你的时间和精力。如果别人经常向你提出很多要求，你应该尽量设定一个限度。

应对紧急情况

压力是对紧急情况的一种正常反应，在多数情况下并不是造成你担心的原因。然而，如果它导致了明显的症状时，这件事情本身就成为一种紧急情况。你可以向你的家人和朋友寻求帮助，向医生咨询，他会在必要时建议你去进行心理咨询（见624页）。

丧亲之痛

了解和应对在以悲痛为特征的事件中产生的感觉、情绪和压力

许多事物的变化会引起失落感，如失恋、孩子们离开家、失去工作或突发事件造成的残疾。伴侣、亲戚、好友或宠物的死亡，引起的痛苦感受称为丧亲之痛。

悲痛的过程

悲痛过程包括几个元素。在贯穿悲痛的整个过程中，你会发现，你可能在沉浸于丧亲之痛，与利用工作或未来计划分散这种痛苦之间徘徊。

最初的反应 起初，你可能会被突如其来的打击或离别的感觉所淹没，甚至还可能表现得像什么事都没有发生过一样。此时你可能感觉到压力（见31页）的迹象（见31页）。

反抗 在最初的打击之后，你会被强烈的情绪反应所淹没，如悲伤、愤怒、内疚或恐惧。这种痛苦的感觉可能会伴随着空虚的感觉。

混乱 尽管你可能在思想上接受了丧亲的事实，但你仍会感到凄凉、默然以及迷茫，对未来不抱希望，甚至可能会想到自杀。

重整旗鼓 随着时间的推移，你接受了丧亲的事实，并会重新达到一个新的状态。你可能因为经历了整个过程而变得更坚强。你会记住快乐的时光，并且希望重新找到快乐的感觉。

如何应对悲伤

重要的是你要正视丧亲的事实，如瞻仰你所爱之人的遗体，如果觉得可以的话，参加葬礼。

正常和异常的情绪反应是有区别的。最常见的异常情绪反应非常强烈，悲伤的情绪持续很长的一段时间，甚至在数年后都不能停止，且一点都没有减轻。解决这个问题，需要与一些机构联系，并获得他们的帮助。

安全与健康

虽然大多数的死亡和残疾是由于疾病造成的，但也有相当数量的死亡和残疾是由于其他原因造成的。在英格兰和威尔士约 1/40 的死亡是由意外事故造成的。在家里、路上、工作中、休闲活动和旅行时，每年都有数百万人因为意外事故而受到伤害。

意外事故是造成儿童和年轻人死亡的一个最重要原因，也是造成老年人死亡和残疾的一个主要原因。2007 年，在英格兰和威尔士，仅仅因交通事故就造成近 3000 人死亡，约 2.8 万人严重受伤，这些伤亡造成了重大的社会和经济负担，也对人们产生了一些心理影响，如创伤后应激障碍。从医疗和经济方面来说，预防意外事故已成为一个令人关注的主要问题。本节旨在提醒你，无论你在日常生活中还是工作中，都会有潜在的一些危险情况。第一篇文章阐述了在家里的安全与健康，接下来讲述的是在花园中、阳光下、在水里和水周边、与宠物接触中、工作中、交通以及旅行中的其他健康与安全问题。

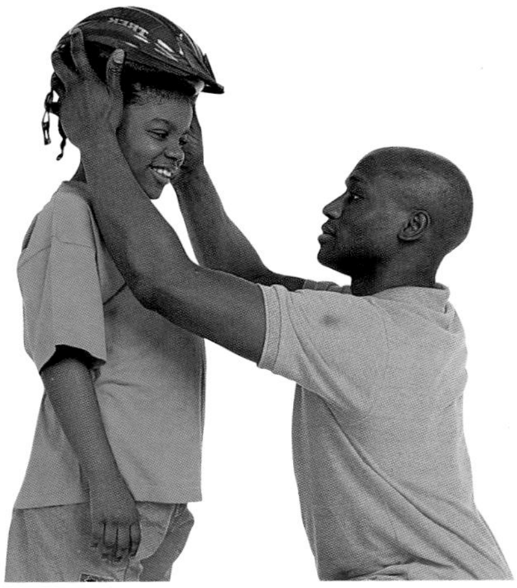

家庭安全
当参加体育运动或者徒步旅行时，要意识到可能潜在的危险，并采取措施最大限度地把你和你家人的危险降至最低。

家庭安全与健康

如何预防意外事故，避免家中的健康问题

大约有一半的严重事故是发生在家里的。在英国，据估计每年有 4000 人死于家中的意外事故，有 270 万人因家庭意外事故而受伤。

75 岁以上的老年人和 5 岁以下的儿童，最容易发生需要进行医学治疗的家庭意外事故。

预防跌倒

约 4/10 的人在家庭中发生的损伤，是由于跌倒造成的。老年人尤其容易跌倒。预防在家中跌倒，应该确保你家里的灯光足够亮，地板上的覆盖物是安全的，楼梯上没有摆放东西，以及在浴室安装了安全把手。

如果你家里有婴儿或幼儿，你可以通过安装能够限制孩子进入楼梯的门，减少孩子发生摔倒的危险。

防止中毒

中毒在家庭损伤中占有很大的比例。造成中毒的物质包括处方药和非处方药、家庭清洁材料、一氧化碳等气体和铅。由于孩子发生中毒的危险最多，因此所有的药物、清洁用品和其他的日用化学品，都应该放在孩子够不着的地方。

一氧化碳　为了防止一氧化碳聚集，应该安装一个烟囱，并且每年检查保险丝、供热系统和燃气装置。另外的预防措施包括安装一氧化碳报警器，这种报警器可以在商店里买到。

铅　应该把铅管改为铜管或塑料管，并请专业供应商把你家里的所有含铅的油漆去掉。如果你家里还有 1980 年以前制造的儿童玩具，必须确保这些玩具表面的漆不含铅。

预防火灾

火是家里最大的安全隐患。如果家里有开放式壁炉，需要在壁炉前安放护栏，还要定期对壁炉的烟囱进行清扫。如果你吸烟，在吸烟后一定要仔细检查以确保烟头已熄灭。在做饭的时候，如果油温过热，一定要小心，正在炸食物的锅一定要有人看守，在厨房里放灭火毯或灭火器。教育孩子们千万不要玩火柴。为防止电气火灾，要注意电源插座及适配器不要过载。非常易燃的物品一定要锁起来。此外，还要安装烟雾探测器，用于起火前的自动报警。

监测家中和周围的空气污染

造成家里空气污染的原因是吸烟和灰尘。室外的空气污染源包括工厂、各种类型的车辆，特别是小型客车、公共汽车和卡车。如果担心你家附近的空气污染，请与当地相关政府部门联系。机动车释放出来的二氧化氮、二氧化硫和臭氧可以刺激呼吸道，加重呼吸系统疾病的症状。柴油发动机排出的小颗粒也可以刺激呼吸道，有些可以使实验室动物发生癌症。

其他可能的污染源包括使用含氯氟烃（CFC）的旧冰箱和冰柜；在英国的一些地区，花岗岩被用作装饰材料，如果大量吸入岩石中释放的氡，可对肺造成损害。

花园里的安全

采取预防措施，让你的花园对任何年龄的人来说都是安全的

在英国，每年大约有 50 万人在自己家的花园里发生意外事故。最大的危险来自花园里的池塘或游泳池（见 34 页“水里和水周边的安全”）。花园中有毒的植物和化学品、工具以及在花园中烧烤，都有可能对你造成伤害。

避免接触有毒植物

一些植物会对皮肤产生刺激作用，另外一些植物，如果吞服，会刺激口腔、咽喉和胃，引起恶心和呕吐。如果孩子吞下任何有毒的或你认为可能有毒的植物，立即向医生咨询或把孩子送到意外事故科和急诊室。

安全使用化学品和工具

按照制造商的说明，把有毒的物品储存在上锁的房间或阁楼里。不要把锋

▶ 健康行动

食品卫生

食物中毒通常是因为吃了受细菌污染的食物造成的。如果把食物放在室温下，细菌可以在室温下迅速繁殖，那么发生中毒的危险会增加；如果把食物保存在冰箱里，因为低温可以防止细菌繁殖，那么食物通常是安全的。

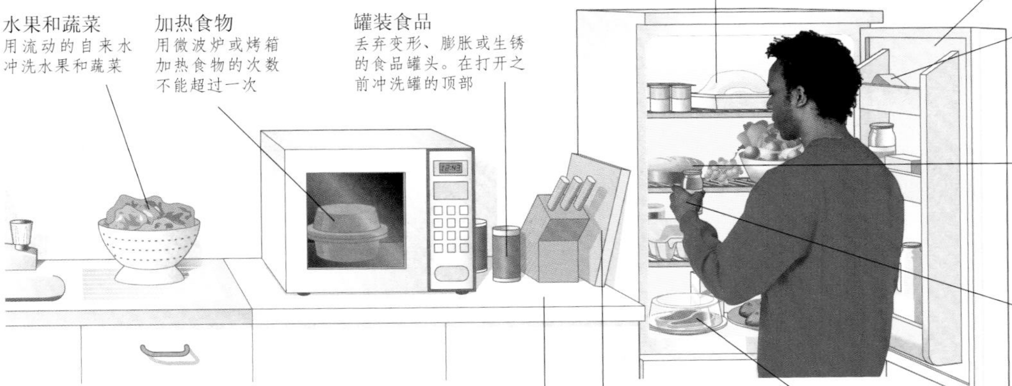
冷冻食物
烹调前，将在冰箱中冷冻的食物彻底解冻，化冻的食物不能再次冷冻
冰箱内部
确保冰箱是根据推荐的温度来设置的，并定期清洁冰箱
水果和蔬菜
用流动的自来水冲洗水果和蔬菜
加热食物
用微波炉或烤箱加热食物的次数不能超过一次
罐装食品
丢弃变形、膨胀或生锈的食品罐头。在打开之前冲洗罐的顶部
冷冻食品
把购买的冷冻食品尽快放在冰箱里
吃剩的食物
吃剩的食物一旦冷却，将它包装或盖严放入冰箱内
洗手
在处理食物的前后要彻底洗净双手
厨房操作台
定期使用消毒剂和热水清洁厨房操作台表面
砧板
熟食和生食使用单独的砧板，每次使用后彻底清洁砧板
生肉
确保肉类、家禽类和鱼，与其他食物分开包装，并存放在冰箱内

减少食品被污染的危险
除了保持厨房的清洁外，应彻底煮熟食物，把食物放在合适的容器内储存，如果可能的话，尽可能在推荐的保质期内食用。

利的工具放在孩子可以找到的地方。在使用像链锯这样的工具时，应该戴上护目镜、耳塞、手套，并穿上靴子。

烧烤时的安全问题

要时刻看管好烧烤现场。不要在有大风的时候烧烤，不要穿宽松的衣服靠近火焰，不要向燃烧的木炭上倒易燃的液体。当使用燃气烧烤时，检查是否有气体泄漏，并确保火焰是蓝色的。手边一定要准备一个户外灭火器。

阳光下的安全

防止皮肤损伤和过热的措施和方法

过度暴晒会导致晒伤（见 207 页）、皮肤过早老化、皮肤癌（见 199 页）和眼睛的损伤。曾经流行的把皮肤晒成古铜色的做法，其实是错误的。

阳光的破坏作用

没有适当的保护措施就直接暴露在强烈的日光下会导致晒伤，皮肤损伤由紫外线（UV）造成，紫外线主要有两种类型：紫外线 A 段（UVA）和紫外线 B 段（UVB），过度暴露于中波紫外线会导致皮肤癌和白内障（见 357 页），而长波紫外线在这些疾病的发病中也起一定的作用。此外，反复暴露于紫外线中会使皮肤的弹力纤维受到损害，导致皮肤过早老化。

一些药物，如四环素类抗生素（见 572 页）可使皮肤对日光更加敏感（见 195 页“光过敏”）。口服避孕药可使暴露于阳光下的皮肤出现片状色素沉着，一些香水和身体除味剂，会导致皮肤在强光照射下发生颜色异常。

在英国，皮肤癌是最常见的癌症，最危险的是恶性黑色素瘤（见 201 页）；2007 年皮肤癌造成 2000 多人死亡。如果你在儿时曾经有过严重的晒伤、或你是红色或金色头发、绿色或蓝色眼睛，那么你患皮肤癌的危险就更大。即使你从未有过严重的晒伤，经多年日晒患皮肤癌的危险也会增加。

防止太阳灼伤

避免在上午 11 点到下午 3 点之间待在户外，可以最大限度地减少发生日晒灼伤的危险。如果你必须置身于阳光下，可以选择 3 种主要的防护用品：服装、防晒霜和太阳镜。

服装　戴一顶宽檐帽，穿上能遮住肩膀和脖子的质地密实的衣服。防护类服装很实用，如宽檐帽可以遮住颈后部，泳装能保护身体免受紫外线伤害。

防晒霜　防晒霜吸收紫外线，因此可以起保护皮肤的作用（见 577 页“防晒霜和遮光剂”）。遮光剂可以完全阻挡阳光，而防晒霜只能吸收部分紫外线，但由于防晒霜是透明的，因此更易被接受和广泛使用。应该选择能同时抵挡长波和中波两种类型的紫外线，并且防晒指数（SPF）成年人至少为 15，婴儿和儿童至少为 30 的防晒霜。最好选择防水型的防晒霜，因为这种防晒霜不易被水或汗液冲掉。

出门前应涂抹厚厚的一层防晒霜和遮光剂。防晒霜和遮光剂必须直接涂在皮肤上。此后，至少每 2 小时重新抹一次，如果经搓擦或汗液冲洗后，涂抹的次数应该更频繁。即使在阴天或在阴凉处，你也应该使用防晒霜。不满周岁的婴儿应该待在阴凉处。

太阳镜　太阳镜应该能百分之百地防御紫外线，理想的太阳镜应该能够完全遮挡住眼睛，使阳光不能从侧面进入。太阳光可以对你的眼睛造成永久性的损坏，即使是戴着太阳镜、通过照相机和望远镜，也不要直接看太阳。

水里和水周边的安全

避免在水里和水周边发生的意外事故和伤害

近年来，在英国因溺水死亡的人数有所下降。现在，溺水是一种最少见的，导致意外死亡的原因，但与水相关的其他一些危险仍然存在，如水源性感染和非致命性的伤害。

预防溺水和濒于溺水

导致溺水或濒于溺水的最常见的情况是饮酒后在水里游泳或划船。

了解水域情况　即使是游泳高手，也应该掌握当地水域情况的相关信息，并听取别人的劝告。不要在冰冷的水中游泳。水温低于 5℃以下会造成肌肉僵硬，并可能引起心脏停搏。

不饮酒　在许多发生溺水意外事故受害者的血液中，经常能检测到大量的酒精（见 24 页“酒精与健康”），切记在游泳或划船前，不要饮酒。

监护儿童　即使水很浅，孩子游泳或洗澡时也要有人陪伴。如果你家的花园里有游泳池或池塘，应设置围栏或将其遮盖。

避免水里的危险

在与水有关的危险中溺水不是唯一的。浅水、隐藏的物体、海洋和淡水动物以及感染，都存在危险。

浅水和隐藏的物体　每年都会有人因跳入太浅的水里，或因跳入有看不见的物体的水里而损伤脊柱，在跳水或潜水前检查一下水的深度，以及水面下有无岩石或倒伏在水里的树木。

动物与感染　在度假时，应遵照当地的危险警告，如鲨鱼警告等，只在指定的安全区内游泳。珊瑚可能会导致割伤和擦伤。

近海的海景度假村，可能会被下水道的污水污染，淡水可能会受到鼠类或狐狸尿液的污染，而造成致命的钩端螺旋体病（见 173 页）。在热带国家，不要在湖里或其他淡水里游泳（除非你知道这些地方是安全的），因为这些地方有发生血吸虫病（见 179 页）和其他水源性寄生虫感染的危险。

宠物与健康

尽量减少家里饲养的宠物带来的危险

宠物引起的疾病并不常见，但动物可引发过敏。宠物受到微生物、蠕虫和昆虫感染，可传播给人。一些宠物，如狗，可能会咬伤人，因此不应该让狗和你年幼的孩子单独在一起；外来的宠物也可能对你的健康带来危害，如狼蛛毛可以引起眼部损害。

定期检查猫和狗是否感染了蜱虫。如果你的宠物挠痒痒的次数比平常多，或出现了脱毛斑块；如果你的宠物患有可能会传给你的真菌感染，如癣（见 205 页）的时候，请向兽医咨询。

猫和狗的粪便中含有许多危险的生物，如弓蛔虫卵。如果被人体摄入，这些虫卵可引起弓蛔虫病（见 178 页），这是一种潜在的严重疾病，可以导致失明。猫的粪便还可能含有原虫弓形体。由于弓形体病（见 176 页）会对正在发育中的胎儿造成严重伤害，因此孕妇尤其应避免接触猫的粪便。应该定期为宠物除虫和用卫生的方法来处理它们的粪便，并教育孩子在接触动物后洗手。

工作中的安全与健康

提高工作场所的安全与健康的实用方法

已经明确工作场所的环境与一些健康问题有关。因此制订了一些措施，来保护在这些场所工作的人员免于发生职业疾病。这些措施通过立法、规章制度以及公告等方式得以执行。2007 ～ 2008 年，在英国有约 210 万人认为他们目前或过去的工作是造成他们患病，或使原有疾病加重的原因。据估计，在此期间由于与工作有关的疾病或伤害，造成了 340 万个工作日的损失，并有大约 230 人死于工作中的意外事故。如果你在工作时出现不适或疾病的症状，并且怀疑这可能与你的工作环境有关的时候，你应该告诉你的主管、职业病卫生部门或医生。

减少办公室里的健康危险

办公室可能是健康危害的一个来源，特别是如果在一天的大部分时间里，都以一种被动的姿势坐在电脑旁。

如果你从事案头工作，你需要仔细考虑你工作区的布局、各种设备的摆放以及你的工作方式。你工作区内所有物品的摆放，都应该便于你拿到和使用。确保你的工作场所有良好的采光和通风系统，脚下不会有电缆。如果你在电脑前工作，要保持正确的姿势以防止发生背部健康问题。你应该选择一个底部稳定的可调节的椅子，椅子有半个或没有扶手，这样椅子可以放在桌子下。座椅应保持水平或稍向前倾，椅子的高度可以调节，这样你的脚可以平放在地板上。椅子应该有可调节的靠背，便于支撑你的腰部。坐在椅子上的时候，你应该肩膀放松，头部直立，下巴微含。脊背挺直靠紧椅背，身体前部应该靠近桌子。眼睛与计算机显示屏的距离应该有一个手臂的长度，显示屏的顶部应与眼睛保持水平，键盘的高度要与肘部齐平。在使用键盘和显示器期间，你应该经常进行一些短暂的休息，并且不时地凝视远处的物体让眼睛放松。一些经过专门设计的计算机设备可以使人从中获益，如符合人体工效学的键盘，或者更大更好用的鼠标。

病态楼宇综合征是一组看起来与在楼宇里工作有关的症状，但找不出真正的原因。这类综合征在很多人聚集的楼宇里，尤其是在窗户密闭的新楼宇里工作时最为常见，这组症状包括疲劳、头痛、头晕、眼睛不适、恶心、咳嗽、哮鸣以及鼻子或喉咙的刺激症状，尽管原因不明，但有人提出其他多种因素会引起这些症状，包括复印机散发出的臭氧、溶剂和其他化学物质、空调和通风不良。最近的研究表明，心理、社会和工作环境可能是重要的致病因素。

与同事关系紧张、工作满意度差、

个人困难都是引起压力的原因。如果是这样的话，你应该将你的担心尽量告知你的经理或主管。你也应该寻求建议，来缓解因工作压力引起的症状。

降低生产车间的安全风险

一些职业本身就存在着危险。如果你的工作经常接触重型机械、有机溶剂或其他危险物质，处于噪声和极高温或低温的环境中，你应该意识到危险，并配备防护设备。现有的法律、法规和指南可以降低与工作相关疾病的发病风险，但需要雇主和雇员共同遵守这些法规和指南。

工作场所中的许多物质可以引起职业性肺部疾病（见 305 页），最常见的是哮喘（见 295 页）。从手套中的乳胶到涂料中的异氰酸酯，已知有 200 多种物质可以触发此种疾病，医生可以通过检查来确定哮喘的诱因。其他的一些肺病与吸入的特异颗粒有关，有特定危险的职业包括采矿、务农和其他那些能够接触到石棉或硅的职业。

一些物质，如洗涤剂刺激皮肤，能引起湿疹（见 193 页）或接触性皮炎（见 193 页）等疾病。为了避免发生这些疾病，你需要穿上防护服并使用隔离霜。

如果你的工作涉及抬举重物或长时间坐着，在没有很好的背部支撑的情况下，很容易发生背部疼痛。通过参加一些必要的培训，掌握正确的姿势，以及安全地抬举重物（见 226 页“预防腰背痛”）是非常重要的。

工作时也要对健康负责

包括英国在内的许多国家，法律要求用人单位必须遵照行业安全标准来检查雇员的健康状况、必要时为雇员提供筛查性检查，并对那些出现永久性健康问题的工人进行补偿，雇员也应该意识到与其职业相关的健康危害，并按照法律要求安全地进行工作。在英国，用人单位和雇员对维持安全的工作环境都是有责任的。

交通安全

开汽车、骑摩托车和自行车以及行人的安全措施

驾驶各种车辆及行人发生的意外事故，是发达国家意外死亡和受伤的首要原因。在英国，发生在道路上的伤亡人数虽然近年来有所下降，但仍很高：2007 年，有 24.7 万人在交通事故中受伤，近 3000 人死亡。

在英国，绝大多数交通事故是因超速、酒后驾车或使用非法药物引起的。极少的事故是由机械故障引起的，其他原因还包括视力不佳、疲劳和服用一些处方或非处方药物。

机动车的交通安全

最重要的汽车安全装置是安全带。安全气囊也挽救了许多人的生命。现代的小客车和卡车，有多种其他的内置安全功能，包括座椅枕、专门为儿童设计的车座和防抱死制动系统。

摩托车和自行车的交通安全

骑摩托车的人需要戴头盔和穿特殊的服装，以保护他们免受路面、其他车辆和天气的影响。

骑自行车的人发生头部损伤的危险尤其高，因此戴头盔是必不可少的保护措施。骑自行车的人还应该确保容易被人看见，例如，穿颜色鲜艳的服装或在自行车上安装反光镜。

行人的交通安全

几乎所有的行人受伤都发生在城市地区。5～14 岁的儿童发生交通事故的危险是最高的。

如果你打算晚上散步或慢跑，要穿鲜艳的服装或戴上反光镜。教育孩子在繁忙的街道上要时刻保持警惕。

旅行健康

在国外旅行要保证健康，避免发生意外事故

在国外旅行时常见的健康问题，包括消化不良，在交通事故中受伤和性传播感染。你可以在旅游之前根据你的目的地，接受推荐的旅行免疫接种，把这些危险降到最低。

保持健康

消化不良和性传播感染是在国外旅行时常见的健康问题，但炎热的天气和当地的野生动物也会带来健康危险。

消化系统问题 为了减少发生胃肠炎的危险，在吃饭前用肥皂和水洗手，不吃生蔬菜、沙拉、贝类海鲜和冰激凌，吃水果要削皮。饮用瓶装水，并用瓶装水刷牙，或用药片或过滤器净化水。

如果你出现了腹泻，至少应该休息一天，不要吃东西，但要喝大量的液体（最好是专用的补液）。如果腹泻持续存在，就应该寻求医疗帮助。

性传播感染 防止性传播感染最好的方法就是不与新的伙伴发生性关系，也可以通过安全的性行为（见 27 页）减少受感染的危险。

炎热的天气 潮湿的皮肤是细菌和真菌生长的极好培养基，经常洗澡和换衣服、穿宽松的衣服，以及避免强烈的日晒可以预防绝大多数的皮肤和真菌感染。

咬伤和蜇伤 防蚊措施有助于防止叮咬和蜇伤（见 188 页“预防咬伤和蜇伤”）。把你的床放在远离墙的地方，在穿衣服和鞋子之前抖动一下衣服和鞋子，只要下床就要穿上鞋子。

▶ 健康行动

旅行免疫接种

旅行前需要进行的免疫接种，取决于你的接种史和你打算去的地区，虽然一些疾病几乎在任何地方都可以感染。无论你打算去哪里，都应确保你已经接种了白喉、破伤风和脊髓灰质炎疫苗（见 13 页“常规免疫接种”），必要时需进行加强接种。在旅行之前，一定要咨询医生以获取与旅行相关的最新信息。但还没有能够预防疟疾的疫苗（见 175 页）。

接种建议

这里给出的是成年人的接种建议，你应该向医生咨询关于儿童旅行疫苗接种的事情。你所接受的接种时间、剂量可能与此处给出的不同。

疾病	接种次数	起效时间	持续保护时间	接种对象
霍乱（见 172 页）	口服 2 剂，间隔 1～6 周	口服第二剂后 1 周	2 年	前往霍乱流行地区的人，接种并不能完全保护接种者不发生霍乱；去这些地区旅行的人要更加注意食物、水和个人卫生。
甲型肝炎（见 408 页）	注射 2 次，间隔 6～12 个月	第一次注射后 2～4 周	第一次注射后 1 年；第 2 次注射后达 20 年	前往除北欧、西欧、北美、澳大利亚、新西兰和日本以外的高危地区旅行的人。
乙型肝炎（见 408 页）	注射 3 次，第一次和第二次间隔 1 个月，第二次和第 3 次间隔 5 个月	第三次注射后	5 年	前往乙肝流行国家旅行的人、需要医疗或牙科治疗的人，以及在逗留期间可能有无保护性行为的人。
日本脑炎	注射 2 次，间隔 28 天	第二次注射后约 1 周	1 年	长期停留在印度次大陆、中国、东南亚和远东等农村地区的人。
A 和 C 型，W135 及 Y 型脑膜炎	注射 1 次	约 2～3 周后	5 年	前往沙特阿拉伯参加麦加朝圣的人（需要接种证书），或前往撒哈拉以南非洲国家的人。
狂犬病（见 169 页）	注射 3 次，第一次和第二次间隔 1 周，第二次和第三次间隔 2～3 周	第三次注射后	2～5 年	去狂犬病流行地区的人以及高危人群（如从事与动物接触的工作或去偏远地区旅行的人）。
伤寒（见 172 页）	注射 1 次或口服 3 剂，间隔 2 天	注射后 2 周或在口服第三剂后 7～10 天	3 年（注射）或 1 年（口服）	前往卫生条件差的地区旅行的人或高危感染人群（如实验室工作人员）。
黄热病（见 169 页）	注射 1 次	10 天后	10 年	去南美或撒哈拉以南非洲国家旅行的人。

2 自我评估

身体在大部分时间是能够行使功能的，我们察觉不到维持我们生存，并能够让我们完成日常生活中各种活动的身体内部运转过程。但有时我们的身体会发出一些警示信号，或者出现一些症状，告诉我们身体出了问题。大多数情况下，症状是由一些轻微的疾病或损伤造成的，几天就会消失。但重要的是我们能够知道什么时候这些症状就需要进行治疗了，本章节中的“问与答”图表，就我们如何识别这些症状给出了一些指导。

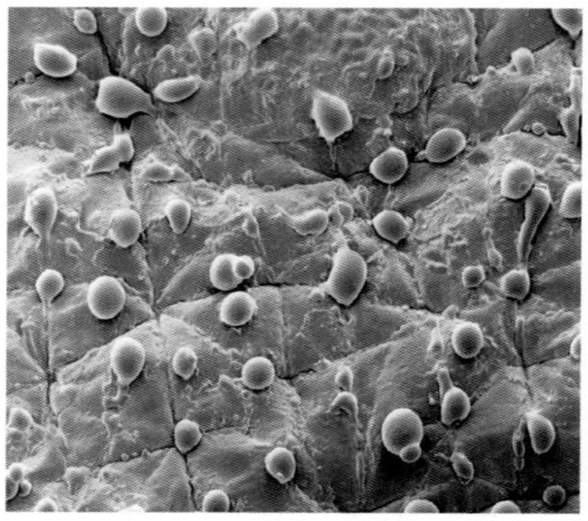

汗液滴
汗液的分泌可帮助维持体温。出汗过多是发热性疾病的常见症状。

症状的表现形式多种多样。一些涉及新的感觉的症状，例如胸痛，只有患者自己才能感受到；而另外一些症状，可能是身体的正常功能发生了变化，例如尿频，或是外观发生了变化，如皮疹。这些新的感觉或外观以及机体功能的变化，警示我们可能患了疾病，并催促我们就医。但是，在调查引起症状的原因时，医生不仅仅依赖于你对症状的描述，他们还会寻找一些疾病的体征，体征是医生在给患者进行身体检查时发现的患病证据，而这些可能是你自己察觉不到的。例如，如果你得了肺部疾病，你感觉到的是呼吸困难，而当医生用听诊器听你的胸部时，医生可能会听到随着每一次呼吸出现的异常声音，这些异常的声音就是患病的体征。症状和体征的结合能帮助医生作出疾病的诊断。

了解症状

医生凭经验来识别症状与体征，我们大多数人也会在多次出现相似的症状后，对某一疾病有一定的认识。例如，一位反复出现偏头痛的患者，往往会在疾病的早期就能察觉到偏头痛的症状，而且知道控制偏头痛的最佳办法。同样，一些常见的感染性疾病的症状是广为人知的。大多数人都知道肌肉酸痛、流鼻涕、疲劳以及发热是流感的常见症状。但是对于一些不常见的症状就不那么容易判断了，在这种情况下，你应该记录你的症状，这样你就能向医生或医务人员准确地描述你的症状。

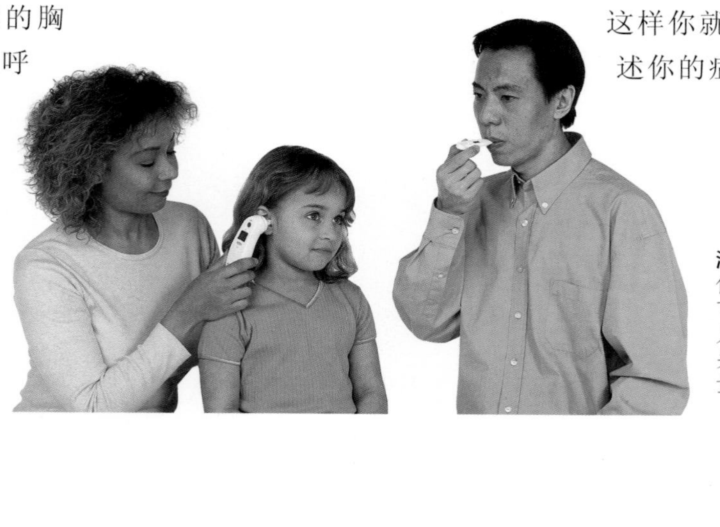

测量体温
体温超过37℃是感染性疾病的常见症状。可以把体温计放在嘴里或腋下来测量。给儿童使用耳部体温计（使用时将体温计的头部轻轻地插入耳朵）是另一种安全的测量体温的方法。

有用的信息包括：症状是什么时候出现的，影响到身体的哪些部位，症状是突然出现的还是逐渐出现的，是持续性的还是间断性的等等。如果你的身体出现了疼痛，你对疼痛性质的准确判断也是非常有用的，比如疼痛是钝痛还是锐痛，是烧灼痛还是跳痛等。

可以对一些症状进行非常准确的评估，因为这些症状是可以测量的，可能我们最熟悉的例子就是发热。如果一个人出现发热症状，体温是多少，通过体温计就可以测量出来。对于孩子来说，测量某些症状是非常有用的，因为年龄小的孩子还不能很好地了解并告诉医生他们的感受。

大多数人都是在症状给他们带来困扰的时候才就医，但认为那些不会引起明显不舒服的症状，是不需要治疗的说法是不对的。例如，一些皮疹可能不会是由于什么严重的疾病造成的，但却会让人感觉很不舒服。而不伴有疼痛的肿胀却可能是癌症的最先出现的体征，因此是不能忽视的。

使用图表的目的是什么

这部分图表通过一系列针对你症状的问题，给出可能的病因，以及最恰当的应对办法。这些图表告诉你，是可以自己安全地处理这些症状，还是需要就医。这些图表还会告诉你，如果需要就医，就医的紧急程度如何。一些症状，例如意识丧失，很明显属于急症。那些在一些情况下提示是急症的症状，也在图表中重点列了出来。而另外一些症状，例如咽喉痛，通常是由一些轻微的感染引起的，一般来说无论治疗与否都会消失，对于这种情况，图表中给出了一些自助措施的建议，有助于减轻你的不适感。如果有合适的非处方药物，图表也会告诉你。但是当你不确定这些措施，是否适用于你的情况时，你应当去咨询医生，并在服药前认真阅读制药厂商的药物说明书。这些图表还会就自我治疗时间提出建议，以及什么时候你应该去找医生就医。

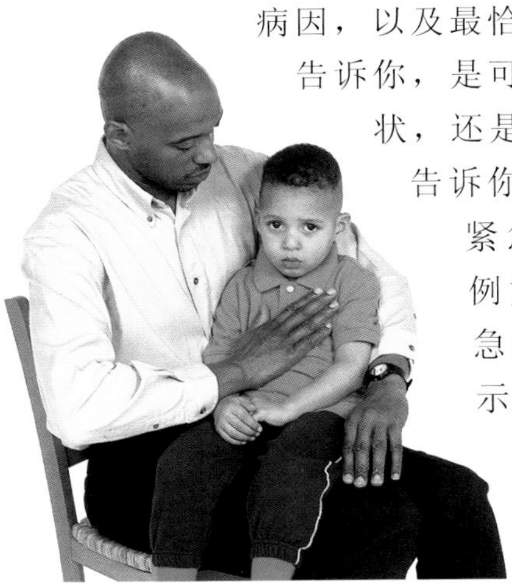

检查孩子的呼吸频率
婴儿或幼儿的呼吸速度加快可能是呼吸道疾病的一个体征。

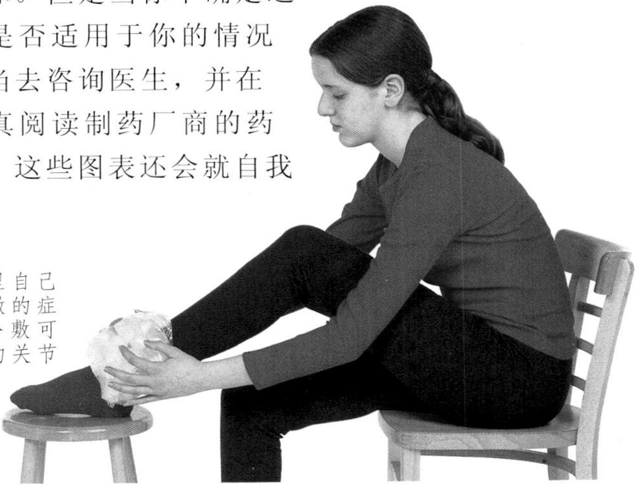

自助措施
你可以在家里自己处理一些轻微的症状。例如，冷敷可以缓解肿胀的关节带来的疼痛。

虽然这些图表是可以帮助你判断症状的最佳处理方式，但这些办法并非适用于所有情况。例如，对于老年人或免疫力低下的人、因癌症而接受化疗造成免疫力低下的人，即使是一些轻微的症状，也应当就医。

咨询医生

如果你去看医生，医生会针对你症状的性质进行详细的询问。图表中的问题，应该有助于你考虑你的症状，这样当你就医时，就能准确地向医生描述你的症状。医生可能会对你进行身体检查，可能还会为你安排一些检查，根据你的症状和体征作出诊断。

1 疲劳

由于睡眠不佳引起的疲劳，见图表3

你有入睡困难，或者你一直工作很努力，或者一直在运动，那么你在第二天感到疲劳是正常的。只要疲劳感不严重而且不是持续的，你应该不用担心。但如果你找不到目前引起疲劳的原因，你就应该去看医生了。

开始

你是否有以下症状?

- 感到头晕或晕厥
- 呼吸困难
- 皮肤较平常苍白
- 无以上症状

可能的原因

贫血（见271页）可能是引起这些症状的原因。

就医建议

在24小时内就医。

在饮食习惯及运动量没有变化的情况下，你是否有体重进行性下降?

- 没有，或有体重增加
- 有

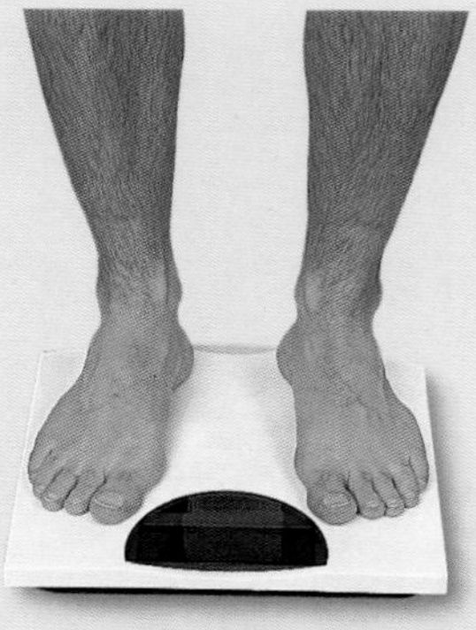

你是否有以下症状?

- 皮肤比以前干燥或粗糙
- 比以前更怕冷
- 总的来说头发稀疏
- 无以上症状

你是否有以下症状?

- 更容易口渴
- 比平常排尿次数增多
- 视物模糊
- 无以上症状

可能的原因

糖尿病（见437页）可能是引起这些症状的原因。

就医建议

在24小时内就医。

见图表2
体重减轻

可能的原因

甲状腺功能减退症（见432页）可能是引起这些症状的原因。

就医建议

预约一个时间就医。

可能的原因

经常饮酒太多可以引起疲劳(见24页“酒精与健康”)。

就医建议

预约一个时间去向医生咨询一下如何减少饮酒量。

见图表8
抑郁的感觉

你是否有以下症状?

- 自卑
- 注意力不集中或犹豫不决
- 对性缺乏兴趣
- 无以上症状

你是否正在服用药物或补品?

- 是
- 否

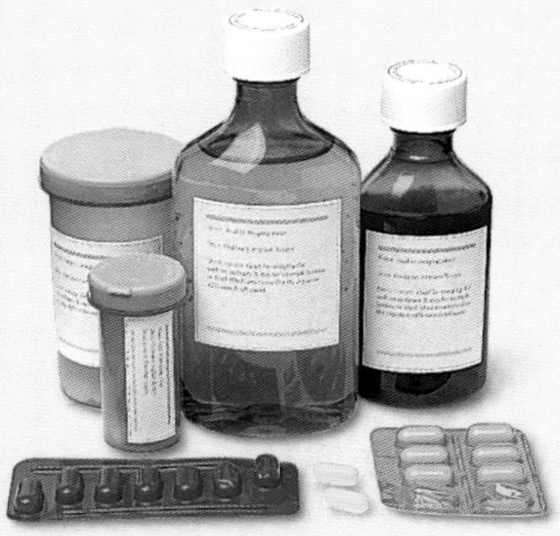

你的饮酒量是否经常超过推荐的饮酒限量（见24页“安全饮酒量”）?

- 超过了推荐限量
- 在推荐限量内

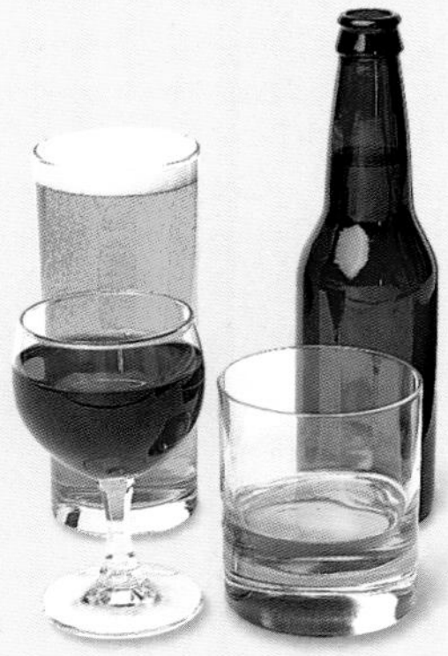

你最近是否患过病毒感染性疾病，例如流感?

- 最近曾患过
- 最近未曾患过

可能的原因

一些药物及补品可能会引起疲劳，例如治疗高血压的一些药物（见580页“降压药”）。

就医建议

预约一个时间就医。在医生没有要求你停药的情况下，可继续服用处方药物，但要停止使用其他药物和补品。

可能的原因

生病后可能需要数周才能康复，特别是一些病毒感染性疾病，例如传染性单核细胞增多症（见166页）。

就医建议

如果在其他症状消失一个月后，你依然感到疲劳，那么预约一个时间就医。

如果从这张图表中，你还是无法确定引起你疲劳的可能原因，那么预约一个时间就医。

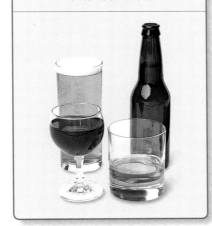

2 体重减轻

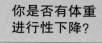

对于12岁以下的儿童，见图表42

大多数人的体重都会稍有波动。但是，如果在饮食和运动量没有发生改变的情况下，发生体重的减轻就值得关注。如果你没有出现以下原因的体重减轻，那你就应该就医。

开始

你是否有体重进行性下降？

是

否

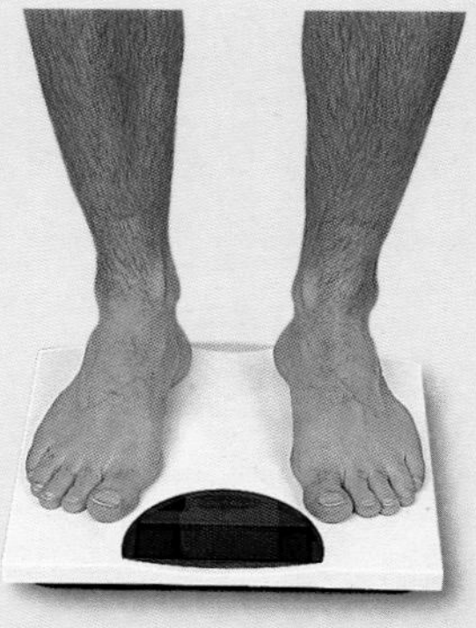

你最近的食欲如何？

较差

正常或增加

你是否有以下症状？

反复出现发热

夜间盗汗

持续咳嗽

痰中带血

无以上症状

你是否有以下症状？

更容易口渴

比正常排尿次数增多

视物模糊

无以上症状

你是否有以下症状？

总有烦躁的感觉

多汗

突眼

无以上症状

可能的原因

只要你的体重不低于正常体重（见19页“你的体重健康吗？”），即使体重稍有下降，也不可能有严重的问题。

自助措施

适当增加饮食量（见19页“控制你的体重”）。如果你的体重持续下降或出现其他症状，那么预约一个时间就医。

可能的原因

糖尿病（见437页）可能是引起这些症状的原因。

就医建议

在24小时内就医。

可能的原因

甲状腺功能亢进症（见432页）可能是原因。而焦虑障碍（见341页）也可引起其中的一些症状。

就医建议

预约一个时间就医。

可能的原因

慢性感染，例如肺结核（见300页）或者艾滋病相关疾病（见169页“艾滋病病毒感染与艾滋病”）均可能是引起这些症状的原因。潜在的癌症（见152～155页）也可能是原因之一。

就医建议

在24小时内就医。

可能的原因

胃肠道感染，例如贾第鞭毛虫病（见176页），或长期的肠道疾病，如溃疡性结肠炎（见417页）或克罗恩病（见417页），可能是引起这些症状的原因。结肠直肠癌（见421页）或胃癌（见406页）也是可能的原因。

就医建议

在24小时内就医。

可能的原因

抑郁症（见343页）是可能的原因，而焦虑障碍（见341页）有时也会引起相似的症状。

就医建议

预约一个时间就医。

可能的原因

可能是你进食太少，不能满足你身体的需要。

就医建议

预约一个时间就医，明确你的体重减轻不是由潜在的疾病引起的。

你是否注意到有以下症状？

- 反复腹泻
- 反复便秘
- 反复腹痛
- 粪便中带血
- 无以上症状

你是否有以下症状？

- 睡眠障碍
- 自卑
- 对性缺乏兴趣
- 注意力不集中或犹豫不决
- 无力
- 无以上症状

你最近的运动量是否增加了？

- 没有增加
- 增加了

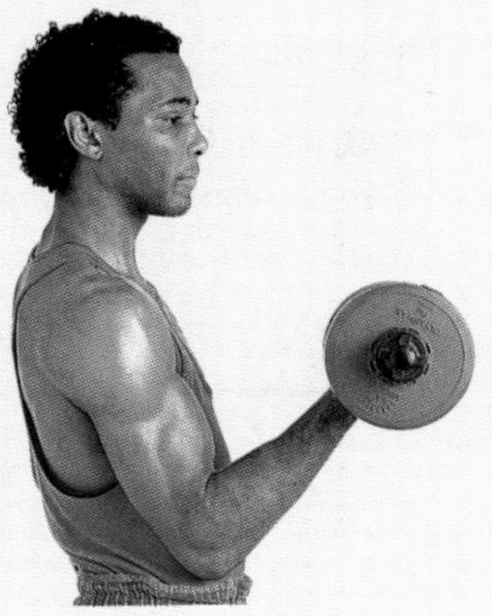

可能的原因

能量消耗增加是引起你体重下降的最可能的原因。

自助措施

通过增加饮食量来补充能量需求的增加（见19页“控制你的体重”）。如果你的体重持续下降，或体重低于你的健康体重（见19页“你的体重健康吗？”），那么预约一个时间就医。

如果从这张图表中，你还是无法确定引起你体重减轻的可能原因，那么在24小时内就医。

3 睡眠障碍

绝大多数人都会偶尔出现睡眠障碍。原因包括忧虑、饮用过多咖啡因或运动不足。如果你早晨醒来后感觉好像没有休息过，但又没有睡眠障碍的感觉时，可能的原因是睡眠时有呼吸中断（见292页“睡眠呼吸暂停”）。如果你经常出现睡眠问题，那就应当去看医生了。

开始

你是哪种类型的睡眠障碍？

- 难以入睡
- 易醒

你是否是因为反复出现的呼吸困难而醒来？

- 不是
- 是

你是否有以下症状？

- 乏力
- 自卑
- 注意力不集中或犹豫不决
- 对性缺乏兴趣
- 无以上症状

你是否长期服用催眠药或最近突然停用催眠药？

- 长期服用催眠药
- 最近停服催眠药
- 两者都不是

可能的原因

长期服用催眠药，可以造成催眠药的药效逐渐降低（见591页“催眠药”）。

就医建议

预约一个时间就医。

可能的原因

停服催眠药后会造成睡眠障碍，因为你的身体已适应了催眠药（见591页）。

自助措施

按照有关“睡一个好觉”的建议去做（见31页“睡眠”）。如果你的睡眠障碍持续存在，那么预约一个时间就医。

可能的原因

甲状腺功能亢进症（见432页）是可能的原因。而焦虑障碍（见341页）也可以引起这些症状。

就医建议

预约一个时间就医。

见图表17
呼吸困难

见图表8
抑郁的感觉

可能的原因

摄入这些物质中的任何一种都可能导致睡眠障碍。

自助措施

按照有关“睡一个好觉”的建议去做（见31页“**睡眠**”）。如果你的睡眠障碍持续存在，那么预约一个时间就医。

可能的原因

你的症状可能是药物或补品的副作用引起的。

就医建议

预约一个时间就医。在医生没有要求你停药的情况下，可继续服用处方药物，但要停止使用补品。

可能的原因

可能你需要的睡眠量不像自己认为的那么多。还有一种可能，就是你需要的一部分睡眠，在白天小睡的时候就已经睡了。

自助措施

按照有关“睡一个好觉”的建议去做（见31页“**睡眠**”）。如果你的睡眠障碍持续存在，那么预约一个时间就医。

在出现睡眠障碍的夜晚，你是否摄入了以下物质？

- 大量的咖啡、茶或可乐
- 大量饮酒
- 晚餐吃得晚，而且吃得很多
- 无以上情况

你是否正在服用药物或补品？

- 是
- 否

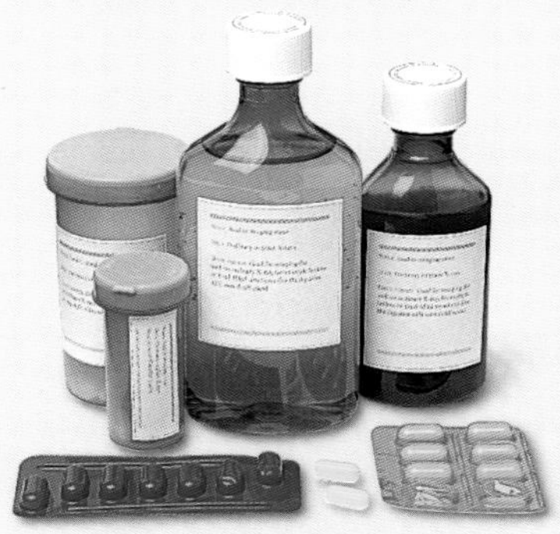

在出现睡眠障碍的夜晚，你是否有以下情况？

- 白天有一次小睡
- 醒来的时间少于18小时
- 无以上情况

日常生活中，你的身体活动情况如何？

- 以静坐为主
- 体力活动较多

你是否有以下症状？

- 一直感觉很烦躁
- 注意力不能集中
- 两者都不是

可能的原因

白天活动不够，会导致夜间睡眠出现障碍。

自助措施

在你的日常生活中多增加一些运动量（见21页“**规律锻炼**”）。如果你的睡眠障碍持续存在，那么预约一个时间就医。

如果从这张图表中，你还是无法确定引起你睡眠障碍的可能原因，那么预约一个时间就医。

4 发热

对于12岁以下的儿童，见图表45

每个人的正常体温都是不一样的，但是如果你的体温达到或超过38℃，那么你就是发热了。大多数发热都是由于感染引起的，但在过热的环境里，或一些药物的作用下体温也会升高。对于所有的发热情况，都可以采用自助措施中建议的退热（见165页）方法把体温降下来。

警惕

高烧

如果你感到不舒服，你应当每隔4小时测量一次体温。如果你的体温上升到39℃或更高时，应立即采取降温措施（见165页“退热”）。

开始

你是否有皮疹?

- 有皮疹
- 没有皮疹

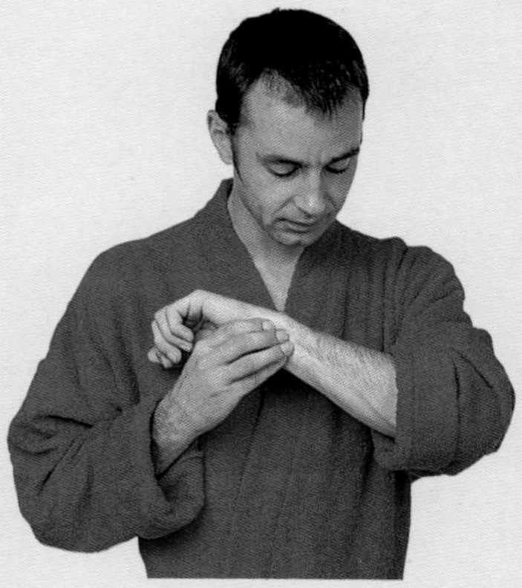

见图表10
伴有发热的皮疹

你有头痛吗?

- 剧烈头痛
- 轻微头痛
- 无头痛

你是否有以下症状?

- 嗜睡或意识模糊
- 害怕强光
- 向前低头时，颈部出现疼痛
- 无以上症状

可能的原因

你有可能患了脑膜炎（见325页）。

就医建议

情况紧急！请拨打120，呼叫救护车。

你的呼吸有问题吗?

- 呼吸困难
- 呼吸时伴有疼痛
- 呼吸正常

你咳嗽吗?

- 咳嗽
- 不咳嗽

可能的原因

膀胱炎（见453页）是引起上述症状的最可能的原因，但肾盂肾炎（见446页）也是可能的原因，特别是你有背痛的时候，这种可能性会更大。

就医建议

在24小时内就医。

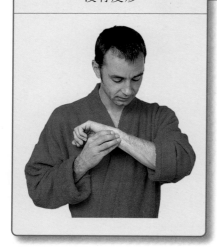

你咳嗽的时候有痰吗?
- 有痰
- 没有痰

可能的原因

胸部感染是可能的原因，例如肺炎（见299页）。

就医建议

情况紧急！请立即就医！

可能的原因

胸部感染，例如急性支气管炎（见297页）可能是引起这些症状的原因。肺结核（见300页）也是可能的原因。

就医建议

在24小时内就医。

你是否有以下症状?
- 全身疼痛
- 流鼻涕
- 无以上症状

可能的原因

病毒感染，例如重感冒（见164页“普通感冒”）或流行性感冒（见164页）是引起症状的最可能的原因。

自助措施

按照退热（见165页）的自助措施去做。如果你的症状加重，或在两天内你的症状没有好转，或出现了其他症状，那么应该就医。

在过去的数周内，是否有过几次发热?
- 反复发热
- 最近没有发热

可能的原因

长期的感染，例如感染性心内膜炎（见256页）或艾滋病相关疾病（见169页“艾滋病病毒感染与艾滋病”）会造成反复发热。潜在的肿瘤，如淋巴瘤（见279页）或肺结核（见300页）也是可能的病因。

就医建议

在24小时内就医。

你的泌尿系统有问题吗?
- 排尿时疼痛
- 尿频
- 两者都不是

你有咽喉痛吗?
- 有咽喉痛
- 没有咽喉痛

见图表15
咽喉痛

如果从这张图表中，你还是无法确定引起你发热的可能原因，那么在24小时内就医。

5 肿块或肿胀

皮下的肿块或肿胀，特别是在颈部、腋下或腹股沟部位，通常是肿大的淋巴结（腺体）。这些肿胀的淋巴结在感染时通常会肿大。当感染被清除后，肿胀的淋巴结很快会消失。如果肿大的淋巴结伴有疼痛，或肿块持续存在但不伴疼痛时，你就应当就医了。

警惕

无痛性肿块或肿胀

如果无痛性肿块或肿胀在两周内仍然没有消失，就需要去看医生。

开始

肿块或肿胀的特征是什么？

- 发红并伴有疼痛
- 其他特征

可能的原因

脓肿或疖（见204页）是引起痛性、炎性肿块的可能原因。

就医建议

在24小时内就医。

肿块或肿胀是出现在一个以上部位吗？

- 只在一个部位出现
- 在多个部位出现

你是否有体温在38℃或以上的发热？

- 发热
- 不发热

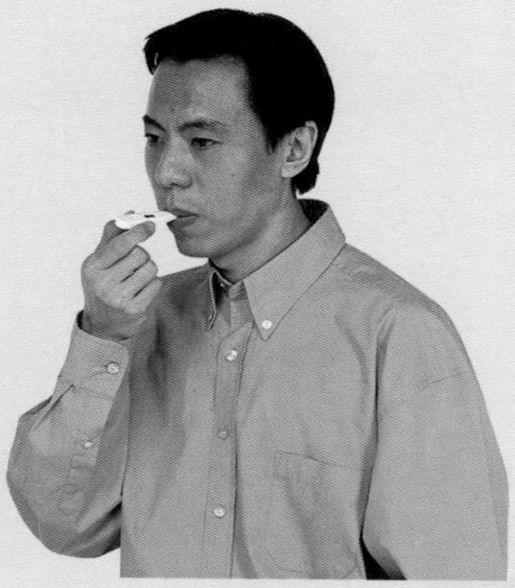

可能的原因

最可能的原因是病毒感染。淋巴系统肿瘤（见279页“淋巴瘤”）或艾滋病相关疾病（见169页“艾滋病病毒感染与艾滋病”）也是可能的病因。

就医建议

在24小时内就医。

你有皮疹吗？

- 有皮疹
- 没有皮疹

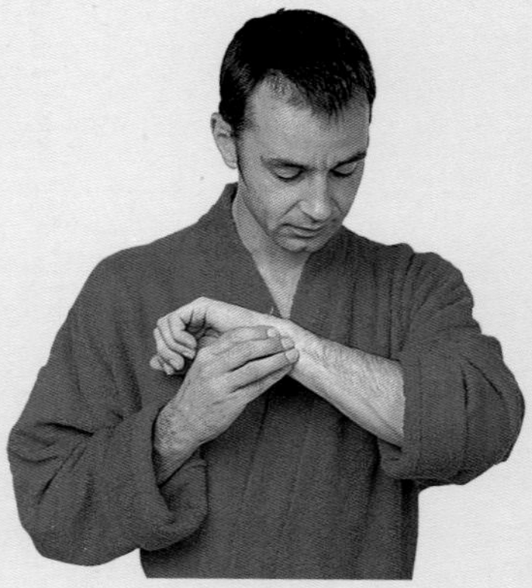

可能的原因

传染性单核细胞增多症（见166页）是引起你多部位淋巴结肿大的可能原因，尤其是当你觉得全身不舒服的时候。

就医建议

在24小时内就医。

肿块或肿胀出现在身体的哪个部位?

- 睾丸
- 腹股沟
- 乳房
- 颈部侧方或颈后部
- 其他部位

见图表34
睾丸与阴囊疾病

当你按压肿胀部位或平躺时，肿块有哪些变化?

- 肿块消失
- 肿块缩小
- 无变化

可能的原因

你可能患有腹股沟疝（见419页“疝”）。

就医建议

预约一个时间就医。

可能的原因

被嵌顿的腹股沟疝（见419页“疝”）可能是引起肿胀的原因。

就医建议

情况紧急！请立即就医！

见图表36
乳房疾病

你有咽喉疼痛吗?

- 有咽喉痛
- 无咽喉痛

见图表15
咽喉痛

可能的原因

数种病毒感染性疾病，都可以引起淋巴结肿大并伴有皮疹。莱姆病（见173页）也是可能的病因，特别是当你曾经被蜱虫叮咬过。

就医建议

在24小时内就医。

肿胀附近部位最近是否受过伤?

- 受过伤
- 没有受过伤

可能的原因

组织受伤时可以引起肿胀。伤口感染或局部皮疹也可以引起邻近的淋巴结肿大（见279页）。

自助措施

确保伤口是清洁的，并用有黏性的绷带，或消毒纱布包扎来保护伤口。如果伤口出现疼痛、发红或伤口周围出现化脓，或伤口愈合后仍有肿胀，那么应该就医。

如果从这张图表中，你还是无法确定引起你肿块或肿胀的原因，那么预约一个时间就医。

6 眩晕与晕厥

眩晕是一种头晕目眩的感觉，眩晕后可能会伴随有晕厥（意识丧失）。这种情况通常是由于缺乏食物或脑部血流减少引起的。不伴有其他症状的短暂的眩晕发作并不需要担心，但是如果眩晕反复发作或出现晕厥时，你就应该就医了。

警惕

意识丧失

如果发现有人意识丧失的时间持续超过1分钟，那么无论怀疑是什么原因造成的，你都应当立即设法获取紧急医疗救助。如果你需要离开患者去求助，首先应该将他置于复苏体位。如果你怀疑此人是脊柱损伤，请不要搬动他。

开始

你是否有以下症状？

- 视力障碍
- 身体的某部位出现麻木、刺痛或无力
- 意识模糊
- 言语障碍
- 无以上症状

你的症状是否持续存在？

- 症状依然存在
- 症状消失

可能的原因

短暂性脑缺血发作（见328页）是可能的病因。

就医建议

情况紧急！请立即就医！

可能的原因

你可能是脑卒中（见329页）发作。

就医建议

情况紧急！请拨打120，呼叫救护车。

你是否注意到有以下情况？

- 呕吐物中带血
- 粪便中带有鲜血
- 黑色柏油样大便
- 无以上情况

可能的原因

你可能有消化道出血，可能是消化性溃疡（见406页）。

就医建议

情况紧急！请拨打120，呼叫救护车。

在晕厥时你是否出现了以下情况？

- 不受控制的手脚抽动
- 咬伤舌头
- 尿失禁
- 无以上情况

可能的原因

你可能是抽搐发作，这可能是癫痫（见324页）引起的。

就医建议

情况紧急！请拨打120，呼叫救护车。

可能的原因

原有的心脏病加重，或心脏跳动不规律（见249页“心律失常”）造成的低血压（见248页“低血压”）。

就医建议

情况紧急！请立即就医！

你是否有以下情况？

- 患有糖尿病
- 在晕厥前几小时内没有吃东西
- 两者都不是

可能的原因

低血糖可能是引起你眩晕或晕厥的原因，通常会伴有出汗、焦虑和恶心（见437页**“糖尿病”**；见440页**“低血糖”**）。

就医建议

情况紧急！请立即就医！此时应吃一些或喝一些含糖的食品或饮料。

你是否有以下症状？

- 呼吸困难
- 皮肤比平常苍白
- 过度疲劳
- 无以上症状

可能的原因

贫血（见271页）可能是引起你的症状的原因。

就医建议

在24小时内就医。

可能的原因

突然的心理上的打击，能引起眩晕或晕厥。

自助措施

休息并找人陪伴，直到你感觉好一些。如果再次出现这种情况，那么预约一个时间就医。

你是否是在以下情况之后，立即出现眩晕和晕厥的？

- 突然起床
- 情感受到打击之后
- 两者都不是

可能的原因

最可能的原因，就是体位变化导致的血压一过性下降，通常不需要担心（见248页**“低血压”**）。

就医建议

如果你出现了晕厥，那么应该在24小时内就医。即使在接下来的几天内没有出现晕厥，也应该就医。

你是否有以下情况？

- 曾经有过胸痛或心脏病
- 曾经有心悸
- 两者都不是

可能的原因

妊娠时的血流变化可以导致眩晕。

就医建议

预约一个时间就医。

你是否怀孕了？

- 可能是怀孕了
- 没有怀孕

如果从这张图表中，你还是无法确定引起你晕厥的可能原因，那么立即与医生联系。如果你无法确定引起你眩晕的可能原因，那么在24小时内就医。

7 头痛

颈部与头部的肌肉紧张和发热，都是引起头痛的常见原因。饮酒过量、摄入过多的咖啡因或尼古丁，也可以引起头痛。绝大多数头痛持续的时间不会超过几小时。如果你的头痛持续超过24小时，而且服用非处方止痛药也不能缓解，或在一周内反复发生数次，就应该去看医生了。

危险信号

如果头痛并伴有以下任何症状，请拨打120，呼叫救护车：

- 出现扁平的、压之不褪色的暗红色斑点（见57页“检查红色的皮疹”）。
- 嗜睡或意识模糊。
- 一侧肢体无力。
- 视物模糊。
- 害怕强光。
- 暂时的意识丧失。

开始

在过去的24小时内，你的头部是否受到过碰撞？

- 有头部受伤
- 无头部受伤

你是否有体温在38℃或以上的发热？

- 发热
- 不发热

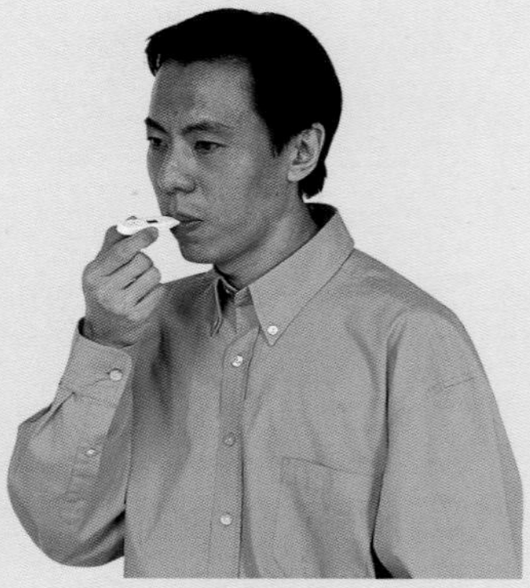

可能的原因

许多伴有发热的轻微疾病会伴有头痛。但是一些严重的疾病，也可能引起头痛，例如脑膜炎（见325页）。如果你的年龄在12岁以上，请参见图表4。12岁以下的儿童请参见图表45。

你是否有右上方文字框中列出的危险信号，或出现过呕吐？

- 有危险信号
- 头部受伤后出现呕吐
- 无危险信号或呕吐

你头痛的时候，是否伴有恶心和/或呕吐？

- 是
- 否

可能的原因

可能是脑周围的组织受到了损伤（见322页“头部损伤”）。

就医建议

情况紧急！请拨打120，呼叫救护车。

可能的原因

头部受轻伤后，伴有轻微的头痛是常见的（见322页“头部损伤”）。

自助措施

服用止痛药（但不是阿司匹林）。如果头痛持续超过2小时，或出现其他症状，那么应该立即就医。

可能的原因

鼻窦炎（见290页）可能是引起你头痛的原因。

自助措施

尝试蒸汽吸入（见291页）。如果在两天内你的症状没有好转，那么应该就医。

你的视力如何？

- 视物模糊
- 其他的视力障碍
- 视力无变化

可能的原因

引起你头痛的最可能原因是偏头痛（见320页），尤其是在头痛之前有视力问题时，偏头痛的可能性更大。但是，也有可能引起头痛的其他疾病需要除外，例如脑卒中（见329页）。

就医建议

情况紧急！如果这是你第一次出现头痛，请立即就医。虽然引起你头痛的疾病可能不严重，但是需要由医生来明确诊断。

你是否有以下情况？

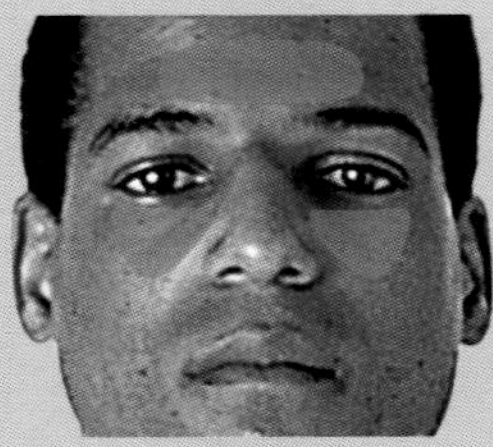

疼痛的部位

- 疼痛主要出现在图中所显示的部位
- 最近出现流鼻涕或鼻塞
- 两者都不是

可能的原因

急性青光眼（见358页）是可能的病因，特别是当疼痛位于眼周围的时候。

就医建议

情况紧急！请立即就医！

头痛出现在哪些部位？

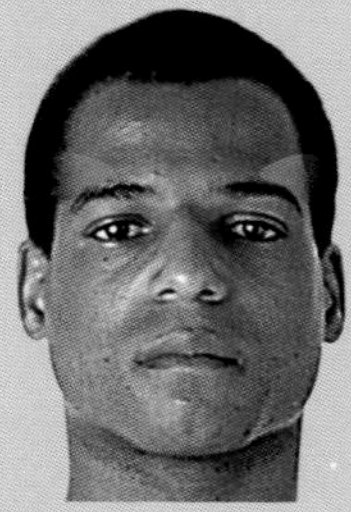

疼痛的部位

- 在一侧或双侧颞部
- 其他部位

可能的原因

巨细胞动脉炎（见282页）是可能的病因，特别是当你年龄在50岁以上，并感觉不舒服的时候，巨细胞动脉炎的可能性更大。

就医建议

情况紧急！请立即就医！

如果从这张图表中，你还是无法确定引起你头痛的原因，那么预约一个时间就医。

可能的原因

你的症状可能是药物或补品的副作用引起的。

就医建议

预约一个时间就医。在医生没有要求你停药的情况下，可继续服用处方药物，但要停止使用补品及消遣性毒品。

你是否正在服用一些药物或补品？

- 是
- 否

你之前是否有过这样的头痛？

- 有
- 没有

可能的原因

反复发作的头痛（见320页），如果没有其他明显原因，医生在诊断时会询问你是否饮酒过度。

就医建议

预约一个时间就医。

8 抑郁的感觉

抑郁的感觉，包括乏力、悲伤和自卑。偶尔出现情绪低落是正常的，特别是在失望之后。在经历一些重大的令人感到难过的事情后，出现严重的抑郁感觉也是正常的，例如亲密的人去世。如果抑郁非常严重，或抑郁的感觉持续两周以上时，你就应当去看医生了。

警惕

有自杀的意念

任何有自杀想法的人，都需要紧急的医疗救助。如果你不能说服他放弃自杀念头，那么就应该与医生联系，并尽可能鼓励他去寻求专业人员的帮助，或拨打预防自杀热线。专业的救助人员，可以对绝望的人提供全天的咨询服务。

开始

你是否有以下症状？

- 乏力
- 睡眠障碍
- 自卑
- 注意力不能集中或优柔寡断
- 对性缺乏兴趣
- 无以上症状

你的抑郁感觉是发生在以下事件之后吗？

- 丧亲
- 离婚
- 失业
- 其他让人感到压力很大的事情
- 无以上情况

可能的原因

生活中有些事件，对人的打击可以是毁灭性的，在此之后出现一段时间的抑郁是正常的。

就医建议

预约一个时间就医。

你是否有以下情况？

- 最近刚生过孩子
- 最近患过病毒感染性疾病
- 正在大手术或严重疾病的恢复期
- 无以上情况

可能的原因

失去亲密的人之后，出现悲伤和抑郁是正常的(见32页“丧亲之痛”)。

就医建议

预约一个时间就医。当你向医生说起你丧亲之痛时，医生会为你提供帮助。

可能的原因

你患严重抑郁症（见343页）的可能性不大。你低落的情绪可能是由暂时的压力或失望造成的。

就医建议

如果你的抑郁感觉持续超过两周，或你的抑郁感觉加重，或出现了其他症状，那么预约一个时间就医。

可能的原因

分娩后激素的重大变化，有时会导致抑郁（见521页“产后抑郁”）。

就医建议

预约一个时间就医。

可能的原因

一些重大的意外事件、大手术或严重的疾病之后可能会出现抑郁（见343页“抑郁症”）。

就医建议

预约一个时间就医。

可能的原因

患病毒感染性疾病后，有时会出现一段时间的轻微抑郁。

自助措施

健康的饮食和充足的睡眠，可以使你恢复体力。如果在病毒感染症状消失两周后，你仍有抑郁症状，那么预约一个时间就医。

可能的原因

压力（见31页）是引起抑郁的常见原因。

自助措施

尽量减轻生活中的压力对你的影响（见31页“压力”）。如果你感觉自己无法应对这些压力，或感到抑郁情绪已经影响到你的正常生活，那么预约一个时间就医。

可能的原因

你的症状可能是药物或补品的副作用引起的。

就医建议

预约一个时间就医。在医生没有要求你停药的情况下，可继续服用处方药物，但要停止使用补品。

可能的原因

长期过量饮酒也会导致抑郁（见350页“酒精依赖”）。

就医建议

预约一个时间就医。向医生咨询如何减少饮酒量。

你在家里或工作中，是否有一些特殊的压力？

是

否

你是否正在服用一些药物或补品？

是

否

你的饮酒量，是否经常超过推荐的饮酒限量（见24页“安全饮酒量”）？

超过了推荐限量

在推荐限量内

你是女性还是男性？

男性

女性

可能的原因

你的抑郁，可能和你每个月的激素变化有关（见472页“经前期综合征”）。

就医建议

预约一个时间就医。

你是否只在来月经前的几天感到抑郁？

是

否

如果从这张图表中，你还是无法确定引起你抑郁的原因，那么预约一个时间就医。

9 一般的皮肤疾病

皮肤疾病通常是由局部感染、过敏或刺激引起的，通常不会很严重，但是波及全身的皮肤疾病，还是很令人感到不舒服的。如果你的皮肤疾病持续一个月以上，或引起严重的不适，或出现了新的特别是深色的肿块，或出现了不能愈合的溃疡时，你就应当就医了。

见图表10
伴有发热的皮疹

开始

你的皮肤疾病是哪个类型的？

- 皮疹
- 其他皮肤疾病

你是否有体温在38℃或以上的发热？

- 发热
- 不发热

病变部位的皮肤发痒吗？

- 痒
- 不痒

可能的原因

蜂窝组织炎（见204页）可能是引起你的症状的原因。

就医建议

情况紧急！请立即就医！

你是否注意到有以下情况？

- 皮肤出现红肿、发热
- 新出现或已有的痣发生了变化
- 开放性的溃疡，三周后仍没有愈合
- 在手掌或脚掌出现硬的、与皮肤相同颜色的肿块
- 无以上情况

可能的原因

银屑病（见192页）可以产生这样的皮疹。

就医建议

预约一个时间就医。

可能的原因

皮肤癌（见199页）是可能的原因。

就医建议

预约一个时间就医。

你的皮肤疾病是否符合以下描述？

- 在身体一侧的一个部位出现痛性疱状皮疹
- 红色的片状皮疹，上面覆盖着银色的鳞片
- 嘴唇或嘴唇周围，出现有渗出的疱样皮疹
- 痛性红色肿块，中心是黄色的
- 无以上情况

可能的原因

这可能是疣或瘊子（见206页“疣”），或者是胼胝（见202页“胼胝与鸡眼”）。

就医建议

如果你对自我诊断不确定，那么预约一个时间就医。

可能的原因

这可能是疖（见204页）。

自助措施

按照处理疖（见204页）的自助方法去做。如果在24小时内你的症状没有好转，那么应该就医。

病变部位的皮肤看起来怎样？

- 有炎症的皮肤部位表面覆盖有鳞片
- 一个或多个红色肿块，中央有黑点
- 一个或多个反复出现的凸起的红色区域（风团）
- 无以上情况

皮疹的边缘看起来是什么样的？

- 与周围的皮肤界线不清
- 与周围皮肤界线清晰

可能的原因

脂溢性皮炎（见194页）或湿疹（见193页）可能是引起你的皮疹的原因。

自助措施

避免皮肤接触刺激性强的肥皂或洗涤剂。温和的保湿霜可以减少皮疹。如果在一周内皮疹没有改善或者出现了其他症状，那么预约一个时间就医。

可能的原因

癣（见205页）可能是引起你的皮疹的原因。

就医建议

预约一个时间就医。

可能的原因

可能是荨麻疹（见285页）。

自助措施

可以用冷敷或炉甘石洗剂来缓解刺激症状，服用非处方抗组胺药物可能会有帮助。如果出现了呼吸困难，那么应该立即就医。

可能的原因

这种发痒的肿块，可能是由于昆虫叮咬引起的。

自助措施

用冷敷来缓解刺激症状。如果你对昆虫叮咬或蜇伤过敏，那么应该寻求医疗救助。

可能的原因

你的症状可能是一些药物或补品的副作用引起的。

就医建议

情况紧急！请立即就医！医生可能会让你停用某一种药物。

可能的原因

带状疱疹（见166页）会引起这样的皮疹。

就医建议

在24小时内就医。

你是否有以下情况？

- 皮疹从中心的一个红点向外蔓延
- 被蜱叮咬过
- 两者都不是

你是否在服用药物或补品？

- 是
- 否

可能的原因

你可能患有脓疱疮（见204页）。如果反复出现这种情况，患唇疱疹（见205页）的可能性更大。

就医建议

如果自我诊断不明确，那么在24小时内就医。对于唇疱疹可以采取自助措施。

可能的原因

你可能患上了莱姆病（见173页）。

就医建议

在24小时内就医。

如果从这张图表中，你还是无法确定引起你皮肤问题的原因，那么预约一个时间就医。

10 伴有发热的皮疹

如果你的皮疹不伴有发热，见图表9

如果你或你孩子的体温在38℃以上，你就应当检查一下是否存在皮疹。伴有发热的皮疹，通常是由病毒感染引起的。大多数病毒感染都不严重。但是，皮疹可以警示你，可能患了能够威胁生命的脑膜炎。

危险信号

如果伴有发热的皮疹，同时伴有以下任何症状时，请拨打120，呼叫救护车：

- 畏光。
- 低头时，颈部出现疼痛。
- 癫痫发作。
- 体温在39℃以上。
- 呼吸困难或呼吸声音粗大。
- 剧烈头痛。

开始

皮疹有什么特征?

- 广泛的、发痒的疱样皮疹
- 皮疹从中央的红点向外扩散
- 扁平的暗红色斑点，按压不褪色
- 暗红色斑点或黑斑，压之褪色
- 鲜红色的皮疹，特别是脸颊部最明显
- 分布在躯干和面部的浅红或粉色皮疹
- 无以上情况

可能的原因

水痘（见165页）是引起伴有发热皮疹的可能原因。

就医建议

在24小时内就医，同时采取一些退热（见165页）的自助措施。

可能的原因

你可能患上了莱姆病（见173页）。

就医建议

在24小时内就医，同时采取一些退热（见165页）的自助措施。

可能的原因

风疹（见168页）也称德国麻疹，可能是引起这些症状的原因。主要累及4岁以下婴幼儿的幼儿急疹（见538页），也是引起这些症状的可能原因，特别是当发热出现在皮疹之前时。

就医建议

在24小时内就医，以明确诊断。同时采取一些退热（见165页）的自助措施。

可能的原因

传染性红斑（见168页）可能是引起较小的孩子出现这种皮疹和其他症状的原因。

就医建议

在24小时内就医，同时采取一些退热（见165页）的自助措施。

如果从这个图表中，你还是无法确定引起你发热并伴有皮疹的原因，那么在24小时内就医。

是否有以下症状？

- 剧烈的头痛
- 嗜睡或意识混乱
- 害怕强光
- 头向前低时，出现颈部疼痛
- 恶心或呕吐
- 无以上症状

可能的原因

脑膜炎（见325页）可能是引起症状的原因。

就医建议

情况紧急！请拨打120，呼叫救护车。

可能的原因

这种皮疹可能是由于严重过敏反应引起的，例如对青霉素的过敏反应（见284页“药物过敏”）；也可能是由血液疾病，如血小板减少症（见275页）引起的；儿童则可能是由过敏性紫癜（见543页）引起的。

就医建议

情况紧急！请立即就医！

症状评估

检查红色皮疹

如果你出现了暗红色的皮疹，将饮水杯的侧面压在皮疹上，透过水杯来观察皮疹在受压后是否褪色。如果透过水杯还能看到皮疹，那么表明这种皮疹就是紫癜（见196页），这是由于皮肤的微小血管出血造成的。紫癜可由某种严重疾病引起，需要立即就医。如果你还出现了高热、剧烈头痛或其他危险信号时，应该呼叫救护车。

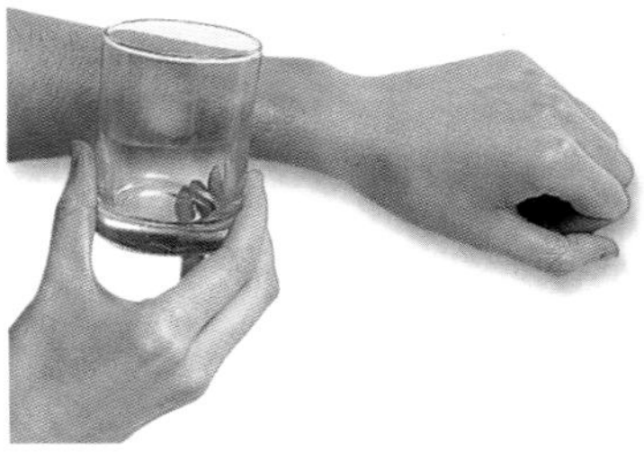

检查皮疹
在这个示例中，水杯下的皮疹褪色。这种体征表明，这样的皮疹不是紫癜。

在过去的几天里，你是否注意到有以下症状？

- 流鼻涕
- 咳嗽
- 眼红
- 无以上症状

可能的原因

麻疹（见167页）是引起症状的可能原因。

就医建议

在24小时内就医。同时采取一些退热（见165页）的自助措施。

你是否有严重的咽喉痛？

- 是
- 否

见图表15
咽喉痛

如果从这张图表中，你还是无法确定引起你发热并伴有皮疹的原因，那么在24小时内就医。

11 眼睛疼痛或刺激症状

损伤、感染和过敏，是引起眼及眼睑不舒服，以及刺激性症状的最常见原因。眼睛白色区域（巩膜）出现的无痛性红色改变，可能是血管破裂引起的，不需要治疗也会自行消失。但是如果你的眼睛出现了疼痛，就应当就医了。如果你的视力出现了下降，应该立即去看医生。

警惕

戴隐形眼镜

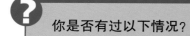

如果你戴着隐形眼镜，出现眼睛疼痛或刺激症状时，立即摘掉隐形眼镜，在找到引起问题的原因并治疗之前，不能再使用隐形眼镜。如果疼痛是由于隐形眼镜下的沙粒引起，那么就有发生角膜刮伤的危险。预约一个时间，去咨询一下隐形眼镜配镜师。

开始

你是否有过以下情况？

- 眼睛受伤
- 眼睛里有异物
- 两者都不是

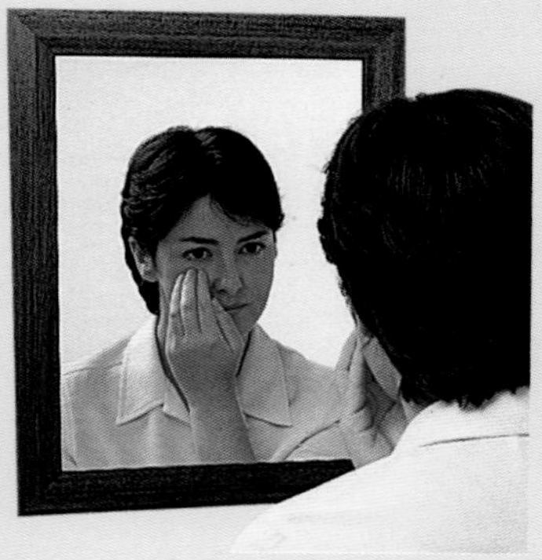

可能的原因

眼睛里的异物，可能是引起眼睛疼痛和发红的原因。

自助措施

如果有异物在眼白部分自由漂浮，试着用清水把它冲洗掉。如果异物不容易被清除，那就去医院寻求帮助。如果异物嵌入眼睛里，千万不要尝试自己清除。

你是否有以下症状？

- 眼睛里及眼周围疼痛
- 眼睛有被沙粒磨的感觉
- 眼睑发痒或有刺激症状
- 眼睑上有红色压痛肿块
- 无以上症状

可能的原因

可能是受感染的毛囊（见364页“睑腺炎”），或受感染的眼睑里的腺体（见364页“睑板腺囊肿”）引起的。

自助措施

按照推荐的处理睑腺炎（见364页）或睑板腺囊肿（见364页）的方法去做。如果3天内自助措施无效，那么预约一个时间就医。

在受伤后你的视力是否下降？

- 是
- 否

可能的原因

可能是严重的眼部损伤。

就医建议

情况紧急！请立即就医！为防止造成永久损伤，可能需要专家的帮助。

可能的原因

你的眼痛，可能是由于眼部小的损伤引起的。

就医建议

情况紧急！请立即就医！

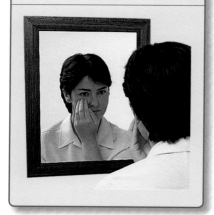

你看东西模糊吗?

- 模糊
- 不模糊

你的眼睑是否有向内翻或向外翻?

- 眼睑内翻
- 眼睑外翻
- 看起来是正常的

可能的原因

睑内翻（见364页）可能是引起你问题的原因。

就医建议

预约一个时间就医。

可能的原因

急性青光眼（见358页）或葡萄膜炎（见357页）是可能的原因。

就医建议

情况紧急！请立即就医！

可能的原因

睑外翻（见364页）可能是引起你问题的原因。

就医建议

预约一个时间就医。

可能的原因

从集性头痛（见321页）是可能的原因，特别是当眼睛发红和流泪时。

就医建议

在24小时内就医。

可能的原因

睑缘炎（见364页）可能是引起眼睑刺激性症状和瘙痒的原因，特别是皮肤有鳞屑和发炎时更明显。

自助措施

按照推荐的处理睑缘炎（见364页）的方法去做。如果自助措施无效，那么预约一个时间就医。

眼睛里是否有分泌物?

- 水样分泌物
- 黏稠的分泌物
- 无分泌物

可能的原因

由过敏或感染引起的结膜炎（见355页）是可能的原因。

就医建议

预约一个时间就医。

可能的原因

干燥性角结膜炎（见365页）是一种眼睛不能产生足够泪液的疾病，可以引起眼部不适。

就医建议

预约一个时间就医。

如果从这张图表中，你还是无法确定引起你眼睛疼痛或刺激症状的原因，那么预约一个时间就医。

12 视力障碍或视力受损

视力障碍或视力受损，包括视物模糊或视物重影（复视）。你还可能看到闪光和漂浮的斑点。视力障碍可能由一只或两只眼睛的病变引起，也可能是因为脑部处理视觉信息的区域受损引起的。如果你的视力突然下降，应该立即去看医生。

可能的原因

可能是负责视觉功能的那部分脑组织受到了损伤（见322页“头部损伤”）。

就医建议

情况紧急！请拨打120，呼叫救护车，或者立即去医院就诊。

开始

出现问题的眼睛疼痛吗？

- 疼痛
- 不疼痛

见图表11
眼睛疼痛或刺激症状

在过去的48小时里你的头部是否受过伤？

- 最近确有头部受伤
- 头部未受伤

你的视力障碍或视力受损有多长时间了？

- 不到24小时
- 24小时或更长时间

可能的原因

白内障（见357页）可以引起老年人视物模糊。

就医建议

预约一个时间就医。

你有糖尿病吗？

- 有
- 没有

你是哪种类型的视力障碍或视力受损？

- 视物模糊
- 看近物越来越困难
- 其他视力障碍

你有多大年龄？

- 50岁及以上
- 50岁以下

可能的原因

糖尿病视网膜病变（见361页）或血糖高都可以导致视物模糊。

就医建议

在24小时内就医。

你视力障碍或视力受损的性质如何？

- 一只或两只眼睛的部分或全部视力突然丧失
- 视物模糊
- 看到有闪光或漂移的斑点
- 看东西重影（复视）
- 无以上情况

可能的原因

偏头痛（见320页）可能是引起伴有视力障碍的反复头痛的原因，但还是需要做一些紧急的检查，排除一些更严重的疾病。

就医建议

情况紧急！请立即就医。

可能的原因

供应眼部或脑部的血管堵塞、严重的眼部疾病，如视网膜脱离（见360页）是可能的原因。

就医建议

情况紧急！请拨打120，呼叫救护车。

如果从这张图表中，你还是无法确定引起你视力障碍或视力受损的原因，那么立即与医生联系。

可能的原因

可能是由于颅内出血造成的（见329页“脑卒中”；见330页“蛛网膜下腔出血”），也可能是由于支配眼球运动的肌肉异常引起的（见368页“复视”）。

就医建议

情况紧急！请拨打120，呼叫救护车。

你是否正在服用药物或补品？

- 是
- 否

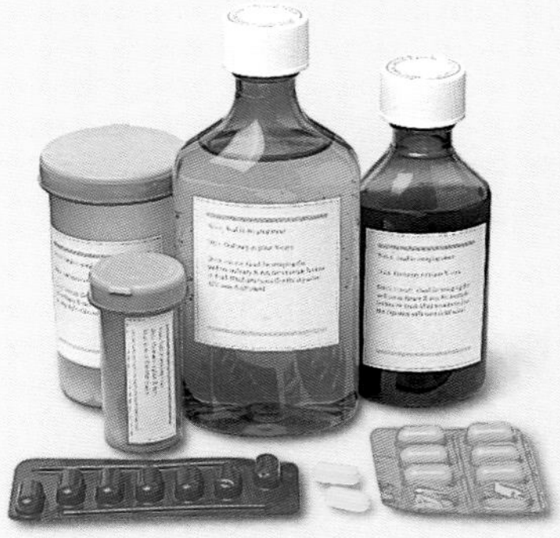

可能的原因

你的症状可能是药物或补品的副作用引起的。

就医建议

在24小时内就医。在医生没有要求你停药的情况下，可继续服用处方药物，但要停止使用补品。

可能的原因

随着年龄增长，你的眼睛已经开始出现老视（见367页）。

就医建议

预约一个时间就医。

如果从这张图表中，你还是无法确定引起你视力障碍或视力受损的原因，那么在24小时内就医。

13 听力丧失

听力丧失是指一只或两只耳朵辨别声音的能力逐渐或突然下降。总的来说，永久性的听力丧失是很罕见的。耵聍栓塞或耳部感染可引起一过性的听力丧失。正常的衰老过程会伴有部分的、永久的听力丧失，但这种情况可以通过手术或使用助听器来治疗。

开始

你是否有耳痛？

- 有耳痛
- 无耳痛

见图表14
耳痛

你注意到耳部有分泌物吗？

- 有分泌物
- 无分泌物

你是否有以下情况？

- 感觉耳朵被堵塞
- 感觉头晕
- 有耳鸣
- 无以上情况

你是否有以下症状？

- 流鼻涕
- 咽喉痛
- 两者都不是

可能的原因

可能是普通感冒（见164页）引起的连接中耳与咽喉的管道堵塞造成的。

自助措施

蒸汽吸入（见291页）可能会对你有所帮助。如果在感冒症状消失的1～2天后，听力还没有恢复正常，或出现了其他症状，那么预约一个时间就医。

可能的原因

外耳感染是可能的原因（见374页“外耳道炎”）。

就医建议

预约一个时间就医。

可能的原因

你可能患有梅尼埃病（见380页），也可能是由于听神经瘤（见380页）或者神经系统的其他疾病引起的。

就医建议

预约一个时间就医。

可能的原因

你的症状可能是这些药物的副作用造成的。

就医建议

预约一个时间就医。在医生没有要求你停药的情况下，可继续服用处方药物，但要停止使用其他药物。

你最近是否患了以下疾病？

- 脑膜炎
- 脑炎
- 无以上情况

你是否有以下情况？

- 经常听声音很响的音乐
- 工作环境的噪声很大
- 两者都不是

可能的原因

接触噪声可以引起听力损伤（见378页“噪声性耳聋”）。

就医建议

预约一个时间就医。

可能的原因

这些感染性疾病有时可造成听力损伤，但是这种听力损伤，在疾病后期才会比较明显。

就医建议

预约一个时间就医。

你家里是否有其他人，在50岁之前就出现了听力丧失？

- 没有听力丧失的家族史
- 有听力丧失的家族史

可能的原因

老年性耳聋（见376页）可能是引起老年人听力逐渐丧失的原因。耵聍栓塞（见374页）也可以引起听力丧失。

就医建议

预约一个时间就医。

你是否在服用了某些药物之后出现的听力丧失？

- 是
- 否

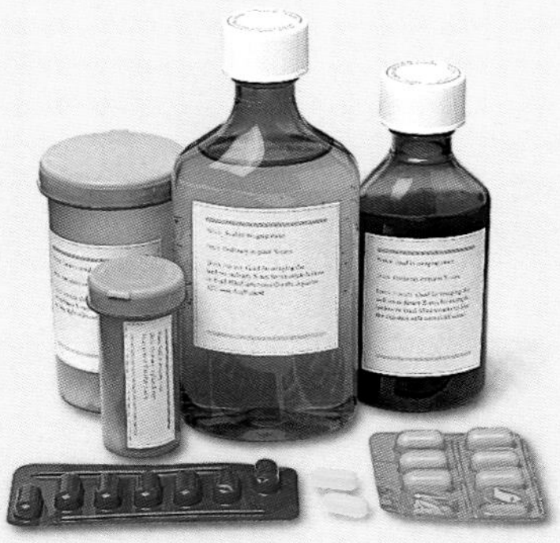

你多大年龄了？

- 50岁及以上
- 50岁以下

可能的原因

可能是因为耳硬化症（见375页），或由一组罕见的、影响听力的、遗传性疾病中的某一种引起的。

就医建议

预约一个时间就医。

如果从这张图表中，你还是无法确定引起你听力丧失的原因，那么预约一个时间就医。

14 耳痛

耳朵疼痛是让人很苦恼的症状，特别是对孩子来说更是如此。耳痛通常是由于外耳或中耳的感染引起的。但轻微的不适可能是由于耵聍栓塞引起的。如果你有耳痛，特别是持续性耳痛的时候，应该就医。严重或反复发作的中耳感染可能会损伤听力。

开始

你在拉耳垂时疼痛是否会加重?

疼痛加重

疼痛不加重

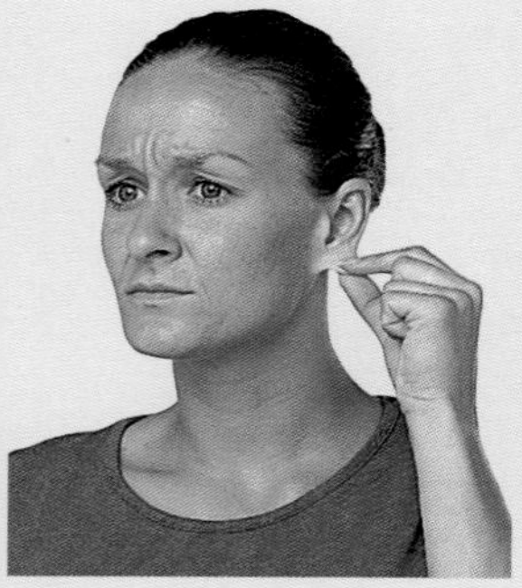

可能的原因

耳痛可能是由于外耳的感染（见374页“外耳道炎”）或耳道内的疖（见204页）引起的。

就医建议

预约一个时间就医。

出现问题的耳朵是否有分泌物?

有分泌物

无分泌物

可能的原因

你可能患有中耳感染（见374页“中耳炎”）伴有鼓膜穿孔，另外可能是外耳感染（见374页“外耳道炎”）。

就医建议

在24小时内就医。

你是否有流鼻涕或鼻塞?

有

没有

可能的原因

感冒（见164页“普通感冒”）经常会伴有轻微的耳痛。持续或严重的耳痛通常是由中耳感染引起的（见374页“中耳炎”）。

自助措施

服用一些血管收缩药和止痛药，来缓解鼻塞现象和身体不适。如果疼痛剧烈，或持续时间超过两天，那么预约一个时间就医。

疼痛是在坐飞机的过程中，或之后立即出现的?

是在坐飞机的过程中，或之后立即出现的

与坐飞机无关

可能的原因

气压伤（见375页）可能是引起你疼痛的原因。

就医建议

如果不适持续超过24小时，那么预约一个时间就医。

如果从这张图表中，你还是无法确定引起你耳痛的原因，那么在24小时内就医。

15 咽喉痛

大多数人会时常出现咽部疼痛或不适的感觉。咽喉痛通常是感冒的最初表现，也是其他病毒性感染的表现之一。如果你没有其他不适，通常在家就可以安全地处理咽喉痛。但当咽喉痛持续或严重的时候，就应该去看医生了。

开始

你是否有体温在38℃或以上的发热？

- 发热 → 你有腹股沟和腋窝处肿胀吗？
- 不发热 → 在出现咽喉痛之前，你是否做了以下的事情？

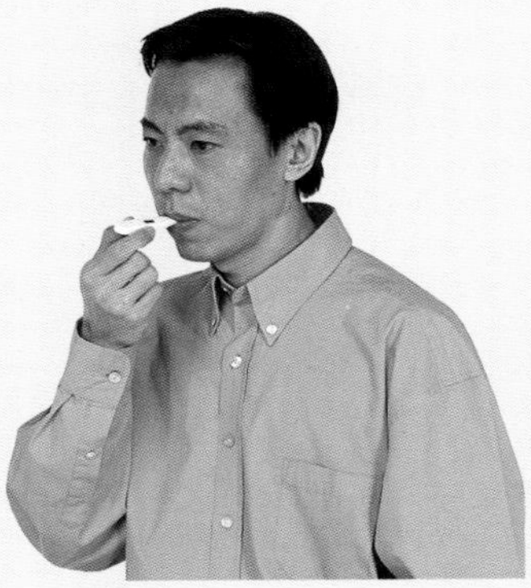

你有腹股沟和腋窝处肿胀吗？

- 有 → 可能的原因：传染性单核细胞增多症
- 没有 → 你是否有以下症状？

可能的原因

传染性单核细胞增多症（见166页）可以引起咽喉痛和淋巴结肿大。

就医建议

预约一个时间就医。

你是否有以下症状？

- 浑身酸痛
- 流鼻涕
- 头痛
- 咳嗽
- 无以上症状

可能的原因

咽喉感染（见293页“咽炎和扁桃体炎”）是可能的原因。

就医建议

预约一个时间就医。按照缓解咽痛的方法（见293页）去做。

可能的原因

病毒感染，例如重感冒（见164页“普通感冒”）或流行性感冒（见164页）是最可能的原因。

自助措施

按照退热（见165页）的自助措施去做。如果你的症状加重，出现变化，或在两天内你的症状没有好转，那么应该就医。

在出现咽喉痛之前，你是否做了以下的事情？

- 大量吸烟或吸入了一些烟雾
- 大叫或大声唱歌
- 无以上情况

可能的原因

这些情况可能会导致咽喉的炎症（见293页“咽炎和扁桃体炎”）。

自助措施

按照缓解咽痛的方法（见293页）去做。如果在两天内你的症状加重、出现变化或没有好转，那么应该就医。

你可能感冒了。按照缓解咽痛的方法（见293页）去做。如果你的病情在两天内没有好转，那么预约一个时间就医。

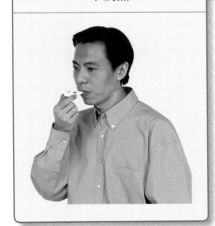

16 咳嗽

对于12岁以下的儿童，见图表47

咳嗽是机体清除呼吸道吸入的颗粒物和分泌物的一种防御机制。持续的咳嗽可能是由于肺部的感染或炎症引起，或由一些刺激性物质，如香烟的烟雾引起。如果你出现了持续的咳嗽，那么应该去医院做一些检查。

警惕

咯血

如果你咯血，即使没有其他不舒服，也一定要去看医生。只出现过一次痰中带血丝就发生严重疾病的可能性不大，但出现一次以上的痰中带血，或咯血量多的情况，应该立即去看医生。

开始

你咳嗽多长时间了？

- 未超过48小时
- 超过48小时

你是否有体温在38℃或以上的发热？

- 发热
- 不发热

你咳嗽时有痰吗？

- 有痰
- 没有痰

你是否正在服用处方药物？

- 正在服用
- 没有服用

可能的原因

你的症状可能是药物的副作用引起的。

就医建议

预约一个时间就医。在医生没有让你停药的情况下，可继续服用处方药物。

可能的原因

持续的干咳可能是由于哮喘（见295页）、胃食管反流性疾病（见403页），或在工作环境中接触了刺激性物质（见305页“职业性肺部疾病”）引起的。原发性肺癌（见307页）引起干咳的可能性非常小，可以排除。

就医建议

预约一个时间就医。

你吸烟吗？

- 吸烟
- 不吸烟

可能的原因

处于一个烟雾弥漫的环境中会对肺产生刺激。

自助措施

换一个通风良好的环境。如果你出现呼吸困难或其他症状，那么应该就医。

如果从这张图表中，你还是无法确定引起你咳嗽的原因，那么预约一个时间就医。

你在呼吸时会出现以下情况吗？

- 呼吸时感到疼痛
- 感觉呼吸困难
- 两者都不是

可能的原因

肺炎（见299页）可能是引起这些症状的原因。

就医建议

情况紧急！请立即就医！

可能的原因

急性支气管炎（见297页）是可能的原因。

就医建议

在24小时内就医。

可能的原因

咳嗽是机体对进入肺部异物的一种自然反应。

就医建议

如果在1小时内，咳嗽还没有缓解，那么应该就医。

你咳嗽时有痰吗？

- 有痰
- 没有痰

可能的原因

病毒感染，例如重感冒（见164页“普通感冒”）或流行性感冒（见164页）可能是引起你咳嗽的原因。

自助措施

按照退热（见165页）的自助措施去做。如果在两天内你的症状没有好转，或出现了其他症状，那么应该就医。

在最近几个小时内，你是否吸入了以下物质？

- 食物颗粒
- 烟草的烟雾
- 灰尘、废气或燃烧产生的烟雾
- 无以上情况

可能的原因

吸入这些物质中的任何一种，都可以造成严重的呼吸道炎症。

就医建议

情况紧急！请立即就医！

可能的原因

感冒（见164页“普通感冒”）可能是引起你咳嗽的原因。

自助措施

蒸汽吸入（见291页）可能会对你有帮助。如果你呼吸时胸痛，或开始出现哮鸣，或在两天内你的症状没有好转，或出现其他症状，那么应该就医。

可能的原因

长期吸烟的人咳嗽和咳痰，可能是由于慢性阻塞性肺病（见297页）引起的，由原发性肺癌（见307页）引起的这些症状非常罕见。

就医建议

预约一个时间就医。

你是否有以下症状？

- 流鼻涕
- 咽喉痛
- 两者都不是

可能的原因

不伴有其他症状的咳嗽，可能是由于哮喘（见295页）引起的。慢性心力衰竭（见247页）也是一种可能，但可能性较小。

就医建议

预约一个时间就医。

17 呼吸困难

12岁以下的儿童，见图表46

在剧烈运动后可以出现呼吸急促（气短），但在休息之后就会恢复正常。如果你在休息或正常活动，如穿衣服时即出现呼吸急促，那么你就应该看医生了，因为你的这种症状，可能是由于严重的肺部疾病，或心脏疾病引起的。

危险信号

如果你自己或和你在一起的人出现以下情况时，请拨打120，呼叫救护车：

- 严重的呼吸短促。
- 嘴唇发紫。

在等待医疗救助的同时，松开患者的紧身衣服，并帮助患者背靠枕头坐起来。

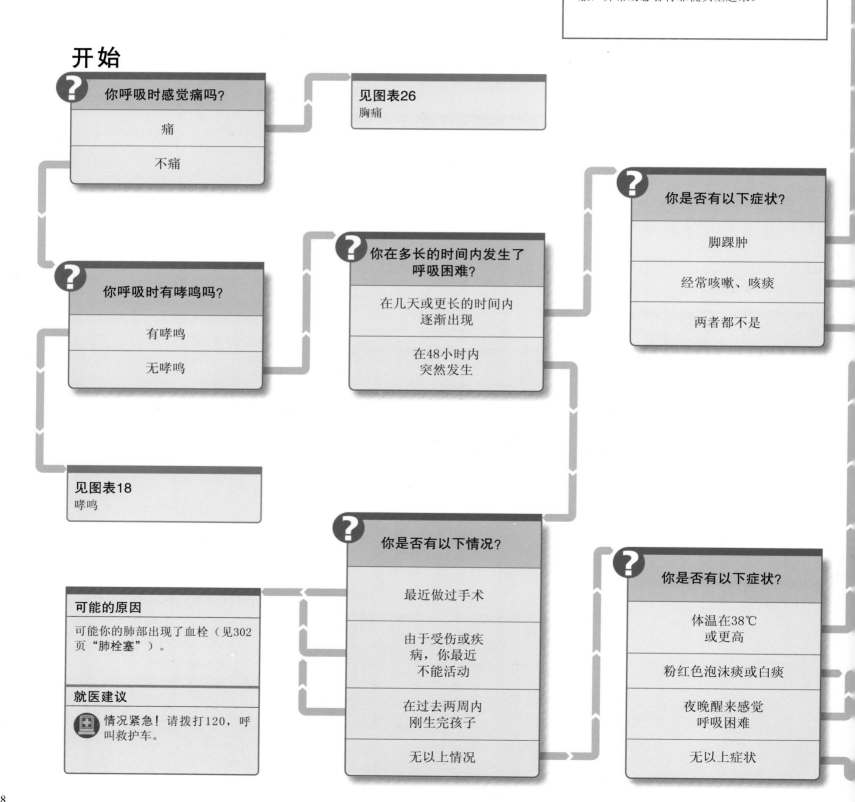

开始

你呼吸时感觉痛吗？
- 痛
- 不痛

见图表26
胸痛

你呼吸时有哮鸣吗？
- 有哮鸣
- 无哮鸣

见图表18
哮鸣

你在多长的时间内发生了呼吸困难？
- 在几天或更长的时间内逐渐出现
- 在48小时内突然发生

你是否有以下症状？
- 脚踝肿
- 经常咳嗽、咳痰
- 两者都不是

你是否有以下情况？
- 最近做过手术
- 由于受伤或疾病，你最近不能活动
- 在过去两周内刚生完孩子
- 无以上情况

可能的原因

可能你的肺部出现了血栓（见302页“肺栓塞”）。

就医建议

情况紧急！请拨打120，呼叫救护车。

你是否有以下症状？
- 体温在38℃或更高
- 粉红色泡沫痰或白痰
- 夜晚醒来感觉呼吸困难
- 无以上症状

可能的原因

引起你的症状的可能原因是慢性心力衰竭（见247页）。

就医建议

在24小时内就医。

可能的原因

你的症状可能是由于职业性肺部疾病（见305页）引起的。

就医建议

预约一个时间就医。

可能的原因

你的呼吸短促可能是由于过敏反应造成的（见307页“外源性变应性肺泡炎”）。

就医建议

预约一个时间就医。

可能的原因

一种可能的原因是慢性阻塞性肺病（见297页）。但是，呼吸道感染，例如急性支气管炎（见297页）也是引起逐渐出现呼吸短促的可能原因之一。

就医建议

在24小时内就医。

你是否现在或曾经经常接触以下物质?

- 灰尘或烟雾
- 粮食、谷物、关在笼子里的鸟类或动物
- 两者都不是

可能的原因

贫血（见271页）可能是引起你症状的原因。

就医建议

在24小时内就医。

可能的原因

你的症状可能是由于肺炎（见299页）引起的，尤其当你还咳嗽的时候。

就医建议

情况紧急！请立即就医！

可能的原因

你可能是由于压力过大而引起的惊恐发作（见341页“焦虑障碍”）。

就医建议

情况紧急！如果这是你第一次发作，请立即就医。如果不是第一次发作，那么按照应对惊恐发作（见341页）的自助措施去做。

你是否有以下症状?

- 眩晕或晕厥
- 皮肤比平时苍白
- 过度疲劳
- 无以上症状

可能的原因

你的症状可能是由于肺里的液体引起的（见247页“急性心力衰竭”）。

就医建议

情况紧急！请立即就医！

呼吸短促是在一次很紧张的事件之后发生的吗?

- 是
- 否

如果从这张图表中，你还是无法确定引起你呼吸困难的原因，那么在24小时内就医。

18 哮鸣

▶ 12岁以下的儿童，见图表46

哮鸣是在气道狭窄的情况下，呼气时发出的口哨音或刺耳的声音。气道狭窄可能是由于感染造成的炎症、哮喘，以及吸入灰尘引起的，在罕见的情况下也可以由癌症引起。如果你出现了持续的哮鸣，那么应该去看医生了。

开始

? 哮鸣是在过去的几个小时内突然发生的，还是在几天或几周内逐渐发生的?

- 突然发生的
- 逐渐发生的

? 你是否有以下症状?

- 粉红色泡沫痰或白痰
- 夜里醒来感觉呼吸短促
- 两者都不是

可能的原因

可能是由于肺里的液体造成的（见247页“急性心力衰竭”）。

就医建议

情况紧急！请立即就医！

? 你有呼吸短促吗?

- 有呼吸短促
- 无呼吸短促

可能的原因

你可能是哮喘（见295页）发作。

就医建议

情况紧急！请立即就医！

可能的原因

轻微的哮喘（见295页）是引起不伴有呼吸困难的哮鸣的最可能原因。

就医建议

在24小时内就医。

? 你是否有体温在38℃或以上的发热?

- 有发热
- 无发热

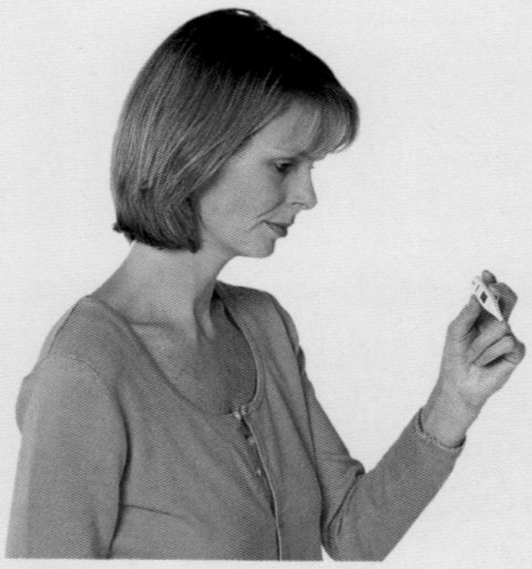

可能的原因

急性支气管炎（见297页）是一种可能的原因。

就医建议

在24小时内就医。

? 你咳嗽时有痰吗?

- 大多数时间有咳痰
- 很少或从来没有咳痰

可能的原因

你的症状可能是由于慢性阻塞性肺病（见297页）引起的。如果你吸烟，更是如此。

就医建议

预约一个时间就医。

如果从这张图表中，你还是无法确定引起你哮鸣的原因，那么在24小时内就医。

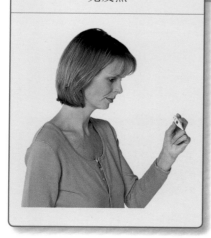

19 吞咽困难

引起吞咽困难最常见的原因是由感染引起的咽喉疼痛。一些自助措施能够减轻咽喉疼痛，从而可以正常吞咽。但是持续的吞咽困难，可能是由于胃部疾病，或连接胃与咽喉的食管疾病引起的，出现这种情况时，就应该去医院进行检查了。

开始

你的咽部痛吗？

痛

不痛

你是否吞咽了一些尖利的东西，例如鱼刺？

可能吞咽了尖利的东西

没有吞咽尖利的东西

可能的原因

一些东西可能会刮伤你的咽喉或者卡在喉咙里。

就医建议

情况紧急！请立即就医！

见图表15
咽喉痛

你是否有以下情况？

食物好像粘在了上胸部

感觉像是有东西粘在喉咙里

两者都不是

可能的原因

焦虑障碍（见341页）可能是引起这种类型吞咽困难的原因。

就医建议

预约一个时间就医。

如果从这张图表中，你还是无法确定引起你吞咽困难的原因，那么预约一个时间就医。

在以下体位时，你是否会感觉胸部中央有烧灼样疼痛？

身体前倾时

平躺时

两者都不是

可能的原因

胃食管反流性疾病（见403页）是可能的原因。

就医建议

预约一个时间就医。

你是否有以下情况？

吞咽困难越来越严重

体重减轻

两者都不是

可能的原因

这些症状可能是由于食管狭窄引起的，而食管狭窄可能是由于胃食管反流性疾病（见403页）所致，或在罕见的情况下，食管癌（见404页）也会造成食管狭窄。

就医建议

在24小时内就医。

20 呕吐

对于12岁以下的儿童，见图表43

引起呕吐的最常见原因是消化道的炎症或刺激，也可以由影响到脑或内耳的疾病诱发，还可以是药物的副作用所致。如果你呕吐的时间超过一天，请参见图表21：反复呕吐（见74页）。

危险信号

如果你带血的呕吐物中有以下任何一种情况，请拨打120，呼叫救护车：

- 鲜红色血丝。
- 像咖啡一样的黑色物质。
- 有血凝块。

开始

过去的一周内你是否反复出现呕吐？

- 有两天或更多的时间出现呕吐
- 只有一天出现呕吐

见图表21
反复呕吐

你有腹痛吗？

- 剧烈腹痛
- 轻微腹痛
- 没有腹痛

可能的原因

你可能患有严重的腹部疾病，如阑尾炎（见420页）。

就医建议

情况紧急！请立即就医！

眼睛里面或眼睛周围有疼痛吗？

- 有疼痛
- 没有疼痛

可能的原因

急性青光眼（见358页）是一种可能，特别是你同时还有视物模糊的情况。

就医建议

情况紧急！请立即就医！

你有头痛吗？

- 有头痛
- 没有头痛

你是否有以下症状？

- 体温在38℃或以上
- 腹泻
- 头晕
- 无以上症状

可能的原因

迷路炎（见380页）可能是引起症状的原因。

就医建议

预约一个时间就医。如果症状严重，你应该躺下并尽可能保持平静。

警惕

呕吐与药物

如果你正在口服药物，包括口服避孕药，呕吐会降低药物的作用，因为你的身体无法吸收这些药物的活性成分。如果你正在口服避孕药，在呕吐的这段时间，以及之后的一段时间里，你需要采取另外一种形式的避孕措施（例如使用避孕套）。如果你不知道该怎么办，应当按照口服避孕药的说明书服药或咨询医生。如果你在呕吐期间一直服用其他口服处方药物，也应当去咨询医生。

见图表7
头痛

可能的原因

你的症状可能是由于感染引起的（见398页“胃肠炎”）。

自助措施

按照预防脱水（见397页）的自助措施去做。如果在两天内你的症状没有好转，或出现了其他症状，那么应该就医。

你是否吃了或喝了以下东西？

- 吃了一顿特别丰盛或特别多的饭
- 大量饮酒
- 吃了可能受到污染的食物
- 无以上情况

可能的原因

你的胃黏膜可能有炎症（见405页“胃炎”）。

自助措施

按照处理胃炎（见405页）的自助措施去做。如果你的症状在两天内没有好转，或出现了其他症状，那么应该就医。

可能的原因

你可能是食物中毒（见398页）。

自助措施

按照预防脱水（见397页）的自助措施去做。如果在两天内你的症状没有好转，或出现了其他症状，那么应该就医。

你是否正在服用药物或补品？

- 是
- 否

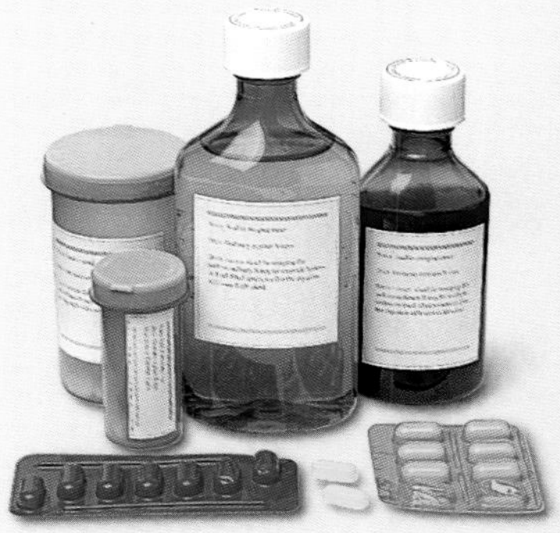

可能的原因

你的症状可能是药物或补品的副作用引起的。

就医建议

在24小时内就医。在医生没有要求你停药的情况下，可继续服用处方药物，但要停止使用补品。

如果从这张图表中，你还是无法确定引起你呕吐的可能原因，那么在24小时内就医。

21 反复呕吐

对于12岁以下的儿童，见图表43

如果你在数天或数周内反复出现呕吐，就参考一下这张图表。反复呕吐可以由消化道疾病引起，但在早期妊娠时也很常见。如果你有持续呕吐或反复呕吐的症状，那么应该去看医生了。

开始

你怀孕了吗?

- 可能是怀孕了
- 没有怀孕

可能的原因

恶心或呕吐通常是怀孕的第一个征兆（见506页“正常妊娠的常见不适”）。

就医建议

如果呕吐使你无法进流食，那么预约一个时间就医。即使你不太确定你是否怀孕，也应该就医。

你是否有过以下几种类型的反复性疼痛?

- 弯腰或平躺时胸部中央灼烧样疼痛
- 可扩散到背部的右上腹疼痛
- 与饮食相关的上腹部中间部位疼痛
- 无以上情况

可能的原因

胃食管反流性疾病（见403页）以及非溃疡性消化不良（见397页）可能是引起症状的原因。

就医建议

预约一个时间就医。

可能的原因

胆结石（见412页）可能是引起症状的原因。

就医建议

在24小时内就医。

可能的原因

你的症状可能是由于消化性溃疡（见406页）引起的。

就医建议

预约一个时间就医。

你是否注意到以下症状?

- 皮肤发黄
- 眼白发黄
- 两者都不是

可能的原因

皮肤和眼白发黄，即众所周知的黄疸（见407页），通常会伴有呕吐。黄疸有很多原因，但最常见的是肝脏疾病，例如肝炎（见408页“急性肝炎”）。

就医建议

在24小时内就医。

可能的原因

你的症状可能是由于消化性溃疡（见406页）引起的，但胃癌（见406页）也有可能引起这些症状。

就医建议

预约一个时间就医。

你是否在没有刻意减肥的情况下，出现进行性体重减轻或食欲下降?

- 体重减轻
- 食欲下降
- 两者都不是

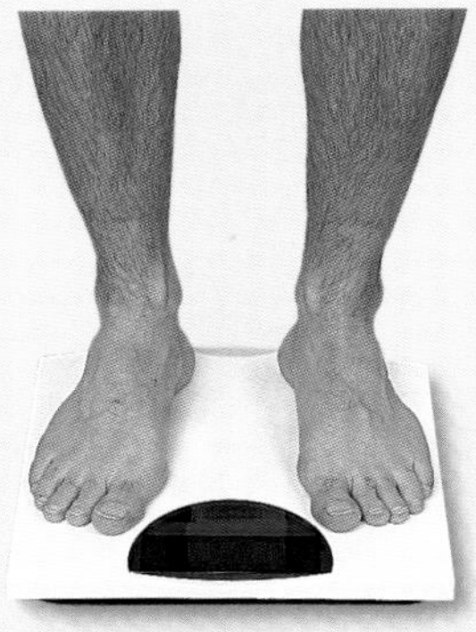

可能的原因

伴有呕吐但无恶心的反复头痛，在罕见的情况下，可能提示是由于出血或癌症导致的颅内压升高引起的（见330页“硬膜下出血”；见327页“脑肿瘤”）。

就医建议

情况紧急！请立即就医！

你的饮酒量是否经常超过推荐的饮酒限量（见24页“安全饮酒量”）?

- 超过了推荐限量
- 在推荐限量内

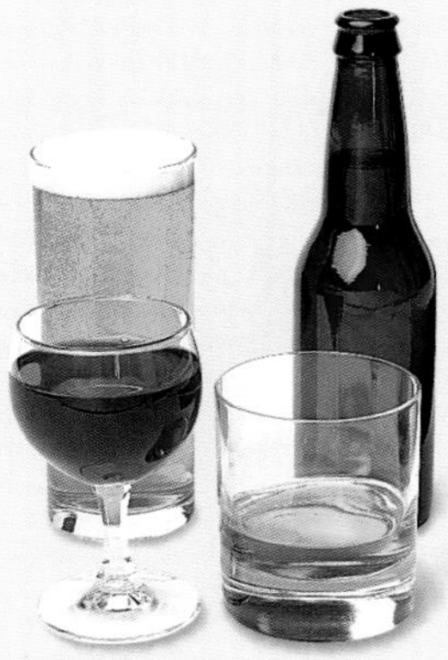

你是否有反复头痛?

- 头痛伴有呕吐，但没有恶心
- 头痛伴有恶心、呕吐
- 没有头痛

可能的原因

你可能患有偏头疼（见320页）。

就医建议

预约一个时间就医。医生会为你诊断，并推荐你服用一些预防呕吐的药物。

可能的原因

长期过度饮酒可能会造成胃黏膜长期炎症（见405页“胃炎”）。

就医建议

预约一个时间就医。

可能的原因

你的症状可能是药物或补品的副作用引起的。

就医建议

在24小时内就医。在医生没有要求你停药的情况下，可继续服用处方药物，但要停止使用其他药物或补品。

你是否正在服用一些药物或补品?

- 是
- 否

如果从这张图表中，你还是无法确定引起你反复呕吐的原因，那么预约一个时间就医。

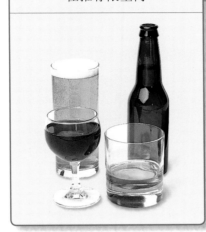

22 腹痛

对于12岁以下的儿童，见图表48

轻微的腹痛通常是由于胃肠道不适引起的，不需要治疗也会消失。但是剧烈的或持续的腹痛，尤其是伴有其他症状时，表示可能有严重的疾病，需要医生进行检查。

危险信号

如果你的剧烈腹痛持续时间超过4个小时，并伴有以下症状，请拨打120，呼叫救护车：

- 呕吐。
- 发热。
- 腹部肿胀或腹部有压痛。
- 感觉头晕、困倦或意识模糊。
- 尿液或粪便中带血。
- 腹股沟或阴囊肿胀。

开始

你是出现一次持续性腹痛还是反复发作的腹痛？

- 一次持续性腹痛
- 反复发作的腹痛

腹痛程度如何？

- 剧烈
- 轻中度

你是否有腹泻？

- 有
- 无

是否有危险信号？

- 有
- 无

见图表23
反复腹痛

可能的原因

可能是胆结石（见412页），特别是当你同时有呕吐时。

就医建议

在24小时内就医。

可能的原因

严重的腹痛，意味着较严重的腹部疾病，如阑尾炎（见420页）。

就医建议

情况紧急！请拨打120，呼叫救护车。

可能的原因

你的疼痛可能是由于胃肠炎（见398页）引起的。

自助措施

保证液体的摄入量（见397页“预防脱水”）。如果在两天之内你的症状没有好转，或出现了其他症状，那么应该就医。

可能的原因

你可能患有肾结石（见447页），特别是当你同时伴有呕吐时。

就医建议

情况紧急！请立即就医！

你是否有以下情况？

- 疼痛与进食有关
- 抗酸药物可以缓解疼痛
- 躺下或弯腰时疼痛出现
- 无以上情况

可能的原因

你的腹痛可能是由于非溃疡性消化不良（见397页）或胃食管反流性疾病（见403页）引起的。

就医建议

预约一个时间就医，同时采取一些预防消化不良（见397页）的自助措施。

见图表26
胸痛

你的疼痛是以下哪种情况？

- 疼痛从背部开始，并移动到腹股沟部
- 疼痛在上腹部中间部位
- 疼痛位于右上腹部可扩散至背部
- 疼痛位于腰部以下
- 无以上情况

你是否有以下症状？

- 排尿时疼痛
- 排尿次数比平常增加
- 两者都不是

可能的原因

你可能患了泌尿系感染（见446页“肾盂肾炎”；见453页“膀胱炎”）。

就医建议

在24小时内就医。

如果从这张图表中，你还是无法确定引起你腹痛的原因，那么在24小时内就医。

你是女性还是男性？

- 女性
- 男性

见图表37
女性下腹痛

23 反复腹痛

▶ 对于12岁以下的儿童，见图表48

在过去的一个月内，腹部不适超过一天，就可能是消化道疾病的一个表现，在少见的情况下还可能是泌尿系统疾病的症状。重要的是，如果你反复出现腹痛，即使持续时间较短，也应该去看医生。

开始

？感觉疼痛主要在哪个部位？

- 在腰部以下
- 在腰部以上

？疼痛时是否伴有腹泻和/或便秘？

- 伴有腹泻和/或便秘
- 大便习惯无改变

可能的原因

胃食管反流性疾病（见403页）是引起这种上腹痛最可能的原因。

就医建议

预约一个时间就医。

？你是否有以下症状？

- 腹股沟肿胀
- 举重物或咳嗽时，腹股沟处的不适感加重
- 两者都不是

可能的原因

你的症状可能是由于消化性溃疡（见406页）或非溃疡性消化不良（见397页）引起的。虽然胃癌（见406页）引起这些症状的可能性较小，但也是有可能的。

就医建议

预约一个时间就医。

？你的疼痛是以下哪种情况？

- 弯腰或平躺时胸部中央出现灼烧样疼痛
- 疼痛与进食有关
- 右上腹部疼痛，可以扩散至背部
- 无以上情况

？你是否有以下症状？

- 尿中带血
- 排尿时疼痛
- 排尿次数比平常增加
- 无以上症状

可能的原因

胆结石（见412页）是可能的原因。

就医建议

预约一个时间就医。

你是否有以下症状?

- 大便带血
- 非刻意减肥的进行性消瘦
- 两者都不是

可能的原因

你可能患有长期的胃肠道疾病，如肠易激综合征（见415页）。但是需要排除结肠直肠癌（见421页）。

就医建议

预约一个时间就医。

可能的原因

伴有体重减轻或大便带血的反复腹痛，可能是长期的胃肠道疾病所致，例如憩室病（见420页）、克罗恩病（见417页）或溃疡性结肠炎（见417页）。但是，需要排除结肠直肠癌（见421页）。

就医建议

预约一个时间就医。

可能的原因

提示疝（见419页）是引起这种症状的可能原因。

就医建议

预约一个时间就医。

可能的原因

你可能有泌尿系感染，例如膀胱炎（见453页）或肾盂肾炎（见446页）。虽然膀胱癌（见456页）或肾恶性肿瘤（见450页）引起这些症状的可能性较小，但也是有可能的。

就医建议

在24小时内就医。

可能的原因

你的症状可能是药物或补品的副作用引起的。

就医建议

预约一个时间就医。在医生没有要求你停药的情况下，可继续服用处方药物，但需要停止服用其他药物和补品。

见图表37
女性下腹痛

你是否正在服用一些药物或补品?

- 是
- 否

你是女性还是男性?

- 女性
- 男性

如果从这张图表中，你还是无法确定引起你反复腹痛的原因，那么预约一个时间就医。

24 腹泻

▶ 对于12岁以下的儿童，见图表44

腹泻是指频繁地排出异常松软的大便或水样便，通常是由感染引起的。但是持续的腹泻，可能就是由严重的胃肠道疾病引起的。如果你的腹泻超过两天以上，或反复出现，那么应该去看医生了。

警惕

脱水

如果不能足够快地补足液体，严重腹泻的人就会出现脱水。脱水的症状包括困倦、意识模糊、口干、皮肤弹性丧失和数小时内不能排尿。如果一个人出现了脱水的症状，那么应该去急诊就医。

开始

你是否注意到你的大便中带血？

- 是的，大便中带血
- 大便中没有血

可能的原因

你可能患有胃肠道感染性疾病，例如阿米巴病（见175页）或者肠道炎症性疾病，例如溃疡性结肠炎（见417页）。虽然结肠直肠癌（见421页）引起这些症状的可能性较小，但也是有可能的。

就医建议

在24小时内就医。

在过去几周里，你是否有反复发作的腹泻？

- 反复腹泻
- 第一次出现腹泻

腹泻时是否与便秘交替发生？

- 便秘和腹泻都有
- 只有腹泻

可能的原因

肠易激综合征（见415页）是引起症状的最可能原因。在很少的情况下，这些症状是由于结肠直肠癌（见421页）引起的。

就医建议

预约一个时间就医。

你最近是否进食了以下东西？

- 可能被污染的食物
- 可能被污染的水
- 两者都不是

可能的原因

你的症状可能是由于食物中毒（见398页）引起的。

自助措施

保证液体的摄入量（见397页“预防脱水”）。如果在两天内你的症状没有好转，或出现了其他症状，那么应该就医。

你是否有以下症状？

- 恶心或呕吐
- 体温在38℃或以上
- 两者都不是

你是否是在出国旅行后发生的腹泻？

- 去国外旅行后发生的
- 没去过国外旅行

可能的原因

你可能在出国旅行的过程中，患上了旅行者腹泻病（见398页“胃肠炎”）或肠道感染性疾病，例如贾第鞭毛虫病（见176页）。

就医建议

在24小时内就医。

可能的原因

你对一些食物过敏（见284页）或对一些食物不耐受（见416页）。

就医建议

预约一个时间就医。

你是否有反复出现的下腹痛？

- 是
- 否

你的腹泻是否与以下情况有关？

- 吃了特殊的食物
- 承受一段时间的精神压力
- 两者都不是

可能的原因

焦虑障碍（见341页）可能是引起你腹泻的原因。

就医建议

预约一个时间就医。

见图表23
反复腹痛

可能的原因

你的症状可能是药物或补品的副作用。

就医建议

预约一个时间就医。在医生没有要求你停药的情况下，可继续服用处方药物，但要停止使用补品和其他药物。

你是否正在服用药物或补品？

- 是
- 否

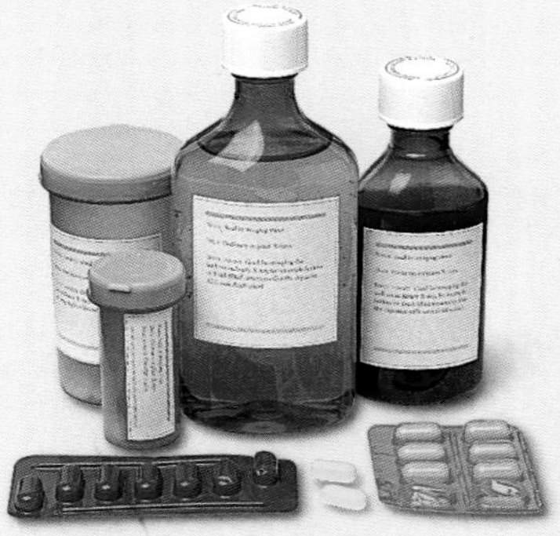

可能的原因

胃肠炎（见398页）或食物中毒（见398页）是最可能的原因。

自助措施

保证液体的摄入量（见397页“预防脱水”）。如果你的症状在两天内没有好转，或出现了其他症状，那么应该就医。

如果从这张图表中，你还是无法确定引起你腹泻的可能原因，那么预约一个时间就医。

25 便秘

大多数人每天排便1～2次，有些人排便次数可能会少一些。如果你的排便次数比正常的次数少或粪便少而干结，那么你就是便秘了。便秘的原因通常是因为饮水少，或摄入的食物中缺乏丰富的膳食纤维。如果突然发生便秘，或即使改变饮食后仍然便秘，那就应当去看医生了。

警惕

粪便中带血

粪便中的血可以是血丝也可以是大量的血。有时粪便中的血会使粪便看起来是黑色的。粪便中带少量的血，通常是由肛门的轻症病变引起的，例如痔（见422页），但是如果你观察到你的粪便中有血，应该就医。除此之外的其他疾病，如结肠直肠癌（见421页）是需要排除的。

开始

你便秘有多长时间了？

- 数周或更短的时间
- 数月或数年

你排便时会感到直肠或肛门疼痛吗？

- 有疼痛
- 没有疼痛

你是否有间断的下腹痉挛性疼痛发作？

- 有痉挛性疼痛发作
- 没有痉挛性疼痛发作

可能的原因

你的肠道反射由于长期没有刺激而变得迟缓。

自助措施

按照预防便秘（见398页）的建议，采取相应的措施。如果你的症状在两周之内没有好转，那么应该就医。

可能的原因

排便时疼痛可以引起或加重便秘。痔（见422页）或肛裂（见423页）可能是引起你的症状的原因。

就医建议

预约一个时间就医。

你是否有以下情况？

- 长期忽视要排便的感觉
- 长期使用刺激肠道蠕动的泻药
- 两者都不是

可能的原因

长期使用刺激肠道蠕动的泻药（见597页），可以严重影响肠道的正常功能。

就医建议

预约一个时间就医。

可能的原因

便秘可能是由于你的饮食中缺少膳食纤维或水分引起的。如果你体力活动过少，那么缺乏运动也可能是导致你便秘（见398页）的原因之一。

自助措施

按照预防便秘（见398页）的建议，采取相应的措施。如果你的症状在两周之内没有好转，那么应该就医。

可能的原因

肠易激综合征(见415页)是一个可能的原因，特别是当你的便秘与腹泻交替发作时。但是，需要排除其他疾病，例如结肠直肠癌（见421页）。

就医建议

预约一个时间就医。

可能的原因

甲状腺功能减退症（见432页）是一个可能的原因。

就医建议

预约一个时间就医。

你是否有以下症状?

- 疲劳
- 皮肤变得干燥、粗糙
- 比以前更怕冷
- 不明原因的体重增加
- 头发稀疏
- 无以上症状

你是否正在服用药物或补品?

- 是
- 否

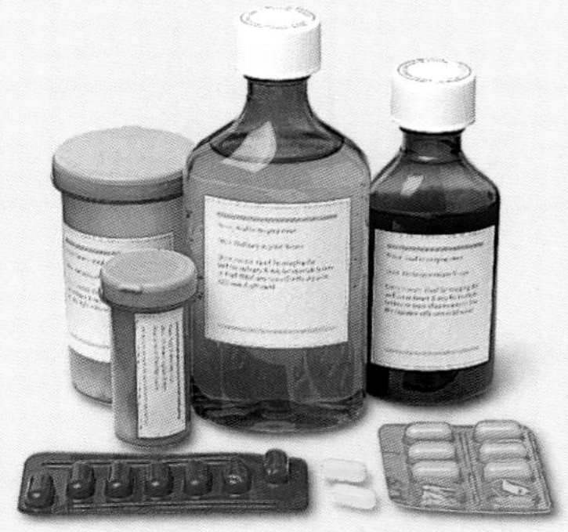

可能的原因

便秘在妊娠期间很常见（见506页“正常妊娠的常见不适”）。

自助措施

按照预防便秘（见398页）的建议，采取相应的措施。如果你的症状在两周内没有好转，那么应该就医。

可能的原因

液体摄入不足或丢失过多，导致肠道内水分不足，可以导致便秘。

自助措施

保证饮用足够的水，特别是天气热的时候。如果你的症状在两周内没有好转，那么应该就医。

可能的原因

你的症状可能是药物或补品的副作用引起的。

就医建议

预约一个时间就医。在医生没有要求你停药的情况下，可继续服用处方药物，但要停止使用补品。

可能的原因

饮食发生变化，特别是在你旅行时，可能会发生便秘。

自助措施

按照预防便秘（见398页）的建议，采取相应的措施。如果你的症状在两周内没有好转，那么应该就医。

你是否有以下情况?

- 你是孕妇
- 你的饮水量比平常少
- 饮食发生变化
- 无以上情况

如果从这张图表中，你还是无法确定引起你便秘的原因，那么预约一个时间就医。

26 胸痛

胸痛包括胸前部和后部不适。大部分胸痛是由一些轻微的疾病引起的，例如肌肉拉伤或消化不良。但是如果你感到胸部中央或胸部左侧有压榨性疼痛，同时还感到呼吸困难或感觉头晕，或觉得这次的疼痛与以前都不一样时，你就应该叫救护车了。

开始

你的疼痛是以下哪种情况？

- 压榨性疼痛
- 疼痛从胸部中央扩散至颈部、上臂或下颌
- 两者都不是

你是否有呼吸困难？

- 有呼吸困难
- 没有呼吸困难

你是否有以下情况？

- 最近做过手术
- 最近由于受伤或疾病而不能活动
- 过去两周内曾分娩
- 无以上情况

疼痛是否与呼吸有关？

- 与呼吸无关
- 与呼吸有关

你休息几分钟后，疼痛是否会减轻？

- 疼痛减轻
- 疼痛仍然持续

可能的原因

反复发作的胸痛可能意味着心绞痛（见244页），特别是在活动时胸痛出现，在休息时胸痛消失。

就医建议

情况紧急！请立即就医！

疼痛是否有以下特点？

- 疼痛与饮食或进食某些特殊食物有关
- 抗酸药物可以缓解疼痛
- 疼痛在弯腰或平躺时出现
- 无以上情况

可能的原因

你可能是心脏病发作（见245页“心肌梗死”）。

就医建议

情况紧急！请拨打120，呼叫救护车。

你以前有过这种疼痛吗？

- 以前有过类似疼痛
- 以前从未出现过

可能的原因

可能你肺部出现了血栓（见302页“肺栓塞”）。

就医建议

情况紧急！请拨打120，呼叫救护车。

可能的原因

可能你患上了胸部的感染性疾病，例如肺炎（见299页）。

就医建议

情况紧急！请立即就医！

可能的原因

肌肉拉伤或挫伤是引起你症状的最可能的原因。

自助措施

服用止痛药并休息24小时。如果疼痛还没有缓解，那么预约一个时间就医。

你是否有体温在38℃或以上的发热？

- 发热
- 不发热

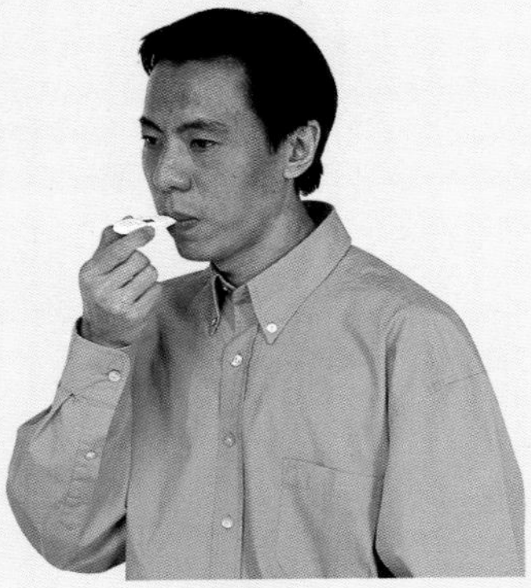

可能的原因

可能是由于肺局部塌陷引起的（见303页“气胸”）。

就医建议

情况紧急！请立即就医！

你是否有以下情况？

- 你的胸部受了伤
- 你一直在锻炼
- 两者都不是

触摸胸部时有疼痛吗？

- 触摸时有疼痛
- 触摸时无疼痛

可能的原因

你可能患了胸膜炎（见301页），特别是当你有咳嗽和发热时。

就医建议

在24小时内就医。

可能的原因

这种类型的疼痛可能是由于非溃疡性消化不良（见397页）或胃食管反流性疾病（见403页）引起的。

就医建议

预约一个时间就医。

可能的原因

你可能是心脏病发作（见245页“心肌梗死”）。

就医建议

情况紧急！请拨打120，呼叫救护车。

如果从这张图表中，你还是无法确定引起你胸痛的原因，那么预约一个时间就医。

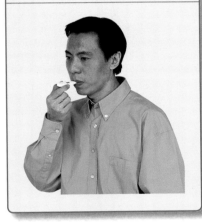

27 尿频

▶ 如果排尿时伴有疼痛，见图表28

排尿次数在很大程度上取决于你的饮水量和排尿前你膀胱的容量。如果你的尿液看起来有异常，尿液的外观可能成为判断疾病原因的线索（见89页“检查尿液的外观”）。

开始

? 你每次所排的尿液量是多少?

- 比平常少
- 和平常一样多或比平常多

? 你是女性还是男性?

- 女性
- 男性

? 你是否感觉比平常口渴?

- 比平常更口渴
- 口渴感没有变化

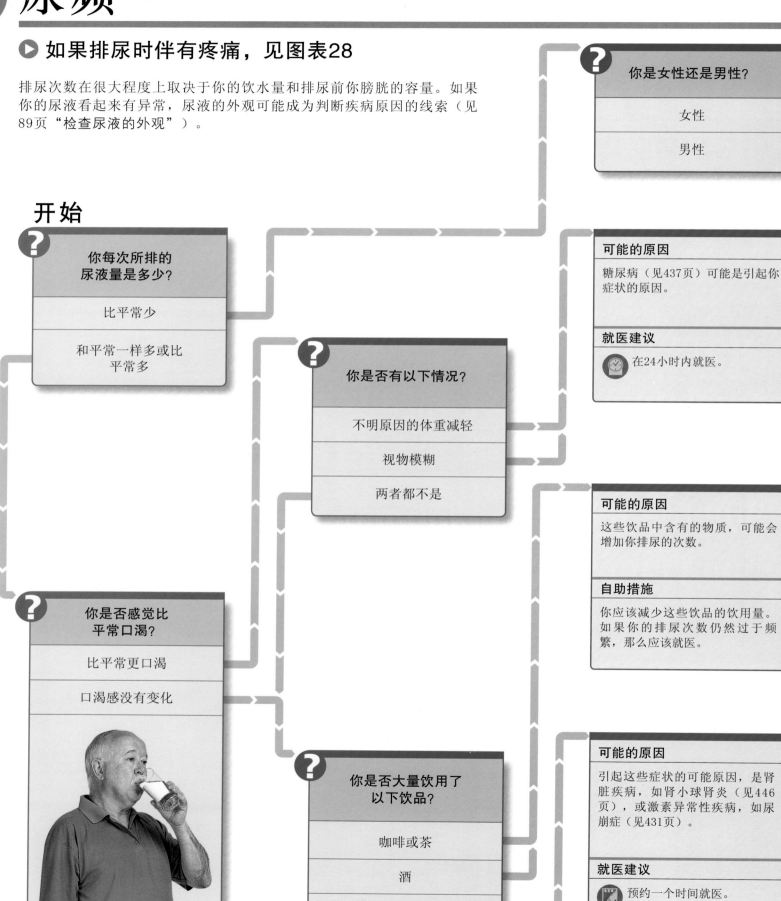

? 你是否有以下情况?

- 不明原因的体重减轻
- 视物模糊
- 两者都不是

可能的原因

糖尿病（见437页）可能是引起你症状的原因。

就医建议

在24小时内就医。

? 你是否大量饮用了以下饮品?

- 咖啡或茶
- 酒
- 两者都不是

可能的原因

这些饮品中含有的物质，可能会增加你排尿的次数。

自助措施

你应该减少这些饮品的饮用量。如果你的排尿次数仍然过于频繁，那么应该就医。

可能的原因

引起这些症状的可能原因，是肾脏疾病，如肾小球肾炎（见446页），或激素异常性疾病，如尿崩症（见431页）。

就医建议

预约一个时间就医。

你怀孕了吗？

- 没有怀孕
- 可能怀孕了

你是否有以下情况？

- 很想排尿，但排出的尿量很少
- 不能控制排尿的感觉
- 两者都不是

可能的原因

你的症状可能是由于膀胱受到刺激（见454页“急迫性尿失禁”）或尿路感染，如膀胱炎（见453页）引起的。

就医建议

预约一个时间就医。

可能的原因

妊娠初期及后期，排尿次数增多是很常见的（见506页“正常妊娠的常见不适”）。

就医建议

预约一个时间就医。

你是否正在服用一些药物或补品？

- 是
- 否

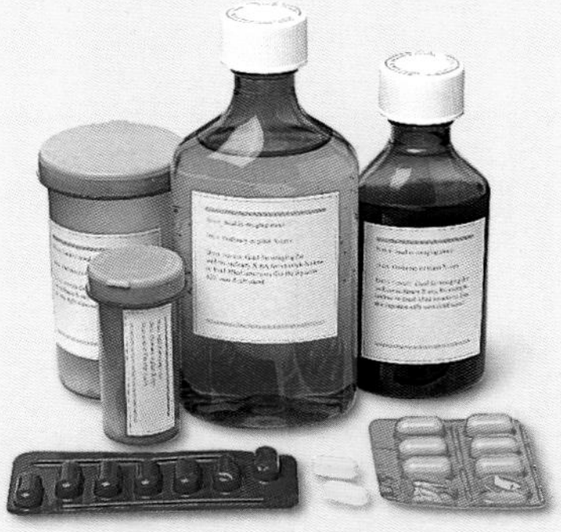

在你感到焦虑的时候，是否觉得排尿的次数增多？

- 排尿次数与焦虑有关
- 排尿次数与焦虑无关

你是否有以下症状？

- 在开始排尿时觉得很困难
- 排尿无力
- 两者都不是

可能的原因

焦虑障碍（见341页）通常可以引起排尿次数增多，即使膀胱并未充盈时也有尿意。

就医建议

预约一个时间就医，与医生讨论引起你焦虑的原因。

可能的原因

你的症状可能是药物或补品的副作用引起的。

就医建议

预约一个时间就医。在医生没有要求你停药的情况下，可继续服用处方药物，但要停止使用其他药物或补品。

可能的原因

你可能出现了前列腺肥大（见463页），特别是当你年龄超过55岁时。

就医建议

预约一个时间就医。

如果从这张图表中，你还是无法确定引起你尿频的原因，那么预约一个时间就医。

28 尿痛

排尿时的疼痛或不舒服的感觉，通常是由泌尿系炎症引起的，多数情况下泌尿系炎症是由于感染引起的。对于女性来说，排尿时疼痛还可能是由于阴道感染引起的。这种疼痛有时还会伴有尿的颜色异常，但也可以在没有疾病的情况下，出现尿的颜色异常（见89页“检查尿液的外观”）。

开始

你是否有以下症状？

- 腰部以上背痛
- 体温在38℃或以上
- 两者都不是

可能的原因

肾脏感染可能是引起你症状的原因（见446页“肾盂肾炎”）。

就医建议

情况紧急！请立即就医！

你是否觉得排尿次数比平常增多？

- 排尿次数增多
- 排尿次数没有增多

你是否有以下症状？

- 下腹部疼痛
- 尿中带血
- 尿液混浊
- 无以上症状

可能的原因

尿路感染，例如膀胱炎（见453页）是可能的原因。

就医建议

在24小时内就医，同时采取一些治疗膀胱炎（见453页）的自助措施。

你是女性还是男性？

- 女性
- 男性

你的阴茎是否有异常分泌物？

- 有分泌物
- 无分泌物

如果从这张图表中，你还是无法确定引起你尿痛的原因，那么预约一个时间就医。

你是否注意到生殖器部位有疼痛或皮肤瘙痒的感觉？

- 有疼痛感
- 有瘙痒感
- 两者都不是

可能的原因

念珠菌阴道感染（见482页“霉菌性阴道炎”）是最可能的原因。

就医建议

如果你第一次出现这些症状，应该预约一个时间就医。否则，可以按照药剂师的推荐，试用非处方抗真菌药。

可能的原因

可能是尿路感染，例如膀胱炎（见453页）。

就医建议

在24小时内就医，同时采取一些治疗膀胱炎（见453页）的自助措施。

你的阴道分泌物有异常吗？

- 黏稠、白色的分泌物
- 黄绿色分泌物
- 无异常分泌物

可能的原因

性传播感染，例如淋病（见491页）或非淋球菌性尿道炎（见491页），可能是引起症状的原因。

就医建议

在24小时内就医，或去专门治疗性传播感染的诊所就医。

可能的原因

最可能的原因是阴道感染，例如滴虫病（见492页），或性传播感染，如淋病（见491页）。

就医建议

在24小时内就医。

如果从这张图表中，你还是不能确定引起你尿痛的原因，那么预约一个时间就医。

▶ 症状评估

检查尿液的外观

尿液的外观差异很大。例如，早晨尿液的颜色会比其他时间深。一些药物或食物，也能引起尿液颜色的一过性改变。例如，食用甜菜根就可以使尿液的颜色变红。

尿液颜色的变化，可能意味着疾病的发生。尿液颜色很深，可能是肝脏疾病的一个征象（见408页“急性肝炎”），红色或混浊的尿液，可能是由于肾脏或膀胱出血或感染引起的。

如果你不能确定引起尿液性状改变的原因，就应该去看医生。

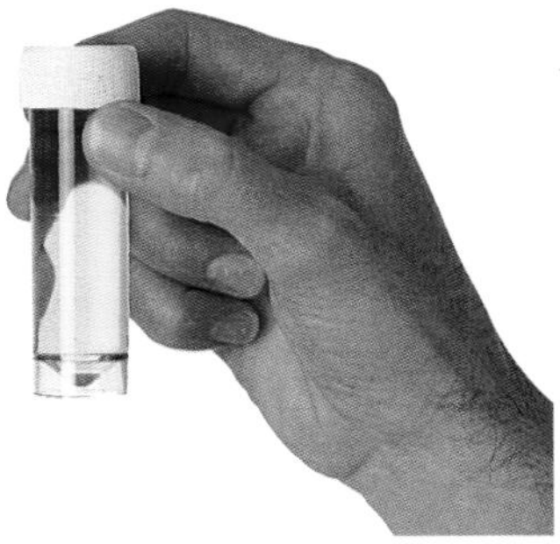

正常尿液的外观
正常的尿液是清亮、无色或微黄的，但早晨的第一次尿可能是浑浊的。

29 背痛

轻微的背痛通常是由于姿势不正确、突然转动身体或抬重物引起的，所有这些都是造成背部肌肉拉伤的原因。在孕妇中背痛也很常见。持续或剧烈的背痛，也可能是由较严重的疾病引起的。如果疼痛剧烈或在48小时内没有缓解，那么应该就医。

危险信号

如果你背痛并伴有以下的突发症状时，请拨打120，呼叫救护车：

- 大小便失禁。
- 腿部麻木、刺痛或无力。
- 生殖器周围、臀部或肛周麻木。

开始

背痛是否发生在以下情况之后？

受伤或跌倒

不恰当的身体突然转动

两者都不是

你是否有以下情况？

腰部以上背痛

体温在38℃或以上

两者都不是

疼痛是否发生在以下情况之后？

抬（举）重物

剧烈咳嗽

剧烈的或不经常做的体力活动

无以上情况

可能的原因

肾盂肾炎（见446页）可能是引起你症状的原因。

就医建议

情况紧急！请立即就医！

你是否注意到有以下症状？

腿活动困难

一条腿发麻或刺痛

大小便失禁

生殖器周围、臀部或腿部有麻木感

无以上症状

可能的原因

症状提示你可能有脊椎损伤（见323页）。

就医建议

情况紧急！请拨打120，呼叫救护车。

可能的原因

背痛可能是由于肌肉拉伤和碰伤引起的（见234页“肌肉拉伤与撕裂伤”）。

自助措施

服用止痛药，并在疼痛允许的情况下尽量多活动。如果你的症状在48小时内没有好转，或出现其他症状，那么应该就医。

你是否有以下情况？

- 疼痛使任何运动都变得很困难
- 疼痛从背部放射至腿后部
- 两者都不是

可能的原因

你可能患有由椎间盘突出症或椎间盘脱出症（见227页）、椎骨骨折（见217页“骨质疏松症”）引起的坐骨神经痛（见338页）。

就医建议

在24小时内就医。

可能的原因

背部骨关节炎（见221页）是引起症状的最可能原因。

就医建议

预约一个时间就医。

可能的原因

你可能拉伤了背部的肌肉或扭伤了韧带（见225页“腰痛”）。

自助措施

服用止痛药，并在疼痛允许的情况下尽量多活动。如果你的症状在48小时内没有好转，或出现其他症状，那么应该就医。

你多大年龄了？

- 45岁及以上
- 45岁以下

可能的原因

新出现的背痛，或原有的背痛加重，可能意味着你就要分娩了。

就医建议

情况紧急！如果你觉得就要分娩了，请立即与医生或助产士电话联系。

可能的原因

强直性脊柱炎（见223页）可能是引起症状的原因，特别当你是男性时。

就医建议

预约一个时间就医。

在过去的几个月或更长的时间里，疼痛和僵硬是否一直在加重？

- 是的
- 不是

你是否在怀孕的最后3个月？

- 在怀孕的最后3个月
- 没有怀孕

可能的原因

一种可能的原因是骨质疏松造成的椎骨骨折（见217页“骨质疏松症”）。

就医建议

在24小时内就医。

你是否有以下情况？

- 最近由于疾病或外伤不能活动
- 年龄在60岁以上
- 两者都不是

如果从这张图表中，你还是无法确定引起你背痛的原因，那么预约一个时间就医。

30 颈部疼痛或僵硬

颈部的疼痛或僵硬，通常是由一些轻微的疾病引起的，例如肌肉拉伤或韧带扭伤，不需要治疗。但是，如果疼痛还伴有发热，那么有可能是脑膜炎。随着年龄的增长，颈部疼痛或僵硬越来越常见，这可能是由于颈部的骨骼和关节的疾病引起的。

危险信号

如果你的颈部疼痛并伴有以下的突发症状时，请拨打120，呼叫救护车：

- 大小便失禁。
- 一侧肢体疼痛、麻木、刺痛。
- 某一肢体活动困难。

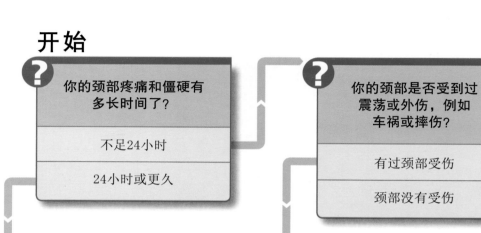

开始

你的颈部疼痛和僵硬有多长时间了？

- 不足24小时
- 24小时或更久

你的颈部是否受到过震荡或外伤，例如车祸或摔伤？

- 有过颈部受伤
- 颈部没有受伤

可能的原因

症状提示你可能有脊椎损伤（见323页）。

就医建议

情况紧急！请拨打120，呼叫救护车。

可能的原因

颈部可能出现了拉伤和挫伤（见234页“肌肉拉伤与撕裂伤”）。

自助措施

服用止痛药，并在疼痛允许的情况下尽量多活动。用枕头支撑颈部可能会对睡眠有帮助。如果症状在48小时内没有好转，或疼痛严重，或出现了其他症状，那么应该就医。

你是否注意到有以下症状？

- 手臂或腿活动困难
- 一只手臂或腿疼痛、麻木或刺痛
- 大小便失禁
- 无以上症状

你的症状符合以下哪种情况？

- 颈部疼痛和僵硬在数月内逐渐加重
- 颈痛伴有麻木或手掌或手的疼痛
- 两者都不符合

你是否有以下症状?

- 体温在38℃或更高
- 剧烈头痛
- 异常困倦或意识模糊
- 害怕强光
- 恶心或呕吐
- 无以上症状

可能的原因

脑膜炎（见325页）可能是引起这些症状的原因。

就医建议

情况紧急！请拨打120，呼叫救护车。

见图表5

肿块或肿胀

可能的原因

颈椎病（见222页）可能是引起你症状的原因，特别是当你年龄在45岁以上时。

就医建议

预约一个时间就医。

你是否有以下情况?

- 疼痛严重，使你不能活动
- 疼痛从颈部放射至一侧手臂
- 两者都不是

你是否感觉到颈侧或颈后部有疼痛或肿胀感?

- 是
- 否

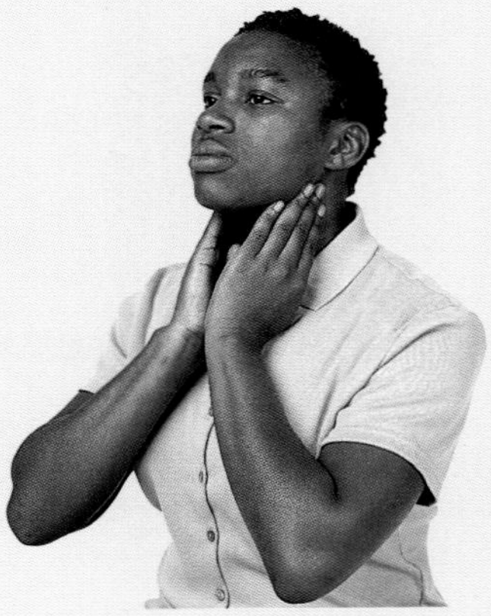

可能的原因

你的颈部疼痛可能是由于椎间盘突出症或椎间盘脱出症（见227页）或颈椎病（见222页）压迫神经引起的。

就医建议

在24小时内就医。

可能的原因

你可能是颈部肌肉拉伤（见234页“肌肉拉伤与撕裂伤”）或斜颈（见230页）。

自助措施

服用止痛药，并在疼痛允许的情况下尽量多活动。用枕头支撑颈部会对睡眠有帮助。如果症状在48小时内没有好转，或出现了其他症状，那么应该就医。

在疼痛出现前24小时内，你是否有以下情况?

- 异常剧烈的锻炼
- 你的坐姿或睡姿不正确
- 无以上情况

如果从这张图表中，你还是无法确定引起你颈部疼痛或僵硬的原因，那么预约一个时间就医。

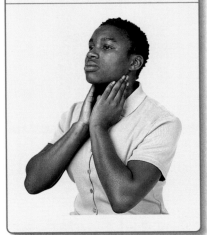

31 关节疼痛

▶ 如果你的踝关节肿胀但不痛时，见图表32

关节疼痛可能是由于外伤或扭伤造成的，即使在找不到原因的情况下也会好转。痛风或关节感染也可能会引起关节发红、发热和肿胀。关节痛还可能是由于关节炎或对感染的反应引起的。如果关节疼痛剧烈或持续存在，那么就应该去看医生了。

开始

? 你的关节受过外伤吗?

- 受过伤
- 没有受过伤

? 你是否有以下情况?

- 关节发热
- 关节发红
- 没有以上情况

? 几个关节有问题?

- 一个关节
- 一个以上关节

可能的原因

化脓性关节炎（见225页）、痛风（见224页）或假性痛风（见225页）都可以引起关节发红、发热和疼痛。

就医建议

在24小时内就医。

? 你是否有以下情况?

- 不能活动关节
- 关节变形或肿胀
- 两者都不是

可能的原因

可能是严重外伤造成的（见232页“骨折”；见234页“肌肉拉伤与撕裂伤”；见233页“韧带损伤”）。

就医建议

情况紧急！请立即就医！

? 关节活动时疼痛有变化吗?

- 疼痛明显加重
- 疼痛稍有加重或无变化

可能的原因

可能扭伤了关节周围的韧带。

自助措施

在关节上进行冷敷，然后用绷带包扎，使关节休息。如果关节症状在24小时内没有好转，那么应该就医。

可能的原因

骨关节炎（见221页）是引起关节疼痛和僵硬的最可能原因。

就医建议

预约一个时间就医。

? 疼痛是在几年或几个月内逐渐出现的吗?

- 是
- 否

你最近是否有以下情况？

- 伴有皮疹的感染
- 没有皮疹的感染
- 两者都不是

可能的原因

肠道或生殖系统的一些细菌感染引起的反应可能会引起关节疼痛（见224页“反应性关节炎”）。

就医建议

在24小时内就医。

可能的原因

一些病毒性疾病，例如风疹（见168页）可以引起关节疼痛，莱姆病（见173页）也有可能，特别是你被蜱叮咬过。

就医建议

在24小时内就医。

可能的原因

类风湿关节炎（见222页）可能是引起你症状的原因。

就医建议

在24小时内就医。

发生这种情况的是12岁以下的儿童，还是12岁以上的儿童？

- 12岁以下
- 12岁以上

可能的原因

冻结肩（见228页）可能是引起你症状的原因。

就医建议

预约一个时间就医。

哪个或哪些关节有问题？

- 髋关节
- 肩关节
- 颈部关节
- 其他关节

可能的原因

大多数儿童期的髋关节问题并不严重，但股骨头骨骺滑脱（见541页）或佩尔特斯病（见540页）是很罕见的可能病因。

就医建议

在24小时内就医。

可能的原因

你的症状可能是由于过度使用关节造成的，例如过度运动。近期的轻微病毒感染，也可以引起这些症状。

就医建议

如果你的症状在48小时内没有好转，那么预约一个时间就医。

见图表30
颈部疼痛或僵硬

如果从这张图表中，你还是无法确定引起你关节疼痛的原因，那么预约一个时间就医。

32 踝关节肿胀

如果你的踝关节肿痛，见图表31

长期坐着或站立不动，导致液体在组织内聚集，是引起轻微的无痛性踝关节肿胀的最常见原因。但也可能是由于心脏、肝脏或肾脏疾病引起的，在妊娠过程中也是常见的。如果关节肿胀持续存在或还伴有其他症状，那么就应该去看医生了。

开始

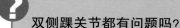

双侧踝关节都有问题吗?
- 双侧踝关节
- 一侧踝关节

你是否有呼吸短促?
- 有呼吸短促
- 没有呼吸短促

可能的原因

踝关节肿胀（由于液体潴留引起的）并呼吸短促，可能是由于慢性心力衰竭（见247页）引起的。其他可能的原因包括肝脏疾病（见410页“肝硬化”）或肾脏疾病（见447页“肾病综合征”）。

就医建议

在24小时内就医。

你是否怀孕了?
- 怀孕了
- 没有怀孕

可能的原因

受伤后关节肿胀可能会持续数周或反复发生，这并不需要太担心。

自助措施

如果疼痛在过去的48小时内发生，在踝关节上进行冷敷，用绷带包扎固定，但不要太紧，然后使关节休息。对于不是最近受的伤，只要让关节休息就够了。如果休息后关节肿胀仍然持续并超过24小时，或出现踝关节疼痛、压痛或炎症，那么应该就医。

可能的原因

你的腿部静脉内可能有血凝块形成（见263页“深静脉血栓形成”）。

就医建议

情况紧急！请立即就医！

可能的原因

几个小时不活动，可能会因循环不佳，导致液体在踝关节潴留。在飞机机舱内压力下降的情况下，也会出现踝关节肿胀。

自助措施

在长途旅行中，定期站起来走动一下可以促进循环。坐着的时候抬高腿部，在到达目的地后快步行走一段时间。

有问题的小腿是否有以下情况?
- 肿胀
- 压痛
- 两者都不是

过去数周内踝关节是否受过伤?
- 最近有过受伤
- 最近没有受伤

你是否有以下情况？

- 脸部或手指肿胀
- 在过去一周内体重增加2千克以上
- 两者都不是

可能的原因

过多的液体潴留可能是子痫前期的症状（见513页“子痫前期和子痫”）。

就医建议

情况紧急！请立即就医！

可能的原因

你可能患有静脉曲张（见263页），静脉曲张会引起液体在踝关节处潴留。

自助措施

不要站立过久，尽量多走动，在坐着时尽量把脚抬高。如果肿胀加重或出现了其他症状，那么预约一个时间就医。

可能的原因

液体潴留可以导致踝关节肿胀，这在妊娠中是很常见的（见506页“正常妊娠的常见不适”）。

自助措施

不要站立过久，尽可能抬高脚部来减少肿胀。如果你的脸和手指出现肿胀，或者体重迅速增加，那么应该就医。

可能的原因

你的症状可能是药物或补品的副作用引起的。

就医建议

预约一个时间就医。在医生没有要求你停药的情况下，可继续服用处方药物，但要停止使用其他药物或补品。

你的腿部是否出现静脉显露或肿胀？

- 静脉显露
- 没有明显的静脉显露

你的踝关节肿胀是否发生在以下情况之后？

- 长时间乘汽车或火车旅行
- 飞机旅行
- 两者都不是

你最近是否正在服用药物或补品？

- 是
- 否

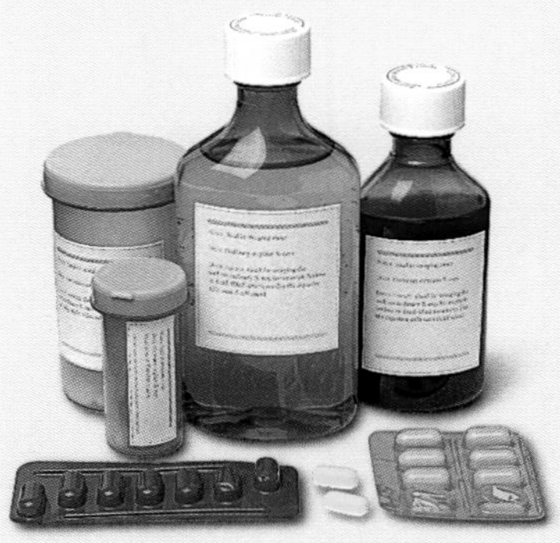

如果从这张图表中，你还是无法确定引起你踝关节肿胀的原因，那么预约一个时间就医。

33 勃起功能障碍

勃起功能障碍（ED）是指阴茎不能勃起或不能维持勃起。虽然让人烦恼，但是偶尔的勃起障碍是正常的，可能是由一些因素，如压力、疲劳、焦虑或饮酒引起，但在某些人中也可能是由疾病引起。如果勃起障碍经常发生，你就应当就医了。目前，对于勃起功能障碍已经具备了安全有效的治疗方法。

警惕

非医学建议

非医学治疗方法，可能会延误重要的诊断，甚至导致更严重的问题。就医很重要，医生在给你进行任何形式的治疗前，会帮助你排除引起勃起功能障碍的其他疾病。

开始

你对性是否感兴趣？

- 感兴趣
- 不感兴趣

你多长时间出现一次勃起障碍，或持续出现勃起障碍？

- 偶尔出现
- 经常出现

可能的原因

一些药物，例如抗抑郁药物（见592页）、降压药物（见580页）、补品均可以影响性功能。

就医建议

预约一个时间就医。在医生没要求你停药的情况下，可继续服用处方药物，但要停止使用补品。

可能的原因

对性缺乏兴趣，可能是造成你勃起能力下降的原因（见494页“性欲减低”）。

就医建议

预约一个时间就医。

可能的原因

大多数男性都会偶尔出现勃起功能障碍，可能是由焦虑、担心引起的。例如，一次新的性活动的开始，或者因为其他一些因素，如疲劳或饮酒过多（见494页“勃起功能障碍”）引起。

就医建议

如果你担心自己性功能方面存在问题，那么预约一个时间就医。

你最近是否正在服用药物、补品或消遣性毒品？

- 是
- 否

可能的原因

对自己性能力的担心是引起勃起功能障碍（见494页）的最可能原因。几乎不可能是身体本身的问题。

就医建议

预约一个时间就医。

你是否在睡醒或手淫时出现勃起？

- 有时
- 很少或从来没有

可能的原因

多种疾病，包括动脉粥样硬化（见241页）、高血压（见242页）、高胆固醇血症、糖尿病（见437页）和多发性硬化（见334页）均能引起勃起功能障碍。

就医建议

预约一个时间就医。

34 睾丸与阴囊疾病

定期自己检查一下睾丸和阴囊（见460页“检查你的睾丸”），对于发现睾丸（产生精子的器官）和阴囊（睾丸所在的囊）的肿块和肿胀很重要。病变可能是轻微的，但也有睾丸癌的可能性。生殖部位的痛性肿胀需要立即就医。

开始

你的症状是哪种性质的?

- 疼痛和肿胀
- 睾丸或睾丸附近无痛性肿大
- 逐渐出现的，阴囊弥漫性无痛性肿胀
- 无以上情况

影响到一侧还是双侧睾丸?

- 一侧
- 双侧

可能的原因

睾丸扭转（见459页）可能是引起一侧睾丸疼痛和肿胀的原因。另一种不太严重的疾病是附睾睾丸炎（见459页）。

就医建议

情况紧急！请拨打120，呼叫救护车。

在过去48小时内生殖器部位是否受伤?

- 受伤
- 没有受伤

可能的原因

可能是由于睾丸的内部损伤引起的。

就医建议

情况紧急！请立即就医！

可能的原因

由性传播感染或病毒感染，例如流行性腮腺炎引起的附睾睾丸炎（见459页）可能是引起你症状的原因。

就医建议

在24小时内就医。

可能的原因

阴囊内液体聚集（见460页“鞘膜积液”）、阴囊静脉曲张（见460页“精索静脉曲张”）或腹股沟疝（见419页“疝”）是引起你症状的最可能的原因。但是睾丸癌（见460页）也可能引起这种症状。

就医建议

预约一个时间就医。

可能的原因

附睾囊肿（见459页）可能是引起你症状的原因。但是也有可能因为睾丸癌（见460页）引起。

就医建议

预约一个时间就医。

如果从这张图表中，你还是无法确定引起你睾丸或阴囊疾病的原因，那么预约一个时间就医。

35 阴茎疾病

如果你有勃起障碍，见图表33

与损伤无关的阴茎疼痛，通常是由于尿路感染或阴茎皮肤感染引起的。炎症也可以是由于性交时摩擦引起的。如果阴茎皮肤的外观有变化，应该就医。

警惕

精液中带血

精液中带血，通常是由于前列腺的小血管或精囊血管破裂引起的。只出现一次的症状不需要太在意，但是如果反复出现，就需要就医了。如果你发现与射精无关的血性分泌物，或发现尿中带血，也应该就医。

开始

你所遇到的问题是以下哪一种？

- 阴茎疼痛或溃疡
- 阴茎有分泌物
- 包皮问题
- 勃起时阴茎外观发生变化
- 无以上情况

疼痛什么时候出现的？

- 勃起时出现
- 只有在排尿时才出现
- 其他时候出现

见图表28
尿痛

包皮的情况如何？

- 回缩后无法复位
- 成年后无法完全回缩
- 排尿时出现局部膨隆
- 无以上情况

可能的原因

回缩的包皮无法复位，也称包皮嵌顿（见461页“包茎”）。

就医建议

情况紧急！请拨打120，呼叫救护车。在等待医疗救助时，对受累皮肤周围部位进行冷敷。

可能的原因

性传播感染，例如淋病（见491页）或非淋球菌性尿道炎（见491页），是可能的原因。

就医建议

在24小时内就医，或去专门的性传播疾病诊所就诊。

可能的原因

阴茎硬结症（见462页）可能是引起你症状的原因。

就医建议

预约一个时间就医。

可能的原因

包皮过紧（见461页“包茎”）可能是引起这些症状的原因。

就医建议

预约一个时间就医。

勃起时的疼痛是否已经消失？

- 已经消失了
- 仍然有疼痛

可能的原因

如果你没有做过包皮环切手术，那么引起这些症状的原因可能是包皮过紧（见461页“包茎”）。阴茎硬结症（见462页）也可以引起勃起疼痛。

就医建议

预约一个时间就医。

可能的原因

血液从阴茎回流时受阻造成的阴茎异常勃起（见461页），可能是引起你的症状的原因。

就医建议

情况紧急！请立即就医！

阴茎是否发炎了？

- 只有阴茎头部有轻微发炎
- 整个阴茎发炎
- 两个都不是

可能的原因

可能是龟头炎（见461页）引起的。

就医建议

预约一个时间就医。

可能的原因

对乳胶避孕套或对避孕油发生的过敏反应，可能是引起这种炎症的原因（见193页“皮疹”；见193页“接触性皮炎”）。

就医建议

预约一个时间就医。

你的阴茎皮肤是否有以下情况？

- 溃疡
- 疼痛
- 水疱
- 无以上情况

可能的原因

这当中的任何一种皮肤症状，都可能是性传播感染引起的，例如生殖器疱疹（见493页）。

就医建议

预约一个时间就医，或去专门的性传播疾病诊所就诊。

你是否注意到阴茎有以下情况？

- 有扁平的无痛性溃疡
- 小的肉质肿块
- 无以上情况

可能的原因

下疳（见492页“梅毒”）或阴茎癌（见462页）是可能的原因。

就医建议

预约一个时间就医，或去专门的性传播疾病诊所就诊。

可能的原因

你可能患有生殖器疣（见493页）。

就医建议

预约一个时间就医，或去专门的性传播疾病诊所就诊。

如果从这张图表中，你还是无法确定引起你阴茎疾病的原因，那么预约一个时间就医。

36 乳房疾病

你应该熟悉自己乳房的正常外观及触觉，这样你才能察觉到自己乳房的变化（见484页“乳房的自我检查”）。尽管绝大多数乳腺疾病并不严重，但是如果你察觉到有什么变化，应该就医。一些与哺乳相关的轻微疾病，通常经过简单治疗就会好转。

开始

你是否正在哺乳？

- 母乳喂养
- 非母乳喂养

问题出现在哪个部位？

- 乳房内
- 乳头

可能的原因

肿块可能是由于乳腺导管堵塞引起的。

就医建议

如果肿块在一周内没有消失，或乳房出现疼痛、发红，那么预约一个时间就医。

你的乳头在什么时候出现症状？

- 只在喂奶的时候才出现疼痛
- 一直都有疼痛

你的乳房问题是什么性质的？

- 乳房有单个肿块
- 一侧乳头的外观发生变化
- 乳头有分泌物
- 乳房疼痛
- 乳房感觉变硬，并有肿块
- 无以上情况

可能的原因

乳头有分泌物溢出的原因很多，包括乳房局部疾病或激素异常（见486页“乳头溢液”）。

就医建议

预约一个时间就医。

可能的原因

引起这些症状的疾病都不是很严重（见483页“乳房肿块”；见485页“乳头异常”）。但是，出现这种情况时必须立即去医院检查，以排除乳腺癌（见486页）的可能。

就医建议

预约一个时间就医。

如果从这张图表中，你还是无法确定引起你乳房疾病的原因，那么预约一个时间就医。

你的症状是哪种性质的?

- 乳房有小的、硬的肿块
- 乳房胀大、变硬，并出现疼痛
- 乳房部分或全部发红
- 无以上情况

可能的原因

乳房胀大非常常见，特别是当你第一次进行母乳喂养时，由于你的乳汁量，还没有根据你宝宝的需要调整过来（见522页“乳房肿胀”），所以会出现胀感。

自助措施

继续按照规律的间隔时间喂养你的宝宝，应该可以解决这些问题，不需要特殊的治疗。但是如果你很担心自己的症状，可以就医，或咨询母乳喂养专家。

可能的原因

可能是由于乳房感染（见523页“乳腺炎”）或乳房脓肿引起的，特别是感觉身体不舒服时。

就医建议

在24小时内就医。同时可以继续用两侧乳房喂养。

可能的原因

可能的原因是你的宝宝吮吸乳头的方法不正确。

自助措施

确认你的宝宝把你的乳头及乳头周围部分都含在嘴里（见523页“预防乳头皲裂”）。如果你采取正确的喂养方法之后依然存在问题，那么预约一个时间就医，或去咨询母乳喂养专家。

如果从这张图表中，你还是无法确定引起你乳房疾病的原因，那么预约一个时间就医。

可能的原因

激素水平随着月经周期而发生变化，这种变化常常导致月经前的乳房胀痛（见472页“经前期综合征”）。

就医建议

如果你担心自己的症状，那么预约一个时间就医。

可能的原因

你的症状可能是由于乳头皲裂（见523页）引起的。

自助措施

在每次喂奶间隔期间，都应该保持乳头干燥，并使用保湿乳。如果症状持续存在，或你的症状使母乳喂养变得困难，那么应该就医，或去咨询母乳喂养专家。

你是否有以下情况?

- 月经前10天内开始出现
- 你可能怀孕了
- 两者都不是

可能的原因

妊娠中出现乳房疼痛是很常见的（见506页“正常妊娠的常见不适”）。

就医建议

预约一个时间就医。

如果从这张图表中，你还是无法确定引起你乳房疾病的原因，那么预约一个时间就医。

37 女性下腹痛

首先参见图表22，腹痛

几种女性特有的疾病，可以引起下腹不舒服或疼痛。在这些疾病中，很多情况与生殖系统（卵巢、子宫或输卵管）或妊娠有关。妊娠时发生的腹痛，一定要认真对待不能忽视。

警惕

妊娠期腹痛

由于肌肉和韧带的牵拉作用，在妊娠整个过程中，出现间断性的、轻微的腹痛是很常见的。发生在妊娠早期的腹痛，可能是出现了一些并发症，例如流产（见511页）或异位妊娠（见511页）。妊娠晚期的疼痛，最常见的原因是分娩阵痛发作。少见的原因是胎盘部分从子宫壁剥离（见516页“胎盘早剥”）。如果你出现严重的腹痛，要立即就医。

开始

排尿时是否疼痛？

- 有疼痛
- 没有疼痛

可能的原因

你可能患有膀胱炎（见453页）。

就医建议

在24小时内就医。同时大量饮水，也可以服用一些止痛药。

你是否怀孕了？

- 怀孕超过14周
- 怀孕不足14周
- 没有怀孕

可能的原因

你可能是晚期流产（见511页）或胎盘部分从子宫剥离（见516页“胎盘早剥”）。

就医建议

情况紧急！请立即就医！在得到专业的医学建议前，卧床休息。

可能的原因

这个阶段的妊娠出现的疼痛，提示有流产（见511页）的危险性或异位妊娠（见511页）的可能性。

就医建议

情况紧急！请立即就医！在得到专业的医学建议前，卧床休息。

在过去的3个月内你是否有性交？

- 有
- 没有

你的最后一次月经是按时来的吗？

- 按时来的
- 忘记了或推迟了

你是否有以下症状？

- 阴道有异常分泌物
- 发热
- 性交时疼痛
- 无以上症状

可能的原因

盆腔炎症性疾病（见475页）可能是引起这些症状的原因。

就医建议

在24小时内就医。

你是否在使用宫内节育器（IUD）或宫内单纯孕激素系统（IUS）？

- 在使用宫内节育器或宫内单纯孕激素系统
- 宫内节育器和宫内单纯孕激素系统都没有使用

疼痛是否与你的月经周期有关？

- 只发生在月经前和/或月经期间
- 只发生在排卵期
- 与月经周期无关

你还有月经吗？

- 有月经
- 已经停经

可能的原因

这种避孕（见28页）措施经常可以使经期疼痛加剧，特别是在使用这种装置后的头几个月内。

就医建议

预约一个时间就医。

可能的原因

有些规律性疼痛是与排卵相关的。

就医建议

预约一个时间就医，以排除其他疾病。

可能的原因

可能是异位妊娠（见511页）。

就医建议

情况紧急！请立即就医！

如果在这张图表中，你还是无法确定引起你下腹痛的原因，那么预约一个时间就医。

见图表41
痛经

38 女性生殖器刺激症状

女性生殖器刺激症状，包括生殖器部位的瘙痒和/或疼痛，通常是由个人卫生用品或洗涤剂刺激引起的，避免使用这些产品，应该能防止这些症状的发生。生殖器刺激症状也可能由于感染引起，但通常情况下，这种症状无明显的诱因。如果刺激症状持续存在，应该就医。

开始

你是否注意到阴道有异常分泌物？

- 有异常分泌物
- 正常分泌物

见图表39
阴道异常分泌物

你是否注意到生殖器部位的皮肤外观有变化？

- 皮肤有变化
- 皮肤无变化

可能的原因

你可能患有湿疹（见193页），但生殖器疱疹（见493页）和外阴癌应该请医生排除。

医疗救助

预约一个时间就医。

你是否使用了新的肥皂、卫浴产品、其他卫生用品或新的衣服洗涤剂？

- 是
- 否

可能的原因

你可能对这些新产品中的某些成分过于敏感（见482页“外阴阴道炎”）。

自我帮助

不要继续使用这些新产品，仅用清水清洗生殖器部位。如果3～4天后，刺激症状还没有消失，那么预约一个时间就医。

你是否有以下情况？

- 45岁以上
- 月经不规律或已经停经
- 两者都不是

可能的原因

激素水平的变化，可能是引起你症状的原因（见473页“绝经相关问题”）。

医疗救助

预约一个时间就医。

排尿次数是否比平常增加？

- 比平常增加
- 无变化

见图表27
尿频

可能的原因

阴虱（见493页）是一种可能的原因。但是，这种症状经常无明显诱因（见482页“外阴阴道炎”）。

就医建议

预约一个时间就医。

39 阴道异常分泌物

如果分泌物带血，见图表40

阴道有稀薄、清亮或白色的分泌物是正常的。这种分泌物的黏稠度和量，在月经周期的不同阶段、性冲动被唤起以及妊娠时都是不同的。阴道异常分泌物通常是由感染引起的，应该请医生检查。

开始

你的阴道分泌物，是以下哪种特征的？

- 白色黏稠状
- 外观正常，但量比平常多
- 绿黄色
- 无以上特征

可能的原因

念珠菌性阴道炎是可能的原因，特别是和生殖器刺激症状有关时（见482页“霉菌性阴道炎”）。

医疗救助

如果这是你第一次出现这种症状，那么预约一个时间就医。否则可以尝试使用药剂师建议的非处方药物。

你是否有以下情况？

- 在服用口服避孕药
- 在使用宫内节育器
- 在妊娠期间
- 无以上情况

可能的原因

这种避孕方式，可能会增加阴道正常分泌物的量。

就医建议

如果你很担心，或出现了生殖器刺激症状，那么预约一个时间就医。

可能的原因

在妊娠期间，阴道分泌物增多是正常的，特别是在头三个月内。

就医建议

如果你很担心，或出现了生殖器刺激症状，那么预约一个时间就医。

可能的原因

宫颈柱状上皮移位（见480页）可能是引起阴道分泌物增多的原因。

就医建议

预约一个时间就医。

你是否有以下症状？

- 发热
- 下腹痛
- 两者都不是

可能的原因

可能是感染引起的（见475页“盆腔炎症性疾病”）。

就医建议

在24小时内就医。

可能的原因

阴道感染，例如阴道滴虫病（见492页）可能是引起你症状的原因。

就医建议

预约一个时间就医，或去专门的性传播疾病诊所就诊。

如果在这张图表中，你还是无法确定引起你阴道出现异常分泌物的原因，那么预约一个时间就医。

40 阴道异常出血

如果在非月经期、妊娠期间或绝经后出现阴道出血，那么这些情况是属于不正常的。尽管这些情况常常仅需一个简单的解释就能解决问题，但是，只要你出现了任何的阴道异常出血，那么应当就医。如果你是在妊娠期间出现阴道出血，那么应当立即咨询医生或助产士。

警惕

妊娠期间出血

如果你在妊娠期间，出现阴道出血，你应该立即与医生或助产士联系。如果出血量很大，应该呼叫救护车。尽管大多数引起出血的原因都不严重，但重要的是，需要排除流产（见511页）、低位胎盘（见516页“前置胎盘”）或胎盘部分从子宫壁剥离（见516页“胎盘早剥”）的可能性。

开始

你是否妊娠？

- 妊娠超过14周
- 妊娠不足14周
- 没有妊娠

可能的原因

在这个妊娠阶段出现的出血，可能是由胎盘问题引起的（见511页“妊娠期阴道出血”）。

医疗救助

情况紧急！请立即就医！在得到专业的医学建议前，卧床休息。

出血是否与正常月经相似？

- 与正常月经相似
- 与月经不同

可能的原因

你可能是流产（见511页）或异位妊娠（见511页）。

医疗救助

情况紧急！请立即就医！在得到专业的医学建议前，卧床休息。

距末次月经后多久了？

- 不足6个月
- 比6个月更久

你的腰部或下腹部是否有不正常的疼痛？

- 腰部疼痛
- 下腹部疼痛
- 两者都不是

可能的原因

在这个妊娠阶段出现的出血，提示可能要发生流产（见511页）。

医疗救助

情况紧急！请立即就医！在得到专业的医学建议前，卧床休息。

可能的原因

绝经后出现的阴道出血，可能是由于激素原因引起的，但是需要排除子宫内膜癌（见479页）的可能性。

医疗救助

情况紧急！请立即就医！

你是否有以下情况?

- 最近才开始来月经
- 年龄大于40岁
- 两者都不是

可能的原因

月经周期不规律或在月经初潮后的第一年内，出现不规则的月经是很常见的。

医疗救助

如果你很担心，那么预约一个时间就医。

警惕

激素类避孕药

在使用激素类避孕药，或换用不同类型的激素避孕药后的头几个月内，阴道点滴出血是相当常见的（见28页“避孕”）。如果阴道异常出血症状持续存在，或者出现了以前没有出现过的症状，那么应该就医。医生会对你做些检查，并更换激素类避孕药的剂量或类型。

可能的原因

如果月经其他方面都正常，偶尔出现一次月经不规律，这并不意味着你患有严重的疾病。

医疗救助

如果你很担心，或经过3个月经周期后，月经还是不正常，那么预约一个时间就医。

可能的原因

你绝经前的一段时间内出现月经不规律（见471页“月经紊乱”；见473页“绝经相关问题”）。

医疗救助

如果你两次月经之间的时间超过两个月，或者出血量很大，那么预约一个时间就医。

可能的原因

你可能有宫颈异常（见480页“宫颈上皮内瘤样病变”；见480页“宫颈柱状上皮移位”；见481页“宫颈癌”）。

医疗救助

预约一个时间就医。

出血是否在性交后几个小时内出现的?

- 性交后出血
- 出血与性交无关

可能的原因

阴道异常出血，特别是伴有下腹痛，可能是异位妊娠（见511页）或即将流产（见511页）的征兆。

医疗救助

情况紧急！请立即就医！

在过去的3个月内你是否有性交?

- 有性交
- 无性交

如果在这张图表中，你还是无法确定引起你阴道异常出血的原因，那么预约一个时间就医。

41 痛经

大多数女性在月经期间都会出现下腹部轻微的绞痛。这种疼痛只要不影响日常生活都是正常的，这种疼痛通常可以服用止痛药缓解。如果你在月经期间总是出现剧烈的疼痛，或疼痛比以前加剧，那么应当就医。

开始

你现在的疼痛和以前的疼痛相比有变化吗?

- 不比以前重
- 比以前重

可能的原因

某些痛经是很正常的，叫做原发性痛经（见472页）。

自助措施

服用止痛药。如果疼痛影响日常生活，那么预约一个时间就医。

两次月经的间隔期是否有异常的阴道分泌物?

- 无异常分泌物
- 有异常分泌物

可能的原因

可能是由感染引起的（见475页“盆腔炎症性疾病”）。

医疗救助

在24小时内就医。

你是否有以下症状?

- 两次月经的间隔期出现持续性腹痛
- 两次月经的间隔期出现持续性腰痛
- 发热
- 无以上症状

你是否使用了宫内节育器（IUD）?

- 使用了宫内节育器
- 没有使用宫内节育器

可能的原因

痛经加剧常见于使用宫内节育器（见28页“避孕”）的一种不良反应。

医疗救助

预约一个时间就医。

在疼痛加剧的同时，月经量是否增多？经期是否延长?

- 月经量增多
- 经期延长
- 两者都不是

可能的原因

你可能患有妇科疾病，例如子宫肌瘤（见477页）或子宫内膜异位症（见475页）。

医疗救助

预约一个时间就医。

如果在这张图表中，你还是无法确定引起你痛经的可能原因，那么预约一个时间就医。

42 儿童的体重问题

◀ 对于12岁以上孩子的体重减轻，见图表2

定期测量你孩子的体重和身高，用测量结果来核实孩子的体重和身高是否在健康范围内。长期的体重问题，可能会增加孩子未来健康问题的危险。

✖ 警惕

特殊膳食

儿童所需的膳食跟成人是不一样的。饮食不平衡不利于孩子的成长和发育。没有医生的建议，你不应该减少孩子的饮食，或限制孩子进食某些种类的食物。

开始

? 你对孩子的体重有哪方面的担心？

- 体重超重
- 体重过轻

可能的原因

你孩子的饭量比他的活动量需要的多（见552页“儿童肥胖”）。在很少数情况下，体重增加是由于内分泌疾病或服用一些处方药，如皮质类固醇药物（见600页）造成的。

就医建议

预约一个时间就医。

? 你孩子的体重过轻是否已经有很长时间了？

- 是
- 否

可能的原因

可能你的孩子身体本身就瘦，特别是当父母一方就比较瘦时。

就医建议

预约一个时间就医，以明确孩子没有其他疾病。

? 你孩子的食欲怎样？

- 好
- 差

? 你的孩子是否有以下症状？

- 腹泻
- 口渴、尿频
- 无以上症状

可能的原因

你的孩子可能由于一些疾病，例如乳糖不耐受（见416页）或乳糜泻（见416页）而不能正常吸收食物中的营养。

就医建议

预约一个时间就医。

可能的原因

你的孩子可能患有糖尿病（见437页）。

就医建议

情况紧急！请立即就医！

如果从这张图表中，你还是无法确定引起你孩子体重增加或减轻的原因，那么预约一个时间就医。

43 儿童呕吐

对于12岁以上的儿童，见图表20

很多疾病都可以引起儿童呕吐，包括耳部感染、泌尿系统或消化道疾病，焦虑或兴奋也可以引起呕吐。少数情况下，呕吐可以由脑部感染或损伤引起。如果呕吐持续，应该立即就医。

危险信号

如果你的孩子在呕吐的时候还伴有以下症状，请拨打120，呼叫救护车：

- 绿色或鲜黄色呕吐物。
- 腹痛持续4小时。
- 身上出现扁平的深红色或紫色斑点，按压后不褪色。
- 不进食超过6小时。
- 嗜睡。
- 眼睛凹陷。
- 舌干。
- 1岁以下的婴儿，3小时内没有排尿，或稍大一些的孩子，6小时内没有排尿。
- 黑便或血便。

开始

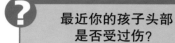

最近你的孩子头部是否受过伤？

- 头部受过伤
- 头部没有受伤

可能的原因

可能是脑震荡（见322页“头部损伤”）。

就医建议

情况紧急！请拨打120，呼叫救护车。不要让你的孩子进食或饮水。

你的孩子有以下症状吗？

- 剧烈头痛
- 异常困倦或意识模糊
- 害怕强光
- 头向前低时，出现颈部疼痛
- 无以上症状

可能的原因

可能是脑膜炎[见549页“儿童脑（脊）膜炎”]。

就医建议

情况紧急！请拨打120，呼叫救护车。

你的孩子多大了？

- 不到3个月
- 3个月以上

除了呕吐以外，你的孩子看上去总体情况不好，例如他或她是否有发热或嗜睡？

- 看上去情况不好
- 情况还好

可能的原因

有很多原因可能引起这些症状。但是对于任何一个出现了呕吐，而且看上去情况不好的孩子，都需要立即就医。

就医建议

情况紧急！请立即就医！

你的孩子是否有腹痛？

- 是
- 否

可能的原因

这些症状提示你的孩子可能患有严重的腹部疾病，如阑尾炎（见420页）。

就医建议

情况紧急！请立即就医！

孩子的呕吐有什么特点？

- 喂奶后频繁出现的不费力呕吐
- 数次喂奶后出现的用力呕吐
- 偶尔出现与喂奶无关的呕吐

可能的原因

这种类型的反流很少发生，但很严重，有几种可能的原因可以引起这种类型的呕吐（见531页“孩子的喂养问题”）。

自助措施

确认你的孩子已经打嗝，在每次喂完奶后的30分钟内，保持孩子直立。如果孩子看起来情况不好或体重不增加，那么应该就医。

可能的原因

这种类型的呕吐可能是由于消化道疾病，例如婴幼儿幽门狭窄（见559页）引起的。

就医建议

情况紧急！请立即就医！

可能的原因

婴儿可能经常会出现没有明显原因的呕吐，如果孩子一般状况较好，且体重在增加，那么不需要担心（见531页“孩子的喂养问题”）。

自助措施

确保在每次喂养之后，让你的孩子“喘口气”。如果孩子看起来情况不好，或呕吐频繁，那么应该就医。

你的孩子有腹泻吗？

- 有腹泻
- 没有腹泻

可能的原因

这可能是消化道感染（见559页“呕吐及腹泻”）。

就医建议

情况紧急！如果你的孩子不足6个月，应该立即就医。对于稍大一些的孩子，按照处理呕吐及腹泻（见559页）的自助方法去做，如果24小时内孩子的症状没有好转，或出现了其他症状，那么应该就医。

你的孩子是否有以下症状？

- 排尿时疼痛
- 晚上尿床或白天也有“尿裤子”现象
- 体温在38℃或以上
- 无以上症状

可能的原因

你的孩子可能患有儿童泌尿系统感染（见564页）。

就医建议

在24小时内就医。

可能的原因

你的孩子可能患了百日咳（见301页）。任何可以引起剧烈咳嗽的感染，例如细支气管炎（见545页）或肺炎（见299页），都可以引起呕吐。

就医建议

情况紧急！请立即就医！

呕吐是在一阵剧烈的咳嗽之后出现的吗？

- 是在咳嗽之后出现的
- 没有咳嗽

可能的原因

发热性疾病，例如急性肝炎（见408页）、儿童急性中耳炎（见557页）或儿童泌尿系统感染（见564页）常常会引起呕吐。

就医建议

在24小时内就医。

如果从这张图表中，你还是无法确定引起你孩子发生呕吐的可能原因，那么在24小时内就医。

44 儿童腹泻

对于12岁以上的儿童，见图表24

腹泻是指排出不成形便或水样便的次数多于平常。母乳喂养的婴儿每天可能会排几次不成形便，这是正常的。如果你的孩子出现腹泻，一定要让他饮用足够的液体以防止脱水。如果症状持续，那么就应该去看医生了。

危险信号

如果你的孩子在腹泻的时候，还伴有以下任何一种症状，请拨打120，呼叫救护车：

- 嗜睡。
- 剧烈而持久的腹痛。
- 1岁以下的婴儿，3小时内没有排尿，或稍大一些的孩子，6小时内没有排尿。
- （婴儿）拒绝进食超过6小时。
- 粪便中带血。

开始

你的孩子腹泻有多久了?

- 不到3天
- 3天以上

你的孩子是否有以下症状?

- 腹痛
- 体温在38℃或以上
- 呕吐
- 无以上症状

你的孩子最近是否在使用抗生素或其他药物?

- 是
- 否

可能的原因

你的孩子可能患有胃肠炎（见398页）。

就医建议

情况紧急！如果孩子不足6个月，请立即就医。如果孩子更大一些，可以按照预防脱水（见397页）的自助方法去做，如果你很担心孩子的症状，或孩子的症状在24小时内没有好转，或出现了其他症状，那么应该就医。

可能的原因

持续的便秘可能会导致粪便从肛门流出（见560页“儿童便秘”），这可能会被误认为是腹泻。

就医建议

在24小时内就医。

你的孩子在出现腹泻之前有便秘吗?

- 有便秘
- 无便秘

你孩子粪便的外观如何?

- 均匀的水样便
- 含有可辨认的食物颗粒

你孩子的体重是增加的，而且发育也是正常的?

- 是
- 否

可能的原因

你孩子的症状，可能是药物或补品的副作用引起的。

就医建议

在24小时内就医。在医生没有要求你停药的情况下，可继续服用处方药物，但要停止使用其他药物和补品。

你的孩子多大了？

- 不足12个月
- 12个月到3岁
- 3岁以上

可能的原因

年龄较小的孩子不能正确咀嚼，不能很好地消化食物，可能会导致处于学步阶段的孩子出现腹泻（见559页“**呕吐及腹泻**”）。以前没有吃过的食物也会引起同样的表现。

自助措施

如果孩子状况良好，不需要采取措施。如果孩子出现了一些其他症状，那么应该就医。

你的孩子是否压力过大、焦虑或兴奋？

- 压力过大或焦虑
- 兴奋
- 两者都不是

可能的原因

对于孩子来说，以前没有吃过的新食物可能会引起消化不良。

自助措施

至少在1周内不要吃引起腹泻的食物。如果孩子的症状在24小时内没有好转，或出现了其他症状，那么应该就医。

你的孩子在出现腹泻之前，是否吃了以下东西？

- 以前没有吃过的食物
- 糖类食物或甜的饮料
- 无以上情况

如果从这张图表中，你还是无法确定引起你孩子腹泻的可能原因，那么在24小时内就医。

可能的原因

你的孩子可能患有累及消化道的疾病，例如食物不耐受（见416页）或乳糜泻（见416页）。

就医建议

预约一个时间就医。

可能的原因

心理压力或异常兴奋可以引起腹泻。

自助措施

只要引起腹泻的原因消失，腹痛就会停止。如果在你孩子的生活中，有引起孩子长期处于焦虑状态的原因，或孩子出现了其他症状，那么应该就医。

可能的原因

食物或饮料中的糖可以引起孩子腹泻。

自助措施

不要给孩子甜的食物或饮料。如果孩子的症状在24小时内没有好转，或出现其他症状，那么应该就医。

45 儿童发热

对于12岁以上的儿童，见图表4

发热是指体温达到38℃或以上。如果你孩子的状态看起来不太好，你应该给他或她测一下体温，因为高热是需要紧急处理的。如果正在发热的孩子出现反应迟钝或无反应，就应该呼叫救护车。无论在什么情况下都应该按照退热（见165页）的自助措施去做，把体温降下来。

危险信号

如果你孩子的体温升高到39℃，或出现以下症状时，请拨打120，呼叫救护车：

- 呼吸异常快（见119页“检查孩子的呼吸频率”）。
- 嗜睡。
- 剧烈头痛。
- 害怕强光。
- 拒绝饮水超过6小时。
- 癫痫发作。
- 压之不褪色的皮疹（见57页“检查红色皮疹”）。
- 颈强直。

开始

你的孩子多大了？

- 不足6个月
- 6个月以上

可能的原因

小婴儿发热不常见，除非在接种疫苗后的48小时内出现发热，否则表明婴儿可能存在严重的疾病。

就医建议

情况紧急！请立即就医！

你的孩子有皮疹吗？

- 有皮疹
- 没有皮疹

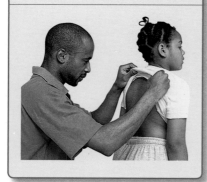

见图表10
伴有发热的皮疹

你的孩子有以下症状吗？

- 剧烈的头痛
- 嗜睡、易怒或意识模糊
- 害怕强光
- 低头时出现颈部疼痛
- 无以上症状

可能的原因

引起这些症状的原因可能是脑膜炎［见549页“儿童脑（脊）膜炎”］。

就医建议

情况紧急！请拨打120，呼叫救护车。

你的孩子是否不愿意活动胳膊或腿？

- 是
- 否

可能的原因

你的孩子可能有骨骼或关节感染（见219页“骨髓炎”；见225页“化脓性关节炎”）。

就医建议

情况紧急！请立即就医！

可能的原因

你的孩子可能是中耳道感染（见557页“儿童急性中耳炎”）。

就医建议

在24小时内就医。

可能的原因

你的孩子可能患了呼吸道感染，例如肺炎（见299页）。

就医建议

情况紧急！请拨打120，呼叫救护车。

你的孩子是否呼吸时声音异常大或频率异常快（见119页“检查孩子的呼吸频率”）?

- 呼吸频率很快
- 声音很大
- 两者都不是

可能的原因

这可能是严重的哮吼（见545页）发作。

就医建议

情况紧急！请立即就医！

你的孩子是否有以下情况?

- 孩子一直在用力拉一侧的耳朵
- 孩子总是诉说耳朵疼痛
- 两者都不是

你的孩子是否有以下症状?

- 咳嗽
- 流鼻涕
- 两者都没有

你的孩子是否有咽喉痛?

- 有咽喉痛
- 没有咽喉痛

可能的原因

可能是儿童泌尿系统感染。

就医建议

在24小时内就医。

可能的原因

你的孩子可能发生了消化道感染（见398页“胃肠炎”）。

就医建议

情况紧急！如果你的孩子不足6个月，请立即就医。对于大一些的孩子，可以按照处理呕吐及腹泻（见559页）的自助措施去做。如果孩子的症状在24小时内没有好转，或出现其他症状，那么预约一个时间就医。

可能的原因

病毒感染，例如重感冒（见164页“普通感冒”）或流行性感冒（见164页）是引起你孩子症状的最可能原因。

自助措施

按照退热（见165页）的自助措施去做。如果你孩子的症状在两天内没有好转，或出现了其他症状，那么预约一个时间就医。

可能的原因

你的孩子可能是咽喉感染，例如扁桃体炎（见546页）。

自助措施

按照退热（见165页）的自助措施去做。如果你孩子的症状在24小时内没有好转，或出现了其他症状，那么预约一个时间就医。

你的孩子是否有以下症状?

- 排尿时疼痛
- 伴有或不伴有呕吐的腹泻
- 无以上症状

如果从这张图表中，你还是无法确定引起你孩子发热的可能原因，那么预约一个时间就医。

46 儿童呼吸困难

◀ 对于12岁以上的孩子，见图表17、图表18

呼吸困难包括呼吸声音过大、呼吸过快或呼吸短促。因为孩子生病时活动量相对减少，因此呼吸短促可能会不明显。有严重呼吸困难的孩子，需要立即送往医院进行紧急处理。突然发生的呼吸困难，也是需要立即采取治疗措施的。

危险信号

如果孩子的呼吸频率过快（见119页“**检查孩子的呼吸频率**”），或孩子的呼吸问题伴有以下症状，请拨打120，呼叫救护车：

- 嘴唇或舌头发紫。
- 嗜睡。
- 不能吞咽、说话或发声。

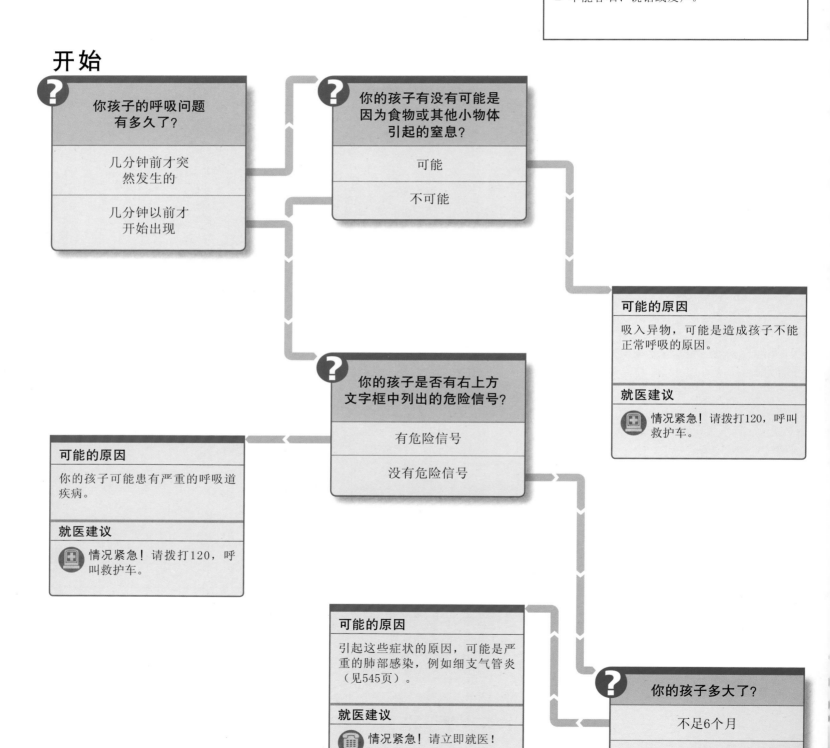

开始

你孩子的呼吸问题有多久了？

- 几分钟前才突然发生的
- 几分钟以前才开始出现

你的孩子有没有可能是因为食物或其他小物体引起的窒息？

- 可能
- 不可能

可能的原因

吸入异物，可能是造成孩子不能正常呼吸的原因。

就医建议

情况紧急！请拨打120，呼叫救护车。

你的孩子是否有右上方文字框中列出的危险信号？

- 有危险信号
- 没有危险信号

可能的原因

你的孩子可能患有严重的呼吸道疾病。

就医建议

情况紧急！请拨打120，呼叫救护车。

可能的原因

引起这些症状的原因，可能是严重的肺部感染，例如细支气管炎（见545页）。

就医建议

情况紧急！请立即就医！

你的孩子多大了？

- 不足6个月
- 6个月以上

你的孩子是否有以下症状?

- 呼吸时声音很大
- 犬吠样咳嗽
- 呼吸困难
- 无以上症状

可能的原因

这种症状可能是哮吼（见545页）引起的。

就医建议

情况紧急！请立即就医！

可能的原因

你的孩子可能出现了哮喘（见544页“儿童哮喘”）。

就医建议

情况紧急！请立即就医！

你的孩子是否反复出现以下症状?

- 哮鸣
- 夜间咳嗽
- 运动后咳嗽
- 在室外着凉后开始咳嗽
- 无以上症状

你的孩子是否有38℃或以上发热?

- 发热
- 不发热

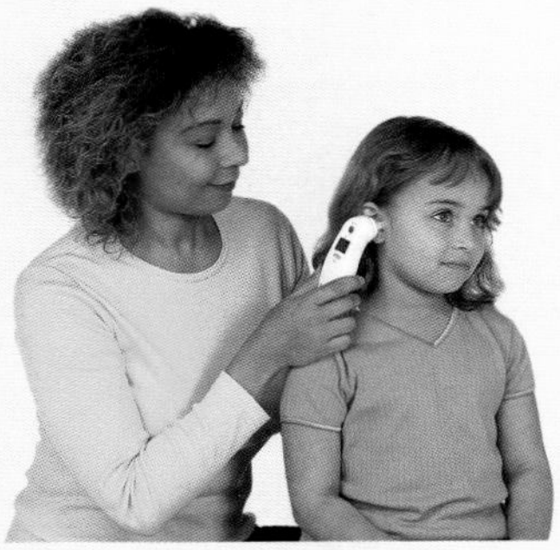

如果从这张图表中，你还是无法确定引起你孩子呼吸困难的原因，那么在24小时内就医。

可能的原因

肺部感染，例如肺炎（见299页）或细支气管炎（见545页），可能是引起症状的原因。

就医建议

情况紧急！请立即就医！

症状评估

检查孩子的呼吸频率

在静息或睡眠时，出现呼吸过快的孩子，可能需要就医。把你的手放在孩子的胸部或背部，感觉孩子的呼吸，数一分钟内孩子的呼吸次数。婴幼儿的呼吸频率，会比较大的孩子的呼吸频率快一些。下面的表中，列出了不同年龄段孩子每分钟最快的呼吸次数，把你孩子的呼吸频率，与表中这个年龄段孩子的最大呼吸频率进行比较。

年龄	呼吸频率（最快）
2个月以下	60次/分
2～11个月	50次/分
1～5岁	40次/分
5岁以上	30次/分

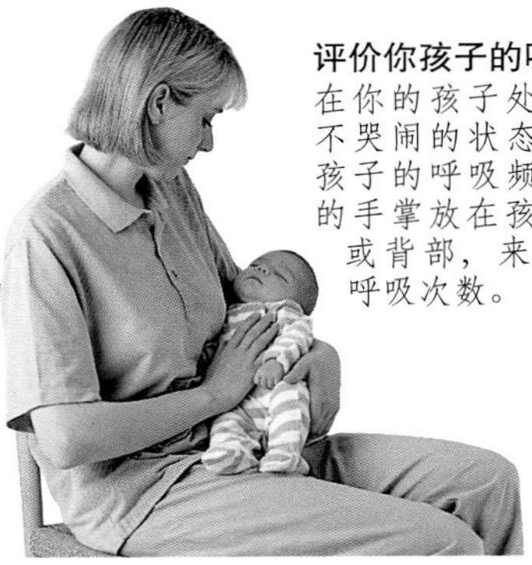

评价你孩子的呼吸频率 在你的孩子处于静息、不哭闹的状态时，检查孩子的呼吸频率。把你的手掌放在孩子的胸部或背部，来数孩子的呼吸次数。

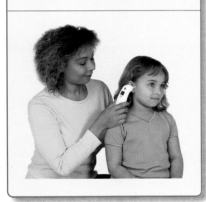

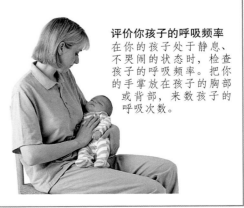

47 儿童咳嗽

对于12岁以上的孩子，见图表16

咳嗽是咽喉或肺部受到刺激后，身体的正常反应。大多数咳嗽是由于鼻部和咽喉部的轻度感染引起的，但是突然出现的咳嗽，可能是由于窒息引起的。6个月以下的婴儿一般是不会出现咳嗽的，因此如果出现了咳嗽，可能就意味着有严重的肺部感染。

危险信号

如果你的孩子咳嗽，并伴有以下症状，请拨打120，呼叫救护车：

- 嘴唇或舌头发紫。
- 嗜睡。
- 不能吞咽、说话或发声。
- 呼吸过快（见119页“检查孩子的呼吸频率”）。

开始

你的孩子咳嗽有多久了？
- 几分钟前才突然出现的
- 几分钟前开始出现的

你的孩子有没有可能是因为食物或其他小物体引起的窒息？
- 有可能
- 不可能

可能的原因

吸入异物，可能是引起你的孩子咳嗽的原因。

就医建议

情况紧急！请拨打120，呼叫救护车。

你的孩子多大了？
- 6个月以上
- 不到6个月

可能的原因

可能的原因是你的孩子患了严重的肺部感染（见545页“细支气管炎”）。

就医建议

情况紧急！请立即就医！

你的孩子呼吸是否过快（见119页“检查孩子的呼吸频率”）？
- 异常快
- 呼吸声音很大
- 两者都不是

见图表46
儿童呼吸困难

你孩子的咳嗽是否有以下特点？
- 发作性的，呼气末喘息
- 咳嗽后出现呕吐
- 两者都不是

可能的原因

百日咳（见301页）可能是引起你孩子咳嗽的原因。

就医建议

在24小时内就医。

你的孩子是否流鼻涕？

- 大多数时间会有或经常出现
- 在前几天才出现
- 没有流鼻涕

可能的原因

你的孩子可能是过敏了（见283页“过敏性鼻炎”）或腺样体肥大（见546页），这两种疾病都可以引起这些症状。

就医建议

预约一个时间就医。

可能的原因

病毒性疾病，例如普通感冒（见164页）或流行性感冒（见164页）是引起你孩子症状的最可能原因。

自助措施

按照退热（见165页）的自助措施去做。如果孩子的症状加重，或在两天内没有好转，或出现了其他症状，那么应该就医。

你的孩子是否有38℃或以上的发热？

- 发热
- 不发热

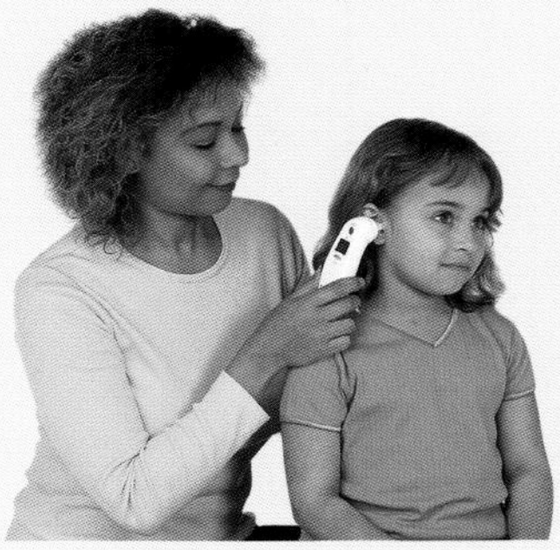

可能的原因

你的孩子可能是感冒（见164页）了。

自助措施

蒸汽吸入（见291页）可能有利于缓解咳嗽。如果孩子的症状加重，或在两天内没有好转，或出现其他症状，那么应该就医。

咳嗽在什么时候出现？

- 主要在夜间
- 运动后
- 在户外着凉后
- 以上都不是

可能的原因

你孩子的咳嗽，可能是对吸烟环境或吸烟本身的反应。

自助措施

保证家里没有人吸烟，并避免带孩子去有人吸烟的环境。如果你怀疑你的孩子吸烟，那么鼓励他戒烟。

可能的原因

你的孩子可能患有哮喘（见544页“儿童哮喘”）。

就医建议

在24小时内就医。

家里有人吸烟吗？或者你的孩子自己吸烟吗？

- 家里有人吸烟
- 孩子自己吸烟
- 两者都不是

如果从这张图表中，你还是无法确定引起你孩子咳嗽的原因，那么在24小时内就医。

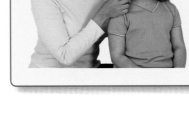

48 儿童腹痛

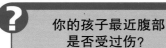

◀ 对于12岁以上的孩子，见图表22

每个孩子都会偶尔出现腹痛，但是有的孩子会反复出现腹痛。通常原因都不严重，并且不需要治疗，腹痛也会在几小时内缓解。但在罕见的情况下，腹痛是一些严重疾病的症状，需要紧急处理。

危险信号

如果孩子的腹痛持续4小时以上，且伴有以下症状，请拨打120，呼叫救护车：
- 黄绿色呕吐物。
- 腹股沟或阴囊疼痛。
- 粪便中带血。

开始

你的孩子最近腹部是否受过伤？

- 最近受过伤
- 没有受过伤

可能的原因

可能是腹股沟疝嵌顿（见419页“疝”）或睾丸扭转（见459页）。

就医建议

情况紧急！请拨打120，呼叫救护车。不要让你的孩子进食及饮水。

可能的原因

年龄较小的孩子出现腹痛伴有便中带血，提示可能患了肠套叠（见560页）。对于年龄较大的孩子，引起这些症状的原因，可能是肠道感染，例如食物中毒（见398页）。

就医建议

情况紧急！请拨打120，呼叫救护车。不要让你的孩子进食及饮水。

你的孩子是否有以下部位的剧烈疼痛？

- 腹股沟
- 阴囊
- 两者都不是

你的孩子是否有以下症状？

- 持续性疼痛超过4小时
- 粪便中带血
- 黄绿色呕吐物
- 无以上症状

可能的原因

可能是肠梗阻（见419页）。

就医建议

情况紧急！请拨打120，呼叫救护车。不要让你的孩子进食及饮水。

可能的原因

可能是腹部脏器损伤。

就医建议

情况紧急！请立即就医！

你孩子的大便是否不正常？

- 大便硬，排便次数少
- 正常
- 腹泻

可能的原因

持续这么长时间的腹痛，意味着严重的腹部疾病，例如阑尾炎（见420页）。

就医建议

情况紧急！请立即就医！

可能的原因

便秘可以引起孩子腹痛（见560页“儿童便秘”）。

就医建议

在24小时内就医。

在以下哪种情况后，疼痛会得到缓解？

- 呕吐后
- 排气或排便后
- 两者都不会

可能的原因

你的孩子可能患了消化道感染病（见398页“胃肠炎”）。

就医建议

情况紧急！如果你的孩子还不足6个月，请立即就医。对于较大一些的孩子，按照预防脱水（见397页）的自助措施去做。如果你孩子的症状在24小时内没有好转，或出现其他症状，那么应该就医。

你的孩子是否有以下症状？

- 咽喉痛
- 咳嗽
- 流鼻涕
- 无以上症状

你的孩子是否有以下症状？

- 排尿时疼痛
- 体温在38℃或以上
- 再次出现尿床，或白天也出现尿裤子的情况
- 无以上症状

可能的原因

你的孩子可能是泌尿系统感染（见564页“儿童泌尿系统感染”）。

就医建议

在24小时内就医。

可能的原因

在较小的孩子中，这些症状可能与上呼吸道感染，如普通感冒（见164页）有关。

自助措施

鼓励孩子多饮水，并给予适合这个年龄段孩子剂量的止痛药。如果孩子的疼痛在24小时内没有缓解，或疼痛加重，那么应该就医。

可能的原因

儿童出现的反复腹痛，有时与焦虑有关。

就医建议

预约一个时间就医。

在过去几周内，你的孩子是否出现过相似的腹痛？

- 以前出现过腹痛
- 以前没有腹痛

如果从这张图表中，你还是无法确定引起你孩子腹痛的原因，那么在24小时内就医。

3 发现疾病

诊断是医生对引起症状的疾病或异常的判断。医生可能会用各种各样的检查来确定或排除某一特定的诊断，也可能用这些检查方法在几种可能的诊断中作出选择。诊断过程包括寻找致病原因，例如病毒或细菌。筛查用于在一大群人中发现疾病的早期征兆，也可以用于寻找患病的危险因素，这些危险因素会增加人们将来患某些疾病的概率，如肿瘤。

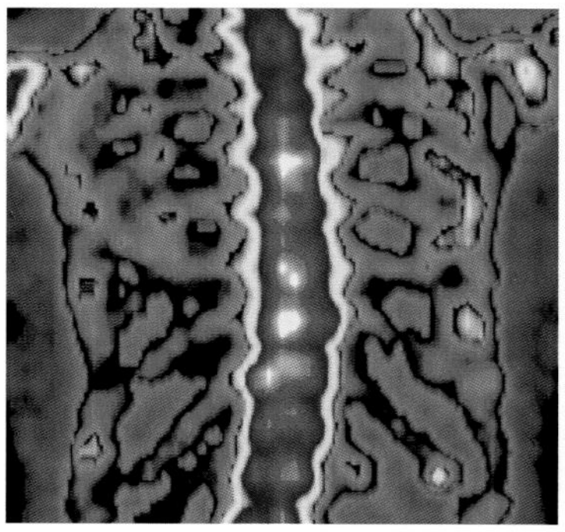

胸部骨扫描
放射性核素扫描用来检测肿瘤是否发生了骨转移。上图中显示的脊柱上的透亮区就是肿瘤的骨转移。

有多种原因促使你去就医：由于疼痛或其他感觉引起的对身体健康状况的关注；注意到身体外表发生的变化；仅仅是因为担心自己的身体或精神健康状况。在其他情况下，因与工作相关或保险的原因，你可能也需要找医生做一些检查而就医。

如果你的健康出了问题，医生会根据你的症状、病史、体格检查和一些辅助检查的结果来作出诊断。式、职业等，来全面了解你的病史。如果你有某种常见疾病的症状，在对你进行体检后，医生会立即给你一个诊断。如果医生不能通过这些检查给你一个明确的诊断，他会让你另外做一些检查。在你一生中的某些阶段，你可能会被要求去做一些筛查检查。筛查检查采用的是和诊断疾病一样的检查，但筛查的目的是在疾病的症状出现之前更早地发现一些疾病，如肿瘤。

检查的目的

医生的诊断过程，总是从询问你的一般健康情况和一些特殊症状开始的。接下来就是通过询问你的既往疾病史、家族疾病史、生活方

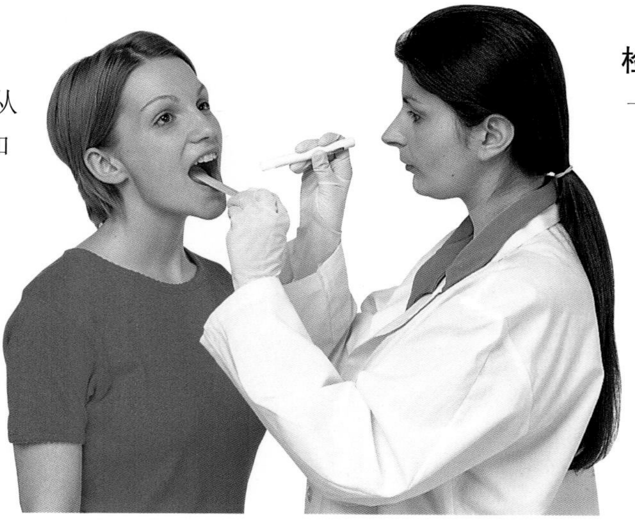

咽喉部检查
诊断过程的第一步通常是体格检查。如果你有咽喉部疼痛，医生会检查是否有感染的症状。

检查的类型

一些简单的检查，可以在医生的诊疗室里进行，但有一些检查需要使用精密的仪器，在医院或实验室里才能进行。还有的检查需要利用人的体液，如尿液、血液，或是人体的组织，如来自宫颈的细胞。观察性检查需要使用一些仪器，如内镜。内镜通常是经人体的天然孔道，如口腔、鼻孔进入身体，医生可以通过内镜的观察管，直接看到身体器官的内部结构。成像技术，例如磁共振成像（MRI）、CT和超声扫描等，都可以形成人体内部结构的

图像来显示异常。一些特殊检查，例如乳腺X线照相检查，可以用来诊断和筛查乳腺疾病。

你和医生会对相关检查的医学价值与可靠性，以及它给健康带来的危害和身体的不适感进行权衡。

检查的可靠性

一些检查，如根据组织样本进行的诊断性检查是非常准确的，但大多数检查的可靠性要差一些。检查仪器、检查操作或是对结果的解释都会有偏差，再加上人为的错误，都可以造成不正确的检查结果。假阳性是指本来健康的人，检查结果显示有病，从而造成被检查者的恐慌和做不必要的进一步检查。假阴性是指被检查者本来有病，但检查结果却显示无病，这会耽误诊断，直到症状出现时才得到诊断，在这个阶段再进行治疗，效果可能就要差一些。因为大多数检查并不都是完全准确的，因此对检查结果还应该结合患者的病史和相应的体格检查情况，来仔细进行评估。一些检查可能还会带来健康危险，应该对有危险的，或能给患者造成疼痛的检查进行医学评估，如果这些检查得到的结果能够挽救患者的生命，那也是可以被患者接受的。

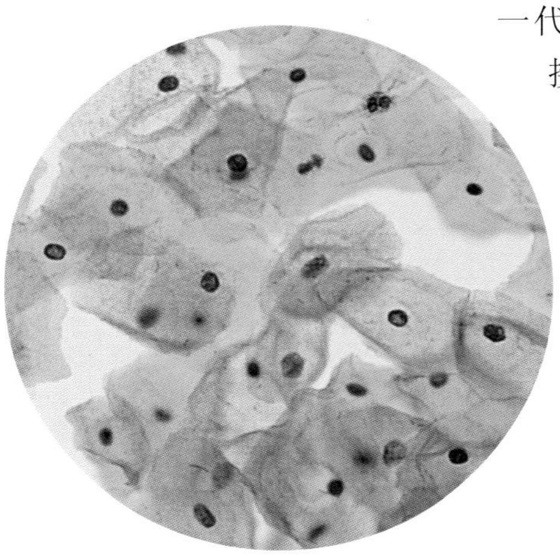

宫颈涂片的结果
宫颈涂片检查用于检测可能癌变的一些异常细胞，这种常见的筛查性检查可以早期发现疾病，使疾病得到早期治疗。这幅图上显示的细胞是正常的。

筛查检查

筛查检查是用于发现那些已经患病，但是还没有出现临床症状的病人，而且主要针对那些有早期治疗方法的疾病进行筛查。例如，乳腺癌就是常规的筛查项目，因为如果能在早期发现，乳腺癌治愈的概率很大。筛查检查也可用于发现疾病的危险因素，或是检测发生疾病的遗传易感性。例如，筛查检查可能会发现与冠心病有关的高胆固醇血症，或是与乳腺癌相关的基因。筛查检查也可以用于发现异常基因的健康携带者，这些基因可能会遗传给下一代。因此，可以推荐给准备要孩子的夫妻，接受筛查检查。筛查要做到成功、可靠、性价比高，还有赖于经过仔细选择的筛查人群。接受筛查性检查的目标人群，必须是高危人群。例如，乳腺癌筛查通常在50岁以上的妇女中开展，因为在50岁以上的妇女中进行筛查性检查，对发现疾病更有效。

疾病检查的趋势

技术的发展，使诊断过程变得更为安全且创伤越来越小，计算机的应用使检测结果的分析、储存和检索，变得更加快捷和可靠。目前已经有许多可靠的家庭检查，例如血糖水平的检测（对于糖尿病患者是必需的）、血压的监测。在医务人员的监督下，使用这些检查，可以对你的慢性疾病的情况和治疗效果进行监测，这样你就可能掌控自己的健康。

高倍放大的病毒
微小的生物，例如病毒，只有用电子显微镜才能观察到。这张图显示的是高倍放大的、成簇的甲型肝炎病毒。

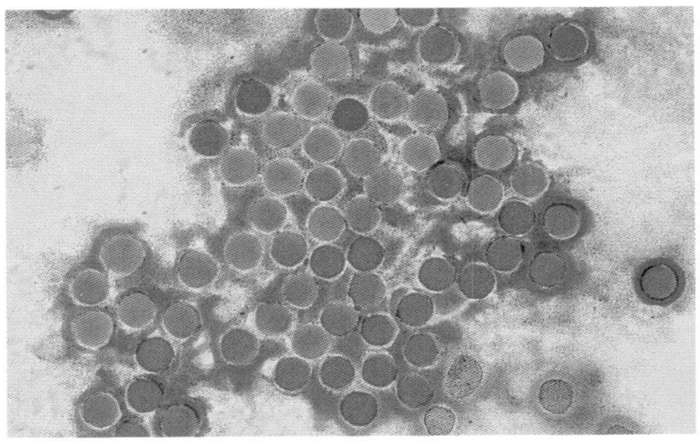

就医

你可能会因为一些症状或是其他的健康问题去找医生，以寻求一些建议，或是医生让你来医院做定期检查或讨论正在进行的治疗。总之，就医过程的具体内容取决于就医的目的，但是医生通常会通过观察，问你一些问题，并安排你做一些体格检查，对你的健康状况进行评估，有时候也会采集样本做检查。

本章包括如下内容

由于你感觉自己生病了，或担心自己身体的一些变化，如关节肿胀或发僵，那么你可能会决定去就医。你可能需要一些方面的建议，如改变一些生活习惯，包括减肥或是戒烟方面的建议。如果你有慢性病，如糖尿病，你应该定期检查。即使你很健康，你也可能会被要求进行一些筛查性检查，如测血压和宫颈涂片检查等。

就医前的准备

不论因为什么原因去就医，你都会发现，就诊前准备好和医生沟通的与病情相关的问题，会对就诊有很大帮助。比如说，如果你有一些特殊的症状，你应该想一下，这些症状的发作频率、某些活动是否加重了症状，或哪些因素会缓解症状。医生还需要了解你正在服用的药物或补品，你对一些特殊治疗产生的过敏反应，以及你正在进行的替代治疗。

就医过程

医生用很多方法来评估你的健康状况。首先，他会记录你外观的一些基本情况，例如你的体重，以寻找焦虑或是抑郁的征象。然后医生在为你进行体格检查前，会询问你一系列的问题，这个过程叫做病史采集。医生所问的问题和体格检查的内容取决于你就诊的目的。

如果你是第一次就医，医生会对你进行一个全面的病史采集，包括你家人患病的详细情况、你的既往疾病史，以及你的生活方式，例如饮食等。如果医生已经有你的病历资料，他会参考这些资料。如果你有一些特殊的症状，医生会关注这些症状，以作出诊断。

完整的体格检查，通常只是整个检查的一部分，比如为了新的保险政策所做的体格检查。如果你有症状的话，医生通常只检查与之相关的身体部位。但即使医生没有对你进行全面的体格检查，他也会检查一些身体的特定部位，例如皮肤和指甲，来评估你的整体健康状况。

医生也可能需要采集一些样本，例如血液或尿液进行检查。这些样本可以用来明确诊断，或监测病情变化，一些简单的检查，在医生的诊疗室里就可以完成，但是更复杂的检查，通常需要在实验室里进行。医生可能会让你给诊疗室打电话，了解检查结果，或重新预约一个时间，与你讨论检查结果，以及这些结果对你的健康的意义。

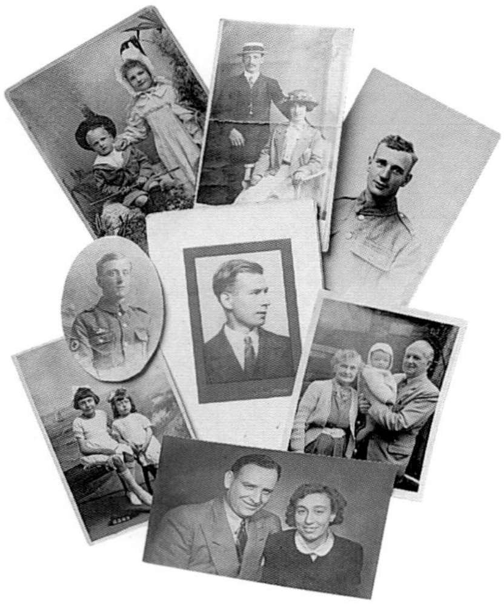

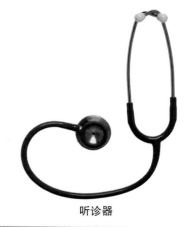

家族史
有些疾病可能会在你的家族中多发，医生需要了解这些情况后，再为你作出诊断。

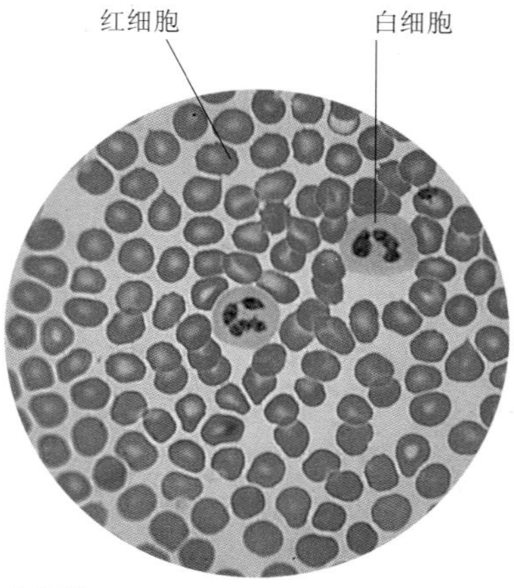

血细胞
医生将采集到的血液样本，放在显微镜下进行检查，以观察血细胞的结构。这是一幅高倍显微镜下观察到的正常的白细胞和红细胞的图像。

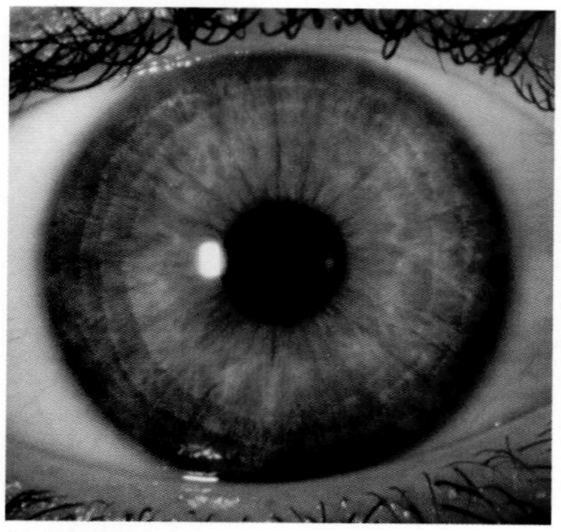

检查眼睛
当你接受常规的体格检查时，医生会检查你的眼睛。

设备

医生的基本诊断设备

在做体格检查的时候，医生会用到一种或多种基本仪器。每一种仪器都有其特殊的作用，医生可以使用其中的一些仪器，对你身体的一部分进行更准确的检查，另一些仪器用来听一些异常的声音，或检查肌腱的反射。

检查的辅助设备
检眼镜和耳镜，分别用来检查眼睛和耳朵。叩诊锤是用来检查肌腱反射的。听诊器用来听心跳的声音。

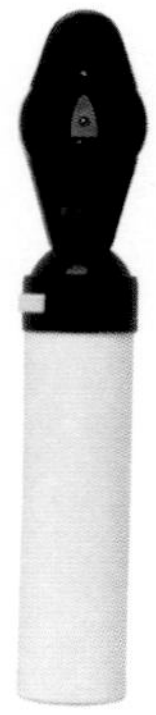

检眼镜

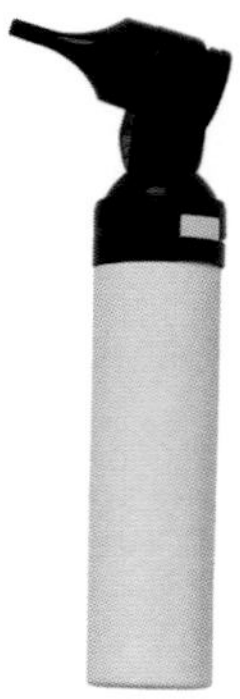

耳镜

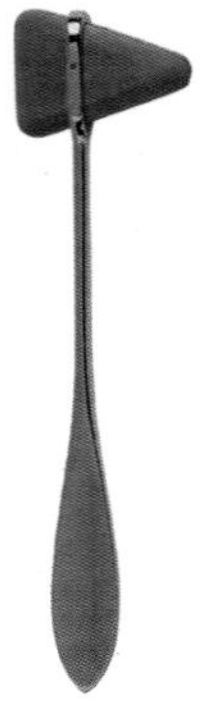

叩诊锤

听诊器

病史和体格检查

如果你感觉生病了，你会去找医生进行检查。如果你有症状的话，医生会问一些问题，并进行体格检查，作为诊断疾病的第一步。有时，医生仅凭这些信息，就可以找到引起你疾病的原因，但在其他的情况下，需要进行化验检查，来获取更多的资料。

从你走进诊疗室的那一刻起，医生已经开始从你的外表，收集一些你的信息。这些信息，可以为你的一般健康状况和意识状态提供线索，然后医生通过收集病史和体格检查，进一步获取关于你健康状况的相关信息。

本节的第一篇文章介绍医生在采集病史时，可能会问到的一些问题。这些问题是收集你的既往疾病史、家族疾病史和个人生活方式等信息的重要方式。

采集完你病史方面的信息后，医生会给你做身体检查，以发现异常体征来证实可疑的诊断。一些常规的体格检查项目在第二篇文章里讲述。医生可能会让你留样本，以供检验之用。

如果因为保险的原因，你需要做一个医学检查，医生会寻找一些疾病的早期表现，或那些使你患某些疾病的危险因素。儿童、孕妇的常规检查，将在其他章节叙述（见13页“健康体检”）。

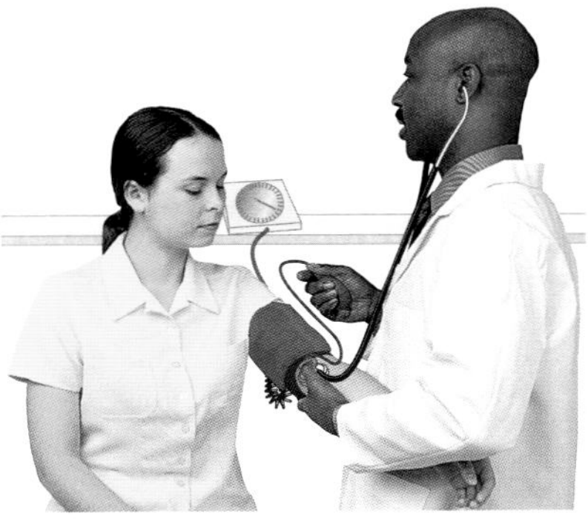

测量血压
体格检查包括测量血压。高血压会增加脑卒中的危险。

病史

病人过去和现在健康情况的记录

为了诊断疾病，或是评价你发生某种疾病的危险，医生会问你目前已有的症状、以往的疾病情况、服用的药物、家族疾病史、生活方式等，然后把这些整理成你的病史资料。如果你有症状，这些资料会帮助医生作出诊断，以及采取必要的措施。如果你做健康检查的话，医生会问你一些有关影响身体健康的生活方式因素（见13页“健康体检”）。

既往病史和用药情况

既往病史和手术史会帮助医生判断，过去的疾病是否会导致现在的症状。你的症状可能是一些治疗的不良反应或过敏反应，所以告诉医生你正在服用的药物或补品，或者你正在进行的替代治疗，是非常重要的。医生要确保你目前服用的新的药物，不会与以前服用的药物发生不良作用。

家族史

如果你有某一疾病的家族史，医生会检查你的症状是否由于这种家族性的疾病引起的，并给你一些降低将来患这种家族性疾病风险的建议。例如，如果你有心脏病的家族史（见243页），医生会建议你限制脂肪含量高的饮食。

生活方式

你的饮食、工作和生活环境，都是影响你健康的因素。医生可能会询问一些有关饮食、锻炼、吸烟史、饮酒史，以及是否使用过毒品等方面的问题。他会询问你的工作情况，因为工作也可能会影响你的健康。以前的职业也很重要，因为一些与职业相关的疾病，在多年后才会出现症状。例如，以采矿或曾经以采矿为职业的人，发生职业性肺部疾病（见305页）的危险就很大。

你的人际关系、居住环境和收入情况，也会影响你的健康状况，尤其是会影响你的心理健康。如果你近期曾去国外旅游，你也应该告诉医生，因为你的症状，有可能是由一些罕见的传染病引起的。

体格检查

医生对全身各个系统和器官健康状况的检查

体格检查是疾病诊断或检查的基础。如果你有症状，医生会重点检查与你症状有关的或异常的部位，当然也会检查其他部位。例如，当你有心力衰竭症状，如呼吸困难时，医生会检查你的踝部，因为心衰会伴有踝部肿胀。

皮肤、头发和指甲

一些明显的皮肤问题，如皮疹、色素脱失可能是皮肤病的症状，也可能提示为全身性疾病，如系统性红斑狼疮（见281页）。在患某些疾病时，头发和指甲也可能出现异常，例如，头发稀疏可能与内分泌性疾病有关；指甲颜色和形状的改变可能提示为缺铁性贫血（见271页）。

心脏与循环系统

医生通常在手腕或颈部的一侧，测量你脉搏的频率和强度。快或不规律的脉搏提示，可能患有心脏疾病。其他部位的脉搏，例如腹股沟区，可能会提供更多的，与你的循环情况有关的信息。医生还会用听诊器听你的心脏。

方法

基本的检查方法

医生在寻找一些疾病明显症状的体征时，他会用3种基本的方法进行检查。一是听诊，医生用听诊器，听你的胸部或其他部位；二是触诊，即医生用手检查你身体的某个部位；三是叩诊，即用手叩击体表，听声音的变化。

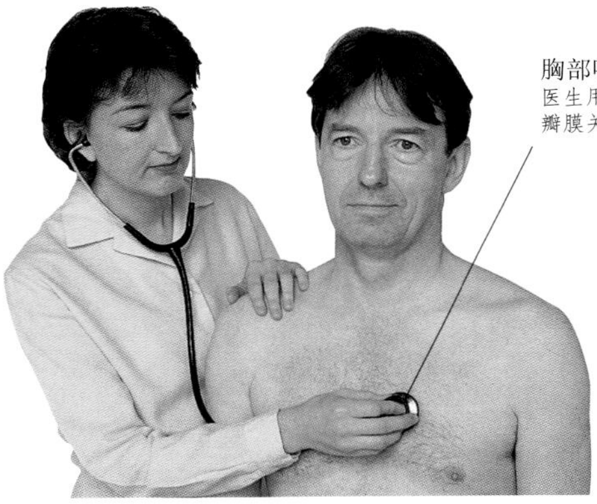

胸部听诊
医生用听诊器听胸部声音，如心脏瓣膜关闭和开放时产生的声音

听诊
听诊器不但可以听胸部的声音，也可以用来听肠鸣音和血液流经血管时产生的声音。医生通过分析来判断它们是否为正常声音。

腹部触诊
医生用双手的掌面轻轻按压腹部，感觉腹部有没有肿块或是否有触痛部位

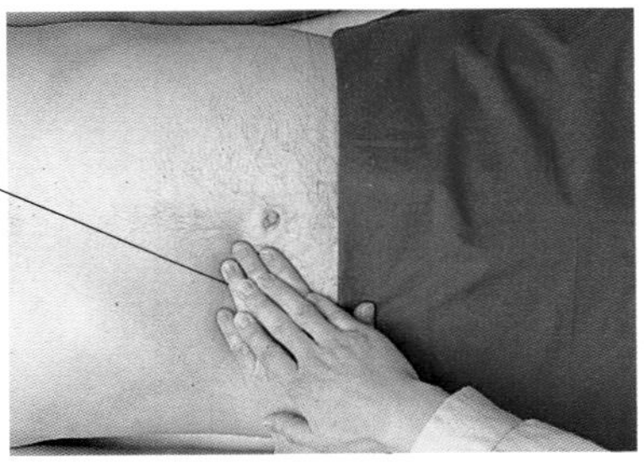

触诊
医生用一手或双手重叠逐渐用力下压，以感触腹部深层的情况，这有助于医生发现内脏器官肿大、触痛或异常的肿胀。

胸部叩诊
一只手指按压在胸壁上，用另一只手指叩击，产生声音

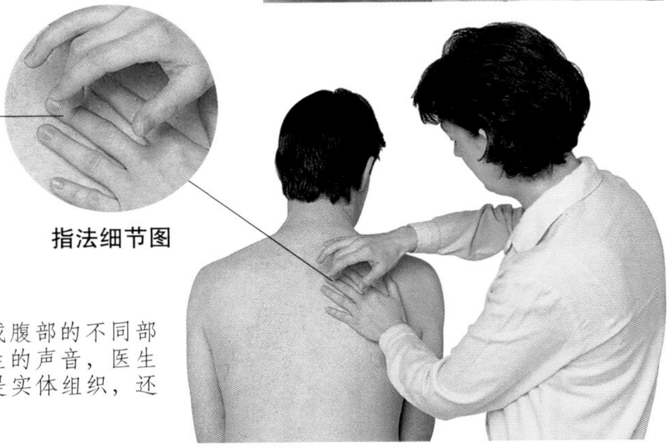

指法细节图

叩诊
通过叩击胸部或腹部的不同部位，倾听所产生的声音，医生就可以分辨出是实体组织，还是囊性组织。

异常的声音，也就是心脏杂音，可能表示有心脏瓣膜损害。在大多数体格检查中，测量血压（见 242 页）是常规的检查项目。

肺

如果医生注意到你有呼吸困难，他会用听诊器听你的前胸和后背，叩击你的胸壁，检查胸腔里面有没有液体。异常的呼吸音，例如哮鸣，提示有呼吸道狭窄。

腹部和直肠

通过感触和叩击你的腹部，医生可以发现你腹部的异常肿块，用听诊器听诊肠鸣音，有助于确定是否出现了肠梗阻。

在做直肠检查时，医生用一个戴手套，并涂有润滑剂的手指插入直肠内，感觉有无肿块或触痛的部位。这种检查是为了排除结肠直肠癌（见 421 页），这对于年龄在 50 岁以上的人尤其重要。对男性，医生还会检查是否有前列腺肥大（见 463 页）或前列腺癌（见 464 页）。

生殖器官

对于男性，医生会检查阴囊和睾丸是否有肿块，阴茎有没有被感染的迹象。检查男孩的睾丸，以确定睾丸是否下降到了合适的位置。对于女性，医生通过盆腔检查发现生殖系统疾病。性生活活跃的女性，应该 3 ～ 5 年做一次宫颈涂片检查（见 480 页），以发现宫颈癌（见 481 页）的早期征兆。医生还会检查你的乳房，通过外观检查，能发现是否有乳头畸形，或乳房皮肤褶皱异常，通过触摸检查，能发现乳房是否有肿块。

骨、关节与肌肉

医生一方面检查你的关节是否有肿胀和压痛，因为这些症状可以提示一些疾病，如关节炎（见 220 页）等。另一方面测试在没有疼痛的情况下，关节的活动范围。他还需要检测关节周围的肌肉和肌腱是否活动正常。

神经系统

医生会检测你的肌力、协调和平衡能力，以及感觉和反应情况。通过检查神经反射，例如膝反射，医生就能够评价特定的神经功能。此外，医生还会问你一些问题，来检查你的心智功能，如记忆力。

▶ 步骤

留取咽拭子

如果你有咽痛，可能需要做一个咽拭子，来看你是否发生了咽部细菌感染。医生或护士会用一个压舌板压低你的舌头，然后用一根已经消毒的棉签（拭子），来收集你咽部的黏液样本，然后把拭子送往实验室进行检查。留取咽拭子的过程很快，可以在医生的诊疗室里进行。留取咽拭子的过程是没有疼痛的，但是，当拭子接触到你的咽部时，你可能会有想呕吐的感觉。

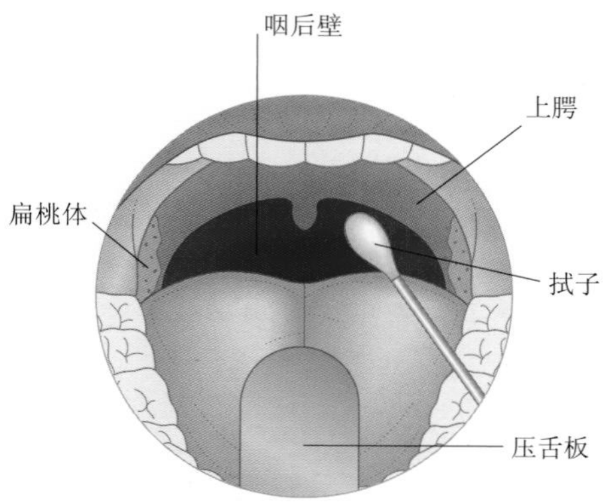

咽喉部

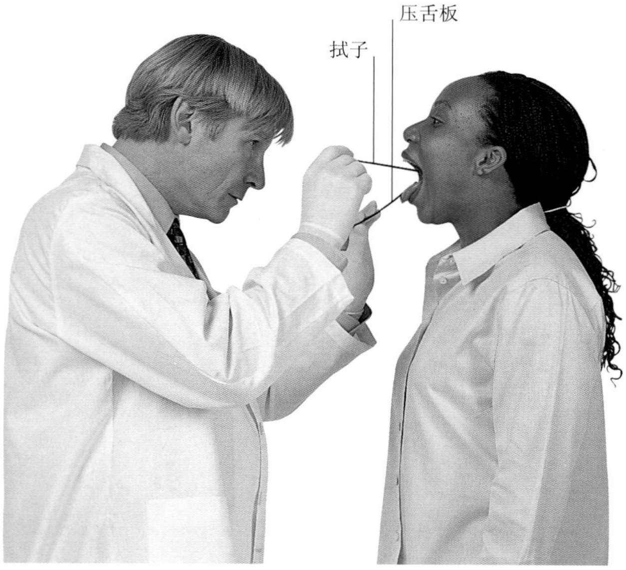

操作过程
医生用压舌板把你的舌头压低，用拭子擦抹你的扁桃体和咽后壁。

样本的采集

收集体液、细胞或组织做检查

在采集你的病史和进行体格检查时，医生还需要收集一些样本来做检查，例如血液或是尿液，这些检查可以用来诊断疾病、监测疾病的进展情况或观察治疗效果。

大部分样本的收集是直接、无痛的，是你在医院就诊过程的一部分。也可以由你自己在家里收集这些样本。更复杂的样本收集是在医院里进行的。收集来的样本通常被送到实验室去检测，但也有一些检测可以在医生的诊疗室进行。

样本的类型

所需的样本和检查的类型，取决于医生想要了解的信息。血和尿的样本可用来检测多个器官的功能，粪便的检测可用来发现消化道疾病。痰液和其他体液、细胞或组织，也被用来检测多种疾病，例如肿瘤。在大多数情况下，由医生采集的样本如下。

血液样本 血液样本的检测可以帮助医生评估你的健康状况，找到与一些疾病相关的危险因素。例如，可以用血液样本来检测你的血胆固醇水平，血胆固醇水平升高，是患冠心病的一个危险因素。如果你因为有一些症状去就诊，那么血液样本就可以帮助医生诊断你的疾病。一些简单的检查，例如血糖水平的测定，是可以在医生的诊室内完成的。对于一些较复杂的检查，如微生物检测、血中激素水平或其他化学物的检测、血细胞功能的检测，都要送到实验室进行。

血液样本的检测，通常只需要很少量的血。在大多数情况下，医生或护士会用带有注射器的空心针，从静脉抽血。有时，只需要一滴或是两滴毛细血管的血，这样的血液样本用一种称为柳叶刀的无菌器械，刺破皮肤就可以得到。

尿液样本 尿液检测结果可以反映泌尿系统和其他系统的疾病引起的体内化学物质的变化，如糖尿病。通常，医生会给你一个无菌的容器收集尿液，并告诉你如何收集合适的尿液样本。在大部分情况下，医生会在诊疗室内进行简单的试纸检查，来寻找感染的证据、检测尿糖水平或尿中是否有血或蛋白，如果需要，样本会被送到实验室做进一步的检查。

粪便样本 粪便样本有助于诊断消化系统疾病，例如消化道感染，粪便样本还可以用于粪便隐血的筛查，来帮助发现早期的结肠直肠癌。如果你需要留取粪便样本，医生会给你一个收集粪便样本的容器，并告诉你如何留取样本。在大多数情况下，粪便样本都会被送到实验室进行检查。

体液 皮肤或黏膜的分泌物，如咽部分泌物，通常用一个无菌的咽拭子（见本页“留取咽拭子”）来寻找感染的证据。精子可以用来检测生育能力。医生会给你一个无菌的容器，你可以自己收集一些样本，例如痰液或精子。收集其他体液的方法将在“身体与疾病”部分讲述，体液样本通常都会送到实验室进行检测。

细胞和组织样本 这些类型的样本常被用来检测肿瘤，也可以用来进行基因检查。有时可以从体液，如尿液中提取细胞，也可以从体腔组织表面刮取，例如口腔、咽部或阴道等，例如宫颈涂片检查（见 480 页）。取较大块组织样本的过程又叫活检，通常是在医院里进行的。在“身体与疾病”部分里讲述了多种活检技术。细胞和组织样本会被送到实验室进行检查。

观察内脏器官

现代技术的进步，已经能够使人们用多种方式对人体进行直接的观察和研究。通过成像技术可以获得内脏的结构图像，这些图像可以用数字影像的形式在显示器上显示，也可以保存在胶片上。利用可视技术，通过特殊的仪器，例如内镜，可以直接看到身体的内部结构。

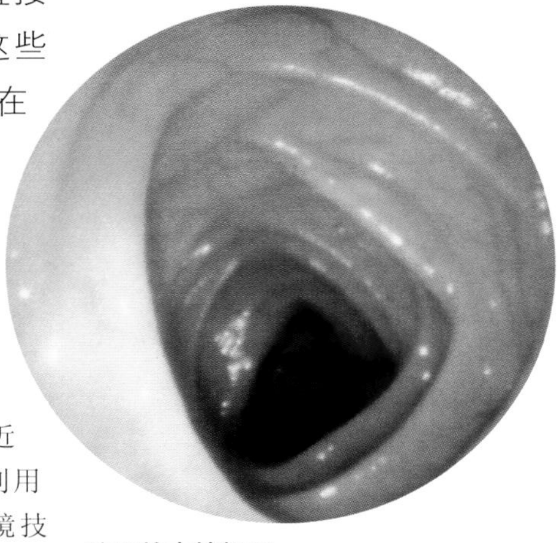

结肠的内镜视图
体腔和中空的脏器，例如结肠（如上图），可以用内镜直接观察。

本章包括如下内容

成像技术和可视技术，通常用来证实诊断或在其他检查没有定论的时候，通过这些技术来协助确定诊断。这些技术也可用来进行疾病的筛查，监测疾病的进展情况，或观察治疗的效果。大多数成像技术和一些复杂的可视技术，都是在医院里进行的。

成像技术

自从德国物理学家威廉·伦琴在1895年发现X线可以形成人体内部骨骼的“影像照片”后，X线就开始被应用于医学影像成像。简单的X线技术至今仍在应用，主要用于骨骼成像，尽管也被应用于身体其他部位成像，例如胸部X线片，用于肺部疾病，如肺炎的诊断。X线影像可以直接制成胶片，或通过特殊的检测板成像，通过计算机把用这种特殊的检测板形成的信号，转换成数字图像，显示在显示器上。

CT扫描是一种利用X线技术形成详细影像的成像技术，它不仅可以显示骨骼等实体组织，也可以显示软组织。典型的CT扫描形成的是身体的横断面影像（体层），一种被称为造影剂的液体，在进入中空的或是充满液体的身体结构，例如血管和消化道以后，使用X线就可以清楚地看到这些结构的内部情况。放射性核素扫描，通过检测注入身体内的放射性物质发出的射线，使医生能够分析身体组织内的细胞活性情况。

其他医学成像技术，包括磁共振成像（MRI）、超声扫描。磁共振成像技术利用电波和磁场产生清晰且非常详细的图像；超声扫描利用超声波来成像，这两种技术均不使用射线。

可视技术

根据不同的问题，对身体一些部位的直接观察，有时能比成像技术得到更有用的信息。靠近体表的结构，例如鼓膜，可以利用简单的器械直接进行观察。内镜技术用于观察身体内部的深层结构。

内镜可以是硬的，也可以是可弯曲的，能够通过人体的天然孔道或是通过体表的小切口，进入身体内部。内镜通过光源照亮所观察的部位；在内镜的末端有一个摄像机，可以把图像传送到显示器上，或通过镜头和光纤系统来直接观察；在内镜的一侧还会有一个通道，可以使器械沿着内镜的内侧通过。硬的或可弯曲的内镜不仅可以观察内部结构，也可以取少量的样本，进行组织学检查或做多种外科手术。一种被称为无线胶囊式的新型内镜，是一种像药丸大小的、配备齐全的仪器，自带一个摄像机、光源和图片传输器，被吞下后，在它经过消化道的过程中，不断地传输图像，但它不能用来获取样本或进行外科操作。

比较

可视技术和成像技术

可视技术的采用，是由需要观察的身体部位和要研究的疾病来决定的。成像技术是利用身体组织的天然特性，例如组织的密度或细胞的活性等来形成图像的。可视技术，例如内镜，可直接观察人体的体腔、内脏器官和内部结构。

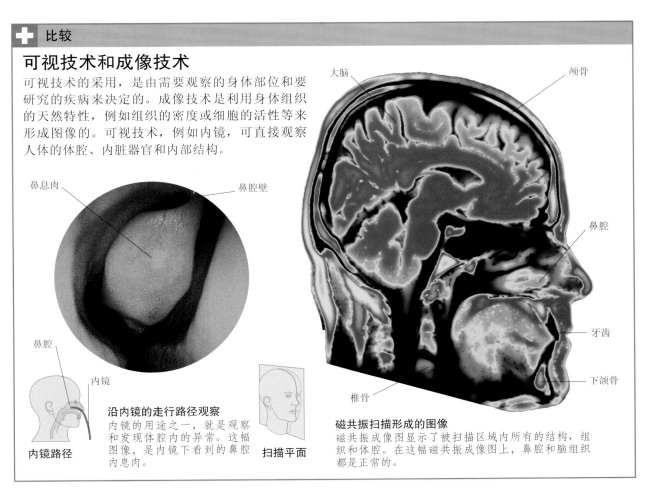

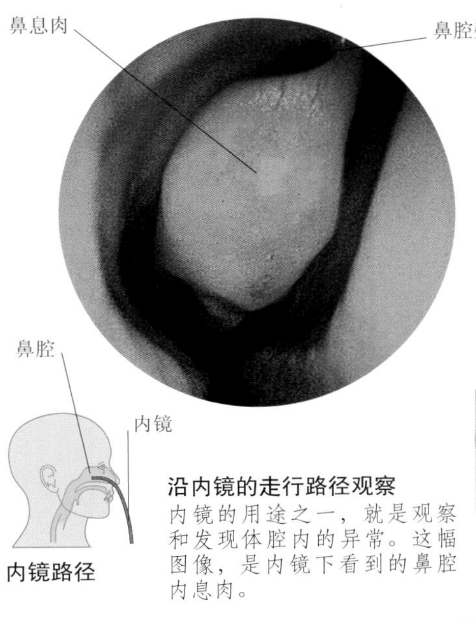

沿内镜的走行路径观察
内镜的用途之一，就是观察和发现体腔内的异常。这幅图像，是内镜下看到的鼻腔内息肉。

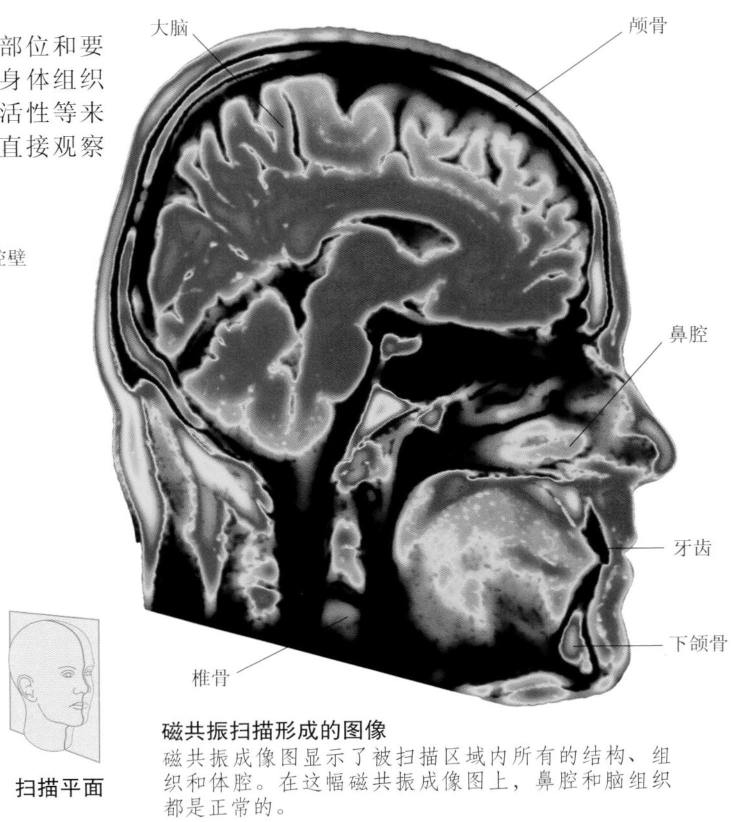

磁共振扫描形成的图像
磁共振成像图显示了被扫描区域内所有的结构、组织和体腔。在这幅磁共振成像图上，鼻腔和脑组织都是正常的。

比较

使用不同的成像技术成像

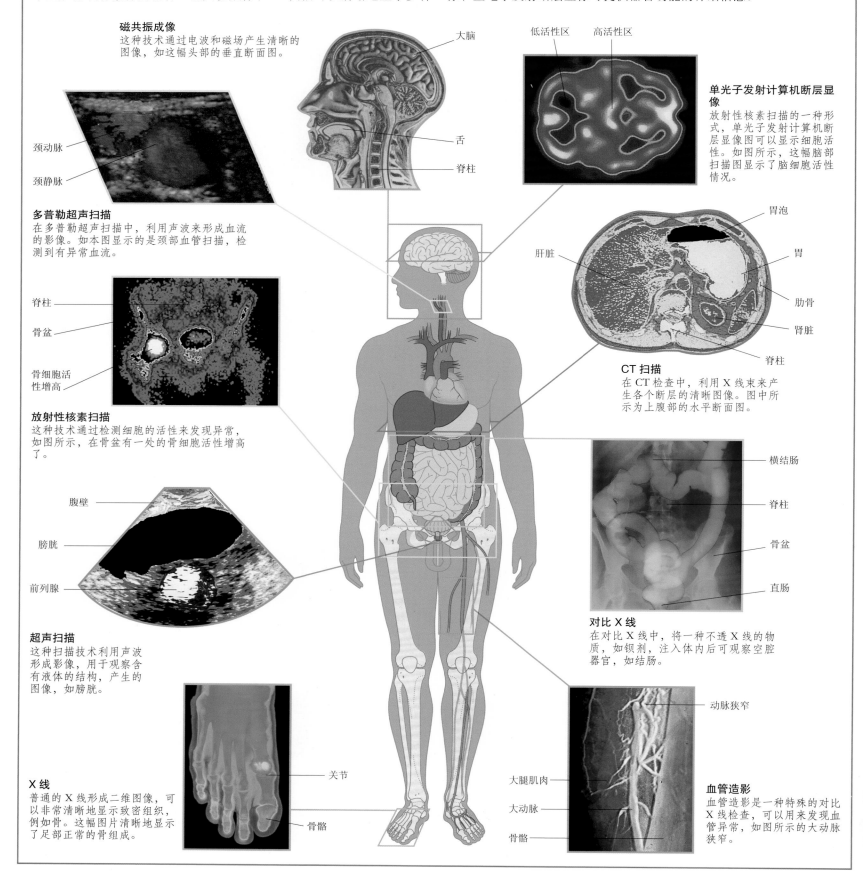

医生采用何种成像技术，取决于要观察的部位和所需要的信息类型。X线可以清晰地显示致密组织，例如骨骼；而对比X线可以清楚地显示中空脏器或有液体的器官。磁共振成像和CT扫描可以清晰地显示多种组织的详细信息。超声扫描可以通过探测运动情况，例如血流情况，来评估机体的功能；放射性核素扫描，例如单光子发射计算机断层显像和正电子发射断层显像可提供器官功能的详细信息。

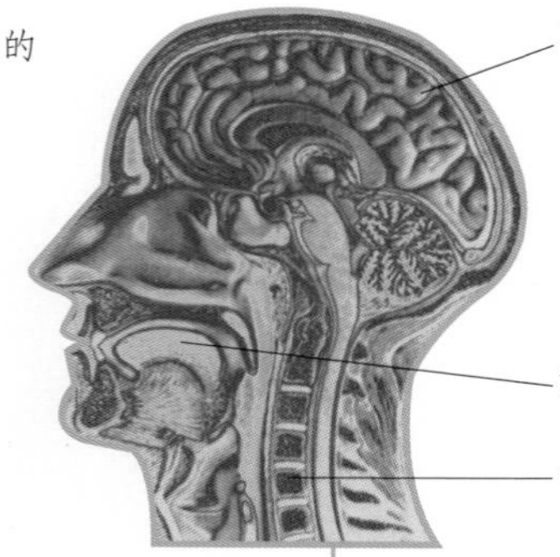

磁共振成像
这种技术通过电波和磁场产生清晰的图像，如这幅头部的垂直断面图。

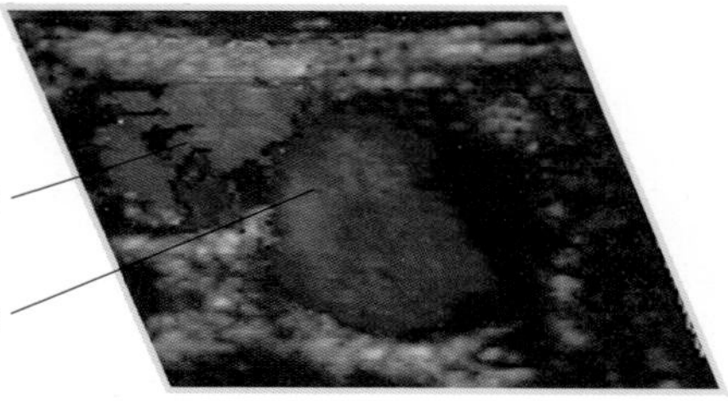

多普勒超声扫描
在多普勒超声扫描中，利用声波来形成血流的影像。如本图显示的是颈部血管扫描，检测到有异常血流。

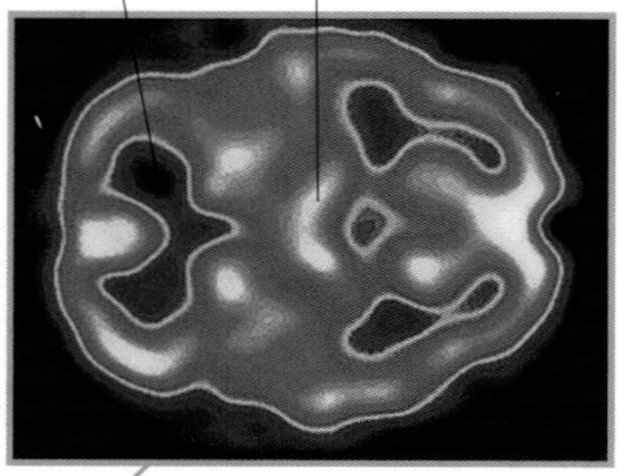

单光子发射计算机断层显像
放射性核素扫描的一种形式，单光子发射计算机断层显像图可以显示细胞活性。如图所示，这幅脑部扫描图显示了脑细胞活性情况。

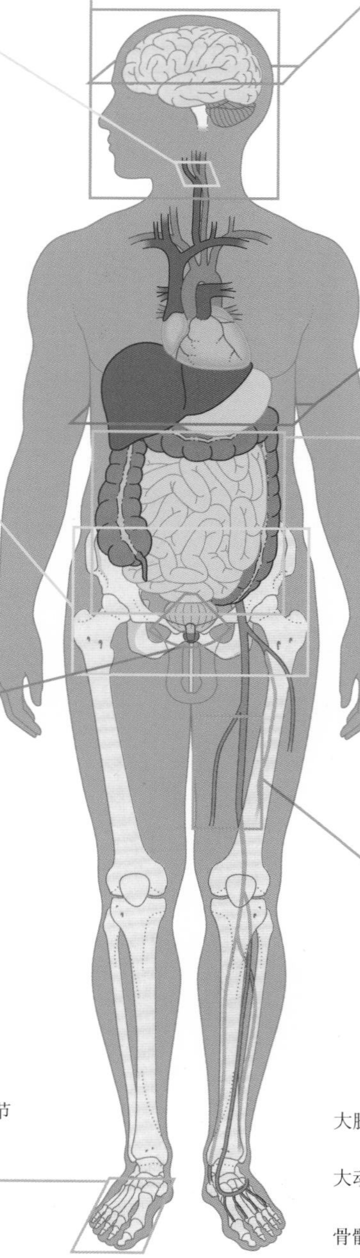

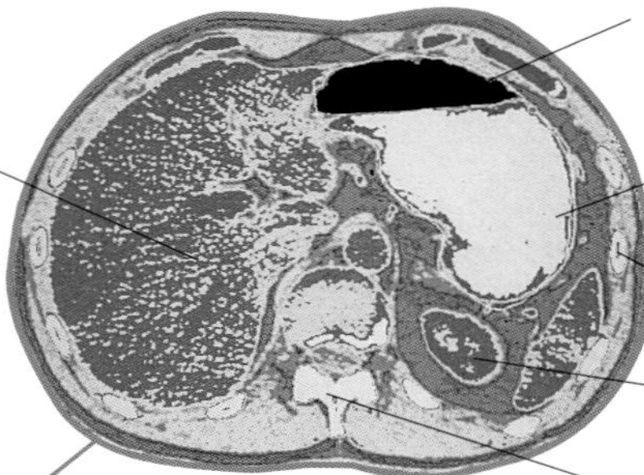

CT扫描
在CT检查中，利用X线束来产生各个断层的清晰图像。图中所示为上腹部的水平断面图。

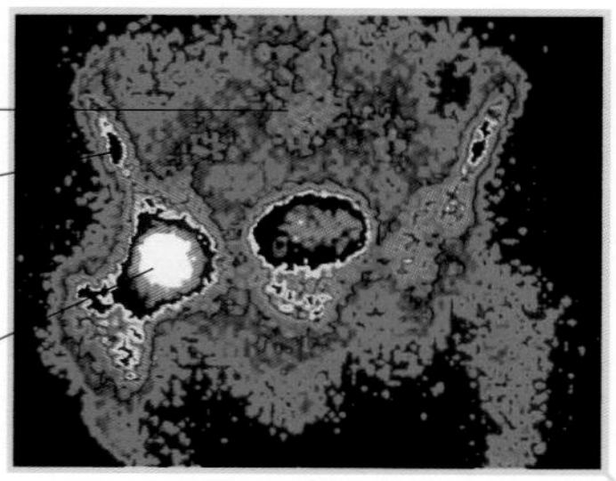

放射性核素扫描
这种技术通过检测细胞的活性来发现异常，如图所示，在骨盆有一处的骨细胞活性增高了。

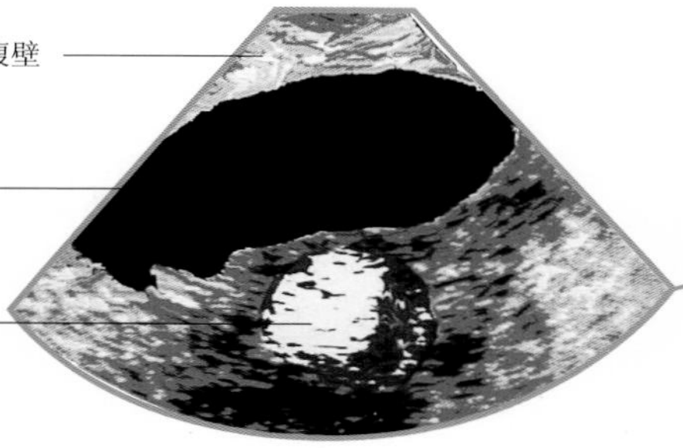

超声扫描
这种扫描技术利用声波形成影像，用于观察含有液体的结构，产生的图像，如膀胱。

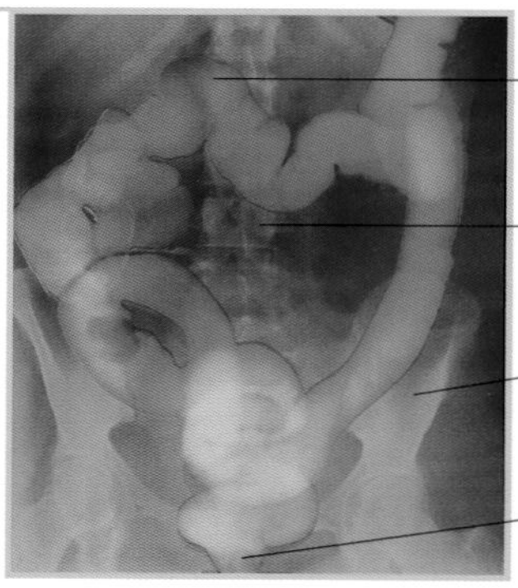

对比X线
在对比X线中，将一种不透X线的物质，如钡剂，注入体内后可观察空腔器官，如结肠。

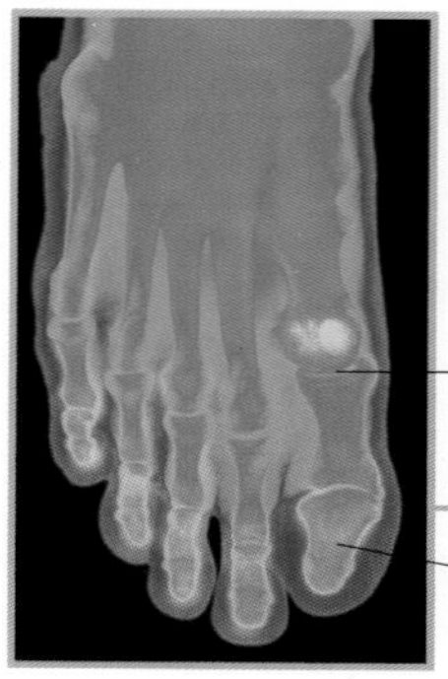

X线
普通的X线形成二维图像，可以非常清晰地显示致密组织，例如骨。这幅图片清晰地显示了足部正常的骨组成。

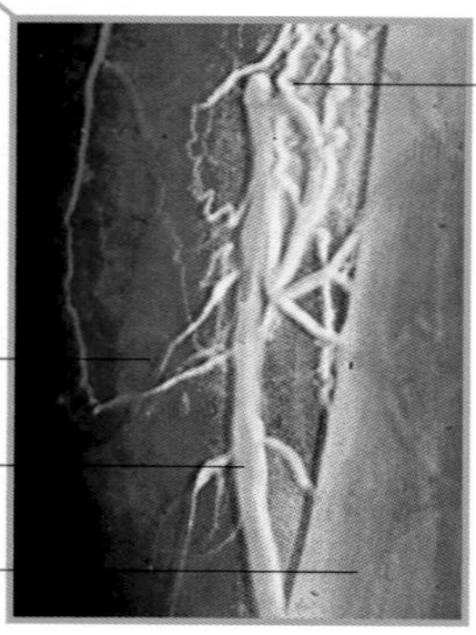

血管造影
血管造影是一种特殊的对比X线检查，可以用来发现血管异常，如图所示的大动脉狭窄。

成像技术

利用成像技术的目的，是在给身体带来最小风险和最少不适的情况下，提供清晰、可靠的体内结构的图像信息。目前绝大多数成像技术都高度计算机化，在明确疾病诊断和确定病变范围上，基本上取代了探查性的外科操作。最近出现的一些影像技术，也能反映组织或器官的功能状况。

第一种人体成像技术，是建立在 X 线基础之上的，X 线是一种可以穿透人体组织的高能放射线。一些 X 线需要特殊的物质，来提高有些组织的可视性，这种物质叫做造影剂或增强剂。

在过去的 40 ～ 50 年里，出现了许多新的技术，这些技术大都是利用计算机控制成像设备，而且能够形成机体的三维影像。

这一节的开始部分解释 X 线的基本成像技术，包括普通的 X 线、对比 X 线和 CT。接着介绍其他的成像技术，例如磁共振成像和超声扫描，这两种技术不使用射线，以及其他不同类型的放射性核素成像技术。

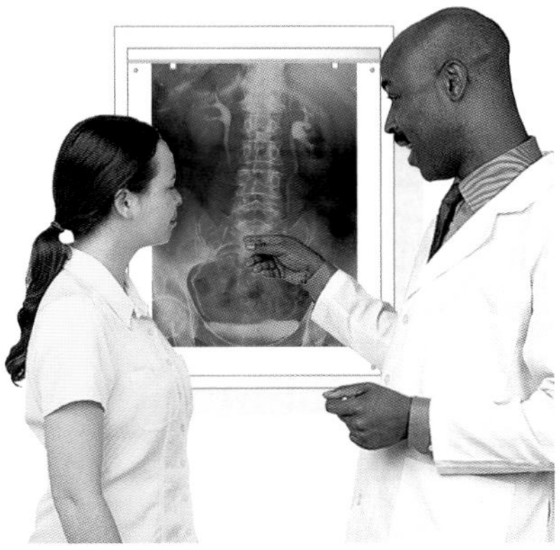

解释影像结果
医生会给你看你的 X 线片或扫描结果，并指出病变部位周围可见的多种结构，向你解释检查结果。

X 线

利用高能放射线产生图像，尤其适合于观察骨骼和一些软组织

自从 1895 年伦琴发现 X 线后，人们就一直在使用它。普通的 X 线片，又叫做 X 线平片，主要用于骨骼和一些软组织，例如乳腺的成像，但是对于一些中空的或是有液体的器官，例如胃肠道或血管，普通的 X 线显示不清楚，而对比 X 线的效果会较好。

尽管出现了更精密的成像技术，例如 CT（见 132 页）和磁共振成像（见 133 页），普通 X 线仍在影像技术中广泛应用。这是因为 X 线价格便宜、快速且操作简单，通常能为医生作出诊断提供足够的信息。

如何工作？

X 线是一种和光波类似的射线，但能量高。这种高能量的特点使 X 线能够穿透身体组织。X 线穿透组织的能力与组织的密度有关，它可以很容易地穿透软组织，但不容易穿透像骨骼这样的致密组织。

X 线可使胶片感光变黑。如果一束 X 线集中照射在身体的某一部位，允许 X 线通过的组织部分，例如肺内的气体，就会在胶片上显示为黑色，而软组织，例如皮肤、脂肪和肌肉，会显示成不同灰度的影像。致密组织，如骨骼，则显示为白色。正是因为这些不同，在 X 线照射下形成的身体的最终影像，看起来就像照片的底片。一些现代的 X 线机器不使用胶片，而使用特殊的检测板，把 X 线转换成信号，然后经计算机处理成数字影像，在显示器上显示出来。

X 线只能形成二维图像，这意味着有时必须从不同的角度，使用两束或是更多束的 X 线，才可以对病变进行定位。例如，为了确定肺部肿瘤的

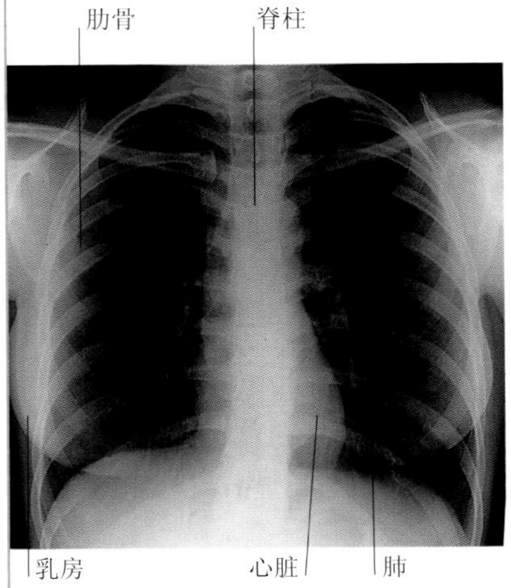

胸部 X 线
这是一张健康女性的胸部 X 线片，片中的骨表现为白色，软组织为灰色，而空气则为黑色。

▶ 步骤

做 X 线检查

X 线是发现骨折和观察一些软组织的理想成像技术。你平躺或靠在一张特殊的台子上，这样可以使需要拍摄的身体部分，介于图像接收器（X 线检测板或胶片）和 X 线放射源之间。在 X 线机器定位后，放射科技师站在一个保护屏后面。你的身体会在不到一秒钟的时间内暴露在 X 线下，整个拍摄片子的过程，只需要几分钟。

操作过程
X 线放射源直接定位在所要检查的身体部位之上，为了使拍摄出来的 X 线片清晰，你必须保持不动。在一些情况下，为了获取更多的信息，还需要另一束 X 线从不同的角度来照射。

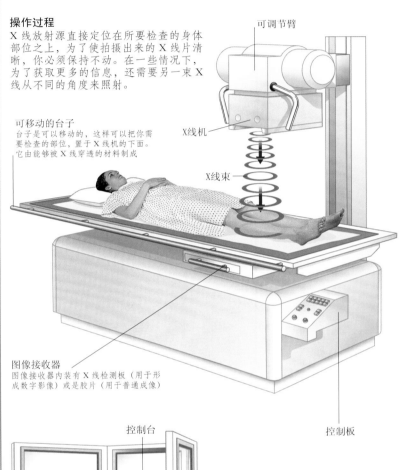

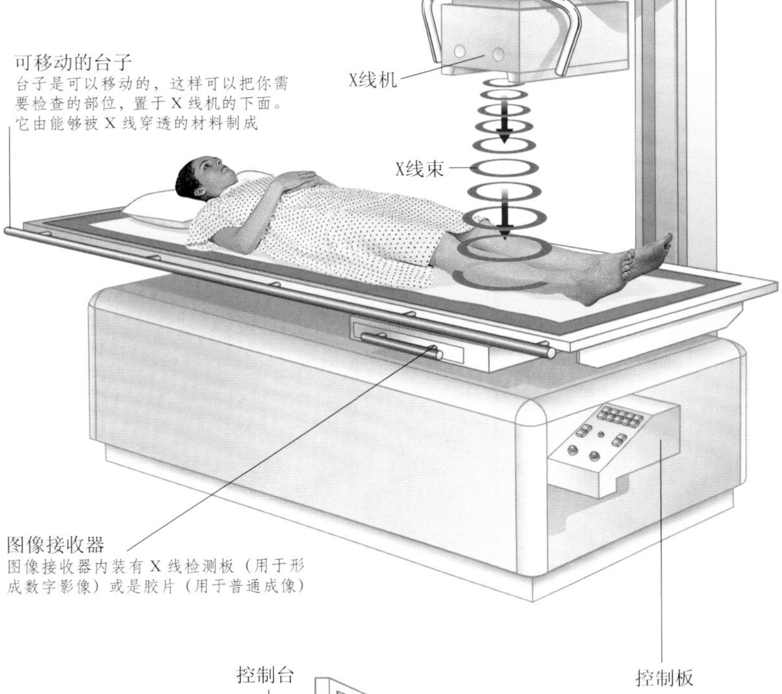

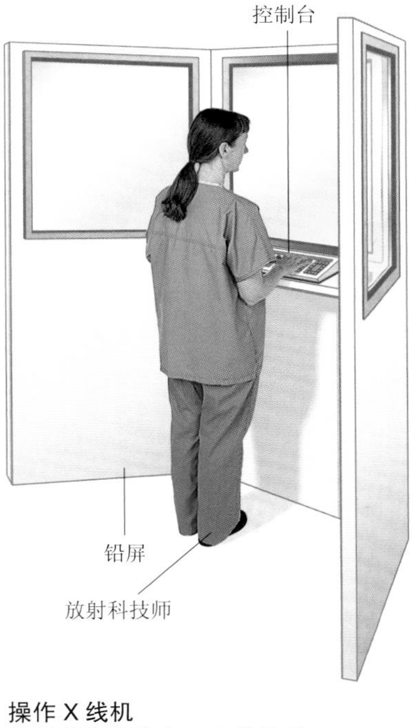

操作 X 线机
放射科技师站在一个保护屏后面，尽可能减少与 X 线的接触。

结果

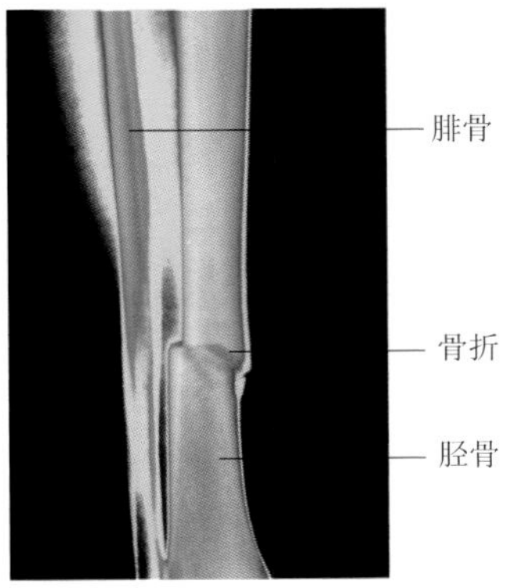

X 线影像
这张 X 线片清晰地显示了小腿的两块骨骼：胫骨和腓骨，其中主要的骨为胫骨，有一处明显的骨折。

位置，X 线需要从身体的前面、侧面或斜侧面进行多方位成像。

有哪些用途?

普通 X 线可以清晰地显示骨骼，因此经常用于诊断骨折（见 131 页“做 X 线检查”）。给有胸痛症状的患者拍摄胸部 X 线片（见 300 页“胸部 X 线检查”），可以观察其有无心脏扩大或肺组织损伤，因为心脏疾病和肺部疾病都可以引起胸痛。

小剂量的 X 线可以清晰地观察到软组织，例如乳腺的病变，因此 X 线被广泛地用于乳腺癌（见 487 页“乳腺 X 线照相检查”）的筛查。骨密度测量（见 218 页）利用小剂量的 X 线测量骨骼密度，这种技术可以用来筛查或诊断骨质疏松症（见 217 页），骨质疏松症常见于绝经后的妇女。

有哪些危险?

进行普通 X 线检查是没有直接危险的，但是放射线可能会对机体的细胞造成损伤，有可能会在晚些时候导致肿瘤，因此还是有一些危险的。这种危险会随着你接触 X 线的频率增加而增加。开始接触 X 线的年龄越小，危险也越大。放射科技师在进行放射线检查时，会尽量减少使用的剂量，现代设备能够做到，使用较小的放射剂量，得到高质量的图像。

在进行 X 线检查时，非检查部位会被防护起来。比如，在拍摄骨盆 X 线片时，常常会对生殖器官进行防护，以避免对精子和卵子造成伤害。一般认为，普通 X 线的放射剂量不会对胎儿造成影响。但是对于育龄期妇女，在进行检查前，还是会被问及是否怀孕，如果怀孕了，通常不建议进行针对子宫的 X 线检查，除非这种检查是必需的；在一些情况下，可以采用一些不含放射线的检查手段，例如超声扫描，来代替 X 线检查。放射科技师会穿铅制的围裙，或是用保护屏遮挡，以避免反复接触放射线。

对比 X 线

利用放射线和能使中空脏器或有液体的器官显像的物质来成像的技术

中空或有液体的器官，例如肠道和血管，在普通的 X 线片上显示不佳（见 131 页“X 线”）。一种叫做造影剂或染色剂的物质，进入到这些器官，从而使其能够被看清楚。造影剂就像一些致密的身体组织，如骨组织一样，是不能透过放射线的。X 线不能透过造影剂，那么含有这些物质的区域，在 X 线片上就表现为白色。

造影剂可以通过注射进入人体，也可以口服或经直肠进入人体，这取决于所要成像的部位。一般来说，对比 X 线技术比较简单，但有时会带来一些不适或危险，例如对造影剂的不良反应。对比 X 线技术已经越来越多地被其他技术，尤其是 CT 扫描（见本页）、磁共振成像（见 133 页）和超声扫描（见 135 页）所取代，因为这些技术引起的不适感少，而且对人体健康造成危害的风险较小。

有哪些用途?

对比 X 线可以使许多在普通 X 线下显影不好的中空或有液体的器官很好地成像。对比 X 线还可用来进行血管、泌尿系统和消化道的成像。使用的造影剂有不同的类型，包括碘（溶于水）和硫酸钡（不溶于水）。

血管　水溶性含碘造影剂，可以通过血流被带到全身。正是由于这个原因，再加上它们在 X 线下能很好地成像，因此它们可以用来观察血液是否在血管内正常地流动。利用 X 线使血管成像的技术，又叫血管造影术，在这种技术中，将导管的尖端插到要观察的血管附近，将造影剂从导管内注入血管，造影剂随血液流入要观察的血管内，这样可以在 X 线下看到血管异常，如血管被阻塞等情况。

血管造影术常用来观察由于脂肪沉积在血管壁上（见 241 页“动脉粥样硬化”）造成的动脉狭窄或阻塞。冠状动脉造影（见 245 页）可使供应心脏的血管成像，股动脉造影（见 260 页）用来显示腿部的血管。可以使用计算机去除不需要的背景信息，来获得高质量的影像，这称为数字减

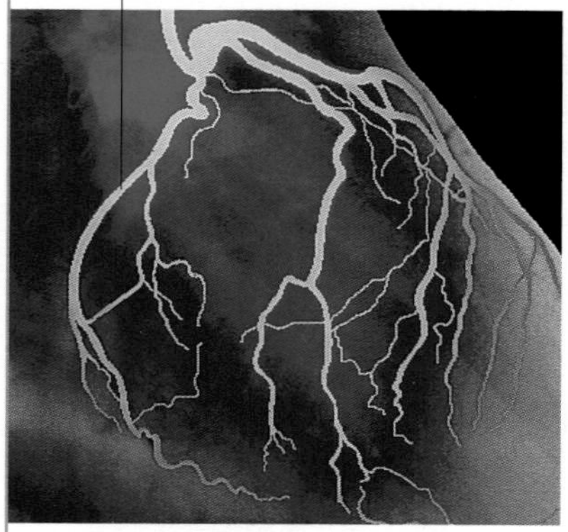

血管的对比 X 线
这些供应心肌的正常血管里含有水溶性的碘，从这张彩色增强的对比 X 线片中可以清晰地看到这些血管。

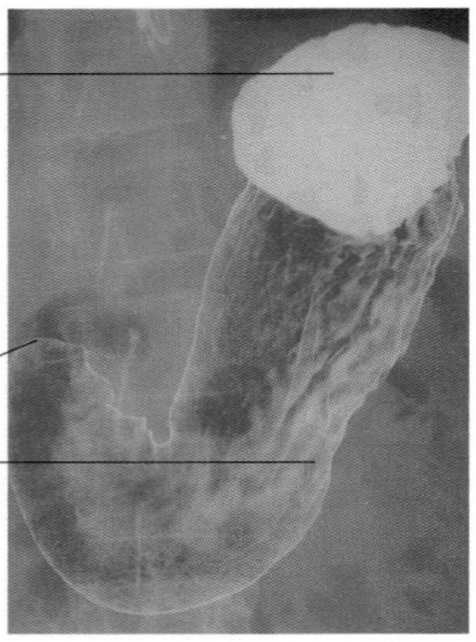

钡餐对比 X 线
吞钡后可以在 X 线片上看到胃，这是一张正常的胃的 X 线片。图中钡剂位于胃的上部，这是因为做检查的人是头朝下躺着的。

影血管造影术。更新的、无创性技术，例如磁共振血管造影，已经越来越多地被应用于获得这些信息，不需要使用 X 线。

泌尿系统　当造影剂注入静脉后，造影剂会随着血流循环，在尿液排出前集中于肾脏。因此，可以利用造影剂来显示泌尿系统的各个器官，当造影剂通过泌尿系统时，输尿管（连接肾脏和膀胱的管道）和膀胱的轮廓就被勾画显现出来。如果只需要显示膀胱和尿道（膀胱内的尿液流出体外的管道），可以经尿道插入一根导管进入膀胱，然后把造影剂经导管注入膀胱。对比 X 线还可以用来寻找可疑的肾脏疾病，以及因为肾结石或肿瘤（见 447 页“静脉尿路造影术”）造成的泌尿系统梗阻。

消化道　硫酸钡是一种黏稠、白色、不溶于水的液体，X 线不能穿透它，因此可以在 X 线片上清晰地成像。它在消化道中缓慢移动，而且不会被机体吸收，因此它是一种很好的用来检查消化道疾病的造影剂。X 线吞钡造影可以用来进行功能检测，如吞咽功能。但是内镜（见 138 页）通常比吞钡造影更适合于消化道检查。

从食管到十二指肠（小肠的第一部分），称为上消化道。在检查这个部位时，需要喝一种叫硫酸钡的造影剂，这种检查被称为吞钡造影（见 404 页），或钡餐检查。钡餐可以被用来检查大部分的上消化道疾病，包括吞咽困难和消化不良（见 397 页“非溃疡性消化不良”）。可以通过定期拍摄 X 线片或定期摄像，来追踪钡剂通过胃肠道的整个过程。

硫酸钡也可以用来显示结肠，可以在服用导泻剂排空肠道后，经直肠灌注硫酸钡。钡剂灌肠可用于发现结肠黏膜的异常增生，如息肉（见 418 页“结肠息肉”）和结肠直肠癌（见 421 页）。

在双重对比放射造影术中，将空气替代钡剂引入消化道，钡剂只停留在胃肠道黏膜上。这种技术可以清晰地显示消化道黏膜，对于发现黏膜异常性疾病，如克罗恩病（见 417 页），很有用处。

有哪些危险?

放射线可以造成机体细胞损伤，在极少见的情况下，会在晚些时候引起肿瘤。因为检查同时需要几束 X 线，因此在进行对比 X 线造影时，接触的放射线的相对剂量会更大。

注射造影剂发生严重并发症的危险很小，例如过敏性休克（见 285 页）。有过敏诱发哮喘，或是已知对碘过敏的病人，不适宜进行对比 X 线检查，或在检查之前提前使用抗组胺药物（见 585 页）或皮质类固醇药物（见 600 页），或换用其他造影剂。大部分人在注射造影剂后，会出现脸红。硫酸钡还可以引起便秘。

CT 扫描

利用一系列 X 线束和计算机辅助成像技术，形成整个身体的横断面影像

CT 扫描（计算机断层扫描）是利用 X 线（见 131 页）和计算机来成像的。一系列的 X 线从稍微不同的角度通过身体，产生高清晰的身体横断面影像（断层），称为断层像。CT 扫描可以用无痛的方式获取身体器官的清晰图像，在很多情况下可以取代探查性的外科手术。

如何工作?

CT 扫描仪由 X 线发射源和 X 线检测器组成，在成像过程中，二者都是旋转

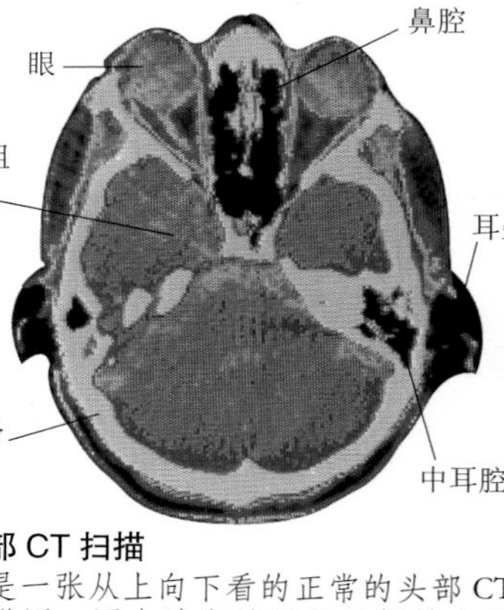

头部 CT 扫描
这是一张从上向下看的正常的头部 CT 扫描图。图中清晰地显示了颅骨内的不同结构和腔室。

步骤

做 CT 检查

CT 扫描是使用一系列的 X 线束来形成身体“各层面”的影像。为了形成所需检查部位更加精细的图像，还可以进行数个单独的扫描。CT 可以分辨数百个不同的密度水平，因此可以对身体的不同部位进行成像。放射科技师让你躺在一个电动床上，把你的身体送入扫描仪，如果你感到紧张的话，医生会给你使用镇静剂。

结果

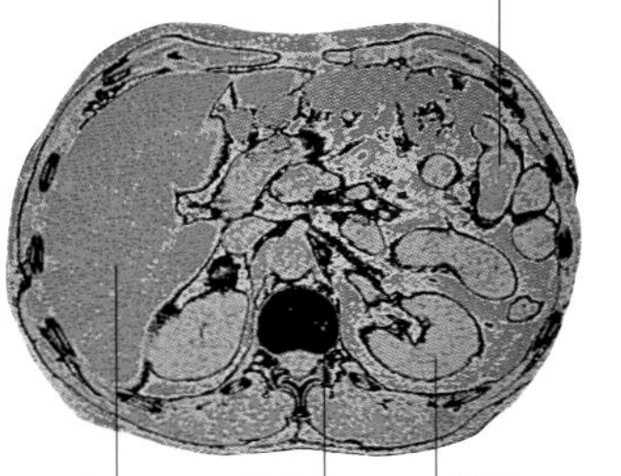

肠管

肾脏

腹部 CT 扫描
这幅彩色增强的腹部 CT 扫描图将不同密度的身体部位显示为不同的颜色。

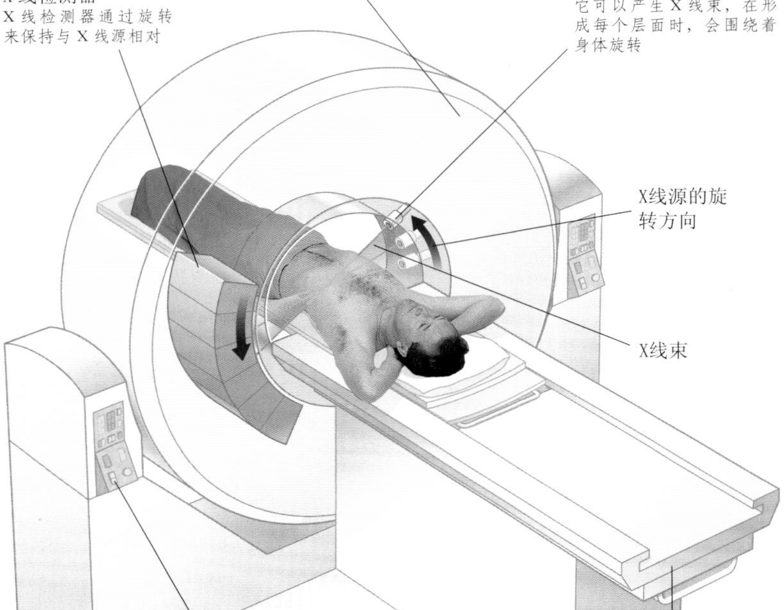

为了从不同角度观察，扫描仪可以前后倾斜

每扫描一个层面，床会稍微移动一段距离

操作过程
在做 CT 扫描前，放射科技师会要求你躺下、保持静止状态，在扫描的过程中要屏住气，以避免图像模糊。必要时可能还会进行数次扫描，整个过程大概需要 30 分钟。

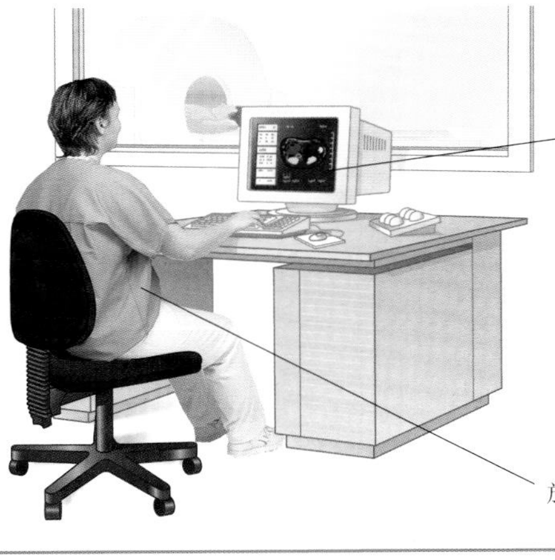

CT 图像在显示器上显示

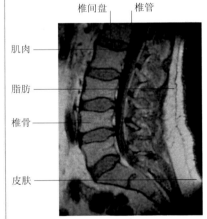

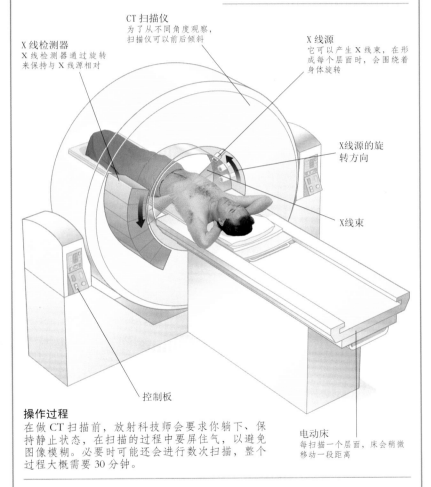

操作 CT 扫描仪
放射科技师进入旁边的房间，用计算机来操作扫描仪。他们会使用扩音器来与你进行交流。技师在一个单独的房间是为了保护他们免受辐射。医生也可能会监视或控制扫描仪。

的，因此二者始终保持相对。CT 扫描利用 X 线的方式与普通的 X 线机器有所不同，可以得到高质量的图像。普通的 X 线只能显示几个密度水平，但是 CT 检测器可以鉴别数百种不同的密度水平，包括实体器官，如肝脏里的纤维组织。普通 X 线只发射一束放射线透过身体，而 CT 扫描的 X 线发射源在沿发射弧移动时，会释放一系列连续的窄谱光束，然后 X 线检测器在经过各种组织时，会收集这些放射线（见本页“做 CT 检查”）。在完成每一个弧时，电动床就向前移动一段很短的距离。

检测器将收集到的信息传输到计算机上，计算机形成身体横断面的图像，然后在显示器上显示出来。这些图像储存在计算机的文档里，可以用传统的 X 线胶片打印出来。一些高端的计算机，可以根据标准的 CT 数据构建成三维图像。

目前的 CT 扫描使用螺旋扫描技术，在这种技术中，当床沿着扫描仪不断移动时，扫描仪围绕着你旋转，这样 X 线束的路径就变成螺旋形的。这种类型的 CT 可以产生三维图像，同时缩短了完成整个身体扫描所需要的时间。

有哪些用途？

CT 最常用于头部和躯干。头部 CT 扫描常用于脑卒中（见 329 页）、头部外伤，以及怀疑脑肿瘤时的检查（见 327 页）。胸部 CT 可以用来检查肺部的疾病，或一些继发的肿瘤，以及观察供应心脏和肺的血管有无异常。腹部 CT 可以用来发现肿瘤、因创伤而造成的内出血和器官增大、炎症等，例如多囊肾（见 449 页），CT 也可以用来指导活检操作。

与磁共振成像（见本页）相比，CT 形成的骨骼图像更清晰。血管也可以成像，在使用造影剂（一种能使中空脏器或有液体的器官显影的物质）增强后图像会更清晰。

有哪些危险？

使用放射线的成像技术会造成细胞损伤，这可能会使后期患肿瘤的危险增加。CT 扫描时所用的放射线剂量，是由成像的层面多少来决定的。螺旋 CT 扫描减少了扫描时间，但是剂量和普通 CT 是一样的。总的来说，尽管在 CT 检查过程中接触的放射线剂量很低，但也应该引起注意。

磁共振成像

一种没有放射性的、利用强磁场和电波的计算机辅助成像技术

从 80 年代早期开始使用以来，磁共振成像（MRI）技术向人们提供了高度清晰的内脏器官和结构影像。这些影像是由计算机利用从扫描仪上接收到的信息构建的。磁共振技术不使用可能对身体造成伤害的放射性物质，它利用的是磁场和电波。

虽然磁共振成像的价格相对较贵，而且磁共振成像需要的时间也比其他成像技术长，但是它有许多优势。磁共振成像形成的图像与 CT 类似（见 132 页），但是磁共振成像可以更加清晰地把正常组织与异常组织，如肿瘤区分开来。而且，磁共振成像显示的机体层面范围，要比 CT 更广，因此可对身体的任何部位进行成像。磁共振成像没有放射性，所以被认为是现有最安全的，用于人体内部结构成像的技术之一。

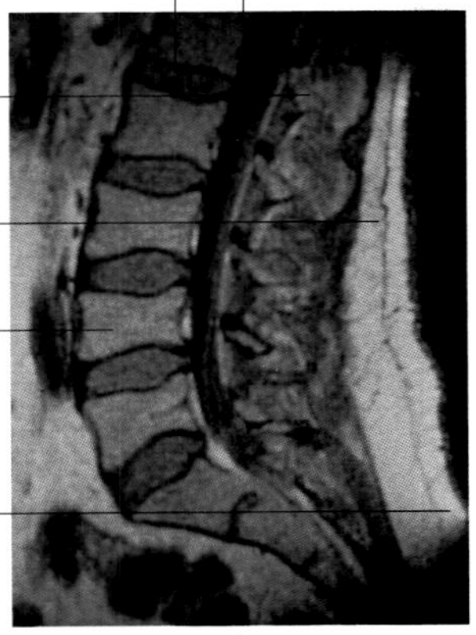

椎间盘
椎管

脊柱下部的磁共振成像
这是一幅健康人的脊柱下部磁共振扫描图，图像可清晰地显示不同的结构，包括肌肉、皮肤和骨骼。

如何工作？

在磁共振扫描的过程中，你躺在扫描仪里面，被周围巨大的强磁场包围。磁场感受器放在要检查的部位周围。如果需要成像的范围大，如腹部，磁场感受器就安置在扫描仪里面；当成像范围小，如一个关节时，磁场可能就安置在要检查的部位周围（见 134 页“做磁共振检查”）。

X 线检测器通过旋转来保持与 X 线源相对
X 线源
它可以产生 X 线束，在形成每个层面时，会围绕着身体旋转
X线源的旋转方向

控制板

脂肪
椎骨

你的身体，和其他的物体一样，是由原子组成的。当你接触到扫描仪发出的强大的磁场时，身体里的原子会平行排列，从电波波段发出的短脉冲电波，会在瞬间将原子从整齐的排

列中撞击出来。当这些原子重新排列时，会发射出微小的信号，这些信号会被接收磁场检测到，然后传输给计算机，计算机再根据这些信号的强度和部位形成图像。磁共振成像影像还可以通过使用造影剂，更清晰地显示身体的一些结构，如肿瘤或血管。

有哪些用途？

磁共振扫描可以对身体的任何部位清晰成像，这种类型的扫描对观察脑组织和发现脑肿瘤（见 327 页）尤其有帮助。磁共振成像在脊髓检查中很有价值，可以用于探究腰痛（见 225 页）的原因。磁共振成像在检查运动损伤（见 231 页），尤其是膝关节损伤（见 234 页“**膝关节软骨撕裂**”）中使用得越来越多。磁共振扫描也可以用来检查乳腺，这种成像技术可以显示乳腺内肿瘤的位置，其准确程度要优于普通的二维 X 线（见 487 页“**乳腺 X 线照相检查**”）。除此之外，磁共振成像不使用射线，因此对人体没有损害，医生可以很安全地对疾病进行监测。

一种特殊类型的磁共振成像，叫做磁共振成像血管造影（MRA），医生通过从静止组织接收到的信号，与从血管接收到的信号比较，来了解血流情况。另外一种类型的磁共振成像，称为功能磁共振，可以反映脑部的神经活动，这种技术相对较新，目前主要用于研究工作，但有可能将来用于疾病的诊断，例如评估脑卒中、肿瘤或退行性疾病，如阿尔茨海默病（见 331 页）对脑功能的影响。

有哪些危险？

目前还没有发现磁共振成像的危险和不良反应。磁共振成像不使用离子辐射，因此可以反复进行。但是，由于在检查时会使用较强的磁场，因此可能会干扰一些仪器的功能，如起搏器、植入的人工耳蜗、助听器或留置的药物泵等。如果你身体里有金属物，如外科填充物，在做磁共振成像前，应该告诉医生。如果你有宫内避孕器，也应该告诉医生，因为有些宫内避孕器中含有金属。在检查的过程中，你身体内的磁性金属物体会在磁场的作用下移动，因此会造成严重的损伤。出于这个原因，医生可能会在进行磁共振成像之前，先给你做一个 X 线检查，来发现你体内是否有金属物。

尽管没有证据表明磁共振成像会给孕妇带来危险，但出于谨慎，医生一般不建议在怀孕的前 3 个月内做磁共振检查。

▶ 步骤

做磁共振检查

磁共振扫描可以对身体的任何部位成像，但最常用于观察脑和脊髓、心脏和血管、内脏如肝脏，以及骨骼和关节。在做磁共振检查时，你会躺在一张可以移动的床上，在检查部位的周围放置一些磁场接收装置。然后，你被送入扫描仪通道内。在检查过程中，有数个单独的扫描，你可能要在扫描仪里躺大约 90 分钟，因此保持舒服的姿势很重要。医生可能会给你耳塞或耳机，因为扫描的过程中可能噪声很大，如果你感到焦虑或有幽闭恐惧症，医生会给你使用镇静剂。

操作过程

在做磁共振扫描时，医生会要求你保持不动，虽然每次扫描只需要 3 ～ 5 分钟，但整个过程需要 15 ～ 90 分钟。膝关节扫描大约需要 30 分钟。

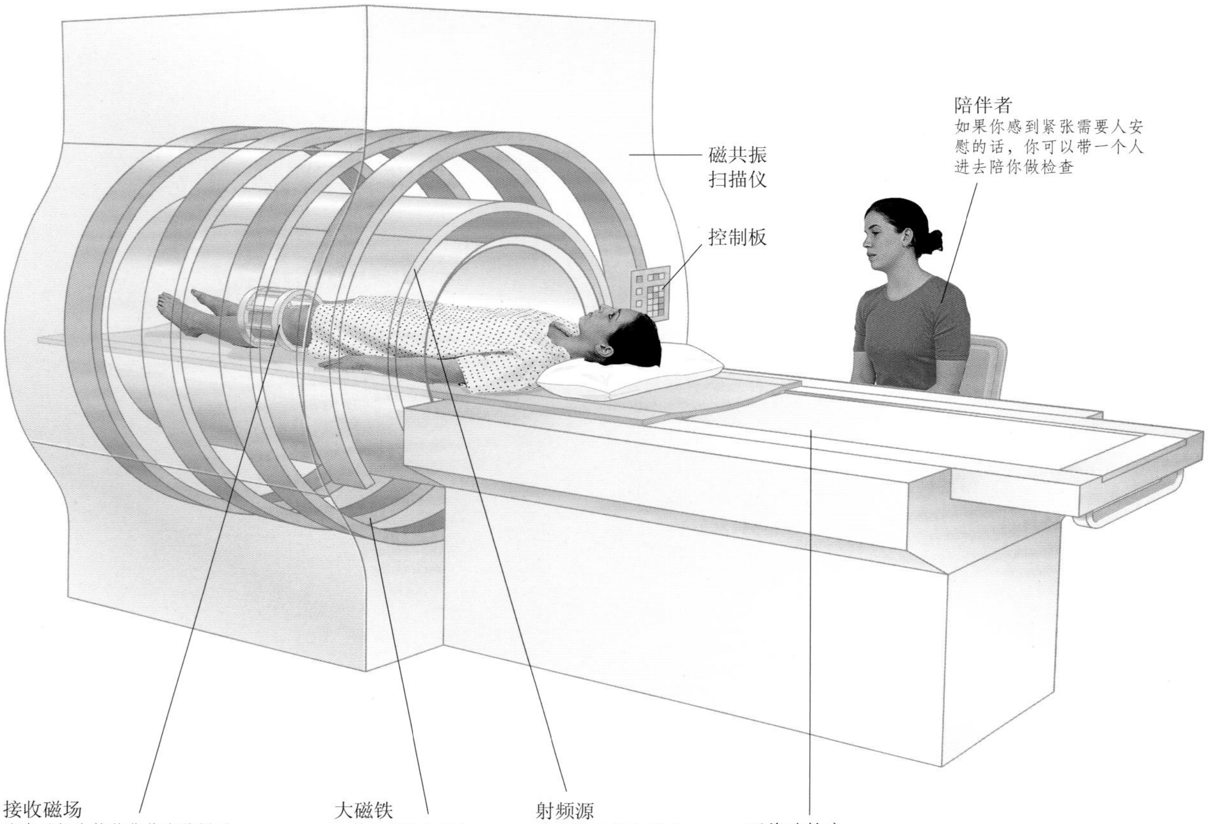
陪伴者
如果你感到紧张需要人安慰的话，你可以带一个人进去陪你做检查
磁共振扫描仪
控制板
接收磁场
这个磁场会接收你体内的原子对电波脉冲发出的微小信号，这个磁场可以是水平的，也可以环绕在你的身体周围
大磁铁
一块大磁铁会产生一个巨大的磁场，这个磁场会使你体内的原子平行排列
射频源
这个射频源会发射电波，把你体内有序排列的电子撞击出来
可移动的床
这张床可以把你移动到指定的位置，或改变你的体位。必要时，还能把你推进扫描仪内

操作磁共振扫描仪

放射科技师在旁边的一个屋子里操作扫描仪，因为控制扫描仪的计算机，不能暴露在扫描过程产生的大磁场中。放射科技师会用对讲机和你交流，给你指示，例如告诉你什么时候需要保持不动。

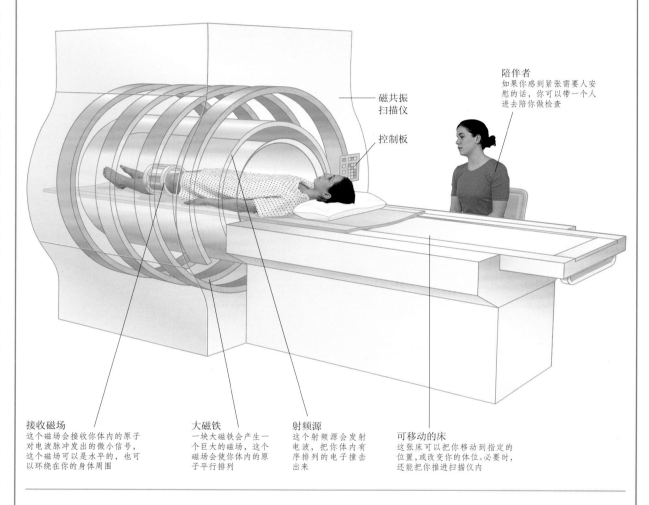

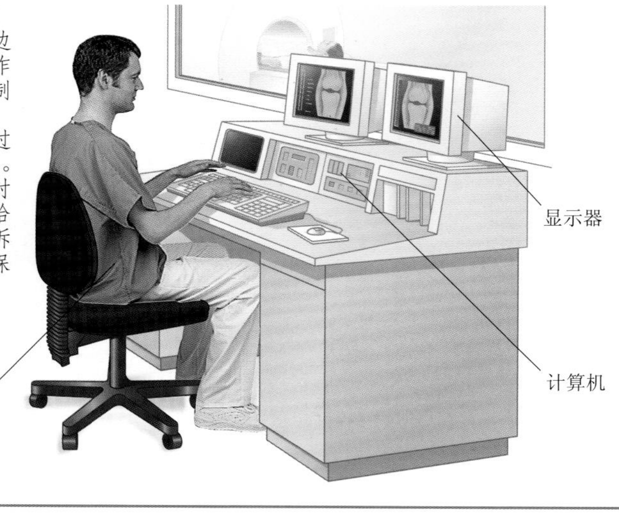
显示器
计算机
放射科技师

结果

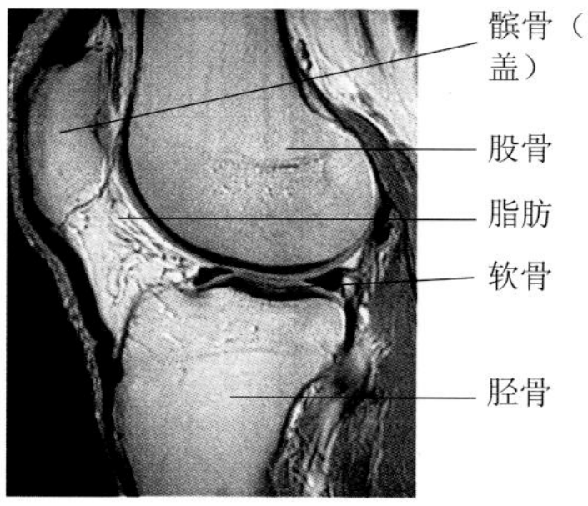
髌骨（膝盖）
股骨
脂肪
软骨
胫骨

膝关节的磁共振成像

这幅膝关节的磁共振扫描图可以清晰地显示膝关节内部的结构，显示所有的组织，包括骨骼、脂肪和软骨。

超声扫描

一种使用高频声波，对身体内部结构或子宫内的胎儿进行成像的技术

超声扫描应用的是频率非常高的声波，这种声波人耳是听不到的。声波可以穿透人体，而且它在人体各组织内的传播特性不同。利用这个特性可以使身体内部的结构，或者子宫内的胎儿形成影像。

超声扫描是一种应用范围很广的技术，既可以显示机体的结构，也可以显示活动，因此超声技术的应用范围越来越广。例如，位于体腔深部的器官，像骨盆内的器官，以前很难对其进行成像，现在可以利用超声来进行检查。因为超声没有电磁辐射，因此被认为是十分安全的。

如何工作？

超声扫描的原理与海军使用的声呐相似，在海军的声呐系统中，声波可以被深海里的物体反弹回来，在做超声检查时，有一个叫传感器的设备可以把电流转换成高频声波。这个传感器通常是手握的，可在皮肤表面使用，有时也可以嵌入到探头里，插入到人体的天然孔口，像阴道和直肠里来使用。传感器也可以嵌入到内镜里，通过这个观察通道对身体的深部结构成像。从传感器发出的声波集中形成较窄的波束，当传感器在体内前后移动时，波束就可以通过身体的不同部位。声波很容易穿透软组织和液体，当遇到介质的密度发生变化，例如从膀胱内的液体过渡到膀胱壁的时候，声波就会反射回来。

除了释放声波外，超声传感器还可以作为接收器，把反射回来的声波转化成电信号。这些信号经计算机处理后，在显示屏上显示为二维的图像（见本页“做超声检查”）。图像可以不断地更新，这样，经扫描就可以显示体内的活动，如子宫中胎儿的活动（见 512 页“孕期超声扫描”），或是心脏瓣膜的开放和关闭（见 255 页“超声心动图”）。一种特殊类型的超声，叫做多普勒超声扫描（见 259 页），它利用短脉冲超声，来观察血流的方向和速度。逆着超声探头方向流动的血流呈蓝色，而向着探头方向流动的血流呈红色。混合的颜色则提示血流中有湍流，血流速度可以用计算机进行计算。

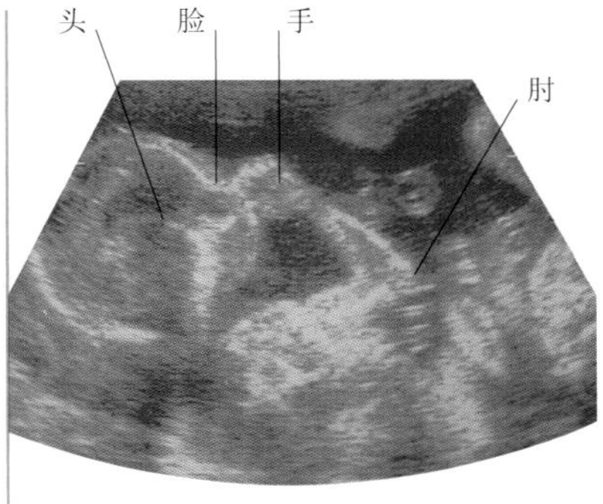

胎儿超声扫描
超声扫描是一种可以用于观察胎儿运动及监测胎儿生长情况的成像技术，并且对胎儿的健康没有影响。

有哪些用途？

为了检查胎儿的生长情况，大部分孕妇在怀孕期间，至少会做一次超声检查，超声还可以通过新生儿的囟门（婴儿头顶颅骨之间软的区域）来检查其脑部情况。用这种方法可以检测周围血管流向脑的情况，来检查新生儿是否有脑出血，这是早产儿可能发生的疾病。

超声检查常被用来检查内脏器官，因为它可以对软组织，如肝脏和有液体的器官，如膀胱很好地成像，它也可以用来检查心脏的结构及其运动。经食管的超声内镜，可以对心脏和一些位于身体深部的内脏器官，如胃和胰腺进行更详细的检查，获得更多的信息。也可以把传感器镶嵌在探头上，插入阴道观察女性的生殖系统。超声也可以用来对眼部的异物进行定位，或发现一些眼部疾病，如视网膜脱离（见 360 页）。超声扫描可以对异常区域进行准确定位，因此可以在超声引导下进行组织取样，例如超声引导下的前列腺活检（见 464 页）。

多普勒超声常规用于检查血流可能减少的血管。比如，多普勒超声常用来发现静脉内的血栓（见 263 页“深静脉血栓形成”）和发现增厚的动脉壁，尤其是颈部的动脉（见 328 页“颈动脉多普勒超声扫描”）。对于有高血压的孕妇，可以用多普勒超声来检查子宫动脉对子宫供血的情况。

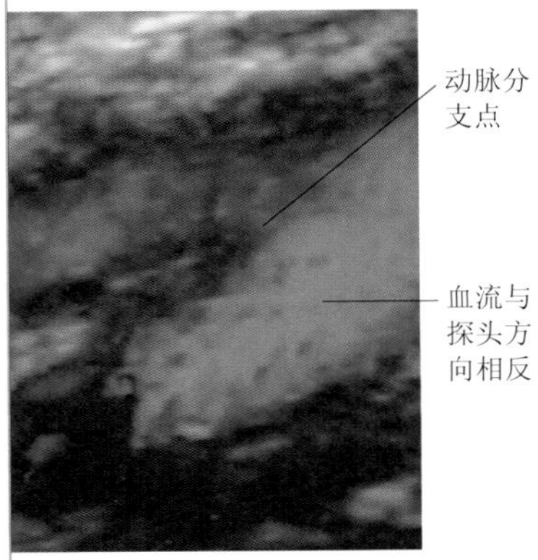

动脉多普勒超声扫描
在多普勒超声检查时，血流的颜色可以提示血流的方向。图上的蓝色代表血流方向与探头的方向相反。

有哪些危险？

目前认为超声扫描不会引起任何不良反应，因此可以根据需要反复进行，它是唯一可以常规用来检查胎儿的安全的成像技术。

▶ 步骤

做超声检查

在做超声检查时，一种被称为传感器的设备，释放出高频声波，同时接收返回的声波，在显示器上成像。为了确保传感器与身体很好地接触，在放射科技师移动传感器之前，会在传感器和要检查部位的皮肤上涂凝胶。超声检查需要 10 ～ 30 分钟，是完全无痛的。

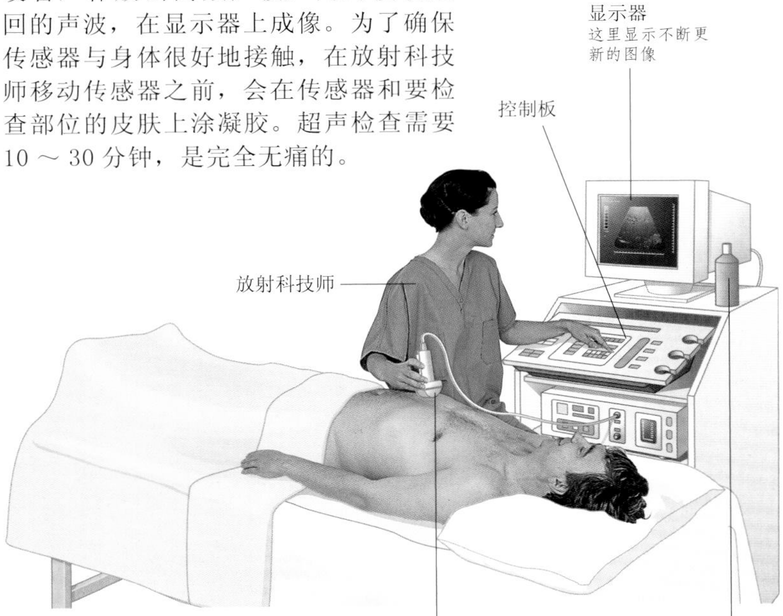

结果

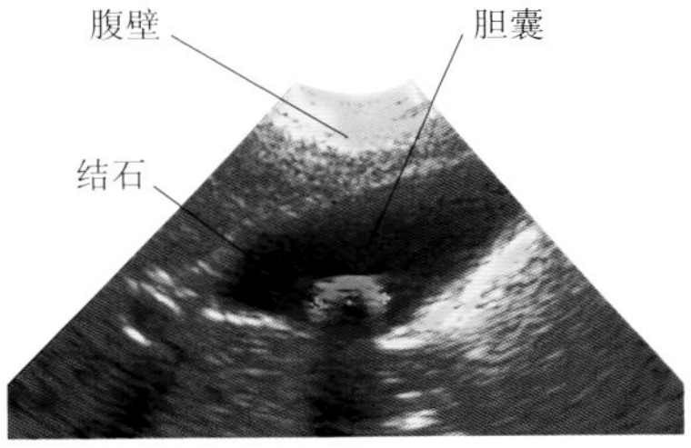

胆囊超声扫描
在这幅超声扫描图中可以清楚地看到有液体的胆囊和它里面的结石。

操作过程
放射科技师手握传感器轻轻向下加压，在检查部位前后移动。现在的扫描器可以持续更新显示器上的图像，这就意味着技师可以监测移动情况。技师还可能用控制板进行测量，例如测量结石的直径。

放射性核素扫描

一种将具有放射活性的物质引入体内，来评估组织结构和功能的技术

放射性核素成像技术，利用进入体内的物质发出的放射线来形成影像，具有放射活性的物质称为放射性核素，在将其注入体内后，被所要成像的组织和器官摄取。在体外放置一个检测器，检测核素发出的放射线，并把这些信息传送到计算机，计算机把这些信息转换成图像。放射性核素不仅可以对多种内脏器官的结构成像，也可以检测这些脏器的功能。单光子发射计算机断层显像（见 136 页）和正电子发射断层显像（见 137 页）是两种特殊的放射性核素成像技术。

如何工作？

放射性核素一般是通过静脉注射进入机体的，然后随血流进入组织（见 136 页“做放射性核素检查”）。氙气是一种特殊的核素，被吸入体内后，用于进行肺部扫描（见 302 页“肺部放射性核素扫描”）。

不同的组织会摄取不同的核素，由于核素可以聚集在所要检查的组

织，因此应该根据需要检查的脏器来选择不同的核素。例如，甲状腺可以摄取碘，因此可以静脉注射具有放射活性的碘，来进行甲状腺检查。

放射性核素可以释放与 X 线类似的 γ 射线。在体外，γ 射线可被一种 γ 摄像机探测到。在这个摄像机内装有探测器，可以收集到射线，并把定量和定位信息转换成可以用计算机分析的形式。然后计算机就可以成像，并在显示器上显示，这种图像是由一个点一个点组成的，每一点都代表一定数量的射线。

放射性核素扫描可以根据不同的密度，将身体的不同部位显示为不同的颜色。深色的部位称为“热点”，是核素摄取量多的部位；浅色的部位称为“冷点”，是核素摄取量较少的部位。组织的活性越高，所摄取的核素就越多。

有哪些用途？

放射性核素成像的一个重要特点，就是它可以根据组织的活性不同，形成身体内部器官的“地图”，以此可以反映组织或器官的功能状况。这种成像技术可以用来发现器官的活性异常，如甲状腺和肾脏的功能异常，也可以用来发现这些器官的肿瘤。骨骼的放射性核素检查，可以发现活性增高区，这种活性增高区可能是由于一些疾病造成的，如畸形性骨炎（见 218 页）或肿瘤。组织或器官的功能变化，通常发生在结构发生变化之前，放射性核素扫描能够比其他的成像技术更早地发现疾病。例如，骨的放射性核素检查和常规的 X 线检查相比，前者可以比后者提前数周检测出骨的感染（见 219 页“骨髓炎”）。

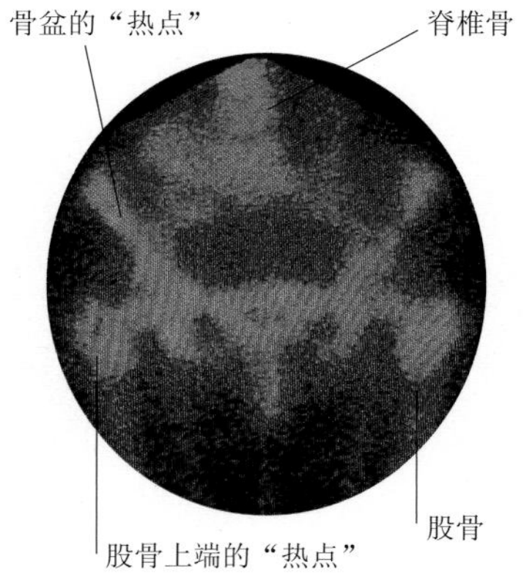

骨的放射性核素扫描
这张骨盆的核素扫描图显示有“热点”，即骨组织摄取具有放射活性的物质增多，这种情况被提示为有癌组织转移。

放射性核素成像对于评价治疗效果，非常有用，在治疗前后，分别进行放射性核素检查，可以用来比较器官功能的变化。

两种特殊的放射性核素扫描，可以用来检查心脏的功能。铊扫描可以显示血液供应不足的心肌，因此可以用来观察在运动时，心肌的活动情况（见 244 页“运动试验”）。多门控采集扫描（MUGA）是一种可以测量流入和流出心脏的血流量，以此来评估心脏泵血功能的检查技术。

有哪些危险？

放射性核素扫描不会对机体立即产生危害，但是基于核素的放射成像技术，可能会损伤机体的细胞，导致以后患肿瘤的危险增加。但是，通常核素扫描时，使用的剂量都很小，而且在体内可以被迅速分解。

单光子发射计算机断层显像

一种核素显像技术，可显示组织的血流图像

单光子发射计算机断层显像（SPECT）技术，在 70 年代被首次使用。这种技术是一种特殊的核素扫描（见 135 页），可以显示机体多种组织的血流情况。

单光子发射计算机断层显像技术非常敏感，比一般的核素扫描更容易对器官进行检查，但是，只有很少的医院可以做单光子发射计算机断层显像，因为检查中使用的器材价格昂贵，而且需要专门的技术人员。

如何工作？

在进行单光子发射计算机断层显像检查前，先静脉注射一种放射活性的物质（核素），核素随血流分布，被特定的组织摄取，流入组织的血流越多，被组织摄取的核素就越多。核素以一种被称为光子的颗粒形式释放 γ 射线，光子可以被体外一个能够 360° 旋转的摄像机检测到。计算机把摄像机中的

▶ 步骤

做放射性核素检查

放射性核素检查既可以显示身体结构（见 302 页），也可以用来评估组织的功能情况。大部分情况下，在进行核素检查前，先静脉注射具有放射活性的物质（核素），但是如果是进行肺部扫描（见 302 页“肺部放射性核素扫描”），医生会让你吸入具有放射活性的气体。核素种类的选择取决于要成像的组织，在扫描的过程中，你平躺在可以移动的床上，放射科技师会把你和摄像机移动到需要的位置，摄像机可以检测到核素发出的射线，然后利用计算机进行成像。

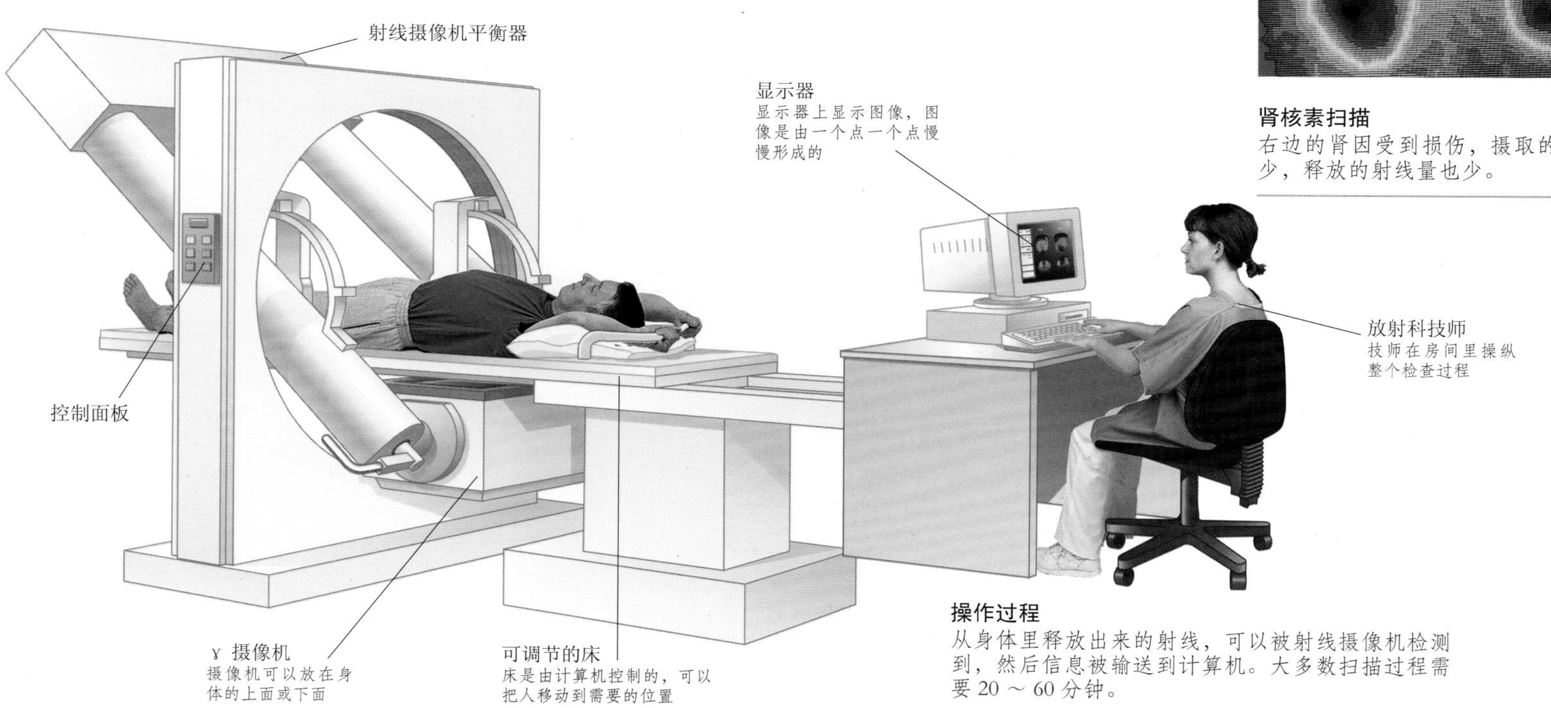

操作过程
从身体里释放出来的射线，可以被射线摄像机检测到，然后信息被输送到计算机。大多数扫描过程需要 20 ～ 60 分钟。

结果

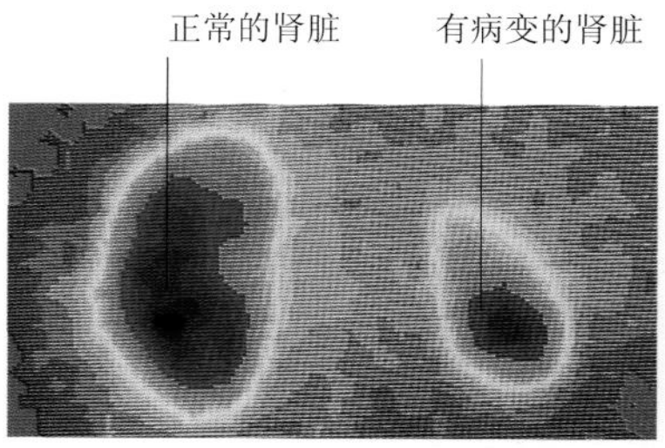

肾核素扫描
右边的肾因受到损伤，摄取的核素量少，释放的射线量也少。

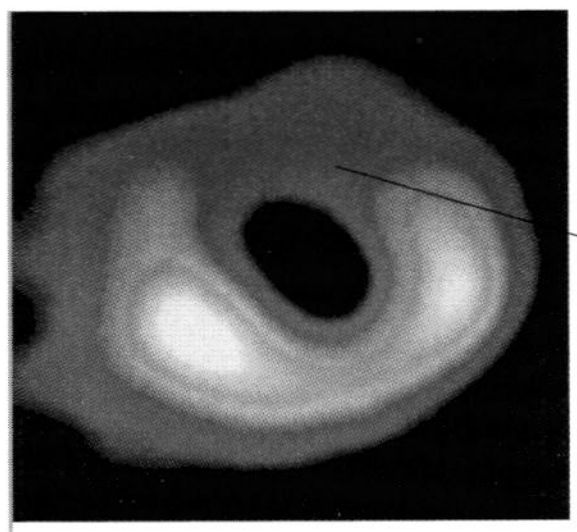

手术前

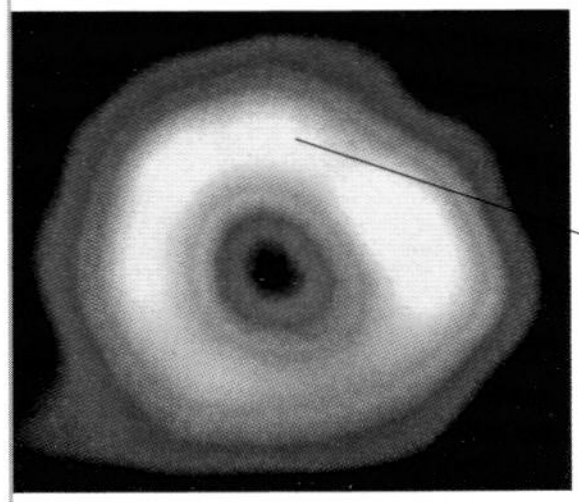

手术后

心肌的单光子发射计算机断层扫描
这两张扫描图，显示的是心脏的横断面。手术前，一部分心肌没有摄取核素，这种情况提示该部位没有血流，而手术后血流恢复。

信息转化成横断面的图像，不同的组织或器官，可以被显示成不同的颜色，以便于鉴别。单光子发射计算机断层显像，可以用来形成身体的横断面和纵断面的图像，这些数据也可以通过计算机处理后形成三维图像。

有哪些用途？

通过单光子发射计算机断层显像技术，可以观察组织的血液供应，检查器官的功能情况，单光子发射计算机断层显像对评估心脏和脑的功能尤其有帮助，特别是针对癫痫的检查，非常有用（见 324 页“**癫痫**”）。

有哪些危险？

单光子发射计算机断层显像对健康不会立即产生危害，但是因为在扫描时使用了具有放射活性的物质，因此有可能会损伤细胞的功能，增加以后患肿瘤的风险。但在扫描过程中，使用的放射性物质很少，而且在体内会很快被分解。

正电子发射断层显像

一种根据组织或器官内每一个细胞的功能状况形成影像的核素检查技术

正电子发射断层显像（PET）是一种特殊的放射性核素成像技术，在 20 世纪 70 年代，这种技术被用于科学研究，但现在也被用于医学成像。与其他成像技术相比，正电子发射断层显像可能对结构的成像不好，但它可以反映组织或器官化学活性，也可以用来评估血流情况。

如何工作？

通过检测组织或器官对一些分子，如葡萄糖或氧的摄取情况，医生来评价器官的功能情况。在进入机体前，被组织或器官摄取的分子，是用具有放射活性的物质（核素）标记过的。

正电子发射断层显像是通过发射一种被称为正电子颗粒的放射性核素来成像的，这些颗粒产生的射线，可以被正电子发射断层显像仪检测到。根据组织或器官释放的正电子数量，即它们摄取的核素量，可判断器官的化学活性。正电子发射断层扫描仪是一个形状类似面包圈的机器，与接收来自患者射线的检测器整合在一起，这种技术可以形成横断面的图像，根据放射活性物质的浓度，可以显示为不同的颜色。

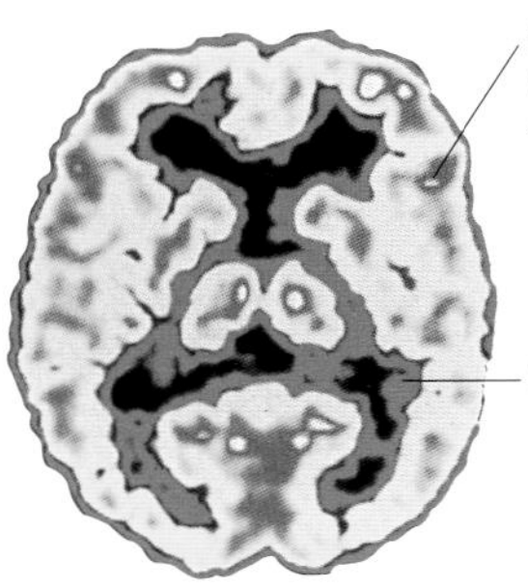

脑的正电子发射断层扫描
这幅正常的脑外部正电子发射断层扫描图显示，活性高的脑灰质，以及活性较低的深部脑组织。

有哪些用途？

正电子发射断层显像主要用来检查心脏和脑。用以成像的核素可以标记血流和化学活性相关的分子。因此，正电子发射断层显像可以显示血流减少的区域，同时还能判定所检查部位的细胞是否有化学活性、能否恢复，以及是否死亡。有时该扫描还可用来定位大脑内癫痫活动的起源（见 324 页“**癫痫**”），并用来检查患其他神经性疾病，如阿尔茨海默病（见 331 页）时的脑功能情况。正电子发射断层显像也可用来发现肿瘤，因为异常组织的化学活性往往要高于正常组织。

有哪些危险？

与其他利用射线成像的技术一样，正电子发射断层显像也有损伤细胞、增加以后患肿瘤的危险，但是该检查使用的核素剂量很小，而且会很快被机体分解成为无害的成分。

可视技术

通常来说，察看机体的结构或器官，对筛选、诊断及疾病的检测是很重要的。一些机体结构可以很容易观察到，如耳朵，可以用简单的器械来直接观察；但是在身体内部的结构通常不能直接观察到，需要使用一种称为内镜的、复杂的光学仪器，把图像传输到显示器的屏幕上才能看到。

一些可视技术已经成为常规的检查手段。例如，医生可以在他的诊疗室里，简单而快速地检查你的耳朵、眼睛和咽喉。对身体的每个部位都有相应的器械来进行检查。例如，耳镜用来检查耳朵，检眼镜用来检查眼睛。

本节首先介绍基本的可视技术。为了观察身体内部的其他器官，医生可能会安排你做内镜检查。内镜是一种可视仪器，可以用来观察体腔或内脏器官。大部分内镜是可以弯曲的，但也可以是硬的管状器械。最近有一种新型内镜（无线胶囊内镜），它将一个药丸大小的摄像机，放在一粒胶囊里。不同的内镜可用来观察身体的不同部位。

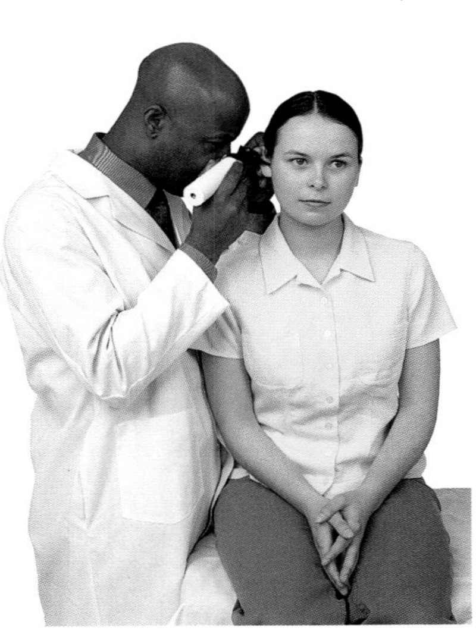

检查耳朵
在常规检查中，医生会用一种称为耳镜的特殊的可视设备，察看耳朵的内部，并可以检查耳道和鼓膜。

基本的可视技术

使用简单的仪器来观察接近体表的组织

在过去的 100 年里，出现了可以用来直接观察身体结构和器官的器械，而且还有了长足的发展。这些仪器中的一部分已经被内镜所取代（见 138 页“**内镜**”）。但是，一些基本的可视技术，在医生的诊疗室中仍然很常用，因为这些仪器用起来简单，而且基本上不会造成不适的感觉，因此仍然是常规检查的一部分。

如何工作？

为了检查身体天然孔口的内部情况，如耳道，医生通常需要一个光源，集中在要检查的部位，同时还需要用于检查的仪器有一定的放大功能。这两种要素，通常会整合在一个单独的可视仪器里，如用来检查耳朵的耳镜。

对于其他的天然孔口，如阴道和鼻腔，医生需要使用另外一种叫做扩张器的器械，这种器械可在撑开管道，供医生检查过程中，避开其他结构。在一些情况下，扩张器还可以使医生能更容易地进入这些管道，并获取组织样本。

对光敏感的视网膜位于眼睛的后面，透过瞳孔从外面可以被看到，观察视网膜的仪器叫做检眼镜，它装有可以放大的镜头和光源。

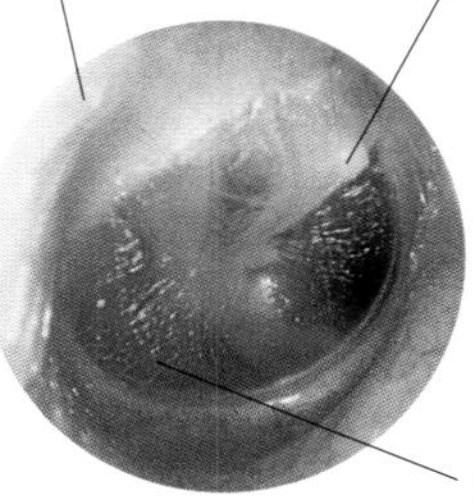

通过耳镜检查耳朵
这幅图像显示的是医生通过耳镜看到的健康的耳道和鼓膜。透过鼓膜，可以看到中耳的一块骨头。

有哪些用途？

医生可能用一些基本的可视技术，为你进行检查，通常这是常规检查的一部分。基本的可视技术用来检查身体的特殊部位，或在这些部位产生症状时，对其进行检查。例如，你的耳朵出现疼痛，医生就会检查你的耳朵（见374页“**耳镜检查**”）。为了找出声音嘶哑的原因，医生可能会借助喉镜来观察你的喉咙（见294页“**间接喉镜检查**”）。基本的可视技术也可以用于筛查性检查，例如你患有慢性疾病如糖尿病（见437页），这种病常伴有视网膜损害，医生会利用检眼镜（见360页）和裂隙灯（见358页）检查你的眼睛。这样医生可以在疾病早期就发现病变。此外，一些类型的组织样本，如宫颈组织，能在可视设备（见481页“**阴道镜**”）的辅助下获取。在一些情况下，可以通过基本的可视设备，如检眼镜来摄像。在不同的时期获得的图像，可以用于监测疾病的变化。

有哪些危险？

使用基本的可视技术进行检查，不但不会有危险，而且还很安全，根据疾病的需要，可以重复进行检查，来监测或筛选疾病。大部分的检查不会引起不适或只引起轻微的不适，通常不需要使用麻醉药。但是，在观察咽和喉咙时，应局部喷麻醉药，使咽喉局部反应降低。

内镜

利用可视设备来观察机体内部器官或组织的技术

在对身体内部进行检查时，一种称为内镜的可视仪器被放入身体内，这样可以在直视下，观察到身体的内部器官。通常情况下，内镜是通过身体通道，如口腔、肛门和尿道进入体内的，但也有一些内镜，是通过皮肤上的小切口，进入身体内部的。

最早的内镜都是硬质的，自20世纪60年代以来，多种可弯曲的（软质）内镜不断出现。尽管现在常规使用的内镜都是可弯曲的，但是在某些情况下，硬质内镜会比可弯曲的内镜更适合，当需要检查的组织或器官距离皮肤很近的时候，比如对膝关节的检查，使用硬质内镜就更适合。也有一种相对较新的内镜，叫做无线胶囊内镜，它有时被用来检查胃肠道疾病，如不明原因的消化道出血等。但是因为无线胶囊内镜是一种最近才出现的诊断设备，所以还没有得到广泛的应用。

如何工作？

内镜的种类很多，每一种都是专门为身体的某一部位设计的。软内镜和硬内镜从外表上看是不同的，但它们有着许多相似的特点，而且操作方法也相类似。比如，这两种内镜都是利用光反射和放大功能，清晰显示体内结构的管状器械。无线胶囊内镜由一个微型摄像机、光源和传输电路组成，装在药丸大小的胶囊内，同时它还有一个外置数据记录器。

可弯曲式内镜 光纤技术的发明使可弯曲式内镜的出现成为可能。光纤是一种纤细、可弯曲的玻璃或塑料纤维（光学纤维），它能够通过内反射，使光线沿其长度传输。可弯曲式内镜的主要部分是一根很长的细管，在其总长度内含有数个管道。在这些管道中，有的含有光纤，能够提供光源或把图像信息传回到目镜上；有的含有能控制内镜方向的线；有的可以用来向要检查的部位泵入或泵出气体或液体；有的还可以作为多种器械，比如活检钳或剪刀的通道。

大部分可弯曲式内镜的顶端装有一个微型摄像机，由摄像机记录的影像，可以在显示器上显示出来。在使用内镜检查的过程中，医生和他的同事，有时甚至是患者，可以一起观察显示器上的影像，也可以把这些记录的影像做成图像资料，放在病历中作为以后的参考。

硬质内镜 这种内镜通常比可弯曲式内镜要短，它可以通过人体的某个通道进入身体内部，但一般是从皮肤的切口进入体内的。和可弯曲式内镜一样，硬质内镜也采用光纤作为光源。但是，其他一些用于取出组织，或进行外科操作的器械是通过一个单独的切口进入体内的，而不是通过内镜本身来完成的。

为了更清晰地看到不同的组织或器官的表面，在使用硬质内镜检查时，

步骤

可弯曲式内镜

可弯曲式内镜使用专门设计的可视器材，用来检查身体的内部结构或器官。在你进行内镜检查之前，医生会给你使用麻醉剂或镇静剂。专业人员把内镜从身体通道，如口腔或小的切口进入到检查的部位。内镜顶端的微型摄像机，可以把看到的影像输送到目镜和显示器上。非常细小的外科器械可以通过内镜进入体内，允许做一些小的操作，如取组织样本。

操作过程
在对胃和十二指肠进行检查时，医生会让你侧卧，给你服用镇静剂或在咽喉壁上喷局部麻醉药，然后经口腔把可弯曲式内镜送入消化道。

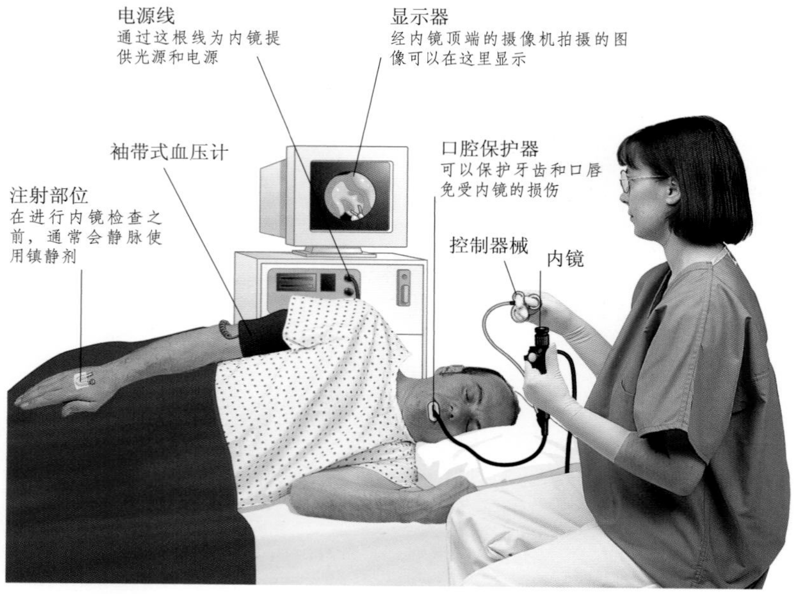

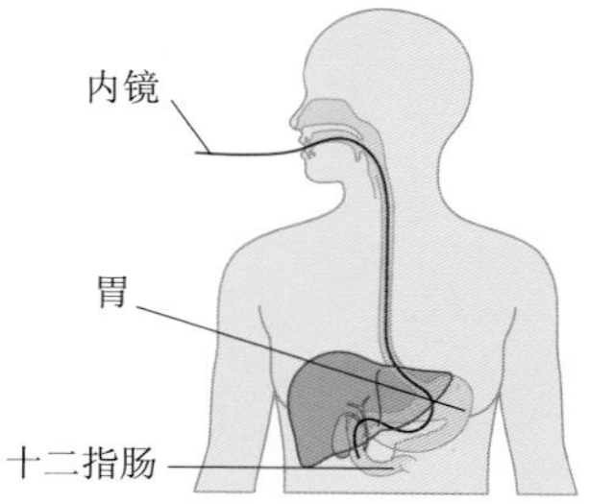

内镜路径

镜下所见

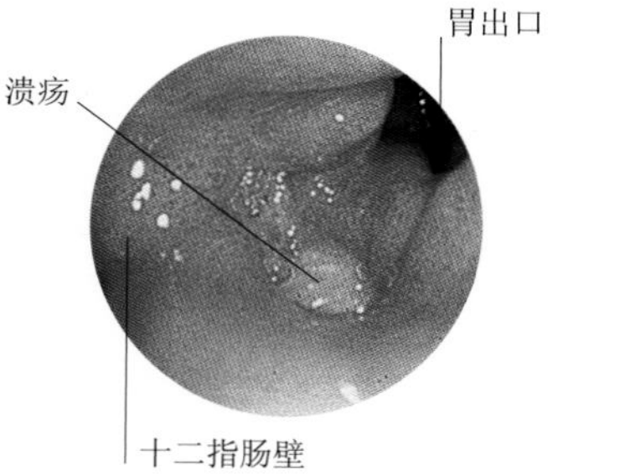

十二指肠的内镜下视图
内镜显示十二指肠的腔内面，可以看到肠壁上有一个溃疡。

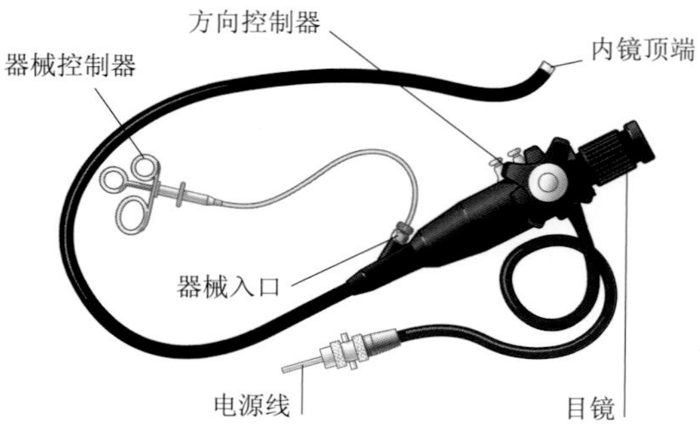

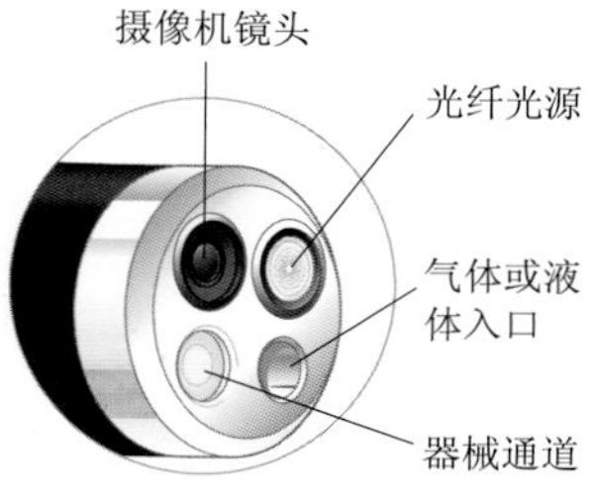

内镜顶端

可弯曲式内镜
可弯曲式内镜含有单独的通道可以使水、气体、摄像机镜头、器械和光纤通过，方向控制器可以在要观察的器官周围，控制内镜顶端弯曲。

步骤

硬质内镜

硬质内镜可以用来对多种内脏或器官进行检查，尤其是关节、腹腔和接近体表的器官，如卵巢。最常检查的关节是膝关节，主要因为膝关节的损伤很常见。使用硬质内镜的检查通常需要在全麻下进行。内镜从皮肤的小切口处进入体内，通过目镜或显示器可以观察到内脏器官。其他器械，例如钳子也需要在皮肤上做小切口才能进入体内。

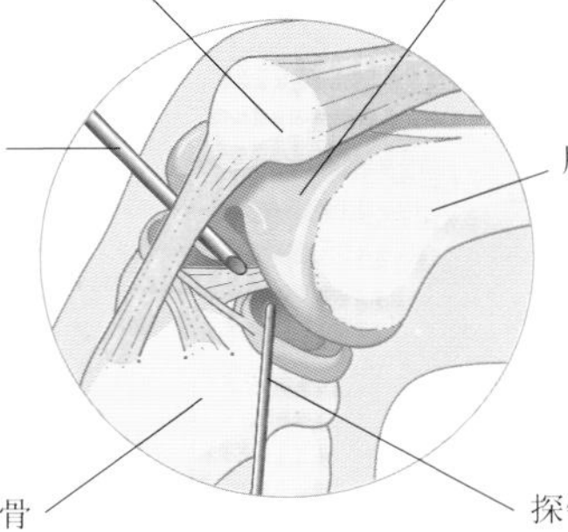

膝关节内结构

操作过程
在进行膝关节内镜检查时，要对病人进行全身麻醉，在膝盖的任何一侧切一个小口，通过小切口把内镜和其他器械插入体内。

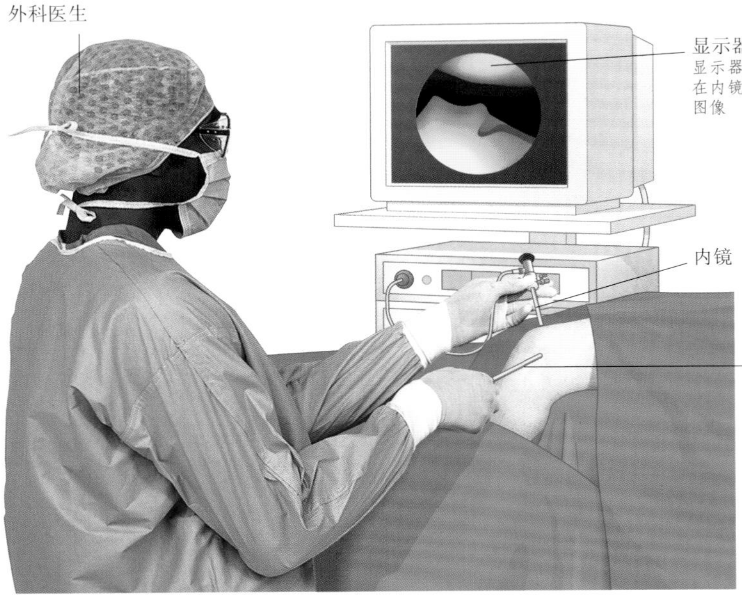

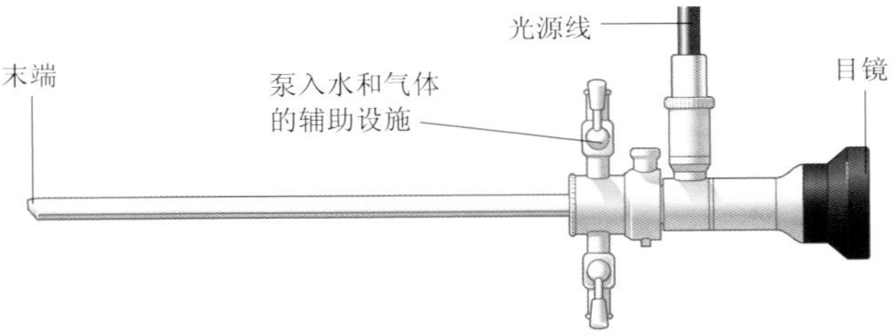

硬质内镜
硬质内镜是一个直的、狭窄的、一端带有目镜的金属管，必要时会在目镜上安装一个摄像机。光源与内镜连接，用于机体结构或器官的照明。必要时可以把水和气体泵入管腔内。

镜下所见

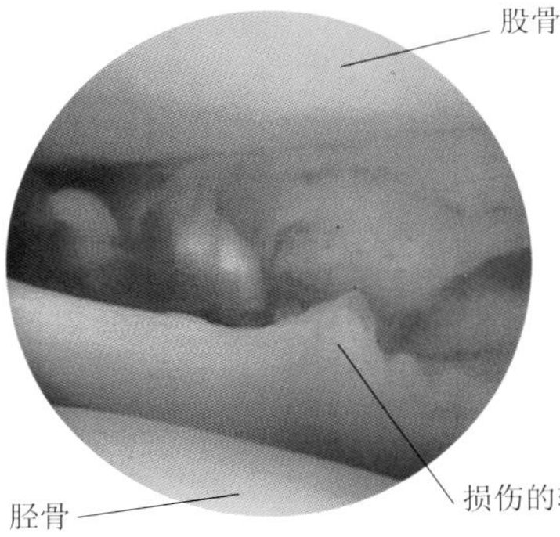

膝关节的内镜下视图
膝关节的软骨很容易受到损伤，通过内镜可以看到这个膝关节的软骨受到了损坏。

通常会使用气体或液体对所要检查的组织或器官进行扩张。例如，在做腹腔镜（见476页）检查时，可以把气体泵入腹部，这样便于进行腹部器官的检查。

无线胶囊内镜 这种小的胶囊内镜由一个摄像机、光源和传输电路组成。病人在吞下胶囊内镜后，该仪器通过消化道，最终随粪便排出体外。当胶囊内镜从消化道通过时，摄像机拍摄的图像，被无线传输到系在病人腰带上的数据记录器中，图像随后被下载到计算机上，以便于观看和进行医学分析。

有哪些用途？

可弯曲式内镜对消化道和呼吸道等一些弯曲部位的检查尤其有帮助（见138页“**可弯曲式内镜**”），例如鼻内镜是一种非常细小的、短的可弯曲式内镜，可以用来检查鼻腔和周围的鼻窦（见291页“**鼻和咽喉部的内镜检查**”）。硬质内镜用来检查腹腔和关节（见本页“**硬质内镜**”），因为这些组织靠近皮肤表面，可以用硬质内镜来检查。

如果在进行内镜检查时，发现有异常情况，可以留取组织样本，在一些情况下，还可以马上开始治疗。可以沿着内镜的通道，或皮肤的小切口送入器械，这样医生可以进行一些操作，如留取组织样本或去除异物。内镜技术也可以用来将造影剂引入到某一特殊部位，然后得到更清晰的X线影像（见414页“**经内镜逆行胰胆管造影**”）。

一些外科操作，如胆囊切除手术，以前需要很长时间的手术和很大的切口，而现在利用硬质内镜，可以很快速、很容易地完成（见612页“**内镜手术**”）。

无线胶囊内镜仅用来检查消化道，主要用于检查其他仪器，如可弯曲式内镜不能发现的，不明原因的出血。与硬质内镜和可弯曲式内镜不同，胶囊内镜不能用于操作，如获取组织样本。

有哪些危险？

内镜一般来说很安全，但在一些罕见的情况下，内镜可以造成器官壁穿孔。例如，当内镜在胃里时，它可能会穿透消化道，这需要立即进行外科手术，修补这种损伤。如果在经内镜取组织样本时，取样部位可能会有一些出血。无线胶囊内镜很少会引起严重的后果，但在个别情况下，胶囊内镜会滞留在消化道内，而不被排出，需要外科手术取出来。

有些内镜检查，可能会需要全身麻醉或使用镇静剂（见609页“**全身麻醉**”），这本身就有危险。因此医生在确定你的健康状况良好的情况下，才能够进行这项检查。

4 身体与疾病

人类的身体很强壮而且适应能力很强，能够在不断变化的环境中生存，并能承受身体和心理上的压力。人体由可以自我更新并不断修复的系统和可以保护机体免受伤害的系统有机地组成。许多微小的损伤或潜在的疾病，在我们没有意识到之前，就自愈或得到了控制。然而，在我们的整个生命过程中，我们的机体仍会无情地发生很多轻微或严重的疾病，也有可能受到伤害，这些都会对我们的身体造成不同程度的影响。

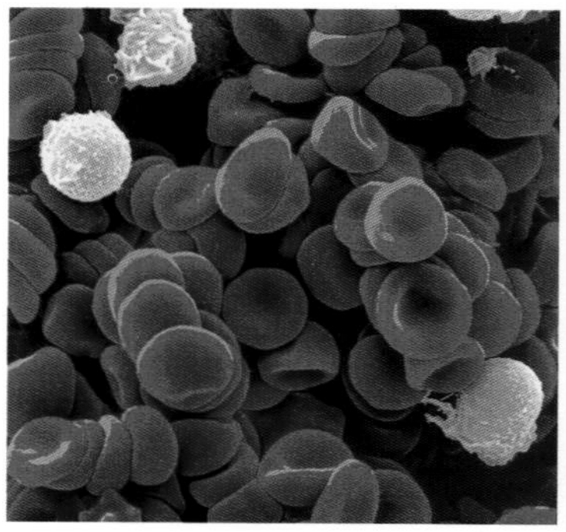

血细胞
血液中有两种对于维持机体健康必不可少的成分，白细胞抵御疾病入侵，红细胞携带氧气。

当机体的正常健康状态被某些因素扰乱后，你就会生病。然而你生病的原因有许多，其中大部分都与你的基因有关。一些罕见疾病，可能是由于你遗传了有问题的基因造成的，但对于许多其他疾病来说，基因只是一个起影响作用的因素，基因可以在一定程度上预测你在成年后罹患一些重大疾病的机会，如脑卒中和一些类型的肿瘤。基因也可以帮助我们确定你对许多心理疾病的发病易感性，例如精神分裂症和抑郁症。除了基因之外，你的年龄、性别、生活方式，以及你所生活的环境，都是影响你发生疾病的危险因素。

新研制的药物、免疫接种，以及公共卫生事业的发展，使发达国家的感染性疾病死亡率不断下降，但是此类疾病仍是发展中国家人口死亡的主要原因。如今，在英国死亡的主要原因包括心脏病、肿瘤、脑卒中和意外事故。这些原因，与生活方式有着密切的关系，通过行为习惯可以明显降低发生这些疾病的危险。正因为如此，医学的重点也发生了转移：医生现在已经认识到预防与治疗同等重要，广大民众也逐步了解了通过改变生活方式，使自己保持健康的相关知识。

了解自己的身体

如果你已经掌握了一些有关身体的正常结构和功能，以及身体的各部分是如何工作等方面的知识，那么你对疾病的了解就会更容易。

根据所发挥的主要功能不同，可以把机体划分为数个不同的系统。例如，呼吸系统使我们能够呼吸，免疫系统可以保护我们不发生感染性疾病。构成机体各系统的骨骼、肌肉、神经、皮肤、血液，以及其他组织是由数以十亿计的细胞组成的。每个细胞都是一个特殊的、具有完整功能的单位，细胞的所有活动都是由包含在DNA（脱氧核糖核酸）上的基因控制的，DNA位于细胞核中。

在本书中，我们主要根据受影响的身体系统，把疾病分成几个章节来介绍。每章的开始先介绍该系统的正常解剖和生理功能，帮助你理解后面所讲述的疾病。如果你的身体出现了问题，应该找专门治疗那个系统或器官疾病的医生为你进行诊治。例如，如果你的皮肤出现问题时，你会去找皮肤科医生就医；当你的消化系统出问题时，你会去找消化科医生就诊。但我们也可以根据疾病对机体造成损害的机理，来对疾病进行分类。

人体的组成

机体是由数个系统整合而成的。这些系统是由一些共同执行特定功能的器官和组织组成的，例如消化功能。组成器官的不同类型的组织都是有特殊功能的。例如，胃壁的肌肉可以促进食物蠕动，而黏膜层可以分泌胃液并保护黏膜。每一个组成这些组织的、相互联系的细胞，都含有能够调控这些细胞活动的基因。

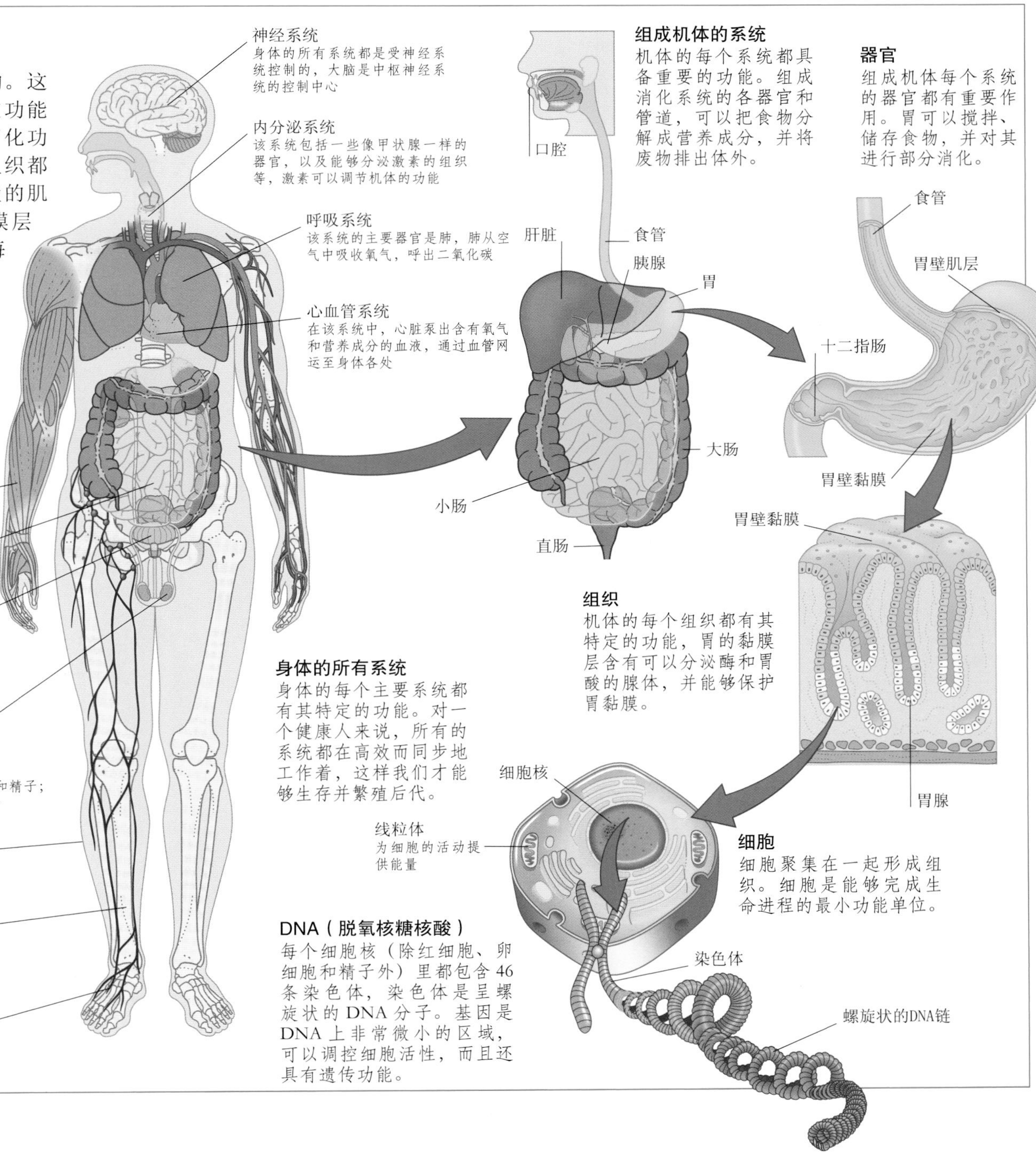

神经系统
身体的所有系统都是受神经系统控制的，大脑是中枢神经系统的控制中心
内分泌系统
该系统包括一些像甲状腺一样的器官，以及能够分泌激素的组织等，激素可以调节机体的功能
呼吸系统
该系统的主要器官是肺，肺从空气中吸收氧气，呼出二氧化碳
心血管系统
在该系统中，心脏泵出含有氧气和营养成分的血液，通过血管网运至身体各处
肌肉系统
肌肉可以收缩和舒张，机体通过肌肉的这些动作来运动
消化系统
当食物经过胃部和肠道时，消化系统对营养物质进行加工，并将废物排出体外
泌尿系统
通过肾脏和膀胱控制尿液的生成和排出，从而维持机体的水分和化学平衡
生殖系统
男性生殖系统中，睾丸生成雄性激素和精子；女性生殖系统则由卵巢产生激素和卵子
皮肤
皮肤可以保护内脏器官并帮助控制体温
骨骼系统
骨骼系统起着保护内脏器官和支撑身体的作用
淋巴和免疫系统
由淋巴管和淋巴结与血液和骨髓组成的网络，可以保护机体抵御疾病
身体的所有系统
身体的每个主要系统都有其特定的功能。对一个健康人来说，所有的系统都在高效而同步地工作着，这样我们才能够生存并繁殖后代。
组成机体的系统
机体的每个系统都具备重要的功能。组成消化系统的各器官和管道，可以把食物分解成营养成分，并将废物排出体外。
口腔
肝脏
食管
胰腺
胃
大肠
小肠
直肠
器官
组成机体每个系统的器官都有重要作用。胃可以搅拌、储存食物，并对其进行部分消化。
食管
胃壁肌层
十二指肠
胃壁黏膜
组织
机体的每个组织都有其特定的功能，胃的黏膜层含有可以分泌酶和胃酸的腺体，并能够保护胃黏膜。
胃壁黏膜
胃腺
细胞核
线粒体
为细胞的活动提供能量
细胞
细胞聚集在一起形成组织。细胞是能够完成生命进程的最小功能单位。
DNA（脱氧核糖核酸）
每个细胞核（除红细胞、卵细胞和精子外）里都包含46条染色体，染色体是呈螺旋状的DNA分子。基因是DNA上非常微小的区域，可以调控细胞活性，而且还具有遗传功能。
染色体
螺旋状的DNA链

疾病是如何影响身体的

疾病损害身体的不同方式称为致病机理。造成一些身体系统损伤的机理可能是相同的。例如在英国，冠心病是导致患者残疾和死亡的主要原因，而冠心病是缺血性疾病的一种。缺血性疾病一词适用于所有有血管改变的疾病，如脂肪沉积造成的血管改变，使血流受限；疾病造成器官和组织缺血缺氧，从而导致这些器官和组织无法正常地发挥功能。

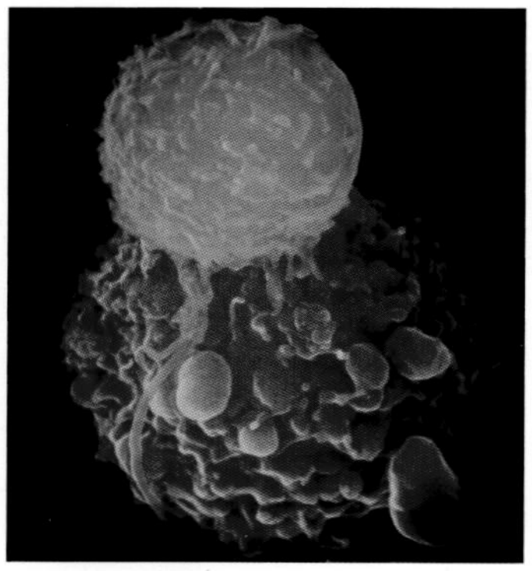

消灭肿瘤细胞
在这张高倍放大的图上显示，一个白细胞正在通过化学方式毁灭一个较大的肿瘤细胞。

同样，肿瘤也是造成英国人死亡的重要原因，但它并不是单一的疾病，而是一组疾病。恶性肿瘤可以影响身体的许多器官和组织，引起许多不同的症状，但是所有的肿瘤都是由繁殖失控的肿瘤细胞组成的，这些肿瘤细胞可以侵袭健康的组织，还可以扩散到机体的其他部位。

当在显微镜下看到的微生物，如细菌，侵袭身体的时候，身体便会发生感染，感染可以较轻，如疖肿等，也可以形成严重感染，如脑膜炎。

代谢病可以影响身体的化学过程，通常是由于身体内不能产生一种特定的酶，或由于生成激素的腺体功能发生异常所致。例如，有一种类型的糖尿病，是由于胰岛细胞不能生成足够的胰岛素，导致不能维持体内的正常血糖水平。

一些神经系统疾病和心理健康问题是由大脑的生化紊乱造成的。像阿尔茨海默病和抑郁症的发生与递质水平失衡有关，神经递质是传递神经信号的化学物质。但是，迄今为止，导致许多其他的心理健康疾病的化学或结构因素尚未被发现。

自身免疫性疾病是在正常情况下，可以保护机体免于发生感染和肿瘤的免疫系统，攻击自身的组织，导致某个器官或腺体的正常功能遭到损害所引起的疾病。例如，患有类风湿关节炎的病人，其免疫系统攻击并破坏了关节滑膜，引起疼痛，有时还会造成残疾。

虽然遗传在许多重大疾病的发病中所起作用的证据越来越多，但有数千种罕见的遗传性疾病是从父母一方或双方遗传来的单一异常基因引起的。其中一个例子就是囊性纤维化。囊性纤维化是由于一个异常的基因引起肺和消化道产生异常稠厚的黏液，从而导致机体肺组织遭破坏和对食物的吸收功能下降。在机体退行性疾病中，由于特殊的细胞或组织逐渐减少，造成机体的组织和器官的结构、功能逐渐丧失，例如骨关节炎的发生是由于覆盖在关节表面的光滑软骨逐渐磨损消失导致的。尽管传统上大家都认为退行性疾病与年龄增长有关，但有一些此类疾病，如白内障（眼睛晶状体的透明度下降）的发生，也与暴露在强烈的日光下、接触一些毒素或长期使用某些药物有关。

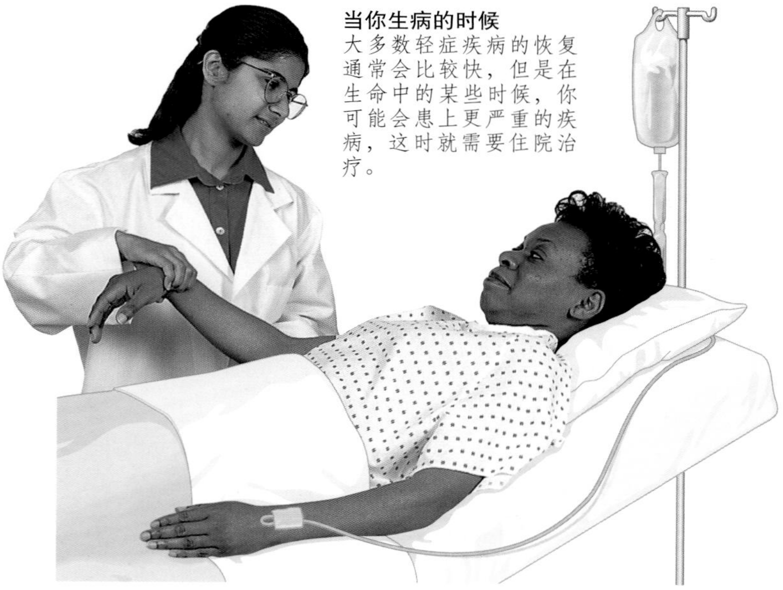

当你生病的时候
大多数轻症疾病的恢复通常会比较快，但是在生命中的某些时候，你可能会患上更严重的疾病，这时就需要住院治疗。

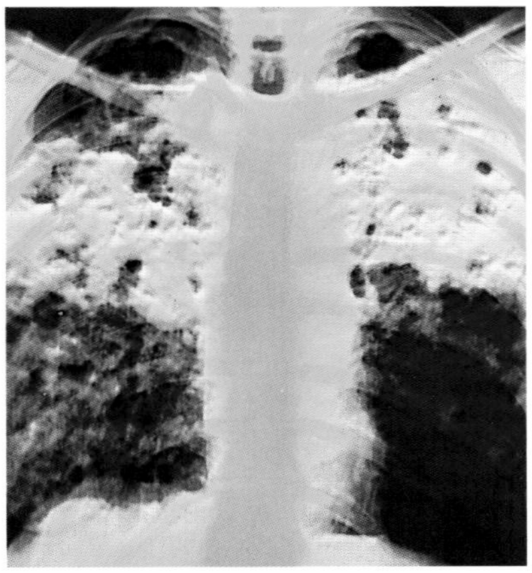

被结核损害的肺部
这张颜色增强的胸部X线片，显示位于肺顶部受结核感染的肺组织。

损害包括所有蓄意或偶然发生的对身体造成的伤害。在英国，每年大约有1.7万起致命的伤害事件。造成这些伤害的主要原因包括跌落、交通事故、蓄意的自我伤害，以及偶然的中毒。

你对疾病的易感性

一些与发病有关的因素，例如你的基因、性别、种族及年龄等，这些都是我们无法改变的。但是，我们可以通过采纳本书中给出的健康生活的建议，来降低我们生病的风险（见6～19页“控制你的健康状况”）。

许多疾病，如心理障碍性疾病，任何年龄都可能发生。然而，处于特定年龄阶段的人，往往会更容易发生一些特定的问题。婴儿较易患感染性疾病，这是由于婴儿的免疫系统尚未完全发育成熟，儿童的身体技巧、协调与平衡能力正处于发育过程中，因此比较容易发生意外事故。青少年则更容易自己伤害到自己，例如，大部分年轻人的残疾或死亡都与一些危险行为有关，如与危险的交通工具和武器相关的冒险行为。年轻人比较容易出现与饮食相关的疾病、抑郁，以及滥用药物等问题。饮食不健康、缺乏锻炼、吸烟及过量饮酒的年轻人，将来有罹患诸如心脏病、肿瘤及脑卒中等疾病的危险，在中年以后会随着年龄的增长越来越常见。随着年龄的增长，慢性疾病和残疾的发生率也会逐渐增加。一些人还会因为身体健康状况不佳而导致心理健康问题。

疾病的易感性与社会因素，如贫穷等密切相关。例如，在英国的贫困家庭中，心脏病的发生率，要高于那些生活在有一定生活水平的家庭里的人。

疾病模式的改变

在过去的50年里，发达国家中许多重大的感染性疾病已得到控制，人类最古老的疾病——天花，已经在全世界范围内被消灭了。然而艾滋病（AIDS），一种由人类免疫缺陷病毒（HIV）感染引起的，相对较新出现的疾病，已成为引起死亡的主要原因。此外，由于一些菌株对抗生素产生了耐药，以及由于人类免疫缺陷病毒感染患者的免疫力下降，使结核病（TB）变得更加难以控制。

在20世纪的大部分时间里，在发达国家，心血管疾病、肿瘤及脑卒中是引起死亡的主要原因，现在这些疾病在发展中国家也成为常见病，这与发展中国家的生活水平不断改善有关，如富含脂肪的饮食等。人口老龄化也是引起这些疾病发病率高的部分原因。据预计，到2025年，65岁以上人群的数量，将会是现在的两倍，那么到那时候，这些疾病将可能成为全球性的健康威胁。

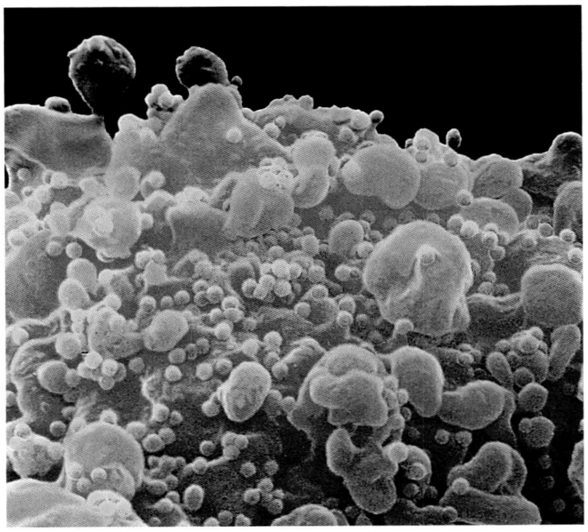

人类免疫缺陷病毒
这幅高倍放大的图像显示的是一个被称为CD4淋巴细胞的白细胞，在细胞凹凸不平的表面上，新生成一些像小芽一样凸起的、很小的人类免疫缺陷病毒颗粒。

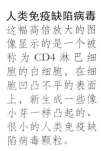

基因与遗传

基因调节细胞的生长、修复和功能。基因由脱氧核糖核酸（DNA）构成，存在于细胞核内的染色体中。DNA 通过指导蛋白合成及形成控制细胞程序的分子，来调节细胞的生长发育。基因是能将身体特征及部分心理特性传递给后代的载体。

成年人体内共有约 50 亿个细胞，除红细胞之外，所有细胞都含有一组由 DNA 组成的基因。DNA 是一种双螺旋状的化学结构，是由一系列核苷酸碱基，在中心部位连接在一起的两条分子链组成。DNA 呈卷曲的螺旋状结构，存在于细胞核内的染色体中。

基因的组成

人类的基因是由 22 对常染色体和 2 条性染色体组成的。每对染色体中的两条染色体分别来自于父亲和母亲，因此体细胞含有两个复制的基因，一对染色体中的每条染色体上携带的基因是具有相同特性的。卵细胞和精子被称为性细胞，含有 23 条染色体，因此当精子与卵细胞结合之后便会形成一组成对的基因。

人体细胞中约含有 2 万～2.5 万个基因。这些基因，为细胞提供能够指导其合成蛋白的信息，这种信息是由 DNA 链上的核苷酸碱基的排列顺序来提供的。每个体细胞都包含相同的基因，但不同的组织和器官需要合成不同的蛋白质，因此，存在着一个只有在需要的时候才会“打开”基因的调控系统。

每对基因中的两个基因可以是完全相同的，但稍有不同的一些配对基因被称为等位基因。一些基因可能有两个甚至数百个不同的等位基因。这些不同形式的等位基因是造成不同个体间出现差异的原因。

基因之间的绝大部分差异并不会影响到它的功能，例如，蓝色眼睛与棕色眼睛的功能是一样的。然而，一些差异会对机体的功能产生严重的影响，并可导致遗传性疾病，例如镰状细胞病和囊性纤维化，基因在一些疾病，如冠心病和一些常见肿瘤，如结肠直肠癌和乳腺癌等疾病的发病中起一定的作用。

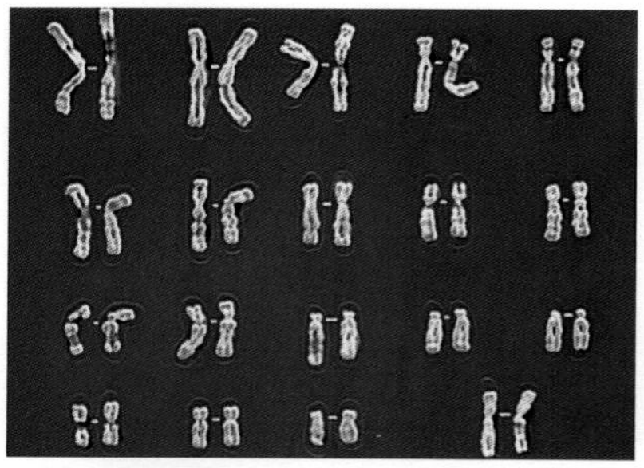

人类染色体
体细胞（除红细胞）包含 23 对，共 46 条染色体。

基因的复制

在生长和修复过程中，在一个细胞分裂成两个细胞之前，基因会进行复制，这样可以使新形成的每一个细胞都含有完整的一组基因。在精子和卵细胞形成的过程中，在细胞分裂之前，某些染色体对中的两条染色体，会重新排列并交换遗传物质，这保证了精子与卵细胞结合后，新生儿与其父母，以及兄弟姐妹们都是不同的。

本章包括如下内容

结构

人类基因组

人类基因组含有 2 万～2.5 万个基因。1990 年设立了一项名为“人类基因组工程”的国际研究计划，旨在识别每个基因及其功能、确定每个基因的核苷酸序列（DNA 的构成成分），这项工作已于 2003 年完成。这项研究结果为我们了解基因是如何受到调控，以及基因如何在健康和疾病中发挥作用，提供了信息。而且许多与某种具体疾病相关的基因已被鉴定出来。

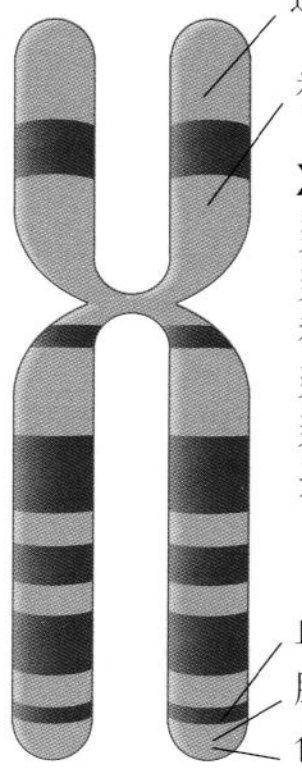

X 染色体
染色体可以着色，在被染色之后能够呈现暗带和明带，这张图显示了染色体的条带情况及 X 染色体上一些与疾病相关基因的位置。

单基因遗传病

常染色体显性遗传病

软骨发育不全（见 540 页）
一种骨骼发育障碍性疾病，造成身材矮小及身体比例异常

亨廷顿病（见 333 页）
一种在成年后导致的异常运动及痴呆的脑部疾病

遗传性高脂血症（见 440 页）
血脂水平过高，最常见的是家族性高胆固醇血症

马方综合征（见 534 页）
一种罕见病，主要累及骨骼、心脏和眼睛

神经纤维瘤病（见 536 页）
一种在包裹神经的被膜上长出非常多的肿块的疾病

多囊肾（成人）（见 449 页）
一种正常的肾组织被充满液体的囊肿所取代的疾病

卟啉病（见 441 页）
一种被称为卟啉的化学物质在体内蓄积，引起精神和其他躯体异常症状的疾病

血管性血友病（见 275 页）
一种缺乏凝血物质所导致的出血性疾病

常染色体隐性遗传病

白化病（见 563 页）
一种黑色素缺乏所引起的疾病，黑色素是决定皮肤、毛发及眼睛颜色的物质

囊性纤维化（见 535 页）
异常黏稠的分泌物引起的消化道和呼吸系统疾病

半乳糖血症（见 562 页）
由于机体不能降解半乳糖，而导致其在体内堆积所引起的疾病

血色病（见 440 页）
过多的铁沉积在多个器官所致的疾病

苯丙酮尿症（见 562 页）
由体内缺乏一种能够消化食物中的蛋白质的酶所致的疾病

多囊肾（儿童）（见 449 页）
正常的肾组织被充满液体的囊肿所取代的疾病，通常出生时即出现

视网膜色素变性（见 362 页）
视网膜的进行性退化疾病。以常染色体显性及 X 连锁隐性的方式遗传

镰状细胞病（见 272 页）
一种血液疾病，红细胞的形状异常导致血流不能通过血管

家族性黑蒙性痴呆（见 562 页）
一种有害物质在大脑中堆积导致的严重疾病

地中海贫血（见 273 页）
红细胞中携带氧的成分——血红蛋白异常造成的一种血液病

X 连锁疾病

色盲（见 369 页）
辨别一些颜色的能力障碍性疾病

脆性 X 综合征（见 533 页）
一种能造成严重的学习障碍，并有特征性外表的疾病

血友病与克雷司马斯病（见 274 页）
由于缺乏一种凝血因子导致血液不能正常凝固的疾病

迪谢内肌营养不良（见 536 页）
一种引起肌肉进行性无力及萎缩的疾病

单基因疾病的遗传
这张表列出了本书中涉及的主要单基因遗传疾病，一些疾病会以一种以上的形式存在，并有不同的遗传方式。表中标注的是最常见的形式。

结构

基因物质的结构

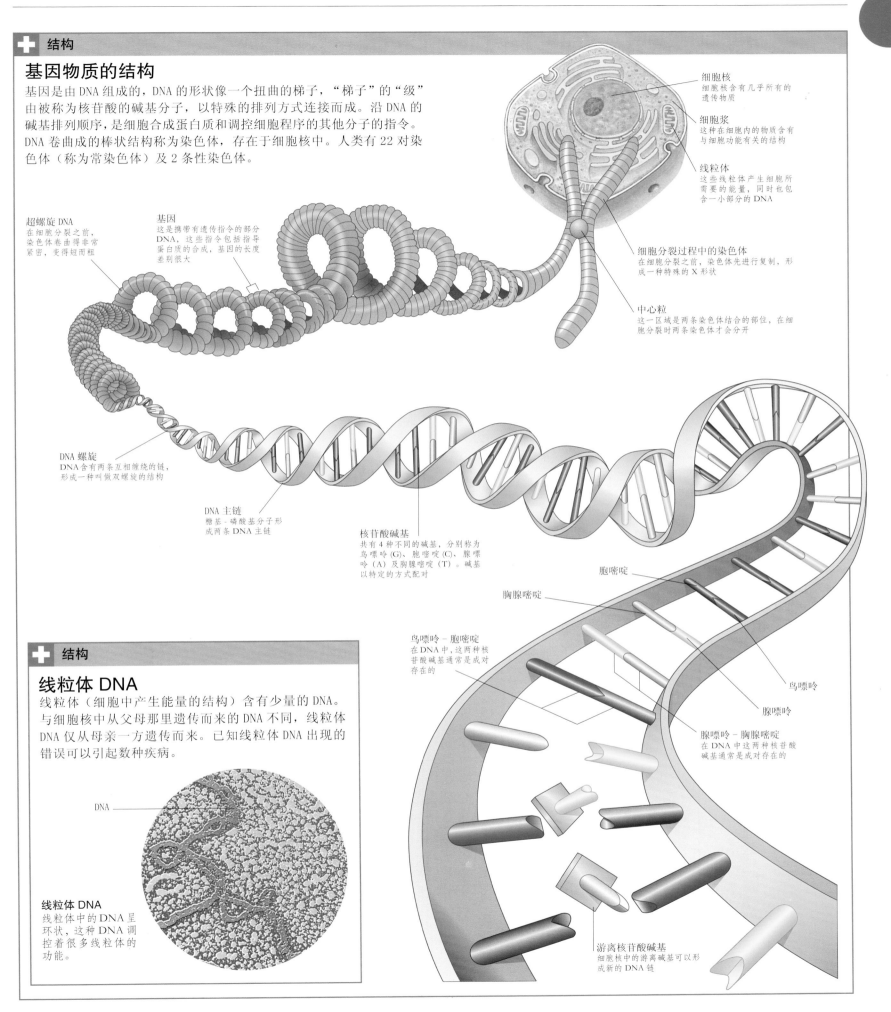

基因是由 DNA 组成的，DNA 的形状像一个扭曲的梯子，“梯子”的“级”由被称为核苷酸的碱基分子，以特殊的排列方式连接而成。沿 DNA 的碱基排列顺序，是细胞合成蛋白质和调控细胞程序的其他分子的指令。DNA 卷曲成的棒状结构称为染色体，存在于细胞核中。人类有 22 对染色体（称为常染色体）及 2 条性染色体。

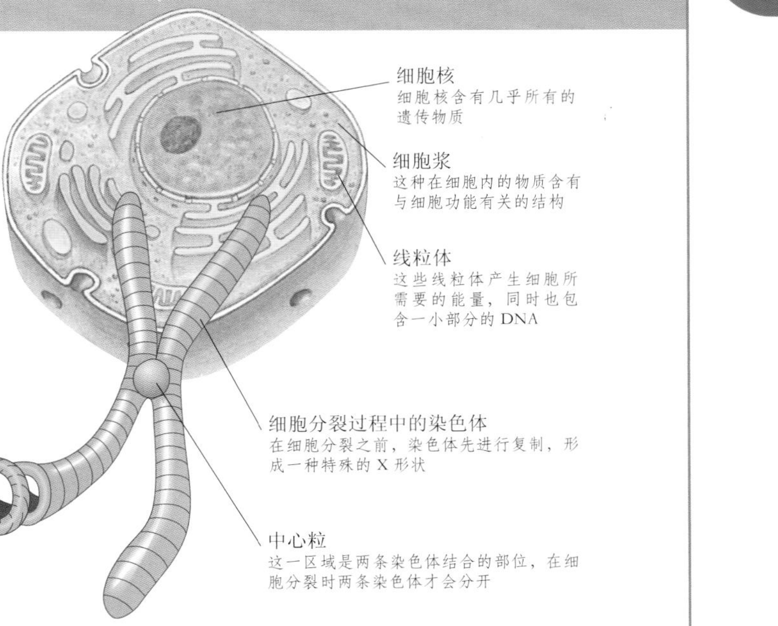
细胞核
细胞核含有几乎所有的遗传物质
细胞浆
这种在细胞内的物质含有与细胞功能有关的结构
线粒体
这些线粒体产生细胞所需要的能量，同时也包含一小部分的 DNA
细胞分裂过程中的染色体
在细胞分裂之前，染色体先进行复制，形成一种特殊的 X 形状
中心粒
这一区域是两条染色体结合的部位，在细胞分裂时两条染色体才会分开

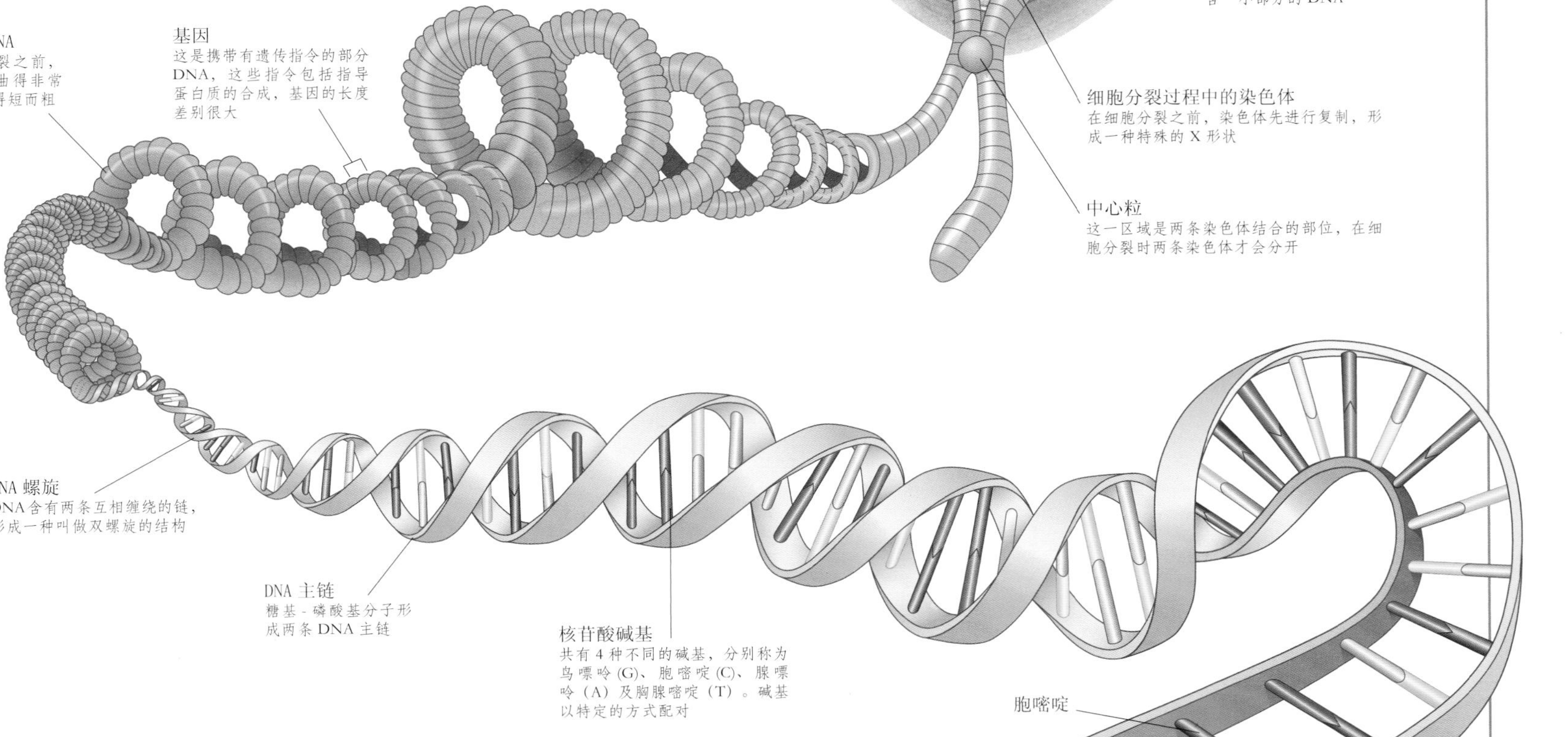
超螺旋 DNA
在细胞分裂之前，染色体卷曲得非常紧密，变得短而粗
基因
这是携带有遗传指令的部分 DNA，这些指令包括指导蛋白质的合成，基因的长度差别很大
DNA 螺旋
DNA 含有两条互相缠绕的链，形成一种叫做双螺旋的结构
DNA 主链
糖基－磷酸基分子形成两条 DNA 主链
核苷酸碱基
共有 4 种不同的碱基，分别称为鸟嘌呤 (G)、胞嘧啶 (C)、腺嘌呤 (A) 及胸腺嘧啶 (T)。碱基以特定的方式配对

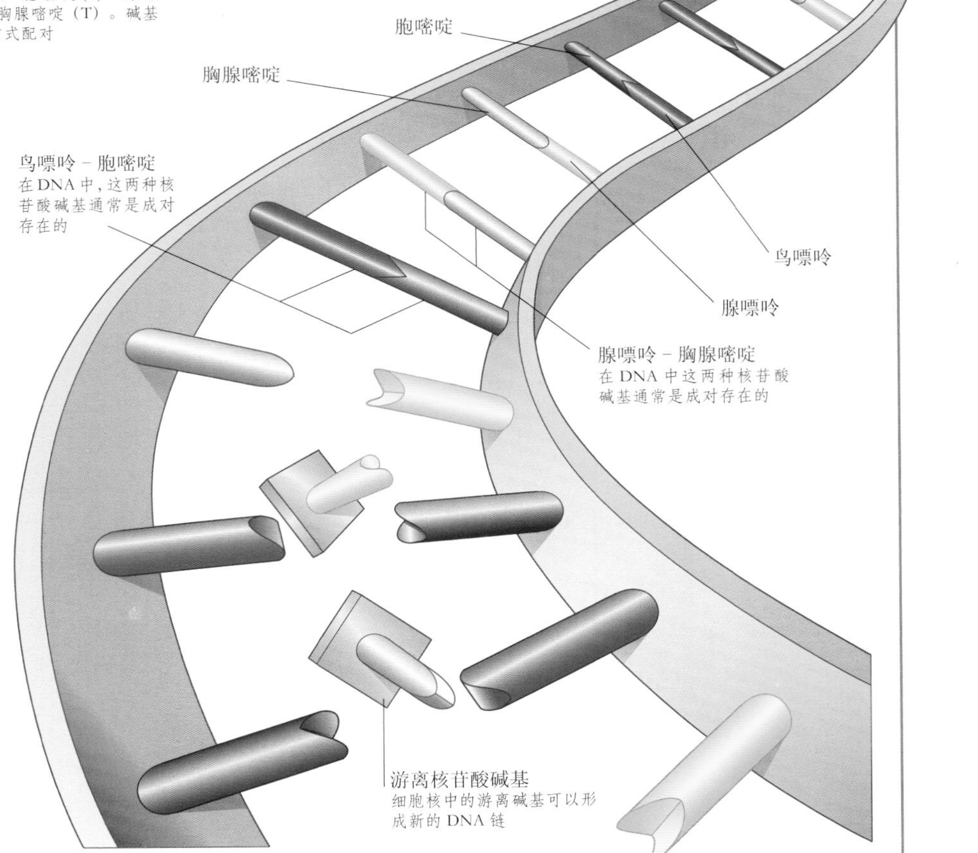
胞嘧啶
胸腺嘧啶
鸟嘌呤－胞嘧啶
在 DNA 中，这两种核苷酸碱基通常是成对存在的
鸟嘌呤
腺嘌呤
腺嘌呤－胸腺嘧啶
在 DNA 中这两种核苷酸碱基通常是成对存在的
游离核苷酸碱基
细胞核中的游离碱基可以形成新的 DNA 链

结构

线粒体 DNA

线粒体（细胞中产生能量的结构）含有少量的 DNA。与细胞核中从父母那里遗传而来的 DNA 不同，线粒体 DNA 仅从母亲一方遗传而来。已知线粒体 DNA 出现的错误可以引起数种疾病。

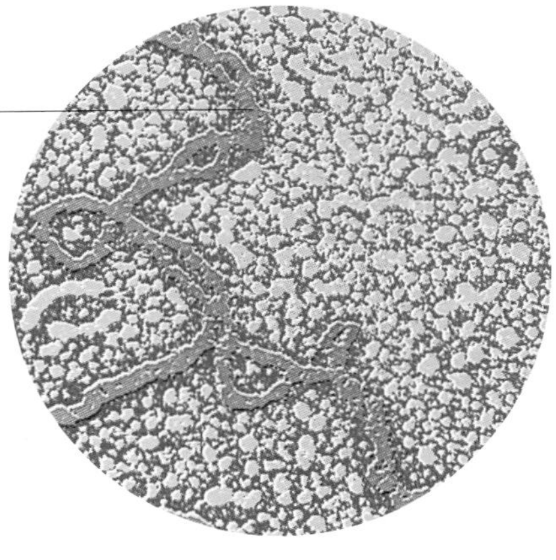
DNA

线粒体 DNA
线粒体中的 DNA 呈环状，这种 DNA 调控着很多线粒体的功能。

过程

蛋白质的合成

人体内的蛋白质有很多作用，一些蛋白质组成身体的结构，如皮肤和毛发；其他的蛋白质是控制细胞活性的激素或酶类。蛋白质是由氨基酸组成的，根据 DNA 上编码的指令及信使 RNA（mRNA）的转录，氨基酸有 20 种。一条 mRNA 链就是一个拷贝的基因，基因是 DNA 的一个特定部分。mRNA 有 4 种碱基，其中有 3 种与 DNA 相同，另外一种是 mRNA 所特有的。

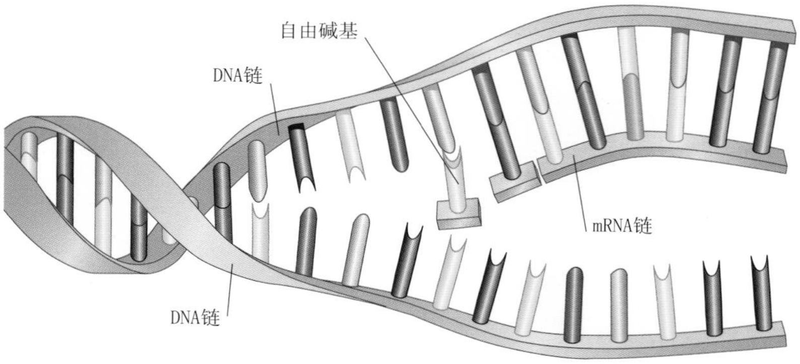

1 DNA的两条链随着分子的伸展而分离。附着在一条DNA链上的自由碱基形成mRNA，新形成的mRNA携带有合成蛋白质的指令，进入细胞浆。

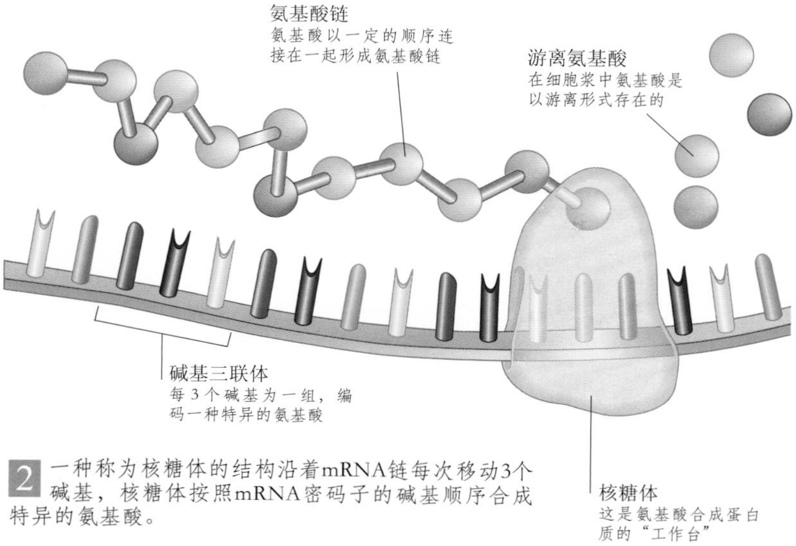

2 一种称为核糖体的结构沿着mRNA链每次移动3个碱基，核糖体按照mRNA密码子的碱基顺序合成特异的氨基酸。

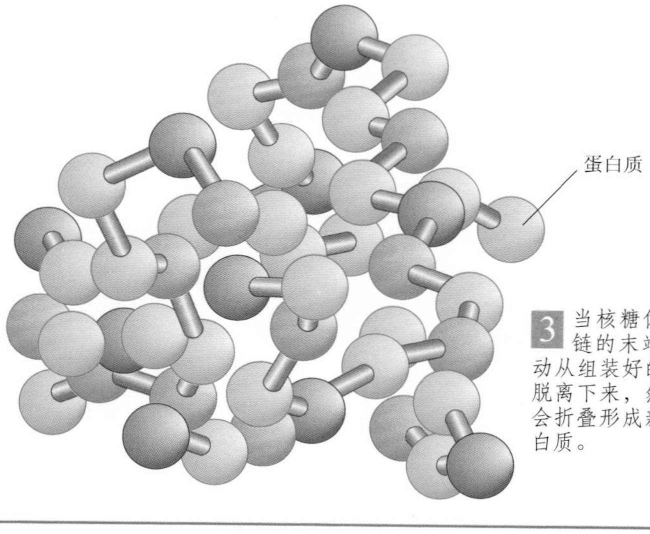

3 当核糖体到达mRNA链的末端时，它会自动从组装好的氨基酸链上脱离下来，然后氨基酸链会折叠形成新的完整的蛋白质。

过程

细胞分裂

在成长的过程中，机体细胞需要不断地分裂和增殖，细胞通过分裂来取代那些已经衰老的细胞。在细胞分裂时，它的遗传物质要进行复制，这种类型的细胞分裂叫做有丝分裂；另一种稍有不同的细胞分裂方式叫做减数分裂，形成卵子和精子。在减数分裂过程中，形成的细胞只有一对染色体中的一条，父亲和母亲的基因重新组合形成一套新的混合的遗传信息。

复制DNA

在细胞分裂前，DNA复制形成新的机体细胞或卵细胞、精子细胞，细胞里的DNA必须经过复制，原始DNA中的每条链都作为模板形成两条新的DNA链。

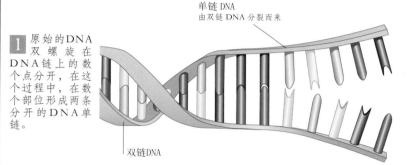

1 原始的DNA双螺旋在DNA链上的数个点分开，在这个过程中，在数个部位形成两条分开的DNA单链。

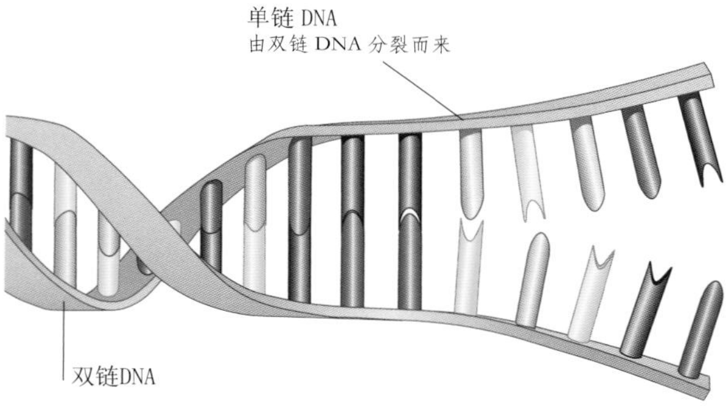

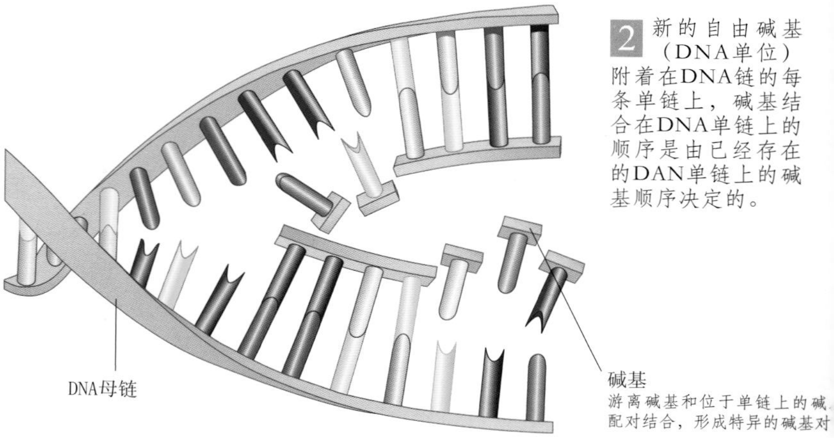

2 新的自由碱基（DNA单位）附着在DNA链的每条单链上，碱基结合在DNA单链上的顺序是由已经存在的DAN单链上的碱基顺序决定的。

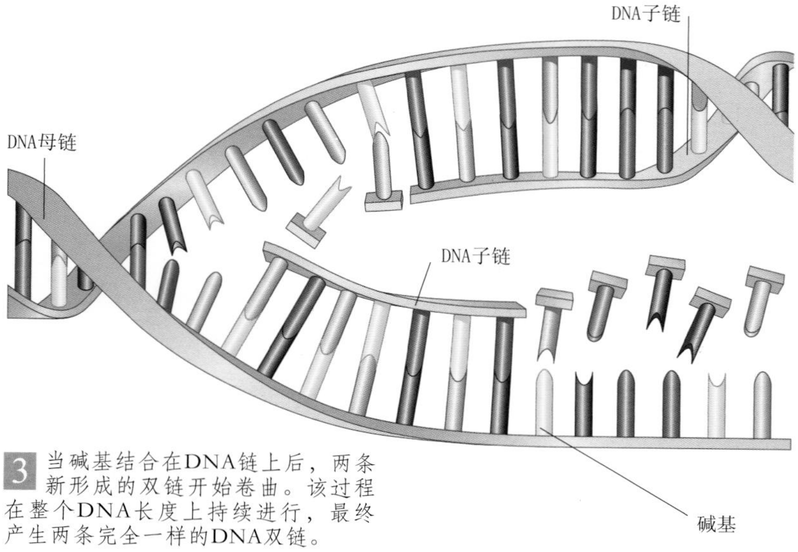

3 当碱基结合在DNA链上后，两条新形成的双链开始卷曲。该过程在整个DNA长度上持续进行，最终产生两条完全一样的DNA双链。

有丝分裂

当体细胞分裂时，细胞的遗传物质必须复制，这样每个新细胞都有一套完整的基因。这个分裂的过程称为有丝分裂，该过程可形成两个与原始细胞完全一样的细胞。在下图中，为简单起见，仅以4条染色体来示例。

1 每条染色体的DNA被复制形成两套完全一样的染色体，两条染色体通过中心部位的着丝粒结合在一起。

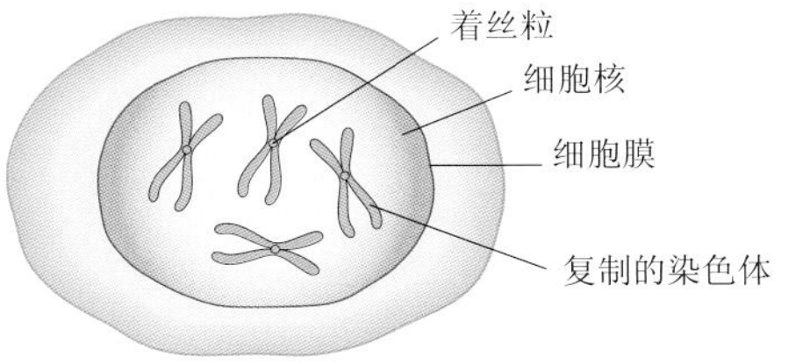

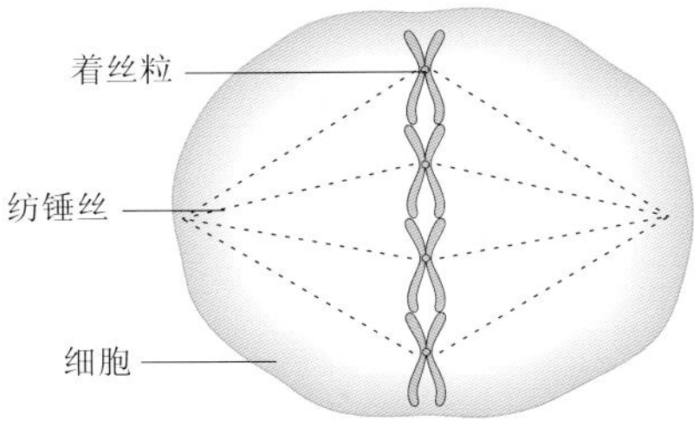

2 核膜破裂，细胞周围形成纺锤丝，染色体沿纺锤丝排列。

3 复制后的染色体被纺锤丝拉开。形成的单条染色体沿相反的方向向细胞的两端运动。

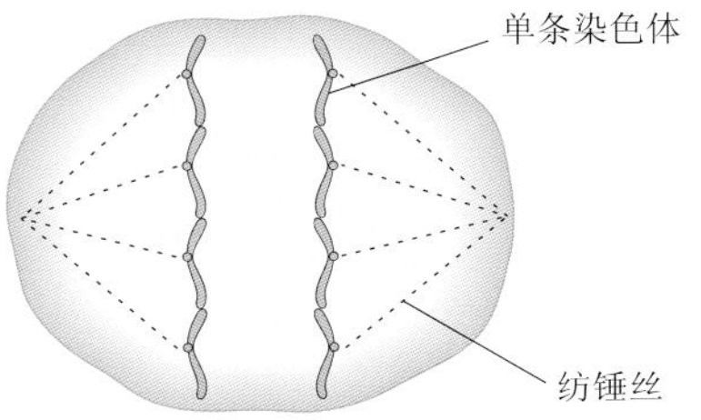

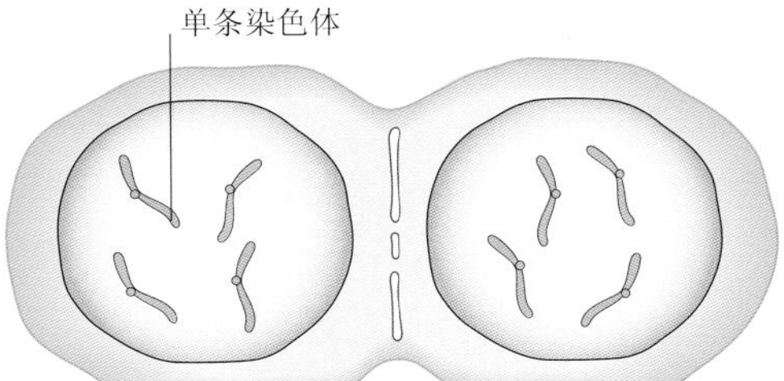

4 在每套染色体周围重新形成核膜，细胞开始分裂成两个新的细胞。

5 形成两个新细胞，每个细胞都有完全相同的一套染色体。

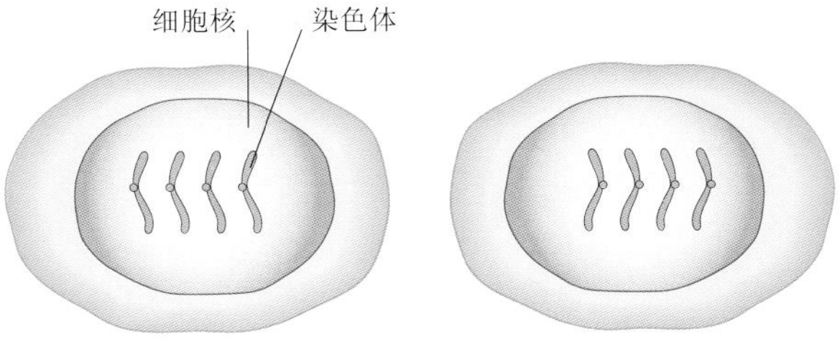

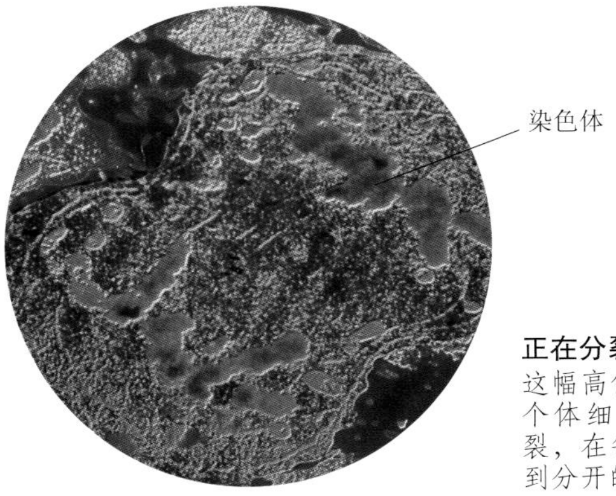

正在分裂的细胞
这幅高倍放大的图片，显示的是一个体细胞通过有丝分裂的方式分裂，在每个新细胞的中央都可以看到分开的染色体。

减数分裂

男性的精细胞和女性的卵细胞是由一种被称为减数分裂的细胞分裂方式产生的。在减数分裂的过程中，细胞分裂两次，新细胞的遗传物质的数量减半，因此当精子和卵子融合时就可以得到一套完整的基因。在减数分裂过程中，两条染色体的特定碱基对，会发生遗传物质相互交换。然后形成的卵子和精子，都与最初的原始细胞中的染色体基因有一些轻微的不同。

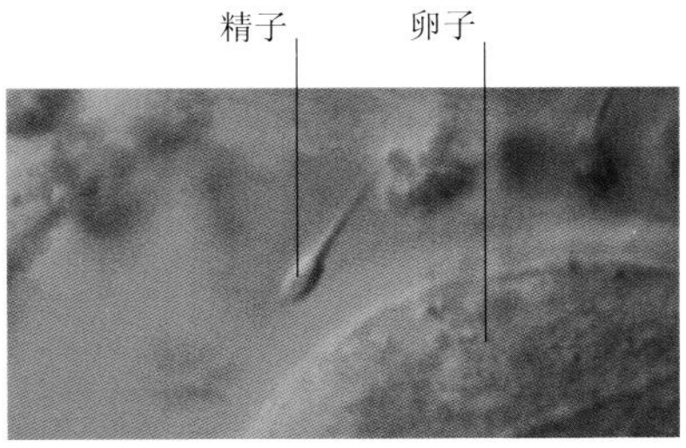

精子和卵子
这张放大的图像，显示的是在受精之前的精子和卵子。这些性细胞中的每一个细胞都是由一种称为减数分裂的过程形成的。

1 染色体中的DNA进行复制形成两条交叉形染色体。每条染色体通过位于中心的一种被称为着丝粒的结构结合在一起。

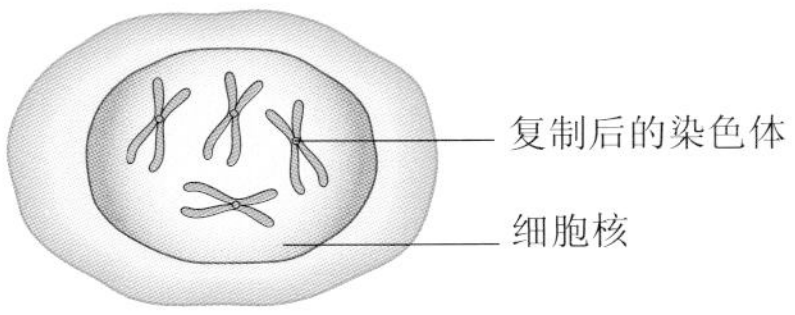

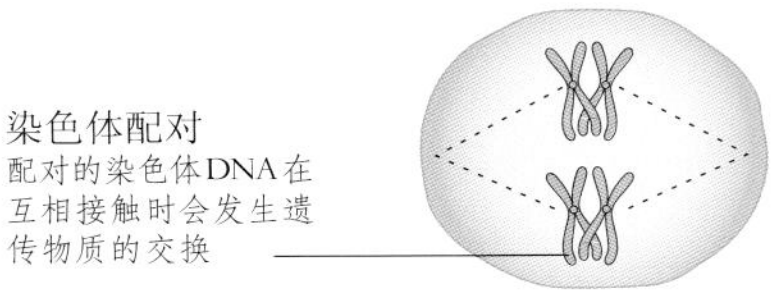

2 细胞核周围的核膜消失。配对的染色体通常会发生遗传物质交换。

3 现在复制后的每条染色体都有一套混合的遗传物质。细胞内形成的纺锤丝将一对染色体拉开。

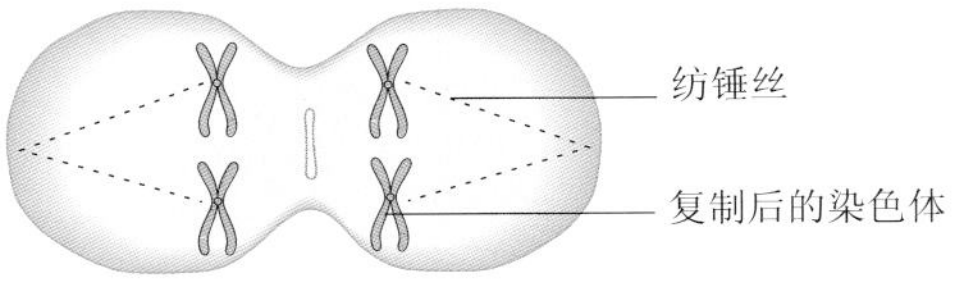

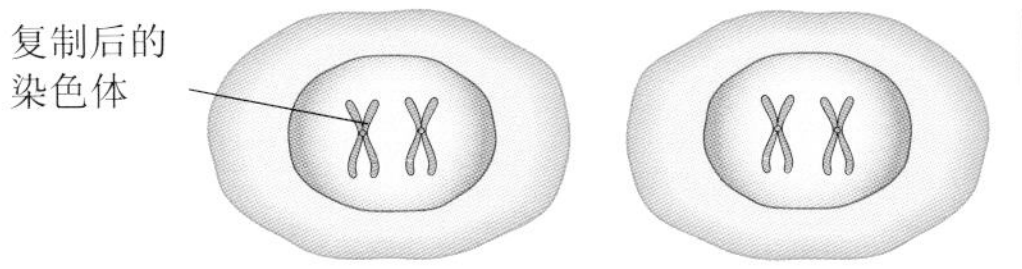

4 细胞分裂形成两个新的细胞。每个新细胞都有一整套23条从原始细胞复制而来的染色体。

5 复制后的染色体排列成行。每条染色体都有更多的纺锤丝附着其上。每条复制的染色体被拉开形成两条染色体单体。

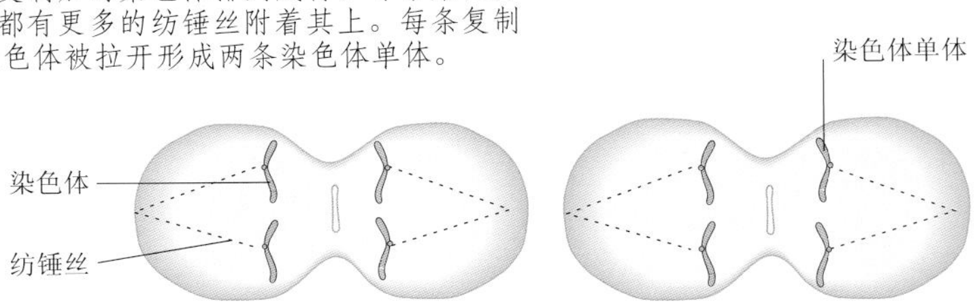

6 两个原始细胞分裂成4个细胞，每个细胞都含有一半的遗传物质。在分裂开始时染色体上配对的基因物质重新组合，这样形成的每个新细胞的基因都稍有不同。

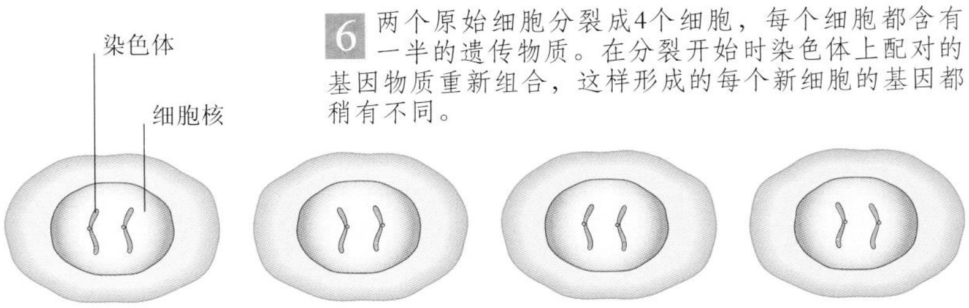

结构和功能

遗传

在身体特征、许多疾病以及某些行为方面，至少有一部分是由父母遗传给孩子的基因决定的。决定每一个特点的特异基因，通常存在于同一条染色体上的相同位置。在受精时，来自卵细胞的 23 条染色体与来自精细胞的 23 条染色体结合在一起形成完整的 46 条染色体，包含两个基因拷贝。

基因是如何遗传的

孩子的基因一半来自母亲，一半来自父亲。反过来，孩子父母的基因，也是从他们的父母那里各遗传了一半，因此，孩子基因中近1/4是从其祖父母及外祖父母那里遗传而来的。

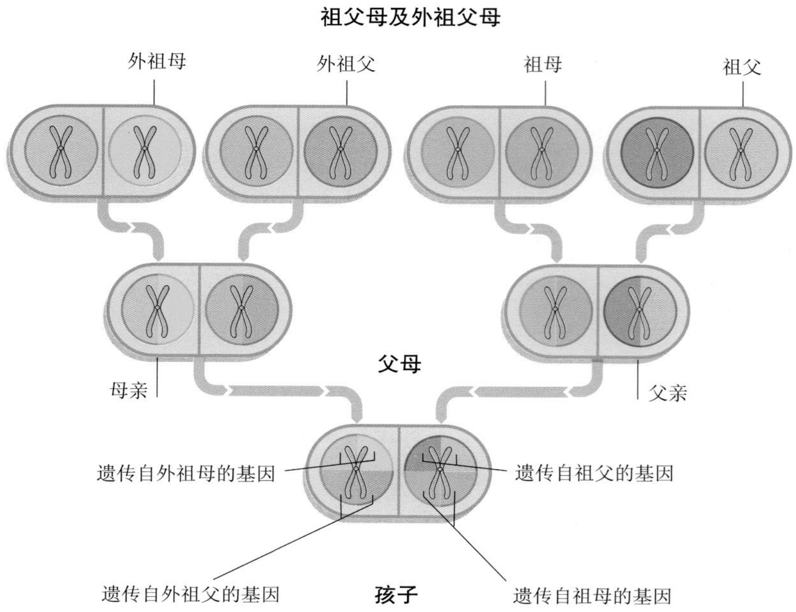

孩子的基因构成
孩子的基因是父母及祖父母和外祖父母的基因复合体，每个孩子约有 1/4 的基因遗传自祖父母及外祖父母。

性别是如何决定的

决定性别的染色体有两条，即X染色体和Y染色体。除了22对常染色体外，女性有两条X染色体，男性有一条X染色体和一条Y染色体，因此，所有的卵细胞都含有一条X染色体，而精细胞可能含有一条X染色体或一条Y染色体。孩子的性别就取决于与卵子结合的精子，所含的是X染色体，还是Y染色体。

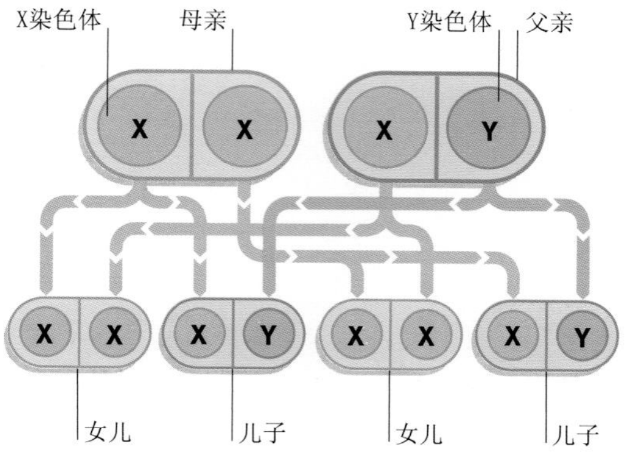

男孩还是女孩
除了 22 对常染色体外，男孩有一条 X 染色体和一条 Y 染色体，而女孩则有 2 条 X 染色体。

显性遗传和隐性遗传

身体的很多特征都是由单对基因决定的，每对基因中的一个基因可能有显性或隐性作用，一个有显性作用的基因（在显性基因中的一个基因）能够掩盖隐性基因（一对隐性基因中的一个基因）的作用，只有在没有显性基因来遮盖隐性基因的时候，才会表达隐性基因的作用。例如，蓝色眼睛由隐性基因决定，而棕色眼睛由显性基因决定，如下图所示。

隐性纯合子
每个孩子从父母双方各遗传一个蓝色眼睛的隐性基因，由于没有显性基因来遮盖隐性基因的作用，因此所有的孩子都是蓝色眼睛。

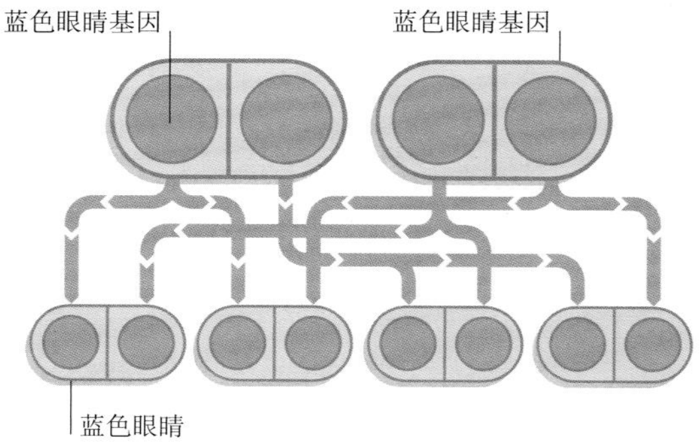

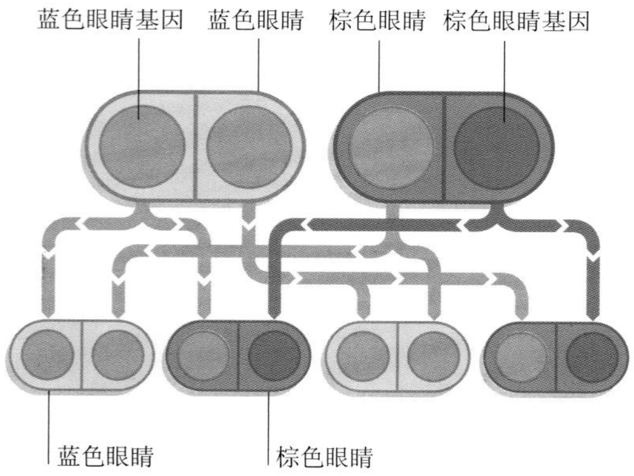

隐性基因与杂合子
每个孩子会从双亲中的一方遗传来一个蓝色眼睛的隐性基因，从另一方遗传来一个蓝色眼睛基因或棕色眼睛的显性基因，因此每个孩子有 1/2 的机会是棕色眼睛。

杂合子与杂合子
每个孩子有 3/4 的概率遗传至少一个来自父母的棕色眼睛的显性基因，因此眼睛的颜色为棕色。每个孩子有 1/4 的概率会遗传到两个隐性基因，因此眼睛的颜色是蓝色的。

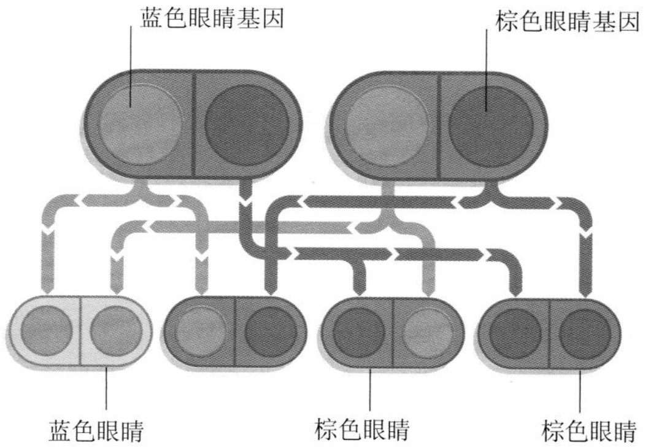

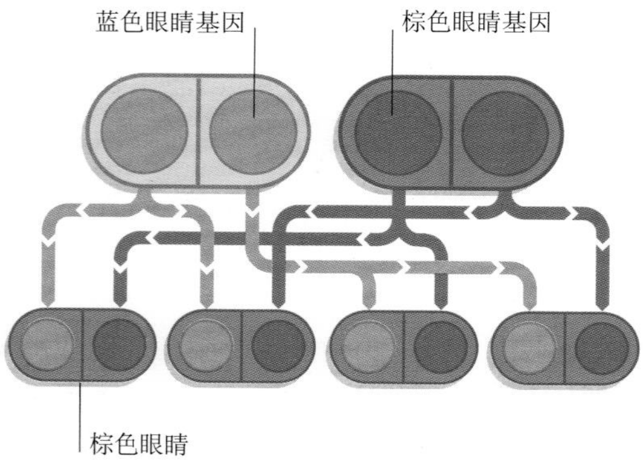

显性基因与隐性基因
每个孩子从父母中的一方遗传来一个蓝色眼睛的隐性基因，从另一方遗传一个棕色眼睛的显性基因。由于所有的孩子都有一个显性基因，因此所有孩子的眼睛都是棕色的。

性染色体连锁遗传

伴性遗传和性染色体连锁性疾病与位于X染色体上的基因有关。如果男性的X染色体上的基因发生了改变，因此就会发病，因为他们只有一条X染色体，如果女性两条X染色体中有一条X染色体出现异常，如果基因是隐性的，那么她们就会成为携带者，但是如果这个基因是显性的，那么她们就会发病。X连锁隐性遗传病的例子之一就是色盲。其遗传方式见下图。

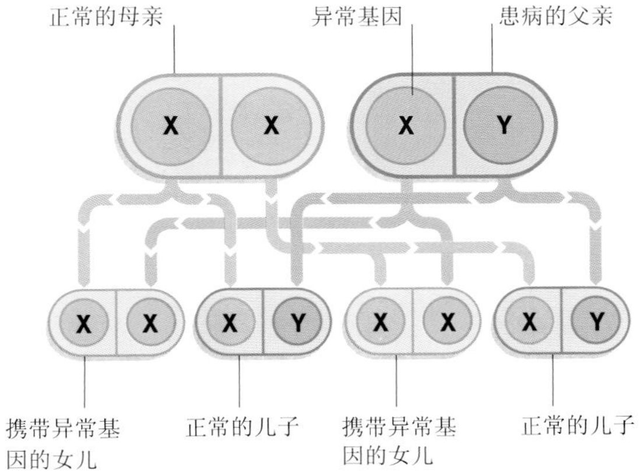

色盲的父亲与正常的母亲

色盲的父亲把其X染色体上的异常基因传给女儿。虽然女儿们不是色盲，但她们会把这个异常基因传递给下一代。儿子们从母亲那里遗传来了正常的X染色体，因此他们的色觉是正常的。

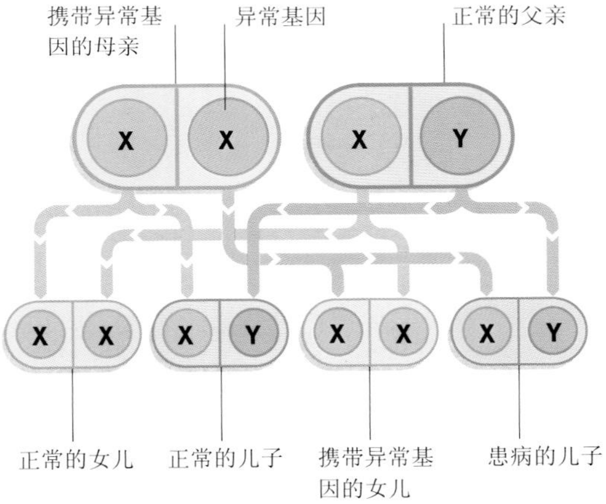

携带异常基因的母亲与正常的父亲

携带异常基因的母亲，她的每个孩子都有1/2的机会遗传到异常基因。由于儿子们没有正常的X染色体，遗传了这个异常基因，成为色盲；遗传到这个异常基因的女儿们成为携带者。

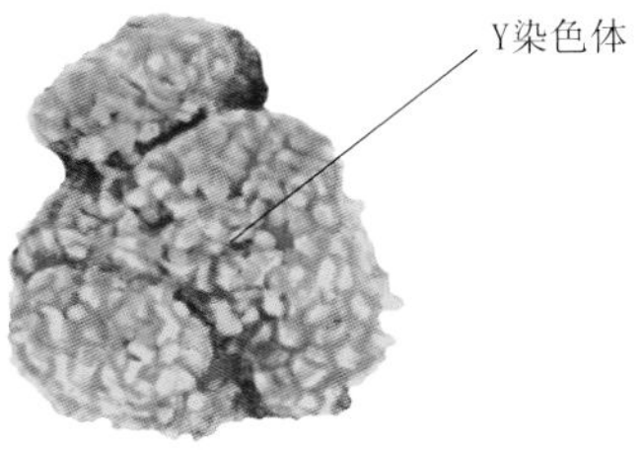

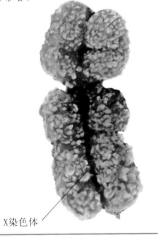

X 和 Y 染色体

X染色体携带有数种可以致病的基因。Y染色体携带着决定性别的基因，但似乎不含有其他重要的基因。

过程

基因突变

当DNA复制时，可能会发生错误而导致基因改变，这些改变称为突变。突变能够对细胞功能产生明显的影响。卵细胞、精细胞或体细胞都会发生基因突变，但只有卵细胞或精细胞发生的突变才会遗传给孩子。突变之所以非常重要是因为3个原因：如果突变是对人类有益的，那么这种突变就成为人类进化的基础，能够提高人类的生存机会；突变是导致一些遗传性疾病的部分原因，如血友病等；体细胞的一些突变会导致癌变。

突变是如何发生的

大部分突变为一个碱基（构成DNA的单位）的改变。突变可以因为复制的随机错误而自发产生，也可能由于紫外线的照射（如暴露在阳光下）、接触一些化学物质（诱变剂）或放射线造成。

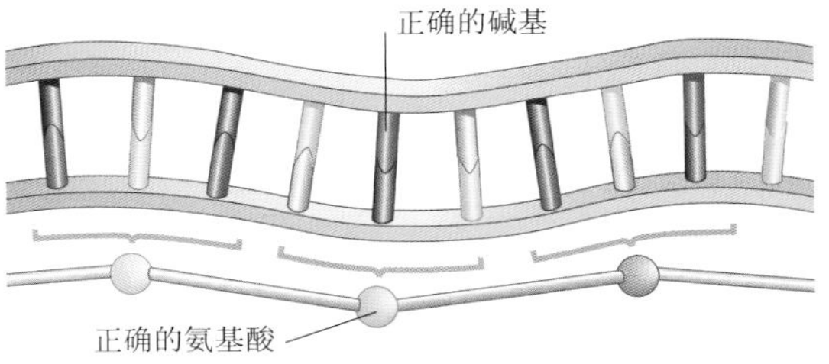

正常基因

基因中碱基顺序为细胞合成有一定功能的蛋白质提供正确的氨基酸顺序。

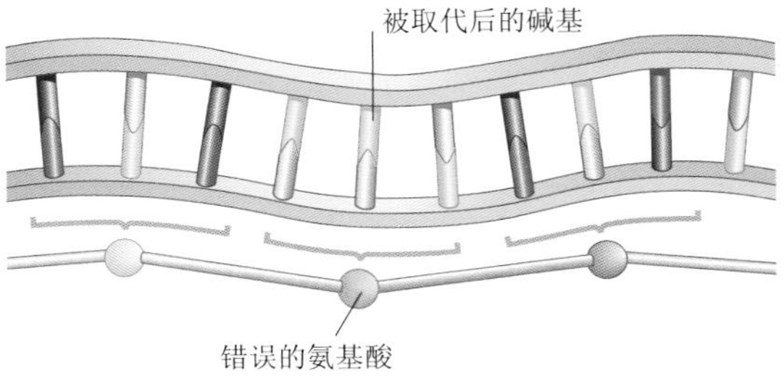

突变基因

如果基因中的一个碱基不正确，那么用来合成新的蛋白质的氨基酸顺序就是错误的，合成的蛋白质可能会出现功能缺陷甚至没有功能。

卵细胞和精子的突变

卵细胞或精细胞发生的突变在受精后传递给孩子，这种突变会存在于孩子所有的体细胞内。其中一些遗传来的突变是无害的，但有些则可能导致孩子的严重异常。

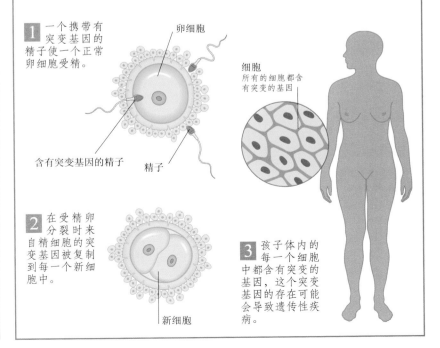

1 一个携带有突变基因的精子使一个正常卵细胞受精。

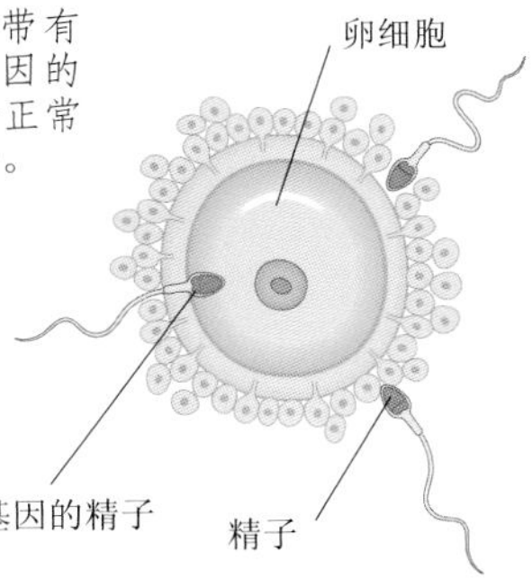

2 在受精卵分裂时来自精细胞的突变基因被复制到每一个新细胞中。

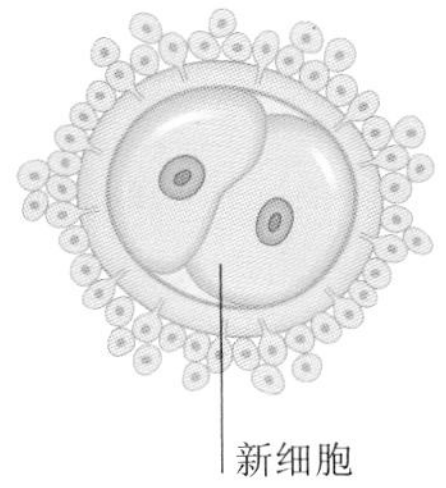

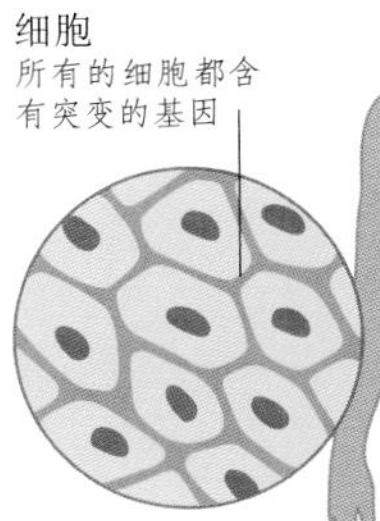

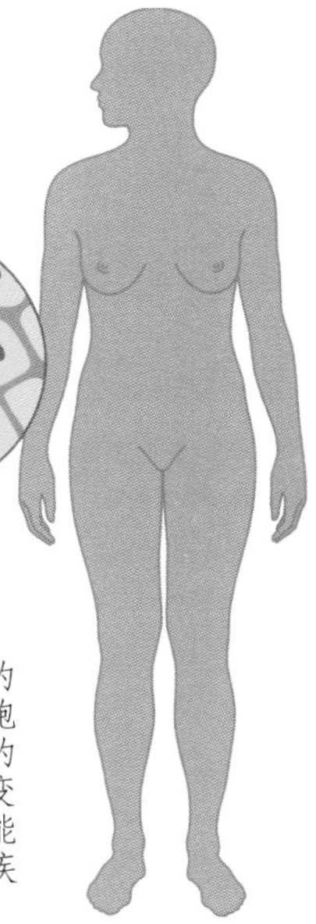

3 孩子体内的每一个细胞中都含有突变的基因，这个突变基因的存在可能会导致遗传性疾病。

遗传性疾病

基因在很多常见病，如哮喘和糖尿病的发病中都起一定的作用。在这些疾病中，一些基因可以与环境中的一些因素发生相互作用。但是，其他一些罕见的疾病，单纯是由于基因突变或染色体异常造成的，而且可以从父母遗传给孩子。

本节讨论染色体疾病及遗传病的原理，并解释这些疾病是如何遗传的，在本书其他部分里对各种疾病的具体细节进行了详细的解释。

在第一篇文章里讨论了染色体异常导致的疾病。最常见也是最广为人知的疾病为唐氏综合征，患有这种疾病的患儿的每个细胞里都多了一条染色体。染色体异常导致的疾病通常累及全身的多个系统。第二篇文章介绍了单基因遗传疾病的情况，这些疾病可以在家族内遗传，或在没有家族史的情况下由于基因突变造成。有遗传病家族史的人会发现，进行遗传咨询对他们是有帮助的。

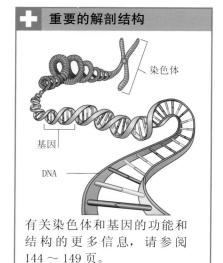

重要的解剖结构

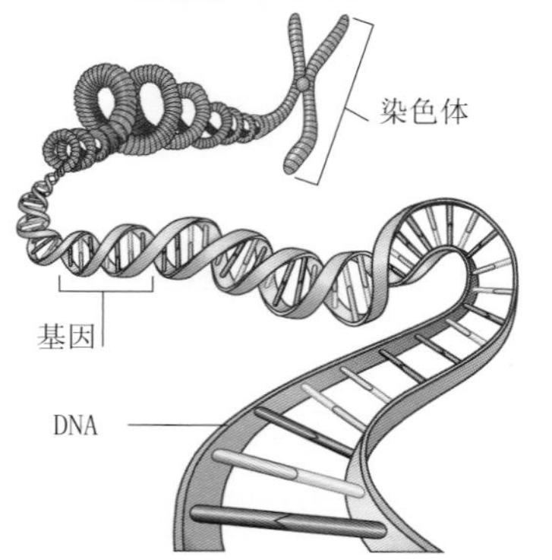

有关染色体和基因的功能和结构的更多信息，请参阅144～149页。

染色体异常性疾病

由于染色体数量异常或结构改变导致的疾病

通常是在出生时发病，但以后才出现明显的临床表现

性别是与本病类型相关的危险因素

生活方式对本病的影响不明显

在每150～200个婴儿中，就有1个婴儿会出现染色体异常。其中的一部分染色体异常是不会影响健康的，但大部分的染色体异常可能会引起多种异常，包括躯体异常和学习功能障碍。有50%～60%的流产，是由于染色体异常造成的。然而，有很多染色体病，如先天性卵巢发育不全症（见534页）、先天性睾丸发育不全症（见534页），以及唐氏综合征（见533页）等，都不是致死性的。

体内的每一个细胞（不包括卵细胞、精子和红细胞）都有46条染色体，分为22对常染色体和两条性染色体，其中一半的染色体来自于父母各一方，性染色体决定人的性别，女性有两条X染色体；男性有一条X染色体和一条Y染色体，另外的22对染色体称为常染色体。人类的这些染色体上共有约2万～2.5万个基因，来指导机体细胞的蛋白质合成及细胞的生长、复制和行使正常的功能。染色体异常，通常是由于卵子和精子在形成时，染色体分离错误造成的，这个过程称为减数分裂，正常体细胞数目中一半的染色体参与了这个过程。正常的减数分裂后每个性细胞里仅含有23条染色体，有时，在受精卵分裂的早期就可以出现染色体异常，染色体异常通常会导致严重的躯体和/或精神异常。

多种因素会增加一对夫妇生育染色体异常患儿的危险，如已经有染色体异常的患儿，或母亲的生育年龄在35岁以上。

有哪些类型？

染色体异常包括：染色体数目异常和染色体结构异常。这些异常可发生在44条常染色体和2条性染色体中的任何一条。通常，常染色体异常导致的疾病，往往比性染色体异常所致的疾病更为严重。

染色体数目异常 在减数分裂过程中，新的卵细胞或精细胞中的成对染色体，在分离时偶尔会出现错误，导致一个细胞染色体数量过多，而另一个细胞的染色体数量过少。例如，如果一个含有一条额外染色体的卵子与一个正常精子结合，成为受精卵，其胚胎体内的每个细胞中，都含有额外的一条染色体。如果少一条染色体的精子与一个正常卵细胞结合，那么其胚胎体内的每一个细胞都会少一条染色体。大约2/3的染色体病是由于细胞染色体数目异常造成的。

过多或过少的常染色体通常会导致胚胎流产。例外情况是多一条21号染色体，即21三体综合征。虽然21三体综合征的患儿在胎儿早期就会流产，但仍有一部分能够存活下来，这些人会患有一种被称为唐氏综合征的病。性染色体数目异常对胚胎的影响通常要轻一些，在一些情况下没有明显的异常表现。大约在500个婴儿中有1人在出生时会多一条X染色体或Y染色体。女孩多一条X染色体或男孩多一条Y染色体对身体的影响很小甚至没有影响。但是，如果男孩多一条X染色体（XXY）会患先天性睾丸发育不全症，能够引起男性第二性征发育不完全，需要给予额外补充男性激素——睾酮来治疗。大约每2 500个女孩中有1人在出生时仅有一条X染色体，而不是正常情况下的两条，这种情况被称为先天性卵巢发育不全症。患该种疾病的女孩身材矮小，如果不治疗，会导致青春期第二性征不发育。

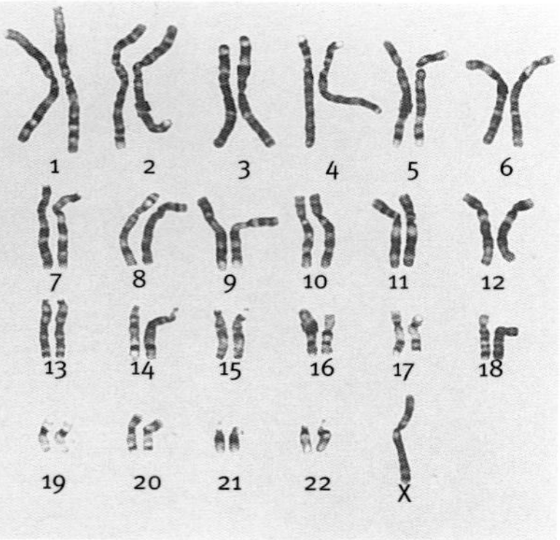

先天性卵巢发育不全症患者的染色体
本图显示的是一名先天性卵巢发育不全症女性患者的全套染色体，从图中可以看出患者只有一条X染色体，而正常女性有两条X染色体。

染色体结构异常 在减数分裂过程中，两条染色体的特定部位会发生遗传物质的自然交换。这样可以保证每一个卵细胞或精子在遗传组成上稍有差别。在这个过程中偶尔也发生错误，导致染色体结构异常。表现为一条染色体的一小部分可能缺失、重复或插入错误（倒位）。这些影响染色体的异常结构，会导致流产或从轻度到极重度的出生缺陷。对胎儿的影响取决于遗传物质改变的数量以及影响到的染色体。在两条不同的染色体断裂后，也可能发生遗传物质的交换，这个过程称为易位。如果在这个过程中没有出现遗传物质的增加或缺失，则称为平衡易位，每500人中有1人为染色体平衡易位的携带者，这种异常情况很少引起健康问题。但是，一个染色体平衡易位的携带者所生的孩子，由于遗传了过多或过少的染色体遗传物质可能出现严重问题。

镶嵌现象 在这种情况下，一个人的部分体细胞含有正常的一组染色体，而另一部分细胞则含有异常的染色体。在受精后不久胚胎发生的细胞分裂错误会引起一些细胞的染色体异常。通常情况下，可以通过检测血液样本来发现这些异常的细胞，但有时也发现不了。镶嵌现象造成的影响取决于含有异常染色体细胞的比例及分布。

如何诊断？

很多染色体异常引起的疾病，无论在出生时还是在症状出现后，都是显而易见的，可以通过血液检测来明确诊断。

如果胎儿死于子宫内，造成死产或流产，可以进行染色体缺陷检查。在怀孕期间，可以通过采集胎儿细胞样本进行染色体检查，来发现染色体异常（见509页“**产前遗传检查**”）。由于母亲高龄，使生育染色体异常的孩子的危险性增加，或因亲属中有遗传性染色体异常，而导致唐氏综合征的孕妇，应该进行产前遗传学检查。在孕早期进行的一些常规检查或扫描，也可以提示染色体异常的危险是否增高。在这种情况下，孕妇被转诊进行特殊的产前检查，如胎膜穿刺或绒毛活检，来确定胎儿是否患有唐氏综合征。

如何治疗？

染色体异常引起的疾病是没有办法治疗的。但是，在婴儿期进行手术可以纠正身体的缺陷，如肠道畸形或心脏结构异常，一些性染色体异常的患者可以利用激素替代疗法来治疗。例如，患有先天性卵巢发育不全症的女孩，可以使用激素来诱导青春期的出现，增加身高。

家族内有染色体异常的病史或反复出现流产者，打算做父母的双方应该进行遗传咨询（见151页），这样可以在决定怀孕前，对孩子将来发生染色体异常的危险进行评估。

基因异常性疾病

一类由于遗传了一个或多个异常基因而导致的疾病

通常是在出生时发病，但以后才出现明显的临床表现

性别是与本病类型相关的危险因素

对绝大多数疾病来说，生活方式对本病的影响不明显

基因向细胞发出指令，指导细胞合成机体生长和行使功能所需的酶、蛋白质和其他一些分子。由于基因所编码的蛋白质或分子的作用是不同的，因此基因缺陷对身体产生的影响可以是轻度的、中度的，甚至会产生致使的影响，但也可能不会产生任何影响。很多常见病，如糖尿病（见437页）和哮喘（见295页）都与遗传因素有关，但也受环境因素和生活方式的影响。

数千种疾病是由于单个基因发生改变引起的，但其中大部分都是极为罕见的疾病。最常见的单基因遗传病有血友病（见274页“血友病与克雷司马斯病”）、囊性纤维化（见535页）、镰状细胞病（见272页）和地中海贫血（见273页）。大约1%的孩子在出生时就患有因单个基因的一个或两个复制发生改变，所引起的疾病。

在某些地区，一些基因异常性疾病的发生率很高。例如，家族性黑蒙性痴呆（见562页）的致病基因在德系犹太人中更多见，地中海贫血的致病基因在地中海国家及亚洲地区更常见。一些基因异常性疾病在出生时或生后数月就很明显，由单个基因异常所导致的疾病，如亨廷顿病（见333页），直到成年后才会表现出来。

有哪些原因引起？

大部分基因异常引起的疾病，从母亲受孕开始，所有体细胞中都有一个异常的基因。有两个原因可能会导致基因发生改变：最常见的原因，就是变异基因从父母传给孩子；基因在减数分裂，即精细胞和卵细胞形成的过程中，发生改变（突变）。这也是为什么在整个家庭成员中只有一个人患有这种遗传性疾病的原因。

有哪些类型？

基因是成对出现的，每对基因中的一个来自母亲，另一个来自父亲。基因位于22对常染色体，以及性染色体——X染色体和Y染色体上。其遗传方式可以把单基因遗传病分为常染色体显性遗传病、常染色体隐性遗传病和X连锁隐性遗传病。此外，很多常见疾病是由于基因、环境和生活方式之间的共同作用所致。这些疾病称为多因素（或常见复合性）疾病。

常染色体显性遗传病 患有常染色体显性遗传病的患者，其某对特殊基因对中的一个发生变异，通常另一个基因是正常的。发生改变的基因（显性基因）的作用掩盖了正常基因的作用（隐性基因）。显性遗传病患者的孩子遗传到这个发生改变的基因，并且发病的概率是50%。家族性高胆固醇血症是以这种方式遗传的最常见的疾病（见440页“遗传性高脂血症”）。在这种疾病中，血清高胆固醇升高会增加发生早发性冠状动脉疾病（见243页）的危险。大约1/500的欧洲后裔会携带这个基因，并因此患病。

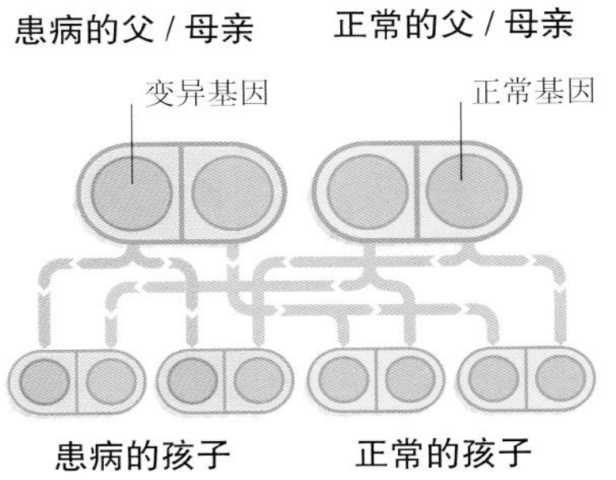

常染色体显性遗传病
在这个例子中，父母中的一方携带有变异的基因，而另一方是正常的。每个孩子都有1/2的机会遗传到变异的基因，因此会发病。

常染色体隐性遗传病 常染色体隐性遗传病的患者携带有两个复制的异常基因，分别来自父亲和母亲。如果某人只有一个复制的异常基因，而另一个正常，那么这个人只是这种异常基因的携带者。尽管携带者不会发病，但可以把变异基因遗传给他或她的孩子。大多数常染色体隐性遗传病是罕见病，囊性纤维化是一种累及一些腺体的疾病，是欧洲白人中最常见的常染色体隐性遗传病。在英国，大约1/25的人是这种疾病的携带者，因此两个携带者相遇的概率大约是1/625。如果两个携带者生育了孩子，那么孩子遗传到两个变异基因的可能性是1/4，因此囊性纤维化的患病率大约为1/2500。黑人中最常见的常染色体隐性遗传病是镰状细胞病：携带率为1/10，患病率大约为1/400。

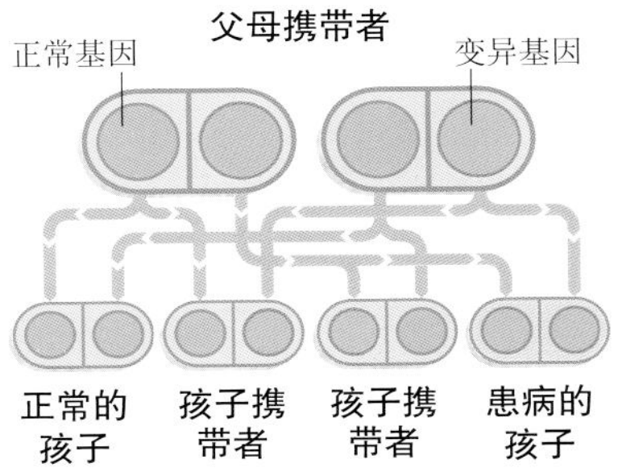

常染色体隐性遗传病
上例中，父母双方都携带变异基因，但未患病。他们的孩子可能不发病（1/4的机会）；也可能是变异基因的携带者（1/2的机会），或发病（1/4的机会）。

X连锁隐性遗传病 这类疾病，如血友病，变异的基因位于X染色体上。携带有一个异常基因的女性通常是不患病的携带者，因为在第二条X染色体上的正常基因可以抵消变异基因的作用。但是，她们可以把变异的基因遗传给其子女。由于每个孩子都会从母亲那里获得一条X染色体，因此携带者的每个孩子都有1/2的机会遗传到变异基因。如果男孩遗传了母亲的变异基因，由于他只有一条Y染色体而没有第二条X染色体，因此他会患病。女孩则为携带者，由于从父亲那里遗传来的正常X染色体会掩盖异常基因的作用。患有X连锁隐性遗传病的男性，会把变异的基因传给他所有的女儿（将成为携带者），但不会传给他的儿子。

多因素疾病 有很多常见病，比如哮喘，呈家族性发病，但是没有发现哪个单个基因与此有关。在这些疾病中，可能是多个不同的基因与生活方式和环境因素共同作用导致发病。已知一些疾病与一组被称为人白细胞抗原（HLAs）的蛋白相关，这些蛋白是人体免疫系统的组成部分，决定一个人的组织类型。人白细胞抗原是遗传来的，每个人都有独特的人白细胞抗原组合。特殊的人白细胞抗原可以增加一些人发生某些疾病的易感性，例如强直性脊柱炎（见223页）和系统性红斑狼疮（见281页）。

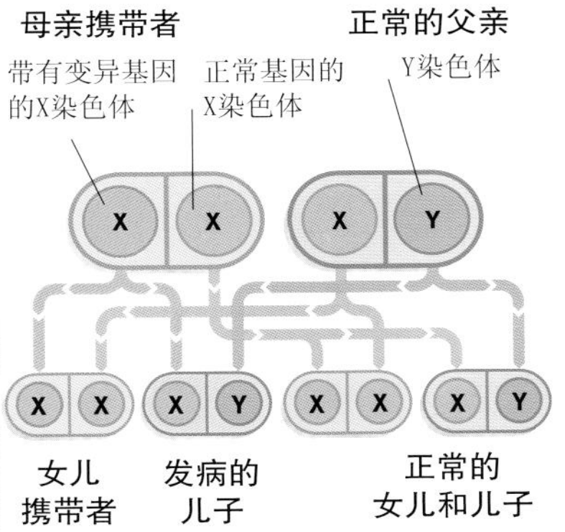

X连锁隐性遗传病
在这个例子里，母亲的X染色体上携带有变异的基因，但不患病。她的每个儿子都有1/2的机会遗传到这种疾病；她的每个女儿都有1/2的机会成为携带者，但不会出现疾病的症状。

应该如何处理？

单基因遗传病的潜在病因是不能医治的。基因治疗是将正常的基因复制插入到细胞中，这种方法在一些疾病治疗中的效果是令人鼓舞的，但技术难度很大。尽管如此，这种方法已成功治疗了许多基因异常性疾病的症状。例如，由于血友病患者不能合成一种参与血液凝固的蛋白质，因此可以通过注射这种缺失的蛋白来治疗。同样，对囊性纤维化患者的治疗也有很大进展，延长了这些患者的寿命。但是，一些单基因遗传病如亨廷顿病，则很难治疗，这种病会产生严重的后果。

如何预防？

与遗传病患者有血缘关系的人可进行遗传学检查，看是否带有变异基因，但现有的遗传学检查只能检测某些疾病的基因，如囊性纤维化和镰状细胞病，因为这两种疾病的致病基因已经被发现。有遗传性疾病家族史的夫妇在怀孕前可进行遗传咨询（见本页）或产前遗传检查（见509页），以发现胎儿是否存在异常。在异常基因出现率高的地区，应该在全地区范围内进行筛查，例如对德系犹太人可进行家族性黑蒙性痴呆的基因筛查。

▶ 检查

遗传咨询

遗传咨询可以帮助有遗传病家族史的人制订生育计划。咨询师会利用最新的资料，并根据检查结果来估测在同一个家族中再次发生同一种疾病的机会，咨询师还会与咨询者讨论能够减少孩子发生某种疾病危险的措施。

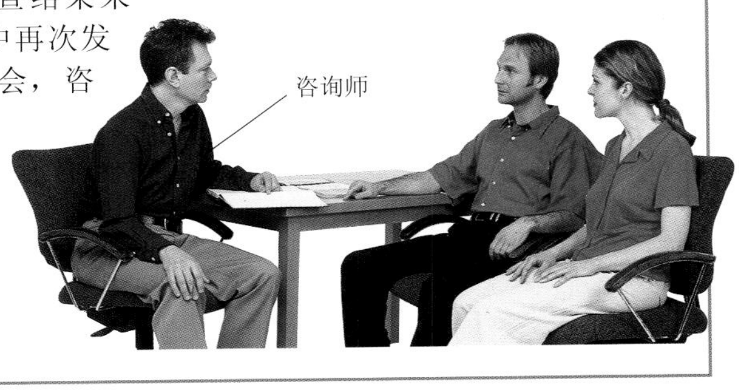

咨询
咨询师会与你讨论你患遗传病或将遗传病传给你孩子的可能性。

肿瘤

肿瘤是人体细胞正常的生长调节机制被破坏，从而导致了细胞生长失控的疾病。在诸多的肿瘤类型中，绝大多数是身体某一部位的实体肿瘤，常见于皮肤、乳腺、肺、胃肠道和前列腺。恶性肿瘤可以通过血液和淋巴系统扩散。在过去的 25 年里，人们对肿瘤的认识取得了很大的进展，改变生活方式、有效的筛查措施，以及新的治疗方法的出现，都大大提高了恶性肿瘤的预防和治疗水平。

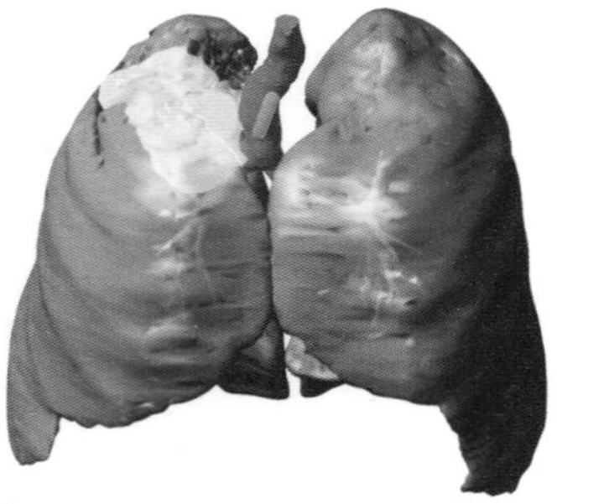

肺癌
这是一张彩色增强的肺部 CT 扫描片，其中的黄色和白色区域是恶性肿瘤，可能是由吸烟引起的。

本章包括如下内容

“肿瘤”一词来自于希腊语“crab”（螃蟹）。古希腊医生希波克拉底把肿瘤的扩散方式与螃蟹的爪子联系了起来。虽然从那以后我们对肿瘤的认识有了很大的进步，但这个比喻仍然是恰当的。恶性肿瘤的重要特点就是能够在身体里扩散。

肿瘤的遗传基础

20 世纪 70 年代后期，在肿瘤中发现了损伤的遗传物质，这一发现是肿瘤研究的一项重大突破。机体的每个细胞都含有 2 万～ 2.5 万个以基因形式存在的遗传信息，这些基因控制着细胞的活动。当一些基因在控制重要的生命过程，如细胞分裂的过程中遭到损伤时，细胞就可发生癌变。这些有缺陷的基因可能是遗传来的，也可能是由致癌物（引起肿瘤的物质），如阳光或吸烟导致的。虽然细胞持续暴露于致癌物下，但很少会发生癌变，这有几种可能的原因：细胞通常可以自行修复受到破坏的基因；肿瘤的产生至少需要一种以上的基因受到损害；机体的免疫系统通常会在异常细胞复制到足以形成恶性肿瘤前就会将其杀死。

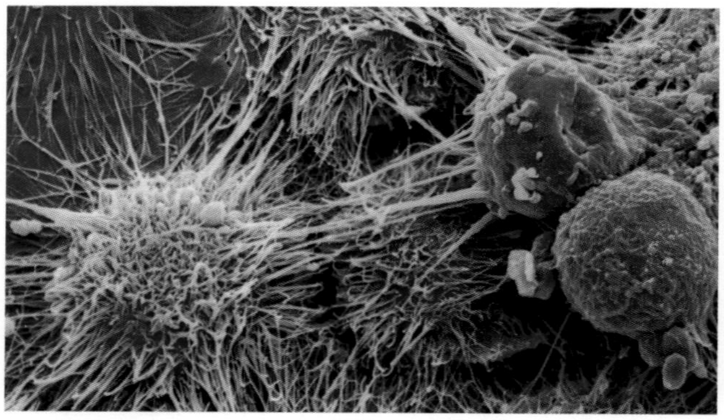

肾恶性肿瘤细胞
在这张高倍放大的图中，粉红色的细胞是来自肾脏肿瘤的癌细胞。从细胞表面伸出来的线样物是细胞浆的凸起。

老龄与肿瘤

肿瘤在老年人中最为常见，这主要是因为他们的细胞有更长的时间来积累损害的遗传物质，但也是由于机体的肿瘤防御机制的效率，尤其是免疫系统的细胞和蛋白质，随着年龄的增长而逐渐降低所致。此外，由于一些类型的肿瘤需要很多年才能长到足以引起症状的大小，因此这些肿瘤在年轻时候就出现了，但没有得到诊断，直到老年以后才被发现。自 20 世纪后半叶以来，随着发达国家的预期寿命的显著增加，肿瘤已经成为英国仅次于心血管疾病的第二大最常见的死因。

肿瘤的治疗

自从两千年以前，医生就一直尝试着利用外科手术，去除可以看得见的肿瘤。对一些局部的肿瘤，放射性治疗能够有效，这种治疗方法通常与手术联合使用，以期达到根治的目的。抗癌药物治疗（也称化疗）、或类似治疗，或者与切除手术相结合的治疗，可以杀死已经扩散的癌细胞。

目前正在进行评估的、新的治疗肿瘤的方法有：灭活受到损伤的基因，以及增强免疫系统杀死癌细胞的能力。然而，就像其他疾病一样，降低死亡人数的最有效的方法，是通过健康的生活方式，来预防恶性肿瘤的发生，以及通过筛查来早期发现恶性肿瘤。

数据

肿瘤的成因

虽然大多数恶性肿瘤是由多种因素造成的，包括遗传以及主要的环境因素，根据特定的恶性肿瘤，通常可以发现其主要的环境影响因素。最常见的致癌因素，如吸烟，是造成世界范围内肺癌高发的主要原因。

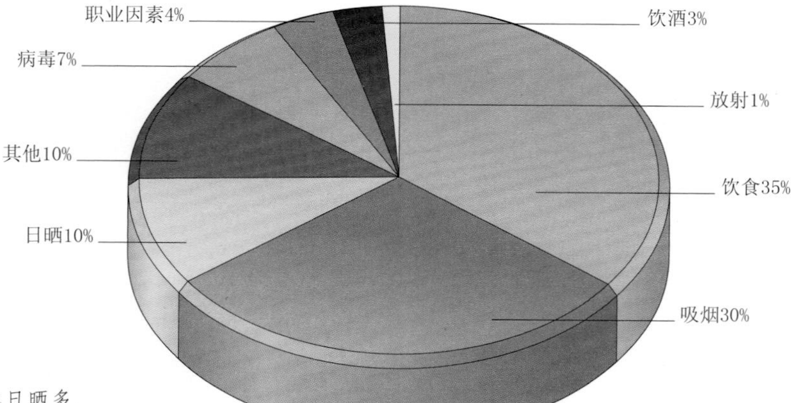

环境中的致癌物
虽然提到射线引起恶性肿瘤的时候要比日晒多，但实际上放射性物质在引起肿瘤中的作用很小。

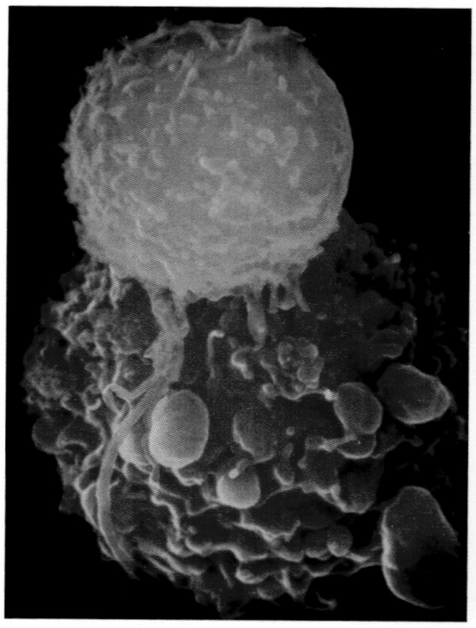

杀灭恶性肿瘤细胞
在这张高倍放大的图中，一个白细胞正在利用化学物质杀灭较大的癌细胞。

结构

恶性肿瘤

恶性（癌性）肿瘤是很多异常细胞的聚集体，大部分细胞的分裂失控。恶性肿瘤可以通过强行进入到正常细胞间来浸润周围组织，并通过血液或淋巴管播散到身体的远处部位。癌细胞的形状及大小极其不规则，且通常与其来源的组织细胞的相似性很少。癌细胞的这种不规则性，通常可以用来帮助诊断。

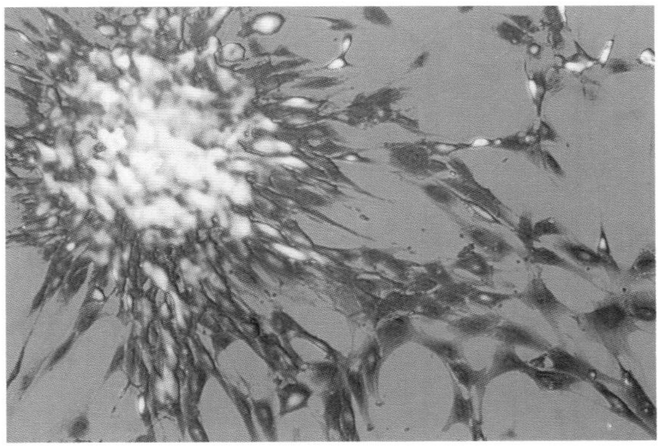

癌细胞的迁移
在这张放大的图像中，癌细胞在与肿瘤分离后开始迁移。其中，一些细胞会在新的部位定植，并分裂形成新的肿瘤。

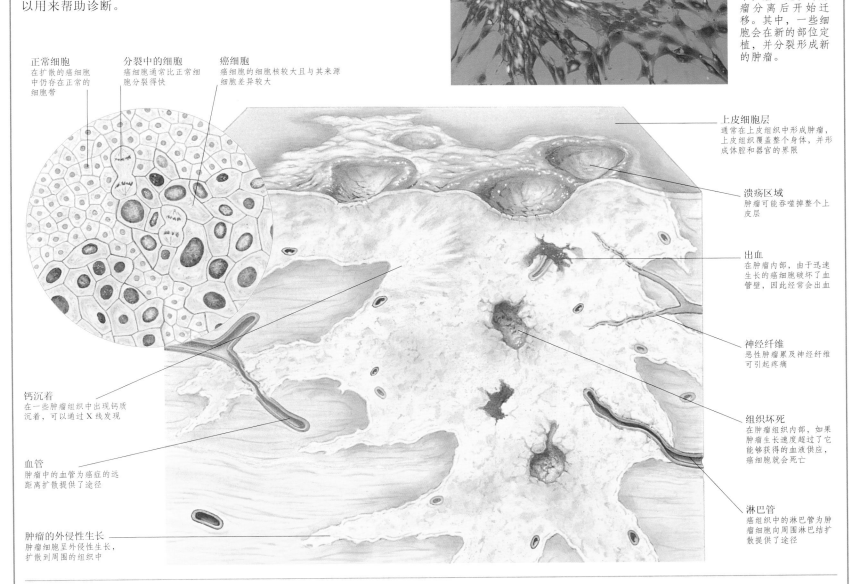

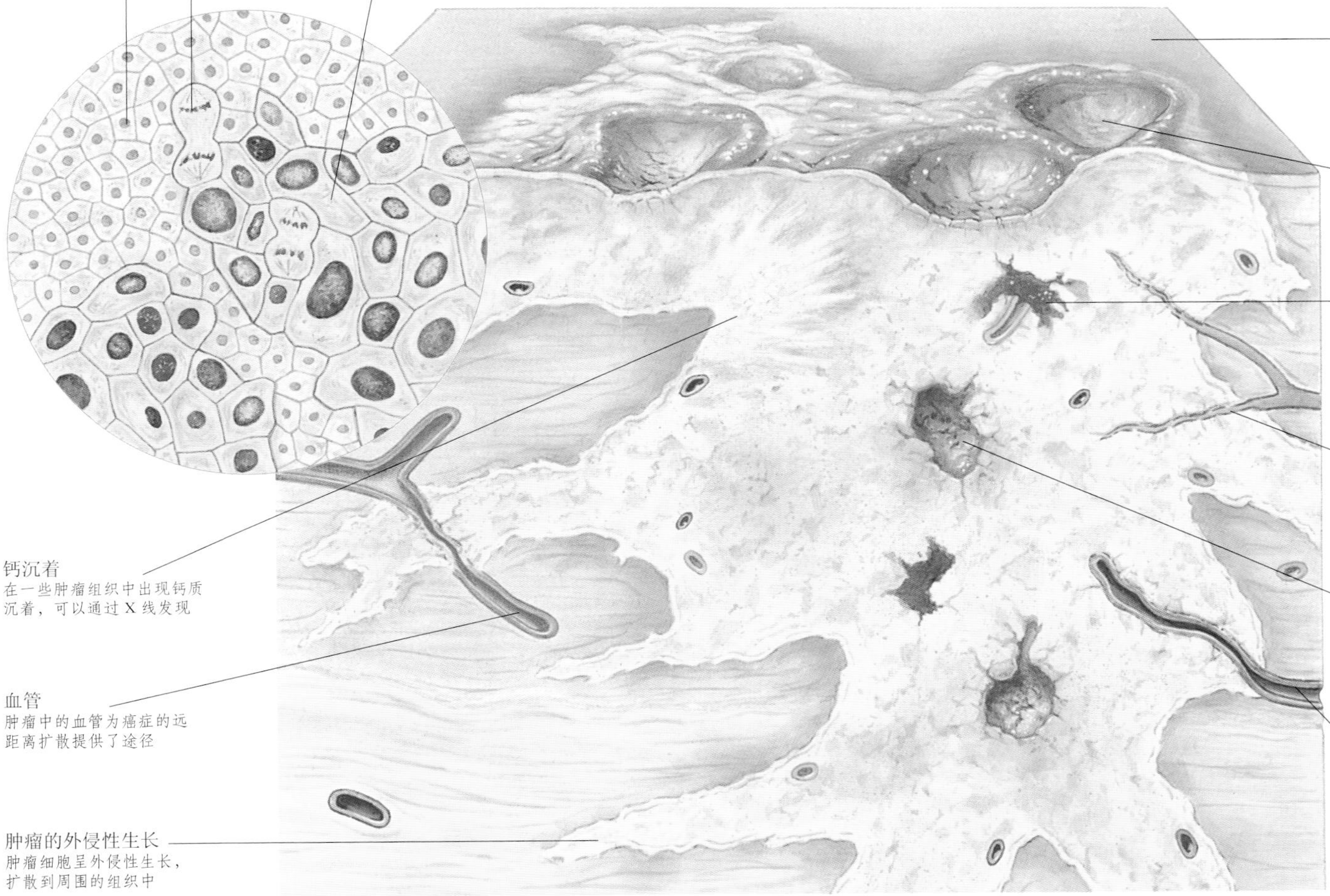

正常细胞
在扩散的癌细胞中仍存在正常的细胞带
分裂中的细胞
癌细胞通常比正常细胞分裂得快
癌细胞
癌细胞的细胞核较大且与其来源细胞差异较大
上皮细胞层
通常在上皮组织中形成肿瘤，上皮组织覆盖整个身体，并形成体腔和器官的界限
溃疡区域
肿瘤可能吞噬掉整个上皮层
出血
在肿瘤内部，由于迅速生长的癌细胞破坏了血管壁，因此经常会出血
神经纤维
恶性肿瘤累及神经纤维可引起疼痛
钙沉着
在一些肿瘤组织中出现钙质沉着，可以通过 X 线发现
组织坏死
在肿瘤组织内部，如果肿瘤生长速度超过了它能够获得的血液供应，癌细胞就会死亡
血管
肿瘤中的血管为癌症的远距离扩散提供了途径
淋巴管
癌组织中的淋巴管为肿瘤细胞向周围淋巴结扩散提供了途径
肿瘤的外侵性生长
肿瘤细胞呈外侵性生长，扩散到周围的组织中

良性肿瘤

良性（非恶性、非癌性）肿瘤较常见，包括位于皮肤下面的脂肪团块形成的脂肪瘤和其他多种皮肤病变。这些类型的肿瘤并不侵犯组织，但肿瘤在生长时可能会挤压周围的组织，良性肿瘤不会在体内扩散。

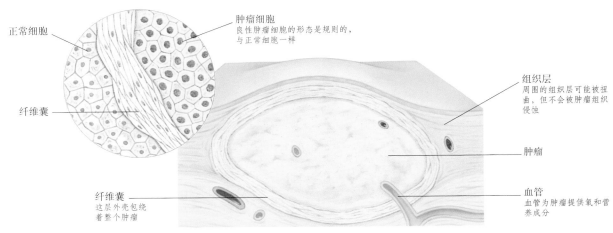

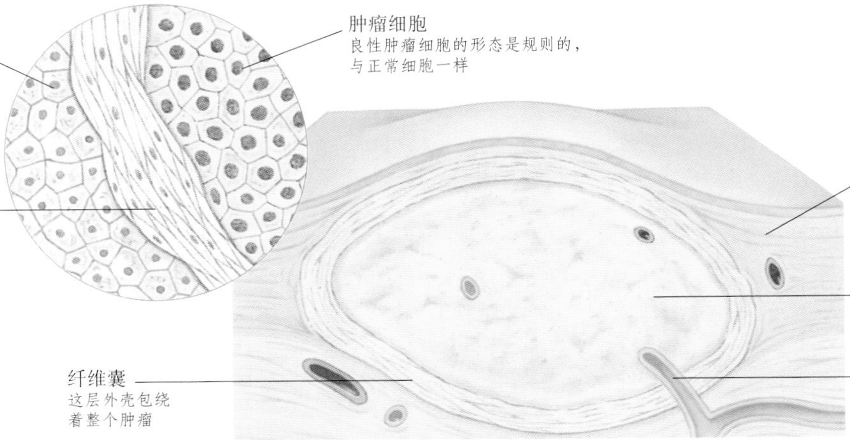

正常细胞
肿瘤细胞
良性肿瘤细胞的形态是规则的，与正常细胞一样
纤维囊
组织层
周围的组织层可能被扭曲，但不会被肿瘤组织侵蚀
肿瘤
纤维囊
这层外壳包绕着整个肿瘤
血管
血管为肿瘤提供氧和营养成分

良性肿瘤的结构
良性肿瘤有一层纤维囊将其与周围的正常组织分隔开来。

过程

肿瘤是如何出现的

如果细胞持续遭到致癌物（导致肿瘤的物质，如阳光和一些病毒）的攻击，致癌物会造成特定的基因（调控特异细胞功能的DNA片段）损伤，这些基因被称为癌基因，癌基因可以调控一些关键的细胞活动，如细胞分裂等，绝大多数受到损害的基因可以修复，但有时不能修复。持续损伤造成的癌基因会引起细胞功能异常，最终发生癌变。

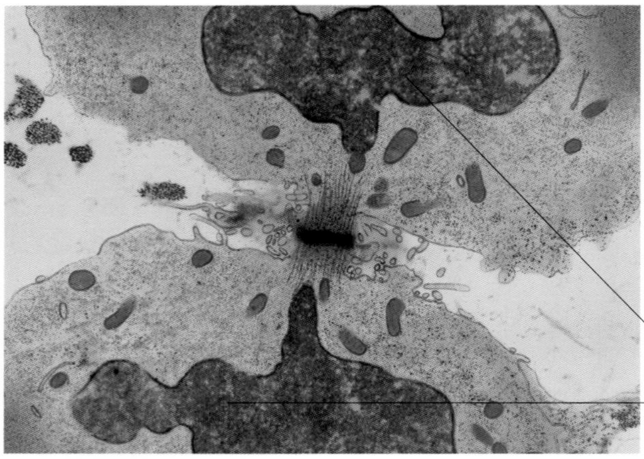

一个正在分裂的癌细胞
在这个放大的图片中，一个癌细胞正在分裂成两个含有受到损伤的遗传物质的细胞。

基因损害

癌基因可以调节细胞的分裂速度，还可以修复受损的基因并能够调控有缺陷的细胞自我毁灭。有时，致癌物可引起一个细胞的癌基因发生不可修复的损害。随着细胞损害的积累，癌基因开始出现功能异常，导致细胞发生癌变。如果有缺陷的癌基因被遗传了下来，那么这个细胞会很快转变为癌细胞。

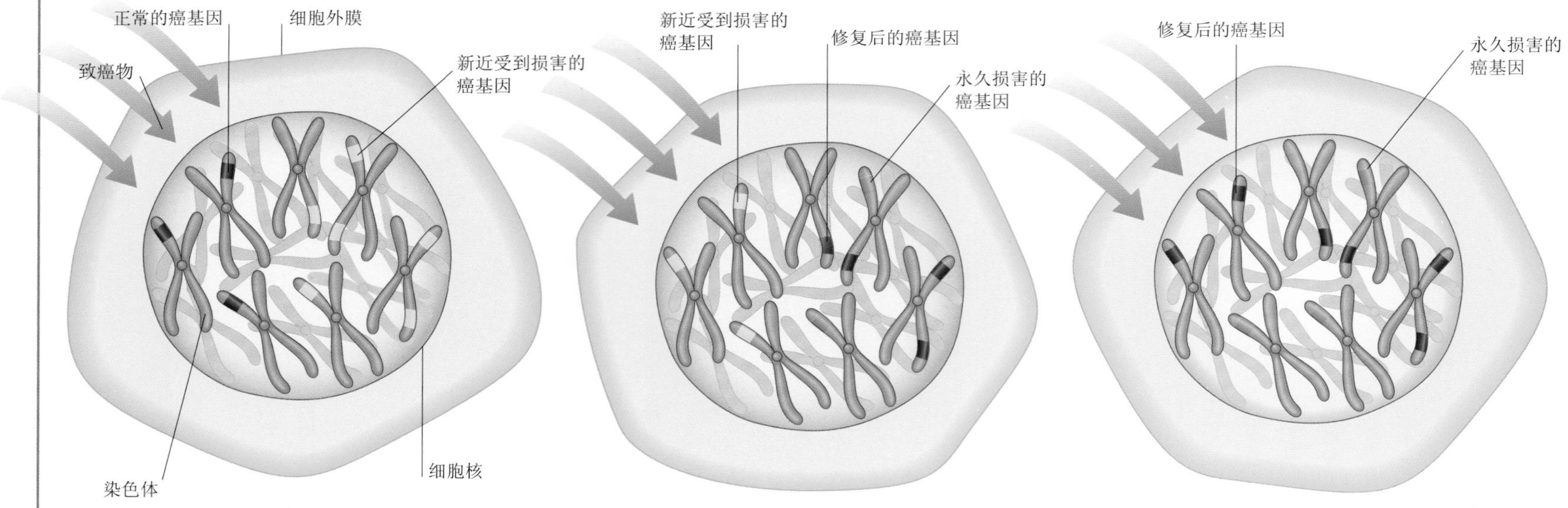

1 致癌物渗透入细胞，使染色体上的癌基因反复受到损害。大部分新近发生损害的癌基因可以得到修复。

2 癌基因损害和修复持续进行。随着时间的推移，细胞中的一些癌基因会发生永久性损害，而且不能得到修复。

3 如果一定数量的控制关键细胞功能的癌基因受到永久的损害，那么细胞的功能就会出现异常并发生癌变。

肿瘤的形成

恶性肿瘤是从一个细胞开始的。如果这个细胞没有被体内的免疫系统破坏，那么它的增殖将会失控，分裂成两个细胞，然后再分裂成4个，由此类推。肿瘤的生长速度是以肿瘤细胞数量成倍增长所需的时间（倍增时间）来计算的。肿瘤细胞的倍增时间从1个月到两年不等。

肿瘤的大小
实体肿瘤通常在经过 25 ～ 30 个倍增时间后才能被发现。肿瘤生长到这个阶段时，含有约 10 亿个细胞，直径大约是 13 毫米。

肿瘤的倍增
仅仅在经过 4 次细胞分裂后，恶性肿瘤就包含了 16 个细胞。细胞有规律地倍增，导致肿瘤越长越大。

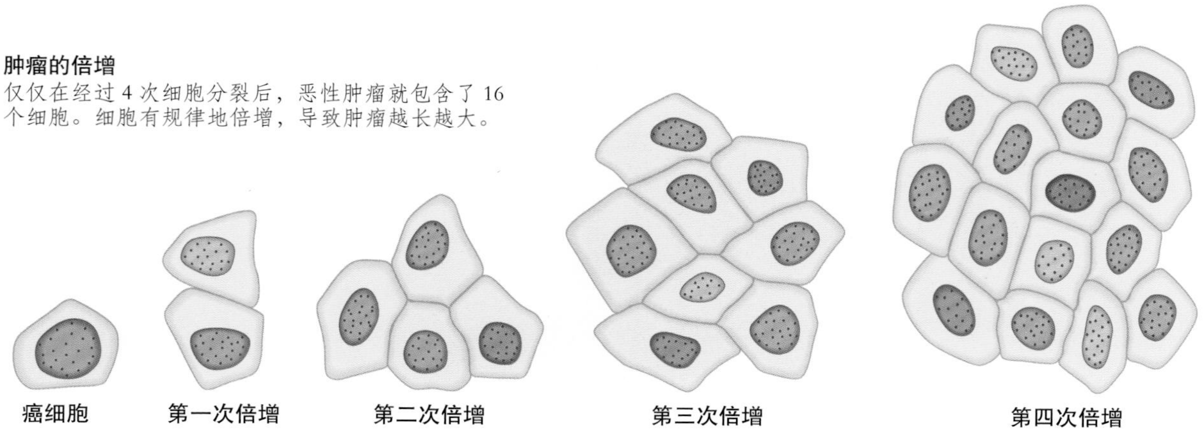

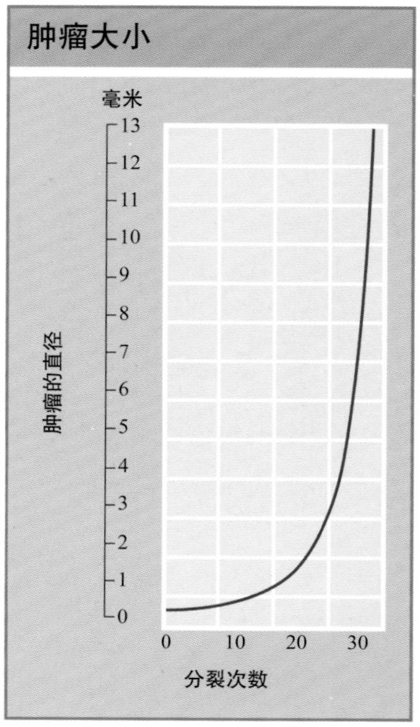

过程

肿瘤是如何扩散的

恶性肿瘤的显著特点是它具有很强的扩散能力，它不仅能够在局部扩散，还能够通过一种被称为转移的过程，播散到体内远处部位。在转移的过程中，癌细胞从肿瘤组织脱离，并通过血液或淋巴转移到新的部位。如果细胞在新的部位定植下来，并形成新的次级肿瘤，细胞必须克服很多的障碍。它必须逃过免疫系统的攻击存活下来，并通过刺激血管形成（血管发生）来为其提供氧气和营养物质。

在淋巴中扩散

癌细胞可能会扩散到淋巴系统中，淋巴系统是一个管道网络，可以将淋巴液引流至附近的淋巴结，在淋巴结内过滤淋巴。细胞可能会滞留在淋巴结内，并复制形成肿瘤。淋巴结中的免疫细胞会攻击肿瘤，并能够阻止癌症的进展。

1 在肿瘤生长时，它会侵犯周围的组织，并进入附近的淋巴管。如果肿瘤中的一些肿瘤细胞脱离下来至淋巴管中，这些细胞就会在淋巴管中循环，直到这些细胞到达并定植于淋巴结中。

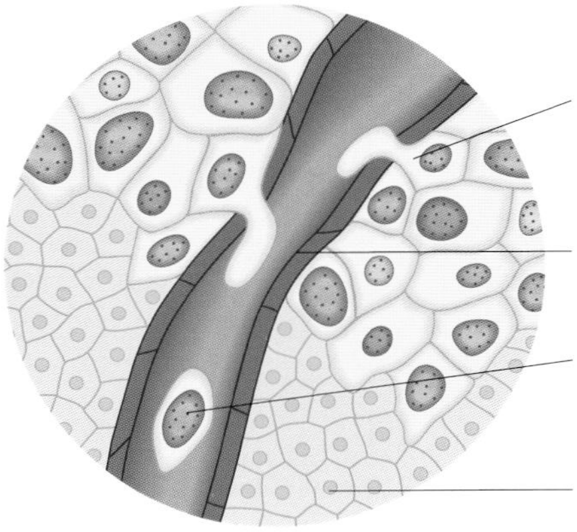

2 癌细胞进入局部淋巴结，并开始分裂形成肿瘤。肿瘤通常停留在淋巴结内，免疫系统的细胞可能会暂时阻止肿瘤细胞向身体的其他部位扩散。

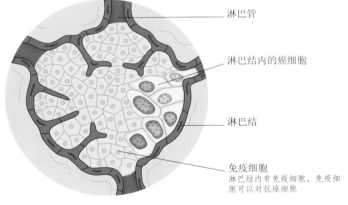

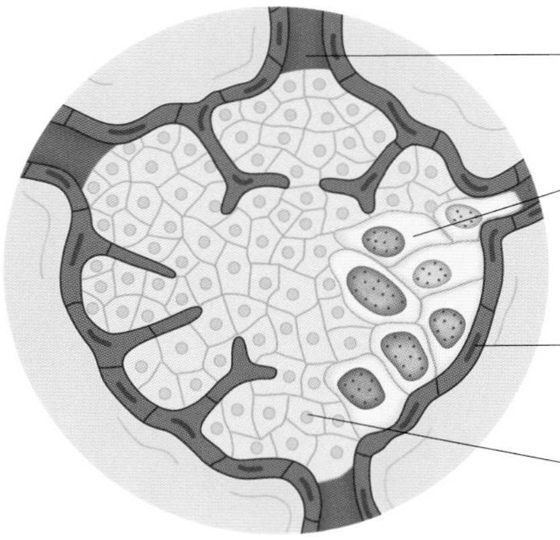

血行扩散

癌细胞通常转移到体内血供丰富的部位，如肝脏、肺、骨和大脑。肝脏转移尤其常见，这是因为肝脏接受从心脏和肠道来的血液。当癌细胞到达很小的血管时，癌细胞会穿过管壁侵入组织。

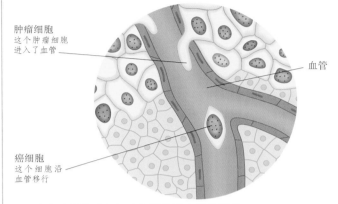

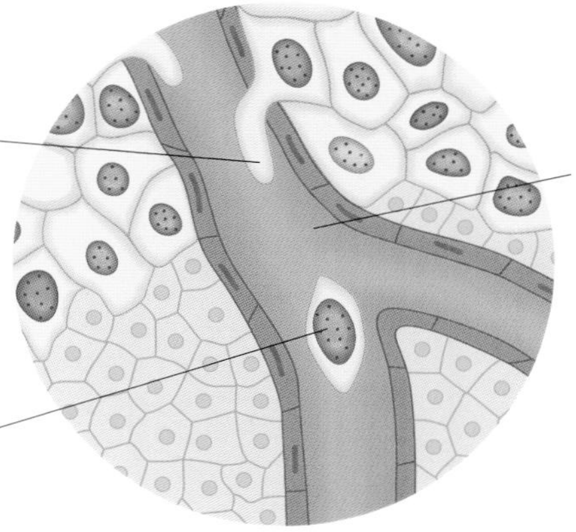

1 生长中的肿瘤组织破坏了附近血管的管壁。一些癌细胞从肿瘤组织上脱离下来，并通过血管壁进入血液循环。

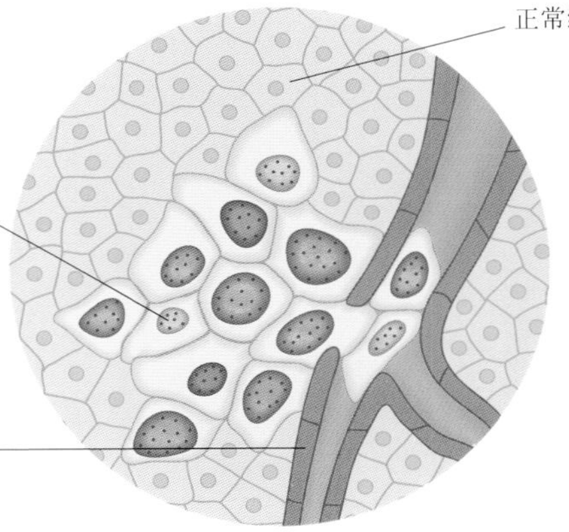

2 癌细胞一直是在血流中移行，在远处的毛细血管中定植下来，然后细胞开始分裂形成次级肿瘤。

肿瘤是如何获得营养物质的

像正常细胞一样，癌细胞也是从周围血管中通过其外膜的扩散作用，来获得氧气和营养物质的。随着肿瘤的增大，位于肿瘤内部的细胞可能会缺乏营养物质。正在增大的肿瘤组织是通过侵犯已经存在的血管和血管形成这两种方式来获得营养物质。血管形成是肿瘤刺激新的血管形成的过程，肿瘤的存活和生长必须能够成功地刺激血管形成。

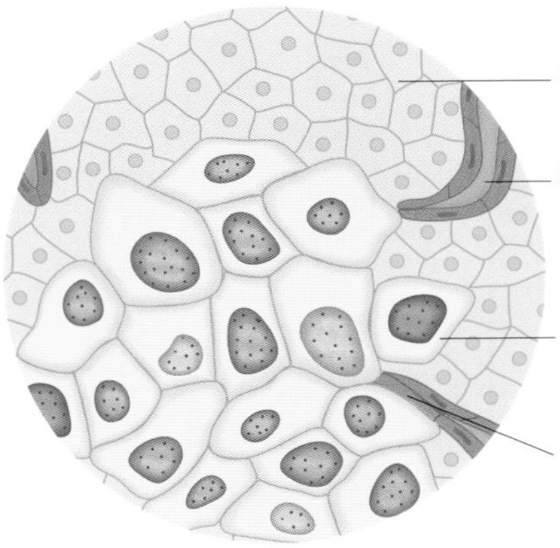

血管形成
在新生血管形成过程中，肿瘤细胞产生化学物质刺激血管朝肿瘤组织方向生长。

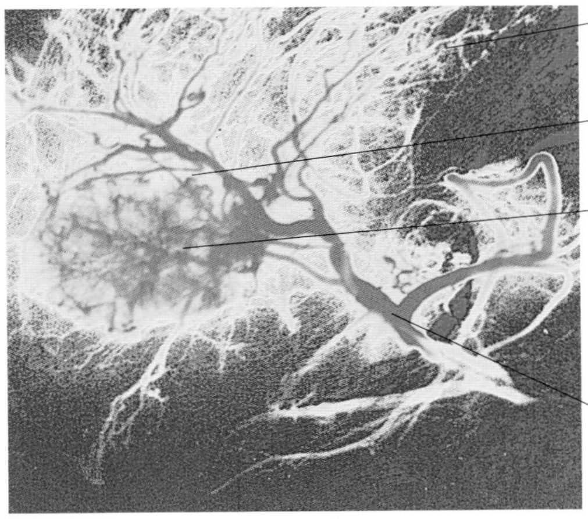

肝脏肿瘤的血管造影
这幅 X 线造影图显示的是肝脏内的肿瘤，肿瘤部位内有大量的新生血管。

带瘤生存

近些年来，由于肿瘤早期诊断和治疗技术的不断改进，使肿瘤治疗的成功率比以往任何时候都要高。但是，肿瘤作为一种老年人常患的疾病，随着寿命的延长，最终会有越来越多的人，在生命的晚期患上肿瘤。

肿瘤不是一种单一的疾病。以不同方式存在于不同组织中的肿瘤，表现方式不同，且对治疗的反应也不同。但是，所有的恶性肿瘤都有相同的地方，比如它们都是以侵袭性的方式生长的。

本节内容着眼于所有肿瘤的诊断、治疗和预后。目前已开展的研究，是致力于发现新的治疗及根治肿瘤的方法。一些肿瘤的现代治疗方法仍然处于试验阶段，但是最终会提高肿瘤患者的生存率。即使肿瘤不能治愈，现在已有的很多治疗方法都能够缓解症状，并能够改善患者的生活质量。

来自身体特殊部位的肿瘤将在相关的身体系统中讨论。例如，肺癌（见307页）将在肺部疾病中讨论，乳腺癌（见486页）将在乳腺疾病中讨论。

重要的解剖结构

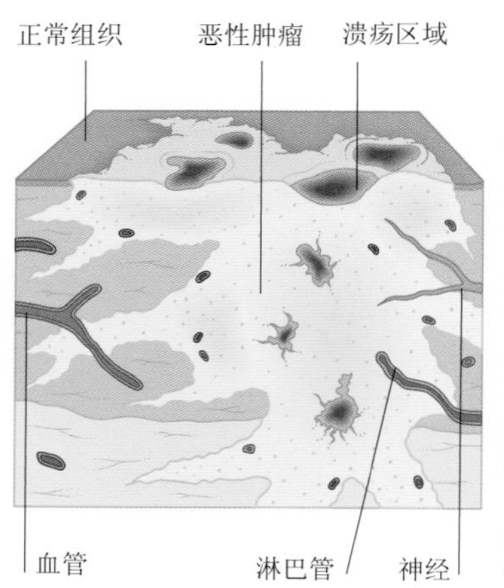

有关肿瘤的更多信息，请参阅152～155页。

肿瘤及其治疗方法

肿瘤的不同病因与治疗

年龄、性别、遗传和生活方式是与本病类型相关的危险因素

在大部分西方国家，肿瘤是继心脏病后的第二位最常见的致死性疾病，在一些国家，它是引起死亡的首要原因。虽然在西方国家，约每3个人中就有1人在一生中的某个阶段会患肿瘤，但由于诊断及治疗技术的发展，很多人能够被治愈。

很多类型的肿瘤都是在某一器官内形成实体肿瘤，如乳腺、肠道或膀胱。如果没有发现或不进行治疗，这些肿瘤可能会扩散到身体的其他组织。一些肿瘤在早期就已经发生了扩散，如淋巴结的恶性肿瘤（见279页“**淋巴瘤**”）和骨髓中造血细胞形成的恶性肿瘤（见276页“**白血病**”）。

有哪些原因引起？

当细胞的生长和分裂失去控制时就会产生肿瘤。细胞分裂和细胞功能是由基因控制的，这些基因中的一些基因缺陷可导致细胞发生癌变。在儿童及成人中，这些基因缺陷（突变）可能由于环境因素，如化学物质（尤其是吸烟产生的烟雾）、病毒、紫外线或其他类型的放射性物质造成的。一些患者的异常基因是从父亲或母亲一方遗传而来。在不同的年龄组中引起肿瘤的原因也是不同的。

免疫功能低下的儿童和成人，如艾滋病患者（见169页“**艾滋病病毒感染与艾滋病**”）或使用免疫抑制剂（见585页）的人，患一些类型的肿瘤的危险性增高。在这些人群中，病原体如病毒，引起肿瘤的可能性更大。

儿童肿瘤 肿瘤在儿童中很罕见，在英国，约1/500的15岁以下儿童患有肿瘤，肿瘤是导致婴儿死亡的主要原因。儿童时期最常见的肿瘤是白血病、脑部和脊髓的肿瘤（见550页“**儿童脑和脊髓肿瘤**”）。

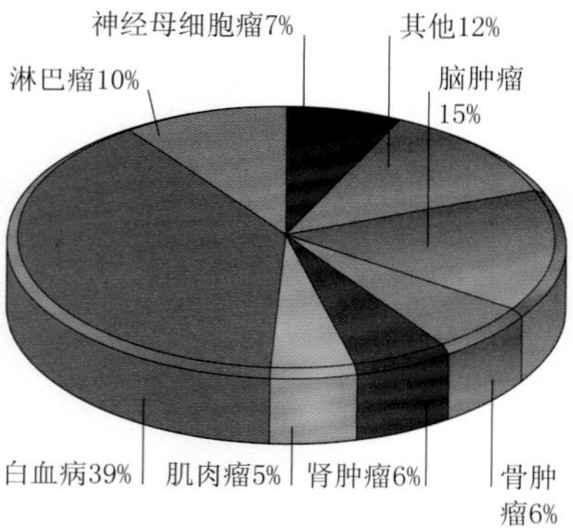

儿童恶性肿瘤

目前儿童最常见的恶性肿瘤是不同类型的白血病（骨髓的肿瘤）。

引起绝大多数儿童肿瘤的原因还不清楚。一些肿瘤，如神经母细胞瘤（见550页）主要发生于儿童。发生在肾上腺或神经系统的神经母细胞瘤，在正常的胚胎发育过程中是会消失的。这种类型的肿瘤最常见于婴幼儿。其他类型的儿童肿瘤，如原发恶性骨肿瘤（见220页）主要发生于年龄较大的儿童。

有时，肿瘤是由于遗传了一个或多个异常的基因造成的。大约有一半的眼部肿瘤——视网膜母细胞瘤（见556页）是遗传性的，肾恶性肿瘤（见565页“**肾母细胞瘤**”）有时也有家族性发病的情况。

一些遗传性疾病患者发生肿瘤的危险增高。例如，患有唐氏综合征（见533页）的患儿比其他儿童患白血病的可能性要高10～20倍。

一些儿童肿瘤可能是环境因素引起的。例如，一些病毒，如EB病毒，就是已知引起某些类型肿瘤的原因，例如一种儿童淋巴瘤。

成人肿瘤 成人肿瘤比儿童肿瘤要常见得多。在英国，大约每3人中就有1人在成年后的某一时期患肿瘤。最常见的成人肿瘤为肺癌（见307页）、皮肤癌（见199页）、乳腺癌（见486页）、结肠直肠癌（见421页）和前列腺癌（见464页）。

40岁以下成人肿瘤患者都有明显的遗传因素。在10例卵巢癌（见477页）、乳腺癌、前列腺癌和结肠直肠癌患者中，有1例发生肿瘤的部分原因是由于遗传了异常基因。在老人中，多种因素的综合作用最终导致肿瘤的发生。最常见的因素是致癌物（引起肿瘤的物质），包括一些化学物质（尤其是吸烟产生的烟雾）以及饮食、一些病毒和一些特殊类型的放射物质，如阳光中的紫外线等。

在50岁以上的成人中，新近诊断出来的肿瘤患者，总数大致是每10年增加一倍。因此，一个80岁的老人患肿瘤的机会，比50岁的人高8倍。一些肿瘤，如一些皮肤癌及前列腺癌，在老年人中非常常见，但是这些肿瘤通常不会造成严重的后果。

有哪些症状？

有时，肿瘤在出现症状前就能被发现，通常是在常见的筛查性检查中被发现的。但是，更多的情况是逐渐出现症状，或症状出现的数周或数月内引起注意后，患者去看医生时才被发现的。肿瘤引起的症状包括：

- 肿块通常是坚硬的无痛性肿块，位于皮内或皮下。
- 痣的外观发生变化。
- 经久不愈的伤口。
- 血尿或血便。
- 大便习惯改变。
- 直肠或阴道的分泌物中带血。
- 持续性的腹痛。
- 持续性咳嗽。
- 声音嘶哑或声音发生改变。
- 吞咽困难。
- 严重且反复出现的头痛。

很多肿瘤还会引起更多的全身症状，包括：

- 体重下降。
- 不能解释的疲劳。
- 食欲下降和呕吐。

如果你有一种或多种上述症状，应尽快去看医生。

如何诊断？

常见的筛查性检查（见14页）可使肿瘤的早期诊断率明显增高。筛查的目的是在症状出现之前就能发现肿瘤。其中的例子之一就是通过对大肠的检查，如结肠镜（见418页）或直肠检查来发现结肠直肠癌。其他常见的筛查项目包括通过乳腺X线照相检查（见487页）来发现乳腺癌，以及宫颈涂片检查（见480页），寻找可能导致宫颈癌（见481页）的癌前细胞。

另外，根据患者症状进行检查的时候也可以发现肿瘤。这些检查包括影像学检查，如X线（见131页）、超声扫描（见135页）、CT扫描（见132页）、磁共振成像（见133页）。在一些病例中，可以通过血液检查来发现肿瘤。例如，通过检测有无一种蛋白，来提示是否存在一种特定的肿瘤。通常需要取异常的组织样本进行检查来明确是否有肿瘤。如果发现有肿瘤，则需要进一步确定肿瘤组织中的细胞类型，因为细胞类型可以提示肿瘤的可能生长速度，以及治疗的最好方法。一旦肿瘤的诊断明确，应该通过检查来评估肿瘤是否从原发部位扩散到了远处部位（见157页“**肿瘤分期**”）。

如何治疗？

虽然肿瘤可以发生在身体的很多部位，但治疗的原则都是相同的。如果在症状出现之前，能够通过筛查在足够早的阶段发现，并进行治疗，那么肿瘤治愈的机会是最多的。

检查

肿瘤分期

如果你被诊断患了恶性肿瘤，那么医生需要了解肿瘤是否已经从原发部位转移到了附近的淋巴结或身体的其他部位。对肿瘤扩散程度的这种评估称为肿瘤分期，其中还可能涉及手术和影像学检查。肿瘤分期有助于医生制订最好的治疗方案，并判断肿瘤的预后情况。

肿瘤的大小与局部扩散

分期的第一步是测量肿瘤的大小、评估治疗对周围组织的侵犯程度。可能需要从肿瘤上切除小块组织样本进行活检，或将整个肿瘤切除来进行活检。

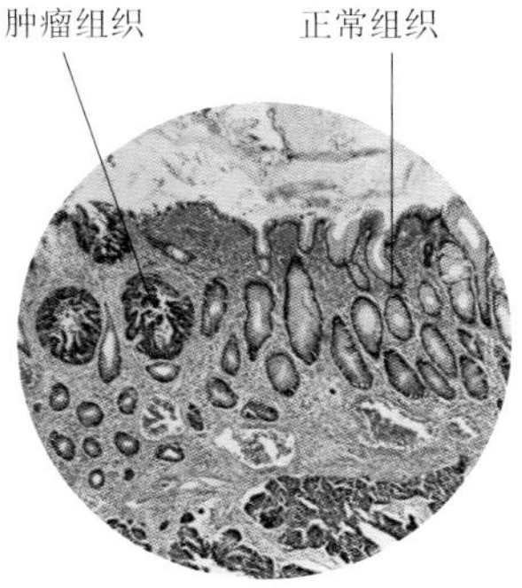

肿瘤样本活检
图中显示的是对结肠异常部位进行样本活检的结果，可以确定是结肠癌。正常组织与肿瘤组织的交界处清晰可见。

淋巴结受累

如果恶性肿瘤发生扩散，那么通常它最先扩散到邻近的淋巴结，引起这些淋巴结增大。可以手术切除肿瘤后在显微镜下检查或使用影像学检查，如CT扫描（见132页）来发现转移到淋巴结内的肿瘤。

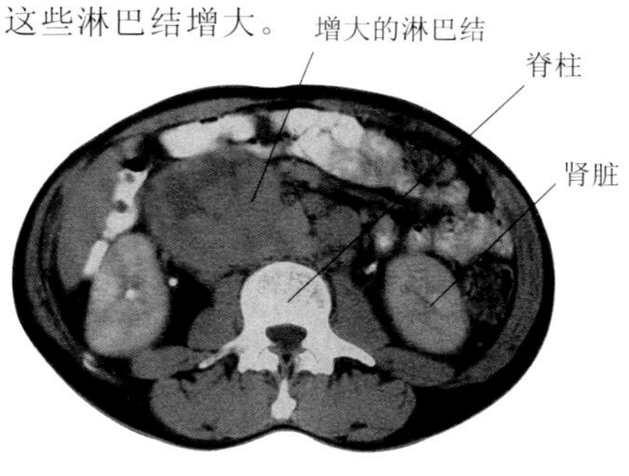

淋巴结内转移癌
这张腹部 CT 扫描图显示的是一个增大的肿瘤淋巴结。该病例中，肿瘤是从睾丸扩散而来的。

远处播散

如果癌细胞进入了血流，那么能够在身体的其他部位形成转移癌（次生癌）。因此，在原发癌症确诊之后，可以对最常见的转移部位，如肝脏、肺及骨等进行影像学检查。

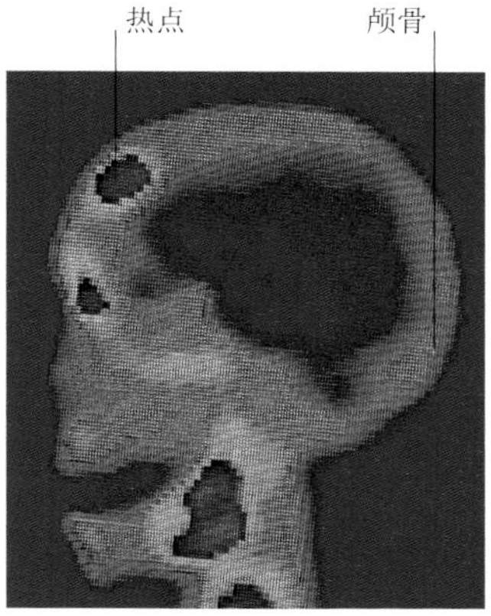

骨转移瘤
在这张颅骨的放射性核素扫描图中，“热点”显示的是细胞活性升高的区域，这些区域提示身体其他部位的肿瘤已经扩散到了这里。

治疗肿瘤的 3 种主要方法包括手术、化学药物治疗（见 157 页）和放射治疗（见 158 页），其他治疗方法包括生物治疗和激素治疗。

根据肿瘤的种类和分期不同，肿瘤的治疗目标，可以为治愈肿瘤、减慢肿瘤生长以及姑息治疗（旨在让患者尽可能生活得舒适一些，而不是试图治愈肿瘤）。

对于大多数情况，肿瘤的治疗措施是手术切除肿瘤。除了手术治疗外，非手术治疗有化疗和放疗，进行这些治疗的目的是消灭那些扩散到实体肿瘤以外部位的癌细胞。如果已经不能治愈的时候，那么可以使用非手术治疗，治疗的目标是延缓一些肿瘤的生长，而不是治愈肿瘤。姑息疗法能够控制肿瘤的症状，最大限度地提高患者的生活质量，并且在生命的最后阶段给你和你的家人提供心理帮助。虽然姑息治疗不是治疗肿瘤的主要目标，但姑息治疗也能延长生命。

根据肿瘤的类型和范围、你的年龄、你的整体健康情况，以及你的意愿来进行个性化的治疗，这是医生和家人与你一起讨论后得到的结果。例如，由于治疗对身体都有不利影响，因此试图治愈肿瘤对于年龄很大的老年人就不合适，应该采取缓解症状的治疗方法，以改善剩余生命的生活质量。

手术治疗　手术切除肿瘤是绝大多数早期实体肿瘤的主要治疗方法。在手术过程中，通常会切掉肿瘤周围的一些正常组织，这样做可以最大限度地确保从体内去除所有的肿瘤细胞。有时，由于肿瘤通常会首先扩散到肿瘤附近的淋巴结，因此也会同时切除肿瘤周围的这些淋巴结。在少数情况下，手术的目标是切除已经转移到远处的肿瘤。

如果肿瘤所在的部位是手术无法到达的，那么就不适宜手术治疗。例如，手术切除大脑深处的肿瘤会对健康的脑组织造成很大的破坏。如果肿瘤已经播散到身体的其他部位，此时手术也不是最好的治疗方法。在这种情况下，其他的治疗方法，如化疗或放疗可能就较为合适了。

对于一些类型的肿瘤，肿瘤手术是一种姑息治疗方法（见 159 页“**肿瘤的姑息性手术**”）。例如，可以通过手术来切除阻塞肠道或胆管的肿瘤，或治疗由于肿瘤造成的骨脆弱引起的骨折。

抗肿瘤药物治疗　在化学药物治疗（见本页）中，需要使用抗癌药物（见 586 页）来杀灭癌细胞。这是白血病和一些已发生广泛体内转移的肿瘤的主要治疗手段，也可用来治疗已转移至体内其他部位的实体性肿瘤，或用来减少发生更广泛转移的危险。像手术治疗一样，化疗既可以作为肿瘤的根治方法，也可以作为肿瘤的姑息治疗手段。化疗的副作用根据所用的药物种类而异，但基本都会有恶心、呕吐、一过性脱发（见 208 页“**脱发**”）、便秘、腹泻、乏力，少数情况下会出现肾脏损害和贫血（见 271 页）。医生可能会用一些药物来治疗这些副作用，如针对恶心、呕吐使用止吐药物（见 595 页），输血（见 272 页）用来治疗贫血。疗程根据肿瘤的类型和治疗的目标而有所不同。

放射治疗　在这种治疗方法中，可以将放射线直接指向癌细胞和肿瘤，来杀死它们或减缓其生长（见 158 页“**放射治疗**”）。放疗既可以是根治性的治疗手段，也可以是姑息治疗的手段。放射治疗简称为放疗，虽然现代技术的发展，已经使放射线的靶向性有了很大的提高，因此正常组织受到的放射线较以前有所减少，但放疗仍可带来严重的副作用。

乏力是放疗最常见的副作用。根据治疗部位不同，其他的副作用也有所不同，任何接受高剂量放射线的部位都会出现问题。例如，乳腺或头部的放疗会引起放射局部皮肤发红或酸痛，头皮经放疗后会引起脱发，腹部或盆腔放疗常会导致恶心、腹部痉挛性疼痛或腹泻。许多副作用可以通过药物来缓解，在放疗疗程结束后会自行消失。放疗不会导致患者本身具有放射性。

激素治疗　一些激素会影响一些肿瘤细胞的生长和复制。例如，雌激素能够刺激大部分乳腺癌细胞的生长，但也会抑制前列腺癌细胞的生长。性激素在这些类型的肿瘤治疗中起着重要作用（见 602 页“**性激素和相关药物**”）。

生物治疗　这种新型的治疗方法在肿瘤治疗中的应用越来越多。与破坏癌细胞的 DNA 或 RNA（遗传物质）的传

治疗

化学药物治疗

用抗癌药物（见 586 页）治疗癌症的方法称为化学药物治疗，简称化疗。这些药物可以口服，但更多的是直接经静脉注射入血流。可能需要每天、每周或每个月使用这些药物。注射治疗通常需要住院进行。

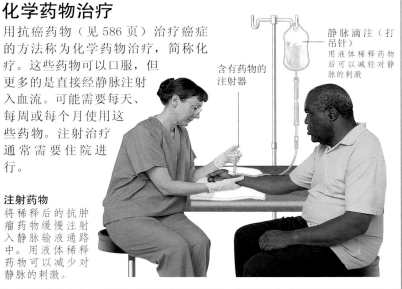

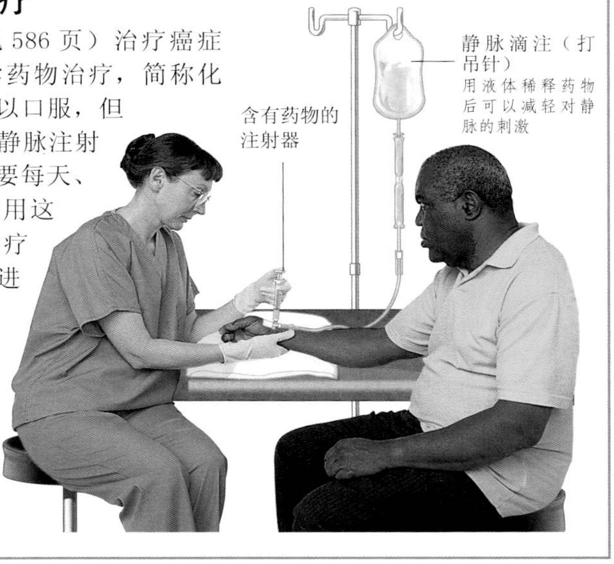

注射药物
将稀释后的抗肿瘤药物缓慢注射入静脉输液通路中。用液体稀释药物可以减少对静脉的刺激。

统细胞毒性药物不同，生物治疗是一类破坏癌细胞的特异生化过程，或激活抗肿瘤免疫系统的药物（见586页“抗癌药物”）。

生物治疗通过多种不同的方式来破坏癌细胞生化过程，这取决于生物治疗所针对的特异生化过程。例如，抗血管生成类药物（如用来治疗一些乳腺癌的贝伐单抗）能够抑制肿瘤的新生血管形成，新生血管形成是肿瘤生长所必需的。用来治疗某些肾恶性肿瘤的舒尼替尼，是抑制肿瘤生长所必需的一种特殊的酶（称为酪氨酸激酶）。厄洛替尼，用来治疗某些肺癌，西妥昔单抗用来治疗某些肠道肿瘤，这两种药物都能够阻断一些特异的受体（称为表皮生长因子受体），从而阻止有这些受体的癌细胞生长。

激活免疫系统的生物治疗还包括使用一些称为肿瘤疫苗的药物。例如，干扰素类物质，能够触发一些白细胞攻击异常细胞，肿瘤疫苗可以人工合成，以干扰素类药物（见586页）的形式使用。医生也可使用合成的抗体（能够识别并清除体内外源性细胞或微粒的蛋白），这些抗体可直接把具有放射性的物质或抗肿瘤药物转运到肿瘤组织。虽然生物治疗技术能够成功治疗的肿瘤类型越来越多，但生物治疗并不适用于每一位肿瘤患者。和所有药物治疗一样，生物治疗也有副作用，如发热、肌肉疼痛、呕吐、乏力、皮疹和腹泻。

支持疗法 对患者来说，被诊断患上肿瘤以及对肿瘤的治疗都是很有压力和令人感到害怕的事情。支持疗法的目标是尽可能使患者继续正常地生活。支持治疗可以缓解你的某些肿瘤症状，如疼痛（见159页“缓解肿瘤引起的疼痛”）。治疗肿瘤的过程中出现的副作用，如呕吐也是可以治疗的。参与治疗的医护人员可能会对你和你的家人提供心理支持，并对你的治疗提出建议。这些专家会帮助你了解肿瘤的诊断及治疗方法，以及如何应付这些事情。你可能希望能从咨询师那里得到一些建议和心理支持（见624页“心理咨询”）。这些支持能够改善你的情感健康和自尊，如果治疗引起明显的生理改变的话，对你的情绪和自尊心产生的影响会特别明显，如乳房切除或脱发等。研究显示，生活态度积极的患者，比那些得病后自暴自弃的患者的生存时间要长。

与有过相似经历的人分担你的问题可以缓解压力，肿瘤患者及其家人也可以加入支持小组。

预后如何？

肿瘤诊断得越早，治疗成功的可能性就越大，治愈的可能性也就越高。肿瘤的预后通常以5年的存活率（诊断5年后仍活着的患者的百分比）来表示。大多数类型的肿瘤，尤其是儿童肿瘤的预后，在近数十年里有了明显的改善。即使是不能治愈的肿瘤患者，在肿瘤诊断很多年后，以良好的生活质量长期存活的可能性也是很大的。

▶ 治疗

放射治疗

放射治疗简称放疗。在放疗过程中，高能量的放射线会破坏癌细胞。根据肿瘤的部位，可以分为体外或体内放疗。放射线的剂量和放射部位需经过仔细的计算，这样可以使正常的细胞尽量少地受到放射，正常组织能够在遗留很少损害的情况下，或不遗留长期损害的情况下恢复。放疗是没有疼痛的，但可能会出现因持续治疗引起的副作用，如疲乏等。放疗可单独应用，也可与其他的肿瘤治疗方法一起使用。

体外放疗

体外放疗主要是通过使用线性加速器来进行的，线性加速器能产生X线或电子束。使用的放疗种类依肿瘤的类型而不同，通常用墨水在皮肤上标示出放疗部位，以保证对患病部位的正确定位。根据肿瘤和放疗的种类，放疗可以只进行一次，也可以为每周数次或一天数次。

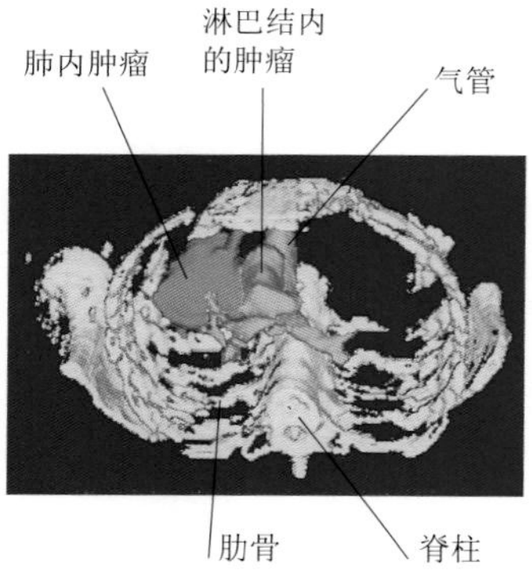

肺部肿瘤
在不同层次上进行多重CT扫描，可用于构造肺部肿瘤和邻近淋巴结的3D计算机图像。这些图可以用于对接受放射的部位进行精确定位。

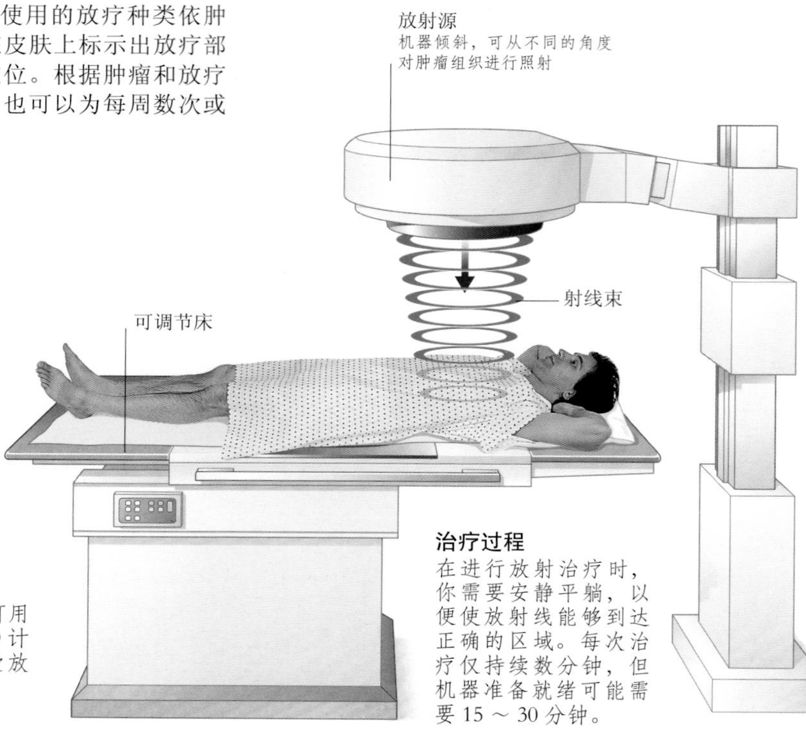

治疗过程
在进行放射治疗时，你需要安静平躺，以便使放射线能够到达正确的区域。每次治疗仅持续数分钟，但机器准备就绪可能需要15～30分钟。

体内放疗

进行体内放疗时，具有放射活性的物质直接进入肿瘤组织或肿瘤周围组织。例如，可以把具有放射活性的物质，暂时植入体内的空腔器官内，如子宫或阴道内。有时，可以通过口服或注射，把具有放射活性的物质送入体腔内。在一些情况下，可以把小的放射粒子直接放入受累器官，放置一段时间，让其逐渐释放射线。

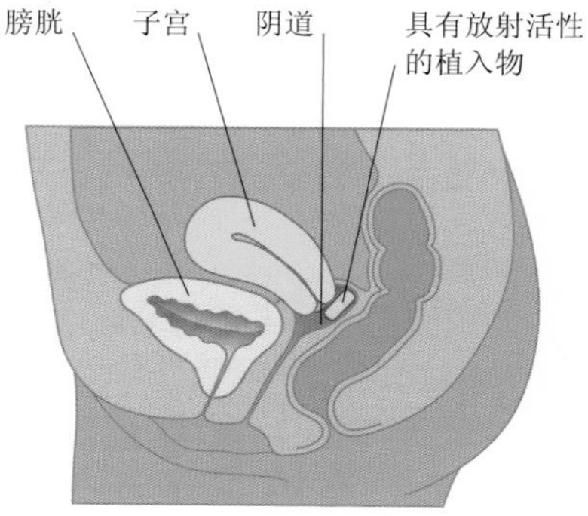

阴道内的放射活性植入物
含有放射活性的植入物，有时可被用来治疗子宫癌、宫颈癌及阴道癌。

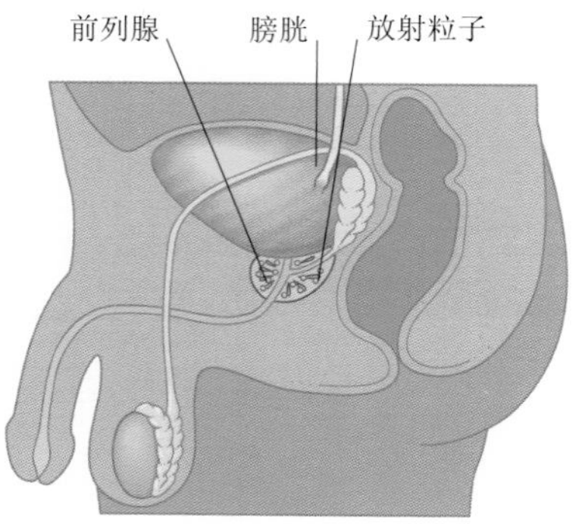

前列腺内的放射粒子
可使用置入放射粒子来治疗前列腺癌。放射粒子可连续数月释放射线。

带瘤存活

对成功治疗肿瘤后的患者生命特点的概述

年龄、性别、遗传和生活方式是与某些类型的肿瘤相关的危险因素

一些肿瘤的治愈率可能高于90%，一些肿瘤的治愈率会低于10%，肿瘤治愈的机会是受多种因素影响的，包括年龄和肿瘤患者的一般健康情况、肿

瘤的类型和分期，以及肿瘤的疗效（见156页“肿瘤及其治疗方法”）。

在所有症状都消失，且在体内找不到任何癌细胞时，就达到了肿瘤的完全缓解。如果在5年内未发生肿瘤复发，那么肿瘤治愈的机会就会很大。症状重新出现或在随诊检查时又发现有肿瘤存在的证据时，提示出现了肿瘤复发。

有时，治疗会损害患者的免疫系统（见280页“获得性免疫缺陷”）。放射治疗（见158页）和化学药物治疗（见157页）都会增加以前的正常组织发生第二种肿瘤的危险。例如化疗可以增加发生白血病（见276页）或淋巴瘤（见279页）的危险。

有哪些并发症？

肿瘤治疗通常会引起生理或心理上难以承受的改变，例如由于患有乳腺癌（见486页）可能需要将一侧的乳房切除。智力方面也可能会受到影响，尤其是对儿童脑和脊髓肿瘤的治疗（见550页），可造成智力改变。

对肿瘤治疗后产生的情感问题，包括担心肿瘤的复发，是可以理解的。肿瘤患者也可能由于治疗引起的生理变化而变得抑郁（见343页“抑郁症”）。

你可能会在工作单位受到歧视。如果你接受过肿瘤治疗，一些用人单位可能不大愿意雇用或提拔你。他们可能不愿意在你身上投资，并假设你会很快死去，或者你需要从养老金和医疗保险中支取大量的钱。用人单位也可能存在一个没有事实依据的观念，认为肿瘤幸存者都是工作能力不强的人，而且担心你会休息很长的时间不能工作。如果你受到歧视，会有组织向你提供情感支持以及法律援助。

医生会如何处理？

一旦病情得到缓解，医生会建议你去做随访评估。随访内容包括治疗后定期进行的常规检查。这些随访检查可能包括影像学检查，如X线（见131页）或CT扫描（见132页）、内镜检查（见138页）或血液检查。如果能足够早地发现肿瘤复发，那么一些肿瘤还是能够得到成功治疗的。

我该怎么办？

你应该接受医生推荐的所有随访检查，且不要对这些随访检查过度焦虑或恐惧。这些随访检查会随着时间推移逐渐减少，在5年后通常每年只需要进行一次检查。进行随访检查的目的是最大限度地增加早期诊断肿瘤复发的可能性，以及最大限度地增加复发肿瘤的治疗成功率。

一旦肿瘤治愈后，你可能会发现需要对一些事情的先后顺序进行调整，以改善你的生活质量。很多患了肿瘤但存活下来的人，决定不再继续现有的工作或换一种工作，以完成其一生的抱负，并希望有更多的时间与家人共处。你和你的家人也可以加入自助团体，这些团体通常是由肿瘤存活者组织的，可以向其他肿瘤幸存者和其家人提供帮助和支持。

如果你是在50岁之前患的肿瘤，这可能是由于遗传引起的。如果这种肿瘤的基因是遗传来的，那么家里的其他人发生同一种肿瘤的危险也会增加。例如，结肠直肠癌（见421页）、乳腺癌（见486页）、卵巢癌（见477页）、前列腺癌（见464页）都有遗传倾向。

如果你的家人中某种肿瘤的发生率高于正常人，那么你的亲戚应该定期对发生这种肿瘤的危险因素进行筛查（见13页）。

▶ 治疗

肿瘤的姑息性手术

姑息性手术治疗的目的是缓解症状，或防止肿瘤的并发症，而非治愈肿瘤。姑息性手术治疗可以切除影响外观的肿瘤；缓解或切除因肿瘤引起的梗阻，尤其是消化道或呼吸道肿瘤；切除传导疼痛信号的神经；或防止因为肿瘤组织引起的骨脆弱可能造成的骨折。姑息性手术治疗的两个常见例子，在下文中详细描述。

解除梗阻

如果气道或肠道狭窄引起症状，可以使用一种被称为支架的不可压缩的硬管子，保持管道通畅。通常在全身麻醉下，将支架推到梗阻部位，打开或拓宽受病变影响的通道。

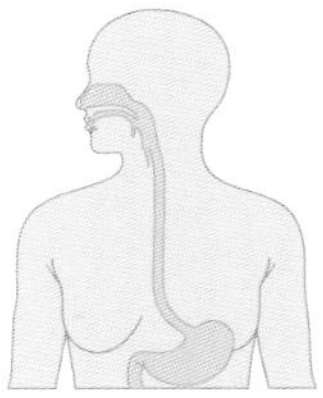

位置

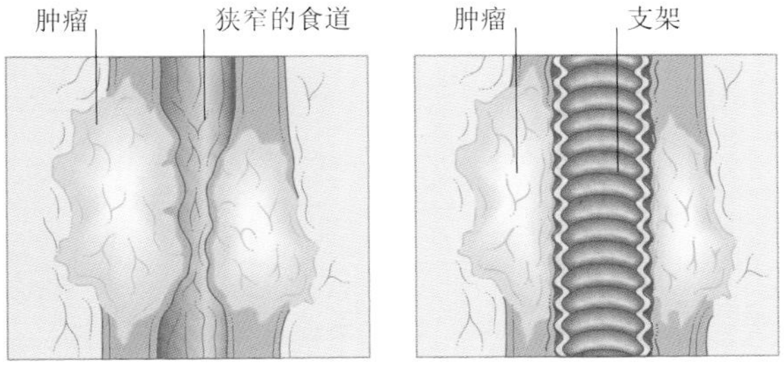

手术前　　手术后

食道支架
肿瘤会引起食道狭窄，造成吞咽困难。插入一个支架，可以拓宽食道，使吞咽变得容易。

预防骨折

如果肿瘤从身体的其他部位转移到骨，受累的骨就会变薄、变脆，最终发生骨折。为了预防骨折，并使患者尽可能地保持活动状态，可以用一根金属棒将骨固定。

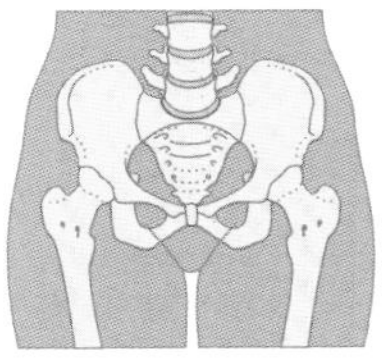

位置

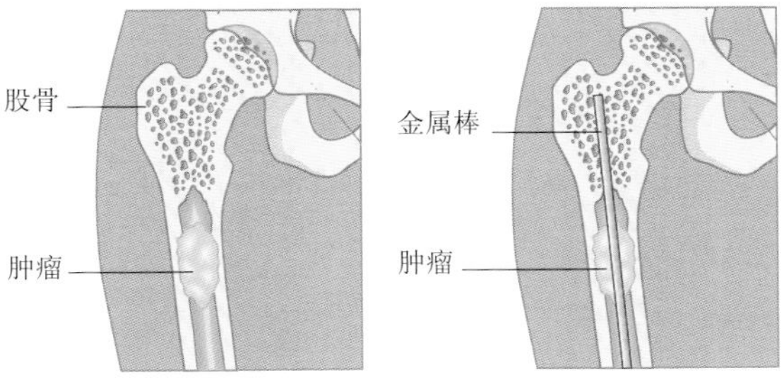

手术前　　手术后

固定股骨
肿瘤从身体的其他部位转移到股骨，这根金属棒可以为受累的骨提供支持，防止发生骨折。

▶ 治疗

缓解肿瘤引起的疼痛

使用药物可以抑制肿瘤引起的疼痛。给患者开的止痛药物（见589页）镇痛强度不断增加，大多数镇痛药物都是口服的，有片剂、口服液，也有皮肤贴剂。如果疼痛严重且这些类型的药物不能控制疼痛的时候，可以在家里使用便携式注射泵，持续注射吗啡或其他更强有力的镇痛药物，这样可以使患者进行正常的活动。

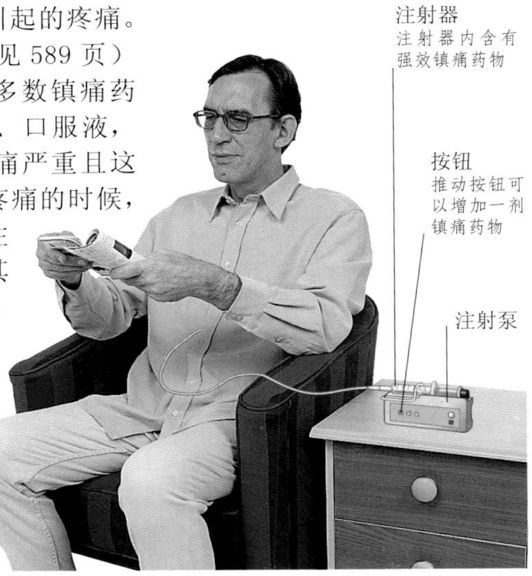
注射器
注射器内含有强效镇痛药物
按钮
推动按钮可以增加一剂镇痛药物
注射泵

使用注射泵
通过插入皮肤的针头可以持续泵入镇痛药物。

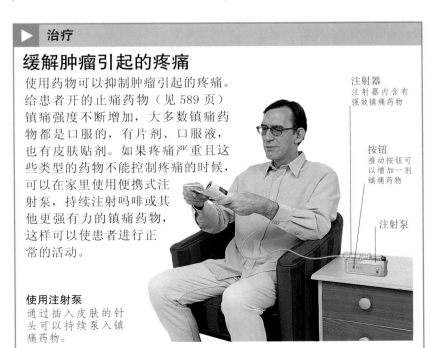

感染和传染性疾病

发生疾病最常见的原因是由微生物引起的感染，这些微生物侵入到机体内部组织，并在组织内复制、破坏正常细胞的功能。微生物形式多样、种类繁多，大体上可以分为病毒、细菌、原虫和真菌，通常称为病原。形态更大、结构更为复杂的微生物，如寄生虫及其幼虫可侵入人体的多个部位，尤其是肠道，引起疾病。

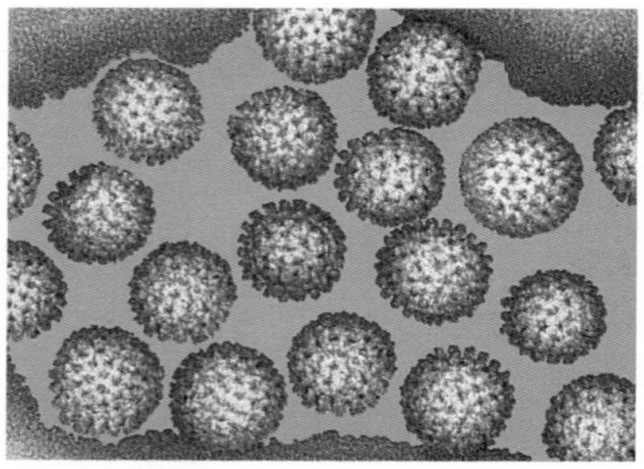

轮状病毒
这些车轮状的病毒是引起胃肠道感染的常见原因。

传染性疾病是否会成为严重疾病，主要受环境因素的影响。在发达国家，大多数传染病都能得到有效的预防和治疗。然而，在发展中国家，儿童通常营养缺乏，许多常见的传染病，如麻疹也是可以致命的。生活在温带的人们很少感染霍乱、疟疾或寄生虫等疾病，但在热带地区，这些疾病常常是造成人们健康状况不良和死亡的原因。

有时，一种传染病可以迅速波及全世界。例如，每年在所有国家都会发生流感。近些年来威胁全球人类健康的是一些较新的疾病，如艾滋病，以及一些我们早就认识到的疾病，如结核病，结核病的致病原——结核菌，对常用药物产生了耐药性。

传染病是如何传播的

引起疾病的微生物，可以通过多种方式进入人体。一些是被吸入，或是伴随着食物和水被吞服进入身体的；另一些可能是通过破损的皮肤侵入体内，也可以通过性接触来传播。传染性疾病可以播散到全身，同时累及几个器官。然而，一些传染性病原体会针对身体的特异靶器官，只造成某一特异器官，或身体的某一部分的损害，如肝脏、呼吸道或肠道。

如果感染的病原体数量大，或者被感染者的抵抗力正处于下降时，更容易发生传染性疾病。下列因素可引起抵抗力下降，如年龄过小或过老、营养状况差，以及因疾病引起的免疫力下降等。

控制传染病

近 100 年来，人类在控制传染病方面取得了巨大的进展，这主要是由于饮食、居住条件、卫生条件的改善。另外，常规免疫接种和抗生素等药物使用的日益增多，使许多传染性疾病得以治愈，甚至已经消灭了许多传染病。国际监控传染性疾病发生的项目，也有助于监测许多常见致命性疾病的传播。

比较

病原体的大小

不同的传染性病原体大小差异很大。然而，病原体的大小并不决定所引起疾病的严重程度。一种显微镜下才可以看到的病毒，可引起致命的疾病，一种长达 6 米的绦虫，可能仅引起轻微的症状。

病原体的相对大小
蠕虫是最大的致病病原体。在这几幅连续的图中，蠕虫图后的每一张图都是前一张再放大 100 倍的图片。最小的致病病原体是病毒。

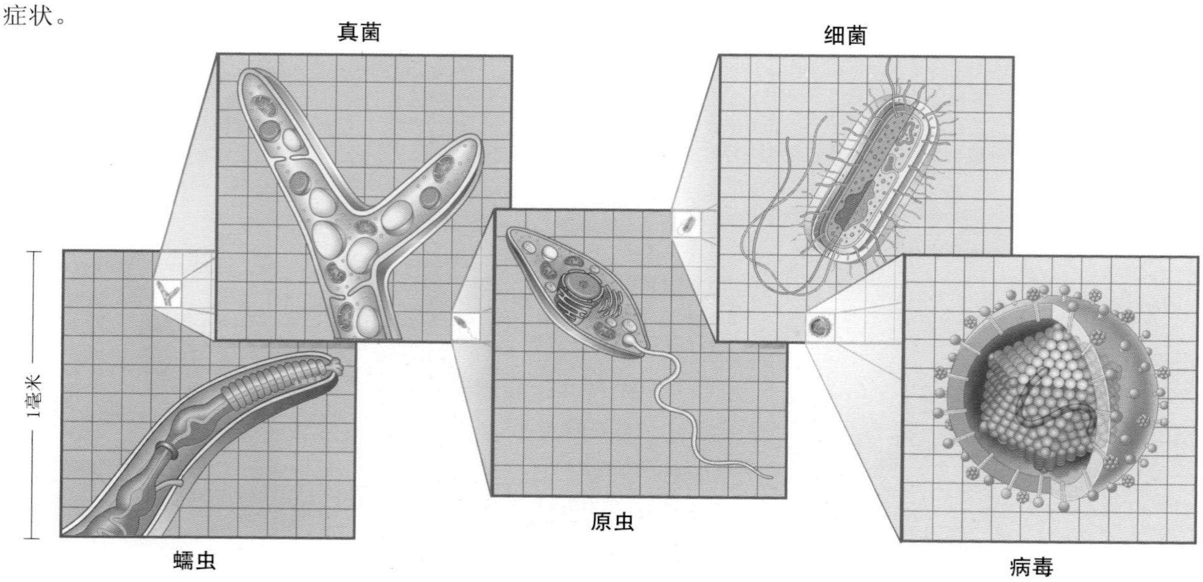

本章包括如下内容

结构和功能

病毒

病毒是最小的病原体，十分小，因此数百万的病毒可以存在于同一个人体细胞内。病毒只能在它们侵入的活细胞，即宿主细胞内复制。病毒由蛋白质外壳包裹着的单链或双链遗传物质构成。但一些类型的病毒也具有保护性的外包膜。

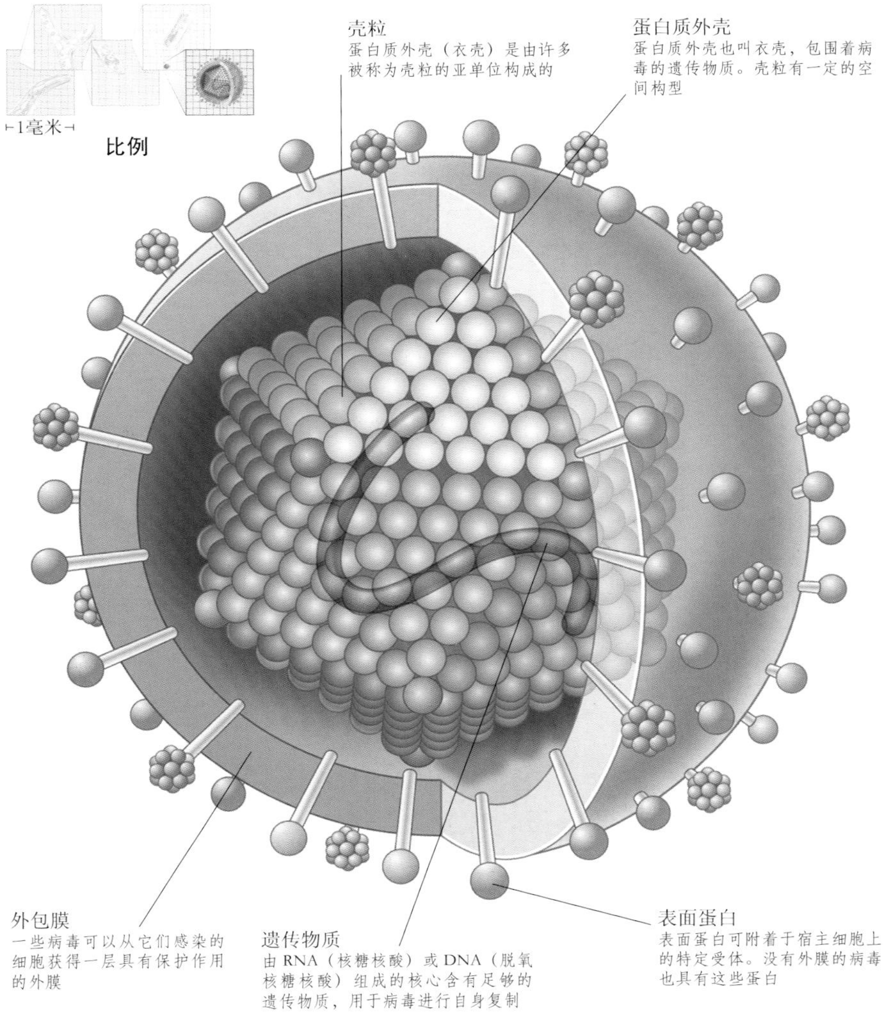

病毒的变化

机体的免疫系统通过病毒表面的蛋白（抗原）来识别病毒。当病毒复制时，新病毒表面的抗原可能会发生轻微的改变，以躲避免疫系统的识别，这被称为病毒抗原的漂移。一些重大的改变（抗原移位）可以引起病毒感染的流行。

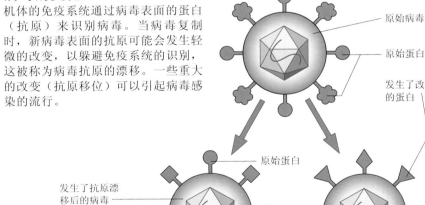

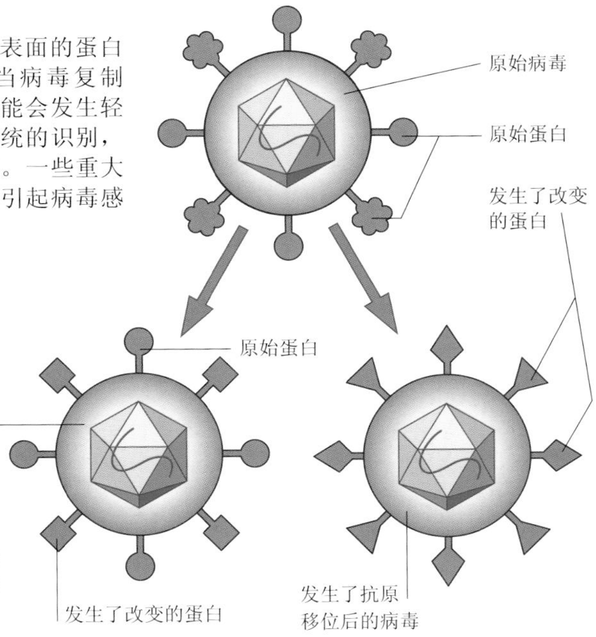

抗原的漂移和移位
病毒的微小变化称为抗原漂移，较大的变化称为抗原移位。

病毒是如何复制的

为了存活，病毒必须在活的细胞内进行复制。具有传染性的病毒的遗传物质，可以取代宿主细胞的功能，形成数以百万计的病毒颗粒。新形成的病毒可以使宿主细胞破裂，离开宿主细胞，也可以通过从宿主细胞表面出芽的方式，离开宿主细胞。

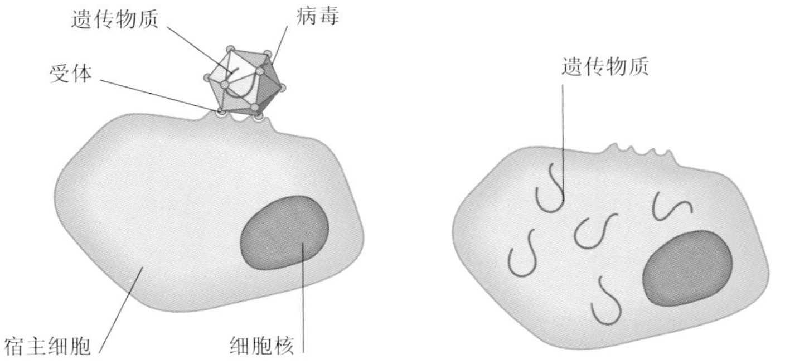

1 病毒蛋白附着于宿主细胞表面的特定受体。病毒通过细胞膜的胞吞作用或与细胞膜融合而进入细胞。

2 当病毒进入细胞后，病毒将脱去其蛋白质外壳，病毒的遗传物质利用宿主细胞里的物质进行自身的复制。

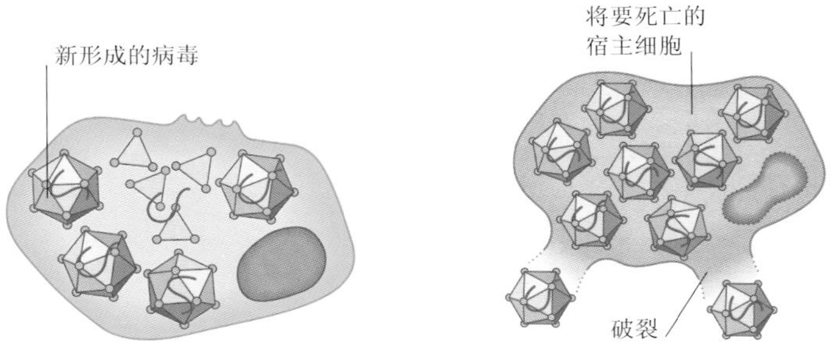

3 每一复制的病毒遗传物质都会编码形成一个新的蛋白质外壳。一旦蛋白质外壳形成，新的病毒就完成了整个复制过程。

4 病毒要么使宿主细胞突然破裂离开宿主细胞，要么缓慢地，以从宿主细胞的细胞膜表面出芽的方式，离开宿主细胞。

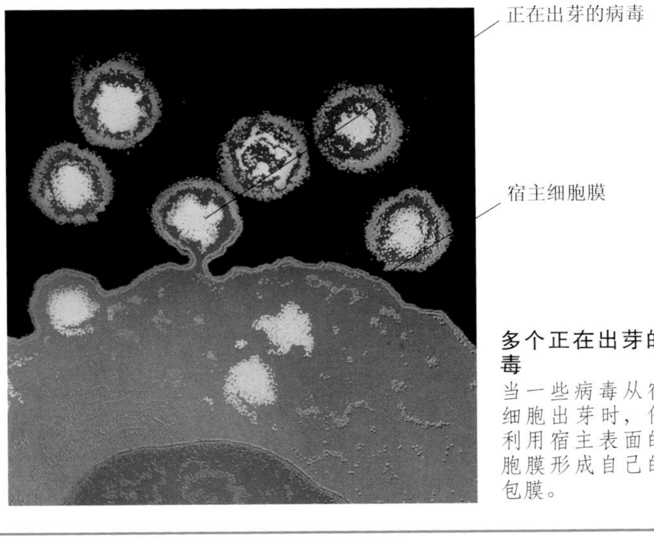

多个正在出芽的病毒
当一些病毒从宿主细胞出芽时，他们利用宿主表面的细胞膜形成自己的外包膜。

结构和功能

细菌

细菌是在显微镜下可以看得见的单细胞微生物，在自然界中到处可见。一些细菌定居在我们的体内或身体表面，但不致病。细菌有数千种不同的类型，能引起人类疾病的种类相对较少。细菌的形态各异，大体上可以分为球菌、杆菌、螺旋体以及螺旋状菌属（曲线形态）。

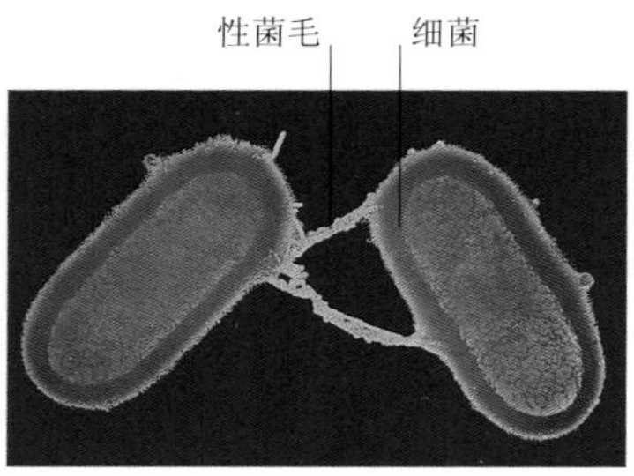
性菌毛
细菌

接合

细菌之间可以通过接合的方式来交换基因。含有对抗生素耐药的基因的质粒，可以通过一种被称为性菌毛的管状结构来传播耐药基因。

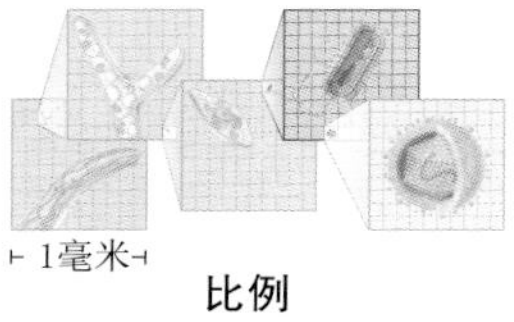
1毫米

比例

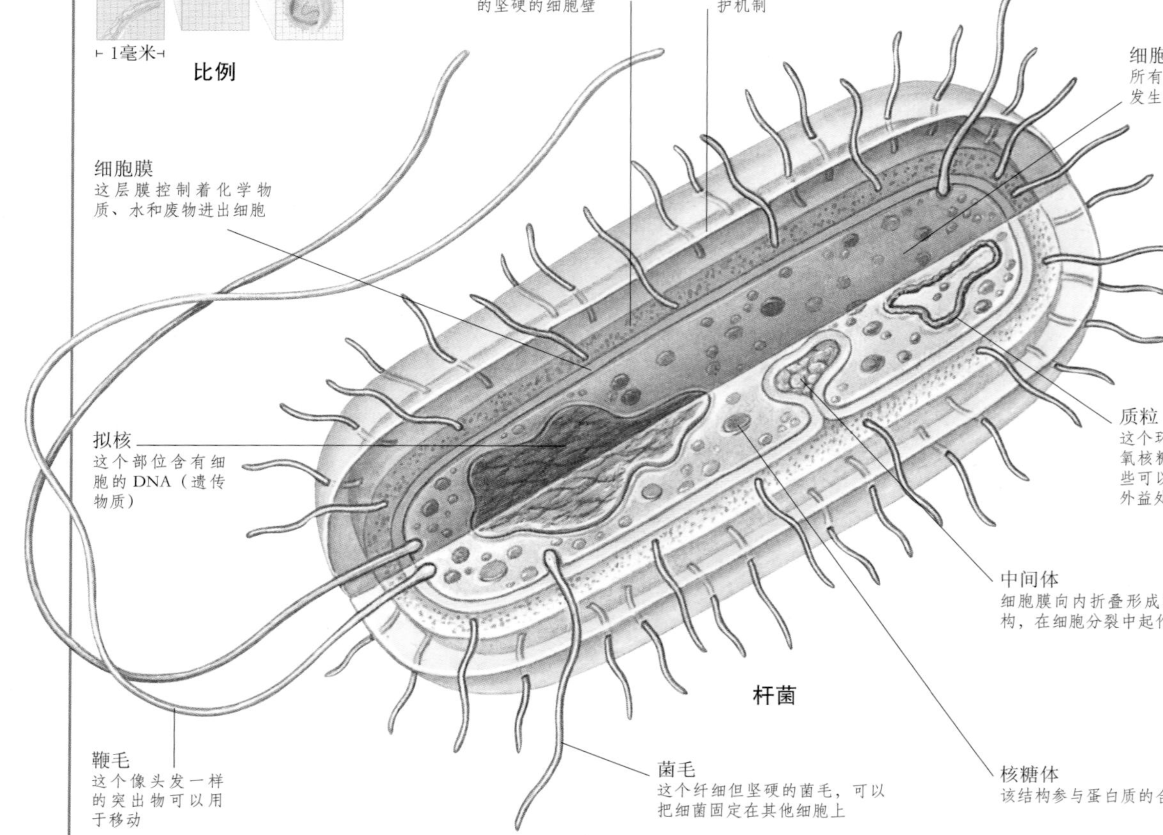
细胞壁
大多数细菌都有一个由复合的糖和氨基酸组成的坚硬的细胞壁
荚膜
一些细菌的外面有一层荚膜包裹，是细菌抵御宿主免疫系统的额外防护机制
细胞浆
所有生命所必需的代谢过程都发生在这个液体池中
细胞膜
这层膜控制着化学物质、水和废物进出细胞
拟核
这个部位含有细胞的 DNA（遗传物质）
质粒
这个环状的 DNA（脱氧核糖核酸）含有一些可以给细菌带来额外益处的基因
中间体
细胞膜向内折叠形成的结构，在细胞分裂中起作用
杆菌
鞭毛
这个像头发一样的突出物可以用于移动
菌毛
这个纤细但坚硬的菌毛，可以把细菌固定在其他细胞上
核糖体
该结构参与蛋白质的合成

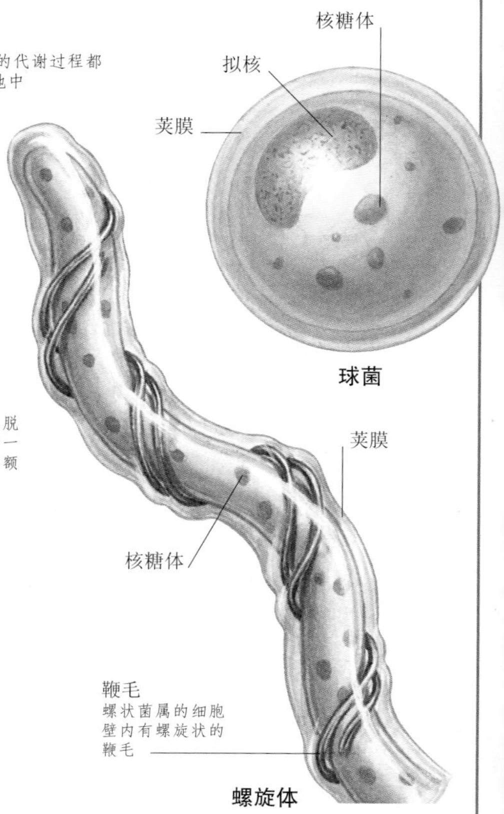
核糖体
拟核
荚膜
球菌
荚膜
核糖体
鞭毛
螺状菌属的细胞壁内有螺旋状的鞭毛
螺旋体

毒素的作用

一些细菌通过产生被称为毒素的有毒化学物质来致病。这些化学物质可以破坏特定的人体细胞，或进入人体细胞来改变细胞的化学过程。一些细菌在死亡后释放的毒素，可引起休克和发热的症状。

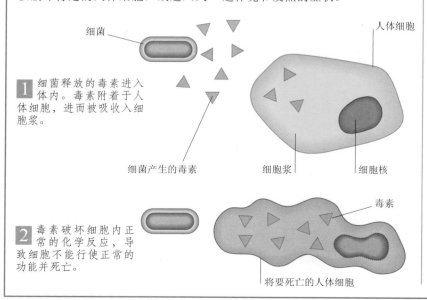

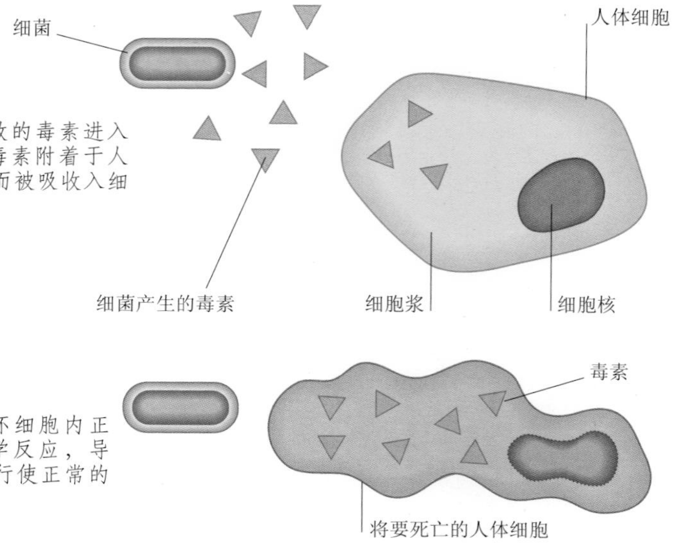
细菌
人体细胞
细菌产生的毒素
细胞浆
细胞核
毒素
将要死亡的人体细胞

1 细菌释放的毒素进入体内。毒素附着于人体细胞，进而被吸收入细胞浆。

2 毒素破坏细胞内正常的化学反应，导致细胞不能行使正常的功能并死亡。

细菌侵入细胞的过程

少数细菌不是通过分泌毒素来损害人体组织的，而是直接侵入细胞。一旦进入到人体细胞内，这些细菌就开始繁殖，最终导致细胞膜破裂，细菌离开细胞。

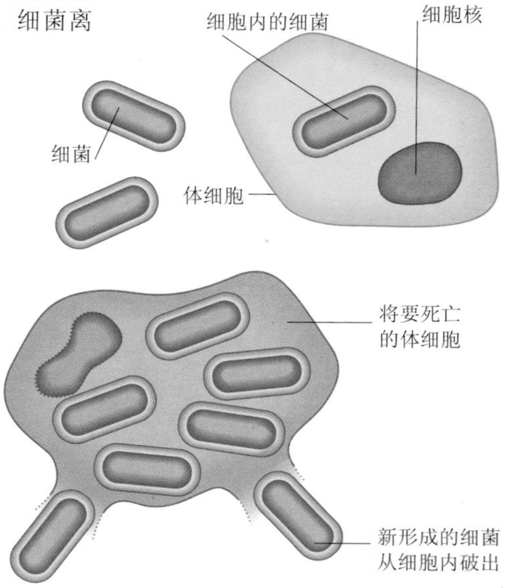
细胞内的细菌
细胞核
细菌
体细胞
将要死亡的体细胞
新形成的细菌从细胞内破出

1 不同的细菌可以特异地附着于特定的体细胞。细菌通过细胞膜进入细胞内，利用细胞内的营养物质。

2 细菌在细胞内快速复制，细菌通过破坏细胞膜来杀死细胞，然后播散到身体的其他部位。

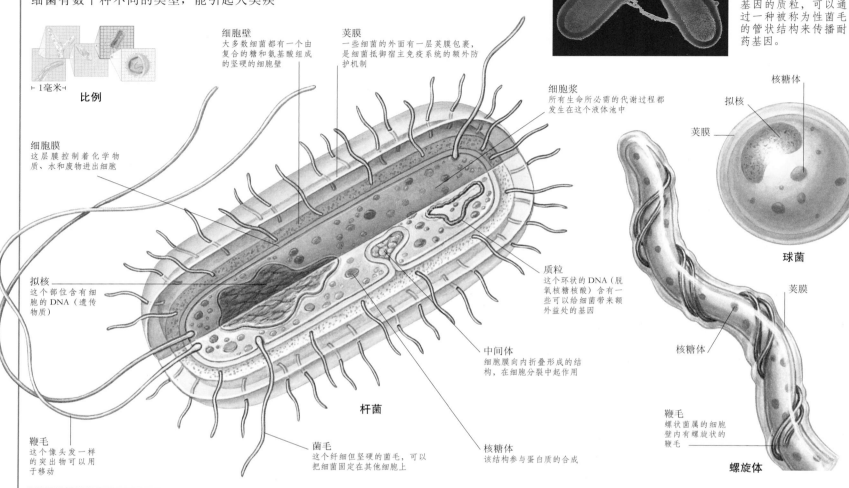

结构

原虫

原虫是单细胞生物，通过吞入颗粒物和其他微生物如细菌，或从环境中吸收养分来获得营养。许多种原虫都生活在潮湿的环境里，如土壤、水或污水，一部分原虫可能会感染人或其他动物，引起疾病。一些类型的致病性原虫，依靠一些吸血的昆虫，如蚊子，在人类宿主之间传播。大多数原虫感染都发生在热带地区。

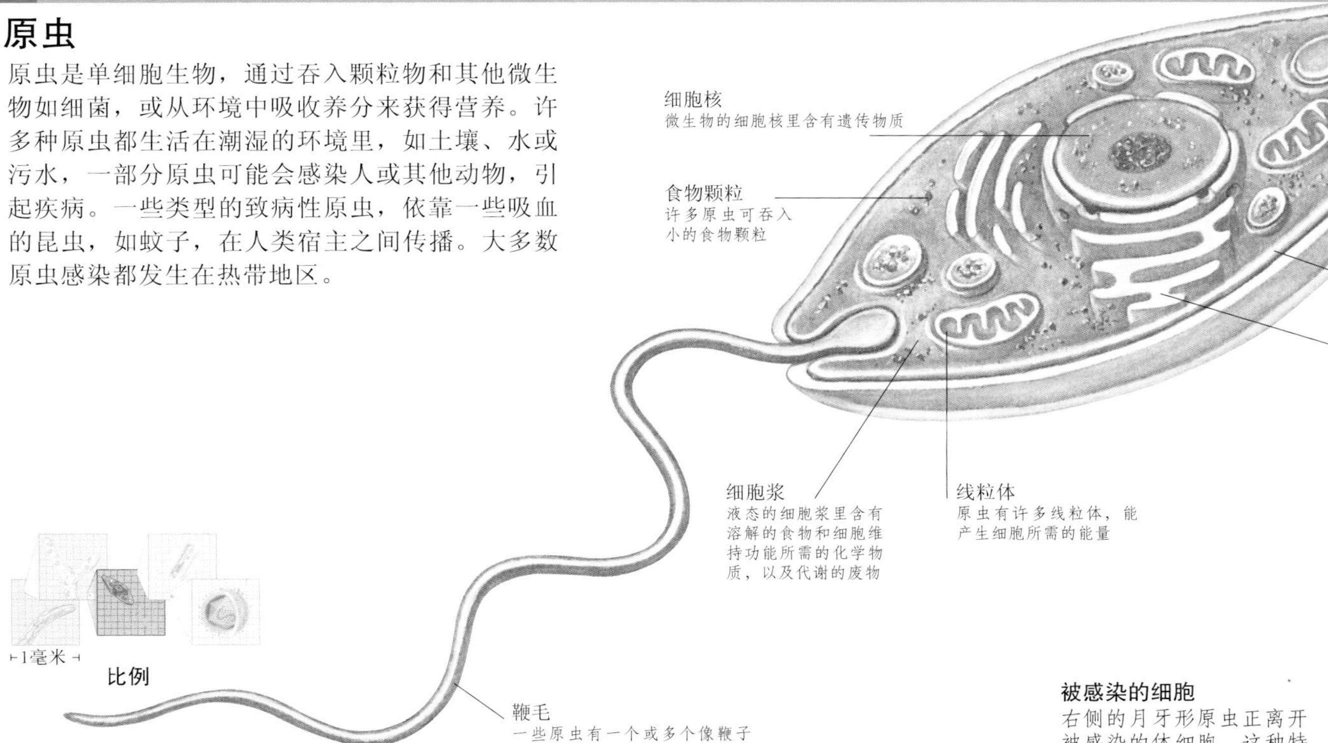

细胞核
微生物的细胞核里含有遗传物质
食物颗粒
许多原虫可吞入小的食物颗粒
表膜
这是细胞膜的外层
细胞内膜
内质网
这是合成和转运蛋白质的结构
细胞浆
液态的细胞浆里含有溶解的食物和细胞维持功能所需的化学物质，以及代谢的废物
线粒体
原虫有许多线粒体，能产生细胞所需的能量
鞭毛
一些原虫有一个或多个像鞭子一样的尾巴，称为鞭毛，可以帮助原虫移动
1毫米

比例

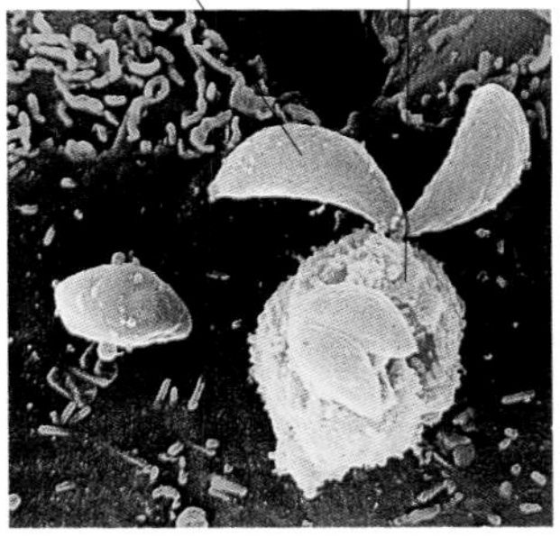

被感染的细胞
右侧的月牙形原虫正离开被感染的体细胞。这种特殊的原虫引起弓形体病。

结构

真菌

致病性真菌大体可以分为两大类：一类是有菌丝的真菌，以分枝样丝状物的形式生长，这些丝状物被称为菌丝；另一类是单细胞酵母菌。一些真菌兼备两种真菌的特点。真菌可以产生孢子，在致病前，孢子可一直处于休眠状态。

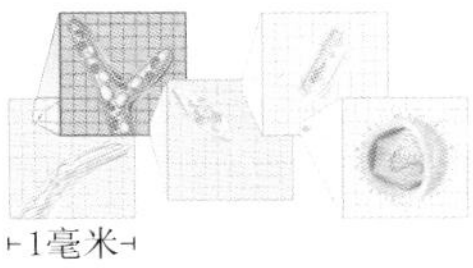

1毫米

比例

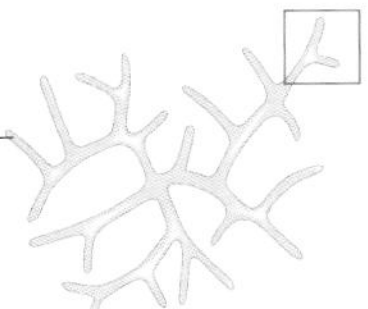

位置

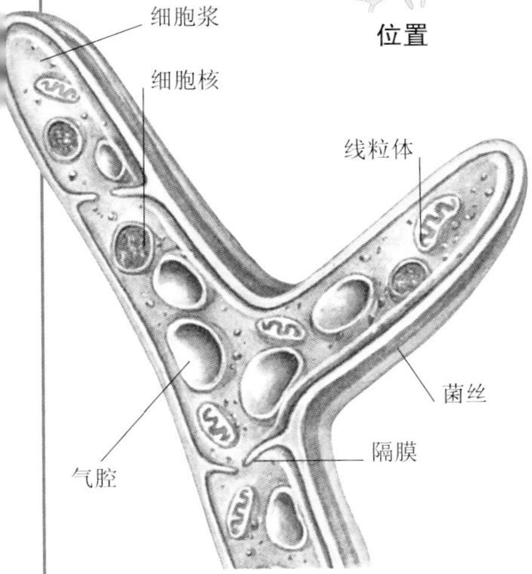

细胞浆
细胞核
线粒体

气腔

丝状真菌
这些真菌形成长的管状分枝结构，这些结构被称为菌丝，菌丝可穿过被称为隔膜的细胞壁分成多个片段。

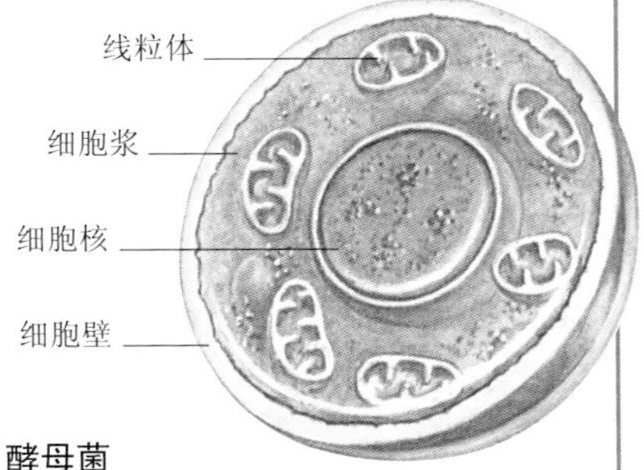

线粒体
细胞浆
细胞核

酵母菌
这些类型的真菌以球状的菌落或卵圆形的单细胞形式存活，这些真菌通过细胞分裂和出芽的方式繁殖。

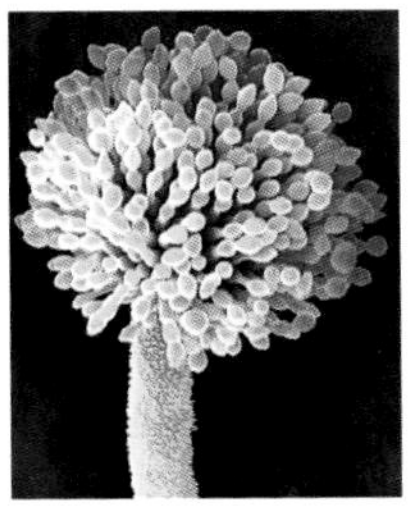

真菌孢子
多种不同类型的真菌，包括曲霉菌（如左图），可以以一种被称为孢子的休眠形式存在，吸入后可致病。

结构

蠕虫

蠕虫是一组复杂的微生物，大小差别很大，有的只能用显微镜才能看见，有的则可长达数米。蠕虫有两种类型：扁形虫和圆形虫，这是为了适应感染人体而呈现的不同形式，成虫或幼虫侵入人体的不同部位，包括肠道和血管。

比例

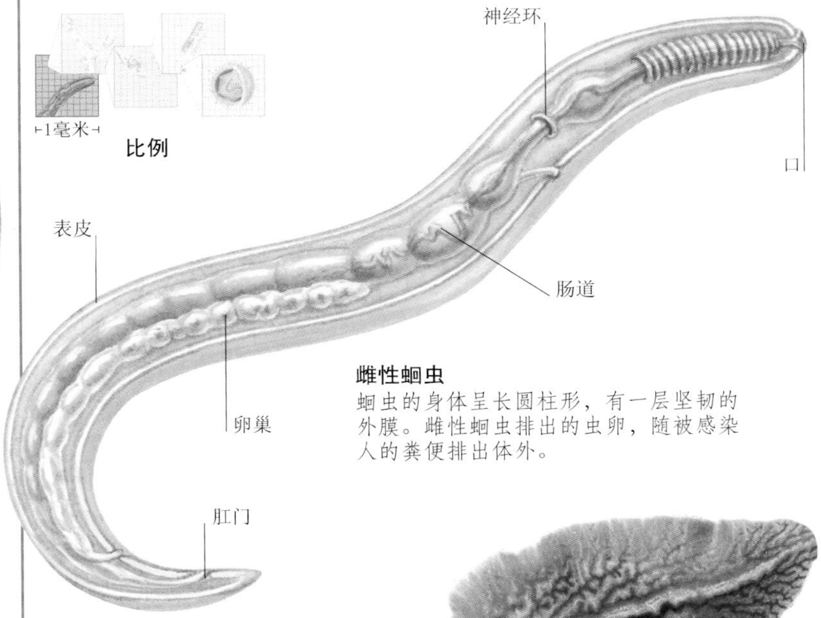

1毫米
神经环
口
表皮

卵巢
肛门

雌性蛔虫
蛔虫的身体呈长圆柱形，有一层坚韧的外膜。雌性蛔虫排出的虫卵，随被感染人的粪便排出体外。

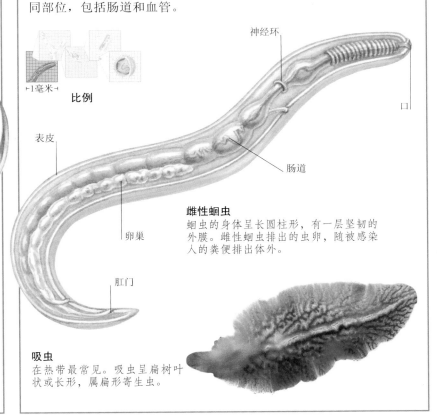

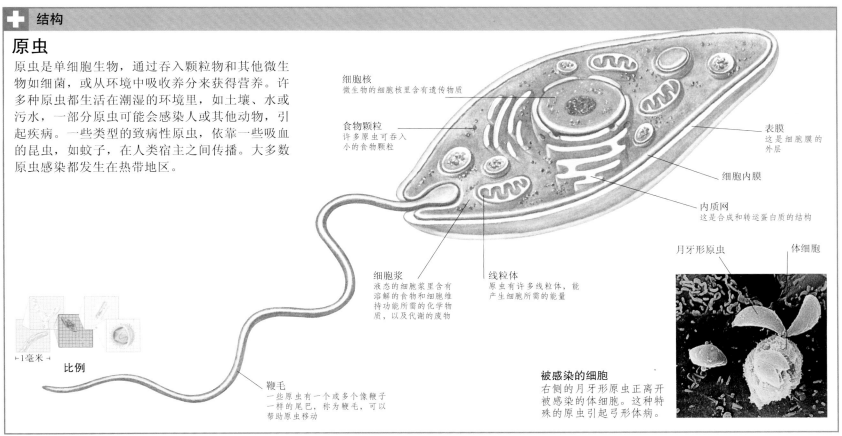

吸虫
在热带最常见。吸虫呈扁树叶状或长形，属扁形寄生虫。

病毒感染

一些人们最熟悉的轻症疾病，如咳嗽、咽痛以及腹泻、呕吐，常常是由病毒感染造成的。病毒不仅可引起轻微的感染性疾病，也可引起致死性的疾病，如狂犬病和人类免疫缺陷病毒（HIV，又称艾滋病病毒）感染和艾滋病（AIDS）。

在本节的第一篇文章介绍常见的病毒感染，如普通感冒和流行性感冒，以及相关的传染性疾病，如水痘、带状疱疹病毒和单纯疱疹病毒感染。接下来的第二篇文章，介绍曾在儿童中常见的病毒性传染病：麻疹、腮腺炎和风疹。在20世纪中期之前，儿乎所有的孩子都会得这些疾病。在进行常规免疫接种后，目前在发达国家已经很少发生这类传染病。但是，在这些病毒中，有些病毒仍然会使没有接种过疫苗的成人患病，引起的症状通常会更严重。接下来介绍在发展中国家常见的几种病毒感染，包括黄热病和登革热，在本节的最后，介绍艾滋病病毒感染和艾滋病。

仅累及人体一个部位的病毒感染将在其他章节介绍。例如，急性肝炎（见408页）和慢性肝炎（见409页），将在肝胆疾病中介绍，生殖器疱疹感染（见493页）和生殖器疣（见493页）将在性传播感染中介绍。

重要的解剖结构

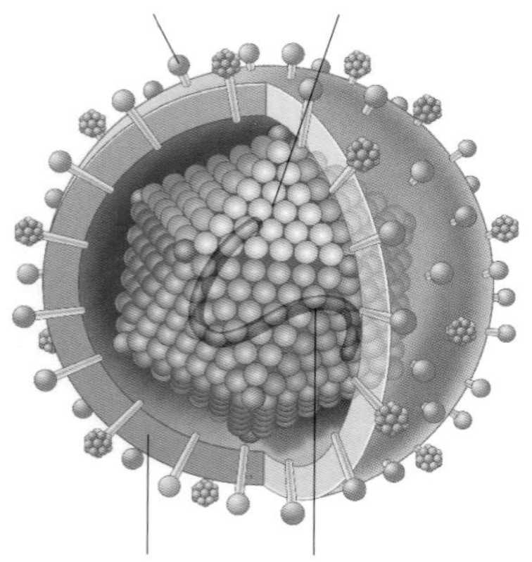

有关病毒的结构和功能的更多信息，请参阅161页。

普通感冒

由许多不同的病毒引起的鼻腔和咽部感染性疾病

最常见于儿童

性别、遗传和生活方式对本病的影响不明显

已知可引起普通感冒的具有高度传染性的病毒至少有200多种，其中包括鼻病毒、冠状病毒和呼吸道合胞病毒。这些病毒可以很容易地通过感染者咳嗽或打喷嚏，在空气中形成的飞沫传播。在许多情况下，病毒也可通过直接接触感染者的手，或接触受到病毒污染的物品传播到鼻子和咽喉。

一年中的任何季节都会发生感冒，但在秋冬季会更常见。在英国，成年人通常每年会发生2～5次感冒，儿童则可发生7～10次的感冒。儿童比成年人更容易患感冒，一方面是因为他们还没有形成对引起感冒的常见病毒的免疫力，另一方面也是因为病毒常常在一些群体性机构中，比如幼儿园和学校，传播得非常快。

有哪些症状？

感冒的最初症状，常常在感染的1～3天后出现。症状通常在24～48小时内逐渐加重，这与流行性感冒（见本页）不同，后者常在数小时内症状迅速加重。如果得了感冒，可能出现下列症状：

- 频繁地打喷嚏。
- 流鼻涕，最初是水样清鼻涕，随后变成黄绿色的黏稠鼻涕。
- 低热和头痛。
- 咽痛，有时会有咳嗽。

一些人的普通感冒可并发细菌感染，如肺部感染（见297页“急性支气管炎”）或鼻窦感染（见290页“鼻窦炎”）。细菌性中耳感染，可引起耳部疼痛，是感冒的常见并发症之一（见374页“中耳炎”；见557页“儿童急性中耳炎”）。

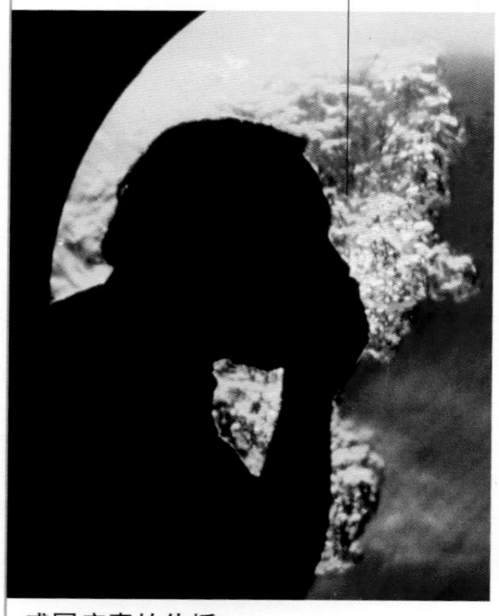

感冒病毒的传播
感冒病毒很容易通过咳嗽和喷嚏传播。这张利用特殊方法拍摄的图片，让我们看到了一个喷嚏可以使飞沫传播得有多远，即使使用手绢也是如此。

我该怎么办？

大多数人都会认识到自己的这些症状是普通感冒，因此不去就医。

尽管进行了大量的科学研究，但目前尚无治愈普通感冒的方法，不过服用一些非处方药物，可以缓解症状（见588页“抗感冒和抗流感的药物”），这些药物包括可缓解头痛和退热的止痛药物（见589页）、消除鼻塞症状的血管收缩药物（见587页），以及治疗咽痒不适的止咳药物（见588页）。重要的是要喝足够的白开水，尤其是你有发热时（见165页“退热”）。许多人服用大量的维生素C来预防和治疗普通感冒，但并没有证据表明这样做是有用的。

如果在一周内你的症状仍未缓解，或你的孩子在两天内情况没有好转，应该就医。如果你同时合并细菌感染，医生会给你开抗生素（见572页）。抗生素对病毒感染是无效的。

普通感冒的症状即使不治疗，通常也会在两周内消失，但咳嗽可能会持续更长一段时间。

流行性感冒

一种上呼吸道感染性疾病，通常称为流感

年龄、性别、遗传和生活方式对本病的影响不明显

流行性感冒，简称流感，是一种好发于冬季，但可在一年中任何时候发生的病毒传染性疾病。感染主要累及上呼吸道。

有哪些类型？

许多不同的病毒感染可以引起轻微的流感样症状，但真正的流感是由3种流感病毒引起的，即甲型流感病毒、乙型流感病毒和丙型流感病毒。这些病毒不但可以感染人类，也可以感染动物和鸟类。

甲型流感病毒可感染鸟类、猪和人类，可引起周期性的流感爆发（大流行）。例如1918年在西班牙爆发的流感、1957年在亚洲爆发的流感、1968年在香港爆发的流感，以及2009年的猪流感，都是由甲型流感病毒引起的。

乙型流感病毒几乎只感染人类，但也可感染海豹和白鼬。乙型流感通常只是引起小范围的局部流感爆发。

丙型流感病毒可感染人类、狗和猪，但较其他类型的流感病毒要少，且通常只引起儿童的轻微不适。

甲型和乙型流感病毒的结构不断发生改变（突变），产生人们很少对其有免疫力的新毒株。这是为什么会建议一些特定的人群，每年需要接种有针对性的流行病毒疫苗的原因。猪流感（H1N1）和禽流感（H5N1）是分别来自猪和鸟类的甲型流感病毒的变异株，会导致人类发生流感。

流感病毒有几种传播方式。典型的是通过感染者在咳嗽和打喷嚏时产生的空气飞沫传播，也可以通过人与人的直接接触传播。“普通”的季节性流感和猪流感是以这些方式传播的。然而，尚无人－人之间直接传播禽流感的病例，似乎这种类型的流感病毒，只能通过受感染的鸟类直接感染人类。

有哪些症状？

季节性流感的症状会在感染后的24～48小时内出现。许多人相信自己患了流感，而实际上他们得的只是普通感冒。流感的症状是突然出现的，且在数小时内迅速加重。流感的症状有：

- 发热（38℃或更高）。
- 出汗和寒战。
- 咳嗽。
- 肌肉酸痛和疼痛。
- 很严重的疲乏感。
- 频繁地打喷嚏、鼻塞。
- 流涕、咽痛。
- 头痛。
- 呕吐或腹泻。

猪流感的症状同其他的季节性流感的症状非常相似，因此很难鉴别。猪流感通常在感染后的2～5天内出现症状，但也可在7天后才出现症状。典型的表现是患有猪流感的人，突然出现发热（体温在38℃以上），并且至少有两种以下症状：

■ 突然出现咳嗽。
■ 咽痛。
■ 头痛。
■ 疲乏。
■ 流涕。
■ 肌肉酸痛和疼痛。
■ 呕吐或腹泻。

所有的流感症状通常持续数天后就会消失，但疲乏和抑郁可能会在其他症状消失后仍然存在。

有哪些并发症？

流感最严重的并发症是肺部感染（见 299 页“肺炎”），肺部感染对于一些高危人群来说，是可以致命的。这些高危人群包括：婴幼儿和 5 岁以下的儿童、孕妇、65 岁以上的老年人、免疫力低下的人，如艾滋病病毒感染者与艾滋病（见 169 页）患者，正接受化疗或使用皮质类固醇激素治疗的患者，过去 3 年接受过治疗的慢性肺部疾病或哮喘患者（见 295 页），有心脏病、糖尿病（见 437 页）或其他代谢疾病、慢性肝病、囊性纤维化（见 535 页）、镰状细胞病（见 272 页）、肾病或肌营养不良（见 536 页）的患者，以及近期发生过脑卒中（见 329 页），或患中枢神经系统疾病，如大脑性瘫痪（见 548 页）、帕金森病（见 333 页）或多发性硬化（见 334 页）患者。

应该如何处理？

各种类型的流感引起的症状都可以通过卧床休息、喝足量的水、实施有效的退热（见本页）方法来缓解。对乙酰氨基酚有助于退热和缓解肌肉酸痛和疼痛，布洛芬有相同的作用，但孕妇不能服用。然而，如果你是高危人群或有严重的其他疾病，如果你出现了呼吸困难，如果你的情况突然恶化，或如果你的症状在 7 天后（儿童在 5 天后）仍没有缓解，那么你就应该立即去就医。医生可能会给你开一些抗病毒药物，如奥司他韦（达菲）或扎那米韦（瑞乐砂）。这些药物可以减轻病情，缩短疾病的病程。最好在出现症状 48 小时内服用这些药物，当然越早服用越好。医生也可能会为你安排一些化验，来检查是否有其他感染，如肺炎。如果发现有其他的感染，医生会给你使用抗生素（见 572 页），必要时，医生还会建议你住院治疗。

如果你觉得你得了猪流感，那么你就应该去就医。如果你的症状提示你患有猪流感，那么医生会给你使用奥司他韦。对大多数高危人群来说，建议他们服用这种药物。但是，孕妇则应该使用扎那米韦。在一些情况下，与患者密切接触，但没有症状的人，也可能需要使用抗病毒药物。

为了减少各种类型的流感，以及其他传染性疾病的传播，采取基本的卫生措施是很重要的：在打喷嚏和咳嗽时，应该用面巾纸遮住口和鼻，然后立即将面巾纸小心地处理掉；经常用肥皂和流动水洗手；以及经常清洁一些物体表面，如门把手或工作台面。你还应该确保家中的每个孩子都这样做。有流感症状的人应该待在家里，直到感觉更好一些时才出门，这样有助于控制疾病的传播。

预后如何？

大多数没有出现并发症的健康人，流感症状通常会在 6 ～ 7 天后消失，但咳嗽可能会持续 2 周以上，疲乏感可能会持续更长的时间。然而，一小部分人，主要是高危人群，流感可能会引起严重的疾病和并发症，可能引起一些患者死亡。

如何预防？

免疫接种能有效地预防季节性流感。建议老年人、那些高危人群（不足 6 个月的婴儿除外）、可能接触流感患者的人员，如医务工作者或老年人的护理人员接种流感疫苗。疫苗可使每年都接种的人，流感的发生率减少 2/3。但是，因为病毒的频繁突变，而且每年的流感爆发都是由不同的毒株引起的，所以疫苗永远都不会是完全有效的。现在已经研制出针对猪流感的疫苗。抗病毒药物可减轻症状，并缩短流感的病程，但不能预防流感的发生。

自助措施

退热

体温超过 38℃就是发热。如果你或你的孩子出现了发热，请参阅 45 页和 116 页的图表中列出的症状，来决定是否需要就医。如果不需要就医，则可采取下列措施：

■ 喝足够多的水。
■ 你可以服用对乙酰氨基酚或布洛芬来退热，这会让你感觉舒服一些。对于婴幼儿或儿童，要根据年龄使用合适剂量的对乙酰氨基酚或布洛芬。
■ 确保室内温度不要太高或太低。
■ 穿宽松的衣服。不要把发热的孩子“裹”起来。
■ 年幼的儿童需要密切观察，因为他们如果发生高热，很容易出现热性惊厥。
■ 不推荐用温水擦浴来降温。
■ 16 岁以下的儿童不宜使用阿司匹林。

水痘

儿童期的传染病，可引起发热和全身的水疱样皮疹

主要累及2～10岁未接种疫苗的儿童

性别、遗传和生活方式对本病的影响不明显

水痘是较常见的病毒性传染病，主要累及年幼的儿童。水痘的特征性表现是水疱样皮疹，是由水痘－带状疱疹病毒引起的，这种病毒也可引起带状疱疹（见 166 页）。这种病毒感染具有传染性，很容易通过被感染者在咳嗽或打喷嚏时产生的飞沫，或直接接触水疱而传播。如果你没有接种过疫苗，那么你可能会通过与水痘或带状疱疹患者接触而患水痘，但不会因为接触水痘患者而患上带状疱疹。

通常，在儿童期患水痘，病情都比较轻微，但小婴儿、较大的青少年、成年人患水痘的症状较重。水痘在免疫功能低下的人群也较为严重，如艾滋病患者（见 169 页“艾滋病病毒感染与艾滋病”）。

有哪些症状？

在感染 10 ～ 21 天后会出现水痘的症状。在儿童，常以低热或头痛起病；在成年人，会出现非常明显的流感样症状（见 164 页“流行性感冒”）。随着病毒感染的进展，通常会出现下列明显症状：

■ 成批的红色小点很快变成发痒的有液体的疱疹。疱疹在 24 小时内变干、结痂。下一批皮疹在 1 ～ 6 天后出现。皮疹可分布于全身或仅仅是数个小点，可发生于身体或头部的任何部位。
■ 有时，可能因为口腔内的疱疹转变成溃疡，而出现进食时不适。

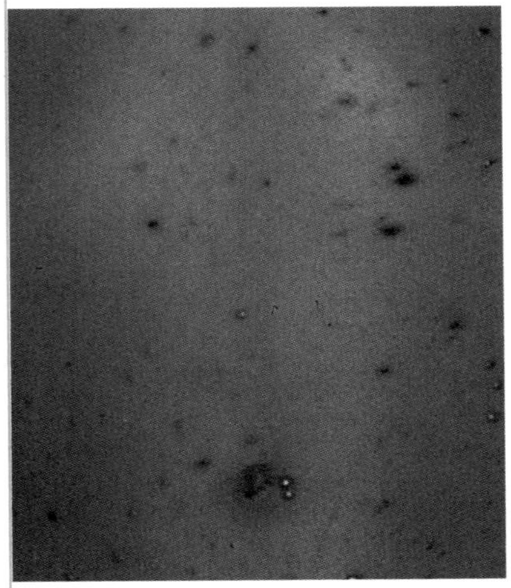

水痘引起的皮疹
水痘患者的整个头部和躯体都会出现发痒的、充满液体的水疱。本图是出现在腹部的水疱，这些水疱会在 24 小时后结痂。

水痘患者在皮疹出现前 2 天直至皮疹出现后 6 天内均具有传染性。

水痘最常见的并发症，是因为抓挠而引起的疱疹继发感染。其他并发症包括肺炎（见 299 页），这在成年人中更常见，在罕见的情况下，会出现颅内感染（见 326 页“病毒性脑炎”）。新生儿和免疫功能低下者，是发生并发症的高危人群。在很少数的情况下，如果女性在怀孕早期发生水痘，那么水痘病毒感染可能引起胎儿畸形。

应该如何处理？

通常可根据皮疹的特点来诊断水痘。轻度感染的儿童不需要就医；休息和简单的退热（见本页“退热”），是需要采取的措施。炉甘石洗剂（见 576 页“止痒药物”）有助于缓解皮疹造成的瘙痒。为预防皮肤感染，尤其是儿童，需要把指甲剪短，避免抓破皮疹。有发生重症疾病危险因素的人群，如婴儿、青少年、成年人和免疫功能低下者，应当立即就医。抗病毒药物（见 573 页），可以起到控制感染病情的作用，但必须在疾病早期使用才有效。

健康的儿童，通常在出现皮疹 10 ～ 14 天后会康复，但是水疱被抓挠过，且继发感染后，可能会留下永久的瘢痕。青少年、成年人和免疫功能低下者，患水痘的康复时间会长一些。

如何预防？

一次的水痘感染，即可获得终身免疫。然而，水痘－带状疱疹病毒，会在神经细胞内保持休眠状态，在数年后可能再复活，引起带状疱疹。除了没有接种过水痘疫苗的医务工作者，或那些与免疫能力低下者一起居住，且没有接种水痘疫苗的人以外，不建议对健康儿童或成年人进行水痘的疫苗接种。

带状疱疹

一种由病毒感染引起的沿神经走行分布的疼痛性水疱样皮疹

最常见于50～70岁的人群

性别、遗传和生活方式对本病的影响不明显

带状疱疹的特征性表现是沿神经走行分布的、成簇的疼痛性水疱样皮疹。皮疹常发生在身体一侧，通常累及胸、腹或面部的皮肤。在老年人，皮疹消退后数个月，仍会感到不适。这种持续存在的疼痛，被称为疱疹后神经痛。

带状疱疹感染是由水痘 - 带状疱疹病毒引起的。这种病毒一开始先引起水痘（见 165 页），然后在神经细胞内休眠。如果病毒在日后复活，就会引起带状疱疹。病毒复活的原因尚不清楚，但是带状疱疹常发生在身体处于应激状态，或患其他疾病时。这种疾病最常见于年龄在 50 ～ 70 岁的人。免疫功能低下者，如艾滋病患者（见 169 页“艾滋病病毒感染与艾滋病”）或接受化学药物治疗（见 157 页）的人，更容易发生带状疱疹。艾滋病患者尤其容易发生重症带状疱疹病毒感染。

水痘 - 带状疱疹病毒感染容易通过直接接触疱疹来传播，在对该疾病没有免疫力的人群中会引起水痘。

有哪些症状?

在刚患病时，你可能会感觉到皮肤的某一部位有发麻、瘙痒和尖锐的疼痛感，几天后，也可能会出现下列症状：

- 疼痛的红色点样皮疹，变成有液体的疱疹。
- 发热。
- 头痛、疲乏。

在发病 3 ～ 4 天后，水疱结痂。这些结痂的皮疹会在 10 天内愈合、脱落，但有些患者会遗留瘢痕。如果支配眼睛的神经受到累及，可引起角膜的严重炎症（见 356 页“角膜溃疡”）。在少数情况下，面神经感染可引起一侧面部肌肉无力或面神经麻痹（见 339 页）。

应该如何处理？

在皮疹出现之前，带状疱疹很难诊断，肋骨周围的剧烈疼痛可能被误认为是心绞痛（见 244 页）。医生可能会给你开抗病毒药物（见 573 页），来减轻症状，并降低发生带状疱疹后神经痛的危险。如果出现眼部受累，而你的免疫力又处于低下，那么你需要立即进行抗病毒药物治疗。止痛药物（见 589 页）有助于缓解症状，加巴喷丁（见 590 页“抗惊厥药物”）有助于缓解持续性的带状疱疹后神经痛。大多数带状疱疹感染的患者，在 2 ～ 6 周内会康复，但 50 岁以上的患者有近一半的人会发生神经痛。

一次带状疱疹病毒感染，并不能使机体对其产生免疫力，这种感染会复发。

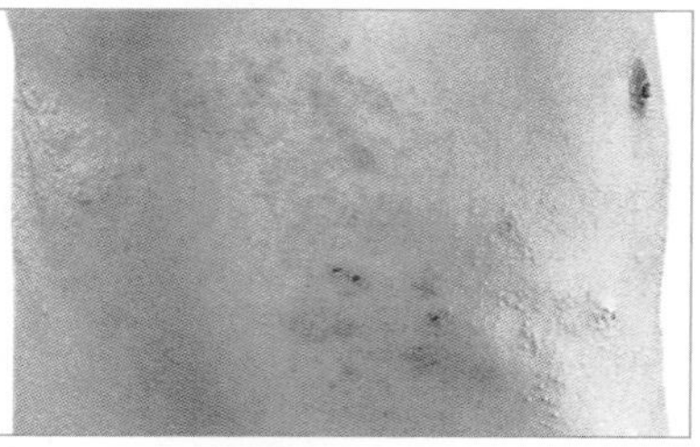

带状疱疹的皮疹

沿神经走行区域分布着水疱样皮疹。这些水疱常常发生在肋部的皮肤，仅累及身体的一侧，如图所示。

单纯疱疹病毒感染

一种能引起口唇或生殖器部位疼痛性疱疹的感染性疾病

与多个性伴侣发生没有保护措施的性行为是发病的危险因素

年龄、性别和遗传对本病的影响不明显

具有高度传染性的单纯疱疹病毒（HSV）可引起多种疾病，其特征性的表现是皮肤或黏膜部位的小的痛性疱疹，最常见于口唇（见 205 页“唇疱疹”）或生殖器（见 493 页“生殖器疱疹”），该病毒可通过接触疱疹来传播。

单纯疱疹病毒感染不能对再次感染产生抵抗力，病毒可以在神经细胞内处于休眠状态，在身体处于应激状态，或发生其他疾病时复活。免疫功能低下者，如艾滋病患者（见 169 页“艾滋病病毒感染与艾滋病”），带状疱疹病毒感染更常见，且病情会更严重。

有哪些类型?

现已发现多种不同类型的单纯疱疹病毒，最常见是Ⅰ型和Ⅱ型。Ⅰ型单纯疱疹病毒通常引起唇部、口腔和面部的感染；Ⅱ型单纯疱疹病毒感染的典型表现是生殖器部位的疱疹。但这两种类型之间有交叉：一些典型的由Ⅰ型单纯疱疹病毒感染的情况，可能是由Ⅱ型病毒引起的，反之亦然。

大多数人是在成年时感染上Ⅰ型单纯疱疹病毒的。大多数情况下，初次感染并没有症状，但一些儿童可出现口腔内疱疹（见 401 页“口炎”），有皮肤湿疹性疾病的儿童可发生疱疹性湿疹（见 538 页“儿童湿疹”）。在初次感染后，病毒处于休眠状态，但日后可周期性复活，引起唇疱疹。

Ⅱ型单纯疱疹病毒通常经性行为传播，引起生殖器疱疹。这种疾病和唇疱疹一样，也有复发的倾向。如果婴儿在出生时接触到母亲外阴部的疱疹，就会发生该病毒感染，可危及婴儿生命（见 530 页“先天性感染”）。

Ⅰ型和Ⅱ型单纯疱疹病毒感染都会累及眼睛，引起眼部的炎症和分泌物增多（见 355 页“结膜炎”）。在极少数情况下，单纯疱疹病毒感染可引起严重的脑部感染（见 326 页“病毒性脑炎”）。

应该如何处理?

根据疱疹的表现和发生部位可作出诊断。轻度的唇疱疹通常用外用非处方抗病毒药物（见 573 页）来治疗。如果发生了生殖器疱疹或重度、反复发生的唇疱疹，需要口服抗病毒药物。这些药物越早应用，疗效可能越好。

传染性单核细胞增多症

一种可以引起淋巴结肿大和咽部疼痛的疾病，常见于少年和青壮年

最常见于12～20岁的人群

性别、遗传和生活方式对本病的影响不明显

传染性单核细胞增多症被称为青少年和青壮年接吻病，因为它主要是通过唾液传播的。传染性单核细胞增多症的另一个名字叫腺热病，因为该病会引起淋巴结（腺体）肿大和高热。该病通常的特征性表现是扁桃体炎（见 293 页“咽炎和扁桃体炎”），扁桃体炎可能会很严重。

由哪些原因引起?

传染性单核细胞增多症是由 EB 病毒引起的，病毒攻击负责抵御感染的白细胞——淋巴细胞。EB 病毒感染非常常见，在 50 岁的人群中，大约 90% 的人发生过这种病毒感染。超过半数的受感染者不会出现症状，所以并不会觉察到已经被感染了。

有哪些症状?

如果传染性单核细胞增多症引起症状的话，通常会在感染后的 4 ～ 8 周出现，且症状会持续数天。这些症状可能包括：

- 高热和出汗。
- 非常明显的咽痛，会引起吞咽困难。
- 扁桃体肿大，其表面常常覆有厚的灰白色的膜。
- 颈部、腋下和腹股沟淋巴结肿大、疼痛。
- 脾脏增大，引起腹部疼痛。

除了上述症状以外，通常还会伴有食欲差、体重减轻、头痛和疲乏。有时，躯干和面部可能会出现皮疹。有些人的咽痛和发热可快速缓解，其他症状的持续时间不会超过一个月，而另一些人的症状可能持续时间更长，即使在感染的数个月后，仍会感到萎靡不振。

应该如何处理?

医生根据你的淋巴结肿大、咽痛和发热来作出诊断，可能还需要进行血液化验来检测抗 EB 病毒的抗体。咽拭子检查用来排除细菌感染，后者需要使用抗生素（见 572 页）来治疗。

传染性单核细胞增多症没有特异的治疗方法，但可采取一些简单的措施来缓解症状。饮用足量的白开水，服用非处方止痛药物（见 589 页），如对乙酰氨基酚，有助于控制发热和疼痛症状。在你完全康复前，应避免饮酒，因为本病可累及肝脏。至少在康复前的 6 ～ 8 周应避免进行接触性运动，因为本病可引起脾脏肿大。

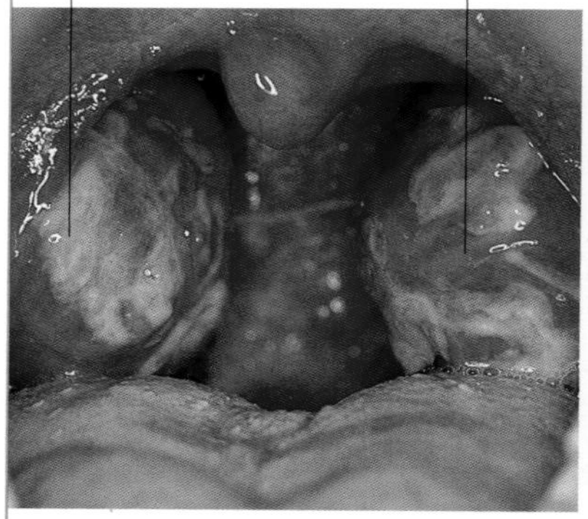

肿大的扁桃体

传染性单核细胞增多症的患者，会出现扁桃体肿大，可引起明显的咽痛。扁桃体的表面也可能覆盖有一层厚的灰白色膜。

预后如何?

几乎所有得了传染性单核细胞增多症的患者最终都会完全康复。但有些人可能恢复得慢些，疲乏感会持续数周甚至数月。一次感染就会产生永久的抵抗力。

巨细胞病毒感染

巨细胞病毒感染通常不会引起症状，但会使免疫功能低下的人患致命性疾病

男性更常见

年龄、遗传和生活方式对本病的影响不明显

巨细胞病毒（CMV）感染很常见，大多数人在一生中的某个阶段，会感染这种病毒。多数人没有症状，而且不会意识到他们感染过这种病毒，但他们将终身携带无活性的巨细胞病毒。巨细胞病毒是一种疱疹病毒。

免疫功能低下者，如艾滋病患者（见 169 页“**艾滋病病毒感染与艾滋病**”）是初次感染后发生重症巨细胞病毒感染的高危人群，并且在这组人群中，巨细胞病毒也容易复活。另外，如果女性在妊娠期间首次感染这种病毒，会对胎儿产生严重影响（见 530 页“**先天性感染**”）。

病毒可以经唾液传播，通过受感染者咳嗽或打喷嚏时产生的小飞沫传播、通过性行为传播、通过输血传播、在器官移植过程中传播，以及通过在妊娠期感染的母亲的胎盘而传播。在发达国家，给高危患者输注的血液，要进行巨细胞病毒的筛查。

有哪些症状？

巨细胞病毒感染因被感染者的年龄和一般健康情况的不同，症状的差异可以很大。大多数初次感染该病毒的人没有症状。如果出现了症状，也常常很轻微，可能有：

- 疲乏。
- 发热。
- 咽痛。
- 恶心、呕吐和腹泻。

青少年患者出现的症状可能会与传染性单核细胞增多症（见 166 页）相似。

免疫功能低下的人，其巨细胞病毒感染的症状会较重。这些人在初次感染或复发感染病毒时，都会引起持续 2 ～ 3 周的发热、不伴有瘙痒的皮疹，以及能引起皮肤和眼白（巩膜）变黄（见 407 页“**黄疸**”）的肝脏炎症（见 408 页“**急性肝炎**”）。此外，病毒还会引起脑部感染（见 326 页“**病毒性脑炎**”）和肺部感染（见 299 页“**肺炎**”）。巨细胞病毒还能引起视网膜炎，这可能会导致视力丧失。

如果女性在怀孕期间发生病毒初次感染，那么就会有病毒感染胎儿的危险，胎儿出生时可能就会有黄疸、肝脏肿大和一些血液疾病。也有一些情况，就是胎儿在妊娠期间被感染后，虽然在出生时没有症状，但日后可能会出现其他疾病，如听力丧失。

应该如何处理？

健康人的巨细胞病毒感染，通常不引起症状，不被察觉，因此也不需要治疗。如果症状严重，而且医生怀疑你发生了巨细胞病毒感染，他会给你安排血液检查来查明这种病毒的抗体。早期应用抗病毒药物（见 573 页）通常可以缓解病毒感染引起的症状。

对于免疫功能低下的人，巨细胞病毒感染可能发生危及生命的并发症。可以给这些人应用抗病毒药物来预防巨细胞病毒感染，或当血液检查显示已经发生了病毒感染时，可以用这些药来控制症状。被感染的孕妇也可以使用这些药物来保护胎儿。

麻疹

一种可以引起发热和全身性不伴有瘙痒的皮疹的儿童疾病

主要累及2～10岁未接种疫苗的儿童

性别、遗传和生活方式对本病的影响不明显

麻疹是一种传染性很强的病毒感染性疾病，可引起有特征性的皮疹和发热，主要感染年幼的儿童。在发达国家由于常规进行麻疹的免疫接种，因此麻疹感染很罕见，而在发展中国家，每年约有 100 万没有进行疫苗接种的孩子死于麻疹。

麻疹病毒通过被感染者咳嗽或打喷嚏时产生的微小飞沫传播。得了麻疹的孩子可能会感觉病得很重，但发生并发症的危险较小，尤其是那些免疫功能低下或严重营养缺乏的孩子。在皮疹出现前的 1 ～ 2 天和皮疹出现后的 5 天，麻疹是有传染性的。

有哪些症状？

麻疹的症状通常在感染后 10 天左右出现，有以下症状：

- 发热。
- 口腔内颊部黏膜上出现的白色点状丘疹，也称为科氏斑。
- 2 ～ 4 天后，可在头部出现红色的无痒性皮疹，并逐渐向下蔓延。起初皮疹是分散的、扁平的皮疹，后来皮疹融合呈斑点状。
- 眼睛疼痛、发红、流泪（见 355 页“**结膜炎**”）。
- 鼻塞、流涕、干咳。

麻疹最常见的并发症是中耳的细菌性感染（见 557 页“**儿童急性中耳炎**”）或肺炎（见 299 页）。大约在 1000 名患者中有 1 人发生脑炎（见 326 页“**病毒性脑炎**”），这是一种严重的并发症，在皮疹出现后 7 ～ 10 天出现。

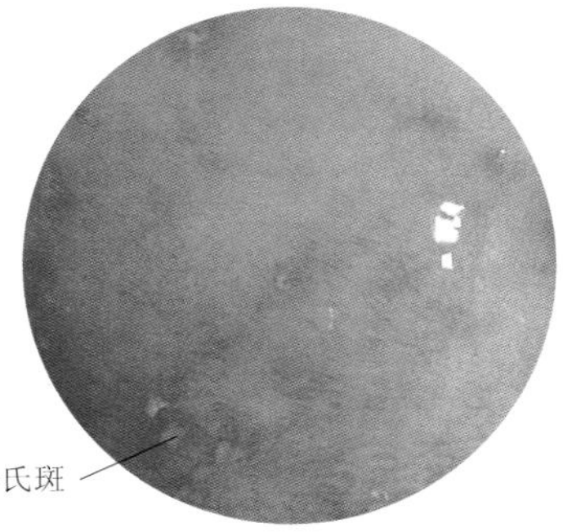

麻疹患者的科氏斑

开始出现麻疹症状的时候，这些小白点就出现在口腔内的颊黏膜上，稍早于头部和躯干上皮疹的出现时间。

应该如何处理？

医生可以根据症状来诊断麻疹。对于大多数孩子来说，休息和一些简单的退热措施（见 165 页“**退热**”）就可以痊愈，如果没有并发症，症状通常会在 7 天内消失。如果麻疹患者出现细菌感染性并发症，如肺炎，则需要使用抗生素（见 572 页）治疗。

如何预防？

可以给婴儿接种麻疹－腮腺炎－风疹（MMR）疫苗，分别在出生后 12 ～ 15 个月和 3 ～ 5 岁时接种（见 13 页“**常规免疫接种**”）。接受免疫接种或者患过麻疹的人，通常可获得对麻疹的终身免疫力。

腮腺炎

一种会引起一侧或双侧腮腺肿大的疾病

主要累及未接种疫苗的学龄儿童和青年人

性别、遗传和生活方式对本病的影响不明显

腮腺炎是一种轻度的病毒感染性疾病，常见于还没有进行常规免疫接种的学龄儿童。腮腺炎病毒可通过唾液和腮腺炎患者在咳嗽和打喷嚏时产生的微小飞沫来传播。腮腺炎病毒可引起一侧或双侧唾液腺肿大和发炎，唾液腺位于耳朵前下方。如果双侧腮腺都受累，孩子的脸会像仓鼠一样。在青春期的男孩和成年男性，这种病毒感染还可以累及睾丸；在很少的情况下，腮腺炎可影响患者的生育功能（见 498 页“**男性不育**”）。

有哪些症状？

高达半数的腮腺炎病毒感染者没有症状，而大多数患者的症状也很轻微。主要症状会在感染后 2 ～ 3 周出现，这些症状包括：

- 一侧或双侧面部疼痛和肿胀，位于耳朵的前下方，大约持续 3 天。
- 吞咽时出现疼痛。

腮腺炎病毒感染的患者也会引起咽痛和发热，下颌骨下方的唾液腺会出现疼痛。在出现腮腺肿大的前两天到唾液腺肿胀出现后 5 天内，腮腺炎病毒感染者是有传染性的。

大约 4 位青少年男性或成年男性中就有 1 位会出现一侧或双侧睾丸疼痛性炎症（见 459 页“**附睾睾丸炎**”），在少数情况下，这种炎症可导致不育。少数腮腺炎的患者也可发生病毒性脑膜炎（见 325 页），即包绕脑和脊髓的膜发生炎症。胰腺炎（见 413 页“**急性胰腺炎**”）也是腮腺炎的一种少见并发症。

应该如何处理？

医生根据唾液腺的明显肿胀，来诊断腮腺炎。没有专门针对腮腺炎的特异治疗，但饮用足量的白开水和服用非处方止痛药物（见 589 页），如对乙酰氨基酚可缓解症状。大多数人无需进一步处理即可康复，但医生会给有重度睾丸炎的青少年男性和成年男性使用强效的镇痛药。如果出现并发症，建议采用相应的治疗。

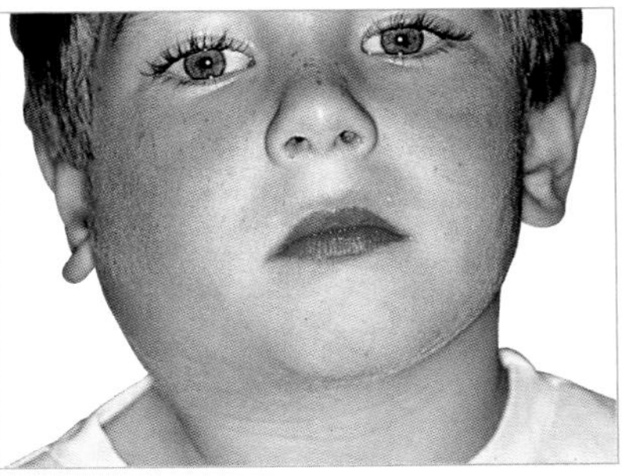

发炎的腮腺

腮腺位于耳朵两侧的前下方。腮腺炎病毒感染时，可以出现一侧（如上图所示）或双侧腮腺肿大。

如何预防？

12 ～ 15 个月大的婴儿，在接种麻疹－腮腺炎－风疹（MMR）疫苗前，就已经接种了腮腺炎疫苗；在 3 岁和 5 岁时，需再次进行免疫接种（见 13 页“**常规免疫接种**”）。接受免疫接种或患过腮腺炎的人，通常可获得终身免疫。

风疹

一种通常症状轻微，但对发育中的胎儿会造成严重损害的疾病

年龄、性别、遗传和生活方式对本病的影响不明显

风疹又称德国麻疹，通常仅引起少量的轻度皮疹。但是，如果孕妇在怀孕早期得了风疹，会造成胎儿严重的先天性畸形。因此，未进行风疹疫苗接种的孕妇，应避免与风疹病毒感染者接触。该病由高传染性的风疹病毒引起，这种病毒可以通过感染者在咳嗽和打喷嚏时产生的飞沫传播。由于儿童会进行常规免疫接种，因此在发达国家风疹感染已不常见。

有哪些症状？

在感染风疹病毒 2 ～ 3 周后，会出现下述症状中的全部或部分症状：

- 颈后和耳后淋巴结肿大，有时全身的淋巴结都会出现肿大，包括腋下和腹股沟区的淋巴结。
- 2 ～ 3 天后，先在面部出现粉红色不瘙痒的皮疹，接着在全身出现这样的皮疹，皮疹通常在 3 天内消退。

儿童可出现低热，但是青少年和成年人会出现高热和头痛。在极少数情况下，会有几个关节出现短暂性的炎症（见 224 页“反应性关节炎”）。在皮疹出现前 7 天至皮疹出现后 5 天内的风疹患者都具有传染性。

如果你在怀孕早期感染了风疹病毒，那么会有发生流产（见 511 页）的危险，如果胎儿发育到足月，出生时，婴儿发生畸形的危险很高，如先天性聋（见 556 页）、先天性心脏病（见 542 页）、眼睛的晶体混浊（见 357 页“白内障”），以及神经系统异常，如大脑性瘫痪（见 548 页）。在怀孕的前 3 个月是最危险时期，发生风疹感染越早，婴儿受到严重损害的可能性就会越大。但是在怀孕晚期感染风疹病毒也会给婴儿造成伤害。

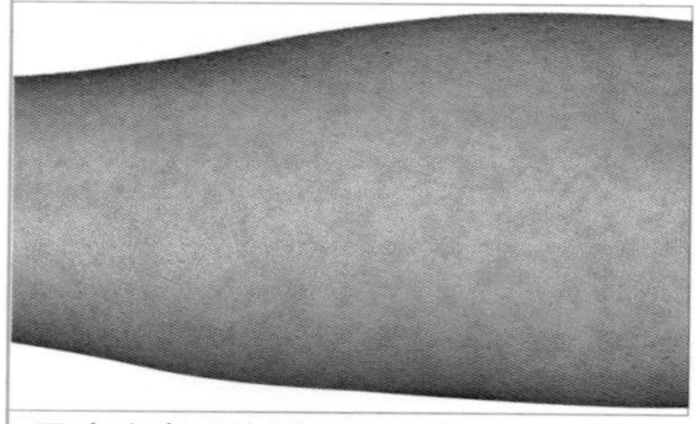

风疹病毒感染引起的皮疹
本图显示的是风疹病毒感染后出现在胳膊上的粉红色皮疹。通常皮疹首先出现在面部，随后扩散至躯干，然后扩散到四肢。

应该如何处理？

医生可能会根据症状怀疑风疹病毒感染，但是这种皮疹并不是特异的，其他的病毒感染也能产生相似的症状。医生会为你安排一些血液检查来确诊。对这种疾病目前还没有针对性的治疗，但喝足量的白开水和服用非处方的止痛药物（见 589 页），如对乙酰氨基酚，会有助于退热和减轻不适的症状。大多数受到感染的人会在 10 天左右康复，感染一次风疹病毒就会获得对风疹病毒的终身免疫。

如果你在怀孕期间得了风疹，或接触了风疹病毒感染者，应向医生咨询，这会给胎儿带来哪些危险，以及如何应对，这是非常重要的。

如何预防？

在婴儿的常规接种中，标准的麻疹－腮腺炎－风疹（MMR）疫苗中就包括了风疹病毒的免疫接种，婴儿在 12 ～ 15 个月大时进行接种，以后分别在 3 岁和 5 岁时再次接种（见 13 页“常规免疫接种”）。接受免疫接种或患过风疹的人都会获得终身免疫。然而，对计划怀孕的妇女应该进行风疹病毒抗体的检查，医生会向她们提出有关免疫接种的建议。

传染性红斑

一种可以引起皮疹和关节炎的感染性疾病

主要累及儿童

性别、遗传和生活方式对本病的影响不明显

传染性红斑也称第五病，由细小病毒（毒株 B19）引起。第五病主要感染儿童，通常只引起轻微的症状，并伴有不易察觉的发热。成年人发病很罕见，但发病时可引起严重的关节痛。细小病毒通过感染者咳嗽和打喷嚏时产生的飞沫传播，但有时会通过输血或由母亲传染给胎儿。感染可以引起一过性的红细胞再生停止，因此对贫血（见 271 页）患者会产生严重的影响。

有哪些症状？

许多儿童发生感染后，并不出现症状，而有些孩子可能在发生感染的 7 ～ 18 天内出现以下症状：

- 面颊部出现鲜红的皮疹，皮疹可蔓延至躯干和四肢。
- 低热。
- 在极少数患者会出现轻度的关节炎（见 220 页）。

成年人更容易发生严重症状，包括：

- 手掌和足底出现皮疹。
- 膝关节、腕关节和手关节的严重炎症和疼痛。

一些人会发生持续 2 年的关节炎。

在免疫功能低下的人，感染可能转变成慢性的，并引起贫血。许多孕妇对这种病毒有免疫力。但那些对这种病毒没有免疫力的妇女，在怀孕的前 20 周发生这种病毒感染会增加发生流产（见 511 页）和胎儿水肿的危险，胎儿水肿是一种严重的疾病，可引起贫血、心力衰竭和组织水肿。

应该如何处理？

如果不能根据症状来诊断细小病毒感染，那么可以通过血液化验来检查针对该病毒的抗体。一次细小病毒的感染可获得终身免疫。

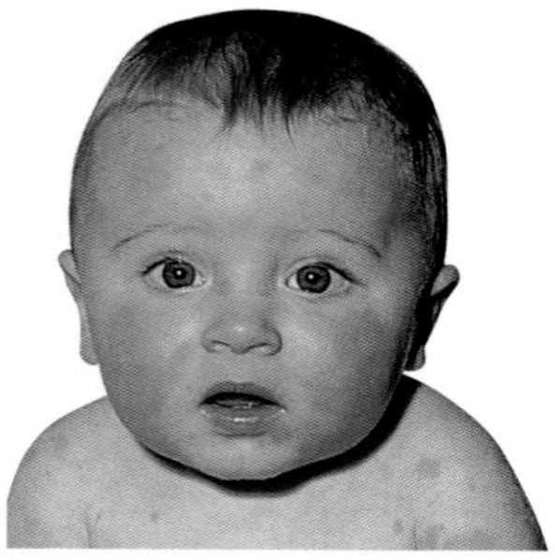

传染性红斑引起的皮疹
这个婴儿面部的鲜红色皮疹是由传染性红斑引起的，这种疾病也称为腮帮被打病。

脊髓灰质炎

一种少见的感染性疾病，常称为小儿麻痹，可累及神经系统

主要累及未接种疫苗的儿童，也可累及未接种疫苗的成年人

到亚洲和非洲的某些地区旅行是发病的危险因素

性别和遗传对本病的影响不明显

脊髓灰质炎是一种传染性很强的疾病，从没有或仅有少数症状的轻症，到能导致瘫痪的重症不等。脊髓灰质炎病毒最常通过被感染者的粪便传播，但也可通过唾液飞沫传播。

自从 20 世纪 50 年代开始进行脊髓灰质炎的常规免疫接种以来，发达国家已经消灭了脊髓灰质炎。但在亚洲和非洲的一些国家，对没有进行最新的免疫接种的旅行者来说，脊髓灰质炎仍然是一种严重的健康威胁。

有哪些症状？

大多数感染者的脊髓灰质炎并不引起症状，或只引起低热和咽痛的轻度症状，这些症状在感染后的 3 ～ 21 天出现。大约每 75 个成年人和每 1000 个儿童中分别有 1 人会出现脑和脊髓的炎症。少数患者，还会出现一个或多个肢体瘫痪，并可累及呼吸系统的肌肉。

应该如何处理？

如果怀疑发生了脊髓灰质炎，可以通过粪便检查来确诊。该病没有特定的治疗方法。症状严重的患者应入院治疗。如果患者的呼吸肌出现了瘫痪，应该使用呼吸机辅助呼吸治疗。大多数轻症患者可完全康复。多数发生瘫痪的患者，病情可在 6 个月内得到改善。

如何预防？

在英国，对 2 ～ 4 个月大的婴儿进行脊髓灰质炎疫苗接种，在 3 岁 4 个月和 5 岁、13 ～ 18 岁时分别进行强化免疫接种。脊髓灰质炎疫苗可与其他疫苗联合接种，是儿童常规免疫接种（见 12 页）计划的一部分。自 2004 年开始使用的灭活的脊髓灰质炎疫苗（注射接种），比口服活疫苗更安全。到有脊髓灰质炎发病危险地区旅游的成年人，可能要进行强化免疫接种（见 35 页“旅行免疫接种”）。

重症急性呼吸综合征

一种有时会引起肺炎的重度病毒感染性疾病

在本病的流行地区旅行或居住是发病的危险因素

年龄、性别和遗传对本病的影响不明显

重症急性呼吸综合征（SARS），又称传染性非典型性肺炎，是在 2002 年下半年从中国蔓延到全世界其他国家的。一种新的冠状病毒是引起这种疾病的原因。在大多数情况下，它是通过密切的人与人接触进行传播的。

有哪些症状？

经过 2 ～ 7 天的潜伏期，此病就会出现症状，包括：突然出现的发烧，一般在 38℃以上，有时会伴有发冷、肌肉酸痛和头痛。再过 3 ～ 7 天，可发展为干咳（少痰），并可能出现呼吸急促，严重者可有呼吸窘迫，表明可能发生了肺炎（见 299 页）。

应该如何处理？

需要进行几种检查来确诊和排除其他可能引起肺炎的疾病。这些检查包括血液检查，监测与病毒相关的一些抗体、病毒培养和基因检测，以寻找血液、粪便或鼻腔分泌物中的病毒基因。

治疗措施包括吸氧，必要时使用呼吸机辅助呼吸治疗。对一些患者，需要使用抗生素和/或抗病毒药物治疗。目前还没有疫苗或有效的治疗方法。对疾病的控制还有赖于一些物理措施，如戴口罩、洗手和隔离感染者。

预后如何？

重症急性呼吸综合征的传染性不是很强，大多数被感染者可以康复，包括那些发生了肺炎的人。但在一些情况下，该病可以引起死亡。

病毒性出血热

一组可引起异常出血的传染性疾病，可以致命

在非洲的一些地区旅行是发病的危险因素

年龄、性别和遗传对本病的影响不明显

病毒性出血热主要发生在非洲，可引起严重的异常出血。唯一源于欧洲部分地区和美国的是汉坦病毒感染。马尔堡、埃博拉和拉沙病毒感染，仅在非洲局部爆发。

啮齿类动物携带汉坦病毒和拉沙病毒，人类通过接触这类动物的尿液、粪便或唾液而被传染。猴子是马尔堡出血热病毒的携带者，埃博拉病毒的动物携带者还不清楚。所有出血热病毒的传染性都很强，可以通过身体的分泌物来传播。

有哪些症状？

在感染1～3周后会出现如下症状：

- 流感样症状。
- 埃博拉出血热可引起使皮肤剥脱的皮疹。
- 皮肤和黏膜发生异常出血。

因感染的病毒不同，病毒性出血热的症状可以很轻微，也可以很严重；拉沙病毒感染可能没有症状。埃博拉出血热和马尔堡出血热的并发症，包括急性肾功能衰竭（见450页）、严重的呼吸困难和休克（见248页）。

应该如何处理？

根据症状和血液化验可对病毒性出血热作出诊断。没有专门针对汉坦病毒感染、马尔堡出血热或埃博拉出血热的治疗。但抗病毒药物（见573页）对拉沙热有效，但应该在感染后的第一周使用。预后取决于感染的病毒类型和当地的医疗水平。拉沙病毒感染的死亡率大约为2%；埃博拉出血热的死亡率为90%。

黄热病

一种主要局限在非洲，经蚊子传播的传染病

在非洲及美洲中部和南部旅行是发病的危险因素

年龄、性别和遗传对本病的影响不明显

黄热病是由黄热病毒引起的急性传染病，因其导致的严重黄疸（见407页）而得名，患者的皮肤呈亮黄色。病毒通过蚊子从猴传给人，然后再经蚊子在人际间传播。90%以上的病例发生在非洲，其余主要发生在美洲中部和南部。由于常规的免疫接种，这种疾病已不常见，但在非洲疫情仍时有发生。

该病的症状在被蚊子叮咬3～6天后突然出现。一些患者可能有类似感冒的症状。但有些患者会发生异常出血、肝功能衰竭（见411页）或肾功能衰竭（见450页）。严重出血可导致休克（见248页）。极少数情况下，感染可导致抽搐和昏迷（见323页）。

根据症状可作出黄热病的诊断，针对病毒抗体的血液检查可以确诊。目前对黄热病尚没有针对性的治疗，在10个感染黄热病的患者中，有2～5人会死亡。一次感染黄热病毒可获得终身免疫。免疫接种产生的保护作用可维持10年以上，因此推荐前往高危地区旅行的人，要进行免疫接种（见35页“旅行免疫接种”）。

登革热

也称为断骨热，是一种由蚊子传播的黄病毒引起的传染病

在热带和亚热带地区旅行是发病的危险因素

年龄、性别和遗传对本病的影响不明显

登革热在全世界的许多热带和亚热带地区流行，据估计每年有多达1亿的新发病例。登革热可能由4个亚型的黄病毒中的一种引起，黄病毒是由埃及伊蚊携带和传播的。这种蚊子主要出现在郊区和农村地区，通常在白天叮咬人。由于这种疾病可引起严重的肌肉和关节疼痛，因此也被称为断骨热。

在被感染的蚊子叮咬4～8天后会出现登革热的症状。症状包括高热、头痛、严重的背痛、肌肉疼痛和无力，以及关节疼痛。在发病的最初几天皮肤也可出现小红点样皮疹。经常在3～4天后热退，然后再次出现发热，接着再热退。严重的病例，在一些部位，如牙龈、鼻子和注射部位等会发生异常出血。

应该如何处理？

通常可以根据症状来作出登革热的诊断。现在没有针对性的治疗方法，但是休息、大量喝白开水很重要。非处方的止痛药物（见589页）如对乙酰氨基酚，可以用于缓解症状和退烧。重症患者可能需要住院观察和治疗，但危及生命的并发症罕见。患者通常需要几周才能恢复。

一次登革热感染后，可以获得对这种疾病的免疫力，但只对致病的特定黄病毒亚型产生抵抗力，目前还没有针对这种病毒的疫苗。到黄热病常见地区旅行的人，应使用驱蚊剂和穿能够完全遮盖胳膊和腿的衣服（见35页“旅行健康”）。

狂犬病

一种累及神经系统的传染病，通常是被受到感染的动物咬伤后，经其唾液传播的

在非洲、亚洲及美洲中部和南部旅行是发病的危险因素

年龄、性别和遗传对本病的影响不明显

狂犬病毒主要感染动物，但可以通过动物咬伤或舔舐人皮肤的破溃处，而将病毒传给人类。病毒进入伤口后，沿神经传播，最终到达脑，引起可能致命的炎症。接种狂犬病疫苗和及时治疗可以免于患病，但如果不治疗，大约一半的人会得狂犬病，几乎所有人不可避免地发生死亡。

在发达国家狂犬病很罕见。非洲和亚洲的许多国家是发病的高危地区。在发达国家，大多数病例是由于被蝙蝠叮咬而感染的，而世界各地的大多数病例，是因为被野生动物感染的狗咬伤后发病的。被狂犬病毒感染的一些动物，常有攻击性行为，并有过度流涎。

有哪些症状？

狂犬病症状在被咬伤2～8周后出现，但潜伏期的长短差别很大，病毒可在引起症状前潜伏数月或更长时间。狂犬病在发病初期的症状像流感（见164页“流行性感冒”），这些症状可持续2～7天，接着就出现：

- 面部和咽喉部的肌肉瘫痪。
- 极度口渴。
- 疼痛性喉部痉挛，造成被感染者不能喝水和害怕水。
- 定向力障碍、烦躁。
- 意识丧失。
- 肢体瘫痪。

一旦出现症状，通常是致命的。

应该如何处理？

立即用肥皂和水清洗被可疑动物咬伤的部位，并立刻就医，刻不容缓。治疗包括注射狂犬病免疫球蛋白（对抗病毒的抗体），紧接着进行一个疗程的狂犬病疫苗接种，刺激机体产生更多的抗体。如果可能的话，应该对咬伤人的动物进行隔离观察。

一旦出现了狂犬病的症状，就没有办法治愈，但镇静药物和止痛药可用来缓解症状。单纯根据症状很难作出明确的诊断，通常需要进行血液和唾液检查，来确定是否存在狂犬病病毒。

可以通过接种疫苗来预防狂犬病，因此建议从事与动物接触工作的人，要进行狂犬病疫苗接种。也建议居住在狂犬病高发区或要到这些地区旅行的人，进行疫苗接种（见35页“旅行免疫接种”）。

艾滋病病毒感染与艾滋病

一种慢性传染病，如果不治疗，可导致对其他感染的免疫力下降

无保护性措施的性行为和静脉注射毒品是发病的危险因素

年龄、性别和遗传对本病的影响不明显

感染艾滋病病毒（HIV）后，如果不进行治疗，可引起获得性免疫缺陷综合征（艾滋病），这是近些年来著述和研究最多的疾病。虽然已经开发出了能够有效减缓感染进程的药物，但仍没有针对这种病毒的有效疫苗。艾滋病病毒感染者的数量持续增多，特别是在发展中国家。

艾滋病病毒被认为起源于非洲，在非洲的一些灵长类动物携带着一种与此类似的病毒。艾滋病病毒被认为是由猴子传给人类的，然后通过性接触或其他的体液交换，引起人与人之间的传播。第一例艾滋病病例发现于1981年，那时在洛杉矶年轻的同性恋男子中，爆发了不同寻常的肺炎和皮肤癌。两年后，致病病毒被分离出来，并确定为艾滋病病毒。

艾滋病病毒感染可逐渐破坏人体免疫系统的细胞，降低对感染和肿瘤的反应能力。艾滋病病毒感染者可在数年内没有症状，也可能经常发生或迁延不愈的轻度感染。当免疫系统受

到严重破坏后，感染者可能发生那些通常不致病的病原体引起的感染，也可发生一些类型的癌症。一些特殊疾病或癌症的发生，会为艾滋病的诊断提供线索。

哪些人受到影响?

在英国，2007 年大约有 7700 人被诊断为艾滋病病毒感染者。2007 年，据估计全球有 3300 万人为艾滋病病毒感染者和艾滋病患者，其中约有 2200 万人生活在撒哈拉以南的非洲；同年新诊断的病例为 270 万人。

20 世纪 90 年代中期，出现了更有效的抗病毒药物，这使发达国家死于艾滋病病毒感染和艾滋病的人数明显减少。然而，抗病毒治疗是复杂、昂贵的，需要对病人进行密切的监测。因此，治疗最初仅限于发达国家的患者。最近，在一些发展中国家，抗病毒治疗的情况也有了改善。即便如此，2007 年在发展中国家，仍有近 200 万人死于艾滋病病毒感染和艾滋病。

如何传播?

艾滋病病毒出现在感染者的体液里，体液包括血液、精液、阴道分泌物、唾液和母乳。最常见的传播途径是性传播，包括经肛门、口腔或阴道的性行为。同时患有另外一种性传播感染疾病的人，发生艾滋病病毒感染的危险更高，也更容易传播这种病毒。

使用静脉注射毒品，并与别人共用或重复使用被艾滋病病毒污染注射器的人，是发生艾滋病病毒感染的高危人群。医务人员也可能因为被污染的针头意外扎伤皮肤（见 207 页“**注射针刺伤**”）而有发生艾滋病病毒感染的危险，但危险性较低。

艾滋病病毒可以通过被感染的母亲传给胎儿，或在分娩时传给婴儿（见 530 页“**先天性感染**”），或通过母乳喂养传给婴儿。艾滋病病毒也可通过器官移植或输血途径进行传播，但在发达国家，对血液、器官和组织会常规进行艾滋病病毒检查，因此通过这些途径感染艾滋病病毒的危险非常低。艾滋病病毒感染不会通过日常接触传播，如握手、咳嗽或打喷嚏。与艾滋病病毒感染者一起工作和生活，也不会对你的健康造成威胁。

由哪些原因引起?

艾滋病病毒进入血流后，通过位于 CD4 细胞表面的一种特殊结构——CD4 受体来感染 CD4 细胞，这些细胞包括被称为 CD4 淋巴细胞的白细胞，这种细胞有抗感染作用。艾滋病病毒在细胞内

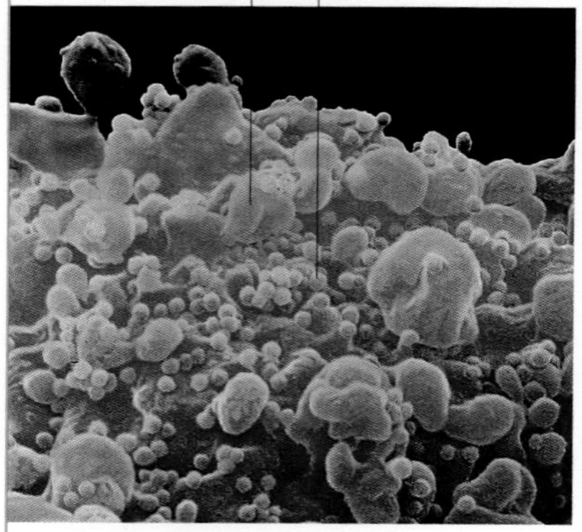

艾滋病病毒
这幅高倍放大的称为 CD4 淋巴细胞的白细胞图像显示，有一些很小的颗粒正在从不光滑的细胞表面，以出芽的方式形成新的艾滋病病毒。

快速复制，并在复制过程中破坏这些细胞。在感染初期，免疫系统的功能还能维持正常，因此可以数年不出现症状。但当 CD4 淋巴细胞数目最终下降的时候，就会造成机体对其他感染和一些肿瘤的易感性增加。

有哪些症状?

艾滋病病毒感染的首发症状可在 6 周内出现。一些患者会出现感冒样症状，包括下列症状中的一些症状：

- 淋巴结肿大（见 279 页）。
- 发热。
- 疲乏和肌肉疼痛。
- 皮疹。
- 咽痛。

这些症状通常在几周后消失，并且许多感染了艾滋病病毒的人感觉完全正常。但一些人可出现下述轻微症状：

- 持续的淋巴结肿大。
- 口腔感染，如鹅口疮（见 177 页“**念珠菌病**”）。
- 口腔毛绒状的白色菌斑（见 402 页“**口腔白斑**”）。
- 牙龈疾病（见 389 页“**牙龈炎**”）。
- 持续的单纯疱疹病毒感染（见 166 页），如唇疱疹（见 205 页）。
- 广泛的生殖器疣（见 493 页）。
- 伴有瘙痒的片状皮肤脱屑（见 194 页“**脂溢性皮炎**”）。
- 体重下降。

艾滋病病毒感染与艾滋病发病之间的时间间隔变化很大，可从 1 ～ 14 年不等。通常人们感染了艾滋病病毒数年，从未察觉，直到发生了一种或多种严重感染或癌症时，艾滋病才被诊断，这些感染或肿瘤被称为艾滋病定义的疾病。

有哪些并发症?

艾滋病病毒感染的唯一并发症就是引起艾滋病。当艾滋病病毒感染者出现了一种特殊的艾滋病定义的疾病时，此人即被诊断为艾滋病。这些艾滋病定义的疾病包括机会性感染（只有免疫功能下降的人才会发生的感染）、一些癌症或可引起痴呆（见 331 页）、意识模糊和记忆力丧失的神经系统疾病。

机会性感染 这些感染可以由原虫、真菌、病毒或细菌引起，且常常是致命性的感染。

艾滋病患者中最常见的一种疾病就是肺部寄生虫——肺孢子菌（见 177 页“**肺孢子菌感染**”）的严重感染。其他常见的疾病是原虫感染，如可引起持续腹泻的隐孢子虫病（见 176 页），或可累及大脑的弓形体病（见 176 页）。

白色念珠菌是一种只引起健康人浅表感染，但却引起艾滋病患者严重感染的真菌（见 177 页“**念珠菌病**”）。隐球菌真菌（见 177 页“**隐球菌病**”），可引起发热、头痛和肺部感染。

艾滋病患者会发生严重的细菌和病毒感染。细菌感染包括结核（见 300 页）和沙门菌感染，沙门菌感染可引起血液中毒（见 171 页“**败血症**”）。病毒感染包括那些由单纯疱疹病毒引起的感染。单纯疱疹病毒可感染脑，引起脑膜炎和病毒性脑炎（见 326 页）。巨细胞病毒感染（见 167 页）可引起多种严重的感染，包括肺炎、病毒性脑炎和可引起失明的眼部感染。但是艾滋病患者对一些常见的感染，如感冒的易感性并不会增加。

癌症 艾滋病患者最常见的肿瘤是卡波西肉瘤（见 201 页），是一种皮肤癌症，也可影响口腔和内脏，包括肺。在艾滋病患者中出现的其他常见肿瘤包括淋巴瘤（见 279 页），如非霍奇金淋巴瘤。宫颈癌（见 481 页）是女性艾滋病病毒感染者的一种艾滋病定义的疾病。

如何诊断?

如果你怀疑自己接触了艾滋病病毒感染者，你应当抽血化验，检测艾滋病病毒抗体。如果你有艾滋病病毒感染的症状时，也应该进行血液检查，抗体检查通常是产前检查的一部分。在检查前应该征得患者的同意，在检查前后要跟患者讨论阳性结果的意义。

如果你的艾滋病病毒抗体检测结果阴性，医生会建议你在 3 个月内再检查一次，因为抗体的形成需要时间。对母亲患有艾滋病的婴儿，作出艾滋病病毒感染的诊断也比较困难，因为母亲的艾滋病病毒抗体可能会在婴儿体内存在长达 18 个月。

在出现艾滋病定义的疾病，如肺孢子菌感染，或当血液化验显示 CD4 细胞计数低于一定的水平时，就可以诊断为艾滋病。

如何治疗?

如果艾滋病病毒的检测结果呈阳性，你很可能需要到专业的中心去就诊，在这些专业中心你会得到由医务人员组成的团队，对你进行的监测、治疗和建议。

在诊断艾滋病病毒感染后，或当血液化验显示病毒水平在增长，或 CD4 淋巴细胞水平在下降时，就应开始药物治疗。由于在阻止艾滋病病毒复制的多种抗病毒药物联合应用方面取得的进展，使得防止艾滋病病毒感染发展为艾滋病，以及将一些患者的病毒控制在检测不到的水平（见 573 页“**治疗艾滋病病毒感染和艾滋病的药物**”），成为可能。

一旦发生了艾滋病，就应该对出现的机会性感染进行治疗。对一些患者的最常见的感染，还需要进行长期的预防治疗。患者还可以从许多团体和慈善机构获得精神上的支持和具有实际意义的建议，这些都可以为艾滋病病毒感染者和艾滋病患者提供帮助。

预后如何?

艾滋病病毒感染不能治愈，但是在发达国家已有的药物治疗，可以使本病转变成为一个长期存在，而不是一个快速致命的疾病。由于引进了抗病毒药物的联合疗法，在发达国家因艾滋病死亡的人数已经明显减少。在发展中国家，尽管在为艾滋病病毒感染者的医疗服务上已经取得了进步，但许多人仍然享受不到这些医疗服务，因此艾滋病病毒感染和艾滋病，仍然是一个导致发病和早逝的重要原因。

如何预防?

通过教育未成年人了解艾滋病病毒感染的危险性，来预防艾滋病病毒感染。每个人都可以做到的两项预防措施是：在性交时使用避孕套和避免与多个性伴侣发生性关系（见 27 页“**性与健康**”）。同时还建议在与未发生过性关系的人，发生没有保护措施的性行为之前，双方都要进行艾滋病病毒检查。

艾滋病病毒阳性的人需采取专门的措施，防止他人接触到他们的血液和体液，还应将艾滋病病毒感染情况告知牙科医生或医务人员。艾滋病病毒阳性的孕妇应该接受抗病毒药物治疗，以减少传播给胎儿的危险，建议孕妇在分娩时采取剖宫产（见 518 页），

并避免母乳喂养，以降低她们的孩子被病毒感染的危险。

医务人员会采取多种措施来预防艾滋病病毒的传播，包括对所有的血制品和用于移植的供体组织进行艾滋病病毒感染的筛查，以及使用可抛弃的设备，和对所用设备进行认真仔细的消毒。

科学家正在进行大量的研究工作，希望开发出一种抗艾滋病病毒疫苗，以防止艾滋病的发展。尽管研究者们很乐观地认为他们会取得成功，但在可以负担得起的治愈方法出现和被广泛使用之前，全世界还将会有数以百万计的人不可避免地死于艾滋病。

细菌感染

细菌进入人体并以极快的速度复制，以致不能被人体免疫系统清除而引起的一组疾病。一些种类的细菌还会释放出强有力的毒素，这些毒素会迅速损伤人体组织。在过去，细菌感染是引起死亡的一个重要原因；如今，抗生素可以有效地治疗大多数严重的感染。

在本节中介绍的每种细菌感染都同时累及人体的许多部位。这些感染的最严重情况是败血症，将在本节中首先进行介绍。随后介绍的是由一些特殊细菌引起的感染。这部分内容既包括新近才发现的感染，如中毒性休克综合征，也包括早就被人们认识的感染，如白喉和鼠疫。最后介绍由立克次体引起的疾病，其中一些疾病可通过昆虫叮咬而传播给人类。

许多其他的细菌感染，如肺炎（见299页）、结核病（见300页）、脑膜炎（见325页）可引起一些器官的损害，基于这个原因，在本章节的特定系统感染中对它们进行介绍。

细菌性皮肤感染，如疖，将在皮肤感染和皮肤传染病中加以介绍（见204～207页）。

重要的解剖结构

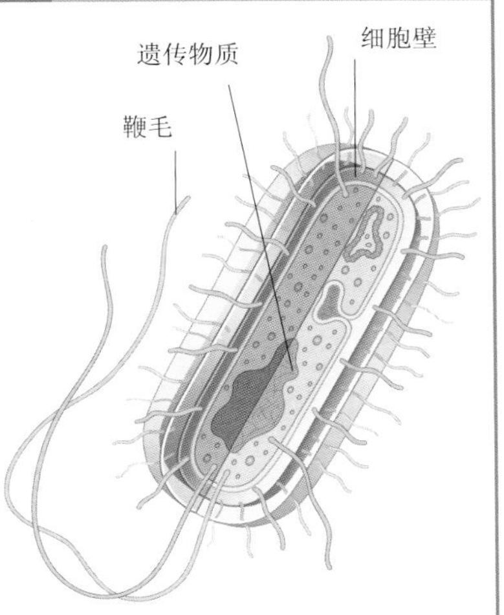

有关细菌的结构和功能的更多信息，请参阅162页。

败血症

细菌在体内循环的血流中增殖造成的感染，也称为血液中毒

最常见于儿童和老年人

静脉注射毒品是发病的危险因素

性别和遗传对本病的影响不明显

败血症，也称为血液中毒，是细菌迅速在体内循环的血流中增殖造成的疾病，可能会致命。常见的是少量细菌经皮肤破溃处，或在拔牙时通过口腔等部位进入血液。通常细菌可以被免疫系统清除，因此不会引起任何症状。但是，如果细菌从主要的感染部位大量进入血液，如肾脏感染（见446页“肾盂肾炎”），就会造成血液中毒。败血症几乎是所有种类的严重感染性疾病的并发症。

这种感染多发生于因为疾病引起的免疫功能低下的患者，如糖尿病（见437页），或艾滋病病毒感染与艾滋病（见169页），或化疗药物治疗（见157页）、使用免疫抑制药物（见585页）的患者等。年幼的儿童和老年人更容易发生败血症。其他发生败血症危险增加的人群是静脉吸毒者，这些人可以通过受污染的针头将细菌带入血液。

有哪些症状？

败血症的症状会突然出现，包括：

- 高热。
- 畏寒和剧烈寒战。

败血症如果不治疗，细菌会产生毒素，毒素破坏血管，引起血压下降和广泛的组织损害。这种危险的情况被称为感染性休克，感染性休克的症状包括：

- 晕厥。
- 手脚苍白、发冷。
- 烦躁不安和易激惹。
- 呼吸浅而快速。

许多患者会出现谵妄，最终造成意识丧失。

细菌可以寄居在一些患者的心脏瓣膜上，尤其是寄居在之前因为疾病造成了损害的心脏瓣膜上，这种严重的疾病被称为感染性心内膜炎（见256页）。少数情况下，败血症会引起参与凝血的血液成分缺乏（见275页“血小板减少症”），这会增加发生出血过多的危险。

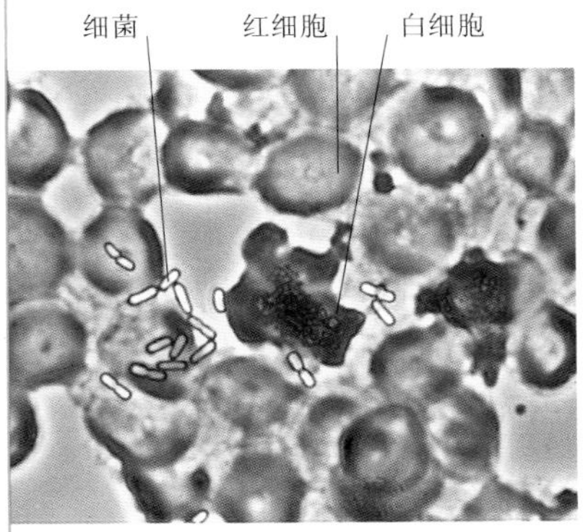

血液中的细菌
这是一位败血症患者血样本的放大图像，图中可以看到血细胞之间小的杆状的细菌。

应该如何处理？

如果医生怀疑你出现了败血症，医生会让你住院立即接受治疗。首先会给你静脉输入抗生素（见572页），然后进行抽血化验，检查鉴别致病的细菌，一旦致病细菌明确，就会根据细菌使用有针对性的抗生素。如果治疗及时的话，大多数败血症患者可以完全康复。

中毒性休克综合征

一种罕见的由金黄色葡萄球菌或链球菌毒素引起的严重疾病

最常见于15～20岁的人群

女性更常见

使用月经棉条是发病的危险因素

遗传对本病的影响不明显

在20世纪70年代后期首次认识到中毒性休克综合征这种病，它是一种不常见的、但具有潜在致命危险的感染病。疾病是由金黄色葡萄球菌和一些链球菌产生的毒素引起的，这些毒素可从感染的局灶进入血流。中毒性休克综合征主要发生于年轻人，约半数的感染发生在月经期的女性。感染可能与使用月经棉条有关，月经棉条为细菌提供了在阴道内滋生的场所，尤其是月经棉条的放置时间超过了推荐的时间。

中毒性休克综合征的症状会突然出现，可能表现为发热、呕吐、腹泻和严重的肌肉酸痛；还可能出现全身的红色、晒伤样皮疹和意识模糊；还可能出现一些更为严重的并发症，如急性肾功能衰竭（见450页）。中毒性休克综合征需要立即住院，静脉输入抗生素（见572页）治疗。如果治疗及时，90%的患者可以痊愈。

猩红热

一种少见的由链球菌引起的感染病，可以引起红色的皮疹和咽痛

最常见于6～12岁的少年儿童

性别、遗传和生活方式对本病的影响不明显

以前猩红热曾经是一种常见于儿童的危险疾病，但自从有了抗生素（见572页）以来，在发达国家猩红热已经很少见了。这种感染是由致热性链球菌引起的，可通过咳嗽和打喷嚏时产生的微小飞沫来传播。猩红热的一个显著特征是全身性的猩红色皮疹。

有哪些症状？

感染大约2～5天后可出现下列症状：

- 咽痛和头痛。
- 发热和呕吐。
- 高出皮肤表面的红色皮疹，迅速扩散到颈部、躯干、腋窝和腹股沟。

在舌头上出现一层厚的白膜，几天后白膜脱落，舌头表面留下鲜红的突出的草莓样外观。

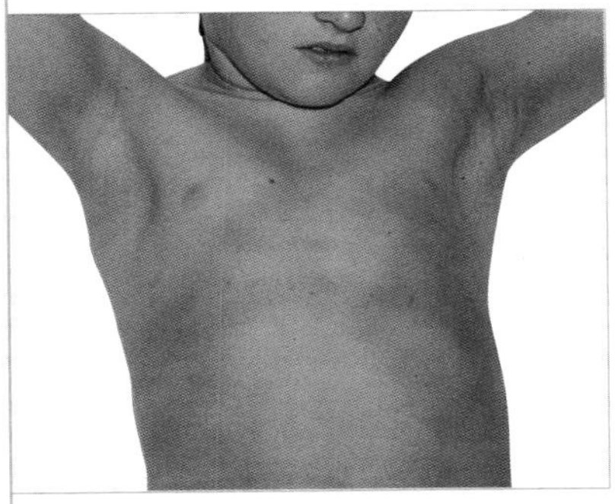

猩红热
猩红热的特征性红色皮疹从躯干开始出现，通常在腋窝处最明显。

应该如何处理？
通常可根据症状作出猩红热的诊断。为了确诊，可以进行咽拭子检查。

可以用抗生素来治疗猩红热，症状通常可在 24 ～ 48 小时内得到改善。绝大多数患者在一周内可以恢复。

白喉

一种罕见的喉部感染，能够引起呼吸困难

最常见于儿童

性别、遗传和生活方式对本病的影响不明显

目前在发达国家白喉已经很少见了，但在常规使用疫苗之前，白喉是引起儿童死亡的常见病因。这种疾病是由棒状白喉杆菌在喉部繁殖，并释放毒素入血引起的。感染通常是由感染者在咳嗽或打喷嚏时产生的飞沫进行传播的。

白喉杆菌也可感染皮肤，这种情况称为皮肤白喉，在热带地区更常见，但也可感染生活在其他地区的人群。过度拥挤的地方更容易发生白喉的爆发感染。

有哪些症状？
在感染长达 7 天后才会出现白喉的症状，包括：

- 咽痛。
- 发热。
- 颈部淋巴结肿大。
- 很多患者的喉部会出现一层灰色的膜，可引起呼吸困难。

皮肤白喉，可出现皮肤深处的疼痛。如果不给予治疗，细菌的毒素可扩散入血液，引起致命性的并发症，如急性心力衰竭（见 247 页）和瘫痪。

应该如何处理？
根据症状来诊断白喉，可以用咽拭子检查来确诊。如果入院及时使用抗生素（见 572 页）和抗毒素，大多数患者可完全康复。儿童和青年人应该常规进行免疫接种来预防白喉感染。成年人旅游时应该进行强化接种。

布氏菌病

一种少见的感染性疾病，由家畜或乳制品传染而来，可以反复发病

接触家畜是发病的危险因素

年龄、性别和遗传对本病的影响不明显

布氏菌病是由多种不同类型的布氏杆菌引起的，是通过感染的家畜和没有经过巴氏消毒法消毒的牛奶，及其他乳制品而造成人类感染的。在发达国家，家养的动物通常没有感染性疾病，因此这种疾病很少见。

不同个体之间布氏菌病的症状差异很大。一些患者，抑郁和体重下降是感染仅有的表现，但许多人会出现发热、发热伴盗汗、疲乏、头痛和关节痛。如果不进行治疗，布氏杆菌感染会持续存在，间隔数月甚至数年还会复发。

应该如何处理？
虽然血液化验可以找到细菌，但由于没有特异性的症状，因此布氏杆菌感染的诊断比较困难。通常用抗生素（见 572 页）来治疗感染，有时会同时使用皮质类固醇药物（见 600 页）和抗生素来治疗。大多数患者在经过 2 ～ 3 周的治疗后得以康复。

利斯特菌病

一种通过污染食物传播的少见的感染性疾病

进食一些食物，如软干酪和肉酱是发病的危险因素

年龄、性别和遗传对本病的影响不明显

引起利斯特菌病的细菌是广泛分布在土壤中和存在于大多数动物中的单核细胞增多性利斯特菌。这种细菌可以通过食物，尤其是软干酪、牛奶、肉酱和包装好的沙拉传染给人类。如果这些食物储存不当，那么感染利斯特菌的危险就会增加。细菌在小肠内增殖，并会扩散至血液（见 171 页“败血症”），进而累及其他脏器。

在不同个体间利斯特菌病的症状差异很大。虽然一些人在感染利斯特菌后会出现流感样症状，如发热、咽痛、头痛和肌肉酸痛，但在健康的成年人，利斯特菌病常常是无症状的。

老年人和免疫功能降低的人，如艾滋病病毒感染者（见 169 页“艾滋病病毒感染与艾滋病”），以及那些服用免疫抑制剂（见 585 页）的人，利斯特菌感染可引起脑膜炎（见 325 页）。怀孕的妇女可以将细菌传给胎儿，引起流产（见 511 页），还可以使这些孕妇生出被利斯特菌感染的婴儿或造成死胎（见 520 页）。

应该如何处理？
通常可以通过血液检查来诊断利斯特菌病。健康人群，轻症利斯特菌病在不经治疗的几天后可自愈。重症感染者，尤其是孕妇，需要立即入院使用静脉抗生素（见 572 页）来治疗。

用卫生的方法来处理和储存食物可以降低利斯特菌感染的危险（见 33 页“家庭安全与健康”）。

伤寒和副伤寒

由沙门氏菌感染的疾病，引起高热，继而出现皮疹

在本病的流行地区旅行或居住是发病的危险因素

年龄、性别和遗传对本病的影响不明显

伤寒和副伤寒几乎是同一种疾病，分别由伤寒沙门氏菌和副伤寒沙门氏菌引起。细菌在小肠内大量繁殖，进而进入血液和其他器官，如脾脏、胆囊和肝脏。伤寒和副伤寒是通过感染者的粪便传播的，最常发生于卫生条件和卫生设施都比较差的地区。感染通常是没有清洗的手，污染了食物或水而造成的。

有哪些症状？
这两种疾病都是在感染 7 ～ 14 天后出现症状，这些症状包括：

- 头痛和高热。
- 干咳。
- 腹部疼痛和便秘，通常接着会出现腹泻。
- 在胸部、腹部和背部出现玫瑰色的皮疹。

这两种感染都能引起严重的并发症，如小肠出血和穿孔。

应该如何处理？
可以在血液或粪便样本中寻找细菌，来诊断伤寒和副伤寒感染。通常需要住院使用抗生素（见 572 页）治疗。一般症状会在用药 2 ～ 3 天后减轻，大多数患者会在一个月内痊愈。

即使经过治疗，在症状消失后 3 个月仍然会有细菌排出。一些没有接受治疗的人，会成为终身带菌者，并会将细菌传给其他人，但这些人看起来是健康的。

注意个人卫生以及食物和水的卫生，是预防感染的最好措施（见 35 页“旅行健康”）。现在已经有针对伤寒和副伤寒的疫苗（包括口服疫苗），如果你打算到发展中国家旅行的话，最好进行免疫接种（见 35 页“旅行免疫接种”）。

霍乱

一种可引起大量水样腹泻的肠道感染病

在本病的流行地区旅行或居住是发病的危险因素

年龄、性别和遗传对本病的影响不明显

霍乱大多数都是爆发流行的，几个世纪以来，已经引起数以百万计的人死亡。霍乱是由于霍乱弧菌感染小肠引起的。霍乱弧菌通常发生在卫生条件差的地区，霍乱可通过受污染的水或食物传播。

霍乱可突然起病，在感染 1 ～ 5 天后，出现呕吐和大量的水样腹泻。一些患者还会出现致命性的脱水。

应该如何处理？
通常可根据典型的米汤水样腹泻来诊断霍乱。可以通过化验大便，检查有无霍乱菌来确诊。

患者需要紧急住院治疗，进行静脉或口服补液，来补充丢失的水分和矿物质。为了降低传染他人的危险，需要对患者使用抗生素（见 572 页）治疗。如果治疗及时，绝大多数人都可以痊愈。

注意个人卫生以及食物和水的卫生，是预防霍乱感染的最好方法（见 35 页“旅行健康”）。目前已经有可以预防霍乱感染的疫苗，到霍乱流行地区旅游的人，可以使用口服疫苗（见 35 页“旅行免疫接种”）。

肉毒中毒

一种罕见的，但可以致命的中毒性疾病，食物中的细菌产生的毒素会损害神经系统，引起瘫痪

食用自己家里储藏的食物是发病的危险因素

年龄、性别和遗传对本病的影响不明显

引起肉毒中毒的毒素，是目前已知的、对人类最危险的毒素。这种毒素是由

肉毒梭状芽胞杆菌产生的，肉毒杆菌在罐装食物或储存的食物中快速繁殖。如果吃了被污染的食物，即使只吸收了少量的毒素，也可对神经系统产生严重的损害。对出售的罐装食物进行严格控制，已经使因为进食从商店购买的食物而引起的肉毒中毒很少见了。最常见的引起感染的食物，是自己家里储藏的蔬菜、鱼和水果。婴儿尤其容易发生这种毒素中毒，可能是因为食用了被污染的蜂蜜，而发生了肉毒中毒。

有哪些症状？

症状会在进食被污染的食物 12 ～ 36 小时后突然出现。初期症状通常会有：

- 恶心和便秘。
- 口干。

在出现这些症状之后的 24 小时内，会出现肌肉无力，肌肉无力是从眼睛开始的，先是引起视力模糊，接着向身体的下方发展。如果不进行治疗，可引起呼吸肌麻痹，导致窒息。

应该如何处理？

肉毒中毒需要立即到医院应用抗毒素进行治疗。对于呼吸肌肉受累的人，可能需要接受呼吸机辅助呼吸治疗。如果治疗及时的话，90% 中毒者会痊愈。为了减少发生肉毒中毒的危险，任何已经鼓起来的罐装食品，或味道异常的储藏食物都应该扔掉。家里储藏的食物在烹调时也一定要做熟。不应该给 12 个月以下的婴儿吃蜂蜜。

破伤风

因伤口感染，细菌毒素引起的严重肌肉痉挛

年龄、性别、遗传和生活方式对本病的影响不明显

破伤风是由破伤风梭状芽胞杆菌产生的毒素引起的，这种细菌分布于土壤和人类及其他动物的肠道内。如果细菌进入了伤口，会在伤口繁殖，发生感染，感染可以作用于控制肌肉活动的神经。破伤风也被称为牙关紧闭症。在发达国家，因为绝大多数人已经进行了破伤风的免疫接种，因此破伤风已经很少见了。

通常在感染 3 ～ 21 天后会出现破伤风的症状。典型的表现是发热、头痛和咀嚼肌、上肢、颈部及背部肌肉僵硬。随着疾病进展，可出现疼痛性肌肉痉挛。一些患者还会出现咽喉部和胸部肌肉受累，引起呼吸困难，也可能会引起窒息。

应该如何处理？

根据详细的受伤病史和症状，可以作出破伤风的诊断。破伤风需要立即到医院进行抗毒素和抗生素（见 572 页）治疗，并应该使用镇静药物（见 591 页“抗焦虑药物”）来缓解肌肉痉挛。可能还需要呼吸机辅助呼吸治疗。如果治疗及时，绝大多数人能够痊愈，否则破伤风是致命的。

为了减少发生破伤风感染的危险，应该彻底清洁伤口，并服用抗生素。如果伤口被土或粪便污染或伤口很深，还有那些没有接受全程免疫接种的人，应当去就医。

在儿童早期开始（见 13 页“常规免疫接种”）进行的抗破伤风疫苗接种通常是非常有效的。一个接受过 5 次注射接种的人，可能会获得终身免疫，但是在伤口很脏或到医疗条件较差的地区旅游时，应当进行强化免疫接种。

麻风

一种可累及神经和皮肤，引起麻木和毁容的传染病，也称汉森病

年龄、性别、遗传和生活方式对本病的影响不明显

麻风是一种由麻风分枝杆菌引起的慢性传染病，可造成皮肤和神经的损害。尤其四肢和面部，是最容易被累及的部位。传染可以通过感染者咳嗽或打喷嚏时产生的飞沫传播，或通过皮肤接触传染。麻风病通常不容易从一个人传染给另一个人。只有在与感染者长期同住，并密切接触时才有可能被传染。

在发达国家，麻风已非常罕见，但在亚洲、非洲和南美洲却是很常见的。麻风的发展非常缓慢，通常在感染后 5 年才出现症状，有时甚至在感染 20 年后才出现症状。

麻风的主要诱因是药物、感染和各种刺激因素。开始时，神经受损引起面部、手和足部的皮肤麻木。受累及的皮肤也可能增厚、变色。患者可伴有发热、全身不适、关节酸痛等症状。麻风只有在早期出现症状的时候，才有传染性。感觉丧失可能会引起手指和足趾的损伤，甚至脱落。

应该如何处理？

根据症状和皮肤活检发现细菌，就可以诊断为麻风。应用抗生素（见 572 页）持续治疗两年，可以预防进一步的神经损害和减少皮肤增厚的面积。如果早期诊断和治疗，麻风还是可以治愈的。但是，任何已经发生的神经损伤都是不可逆转的。

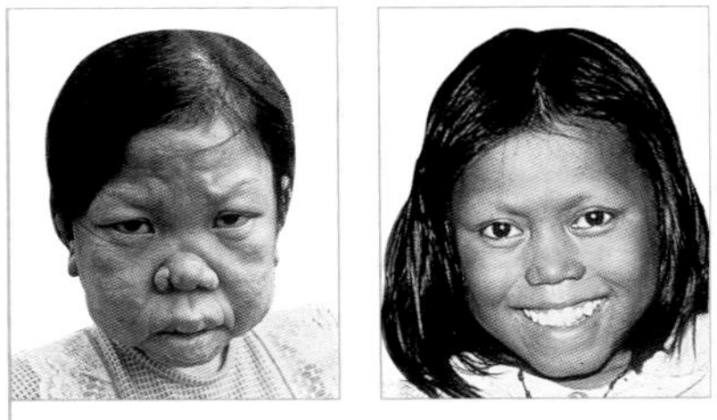

治疗前　　治疗后

麻风患者

这个女孩在 7 岁的时候因为患了麻风而出现了面部皮肤增厚。经过抗生素治疗两年后，她的容貌发生了明显的改变。

钩端螺旋体病

一组由鼠类和其他动物传播给人类的感染病

干农活或接触下水道的污物是发病的危险因素

年龄、性别和遗传对本病的影响不明显

由不同类型钩端螺旋体引起的感染，通常被称为钩端螺旋体病。该细菌的载体是动物，如鼠类或狐狸，通过这些动物的尿液排出细菌。钩端螺旋体感染通常是人类接触了被感染的尿液所污染的水或土壤而被传染的。在大多数情况下，钩端螺旋体感染引起流感样症状。但最严重的螺旋体病——魏尔病，可能是致命性的。

钩端螺旋体病最常见于农民和下水道污物处理工人，但本病可发生于任何接触了被污染水的人，如游泳者或那些参加水上运动项目的人。

有哪些症状？

钩端螺旋体病的症状通常在感染 7～12 天后会突然出现，在感染 2～30 天后的任何时间里也都可能出现，这些症状包括：

- 发热。
- 剧烈的头痛和肌肉疼痛。
- 扁平的红色皮疹。
- 眼部和眼睑的炎症（见 355 页“结膜炎”）。

症状通常在数日后消失，但如果治疗不及时，症状会复发。如果不治疗，通常会引起大脑脑膜的炎症（见 325 页“脑膜炎”），脑膜炎是致命性的。

在 10 个感染钩端螺旋体的人中有 1 人会发展成魏尔病。魏尔病可引起广泛的内脏出血、肾脏和肝脏的损害，以及黄疸（见 407 页），黄疸可使皮肤和眼巩膜变成黄色。

应该如何处理？

为了诊断钩端螺旋体病，医生会给你安排血液和尿液化验，检查是否存在钩端螺旋体。如果在发病早期使用抗生素（见 572 页）治疗，绝大多数人可痊愈。

感染钩端螺旋体的高危工作人员，应该在受到小的外伤，如皮肤切割伤和摩擦伤后及时使用抗生素进行治疗。

莱姆病

由蜱传播的一种感染性疾病，可引起皮疹和感冒样症状

夏季喜欢在一些地区进行户外活动是发病的危险因素

年龄、性别和遗传对本病的影响不明显

因为首个病例被发现于美国北部城市的老莱姆镇，因此该病称为莱姆病。莱姆病是由伯氏疏螺旋体引起的。这种感染性疾病通常由生活在鹿身上的蜱传染给人类。感染的蜱在叮咬人时，经常会附着在毛发中、足踝四周，以及生殖器部位，并会持续粘在人的皮肤上，这样细菌就会进入血流，然后扩散至全身。蜱可能会被一种以上的细菌感染，因此仅仅一次叮咬也可能会同时引起其他的类似感染。

虽然美国报道的莱姆病最多，其实在英国也有这种病，尤其是在有鹿生活的林区或公园。春末或夏初，在这些地方露营或散步的人，被携带莱姆病细菌的蜱叮咬后，患病的危险是最高的。

有哪些症状？

在被受到感染的蜱叮咬后，通常会在皮肤上出现一个红色的包，包表面的皮肤会结痂。有些人虽然被蜱叮咬了，但并没有注意到这个最初的表现。在被叮咬 2 ～ 4 周后，可能会出现下列症状：

- 被叮咬的皮肤处出现环形皮疹，皮疹中心的皮肤是正常的。
- 疲乏。
- 流感样畏寒和发热。
- 头痛。
- 关节痛。

如果不治疗，这些症状会持续数周，一些患有莱姆病的人，在两年后才会出现危险的并发症，使心脏、神经系

自助措施

预防蜱叮咬

蜱是非常小的蜘蛛样寄生虫，非常难发现，并且被它们叮咬常常也不容易被觉察到。如果你在蜱大量滋生的地区行走或露营时，你需要采取下列预防措施，以尽量降低被蜱叮咬的危险：

- 穿浅色的衣服，这样更容易发现蜱。
- 穿长袖衣服，并把裤腿塞进袜子里，这样可以遮盖住皮肤。
- 在衣服和暴露部位的皮肤上，使用含有避蚊胺成分的驱虫剂。
- 不要直接坐在有植被的地上。
- 在任何时候，都要尽可能选人们常走的山路和小路，尽量避免穿越植被茂盛的地方。
- 在野外行走时，要时常停下来检查身上是否有蜱，尤其是要检查儿童和狗身上是否有蜱。
- 在晚上睡觉前，要仔细检查自己和孩子的皮肤以及衣物上是否有蜱。

统和关节受到损害。

应该如何处理?

医生会根据你的症状，怀疑你患上了莱姆病，他会为你安排血液化验，来确诊该病。

如果及时应用抗生素（见 572 页）治疗，绝大多数人能够完全康复。非甾体类抗炎药物(见 578 页)可以止痛，能缓解关节疼痛和不适。莱姆病的并发症极其少见。

在蜱滋生地区，你应该穿能够完全遮住胳膊和腿的衣服，来降低被蜱叮咬的危险（见本页“预防蜱叮咬”），一旦发现附着于你皮肤上的蜱，应立即将其除掉。使用尖头镊子或指甲将蜱拔出来，但不要用刚熄灭的火柴、酒精或其他物质来驱蜱。

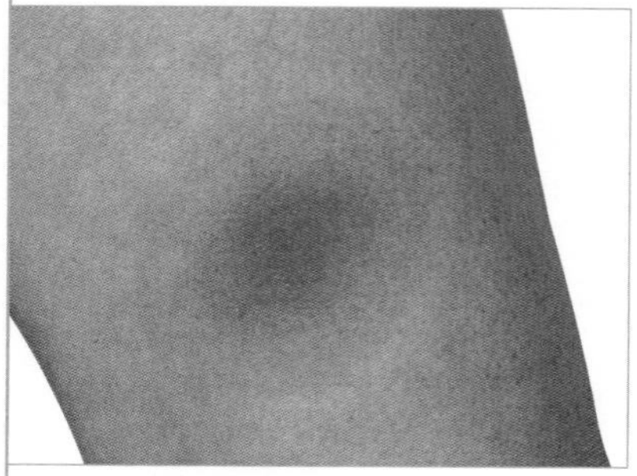

莱姆病

被细菌感染的蜱叮咬后会引起莱姆病，典型的表现是逐渐扩大的环形红色皮疹，此图显示的是位于大腿上被蜱叮咬后出现的皮疹。

鼠疫

一种由叮咬了携带鼠疫杆菌的啮齿动物的跳蚤传播给人类的严重传染病

年龄、性别、遗传和生活方式对本病的影响不明显

鼠疫是由耶尔森氏鼠疫杆菌引起的传染病。耶尔森氏鼠疫杆菌通常感染啮齿类动物，但可以通过跳蚤的叮咬而传给人类。在中世纪曾发生过鼠疫的爆发流行（广泛流行），其中最严重的一次，就是 14 世纪所谓的“黑死病”，在欧洲有 2 500 万人因此而丧命。现如今，鼠疫在亚洲、非洲和南美洲仍然有小规模的爆发，在美国每年也会出现几例，但在欧洲，鼠疫已经基本消失。

鼠疫主要有两种形式：累及淋巴结的腺鼠疫和感染扩散至肺脏引起的肺鼠疫。两种鼠疫的症状发作都非常快，表现为高热和寒战。腺鼠疫的患者可以出现淋巴结的肿大和疼痛，通常累及腹股沟和腋窝。肺鼠疫会引起剧烈的咳嗽、气短和胸痛。一旦出现了肺部感染，鼠疫可通过患者咳嗽和打喷嚏时产生的飞沫，在人与人间进行传播。

医生可以根据症状和血液检查结果诊断鼠疫。立即使用抗生素（见 572 页）治疗的患者，通常可以完全康复。如果治疗拖延，鼠疫感染常常是致命的。

落基山斑疹热

一种由立克次体引起的感染性疾病，通过寄生在动物身上的蜱传播给人类，引起发热和斑疹

夏季喜欢在一些地区进行户外活动是发病的危险因素

年龄、性别和遗传对本病的影响不明显

尽管被称为落基山斑疹热，但实际上，这种病不仅仅发生在美国落基山脉的几个州，也发生在美国东部的一些州，以及南美洲地区。

落基山斑疹热是由立克次体引起的，立克次体通过被感染的蜱叮咬而传播给人类。虽然欧洲并不会发生这种疾病，但到美国旅游，或在林区行走的人，都有发生本病的危险，尤其是在春季和夏季。

在感染落基山斑疹热 1 周后，会突然出现症状，可以表现为剧烈的头痛、肌肉疼痛、寒战和发热。在几天内，可出现小的粉红色斑疹，通常首先出现在四肢，然后快速扩散至身体的其他部位，皮疹会逐渐变暗。如果不进行治疗，有可能发生致命的并发症，如坏疽（见 262 页）和肾功能衰竭（见 450 页）。

通常可以根据皮疹的表现就能诊断落基山斑疹热，但也需要进行血液检查。如果及时使用抗生素（见 572 页）治疗，大多数被感染的人都能够很快康复。

在蜱滋生的地区，你应该穿上能够遮住胳膊和腿的衣服，来降低被蜱叮咬的危险，并及时用尖头镊子或指甲清除掉附着在你皮肤上的蜱，是非常重要的。

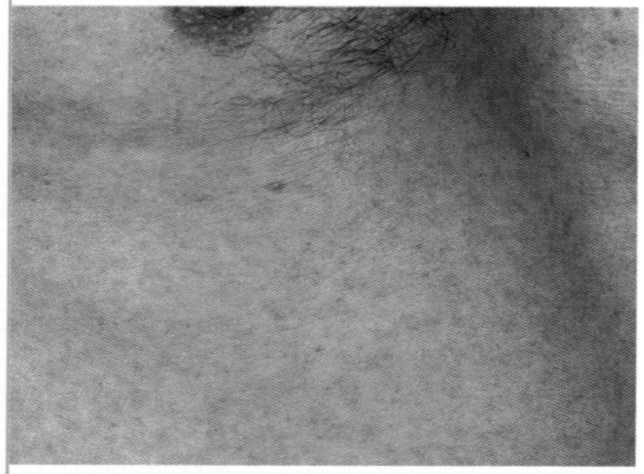

落基山斑疹热

落基山斑疹热的皮疹常常先在四肢出现，然后扩散至全身，如这张图所示的胸部的皮疹。

Q 热

一种由立克次体引起的感染性疾病，人类通过接触家畜而被感染

接触家畜和肉类加工的工作是发病的危险因素

年龄、性别和遗传对本病的影响不明显

Q 热是由伯纳特柯克斯体属细菌立克次体引起的急性传染病。“Q”取自“query”（疑问）一词，因当时这种感染的病因不明，故得名。家畜如奶牛、绵羊和山羊是这种细菌的携带者，可通过尿液、粪便和乳汁或吸入含有被感染动物组织的颗粒而被传染。

在感染 2 ～ 3 周内，可突然出现高热、剧烈头痛、肌肉疼痛和咳嗽。症状通常在 1 ～ 2 周后消失，但有一些人，感染可扩散并造成心脏瓣膜（见 256 页“感染性心内膜炎”）和肝脏损害（见 408 页“急性肝炎”）。

通过血液检查可以准确地诊断 Q 热。轻症病例，症状可自行缓解，不需要治疗，但较为严重的病例可能需要应用抗生素（见 572 页）治疗。

斑疹伤寒

一种严重的立克次体感染性疾病，可通过虱子、跳蚤或螨虫来传播

居住在过度拥挤、卫生条件差的地方是发病的危险因素

年龄、性别和遗传对本病的影响不明显

有 3 种类型的斑疹伤寒，均是由不同种类的立克次体菌引起的。

流行性斑疹伤寒，通常是在过度拥挤的环境中，由体虱传播的，在战争或饥荒年代曾引起数十万人死亡。现如今，这种疾病除了在热带非洲和南美洲的一些地区之外已经很罕见了。地方性斑疹伤寒，也被称为鼠伤寒，是一种少见病，由跳蚤把病原体从鼠类传给人类，每年在北美洲和中美洲会有少数几个病例。丛林斑疹伤寒，是由螨虫传播的，印度和东南亚地区报道有这样的病例。

丛林斑疹伤寒的首发症状是在叮咬部位出现黑色结痂。所有类型的斑疹伤寒，在感染 1 ～ 3 周内会出现流感样症状，接着几天后会在全身出现粉红色的斑点样皮疹。严重的斑疹伤寒患者会出现谵妄和昏迷(见 323 页)。如果不进行治疗，可能会出现危险的并发症，如肺炎（见 299 页）或肾功能衰竭（见 450 页）。

应该如何处理?

通常根据症状就可以作出斑疹伤寒的诊断，但也需要进行血液检查。应用抗生素(见 572 页)治疗通常是有效的。如果不予治疗，细菌可以潜伏在人体内数年，以后可以再复活并引起疾病复发。

原虫和真菌感染

原虫和真菌是简单的生物，能在许多不同的环境中生存。一些原虫和真菌是人类的寄生虫。这些寄生虫从我们的身体中获得其所需的所有食物，因此常常会引起疾病。一种因原虫感染引起的传染病——疟疾，每年世界上有数千万人感染，并且常常是致命的。

本节首先讨论的是原虫感染，从介绍疟疾开始。对到热带旅游的游客来说，疟疾是最重要的健康威胁。接下来会介绍其他原虫感染，包括常见的引起腹泻的原虫感染，如阿米巴病和隐孢子虫病。滴虫病是经性行为传播的，将在性传播感染部分中介绍（见 492 页“滴虫病”）。接着会介绍真菌感染。与大多数原虫感染一样，真菌感染对免疫功能低下的人，如艾滋病患者，可以引起严重感染。在这一节中介绍的真菌种类，是可从最初的感染部位扩散至全身的真菌感染，有时会引起慢性感染。常见的引起身体某一部位的真菌感染，如皮肤和阴道的真菌感染，将在相应的身体系统中分别介绍。

重要的解剖结构

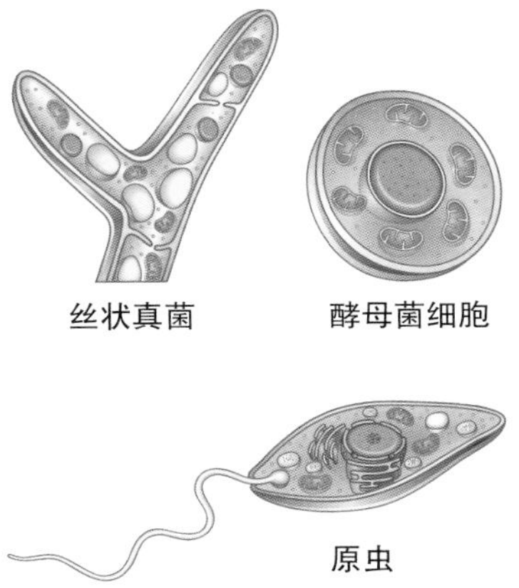

有关原虫和真菌的结构的更多信息，请参阅 163 页。

疟疾

一种由蚊子传播的，红细胞寄生虫感染病

在本病的流行地区旅行或居住是发病的危险因素

年龄、性别和遗传对本病的影响不明显

疟疾是一种可以引起红细胞破坏的寄生虫感染病，是世界范围内最大的公众健康问题之一。在热带国家，发生疟疾感染的可能性最大，每年约有 2.5 亿新发疟疾病例，约有 100 万人死亡。大多数死于疟疾的是儿童。对于到热带旅游的人来说，疟疾是最严重的健康威胁。在英国，每年约有 2000 人发生疟疾，基本都是从疟疾流行地区返回的游客。

世界卫生组织多年来一直试图控制疟疾，但只取得了部分成效。疟原虫是通过按蚊传播给人类的，这种蚊子已经对多种杀虫剂产生了抵抗力，在许多地区，现在疟原虫本身也对常用的抗疟药物（见 574 页）耐药，现在尚没有有效的疟疾的疫苗。

如果你居住在疟疾常见的地区，你可能会有几次轻微的感染，这可以提高你对疟疾的抵抗力，降低你发生重症感染的可能性。但是，如果你搬到没有疟疾的地区，这种抵抗力在 1 年内就会丧失。因此，如果你是从疟疾疫区移民过来的，以后回去度假，也需要采取预防措施（见本页“预防疟疾”）。如果你从热带旅游回来后生病了，你应该告诉医生你在什么时间去过什么地方。

有哪些类型？

人们在 2000 多年前就已经知道了疟疾的特征性表现。但直到 1880 年才发现了疟疾的病因。有 4 种疟原虫种属可引起人类疟疾，每一种疟原虫均可引起不同的疟疾。危险性最大的疟疾是恶性疟，是由恶性疟原虫引起的。这种疟疾引起的死亡最多，如果不进行治疗，大多数人在第一次出现症状的 48 小时内，有致命性的危险。其他 3 种疟疾是由三日疟原虫、卵形疟原虫和间日疟原虫引起的，这些疟原虫引起的疾病病情较轻。

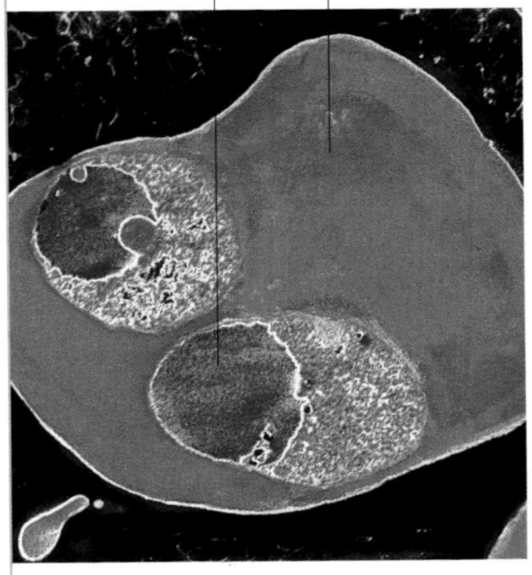

被感染的红细胞
疟疾的原虫感染了红细胞。当原虫从红细胞内释放出来时，即可引起疾病发作。

所有类型的疟原虫都是由被感染的蚊子叮咬人类而传播的。在感染初期，寄生虫在肝脏内繁殖，然后疟原虫被释放到血流，进入红细胞。在 48 ～ 72 小时后，因疟原虫的种类不同，被感染的细胞发生破裂，释放出疟原虫，这些疟原虫再侵入其他的红细胞。如果未被感染的蚊子叮咬了被感染的人，蚊子本身会被感染，然后再传播到其他的人。所有类型的疟疾，都可以通过怀孕的母亲传递给胎儿。

有哪些症状？

通常在被感染的蚊子叮咬后 10 天至 6 周后会出现疟疾的症状。但是，在一些情况下，可能数月甚至数年都没有症状，尤其是在感染时使用了预防性药物。

如果不进行治疗，由间日疟原虫、卵形疟原虫和三日疟原虫引起的疟疾可反复发作，每次红细胞被寄生虫破坏时，就会引起症状发作。每次症状发作的时间通常会持续 4 ～ 8 小时，因感染的寄生虫种类不同，发作间隔时间为 2 ～ 3 天。发作时的症状包括：

- 高热。
- 寒战。
- 大汗。
- 意识障碍。
- 疲乏。
- 头痛和肌肉疼痛。

在每次发作间隔期的仅有症状是极度疲乏。

恶性疟可引起持续发热，可能会被误诊为流感（见 164 页）。恶性疟引起的疾病较其他类型的疟疾更重，发作时可引起意识丧失和肾功能衰竭（见 450 页），而且可能是致命的。

应该如何处理？

如果你在 1 年内到过疟疾疫区旅游，且出现了不明原因的发热，医生会怀疑你患上了疟疾。在显微镜下，从血涂片上找到疟原虫，或血液检测到疟原虫的抗原（可促发免疫反应的物质）即可确诊疟疾。

如果你被诊断患上了疟疾，你应当尽早使用抗疟药物（见 574 页）来预防发生并发症。治疗取决于疟疾的种类、疟原虫的耐药性和症状的严重性。如果你患的是恶性疟，则可能需要住院使用口服或静脉抗疟药物来治疗。治疗还包括输血（见 272 页），替代被破坏的红细胞，如果肾功能受损，则要进行透析（见 451 页）治疗。通常在门诊使用口服的抗疟药物来治疗其他类型的疟疾。

如果早期治疗，预后通常是好的，大多数人可以痊愈。但是，由间日疟原虫和卵形疟原虫引起的疟疾在治疗后会复发。

预防措施，包括使用抗疟药物。在去疟疾疫区旅游时，应当使用抗疟药来降低被感染的危险。

自助措施

预防疟疾

如果你计划要到疟疾疫区去旅游，医生会建议你使用针对那个地区疫情的抗疟药物（见 574 页）。在你动身前 3 周就应开始服用这些药物，在旅游期间和旅游结束后 1 ～ 4 周一直持续服用；每天服用药物的时间取决于所用的药物。为预防蚊子叮咬，你应该做到以下几点：

- 尽可能把身体遮住。
- 在喷满杀虫剂的蚊帐内睡觉。
- 在衣服和暴露部位的皮肤表面使用驱虫剂。

这些预防蚊子叮咬的措施，在傍晚到拂晓之间尤其重要，因为这段时间最易遭到携带疟原虫的蚊子叮咬。

阿米巴病

一种可引起腹泻并可能扩散至肝脏的肠道感染

在热带地区旅行或居住以及个人卫生差是发病的危险因素

年龄、性别和遗传对本病的影响不明显

肠阿米巴病是由肠道寄生原虫——溶组织阿米巴引起的。阿米巴病非常常见，全世界约有 5 亿人患病，其中在热带的发展中国家感染人数最多。通常，肠阿米巴病是由于饮用了被寄生虫污染的水或食物引起的，寄生虫从被感染者的粪便中排出。有些严重的病例，肠壁可发生溃疡，这种情况被称为阿米巴痢疾。

有哪些症状？

大多数被感染者并不出现症状或仅有轻度的间歇性症状，其中一些症状可能包括：

- 腹泻。
- 轻度腹痛。

如果你患了阿米巴痢疾，症状通常是在最初感染的5天至数周内出现。阿米巴痢疾的症状可能包括：

- 水样或血性腹泻。
- 剧烈的腹痛。
- 发热。

一些患者可能会出现脱水和贫血（见271页）。此外，感染有可能通过血液而扩散至肝脏，引起高烧、伴有疼痛的肝脓肿、极度疲劳及食欲不振。

应该如何处理？

通常是在显微镜下进行粪便样本检查，找到寄生虫后，作出阿米巴病的诊断。医生也可能为你安排血液化验，检测体内是否存在产生了针对寄生虫的抗体。如果医生怀疑你有肝脓肿，他会为你安排影像学检查，如CT扫描（见132页）或超声扫描（见135页）。抗生素（见572页）可以成功治愈阿米巴病，通常在几天之内即可杀死寄生虫。大多数受到阿米巴原虫感染的病人，在经过药物治疗后，可以在几个星期内完全康复。

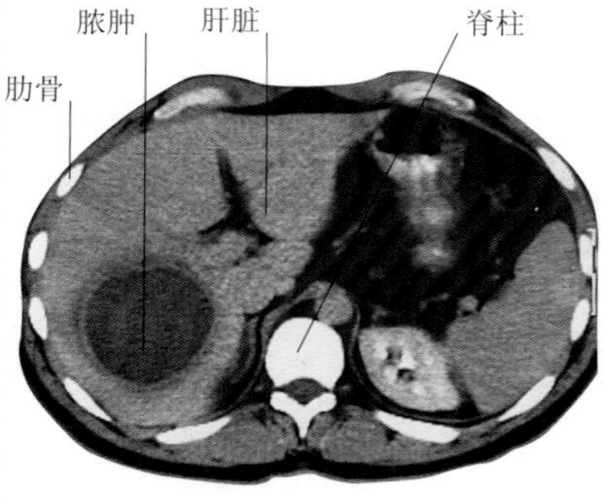

阿米巴感染引起的肝脓肿
在一些感染了阿米巴原虫的人中，感染可以扩散到肝脏，形成肝脓肿，正如上面的CT扫描图像所示。

如何预防？

如果你到阿米巴病的常见地区旅游的话，你可以采取一些措施来预防阿米巴病。你应该只喝瓶装水或彻底煮开的水，以确保你饮用的水是安全的（见35页“旅行健康”）。你也应该避免吃生蔬菜、沙拉，或不能剥皮的水果，因为果皮可能会被寄生虫污染。

贾第鞭毛虫病

一种原虫寄生虫导致的肠道感染病，常常会引起腹泻

- 最常见于儿童
- 个人卫生差是发病的危险因素
- 性别和遗传对本病的影响不明显

贾第鞭毛虫病是由一种微小的，被称为蓝氏贾第鞭毛虫的寄生虫感染小肠所致。寄生虫的包囊（休眠期）随着受感染的人和动物的粪便排出体外。本病主要是由于饮用了被寄生虫包囊污染的水而发病的。个人卫生差也是造成本病传播的原因。由于疾病，如艾滋病病毒感染与艾滋病（见169页）或使用免疫抑制药物（见585页）造成免疫力低下的人，感染贾第鞭毛虫后出现的症状更严重。

贾第鞭毛虫病主要见于发展中国家。在发达国家，通常多在儿童、饮用受污染的溪水和从发展中国家旅游归来的旅游者中发病。

有哪些症状？

有些人可能会没有症状，但如果出现症状，通常是在寄生虫感染的两个星期内出现，这些症状可能有：

- 腹泻。
- 过度胀气和嗳气（打饱嗝）。
- 腹胀和腹痛。
- 恶心。

如果症状持续超过一个星期，感染可能就会损害小肠内壁，影响食物和维生素的吸收（见415页“吸收不良”）。这可能会导致体重下降，有一些患者，甚至会出现血液系统异常——贫血（见271页）。

应该如何处理？

如果医生怀疑你患上了贾第鞭毛虫病，医生会要求你提供粪便样本，检测是否有寄生虫的包囊。如果没有发现寄生虫，但医生根据你的症状仍然怀疑你患了此病，他可能会建议你做上消化道内镜检查（见407页）来检查小肠内壁。在做内镜检查时，可以从肠道取一些组织样本，或肠内容物样本，在显微镜下寻找感染的证据。如果确诊你患了贾第鞭毛虫病，医生会给你开抗生素（见572页），抗生素通常可以在几天之内杀死寄生虫。但是，贾第鞭毛虫病是可以复发的。

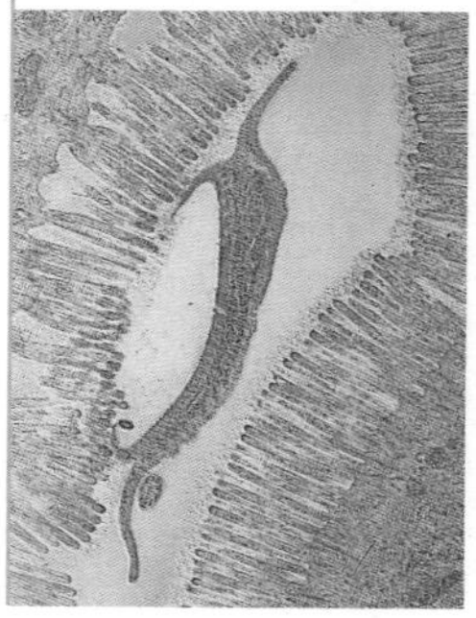

机体组织内的寄生虫
这幅高倍放大的图像，显示的是从一名贾第鞭毛虫病患者体内取到的小肠壁样本中的蓝氏贾第鞭毛虫。

如何预防？

如果你正在贾第鞭毛虫病的流行区旅行，你可以通过将饮用的水煮沸至少10分钟来杀死包囊，以预防感染。你也要严格按标准搞好个人卫生。便后及做饭前彻底洗手，也有助于预防感染。除非你知道水是安全的，否则不要游泳。

隐孢子虫病

一种由原虫寄生虫引起的肠道感染，常常引起水样腹泻和发热

- 最常见于儿童
- 个人卫生差是发病的危险因素
- 性别和遗传因素对本病的影响不明显

隐孢子虫病是由一种被称为细小隐孢子虫的原虫寄生虫引起的。隐孢子虫病是一种通过与受感染的人或动物接触，或摄入受污染的食物或水来传播的肠道感染病。这种疾病在全球都存在，但更常见于卫生条件差的发展中国家。在发达国家，水库受到污染可引起疾病的爆发。免疫力低下的人，如艾滋病患者（见169页“艾滋病病毒感染与艾滋病”），在感染了隐孢子虫病后，病情往往会比较严重。

一些患者是没有任何症状的。其他患者在感染一周后可出现水样腹泻、腹痛、发烧、恶心和呕吐。症状通常持续14～28天，大多数原本健康的人可以痊愈。但是免疫力低下的患者受感染后的症状可能会持续，甚至会引起严重的营养缺乏和脱水，而这是可以致命的。

应该如何处理？

通过在显微镜下检查粪便样本中的寄生虫，可作出隐孢子虫病的诊断。目前尚没有治愈本病的有效方法。如果你的症状严重，可能需要住院治疗，进行静脉输液及使用止泻药物（见597页）。如果你所在的地区发生了隐孢子虫病爆发，你应该通过把饮用水煮沸来杀死寄生虫，以达到预防本病的目的。

弓形体病

一种会对胎儿和免疫力下降的人产生严重影响的原虫感染性疾病

- 与猫接触及进食生的或不熟的肉类是发病的危险因素
- 年龄、性别和遗传对本病的影响不明显

弓形体病是由兔弓形虫引起的。寄生虫的包囊（休眠期）随着受到感染的猫的粪便排出体外，人类可以通过直接与猫接触，或清理猫的排泄物而被传染。另一个传染源是生的或不熟的动物肉类，这些动物生前食用过被感染猫的粪便污染了的食物。

对大多数人，感染并不会引起任何症状，因为包囊处于休眠状态。但免疫力低下的人，如艾滋病患者（见169页“艾滋病病毒感染与艾滋病”），不论是初次感染，还是处于休眠状态的包囊重新激活，都可能引起很严重的疾病。如果一个孕妇患有弓形体病，寄生虫就会感染胎儿，导致胎儿畸形（见530页“先天性感染”）。

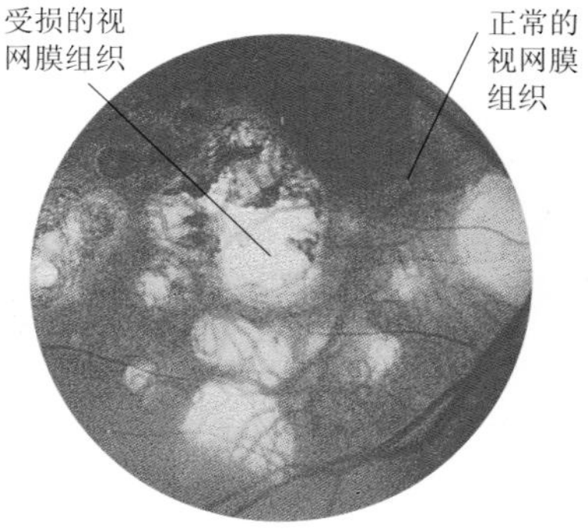

受到弓形虫感染的视网膜
图中显示，由兔弓形虫感染造成视网膜的破坏区域，是通过检眼镜（一种观察仪器）看到的。

有哪些症状？

大多数原本健康的人可以没有任何症状。但有些人在最初感染1～3周后会出现轻微的症状，包括：

- 在颈部出现无痛、肿大的淋巴结。
- 疲劳。
- 发热和头痛。

感染可以引起心脏、肌肉、皮肤和眼睛损害，免疫力低下的人还可以造成脑损害。在这种情况下，患者的症状可能会突然出现或在几周内出现，这些症状包括：

- 发热和头痛。
- 单个肢体或身体的一侧麻痹。
- 视力部分丧失。
- 意识模糊。
- 嗜睡。

一些机体免疫力低下的人，弓形体病可引起癫痫发作。如果胎儿被感染，弓形体病可导致胎儿的眼睛失明。

应该如何处理？

在显微镜下检查受损伤的组织，或给症状轻微的人进行血液检查，可以作出弓形体病的诊断。通常情况下，没有治疗的必要，但对于免疫力低下或感染非常严重的人，可给予乙胺嘧啶（见 574 页“抗疟药物”）和抗生素（见 572 页）治疗。对于孕妇，可能仅适用于抗生素治疗。

避免接触猫窝和猫的排泄物，不进食生的或不熟的肉可以预防感染。

肺孢子菌感染

一种寄生虫感染，是免疫力低下的人患肺炎的常见病因

年龄、性别、遗传和生活方式对本病的影响不明显

免疫力低下的人，如艾滋病患者（见 169 页“艾滋病病毒感染与艾滋病”）或接受化学药物治疗（见 157 页）的人，因吸入耶氏肺孢子菌（以前被称为卡氏肺囊虫）而发生肺孢子菌肺炎。对于免疫系统健康的人，耶氏肺孢子菌不会引起肺炎。在发展中国家，营养缺乏的儿童常常会发生肺孢子菌感染。

有哪些症状？

肺孢子菌感染的症状一般是在数周内逐渐出现的，但是，有一些人的症状可能出现得很快。这些症状有：

- 疲劳，感觉不适。
- 发热。
- 干咳。
- 轻度活动后即出现气短。

随着感染的进展，即使在休息时也会感到气短。

如何诊断？

通过体格检查、胸部 X 线检查（见 300 页）、CT 扫描（见 132 页），或痰样本检查可以诊断肺孢子菌感染。有时，很难分离到寄生虫。在这种情况下，需要做支气管镜（见 308 页）检查。在做支气管镜检查时，可以从支气管（肺部的主要气道）取分泌物和/或取肺组织来寻找肺孢子菌感染的证据。

如何治疗？

使用抗生素（见 572 页）治疗肺孢子菌肺炎。皮质类固醇药物（见 600 页）也可用于治疗。一旦感染得到控制，根据免疫力低下的不同原因，你还要继续服用小剂量抗生素治疗一段时间。艾滋病患者需要长期使用抗生素。那些使用化学药物治疗的病人，在完成治疗前需要一直使用抗生素。

预后如何？

10% 最初感染肺孢子菌的人会发生死亡。如果不使用预防性抗生素治疗，感染会复发。在发达国家，许多艾滋病病毒感染者或艾滋病患者在他们的免疫力严重受损之前，都进行肺孢子菌感染的治疗。

隐球菌病

一种罕见的真菌感染，最常见的受累部位是脑或肺

年龄、性别、遗传和生活方式对本病的影响不明显

隐球菌病是由新型隐球菌引起的，隐球菌存在被鸟粪污染的土壤里。如果吸入了真菌孢子，可能在肺部发生感染和/或真菌被吸收入血，播散到身体其他部位，最常见的是脑、皮肤和骨骼。

免疫力低下的人，如艾滋病（见 169 页“艾滋病病毒感染与艾滋病”）或正在进行化学药物治疗（见 157 页）的患者，感染隐球菌的危险最大。对于健康人，真菌很少能引起严重的疾病。

最危险的隐球菌感染是隐球菌引起的脑膜炎症（见 325 页“脑膜炎”）。患者会出现发热、剧烈头痛和颈强直等症状。肺部感染会造成胸痛、咳嗽、气短。皮肤感染可导致皮肤溃疡。受累的骨骼可能出现疼痛。

应该如何处理？

根据在血、痰或身体组织中出现真菌就可以诊断隐球菌感染。磁共振成像（见 133 页）也可用来寻找隐球菌感染的迹象。如果怀疑是脑膜炎，应作腰椎穿刺进行脑脊液检查（见 326 页“腰椎穿刺”）。如果肺部已经受累，可以通过检测血液中氧气和其他气体的水平来评估肺功能（见 306 页“血气分析”）。

对于严重的隐球菌感染，应该服用抗真菌药物（见 574 页）。艾滋病病人，虽然隐球菌感染的症状通常可以得到很好控制，但仍然很难将真菌从体内根除掉。一个原本健康的人患上轻度肺部感染，即使不进行治疗也能清除。

曲霉菌病

一种可累及肺脏，并可能扩散到其他脏器的真菌感染

年龄、性别、遗传和生活方式对本病的影响不明显

曲霉菌病由曲霉菌孢子引起，孢子存在于尘土及腐烂的植物里。如果健康人吸入了这些孢子是无害的。但是，对于那些特别敏感、既往就存在肺部损伤，或免疫功能低下的人，尤其容易发生这种真菌感染，因此在这些人中可引起肺部疾病和其他严重疾病。

有哪些类型？

曲霉菌病有 3 种形式。一些人对曲霉菌的敏感，最终会发展成过敏性支气管肺曲菌病，这种疾病引起的症状与哮喘（见 295 页）相似。对那些因患慢性肺部疾病，如肺结核（见 300 页）或支气管扩张（见 303 页），肺部已经受到损伤的人，真菌孢子可能会聚集在由于上述疾病引起的肺组织空洞内，最终孢子增殖形成一个团块，被称为真菌球。这种情况通常会引起咳嗽、咳痰，痰中会带血。

免疫系统功能受到抑制的人，如那些艾滋病（见 169 页“艾滋病病毒感染与艾滋病”）或那些正在进行化学药物治疗（见 157 页）的患者，曲霉菌也能引起严重的肺部感染。这种感染引起的是肺炎样疾病。在严重情况下，感染可能会扩散到身体的其他脏器，包括心、脑和肾。

应该如何处理？

在显微镜下从痰样本中寻找曲霉菌，或通过血液检查，检测出针对真菌的抗体，或经皮肤针刺试验诊断曲霉菌病，还可以做胸部 X 线检查（见 300 页）。治疗通常包括使用抗真菌药物（见 574 页），必要时可以手术去除真菌球。对于免疫功能低下的人，曲霉菌病有时甚至是致命的。

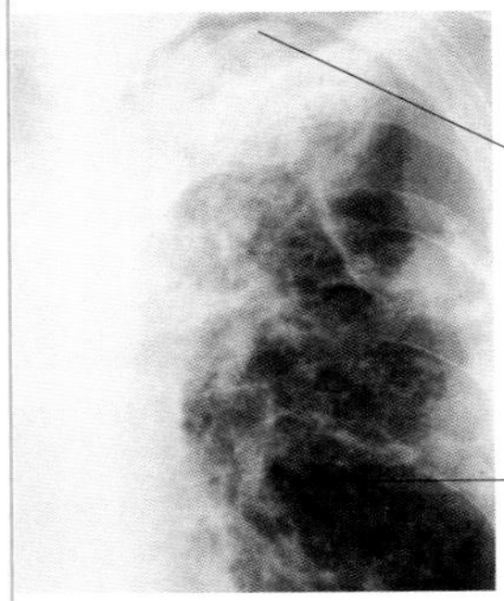

肺部曲霉菌病
在这张 X 线片上，可以看到在肺尖空洞内的真菌球。

孢子丝菌病

一种通常只累及皮肤，但有时也会蔓延到身体其他部位的真菌感染

接触植物的工作是发病的危险因素

年龄、性别和遗传对本病的影响不明显

引起孢子丝菌病的真菌是申克孢子丝菌，可以导致皮肤、皮下组织及其邻近淋巴系统的慢性炎症。这种菌通常生长在植物上，尤其是苔藓和树皮上。花农和园艺工作者发生感染的危险尤其高，通常在真菌进入皮肤时发生感染，例如皮肤被树枝或花刺刺伤时。

如果伤口被这种真菌感染，通常在 1 ～ 3 个月后会形成一个红色的无痛性结节。感染在伤口周围的皮肤下蔓延，形成小的结节。免疫力低下的人，如艾滋病患者（见 169 页“艾滋病病毒感染与艾滋病”）或正在使用免疫抑制剂（见 585 页）的患者，真菌可能会播散到身体的其他部位，包括肺和关节。

根据皮下结节的外观，孢子丝菌病的诊断通常是显而易见的，进行皮肤活检（见 199 页）即可以确诊。活检时可以切除病变部位的一小块皮肤样本进行检查。一些人，感染可以自行好转。原本健康的人，通常可用抗真菌药物（见 574 页）来治疗孢子丝菌病。如果免疫力低下的人发生了感染的扩散，就有必要长期使用抗真菌药物治疗。在这种情况下，可能很难根治。

念珠菌病

一种通常只累及身体的一个部位，但是如果在身体内扩散就可以引起严重的疾病

静脉注射毒品是发病的危险因素

年龄和性别是与本病类型相关的危险因素

遗传对本病的影响不明显

念珠菌病是一种常见的主要由白色念珠菌所致的真菌感染。在健康人体内，白色念珠菌通常存在于一些表面湿润的部位，包括口腔、咽喉或阴道。有时，白色念珠菌可以在局部过度增殖，引起轻症的念珠菌病，如鹅口疮（见 559 页）和霉菌性阴道炎（见 482 页）。但在免疫功能低下的人，如艾滋病（见 169 页“艾滋病病毒感染与艾滋病”）

或糖尿病（见 437 页）患者体内，真菌有时会扩散到血液和其他组织里。长期留置尿导管、静脉导管，或长期服用抗生素或静脉注射毒品的人，其感染可能会扩散至全身。

根据从血液、其他体液或组织样本中培养出的真菌，可以诊断扩散性念珠菌病。可以做胸部 X 线检查（见 300 页）来发现肺部感染的征象。根据感染的严重程度，可以选择口服或静脉注射抗真菌药物（见 574 页）来治疗。如果不治疗，念珠菌可以播散到全身，最终可能致命。

除应用药物治疗外，保持皮肤清洁、干燥是治疗皮肤念珠菌病的重要措施。

感染的预后取决于感染的程度和患者的一般健康状况。

蠕虫感染

大多数动物，包括人类，都可以感染寄生蠕虫，而寄生蠕虫则从它们的宿主那里获得所有的营养物质。这些蠕虫的绝大多数在其生命周期中，至少都会有一段时间生活在肠道里。在许多情况下，蠕虫感染是慢性疾病，在疾病早期阶段很少会引起症状。

蠕虫家族中有多种被称为线虫的蠕虫，可以引起人类感染。大多数线虫感染只发生在发展中国家的人群。但是也有一些线虫，如蛲虫，通常发达国家的人群也会被感染。本节中的前 5 篇文章介绍了几种类型的蠕虫感染：蛲虫感染、弓蛔虫病、蛔虫病、钩虫感染和热带蠕虫感染，如丝虫病。

其他类型的蠕虫，如扁形虫也可引起人类感染，其中包括绦虫和吸虫，血吸虫病、绦虫感染和包虫病将在最后 3 篇文章中介绍。

在国外有可能会受到热带蠕虫感染，但直到感染数月后才会出现症状。所以，如果你在去热带地区旅游后生病了，你应该去找熟悉热带疾病的医生就医。

重要的解剖结构

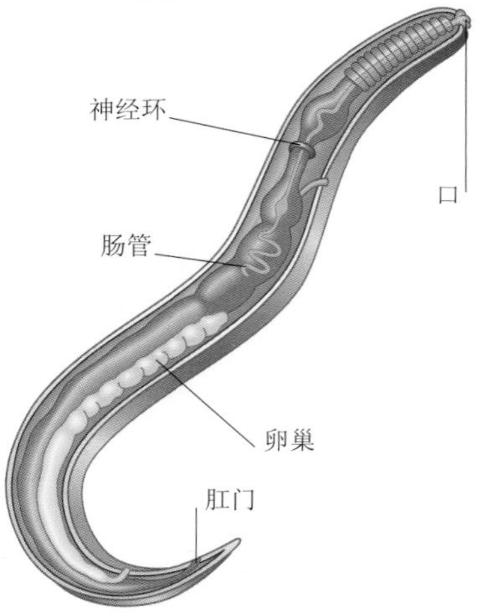

有关蠕虫的结构的更多信息，请参阅 163 页。

蛲虫感染

一种细小蠕虫感染，蛲虫在宿主肛周排卵，引起奇痒

- 最常见于儿童
- 环境卫生和个人卫生差是发病的危险因素
- 性别和遗传对本病的影响不明显

蛲虫感染是由蠕形住肠蛲虫引起的，它是英国最常见的人类寄生虫感染。感染通常是由于摄入了被蛲虫卵污染的食物，以及手或屋内的灰尘被蛲虫卵污染而造成的。被人吞下的蛲虫卵会在肠道内发育，成为蛲虫的成虫。在夜晚，雌性蛲虫爬出肛门，在肛周产卵，造成肛门部位奇痒，引起睡眠不安、食欲减退等症状。蛲虫感染主要见于儿童，如果长期不愈，可影响患儿的身心健康。

有哪些症状？

大多数蛲虫感染的患者，会出现以下症状：

- 在夜里，当蛲虫产卵时会引起肛周奇痒。
- 由于不断搔抓可以引起肛周炎症。
- 一些患者会出现轻度腹痛。

有时，在排出的粪便里可以看到蠕动的白色小线虫。在极少数情况下，感染可引起阑尾炎（见 420 页）。

应该如何处理？

在肛周部位用拭子（如棉签）取材，检查到虫卵即可确诊蛲虫感染。医生可能会给你开有效的杀蠕虫药物（见 575 页），用药后能够快速恢复。

通常，患者的所有家庭成员都要接受治疗。因为在搔抓时，虫卵会藏在指甲里，并在不经意间被吞下，因此再次感染的情况很常见，新的感染周期重新开始。内衣、睡衣和床上用品也会受到污染。

蛲虫感染通常很容易控制。严格注意个人卫生，如厕后洗手、不搔抓肛门区、定期清洗衣服和床上用品可以降低发生再感染的危险。

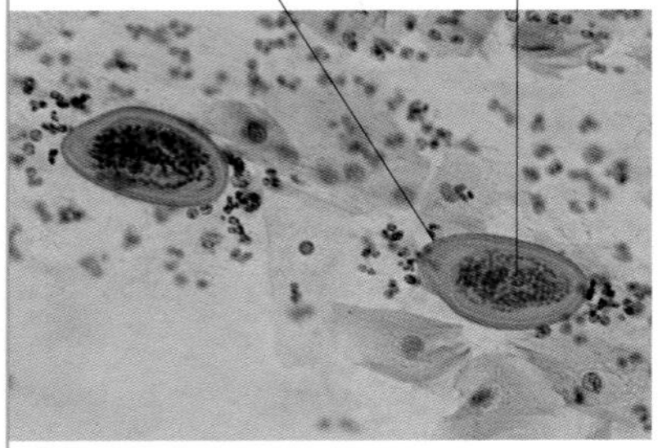

蛲虫卵
蛲虫分布在肠道，在夜间从肛门出来产卵，引起奇痒。上图中显示在一个放大的虫卵内，可以看到蛲虫的幼虫。

弓蛔虫病

蛔虫的幼虫能够引起多个器官感染，可引起发热

- 最常见于儿童
- 饲养宠物狗或猫可能是发病的危险因素
- 性别和遗传对本病的影响不明显

犬弓蛔虫和猫弓蛔虫的成虫，通常寄生在狗和猫的身上，它们排泄的粪便中可含有这种虫卵。但这些蠕虫的幼虫（未成熟期）可滋生于人类，通常是因为摄入了受虫卵污染的土壤而导致感染。

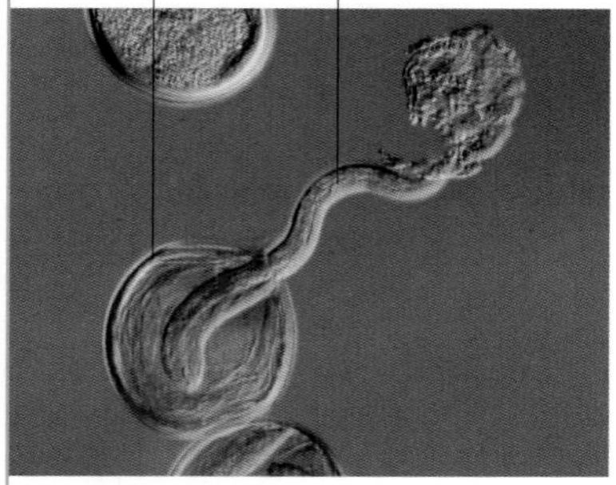

弓蛔虫病
这张高倍放大的图片显示的是引起弓蛔虫病的蠕虫幼虫（未成熟的形式），这是刚从卵中孵出的幼虫。

儿童尤其容易被感染，因为他们更喜欢在土壤中玩耍，然后会把自己的手指放在嘴里。

一旦虫卵被吞下，它们就会在肠道里孵化成很小的幼虫，然后幼虫迁移到身体的其他部位，包括肺和肝脏。在极少数情况下，幼虫还可以迁移到眼睛和脑。

有哪些症状？

大多数弓蛔虫病患者不会出现症状，但有些患者会出现下述症状：

- 低热。
- 自觉不适。

肺内大量的幼虫感染，可引起哮鸣和干咳。如果幼虫到达脑，可引起癫痫（见 324 页）发作。如果幼虫侵袭眼睛会损害视网膜（眼睛后部的感光膜），导致失明，而且很可能是永久性的失明。

应该如何处理？

根据血液检查的结果，通常就可以诊断弓蛔虫病。但在一些情况下，需要进行活体组织检查（取一小块组织样本在显微镜下进行检查），才可以确诊。大多数患者不需要治疗就可以完全恢复。但是，医生也可能会给你开驱虫药物（见 575 页），以杀死蠕虫。对累及大脑的严重患者，还要使用抗惊厥药物（见 590 页）。但弓蛔虫病造成的脑或眼睛的损害，通常是永久性的。

采取一些预防措施非常重要，这些措施包括：定期给宠物驱虫；避免猫或狗在可能有儿童玩耍的地方，如沙坑内排便。

蛔虫病

一种可引起腹泻和腹痛的肠道蠕虫感染

- 最常见于儿童
- 环境卫生和个人卫生差是发病的危险因素
- 性别和遗传对本病的影响不明显

由寄生于肠道的蛔虫引起的蛔虫病，是人类最常见的寄生虫感染之一。世界上有 1/4 的人，在其一生中患过蛔虫病。蛔虫病最常见于热带和亚热带地区，儿童比成年人更容易患病。蛔虫病，在像英国这样的发达国家是很罕见的。

人们通常是因食用了被虫卵污染的食物或水而被感染的。卫生条件差、

使用人类粪便作为肥料，以及个人卫生情况不佳，都与人和人之间的蛔虫病传播有关。

人在吞进了蛔虫卵后，蛔虫卵就会在小肠内孵化成幼虫，幼虫进入血流到达肺部，然后再返回到小肠。它们在小肠内发育成成虫，然后繁殖产卵。

有哪些症状？

在大多情况下，蛔虫感染并不引起症状。但是，大多数蛔虫病患者可以引起下述症状：

- 腹泻。
- 腹痛。

蛔虫的幼虫在肺部可能导致哮鸣和咳嗽。肠道内的大量蠕虫可以引起阑尾炎（见 420 页）或肠梗阻（见 419 页）。

应该如何处理？

从粪便样本中找到虫卵或在大便中找到蛔虫，通常就可以诊断蛔虫病。蛔虫呈淡粉色，身体大致呈长圆柱形，长度大约 20 ～ 30 厘米。治疗上采用驱虫药物（见 575 页）来杀虫。但是，如果在治疗后吞服虫卵，蛔虫病还会复发。

钩虫感染

由一种会吸血的小蛔虫引起的感染，可能会引起腹痛、咳嗽和发热

最常见于儿童

环境卫生和个人卫生差是发病的危险因素

性别和遗传对本病的影响不明显

能够感染人类的两种主要钩虫，分别是十二指肠钩虫和美洲钩虫。在大多数情况下，人们是由于直接接触到土壤里的钩虫幼虫（未成熟的蠕虫），而受到感染的。钩虫幼虫能够穿透人的皮肤，在幼虫进入血液后，经血流到达肺和气管，然后进入小肠，幼虫在小肠里发育成成虫，成虫可长达 1 厘米。成虫借助它那像钩子一样的牙齿，附着在肠壁上，靠吸吮肠壁的血液为食。雌虫产下的卵，随着受感染人的粪便排出体外，并在土壤中发育成幼虫。

环境卫生差、个人卫生不良，以及使用人类的粪便作为肥料，都可能增加钩虫病传播的危险。钩虫病在热带地区非常常见，在每 2 人中就有 1 人患有钩虫感染，尤其在儿童中更为常见。在英国，感染钩虫病的人，几乎都是由于赤脚在被虫卵污染的污水中行走而被感染的。

有哪些症状？

在钩虫感染的早期阶段，唯一的症状可能是在幼虫穿过皮肤的部位，有一块发痒的皮疹。随着感染的进展，可能会出现以下症状：

- 全身不适。
- 由于钩虫幼虫进入肺部，而引起的干咳和低热。
- 幼虫在肠道内引起腹痛。

如果不及时治疗，肠道内的大量钩虫会引起越来越严重的慢性失血，导致缺铁性贫血（见 271 页）。如果贫血严重的话，还可以导致慢性心力衰竭（见 247 页）。

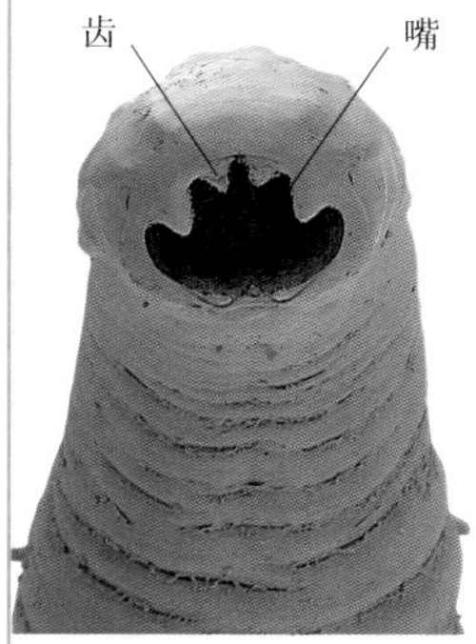

钩虫
这张放大的图像显示的是钩虫的嘴。“牙齿”使成虫能够附着在人的肠壁上。

应该如何处理？

如果医生怀疑你被钩虫感染，他给你作粪便样本化验，检查有无虫卵。医生会给你服用驱虫药物（见 575 页），如果出现了贫血，还需要补铁；如果贫血严重，则需要输血（见 272 页），但这种情况极少发生。

为了防止钩虫感染，在热带和亚热带地区的村庄，或其他人口稠密的地区旅游时，如果地面潮湿，你应该穿上能够防水的鞋。

热带蠕虫感染

热带地区广泛存在的几种寄生蠕虫感染的疾病

环境卫生和个人卫生差是发病的危险因素

年龄是与感染的蠕虫类型相关的危险因素

性别和遗传对本病的影响不明显

能够引起人类感染的寄生蠕虫最常见于热带和亚热带地区。环境卫生和个人卫生差都与寄生虫在人类之间传播有关，特别是与孩子们之间的传播有关。在英国，热带蠕虫感染是非常罕见的，通常只发生在曾去热带地区旅游，或在热带地区生活过的人身上。

有哪些类型？

在正常情况下，只能使生活在热带和亚热带，如南美洲、中美洲、非洲和东南亚地区的人发生的蠕虫感染，主要有 4 种类型。

旋毛虫病 这种疾病是由一种被称为旋毛虫的非常小的蠕虫引起的。通常人们是在食入没有煮熟的含有囊包（蠕虫的幼虫期）的猪肉时感染的。在严重的情况下，会引起一些症状，包括呕吐、腹泻、腹痛、肌肉痛和发热。有一些患者，旋毛虫病还可以引起急性心力衰竭（见 247 页）或与脑膜炎（见 325 页）相似的疾病。

类圆线虫病 很小的粪类圆线虫是引起类圆线虫病的病原体。通常是由于赤脚接触受到幼虫污染的土壤而被感染，严重的感染会引起腹痛、便秘与腹泻交替和体重减轻。感染可能存在多年而不引起症状，但如果因为一些疾病，如艾滋病病毒感染（见 169 页“艾滋病病毒感染与艾滋病”）造成免疫功能低下时，就可以出现症状。

丝虫病 多种蠕虫或其幼虫都可以引起丝虫病。寄生虫通过一些吸血昆虫传染给人。不同类型的蠕虫会感染身体的不同部位。一些类型的丝虫造成的严重感染可能会导致肢体或阴囊的重度、疼痛性、毁容性肿胀，这种情况被称为象皮肿。一种被称作旋盘尾丝虫的丝虫感染有时会导致失明。

鞭虫病 鞭虫病是由毛首鞭形线虫，又称鞭虫的寄生虫引起的，最常见于儿童。人们因食入虫卵而被感染。成虫寄居在肠道，严重的鞭虫病可能会引起血性腹泻、腹痛和体重减轻。

应该如何处理？

诊断取决于蠕虫的类型，但通常需要通过在粪便、血液或组织样本内找到虫卵、幼虫或成虫来确诊。治疗方法也随感染的不同而有差别，但通常是使用驱虫药物（见 575 页）。如果早期治疗，大多数人可以痊愈，但在热带国家复发感染很常见。预防措施包括不赤脚在土壤里行走，不吃没有煮熟的肉或可能受到污染的食品，以及使用驱虫剂和蚊帐。

血吸虫病

一种可以引起肝脏和膀胱损害的吸虫感染

最常见于儿童

在含有感染螺的淡水中游泳是发病的危险因素

性别和遗传对本病的影响不明显

在热带地区的湖泊、运河，或未经过氯气消毒的淡水池中洗澡，是感染血吸虫病的危险因素。有 5 种血吸虫可以引起血吸虫病。淡水螺会释放血吸虫的幼虫（未成熟期），幼虫可以穿透人的皮肤。一旦进入人体，血吸虫幼虫就会发育为成虫，雌虫产卵，引起炎症。世界上约有 2 亿人感染血吸虫病，感染者主要集中在发展中国家。英国人只有在去热带地区旅行时，才会被感染。

有哪些症状？

血吸虫病引起的症状，因造成感染的血吸虫种类不同而有所差异。绝大多数人都会在寄生虫进入皮肤的部位感到瘙痒（就是通常所说的“游泳者瘙痒”）。瘙痒多在接触寄生虫后的 1 天之内出现。一些人可能没有其他的症状，而另外一些人可能在 4 ～ 6 周后出现症状。这些症状可能包括：

- 发热。
- 肌肉疼痛。
- 腹痛、腹泻。
- 咳嗽和呕吐。
- 排尿次数频繁，伴有烧灼感。
- 血尿，尤其是排尿的最后阶段。
- 血便。

如果不进行治疗，血吸虫病会造成肝脏或泌尿系统的损害。对于许多重症患者而言，这种损害是可以危及生命的。慢性的、没有经过治疗的感染，可以导致肝硬化（见 410 页）、膀胱肿瘤（见 456 页）和肾功能衰竭（见 450 页）。

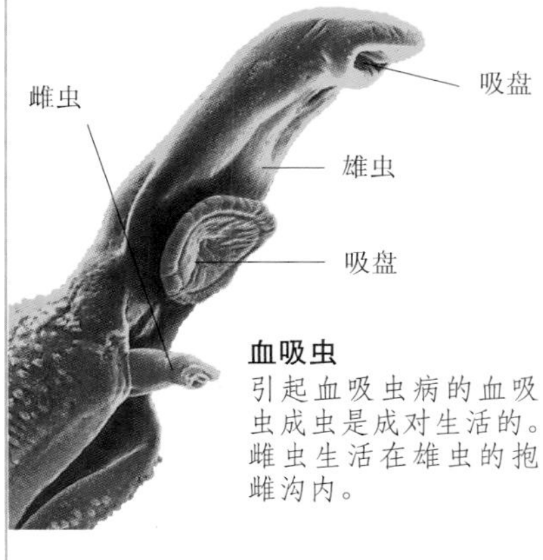

血吸虫
引起血吸虫病的血吸虫成虫是成对生活的。雌虫生活在雄虫的抱雌沟内。

应该如何处理？

血吸虫病通常在尿液或粪便样本中找到虫卵就可以诊断。有时可以通过直肠活检来诊断。直肠活检是从直肠中获取组织样本，在显微镜下检查。通常在活检的同时还可以做血液检查，以检测机体中是否产生了针对寄生虫的抗体。几乎所有的血吸虫病患者都需要使用驱虫药物(见575页)来治疗，驱虫药物通常能够有效地杀死蠕虫。不要在世界各地已知感染血吸虫病的淡水中游泳或涉水，这样可以预防血吸虫病感染。

绦虫感染

带状扁形虫导致的肠道感染，可引起腹痛和腹泻

吃生的或不熟的肉或鱼是发病的危险因素

年龄、性别和遗传对本病的影响不明显

绦虫成虫寄生于人体小肠内，可使人体致病。有3种较大的绦虫成虫可以感染人类，这3种绦虫分别是猪肉绦虫、牛肉绦虫和鱼绦虫（阔节裂头绦虫）。人们通常是因为食用了含有幼虫（未成熟的蠕虫）的、生的或不完全熟的肉或鱼而被感染的。幼虫一旦到达肠道，就会发育为成虫，长度可达6～9米。绦虫卵随粪便排出体外，猪肉绦虫感染还可能造成再感染。一

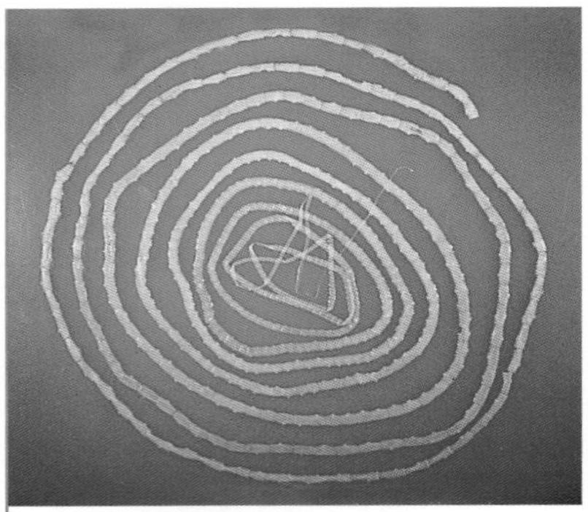

绦虫
这个卷曲的牛肉绦虫是从人类肠道中取出来的，牛肉绦虫可以在人的肠道里长到数米长。

些其他种属的绦虫，能以生长缓慢的幼虫包囊的形式在人体内生存（见本页“包虫病”）。

猪肉和牛肉绦虫感染最常见于发展中国家。鱼绦虫感染最常见于喜欢吃生鱼菜肴，如寿司的区域，这些地区包括东欧、斯堪的纳维亚和日本。

有哪些症状？

许多人在感染绦虫后，不会出现任何症状。但是，有些人可能会出现下述症状：

- 轻度腹痛。
- 腹泻。
- 牛肉和猪肉绦虫感染的人，会出现食欲增加。

如果你感染了牛肉绦虫，你可能会感觉到有绦虫节片从肛门内逸出。在极少数情况下，鱼绦虫感染可能会引起巨幼细胞贫血（见272页）。

无论是因为进食了被虫卵污染的食物还是成虫在小肠内产卵，然后播散到胃部，都可能导致“囊虫病”。囊尾蚴从卵中孵化出来移行到小肠。这些幼虫穿透肠壁，随着血流到达身体各处。如果囊尾蚴到达脑后可能会导致癫痫（见324页），感染了眼睛则会导致失明（见369页）。

应该如何处理？

如果在粪便中发现绦虫节片或虫卵，就可以诊断为绦虫病。为了杀死绦虫，医生会开驱虫药物（见575页）。食用彻底冷冻或充分烹调的鱼和肉，可以预防绦虫感染。为了防止绦虫再次感染和发生囊虫病，大便后应仔细洗手。

包虫病

一种罕见的绦虫包囊感染，可以累及肝、肺或骨

最常见于儿童，但成年人的症状更明显

饲养宠物狗是发病的危险因素

性别和遗传对本病的影响不明显

含有幼虫（未成熟的囊虫）的细粒棘球绦虫包囊感染称为包虫病。绦虫的幼虫期通常会引起羊等牲畜感染。如果狗吃了生的含有棘球蚴囊的内脏，幼虫在狗的肠道内发育为可以产卵的成虫。虫卵随着狗的粪便排出，人进食了被污染的食物而被感染。当虫卵到达人体肠道后会孵化成幼虫（六钩蚴），然后幼虫移行到肝脏、肺或骨骼，在这些部位幼虫（六钩蚴）会发育成生长缓慢的棘球蚴，棘球蚴的直径可达20厘米。

包虫病最常发生于使用牧羊犬牧羊的地区，如澳大利亚、新西兰和少数英国地区。中东国家也会发生包虫病。

有哪些症状？

感染主要发生在童年时期，但由于包虫棘球蚴的生长速度非常缓慢，因此直到成年才会出现症状。在许多情况下，包虫病不引起任何症状。但是肝脏的棘球蚴感染可能引起下列症状：

- 疼痛。
- 恶心。
- 皮肤和眼白黄染（见407页“黄疸”）。

肺部的棘球蚴会引起胸痛和咳嗽，而骨中的棘球蚴可引起四肢长骨的疼痛和骨折（见232页）。

应该如何处理？

根据症状和超声扫描（见135页）或X线检查(见131页)可以诊断包虫病。驱虫药物（见575页）可以杀死幼虫，但是棘球蚴必须经手术摘除。管理好狗，并给狗驱虫可以阻止包虫病的传播。

严重损伤与环境因素造成的疾病

尽管大部分人都知道发生在一些人身上的致命伤害或者意外事故，但他们自己并没有过类似经历。伤害发生的频率与生活方式、环境因素以及性别相关，男性发生致命性伤害的概率是女性的两倍。年龄也是一个很重要的因素，据统计，绝大多数伤害和意外事故更常见于年轻人。

本章包括如下内容

2007 年，在英格兰和威尔士大约有 1.75 万人死于伤害或中毒，其中，1.18 万人的死亡是由意外事故造成的。

道路交通事故是引起致命性损伤的最常见原因。2007 年，在英格兰和威尔士，有大约 3000 人死于道路交通事故，约 2.8 万人在交通事故中受到重伤。

2007 年，在英格兰和威尔士有 2500 人死于蓄意中毒或意外中毒；在英格兰，有 10 多万人因中毒而入院治疗。在成人中，绝大多数的中毒是因为使用药物过量，而大部分非致命性中毒都发生在 5 岁以下的儿童。

2007 年，在英格兰和威尔士大约有 220 人死于烧伤、烫伤以及烟雾吸入，仅在英格兰，就有 9.4 万人因上述原因需要入院治疗。年龄小或者年纪大的人更容易受到严重伤害。

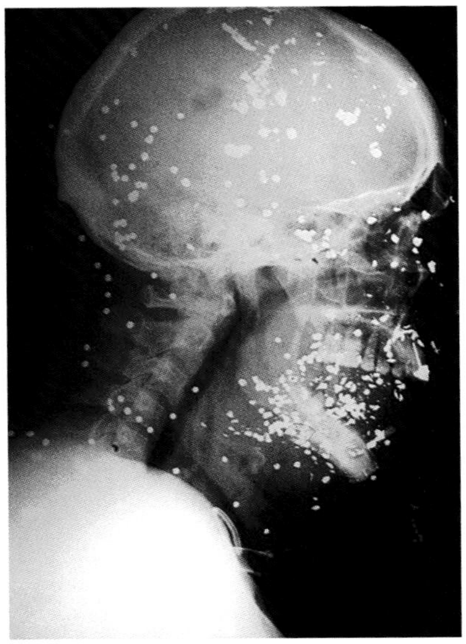

霰弹枪伤
这张头颅和颈部 X 线片显示了霰弹枪子弹造成的多处损伤。

环境因素

因环境因素，比如海拔与低温造成的疾病和伤害越来越常见，尤其是在年轻人中。假日里年轻人在极端天气下到一些偏远地区旅行时，容易发生冻伤、低体温和高原（空）病。体温过低对老年人来说是非常危险的，即使在家中也同样危险。这是因为老年人调节体温的能力已经不再像年轻人那样强。但是，对老年人来说最常见的致命性损伤是跌倒，跌倒常常会引起一个或多个部位的骨折。2007 年，英格兰和威尔士有大约 2600 名 65 岁以上的老人由于跌倒而死亡。

一些意外事故的统计数据显示这些方面有改善的趋势。例如，交通工具安全性能的提高，增加了交通事故生还的概率，严重创伤的医疗处理技术也得到了改进。现在急救人员可以在事故现场进行心脏复苏，伤者能被更快地送往医院，事故处理部门配备了更有经验的工作人员，重症监护病房治疗复合伤和休克的手段也更为有效。此外，还成立了专门处理严重损伤的创伤中心。

损伤的类型

损伤的性质和部位决定了损伤的严重程度，比如挤压伤，躯干往往比四肢更为严重，因为躯干受到挤压可以造成内脏损伤。枪伤以及刀刺伤的严重程度取决于受伤的确切部位，以及是否有重要器官或者血管受累。中毒和溺水可能会影响到全身系统，并造成重要器官的损伤。

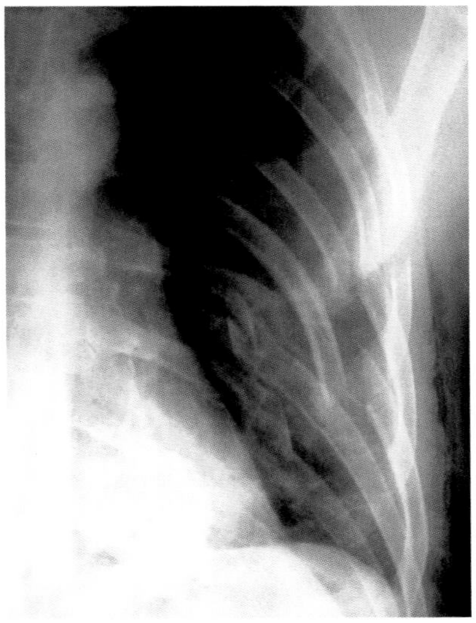

多发肋骨骨折
胸部的挤压伤常常导致多发肋骨骨折，正如这张 X 线片所示。骨折的肋骨可以刺穿内脏器官，比如肺脏。

身体的伤害可以直接损伤到心脏，比如刀刺伤；药物过量时产生的有毒物质会导致心脏功能受损。

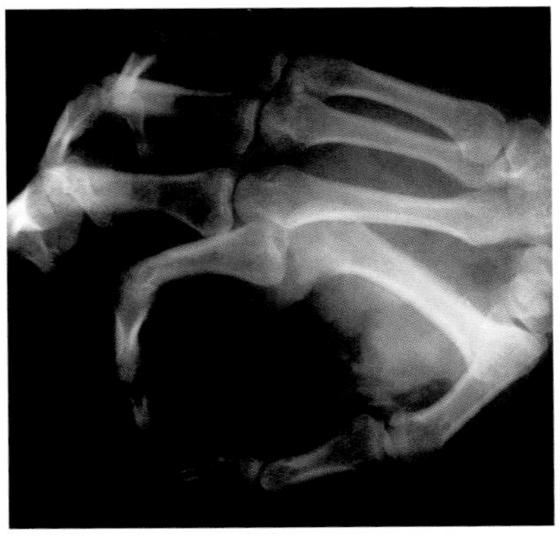

爆炸伤
这张右手的 X 线片显示，食指的掌骨由于爆炸伤引起了明显的脱位。

当肝脏被刀扎伤或者暴力损伤时，可导致大量失血。药物过量也会引起肝脏损伤。腹部的严重外伤会使脾脏破裂，导致严重的内出血。肾脏的挫裂伤会导致尿液渗漏到周围组织，引起炎症。外伤引起的肾脏血管撕裂会导致大量出血。如果肠壁受到损伤，肠道内容物会渗漏到腹腔，导致严重感染。

贯通伤会造成肺塌陷，或者在意外事故或火灾时吸入废气或者烟雾导致肺部炎症。如果气管塌陷或者被异物阻塞时会引起窒息。

皮肤保护层的严重烧伤会导致大量的体液从循环中丢失，引起致命的休克。

如果脊柱受伤，可能发生椎体骨折或者移位，如果损伤到脊髓，可导致瘫痪或者死亡。

头部外伤或其他伤害可以引起颅内出血和水肿，造成脑损伤。这些损伤可能造成颅内血栓的形成，导致脑组织水肿和功能异常。颅骨也容易发生骨折。

严重损伤

身体的任何部位都可以发生损伤，但是如果损伤到头部、胸部和腹部，那么损伤通常就会很严重。这种损伤可能是因为意外事故造成的，也可能是由他人故意的行为造成的。损伤除了可以对机体造成直接影响外，严重的损伤还会带来长期的心理和情感影响。

本节的第一篇文章描述的是因为意外事故造成的严重损伤。挤压伤是最常见的严重损伤，常由交通事故造成。近些年来交通事故造成的死亡人数有所下降，这主要是因为汽车设计方面以及一些其他因素的改善，比如实施了对于酒后驾车更加严格的法律等。接下来的两篇文章讨论烧伤和电灼伤。烧伤尤为常见，多种意外事故均可导致烧伤。大部分烧伤是由发生在家里的较小的意外事故造成的。严重的烧伤常发生在工厂等处，可能会导致永久的瘢痕，甚至死亡。电灼伤是烧伤的一种特殊形式，常导致内脏组织受损。电灼伤可能发生在家里，但更常见于电力或建筑工地发生的意外事故。本节的最后两篇文章描述了通常与犯罪有关的损伤：刀刺伤和枪击伤。

身体某一特殊部位的损伤将在其他章节介绍（见 322 页“头部损伤”；见 323 页“脊椎损伤”；见 231 ～ 234 页“肌肉骨骼系统损伤”；见 363 页“眼外伤”）。

挤压伤

指身体的任何部位受到挤压造成的损伤，绝大多数挤压伤都是由交通事故造成的

男性更常见

生活方式是与本病病因相关的危险因素

年龄和遗传对本病的影响不明显

大部分挤压伤是在交通事故中造成的，2007 年英国和威尔士有大约 3000 人死于挤压伤。发生在建筑工地的意外事故和爆破也可能引起身体任何部位的挤压伤。这种类型的伤害，可以造成从轻微的擦伤到危及生命的内脏和组织的严重损伤。男性发生挤压伤的危险更大，因为他们更可能在建筑工地工作，而且男性更容易从事高风险活动。

有哪些类型？

大部分挤压伤都会造成内脏损伤，通常唯一可见的外部表现是擦伤。骨折（见 232 页）很常见，尤其是四肢的骨折，如果胸部遭受挤压，那么一根或者多根肋骨可能会折断，刺穿肺脏。多根肋骨骨折可能会导致连枷胸，在这种情况下呼吸功能会严重受损，导致呼吸衰竭（见 310 页）和休克（见 248 页）。挤压伤也可能导致气胸（见 303 页），这时，在覆盖肺脏的脏层胸膜和壁层胸膜之间就会出现气体积存。心脏也可能会受到损伤。如果腹部受到挤压，肠、肝脏、脾脏或者肾脏都可能会受到损伤，破裂的肠内容物会渗漏到腹腔导致感染（见 421 页“腹膜炎”）。如果肝脏或脾脏破裂，将导致大量内出血。

除了特殊器官的损伤外，还会发生一些更常见的并发症，比如机体的大量组织受到挤压后，受到损伤的组织释放出的化学物质，会造成肾脏损害（见 450 页“肾功能衰竭”），这可能是致命的。

应该如何处理？

立即拨打电话叫救护车。应使任何一个被怀疑受到挤压伤的人，尽可能解除压迫。找到训练有素的急救人员对伤员实施急救，一旦伤员被送到医院，医生将会针对损伤情况来进行治疗。一般的治疗措施包括紧急复苏、吸氧和静脉输液。必要时可给予止痛药物（见 589 页）。如果出血量大，则可能需要输血（见 272 页）。

在进行紧急处理之后，需要通过影像学检查，如胸部 X 线检查（见 300 页）、CT 扫描（见 132 页）或磁共振成像（见 133 页）来评估是否有内脏损伤。然后针对特定的损伤情况进行治疗。例如，如果出现了骨折，则需要将骨折的骨重新复位，必要时对发生骨折的患肢采取制动措施（见 232 页“骨折的治疗”）。如果四肢受到挤压，可能需手术来修复血管和神经（见 613 页“显微手术”）。如果肢体的损伤是不可修复的，可能需要进行截肢。如果一个人发生严重的或者多发肋骨骨折，则需要机械通气来辅助呼吸（见 618 页“重症监护病房”）。

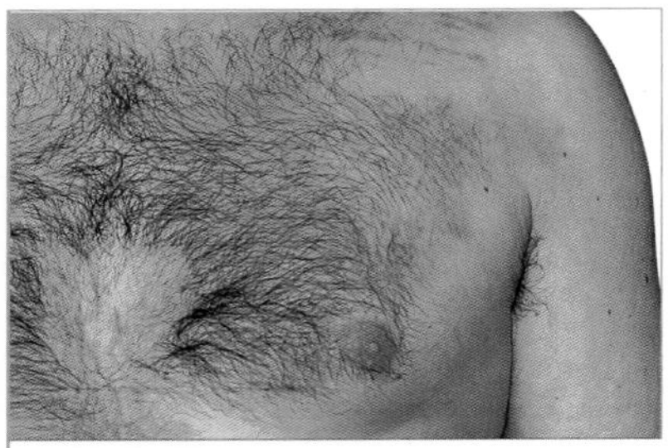

挤压伤
皮肤青紫可能是发生挤压伤唯一可见的体征。图中的皮肤青紫，可能是由于横过胸部的座椅安全带挤压造成的。

如果怀疑有腹腔内脏出血，则可能需要行一种称为腹腔穿刺术的检查，将一根细管插入腹腔，向腹腔注入无菌液体，然后抽出液体。如果回抽的液体含有血液，那么就需要通过手术来探查出血器官并对出血器官进行修补（见 612 页“内镜手术”）。

用抗生素（见 572 页）治疗腹膜炎或者其他感染，同时需要治疗可能出现的其他并发症，比如肾功能衰竭。

预后取决于损伤的类型、患者受到损伤的时间，以及开始治疗的速度。

烧伤

指由热、化学物质或者电造成的部位性组织损伤，通常为皮肤

男性更常见

从事与热或者腐蚀性物质有关的工作是发病的危险因素

年龄和遗传对本病的影响不明显

2007 年，英国有大约 9.4 万人因烧伤、烫伤或者与火相关的损伤（比如吸入烟雾）而住院治疗，有大约 200 人因此死亡。老人和小孩更易发生烧伤。

大部分烧伤都很轻微，而且大多是由于家庭意外事故造成的。虽然几乎所有轻微的烧伤都能很快痊愈，但更严重的烧伤需要住院治疗，而且还有可能是致命的。烧伤的严重程度取决于组织烧伤的深度，以及发生烧伤的面积。一些敏感部位的烧伤造成的后果尤其严重，比如面部、手、脚、生殖器。

烧伤通常是由于热量导致的，比如火、热的液体或者阳光。但是腐蚀性的化学物品，例如一些油漆清洁剂，以及电也可以造成烧伤（见 183 页“电灼伤”）。这些损伤在男性更常见，因为他们从事接触化学物品或与电相关工作的可能性更大。烧伤通常会伤及皮肤，但是如果吞服了腐蚀性物品，会造成食管或者胃的烧伤。热的烟雾会造成气道和呼吸道烧伤。

有哪些类型？

皮肤由两层组成：表面的一层叫表皮，其下面更敏感的一层叫真皮。根据组织受损伤的深度，烧伤分为：Ⅰ度、Ⅱ度和Ⅲ度。

Ⅰ度烧伤 仅累及表皮的烧伤称为Ⅰ度烧伤，为最轻程度的烧伤。烧伤区域可能会发红，稍有肿胀，触摸时有疼痛，但不会形成水疱。几天内皮肤愈合，受到损伤的表皮脱落。太阳灼伤（见 207 页）是造成Ⅰ度烧伤的最常见的原因。

Ⅱ度烧伤 一旦表皮被破坏，下面更敏感的真皮就很容易受到损伤。表皮和真皮同时受到损伤时，则称为Ⅱ度烧伤。这种烧伤通常会很痛，皮肤变红，并且表面会形成充满清亮液体的大水疱。大约 3 天后疼痛开始减轻，大多数Ⅱ度烧伤通常会在 14 天内完全愈合。

Ⅲ度烧伤 最重、最深的皮肤烧伤称为Ⅲ度烧伤。这种程度的烧伤，使表皮、真皮以及皮下脂肪都受到损伤。有时，这种损伤还可以延伸到肌肉组织。烧伤的部位变得麻木以及色素异常。因为受损的皮肤无法重生，因此愈合过程会十分缓慢，新的皮肤只能从受伤区域的边缘生长出来。

有哪些并发症？

大面积的Ⅱ度烧伤和Ⅲ度烧伤，体液会从受伤的部位丢失，这可能会导致休克（见 248 页）和肾脏损伤（见

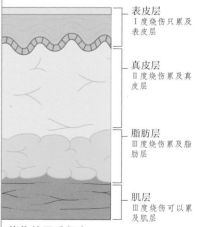

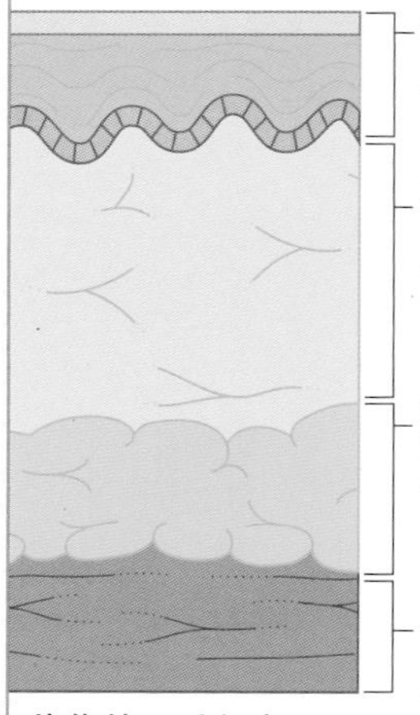
表皮层
Ⅰ度烧伤只累及表皮层
真皮层
Ⅱ度烧伤累及真皮层
脂肪层
Ⅲ度烧伤累及脂肪层
肌层
Ⅲ度烧伤可以累及肌层

烧伤的严重程度
根据组织受到损伤的范围对烧伤的严重程度进行分级，烧伤的程度越重，就有越多的组织层受到损伤。

450 页“肾功能衰竭”）。如果肺脏受到烟雾的损害（见 188 页“窒息”），则会导致呼吸困难。

烧伤很容易并发感染，因为皮肤是身体抵御感染的屏障，因此当皮肤受到损伤后这种屏障作用就不存在了。在Ⅲ度烧伤后感染尤为常见，这将导致伤口愈合延迟。如果细菌扩散至血流将会导致败血症（见 171 页“败血症”）。

我该怎么办？

除了轻微烧伤外，都应该去就医。大面积的Ⅱ度烧伤以及所有的Ⅲ度烧伤都需要住院进行特殊的治疗，最好在烧伤科住院治疗。如果你不清楚烧伤的程度，那么就应该去就医。面部或者嘴唇的烧伤需立即住院治疗，如果组织肿胀引起气道阻塞和呼吸困难，就必须立即住院治疗。如果有人发生了烟雾吸入，也需要住院治疗。

在发生轻微的烧伤或者烫伤后，应该立即用流动的冷水冲洗受伤部位，使受伤的皮肤冷却；持续冲洗烧伤部位至少 10 分钟或一直冲洗到疼痛缓解。不要在烧伤部位使用护肤液或药膏，因为这样会加重烧伤。去除烧伤部位所有比较紧的衣物、手表或者首饰，然后用贴膜覆盖创面，或者用无菌、不粘的敷料，松松地包扎固定一下。每天观察一下伤口情况，看有无感染的征象，如肿胀、疼痛或化脓，如果发生了感染，请去看医生。

医生会如何处理？

对轻微的烧伤应该进行清洗、包扎，通常每日需要多次更换敷料。可以使用抗生素软膏（见 577 页“**治疗皮肤感染和皮肤传染病的药物**”）来预防感染。如果已经发生了感染，则需要静脉使用抗生素治疗（见 572 页）。

如果烧伤面积很大，应该进行静脉输液、止痛药物（见 589 页）治疗和吸氧治疗。如果由于烟雾吸入引起的呼吸困难则需进行机械通气治疗（见 618 页“**重症监护病房**”）。

应该对每一位严重烧伤的人进行监测以确保患者的体液处于平衡状态，且肾功能没有受到影响。对大多数严重的Ⅱ度烧伤和所有的Ⅲ度烧伤病人都需要考虑进行皮肤移植（见本页）来促进伤口愈合。

瘢痕组织是很脆弱、敏感的，多继发于严重的Ⅱ度和Ⅲ度烧伤后形成。应该穿能够完全遮盖瘢痕的衣服或涂抹防晒霜（见 577 页“**防晒霜和遮光剂**”）来保护瘢痕组织免于受到阳光的照射。瘢痕可能会发痒，可以使用止痒药物（见 576 页）来缓解瘙痒。瘢痕部位还会有紧绷感、变硬，如果关节部位的皮肤出现瘢痕还可能出现关节活动受限，这就需要进行植皮治疗。有时物理治疗（见 620 页）可以改善活动情况。

预后如何？

经过适当的治疗，轻微烧伤通常在数日内愈合；更严重些的烧伤需要数周才能愈合。即使采用了植皮，Ⅲ度烧伤也需要数月才能够愈合，有些瘢痕还是永久的。

▶ 治疗

皮肤移植

皮肤移植（植皮）包括从身体的某个部位切取正常的皮肤（供皮部位）覆盖在另一处的皮肤损伤部位，比如烧伤或者其他疾病，例如皮肤破溃等。有很多种皮肤移植方法。这里列举的两个例子显示的是使用小片的供体皮肤来覆盖大面积的皮肤缺损部位。

网状植皮

网状植皮用于大量皮肤缺损但供皮区有限的情况下。移植的皮肤用刀切成筛网状，然后拉伸皮肤覆盖整个皮肤缺损区。

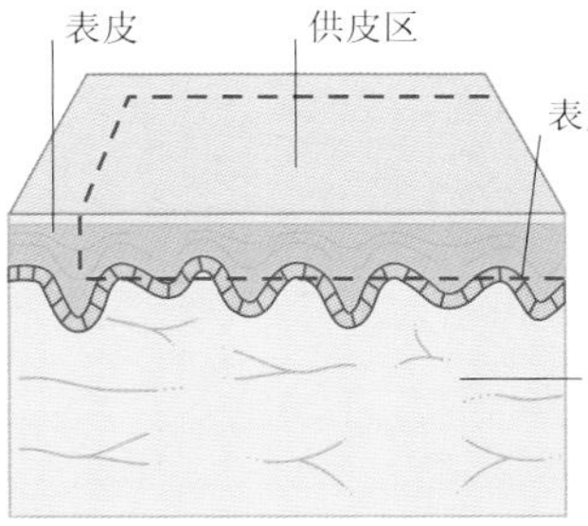

取皮
非常薄的皮片自供皮区切下，遗留有大量的表皮细胞，以便伤口部位的皮肤还可以再生。

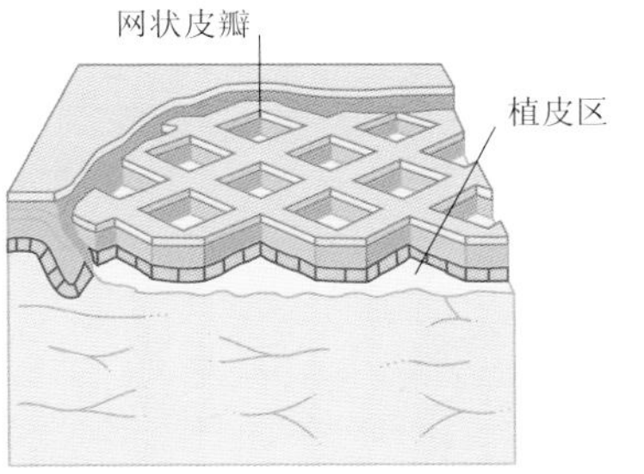

植皮
将待移植皮片切成筛网状，经拉伸后覆盖植皮区。一旦网状皮瓣被放置到植皮区，新的皮肤就会生长出来填充筛孔。

颗粒状植皮

颗粒状植皮是用非常小的皮肤颗粒以便皮肤创面愈合。大量的小的皮肤颗粒取自供皮区，然后覆盖皮肤缺损区。

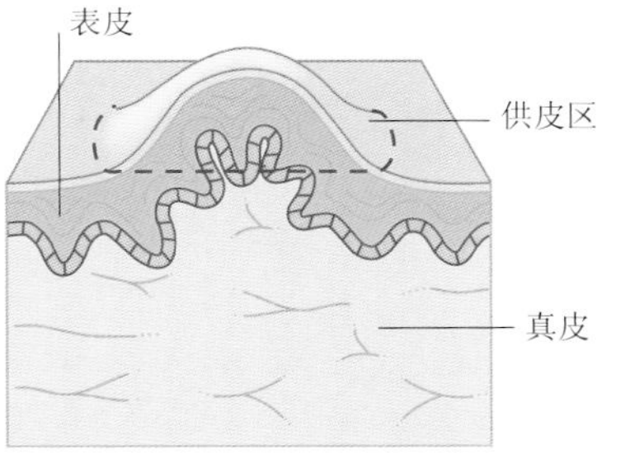

取颗粒皮
供皮区的小片皮肤被夹紧后形成皮丘，用剪刀或者手术刀切取下来。切取的皮肤很小，因此供皮区能够自己愈合。

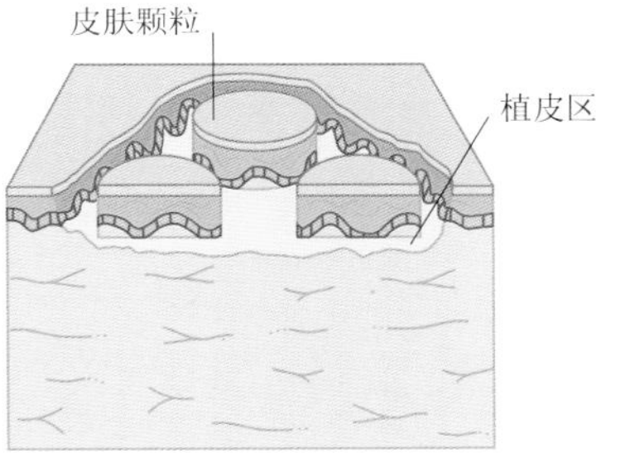

植皮
大量的皮肤颗粒被植入到受皮区，这些移植物会逐渐向外生长，10 ～ 14 天后形成一块新的健康的皮肤。

电灼伤

电流经过身体后造成的组织损伤

男性更常见

从事与电有关的工作是发病的危险因素

年龄和遗传对本病的影响不明显

电流经过身体时会在体内产生很高的热量，造成组织烧伤，虽然烧伤发生在体内，但在皮肤上也会留下非常明显的痕迹（见 182 页“**烧伤**”）。电流还会扰乱心脏和大脑的正常功能，可以立即致命。

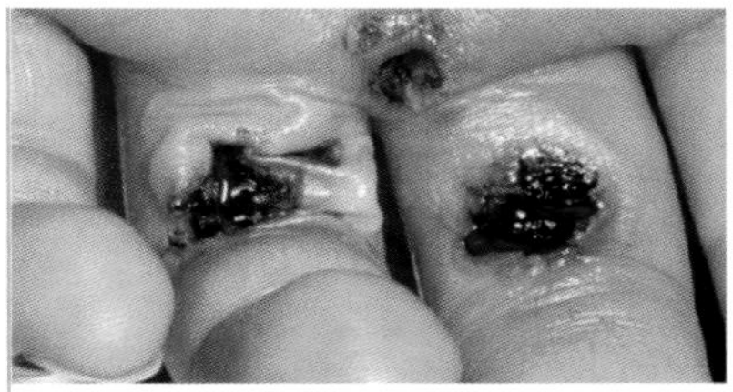

电灼伤
这两个手指的深度烧伤是由于接触非绝缘的电线造成的。

据估计，在英国每年有 3000 ～ 4000 起与电有关的损伤，有 30 ～ 40 人因此死亡。电灼伤的原因有家中的意外事故或者雷击。在发电厂或建筑工地也会发生这种类型的损伤。

大部分的电灼伤都是由于接触了裸露的电线、损坏的电源开关，或者是通了电的水。在有水的情况下，电灼伤造成的危险明显增大，因为水是一种非常好的导体。

男性较女性更容易受到电灼伤，因为他们更可能从事那些与电相关的工作。

有哪些症状？

许多电灼伤都会引起一些症状，这些症状包括：

- 头晕、心悸（能够意识到的异常的快速心跳）、面色苍白。
- 意识丧失，通常是短暂的。
- 精神恍惚，行为错乱。
- 皮肤烧伤。
- 浅而快的呼吸。

这些症状的严重程度取决于电压和与电流接触的时间。此外，由于触电者肌肉变硬，使其不能切断与电流的接触。强烈的肌肉痉挛可能会导致骨折（见 232 页）。

电灼伤的特殊症状取决于电流经过身体时的路径。比如，如果电流经过心脏，将会破坏心脏的正常节律（见 249 页“**心律失常**”），有时会导致心脏停搏（见 252 页）。如果电流经过控制人体自主功能的器官，例如控制呼吸功能的脑干，电击会是致命的（见 323 页“**脑死亡**”）。受到这种电击的人即使能存活下来，其脑部已经发生了不可逆转的损伤。

我该怎么办？

除了轻度电灼伤外，你都应该寻求医疗帮助。如果你发现有人被电击了，在你准备接触被电击者之前，一定要确保关闭电源或切断电接触。

找到一个受过专业训练的急救人员对被电击者进行复苏，并采取其他必要的措施；在医务人员到达之前，急救人员应该一直进行急救措施，如果碰到被雷电击伤的人，你也应该采取同样的措施。

千万不要尝试救被高压电（1000伏以上的电压）击伤的人，因为电流可能会从被击伤者身上“跳”到你的身上，与被电击者保持18米以上的距离，并且立即寻求医疗帮助。

医生会如何处理？

一旦患者被收入医院，就需要进行全面的体格检查，并对其组织的损伤程度进行评估。监测心跳可以发现有无异常心律。可能需要吸氧和进行机械通气（见618页“**重症监护病房**”）。异常的心律可能需要使用抗心律失常的药物（见580页）来进行治疗。大部分电灼伤患者在得到及时的急救和治疗后都能恢复。

刀刺伤

身体的某一部位因遭受锐器伤害造成的损伤

最常见于年轻人

男性更常见

在城市居住是发病的危险因素

遗传对本病的影响不明显

2008年，英国有4900人因刀刺伤住院治疗，大部分是生活在城市里的年轻人。刀刺伤的严重程度取决于受伤的部位和深度。胸或腹部受伤常导致内出血，这可能会危及生命。发生刀刺伤基本都需要去医院就医，因为可以看得见的出血通常会比较轻微，但相对来说，内脏损伤程度会比较严重。

有哪些类型？

浅表的刀刺伤可能只损伤了皮肤和肌肉。但较深的刺伤可引起明显的内出血，这可能会导致意识丧失和休克（见248页）。刀刺伤也可以引起特殊脏器的损伤。例如，胸部的刀刺伤可引起气胸（见303页），气胸是包裹肺脏的两层胸膜之间进入了气体，从而造成呼吸困难。如果刀刺伤造成腹部损伤，就有肠道被刺穿，肠内容物泄漏到腹腔的可能，这会引起腹腔感染（见421页“**腹膜炎**”）。

我该怎么办？

立即寻求医疗救助。寻找一个经过培训的急救人员，确信伤者仍然能够呼吸并有脉搏，同时尽量采取措施止血。如果凶器仍残留体内，在医生安全地将其取出之前，一定要将其留在原位。

医生会如何处理？

较浅的伤口只需要缝扎，然后注射破伤风抗毒素来预防破伤风（见571页“**疫苗和免疫球蛋白**”），以及需要使用抗生素（见572页）来预防感染。

较深的刀刺伤需要进行全面的检查来排除内脏损伤。急救措施包括吸氧和静脉输液，可能还需要输血（见272页）。此外，还需要进行CT（见132页）和磁共振成像（见133页）检查，来发现是否存在内出血，而且可能还需要进行腹部探查手术，来明确诊断和治疗内出血。如果胸部X线片显示有气胸，那么需要向胸腔插入一根导管把胸腔里的气体排出来（见304页“**胸腔引流**”）。

刀刺伤的预后取决于刀刺伤的类型。可能还需要对伤者进行心理咨询（见624页），以降低他发生创伤后应激障碍（见342页）。

枪击伤

指由子弹或者猎枪的霰弹造成的机体各个部位的损伤

最常见于年轻人

男性更常见

在城市居住是发病的危险因素

遗传对本病的影响不明显

枪击伤造成的伤害程度取决于受伤的部位、枪械的类型和使用的子弹类型，以及枪械的射程范围。除了组织损伤以外，枪击伤后发生感染的风险也很高。头部和躯干的枪击伤通常是致命的。在英国，因枪击造成的损伤并不常见。但是枪击伤的受害者，往往是居住在城市里的青年男性。

有哪些类型？

肢体的枪击伤可能只伤及肌肉或造成骨折（见232页），这往往不太严重。但重要器官的枪击伤是可以危及生命的。例如，胸部的枪击伤可能会引起呼吸困难并造成气胸（见303页），气胸就是空气进入到包裹肺脏的两层胸膜之间的腔隙里。如果枪击伤伤到肝脏或者脾脏，那么就会引起致命的大出血，导致意识丧失和休克（见248页）。腹部的枪击伤会导致肠管的内容物漏出到腹腔，引起腹腔感染（见421页“**腹膜炎**”）。头部和心脏的枪击伤往往是致命的。

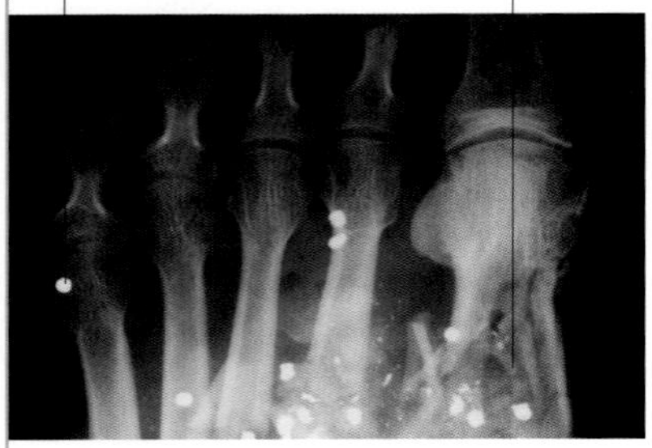

枪击伤
从这张X线片上可以看到，脚趾间的骨头上散布着多发霰弹弹丸，并且踇指的骨头也变得粉碎。

我该怎么办？

如果和你在一起的某个人受到枪击，你应该立即呼叫急救车。找到经过专业训练的急救人员，检查伤者的呼吸和脉搏，并处理所有的外部出血，检查伤者是否有休克的征象，例如脉搏加快、口唇青紫、出冷汗以及皮肤湿冷。除呼叫救护车外，还要有人看管伤者。

医生会如何处理？

所有受到枪击伤的人都应该立即送往医院。在医院中，医生采取的初步急救措施包括：止血、吸氧和静脉输液等。如果失血量比较大时，还需要进行输血治疗（见272页）。必要的时候还需要注射破伤风抗毒素，来防止破伤风（见571页“**疫苗和免疫球蛋白**”），并使用抗生素（见572页）。

在对伤者进行初步处理后，还需要通过影像学技术来评估内脏损伤的程度和范围，如进行胸部X线检查（见300页）、CT扫描（见132页）和磁共振成像（见133页）检查。几乎所有受到枪击伤的人，都需要通过手术来修复受伤的器官、组织，取出残留在伤口中的弹片、衣物碎片或者其他碎片。在对伤口进行清洗、止血后，用无菌纱布覆盖伤口4～5天来预防感染。然后封闭伤口。

一些损伤可能需要进行更多的治疗，比如，如果出现了气胸，则需要在胸腔的两层胸膜间的腔隙内，插入导管进行引流，排出空气（见304页“**胸腔引流**”）。如果发生了呼吸困难，则需要进行机械通气（见618页“**重症监护病房**”）来辅助呼吸。

经过及时的处理后，大部分枪击伤不会导致病人长期的身体损伤。如果出现了重要的内脏器官受累，通常会致命。

中毒与环境因素造成的疾病

自然环境可能会存在危险，随着旅游及休闲活动增多，当今的人们比以往任何时候都更容易发生可能会危及生命的情况，虽然人体可以在一定程度上进行调节和适应，但不能应对中毒和长时间暴露在极端环境下的紧急情况。

本节的第一篇文章描述了蓄意超量服用药物和中毒。在成人中，许多药物过量是蓄意的，而在孩子中，中毒通常是因为误服了一些家中常见的物质造成的。

接下来讨论的是由极端环境造成的疾病。热衰竭和中暑几乎都是因在高温中逗留时间过长引起的。在低体温时，由于过冷造成机体的体温降到危及生命的水平。如果机体的组织温度太低的话，组织可以冻结。这种情况称为冻伤，最容易发生在没有得到充分保护的肢体。

接下来讲述的是暴露在高海拔地区导致的疾病。高原（空）病不仅仅是登山运动员会发生，同样也可以发生在那些在高海拔地区旅行的人们。减压病又被人们称为潜函病，通常是由于在深水潜水的人，浮出水面的速度过快时压力的快速下降造成的。本节接下来的部分，讲述能够影响脑组织氧供的环境性损伤。溺水与濒于溺水都是由于水干扰了正常的呼吸。比较大众化的一个词“窒息”，用来描述更广泛的引起氧缺乏的原因，比如咽部的异物或一氧化碳中毒。

最后一篇文章描述被蛇、蜘蛛和蝎子蜇咬中毒后的处理方法。这些损伤通常很痛，但病情严重者很少。这些大部分由于环境因素造成的疾病，通过简单的措施即可以预防。

药物过量与误服

有意或无意服用一些有害物质

误服最常见于年幼的儿童

药物过量更常见于妇女

酗酒和吸毒是发生药物过量与误服的危险因素

遗传对药物过量与误服的影响不明显

2007年，英国大约有10万人因为中毒而住院治疗。绝大多数意外中毒发生在5岁以下的儿童，但其中大部分是可以避免的（见33页“家庭安全与健康”）。然而，成年人中的中毒通常是蓄意过量服用药物（见344页“自杀未遂和自杀”）造成的。过量服药的女性比男性更多见。

一些物质，例如家庭使用的漂白剂，无论摄入量多少都是有害的。处方药物，比如催眠药物（见591页），通常只有在超出推荐剂量时才有害。毒品，例如海洛因，可以引起不可预测的作用，一部分取决于摄入的剂量，另一部分取决于患者对药物的敏感程度（见26页“药物与健康”）。

有哪些症状？

中毒症状的严重程度不等，可以很轻，也可以很重；可立即出现，也可以几天后出现。一些常见的中毒症状有：

- 恶心、呕吐。
- 腹部疼痛，腹泻。
- 心跳加快。
- 胸痛。
- 气短。
- 抽搐。
- 意识模糊，最终可造成意识丧失。

此外，还有一些局部症状，比如在吞服腐蚀性物质后，引起的口腔烧灼伤。

过量服用一些药物，比如三环类抗抑郁药物（见592页），可以扰乱心脏的功能，导致心律失常（见249页），有时会感到头晕。有些患者会出现心律失常，甚至引起心脏停搏（见252页）。过量服用鸦片类药物，比如海洛因，可以造成呼吸减慢，甚至危及生命。一些药物的过量服用可以造成肝脏或肾脏损害。例如，过量服用对乙酰氨基酚（见589页“止痛药物”）可以引起肝功能衰竭（见411页）。在很少见的情况下，摄入某些毒物可以引起严重的过敏反应（见285页“过敏性休克”）。

我该怎么办？

如果中毒者出现意识不清或者意识丧失，你应该立即呼叫救护车。找到一个受过训练的急救人员，来检测中毒者的呼吸和脉搏跳动速度，必要时实施急救措施。在救援到来之前，不要离开中毒者。

即使中毒者没有症状、摄入的毒物量小，也要向医生进行咨询或与中毒中心联系，听取他们的建议。尽可能多地收集相关信息，如装毒物的容器以及残留的毒物。如果中毒者出现呕吐，那么收集呕吐物样本以供医生分析。如果中毒者意识丧失或者不愿回答问题，那么就需要你来提供一些重要的信息。在没有得到医生的允许前，不要给中毒者喝任何东西，也不要试图对中毒者进行催吐。

医生会如何处理？

医生需要了解中毒者服用的是什么毒物以及服用的时间。医生会对中毒者进行检查，如果是药物服用过量，医生还需要对中毒者抽血进行血液检查，以检测血液中药物的浓度。也可能会对其他体液，比如呕吐物进行分析检查。

在一些情况下，还会将中毒者收入重症监护病房（见618页）进行监测和治疗。如果服用的是三环类抗抑郁药，需要进行心电监护，监测有无心律失常。在服用过量对乙酰氨基酚后，需要进行血液检查寻找肝脏功能衰竭的征象。

可用多种方法将摄入的物质从消化道排出，并阻止毒物被血液吸收。如果中毒者是清醒的，可以经中毒者的口插入一根导管到胃，用无菌水或者生理盐水将胃内容物洗出，这种治疗方法就是洗胃。如果中毒者意识丧失，那么还需要在气管内插入另一根导管，以防洗胃时的液体进入肺部。

除此之外，可以给中毒者口服活性炭。活性炭可与消化道里的有毒物质结合，然后随粪便排出体外。如果血液中的有毒物质浓度很高，可以通过血液透析（见451页）来加快有毒物质的清除。还可以使用相应的解毒剂来灭活有毒物质，例如鸦片类摄入过量时，可使用纳洛酮治疗。

如果出现了并发症，通常需要对并发症进行相应的处理。例如，出现心律失常时，应用抗心律失常药物（见580页）治疗。如果出现严重的呼吸困难时，应进行机械通气治疗。

如果是中毒者蓄意过量服药，那么当中毒者病情稳定后，需要进行精神评估。

预后如何？

虽然大多数中毒可以成功获救。但是，在一些情况下，也会对机体造成永久性损害，例如对乙酰氨基酚过量造成的肝脏损害将是永久的。

热衰竭和中暑

长时间暴露在高热环境中，引起体液丢失和体温升高的情况

可以发生在各个年龄段的人群中，但最常见于婴幼儿和老年人

在高温环境下运动是发病的危险因素

性别和遗传对本病的影响不明显

在炎热的环境中，机体通过将血液输向皮肤和出汗来散热。大量出汗会导致体液和盐分的丢失，引起热衰竭。这种情况一般来说不很严重，但是，如果继续暴露在高温下，那么机体的正常降温机制会崩溃，体温升高，引起中暑。中暑是一种会危及生命的紧急情况。

热衰竭和中暑通常发生在40℃以上的高温环境下。较高的湿度会增加发生中暑的危险，因为这时候机体的出汗机制效率降低、散热减少。

湿度对中暑的影响

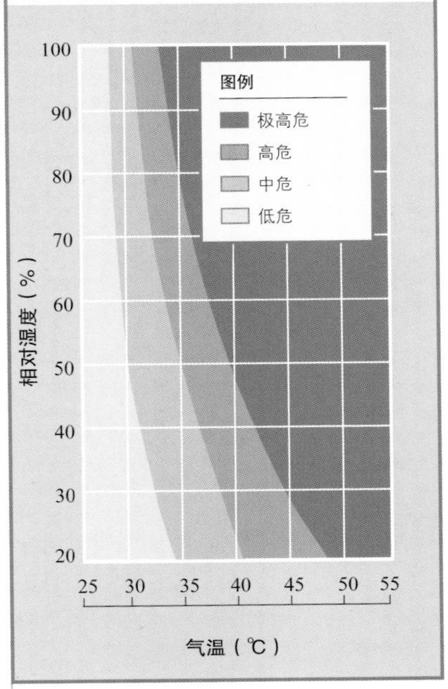

中暑的危险
随着空气的湿度（相对湿度）增加，机体通过出汗散热变得越来越困难，因此即使在较低的空气温度下也可能会发生中暑。

哪些人属于高危人群？

完全健康的人也可以发生热衰竭和中暑，特别是那些在高温下运动的人。从温带去热带地区旅游的人，在进行活动前，需要时间去适应炎热的天气。

婴幼儿和老年人的散热机制效率较低，所以更容易发生热衰竭和中暑。此外，糖尿病（见437页）、肥胖（见400页）、酒精依赖（见350页）、慢性心力衰竭（见247页）都会降低机体的散热能力。腹泻（见397页）会引起脱水，增加发生热衰竭或中暑的危险。

有哪些症状？

长期暴露在高温环境下，会逐渐出现热衰竭的症状，包括：

- 大量出汗。
- 疲劳。
- 肌肉痉挛。
- 恶心、呕吐。
- 头晕和站立不稳。
- 头痛。

如果继续暴露在高温下，则导致体温上升，引起中暑。中暑的症状包括：

- 浅而快的呼吸。
- 意识模糊和定向力障碍。
- 抽搐。

如果得不到及时治疗，中暑可以在几分钟后发展为昏迷（见323页）。随后会因为肾功能衰竭（见450页）、急性心力衰竭（见247页）或热诱导的直接颅脑损伤而导致死亡。

我该怎么办？

热衰竭比较容易处理。把发生热衰竭的人送到阴凉处（最好是在有空调的屋内）休息，饮足够的液体（水或者补水饮料，如电解质运动饮料），直到发生热衰竭的人感到舒服为止。避免摄入酒精和咖啡因。如果怀疑中暑，就应该尽快将其送往医院进行治疗。

医生会如何处理？

通常是在重症监护病房（见618页）对中暑者进行治疗。可以使用温水擦拭或者用湿被单松散地包裹中暑者，并将其放在风扇旁来降低体温，同时给予静脉补液。一旦患者的体温下降到38℃以下，停止以上降温措施，以防体温过低。

持续监测患者的体温，以确定体温和重要脏器的功能能否恢复到正常水平。对一些严重的患者，需要使用机械通气来辅助呼吸。

大多数发生热衰竭的人在移往阴凉处并逐渐补充液体数小时后，就会恢复。

如果抢救及时，大多数中暑者，在卧床休息几天后恢复，但他们的体温在接下来的数周还会出现波动。

如何预防？

不在炎热的天气里进行剧烈运动、尽可能多地待在阴凉处、大量饮水、避免饮含酒精的饮料。大多数与热相关的疾病都是可以预防的。

低体温

指体温下降到危险的水平

可以发生在各个年龄段的人群中，但最常见于婴幼儿和老年人

无家可归者和在严寒天气里从事户外工作的人是发病的危险人群

性别和遗传对本病的影响不明显

人的正常体温是37℃左右，当机体的温度降到35℃以下时，就是低体温。在正常情况下，机体有许多维持体温的机制，包括发抖，可以补充丢失的热量。但是，如果外界环境的温度过低或机体的保温机制失效，就会引起低体温。低体温往往伴有冻伤（见本页），如果体温过低，可以危及生命。

哪些人属于高危人群？

那些在寒冷的天气穿得少的爬山者或徒步旅行者，发生低体温的情况尤其常见。在寒冷天气里的无家可归者也容易出现低体温。此外，由于酗酒或吸毒，导致对低温察觉能力下降的人，他们意识不到需要自我保护，因此也会发生低体温。

一些疾病可增加发生低体温的危险。如甲状腺功能减退症（见432页）的患者，由于机体的机能下降导致低体温。那些在发生脑卒中（见329页）后活动能力下降的人，或患疾病如关节炎（见220页）的人、机体产生热量很少的人，也容易发生低体温。

老年人尤其容易发生低体温。随着年龄的增加，机体在寒冷的环境下维持正常体温的能力会相应下降。此外，老年人对寒冷的察觉能力下降，有时会注意不到体温的下降。在一些情况下，痴呆（见331页）也会使老年人对温度变化的察觉能力下降。

婴幼儿也容易出现低体温，因为他们散热很快，而且他们和老年人一样，不容易维持正常的体温。

在大风或潮湿的环境下，所有人热丢失的速度都加快，因此发生低体温的危险也会增加，当身体浸没在冷水中时，会特别快地发生低体温。

风速对低体温的影响

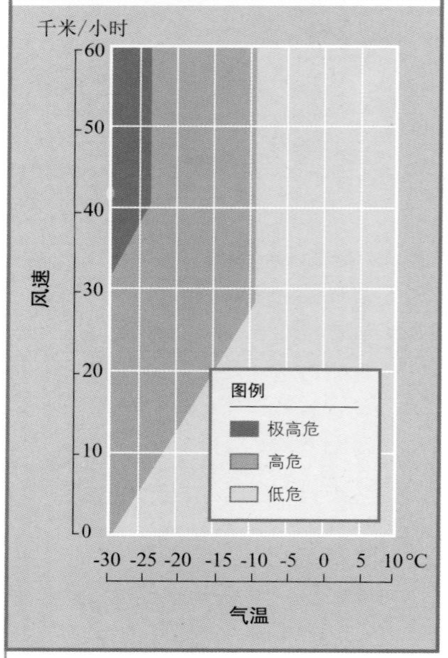

低体温的危险
随着风速的增加，机体热量的丢失变得更快，有可能导致低体温发生在较高的气温下。

有哪些症状？

低体温的症状一般是在数小时或数日内逐渐出现的，但是，在浸入冷水或暴露在大风天气里的人，会在数分钟内出现低体温。发生低体温的人可能感觉不到寒冷。常见的症状有：

- 乏力。
- 动作迟缓、笨拙。
- 意识模糊、判断力障碍、反应慢。
- 手脚发凉、发紫。

随着体温进一步下降，以上症状会更明显。此外，会出现嘴唇变紫、谵妄和意识丧失，还会出现心律异常（见249页“心律失常”），最终会导致心脏骤停（见252页“心脏停搏”）。

我该怎么办？

如果你身边的人出现了轻度的低体温，将他转移到一个温暖、避风的地方。必要时帮他脱掉潮湿的衣服，穿上干燥、温暖的衣服，并戴上帽子，给他盖上温暖的毛毯，如果他是完全清醒的，可以给他一杯热的非酒精性饮料。不要给他饮酒，因为酒精会加快身体表面皮肤的热量丢失，因此会加重低体温。如果他的低体温情况比较严重，或者开始出现意识丧失，那么应尽快打电话寻求医疗救助。

如果你周围的人，在一个偏远的地方发生了严重的低体温，你应该在援助到达前，遵照前述的指导，采取相应的措施。如果可能的话，与发生低体温的人一起进入睡袋，用你的体温使他暖和起来。

自助措施

老年人预防低体温

老年人尤其容易发生低体温。如果你是老年人，应该注意保护自己，抵御寒冷。以下措施将对你有所帮助：

- 在寒冷的天气里关闭窗户。
- 在你家里的墙上挂一个容易读数的温度计，房间的温度应该保持在20℃以上。
- 早上起床前，确保你的屋子是暖和的。
- 每天至少吃一餐热饭或者喝几杯热饮。
- 每小时至少活动一次，来增加身体的热量。
- 多穿几层衣服，让这些衣服留住温暖的空气。
- 戴上帽子，以防止身体的热量从头部散失。
- 如果你的衣服湿了，应尽快换上干燥的衣服，防止潮湿的衣服带走身体的热量。

医生会如何处理？

医生会用直肠温度计来评估低体温的严重程度，直肠温度计能够测量较低的体温。严重的低体温患者需要住院，通常是在重症监护病房（见618页）进行缓慢的体温恢复。绝大多数轻中度低体温的患者可以完全恢复。年轻或者平时健康的人预后很好。

在大多数情况下，通过一些自助措施，如寒冷天气时穿暖和一些并持续运动，可以防止发生低体温。

冻伤

机体暴露在极端寒冷的环境中造成的组织损伤

在极端寒冷的天气里进行户外活动是发病的危险因素

年龄、性别和遗传对本病的影响不明显

暴露在极端寒冷的环境里，可以使机体组织冻结，造成机体损伤，这种情况就是冻伤。如果不治疗，冻伤会造成组织坏死和冻伤部位的永久性损伤。冻伤可以发生在0℃以下的任何温度。温度越低，冻伤发生的速度就越快。刮风会增加发生冻伤的危险。

那些患有循环障碍性疾病的人，如糖尿病血管病变（见260页），发生冻伤的危险更高。一些影响血液循环的药物（见581页“β－受体阻滞剂”），也会增加发生冻伤的危险。

四肢最容易发生冻伤，且通常首先受累，皮肤出现片状发白伴有刺痛感，随后出现麻木。遇热后，冻伤较轻的组织变红、变肿。如果冻伤较重，这些部位会出现水疱，十分疼痛。持续时间过长的冻伤会造成组织坏死（见262页“坏疽”）。冻伤通常伴有低体温（见本页）。

我该怎么办？

如果你或你的同伴发生了冻伤，你应该使冻伤部位变得暖和起来，在确信不会再发生冻伤之前，一直要保持这些部位的温暖。复温治疗应该缓慢进行，开始可以把受伤部位，浸到不烫手的热水中复温。当冻伤部位的颜色恢复到正常颜色后，将受伤部位从热水中拿出来。不要摩擦冻伤的部位，也不应用热源，比如火，直接温暖皮肤，因为那样可能会在皮肤恢复感觉之前造成烧伤。在冻伤的脚趾或者手指之间放上绷带，同时用绷带松松地包扎冻伤部位。

医生会如何处理？

如果经过保暖后，冻伤的部位并没有完全恢复，那么就应该尽快就医。在医院里，会进行复温治疗，并且用无菌敷料包扎受伤部位以预防感染。此外，还需要进行物理治疗（见620页），以改善冻伤部位的血液循环。在非常严重的冻伤部位，如果所有的措施都无效，那么就需要截肢手术，将坏死的组织切除，来保护周围的健康组织。

冻伤通常会在6个月内恢复，但通常冻伤部位对低温的敏感会持续存在。如果冻伤比较严重，受伤部位的僵硬、疼痛和麻木会永远存在。

在寒冷的天气外出时，穿暖和一点儿，特别是要注意四肢的保暖，这样可以预防冻伤。

高原（空）病

由于高海拔造成的血液和组织缺氧，是严重的可能危及生命的疾病

快速进入高海拔地区是发病的危险因素

年龄、性别和遗传对本病的影响不明显

在高空，空气中的氧含量下降，造成血液和组织中的氧水平低，引起乏力、站立不稳、头痛和恶心等症状。通常登山者会发生高原（空）病，但是那些从海平面飞到高海拔地区的乘客，

也会出现轻度的高原（空）病症状。高原（空）病的严重程度取决于上升的高度和速度，海拔 2400 米以下，通常不会出现高原（空）病。

有哪些症状？

在到达高海拔地区 6 个小时后，会出现高原（空）病的症状，包括：

- 头痛。
- 疲倦和无力。
- 站立不稳。
- 恶心。

这些症状通常比较轻微，如果你不再继续上升到更高的海拔，症状会在 1 ～ 2 天内消失。有些人会在 36 小时内出现一些较重的症状，包括呼吸短促、呕吐。在极少数情况下，肺内会出现液体（这种情况被称为高原性肺水肿），导致咳出泡沫痰。同时，液体也会聚集在脑组织（高原性脑水肿），引起脑组织肿胀，会引起动作笨拙和行走困难。如果不对已经出现的高原（空）病进行治疗，会出现更多的症状，包括意识模糊、抽搐或昏迷（见 323 页），甚至死亡。

我该怎么办？

如果你出现了较轻的高原（空）病，休息、服用止痛药物（见 589 页）、补充足够的水分、清淡饮食等，可以帮助你适应所在的高海拔。在你的所有症状都完全消失后，才可以尝试继续上升到更高的海拔。在病情严重的情况下，快速转移到低一些的海拔地区可以挽救生命，即使降低 300 米也可以改善症状。如果症状持续不缓解，必要时应该入院治疗。

医生会如何处理？

对于严重的患者，需要立即进行氧疗。如果出现肺脏和脑部受累，治疗延误会造成永久的脑损伤，可能导致死亡。此时，休息并给予地塞米松（见 600 页“皮质类固醇药物”）缓解症状。

绝大多数高原（空）病患者，经过治疗可以在 1 ～ 3 天内完全恢复，即使肺和脑部受累，也可能完全康复，但这需要数日或数周的治疗。

如何预防？

从身体上做好准备，并进行高水平的适应性锻炼，是前往高海拔地区的必备条件。上升到高海拔的过程，应该是一个分阶段进行的循序渐进的过程，并且在进入更高的高海拔区域时，应该先在中等海拔地区滞留几天。在登山时应该摄入足够的液体，有时需要在爬山之前先服用乙酰唑胺，以降低发生高原（空）病的可能性。对要攀登 3700 米以上山峰的人来说，需要携带供氧设备，因为在治疗意外发生的高原（空）病时需要有氧气。

减压病

由于周围压力快速下降导致血液和组织中产生气泡的疾病

深海潜水是发病的危险因素

年龄、性别和遗传对本病的影响不明显

减压病，也叫潜函病，通常在潜入深水后上浮过快的情况下发生。这种病症也可能在加压管道中工作、飞行器在高空突然减压和潜水器上浮太快等情况时发生。

在正常的大气压下，血液和其他组织溶解一定量的气体。在水下时，潜水人员呼吸的高压气体混合物，使他们的组织中聚集了较多的气体。在缓慢浮向水面时，周围的压力会缓慢下降，经血液带入肺里的多余气体会逐渐通过肺脏呼出。但是在上浮过快时，周围压力下降过快，血液中的气体不能逐渐被排出，因此就会在血液和组织中形成气泡，从而引起减压病。除潜水员以外，其他人发生的减压病，也是由于血液和组织当中形成气泡引起的。

有哪些症状？

通常在周围压力下降后几小时内，开始出现减压病的症状，但是有些症状会在 24 小时内缓慢出现，这些症状包括：

- 瘙痒。
- 皮肤花斑。
- 大关节剧烈疼痛，特别是肩关节和膝关节。
- 头痛。

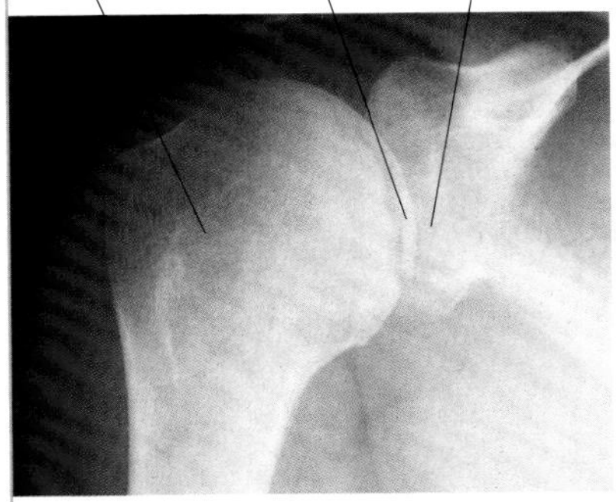

减压病对骨骼的影响
大气压的快速下降会引起减压病，造成骨骼的损坏，常发生在大关节周围。

含有气泡的血液通过血管被带到心脏和肺脏，引起胸部紧缩感和疼痛。如果气泡进入了脑或者脊髓，会引起腿部无力、视力和平衡障碍。

应该如何处理？

如果你出现了减压病的症状，那么你应该立即进入增压仓。一旦你进入了封闭的房间，向室内泵入空气来增加气压（加压）。气压的增加迫使气泡重新溶解入组织，因此会使你的症状减轻。随后，在数小时内逐渐减压，以防再次形成气泡。

通常情况下，及时的治疗可以使患者完全康复。严重的和没有得到及时治疗的减压病，可能会引起长期瘫痪。反复多次发生减压病和反复加压的人，可能会发生骨骼和关节的进行性退化。

溺水与濒于溺水

没入水中引起的窒息，通常会导致意识丧失，甚至死亡

可以发生在各个年龄段的人群中，但最常见于儿童和青少年

男性更常见

进入没有保护设施的水域是发生溺水与濒于溺水的危险因素

遗传对溺水与濒于溺水的影响不明显

在英国，每年有约 450 人死于溺水，溺水是常见的引起意外死亡的原因，特别是儿童和青少年。有更多的人曾经濒于溺水。大多数溺水是由于在湍急的水里或饮酒后，进行水上运动造成的。但是，儿童溺水通常发生在家里的游泳池或者附近的池塘里。加强水域管理，特别是当儿童游泳或在水中嬉戏时，对他们加强监护，可以大大降低发生溺水的危险（见 34 页“水里和水周边的安全”）。

当在水下的人出现呛水时，喉部（发声器官）会发生痉挛，阻止水进入肺中，但是它同时阻止了正常的呼吸。最终缺氧引起意识丧失，这时喉部逐渐松弛。如果此时头在水下，那么水会进入肺中。在 10 个人中会有 1 人的喉部仍然闭合，没有水进入肺中，这种情况称为干溺水。

经过急救，溺水者通常会复苏。但是，随后会出现一些致命的并发症，所以即使溺水者看起来完全恢复了，也需要送往医院进行治疗。

有哪些并发症？

缺氧可以导致脑损伤和死亡。即使呼吸恢复了，吸入的水也可以引起肺部炎症，导致急性呼吸窘迫综合征（见 309 页）。此外，进入肺中的碎屑会引起肺部感染和肺损伤，影响肺的正常功能。吸入肺的水能改变血液的化学成分，如果吸入的是淡水，水会通过肺进入血管，破坏红细胞。如果吸入的是咸水，水中的盐分会使血液进入肺脏。

由于低温下机体的代谢会变慢，因此在冷水中溺水的人，可以存活更长的时间。因此，许多濒于溺水的人在复苏成功后，还会发生低体温（见 186 页）。

我该怎么办？

呼叫救护车。大声呼唤受过训练的救生员来帮助你。只有当你确定你有能力救溺水者，而不会将自己置于危险境地的情况下，才设法营救溺水者。

你可以采取任何救助措施，将溺水者抬到陆地上来。如果溺水者是清醒的，且离你较近，扔给他一个可以漂浮的物体，最好在物体的一端绑上绳子。此外，扔给他棍子、管子，甚至是衣服的一端，让他抓住。如果他抓不到你给的物体，只有在确保安全的前提下，你才能下水施救。否则，记住溺水者的位置，并呼叫救援。

一旦溺水者被救上岸，请急救人员对溺水者的情况进行评估，必要时开始急救，例如复苏。

如果溺水者落入冷水中，给他盖上暖和、干燥的衣服或者毯子，降低发生低体温的危险。即使溺水者的身体已经变冷，也要继续进行复苏，因为濒于溺水者，如果出现了低体温的话，会存活更长的时间。即使溺水者看起来很好，仍然需要将其送往医院，以确保不发生并发症。

医生会如何处理？

即使溺水者到医院时是清醒的，也可能被收治入院进行观察，因为并发症会在最初的 24 ～ 48 小时内出现。治疗措施可以给溺水者吸氧，并进行监测，也可能需要在重症监护病房（见 618 页）进行治疗。在一些情况下，需要进行机械通气来缓解呼吸困难。进一步的治疗取决于并发症的情况。例如，可以应用皮质类固醇药物（见 600 页）来减轻肺部的炎症并使用抗生素（见 572 页）来治疗肺部感染。

如果溺水者出现了低体温，则需要慢慢地恢复体温。在进行脑损伤程度评估之前，要把体温恢复到正常。

预后如何？

如果水温较低、溺水的时间较短、溺水者年轻或者平时身体健康，那么预后就会好一些。大约在 20 个复苏的溺水者中有 1 人会在复苏后死于并发症。幸存的溺水者也会遗留一定程度的永久性脑损伤。

窒息

由多种原因造成的氧气不能到达脑组织引起的脑缺氧

年龄、性别、遗传和生活方式对本病的影响不明显

窒息一词指的是由多种原因造成的氧气无法到达脑部的、可能危及生命的情况。如果在几分钟内没有对窒息进行治疗，窒息会导致意识丧失、不可逆的脑部损伤，甚至死亡。

由哪些原因引起？

窒息可能是由于不能呼吸，或者吸入的空气中氧气含量不足造成的。

多种原因可能会导致不能呼吸。其中最常见的原因之一是气道中存在异物。面部被物体遮盖也会阻断气道，如果在意识不清的情况下，舌头会堵住气道导致不能呼吸。严重的头部损伤（见 322 页）和药物过量（见 185 页**“药物过量与误服”**）可以使呼吸减慢，甚至完全停止呼吸。严重的胸壁损伤（见 182 页**“挤压伤”**）会阻止肺部扩张，特别是当有一根或者多根肋骨骨折时。意外或者蓄意地扼住颈部，造成的颈部压迫也会导致窒息。

汽车排放的一氧化碳尾气会导致空气中的氧气缺乏。大火引起的烟雾也会降低空气中氧气的浓度，如果一个人被困在不透气的空间里，会导致氧气耗尽引起窒息。

有哪些症状？

窒息的症状通常在几分钟内就会出现，但有时也会在数小时后才出现，这取决于引起窒息的原因。大多数窒息引起的症状都相似，包括：

- 躁动。
- 意识模糊。
- 最终导致意识丧失。

在绝大多数情况下，窒息会使皮肤，特别是嘴唇变得青紫。然而，当窒息是由于一氧化碳中毒引起的时候，皮肤会呈现鲜艳的樱桃红色。

我该怎么办？

呼叫救护车。只有在烟雾或其他不会对你构成威胁的情况下，你才去帮助已经发生了窒息的人。一旦窒息的人脱离了危险，应请求受过训练的急救人员来处理引起气道阻塞的原因，如果有必要，在救援人员到来之前，进行急救复苏。

医生会如何处理？

一旦到达医院，医生会立即针对引起窒息的病因进行治疗。例如，如果窒息是由气道内的异物阻塞引起的，会立即将异物取出。如果无法立即取出异物，那么在清除气道梗阻前，需要进行气管切开术，并在气管内插管，以恢复呼吸。肋骨骨折的患者需要进行骨折固定，并给予止痛治疗。对于药物过量的患者，应尽可能清除摄入的毒物。对于一些病情严重的患者，在引起窒息的原因不能快速得到治疗的情况下，可以进行机械通气（见 618 页**“重症监护病房”**）。

缺氧的时间越短，患者的预后就会越好。长时间窒息，会导致不可逆的脑损伤。

咬伤和蜇伤中毒

在被蛇、蝎子、昆虫或者海洋生物等咬伤并注入毒素后引起的中毒

在有咬伤或蜇伤人体的有毒动物居住的地区行走或游泳是发病的危险因素

年龄、性别和遗传对本病的影响不明显

全世界不同地区发生的咬伤和蜇伤的危险差别很大。最常见的造成咬伤和蜇伤中毒的动物包括蛇、蜘蛛、蝎子和海洋生物，比如水母等。如果你到国外旅行，对发生有毒动物咬伤和蜇伤的危险进行咨询是很重要的，特别是在你打算去野营、爬山和游泳的时候。你也应当采取适当的措施预防咬伤或者蜇伤（见本页**“预防咬伤和蜇伤”**）。

由哪些原因引起？

世界上有许多种毒蛇，但在英国只有其中的一种，即蝰蛇。在美洲和澳洲的部分地区生活着有毒的蜘蛛。例如，在北美有黑寡妇蜘蛛和棕色隐士蜘蛛，而澳大利亚是红背蜘蛛和漏斗背蜘蛛的故乡。世界上许多地区都发现有有毒的蝎子，包括北非、南美和印度。

有毒的海洋生物，例如水母和海葵，在英国的沿海地区可以见到。有毒的鱼类，比如黄貂鱼和蝎子鱼，只分布在热带水域。

有哪些症状？

当你被蛇咬伤，但在咬伤部位的皮肤上没有毒牙的牙痕时，那么很可能没有毒素进入你的体内，因此也不会引起什么症状。如果有毒液注入伤口，那么会立即或者在接下来的几小时后出现症状，这些症状包括：

- 肿胀、变色。
- 疼痛和烧灼感。

随后，会出现全身中毒症状，包括：

- 皮肤苍白、出汗。
- 意识模糊。
- 最终造成意识丧失。

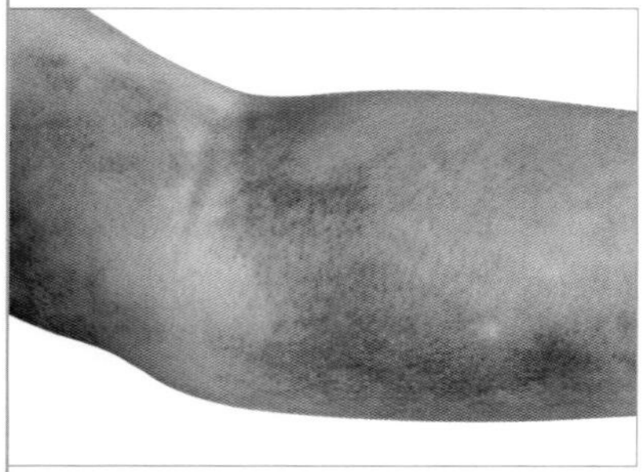

蛇咬伤的表现
被毒蛇咬伤后，围绕着牙痕的周围组织会肿胀、变色，使牙痕模糊不清。

除以上症状外，还可能出现血压下降，引起休克（见 248 页）。毒素会影响一些重要脏器，可能会引起呼吸衰竭（见 310 页）和急性心力衰竭（见 247 页）。

大多数蝎子的蜇伤非常疼痛，但除此之外并没有其他伤害。然而，一种生活在美洲部分地区的树皮蝎，能引起更多的症状，包括出汗、不安、呕吐、腹泻、心律不齐和肌肉痉挛。

毒蜘蛛，比如黑寡妇蜘蛛的咬伤通常可以引起全身肌肉疼痛、出汗和头疼，并可能导致休克。

海洋生物蜇伤会产生疼痛和肿胀。被水母或者海葵蜇伤部位的皮肤会出现高出皮面的红色瘙痒区。较少的患者会出现腹泻、呕吐和心律失常等全身中毒症状。

此外，在易感人群中，任何的咬伤和蜇伤中毒都可能引起致命的过敏反应（见 285 页**“过敏性休克”**）。

我该怎么办？

呼叫救护车。如果伤者是被蛇或毒蜘蛛咬伤的，咬伤部位的周围开始水肿时，应该脱掉或摘掉可能会造成局部过紧的衣服或首饰。尽量不搬动伤者。如果你是被蛇咬伤的，记住蛇的样子，这样当你到了医院以后，可以帮助医生决定，是否需要使用抗蛇毒血清，进行抗毒素治疗。

对于大多数蝎子蜇伤，只需要对伤口进行冷敷、使用止痛药物（见 589 页）来减轻疼痛。

如果是被海洋生物蜇伤，那么在就医之前，用海水清洗被蜇伤或咬伤部位，并擦掉伤口上的刺或者触角。

医生会如何处理？

在医院里，针对蛇咬伤的治疗，主要是复苏和静脉输液。医生还可能给你注射抗蛇毒血清，如果你感到紧张的话，医生可能还会给你服用抗焦虑药物（见 591 页）。一旦你的病情稳定下来，在伤口肿胀消失之前，医生会把你的伤口部位抬高并固定。

治疗蜘蛛咬伤、蝎子和海洋生物蜇伤时，需要根据症状来治疗。当有呼吸困难时，需要吸氧治疗。如果症状严重，可能需要给予抗毒素治疗。已经有一些针对蝎子蜇伤以及一些较危险的有毒海洋生物种群的抗毒素。为缓解疼痛还可以应用局部麻醉药物（见 590 页）。

如果治疗得当，绝大多数蜇伤或咬伤的中毒症状，会在几天内缓解，并且不会有长期后遗症。

自助措施

预防咬伤和蜇伤

爬山时，为了避免遭到咬伤或者蜇伤，可以采取以下措施：

- 在爬山前，涂抹驱虫剂。
- 穿长袖衬衫，把衬衫扎进裤子里；穿长裤，并把裤脚塞进袜筒里。
- 将裤口与袜子交界处用橡皮条扎紧，以防昆虫从衣服下面进入。
- 穿结实的长筒靴来保护整个足部和脚踝。
- 在爬山时走在路中央，远离灌木丛茂密的地方。
- 穿过可能有蛇出没的地区时，弄出一些响声。
- 如果你遇到了蛇，立即沿原路后退，因为在附近可能会有其他的蛇存在。

如果你正在游泳，以下措施可以帮助你免于被海洋生物蜇伤：

- 注意观察你的附近，有无关于该地区“有水母或其他危险海洋生物出没”的警告标志。
- 不要触摸不熟悉的海洋生物。
- 游泳时不要远离救生员。

皮肤、毛发和指（趾）甲

皮肤是人体最大的器官，人体平均体表面积为 2 平方米。皮肤在严酷的外界环境和人体内部之间形成了一道保护性屏障，保护肌肉、内脏、血管和神经系统。毛发和指（趾）甲生长于皮肤表面，提供更多的保护。皮肤的个体差异很大，随着年龄的增长发生变化，也是人们情绪波动以及健康的晴雨表。

皮肤是有生命力的器官。皮肤最外面的一层称为表皮层，覆盖在皮肤表面，由死亡的细胞构成，人体每分钟要脱落大约3万个这样的细胞。然而，表皮下部分还会不断产生新的细胞来取代它们。表皮层的下方是真皮层，含有血管、神经末梢和腺体。真皮层的下面是脂肪层，它可以起到隔绝、减振和能量存储的作用。

保护和感知

虽然皮肤大部分区域的厚度小于 6 毫米，但是皮肤仍然是身体内各种组织和器官的坚固的保护层。皮肤表面的主要组成物质是坚韧的、纤维状的蛋白，称为角蛋白。这种物质也存在于毛发和指（趾）甲中，在毛发中起到保护、保暖的作用，在指（趾）甲中起到覆盖灵敏的指（趾）端的作用。皮肤是一道高效的屏障，可阻挡微生物及有害物质，但是只有在皮肤完整的情况下，才能最大限度地发挥保护作用。皮肤伤口可能会感染，并且导致皮肤表面的常驻菌进入血流。皮脂是真皮层的皮脂腺分泌的一种油性液体，有助于维持皮肤的弹性，并具有防水功能。正因为皮肤是防水的，我们在洗澡的时候才不会像海绵一样吸水膨胀。

我们的触觉来自皮肤真皮层的感受器对于压力、振动、冷、热和疼痛的反应。大脑每秒钟接收数以亿计的来自全身的刺激信号，合成一幅“感觉图像”，以警告危险的存在，比如加热的炊具。一些感觉区域，例如指尖，有丰富的感受器。

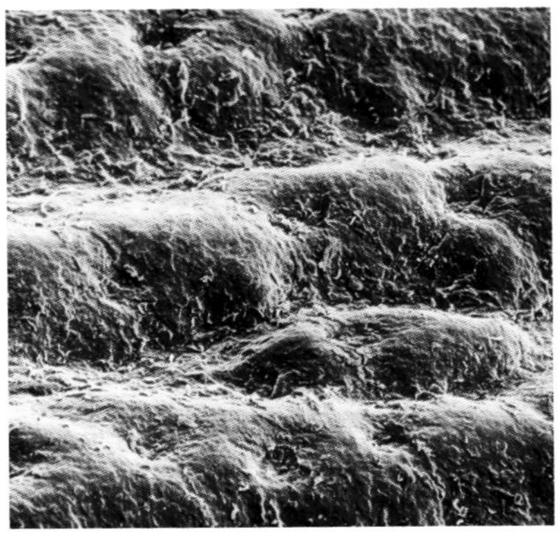

皮肤表面
这是一张放大的无毛手掌图，显示汗腺沿掌纹排列。掌纹有助于手部牢牢地握住物体。

皮肤在调节体温方面发挥很大的作用，同时，当皮肤暴露于阳光下时可以产生维生素 D_3，这对于骨骼坚固是必需的。

皮肤具有适应性

皮肤是随我们生活环境的变化而变化的。例如，从事农业生产的人，他们的手部皮肤会变厚，这更有利于手部的保护。随着年龄的增长，皮肤皱纹增多、弹性下降，吸烟或者暴晒会加速皮肤的衰老。肤色也会因环境不同而产生变化。阳光直射下，表皮层和真皮层产生更多的黑色素，这些黑色素有助于减少紫外线对皮肤的伤害，但同时会导致肤色加深。来自阳光充足地区的人肤色偏深，与肤色浅的人相比不易被阳光晒伤。肤色浅的人黑色素少，更易被晒伤。

结构

指（趾）甲

指（趾）甲是覆盖在指（趾）末端起保护作用的甲板。主要由角蛋白构成，毛发、皮肤中也含有这种坚韧的蛋白。指（趾）甲从皮肤皱褶下面的甲母质和甲根部新月形的甲弧影生长出来。

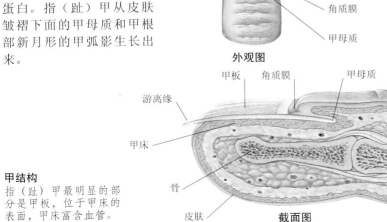

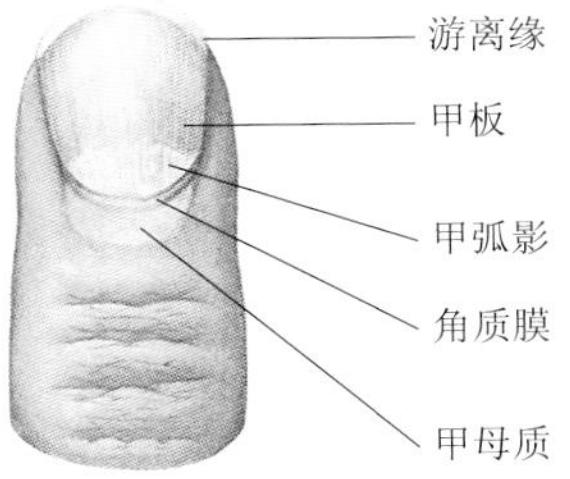

外观图

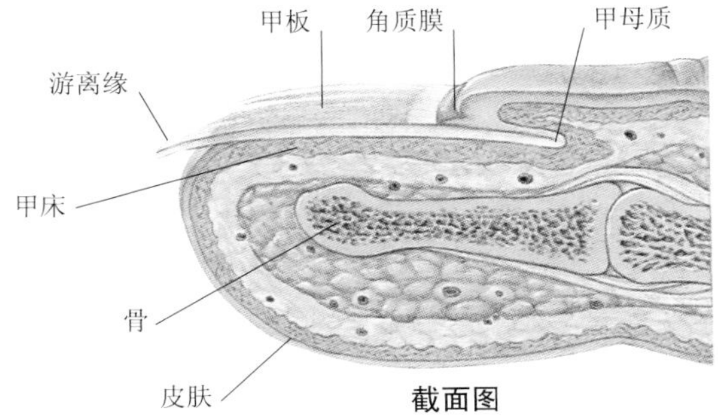

甲结构
指（趾）甲最明显的部分是甲板，位于甲床的表面，甲床富含血管。

截面图

本章包括如下内容

结构

皮肤和毛发

皮肤由两个基本层面构成：位于皮肤表面的、薄的表皮层和位于皮肤内层的、厚的真皮层。表皮层由数层坚韧的扁平细胞组成。毛发是从毛囊里生长出来的，毛囊是表皮层延伸到真皮层的结构。毛囊产生新的毛发细胞，最终细胞死亡形成鳞状毛干。真皮层由坚韧有弹性的组织构成，含有血管、腺体和神经末梢，对温度、压力、疼痛等刺激产生反应。

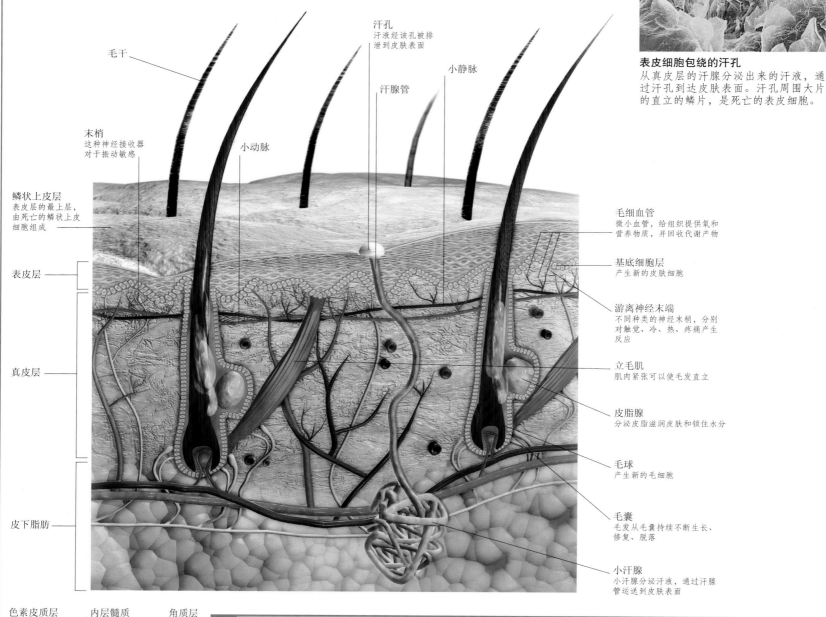

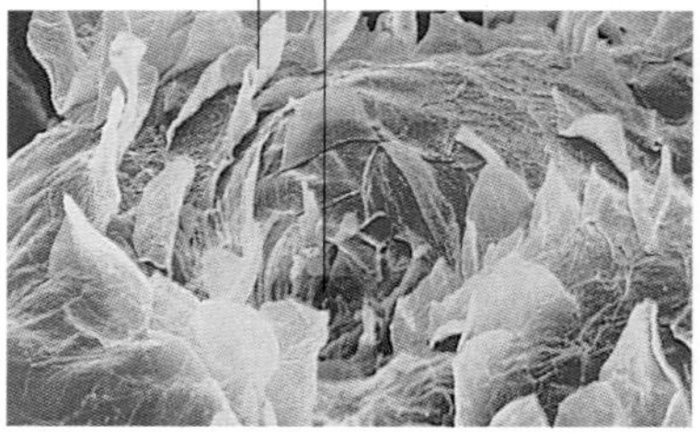

表皮细胞
汗孔

表皮细胞包绕的汗孔

从真皮层的汗腺分泌出来的汗液，通过汗孔到达皮肤表面。汗孔周围大片的直立的鳞片，是死亡的表皮细胞。

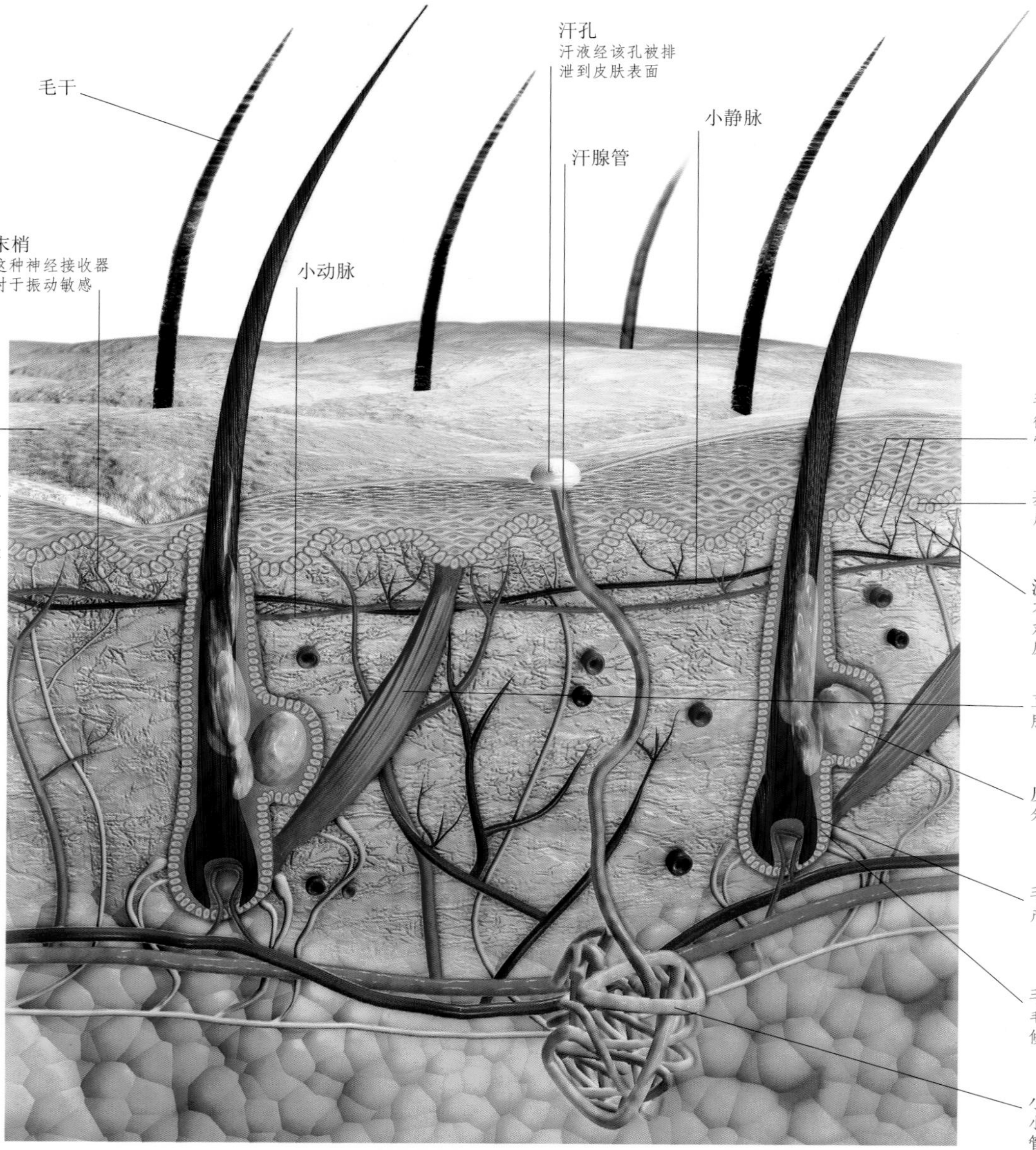

毛干
汗孔
汗液经该孔被排泄到皮肤表面
汗腺管
小静脉
末梢
这种神经接收器对于振动敏感
小动脉
鳞状上皮层
表皮层的最上层，由死亡的鳞状上皮细胞组成
表皮层
真皮层
皮下脂肪
毛细血管
微小血管，给组织提供氧和营养物质，并回收代谢产物
基底细胞层
产生新的皮肤细胞
游离神经末端
不同种类的神经末梢，分别对触觉、冷、热、疼痛产生反应
立毛肌
肌肉紧张可以使毛发直立
皮脂腺
分泌皮脂滋润皮肤和锁住水分
毛球
产生新的毛细胞
毛囊
毛发从毛囊持续不断生长、修复、脱落
小汗腺
小汗腺分泌汗液，通过汗腺管运送到皮肤表面

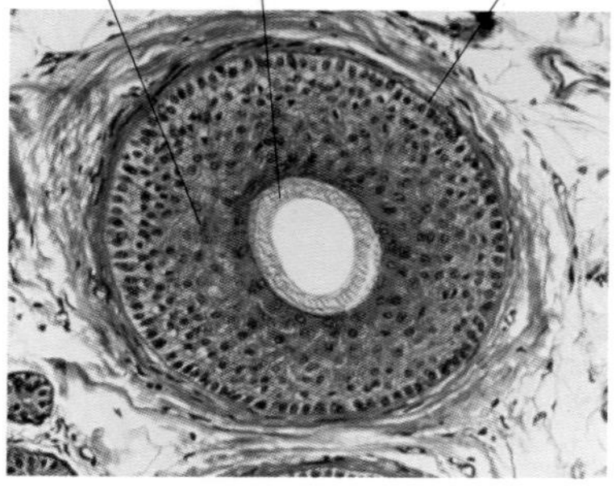

色素皮质层
内层髓质
角质层

放大的毛发断面

毛发有3层结构：内层髓质（通常是空心的），中间一层厚厚的色素皮质层以及外层的角质层。

结构

黏膜

黏膜是由细胞层构成的，它所保护的区域是绝对不能干燥的。黏膜分布于口腔、鼻腔、眼睑内侧以及生殖道、消化道、呼吸道表面。黏膜表面有一种特殊的细胞，称为杯状细胞，分泌黏液，这种黏性蛋白可以起到润滑和清洁的作用。

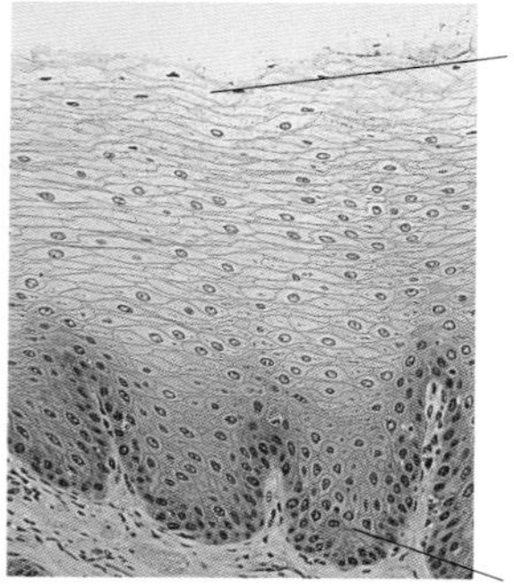

扁平细胞
基底细胞层

黏膜层

黏膜结构——位于扁平细胞层下面的基底层细胞，可以快速分裂产生新的细胞，扁平细胞层结构与皮肤表皮层结构类似，但是缺少厚的有特点的外表面。

功能

生长和修复

皮肤通过表面死细胞的脱落和深层细胞的新生，不断进行自我更新。这样，由于摩擦、创伤和疾病导致的皮肤表面细胞的丢失，会得到快速补充。新生细胞由表皮层产生，表皮层是坚韧的保护层。

皮肤生长

在身体大部分区域，表皮有4层结构。最里面是基底层，产生新的细胞。新生细胞向皮肤表面生长的过程中，中间开始逐渐变化形成棘细胞层和颗粒细胞层。新生细胞移动到皮肤表面需要1～2个月的时间。表面层是由死亡的扁平细胞构成的，这些细胞不断从皮肤表面脱落。

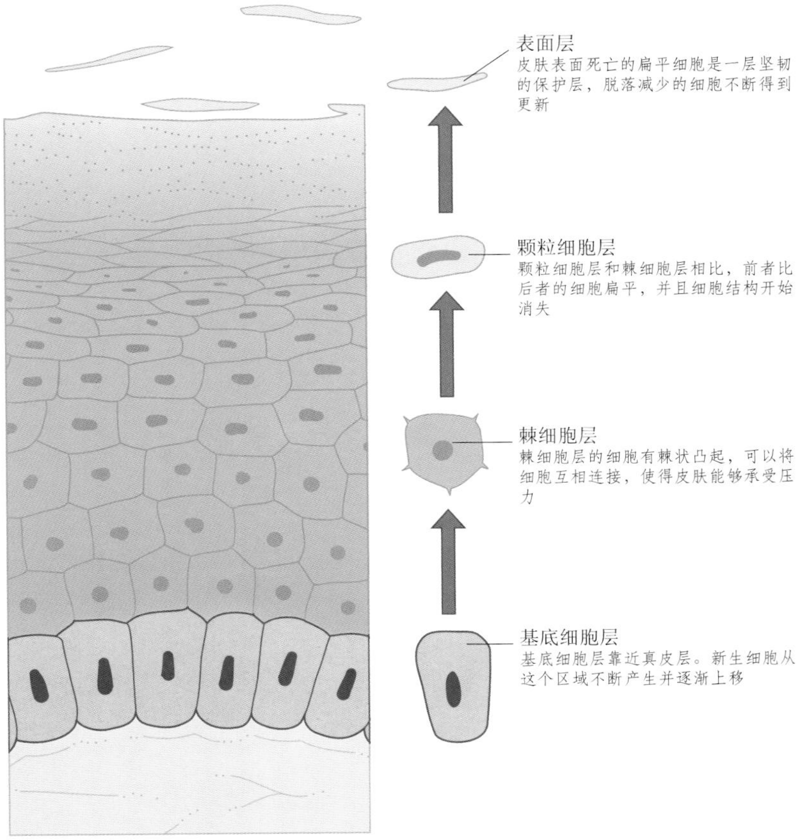

皮肤修复

皮肤受到损伤后，会产生新细胞来修复受损的组织，补充缺损的组织。在修复过程中，死亡或受损的组织起初由瘢痕组织代替，最终由健康的新生细胞代替。在某些情况下，瘢痕组织会持续存在。皮肤修复需要一系列过程。

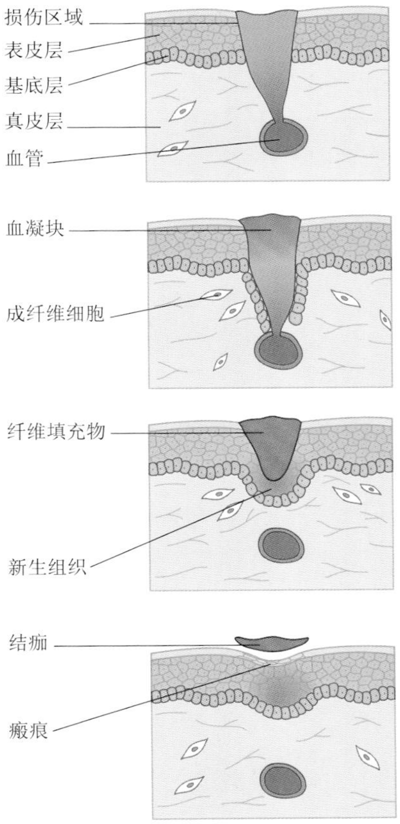

1 无论多么浅表的皮肤损伤，都有可能伤及真皮层的血管引起出血。

2 血液从血管中流出形成血凝块。成纤维细胞和其他特殊的修复细胞增殖，并迁移到损伤区域。

3 成纤维细胞在血凝块中形成纤维填充物。填充物中的纤维收缩导致填充物缩小。皮肤新生组织从下方产生。

4 纤维填充物逐渐变硬，在皮肤表面结痂，新生皮肤填充后痂皮脱落。然而也有可能形成瘢痕。

毛发生长

毛发从毛囊生长出来，毛囊是表皮层的特殊区域，从真皮层生长而来。毛发由毛囊底部毛球快速分裂的细胞产生。毛球底部的血管提供营养物质。每个毛囊生长期都伴随着休眠期。但是，不同时期的毛囊不同时出现。每天有毛发生长，亦有毛发脱落。每个月毛发生长6～8毫米。

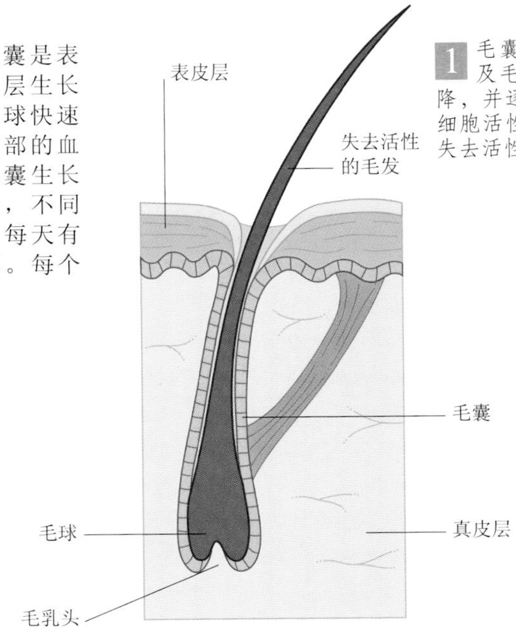

1 毛囊的休眠期，乳头及毛球的细胞活性下降，并逐渐停止生长。当细胞活性消失时，毛发也失去活性。

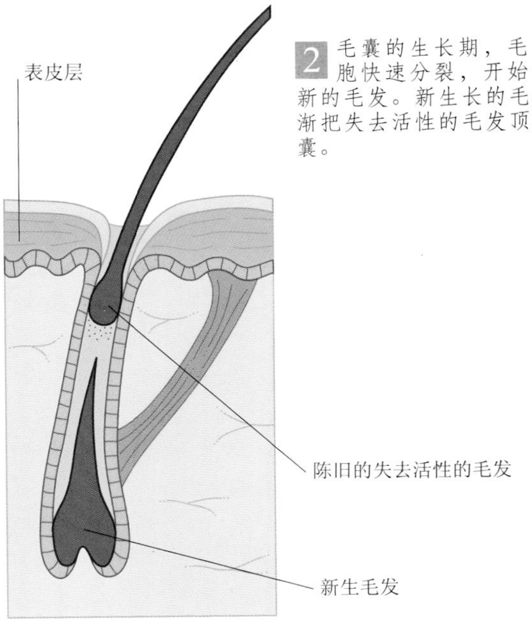

2 毛囊的生长期，毛球细胞快速分裂，开始产生新的毛发。新生长的毛发逐渐把失去活性的毛发顶出毛囊。

泛发性皮肤病

许多皮肤疾病同时影响到部分或全身皮肤。部分皮肤疾病和遗传有很强的相关性，但是通常某种特定疾病的病因并不清楚。并不是所有的皮肤问题都可治愈，有些皮肤问题会在一生中不定期反复，但大部分可经过治疗和自我防护得到有效控制。

大部分泛发性皮肤病不会对健康造成严重的威胁，但是慢性皮肤疾病，例如银屑病和湿疹，会影响到生活质量，并且需要长期治疗。有些皮肤疾病只引起短暂的不适，通常不经过治疗也可以自然消退。有些皮肤疾病对药物等产生过敏反应，在清除过敏原后即可消退。

本节讨论引起全身皮疹、瘙痒、脱皮、疱疹的皮肤疾病。影响特定区域皮肤的疾病，将在后面的章节介绍（见 197 ～ 203 页“**局限性皮肤病**”；见 204 ～ 207 页“**皮肤感染和皮肤传染病**”）。儿童皮肤疾病将在单独的章节介绍（见 524 ～ 529 页“**婴儿和儿童**”）。感染性疾病引起的皮疹，例如风疹、麻疹，也在其他章节介绍（见 160 ～ 163 页“**感染性疾病**”）。

重要的解剖结构

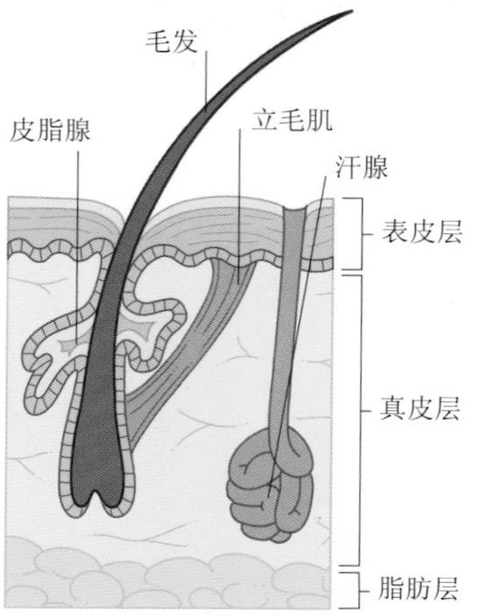

有关皮肤的结构和功能的更多信息，请参阅 190 ～ 191 页。

银屑病

皮肤红斑、增厚、脱屑，通常会影响到全身多处皮肤

- 通常有家族聚集现象
- 压力可能导致本病加重
- 年龄是与本病类型相关的危险因素
- 性别对本病的影响不明显

银屑病俗称牛皮癣。银屑病在西方一些国家和地区常见，如澳大利亚、南美洲，在亚洲、非洲的部分地区也很常见。银屑病在英国的患病率为 2% 左右。银屑病有几种不同的类型，大部分类型的银屑病难于控制，并且会伴随终生。所有类型的银屑病都会表现为皮肤发红、增厚、脱屑。鳞屑区域不一定都会瘙痒，如果受累皮肤面积大，可能会造成身体不适，甚至会在公众场合出现窘态。

由哪些原因引起？

正常情况下，当皮肤表面磨损脱落时，皮肤表面下的细胞会长出新的皮肤来替代磨损脱落的皮肤。银屑病影响的皮肤区域，新生细胞生长的速度超过死细胞脱落的速度，过多的细胞堆积起来，来不及脱落，造成局部皮肤增厚。银屑病的病因仍不确定，但是感染、损伤、压力以及长时间身体衰弱、健康状况不良都可能导致银屑病的反复发作或加重。

银屑病有家族聚集倾向，说明遗传因素可能参与其中，大约 1/3 的银屑病患者有近亲患病的情况。有些药物的使用可能会引发银屑病的发生，

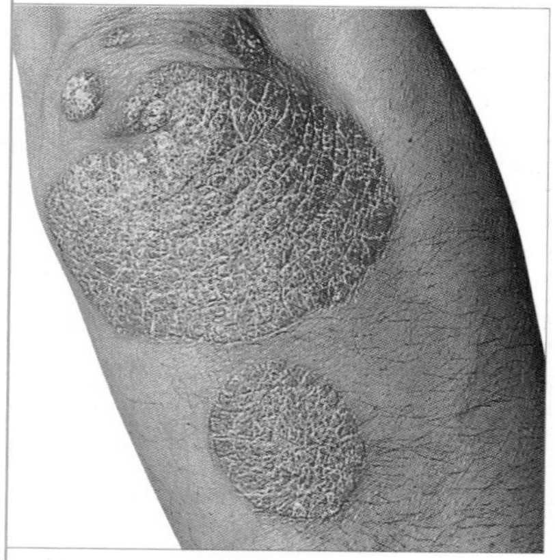

肘部斑块状银屑病
肘部是此类银屑病的好发部位。斑块局部的鳞状皮肤，由死细胞积累而成。

例如抗抑郁药物（见 592 页）、降压药物（见 580 页）、β - 受体阻滞剂（见 581 页）、抗疟药物（见 574 页）。

有哪些类型？

银屑病有 4 种主要类型，皮肤表现各不相同。有些患者可能同时合并几种类型。

斑块状银屑病 银屑病中最常见的类型，是一种终身性疾病，婴儿时期即可以起病。斑块状银屑病可能有以下症状：

- 斑块表现为局部皮肤增厚、发红，呈鳞屑状。通常发生于肘部、膝部、下背部、头皮、耳后和发际。有时候也可发生在陈旧瘢痕组织上。
- 病变部位间断性瘙痒。
- 指（趾）甲变色，表面有顶针样改变。严重时，指（趾）甲从甲床上脱落。有时，指（趾）甲会变厚，常被误诊为真菌感染。

症状可持续数周或者数月，并且会出现间断性复发。

滴状银屑病 这种类型的银屑病最常累及儿童和青少年，常发生于咽部细菌感染之后。典型症状如下：

- 皮肤呈现多个硬币大小、粉红色脱屑，每个脱屑直径约 1 厘米，主要发生于背部和胸部。
- 皮损部位间断瘙痒。

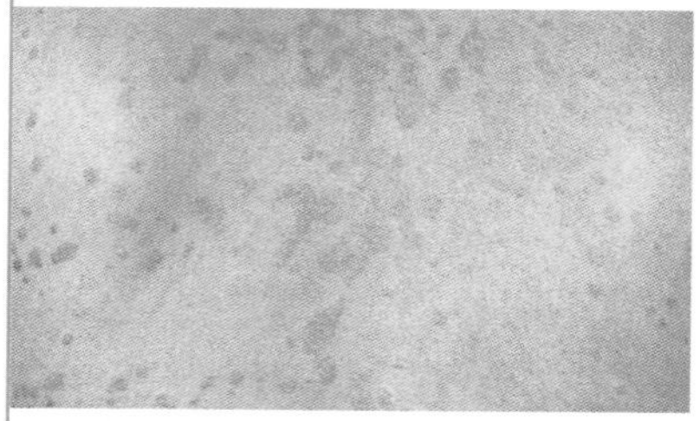

滴状银屑病
面积小、粉色、有鳞屑的点滴状银屑病常扩展到更大的区域。如上图所示，背部是典型的发病部位。

以上症状通常在 4 ～ 6 个月消退，并且不会再复发，但是超过半数的人会发生其他类型的银屑病。

脓疱型银屑病 此种类型的银屑病比较少见，主要累及成年人，可能危及到生命。症状可急性出现，主要表现如下：

- 手掌、脚掌部位脓疱疹。
- 大范围皮肤发红、炎症、剧烈疼痛。
- 炎症局部皮肤增厚、脱屑。

严重时，银屑病可累及全身皮肤，需要就医治疗。

屈侧银屑病 多见于老年人，好发于皮肤皱褶处，累及皮肤范围大，皮肤表面潮湿、发红，但并不累及全身皮肤。常累及腹股沟、乳腺下方，腋窝也可受累。经过治疗通常可消失，但可复发。

有哪些并发症？

大约 1/10 的银屑病患者，可同时合并关节炎（见 220 页），通常累及手部关节或者膝关节。脓疱型银屑病由于大量皮肤细胞的丢失，可能导致脱水、肾功能衰竭（见 450 页）、感染以及高热。如果不积极治疗，可能会危及生命。

应该如何处理？

医生能够通过皮损诊断银屑病。如果症状轻微，可不接受治疗。如果症状严重，使你感到极不舒适或是痛苦的话，则要遵医嘱治疗。

局部治疗 使用润肤剂来软化局部皮肤（见 575 页“**润肤剂和皮肤屏障保护剂**”）。其他的治疗是使用含有焦油或者地蒽酚的制剂，可以减轻炎症反应和减少鳞屑形成。焦油和地蒽酚对此病有效，但焦油有异味，且两种药物都容易沾到衣服或床单上。地蒽酚只能涂抹于皮损部位，因为它对正常皮肤有刺激性。

另外，医生有可能会建议局部使用维生素 D 衍生物卡泊三醇（见 598 页“**维生素**”）或卡泊三醇与皮质类固醇混合制剂（见 600 页“**皮质类固醇药物**”）。这些药物通常每日使用 1 ～ 2 次，无味，不会弄脏衣服或皮肤。外用卡泊三醇大概在 12 周左右发挥最大作用，然而钙泊三醇和皮质类固醇混合制剂能更快发挥作用。无论如何，不要过量使用以上药物，并且一定要听取医生的建议。

也可局部单独使用皮质类固醇，但长期使用会有皮肤变薄等副作用，不建议长期大量使用。

全身治疗 银屑病受累皮肤范围大，对局部治疗反应不佳，紫外线（UV）疗法通常有效。紫外线疗法一般不用配合口服药物。补骨脂素加紫外线 A（PUVA）疗法是在使用紫外线治疗之前配合服用补骨脂素，以增强皮肤对紫外线的敏感性。这种治疗方式轻度增加了皮肤癌发生的概率，只有在皮肤科医生的监督下才能使用。

正规、小剂量的日晒有助于消除银屑病。皮损部位适当暴露于阳光是有益的，但应采取防晒措施以避免晒伤（见 34 页“**阳光下的安全**”）。

严重的银屑病患者，局部治疗可能无效，推荐口服或静脉给药。治疗药物包括，维甲酸类药物（见 575 页）、甲氨蝶呤（见 586 页“**抗癌药物**”）、环孢素（见 585 页“**免疫抑制剂**”）。

维甲酸类药物和甲氨蝶呤都可导致胎儿发育畸形。如果处于孕期或计划怀孕，请不要服用此类药物。

预后如何？

对于大多数患者而言，银屑病是一种长期的病状，不能治愈，但是治疗可减轻症状，使患者正常生活。银屑病在患者的一生中会一再出现，而且每次病情的轻重程度不一，但每次发作通常都能加以清除。银屑病是长期存在的问题，加入自助团体对患者是有益的。

湿疹

发红、干燥的皮肤斑块，有时伴有瘙痒和水疱，也称为皮炎

年龄、性别、遗传和生活方式是与本病类型相关的危险因素

湿疹是一种特殊的皮炎。湿疹主要的特点是皮肤发红、干燥、瘙痒，局部出现小水疱。皮损部位在反复抓挠刺激下逐渐增厚并变色。湿疹可以反复发作。

有哪些类型？

湿疹有几种不同的类型。有些类型的湿疹被某些特殊的因素触发，有些类型的湿疹，例如钱币状湿疹，发病因素并不清楚。

特应性湿疹 这是最常见的湿疹类型。初发于婴儿时期（见538页“儿童湿疹”），在青春期或成年后（见本页“特应性湿疹”）逐渐减轻。这种类型湿疹的病因还不清楚，但是有过敏遗传倾向的人，如哮喘（见295页）患者，更容易患此种类型的湿疹。

接触性皮炎 皮肤直接接触刺激性物质或者对某种物质产生过敏反应，会引起接触性皮炎（见本页），是皮肤的一种炎症反应。这种类型的湿疹在各年龄段均可发病。

脂溢性皮炎 这种类型的湿疹影响婴儿和成年人。脂溢性皮炎（见194页）的主要病因还不清楚，但是通常与皮肤类酵母菌的存在有关。

钱币状湿疹 这种类型的湿疹也称为盘状湿疹，男性发病比女性常见。发生于手臂、躯干或其他部位皮肤的瘙痒、钱币状的斑片会渗出，有鳞屑或者水疱。病因还不清楚，可能与过敏相关。

干性湿疹 老年人最常见，特别是冬天，与年龄增长造成的皮肤干燥有关。这种有鳞屑的皮疹分布无特异性，并且皮肤表面皲裂。

汗疱疹 汗疱疹发生于皮肤最厚的区域，如手指、手掌、足底。多发的瘙痒的小水疱，有时会融合成大水疱，伴有渗出。病因还不清楚。

如何治疗？

使用润肤剂保持皮肤湿润（见575页“润肤剂和皮肤屏障保护剂”）。用温水冲浴或者泡浴，时间不可过长。使用温和的肥皂或避免使用肥皂，或用保湿剂代替肥皂。沐浴的时候也可以使用油脂来帮助保持皮肤湿润。外用皮质类固醇药物（见577页）可减轻炎症和瘙痒。避免接触对皮肤有刺激的物质。如果发生接触性皮炎，皮肤斑贴试验（见194页）有助于寻找过敏原，多数接触性皮炎治疗效果良好。

特应性湿疹

表现为瘙痒性的斑片，通常发生在皮肤的褶皱部位

通常初发于婴儿期，有时持续到成年期

通常有家族聚集现象

冷热刺激、某些事物和压力可能导致本病加重

性别对本病的影响不明显

特应性湿疹是常见的皮肤病之一。强烈瘙痒的皮疹是特应性湿疹的典型表现，初发于婴儿期，通常在儿童期消退（见538页“儿童湿疹”）。但是，部分患者的皮疹可以持续到青春期甚至成年期。

特应性湿疹的患者大多有家族哮喘（见295页）史或者过敏史，如花粉症（见283页“过敏性鼻炎”）。成年患者的特应性湿疹可能与压力、温度变化、物质过敏等相关。通常情况下，找不到明显的诱发特应性湿疹的因素。

有哪些症状？

皮疹成片出现，手部和皮肤皱褶部位，如腕部、膝关节后方、肘部内侧是好发部位。面部也常受累，尤其眼周和耳后皮肤。症状如下：

- 皮肤发红、肿胀。
- 小水疱。
- 皮肤干燥，皲裂，有鳞屑。
- 长期搔抓造成皮肤变厚（称为苔藓样变）。
- 下眼睑下方褶皱（称为摩根－丹尼褶皱）。

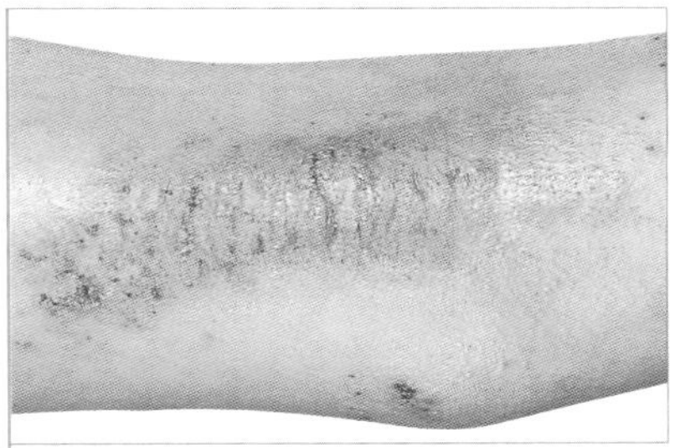

特应性湿疹
特应性湿疹的瘙痒、干燥、炎症皮疹，好发于皮肤皱褶部位，如肘部内侧。

有时，皮疹继发细菌感染，导致肿胀、不适加剧。

应该如何处理？

医生可以根据症状诊断特应性湿疹。医生可能会建议外用皮质类固醇药物（见577页），以减轻炎症反应。这种类型的药物应该适量使用，在皮疹好转后降低使用频率。避免在面部使用皮质类固醇，除非医生建议。如果不能局部使用皮质类固醇，或者不能长期使用皮质类固醇，医生会建议使用免疫调节药物来代替皮质类固醇药物，例如他克莫司。口服抗组胺药物可以减轻瘙痒（见576页“止痒药物”）。如果皮疹部位合并感染，需要口服抗生素（见572页），或外用抗生素（见577页“治疗皮肤感染和皮肤传染病的药物”）。

使用非处方的润肤剂（见575页“润肤剂和皮肤屏障保护剂”）和特制的沐浴油，有助于减轻皮肤症状。复发间歇期可采用自助措施（见本页“手部湿疹的处理”）。

预后如何？

特应性湿疹通过治疗可以得到控制，但是不能痊愈，随时都可能有新发皮疹。特应性湿疹会随着年龄的增加而减轻，因此在老年人中比较少见。

接触性皮炎

刺激或过敏引起皮肤发红、瘙痒、脱皮的斑片

从事与化学物品或者去污剂有关的工作是发病的危险因素

年龄、性别和遗传对本病的影响不明显

接触性皮炎是由于皮肤接触特殊的物质，在接触部位发生的炎症性皮肤病变。接触性皮炎主要有两种类型：刺激性接触性皮炎和变态反应性接触性皮炎。刺激性接触性皮炎由原始刺激物引起（如漂白剂，能对皮肤造成伤害）。变态反应性接触性皮炎是由于对某种特定物质的过度过敏反应引起的。这种类型的接触性皮炎，发病有一定的潜伏期。

常见的引起刺激及过敏反应的物质包括化妆品；珠宝、纽扣、耳环、表带、牛仔服的装饰钉中所含的镍；化学品，如染发剂中的对苯二胺、防腐剂等；护肤霜里的药物；植物，如豚草、报春花等。

自助措施

手部湿疹的处理

手部湿疹尤其会持续、疼痛，还会影响美观。以下建议会帮助你控制湿疹，避免症状加剧：

- 避免手部长时间浸于水中。接触水时，在胶皮手套内佩戴棉质手套。
- 在清洁、整理花园、维修家具和使用刺激性物品时，佩戴手套或使用防护油保护双手。
- 在接触去污剂或其他刺激性物质前摘掉戒指，避免残留物刺激皮肤。
- 在厨房里，避免直接接触含有刺激性物质的食物，例如洋葱、大蒜、柑橘类水果。
- 使用润肤剂保持皮肤湿润，使用温和的肥皂。

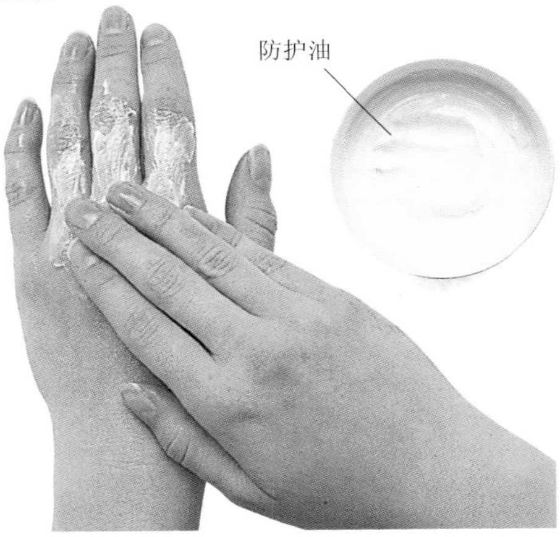

使用防护油
做杂务前使用防护油，可以避免皮肤直接接触刺激性物质，如去污剂。润肤剂能起到滋润皮肤的作用，应该在洗手后使用。

有哪些症状？

接触性皮炎可见于任何年龄段的人群，皮疹只发生在与诱发反应的物质直接接触部位的皮肤，边界清楚。患刺激性接触性皮炎，皮肤接触刺激性物质之后皮肤炎症迅速出现。皮疹的严重程度与刺激物的剂量和暴露的时间相关。

变态反应性接触性皮炎发展缓慢，往往在皮肤接触某种物质一段时间之后才出现，而且有可能过去与某种物质常年接触，从未出现过皮肤炎症。但是，一旦皮肤开始对某种物质敏感，小剂量或短时间的暴露也会引发过敏反应。

以上的两种接触性皮炎可有如下症状：

- 皮肤发红、水肿。
- 大水疱或脓疱，可伴有渗出、流液和痂皮形成。
- 表皮脱落，导致皮下组织裸露。
- 持续性瘙痒。

如果接触性皮炎的原因不清或者炎症持续的时间比平时长，建议就医。

应该如何处理？

医生会询问皮肤炎症发生的时间或者可能的致敏原。炎症反应的部位可为寻找病因提供线索。例如，腕部的皮炎提示可能对手表或者表带中的镍过敏。工作中接触化学品的人常常在手部发生接触性皮炎。

医生可能会建议使用外用皮质类固醇药物（见 577 页），来减轻瘙痒和炎症反应。但是，即使接受治疗，接触性皮炎也会持续数周才能消退。

如果工作过程中接触化学品，找到引起皮肤炎症的物质尤其重要。如果病因不明确，建议行皮肤斑贴试验（见本页），有助于确定致敏原。

一旦找到引起皮肤炎症的物质，尽量避免接触。如果不能避免接触，在接触引起炎症的物品之前，应涂抹防护油（见 575 页“**润肤剂和皮肤屏障保护剂**”）、穿隔离衣或戴手套。

脂溢性皮炎

表现为伴鳞屑的瘙痒性红色斑片，主要发生在头皮、面部、胸部

压力可以诱发本病

年龄、性别和遗传对本病的影响不明显

脂溢性皮炎是在皮脂溢出较多的部位发生的慢性炎症性皮肤病，好发于婴儿和成年人。婴儿的皮疹可以发生在头皮或使用尿布的区域（见 537 页“**乳痂**”；见 538 页“**尿布疹**”）。成年人的皮疹多发于面颊中心、眼睑、头皮，常常导致脱发。脂溢性皮炎也可以发生在腋窝、腹股沟和胸部。男性的脂溢性皮炎也可发生在长胡须的部位。

脂溢性皮炎的病因不明确，但有时与皮肤表面自然定植的类酵母菌过度生长相关。情绪紧张或者疾病可导致脂溢性皮炎的复发或加剧。

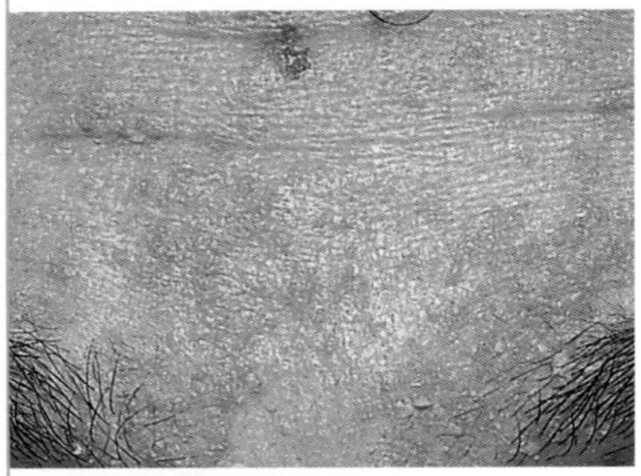

前额部位的脂溢性皮炎
前额和眼睑是脂溢性皮炎易累及的部位。眉毛生长部位的皮肤脱屑。

有哪些症状？

脂溢性皮炎的症状如下：

- 红色、脱屑的皮肤炎症斑片，通常覆盖有黄痂。
- 眼睑红肿、疼痛（见 364 页“**睑缘炎**”）。
- 头皮屑（见 208 页）过多。
- 皮损部位偶有瘙痒。

数月或数年内皮疹会间断性加重。

应该如何处理？

如果类酵母菌过度生长，医生会建议使用外用皮质类固醇药物（见 577 页）或者抗真菌药物（见 574 页）。如果头皮受累，医生会建议使用抗真菌药物或者煤焦油洗发剂。两者都可以快速缓解症状。

大疱性疾病

各种疾病引起的皮肤水疱

有些类型与遗传相关

年龄是与本病类型相关的危险因素

性别和生活方式对本病的影响不明显

大疱性疾病是以大疱为基本损害的一组皮肤病变，有几种类型，是相对少见的疾病。大疱发生在特定部位或者全身泛发。与皮肤损伤轻微引起的单个大疱不同（见 208 页），大疱性疾病病情严重。如果不接受治疗，疾病有可能会威胁生命。

有哪些类型？

几种少见类型的大疱性疾病在婴儿出生的时候发生，是由于遗传了来自父母双方的异常基因所致的常染色体隐性遗传病（见 151 页“**基因异常性疾病**”）。这种疾病导致全身皮肤脆弱，揉搓的时候就会起大疱。这种疾病可能是致命性的。

成年发病的大疱性疾病更为常见。3 种主要的类型属于自身免疫性疾病，自身产生的抗体对皮肤造成损伤。

类天疱疮 最常见的大疱性疾病是类天疱疮，是一种慢性皮肤病。患者多为 60 岁以上的老年人。一般全身症状轻微，但病程持久。全身泛发的小疱，主要发生于腿和躯干，大疱直径可达 3 厘米。起病初期，大疱瘙痒。

天疱疮 这种类型比类天疱疮少见，好发于 40 岁以上的人群。可累及身体的任何部位，眼睑、口腔、头皮更为常见。大疱易破，可以自发破裂，导致皮肤不完整。

疱疹样皮炎 该皮炎与病毒感染无关，与谷蛋白过敏有关。谷蛋白是小麦中的一种蛋白（见 416 页“**乳糜泻**”）。瘙痒性的水疱，常发生在肘部、臀部、膝部。

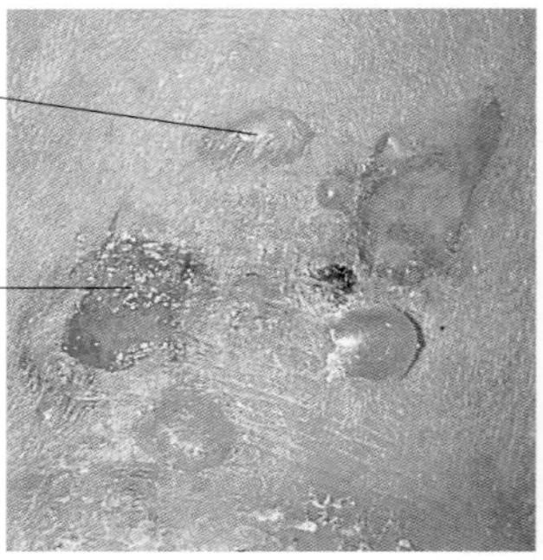

类天疱疮的大疱
严重的大疱是类天疱疮主要的症状，自身免疫性疾病常影响老年人。

应该如何处理？

对于所有类型的大疱性疾病，诊断的基本依据是皮肤活检（见 199 页）。从皮损组织取样用以检测。

对于遗传性大疱性疾病没有有效的治疗方法。患儿的父母应该进行遗传咨询（见 151 页），探讨以后生育子女的发病率问题。

如果患类天疱疮或者天疱疮，医生建议患者口服皮质类固醇药物（见 600 页）。有些患者需要数周或数月服用免疫抑制剂（见 585 页）。如果天疱疮严重，需要立即入院接受免疫抑制剂治疗。

大多数情况下，在采取了无谷蛋

▶ 测试

皮肤斑贴试验

皮肤斑贴试验用于患有接触性皮炎的患者。试验由皮肤科医生操作，寻找引起过敏反应的物质。可能的过敏原（可以引起过敏反应的物质）被稀释，点在小片上，用无活性的胶带（无过敏性）贴于皮肤上。48 小时后，移除贴于皮肤的小片，检查局部皮肤。有红色炎症斑片，提示对过敏原呈阳性反应。两天后再次检查测试部位，皮肤看是否有迟发反应。

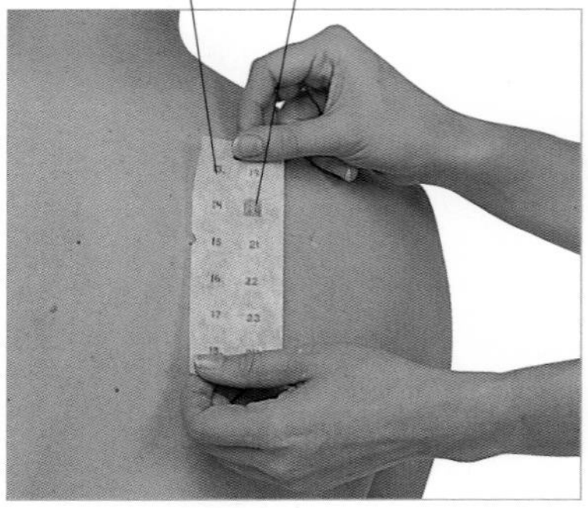

1 少量的测试物质点在小片上。用无活性胶带将小片贴于不敏感部位皮肤，通常选择背部。

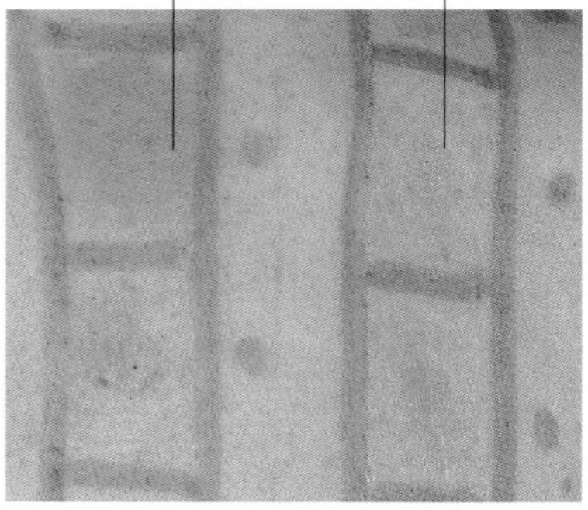

2 试验48小时后，将小片从皮肤移除，阳性反应的部位皮肤出现红色斑片。有些患者出现的阳性反应会持续较长时间才消退。

白饮食之后疱疹样皮炎就会消退，氨苯砜治疗可以帮助去除水疱。

预后如何？

大疱性疾病是一组重症皮肤病，成年患者经过治疗后，病情通常可以得到控制，但很少有人可以永久治愈。虽然类天疱疮可以在2～5年内自然消退，但是天疱疮患者需要终身服药。如果再次进食麸质，疱疹样皮炎还会复发。

扁平苔藓

表现为小的平顶隆起的皮损，表面光亮、粉色或者灰色，伴瘙痒

最常见于30岁以上的人群

压力可能增加发病的危险

性别和遗传对本病的影响不明显

扁平苔藓的皮损表现为光亮、扁平、粉色或灰色的小斑，密集分布，伴瘙痒。通常没有明确的发病原因，但有时皮疹是对某种药物的反应，如磺胺类抗生素（见572页“抗生素”）或者金制剂类抗风湿药物（见579页）。扁平苔藓与压力有关。年龄大于30岁的人群更常见。

有哪些症状？

皮疹可以成簇地发生于下背部、腕部内侧、前臂和踝部。扁平苔藓常突然出现，累及多个部位，但是皮疹数月才能逐渐扩散到其他部位。症状可能包括：

- 一片小的、光亮的、粉色或灰色的、顶部扁平的皮损，表面可覆盖细小的网状白线。
- 剧烈瘙痒，尤其在夜间。

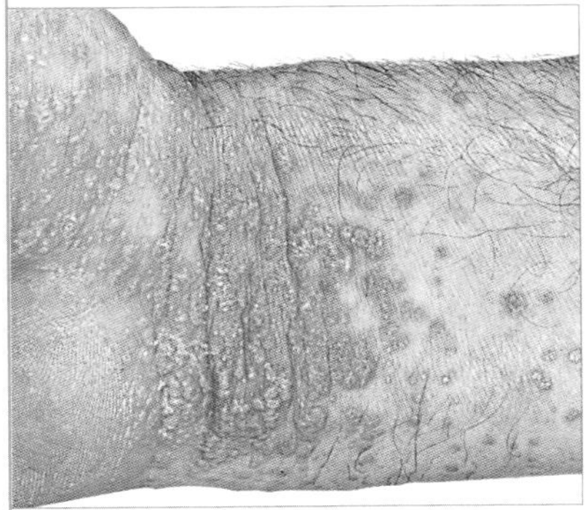

腕部的扁平苔藓
如上图所示，腕部内侧是扁平苔藓可能发生的部位之一。

扁平苔藓也可以影响到指甲和头皮。如果扁平苔藓累及指甲，会导致指甲凹凸不平，甚至脱落（见209页“指甲异常”）。

如果扁平苔藓影响到头皮，头皮瘢痕的形成，常常导致头发斑状脱落。皮损也可出现在皮肤损伤部位，如搔抓部位。另一种类型的扁平苔藓可以影响口腔（见401页“口腔扁平苔藓”）。

应该如何处理？

如果不能从皮疹的外形诊断疾病，医生会建议行皮肤活检（见199页），即取皮肤组织在显微镜下检查。医生会开外用皮质类固醇药物（见577页）减轻瘙痒。另外，夜间可以服用非处方药物抗组胺药（见576页“止痒药物”）减轻瘙痒。如果皮疹广泛，影响到指（趾）甲或头皮，则需要口服皮质类固醇药物（见600页）。

如果怀疑皮疹是药物反应造成的，医生会建议停药并换用其他药物。扁平苔藓常持续12～18个月，有时会持续多年。皮损经过治疗可能会使皮肤色素沉着。

多形性红斑

表现为中心略带紫色的同心圆的红色皮疹

最常见于儿童和青少年

男性更常见

性别和生活方式对本病的影响不明显

多形性红斑是一种急性炎症性皮肤病。该皮肤病发生迅速，典型表现是明显的皮肤红斑，在数天内逐渐变大。皮疹泛发，常累及手掌、足底。也可能累及黏膜，如口腔或鼻腔黏膜。常发生在年轻人，男性多于女性。好发于春秋季节。虽然有的患者病情较重，但是这种疾病是非传染性的，通常病情相对轻微。

大多数多形性红斑的病因不明，但病毒感染可以引发皮疹，如单纯疱疹病毒感染，这种病毒感染可以导致唇疱疹（见205页）。其他可以引发皮疹的因素，包括药物，如抗痛风药别嘌呤醇，青霉素类抗生素（见572页“抗生素”）和抗癫痫药物苯妥英（见590页“抗惊厥药物”）。多形性红斑也可由肿瘤或者放射治疗（见158页）而诱发。

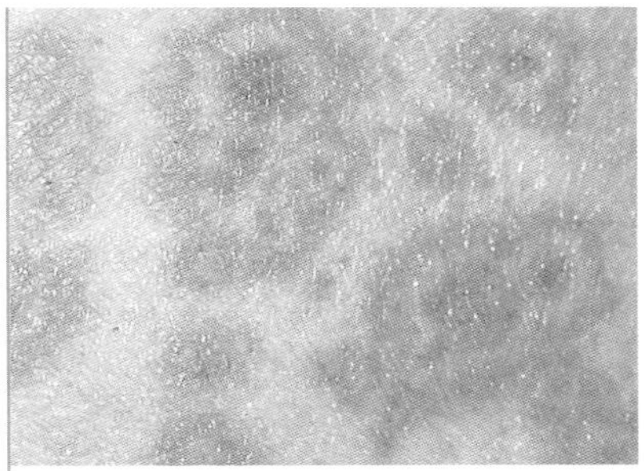

多形性红斑
多形性红斑的皮疹通常表现为红色的边缘，淡紫色的中心（靶形皮损）。

有哪些症状？

多形性红斑发病急，皮疹会突然发生，症状可以包括：

- 有许多小红斑对称分布于面部、躯干及四肢。皮疹逐渐扩大，中心为淡紫色，周围为高出皮肤的红色边缘，称为靶形皮损。皮损中心可能起水疱。
- 皮损瘙痒。
- 口腔、鼻腔疼痛的炎性皮损。
- 发热、头痛、咽痛。
- 偶有腹泻。

少数患者，全身皮肤、黏膜炎症严重并形成溃疡。需要紧急治疗，如果不接受治疗会有生命危险。

应该如何处理？

医生会根据皮疹特点诊断此病。如果皮疹发生于短时间服用药物之后，医生将开替代药品。如果瘙痒明显，医生会建议口服抗组胺药物（见576页“止痒药物”）。病情严重者，特别是口腔炎症的患者，可能需要入院接受治疗，给予静脉输液，可以在重症监护病房给予止痛药物（见589页）和皮质类固醇药物（见600页）。一些重症患者可发生眼部损害，应请眼科医生治疗。

多形性红斑通常在数周内消退。但是，存在复发的可能性。如果考虑是药物诱发，以后应避免服用此类药物。

玫瑰糠疹

表现为椭圆形、粉色、扁平的斑片，主要发生于躯干和四肢

主要累及青年人

性别、遗传和生活方式对本病的影响不明显

玫瑰糠疹的皮疹表现为粉色的斑疹。多发于青年人。常累及躯干、手臂、大腿，足、手、头皮少见受累。玫瑰糠疹的发生原因不明，有些医生认为可能与病毒感染有关。

有哪些症状？

症状随着病程的进展而变化，常按照如下顺序出现：

- 出现的椭圆形斑片，直径2～6厘米，被称为前驱斑。这种皮疹类似癣（见304页）。
- 3～10天之后，出现大批椭圆形、粉色的扁平斑片，直径1～2厘米。皮疹从躯干开始，沿着大腿和上臂、颈部，蔓延到全身。背部的皮疹呈扇形分布，像一棵圣诞树。
- 一周后皮疹边缘有鳞屑形成。

皮疹通常会出现瘙痒。尽管玫瑰糠疹的病情不严重，没有什么危险性，但是还应该去看医生，以排除银屑病（见192页）和湿疹（见193页）等其他更为严重的皮肤病。

应该如何处理？

医生根据典型的皮疹，很容易作出诊断。6～8周皮疹消退，通常不复发。如果有瘙痒困扰，医生会开外用皮质类固醇药物（见577页）以减轻瘙痒。在皮疹最严重的几周内，应避免热水沐浴。

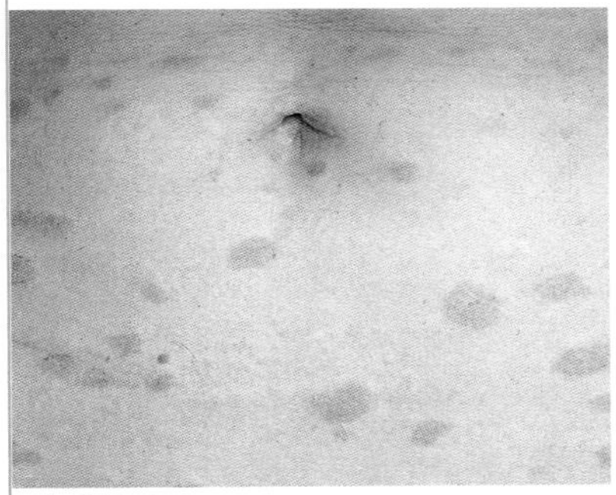

玫瑰糠疹
图中躯干部位皮损表现为粉色的椭圆形扁平斑片，是玫瑰糠疹典型的皮疹，也可以影响身体其他部位的皮肤。

光过敏

对紫外线敏感导致皮肤发红、不适

年龄、性别、遗传和生活方式对本病的影响不明显

光过敏的定义为皮肤对阳光紫外线的非正常反应。通常出生时即出现，有时持续终生。

许多物质可以导致光过敏，包括药物，例如四环素类抗生素（见572页）、利尿剂（见583页），口服避

孕药相对少见。光过敏也可能由于使用某种化妆品导致。光过敏也出现于系统性红斑狼疮（见 281 页）或者卟啉病（见 441 页）患者。如果没有明确的原因，那么这种情况被称为原发性光过敏。

有哪些症状?

光过敏发生在皮肤经常暴露于阳光的部位。症状常发生在暴露于阳光后的短时间之内，但也有的推迟发生于暴露 24 ～ 48 小时之后。症状如下：

- 红色疼痛皮疹。
- 小的、瘙痒的水疱。
- 皮肤脱屑。

在随后的阶段，指（趾）甲有可能从甲床上脱落。有时，患者的所有暴露部位都会发红。少数患者，由于光过敏严重以至于白天不能进行户外活动。

应该如何处理?

医生会根据皮疹特点进行诊断。如果是由药物引起的，医生会改用替代药物。需要作血液及尿液检查以排除潜在的疾病。

外用皮质类固醇药物（见 577 页）或者口服抗组胺药物（见 576 页“止痒药物”）可以减轻症状。严重的患者应避免暴露于紫外线，有时需要服用药物进行脱敏治疗。

避免暴露于阳光下可以预防光过敏反应。户外活动时，应遮盖皮肤、戴帽子，以及涂抹防晒系数高的防晒霜。

药疹

发生于使用药物期间或者使用药物之后的各种类型的皮疹

年龄、性别、遗传和生活方式对本病的影响不明显

药疹又称药物性皮炎。任何药物都有可能致病，皮疹是最常见的药物副作用之一，是由于药物或者药物代谢后产生的过敏反应所致。

药疹表现出的各种形态，可由同一种药物引起，而同一形态的药疹也可由不同的药物引起。药疹甚至还可以类似其他疾病的皮疹，如扁平苔藓（见 195 页）、多形性红斑（见 195 页）等。但是，大部分药疹是全身泛发的隆起性皮疹。药疹会伴随剧烈的瘙痒。有时，即使皮疹轻微，也会出现一些应引起注意的反应，比如哮喘、休克。病情严重的患者需要住院治疗。

最易引起药疹的药物是抗生素（见 572 页），例如青霉素类。还有一些药物也是常见的致病药物，如解热镇痛药、抗癫痫药等。血清制品、疫苗，以及一些中草药如葛根、天花粉等，也可以引起药疹。如果患者正处于敏感状态，几乎对所有药物都会产生过敏反应。药疹常发生在药物治疗开始的几天时间内，但也可以发生在治疗结束之后。

敏感状态发生在至少使用一次药物之后。通常在第一次使用某种药物时并不出现过敏反应，但在后续的治疗中会出现皮疹。

应该如何处理?

如果使用某种药物后出现皮疹，在下一次继续使用这种药物前，应该咨询医生。医生会建议停用此药，并换用其他的药物。

如果同时使用多种药物，并且其中一种药物可能导致皮疹，必须将最近所有使用的药物都告知医生，包括非处方药、处方药以及其他医生开的药物。同时也要告知医生你所使用的保健药物，以及已经使用的治疗皮疹的方法。

大多数药疹在药效消失后消退。症状也可能持续数周。如果伴有瘙痒，医生会建议使用外用皮质类固醇药物（见 577 页）或服用抗组胺药物（见 576 页“止痒药物”）。以上两类药物都可以在药店或医院买到。

一旦发现对某种药物过敏，一定要告知将来就诊的医生。如果对某种药物发生过严重过敏反应，可以随身携带医疗警示卡片。

瘙痒

局部或者全身皮肤有令人不快的感觉

年龄、性别、遗传和生活方式是与本病病因相关的危险因素

瘙痒是与许多皮肤疾病有关的一种非常常见的症状。瘙痒为局限性或者全身性。搔抓可以导致皮肤破损，加重瘙痒。

由哪些原因引起?

大多数的局部皮肤瘙痒是由于昆虫叮咬所致。瘙痒也可能由皮疹所致。瘙痒性皮疹是某些疾病的主要症状，例如荨麻疹（见 285 页）、湿疹（见 193 页）、扁平苔藓（见 195 页）以及寄生虫引起的皮肤受累，如疥疮（见 207 页）。

全身范围的瘙痒可能是由于皮肤干燥、洗浴产品或去污剂的刺激、对药物的过敏反应（见 284 页“药物过敏”）。瘙痒可以是某种严重的潜在疾病的症状之一，如肝脏疾病或者慢性肾功能衰竭（见 451 页）。瘙痒常在夜间加剧，会令患者非常难受。

持续的皮肤瘙痒也可能是精神压力的结果。瘙痒通常影响四肢、颈部，也可以累及身体的其他部位。无意中的频繁搔抓，通常会导致皮肤增厚和瘙痒加重，这种情形会进一步导致搔抓和瘙痒，形成恶性循环。这种情况被称为单纯苔藓或神经性皮炎，女性更多见。

我该怎么办?

有几种方法可以减轻瘙痒，阻止搔抓。润肤剂（见 575 页“润肤剂和皮肤屏障保护剂”）可以滋润干燥、瘙痒的皮肤，特别是在洗刷或者沐浴后使用。如果瘙痒严重，使用非处方药物——抗组胺药物（见 576 页“止痒药物”）、外用皮质类固醇药物（见 577 页）、炉甘石会有一定作用。

尽量避免使用有可能刺激皮肤的物质，例如有香味的沐浴产品、去污剂；避免穿着羊毛材质的服装，最好穿着宽松的对皮肤无刺激的棉材质的衣服。剪短指甲，防止在搔抓的时候造成皮肤破损。

如果持续瘙痒没有明确的原因，需要及时就诊。

紫癜

表现为皮肤紫红色斑片的疾病

年龄、性别、遗传和生活方式是与本病病因相关的危险因素

紫癜患者的皮肤出现紫红色斑片，类似撞伤的皮肤变色，称为瘀斑，是由于血管损伤或者凝血功能异常引起的。瘀斑为血液外渗而形成的较深较大的圆形或不规则的紫色或深蓝色斑，紫癜可与皮肤表面相平，也可稍微隆起，随发病的时间长短和部位深浅而变化。瘀斑随渗出的红细胞的血色素的变化可依次表现为红、褐、绿、黄或棕色，最后消退。瘀斑不像其他红色皮疹，按压是不褪色的。

瘀斑本身无害，但紫癜往往提示潜在的严重的疾病。

有哪些类型?

紫癜最常见的类型有老年性紫癜和过敏性紫癜等。老年性紫癜主要发生在老年人，而且年龄越大发病的机会也越大。这种情况使得皮肤出现深色的瘀斑，典型的瘀斑发生在手背、前臂和大腿。老年性紫癜的发生可能是因为支持包绕皮下血管的组织萎缩，使血管脆性增加，导致血管容易受到损伤和出血。

很小的瘀斑，称为瘀点。瘀点是圆形的出血点，大小可以从针尖到豌豆大。造成瘀点的原因是血小板（体内帮助血液凝固的一种细胞）数量减少。血小板数量减少与许多骨髓疾病有关，如白血病（见 276 页），或者与自身免疫性疾病（见 280 页）有关。也可能与某些药物的副作用有关，如利尿剂（见 583 页）或抗生素（见 572 页）。

大小各异的瘀斑提示可能是严重的血液细菌感染（见 171 页“败血症”）。有些人感染的细菌可能是脑膜炎球菌，可以引起脑膜炎（见 325 页），威胁生命。如果瘀斑伴随发热，建议急诊就医。

过敏性紫癜（见 543 页）是一种少见的发生于儿童的类型，由小血管炎症引起。这种类型的皮疹不像其他类型的瘀斑，而类似小的隆起的丘疹。

应该如何处理?

老年性紫癜通常像碰伤样的瘀斑。这种情况是无害的，不需要治疗。瘀斑逐渐消退，但是可能复发。

任何严重的突发异常都需要处理，例如脑膜炎。如果紫癜的病因不清楚，医生会安排做血液检查，看血小板数量及凝血功能是否正常。

如果血液检查提示异常，医生会建议请专科医生做进一步检查。如果血小板数量低，你可能需要接受输血治疗以防止内脏，尤其是脑部出血，直到潜在的疾病得到诊断并治疗。治疗后，紫癜消退。如果紫癜是由于自身免疫性疾病引起的，医生会开皮质类固醇药物（见 585 页“免疫抑制剂”）来治疗。

老年性紫癜
这种无害的瘀斑常出现在老年人的手背。

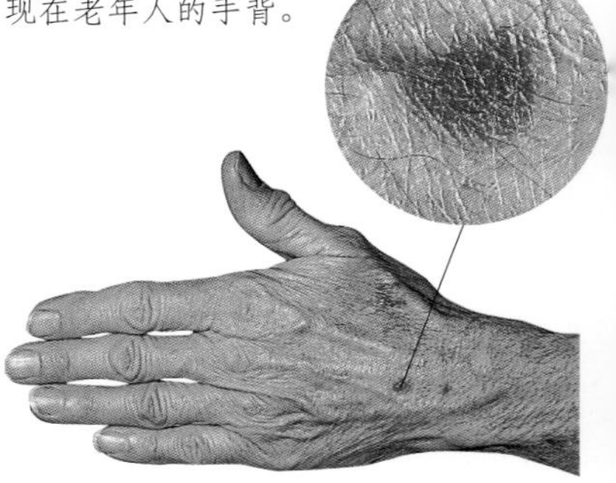

局限性皮肤病

局限性皮肤疾病是那些只影响皮肤一个部位或者小范围的疾病。其中许多疾病与特定部位相关，因为它们的发生与特定结构有关，如皮肤特殊腺体；或者与特定的影响因素有关，如压力或者暴露于阳光下。

本节首先描述痤疮和玫瑰痤疮这两种类型的皮疹。接下来介绍与皮肤汗腺以及黑色素增多或者减少相关的疾病。

皮肤癌发病率逐渐增高，在此将给予大篇幅讲述。能够认识皮肤癌的早期改变、认识各种类型的皮肤癌以及皮肤癌的表现很重要。后面的部分讲述几类非肿瘤性质的水肿和肿物。最后讲述因为摩擦或者血液循环不畅等导致的皮肤损伤。

感染引起的局限性皮肤病将在另一章节讲述（见 204 ～ 207 页“**皮肤感染和皮肤传染病**”）。婴儿皮肤问题在本书的其他部分予以讲解（见 524 ～ 529 页“**婴儿和儿童**”）。皮肤轻微损伤，如晒伤，也在其他部分讲解（见 207 ～ 208 页“**轻微皮肤损伤**”）。

重要的解剖结构

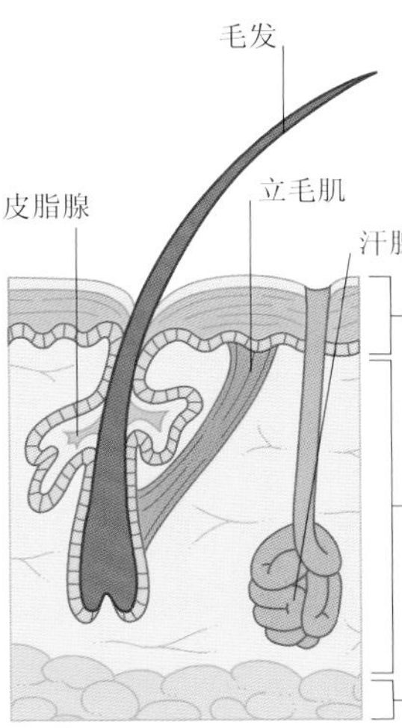

有关皮肤的结构和功能的更多信息，请参阅 190 ～ 191 页。

痤疮

皮疹通常发生于面部，由于皮肤腺体阻塞和炎症导致

- 最常见于青少年
- 男性更常见
- 有时有家族聚集现象
- 生活方式是与本病类型相关的危险因素

痤疮有几种类型。最常见的类型是寻常痤疮（又叫普通痤疮，俗称青春痘），多见于青少年，但是任何年龄都可以发病。男性更多见，且病情偏重。女性患者常在月经前加重。青春期由于体内激素水平的变化引起痤疮，也有的人在 10 岁时就开始出现痤疮。皮疹通常在青春期之后才消退，但有的人却可持续到 30 岁以后。青少年对于外表格外关注，因此痤疮也会使青少年产生巨大的心理压力。

不常见的痤疮类型包括：职业性痤疮和药物性痤疮。职业性痤疮是由于在工作过程中接触到某种类型的工业用油导致的；药物性痤疮是由某些药物引起的，如皮质类固醇药物（见 600 页）。

由哪些原因引起？

寻常痤疮是由于皮脂分泌过多造成的，皮脂是皮脂腺分泌的油性物质。皮脂分泌到毛囊，通过毛囊的开口到达皮肤表面，起到润滑皮肤、保持皮肤弹性的作用。当皮脂腺分泌过多的皮脂时，毛囊就会阻塞。如果皮脂在毛囊开口处不能排出，会发生凝结、颜色变深，形成栓子，称为黑头。有些情况下，毛囊由于角质而堵塞，角质是一种皮肤细胞产生的坚韧的纤维蛋白。被阻塞的皮脂在皮肤表面下方的毛囊里变硬，称为白头。在以上两种情况下，短小棒状杆菌在皮脂里繁殖，造成周围组织炎症。

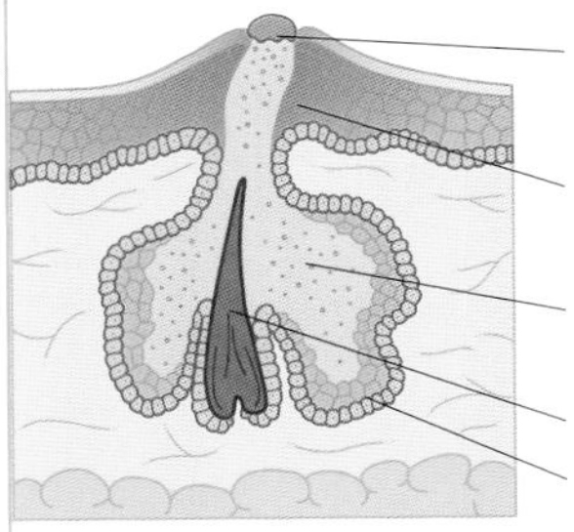

痤疮的形成
皮脂分泌过度阻塞毛囊形成痤疮。在有些情况下，角质蛋白阻塞毛囊形成痤疮。细菌在被阻塞的皮脂内繁殖，导致周围组织炎症，形成各种类型的损伤。

人们认为青春期痤疮是由于对雄激素（男性激素）的敏感性增加引起的。雄激素男孩、女孩都会分泌，在青春期的水平是升高的，雄激素使皮脂腺分泌皮脂增多。痤疮发生的家族聚集现象也可能和遗传因素有关。使用皮质类固醇导致痤疮形成，也可能提高了雄激素水平。其他导致痤疮的原因包括激素紊乱，如库欣综合征（见 435 页），系皮质类固醇激素分泌过多。

压力可以导致痤疮加重。女孩的痤疮可能会受月经周期影响。使用油性化妆品也会加重痤疮。

卫生条件不佳不是发生痤疮的直接原因，但皮脂和皮肤死细胞的积累导致毛囊阻塞、细菌滋生。痤疮不会传染，没有明确的证据证明进食油腻食品和甜食会使痤疮加重。

职业性痤疮常因皮肤长时间接触油腻的衣服引起。药物引发的痤疮原因不明。

有哪些症状？

寻常痤疮发生在皮脂腺丰富部位的皮肤。在青春期，头发、面部、躯干上部由于皮脂分泌增加而油腻。痤疮好发于面部，但是上背部、前胸、肩部、颈部也会出现。冬天加重，夏天随着暴露于阳光的时间增加而减轻。职业性痤疮可能发生于与油腻衣服接触部位的皮肤。所有类型的痤疮都可能引起以下症状：

- 微小黑头粉刺。
- 细小、坚实的白头。
- 红色的小脓包，有充满黄色脓液的黄色顶端。
- 疼痛、肿胀、红色的大脓包。
- 皮下触痛的肿块，没有明显的头端（囊肿）。

所有类型的痤疮都可以出现以上任何症状，但是痤疮的轻重因人而异。深层的损伤可能遗留瘢痕。

如何治疗？

治疗原则为减少皮脂分泌，抗角化、消炎，防止瘢痕形成。自助护理对于清除轻微的痤疮、防止复发是有效的（见本页“**控制痤疮**”）。医生也可能会给予局部药物治疗，如过氧苯甲酰或维甲酸软膏（见 575 页“**维甲酸类药物**”），可剥脱阻塞毛囊的角质。医生也可能会开抗生素类药物（见 577 页“**治疗皮肤感染和皮肤传染病的药物**”）。轻症的痤疮通常少量口服抗生素就可以成功治愈，例如四环素或者红霉素。但是，治疗通常需要持续 6 个月或者更长时间。

如果治疗失败，需要就诊于皮肤专科医生。医生可能会开异维甲酸，一种口服的维甲酸类药物，可剥脱角质并减少皮脂分泌。此种药物有致胎儿畸形的作用，妊娠期的妇女不可以服用，育龄期女性在安全避孕的情况下才能使用。有些女性服用的避孕药含有的激素，可以对抗雄激素的作用，从而减轻痤疮。

没有立竿见影的治疗方法。但是，早期治疗可以防止瘢痕的产生。独立的痤疮囊肿可以通过注射皮质类固醇治疗。如果皮肤瘢痕已经形成，建议到整形外科医生那里就诊，可以使用激光嫩肤或者皮肤磨削术等方法来减轻瘢痕。经过治疗，皮肤的表层被去除，皮肤表面变得光滑平坦。

痤疮尽管不影响健康，但如果不及时治疗，严重时可造成局部瘢痕，不仅影响美容，而且还会产生心理压力。患者应少食高脂肪、高糖的食品，多吃蔬菜和水果；避免用手挤捏，常用温水清洗面部，还可作适当的面部护理。

自助措施

控制痤疮

按照下面简单的自助方法去做，痤疮可能会得到清除，不再复发：

- 用温水（不是热水）和温和的洁面乳清洁面部，一天两次。不要使劲揉搓。
- 不要挑破脓包，避免导致皮疹进一步加重形成瘢痕。
- 在痤疮部位使用过氧苯甲酰乳膏，每日一次。
- 如果有职业性痤疮，保持工作服清洁，避免长时间与油脂接触。

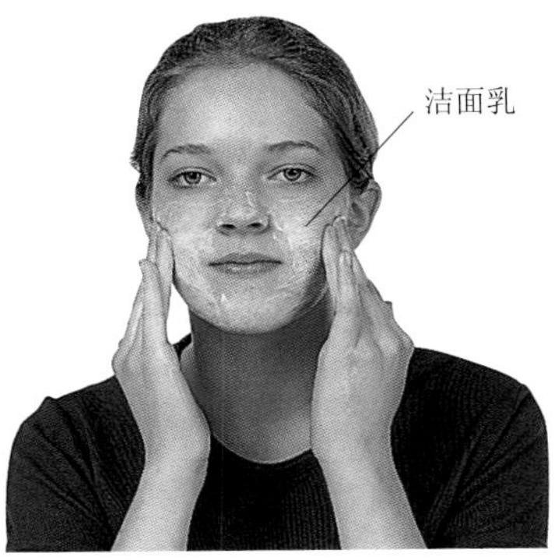

清洁面部
用温水和温和的洁面乳清洁面部。用力揉搓或者使用热水洗面部可能会加重痤疮。

玫瑰痤疮

长期甚至终生的面部及前额发红，出现丘疹

- 最常见于30～55岁的人群
- 女性更常见
- 通常有家族聚集现象
- 酒精、咖啡和辛辣食物可以诱发本病

玫瑰痤疮的皮疹常发生在面颊中央，伴有烧灼感和瘙痒。病因不明确，可能有遗传因素参与，因为玫瑰痤疮常有家族聚集现象。30～55岁的女性是最常受累的人群。可因进食辛辣食物、饮酒或咖啡、进入温度高的房间而诱发。

有哪些症状？

大多数患者在暴露于诱发因素之后，首发症状是皮肤发红，通常出现在面颊、鼻和前额部位。随后出现皮疹，可能间断出现或者持续出现。其他症状包括：

- 皮肤充血、红肿。
- 带有白头或者黄头的脓包。
- 清晰可见的皮肤血丝。
- 皮损部位瘙痒，有针扎和烧灼感。

如果鼻部皮肤受累，皮肤可能会变厚、水肿，颜色变为紫红色。这种情况称为肥大性酒渣鼻，常发生在老年男性。大约1/4的酒渣鼻患者眼部受累。

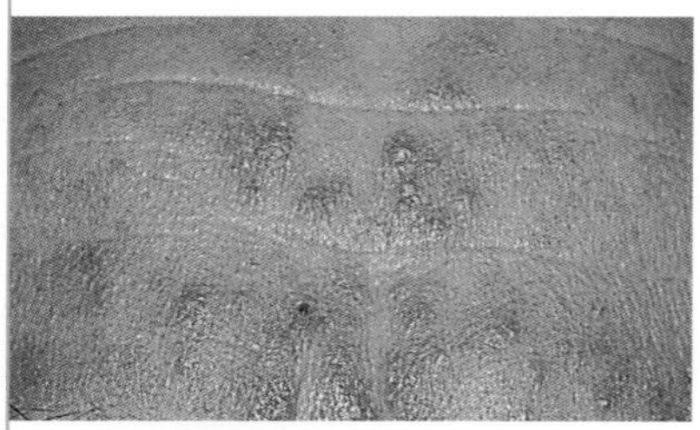

前额部玫瑰痤疮的小脓包
类似于痤疮皮损的白头或黄头的小脓包，通常出现在面颊、鼻部和前额。

应该如何处理？

避免诱发皮肤发红的因素，如辛辣食物、酒精和咖啡。另外，避免日晒和外用皮质类固醇药物（见577页），以上两种情况都可以使玫瑰痤疮加重。

医生会用局部抗生素甲硝唑凝胶（见577页“治疗皮肤感染和皮肤传染病的药物”）治疗，通常是有效的。如果玫瑰痤疮不见好转，医生可能会开四环素类抗生素（见572页“抗生素”）、局部用壬二酸或者口服维甲酸类药物（见575页）。皮疹消退需要治疗数周。

如果肥大性酒渣鼻进一步发展，局部增厚的皮肤可以在全身麻醉下手术切除。正常皮肤会生长覆盖在手术切除部位。

玫瑰痤疮消退前往往反复发作5～10年，尤其是男性患者，可能会持续终生。

痱子

由于炎热，在皮肤上形成多发、红色、隆起的瘙痒小斑点

- 最常见于婴儿和儿童
- 肥胖、炎热和潮湿的气候是发病的危险因素
- 性别和遗传对本病的影响不明显

痱子是一种剧烈瘙痒的皮疹，最常发生于天气炎热时。当皮肤汗腺被细菌或者皮肤角质阻塞的时候发生。汗液阻塞在汗腺里引发轻微的炎症。皮疹为细小、红色、瘙痒的斑点或者水疱，伴有刺痛感或者烧灼感。最常见的累及部位是手、足、腋窝、胸部。多见于肥胖的人群，因为他们更怕热、出汗更多。婴儿和儿童比成年人多见，常见于茸毛多的部位，如面部、胸部、背部。

应该如何处理？

皮疹通常在数天内自然消退。患者应待在通风凉爽的环境中，穿宽松的自然纤维的衣服，尽量剪短婴儿的毛发，这些都有助于皮疹消退。如果皮疹持续不退，医生会建议使用少量外用皮质类固醇药物（见577页），但不能用于面部。在给婴儿局部使用皮质类固醇之前应该咨询医生，并按照医生的建议使用。

多汗症

某些区域或全身皮肤出汗增多

- 最常见于15～30岁的人群
- 有时有家族聚集现象
- 性别和生活方式对本病的影响不明显

经常性过多地出汗称为多汗症，往往初发于青春期。男性和女性均可以发生。在许多情况下，多汗症的病因不明确，但是大约半数的人有多汗症家族史，表明遗传因素可能参与其中。多汗症提示可能有潜在的疾病，例如甲状腺功能亢进症（见432页）或者糖尿病（见437页）。精神压力也可以导致出汗增多。

多汗症可以出现在身体很多部位，尤其是足部、腋窝、手部、面部。常常伴有难闻的气味。

应该如何处理？

应该经常洗澡，穿着宽松、自然材质且吸汗的衣服。止汗剂可以帮助减少腋下出汗。如果伴有的焦虑导致出汗更为严重，可以尝试做一些放松练习。如果以上方法都无效，建议去医院就诊。

医生可能会开含有氯化铝的局部使用制剂，来减少汗液分泌。在某些情况下，医生可能会建议患者使用电离子透入疗法来治疗手和/或足部的多汗症。这种治疗方法是将多汗部位完全浸入到盛有水的容器里，然后由机器输送小的带电离子通入水中。电离子透入疗法要经过几个疗程后才可能起效，然后还需要更多的疗程来控制汗腺分泌。电离子透入疗法并不是对每位患者都有效，孕妇、体内有金属植入物或者起搏器的人是不能使用的。

如果腋窝多汗症经过治疗无效，那么医生可能会建议用微创手术破坏控制出汗的神经中枢，这样可彻底治疗多汗症。推荐肉毒杆菌毒素注射用于严重的腋窝多汗症，但是效果不能持久。

白癜风

皮肤斑片状色素脱失，常发生于面部及手部

- 最常见于年轻人
- 有时有家族聚集现象
- 性别和生活方式对本病的影响不明显

白癜风是一种比较常见的色素减退性皮肤病。患有白癜风的人，由于色素脱失导致片状的皮肤发白。这种疾病在深色皮肤的人更为明显。

大约半数的白癜风患者，在20岁之前发病。白癜风并不引起身体不适，但是皮肤的色素脱失会给患者带来很大困扰。

由哪些原因引起？

一般认为，白癜风是一种自身免疫性疾病，自身产生的抗体与自身组织相互作用，自身抗体破坏产生黑色素的细胞。约1/3的患者有白癜风家族史，这个比例和其他自身免疫性疾病的遗传比例大致相同，如恶性贫血（见272页“巨幼细胞贫血”）、糖尿病（见437页）和自身免疫性甲状腺炎（见433页）。

有哪些症状？

皮肤的色素脱失是在数月或者数年时间内逐渐发生的。症状如下：

- 皮肤斑片样色素可以发生在身体的任何部位，但是最多见于面部和手部。
- 有时，皮肤色素脱失部位的毛囊色素脱失，可导致局部出现白色毛发。

大多数白癜风患者，斑片状色素脱失呈对称分布。

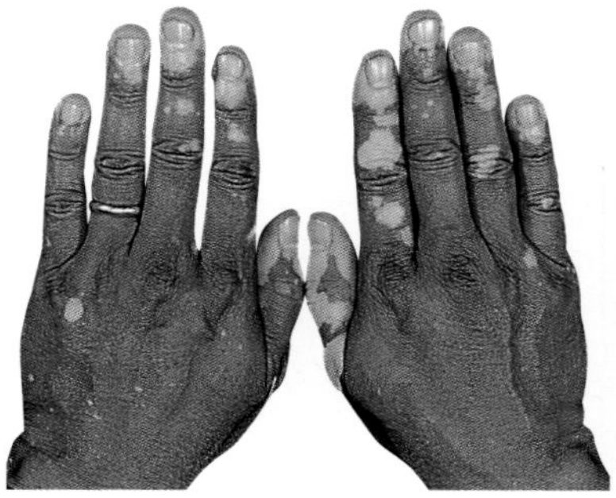

白癜风
白癜风造成的手部皮肤白色斑片，是由皮肤色素逐渐脱失引起的。

应该如何处理？

本病的诊断通常比较容易，但是需进行皮肤检测以排除花斑癣（见205页）。花斑癣是一种可以引起皮肤色素脱失的真菌感染。也需要做血液学检查排除其他自身免疫性疾病。

轻症患者的色素脱失区域可以通过化妆品遮盖，不需要其他治疗。色素脱失区域皮肤是不能变黑的，应避免日晒；在阳光下暴露时使用防晒霜（见34页“阳光下的安全”）。紫外线照射治疗可能有效，但需要数月时间。在治疗之前，服用补骨脂素可提高皮肤对光线的敏感性。其他治疗方法，包括外用皮质类固醇药物（见577页）；局部使用免疫调节剂（可以影响免疫系统活性的药物），如他克莫司；维生素D衍生物卡泊三醇（见598页“维生素”），可影响过氧化氢代谢，而过氧化氢代谢在白癜风患者往往是异常的。

有时，患者皮肤色素脱失范围大。在这种情况下，无色素脱失部位的皮

肤，可以经过漂白，使皮肤整体看起来无明显差别。

白癜风无法治愈。有些患者，经过治疗可以减缓色素脱失的速度，甚至逆转色素脱失。然而对治疗的反应因人而异，尽管坚持治疗，色素脱失区域也有可能继续扩大。有少数人皮肤色素脱失部位的皮肤色素可以恢复正常。

雀斑

皮肤上数量很多的棕色的小斑点，通常对身体无害

年龄、性别、遗传和生活方式是与本病类型相关的危险因素

雀斑是由于色素过多造成的，色素决定皮肤的颜色。雀斑有两种常见的类型：儿童和青年人经日晒后，在暴露部位的皮肤上出现棕色的小斑点；成年人和老年人长期暴露于阳光下或被晒伤后，在暴露的皮肤上出现的棕色斑片。

雀斑的发生有遗传倾向。雀斑多发生于皮肤白皙的人，尤其是红色头发的人。雀斑无害，冬天可能会消退，但病变区域对于阳光的敏感性增加，皮肤癌（见本页）的发生概率也会增加。白天应采取一些防晒措施来保护你的皮肤。

随着年龄增长出现的斑片，称为老年斑。最常见于40岁以上的人。老年斑可以出现在皮肤暴露部位，冬天不会消退。

雀斑通常是无害的，但是有些雀斑可能最终发展成为恶性黑色素瘤（见201页），尤其是发生在面部的雀斑。雀斑的颜色变化或许是一种警示信号。如果雀斑局部隆起，棕色消失，建议尽快咨询医生，医生可以检查皮肤局部，并寻找可能出现的细胞癌变的证据。

痣

皮肤表面粗糙或光滑、平坦或隆起的生长物，颜色从浅到深褐色

常在儿童期和青春期时增多

有时有家族聚集现象

性别和生活方式对本病的影响不明显

痣是由于黑色素细胞产生过多的黑色素造成的。身体任何部位都可形成，有几种类型。痣可在出生时即已出现（见537页“胎记”），或在儿童期或者青春期早期出现；30岁左右的成年人平均有10～20颗痣。多为持久性的。

大多数的痣是非恶性的，但在少数情况下，痣可以发生癌变（见201页“恶性黑色素瘤”）。青春期及孕期出现痣的形状、颜色、大小改变，属于正常现象。但是，这种改变应该经过医生评估。

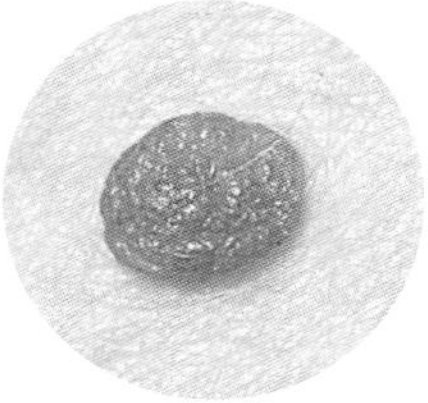

隆起的痣
这颗非恶性的痣，外表是隆起的棕色的斑块，色素可能深入皮肤内部。

有哪些类型?

痣有多种类型，其外形可以平坦，也可以隆起，颜色从浅到深褐色不等，直径一般小于1厘米。表面可以光滑，也可以粗糙；可长毛发，也可无毛发生长。

有一种类型的痣称为混合型痣，比常见的痣大且着色不均匀。这种类型的痣出现在儿童或者老年人身上，可以从较小的痣发展而来，有时有家族聚集现象，比起其他类型的痣，更有可能出现癌变。如果有恶性黑色素瘤家族史，或者经常暴露于阳光下的人，痣癌变的概率增加。

蓝痣非恶性，颜色呈蓝黑色，常发生于面部、手臂、腿部和臀部。

晕痣是指痣的周围色素脱失，留下一圈苍白的皮肤，环绕着中心部位萎缩的暗斑。最终，痣可能会完全消失。

应该如何处理?

你应该定期检查你的皮肤，并咨询医生。皮肤的任何变化都应该引起你的注意（见200页“检查你的皮肤”）。如果医生怀疑是癌变的痣，可能会建议切除，并做病理检查（见本页“皮肤活检”）。未癌变的痣也可切除，无论是出于美容的目的，还是痣长在衣服摩擦的部位。然而，切除痣并非都能起到美容的作用。

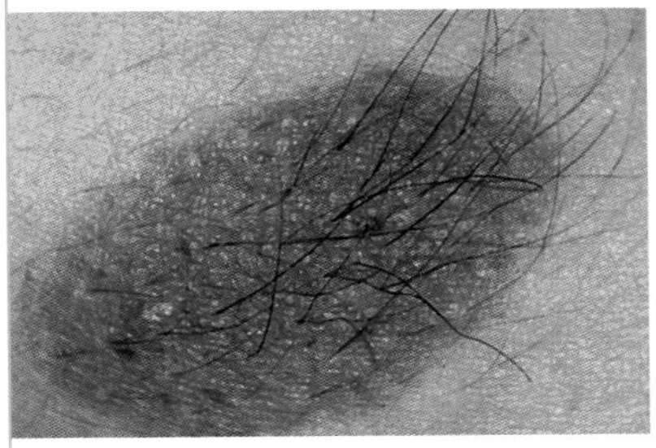

毛痣
如图所示，痣表面长有毛发，这样的痣很少发生癌变。

皮肤癌

皮肤原发的几种类型的肿瘤，大多数与暴露于日光有关

白种人发病率最高

暴露在阳光下和使用日光浴床是发病的危险因素

年龄和性别是与本病类型相关的危险因素

在英国，皮肤癌（包括非黑色素瘤皮肤癌以及恶性黑色素瘤）是最常见的癌症类型。近年来，全球皮肤癌的发病率不断升高，正在影响数以百万计的人。

皮肤癌最常见的原因，通常是长时间暴露于有害的紫外线辐射下。如果在阳光强烈的地区居住或度假，皮肤癌的风险会升高。越接近赤道，皮肤癌发生的风险就越大。最近，臭氧层耗竭被认为是皮肤癌发病率增加的一个因素，因为臭氧层可作为一种屏障，使人们免受有害紫外线的照射。此外，日光浴床使用的紫外线灯，也增加患皮肤癌的危险。

如果在户外工作或曾被晒伤（特别是在童年），患皮肤癌的风险可能增加。皮肤白皙的人患皮肤癌的风险较高，因为他们的黑色素水平低。黑色素使皮肤具有颜色，可以抵挡来自太阳的有害紫外线的伤害。

为了减少患皮肤癌的风险，尽量避免暴露在阳光下，户外运动应注意防晒（见34页“阳光下的安全”）。避免使用日光浴床。应该定期检查皮肤，发现任何异常的变化（见200页“检查你的皮肤”），应及时咨询医生。

有哪些类型?

皮肤癌主要分为两大类：恶性黑色素瘤（见201页）和非黑色素瘤皮肤癌，后者包含不是恶性黑色素瘤的其他所有类型，如基底细胞癌（见200页）、鳞状细胞癌（见200页）和卡波西肉瘤（见201页）。

恶性黑色素瘤在英国相对少见，但发病率正在上升，2006年约有1.04万例新发病例。它可以迅速蔓延到身

检查

皮肤活检

皮肤活检是用于诊断皮肤疾病如肿瘤的一种技术。过程包括从麻醉区域皮肤取得皮肤样本，送到实验室，在显微镜下进行检查。活体组织检查可用于检查切除的整个病变皮肤，如一颗痣，或者在一大片的病变皮肤的边缘切取一个小样本。

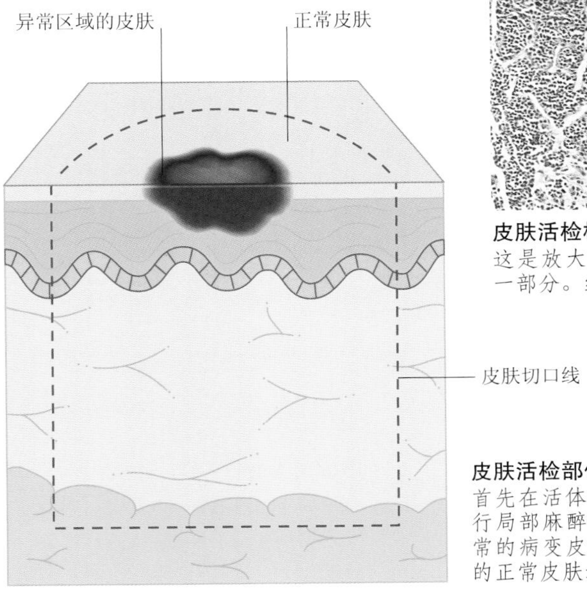

皮肤活检部位
首先在活体组织检查部位进行局部麻醉。切除看上去异常的病变皮肤以及周边区域的正常皮肤送检。

结果

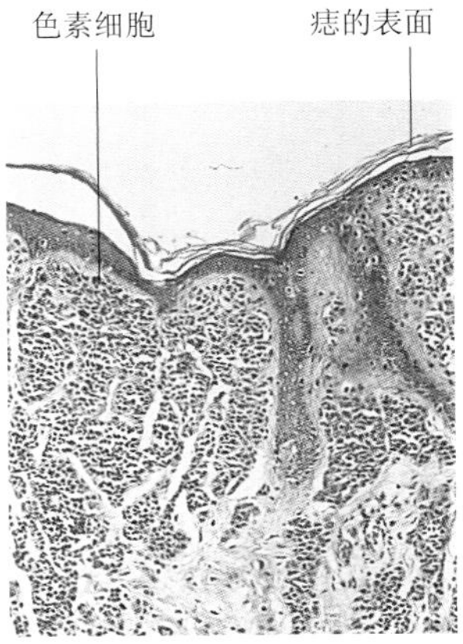

皮肤活检样本
这是放大视野下的痣样本的一部分。结果提示无恶变。

体的其他部位，比其他皮肤癌死亡率高。非黑色素瘤皮肤癌很常见，2006年确诊新发病例约8.16万例，然而这个数字被认为低估了。非黑色素瘤皮肤癌中最常见的类型是基底细胞癌和鳞状细胞癌。过度暴露于有害的紫外线和使用日光浴床与恶性黑色素瘤、基底细胞癌、鳞状细胞癌有关。卡波西肉瘤罕见，通常只发生在艾滋病患者（见169页“艾滋病病毒感染与艾滋病”）。

应该如何处理？

通常皮肤癌在早期可治愈。如果发现皮肤出现任何异常变化，应及时咨询医生。诊断可能需要作皮肤活检（见199页）。在这个过程中，通过切取小面积的皮肤，在显微镜下进行检查来发现是否有异常的细胞。

根据皮肤癌的类型和转移情况，确定治疗方案，评价预后。有时，只需要在皮肤癌局部进行手术切除。

大部分皮肤癌可以切除，但如果癌细胞已侵入周围的大范围皮肤组织，可能需要植皮（见183页）。如果癌细胞扩散到身体的其他部位（见158页），需要放射治疗或化学药物治疗（见157页）。

自助措施

检查你的皮肤

大多数皮肤的色素斑点，如痣，不发生癌变，但重要的是要定期检查你的皮肤，可及早发现和治疗皮肤癌。大约每两个月应该检查一下你的皮肤，了解你的痣和色素斑点。请他人帮助检查你的头皮和背部。如果你注意到你的皮肤出现了如下的任何变化，应该及时咨询医生：

- 一颗直径超过6毫米，并且正在迅速增大的痣。
- 痣出现形状（不论大小）或颜色的变化。
- 痣着色不均匀，边缘不规整。
- 痣出现瘙痒、红肿或结痂，或无明显原因（如剃须时被刮到）的渗出或出血。
- 一颗新生的痣，看上去有些异常（例如片状着色或边缘不规整）。
- 皮肤无明显原因（如昆虫叮咬）而出现肿块、疼痛，并且持续超过几个星期。
- 皮肤无明显原因（如晒伤或湿疹）而出现瘙痒、脱皮、触痛、红肿、渗出或出血。

基底细胞癌

一种类型的皮肤癌，常发生在阳光下的暴露部位，很少扩散到身体其他部位

- 40岁以下少见，40岁以上发病率逐渐增加
- 男性更常见
- 白种人发病率最高
- 暴露在阳光下和使用日光浴床是发病的危险因素

基底细胞癌是最常见且危险程度最低的一种皮肤癌类型，通常局部生长，很少扩散到身体的其他部位。由于它可以破坏骨骼和周围的皮肤，所以应及时治疗。

基底细胞癌的特点是珍珠样的皮损，可以发生在身体的任何部分，但通常发生在面部、眼角、耳的附近，或鼻子上。

基底细胞癌通常是由于强烈的日光照射，使皮肤表面的细胞损伤造成的。皮肤白皙的40岁以上人群最易患此病。

建议最大限度地避免长时间暴露在阳光下，还应避免使用日光浴床。在户外活动时，作好防晒措施，可以减少患基底细胞癌的风险（见34页“阳光下的安全”）。

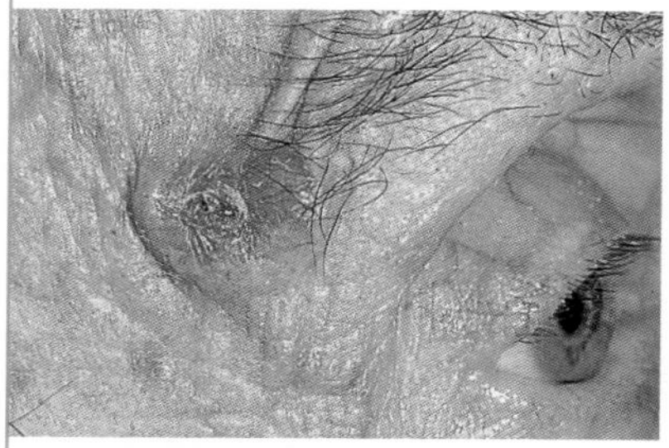

基底细胞癌
图中未经治疗的基底细胞癌，表现为粉红色的浅溃疡、边缘蜡样、中央结痂。

有哪些症状？

基底细胞癌的生长速度缓慢，大约需要几个月甚至几年。典型的病变表现如下：

- 出现一个小的无痛性肿块，表面光滑，可见血管，呈粉红或棕灰色，边缘蜡样或珍珠状。
- 肿块逐渐生长，通常向外延伸发展，形成中央凹陷、周围边缘隆起的皮损。

未经处理的肿物，可能会形成浅溃疡，间歇性出血，然后结痂，但几乎不会完全愈合。

应该定期检查你的皮肤，发现任何异常的变化（见本页“检查你的皮肤”），都应及时咨询医生。

应该如何处理？

如果医生疑诊基底细胞癌，他可能会安排皮肤活检（见199页）以明确诊断。小的病变可进行刮除或冷冻。大的病变可能需要外科手术治疗。如果有多个病灶，或受影响的部位难以通过外科手术治疗（如眼睛附近），可能需要接受放射治疗（见158页）。如果癌细胞已造成深部组织的损害，可能需要做整形手术（见614页）。

预后如何？

约9/10的基底细胞癌患者可得到成功的治疗，治疗后不会出现进一步的问题。但少数患者的基底细胞癌可能会复发。

如果已经有基底细胞癌的病史，在2～5年的时间内，可能会出现身体其他部位的癌变。出于这个原因，应该继续避免在阳光下暴晒，避免使用日光浴床，并经常检查你的皮肤。医生可能会建议你作定期检查，以便及时发现和治疗任何新发的小病灶。

鳞状细胞癌

一种皮肤癌，通常发生于面部，可扩散到身体其他部位

- 主要影响60岁以上的老年人
- 男性更常见
- 白种人发病率最高
- 暴露在阳光下、使用日光浴床、从事与石油化工相关的职业是发病的危险因素

鳞状细胞癌是一种常见类型的皮肤癌，可危及生命。鳞状细胞癌通常发生于长期暴露在阳光下的部位，如面部、手背以及下唇，但也可以发生在身体的其他部位，如外生殖器和下肢。这种类型的皮肤癌在进入晚期时，可能会发生转移，或是蔓延到身体的其他部分。正因为如此，及早地诊断和治疗是非常重要的。

由哪些原因引起？

鳞状细胞癌常常发生在长期暴露于阳光下的部位。有时是由日光性角化病（见201页）发展而来的。该皮肤癌最常见于60岁以上的白种人，以老年男性多见。

从事石油化工方面工作的人群，患鳞状细胞癌的概率也较普通人群高。不过，这些人通常都会采取适当的健康以及安全防护措施。日光浴床的使用，也可以增加患鳞状细胞癌的风险。

避免长期暴露在强烈的日光下，可以降低鳞状细胞癌的发生概率。如果可能，在户外活动的时候，采取一些防晒措施（见34页“阳光下的安全”）。避免使用日光浴床。

有哪些症状？

鳞状细胞癌发生的初期表现为局部皮肤增厚、鳞屑增多。皮损逐渐发展，包括如下症状：

- 皮肤无痛性肿物，并逐渐变硬，边缘不规则，呈红色到红褐色。
- 之后，会出现溃疡，并且溃疡经久不愈。

建议经常检查自己的皮肤，如果有任何异常的改变（见本页“检查你的皮肤”），应及时咨询医生。

应该如何处理？

如果医生怀疑是鳞状细胞癌，会安排行皮肤活检（见199页）。这个检查过程是在局部麻醉下，从皮肤上获取样本，并在显微镜下检查，寻找异常细胞。

鳞状细胞癌如果早期发现，可以通过外科手术治疗。放射治疗（见158页）可作为手术的替代治疗。如果有多处大范围皮损，或者肿瘤转移到深部组织，则需要化学药物治疗（见157页）。

预后如何？

如果及早发现，9/10的鳞状细胞癌患者可以成功治愈。因为这种皮肤癌发现得越早，治疗的效果就越好。面部的皮损对治疗的反应尤其好。如果发现疾病时已经是晚期，那么预后取决于转移扩散的范围。有些肿瘤可能会复发，特别是较大的皮损，医生会建议定期检查。

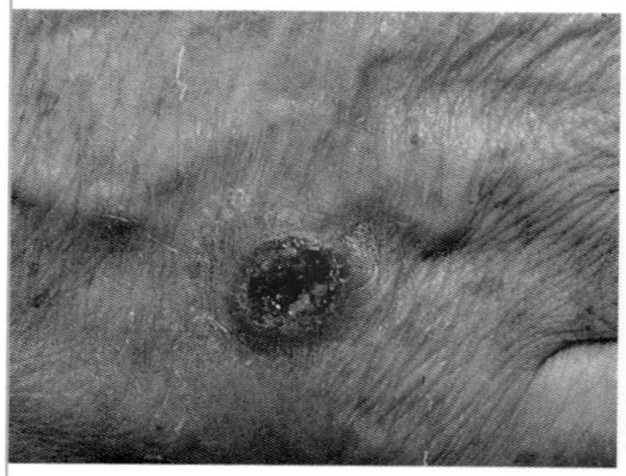

鳞状细胞癌
面部是鳞状细胞癌常发生的部位。如图所示，手背的皮损已经发展成为一个边缘清晰的溃疡。

恶性黑色素瘤

一种影响皮肤色素生成细胞的皮肤癌，它可以迅速蔓延到身体的其他部位

- 儿童极罕见，成人随年龄的增加更常见
- 女性更常见
- 皮肤白皙的人患病风险最高
- 暴露在阳光下和使用人工日光浴床是发病的危险因素

恶性黑色素瘤是一种较少见，但严重的皮肤癌。黑色素瘤可从正常皮肤上新生，也可从已存在的痣演变而来。未经治疗的肿瘤会扩散到身体的其他部位，这通常是致命的。使用日光浴床可能增加发病风险，但患恶性黑色素瘤的主要原因是暴露于阳光下。

过去的数年间，恶性黑色素瘤在世界范围内，特别是年轻成人中的发生率显著增加。2006 年，在英国约有 1.04 万例新发病例。恶性黑色素瘤的发病率随着年龄的增长而升高，多见于女性，但在男性中往往是致命的。

由哪些原因引起?

恶性黑色素瘤是阳光对黑色素细胞（产生黑色素的皮肤细胞）造成的损伤所致。皮肤白皙的人的发病率要高于皮肤较黑的人。持续暴露在强烈的阳光下，或者生活在阳光较为充足地区的人群，具有较高的患病风险。特别是儿童时期经历过严重晒伤的人（见 207 页），在以后的生活中患恶性黑色素瘤的风险是正常人的两倍。减少阳光照射可降低发生此病的风险（见 34 页“阳光下的安全”）。应避免使用日光浴床。

有哪些症状?

恶性黑色素瘤可以发生在身体的任何部位，但最常发生在暴露于阳光的部位。黑色素瘤可呈不规则、平坦的色素斑片，或表现为快速生长的黑色肿块。黑色素瘤可不含色素（称为无色素性黑色素瘤）。在老年人中，黑色素瘤可能发生在面部，呈雀斑状斑点，称为雀斑样黑色素瘤，常缓慢生长数年。如果没有去除，任何一种形式的黑色素瘤都会侵入深层皮肤。

如果皮肤上出现快速生长的不规则的黑色斑点，或者在已有的痣上出现下列任何改变，就应当怀疑是恶性黑色素瘤：

- 体积增大。
- 不规则、不对称边缘。
- 瘙痒、发炎或者发红。
- 表面增厚。
- 出血或结痂。
- 颜色变化。

对于任何异常的皮肤改变，都应该定期检查（见 200 页“检查你的皮肤”）。如果注意到任何改变，请咨询医生。

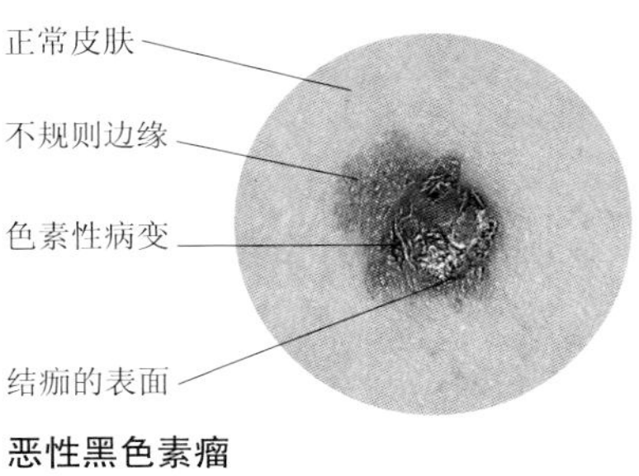

恶性黑色素瘤
不均匀的颜色，不规则的侵袭边缘，以及隆起生长物的坚硬表面，都是恶性黑色素瘤的典型特征。

应该如何处理?

如果医生怀疑你患有恶性黑色素瘤，他会安排紧急切除病灶（病灶周围的皮肤也会同时切除，以减少恶性细胞存在的风险）。在显微镜下检查组织样本（见 199 页“皮肤活检”），如果是恶性病变，需切除较大面积的皮肤组织，并进行植皮（见 183 页）。从病变附近的淋巴结切取组织检查，若存在肿瘤细胞，则提示已经转移。如果转移，则需要进行化学药物治疗（见 157 页）、放射治疗（见 158 页）或者生物治疗（见 156 页“肿瘤及其治疗方法”）。

预后如何?

早期浅表黑色素瘤可治愈。男性患黑色素瘤更加危险，可能是因为男性在出现症状之后不会立即就医。如果黑色素瘤侵袭或向皮肤深层发展，预后较差；如果向身体的其他部位转移，那么它们通常是致命的。

如何预防?

避免阳光暴晒以及避免使用日光浴床能够减少患恶性黑色素瘤的风险。特别是在上午 11 点到下午 3 点之间，你应当避免阳光直晒。如果必须暴露在阳光下，你应当佩戴宽檐的帽子，穿着面料质地紧密，至少能够遮盖肩部和颈部的衣服（最好能覆盖所有的皮肤）。可以使用防晒霜和遮光剂（见 577 页），以保护暴露的皮肤。无论用哪种防晒护肤品，都应当在出门前 15～30 分钟涂抹，并经常重复涂抹。

卡波西肉瘤

一种皮肤癌，临床表现为隆起的粉红－褐色病变，更常见于艾滋病患者

- 男性更常见
- 与多个性伴侣的无保护性行为以及静脉注射毒品是发病的危险因素，本病与艾滋病相关
- 年龄和遗传是与本病病因相关的危险因素

卡波西肉瘤这种类型的皮肤肿瘤过去很少见，主要见于地中海裔或犹太裔老年男性。进展很慢，极少转移。但是，在艾滋病病人中出现了一种进展速度较快的类型（见 169 页“艾滋病病毒感染与艾滋病”），此类型与疱疹病毒的感染有关。

卡波西肉瘤可以在任何部位的皮肤上出现。在艾滋病病例中，该病进展迅速；在很多病人中，可影响黏膜，特别是腭和体内器官的黏膜。体内病变可以引起严重出血。

放射治疗可有效治疗卡波西肉瘤（见 158 页）。如果肿瘤进展快，可考虑进行化学药物治疗（见 157 页）。该肿瘤很少导致艾滋病病人死亡；如果体内器官受到波及，可能致命。因此，治疗艾滋病病毒感染非常重要。

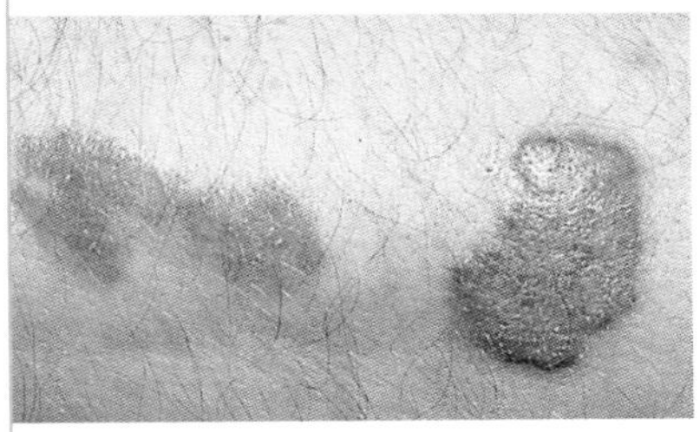

卡波西肉瘤
边界清晰的粉红－褐色的隆起结节以及扁平斑块都是卡波西肉瘤的主要体征。它们可见于身体的任何部位。

日光性角化病

因长期暴露在阳光下而出现的粉红色、纹理粗糙的皮肤生长物，伴有鳞屑，也称为光化性角化病

- 最常见于40岁以上的人群
- 男性更常见
- 皮肤白皙的人患病风险最高
- 暴露在阳光下和使用人工日光浴床是发病的危险因素

日光性角化病是因长期受到日光照射，使皮肤上出现较小的脱屑性生长物。40 岁以下的人群很少受累，但在年龄大的人群中，日光性角化病的风险升高；在户外工作的人群（通常是男性）发病率更高；最常见于皮肤白皙的人，因为这种皮肤对阳光会更加敏感。

病变呈粉红色，纹理粗糙，常见于皮肤的暴露部位，比如面部、耳部、手背以及头皮等。常有多个病变同时出现。日光性角化病可发展为鳞状细胞癌（见 200 页）。

应该如何处理?

切除病变是最彻底的治疗方法。还有其他多种治疗方法可供选择。医生可能采用冷冻或手术，或者使用外用霜剂或膏剂。在某些情况下，也可采用光动力疗法，首先在局部外敷光敏剂，然后用特殊光线照射病变部位，可破坏病变组织。然而经治疗的病变还有可能复发。

为了降低发病风险，应避免将皮肤暴露在阳光下（见 34 页“阳光下的安全”），并避免使用日光浴床。秃发或头发稀疏的人在户外应当佩戴遮阳帽。

盘状红斑狼疮

表现为红色、脱屑、片状的皮肤病变，伴瘙痒，常发生在面部、头皮和耳后

- 最常见于25～45岁的人群
- 女性更常见
- 有时有家族聚集现象
- 强烈的日光会诱发或加重症状

盘状红斑狼疮（DLE）是一种自身免疫性疾病，由于机体攻击自身组织所致。表现为伴有瘙痒的脱屑性红斑，常见于面部、头皮、耳后，以及暴露在阳光下的任何皮肤部位。最常发生于 25～45 岁的人群，女性较多见。盘状红斑狼疮的发病原因不明，可能与遗传因素有关，可呈家族性发病。暴露在阳光下常导致皮疹的发生，或加重已有的皮疹。在数年间，盘状红斑狼疮可能会反复发作，但严重程度有可能不同。

盘状红斑狼疮会持续好几年，且时好时坏。皮疹消退后可能遗留瘢痕，并出现萎缩和色素脱失。

盘状红斑狼疮发生在头皮上，可导致永久性脱发、斑秃（见 208 页“脱发”）。

医生会如何处理?

医生可能会取病变区域的一小片皮肤(见199页“皮肤活检”)以明确诊断。如果你患有盘状红斑狼疮,医生可能开外用皮质类固醇药物(见577页),你需将药物涂抹患处皮肤,每天2～3次。

如果使用皮质类固醇没有效果,医生可能会开抗疟疾药——氯喹(见574页)以减轻盘状红斑狼疮的症状。医生会建议你在服用该药期间,定期检查眼睛,因为氯喹可能会损伤眼睛。

我该怎么办?

避免阳光直晒或通过使用防晒霜隔离紫外线,为你的皮肤提供全方位的保护(见34页“阳光下的安全”)。遮瑕霜可改善褪色皮肤的外观。

预后如何?

皮质类固醇可治疗大多数盘状红斑狼疮,可能会遗留瘢痕。约1/20的盘状红斑狼疮患者可能发展为更加严重的自身免疫性疾病,称为系统性红斑狼疮(见281页)。此病会影响身体的很多部位,包括肺脏、肾脏以及关节。

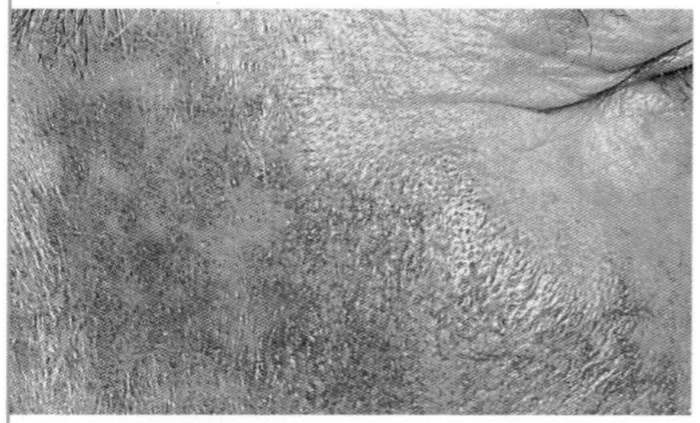

盘状红斑狼疮的皮疹

这种红色的面部皮疹,是盘状红斑狼疮的特征性标志。这一特殊的褪色斑块源自疾病早期阶段的瘢痕。

结节性红斑

表现为光泽、柔软、红色或紫色肿块(结节),常见于小腿部位

- 最常见于青壮年
- 女性更常见
- 遗传和生活方式对本病的影响不明显

许多疾病会导致结节性红斑,出现伴随触痛的红色或者紫色肿块,常见于小腿。

结节性红斑最常见于年轻成人,特别是女性,春秋季多发。可能与慢性病,如肺结核(见300页)、炎症性疾病如结节病(见304页)有关。也可能是药物反应,特别是某些抗生素(见572页)。在儿童中,常与链球菌感染导致的咽喉痛有关。部分病例没有明确病因。

有哪些症状?

在很多病例中,结节性红斑伴有关节和肌肉的疼痛以及发热。结节常出现在小腿,较少的情况下,也会出现在前臂,严重时其他部位也可以出现。这些症状包括:

- 光泽和鲜艳的红色或紫色结节。
- 结节的直径在1～15厘米,略高出皮肤表面。
- 疼痛明显或伴触痛。

结节会在几周内消退,并且看起来像瘀伤。

应该如何处理?

医生会根据症状以及结节的外形进行诊断。此病无特定的治疗方法,但是医生可能建议你卧床休息,并抬高患肢,直到结节开始消退。为减轻肿胀,医生可能会开非甾体类抗炎药物(见578页)以及口服皮质类固醇药物(见600页)。此外,血液学检查和胸部X线检查(见300页),可用于排除是否存在潜在疾病。发病前有咽炎、扁桃腺炎等感染症状的患者应给予抗生素。

通常结节性红斑4～8周可恢复。约1/5的患者会反复发作。

皮赘

一种小的无害的皮肤结节,常通过一个蒂附着在颈部、躯干、腹股沟或腋下的皮肤表面

- 随年龄的增加更常见
- 身体超重是发病的危险因素
- 性别和遗传对本病的影响不明显

结节表现为与皮肤同色的柔软、细小皮片,有时颜色比周围皮肤深,通过一个蒂附着在皮肤上。通常自发生长。可见于身体的任何部位,特别是颈部和躯干,也可发生在腹股沟或腋下。皮赘无害,通常无症状,衣服摩擦可能会出血或引起疼痛。老年人和肥胖的人群特别容易出现。

如果你不确定皮肤结节是皮赘,或者是否系皮肤刺激引起,请咨询医生。可在局部麻醉下通过烧灼、刮除或者用外科镊子夹除这些皮赘。

脂溢性角化病

一种无害的色素疣样皮损,最常见于躯干

- 随年龄的增加更常见
- 性别、遗传和生活方式对本病的影响不明显

脂溢性角化病,也称为脂溢性疣,是一种无害的皮损,棕色或黑色。常发生在躯干,也会发生在头部、颈部,以及手背和前臂。单发或聚集存在。常见于老年人。

有哪些症状?

脂溢性角化病常表现为表面较硬的斑片,固定在皮肤上而不是皮肤内。症状通常为:

- 无痛,偶尔瘙痒。刮除这些皮损会导致疼痛。
- 皮损最大直径为2厘米。
- 表面油腻、粗糙。
- 颜色呈褐色或黑色。
- 隆起或扁平。

在某些情况下,一个人可能有上百处脂溢性角化皮损。

应该如何处理?

如果皮损有色素沉着,咨询医生并检查是否由其他疾病引起。如果是脂溢性角化病,可通过刮除、切除或者冷冻的方法治疗。复发的情况较少见,但易发生脂溢性角化病者,在其身体的其他部位可能发生新的病灶。

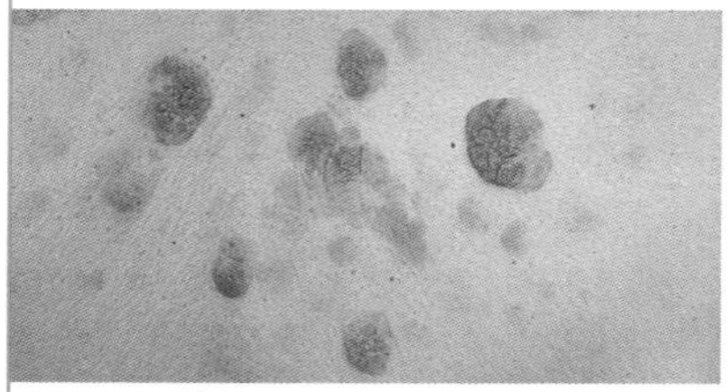

脂溢性角化病

尽管它们的颜色和形状不同,但脂溢性角化病通常呈粗糙、褐色以及隆起的斑片状。

皮脂腺囊肿

位于皮下的一种无害的可能导致感染的肿块

- 最常见于成年人
- 性别、遗传和生活方式对本病的影响不明显

皮脂腺囊肿,也称为表皮样囊肿,是一种由于毛囊炎症导致的皮下肿物。该肿物由死亡的皮肤细胞以及脂肪、皮脂腺的油性分泌物填充,某些囊肿有暗色的中央孔。

皮脂腺囊肿常见于躯干、面部、四肢以及生殖器,也可以发生在身体的任何部位。此囊肿无害,但是囊肿偶尔会变得很大而且难看。细菌感染的囊肿会发生炎症反应,伴有疼痛,并最终溃破。

如果囊肿没有带给你任何不适,可不进行任何治疗。若囊肿变大或者伴有疼痛,可在局部麻醉下手术去除。手术通常会完整地取出囊肿,如果囊壁或内容物残留,可能复发。若出现感染,可能需要给予抗生素(见572页)治疗或切开引流。

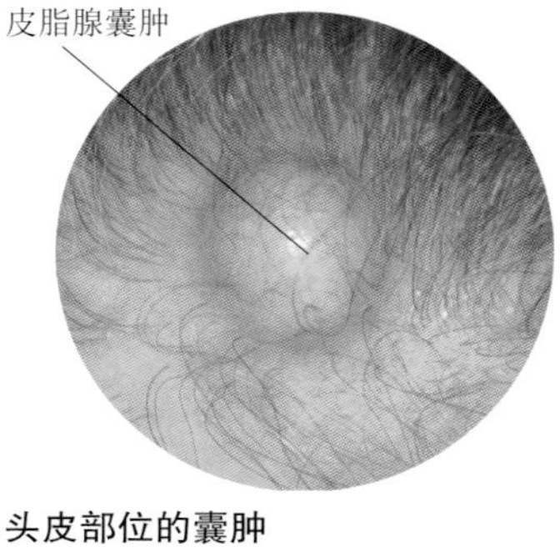

头皮部位的囊肿

头皮是发生皮脂腺囊肿的典型部位,表现为皮下出现光滑的无害包块。

胼胝和鸡眼

压力或摩擦导致的手或足部出现皮肤增厚的区域

- 最常见于体力劳动者、慢跑者以及音乐家
- 年龄、性别和遗传对本病的影响不明显

如果手上或者脚上的小部分区域受到持续的压迫或摩擦,会出现一片称为胼胝的质地较硬且较厚的皮肤来保护下层组织。胼胝通常不痛。像音乐家这类人的手上,会因为经常受到摩擦而形成胼胝。脚底由于在步行时受到持续的体重压迫,会出现胼胝。

鸡眼是脚趾上出现的增厚的皮肤斑块,常由穿着过紧的鞋子引起。斑块有一个质地较硬且边界清楚的中心,可能伴有持久的疼痛。

如何治疗?

如果有胼胝,你可先将患处浸泡在温水中10分钟,然后用浮石轻轻地摩擦胼胝,以去除一些硬化的皮肤。经常使用保湿剂会帮助皮肤保持柔软。如果条件允许,可去除患处压力以帮

助恢复，并防止胼胝的复发。很难预防脚底胼胝的发生，但是穿着舒适的鞋子可能会有所帮助。

为了减轻鸡眼部位的压力，可穿着不挤脚的舒适的鞋子并使用鸡眼垫（可以在商店买到的呈圆环形的海绵）。

医生或手足病医生可以用手术刀经过多次切除来缩小增厚区域。一旦压力源去除，胼胝和鸡眼都不会复发。

胼胝或鸡眼可能会感染并发生溃疡，特别是糖尿病人（见 437 页）。如果发生感染或溃疡，不要试图自己进行治疗，应该咨询医生或看手足病医生。

瘢痕疙瘩

皮肤损伤之后出现的瘢痕组织，由于过度生长而形成的坚硬、隆起、表面光滑的皮损

- 可能有家族聚集现象，黑种人更常见
- 年龄、性别和生活方式对本病的影响不明显

瘢痕疙瘩通常是由于伤口愈合过程中，伤口表面的皮肤胶原蛋白过度生成所致，瘢痕疙瘩平滑而有光泽，在浅色皮肤上呈鲜红色，而在深色皮肤上呈棕色。瘢痕疙瘩在黑种人更常见，可能有家族聚集现象。如果你是瘢痕体质，那么你会发现各种皮肤损伤之后，都可以出现瘢痕疙瘩，例如切割伤、烧伤、痤疮、蚊虫叮咬、文身、穿耳洞、小手术。少数情况下，没有任何原因也可以自发形成瘢痕疙瘩。瘢痕疙瘩可以发生在身体任何部位，但是胸部、肩部、耳廓常见。虽然瘢痕疙瘩影响美观，但本身无害。

如何治疗？

医生可在瘢痕组织局部注射皮质类固醇药物（见 600 页），或开外用皮质类固醇药物（见 577 页）浸渍的胶带，贴于瘢痕组织处，经过治疗可以使瘢痕组织减少。即使经过治疗，瘢痕疙瘩往往需要长达一年的时间，才可消退。手术和激光治疗通常无效，因为可能导致形成新的瘢痕疙瘩。

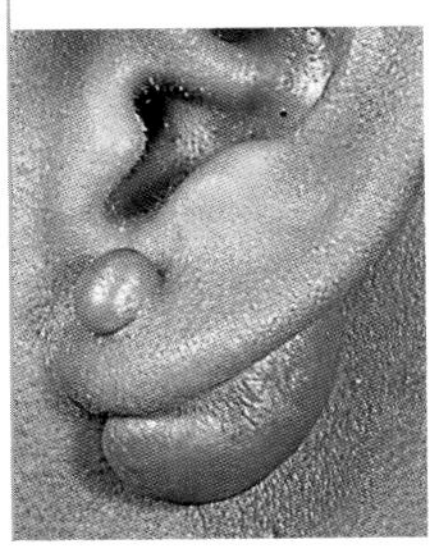

瘢痕疙瘩
在穿耳洞的耳垂后面，形成瘢痕组织增生，称为瘢痕疙瘩。瘢痕体质的人轻微的皮肤损伤，也可能形成瘢痕疙瘩。

皮肤生长纹

在腹部、臀部、乳房和大腿的皮肤上出现的粉红色或紫色条纹

- 有时因青春期生长增快引起
- 女性更常见
- 最常见于孕妇和肥胖者
- 遗传对本病的影响不明显

皮肤生长纹是由于皮肤快速拉伸，导致胶原蛋白纤维断裂造成，或因导致胶原纤维断裂的激素变化造成。皮肤生长纹可影响约 3/5 的孕妇，并且常见于青春期生长增快的青少年。肥胖的人也可以出现，多见于体重增长较快的人。在库欣综合征（见 435 页）的患者或者口服皮质类固醇药物（见 600 页）、外用皮质类固醇药物（见 577 页）的人也可以出现。

皮肤生长纹最初在腹部、大腿、胸部或臀部，表现为粉红色或紫色凸起的线条。长短不一，宽 6～12 毫米。几个月之后，这些条纹通常变得苍白、扁平，最终的颜色与肤色差异不大，不易被察觉。皮肤生长纹没有有效的预防或治疗措施。

冻疮

手指或足趾因寒冷而出现瘙痒、疼痛及红色到紫色的变化和肿胀

- 最常见于儿童和老年人
- 性别、遗传和生活方式对本病的影响不明显

冻疮是由于皮肤在寒冷的天气下，血管过度收缩导致的。最常见的部位是手指和脚趾，出现紫红色肿胀；暴露于寒冷空气时出现疼痛，再次变得温暖时皮肤会有剧烈的瘙痒。

常可自愈，无需治疗，但可能会复发。儿童、老年人或虚弱的人尤其应该穿戴足够的衣物，包括手套、袜子、帽子，注意保暖，这有助于预防冻疮。如果你容易出现冻疮，当暴露在寒冷的空气时，运动可促进手和脚的血液循环。

腿部溃疡

持续的开放性溃疡，常出现在腿的下部

- 最常见于老年人
- 活动受限或者长期卧床的人发病的风险增加
- 性别和遗传对本病的影响不明显

小腿溃疡通常是由于腿部血液循环不良导致的。溃疡可以是自发形成的，也可以出现在皮肤的微小创伤之后，如抓伤。

溃疡的初期表现为粉色的浅表皮肤破损，周围皮肤肿胀。溃疡愈合缓慢，常伴有疼痛。腿部溃疡通常发生在循环差、活动少的老人。

有哪些类型？

腿部溃疡的类型主要有两种：静脉溃疡和动脉溃疡。9/10 以上的腿部溃疡是静脉溃疡，由于静脉血流不畅引起，常发生在静脉曲张（见 263 页）的人。溃疡通常形成于踝关节稍偏上的部位，周围是紫红褐色伴有鳞屑的皮肤。

动脉溃疡是由四肢动脉血流不畅引起的。糖尿病（见 437 页）和镰状细胞病（见 272 页）的患者，特别容易发生这种类型的溃疡。动脉溃疡往往形成于足部，溃疡周围的皮肤苍白、变薄。

当出现溃疡迹象时，应及时咨询医生。腿部溃疡往往伴发感染，感染可能会波及周围的皮肤，造成蜂窝组织炎（见 204 页）。

应该如何处理？

医生可能建议进行多普勒超声扫描（见 259 页），以评估患肢血流的情况。溃疡表面予以覆盖，绷带加压包扎以减轻水肿，并改善血液循环。医生会给予有助于溃疡愈合的特殊敷料。

穿弹力袜，经常锻炼，休息时保持腿部抬高，可以帮助改善血液循环。如果患有动脉溃疡，你可能需要手术治疗，以增加动脉的血流量。

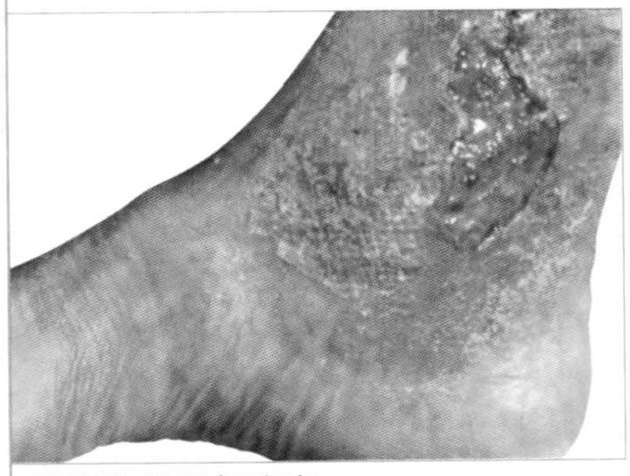

脚踝处的腿部溃疡
如图所示，静脉腿部溃疡通常是一个带有鳞屑的紫褐色皮肤，包绕着的开放性溃疡。

预后如何？

在易感人群中，腿部溃疡可能需要几个月才能治愈，而且会经常复发。在少数情况下，可能需要植皮（见 183 页）。即使是小小的损伤，你也不应该忽视。当下肢出现疼痛时，请及时咨询医生。

压疮

活动受限者的受压部位，出现的皮肤溃疡

- 最常见于老年人
- 活动受限或者长期卧床的人发病的风险增加
- 性别和遗传对本病的影响不明显

如果人瘫痪或不动，即使几个小时，其小区域皮肤就会受到自己的体重不断产生的压力。这种压力可能会限制正常组织的血液供应，造成区域组织坏死，出现开放性溃疡，称为压疮。常发生在老年人，他们活动不便，皮肤脆弱。尿失禁（见 454 页）可能会促进压疮的恶化，因为它可能导致皮肤持续处在潮湿的环境下。

有哪些症状？

压疮的常见部位是肩部、腰骶部、臀部、脚跟部和脚踝。症状出现在以下几个阶段：

- 受影响部位的皮肤变红和触痛。
- 疼痛的区域变成紫色。
- 皮肤破损，形成溃疡。

不及时治疗，溃疡会变得更大、更深，并可能伴发感染。严重的压疮，有时可能累及皮肤受损区域深部组织，包括肌肉、肌腱及骨骼。

应该如何处理？

长期卧床或活动受限者，应定期检查自己的皮肤，是否有发红和压痛的迹象。长期卧床的人应至少每 2 个小时变换一下姿势，以减轻对受压区域的压迫。重要的是，要保持皮肤清洁和干燥。如果压疮出现感染，需使用抗生素（见 572 页）。通常情况下，经过治疗及营养支持，体质得到提高后，压疮是可以愈合的，但是深溃疡可能需要几个月的时间方能愈合。如果压疮范围大，需要采用整形手术（见 614 页）帮助愈合。

皮肤感染和皮肤传染病

皮肤表面为机体提供了一道隔离外部环境和侵袭性疾病的屏障，但是皮肤自身也可能受到细菌、病毒或真菌等的感染。部分病原体本身就存在于身体上，但一般不会引起疾病，除非它们突破了皮肤表面的防护层。也可发生由各种寄生虫引起的皮肤感染，如螨。

感染性微生物可以以多种方式进入皮肤，从自然的开口，如毛囊、汗腺开口，从昆虫咬伤的部位，或者从伤口处。温热潮湿的区域，如脚趾间的皮肤，更容易受到霉菌感染。常见的病毒性皮肤感染，如疣，可以从身体的一个部位蔓延到另一个部位，或者通过直接的身体接触，从一个人传染到另一个人。

本节首先介绍细菌性皮肤感染，其次介绍真菌和病毒性感染，最后介绍疥螨感染。

由感染引起的、同时影响多个部位的皮疹，如麻疹和风疹，将在其他章节加以介绍（见 160 ～ 163 页“感染性疾病”）。常见的皮肤感染，如头虱（见 539 页）和阴虱（见 493 页）也在其他章节进行描述。

重要的解剖结构

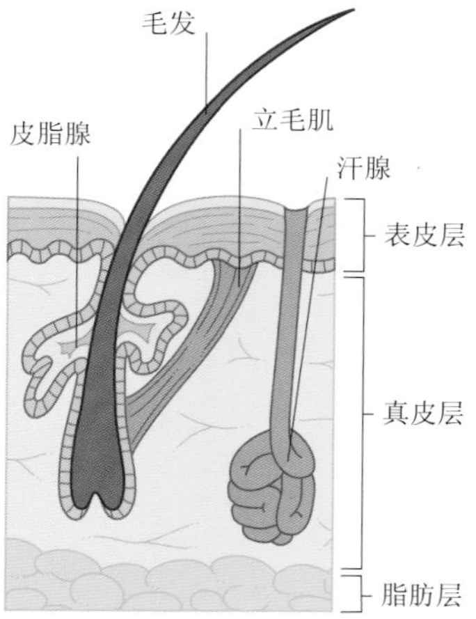

有关皮肤的结构及功能的更多信息，请参阅 190 ～ 191 页。

疖

一种有疼痛、肿胀感的，由细菌感染引起的皮肤红色凸起

年龄、性别、遗传和生活方式对本病的影响不明显

当毛囊或皮脂腺（皮脂腺分泌皮脂进入毛囊）感染后，就形成了毛囊炎，随后蔓延至外围组织。疖常发生在潮湿的部位，如腹股沟，或者易摩擦的区域，如衣领接触的部位。疖常由金黄色葡萄球菌引起，部分人群的皮肤或鼻部携带此菌，但常无症状。数个疖聚集在一起称为痈。

疖常发生在对感染免疫力较低的人群中，而低免疫力是由糖尿病（见 437 页）或获得性免疫缺陷综合征（见 169 页“艾滋病病毒感染与艾滋病”）等病症引起，也可以发生在免疫力正常的人群。

有哪些症状？

几天内，依次出现如下症状：

- 出现一个小的红色肿块。
- 病变区域变得疼痛和敏感。
- 肿块和周围组织，开始随着脓液的积累而膨胀。
- 白色或者黄色的脓头出现在疖的中心。
- 受侵袭的区域感觉触痛、温热并且有搏动感。

疖可自愈。可突然释放脓液或逐渐消退，然后消失。

我该怎么办？

把浸湿了热水的棉球或者干净的布放在患处，以减轻疼痛、加速痊愈过程，一天 4 次，一次 30 分钟左右。不要挤压疖，因为这样会使感染进一步扩散。如果疖在几天内没有好转或者变大、疼痛，应咨询医生。

医生会如何处理？

医生可能用消毒过的针状物，在疖的中心做一个小口来引流肿胀的脓液。也可能建议口服抗生素（见 572 页）。大的疖需要在局部麻醉的情况下，进外科手术。

如果疖复发，医生可能要检测血、尿，以查找是否患有潜在的疾病。也可能建议外用抗菌药物以杀灭细菌（见 577 页“治疗皮肤感染和皮肤传染病的药物”）。

脓疱疮

由细菌感染引起，皮肤上出现大疱、结痂

最常见于儿童

性别、遗传和生活方式对本病的影响不明显

脓疱疮的脓疱，由进入皮肤的细菌感染引起，特别是伤口处或湿疹（见 285 页）、唇疱疹（见 205 页）的患处。具有高度传染性，通过身体接触传播。此症多见于儿童。

有哪些症状？

脓疱疮可以出现在身体的任何地方，但通常发生在面部，特别是鼻和口周。脓疱疮在发病的 1 ～ 2 天内，常出现如下症状：

- 初始，皮肤变红，出现很小、充满液体的水疱。
- 水疱很快破裂，流出黄色的液体。
- 突然破裂的水疱处皮肤变红、渗出液体。
- 水疱脱水后形成蜜黄色瘙痒痂皮。

水疱区域通常扩展。若不及时治疗，可能会变得非常大。

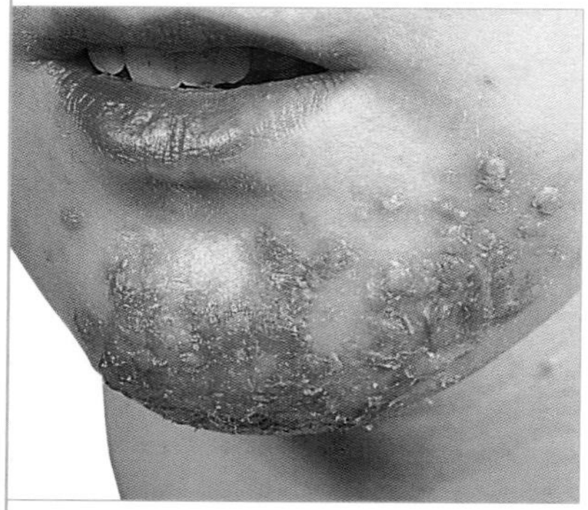

面部的脓疱疮
脓疱疮的水疱破裂、干燥后，覆盖在这个儿童的下巴上，形成蜜黄色痂皮。

如何治疗？

医生可能建议局部使用抗生素（见 577 页“治疗皮肤感染和皮肤传染病的药物”）或者口服抗生素（见 572 页）。用温盐水浸泡有助于去除痂皮，并减轻瘙痒。通过治疗，脓疱疮一般在几天内可以清除干净。为了避免传染给他人，常洗手，不要和别人共用洗脸毛巾。不要让受到感染的孩子去上学。

毛囊炎

毛囊的炎症，可引起黄色的充满脓液的小脓包

最常见于成人

男性更常见

剃须和拔毛是发病的危险因素

遗传对本病的影响不明显

毛囊炎是由细菌感染引起的毛囊的炎症。由此而形成的鼓胀的小脓包可能出现在身体的任何部位，如头、颈和臀部等，但通常出现在四肢，以及男性的胡须处。发生于胡须处的毛囊炎，常经久不愈，称为须疮。刮毛、拔毛或者给体毛上蜡（脱毛的一种方法）都可增加感染的风险。胡须处的毛囊炎常发生在那些毛发卷曲的黑种人。外用皮质类固醇药物（见 577 页）也可引起毛囊炎。

医生可能建议局部使用抗生素（见 577 页“治疗皮肤感染和皮肤传染病的药物”）来治疗感染，或口服抗生素来治疗急性、大面积的毛囊炎。为了避免毛囊炎的传染，规律使用抗菌性药皂，以及不要共用剃刀和毛巾。男人可能会发现胡子能阻止毛囊炎发展到面部。

蜂窝组织炎

由皮肤和皮下组织细菌感染引起的皮肤发红和肿胀

最常见于中老年人

静脉注射药物是发病的危险因素

性别和遗传对本病的影响不明显

蜂窝组织炎是细菌从被忽视的微小伤口进入皮肤导致的皮肤和皮下组织感染，引起皮肤发红、疼痛和肿胀，常累及腿部，也可发生于身体的其他部位。

中老年人尤其容易患蜂窝组织炎，因为他们更易出现因循环差而导致的浮肿（在组织中的液体累积），或者小腿溃疡（见 203 页）。身体的基础条件差增加了感染的危险性。其他患蜂窝组织炎的风险因素，包括静脉注射毒品和对感染的抵抗力降低的疾病，如糖尿病（见 437 页）或艾滋病（见 169 页“艾滋病病毒感染与艾滋病”）等。

有哪些症状？

几个小时之内逐渐出现的症状包括：

- 皮肤发红、肿胀，可能局部出现灼热感。
- 出现疼痛和压痛。
- 偶有发热和寒战。

如果病情恶化，立即咨询医生。若不进行治疗，可能会引起一种严重的血液感染——败血症（见171页）。

应该如何处理？

如果你有明显的伤口，医生可能会在伤口处取样本进行化验，以确定是否是细菌引起的感染。医生也可能开口服抗生素（见572页），服药后48小时内见效。如果病情严重，也可能需要到医院静脉注射抗生素治疗。如果腿部受感染，应该抬高患肢帮助消肿。如果患长期的免疫或者循环方面的疾病，蜂窝组织炎可能会复发，需要长时间使用抗生素。

癣

由霉菌感染引起的头皮、腹股沟或者其他部位皮肤的环形红斑，伴瘙痒

- 年龄、性别和生活方式是与本病类型相关的危险因素
- 遗传对本病的影响不明显

癣并非是由蠕虫，而是由感染皮肤的真菌引起的，可出现瘙痒性环形红斑。癣病是最常见的皮肤真菌感染，它具有传染性，在夏季和温热地带发病率高。这种皮肤疾病按照受累部位，可分为头癣、体癣和股癣等。

头癣，多见于儿童，成年人很少感染，可在人与人之间传播，或者由猫和狗传播给人，传染性很强。股癣多影响男性，尤其是那些还有其他霉菌感染的人，如足癣（见本页）。癣病尤其多见于免疫力低下的人群，如糖尿病（见437页）或艾滋病（见169页“艾滋病病毒感染与艾滋病”）患者。

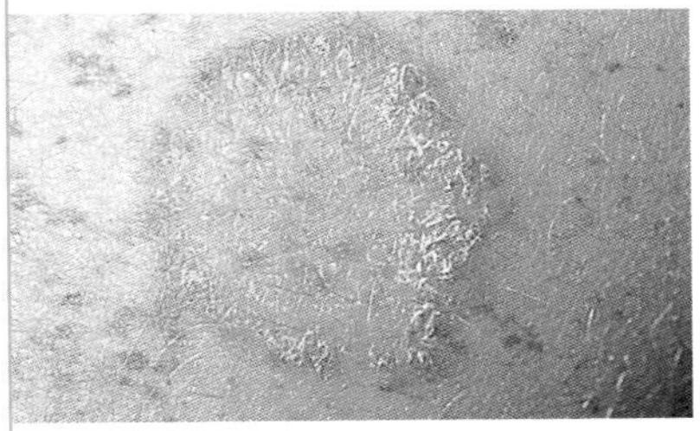

体癣

体癣开始扩散，表现为中央皮肤正常，周围环绕有鳞屑的环状红斑，伴瘙痒。

有哪些症状？

在几天或数周内，各种类型的癣逐渐发展为如下症状：

- 最初，出现小的瘙痒性红斑，表面有鳞屑。
- 1～2周后，红斑逐渐增多。
- 红斑逐渐变大，中央消退，周围形成带有鳞屑的环状红斑。

头癣上的头发可能会在距头皮表面的3～4厘米处折断，导致不规则的灰白色鳞屑性脱发斑片（见208页“脱发”）。股癣有时候会蔓延至大腿和臀部的皮肤。

应该如何处理？

医生会根据癣的外观来识别诊断，有时候需要通过皮肤鳞屑来确认。在显微镜下，检查皮肤鳞屑以确认霉菌的存在。

医生可能会开局部使用的抗真菌药物（见577页“治疗皮肤感染和皮肤传染病的药物”），也可以通过药房购买非处方药物。如果癣影响了头皮或者广泛蔓延，医生可能会建议口服抗真菌药物（见574页），几周后可痊愈。如果患有股癣，保持患区清洁干燥可防止复发。

足癣

由真菌引起的足趾间病变，可出现裂缝、疼痛或发痒等症状

- 最常见于青少年和年轻人，少见于儿童
- 长期穿不透气的鞋袜是发病的危险因素
- 性别和遗传对本病的影响不明显

足癣，也称脚气，是一种常见的影响脚趾间皮肤的真菌感染。可由不同类型的真菌引起，在湿热环境下容易感染。患足癣会刺痒难受，但足癣是无害的。

出汗多和穿不透气鞋子的青少年和年轻人易患足癣，如运动员。足癣在儿童中比较少见。可因在湿热的地方赤脚走路而感染足癣，如更衣室和游泳池边。足癣有一定的传染性，如果你接触了患者足部脱屑，你也可能被感染足癣。

有哪些症状？

感染足癣的皮肤会红肿、脱皮、发痒，并且可发出臭味。足癣多出现在第四趾和第五趾之间，可有下列症状：

- 脚趾间皮肤裂口、痛痒。
- 脚趾间有浸渍发白的皮肤脱屑。

有时，感染可蔓延到足底、侧缘或者影响趾甲，被感染的趾甲呈淡黄色、增厚并且易碎。足癣患者更容易感染股癣（见本页）。

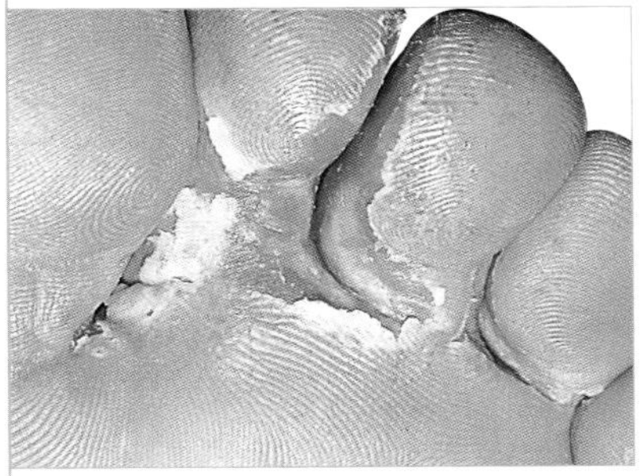

足癣

被真菌感染的脚趾会变白、变湿，脚趾间和脚趾底下的皮肤会脱落，露出疼痛的脱皮部位。

如何治疗？

可采用非处方药物抗真菌制剂治疗（见577页“治疗皮肤感染和皮肤传染病的药物”），每天至少涂抹患处两次。症状消失后，应持续用药一段时间以确保感染彻底去除。如果非处方药无效或者不确定诊断，请咨询医生，他可能会开更强的抗真菌药物（见574页）。

为防止脚上真菌感染蔓延和复发，脚部的皮肤应保持干燥和清洁。每天应该至少洗一次脚，如脚汗多就应该洗得更频繁，洗后擦干足趾缝隙间的皮肤。如果在家，穿露脚趾的鞋或者赤脚也有效。

花斑癣

躯干部位的皮肤由于真菌感染而出现的色素减退斑

- 最常见于50岁以下的人群
- 男性更常见
- 炎热和潮湿的环境是发病的危险因素
- 遗传对本病的影响不明显

花斑癣，又称花斑糠疹，是由进入毛囊内的真菌引发的斑片状损害。这种真菌通常不会产生症状，在炎热和潮湿的条件下，皮肤变得湿润，真菌就会生长、定植到皮肤外层。如果是油性皮肤，真菌更易扩散到皮肤表层。花斑癣常见于男性，特别是50岁以下的男性。

有哪些症状？

花斑癣唯一的症状是皮肤上出现无痛、褪色的斑点。躯干上部最容易受累，如颈部、胸部、肩部和背部。表现为：

- 大小不一、边界清楚的圆形斑片。初期无鳞屑，搔抓后有鳞屑产生。
- 浅色皮肤表现为浅褐色斑片，较深肤色的皮损更加明显。深色皮肤表现为淡白色斑片。部分人群中，感染区域的颜色明显加深。

如果不及时治疗，斑点将会扩散并持续存在。

应该如何处理？

医生可根据斑点的外观特征诊断花斑癣。为了证实真菌的存在，可用紫外线光照射，如果真菌存在，斑点会发出黄绿色的荧光；医生还可能取皮肤碎屑，在显微镜下进行检测。

花斑癣的治疗以外用药物为主，通常包括：定期用一种含有硫化物的非处方的抗真菌药物（见574页）清洗感染的区域。感染常在2～3周内被清除，但需数周皮肤才能恢复到正常颜色。如果涂清洗剂时，漏掉一片感染的皮肤，就会再次复发。对于顽固的病例，医生可能会开口服抗真菌药物。

唇疱疹

病毒感染导致的疼痛性簇集水疱，多发生在唇周围

- 冷风、日晒和压力增加是发病的危险因素
- 年龄、性别和遗传对本病的影响不明显

唇疱疹常由单纯疱疹病毒Ⅰ型（HSV-1）引起，水疱簇集分布，疼痛。大部分人在进入成年期之前至少被单纯疱疹病毒Ⅰ型感染过一次。最初的感染往往被忽视，但口腔中可出现水疱。之后，病毒在神经细胞内继续处于休眠状态，但在某些人体内病毒会重新被激活，再次发生唇疱疹。诱发因素包括冷风、日晒、疲劳、压力、感冒、月经和发热。有些人会反复发生唇疱疹。

有哪些症状？

唇疱疹经常出现在嘴唇附近的皮肤上，口腔、眼睑、鼻周也是好发部位。发作时依次出现如下症状：

- 感染区域开始感到刺痛。
- 一簇或几簇小的，伴疼痛感的水疱。

■ 水疱破裂并结痂。
■ 水疱常在 10 ～ 14 天消退。

如果唇疱疹复发，疱疹往往出现在以前发病的部位。

应该如何处理?

使用抗病毒乳膏，如阿昔洛韦（见 577 页“**治疗皮肤感染和皮肤传染病的药物**”），可防止水疱出现，但必须在症状出现之前使用。医生会开口服抗病毒药物（见 573 页），虽然及时使用抗病毒药物可阻止水疱出现，但是病毒会持续潜伏在神经系统，症状可能会复发。如果唇疱疹经常反复，应避免日照或者冷风刺激。为减少病毒扩散，不要触摸疱疹，不要接吻。口交可导致病毒从口腔传播到生殖器（见 493 页“**生殖器疱疹**”）。

疣

病毒感染导致的与肤色相同或稍深的质地硬的皮肤肿物

最常见于儿童或年轻成人

温暖、潮湿的环境是发病的危险因素

性别和遗传对本病的影响不明显

疣是由人类乳头状瘤病毒引起的较小的增殖物。病毒侵入皮肤细胞，刺激皮肤细胞急速增殖，从而导致局部皮肤增厚。有些人对造成疣的各种病毒缺少抵抗力，因此很容易长疣。疣主要发生在手或足，通常无害；然而发生在生殖器的疣可造成严重危害（见 493 页“**生殖器疣**”）。

疣的病毒通过直接接触进行传播，如果触摸到疣新近脱落的皮肤碎屑，就会感染此种病毒。疣的病毒常在温暖、潮湿的条件下传播。

大多数人在 20 岁之前至少有一个疣，儿童长疣较为少见，但一些人则会经常有疣复发。因艾滋病（见 169 页“**艾滋病病毒感染与艾滋病**”）等疾病导致的免疫力降低的人，可能会出现大量的疣。

有哪些类型?

根据外观和发生于身体的部位，疣主要分为 3 种类型。

寻常疣　最常见于手部，表现为：

■ 紧致、粗糙、表面隆起。
■ 通常为圆形。
■ 有散在分布的小黑点。

黑点是小血管。寻常疣常常聚集生长。

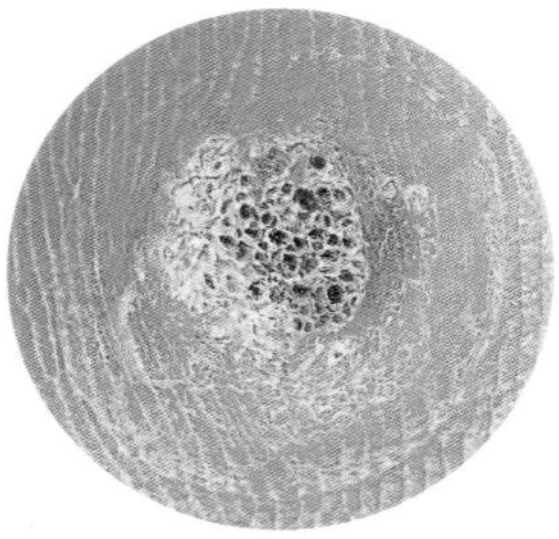

跖疣的外观
图中的跖疣已被身体的重量压平，并演化出较厚的表皮。

跖疣　出现在足底。跖疣与寻常疣相同，但向皮肤内部生长，因为疣始终受到整个身体重量的压迫。跖疣聚集成簇称为镶嵌疣。表现为：

■ 与足底平齐。
■ 紧致并有较厚的表面。
■ 行走时经常疼痛。
■ 有散在分布的小黑点。

引起跖疣的病毒主要是在公共场所，如更衣室或游泳池，因光脚走路而传播的。

扁平疣　常发于手腕、手背和面部，外形大小不一。表现为：

■ 与皮肤颜色相同。
■ 顶部较平，缓慢隆起。
■ 常有瘙痒症状。

因病毒会沿搔抓痕迹进行播散，可呈线状排列。

应该如何处理?

多数疣无需处理会自然消退，但往往要持续数月或数年。有很多非处方类药物可以治疗疣（见本页“**疣的治疗**”），如果自行处理无效，或者不确定病变是否是疣，请咨询医生。如果疣伴有疼痛、位于面部或者生殖器上，或发生于 5 岁以下的儿童，应当告知医生。医生可通过冷冻、切削或烧灼的方式消除疣，几天后疣可能会脱落，如果没有脱落，则需要反复治疗。治疗后疣可能还会复发。

自助措施

疣的治疗

你可以用含水杨酸的非处方类凝胶或药液治疗普通疣或跖疣，药物可溶解增厚的皮层。每天使用，持续数周直到疣消失。或者可以尝试冷冻治疗，这种方法可以使疣在 10 ～ 14 天内消退。然而，这些治疗方法不是所有情况都适用，在使用之前，你应该咨询药剂师。将所有治疗疣的器具与其他浴室用品分开，以避免病毒扩散，并且不要公用浴室用品。

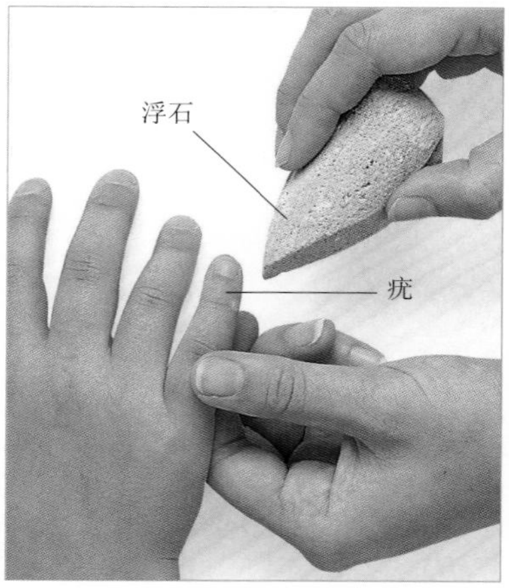

1 在水中浸泡使疣体软化。然后轻轻揉搓，用浮石或金刚砂板尽可能去除增厚的皮肤。

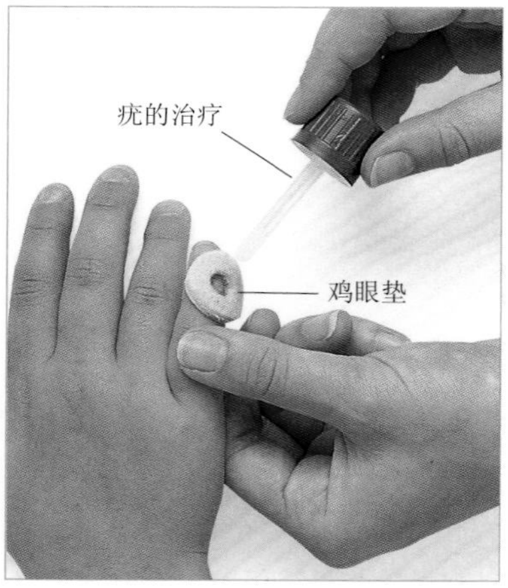

2 用鸡眼垫或凡士林保护周围的皮肤。仔细处理疣并用黏性绷带覆盖该处。

传染性软疣

病毒感染导致的多发性、有光泽的白色珍珠样丘疹

最常见于儿童

与患者皮肤接触或性接触是发病的危险因素

性别和遗传对本病的影响不明显

传染性软疣属于病毒性皮肤感染，表现为躯干及四肢远端的小痘痘。

传染性软疣通常无害，但具有传染性，通过密切的皮肤接触进行传播。在儿童，特别是患有特应性湿疹的患儿较为常见，可能是因为他们经常搔抓而导致病毒更加深入（见 538 页“**儿童湿疹**”）。在成人中，传染性软疣通常通过性传播，好发于下腹部、生殖器和大腿。在患艾滋病（见 169 页“**艾滋病病毒感染与艾滋病**”）或使用免疫抑制剂（见 585 页）导致免疫系统功能紊乱的人群中，症状常见并且更多。

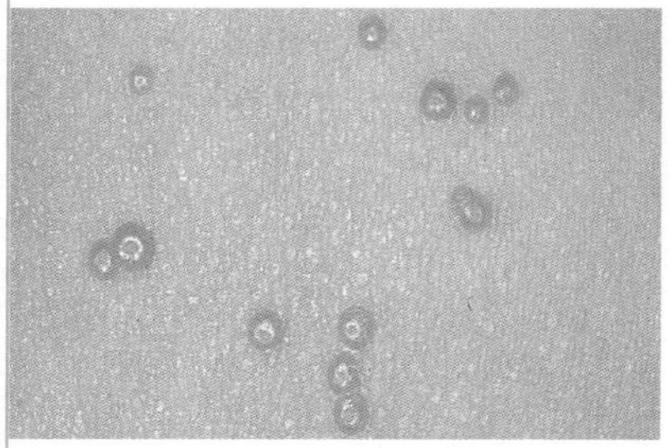

传染性软疣
这些微小并伴有瘙痒的圆顶丘疹簇，是病毒感染皮肤导致的传染性软疣。

有哪些症状?

感染后的 2 ～ 8 周，出现单个伴瘙痒的丘疹，然后感染播散，出现多个丘疹。皮损表现为：

■ 直径大约 3 ～ 6 毫米。
■ 平滑，呈珍珠白或粉红色。
■ 圆顶，中央有一微小凹坑。

传染性软疣无痛，但大的丘疹如果被衣服碰破可能会流血。

应该如何处理?

传染性软疣的患儿通常无需治疗，因为治疗时可能会留下小瘢痕，而且会痛。

丘疹通常会在 12 个月内自动消退。在成年人中，丘疹可能出于美容的需要而被去除。医生可能用一个小针头刺破它们，用镊子挤压或刮走丘疹表面薄薄的表皮。

为了防止蔓延至整个身体，不要搔抓丘疹。避免亲密的身体接触，不与他人共用毛巾或面巾，以避免感染他人。如果再次被感染，或者免疫系统功能被削弱，病情会复发。

疥疮

疥螨感染导致的一种独特、呈棕色线状损害和伴有瘙痒的皮疹

最常见于儿童和年轻成人

过于拥挤的生活环境是发病的危险因素

性别和遗传对本病的影响不明显

疥螨寄生于人体表皮引起的疾病。疥螨爬入外层皮肤，边行进边产卵，在皮肤上产生特征性隧道。无症状期可持续数周，随后幼虫孵化并生长为成虫，皮肤对成虫的代谢物过敏，并引发强烈的瘙痒症状。

疥疮分布于世界各地，常呈周期性流行。疥疮可见于所有年龄，最常见于儿童和年轻成人。具有高度传染性，通过人与人之间的直接或间接的接触传染，特别是在人口过度密集的生存环境下传播。也可通过性接触进行传播。

有哪些症状？

皮疹症状在感染后的 4 ～ 6 周内出现，包括：

- 最大直径为 1 厘米的隆起的粉红色斑点。
- 范围广泛的瘙痒，夜间尤为严重。
- 浅棕色线状损害，最常见于手指和足趾间。有时会出现在婴儿的手掌和足掌上。

瘙痒可能会在皮疹之前出现，在皮疹消退后，它仍然可能持续长达 3 周。

应该如何处理？

医生可根据皮疹的形态、好发部位、夜间剧痒的表现及家庭传染史进行诊断。为了明确诊断，可能会刮取皮肤样本在显微镜下进行检查。疥疮通常使用抗寄生虫洗剂进行治疗，首先将洗剂涂抹全身（包括头皮、面部和颈部），然后过一段时间洗掉（见 577 页“治疗皮肤感染和皮肤传染病的药物”）。可外用皮质类固醇药物（见 577 页）止痒。为了防止再感染，密切接触的人也应当进行预防性处理。衣服和被褥应在 50℃或以上的水中彻底清洗或干洗。不能水洗或干洗的物品，应在密封的塑料袋中放置至少 72 小时，以抑制疥虫，直到它们全部死亡。

轻微皮肤损伤

皮肤是非常耐受日常生活中的摩擦和拉拽的，但有时可能会受到轻微的损伤。手和足特别容易被割伤、擦伤或起水疱。健康人的浅表皮肤损伤，在正常情况下愈合迅速，不需要就医。

最常见的皮肤损伤是轻微的割划和摩擦，会导致外层皮肤破损。可能较疼，但伤口通常十分微小，损伤部位有一定的感染风险。

晒伤是另一种常见的皮肤轻微损伤，常可避免。过度暴露在阳光下，对皮肤造成的损坏可能并不总是十分严重，但从长远来看，晒伤会增加患皮肤癌的潜在风险。摩擦和烧伤可能会导致皮肤表层下组织的损伤，但皮肤表面保持完整。从这种损伤中，渗出的血液和其他体液会淤积在皮肤下形成瘀血或水疱。轻微的烧伤和烫伤可能比较疼痛，如果及时治疗的话，大多数会在几天之内愈合。

轻微的皮肤损伤只需要简单的自我治疗。烧伤（见 182 页）可能会比较严重，将在本书的其他章节中讨论。

重要的解剖结构

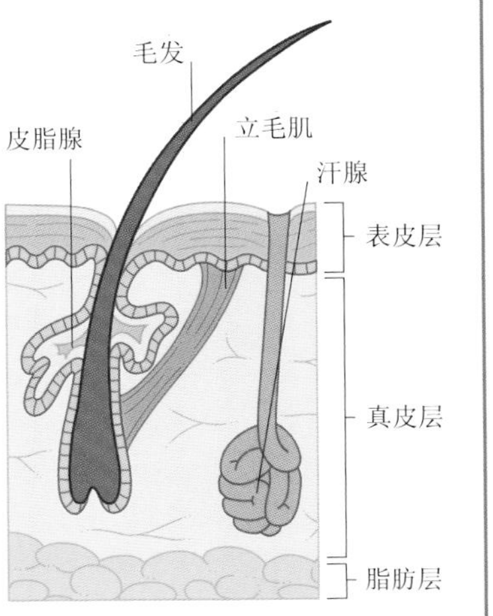

有关皮肤的结构和功能的更多信息，请参阅 190 ～ 191 页。

切割伤和摩擦伤

微小损伤导致皮肤表面的破损

年龄、性别、遗传和生活方式对本病的影响不明显

皮肤表面可能不时会出现小伤口和擦伤。大部分轻伤会有一定程度的出血，特别是发生在头皮或手掌上的损伤。

皮肤上的切割伤可能是不规则的，如果是锋利的物品，如刀具造成的损伤，则伤口边缘较整齐。皮肤表层蹭到粗糙的表面会发生擦伤。浅表的擦伤不一定出血，但可能会渗出透明的液体。

我该怎么办？

尽快用肥皂和水清洁割划伤或擦伤的创口，并确保没有灰尘颗粒或异物嵌入伤口。为了控制出血，用干净的纱布垫用力按压创面。小伤口的愈合速度可能会更迅速。如果伤口被污染的可能性很大，应当用抗菌乳膏和无菌敷料保护受损区域。

医生会如何处理？

轻微伤通常不需要就医。如果伤口愈合缓慢，越来越红肿、疼痛，或含有脓液，有可能已被感染。此时可能需要在医生指导下口服抗生素（见 572 页）或外用抗生素（见 577 页“治疗皮肤感染和皮肤传染病的药物”）加以治疗。如果伤口较深或较脏，可能需要注射抗破伤风针剂。严重的伤口可能需要缝合。

注射针刺伤

被用过的注射针头意外刺穿皮肤而引起的创伤

在医疗机构工作或者出入公共场所是发病的危险因素

年龄、性别和遗传对本病的影响不明显

使用过的注射针头刺穿皮肤造成的轻微损伤，尽管引起的疼痛或出血很少，但注射针刺伤对健康造成的影响可能会很严重。任何使用过的注射针刺伤都需要进行调查，因为刺伤皮肤的针可能携带微生物，如乙型或丙型肝炎病毒（见 408 页“急性肝炎”）或艾滋病病毒（见 169 页“艾滋病病毒感染与艾滋病”）。

针刺伤害有时可能会发生在医院的工作人员中。在公共场所，如公园或海滩游玩的人可能处在静脉吸毒者丢弃的针头所致的危险之中。

如果发生用过的注射针刺伤，应该使用肥皂和清水冲洗伤口，并尽快就医。如果可能的话，带着刺伤你的针，因为医生有可能检测出残留在针头上的血液中的病毒。

你可能需要接受血液检查，以确认是否曾经感染过乙型或丙型肝炎，是否接受过乙肝疫苗免疫，或艾滋病病毒是否呈阳性。如果立即开始免疫，通常可预防乙型肝炎。医生也可能建议使用抗病毒药物治疗，以减少感染艾滋病病毒的机会（见 573 页“治疗艾滋病病毒感染和与艾滋病的药物”）。乙型和丙型肝炎以及艾滋病病毒的血液测试，通常需要每 3 个月重复一次，持续到一年。这些测试将明确你是否受到感染。

晒伤

过度暴露于阳光下所造成的皮肤损伤

最常见于皮肤白皙的人

户外活动是发病的危险因素

年龄和性别对本病的影响不明显

晒伤是由于过度暴露在太阳的紫外线下所造成的皮肤及皮肤下组织发炎的现象。当阳光中的紫外线损伤皮肤表层细胞时，就会发生晒伤，引起疼痛、红肿和起疱。损伤最有可能发生在一天的正午，阳光最强烈的时候，但一天任何时段的阳光都可能是有害的。即使阴天也有可能发生晒伤，因为紫外线可以穿透云层。水或雪反射的太阳光尤其具有破坏性，因为其作用可大大增强。

皮肤白皙的人更容易被晒伤，因为他们的皮肤只产生少量的保护性黑色素。

晒伤或长期暴露在阳光下会导致皮肤过早衰老，可造成日光性角化病，

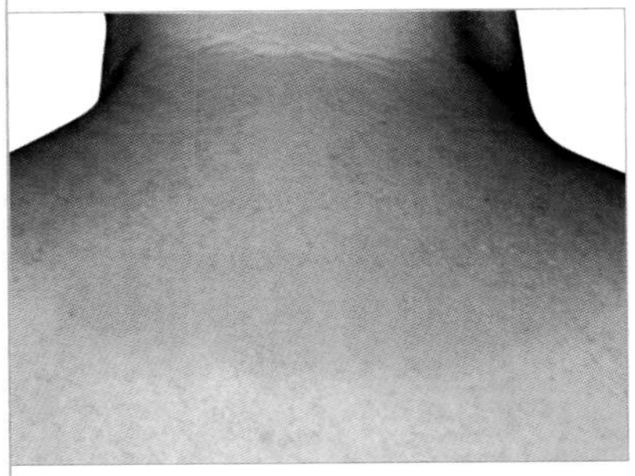

晒伤
即使短期暴露在阳光下也可能会使皮肤表面受到损伤，导致发红和疼痛。

还会增加患皮肤癌的风险（见 199 页）。为了防止晒伤和因紫外线照射造成的皮肤损伤，应该经常使用防晒霜（见 577 页 **“防晒霜和遮光剂”**），也应当避免过多地暴露在阳光下（见 34 页 **“阳光下的安全”**）。

有哪些症状？

皮肤暴露在阳光下仅 30 分钟就会出现灼伤。症状可能在几个小时后才出现，它们包括：

- 疼痛，皮肤发红、发热。
- 患处出现肿胀。
- 严重的情况下，皮肤会起水疱。

晒伤后的最初几天，皮肤可能会变得干燥并开始脱皮。晒伤可伴有中暑，这可能致命（见 185 页 **“热衰竭与中暑”**）。

如何治疗？

如果出现了晒伤，请待在树荫下，多喝水。可涂抹芦荟凝胶或炉甘油，以缓解症状。冷浴和湿敷也有效。严重的晒伤需要尽快就医，如果是严重的灼伤并伴有中暑，需要在医院接受急症治疗。

水疱

表皮下方液体聚集

年龄、性别、遗传和生活方式对本病的影响不明显

轻微的损伤常会导致皮肤中的血管发生渗漏形成水疱，渗出液聚集在一起，在表层皮肤下形成隆起团块。单个水疱最常见的原因是摩擦，如穿不合适的鞋，还有烧伤，包括晒伤（见 207 页）。多发性水疱可能由湿疹（见 193 页）引起，也可能发生在病毒感染中，如水痘（见 165 页）和带状疱疹（见 166 页）。细菌感染皮肤导致的脓疱疮（见 204 页）可能产生脓疱。还有一些很少见，但可能威胁生命的情况，是在特定的皮肤部位或全身形成水疱（见 194 页 **“大疱性疾病”**）。

轻微损伤引起的水疱通常愈合迅速，无需治疗。水疱下方会长出新的皮肤，液体逐渐被吸收，表层皮肤干燥并脱落。如果皮肤破损，或者起疱的部位受到进一步损伤，应该用干的无菌敷料保护患处。因疾病或感染导致的水疱可能需要药物治疗。

不应该为使液体流出而刺破水疱，因为皮肤是防止感染的屏障。如果水疱内充满脓液，或水疱周围皮肤发红，请咨询医生。

瘀斑

皮下组织出血导致的局部皮肤颜色异常

最常见于儿童或老年人

性别、遗传和生活方式对本病的影响不明显

如果因撞击或摔倒损伤了皮肤下的血管，血液可能会渗漏到周围组织。这种内出血即使发生在肌肉深处，最终也会在皮肤表面形成青紫色的斑块，称为瘀斑。较严重的撞伤，可能会出现血肿。在受伤后几天内，渗出的血液中的红细胞分解，瘀斑的颜色会发生变化，颜色逐渐变成绿色、浅棕色或黄色。异常颜色的斑块常在一周内完全消失。

受伤后，可以用冰袋用力按压受伤部位，以减少皮下出血。至少按压 5 分钟。

儿童和老年人与中青年人相比，更容易出现瘀伤。任何年龄出现原因不明的严重瘀伤，都应该咨询医生，因为它可能是血管性血友病（见 275 页）的指征。

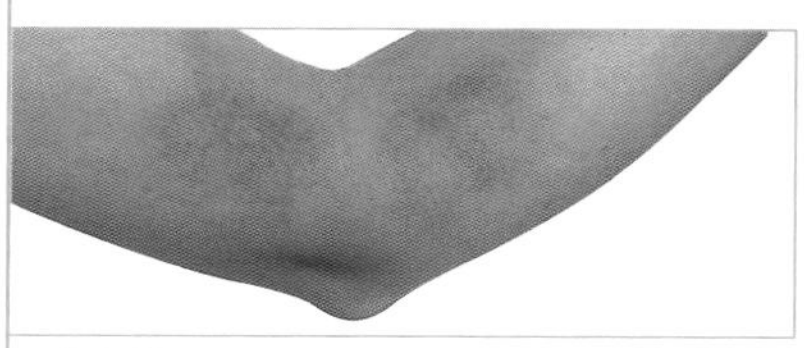

肘关节周围的瘀伤
身体的突出部位，如手、肘或膝，容易受伤，也是出现瘀伤的常见部位。

毛发和指（趾）甲疾病

毛发和指（趾）甲与皮肤表层一样，都是由基底层的活细胞逐渐演变而来的死细胞组成的。皮肤表面的死皮可以削掉而不会感到疼痛，但如果触及基底的活组织则会引起疼痛。头发和指甲的状况往往反映整体的健康状况。指甲的变化往往提示潜在的疾病。

大部分的毛发和指（趾）甲疾病不会威胁健康，但会影响外观，而且会令人尴尬。例如，体毛的过快增长可能是由于激素失调造成的，而匙形甲则是缺铁的表现。治疗基础疾病，往往会改善症状。毛发异常可能是由于药物治疗和局部皮肤疾病引起。许多指甲异常的原因可能是轻微的损伤或感染，由于外用制剂不能穿透指甲，可能很难医治。损坏的指甲无法恢复正常，直到它们长出手指末端，因此指甲的情况可能反应过去而不是现在的健康状况。

本节开始的部分描述几种影响头皮或体毛的疾病。其余部分描述指（趾）甲周围皮肤的异常。还有一些常见的头皮问题，包括头虱（见 539 页）和脂溢性皮炎（见 194 页）等，将在其他章节讨论。

重要的解剖结构

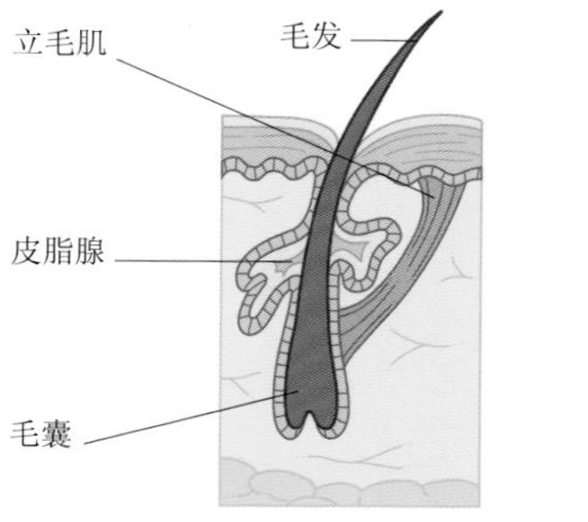

毛发结构

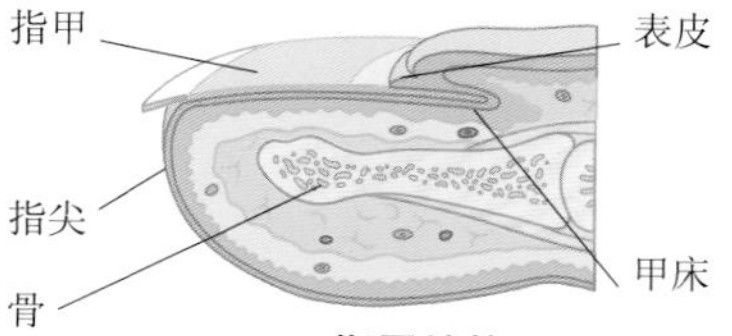

指甲结构

有关头发和指甲的结构和功能的更多信息，请参阅 190 ～ 191 页。

头皮屑

从头皮脱落的过多皮屑

最多见于青壮年

性别、遗传和生活方式对本病的影响不明显

头皮屑是加速死亡的细胞从头皮上正常脱落的一种无害的现象。头皮屑积聚在头发中，形成白色片状物，有时会引起瘙痒。最常见于青壮年。头皮屑疾病不会危害健康，但可能会导致尴尬。

头皮屑最常见的原因是头皮内酵母菌的生长。头皮屑过多称为脂溢性皮炎（见 194 页），系一种导致身体的其他部位，如面部、胸部和背部皮肤炎症和脱屑的疾病。头皮屑可伴有眼睑发炎（见 364 页 **“睑缘炎”**）。可用焦油洗发液或含有抗真菌药物，如含二硫化硒或甲酮康唑的洗发液每周洗 3 ～ 4 次（见 574 页 **“抗真菌药物”**），一般可以在两周内清除头皮屑，但这种小毛病经常会复发。

如果经治疗后头皮屑仍然存在，应该咨询医生，这种情况或许是患上了某种皮肤病，如湿疹（见 193 页）或银屑病（见 192 页），这些疾病也会影响头皮，可能需要使用处方药进行特殊治疗。

脱发

部分或全部头发脱失，最常见于头顶

年龄、性别、遗传和生活方式是与本病类型相关的危险因素

毛发脱落可发生在身体的任何部位，但影响头发时却格外引人注目。脱发可能为局限性片状缺失，也可广泛脱失，致使整个头皮部位的毛发稀疏或脱落。脱发可能为暂时性或永久性。脱发不总与健康状况有关，但可能造成尴尬。

由哪些原因引起？

男性脱发中最常见的原因是对睾丸激素过度敏感，导致特征性脱发（见 209 页 **“男性型秃发”**）。

斑片状脱发属于一种自身免疫性疾病，导致头皮无发。在脱发区域的周围是短碎的头发。头发常在 6 个月内再生出来，但在极少数情况下，局限性脱发可能会导致所有体毛的永久性脱失。

牵拉头发是斑片状脱发的常见原因，如果持续牵拉，可造成永久性脱发。斑片状脱发还可能由少见的心理障碍造成，此时脱失的毛发可能是被外力拔除的。烧伤会遗留头部瘢痕。皮肤疾病，如癣（见 304 页），可能会造成头发片状脱失。

治疗

毛发移植

脱发可以用很多不同的手术方法进行治疗。毛发移植是指从供处，通常是脑后或者耳朵后面的头皮取下皮肤和头发，移植到脱发部位，即受处的头皮上。在移植开始前，应当使用适量的镇静剂，供处和受处的头皮都应当进行麻醉。

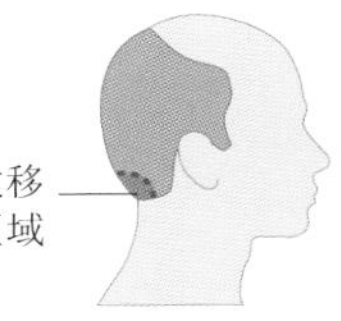

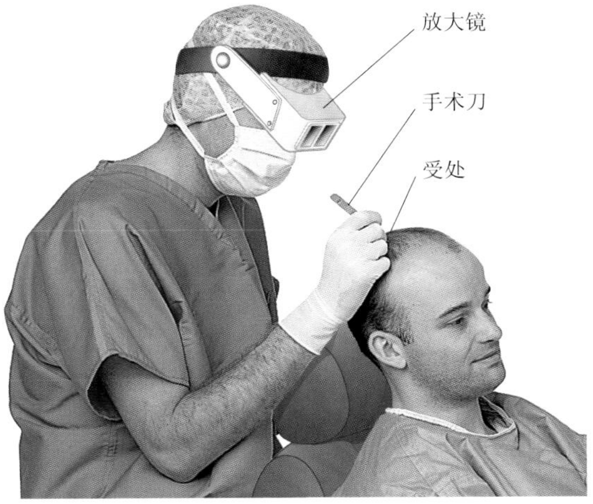

手术过程
包含头发以及附属毛囊的皮肤从供处，通常是脑后部的头皮取下，然后外科医生在受处部位切开很多微小的切口。

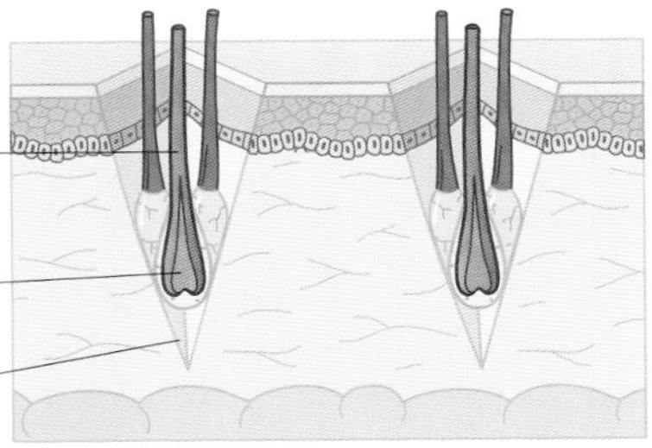

移植的毛发
用小镊子将从供处移来的头发插入切口。头发很快就会自己掉下来，但3周到3个月之后，新的头发开始从毛囊中长出。供处一般在5天左右愈合。

老年人发生的广泛性脱发是正常的。女性在怀孕后或产后3个月可出现暂时性脱发。脱发也是化学药物治疗（见157页）的一种常见副作用。毛发稀疏的其他原因包括急性疾病、应激或营养缺乏。

如何治疗？

医生根据头皮的外观，可诊断局限性脱发。局限性脱发通常不需要治疗，局部注射皮质类固醇，可有效地促进毛发再生。多数情况下，一旦潜在病因去除，毛发就会再生。老年人的头顶脱发多见于老年男性，而女性则比较少见，这可能与内分泌因素有关。孕期脱失的头发常在分娩后3个月左右开始生长。

如果头皮上有斑片状瘢痕，可能需要接受皮肤活检（见199页），以发现潜在的疾病。瘢痕处可外用皮质类固醇药物（见577页）或抗真菌药物（见574页）进行治疗，如果损伤严重并伤及毛囊，就不会有新头发长出。

男性型秃发

头发渐进性消退，往往呈一种特定的模式

- 最常见于30岁以上的人群
- 男性更常见
- 通常有家族聚集现象
- 生活方式对本病的影响不明显

男性型秃发也称雄激素性脱发（旧称脂溢性脱发）。头发脱失首先从发际开始，然后累及顶端，经过数年的脱失，最后只剩下沿整个头皮边缘一周的头发。男性型秃发在30岁以上的男性中非常普遍，但发病年龄可更早。极少数情况下，青春期就开始了。秃顶往往是渐进的，与毛囊对男性激素——睾酮的高度敏感有关。每个患者的脱发速度和程度很不一样，可能与年龄、遗传有关。家族性脱发容易发生在母亲家族的亲属中。

男性型秃发也发生在女性，但较少见。女性脱发常由内分泌失调引起，特别是在绝经后的妇女中，毛发稀疏较为常见。

医生可能会安排检查，以寻找潜在的健康问题（见208页“脱发”）。解决办法包括外用非处方药米诺地尔，可暂时刺激毛发再生，但停止治疗后新生的头发会再脱落。永久性治疗男性型秃发的方法是毛发移植（见本页）。

毛发过多

毛发生长过度或生长在不应该有毛发的部位

- 只发生在青春期后，随年龄的增加更常见
- 女性更常见
- 有时有家族聚集现象
- 生活方式对本病的影响不明显

有两种类型的毛发过多：多毛和多毛症。多毛是指毛发过度生长于面部、躯干和四肢。毛囊数量并不增加，只是部分毛发生长速度加快，颜色加深。多毛只对女性产生影响，且多见于60岁以上的女性，特别是地中海、亚洲、拉美裔或阿拉伯裔女性。多毛的女性常有男性化的特征。

多毛症是指毛发过度生长，可以影响男性和女性。毛发的生长可遍布全身，甚至生长于正常情况下没有毛发的部位。

由哪些原因引起？

出现轻度多毛的妇女是正常的，特别是绝经后的妇女。在某些情况下，可能源于女性体内异常出现的雄激素（见474页“男性化”），也可能是某种疾病，如多囊卵巢综合征（见477页）所致。

多毛症可伴随神经性厌食症（见348页）的出现，或是免疫抑制剂（见585页）、降压药物（见580页）的副作用。

应该如何处理？

如果你是患多毛症的年轻女性，医生可能会检测血液中的雄性激素水平。如果过高，将会给予药物来阻断激素的作用，并治疗基础疾病。多囊卵巢综合征可用激素或手术治疗。如果多毛症是某种药物的副作用，停药后通常可以恢复。

可通过漂白、剃除、拔除、打蜡或使用脱毛乳膏自行处理多毛。永久去除毛发只能通过电蚀除毛的方法实现，但这个方法比较缓慢。激光治疗可能有效。

藏毛窦

表现为臀沟处的小坑内长有毛发

- 最常见于青壮年
- 男性更多见
- 遗传和生活方式对本病的影响不明显

藏毛窦是位于臀沟处的一个封闭小坑内长有一根或多根毛发。藏毛窦常发生于年轻男性中，体毛很多而且身体超重的人，尤其容易患此病。确切病因不明，可能是发育异常导致。毛发倾向于向内生长，可能导致窦内感染和伴有疼痛的脓肿。

如果在两臀间发现一个很痛的肿胀处，应怀疑是藏毛窦。当出现感染的最初征兆后，应当迅速采取措施，防止形成脓肿。在温水中浸泡患处以减轻不适，并尽快就医。医生可能会开口服抗生素（见572页）治疗感染。如果已经化脓，需要在全身麻醉下引流脓肿，并采用开放愈合的方式。感染一般不会复发。

指甲异常

由于损伤、感染或潜在疾病导致指甲的形状、颜色或质地的异常

- 年龄、性别、遗传和生活方式是与本病类型相关的危险因素

指甲通常是在受伤或有疾病时才会变形或变色。指甲特别容易受到损伤。指甲形状、颜色或质地异常的最常见的原因是损伤。整体的健康状况，或甲床部位皮肤健康状况的变化，也可能导致异常。此外，指甲本身的感染也可能会改变其外观。指甲异常由于影响外观，会使人感到很尴尬，但对身体健康并没有什么伤害。

有哪些类型？

只有一些难看或者感到疼痛的指甲异常需要治疗，有些指甲病变也可能提示存在潜在的健康问题，需要进行医学检查。

白点 指甲上一处或多处白点的出现，通常是自然发生的，或由于轻微的损伤造成，如敲击。

增厚 指甲增厚是指甲弯曲的一种形式，原因可能是平时未加注意，或真菌感染，或无明显原因。结果可能会导致指甲变形。足趾甲最有可能受到影响。

脊线 在老年人中出现的从指甲基部到指甲顶端的脊线是正常的。对于年轻人，脊线可能是类风湿关节炎（见222页）或皮肤疾病如扁平苔藓（见195页）和湿疹（见193页）的提示指征。

凹点 指甲表面出现多个针尖大小的凹点，往往提示有常见的皮肤病，如银屑病或湿疹（见193页）。凹点也可能提示毛发疾病、斑秃等（见208页“脱发”）。

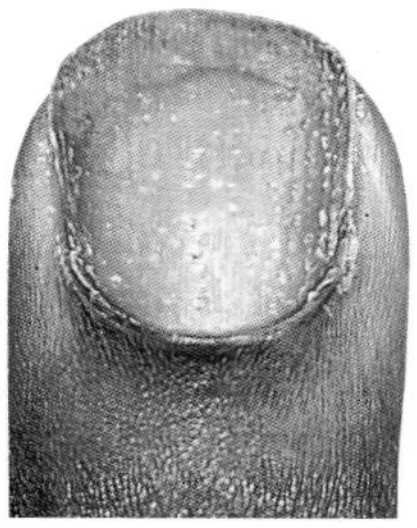

凹点指甲
在图中，指甲的表面布满了许多小凹点，这种现象是由银屑病造成的。

指甲分离 如果由于外伤导致指甲损坏，它可能脱离甲床，并最终脱落。指甲甲床分离，也可能发生在患银屑病、扁平苔藓或甲状腺疾病的人中。指甲分离使得甲床容易受到感染，导致翘起的指甲呈绿色。

黄色甲 黄色、易碎的指甲可能是由于真菌感染（甲癣）导致的。大量吸烟也会导致指甲变色。

杵状膨大 指甲曲率增加和指端肥大称为杵状指。常提示严重的肺部疾病，尤其是囊性纤维化（见535页）、支气管扩张（见303页）或者肺癌（见307页）。另外，杵状指也可能提示肝脏疾病、先天性心脏病（见542页）、甲状腺疾病或某些肠道疾病，如克罗恩病（见417页）。

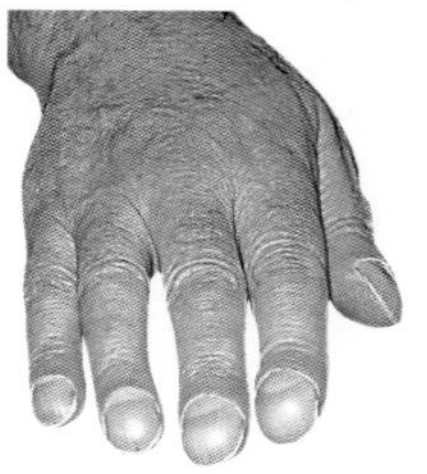

杵状指
指甲的曲率增加，称为杵状指。杵状指可以导致甲床的正常压痕消失。

匙形甲 指甲有凹陷并呈勺状的外观，称为匙形甲。这种指甲异常由严重的缺铁引起。

应该如何处理？

与潜在疾病无关的轻微指甲异常，如受到轻微损伤后出现的白色斑点，不需要进行治疗。但是，如果指甲的颜色、形状或一般特征发生变化，且没有受到明显损伤，应咨询医生，以检查这些问题是否是由某些疾病引起的。

儿童期就存在的杵状指可能属于一种遗传缺陷，通常是不可逆的，不需要进行检查。如果成年人出现杵状指，应当咨询医生，在潜在疾病治愈后，指甲应开始恢复正常增长，健康的指甲将逐步取代异常组织。指甲受到损伤后，恢复过程缓慢，可能需要6～9个月的时间，足趾甲需要的时间更长。在此期间，被损坏的指甲外观可以通过定期修剪来改善，手足病医生可治疗扭曲的足趾甲。

甲沟炎

由于指甲周围皮肤褶皱感染引起的疼痛、肿胀

- 手反复浸泡在水中是发病的危险因素
- 年龄、性别和遗传对本病的影响不明显

指甲或趾甲周围的皮肤褶皱（甲襞）感染称为甲沟炎。甲沟炎会引起疼痛和肿胀，可迅速进展（急性甲沟炎），或者在数月内缓慢发展（慢性甲沟炎），这取决于发生甲沟炎的原因。甲沟炎可影响一个或多个指甲。

由哪些原因引起？

急性甲沟炎通常是细菌通过皮肤切口或破损处进入甲襞而引起的感染。慢性甲沟炎见于某些人群，如厨师，因为手反复浸泡在水中。指甲周围的皮肤与指甲分离、变软，常被酵母菌感染。然后可能会发生继发性细菌感染，造成急性甲沟炎。对感染的抵抗力下降，可导致患甲沟炎的风险增加，如糖尿病患者（见437页）。

有哪些症状？

通常情况下，急性甲沟炎的症状在感染后约24小时会较明显，包括：

- 甲襞的一侧疼痛并肿胀。
- 指甲周围有脓液形成。

如果急性甲沟炎不及时治疗，指甲可能与甲床分离，用手按压，指甲下面会流出脓液来，并最终脱落。

慢性甲沟炎的症状会延续数月。慢性甲沟炎可能会产生不太明显的不适和肿胀，且多不化脓。受影响的指甲稍微增厚并出现水平脊线，颜色变为褐色。

如何治疗？

医生可能会开口服抗生素治疗急性甲沟炎（见572页）。严重情况下，可在局部麻醉下引流脓液，使疼痛减轻。慢性甲沟炎可用非处方类含抗真菌药物（见574页）的膏剂治疗。如果继发感染，医生可能会开作用更强的抗真菌剂，并口服抗生素。急性甲沟炎经过处理，往往在几天内痊愈。慢性甲沟炎则可能需要几周时间才能痊愈。

为了预防慢性甲沟炎，你需要在洗涤后彻底晾干双手，当手浸泡在水中时戴上棉内衬橡胶手套，或在橡胶手套内撒一些滑石粉。

嵌甲

足趾甲边缘向内生长，嵌入到周围的皮肤中，并伴有疼痛

- 最常见于儿童或年轻人
- 男性更常见
- 过紧或非常不合适的鞋会增加发病风险
- 遗传对本病的影响不明显

趾甲的一侧或两侧切入周围的皮肤，引起炎症，有时导致感染。这种情况最常发生于踇趾，往往是由于趾甲两侧边缘修剪得太深，或者穿的鞋子不合适，使甲沟组织被挤向趾甲，嵌入皮肤引起的。在某些情况下，损伤可以刺激趾甲周围的皮肤过度生长，包住部分趾甲。足部卫生较差，也会增加感染的风险，引起炎症。

有哪些症状？

嵌甲的症状包括：

- 趾甲周围疼痛，红肿。
- 趾甲边缘的皮肤破损，渗出透明液体、脓液或血液。

一旦发现趾甲变成嵌甲，应当尽快就医，如果不及时医治，足趾可能发生感染。

如何治疗？

在温盐水中浸泡足部，以及服用止痛药物（见589页），可以缓解嵌甲引起的疼痛。保持足部的清洁，用一块干净的干纱布覆盖，以保护受影响的足趾。如果几天后症状仍没有改善，应及时看医生。如果趾甲发生感染，医生可能会开口服抗生素（见572页），或局部外用抗生素（见577页“治疗皮肤感染和皮肤传染病的药物”）。

为了防止嵌甲复发，应保持足部清洁，穿合适的鞋。趾甲应该横直修剪，而不是沿曲线剪除，以防止它们长入皮肤中。如果问题再次出现，医生可能建议去除部分或全部趾甲，以防止它们长入皮肤中（见本页“去除嵌甲”）。

治疗

去除嵌甲

嵌甲可能需要一个小手术去除。经过清洗消毒后，给足趾注射麻醉药，然后在足趾的基部使用止血带。手术过程中，全部或一部分趾甲将被剪除，然后用苯酚处理裸露的甲床，以防止再生。手术后24小时内，患者就可以走路，伤口会在一周内愈合。

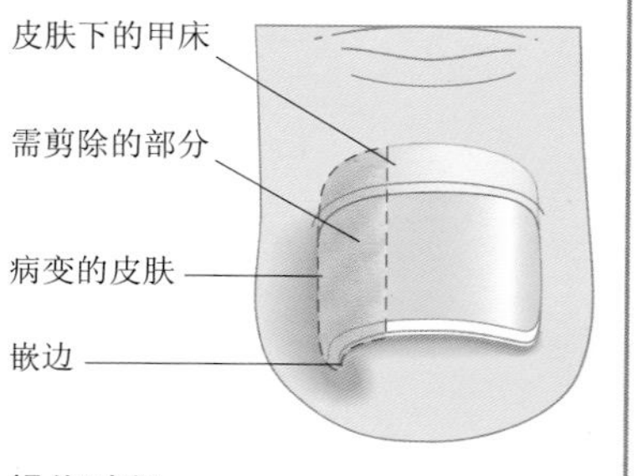

操作过程
沿趾甲做垂直切口，去除内嵌的部分，处理甲床以防止再生。

肌肉骨骼系统

每天，我们都在用我们的肌肉和关节进行自主运动。在这些运动中，有些只需要很少的注意力就能够完成，如走路；而一些复杂的活动，如弹钢琴，则需要刻意地去完成，并需要下意识的协调系统的支持，这些技能的掌握是人们通过学习获得的。所有的运动都是建立在肌肉的机械性改变的基础上的，肌肉的收缩和放松，都会使特定的骨头以某一个轴为核心转动、绞索和旋转，也可以使关节滑动。

骨骼肌通过收缩在关节处产生运动。此外，肌肉还需要维持一定的紧张力，也就是张力，使机体保持特定的姿势，比如保持头部直立。这种维持姿势的张力是自动的，但是也需要一定的意识。所以人不能像马一样站着睡觉。

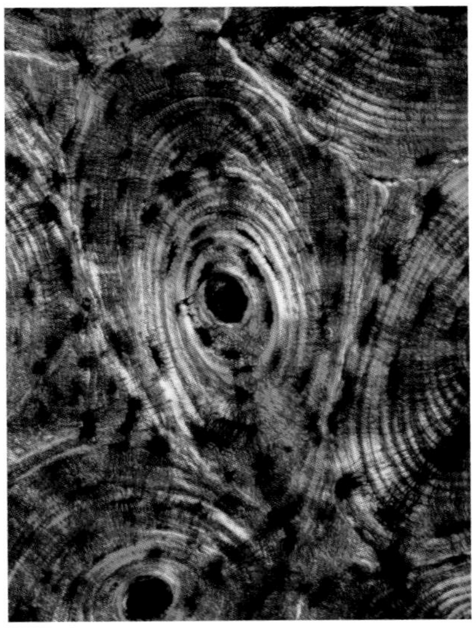

密质骨的结构
密质骨的结构单元称为骨单位（此图所示为骨的横断面）。骨单位由中央管和包绕在其周围的胶原（蛋白）构成。

在人体内存在着三种类型的肌肉，其中有两种特殊类型的肌肉：一种是心肌只存在于心脏；另一种是平滑肌存在于像小肠一样的空腔脏器中。这两种肌肉中的绝大多数都是不受人的主观意识控制的。

骨骼的种类

骨骼有不同的形状和大小，如颅骨的扁平骨和四肢的长骨。骨骼的外层是致密、厚而坚实的骨，而里面则是像海绵一样疏松的骨，这种骨由数量非常多的骨小梁按特定的方式排列而成，这种结构既能提供最大的支撑，而本身又不会太重。

骨骼架构了人体的形状，同时又给人体提供支撑。骨骼既是一种定期更新的活组织，又是一个多种矿物质的储存场所，如钙和磷。骨髓是填充在骨腔中的柔软的脂肪物质，是产生机体绝大多数血细胞的场所（见265页“血细胞的形成”）。

机体的运动

关节是骨与骨之间的连接结构，其上覆盖着具有润滑作用的软骨，软骨可以使关节进行顺畅的运动。关节运动的范围取决于关节的结构和对其起支持和稳定作用的韧带，例如髋关节的活动范围就远远小于肩关节。而相反，腕部、足部和脊柱的关节以牺牲活动度来确保其稳定性；这些关节的骨头被强有力的、有弹性的韧带连接着，只能进行范围比较小的活动。大多数的颅骨一旦停止生长就融合在一起，从而成为一个无法活动的整体。

功能

人体是如何运动的

机体的运动是由肌肉、骨骼、关节与大脑和神经传出的信号相互作用的结果。典型的情况是一块肌肉连接两块骨头，这两块骨头的连接处是关节。当肌肉收缩的时候，会拉动其附着的骨，从而产生运动。肌肉只能产生拉的力，不能产生推的力。因此，许多肌肉是成对出现的，分布排列在关节的每一侧，从而能产生相反的运动。典型的一个例子是上臂成对出现的肱二头肌和肱三头肌。

前臂的伸展
肱二头肌和肱三头肌分布在肘关节的两侧，当肱三头肌收缩时，将前臂向下拉，而此时肱二头肌是舒张的。

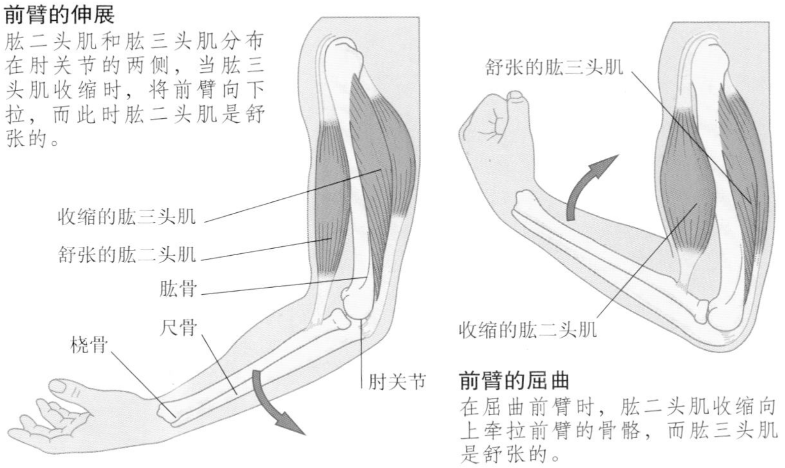

前臂的屈曲
在屈曲前臂时，肱二头肌收缩向上牵拉前臂的骨骼，而肱三头肌是舒张的。

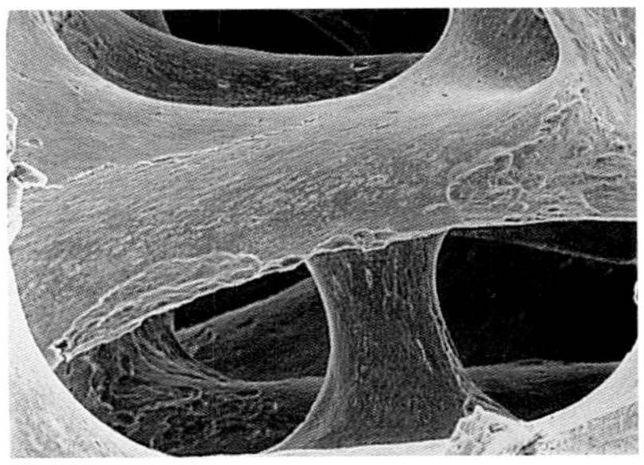

松质骨的结构
骨小梁构成了松质骨的基本单位。

本章包括如下内容

结构

人体的骨骼

成人的骨骼是支撑身体的骨性框架，构成了机体的轮廓，人体的骨骼同时也保护着机体的内脏器官，并为肌肉提供附着点。人体的骨骼由206块骨组成，可以分为两种：一种是中轴骨，如组成头颅、脊柱和胸廓的骨，共有80块，保护着脑、脊髓、心脏和肺等器官。另一种是肢带骨，有126块，是组成四肢、锁骨、肩胛骨和骨盆的骨。

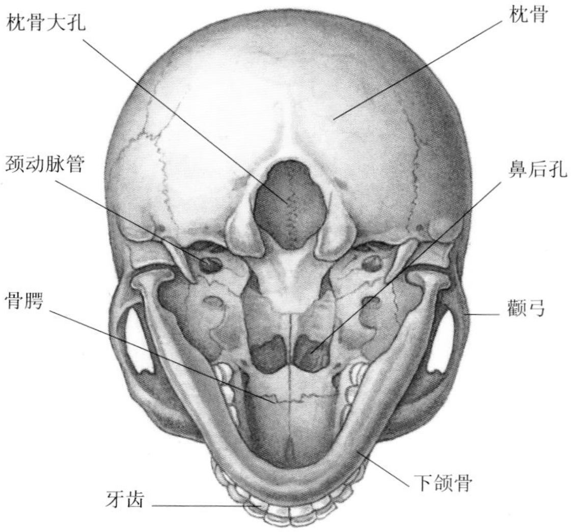

从下向上看的颅骨

颅骨上有许多孔隙，许多重要的结构从中通过。最大的孔隙是枕骨大孔，脊髓从中通过。它两侧有一对较小的孔，颈动脉从中穿过，为脑供血。

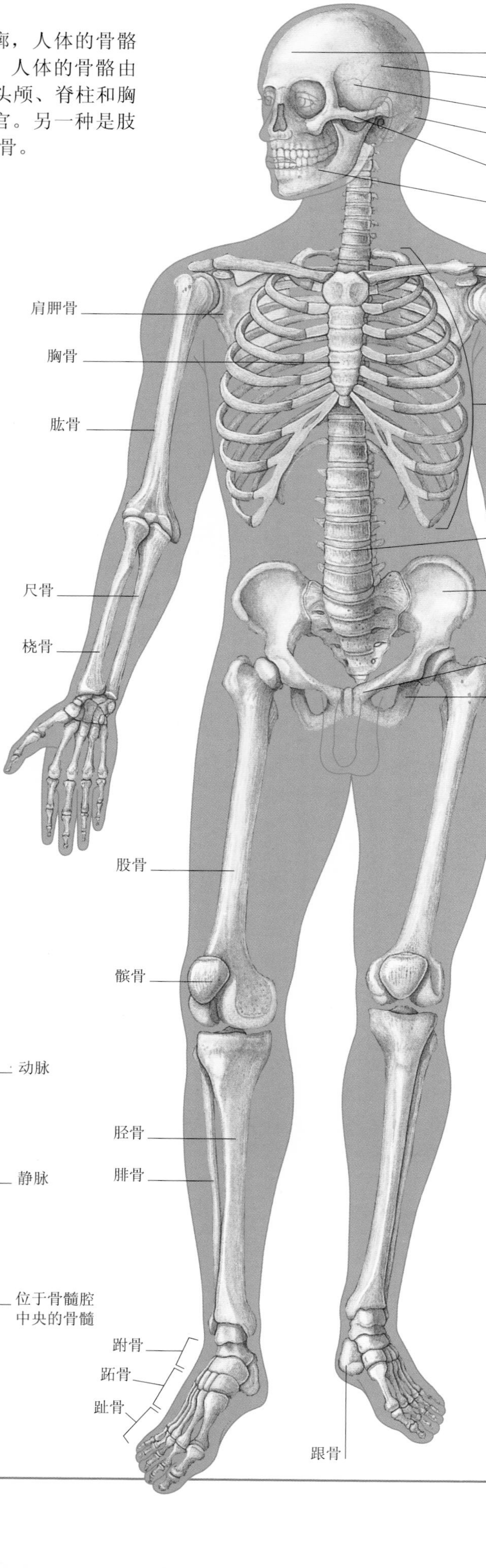

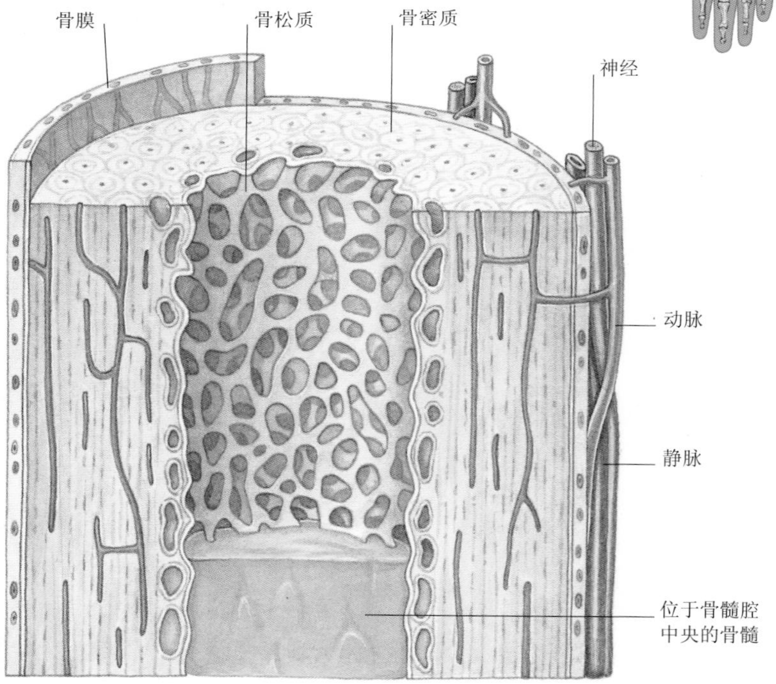

长骨的结构

长骨，例如股骨，有一个周围包绕着骨松质的充满骨髓的髓腔；外侧是致密的骨皮质；最外面的是一层膜（骨膜），骨膜中含有神经和血管网。

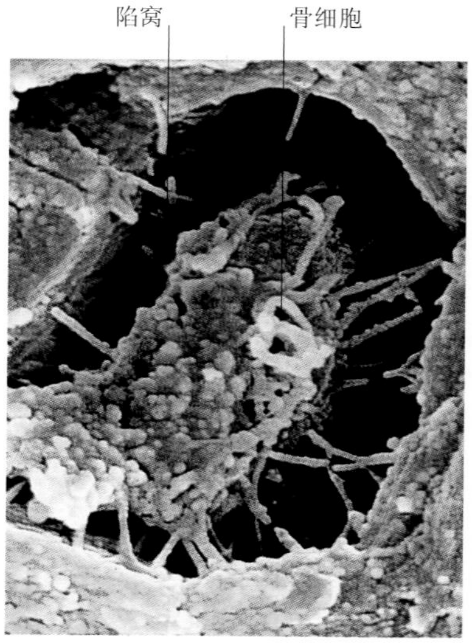

成熟骨细胞

这幅高倍放大的图像，显示的是成熟的骨细胞。这些细胞见于密质骨中，存在于被称为陷窝的腔隙里。骨细胞负责钙质沉积以维持骨强度。

结构

脊柱

脊柱有维持机体直立、支撑头颅和包绕脊髓的作用。它由33块椎骨组成。绝大多数相邻的椎骨之间有关节和由纤维组织组成的椎间盘，使脊柱具有一定的可弯曲度，韧带和肌肉使脊柱稳定，并控制脊柱的运动。

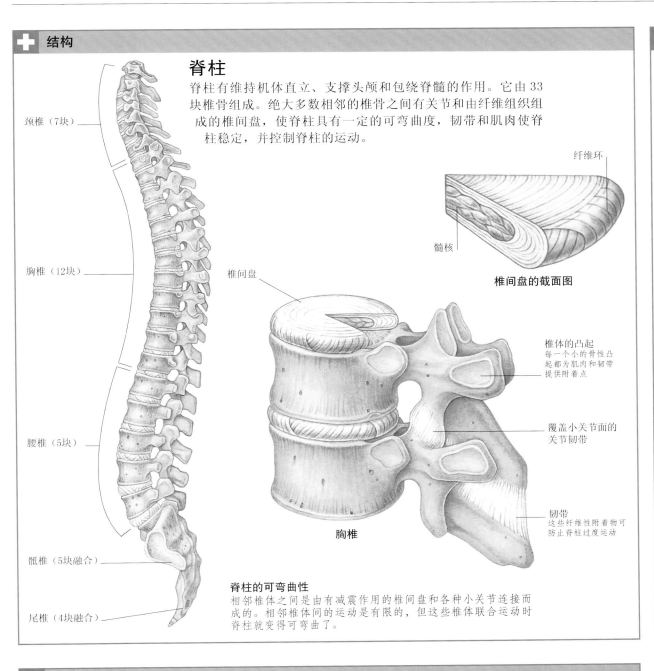

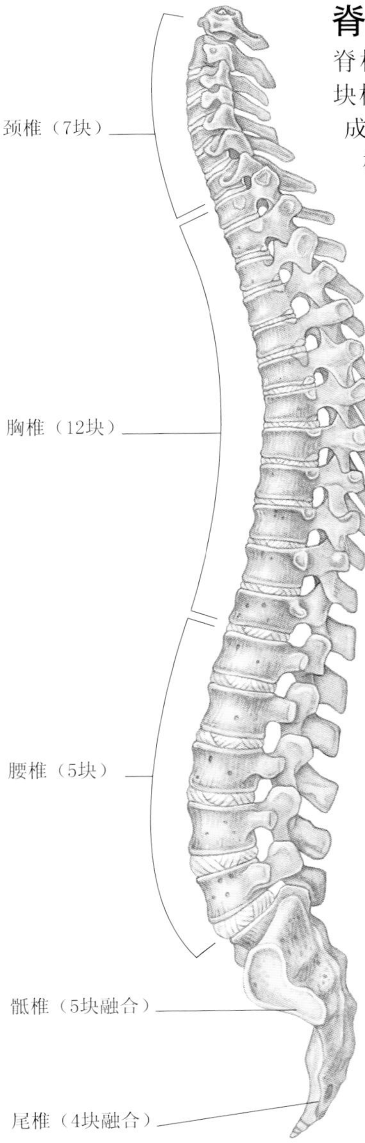

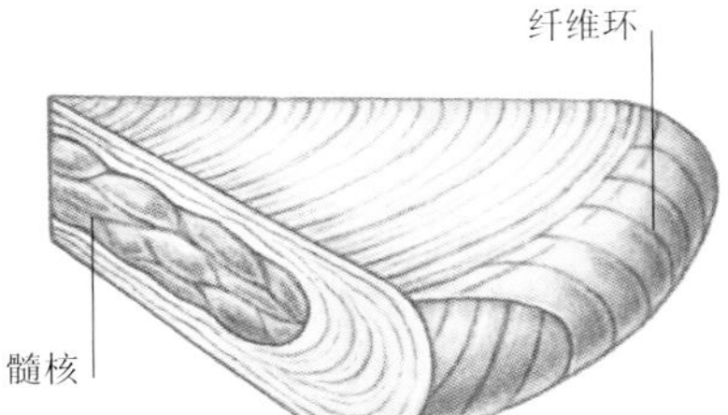

椎间盘的截面图

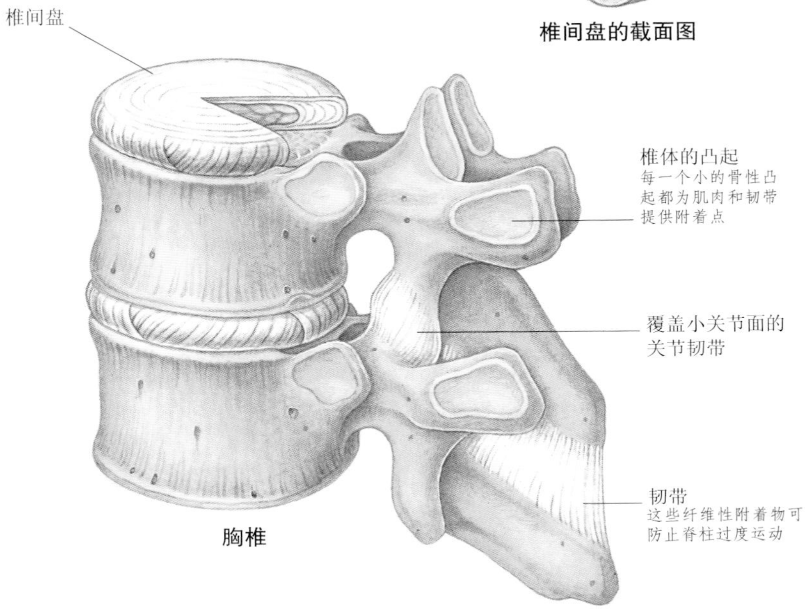

胸椎

脊柱的可弯曲性
相邻椎体之间是由有减震作用的椎间盘和各种小关节连接而成的。相邻椎体间的运动是有限的，但这些椎体联合运动时脊柱就变得可弯曲了。

结构和功能

关节

关节的形成需要两块或两块以上的骨头。大多数关节是滑膜关节，可以自由活动，例如四肢的关节。它们之间由滑膜分泌的滑液来润滑。相反，许多微动关节的活动度较小，但稳定性较好，例如骨盆和脊柱的关节。此外，少数一些关节是固定的，无法活动，例如颅骨上的关节。

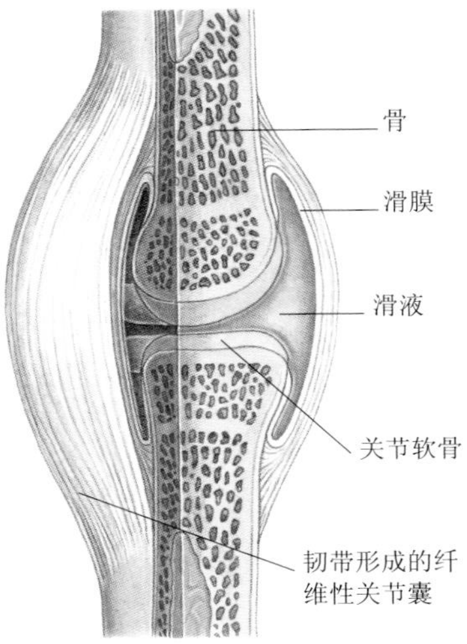

滑膜关节的结构
滑膜关节的骨被由韧带形成的关节囊紧紧包裹着。关节囊衬里的滑膜分泌滑液，骨骼端的骨表面覆盖着关节软骨，从而为活动提供了一个光滑的表面。

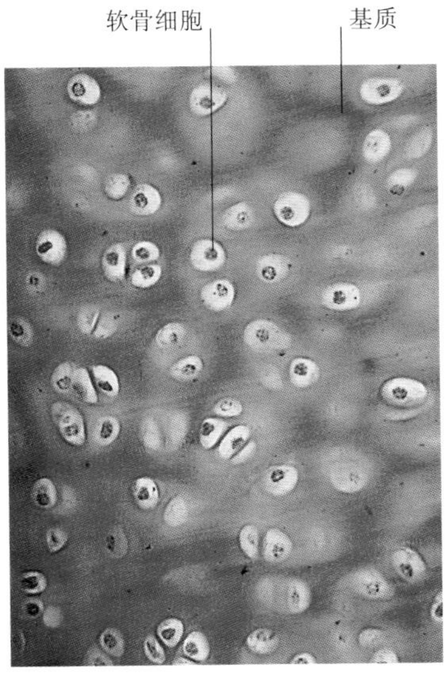

关节软骨的组成
关节软骨由软骨细胞组成。软骨细胞位于由坚韧的胶原蛋白形成的混合物的腔隙里，关节软骨和胶原蛋白基质形成光滑、有弹性的表面。

功能

骨骼的自我修复

一旦骨折和血管受到损伤，机体就会立即开始自我修复。一个成人的长骨发生骨折，大约需要6周可以愈合，例如肱骨。但是有些骨受到损伤后，可能需要几个月的时间修复。所以在此期间，需要石膏或者支具来辅助骨骼固定。儿童的骨折通常愈合得较快。

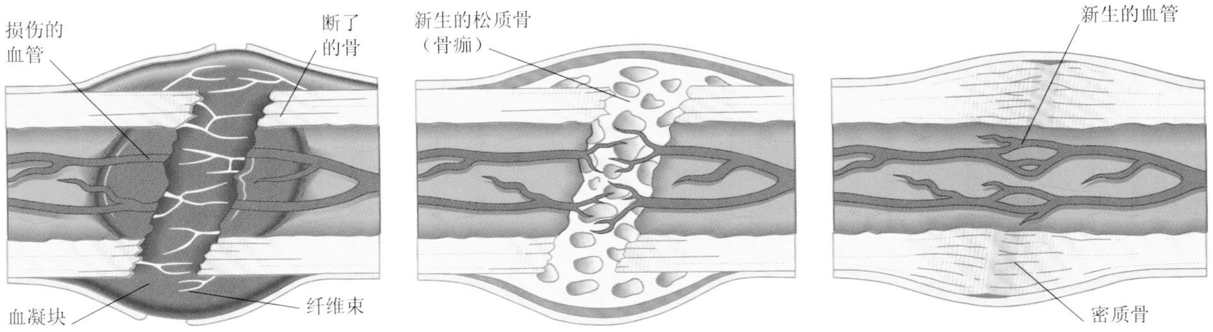

1 在受损血管残端形成血凝块，阻止出血。纤维组织形成网并开始逐渐取代血凝块。

2 新生的松质骨逐渐填充在纤维组织里，形成新的、柔软的松质骨，即骨痂。

3 致密、坚硬的密质骨逐步替换骨痂，同时血管再生。最终，骨骼重新恢复其形状。

结构和功能

关节（续）

关节的分类

此处列举了6个滑膜关节（每个代表一种类型）、一个直接连接关节和一个微动关节。滑膜关节是按照关节面（两骨相遇的地方）的形态和每种关节的运动方式来分类的。每个滑膜关节的示意图说明了它的活动范围。

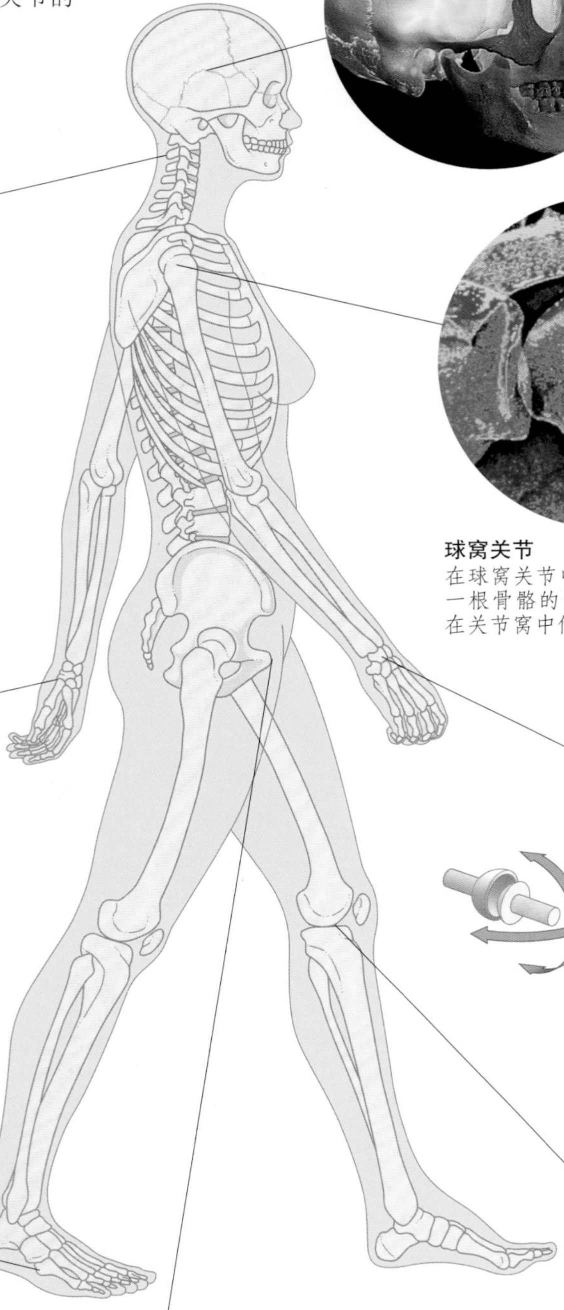

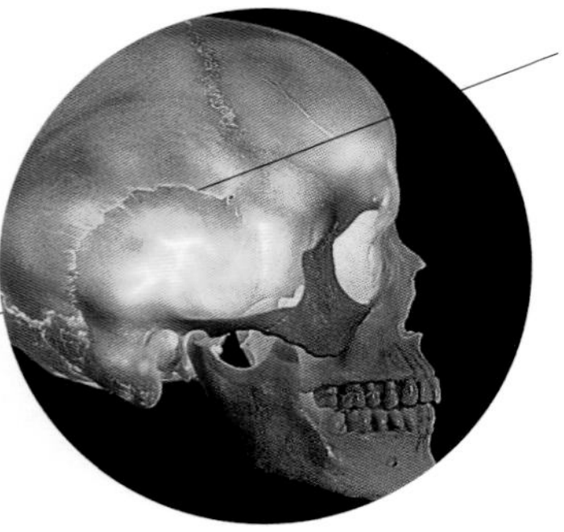

直接连接

在直接连接中，相邻的骨头被结缔组织紧密连接在一起，只能做极微小的活动，甚至无法活动。直接连接使颅骨骨间形成“缝”。

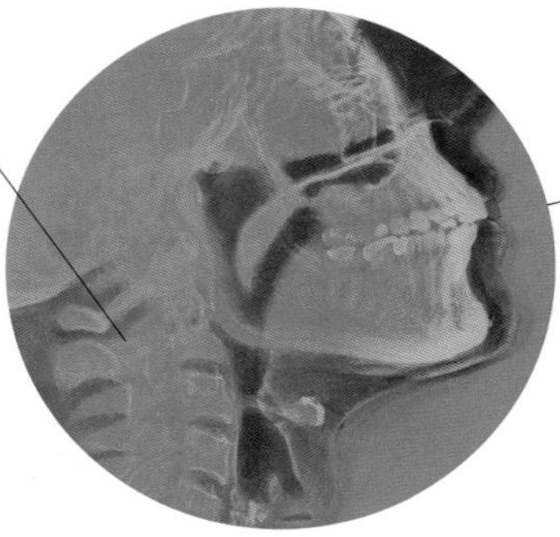

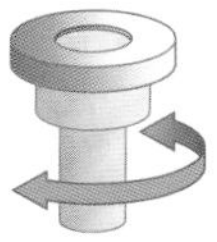

车轴关节

在车轴关节中，一根骨骼在另一根骨骼形成的关节窝里做旋转运动。例如颈椎最上部的寰枢关节，它能使头向一侧转动。

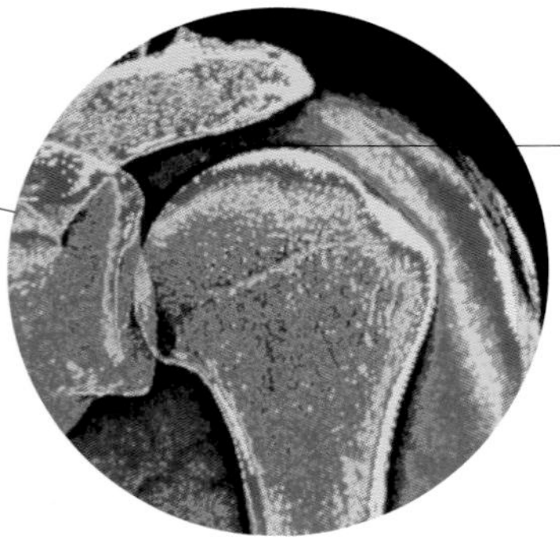

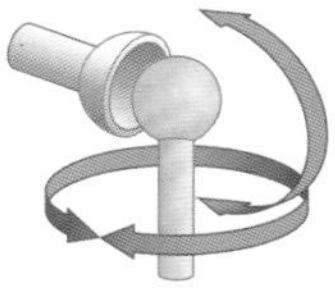

球窝关节

在球窝关节中，一根骨骼的一端呈球形，作为关节头；另一根骨骼的一端呈杯状，作为关节窝。这样关节头可以在关节窝中做各个方向的运动，例如肩关节和髋关节。

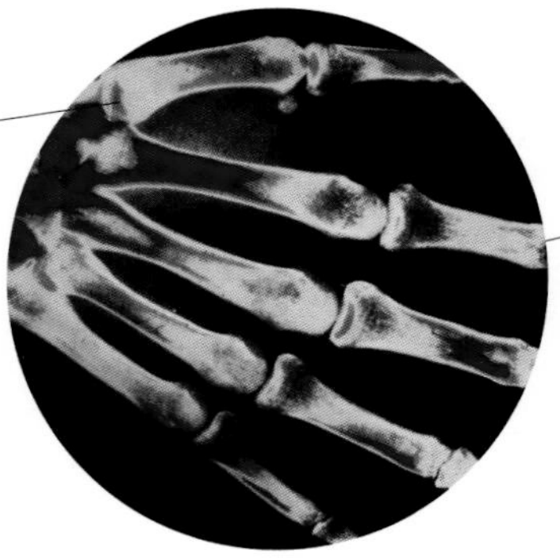

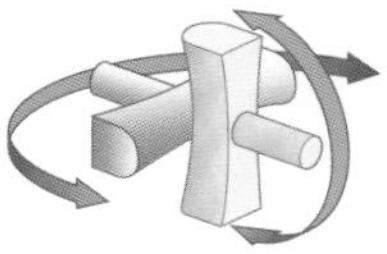

鞍状关节

鞍状关节由两个相互呈直角嵌合的U形表面组成，骨骼可以稍微旋转并向侧方及前后方运动。在机体中只有拇指的腕掌关节是这种关节。

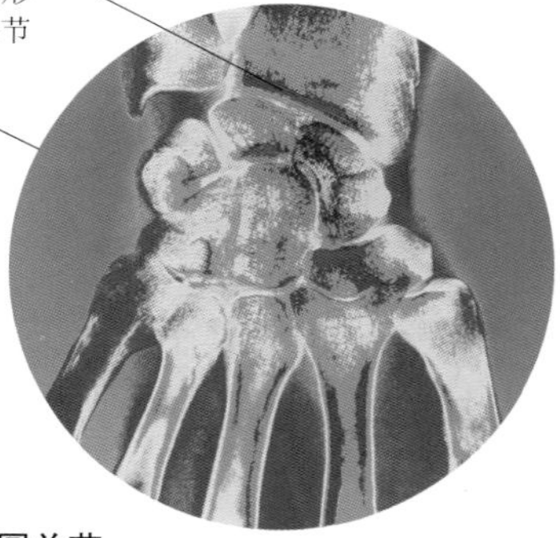

椭圆关节

在椭圆关节中，一根骨骼的椭圆形一端作为关节头，正好适合另一骨骼的卵圆形关节腔，这种关节可以做各个方向的运动，但旋转范围有限。腕关节就是一个椭圆关节。

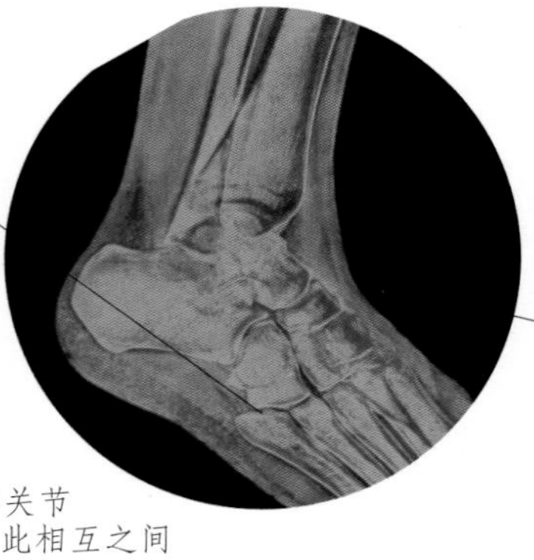

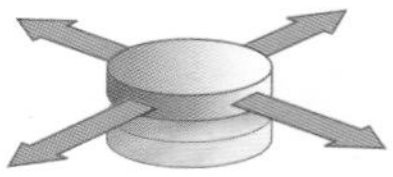

平面关节

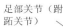

平面关节中，两骨的关节面几乎是平坦的，因此相互之间可以前后滑动，并向侧方运动，一些足部的关节和腕关节就是平面关节。

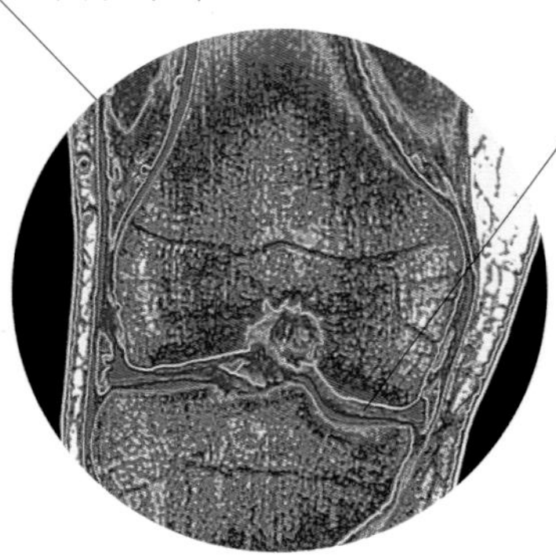

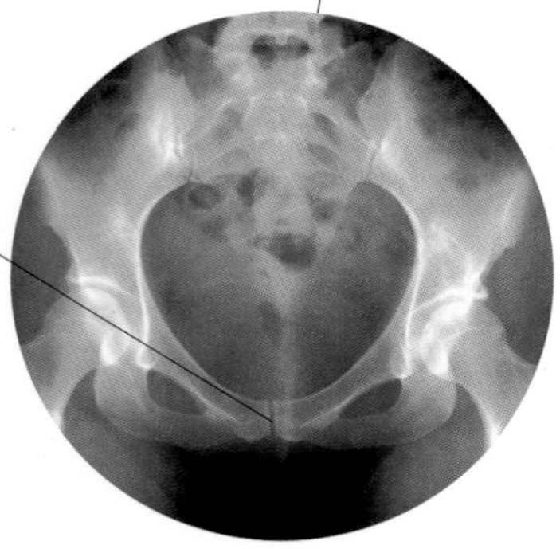

微动关节

在微动关节中，关节面与关节软骨紧密融合在一起，因此仅能进行微小的运动。例如连接骨盆前半部的耻骨联合和脊柱的关节。

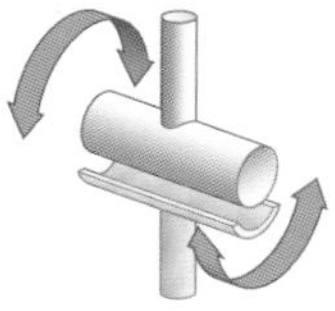

屈戌关节

在屈戌关节中，一根骨骼呈滑车状，另一根有相应的凹槽。这种类型的关节可以使肢体做弯曲和伸展运动，膝关节、肘关节和手指关节都是屈戌关节。

结构

人体的肌肉

肌肉是一种能使机体运动、维持机体姿势和协助多个内脏（包括空腔脏器、心脏和血管）工作的组织。这些功能的实现依赖于 3 种不同的肌肉（见 216 页“肌肉的类型”），其中骨骼肌是最主要的一类。大多数骨骼肌都被精确命名。通常骨骼肌末端被一种称之为肌腱的致密结缔组织固定在骨头上。骨骼肌可以接受人有意识的控制，从而产生运动。

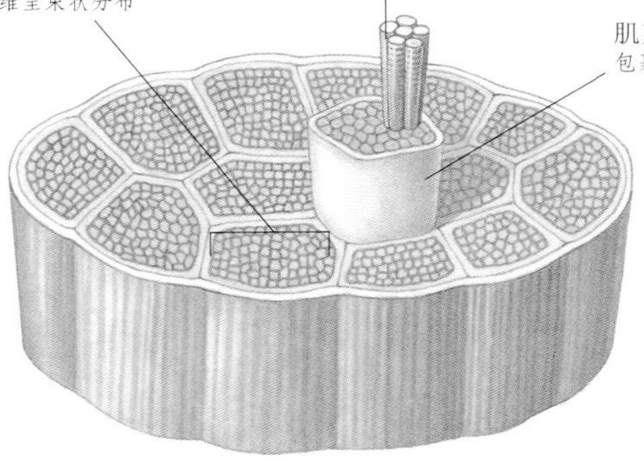

肌肉

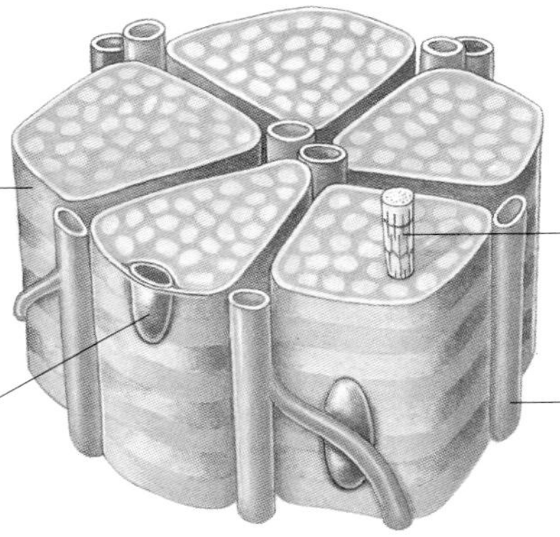

肌纤维

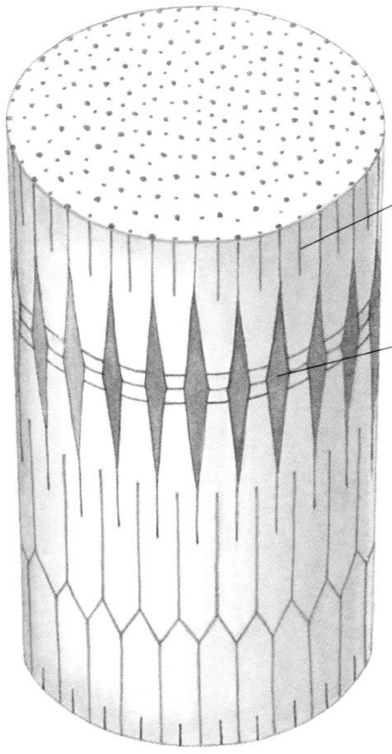

肌原纤维

骨骼肌的结构

骨骼肌是由许多成束的肌纤维构成的。每一个肌纤维又是由被称为肌原纤维的小单元构成的。肌原纤维中依次排列着薄肌丝和厚肌丝。当受到来自神经的信号刺激时，这两种肌丝像交叉的手指一样相互滑动，从而使每个肌原纤维收缩，最后引起整个肌肉的收缩。

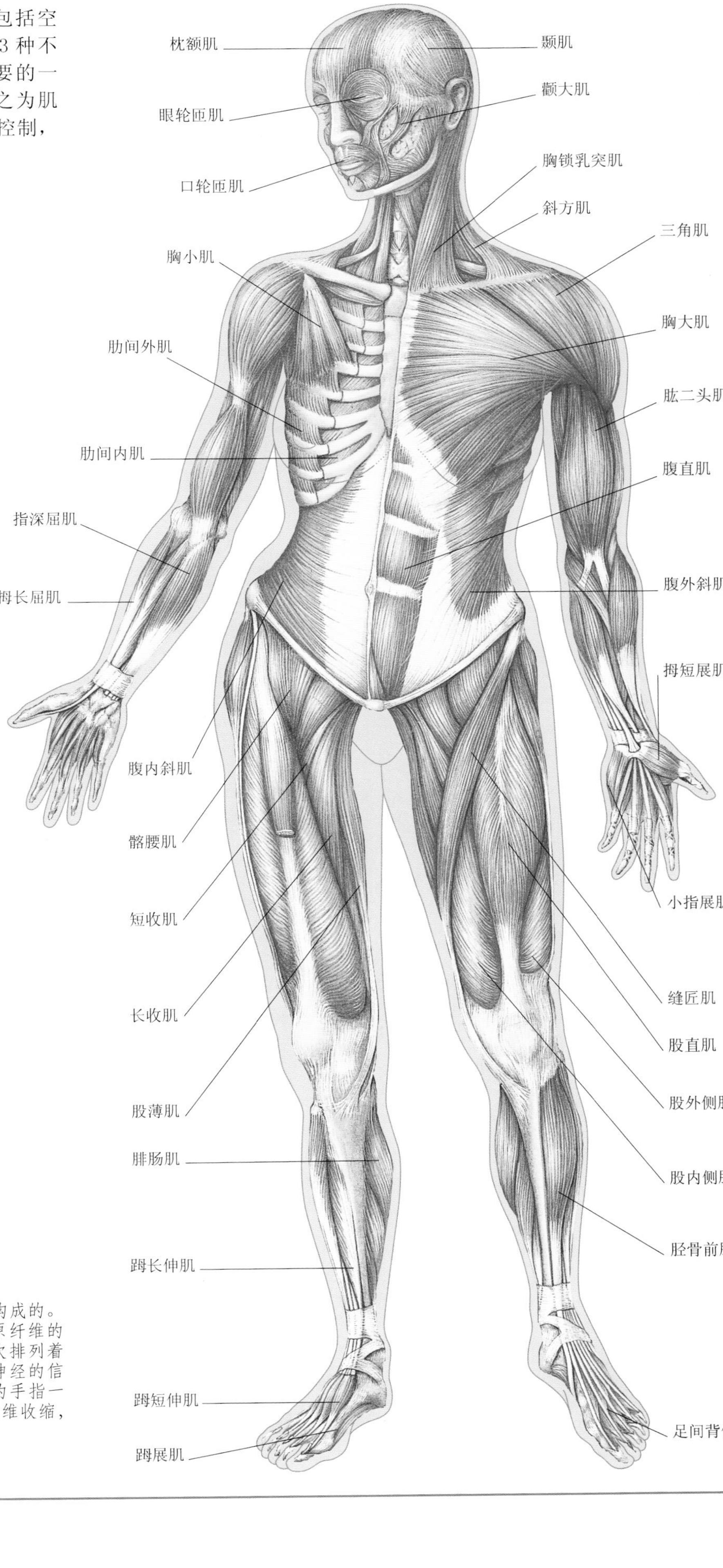

结构

人体的肌肉（续）

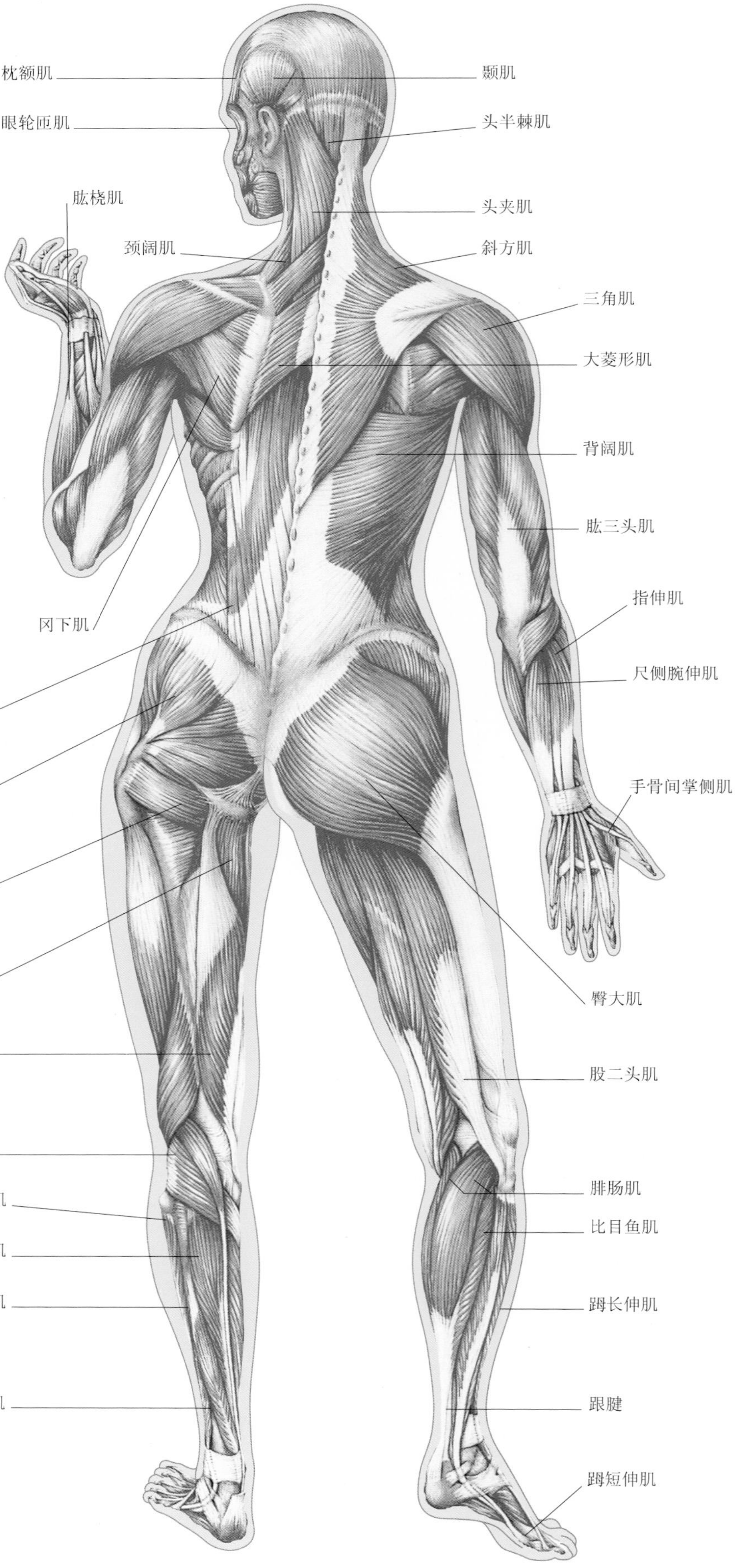

肌肉的类型

在机体中有 3 种类型的肌肉：一种是骨骼肌，它附着在骨骼上，并使之运动；另一种是心肌，将心脏血液泵向全身；最后一种是平滑肌，分布在消化道肠壁、血管、生殖和泌尿系统的管壁上，能够无意识收缩，例如将食物在消化道中推进。

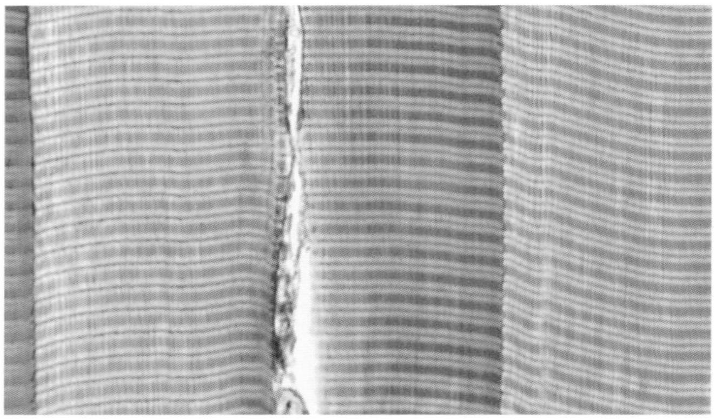

骨骼肌
这种肌肉包含许多长而强壮的肌纤维，这些肌纤维平行排列，能够快速有力地收缩，但是无法持续很长时间。

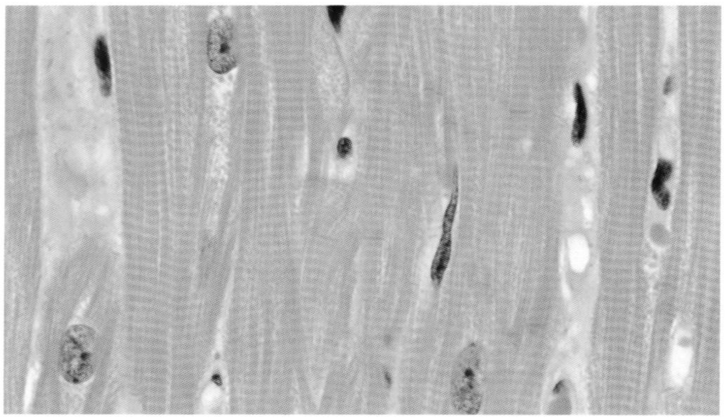

心肌
这种肌肉由许多短而分叉的肌纤维交织成网状，分布于心脏壁上。它可以规律、持续地收缩，永远不会疲劳。

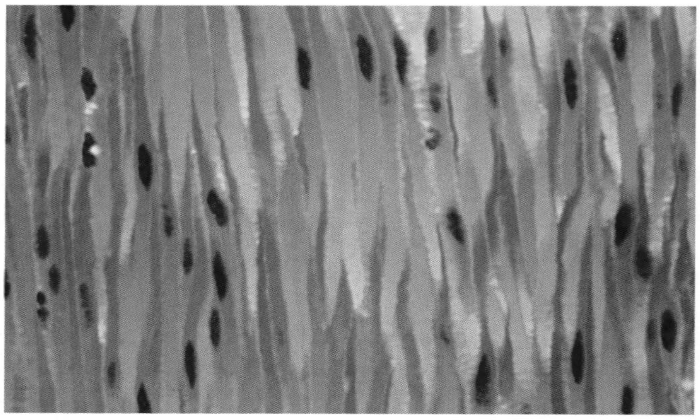

平滑肌
这种肌肉是由许多梭形的短肌纤维构成，比骨骼肌薄。平滑肌细胞形成片状的肌肉层，能较持久地收缩。

骨骼疾病

骨骼由富有弹性的胶原蛋白和沉积于骨基质中的能增加骨骼强度的钙和磷酸盐构成。通常人们认为骨骼是没有活力的、不变的，但实际上骨骼是一个活组织，有血管和神经为其提供营养，骨骼不断地被分解和重建。在一些慢性疾病中，营养和激素因素会使骨骼变得脆弱。

本节从介绍骨骼疾病——骨质疏松症开始。骨质疏松症是一种老年人常见的骨骼疾病。这种疾病会影响到骨骼正常的破坏和重建过程，导致骨骼变得脆弱，更容易骨折。本节也介绍了一些影响骨骼形成的重要疾病，包括骨软化症和佝偻病，这两种疾病都是由维生素 D 缺乏造成的；畸形性骨炎的病因还不清楚。接下来描述的是影响脊柱曲度的疾病，包括脊柱后凸、前凸和脊柱侧弯。另外，本节还会介绍骨髓炎、骨的良性和恶性肿瘤。在本书的其他部分还介绍了骨髓异常性疾病（见 271 ～ 278 页“血液疾病”）。

重要的解剖结构

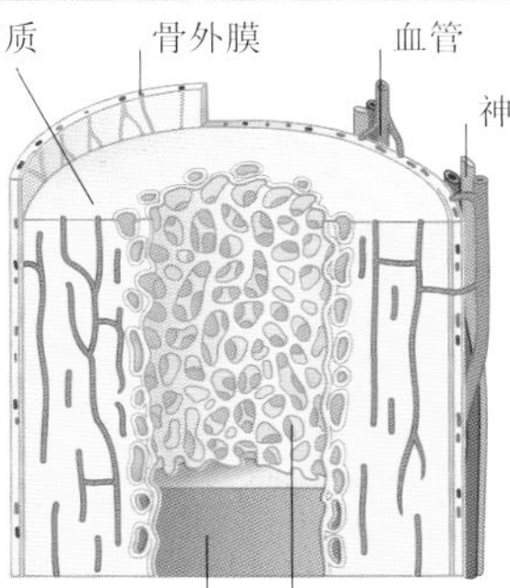

有关骨骼的结构和功能的更多信息，请参阅 211 ～ 216 页。

骨质疏松症

骨组织丢失而导致的骨骼变脆，容易发生骨折

- 最常见于50岁以上的人群
- 女性更常见
- 有时有家族聚集现象；更常见于白人和亚洲人
- 偏食、缺少运动、吸烟和酗酒是发病的危险因素

随着人不断变老，骨骼也会变得越来越轻薄。到 70 岁的时候，大多数人的骨骼只有 40 岁时的 2/3 重。这种骨密度丢失称为骨质疏松症，是由于骨的自然破坏和重建失衡造成的。最终，所有老年人都会发生骨质疏松，但是其严重程度因人而异。那些体瘦、缺乏运动和亲属中有骨质疏松的人，更容易患此症，而且也会更严重。

许多人没有意识到自己已经发生了骨质疏松，直到他们因某次轻微跌倒，造成了踝关节或髋关节的骨折。在英国，每年有成千上万的 65 岁以上的老年人发生骨折。在这些病例中，髋部骨折是最常见的骨折部位，而骨质疏松是引起这些骨折的主要原因。在老年人，髋部骨折通常会危及生命，也是引起老年人不能活动的原因。

由哪些原因引起？

在骨代谢中，性激素是必需的。不管是男性还是女性，随着年龄的增长，性激素的合成在不断减少，因此机体也就开始出现骨质疏松。任何能加速性激素下降的原因，都会加重与年龄相关的骨质疏松的严重程度。女性在绝经后，雌激素的合成会快速下降，吸烟的女性容易出现绝经期提前，因此发生骨质疏松的风险增加。男性的性功能减退（见 466 页）导致机体在年轻时就出现性激素睾酮的水平低，而且骨密度也低。长期口服皮质类固醇药物（见 600 页）也会导致骨质疏松。患有类风湿关节炎（见 222 页）、甲状腺功能亢进症（见 432 页）或慢性肾功能衰竭（见 451 页），也会增加发生骨质疏松的危险。

运动对于维持骨骼健康十分必要。那些因卧床或疾病，比如关节炎（见 220 页）和多发性硬化（见 334 页）导致日常活动减少的人，其骨密度水平下降得非常快。

骨质疏松症有时有家族聚集性。直系亲属中有骨质疏松症的女性，发生骨质疏松的可能性会更大。此外，白人和亚裔女性，特别是那些身材消瘦的女性，发生骨质疏松的危险性增加。

如何预防？

如果在年轻时就采取措施预防骨质疏松是最有效的。青少年和年轻人应该摄入富含钙和维生素 D 的食物，保持膳食平衡（见 16 页“健康的饮食”），并且在一生中始终坚持。钙质对于维持骨骼强度是必需的，而维生素 D 可以帮助钙吸收。在妊娠期、哺乳期、绝经期和绝经以后，都需要额外补充钙。建议在这些时期服用一些补充药物（见 598 页“维生素和矿物质补充剂”）。维生素 D 主要是经阳光照射由皮肤产生的。那些很少晒太阳的人，应该补充维生素 D。

散步和一些负重运动有助于增加骨密度。不吸烟和限制酒精的摄入量，也可以降低发生骨质疏松的危险。

对于患骨质疏松症的危险人群，比如有家族病史的人群，需要进行骨密度测量（见 218 页“骨密度测量”）。骨密度检查通常用于评估一个人骨密度丢失的状况，也用于检测预防性治疗骨质疏松的效果。

有哪些症状？

实际上一些与老龄化相关的变化，是由于骨质疏松造成的，这些变化包括：

- 身高逐渐变矮。
- 驼背。

对于大多数人来说，骨质疏松的首要表现是损伤后发生的骨折（见 232 页）。例如，由于腰椎的压缩性骨折，引起突发性严重背痛。有严重骨质疏松的人，可以自发地发生骨折。

应该如何处理？

根据病史、体检和骨密度的测量结果，可以诊断骨质疏松。通常还会对你进行血液检查，来寻找可能会引起骨质疏松的疾病，如甲状腺功能亢进症。

如果你因为腰椎骨折出现背部疼痛，医生会建议你服用止痛药物（见 589 页）或者在骨折部位进行热敷。如果可能的话，医生会针对引起骨质疏松的原发病进行治疗。例如，医生会针对甲状腺功能亢进开治疗甲状腺过于活跃的药物（见 602 页“治疗甲状腺功能亢进症的药物”）。

为了有效减缓骨质疏松的进展，采取一些预防措施是很重要的。此外，医生还会为你开钙剂、维生素 D 和双磷酸盐（见 579 页“治疗骨骼疾病的药物”）来预防骨质疏松，以降低你发生骨折的危险。如果你不适合服用双磷酸盐，那么医生会开雷尼酸锶、降钙素或雷洛昔芬等药物。一些骨质疏松严重的人，需要使用甲状旁腺激素或一种名为特立帕肽的药物。总的来说，激素替代治疗（HRT）已经不再被推荐为骨质疏松的首要治疗方法，但是对于一些绝经后的妇女，如果其他治疗方法无效或者不适用，激素替代治疗仍然是可以考虑的治疗方法。建议那些过早绝经（早于 45 岁）的妇女，在 50 岁之前使用激素替代治疗，以降低她们发生骨质疏松的危险。然而，即使采取了上述措施，随着年龄的增大，某种程度的骨密度的丢失，仍然是难以避免的。

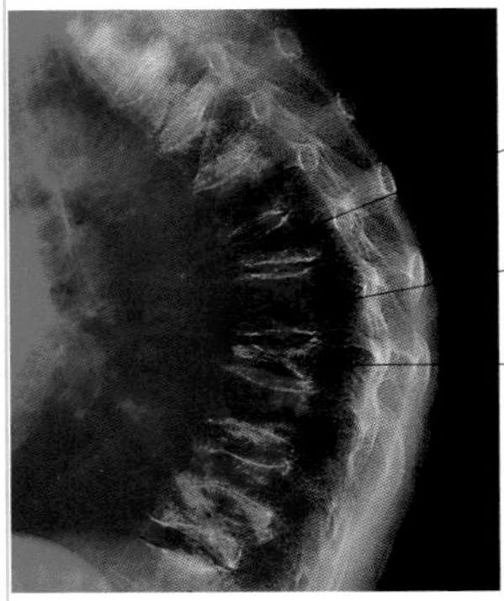

受骨质疏松影响的脊柱
这张颜色增强的 X 线片，显示了脊柱的严重弯曲，这是因为骨质疏松造成的椎体脆弱，导致脊柱上段的椎体发生压缩性骨折。

骨软化症和佝偻病

一种由于机体缺乏维生素 D 引起的骨骼软化、脆弱，造成骨骼弯曲和容易骨折的疾病

- 骨软化症发生于成人，佝偻病发生于儿童
- 在某些情况下，遗传是发病的原因
- 缺乏阳光照射、素食主义者或者不摄入含有脂肪的饮食是发病的危险因素
- 性别对本病的影响不明显

矿物质中的钙和磷酸盐与骨骼的强度和密度有关。维生素 D 缺乏可以导致机体不能吸收食物中的钙，从而使骨骼变软、变脆，造成骨骼变形，且容易发生骨折。在成人，这种情况被称之为骨软化症；在儿童，则称之为佝偻病。

由哪些原因引起？

健康人可从食物（蛋、鱼、强化人造黄油、牛奶等）中获取部分维生素 D，另一部分维生素 D 来自皮肤接触阳光后合成。因此，维生素 D 缺乏最常见于限制饮食和缺乏阳光直接照射的人。在热带地区，除了需要遮盖身体的妇女外，几乎没有人缺乏维生素 D。在高纬度地区，老年人和不能出屋的人，可能会发生维生素 D 缺乏。

一些人因为小肠手术或乳糜泻

检查

骨密度测量

这项技术使用低剂量的 X 线来测量骨密度。这项检查可以用来筛选和诊断骨质疏松——一种在绝经后妇女中，尤其常见的疾病。计算机通过分析穿过机体的 X 线量的不同，来分析骨密度，并将结果显示出来。计算机计算出平均的骨密度，并将其与相同年龄段的同性人群的正常数值进行比较。整个过程需要 10 ～ 20 分钟，并且是无痛的。

结果

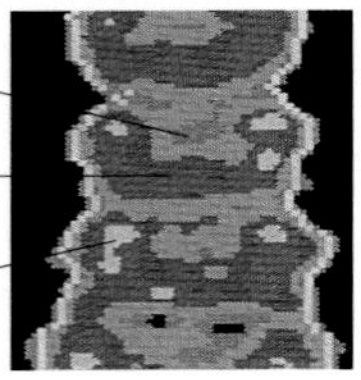
低密度骨
中密度骨
高密度骨

脊柱骨密度测量结果
这是一个经计算机处理的彩色报告，显示的是脊柱不同区域的相对骨密度。

脊柱的骨密度测量
患者平躺，并将小腿抬高。X 线发射器与接收器沿整个脊柱移动。发射器发出的 X 线穿过人体，被接收器接收后，将数据传输到计算机上。

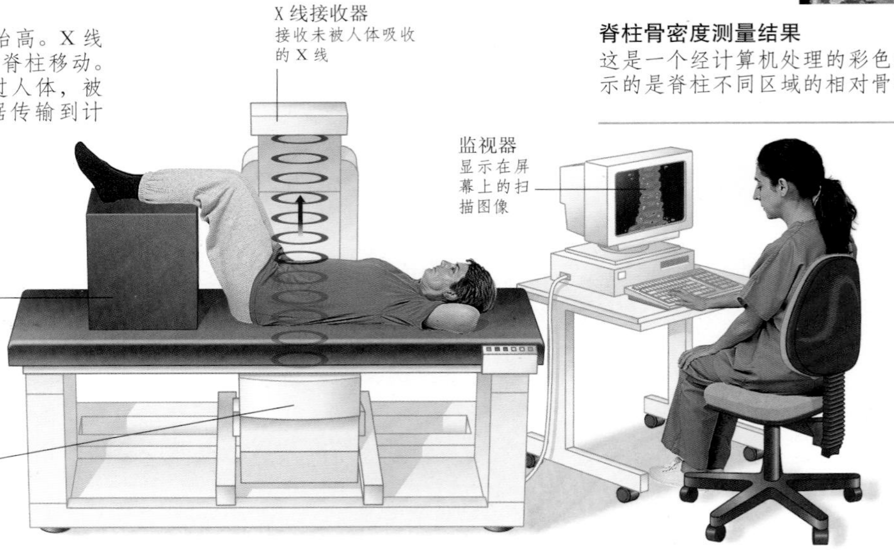
X 线接收器
接收未被人体吸收的 X 线
监视器
显示在屏幕上的扫描图像
泡沫平台
用泡沫平台将腿抬高，并保持脊柱水平
X 线发射器
低剂量的 X 线从此处发射，并穿过机体

（见 416 页）而不能正常吸收维生素 D。在较少的情况下，骨软化症和佝偻病是由于遗传性维生素 D 代谢紊乱性疾病或慢性肾功能衰竭（见 451 页）引起的。更为罕见的是由于服用抗惊厥药物（见 590 页），干扰了维生素 D 的代谢，导致骨软化和佝偻病。

有哪些症状？

骨软化的症状可以在数月或者数年内出现，包括：

- 骨疼痛、骨压痛，最常累及肋骨、髋关节和腿的骨骼。
- 上楼梯或者从蹲位站起时困难。
- 轻微创伤后发生骨折。

佝偻病患儿可能会出现相似的症状，但还可能出现以下症状：

- 生长迟缓。
- 骨骼生长端肿胀、压痛。
- 肋骨与胸骨交界处隆起，形成桶状胸。

如果不进行治疗，患佝偻病的儿童会出现“O 形腿”或“X 形腿”的畸形。

应该如何处理？

医生根据症状和体检结果，怀疑你患有骨软化或佝偻病。血液检查可以检测你的钙、磷酸盐和维生素 D 水平是否低于正常。骨组织活检，或拍摄骨骼的 X 线片（见 131 页）可以确诊。如果你有维生素 D 缺乏，应摄入富含维生素 D 的食物（见 16 页“**健康的饮食**”）和经常晒太阳。如果你有其他妨碍机体从食物中吸收维生素 D 的疾病，那么你应该注射维生素 D（见 598 页“**维生素**”）。同时，还需要补充钙（见 599 页“**矿物质**”）。

经过治疗后，绝大多数患者都会完全康复，但是儿童时期形成的畸形可能是永久的。

畸形性骨炎

骨骼维护与修复功能的障碍性疾病，导致骨骼脆弱、弯曲，有时会出现骨疼痛

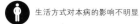

- 40岁以下的人罕见，50岁以上的人发病逐渐增多
- 男性更常见
- 有时有家族聚集现象；在亚洲和非洲人中罕见
- 生活方式对本病的影响不明显

一个健康人的骨骼会不断地被破坏，然后由新生的骨骼取而代之，这样可以维持骨骼的正常结构。然而，在畸形性骨炎患者中，部分骨骼的正常骨组织破坏－取代过程遭到破坏。这种情况可以发生在身体中的任何一块骨骼，但是骨盆、锁骨、脊椎（形成脊柱的骨骼）、头颅骨和下肢骨骼更容易受累。发生病变的骨骼变大、失去正常的结构，从而使骨骼慢慢变得脆弱，更容易发生骨折。

畸形性骨炎通常发生在 50 岁以上的人，在 80 岁以上的人群中，每 10 人中有 1 人患此病。该病有一定的家族聚集倾向，男性比女性更常见。畸形性骨炎在欧洲、北美和澳大利亚最多见，在亚洲和非洲人中很罕见。

有哪些症状？

通常畸形性骨炎不引起症状，往往是因为别的原因进行 X 线检查时才偶然发现的。如果出现了症状，可能会有：

- 骨痛，且夜间更重。
- 关节疼痛，特别是受累骨骼附近的关节。
- 骨骼畸形，例如 O 形腿或颅骨增大。
- 轻微创伤后会发生骨折（见 232 页）。

长期患畸形性骨炎的人还可能出现以下并发症：

- 如果骨骼压迫了邻近的神经，可以引起受累部位的麻木、刺痛或无力。
- 听力丧失。

在罕见的情况下，畸形性骨炎进一步发展的并发症，为某种类型的骨肿瘤（见 220 页“**原发恶性骨肿瘤**”）。

应该如何处理？

如果医生怀疑你患有畸形性骨炎，他会为你安排 X 线检查（见 131 页）来明确诊断。你也可能需要做血液和尿液检验，来检查参与骨骼破坏和重建过程的物质水平是否出现了异常。如果你的听力受到累及，还需要进行听力测试（见 377 页）。

如果你没有出现疼痛等明显的症状，或者没有明显发生骨折的危险，那么就没有必要进行治疗。如果你感到不适，医生会为你开止痛药物（见 589 页）或非甾体类抗炎药物（见 578 页）。如果这些药物的效果不够，有必要采取一些针对性的治疗。最常使用的治疗药物是双磷酸盐；其次是降钙素（见 579 页“**治疗骨骼疾病的药物**”）。需要进行血液检查来监测你对这些药物治疗的反应。

虽然药物治疗并不能逆转任何已经出现的骨骼畸形，但是药物治疗会延缓畸形性骨炎的进展。

脊柱后凸和脊柱前凸

脊柱上段过度向后弯曲称为脊柱后凸，脊柱下段过度向前弯曲称为脊柱前凸

- 肥胖是发病的危险因素
- 年龄、性别和遗传是与本病病因相关的危险因素

正常情况下，从侧面看整个脊柱有两个主要的生理性弯曲。在脊柱后凸或前凸的患者中，这两个自然的弯曲会变得过于明显。在脊柱后凸中，背的上部会过度向后弯曲，导致“驼背”。而在脊柱前凸中，脊柱的下段出现病变，形成一个夸张的“悬空背”。脊柱后凸和脊柱前凸经常同时出现，导致脊柱的上段和下段的弯曲同时增大，但下段的弯曲会小一些。

儿童发生脊柱后凸的原因尚不清楚。在成人，限制脊柱活动的疾病如骨关节炎（见 221 页）或引起椎体脆弱的疾病，如骨质疏松症（见 217 页），是造成脊柱后凸的最常见原因。不良姿势也可以导致脊柱后凸。

脊柱后凸往往会导致下段脊柱的前凸，这是因为脊柱下段需要代偿脊柱顶部弯曲带来的不平衡。腹肌无力和姿势不良的人也会发生脊柱前凸。肥胖患者更容易发生脊柱前凸，因为

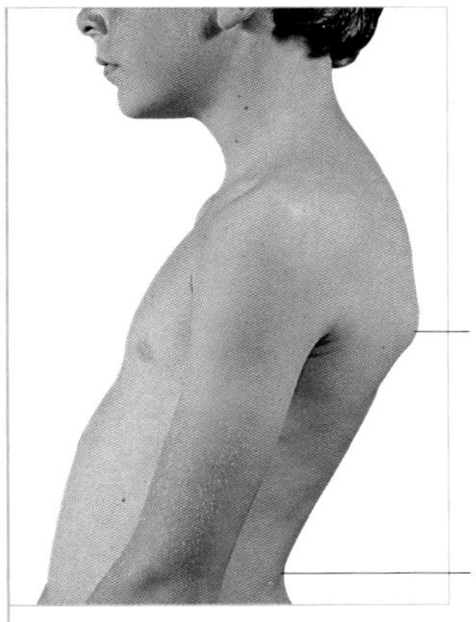

脊柱后凸和前凸
这张图片上显示的儿童患有脊柱后凸，颈部下方的背部向后弯曲，形成驼背，下背部过度向前凸出。

他们需要将上半身向后倾斜来保持身体的平衡。

医生会建议这些患者改善姿势，还会建议他们避免进行剧烈活动并减轻体重。进行一些能够增强脊柱肌肉力量的物理治疗（见 620 页），对改善姿势非常有帮助。

脊柱异常弯曲的人在以后的生活中更易发生其他的脊椎问题，例如椎间盘突出症或椎间盘脱出症（见 227 页）。

脊柱侧弯

指脊柱向左侧或者右侧异常弯曲

- 女性更常见
- 有时有家族聚集现象
- 年龄和生活方式对本病的影响不明显

从后背看，正常的脊柱是一条直线。脊柱侧弯是脊柱异常地向侧面弯曲，最常累及胸部和腰部脊柱。脊柱侧弯更常见于女性。早期诊断非常重要，如果不及时治疗，侧弯会逐渐加重。

由哪些原因引起？

大多数患者的病因还不清楚。由于在一些家庭中有聚集发病的现象，因此遗传因素可能与发病有关。在一些患者中，脊柱侧弯是先天性的。罕见的情况下，弯曲是由于脊柱周围的肌肉无力造成的，也可能是由于神经肌肉疾病，例如大脑性瘫痪（见 548 页）和脊髓灰质炎（见 168 页）造成的。脊柱侧弯也可能是由于骨骼缺陷，例如双下肢不等长造成的。脊髓损伤（见 323 页）后引起的肌肉痉挛，也可以引起一过性的脊柱侧弯，但这种情况很罕见。

有哪些症状？

除了先天性和由于脊髓损伤引起的脊柱侧弯外，临床症状都是逐步出现的，特别是在儿童期和青春期出现的脊柱侧弯。这些症状包括：

- 可以看到脊柱弯向一侧，在脊柱向前弯时更明显。
- 背痛。
- 步态异常。

严重的脊柱侧弯可以引起胸廓变形，有时会引起心脏和肺部疾病。

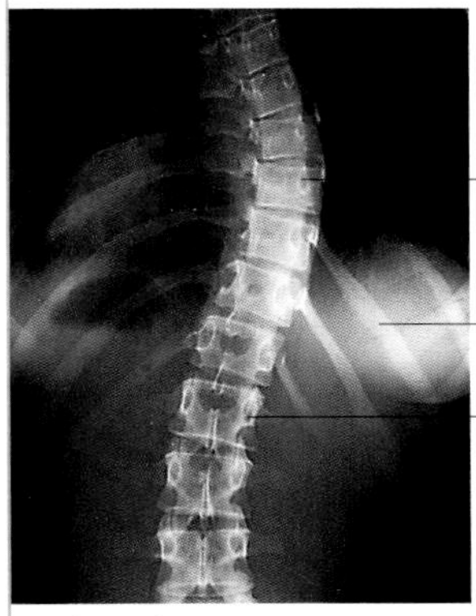

脊柱侧弯
在这张X线片上，胸椎向一侧异常弯曲。如果不治疗，侧弯会继续加重。

应该如何处理？

医生通过体检和 X 线片（见 131 页）就可以诊断。如果脊柱侧弯由其他疾病引起，那么治疗的目标是引起脊柱侧弯的原发病。例如，医生会建议双下肢不等长的患者穿矫正鞋。

如果没有引起脊柱侧弯的原发病，且脊柱侧弯的程度较轻，只需要定期复查，监测脊柱侧弯的进展。如果侧弯的程度严重或者进展很快，患者就需要佩戴专门的支具，来控制脊柱弯曲的进一步发展。在某些情况下，需要外科手术将发生侧弯的脊柱椎体融合或用金属棍和线来拉直脊柱。

尾椎痛

脊柱最下方小的三角形骨（称为尾椎）发生严重的锐痛

- 不良的坐姿是发病的危险因素
- 年龄、性别和遗传对本病的影响不明显

尾椎疼痛可能是由于创伤、分娩过程中婴儿的挤压，或者不良的坐姿引起的。但通常引起尾椎痛的原因还未被发现。

在诊断尾椎痛前，医生需要进行直肠指检排除直肠肿瘤。在女性病人中，医生还要进行阴道检查，以排除子宫肿瘤。此外，医生还会为你安排脊柱的磁共振检查（见 134 页）来寻找微小损伤的征象。

可以使用止痛药物（见 589 页）或非甾体类抗炎药物（见 578 页）来缓解尾椎痛的症状，也可以在患处进行热敷或者冷敷来减轻疼痛。局部注射皮质类固醇药物（见 578 页“**局部起作用的皮质类固醇药物**”），通常和麻醉药物联合使用，有时可以起到缓解症状的作用。通常情况下，尾椎痛不需要进一步的治疗。

骨髓炎

一种骨的感染性疾病，可以引起疼痛和周围组织的损坏

- 最常见于儿童和老年人，但任何年龄段的人都可以发生
- 静脉注射药物是发病的危险因素
- 性别和遗传对本病的影响不明显

骨髓炎是一种骨的感染，常常是由于细菌引起的。骨髓炎在儿童中最常见，但老年人也有发病的危险。在其他年龄段，骨髓炎最常见于免疫力下降的人群，例如镰状细胞病（见 272 页）或糖尿病（见 437 页）患者。在幼儿中，骨髓炎常累及椎骨（脊柱骨）和四肢的长骨。在成年人中，骨髓炎最常累及椎骨和骨盆。

由哪些原因引起？

骨髓炎有两种形式：一种是突然发病（急性骨髓炎）；另一种是在较长时间内逐渐发病（慢性骨髓炎）。

急性骨髓炎通常是金黄色葡萄球菌感染的结果。这些细菌平时生活在皮肤上，对皮肤无害。但当有伤口、骨折（见 232 页）、关节置换（见 223 页）或用污染的针头注射的情况时，这些细菌就可能进入血流，引起骨髓炎。

慢性骨髓炎可能是结核杆菌引起的。在罕见的情况下，真菌感染也会引起慢性骨髓炎。在一些患者中，急性骨髓炎会发展成慢性骨髓炎。

有哪些症状？

急性骨髓炎的症状会突然出现，包括以下症状：

- 受累部位的皮肤出现肿胀和剧烈疼痛。
- 发热。
- 骨髓炎的患儿会出现不愿意移动患肢的情况。

慢性骨髓炎起病缓慢，症状包括：

- 体重下降。
- 低热。
- 感染部位的骨骼出现持续的疼痛。

骨骼里形成的脓液可以通过皮肤上的开口（窦道）排出。

如何诊断？

如果医生怀疑你患有骨髓炎，他会为你安排 X 线检查（见 131 页）、放射性核素扫描（见 135 页）以及磁共振扫描（见 133 页）来确定感染骨骼的部位。如果出现了脓肿，可以抽吸样本（用一个细针采集）来进行检查，以确定引起骨髓炎的细菌种类。

如何治疗？

通常在医院里接受静脉注射抗生素（见 572 页）的治疗，而且这种治疗一直持续到你出院回家之后。在家中，你需要继续口服抗生素治疗数月。如果骨髓炎是由结核杆菌引起的，使用抗结核药物（见 573 页）治疗需要持续 12 ～ 18 个月。

某些情况下，需要外科手术取出感染的骨头。如果取出的骨块较大，可能需要局部植骨，用从身体其他部位或从供者身体上取来的新骨，来替代感染的骨。如果是关节置换引起的感染，需要将植入的人工关节取出，治疗感染后，再重新植入新的关节。

急性骨髓炎通常可以成功治疗，但是慢性骨髓炎可能需要数月，甚至数年才能痊愈。有些患者需要无限期地使用抗生素来控制感染。

良性骨肿瘤

良性骨肿瘤的生长可以引起疼痛和骨畸形

- 最常见于儿童和青少年，40岁以上的人很罕见
- 性别、遗传和生活方式对本病的影响不明显

良性骨肿瘤可以发生在身体任何部位的骨组织，最常见于四肢的长骨，如股骨（大腿骨）。手部的骨骼是另一个多发部位。良性骨肿瘤多见于儿童和青少年，40 岁以上的人非常少见。

虽然骨肿瘤通常没有症状，但是有时会引起肿瘤所在部位的疼痛，以及发生骨骼肥大和变形。此外，发生肿瘤的骨很容易骨折，即使是轻微的创伤都会引起骨折。有时肿瘤还会压迫神经，引起相应部位刺痛或麻木感。

如果肿瘤压迫近的肌腱（连接骨骼和肌肉的纤维组织），会使患者出现运动受限，并在运动时感到疼痛。

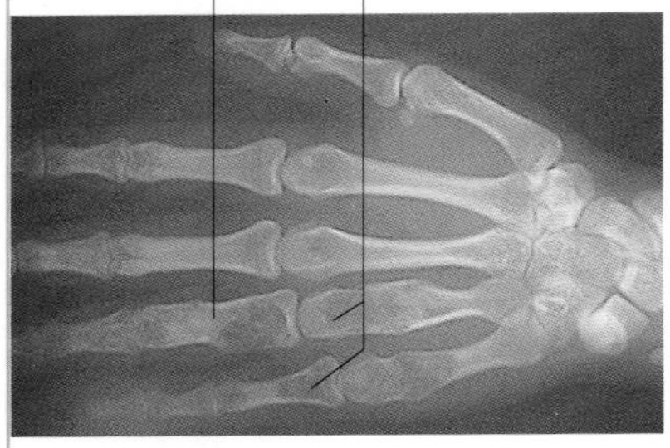

良性骨肿瘤
这张 X 线片上显示了指骨的数个良性肿瘤。累及的指骨已经增大，其中一根手指发生了骨折。

通过 X 线（见 131 页）、磁共振成像（见 133 页）和放射性核素扫描（见 135 页）通常可以诊断骨肿瘤。为确定肿瘤是良性的，医生可能会安排你进行骨活检，骨活检就是取出一小块发生病变的骨组织来进行分析。

如果骨肿瘤引起疼痛、骨骼变形或者生长迅速，那么就需要外科手术切除肿瘤。切除后，往往还需要进行骨移植，植入的骨可以是人工骨，也可以取来自身体其他部位的骨组织，或者来自供者的骨组织。一般来讲，利用外科手术可以成功地切除良性骨肿瘤，但有时肿瘤会复发，还需要进一步的手术治疗。

原发恶性骨肿瘤

指原发于骨组织的恶性肿瘤

最常见于儿童和青少年

有时有家族聚集现象

性别和生活方式对本病的影响不明显

原发恶性骨肿瘤非常罕见。这些恶性肿瘤常见于儿童和青少年，病因尚不清楚，一些患者的发病可能与遗传因素相关。该病发生的最常见部位是腿，通常是靠近膝关节上方和下方的骨组织。

原发恶性骨肿瘤的首发症状，通常是患肢所在部位的疼痛或肿胀。如果病变是下肢的骨骼，患者会出现站立或休息时疼痛，并且在夜间加重。发生病变的骨容易发生骨折。

应该如何处理？

为了确诊，医生会安排你做 X 线（见 131 页）、CT 扫描（见 132 页）或磁共振成像（见 133 页）等检查。他还会为你做胸部 X 线检查（见 300 页）和放射性核素扫描（见 135 页），以确定肿瘤是否已经转移到身体的其他部位。放射治疗（见 158 页）可以使肿瘤变小，但是在大多数情况下，还需要行外科手术切除肿瘤。切除后，需要植入人工骨或者从身体其他部位切除的自体骨或者来自供体的骨来替代。

手术后的放疗或化疗可消灭残留的癌细胞。极少数的情况下，则需要截肢。绝大多数经过治疗的原发恶性骨肿瘤 5 年内复发的概率小，之后复发的可能性也不大。

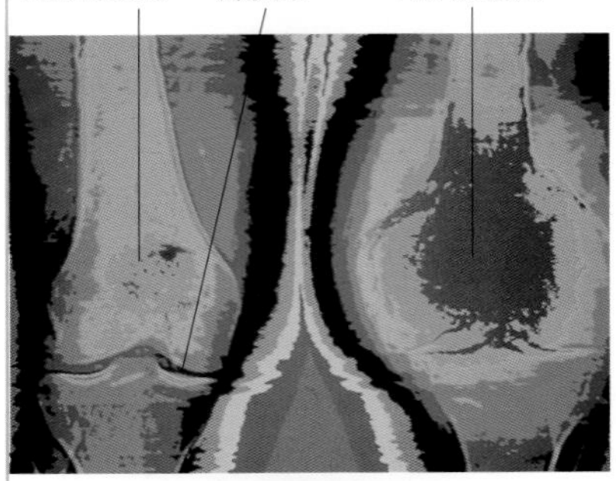

腿部的原发恶性骨肿瘤
这是一张双腿的彩色增强 CT 扫描片，显示的是原发于一根股骨（大腿骨）的恶性骨肿瘤，这根股骨出现了肿大。

骨转移瘤

指由身体其他部位转移而来的恶性肿瘤

最常见于老年人

发病的危险因素与肿瘤的类型相关

性别和生活方式对本病的影响不明显

骨转移瘤，又称继发性骨肿瘤，是由身体其他部位的肿瘤播散而来。骨转移瘤最常见于肋骨、骨盆、头颅骨或脊柱。骨转移瘤较原发恶性骨肿瘤要常见得多，尤其是老年人，他们身体的其他部位更容易发生肿瘤。最常见的，转移到骨的恶性肿瘤，通常来自乳腺、肺部、甲状腺、肾脏和前列腺。

有哪些症状？

除了原发癌引起的症状以外，骨转移瘤还会引起以下症状：

- 令人痛苦的骨痛，夜间更重。
- 受累部位肿胀。
- 受累部位有压痛感。

通常轻微的外伤，就能造成受累骨骨折。

应该如何处理？

如果你身体的其他部位已经有了恶性肿瘤，你可能需要做 X 线检查（见 131 页）和放射性核素扫描（见 135 页）来明确肿瘤是否已经播散到骨。如果原发肿瘤的部位不明确，还需要进一步的检查，明确转移癌来自何处。例如，女性患者应该进行乳房 X 线检查（见 487 页“乳腺 X 线照相检查”），来寻找乳腺癌的证据。

医生可能还会对你的原发肿瘤进行治疗。医生可能会安排你进行一个疗程的化学药物治疗（见 157 页）、放射治疗（见 158 页）或激素治疗，来减轻骨痛。

骨转移瘤患者的预后通常有赖于原发肿瘤的来源部位，以及原发肿瘤治疗的成功程度，但是，在发生骨转移后，最好的效果，也只能是有一个阶段的缓解期。

关节和韧带疾病

关节位于两块骨相接的部位，它能使我们的身体灵活运动。被称为软骨的滑润组织覆盖在关节骨的顶端，起润滑作用，在运动时减少摩擦；关节周围的纤维组织——韧带，为关节提供坚强的支撑。在发生关节炎、创伤、感染，以及因为老龄或疾病造成的骨、软骨和韧带的退行性改变，可以造成关节破坏。

关节疾病是导致机体残疾和丧失活动能力的主要原因。但是近 25 年来，由于安全可靠的人工关节，使慢性关节疾病的治疗有了显著进展。

本节首先介绍多种类型的关节炎。接下来分别就最常见的关节炎类型进行描述，包括骨关节炎、类风湿关节炎、痛风、反应性关节炎和化脓性关节炎。过去，化脓性关节炎是引起关节破坏的主要原因，而现在使用抗生素治疗，通常可以治愈。接下来的文章介绍腰部疼痛及自助措施。在本节的最后介绍非关节炎性疾病，如滑囊炎，是位于骨面与肌腱或骨突与皮肤之间的缓冲垫出现肿胀和发炎。

本书其他章节将介绍与类风湿关节炎不同的儿童关节炎症（见 541 页“幼年型慢性关节炎”），它属于特殊类型的类风湿关节炎。

重要的解剖结构

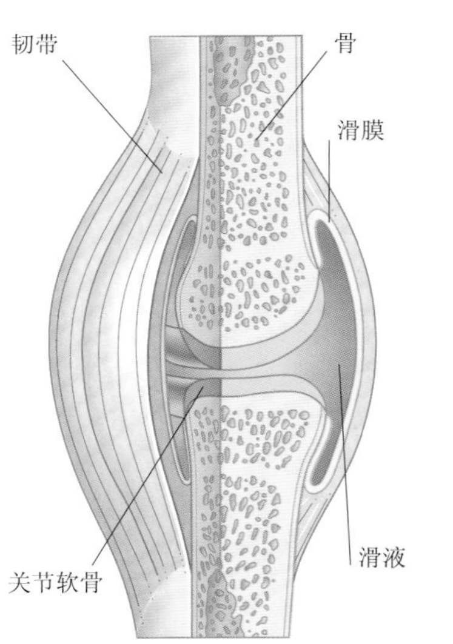

有关关节和韧带的结构和功能的更多信息，请参阅 213 ~ 214 页。

关节炎

指一个或多个关节的疼痛、炎症和僵直

年龄、性别、遗传和生活方式是与本病类型相关的危险因素

关节炎一词涵盖了一组炎症性和退行性疾病，这些疾病都可以引起关节僵直、肿胀和疼痛。关节炎也可能与一些其他疾病有关，例如银屑病（见 192 页）和克罗恩病（见 417 页）。

有哪些类型？

关节炎有很多不同的类型，每一类型都有不同的特点。最常见的关节炎类型是骨关节炎（见 221 页），最常累及的是膝关节、髋关节和手部关节，通常发生于中老年人。颈椎病（见 222 页）是一种累及颈部关节的特殊类型的骨关节炎。

类风湿关节炎（见 222 页）是一种能引起关节和其他身体组织器官炎症的毁损性疾病，例如覆盖心脏的心包、肺脏和眼等。在儿童中，类风湿关节炎有着不同的表现（见 541 页“幼年型慢性关节炎”）。强直性脊柱炎（见 223 页）是一种最初影响到脊柱和脊柱最下端及骨盆的慢性关节炎，但其他一些组织器官如眼睛，也可以受累。强直性脊柱炎最终会导致脊柱融合。

典型的反应性关节炎（见 224 页）

常见于易感人群，在他们的身体其他部位发生感染（最常见的感染部位是生殖道或者肠道）后出现关节炎。反应性关节炎最常引起踝关节或者膝关节的炎症。

痛风（见224页）和假性痛风（见225页）是由于晶体沉积在关节，引起关节疼痛、肿胀的一种关节炎。

化脓性关节炎（见225页）是由于感染通过伤口或者血液播散到关节所致的一种相对罕见的关节炎。

治疗取决于关节炎的类型。止痛药物（见589页），如对乙酰氨基酚和非甾体类抗炎药物（见578页）可用来缓解症状。物理治疗（见620页）可促进关节活动，加强关节周围的肌肉力量。一些严重破坏的关节，需要手术进行置换（见223页“关节置换”）。

骨关节炎

指覆盖于骨端表面的关节软骨逐渐发生退行性改变所造成的关节炎症

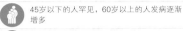

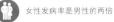

- 45岁以下的人罕见，60岁以上的人发病逐渐增多
- 女性发病率是男性的两倍
- 有时有家族聚集现象
- 曾受过损伤和身体超重是发病的危险因素

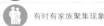

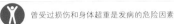

在骨关节炎中，骨端表面起保护作用的关节软骨被磨损。随着磨损程度加重，关节周围的骨质增生，生长出来的骨质被称为骨赘。如果衬在关节囊内的滑膜组织也发生了炎症，关节内就会出现液体积聚，形成关节积液。这些改变可以引起关节疼痛、肿胀或僵直，从而影响关节的活动性。

骨关节炎最常发生在身体的承重关节，例如髋关节和膝关节。但手、脚、肩关节，以及颈椎也可以发生骨关节炎（见222页“颈椎病”）。70岁以上的老年人，几乎都有不同程度的骨关节炎，但是只有部分人会出现症状。女性更容易患骨关节炎，而且病情也会更严重一些。有时一些年轻人也会发生这种类型的关节炎，尤其是那些曾经有过关节损伤的年轻人。

由哪些原因引起？

通常没有明确的引起骨关节炎发病的原因，但是已知有些因素会增加发生骨关节炎的危险。磨损常发生于因反复剧烈活动，或者反复发生轻微伤而造成损坏的关节。例如，芭蕾舞演员的脚经常承受很大的压力，所以她们更容易发生踝关节的骨关节炎。退役的运动员发生骨关节炎也很常见。

年轻时受到的关节损伤，可能会导致将来发生骨关节炎。身体超重也会增加发生骨关节炎的危险，因为超重时关节会承担额外的压力。其他的关节疾病造成的关节软骨损伤，如化脓性关节炎（见225页），也是发生骨关节炎的危险因素。最后，如果你的直系亲属患有骨关节炎，那么你就会更容易发生骨关节炎。

有哪些症状？

骨关节炎的早期症状都很轻微，但是会逐渐加重。开始时只是一个或者两

自助措施

生活与关节炎

如果你患有慢性关节炎，就需要想办法控制症状，从而保证你有一个充满活力的生活。向医生就止痛和保持关节活动度的方法进行咨询，一些针对关节炎的组织，也可以向你提供一些有价值的帮助。

改善活动

轻柔、规律的锻炼，有助于减轻关节的僵直和改善活动度。同时，体育锻炼也可以加强关节周围的肌肉。然而，如果锻炼引起了关节肿胀和疼痛，应立即停止运动，并迅速就医。

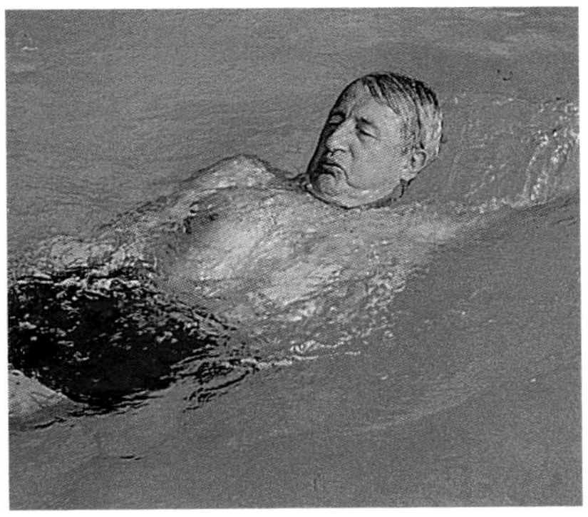

锻炼
规律的游泳练习，是使你的关节保持灵活和强壮的有效方法，因为水的浮力可以支撑你的身体，使你的肌肉在不牵拉关节的情况下得到锻炼。

缓解疼痛

在患处热敷或者冷敷，都可以减轻疼痛。热敷可以促进血液循环，冷敷可以减轻肿胀。两者都可以降低人体对疼痛的敏感性。

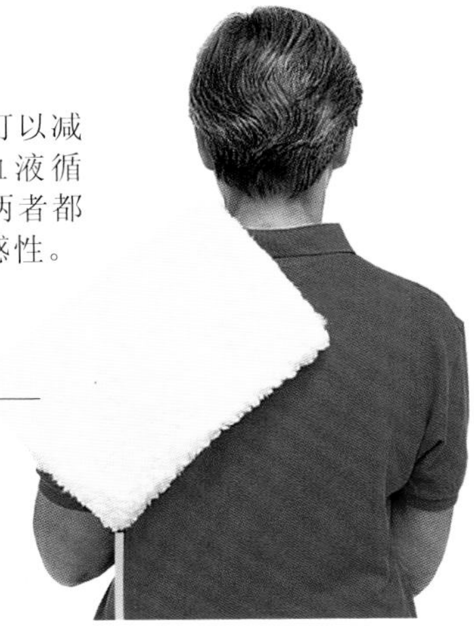

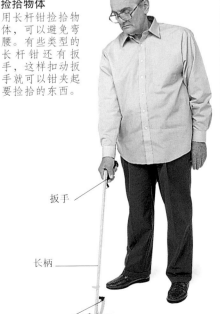

使用电热毯
可以使用电热毯给疼痛的关节持续热敷。

特殊的辅助设备

医生或者理疗师可能会建议你使用一些特殊的设备，来辅助你完成日常活动。这些设备具有特定的功能，比如容易抓握的把手，或者能够使你的手臂“延长”的手杖，这样你不用弯腰，就可以够到你想拿到的东西。

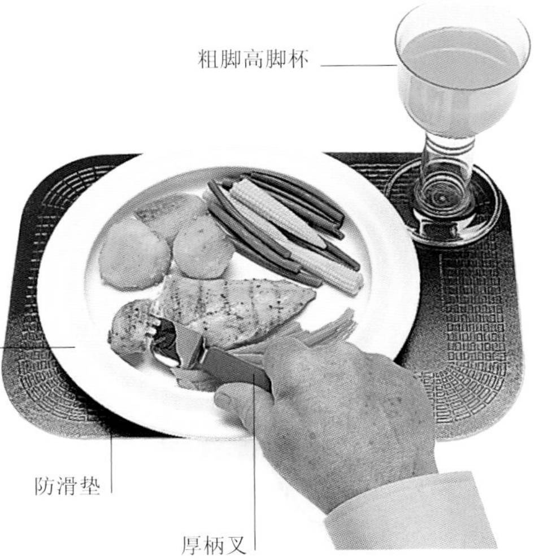

饮与食
如果关节炎限制了你的活动，那么建议你在饮食中使用厚柄的刀叉和粗脚高脚杯，以便于握住。有边的盘子可以防止食物溢出盘子，防滑垫有助于盘子稳固。

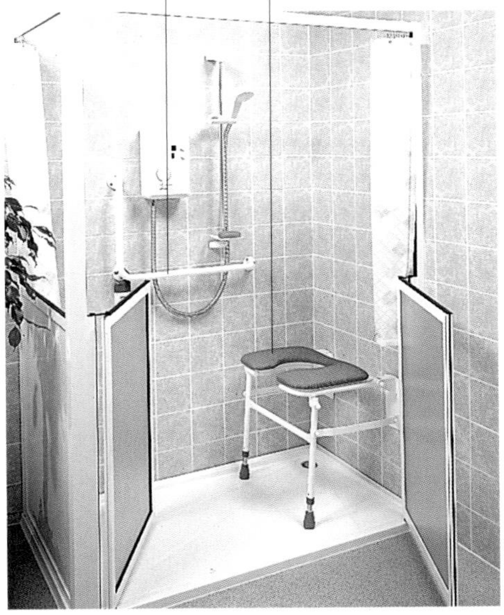

洗澡
在浴室里放置专用座椅，这样你可以坐着洗澡。同时安装扶手和防滑垫可以避免摔倒。

捡拾物体
用长杆钳捡拾物体，可以避免弯腰。有些类型的长杆钳还有扳手，这样扣动扳手就可以钳夹起要捡拾的东西。

个关节病变严重，但是随后可能发展为全身多个关节的骨关节炎。症状主要包括：

- 活动时关节疼痛和压痛加重，休息时减轻。
- 关节周围肿胀。
- 在一段时间不活动后，关节出现短时间的僵直。
- 关节活动受限。
- 如果手部关节受到累及，就会出现手关节增大和变形。
- 受累关节在活动时会出现捻发音。

牵涉痛是指在受损部位比较远的部位出现疼痛，但这个部位与发生病变的关节部位受同一个神经通路的控制。例如，发生骨关节炎的髋关节会引起膝关节的疼痛，在晚间时疼痛加剧。

如果关节活动严重受限，那么患者可能会被“困”在家里。缺乏运动会导致肌肉萎缩和无力，有时还会出现体重增加。

医生会如何处理？

医生根据症状、关节病变的病史和体格检查，会怀疑你患有骨关节炎。但是通常骨关节炎的明确诊断，还需要通过血液检查和X线（见131页）来排除其他类型的关节炎。

目前，骨关节炎还无法治愈，但治疗可以使绝大多数症状得到缓解。医生会开对乙酰氨基酚（见589页“止痛药物”）或非甾体类抗炎药物（见578页）来缓解疼痛。如果你出现了一个关节的严重疼痛和炎症发作，医生会向受累的关节内，直接注射皮质类固醇，以缓解肿胀和疼痛（见578页“局部起作用的皮质类固醇药物”）。

为了改善受累关节周围肌肉的力量，医生会为你做物理治疗（见620页）。如果骨关节炎病情很重，可能需要外科手术来修复，或者更换发生病变的关节（见223页“关节置换”）。

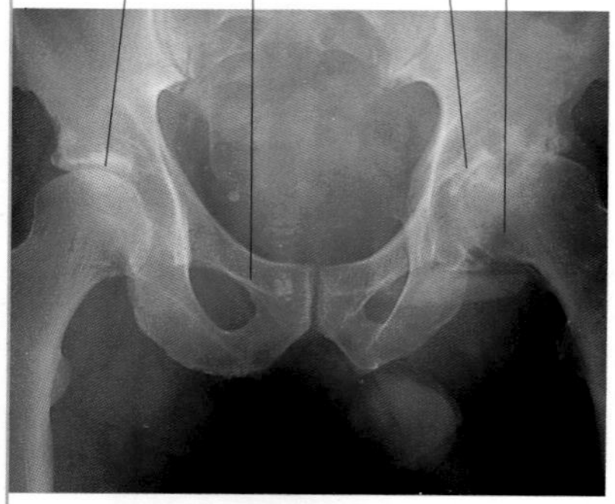

髋关节的骨关节炎

从X线片中可以看到右侧髋关节的股骨（大腿骨）头在与骨盆结合的部位已经发生磨损，这可引起疼痛和僵硬。

我该怎么办？

如果你有轻度的骨关节炎，应调整生活方式（见221页“生活与关节炎”），积极参与日常的锻炼活动。如果你身体超重，从医生那里获得的饮食方面的建议，可以帮你减轻体重，使关节减少进一步的磨损。如果可能的话，进行温和的运动有助于减肥，并维持肌肉的力量，从而延缓病情的发展。橡胶底的鞋可以吸收运动中产生的震动，降低关节的进一步磨损。如果你有髋关节和/或膝关节的疼痛，使用手杖可以减轻关节受重；洗热水澡或热敷可以缓解关节疼痛，改善活动度。

颈椎病

一种颈部骨骼和软骨的疾病，可以引起颈部疼痛和僵直

- 最常见于45岁以上的人群
- 男性更多见
- 遗传和生活方式对本病的影响不明显

颈椎病是累及脊柱上段的骨关节炎（见221页）。该病表现为椎骨（组成脊柱的骨）和/或椎骨间的软骨盘出现一些疾病的改变。椎骨开始变厚，椎体上开始形成向外生长的骨，称为骨赘。发生炎症的关节和骨赘会压迫脊神经或颈部的血管。颈椎病在45岁以后会越来越常见，男性发病率高于女性。在极少数情况下，年轻人的颈椎病可因外伤触发。

有哪些症状？

大多数颈椎病患者没有症状或者只出现非常轻微的症状。明显的症状可能包括以下几个方面：

- 因颈部疼痛出现颈部活动受限。
- 后脑勺部疼痛。
- 从肩部到手部出现放射性疼痛。
- 手臂和手部出现麻木、刺痛或者肌肉无力。

有时，头部转动过快，上颈段的畸形会突然压迫负责向脑部输送血液的血管，导致头晕、站立不稳或者复视（见379页“眩晕”）。

在罕见的情况下，发生严重退行性改变的椎关节，会长期压迫脊髓，引起腿部的刺痛、肌肉无力和瘫痪，有时还会导致大小便失禁。这种情况需要进行紧急的内科治疗。

如何诊断？

有些患颈椎病的人是在没有症状的情况下，因其他原因，在进行X线检查（见131页）时偶然发现的。但是，如果你出现了颈部疼痛或者头晕的话，就应该去看医生，医生会为你做X线检查来寻找颈椎病的征象。如果医生认为你的症状不单纯是由颈椎病引起的，他会为你安排进一步的检查，寻找其他病因，例如椎间盘突出症或椎间盘脱出症（见227页）。你还可能需要进行神经传导和肌电图检查（见337页“神经和肌肉电生理检查”），以评估你的上臂和手的神经活动。你可能还需要进行CT扫描（见132页）和磁共振成像（见133页）检查，来确定骨骼、椎间盘软骨和脊柱组织是否受到累及。

如何治疗？

脊柱的退行性改变并不一定是进展的，可能在许多年里只有非常小的进展，有时症状还会逐渐改善。对于较轻的病例，医生可能会推荐使用止痛药物（见589页）或非甾体类抗炎药物（见578页）来缓解症状。一旦疼痛得到缓解，医生会建议你进行一些简单的锻炼，来保持颈椎的活动度，同时增强颈部肌肉的力量。

如果颈椎病已经导致神经受损，那么需要手术来阻止症状的进一步恶化。在手术中，医生会扩大椎体之间的自然开口，因为这个开口是神经从脊髓发出分支后，分布到外周的通道。极少数的患者，需要通过手术将发生病变的椎体融合起来，以保持脊柱的稳定性。

类风湿关节炎

一种可以导致关节疼痛、肿胀、僵硬或畸形的慢性疾病

- 最常见于40岁以上的人群
- 女性发病率是男性的3倍
- 有一定的家族聚集性
- 生活方式对本病的影响不明显

在类风湿关节炎中，由于包绕关节的滑膜的炎症，导致受累的关节僵硬和肿胀。如果炎症反应持续存在，可以造成组成关节的骨端和覆盖其上的软骨损坏，那些支持关节的结构，如肌腱和韧带，也会被磨损或松弛，导致关节畸形。

多数患者的类风湿关节炎会累及多个关节。疾病通常首先出现在手或者脚的小关节，随后会发展到人体的其他关节，通常关节受累多发生在身体两侧相对称的部位。身体其他部位的组织，比如眼睛、肺脏、包绕心脏的心包和血管，也会受到炎症的侵犯。

类风湿关节炎是一种反复发作的慢性疾病，通常出现持续数周或数月的发作期，在两次发作期间会有相对无症状期。本病的发病率为1%，女性是男性的3倍。在儿童中，有一种关节疾病，它与类风湿关节炎的表现相似，但又有自身特点（见541页“幼年型慢性关节炎”）。

类风湿关节炎是一种自身免疫性疾病（见280页），发病时机体产生能够攻击滑膜的抗体，在一些患者，抗体还会攻击其他组织。类风湿关节炎有一定的遗传性，因为在一些家庭中很常见。

有哪些症状？

类风湿关节炎通常是缓慢发病的，虽然有时候炎症也会突然发作。类风湿关节炎伴发的全身症状包括疲劳、食欲欠佳和体重下降。特异症状包括：

- 关节疼痛、肿胀，早晨醒来时关节僵硬。
- 身体受压部位会出现无痛性小包块（结节），比如肘部。

由于类风湿关节炎会引起疼痛和衰弱，因此类风湿关节炎患者产生抑郁情绪很常见。女性患者在妊娠后，类风湿关节炎的症状有所缓解，但是分娩后症状会复发。

有哪些并发症？

随着时间的推移，类风湿关节炎患者的骨组织变得稀疏（见217页“骨质疏松症”），容易发生骨折。这种情况一部分由疾病本身造成，另一部分由机体的活动度下降造成。

类风湿关节炎全身症状，部分是由于贫血（见271页）造成的，贫血是由于骨髓无法生产足够的新的红细胞而造成的。也可以出现滑囊炎（见229页），关节周围的一个或多个含有液体的滑囊受到炎症累及。腕关节的肿胀可能会压迫到正中神经，导致手指的刺痛和麻木（见338页“腕管综合征”）。供应手指或者足趾的动脉壁发生痉挛或狭窄，造成雷诺现象（见262页），导致手指和脚趾在遇冷后变白、疼痛。

一种不太常见的并发症是淋巴结和脾脏肿大（见279页“淋巴结肿大”）。炎症会累及心脏的包膜（见258页“心包炎”）以及肺脏（见304页“纤维性肺泡炎”）。在某些情况下，一些患者会出现眼白的炎症

▶ 治疗

关节置换

关节置换应用于疾病和创伤导致的严重损坏的关节，是使用由金属、陶瓷和／或塑料制成的人工关节，替换掉受损的关节。关节置换常见于髋关节、膝关节、肩关节，在踝关节、肘关节、腕关节，以及手和脚的小关节中也有应用。手术时，受损关节端的骨被切除，然后用人工假体安装在这个部位。手术通常可以缓解关节的疼痛，增加受累关节的活动范围，从而大大改善患者的生活质量。

髋关节置换

关节置换应用最广泛的关节是髋关节。在手术中，髋臼和股骨头都被人工假体替换掉。这个手术在全身麻醉下进行，需要短期住院。

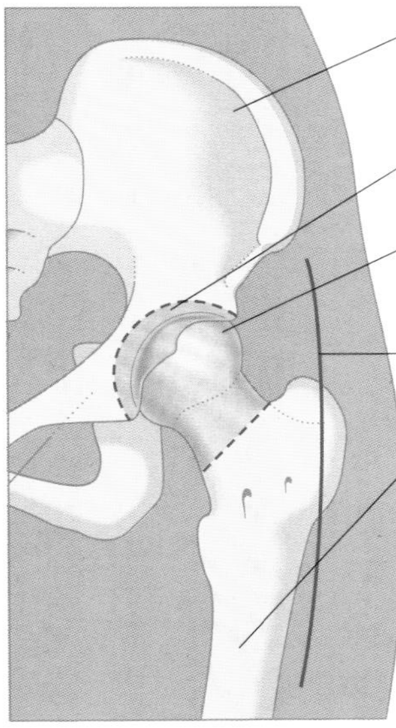

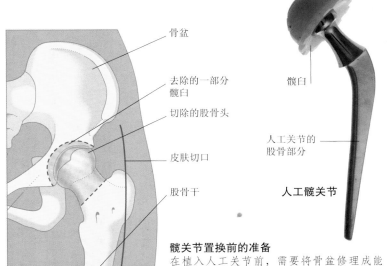

髋关节置换前的准备
在植入人工关节前，需要将骨盆修理成能够适合新的髋臼的形状。切除股骨头，将骨的中央修理成能够适合人工关节的股骨部分的形状。

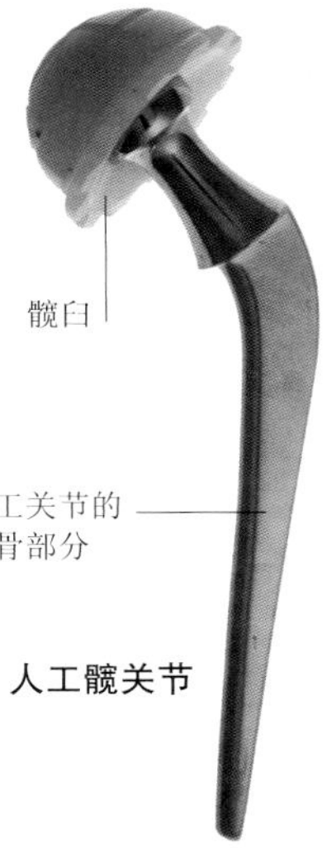

人工髋关节

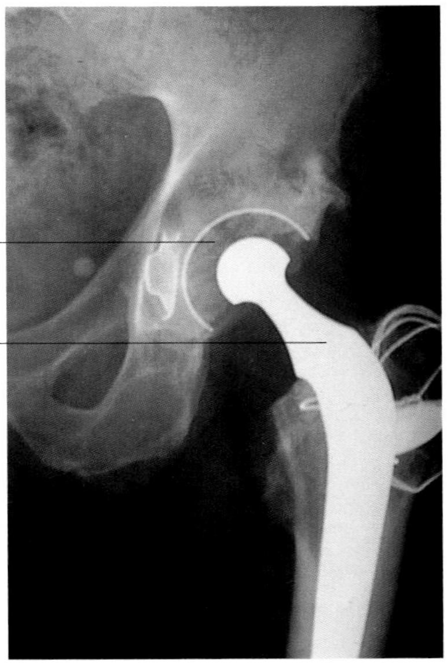

植入的人工髋关节
这张 X 线片显示的是植入的人工髋关节，关节的股骨部分插入到股骨（大腿骨）中，髋臼植入骨盆内。

其他关节

人体有多种不同类型的关节可以进行置换，从手指的小关节到大的膝关节都可以置换。

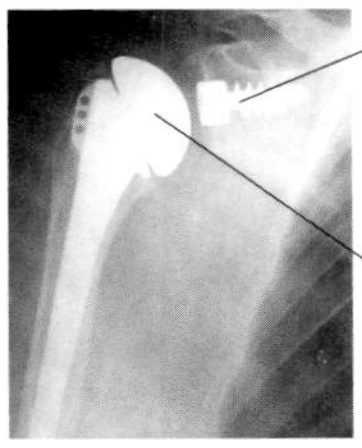

人工肩关节
这个人工肩关节被分别植入到肱骨和肩胛骨里。

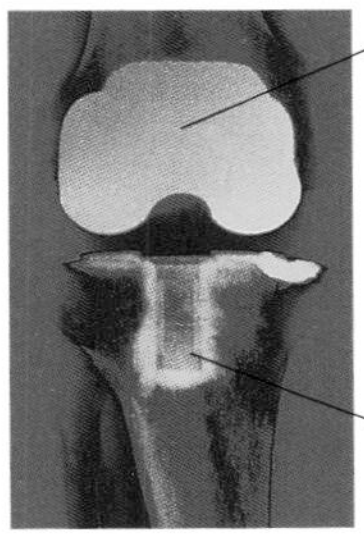

人工膝关节
这个置换的膝关节有两个人造的组成部分，分别植入股骨（大腿骨）和胫骨中。

（见 357 页“巩膜炎”），或眼睛变得非常干涩（见 281 页“干燥综合征”）。

如何诊断？

根据病史和体格检查，通常可以作出诊断。医生会为你安排血液检查，以发现是否存在类风湿因子的抗体和抗环瓜氨酸多肽抗体，二者通常都和类风湿关节炎有关。医生还会为你进行血液检查，评估你炎症反应的程度。对病变关节进行 X 线检查（见 131 页），用来评估受累关节的破坏程度。

如何治疗？

目前还没有治愈类风湿关节炎的方法。治疗通过控制症状、减缓疾病进展，达到阻止更多关节发生损伤的目的。医生会根据你病情的严重程度、疾病的进展情况、你的年龄和身体的基本健康状况，来推荐适当的药物。

多数情况下，类风湿关节炎一旦被确诊，就需要尽快使用控制病情进展的抗风湿药物（见 579 页）。这些药物可以改变类风湿关节炎的疾病进程，从而减轻炎症和疼痛等症状，而

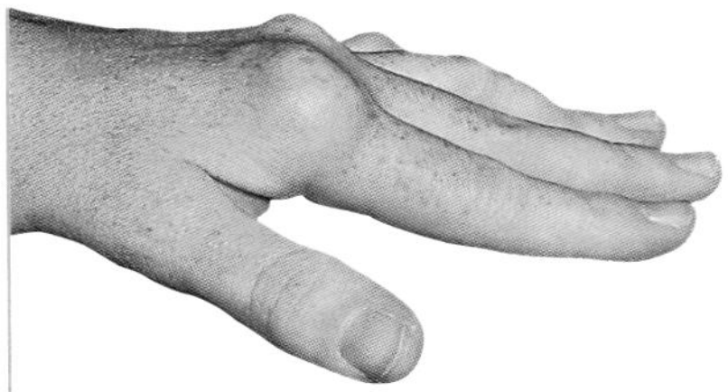

类风湿关节畸形
类风湿关节炎侵袭手部的小关节，引起骨质的破坏与增生，从而形成梭形肿胀和关节畸形。

且还能阻止关节的进一步损坏。使用抗风湿药物治疗，必须在专家的监督下进行。在使用这些药物前，你还需要做一些检查，以确定有哪些药物不能使用。需要连续服用数月的抗风湿药物才有效，因此在药物完全起效之前，医生会为你开止痛药物（见 589 页）、非甾体类抗炎药物（见 578 页）和／或皮质类固醇药物（见 600 页）来缓解症状，这些药物也能控制病情复发时出现的症状。抗风湿药物有时会引起严重的副作用，如肾脏、肝脏、血液和眼部疾病，因此医生会严密监测你的情况。

对于疼痛非常严重的关节，医生还会建议你使用夹板或支具固定，这样可以减缓畸形的发展速度。温和的规律运动，有助于保持关节的灵活性，并防止关节周围的肌肉力量减退。物理治疗（见 620 页）也可以改善关节的活动度，有助于增强肌肉的力量。水疗、冷敷或者热敷可以缓解疼痛。

向疼痛严重的关节里注射皮质类固醇药物，可以缓解疼痛（见 578 页“局部起作用的皮质类固醇药物”）。如果关节严重受损，建议通过外科手术使用人工关节（见本页“关节置换”）置换病变关节，或通过外科手术将发生病变的关节融合。

预后如何？

许多类风湿关节炎患者可以正常生活（见 221 页“生活与关节炎”），但是需要终身服药来控制症状。大约 10 个类风湿关节炎患者中，有 1 人会因为反复的疾病发作，造成关节损毁而使身体严重残疾。为了监测疾病的进展情况和治疗的效果，需要定期进行血液检查。有时，发作会逐渐停止，表明疾病已经不活动了，但是已经损坏的关节却永久存在。

强直性脊柱炎

关节的持续性炎症和僵硬，通常累及脊柱和骨盆的关节

- 通常是在青春期或者年轻时发病，45岁以上罕见
- 男性发病率是女性的4倍
- 有时有家族聚集现象
- 生活方式对本病的影响不明显

强直性脊柱炎是以骨盆后方的骶髂关节和椎体（构成脊柱的骨骼）受累为突出表现的、持续的关节炎症性疾病。如果脊柱的病情比较严重，就会在脊椎骨之间有新骨形成，最终导致脊柱融合。

这种类型的关节炎，男性更多见，其发病率是女性的 4 倍。对于一些患者来说，强直性脊柱炎的某些类型，可以与持续存在的皮肤疾病，如牛皮癣（见 192 页“银屑病”）或肠道的炎症性疾病，如克罗恩病（见 417 页）有关。

由哪些原因引起？

目前，强直性脊柱炎的发病原因尚不清楚，但大约 9/10 的患者，他们体内的绝大多数细胞表面会有一种特殊的抗原（一种能刺激机体免疫反应的物质），称为人白细胞抗原 -B27。这种抗原具有遗传性，是强直性脊柱炎在一些家族里聚集的原因。绝大多数有人白细胞抗原 -B27 的人不会发病，但在易感人群，细菌感染可以触发强直性脊柱炎。

有哪些症状？

强直性脊柱炎的症状，通常出现在青春期的后期或成年的早期，在数月甚至数年里逐渐发病。通常男性发病更多见。主要症状有：

- 下腰部痛，可能会蔓延至臀部和大腿。
- 下腰部僵硬，早晨更重，活动后减轻。
- 其他关节疼痛，比如髋关节、膝关节和肩关节。
- 足跟疼痛和压痛。
- 疲劳、消瘦和低热。

如果得不到治疗，强直性脊柱炎可引起脊柱弯曲（见 218 页“脊柱后凸和脊柱前凸”）。如果脊柱和肋骨的关节受到累及，胸廓扩张会受限。在一些患者中，强直性脊柱炎可以引起炎症或累及关节外其他部位的组织，比如眼睛（见 357 页“葡萄膜炎”）。

如何诊断？

医生会根据你的症状怀疑你可能患有强直性脊柱炎，他会为你进行体检，并安排 X 线检查（见 131 页）来寻找骨盆和脊柱关节融合的证据。医生还可能为你做血液学检查，来检测炎症的严重程度以及人白细胞抗原 -B27 的水平。

如何治疗？

强直性脊柱炎的治疗目的是减轻症状、阻止脊柱畸形。医生可能会开一种非甾体类抗炎药物（见 578 页）来减轻疼痛和炎症。有时，需要进行短疗程的口服皮质类固醇药物（见 600 页）治疗，来缓解症状；有时还可以向受累严重的关节内注射皮质类固醇激素来减轻关节疼痛。在病情严重的患者，可以给予一些如英夫利昔或者阿达木等药物。这些药物通过抑制一种能促进炎症的细胞反应的自然化学物质（肿瘤坏死因子 - α）来起作用。

除药物治疗外，医生还会建议物理治疗（见 620 页），通过呼吸锻炼和身体锻炼来改善你的姿势、加强背部肌肉的力量，以及阻止脊柱畸形（见 226 页“预防腰背痛”）。规律的体育锻炼，比如游泳，有助于缓解疼痛和僵直。如果关节如髋关节受累，可能需要手术，对这些关节进行置换（见 223 页“关节置换”）。如果你的活动能力严重下降，可能需要进行功能治疗（见 621 页）。理疗师会建议你使用专门设计的一些辅助设备和家具，这样可以使你的生活更容易一些。

预后如何？

虽然强直性脊柱炎无法治愈，但是绝大多数患者的病情较轻，对患者的日常生活没有太大的影响。在大多数患者中，早期治疗和规律的锻炼可以减轻后背的疼痛和僵直，并且能够预防脊柱的畸形。然而，在 20 名强直性脊柱炎的患者中，会有 1 人最终出现残疾，很难进行许多日常活动。如果是因为关节损害引起的残疾，那么可以进行关节置换术。

反应性关节炎

由于身体其他部位的感染引起的异常免疫反应，造成的关节炎症

- 最常见于20～40岁的人群
- 男性更常见
- 有时有家族聚集现象
- 生活方式是与本病病因相关的危险因素

反应性关节炎通常是急性疾病，发生于生殖系统或消化道（见 398 页“胃肠炎”）的细菌感染后，例如泌尿生殖系统的衣原体感染（见 492 页）和非淋球菌性尿道炎（见 491 页）。所有这些感染都会激发异常的免疫应答，引起关节组织发生炎症，常见于膝关节和踝关节。如果炎症反应的同时也侵袭到生殖系统和眼睛，那么就称为赖特尔综合征。80% 赖特尔综合征患者有一种特殊的抗原，即已知的人白细胞抗原 -B27。虽然赖特尔综合征是由感染引起，但它通常发生在具有遗传易感性的人群。因此，赖特尔综合征具有家族聚集性。

有哪些症状？

根据触发反应性关节炎和赖特尔综合征的感染不同，患者会出现一些泌尿生殖系统感染的症状，如排尿时出现疼痛，或胃肠炎的症状，如腹泻。然而，一些患者并没有这些最初的症状。

在最初感染的 3 ～ 30 天后会发生反应性关节炎和赖特尔综合征，引起的症状包括：

- 关节疼痛、发红和压痛。
- 关节周围肿胀。

虽然膝关节和踝关节是最常受累的关节，但是其他关节也可以受累。对于赖特尔综合征患者，还会出现以下症状：

- 眼睛红肿、疼痛（见 355 页“结膜炎”；见 357 页“葡萄膜炎”）。
- 排尿时疼痛，以及阴茎或阴道有分泌物排出。

还有一些少见的并发症，如口腔溃疡（见 401 页）、阴茎炎症（见 461 页“龟头炎”）、腰痛（见 225 页）和手、脚的皮肤病变。

应该如何处理？

医生会根据病史和症状来作出反应性关节炎或赖特尔综合征的诊断，随后他可能会用拭子从你的尿道或者子宫采集样本，或采集粪便样本来明确感染的来源。进一步的检查可能还包括血液检查来明确炎症反应，以及 X 线检查来寻找关节损害的证据。

如果你还伴有生殖道或者消化道感染，医生会为你开口服抗生素（见 572 页）来治疗。为了减轻关节疼痛，医生会为你开非甾体类抗炎药物（见 578 页）。如果疼痛很严重但关节本身没有发生感染，那么可以向关节腔内直接注射皮质类固醇药物（见 578 页“局部起作用的皮质类固醇药物”）。

预后如何？

反应性关节炎或赖特尔综合征的症状通常持续时间少于 6 个月，并且绝大多数患者可以完全恢复。那些对赖特尔综合征易感的人，通过保持良好的卫生习惯以及采取安全的性行为（见 27 页），则可以大大降低复发的危险。

痛风

一种由于尿酸盐结晶沉积在关节内引起的关节炎，最常见于踇趾

- 最常见于30～60岁的人群
- 男性发病率是女性的20倍
- 通常有家族聚集现象
- 身体超重和酗酒是发病的危险因素

痛风会引起突然发作的疼痛和炎症，通常发生在单一关节。踇趾是最常见的病变发生部位，但其他任何关节都可以受到累及。男性发生痛风者要远远多于女性，女性在绝经期以前发生痛风者罕见。

由哪些原因引起？

痛风的发作通常是由于血液中尿酸（一种细胞和蛋白分解代谢产生的废物）增多引起的。尿酸水平增高是因为尿酸生成过多和 / 或排泄减少造成的。当尿酸水平过高时可导致尿酸盐结晶沉积在关节里。虽然痛风的根本原因还不清楚，但痛风通常具有遗传性。少数痛风患者因尿酸水平过高而形成肾结石（见 447 页）。

痛风可自行发作，也可由一些原因诱发，如手术、身体超重、酗酒以及使用利尿剂（见 583 页）或化学药物治疗（见 157 页）导致的细胞大量死亡。

有哪些症状？

痛风的症状通常是突然出现的，包括：

- 受累部位周围红、肿、热、痛。
- 受累关节疼痛，可能会很剧烈。
- 低热。

长期的痛风患者，尿酸盐结晶会沉积在耳垂、手和脚的软组织，形成小结节，称为痛风石。

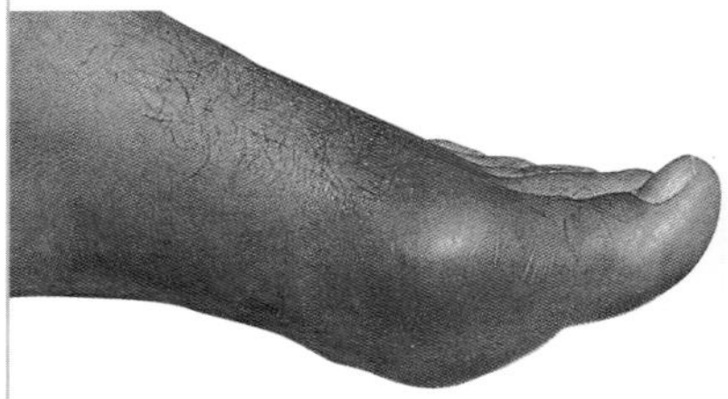

痛风形成的肿胀
由于痛风的发作，尿酸盐结晶沉积于关节内，图示踇趾的关节出现肿胀和疼痛。

应该如何处理？

医生根据你的症状，怀疑你可能患有痛风，随后他会为你安排血液检查，检测你血液中尿酸的水平。为确诊，医生还会采用关节穿刺术（见 225 页），抽吸受累关节的关节液，检查关节液中是否含有尿酸盐结晶。

痛风的症状通常会在几天后消失。为了减轻剧烈的疼痛和炎症反应，医生会为你开非甾体类抗炎药物（见 578 页）、抗痛风药物秋水仙碱和 / 或口服皮质类固醇药物（见 600 页）。如果痛风的症状仍然得不到缓解，医生可能会向你的关节内直接注射皮质类固醇（见 578 页“局部起作用的皮质类固醇药物”）。如果你的痛风反复发作，那么你需要终身口服预防痛风发作的药物，如减少尿酸生成的别嘌呤醇，促进尿酸排泄的丙磺舒。

你应减少饮酒量和禁食一些食物，如动物肝脏。此外，减轻体重（见 19 页“控制你的体重”）也会降低痛风发作的次数和减轻症状的严重程度。

预后如何？

痛风发作时疼痛严重，会影响患者的正常生活，但是痛风发作可以通过服用药物和改变生活方式来控制。反复发作的痛风可能会造成关节破坏。

假性痛风

一种由于焦磷酸盐晶体或者其他化学物质在关节内沉积引起的关节炎

- 最常见于60岁以上的人群，随着年龄的增长越来越常见
- 女性更常见
- 有时有家族聚集现象
- 生活方式对本病的影响不明显

在假性痛风的患者中，焦磷酸盐晶体或者类似的化学物质沉积在关节内，引起关节的疼痛、僵直。假性痛风常累及单个关节，最常累及的是膝关节和踝关节，但任何关节都可发生晶体沉积。虽然晶体沉积可能很早就存在，但是在 60 岁之前出现症状者少见。

大多数患者发病的原因还不清楚，但是手术、感染或者创伤会诱发假性痛风的发作。假性痛风通常还会伴有其他关节疾病，尤其是骨关节炎（见 221 页）。假性痛风也与甲状旁腺功能亢进症(见 434 页)和血色病(见 440 页）有关。假性痛风在女性中更多见，并且具有一定的家族聚集性。

有哪些症状？

假性痛风的症状与痛风（见 224 页）相似，发作时的症状包括：

- 受累关节剧烈疼痛、红肿、僵直。
- 低热。

有些患者在发作间歇期是没有疼痛的，而另一些患者则出现持续性的关节疼痛、僵直。

应该如何处理？

如果医生怀疑你患有假性痛风，那么他会为你做受累关节的 X 线检查（见 131 页）。你可能还需要接受关节穿刺（见本页），关节穿刺就是将关节液从关节腔里抽出来进行分析，抽吸关节液可缓解关节肿胀。

假性痛风的症状，仅通过关节穿刺术，将关节液抽吸后即可得到缓解。病情严重的患者，在进行关节穿刺术时可直接向关节内注射皮质类固醇药物（见 578 页“局部起作用的皮质类固醇药物”）。你可能还需要使用非甾体类抗炎药物（见 578 页）。一旦开始治疗，症状会在 48 小时内消失。

假性痛风无法治愈，但是如果能去除引起假性痛风的病因，许多人可以过正常生活。理疗可以提高关节的活动度，增强肌肉的力量。

化脓性关节炎

一种由于关节受到感染引起的关节炎

- 最常见于儿童和老年人
- 静脉注射毒品是发病的危险因素
- 性别和遗传对本病的影响不明显

化脓性关节炎是发生于关节滑液或关节组织的感染，比如髋关节、膝关节。本病通常是由于细菌进入关节所致，化脓性细菌通过关节附近的开放性伤口，或其他地方，经血液播散进入关节。例如，引起淋病（见 491 页）的淋球菌，可以通过生殖系统进入血液。患有类风湿关节炎（见 222 页）、进行人工关节置换术和静脉注射毒品的人发生化脓性关节炎的风险增加。

有哪些症状？

化脓性关节炎的症状通常突然出现，症状包括：

- 发热。
- 受累关节周围发红、肿胀、发热和疼痛。
- 受累关节疼痛剧烈、活动受限。

如果受累部位开始化脓，那么关节就可能遭到永久性的破坏。如果你出现了以上这些症状，请立即就医。

应该如何处理？

医生会从受累的关节收集关节液样本（见本页“关节穿刺术”）进行检查，寻找感染的证据，并且确定感染的细菌种类。细菌引起的化脓性关节炎需要静脉注射抗生素（见 572 页）治疗，至少四周。随后，医生会为你开口服抗生素，药物治疗需持续数周或数月。

为了减轻疼痛和炎症反应，需要将脓液从受到感染的关节中抽出，且要进行数次。医生也会开非甾体类抗炎药物（见 578 页）。你应该让发生感染的关节充分休息，直到炎症完全消失后再活动。受累的关节可以进行轻微的活动，这在疾病的后期非常重要，因为这可以阻止关节因周围组织的挛缩而造成的僵硬。如果发生感染的是人工关节，那么需要重新更换一个新的人工关节。

预后如何？

如果早期开始治疗，化脓性关节炎的症状在几天内就可以缓解，最终炎症会完全消失。但是，如果得不到及时治疗，感染会危及到生命，并且导致不可逆的关节损害。

▶ 检查和治疗

关节穿刺术

关节穿刺术是在局部麻醉下，用注射器和针头将肿胀关节内的积液抽出。然后对关节液进行检测，寻找引起关节肿胀的原因。关节穿刺术还可以减轻由于关节积液过多造成的关节肿胀，诊断和治疗一些疾病，如痛风、假性痛风和类风湿关节炎，也可以采用关节穿刺术。

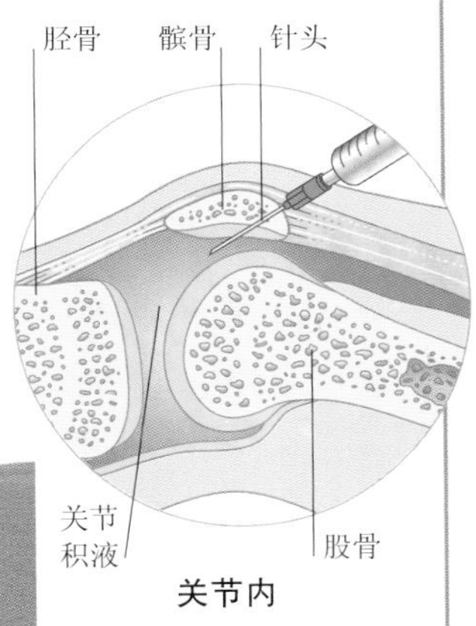

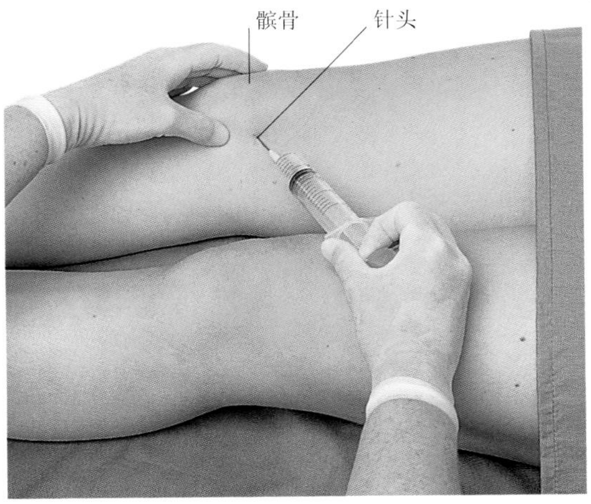

膝关节穿刺术
穿刺时，保持膝关节放松，从而使针头更容易进入。同时保持膝盖的固定，使针头可以从髌骨下的腔隙进入。最后，将关节液抽出。

结果

关节液样本
从肿胀的关节中抽出一些关节液作为样本，进行显微镜检查，以寻找一些可见的异物。这幅放大的图像显示的是关节积液中的尿酸盐结晶，可常见于痛风。

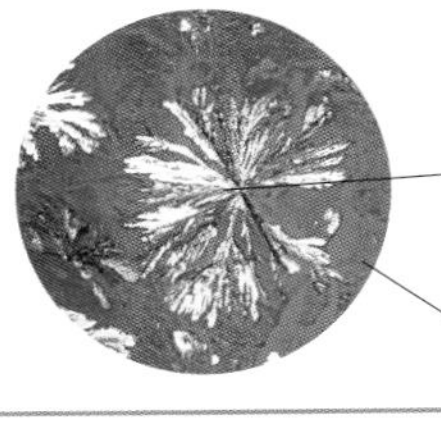

腰痛

指发生在腰部的疼痛，可以是突然出现的锐痛，也可以为持续性钝痛

- 年龄、性别、遗传和生活方式是与本病病因相关的危险因素

在一年当中，每 10 名成年人中有大约 6 人出现腰痛。因为腰痛不能坚持上班的天数，比其他任何疾病都要多。在大多数情况下，腰痛只持续一周左右，但是很多患者会再次发作。在极少数的患者中，持续存在的腰痛会造成长期的残疾。

腰痛通常是由于背部韧带或肌肉的微小损伤造成的。由于腰部承受了人体绝大部分的重量，而且在弯腰和扭动中受到持续的压力，因此腰部非常容易发生这些微小的损伤。在少数的情况下，腰痛是由于一些潜在的疾病引起的，比如椎间盘突出症或椎间盘脱出症（见 227 页）。

由哪些原因引起？

腰痛可能是突然（急性）发作的，也可能是在数周内逐渐起病的（慢性）。

急性腰背痛往往是由于抬重物或进行一些活动，如在花园中挖掘时造成的。疼痛的常见原因是韧带或者肌肉被拉伤或扭伤。继续活动会加重这些损伤。在大多数情况下，症状会在 2 ～ 14 天内逐渐消失。

持续时间较长的腰痛可以通过改善姿势得到缓解，比如改变坐在桌子前和开车时的姿势。当情绪紧张和肌

▶ **自助措施**

预防腰背痛

腰背痛通常是由于不良的姿势、腹部和腰背部肌肉无力，以及急性肌肉拉伤造成的。你可以通过穿合适的鞋，保持正确的坐姿和站姿，以及选取合适的床垫来改善你的姿势习惯。规律的锻炼可以加强腹部和腰背部肌肉的力量，控制体重可以减轻腰背部的压力，抬重物时轻柔的动作可以避免肌肉拉伤。可以向医生和理疗师咨询有关姿势、锻炼和饮食方面的建议。

正确的身体姿势

为了纠正不良的姿势习惯，你应该一直关注自己的站、坐、运动，甚至睡觉的姿势。本页中的图片，显示了如何以舒适的姿势完成日常活动，尽量减少对脊柱和腰背部肌肉的牵拉。

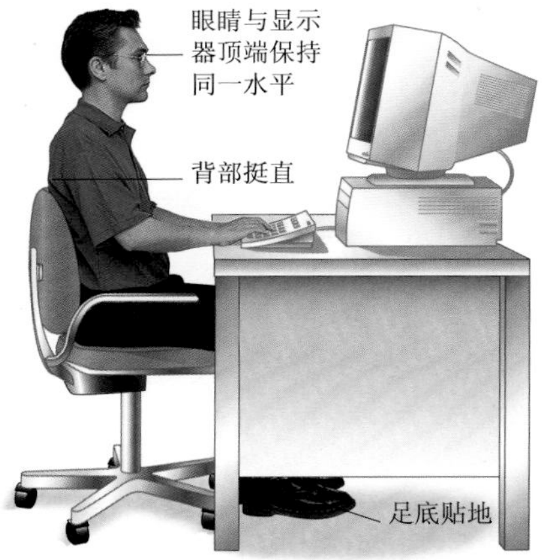

正确的坐姿
保持背部挺直，双足平放在地板上。用椅背支撑背部。当使用电脑时，调整显示器的位置，使眼睛与显示器的顶端保持同一水平。

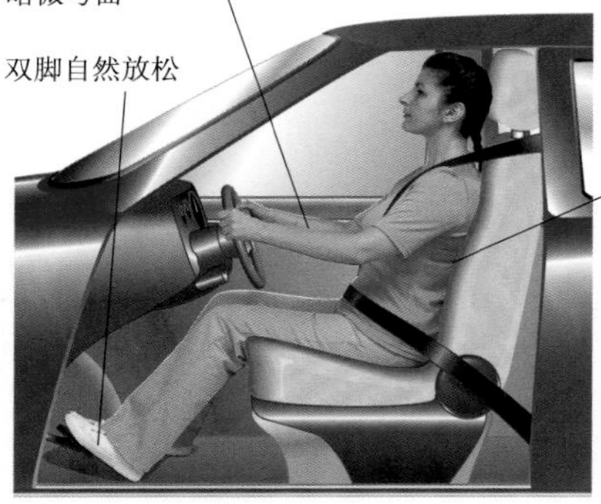

驾驶姿势
调整座椅的角度，使座椅可以给脊柱以支撑。调整座椅的位置，使手臂和双脚可以舒适自如地进行操控。

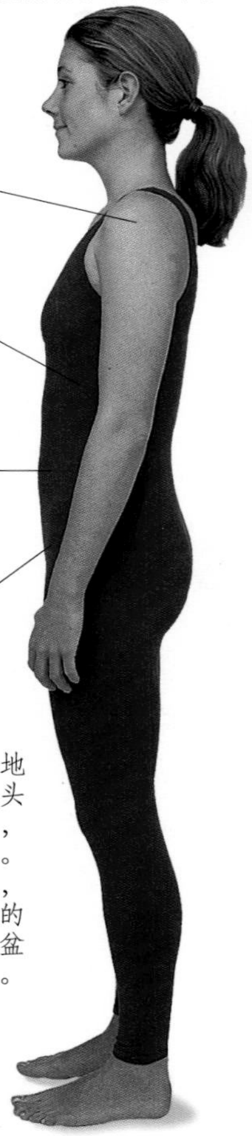

正确的站姿
将你的体重均匀地落在双脚上。抬头挺胸，肩部后收，使脊柱自然弯曲。控制身体的平衡，将重心放在躯体的中轴线上，即骨盆中轴和脊柱下部。

移动重物

当你抬起、推动或者拉动重物的时候，确保重物紧挨着你，从而可以利用全身的力量来移动它。抬起重物时，抓紧它的底部，这样你能够支持物体的全部重量。然后保持你身体的平衡，避免拉伤或扭伤你的脊柱。

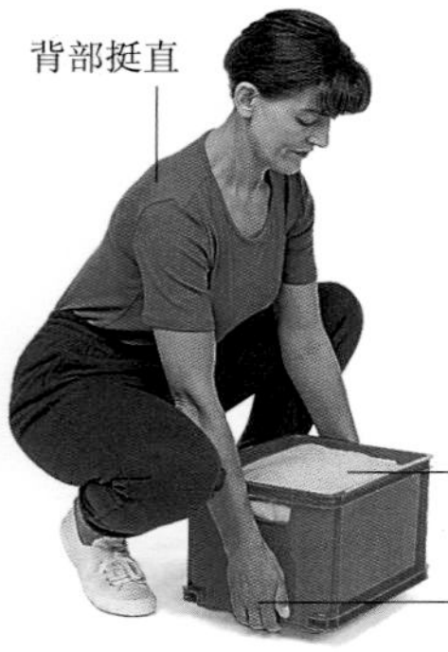

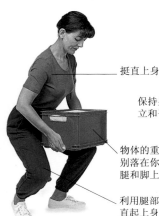

1 蹲在物体旁，使物体位于两腿中央。托住物体的底部，搬动物体。

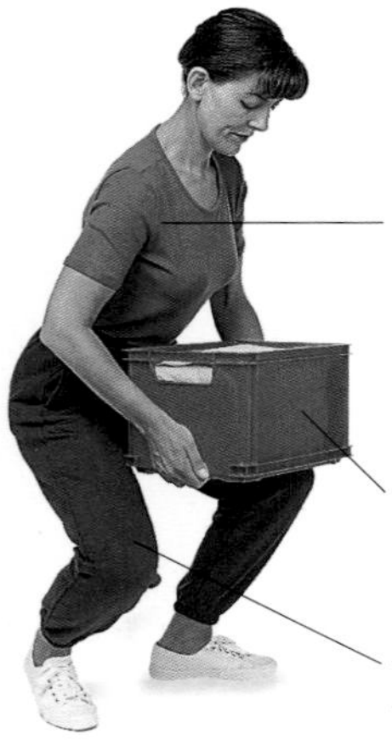

2 挺直背部，身体稍稍向前倾斜。利用腿部的力量沿着一个角度慢慢站起，同时保持物体紧贴身体。

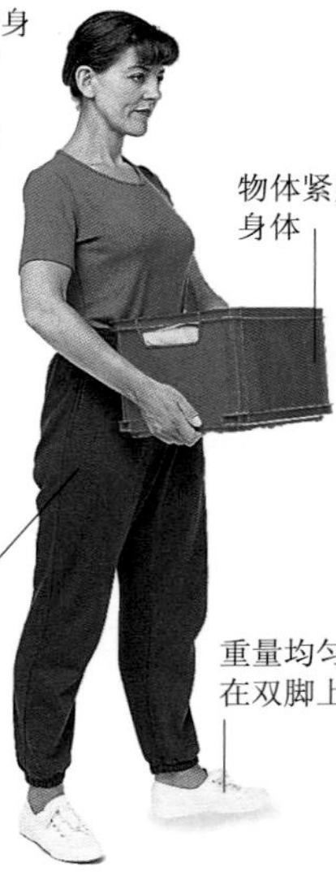

3 一旦站起来，保持物体紧贴身体，同时抬头挺胸，以确保身体的重量落在中轴线上。

腰背部肌肉力量练习

适度的锻炼可以加强腰背部和腹部肌肉的力量，从而避免腰背痛。在开始锻炼以前，向医生或者理疗师咨询具体的计划和步骤。如果锻炼引起了腰背痛，应该立即停止。下面介绍的锻炼方法可以加强腰背部肌肉的力量，增加脊柱的灵活性。如果可以，每项运动重复10遍，并且每天坚持练习。选择一个舒适并且平坦坚硬的地方进行练习，比如在地板的垫子上。

弓背和屈背运动
这个练习可以改善背部关节和肌肉的柔韧性。手和膝盖着地，双膝稍稍分开。第一步，下巴贴向胸部，腰背部轻轻弓起，坚持5秒钟。第二步，抬头，同时腰背部回收，同样坚持5秒钟。

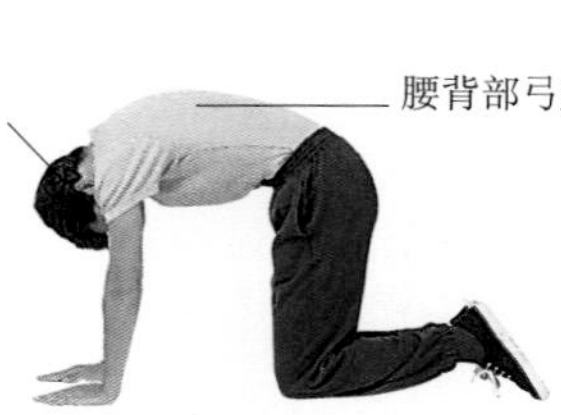

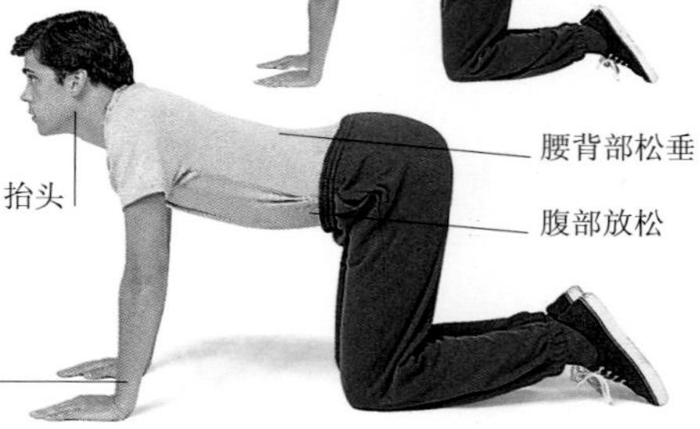

腰部伸展运动
这个练习可以减轻腰部关节和肌肉的疼痛。仰卧在地板上，足底着地，膝盖弯曲。抬起膝盖，向身体靠拢，用双手将膝盖抱拢，拉向胸部，维持7秒钟。随后，恢复原姿势，再来一次。

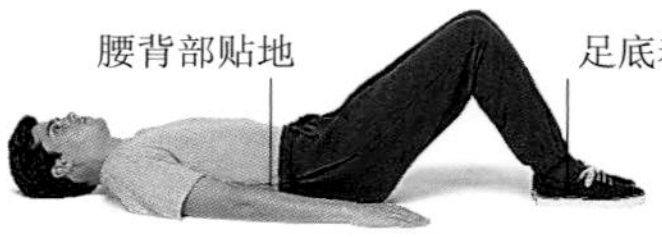

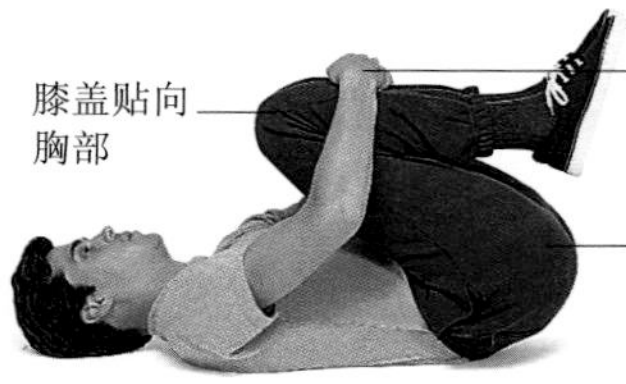

骨盆抬升运动
这个运动可以增强腰部肌肉和韧带的力量。仰卧在地板上，足底着地，膝盖弯曲。背部贴在地板上，收缩腹部和臀部肌肉，使骨盆轻轻抬起，直至臀部离开地面，坚持6秒钟。放松，再来一次。

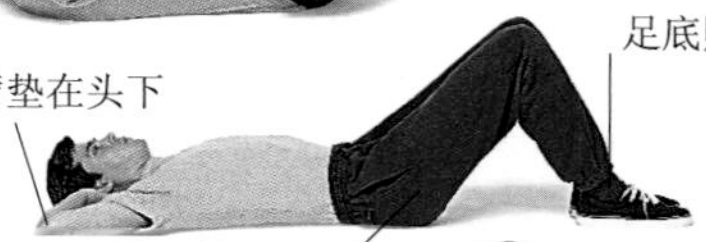

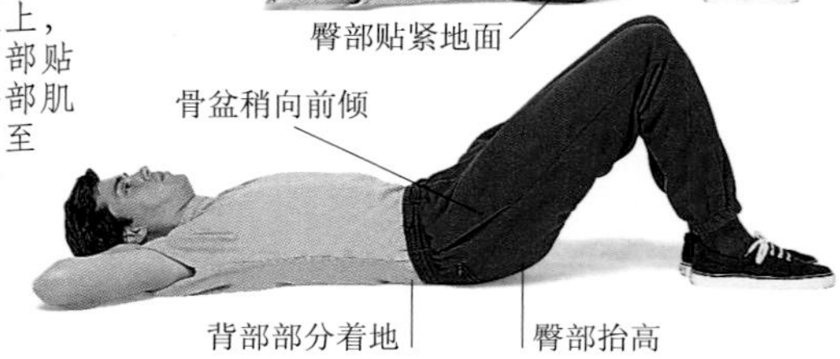

肉张力增大时，会加重腰痛。妊娠时孕妇也经常出现腰痛，这是由于胎儿的额外重量使姿势改变，以及激素分泌发生改变，造成支持脊柱的韧带松弛所致。

另一种引起腰痛的原因是腰椎间盘突出或者脱出，对脊神经或脊髓产生的压迫造成的。这种类型的腰痛可以是逐渐发生的，也可以是急性发作的，往往伴随着坐骨神经痛（见 338 页），这时会有一种从腰部放射到大腿的剧烈疼痛。

持续的腰痛也可由关节疾病引起。在 45 岁以上的人群中，最常见的关节病变是骨关节炎（见 221 页），而在年轻人当中最常见的关节疾病是强直性脊柱炎（见 223 页），强直性脊柱炎患者的脊柱关节出现了病变。此外比较少见的是由于一些骨的疾病造成的腰痛，例如畸形性骨炎（见 218 页），或从身体的其他部位播散到骨的恶性肿瘤（见 220 页“骨转移瘤”）引起的腰痛。

在一些情况下，累及内部脏器的疾病也可以引起腰痛。例如女性生殖系统的一些疾病，如盆腔炎症性疾病（见 475 页），以及泌尿系统的一些疾病，如前列腺炎（见 463 页）等，都可以引起腰痛。

有哪些症状？

腰痛可以有多种表现，常见的有：

- 局限在腰部小范围区域的锐痛。
- 更常见的是腰部和臀部的酸痛，坐着时加重，站立时减轻。
- 腰部僵硬，弯腰时疼痛。
- 腰部疼痛放射到臀部和大腿，有时伴有麻木和刺痛。

伴有体重的下降或者大小便失禁的腰痛，可能是由于严重的疾病造成的。如果你出现了这种症状，应该立即去医院诊治。

我该怎么办？

在大多数情况下，你可以自行服用非处方的止痛药物（见 589 页）来治疗腰痛。如果腰痛持续不缓解，那么可以在疼痛的部位使用热的垫子，或用毛巾包裹热水袋热敷，有时也可以使用冰袋来缓解腰痛。尽量保持你的日常活动量，但是应该停止能够加重腰痛的活动。

如果腰痛严重到你完全无法活动时，你应该卧床休息 1 ～ 2 天。然而，你需要尽快恢复活动，即使在刚开始时会有一些不适，但也应该坚持活动，直至逐渐恢复正常。如果在卧床几天后，疼痛加重或仍然不能活动，那么你应该去医院诊治。

一旦腰痛缓解，你应该注意自己的姿势，学习正确的搬抬重物方法，以及通过规律的锻炼来加强腰背部肌肉的力量，使你的脊柱更加灵活（见 226 页“预防腰背痛”），通过这些措施来预防腰痛复发。

医生会如何处理？

如果因严重或持续的腰痛，而去医院诊治的话，医生会对你进行体格测试来评估你的姿势、脊柱的活动范围以及是否有压痛的部位。神经反射、不同的腿部肌肉的力量，以及腿的感觉都要进行检查，来寻找脊神经或者脊髓受压的证据。如果你的症状与女性生殖系统不适或者大便异常有关，那么还需要进行骨盆检查和直肠指检。

你可能需要多项血液检查和 X 线检查（见 131 页），来发现引起腰痛的原发病，比如关节炎症或者骨肿瘤。如果有脊神经或者脊髓受到压迫的证据，则需要进行磁共振成像（见 133 页）或 CT 检查（见 132 页），来确定是否有椎间盘突出或脱出。

除非因严重的疾病所导致的腰痛，否则医生可能会建议你继续服用止痛药。你还可以通过物理治疗（见 620 页）、推拿来缓解脊柱关节的疼痛和减轻脊柱的僵直。在某些情况下，可以向有压痛的部位直接注射局部麻醉药物（见 590 页）和/或皮质类固醇（见 578 页“局部起作用的皮质类固醇药物”）。

预后如何？

大部分腰痛发作不经过治疗也可以缓解，但是容易复发。改善姿势、掌握正确的搬抬重物的方法，可以降低复发的危险。

少数患者的腰痛可以持续很长时间，严重干扰正常的工作和生活，有时候还会引起抑郁症（见 343 页）。有效的止痛治疗是非常必要的，同时还要进行适度的活动，虽然会有些疼痛，但也要保持适当的运动以减少残疾的发生。那些因为腰痛导致抑郁的患者，可能需要抗抑郁治疗（见 592 页）。

治疗

显微椎间盘摘除术

显微椎间盘摘除术是去除压迫脊神经或脊髓的椎间盘的外科手术。通过切开椎间盘外围的纤维环去除凸出的髓核。手术是在全身麻醉下进行的，患者需要短期住院治疗。

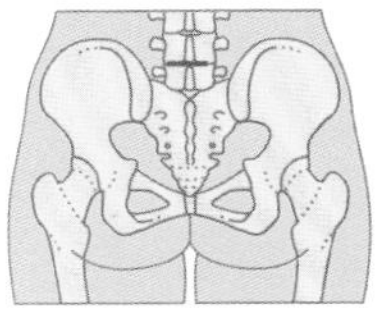

切口位置

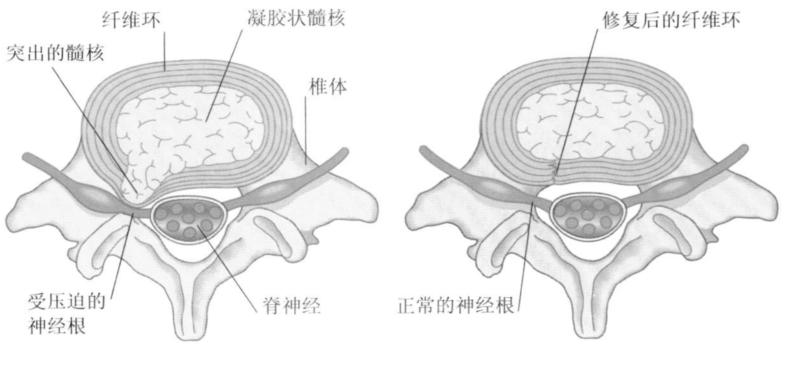

术前
髓核向外突出，引起纤维环的变形，使神经根受到压迫。

术后
突出的组织已经被切除，纤维环上的切口已经闭合，神经不再受到压迫。

椎间盘突出症或椎间盘脱出症

位于脊柱两椎体间能够吸收震荡的椎间盘，发生突出或脱出的情况，也称椎间盘滑脱

- 最常见于25～45岁的人群
- 男性略多于女性
- 身体超重和不正确的搬重物方法是发病的危险因素
- 遗传对本病的影响不明显

椎间盘是两个椎体（组成脊柱的骨）间可吸收震荡的结构，由周围坚韧的纤维环和中央柔软的凝胶状髓核组成。当椎间盘的髓核向外突出时，导致椎间盘变形，就发生了椎间盘突出。如果椎间盘的外周发生破裂，即为椎间盘脱出。当椎间盘突出或者脱出时，周围组织就会发生炎症并出现肿胀。随后，椎间盘及其周围的组织就会压迫到脊神经或脊髓，引起疼痛。

腰椎是发生椎间盘突出的最常见部位，颈部可以发生椎间盘脱出，上背部的椎间盘突出很罕见。25 ～ 45 岁的人群最容易发生椎间盘突出或脱出，男性发病率略高于女性。

由哪些原因引起？

随着年龄的增加，椎间盘会逐渐脱水，变得干燥。即使正常应力或者日常生活中的微小损伤，也能导致椎间盘突出或脱出，有时在弯腰、快速扭转腰部或者搬抬重物方法不当时，都可能造成椎间盘损伤。

有哪些症状？

椎间盘突出或脱出的症状，可以在几周内缓慢出现，也可以突然出现。这些症状主要包括：

- 受累部位的钝痛。
- 受累部位周围的肌肉痉挛和僵硬，导致活动障碍。

如果椎间盘压迫了脊神经，你可能会

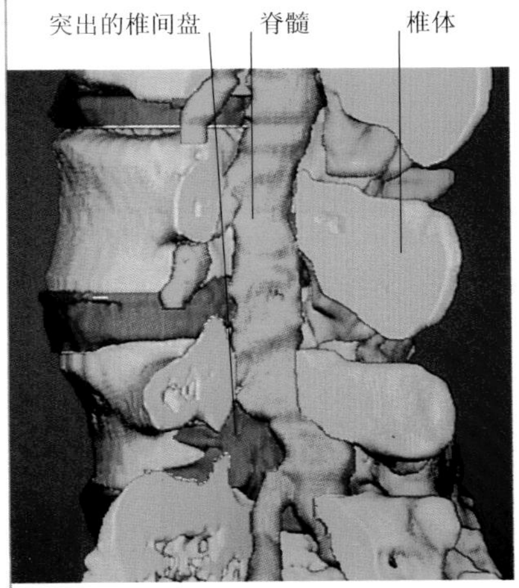

椎间盘突出
这幅三维 CT 扫描图，显示的是椎间盘突出，髓核从纤维环中凸出来，压迫了脊髓。

出现以下症状：

- 腿的剧烈疼痛、刺痛或者麻木感（见 338 页“**坐骨神经痛**”）。如果颈部受到影响，则表现为胳膊发热、疼痛和麻木。
- 大腿或者胳膊无力且活动受限。

通常休息可以缓解疼痛，但是坐、咳嗽、打喷嚏、弯腰或排便时会加重疼痛。膀胱或者肠道功能受损可能也预示着脊髓受压，因此在这些情况下你必须立即去医院检查。

应该如何处理？

根据你的症状和体检结果可以作出诊断。医生可能会为你安排 X 线检查（见 131 页），来排除其他引起腰背部疼痛的疾病。磁共振成像（见 133 页）或 CT 扫描（见 132 页）能精确地确定椎间盘突出或脱出的位置。虽然椎间盘的损害是永久性的，但随着肿胀的消退，通常 6 ～ 8 周后疼痛可以缓解。医生可能会建议你调整运动方式来避免对腰背部形成进一步的压力。他还会推荐你使用止痛药物（见 589 页），并建议你去物理治疗（见 620 页），物理治疗能减少肌肉痉挛，加快康复。

牵引能使极少数患者缓解疼痛，通过重力轻柔地牵拉脊柱，为神经营造更多的空间，减少对它的压迫。一些人可以通过硬膜外注射，或者有选择地进行神经根封闭来缓解症状，有时可以将局部麻醉药物（见 590 页）与皮质类固醇（见 578 页“**局部起作用的皮质类固醇药物**”）联合，注射到受压迫的神经周围来减少肿胀。如果颈部的椎间盘受到损伤，有支撑作用的颈托可能会有助于缓解症状。

某些情况下，因神经或者脊髓受到压迫，而出现膀胱或者肠道功能障碍，或者出现剧烈的疼痛和严重的肌肉无力，此时应紧急做椎间盘手术（见 227 页“**显微椎间盘摘除术**”）。

椎体前移症

一个椎体（组成脊椎的骨）相对于邻近的椎体向前滑移的疾病

性别、遗传和生活方式是与本病病因相关的危险因素

在椎体前移中，一个椎体（组成脊椎的骨）向前移动，与其下方的椎体相比，向前突出，造成椎管变形。椎体前移最常见于腰部的椎骨。椎体前移的原因，可以是由先天性脊柱畸形造成的，也可以是由过度拉伸造成的应力性骨折引起的，尤其是从事体育运动的人更易发生，例如板球和赛艇运动员。在老年人中，尤其是老年女性，脊椎前移可能是由骨关节炎（见 221 页）引起的。极少数患者的脊椎前移由于严重的外伤引起。

许多椎体前移患者没有症状。但有时发生前移的脊柱部位会出现疼痛和僵硬。对坐骨神经根部的压迫，可能会引起坐骨神经痛（见 338 页），使腰部感到疼痛，并放射至腿部。

需要 X 线检查（见 131 页）来确定椎体前移的诊断。进行如磁共振成像（见 133 页）或者 CT 扫描（见 132 页）的检查来排除其他可能引起腰背部疼痛的疾病，如椎间盘突出症或椎间盘脱出症（见 227 页）。治疗包括佩戴支具，以及进行一段时间的物理治疗（见 620 页），物理治疗能加强病变部位椎骨的肌肉力量（见 226 页“**预防腰背痛**”）。在极少数的情况下，需要手术把发生病变的椎骨融合在一起。

经过大约 6 个月的治疗，通常可以恢复正常的活动。

冻结肩

一种肩关节疼痛和活动受限性疾病

最常见于40岁以上的人群

女性更常见

遗传和生活方式对本病的影响不明显

疼痛和僵直导致的肩关节活动严重受限，称为冻结肩。这种情况可能是由于肩部损伤造成的炎症引起的。如果肩部长时间不活动，例如发生脑卒中后（见 329 页），有时也会发生冻结肩。但是，在大多数情况下，冻结肩的发生没有明显原因。这种情况最常见于年龄在 40 岁以上的人，女性居多。患有糖尿病（见 437 页）的人更容易出现冻结肩。

有哪些症状？

冻结肩的症状通常是在数周或者数月内逐步出现的。这些症状包括：

- 在疾病早期肩部疼痛很剧烈，晚间更严重。
- 随着时间推移，疼痛会逐渐减轻，但肩关节僵硬和活动受限会越来越重。
- 在严重的情况下，疼痛可以从上臂一直延伸到肘关节。

如果你的肩关节疼痛持续了数天，那么你就应该去看医生了。

应该如何处理？

医生可能会根据你的症状和对肩部的检查来作出冻结肩的诊断。医生会为你开止痛药物（见 589 页）或非甾体类抗炎药物（见 578 页），减轻你的不适感和消炎。

如果疼痛持续或者疼痛剧烈，那么医生会向肩关节内直接注射皮质类固醇药物（见 578 页“**局部起作用的皮质类固醇药物**”）。医生也可能会让你进行物理治疗（见 620 页）。尽管采取了这些治疗方法，肩部僵硬的时间仍可能会持续一年左右。

即使肩关节僵硬消失了，肩部的康复通常也会很缓慢，可能还需要 6 个月左右的时间。

髌骨软骨软化症

一种因髌骨后方的软骨异常，而引起膝关节前方疼痛的疾病

最常见于青少年和年轻成人

有时有家族聚集现象

剧烈运动会引发症状

性别对本病的影响不明显

髌骨软骨软化症也称髌骨关节疼痛综合征，当髌骨后方的软骨表面损坏时会出现。引起髌骨软骨软化的原因还不清楚，但是在剧烈运动或反复发生膝关节损伤时会诱发。在青少年中，髌骨软骨软化可能是由于身体快速生长，膝关节负重增加引起的。髌骨软骨软化也与髌骨对位不良、髌骨反复脱位或者大腿肌肉力量减弱有关。

有哪些症状？

症状的严重程度因人而异，但可能包括：

- 当腿弯曲和伸直（例如上、下楼梯）时出现膝关节疼痛。
- 久坐后出现膝关节僵硬。
- 膝关节在活动时出现捻发音（一种轻微的响声）。

虽然该病基本上只发生在一侧的膝关节，但有时双侧膝关节都会出现。

应该如何处理？

医生在检查你的膝关节时，向下按压髌骨察看症状是否加重。他可能会给你做膝关节和髌骨的 X 线检查（见

▶ 检查和治疗

关节镜

在进行关节镜检查中，通过一个称为关节镜的观察仪器来察看关节的内部。这种检查最常用于检查膝关节内部情况和治疗一些像软骨损伤这类疾病，通常在全身麻醉下操作。通过皮肤的小切口将关节镜插入关节。然后可以从关节镜或者切口送入外科器械。在检查过程中，外科医生能去除或者修复组织，例如损坏的软骨，或者刮平髌骨的表面。

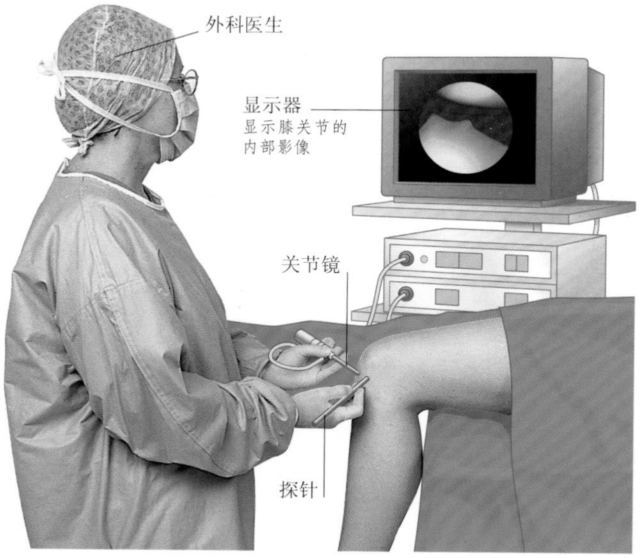

外科检查
将关节镜和探针插入关节。探针用于处理软骨和改善视野。

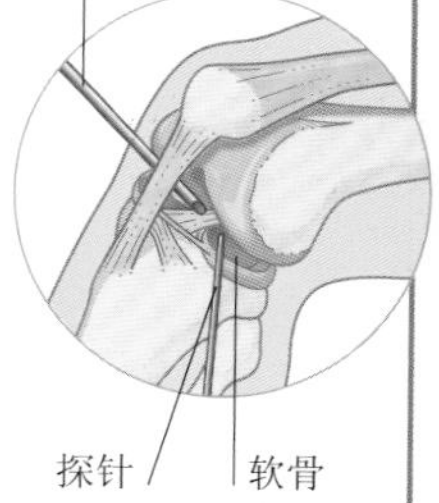

膝关节内部

131 页）。严重的情况下，需要关节镜检查（见 228 页），以探查膝关节内部的情况，并去除损伤的软骨。

医生会建议你口服止痛药物（见 589 页）或者非甾体类抗炎药物（见 578 页）和使用冰袋外敷来缓解疼痛。他还会建议你进行一些加强膝关节周围肌肉力量以及减少膝关节压力的锻炼。此外，医生还会提出一些有关穿戴支具等临时措施的建议。在极少数的情况下，需要外科手术使髌骨对位。

预后如何？

虽然髌骨软骨软化通常会随着时间的推移而逐渐改善，而且大多数患者并不会引起功能障碍，但是他们会有症状轻微的膝关节疼痛复发。规律锻炼，可以增强大腿肌肉和膝关节周围韧带的力量，这样可以减少今后发生骨关节炎（见 221 页）的危险。

滑囊炎

位于关节周围充满滑液的囊腔发生的炎症

- 最常见于成年人
- 从事与关节反复受力有关的工作是发病的危险因素
- 性别和遗传对本病的影响不明显

滑囊是在关节周围起减轻摩擦作用的垫子。滑囊炎是滑囊长期或反复受到压力发生的炎症。滑囊炎会出现压痛和肿胀，使关节活动受到限制。

滑囊炎最多见于膝关节，特别是经常跪着的人，但是肘关节或其他关节也会发生滑囊炎。损伤或进行一些不习惯的运动，也可能会引起滑囊炎。一些关节疾病，例如类风湿关节炎（见 222 页）或痛风（见 224 页），都会增加发生滑囊炎的危险。在极少见的情况下，滑囊炎是由于细菌感染引起的。

医生会通过体检来诊断滑囊炎。滑囊炎的治疗包括让发生病变的关节休息，医生会推荐你使用非甾体类抗炎药物（见 578 页）和冰袋外敷。但是，如果症状持续不缓解，医生会在关节内抽出液体，并向滑囊内注射皮质类固醇药物（见 578 页“局部起作用的皮质类固醇药物”）来减轻炎症。如果有细菌感染，还需要使用抗生素（见 572 页），在通常情况下，症状会在数日内消退。如果滑囊炎持续存在或反复发作，就需要手术切除滑囊。

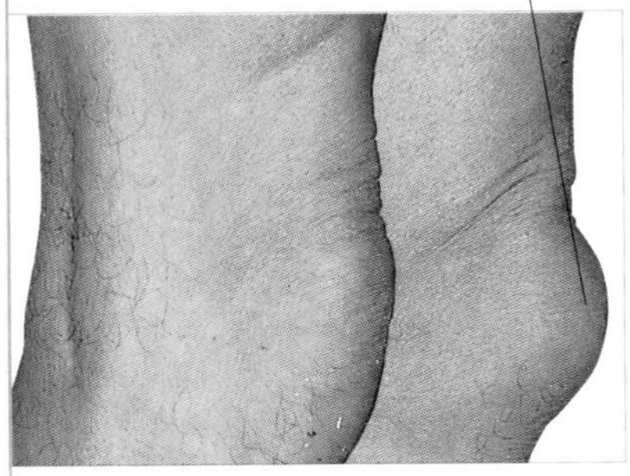

膝关节滑囊炎
图中右侧所示，由充满液体的滑囊发炎引起的膝关节肿胀，可由长期跪地所致。

踇滑囊肿

指踇趾根部的炎性反应、软组织增厚和骨质增生

- 最常见于年轻人和老年人
- 女性更常见
- 有时有家族聚集现象
- 穿过紧的尖头鞋，尤其是高跟鞋是发病的危险因素

踇滑囊肿是踇趾根部出现的增厚的肿块，肿块常发生炎症反应、疼痛，造成行走困难。造成踇滑囊肿的原因通常是一种被称为踇外翻的比较轻的骨畸形，即踇趾的根部形成一个异常的突起，迫使踇趾的顶端挤向其他的脚趾。踇趾外翻的发病原因尚不清楚，但是具有一定的家族聚集性。由于畸形造成的压力，使周围的组织增厚。踇滑囊肿是在骨畸形及其周围软组织增厚共同作用下形成的增厚肿块。踇滑囊肿尤其多见于穿过紧的尖头高跟鞋的年轻女性。

在极少数的情况下，过紧的尖头鞋会造成踇滑囊肿处皮肤的持续摩擦，引起破损，继而导致细菌感染。患有糖尿病（见 437 页）的人更易发生踇滑囊肿感染，因为这些患者脚部的感觉减退（见 336 页“糖尿病性周围神经疾病”），而且这些患者的皮肤破损愈合很慢。

如果不注意，踇滑囊肿会逐渐加重。穿着舒适的鞋和可使脚趾伸直的矫形袜、使用特制的趾垫都可以减轻疼痛。但是，如果踇滑囊肿引起严重的不适，医生会建议你进行手术来矫正畸形，重建骨的对位关系（见本页“踇滑囊肿手术”）。如果合并了感染，医生会为你开抗生素（见 572 页）。踇滑囊肿可增加今后发生踇趾关节骨关节炎（见 221 页）的危险。

治疗

踇滑囊肿手术

手术治疗踇滑囊肿的目的是矫正一种被称为踇外翻的骨畸形。常见的手术方法是将踇趾根部的畸形骨重新塑形后对位。手术是在全身麻醉下进行的，需要短期住院治疗。手术通常 6 周后即可以恢复正常活动。

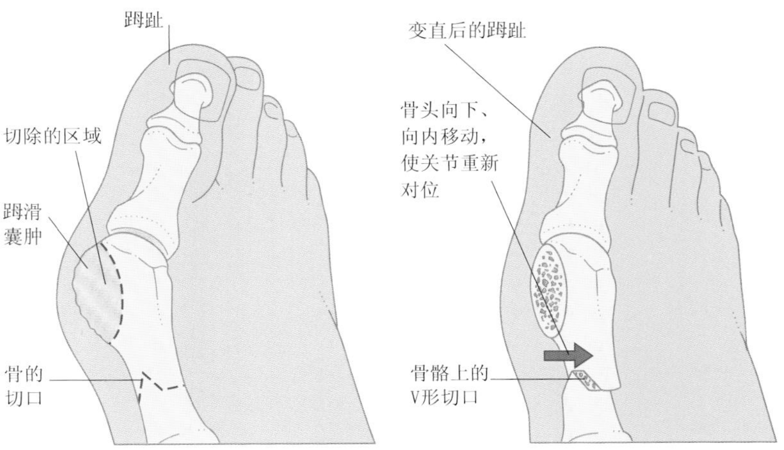

术前
踇趾歪向其他脚趾。骨头明显畸形，周围的软组织变厚，形成疼痛的踇滑囊肿。

术后
突出的骨已经被切除，在骨的近端做一个 V 形的切口。由于将骨骼重新进行对位，因此踇趾已经变直。

肌肉和肌腱疾病

骨骼肌的收缩和舒张使机体产生运动，而肌腱是将肌肉连接到骨骼的纤维组织。外伤、运动过度、感染和其他疾病都可以导致肌肉和肌腱的短暂性或永久性损伤，引起疼痛、肌无力、活动受限和乏力等异常。

骨骼肌占体重的一半，但却很少发生疾病。过度的运动或者反复的体力活动，可损伤肌肉和肌腱，肌腱和肌肉的损伤，是本节中介绍的一些疾病的原因，包括肌肉痉挛、斜颈、重复性劳损、网球肘和高尔夫球肘等。接下来将介绍肌腱炎症（肌腱炎）、肌腱腱鞘炎症（腱鞘炎）和腱鞘囊肿等疾病，腱鞘囊肿通常发生于腕关节和手背。

一些使肌肉受累的疾病，在本书的其他章节介绍。包括免疫系统疾病，风湿性多肌痛（见 282 页）、多发性肌炎（见 282 页），以及遗传性肌营养不良（见 536 页）。骨骼和肌肉损伤（见 231 ～ 234 页）也将在其他章节里介绍。

重要的解剖结构

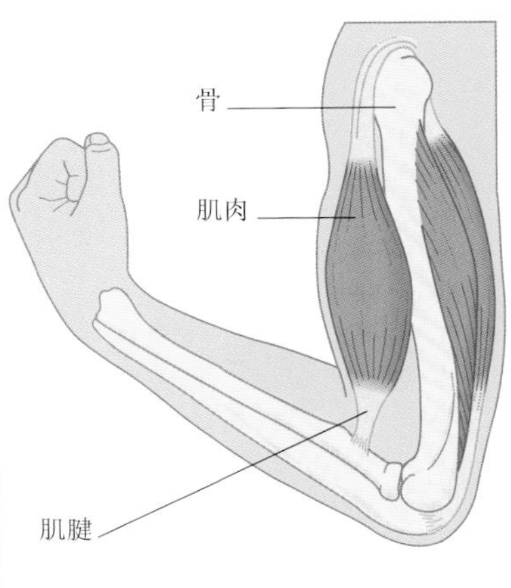

有关肌腱和肌肉的结构和功能的更多信息，请参阅 215 ～ 216 页。

肌肉痉挛

肌肉或者肌肉群突然发生的疼痛性痉挛

年龄、性别、遗传和生活方式对本病的影响不明显

几乎所有的人都有发生肌肉痉挛的经历。疼痛性痉挛通常只持续几分钟的时间，发生痉挛的肌肉会变硬，有压痛。肌肉痉挛可发生在身体任何部位的肌肉，但是最常发生于腿部肌肉。当腹部肌肉发生痉挛时，这种情况也称为岔气。

肌肉痉挛往往在运动时发生，通常是由于运动时肌肉的氧供减少和产生的化学废物累积所致。还有一种可能是因为天气炎热或者剧烈运动时出汗过多，使盐和水大量流失所致。如果长时间保持一种不舒服的体位，比如坐或躺也会发生肌肉痉挛。但有时会出现原因不明的肌肉痉挛。

肌肉痉挛不是造成肌肉疼痛的唯一原因。如果你在走路时，经常发生小腿肌肉疼痛，那么你应该咨询医生，发生这种情况的原因可能是下肢缺血（见 261 页），这是一种因腿部的供血动脉发生狭窄而引起的疾病。

肌肉痉挛的紧急自助措施是立刻伸展肢体，并按摩受累部位，以及进行热敷。你应该饮用足量的水并且吃一些咸的食物。如果在夜间经常出现肌肉痉挛，医生可能会给你开小剂量的奎宁——一种抗疟药物（见 574 页），可以有效缓解肌肉痉挛的症状。

斜颈

颈部的肌肉痉挛导致头向一侧偏斜，也称为歪脖子

年龄、性别、遗传和生活方式对本病的影响不明显

发生斜颈时，颈部一侧的肌肉收缩导致头被拉向另一侧。一般斜颈都会出现颈部的疼痛和僵硬。

如果婴儿在出生时因为难产导致颈部肌肉损伤，可能会发展为斜颈。在儿童阶段，感染会导致颈部的淋巴结肿大，也会发展成斜颈。成人的斜颈一般是由于肌肉的物理损伤或者睡觉时体位不正造成的。一些药物的副作用也可能导致斜颈，例如一些抗精神病药物（见 592 页）。在极少数情况下，一种称作扭转张力障碍的，能够引起肌肉不自主收缩的神经系统疾病或颈椎病（见 222 页），也会引起斜颈。医生通过体格检查可以作出诊断。物理治疗（见 620 页）能够使婴儿的斜颈逐步改善。成人或者大一些的孩子服用止痛药物（见 589 页）、局部热敷和按摩有助于缓解肌肉痉挛。通常斜颈仅需要几天时间就能够康复，如果斜颈持续存在的话，可能需要局部注射肉毒素（见 579 页“肌肉松弛剂”）。由于某种特殊药物引起的斜颈，停药后症状即可改善。

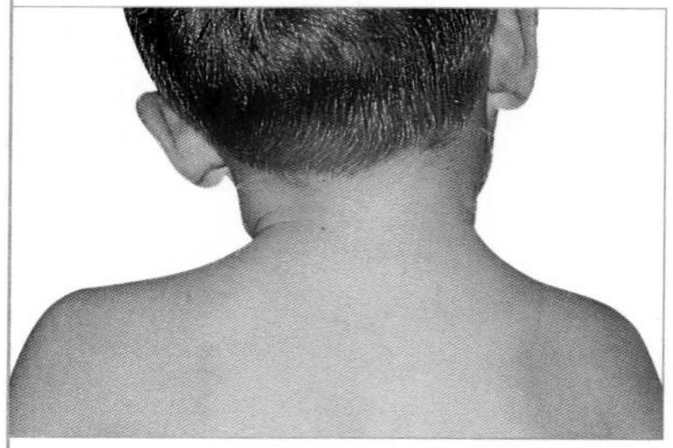

斜颈
一侧颈部肌肉挛缩，造成患儿的头部向一侧偏斜，这种情况被称为斜颈。

纤维肌痛

一种伴有压痛的肌肉疼痛、僵硬和疲劳感的疾病

主要发生在成人

女性更常见

精神压力是发病的危险因素

遗传对本病的影响不明显

纤维肌痛是一种能引起广泛肌肉疼痛和压痛的疾病。通常没有确切的病因，在肌肉组织中也看不到明显的异常。然而，在精神压力比较大时往往会发生纤维肌痛。

有哪些症状？

纤维肌痛的症状是在数周内逐渐出现的，以一种特殊的方式在身体周围逐渐出现，这些症状包括：

- 上背部、头部、大腿、腹部和髋部的肌肉疼痛。
- 肌肉出现特殊的压痛部位，典型的部位是头颅、肩胛骨和背部。

该病伴有头痛、乏力、抑郁、焦虑障碍（见 341 页）和睡眠障碍。一些人还伴有大便不规律（见 415 页“肠易激综合征”）。当精神压力增大时，所有这些症状都会加剧。

应该如何处理？

通常根据症状和体检就能作出诊断，但是医生可能会给你安排血液检查来排除一些其他疾病，如类风湿关节炎（见 222 页）。虽然没有针对纤维肌痛的特别治疗措施，但深部组织按摩和局部湿热疗法、超声治疗或局部注射麻醉药物的方法可以缓解疼痛。医生还会为你开小剂量的阿米替林（见 592 页“抗抑郁药物”）来缓解疼痛。规律的锻炼也很重要，很多人通过锻炼能够彻底恢复或控制自己的症状，从而维持正常的生活。但是一部分人可能会因此造成功能障碍。

重复性劳损

症状与反复的体力活动有关

一些具有重复动作的活动是发病的危险因素

年龄、性别和遗传对本病的影响不明显

身体某一部位的长期、反复的运动，尤其是快速和用力的运动，更容易引起重复性劳损（RSI）的症状。该病最常累及的部位是手臂部位的肌肉和肌腱。来自于工作和家庭中的精神压力与发生重复性劳损有关。

那些在日常工作中经常进行重复动作的人，如计算机操作员或者在流水线上的工作人员，尤其容易患此病。音乐工作者和运动员也容易患上这种疾病。其他能够引起肌肉和肌腱疼痛的疾病，如肌腱炎和腱鞘炎（见 231 页）、腕管综合征（见 338 页）等也会引起与重复性劳损相似的症状。

有哪些症状？

重复性劳损的症状是逐步出现的，最初仅仅是进行某种单一重复性动作时才出现。这些症状包括：

- 疼痛、酸痛、刺痛。
- 受累及的身体部位活动受限。

在疾病的早期，受累部位得到休息时症状就会消失。但随着疾病的进展，即使在休息时也会产生相关症状。如果出现了重复性劳损，建议你不要拖延，尽早去就医，因为这种疾病一旦长期存在，治疗将会比较困难。

医生会如何处理？

医生会询问你的生活方式，以及是否进行重复的体力活动。经过体格检查后常常可以作出重复性劳损的诊断。然而，你还需要进行 X 线检查（见 131 页）和血液检查来排除类风湿关节炎（见 222 页）等其他疾病。医生也会推荐你使用止痛药物（见 589 页）或非甾体类抗炎药物（见 578 页）来缓解疼痛。

我该怎么办？

如果这些症状与你的职业有关，你应该告诉你的雇主，并向职业病医生和护理人员咨询，征求他们的意见。他们会给你一些有关改变姿势，或者使用一些特殊器械方面的建议，例如调节座椅来帮助你减少不必要的肌肉紧张和牵拉，你还应确保在重复工作期间有规律地休息。只有少数人有必要更换工作，或改变休闲活动的方式。

预后如何？

如果在重复性劳损早期就被确诊，并采取措施减少工作中的张力，那么你是可以完全康复的。理疗师会就如何使用肌肉和如何增加肌肉的力量给你提出一些建议。

网球肘和高尔夫球肘

附着在肘部骨组织上肌腱的炎症

最常见于30岁以上的人群

常见于网球运动员和高尔夫球手，也可见于从事重复活动的人

年龄和遗传对本病的影响不明显

网球肘和高尔夫球肘通常是肘部肌腱，在骨的附着处受到损伤时发生。网球肘是肘关节外侧的肌腱附着点受到损伤，而高尔夫球肘是肘内侧的肌腱附着点发生了损伤。

这两种疾病通常都是由于前臂长期反复的抗阻运动引起的，这种情况常见于进行一些特定运动的人，例如网球运动员和使用螺丝刀的人。肌腱在骨头的附着处受到反复牵拉，造成小的撕裂。这些损伤会造成受累手臂的压痛和疼痛。

你应该让病变的胳膊尽量得到休息。物理治疗（见 620 页）、冰敷和简单的牵拉运动，以及加强肌肉力量的练习、超声治疗都可以缓解症状。非甾体类抗炎药物（见 578 页）治疗也有效。如果情况在 2 ～ 6 周内没有好转，那么医生会向受累部位注射皮质类固醇（见 578 页“**局部起作用的皮质类固醇药物**”）。症状一旦缓解，在恢复运动之前，你应该咨询相关人士，改变你的运动姿势，以避免相同的损伤再次发生。

肌腱炎和腱鞘炎

肌腱和腱鞘的疼痛性炎症

最常见于成年人

最常见于运动员

性别和遗传对本病的影响不明显

肌腱炎是肌腱的炎症，肌腱是肌肉与骨骼相连的纤维条索。腱鞘炎是包绕在肌腱周围的腱鞘发生了炎症。这两种病症常常同时发生。肩关节、肘关节、腕关节、手指、大腿、膝关节和足后跟的肌腱最容易受累。

这两种疾病都可能因特殊的肌腱损伤导致，或者是由于感染引起的，足跟和小腿之间的跟腱的炎症，可能是由于运动损伤（见本页）或者是穿不合适的鞋所致。腱鞘炎可能与类风湿关节炎（见 222 页）有关。有一些患者的病因还不清楚。

有哪些症状？

受累部位，尤其是运动时会出现以下症状：

- 疼痛和 / 或轻微肿胀。
- 受累部位僵硬和活动受限。
- 肌腱部位发热，皮肤变红。
- 肌腱部位出现有压痛的肿块。

有时，你能感觉到病变肌腱在运动时发出摩擦声（称为捻发音）。

应该如何处理？

根据症状和体检结果能够作出相应的诊断。医生可以治疗任何引起肌腱炎和腱鞘炎的疾病。为了减轻疼痛和炎症，他会推荐你使用一些非甾体类抗炎药物（见 578 页）。可能也需要向腱鞘内注射皮质类固醇药物（见 578 页“局部起作用的皮质类固醇药物”）。如果炎症由于感染所致，那么就需要使用抗生素来治疗。在一些情况下，如果使用夹板的话，肌腱可能会愈合得更快一些。肌腱炎和腱鞘炎在治疗后会逐渐恢复。

掌腱膜挛缩

手掌软组织增厚和缩短，造成手指畸形

最常见于 50岁以上的人群

男性更常见

有时有家族聚集现象

嗜酒是发病的危险因素

患掌腱膜挛缩时，手掌的纤维组织增厚并缩短，造成一个或者多个手指被拉向手掌的屈曲位畸形，常见于第四或第五指。有时，手掌会出现疼痛性包块，上面覆盖的皮肤变得皱缩。有大约一半的患者双手均会累及。在极少数情况下，也会影响到脚底和脚趾。掌腱膜挛缩发病缓慢，可达数月或数年。病因不详，但常见于 50 岁以上的男性，尤其是糖尿病（见 437 页）或癫痫（见 324 页）患者，酒精成瘾者也容易发病。在 10 个掌腱膜挛缩患者中，有 1 人的亲戚患有这种疾病。

应该如何处理？

轻度的掌腱膜挛缩患者，不需要任何治疗。如果你的手指仅有轻度的弯曲，牵拉锻炼和短期使用夹板治疗是有效的。如果你的手掌出现了疼痛性包块，可能需要向这个部位注射皮质类固醇药物（见 578 页“局部起作用的皮质类固醇药物”）。对于一些严重的病例，可能需要运用外科手术，来去除手掌增厚的组织，以确保手指能够完全伸直。如果疾病复发，则需要进一步治疗。

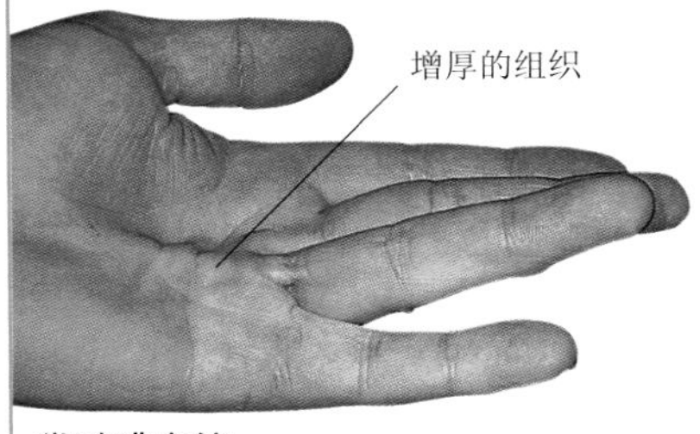

掌腱膜挛缩
手的第四指由于纤维组织的增厚、缩短，导致其向手掌方向弯曲。

腱鞘囊肿

最常见于手腕或手背的含液体的囊，有时也可见于脚背

年龄、性别、遗传和生活方式对本病的影响不明显

腱鞘囊肿就是在关节附近的皮肤下方发生的囊肿，内含胶冻样的液体。腱鞘囊肿通常形成于关节周围的关节囊或肌腱的腱鞘内，肌腱是附着在骨上的条索状纤维组织。腱鞘囊肿里的液体来自为肌腱和关节起润滑作用的关节滑液。

腱鞘囊肿非常常见，而且通常是无痛的，最常见于手背或者腕部，但有时也可以发生在脚上。腱鞘囊肿的大小差异很大，可以小到像豆子，大到像李子。

感觉上，腱鞘囊肿就是皮下的一个包块，可以存在数年而不引起任何不适症状。但是，有的腱鞘囊肿可能会让人感到非常不舒服，甚至引起疼痛。腱鞘囊肿可能会自行消退，也可以在局部麻醉下通过外科手术切除。有时腱鞘囊肿会复发。

肌肉骨骼系统损伤

在日常活动和一些休闲运动中，对肌肉骨骼系统的骨骼、关节、肌肉和结缔组织产生的应力和牵拉，都容易对其造成损伤。轻微的损伤通常会自然恢复，但大的创伤需要专业人员的医治，以防止造成永久性的损伤。

如今，很多人已经意识到运动能给健康带来好处，并利用业余时间进行锻炼。但是，如果不加小心，有些运动可能会导致肌肉骨骼系统的损伤。本节首先对主要类型的运动损伤及其治疗进行概述，运动损伤的治疗目前已经成为医学的一个特殊分支。

损伤导致的各种不同类型的骨折，将在接下来的部分中涉及。由于多种技术创新的出现，在过去的 25 年里，骨折的治疗已经发生了巨大的变化，尤其是对复杂的、粉碎性骨折的治疗，更是取得了非常大的进步。

本节中，对发生在肌肉骨骼系统的其他组织，包括关节、韧带、肌肉和肌腱的损伤也进行讨论。像骨折一样，如果得不到正确的治疗，这些损伤也可能会造成长期的功能障碍。

肌肉骨骼系统的损伤，也可能是严重外伤引起的机体弥漫性损伤的一部分，如机动车意外伤害（见 182 ～ 184 页“严重损伤”）。

重要的解剖结构

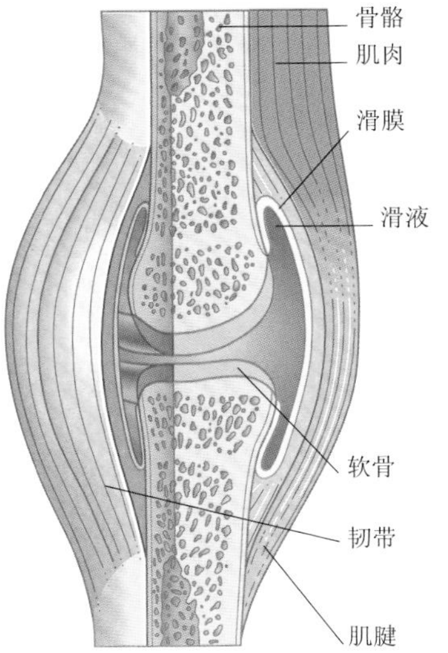

有关肌肉骨骼系统的结构的更多信息，请参阅 212 ～ 216 页。

运动损伤

由于运动造成的身体任何部位的损伤

老年人更容易受伤，而且伤后愈合更慢

男性更常见

进行运动，尤其是身体接触性运动，是发病的危险因素

遗传对本病的影响不明显

运动损伤常发生在刚开始参与一种新运动，或者长期不活动突然开始运动，或运动前没有充分热身的人。由于男性参与身体接触性运动的机会更多，因此男性发生运动损伤的危险更大。

有哪些类型？

运动时身体的任何部位都可能发生损伤。在一些运动中，身体的一些特定部位发生损伤的危险更高。

骨骼损伤 很多运动都可能造成骨骼损伤。损伤可能是反复活动造成的，也可能是与其他人、地面或运动器材，例如球或者球拍接触造成的。在进行身体接触性运动，如橄榄球时，可能会发生骨折或骨裂（见本页“**骨折**”）。跑步运动者因受到长期反复的震动，会造成下肢的应力性骨折。

关节损伤 在进行某些运动项目时，例如掷铅球，因受到过度牵拉导致组成关节的骨骼部分或者完全被分开（见 233 页“**关节脱位**”）。所有身体接触性运动都有造成关节脱位的危险。足球运动者常见的损伤是膝关节的软骨垫损伤（见 234 页“**膝关节软骨撕裂**”）。

韧带和肌腱损伤 那些将肌肉骨骼结构连接在一起的纤维组织束，在进行体育运动时经常会受到损伤。韧带是一种将骨骼连接在一起的结缔组织，在身体突然旋转或跌倒时，容易受到损伤（见 233 页“**韧带损伤**”）。肌腱是将肌肉附着于骨的结构，在进行肌肉突然收缩的运动时，可能造成撕裂，例如跳远（见 234 页“**肌腱断裂**”）。

肌肉损伤 大多数的运动项目都有赖于肌肉的力量和耐力，因此运动员的肌肉损伤很常见（见 234 页“**肌肉拉伤与撕裂伤**”）。例如腓肠肌拉伤，即小腿部肌肉的过度牵拉，是篮球运动员常见的损伤。肌肉损伤常常由于突然的剧烈运动及举起重物时造成。

如何预防？

很多运动损伤可通过运动前的正确热身运动来避免（见 22 页“**日常锻炼中的热身和整理运动**”）。充分的准备活动可以增加肌肉的柔韧度，减少肌肉和关节的僵硬度。在进行一些像跑步这样的运动时，起跑时可以适当慢一点，然后逐渐加快脚步，这样可以避免身体的负荷瞬间过大。应该穿着针对运动类型设计的衣服和鞋子，并使用推荐的安全器械。

应该如何处理？

许多肌腱、韧带和肌肉的微小损伤可采用基础的治疗方法，如在受损部位放置冰块或冰袋进行冷敷，以及服用非甾体类抗炎药物（见 578 页）。如果损伤引起剧烈或持续的疼痛，应该就医，医生会为你安排 X 线检查（见 131 页），来判断是否发生了骨折。

如果你发生了骨折，使用支具（见本页“**骨折的治疗**”）可协助受伤部位行使功能。一些损伤需要手术治疗，例如肌腱断裂。你还可能需要运动理疗师为你进行物理治疗（见 620 页）。在疼痛消失前，你不能进行任何运动。

骨折

由于多种原因导致的身体某处的骨骼发生断裂或裂缝

年龄、性别、遗传和生活方式是与本病病因相关的危险因素

身体任何一处的骨骼都有可能发生骨折。绝大多数骨折是由于损伤造成的，如损伤直接作用于骨骼或身体进行扭转性运动。在运动或跌倒的过程中，都有可能发生这些情况。

骨质疏松（见 217 页“**骨质疏松症**”）会增加骨折的危险。骨质疏松主要发生在绝经后的女性，导致骨的脆性增加。由肿瘤导致的骨折，称为病理性骨折，可以在轻微的外力下发生，甚至可以出现自发性骨折。

老年人最常见的骨折部位是股骨颈（大腿骨的顶端），以及前臂接近腕关节处的桡骨下端。桡骨下端骨折也称为柯莱斯骨折。这种骨折多为粉碎型，如果在摔倒胳膊向外伸展时就会发生柯莱斯骨折。

有哪些类型？

骨折主要分为两种：一种是闭合性（单纯性）骨折，即骨折处的皮肤是完整的；另一种是开放性（混合性）骨折，即骨折处的骨头穿透皮肤，暴露在外。开放性骨折更严重一些，因为有感染的风险，且神经、血管损伤的风险也

治疗

骨折的治疗

虽然有些骨折不需要固定，但是大部分骨折需要将骨恢复到正确的位置（复位），并进行固定，以便骨断端能够愈合，并能正确对合。选择特定骨折的固定方法，取决于骨折的类型、部位以及骨折的严重程度。

支具固定

骨折最简单的固定方法是支具固定，支具是一种适用于四肢的坚硬的管状物，可以在骨折部位放置数周，将骨断端对接在一起，并防止骨折断端移动。支具通常是用石膏、塑胶或树脂做成的。在去除支具时，需使用电锯切开支具。

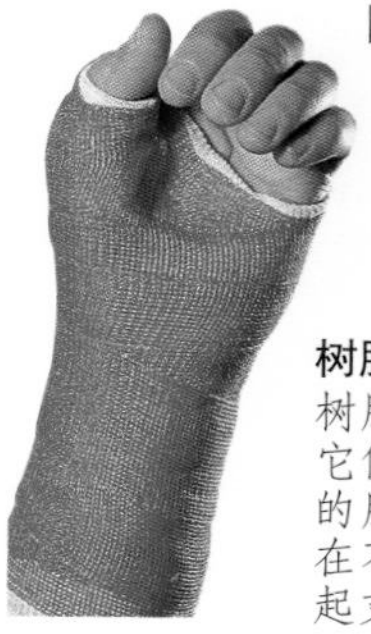

树脂支具
树脂支具轻便、防水、持久耐用，它像绷带一样缠绕在发生骨折的肢体上，然后定型，并能够在不限制血供的情况下对肢体起支撑作用。

内固定

受到严重骨折的骨需要外科手术使用金属板、螺钉、髓内钉、金属丝或金属杆，将断端连在一起，此时不需要使用支具。内固定常用于骨末端的骨折。

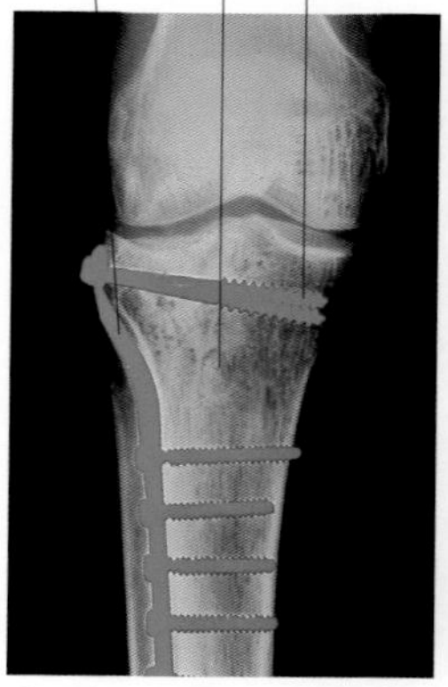

金属板和螺钉
使用金属板和螺钉固定的胫骨骨折。

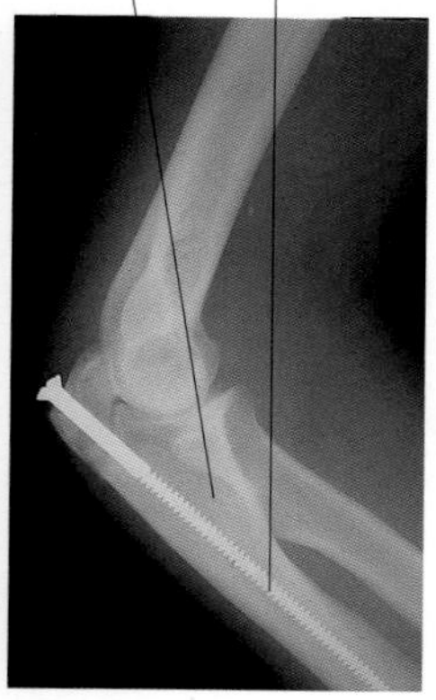

髓内钉
使用金属髓内钉固定的尺骨骨折。

外固定

外固定是一种特殊的技术，常用于修复碎裂成多个碎片的骨折。这种技术是将金属针穿透皮肤插入骨碎片里，金属针通过暴露在皮肤外的金属架固定在合适的位置，这样患者可以在数日内正常使用肢体进行活动。骨愈合后，便可去除金属针及金属架。

胫骨骨折的治疗
本图显示的是使用外固定架固定的胫骨（小腿骨）骨折。下方的图显示的是金属针在骨头里的位置。这些金属针穿过皮肤插入胫骨，并固定在两根外置的金属杆上。金属针需要在全身麻醉下插入骨骼，当骨折愈合后，在全身麻醉下去除，金属针在骨骼里是不会引起疼痛的。

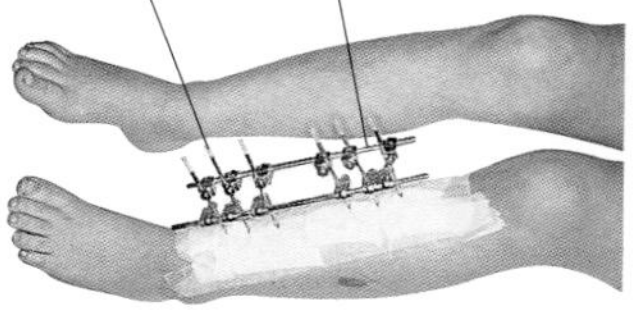

外部结构的位置

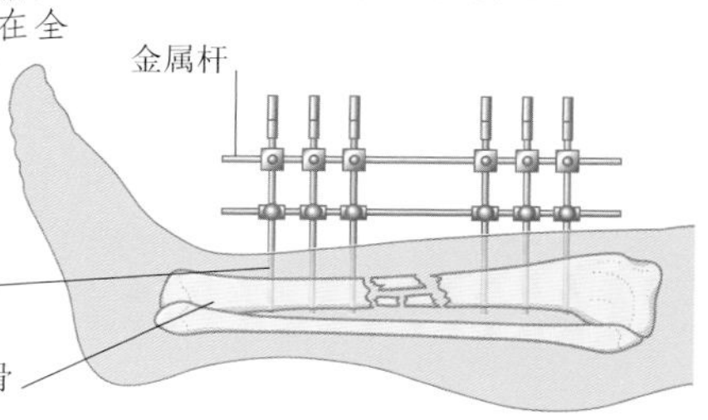

内部结构的位置

牵引

牵引是在对损伤做进一步治疗前，暂时对骨折部位进行固定的方法。这种方法常用于股骨干（大腿骨）的骨折。在正常情况下，大腿肌肉的收缩力会牵拉骨折断端的骨，迫使骨折断端的骨对位，可以采用一定的重量来保持良好的对位。

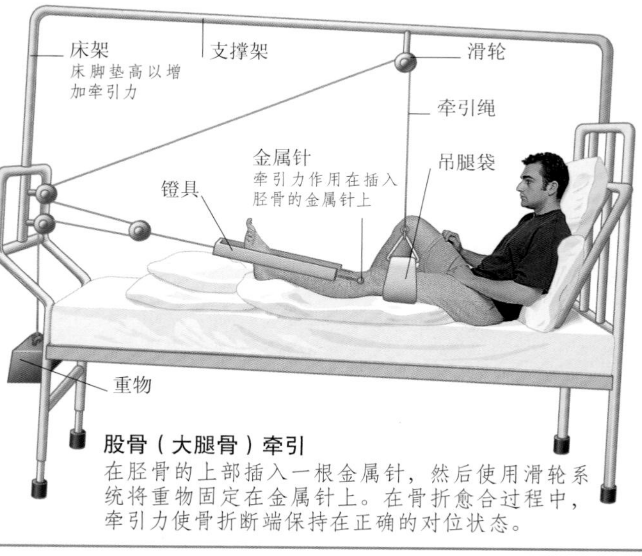

股骨（大腿骨）牵引
在胫骨的上部插入一根金属针，然后使用滑轮系统将重物固定在金属针上。在骨折愈合过程中，牵引力使骨折断端保持在正确的对位状态。

会增高。根据骨折的形态和模式，开放性骨折和闭合性骨折还可以进一步细分。

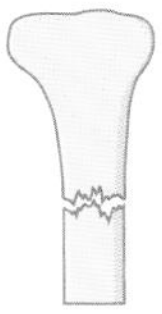

横形骨折 这种骨折是骨干的纵轴横向断裂。横形骨折通常发生在胳膊或腿的长骨，常常是因为强大的外力造成的，比如交通意外时持久的碰撞。

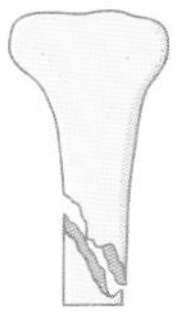

螺旋形骨折 这种类型的骨折也称斜形骨折，通常是由于突然猛烈的旋转运动所致，比如摔倒时扭动腿的动作。螺旋形骨折通常发生于胳膊和腿的骨。

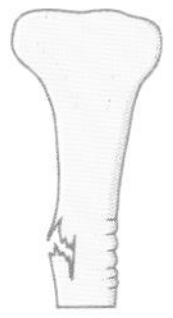

青枝样骨折 如果胳膊或腿的长骨发生弯曲，可能只在骨的一侧出现裂缝，形成一种被称为青枝样的骨折。这种类型的骨折只见于儿童，因为儿童的骨骼仍处于生长阶段，而且比较柔韧。

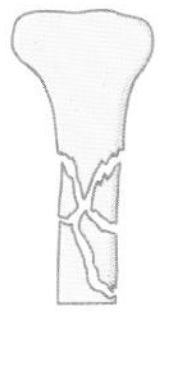

粉碎性骨折 在粉碎性骨折中，骨碎裂成小碎片，断骨周围的软组织发生损伤的可能性增加。这类骨折通常是由于强烈的直接外力引起的。

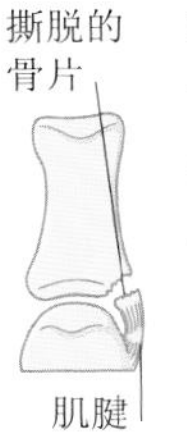

撕脱性骨折 在这种类型的骨折中，肌腱将一块骨片从其骨干上撕脱下来，肌腱是肌肉附着在骨上的纤维条索。这种类型的骨折常常是因为突然而猛烈的扭伤造成的。

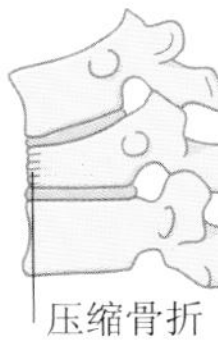

压缩性骨折 如果松质骨，如椎骨被挤压，就会发生压缩性骨折。这类骨折通常是由于骨质疏松引起的。

反复震动导致的骨折称为应力性骨折。常见于长跑运动员的脚部骨骼或胫骨。老年人在轻微的应力下也可能发生骨折，比如咳嗽可以造成肋骨骨折。

有哪些症状？

骨折的症状取决于骨折的类型，可能包括：

- 疼痛和压痛，会造成骨折部位的活动受限。
- 肿胀和瘀斑。
- 骨折部位畸形。
- 骨折断端在运动或受压时产生捻发音。
- 开放性骨折会出现皮肤损伤、出血，可以看到发生骨折的骨。

所有的骨折都会引起一定数量的内出血，因为骨折会损伤骨内的血管。骨折使骨断端的组织和血管受到破坏而导致进一步出血。有的骨折可能引起大出血，有时会导致休克（见248页）。

骨折会伴发多种并发症。比如，在发生肋骨骨折时，有发生肋骨断端刺破肺组织的危险（见303页“气胸”）。开放性骨折还可能继发感染。

如果骨折得不到及时正确的治疗，可能会引起骨不愈合、永久性的畸形或功能丧失。如果你觉得自己发生了骨折，请立即去看医生。

如何诊断？

医生将安排你进行受伤部位的X线检查（见131页），以确定骨折的类型和严重程度。可能还需要进行CT（见132页）或磁共振成像（见133页）检查，来诊断复杂的骨折。如果骨折不是由于外伤引起，医生可能会检查引起骨折的潜在疾病。

如何治疗？

如果骨折的断端发生了移位，则需要将断端恢复到原始的位置，以重建正常的形态。这个过程称为骨折的复位。根据发生骨折的部位及严重程度，可以在局部麻醉或全身麻醉下使用手法将断骨正确复位，分为不切开皮肤复位（闭合复位）和切开皮肤复位（开放复位）。在骨折完全愈合前，可以使用多种方法将发生骨折的断骨连接在一起（见232页“骨折的治疗”）。

在一些情况下，发生骨折的断骨可能并不需要固定。比如，肋骨骨折通常不固定，因为正常呼吸时胸廓需要扩张，这对于减少发生肺炎的危险非常重要（见299页），浅呼吸以及不能正常的咳嗽，都可能导致肺炎的发生。作为一种预防措施，医生会要求你规律地进行深呼吸。

有时，因没有足够的血流到达发生骨折的部位，或断骨没有得到有效固定，愈合会延迟。在这种情况下，可能需要手术治疗：去除骨碎片，从身体的其他地方取骨，移植到发生骨折的部位。发生骨折的骨，比如靠近髋关节的股骨，可以用人工替代物来替代，这种人工替代物可以替换部分股骨或全部髋关节（见223页“关节置换”）。

在骨折愈合后，可能还需要物理治疗（见620页），以恢复关节附近组织的灵活性，并锻炼周围肌肉的力量。

预后如何？

绝大部分成年人在骨折发生后6～8周可以愈合，总的来说，儿童骨折的愈合会更快。婴儿骨折后几周内就可以愈合。

关节脱位

组成关节的骨发生移位，通常由外伤引起

- 男性更常见
- 有时有家族聚集现象
- 进行身体接触性运动如橄榄球，是发病的危险因素
- 年龄对本病的影响不明显

骨偏离其正常位置时即发生了关节脱位。关节脱位及其引起的疼痛都会造成关节活动的明显受限。在关节脱位的过程中，关节周围对骨起固定作用的韧带常被撕裂（见本页“韧带损伤”），关节囊也会受到损伤。有时关节内的骨也可能发生骨折（见232页）。肩关节及指关节尤其易发生脱位。

由哪些原因引起？

任何作用于关节的强大外力，都有可能导致关节脱位。有身体接触的运动，比如橄榄球，以及重重地摔倒，都是男性发生关节脱位的常见原因。异常松弛的关节容易发生脱位，是遗传所致。关节脱位也可能与关节病变有关，例如类风湿关节炎（见222页）。髋关节脱位可能在出生时就存在（见540页“髋关节发育不良”）。

有哪些症状？

如果发生关节脱位，症状会突然出现，这些症状可能包括：

- 受伤部位的剧烈疼痛。
- 关节畸形。
- 关节周围肿胀。
- 关节周围皮肤青紫。

骨移位可能使周围神经、肌腱和血管损伤，引起受损部位以外的组织血液循环减少。

如果发生了关节脱位，应该立即就医。如果是背部损伤引起的椎骨（脊柱骨）脱位，可能会导致脊髓损伤，引起瘫痪。

应该如何处理？

根据症状和体格检查结果，医生会作出关节脱位的诊断，但你需要接受X线（见131页）检查，确定关节脱位，并核实是否有骨折。通常医生可通过手法复位将脱位的关节恢复正常，他会给你开止痛药物（见589页）以缓解不适，在一些情况下，复位可能需要使用镇静药来缓解肌肉痉挛。如果手法复位不成功，可能需要手术将关节复位。

治疗后，发生脱位的关节需固定3～6周，也可能需要物理治疗（见620页）来帮助你恢复关节功能。关节再次发生脱位的危险会增加，反复发生脱位的关节需通过手术来固定。

韧带损伤

指将组成关节的各骨连接起来的纤维条索结构发生的损伤

- 男性更常见
- 运动是发病的危险因素
- 年龄和遗传对本病的影响不明显

韧带将各骨连接在一起组成关节，有助于维持关节的稳定性。韧带略有弹性，如果拉伸过度很容易造成损伤，损伤的程度，从称为扭伤的轻微伤，到完全破裂。韧带损伤的常见原因包括摔倒时的突然扭动的动作、经常性或过度运动。由于男性参与的运动更激烈，因此发生损伤也更常见。开始运动前没有进行热身运动，是引起韧带损伤的另一个原因。踝关节及膝关节的韧带损伤最常见。

有哪些症状？

发生韧带损伤的关节，通常突然出现症状，包括以下症状：

- 疼痛，特别是运动时出现疼痛。
- 肿胀及青紫。
- 关节活动范围异常。

如果在受伤后发现关节无法活动，那么你应该立即去就医，因为韧带撕裂可能会导致受累关节的脱位（见本页“关节脱位”）。

应该如何处理？

绝大多数韧带损伤不经过治疗也会在8周内自行愈合，你可以采取一些措施，如在受伤部位冰敷，加速轻微韧带扭伤的恢复。口服非甾体类抗炎药物（见578页）可缓解疼痛。如果疼痛剧烈，你可能需要进行X线（见131页）检查来排除是否发生了骨折。严重的损伤往往需要物理治疗（见620页），甚至可能需要手术治疗。有时发生断裂的韧带无法修复，在这种情况下，可以用邻近的肌腱或供体肌腱来替代。

膝关节软骨撕裂

即膝关节软骨垫（半月板）发生的损伤

男性更常见

进行身体接触性运动，如足球，是发病的危险因素

年龄和遗传对本病的影响不明显

关节软骨损伤通常发生在膝关节，膝关节内有两个软骨盘，也称为半月板，它们是在股骨（大腿骨）和胫骨（小腿骨）之间起减震作用的结构。这些软骨盘可以将身体的重量分散到关节上。关节软骨撕裂通常发生在足球运动员，因此男性更常见。这种损伤通常是由于大腿突然扭转造成的，常常发生在膝关节弯曲而脚着地时。但是软骨也可以在没有急性损伤时发生撕裂，那些工作中需要反复下蹲或者膝关节长期受到牵拉的人，发生膝关节软骨撕裂的危险更大。

如果突然发生了膝关节软骨撕裂，你会感到剧痛，在损伤的同时可能会听到有响声。活动时疼痛加剧，几小时后会发生关节肿胀，并无法将关节伸直。被撕裂的膝关节软骨，使你无法用腿支撑身体的重量。

应该如何处理？

医生可能会检查你的膝盖，并安排你做 X 线检查（见 131 页）。可能需要做膝关节磁共振成像（见 133 页）或者膝关节镜（见 228 页）检查来确诊。有时，可能需要在全身麻醉下手术修复关节软骨。大部分人在术后 2 ～ 3 周就可以使用受伤的关节。物理治疗（见 620 页）有助于恢复受伤关节的运动。关节软骨的撕裂会增加早期发生骨关节炎的危险，骨关节炎（见 221 页）是一种关节的退行性病变。

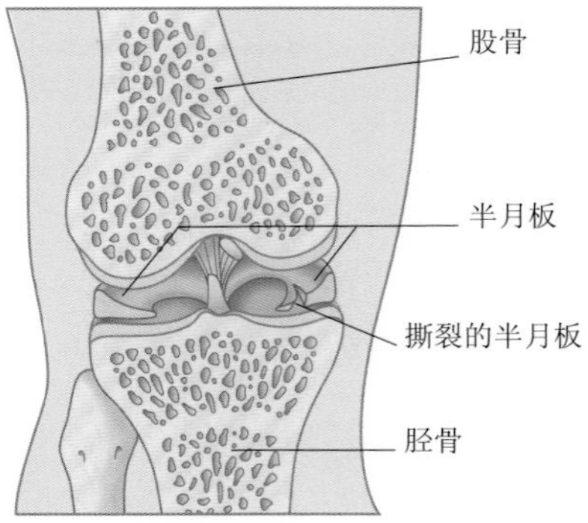

膝关节的软骨垫
在膝关节里有两个半月板（软骨垫），在股骨和胫骨之间起缓冲的作用。半月板很容易发生撕裂，这往往是急性损伤的结果。

肌肉拉伤与撕裂伤

肌肉过度牵拉造成肌肉的不同程度的损伤

随着年龄的增长越来越常见

高强度的体育锻炼和举重物是发病的危险因素

性别和遗传对本病的影响不明显

肌肉受到过度牵拉，导致一些肌纤维受到损伤就会发生肌肉拉伤；肌肉损伤严重到许多肌纤维受损时，就发生了肌肉撕裂伤。这两种情况常常是由于突然的高强度运动引起的，最多见于体育爱好者。举重物会引起腹部和背部肌肉拉伤，运动员更易发生这类损伤。肌肉拉伤和撕裂伤的症状有疼痛、肌肉肿胀和局部皮肤青紫。

运动前充分的准备活动（见 22 页“日常锻炼中的热身和整理运动”），可以防止发生肌肉拉伤和撕裂伤。如果肌肉被拉伤或撕裂，你需要去医院就医。冰敷能够加快恢复。通常疼痛和肿胀在两天之内可以消退，随后你能进行一些轻柔的肌肉锻炼。但是，如果仍有疼痛，那就应该就医。

医生可能建议你使用非甾体类抗炎药物（见 578 页），或建议你让受伤的肌肉休息并进行物理治疗（见 620 页）。如果损伤严重，可能需要进行 X 线检查（见 131 页）以排除骨折（见 232 页）。在少数情况下，需要进行手术来修复严重撕裂的肌肉。

肌腱断裂

指将肌肉附着在骨组织上的坚韧的纤维组织发生完全撕裂

高强度的体育锻炼和举重物是发病的危险因素

年龄、性别和遗传对本病的影响不明显

当肌肉突然强有力地收缩时，其附着在骨组织上的肌腱可能发生断裂。这种情况通常发生在高强度的身体活动，如体育运动和举重物的时候。运动员进行这样的运动更多，因此也更容易发生持续的损伤。肌腱断裂也可能是由于严重的外力打击、深部切割或骨折（见 232 页）引起的。在一些情况下，肌腱断裂是一些慢性疾病的并发症造成的肌腱的自发断裂，如类风湿关节炎（见 222 页）。四肢的肌腱，尤其是跟腱（从小腿到足跟的肌腱）和手部的肌腱更容易发生断裂。

在肌腱断裂时，你可能会感觉到发生肌腱断裂的部位有突然被拉扯的感觉。其他的症状包括疼痛、活动受限和发生断裂的部位出现肿胀。

应该如何处理？

根据症状和受损伤部位的检查结果，肌腱断裂的诊断显而易见。医生可能会给你开非甾体类抗炎药物（见 578 页）。跟腱断裂的一些患者，可能需要外科手术将断裂肌腱的两端缝合在一起。无论你的跟腱断裂是否需要手术治疗，你都要连续使用不同的支具来固定发生损伤的部位。第一种支具用来保持足跟向上、脚趾向下，避免牵拉肌腱。接下来使用的支具用来放平足部，使跟腱逐步恢复到正常的位置。医生还会建议你进行物理治疗（见 620 页），帮助你加强肌腱周围受到损伤的肌肉的力量。

恢复的时间差异较大，但通常在 4 ～ 12 个月后能够完全恢复运动。如果一侧跟腱发生断裂，另一侧的跟腱更容易发生断裂。

心血管系统

本章包括如下内容

心血管系统和血管中的血液是人体的运输系统。心脏将血液泵入两个循环通路。主循环（体循环）通路里运行的是含有氧气、重要营养物质和激素的血，它将这些物质供给全身。次循环（肺循环）通路将血液运输到肺部，在肺里吸收氧气，排出废物二氧化碳。其他代谢产生的废物被带到肝脏进行加工处理，最终经肾脏排出体外。

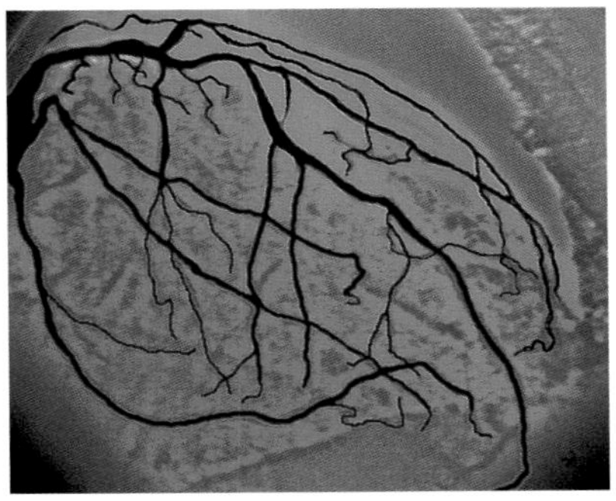

心脏的血液供应
在这张对比X线片上，可以看到环绕心脏和供应含氧血液的动脉网。

心脏每1分钟泵出的血液总量约为5升，这些血液会流经人的全身。体循环中，含有氧气和重要营养物质的血液，通过动脉被泵入到全身的各组织器官，机体的细胞吸收氧气和营养物质，同时血液吸收细胞产生的废物，并通过被称作静脉的血管回流到心脏。然后脱氧的血液经过肺循环到达肺脏。在吸收了氧并排出二氧化碳后，血液返回心脏。在运动时，循环的速度会加快数倍，以满足机体对氧的需求。一些肌肉的血液供应量可能会增加12倍，而消化系统的血液供应量则会下降1/3。

心脏及其各腔室

心脏的大小相当于自己的一个握紧的拳头。它是一个肌肉器官，位于胸腔中部稍偏左的位置。心脏分为两半，每一半各含两个腔，一个位于上方（心房），另一个位于下方（心室）。心房收集来自身体各个部位的血液，心室将血液泵出心脏。4个腔室都各自连接着一条或多条血管。在这些血管中最大的是主动脉，其直径大约3～4厘米。在静息状态下，心室通过有力的收缩将血液泵出心脏，每分钟大约70次。心脏泵血的次数称为心率，通常以每分钟跳动的次数来计算。随着每次心跳，压力波沿着动脉壁传导，引起动脉壁扩张，这种波称为脉搏，可以通过距皮肤较近的动脉处触摸到。

心脏的肌肉（心肌）必须24小时连续工作，不能休息。因此，心肌细胞比身体其他类型的细胞含有更多和更大的产能单位（线粒体）。

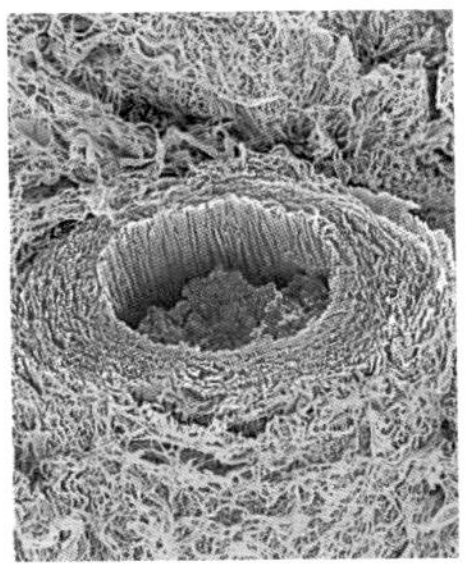

小动脉
在这幅高倍放大的图像中，可以看到动脉壁有很多层，含有肌肉和弹性纤维，而且还可以看到动脉内的红细胞。

心率和血压

心率是受来自心脏的电冲动起搏器——窦房结调节的，窦房结是右心房壁内的一个小的具有自律性的心肌组织。每个脉冲都可以引起一次快速收缩，先是心房，然后是心室，形成一次心跳。

血压的高低取决于心脏收缩的速度和力量、心脏泵出的血量和血管对血流的阻力，血管对血流的阻力是随着血管大小而不同的。在短期内心率和血压是受神经系统调节的，而从长期来说，血压是受激素调控的。

功能

流经心脏的血液

血液通过静脉进入心脏上方的心腔（心房），由位于下方的腔室（心室）将血液泵入动脉。右心房积聚的脱氧的血液流入右心室，右心室将这些血液泵到肺部。含氧的血液从肺脏返回到左心房。左心室将这些富含氧的血液泵至全身。

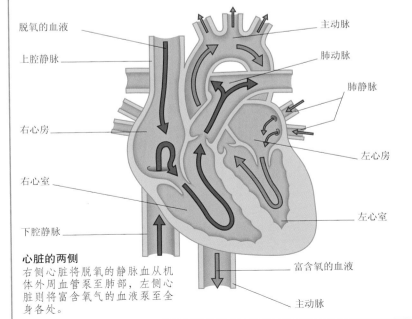

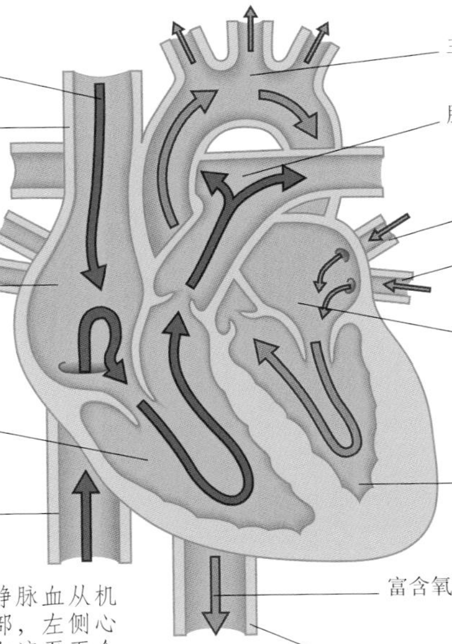

心脏的两侧
右侧心脏将脱氧的静脉血从机体外周血管泵至肺部，左侧心脏则将富含氧气的血液泵至全身各处。

结构和功能

血管

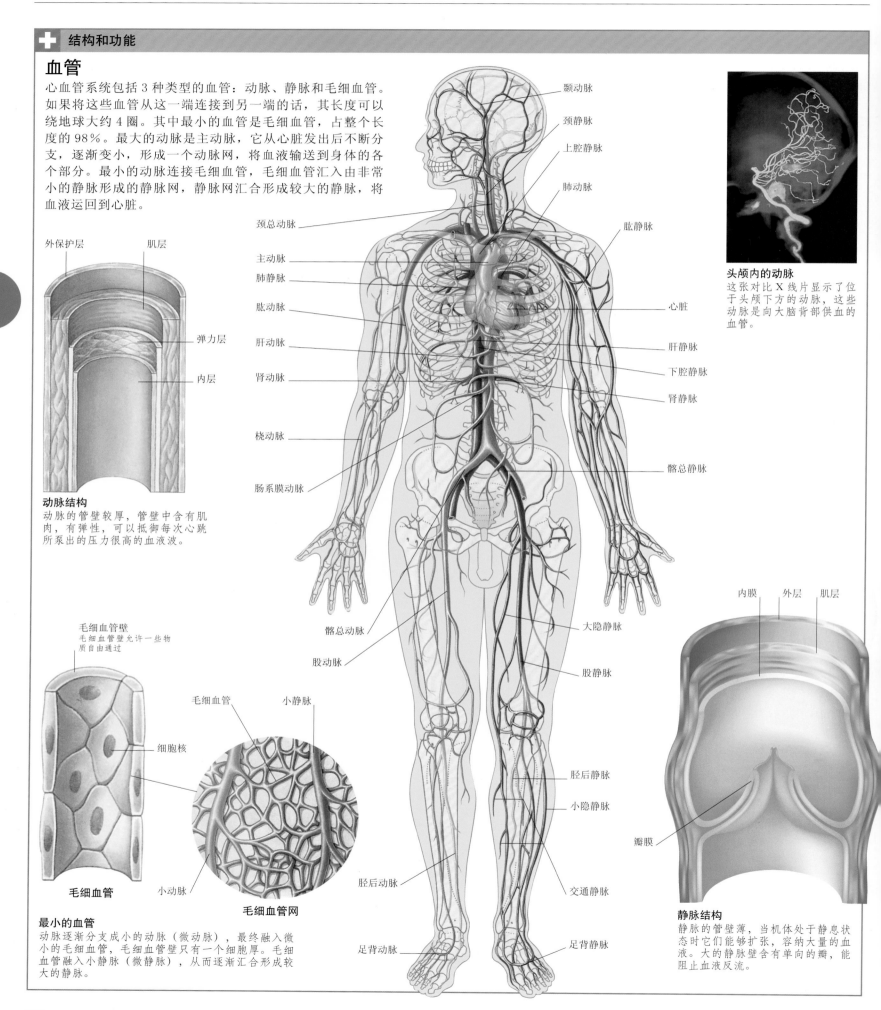

心血管系统包括 3 种类型的血管：动脉、静脉和毛细血管。如果将这些血管从这一端连接到另一端的话，其长度可以绕地球大约 4 圈。其中最小的血管是毛细血管，占整个长度的 98%。最大的动脉是主动脉，它从心脏发出后不断分支，逐渐变小，形成一个动脉网，将血液输送到身体的各个部分。最小的动脉连接毛细血管，毛细血管汇入由非常小的静脉形成的静脉网，静脉网汇合形成较大的静脉，将血液运回到心脏。

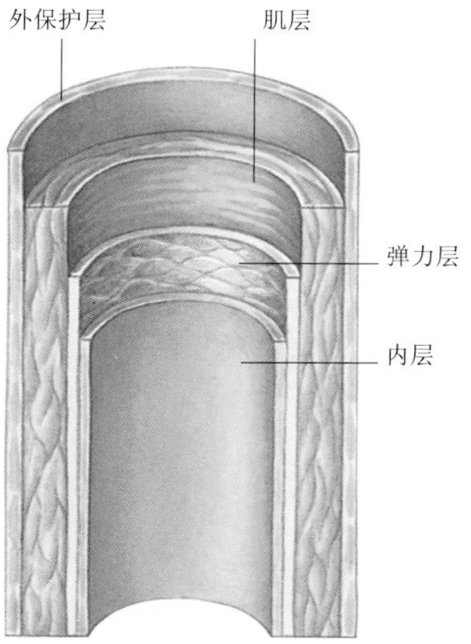

动脉结构

动脉的管壁较厚，管壁中含有肌肉，有弹性，可以抵御每次心跳所泵出的压力很高的血液波。

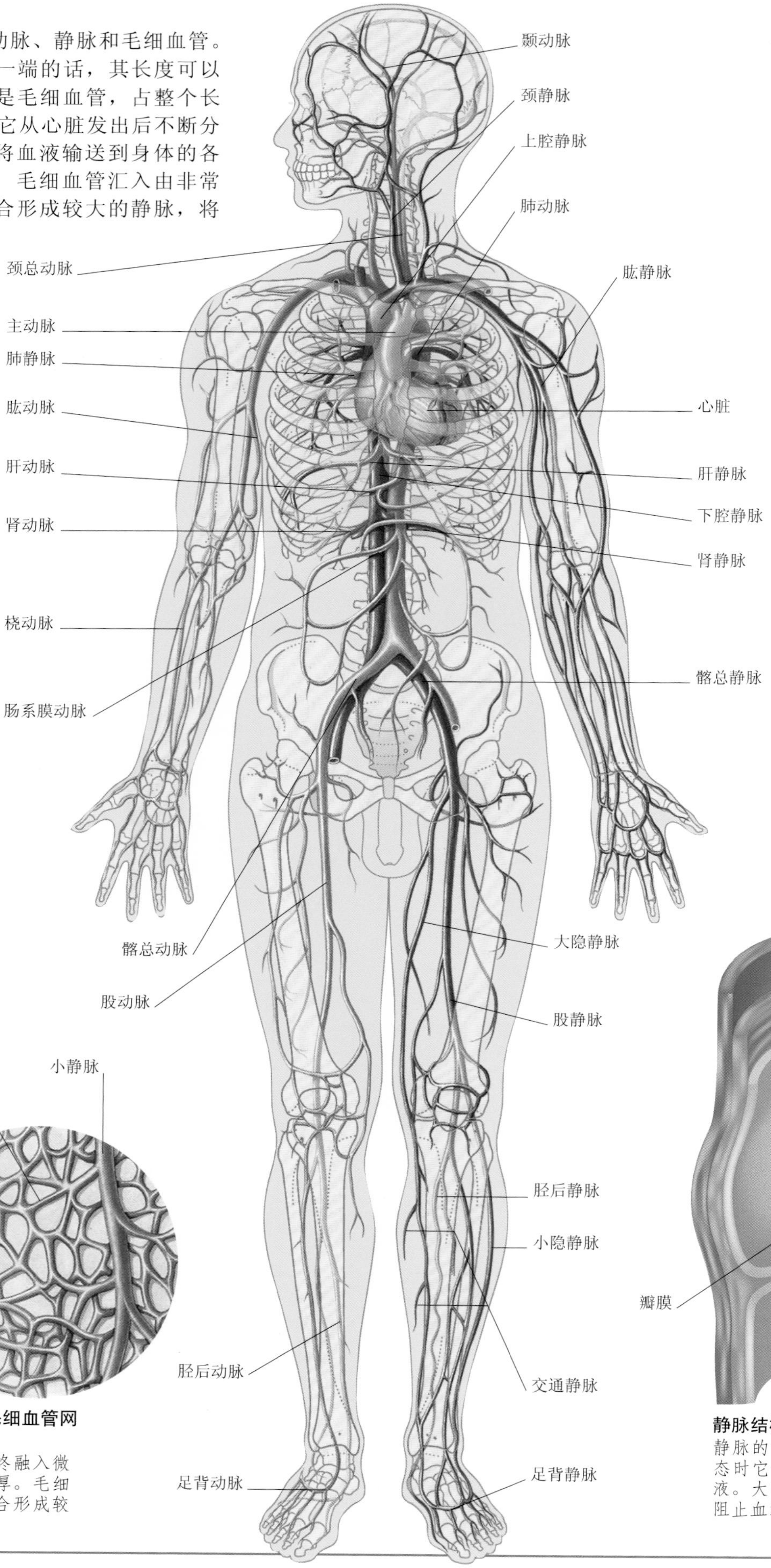

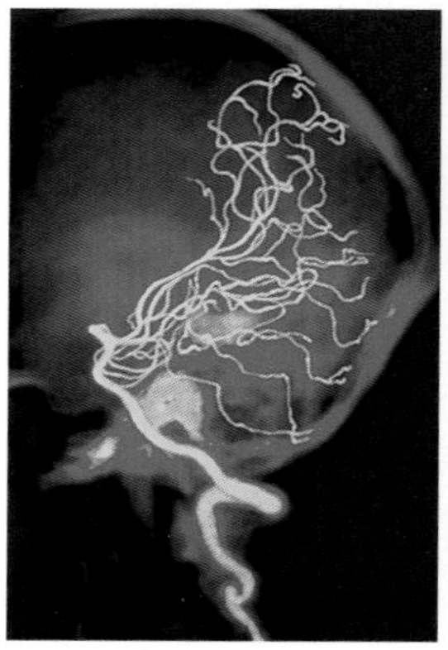

头颅内的动脉

这张对比 X 线片显示了位于头颅下方的动脉，这些动脉是向大脑背部供血的血管。

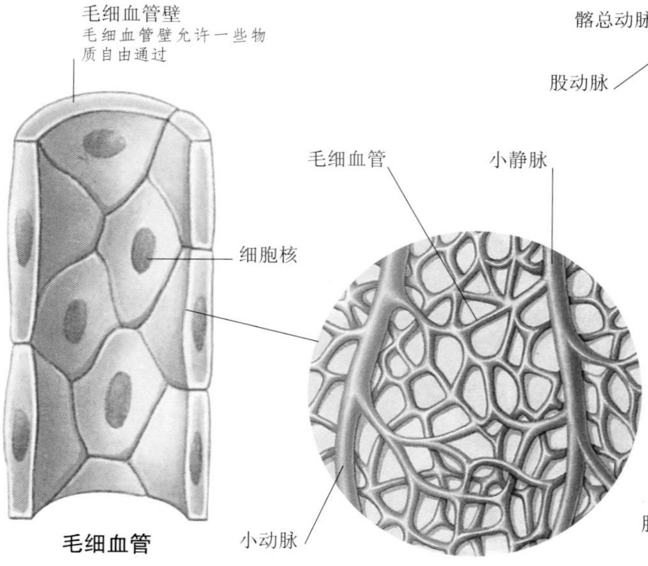

最小的血管

动脉逐渐分支成小的动脉（微动脉），最终融入微小的毛细血管，毛细血管壁只有一个细胞厚。毛细血管融入小静脉（微静脉），从而逐渐汇合形成较大的静脉。

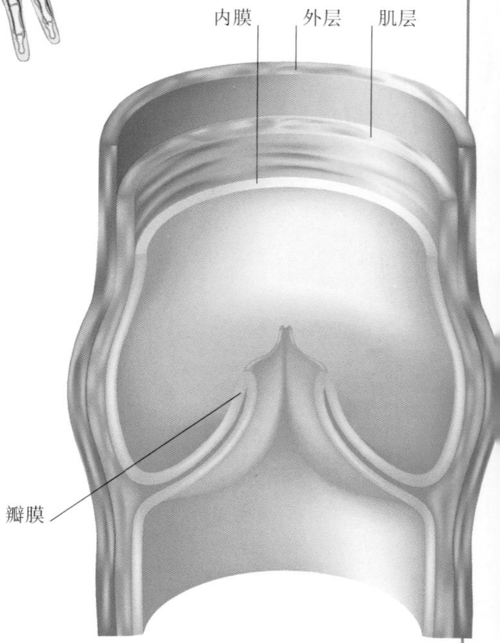

静脉结构

静脉的管壁薄，当机体处于静息状态时它们能够扩张，容纳大量的血液。大的静脉壁含有单向的瓣，能阻止血液反流。

结构

心脏的结构

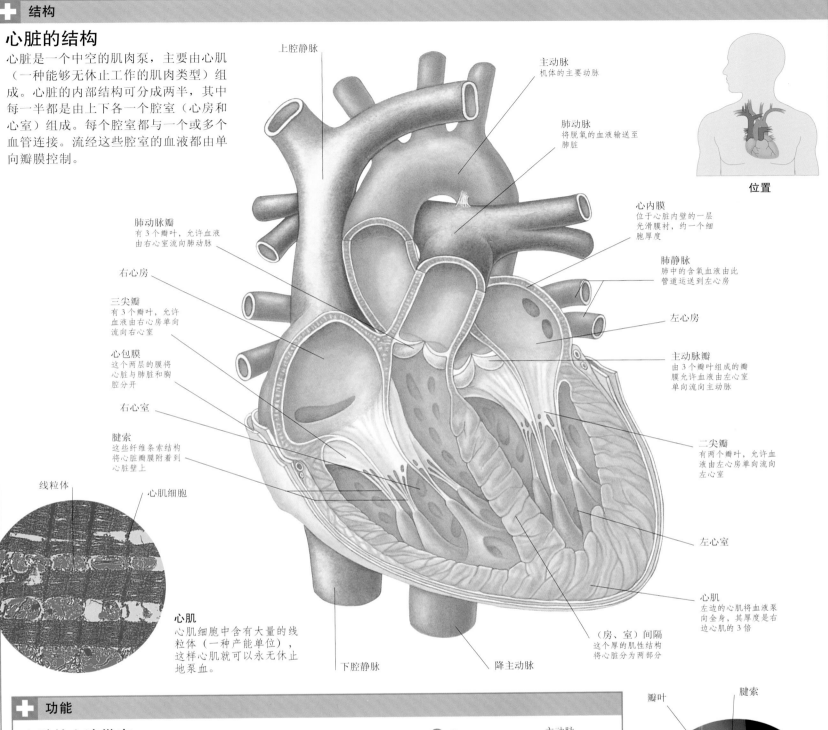

心脏是一个中空的肌肉泵，主要由心肌（一种能够无休止工作的肌肉类型）组成。心脏的内部结构可分成两半，其中每一半都是由上下各一个腔室（心房和心室）组成。每个腔室都与一个或多个血管连接。流经这些腔室的血液都由单向瓣膜控制。

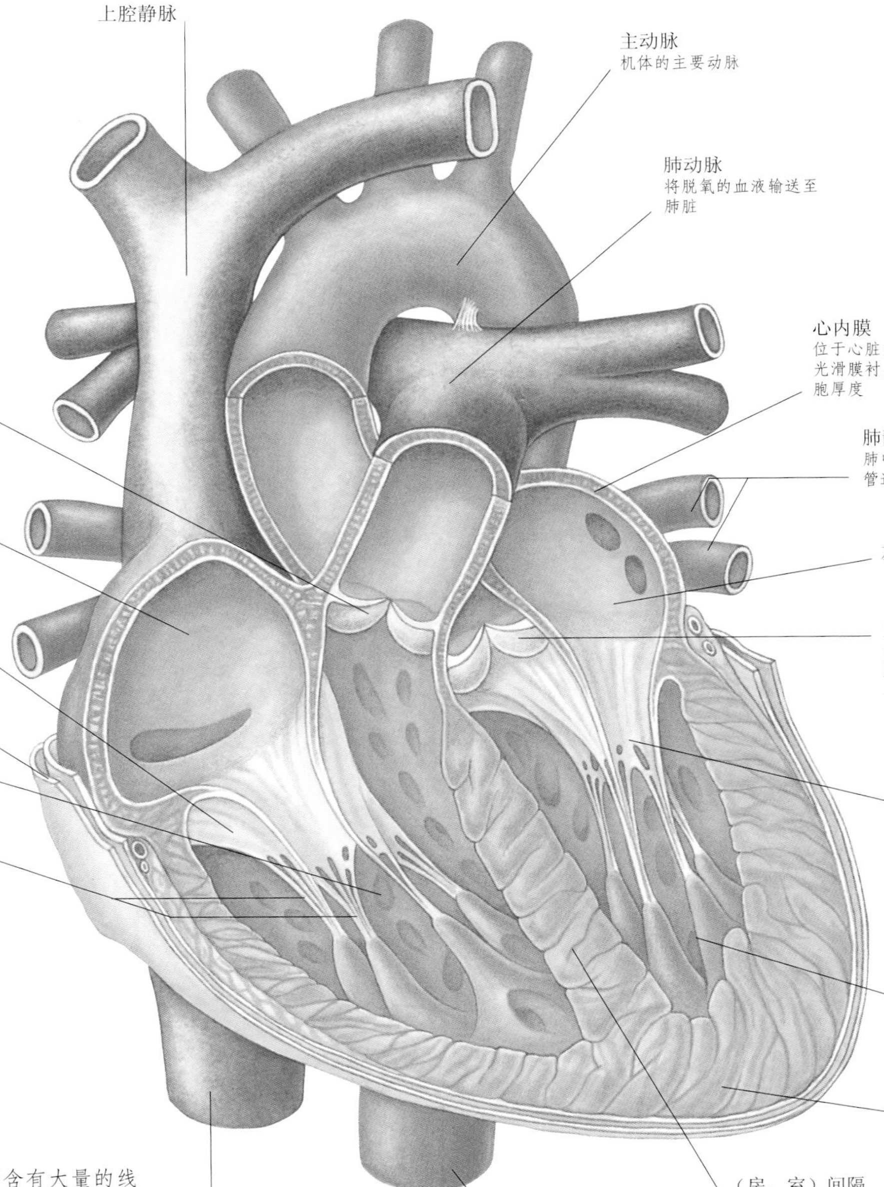

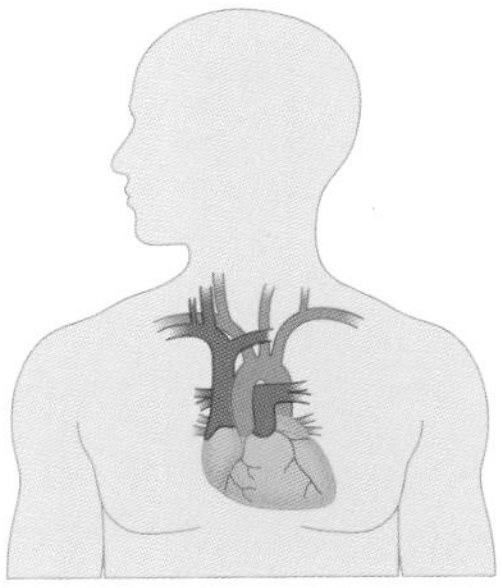

位置

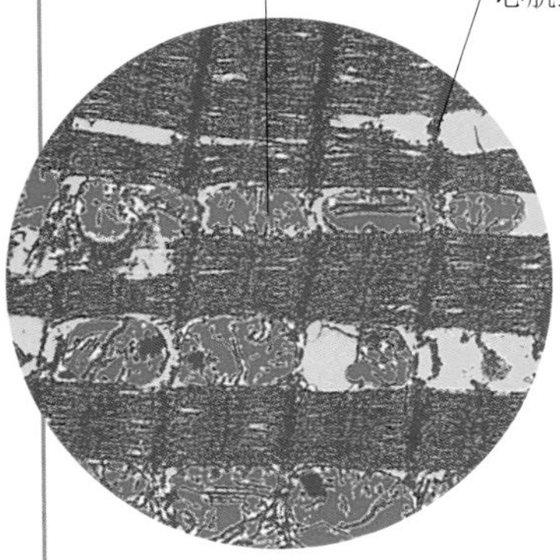

心肌
心肌细胞中含有大量的线粒体（一种产能单位），这样心肌就可以永无休止地泵血。

功能

心脏的血液供应

冠状动脉由主动脉分出，环绕和穿透心脏的肌肉。从动脉分出小动脉和毛细血管，用富含氧的血液供应心肌。脱氧血液流入冠状静脉，最终汇入右心房。

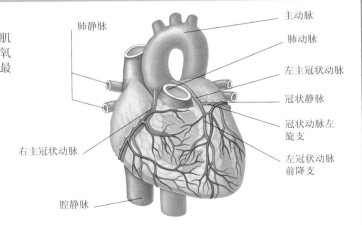

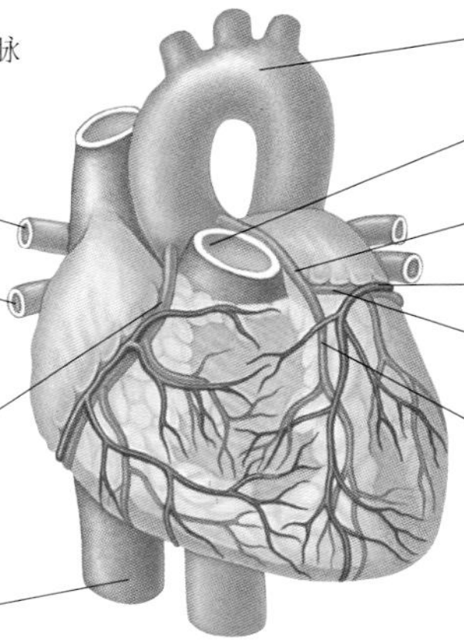

冠状动脉
心脏的血液供应主要有左冠状动脉和右冠状动脉。左冠状动脉分支形成左旋支和左前降支动脉。

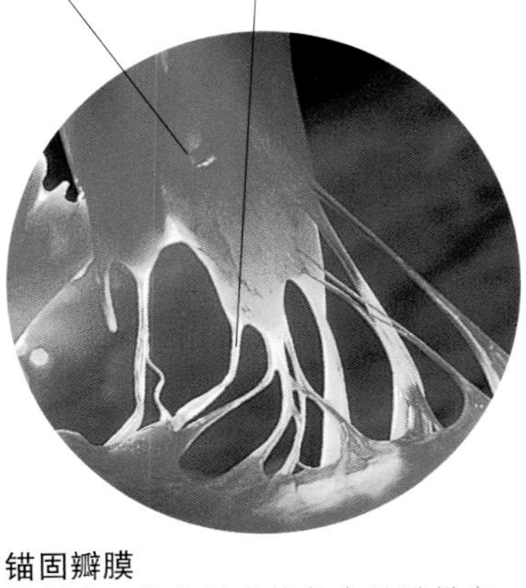

锚固瓣膜
像绳索一样的腱索将每个瓣膜锚定在心脏壁上，以阻止其内外摆动。

功能

心脏是如何跳动的

心脏的一个泵送动作被称为一次心跳。一个健康成人静息时的心跳次数为每分钟60～80次，剧烈运动时的心跳速度高达每分钟200次。心脏内的单向瓣膜，可防止血液逆流。有节奏的心跳的咚咚声，是心脏瓣膜关闭时产生的。

心动周期

每一次的心跳有3个时相。舒张期，心脏放松；心房收缩期，心房收缩；心室收缩期，心室收缩。窦房结（心脏的起搏器）通过向心房和心室发送电脉冲，调节各时相的时间。

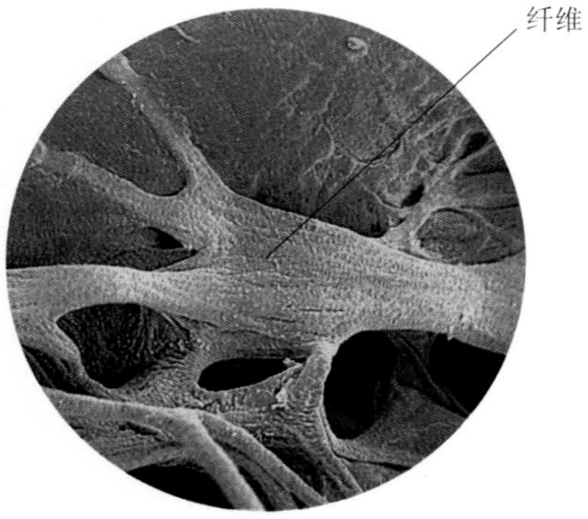

传导纤维
通过心脏壁上的特殊肌纤维传导调节心跳的电脉冲。

舒张期
心脏肌肉放松，来自肺静脉和腔静脉的血液流入心房。在舒张晚期，窦房结发出电脉冲。

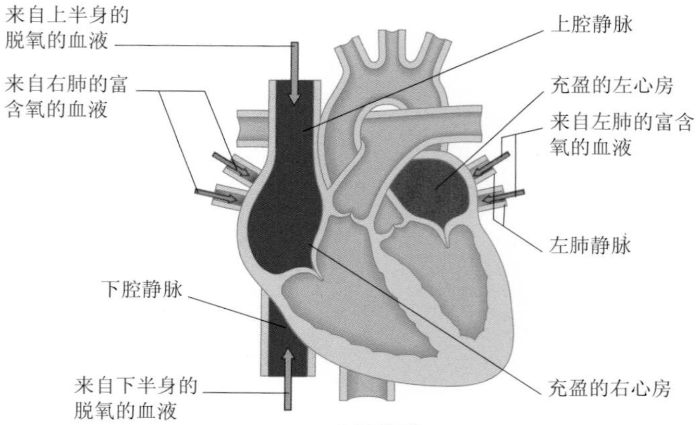

血流通路

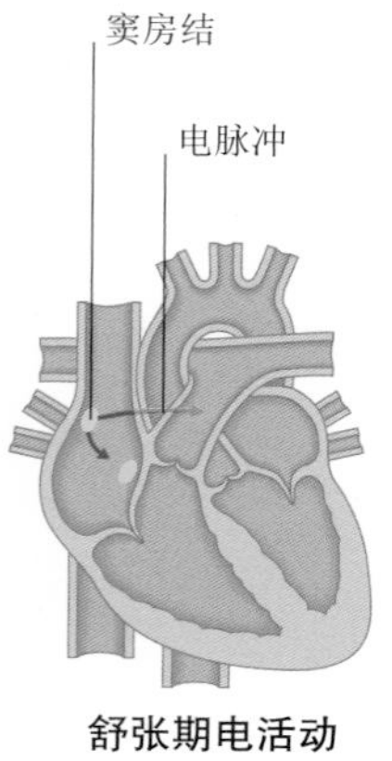

舒张期电活动

心房收缩期
电脉冲向双侧心房播散，引起心房肌肉收缩，同时将血液推至心室。在心房收缩即将结束时，脉冲到达位于右心房的房室结。

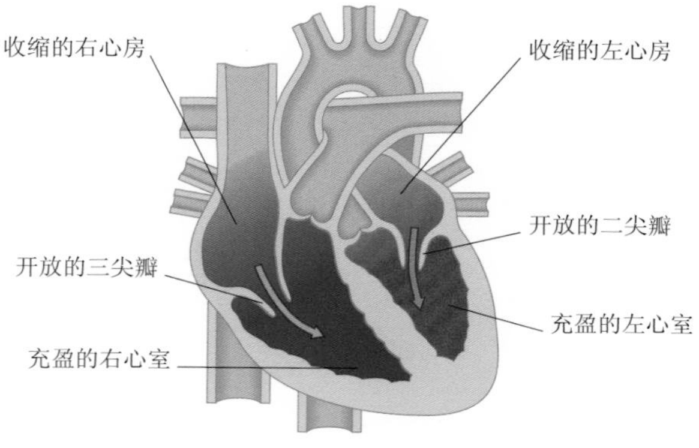

血流通路

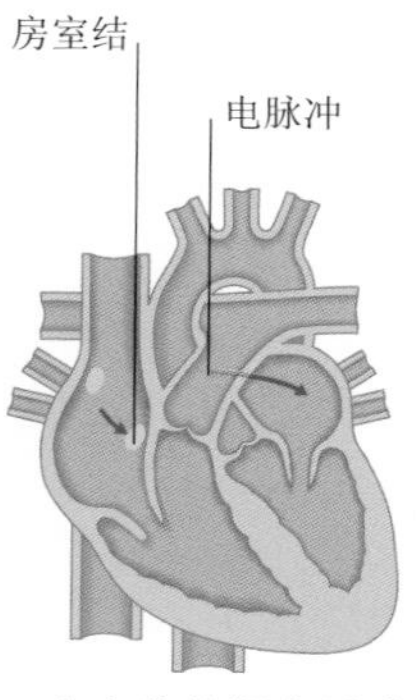

心房收缩期电活动

心室收缩期
脉冲到达房室结，在脉冲扩展至心室肌壁之前，有短暂的延迟。脉冲引起心室收缩，将血液由心室推向主动脉和肺动脉。

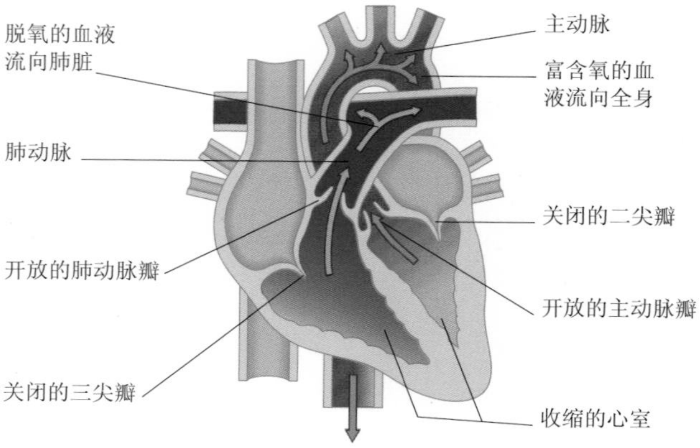

血流通路

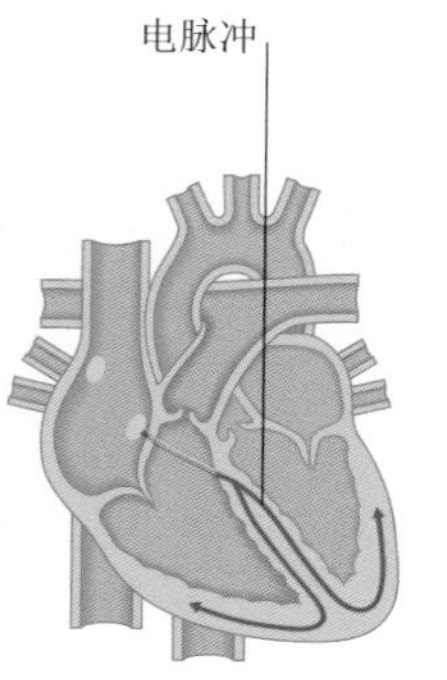

心室收缩期电活动

心脏瓣膜

心脏瓣膜由2个或3个瓣叶组成。瓣叶的组成成分主要是一种坚硬的胶原蛋白，表面覆盖着心内膜（衬在心脏内的一层薄薄的组织，并延伸至血管内膜）。

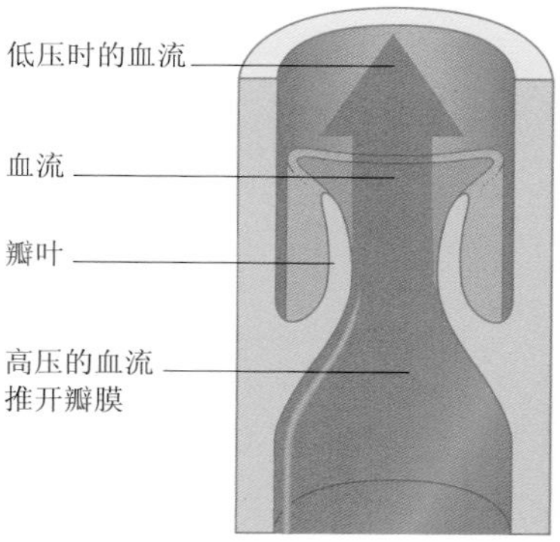

开放的瓣膜
当心腔收缩时，血流将瓣叶推开，血液通过并流向瓣膜的另一边。

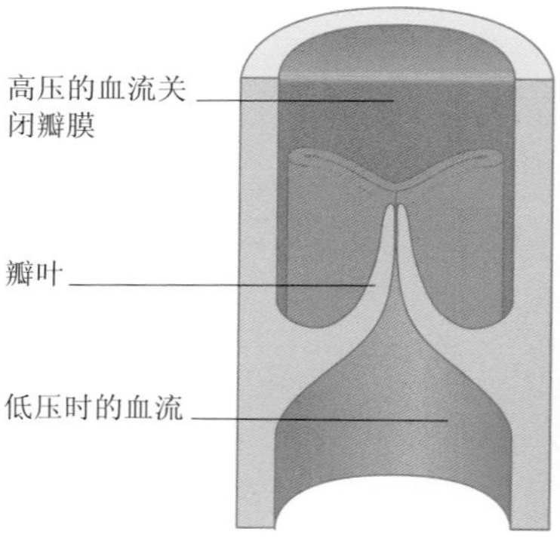

关闭的瓣膜
瓣膜另一边的血液压力上升到一定程度时瓣膜关闭，关闭的瓣膜阻止血液逆流。

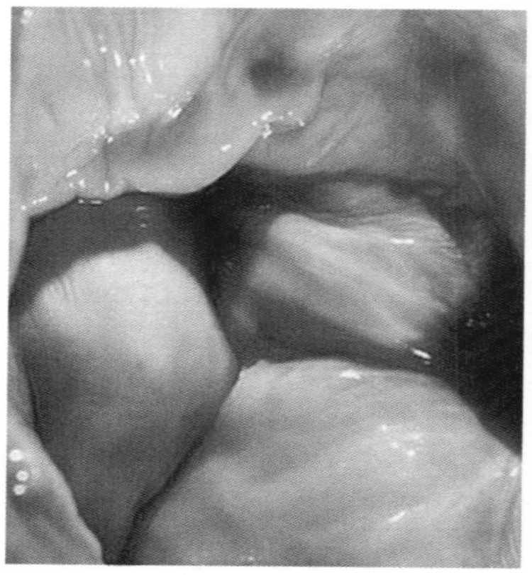

关闭的肺动脉瓣
肺动脉瓣有3个瓣叶，瓣叶根部附着在肺动脉内壁上。

功能

血液循环

血液在两个相连的通路中循环：在肺循环里将血液带到肺部，进行氧合；在体循环中，将含氧的血液提供给全身。从心脏携带血液的动脉逐渐分支，形成被称为微动脉的小血管，然后进入毛细血管，在毛细血管进行营养物质和代谢废物的交换。毛细血管合在一起形成小静脉，小静脉汇合在一起形成静脉，静脉将血液带回心脏。门静脉不将血液带回心脏，而将血液带到肝脏。

双循环通路

心脏为肺循环和体循环提供动力。在肺循环中，脱氧的血液（蓝色）流到肺部，在血液返回到心脏前会在肺里吸收氧气。这些含氧的血液（红色）被体循环泵至全身各组织。机体组织吸收了氧气，脱氧的血液返回心脏，然后再次被泵到肺部来进行氧合。

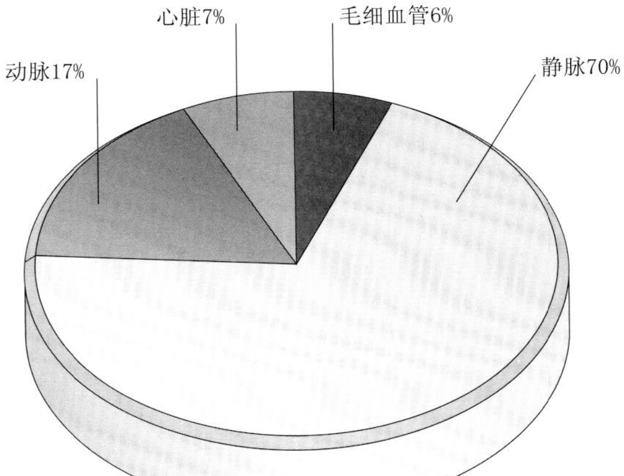

血液在循环中的分布
休息时，静脉作为血液储存的场所，承载着机体大部分的血液量。当机体需要增加血液供应时，静脉便会收缩，从而将更多的血液回流至心脏。

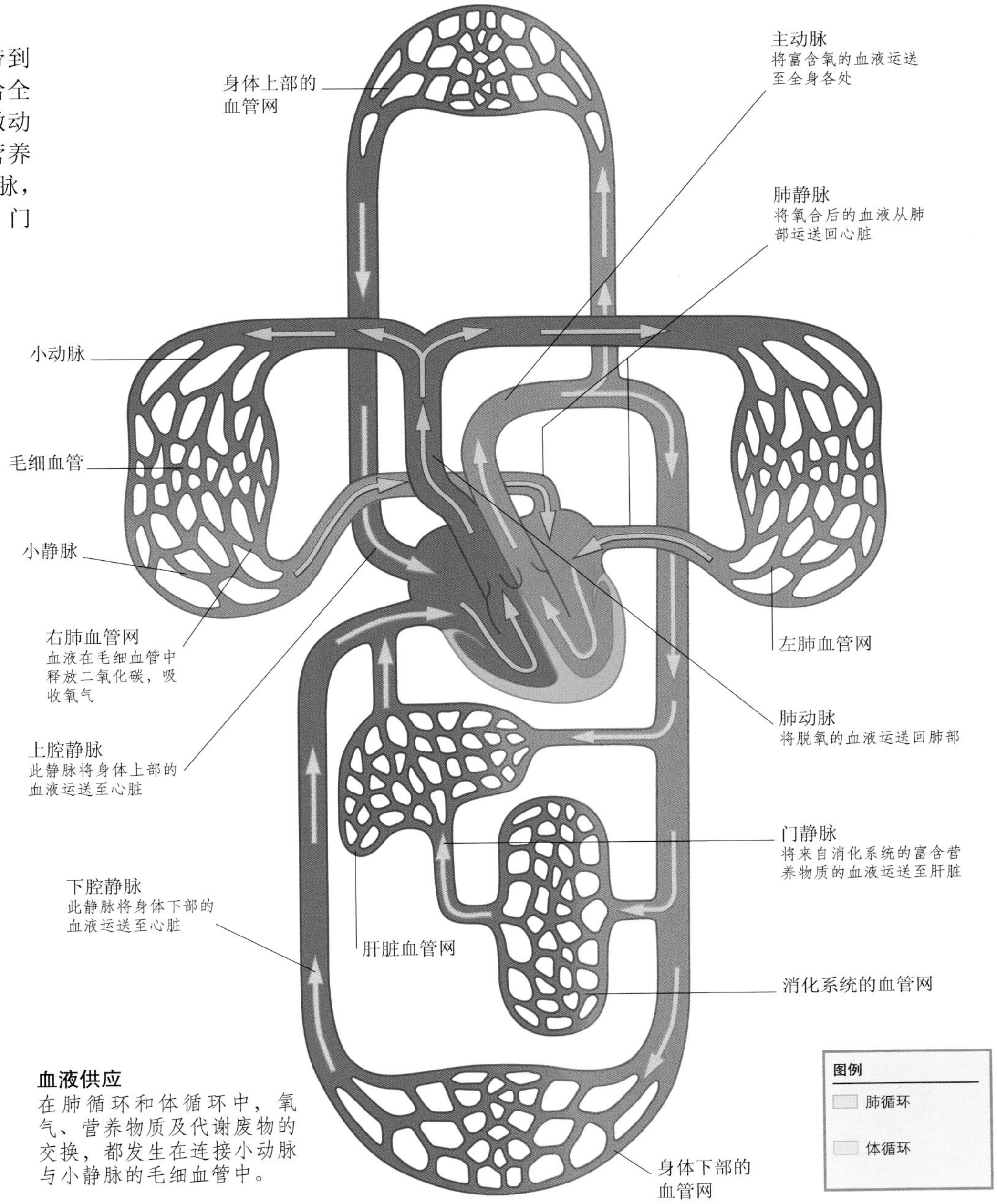

血液供应
在肺循环和体循环中，氧气、营养物质及代谢废物的交换，都发生在连接小动脉与小静脉的毛细血管中。

静脉回流

静脉血压约为动脉的1/10。多种生理机制可确保有足够的静脉回流（血液回流到心脏）。身体中的许多深静脉位于肌肉内。当肌肉收缩，静脉受到挤压，迫使血液返回到心脏。呼吸过程中的吸入动作也会将血液驱逐至心脏。此外，身体上部的静脉靠重力的辅助回流至心脏。

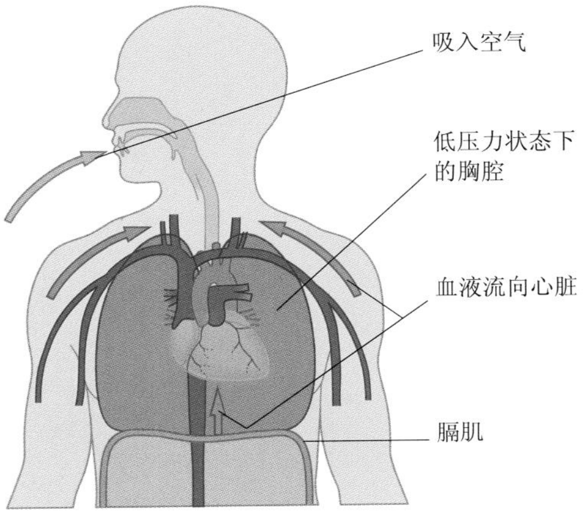

吸入过程中的呼吸泵
吸气时胸腔扩张，胸腔内压力下降。身体其他部位的高压将静脉内的血液挤压至心脏。

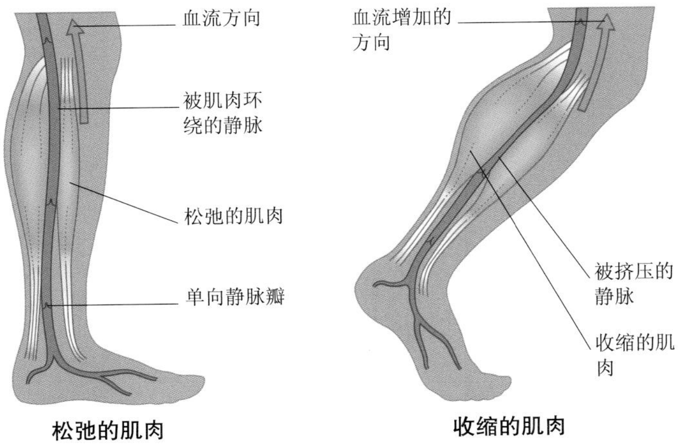

肌肉泵
我们在运动时肌肉会收缩与舒张，收缩的肌肉挤压穿过这些肌肉的静脉，将血液“推”向心脏，单向静脉瓣会阻止血液反流。

功能

血压的控制

动脉血压必须受到调控，才能保证充足的血供，机体各器官的氧气供应也才能得到保证。如果动脉血压过低，则没有足够的血液到达身体组织；如果血压太高，可能会造成血管和器官损坏。血压的快速保护能够在数秒内触发神经系统的代偿反应，这些自主神经系统的反应并不涉及大脑的意识部分。血压的长期改变主要是受影响肾脏分泌液体量的激素的影响。激素引起的血压变化可以持续数小时。

血压周期

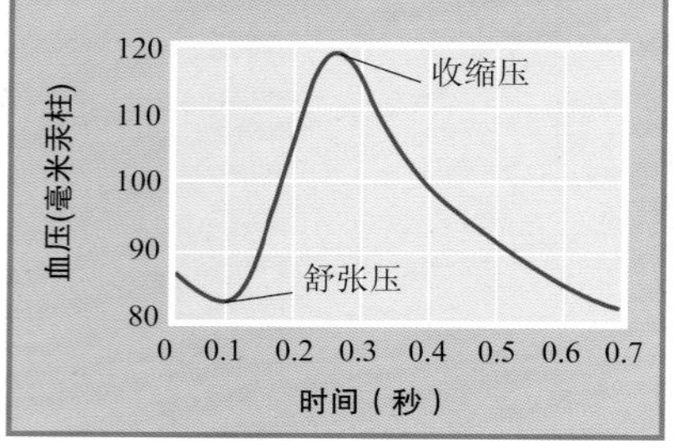

收缩和舒张血压

当心脏内血液充盈时则动脉血压低（舒张压），当心脏将血液泵出时血压上升（收缩压）。

血压的短期调控

大量出血或体位突然改变可能会导致血压迅速变化，此时神经系统立即作出反应。压力感受器（位于主动脉壁中的牵张感受器）检测到压力的变化，并将信号沿感觉神经传送到大脑，通过大脑的自主反应调节心率、泵出的血液量以及动脉管径，从而使血压恢复至正常状态。

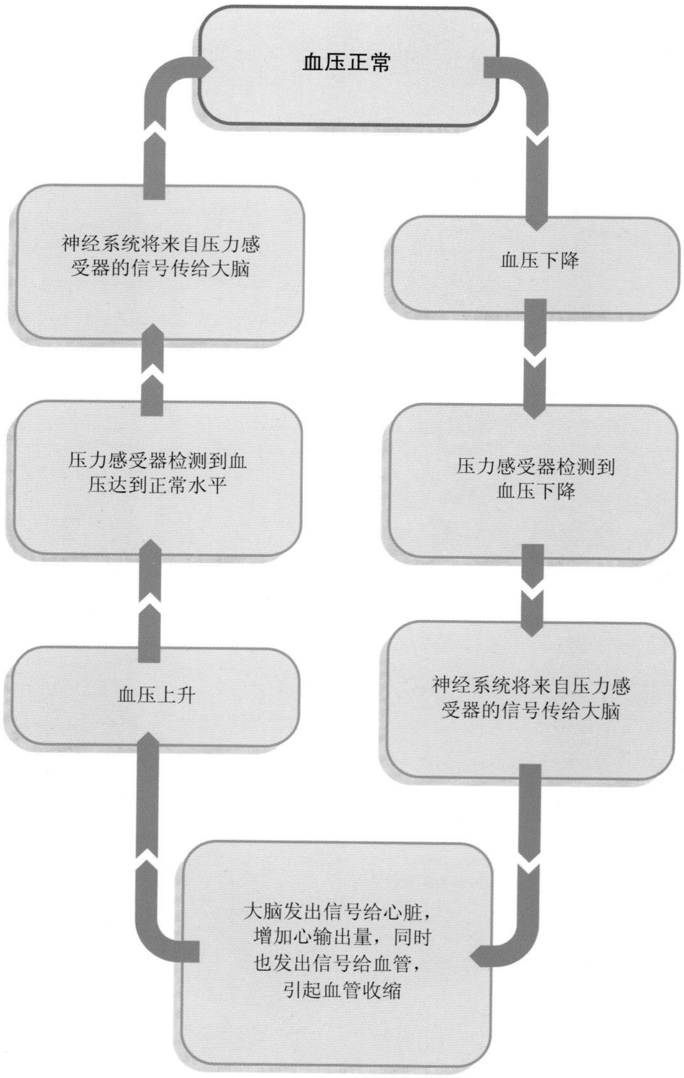

血压下降时的反应

当供应脑部血液的主动脉和颈动脉中的压力感受器检测到血压下降时，传递信号给大脑。大脑反馈信号给心脏和血管，以使血压恢复至正常水平。

血压的长期调控

血压的长期控制是通过激素的作用来实现的。低血压时肾脏分泌肾素。这种激素转换成血管紧张素，它可以使动脉收缩、血压升高。肾上腺、下丘脑和心脏也可以分别通过分泌醛固酮、血管加压素和利钠激素，调节升高或降低的血压。这些激素通过调节肾脏液体量的排泄，进而影响机体的血容量，最终达到调节血压的目的。

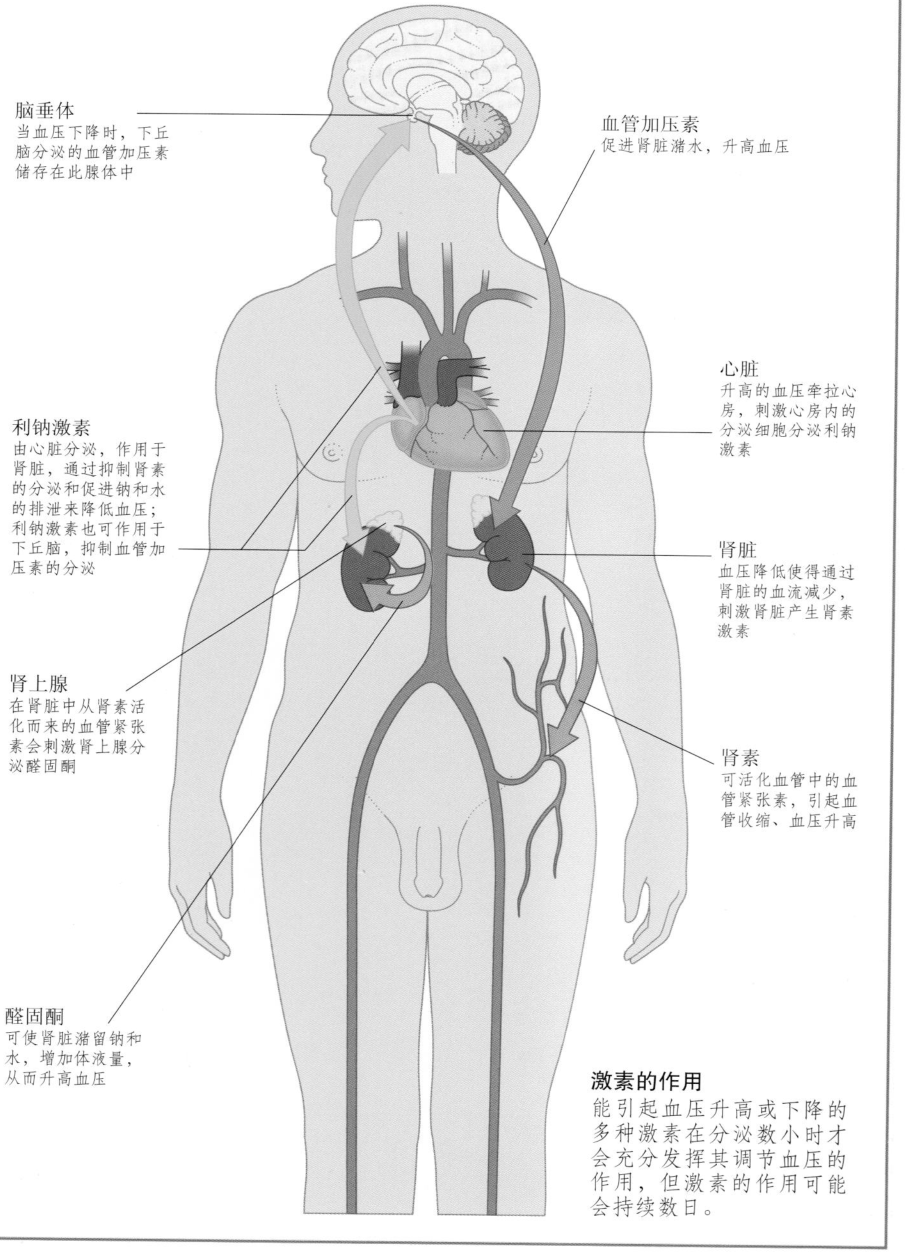

激素的作用

能引起血压升高或下降的多种激素在分泌数小时才会充分发挥其调节血压的作用，但激素的作用可能会持续数日。

主要的心血管疾病

至 20 世纪中叶，心血管疾病已经成为引起北欧人死亡的首要原因。尽管风湿热与高血压也会引起死亡，但冠状动脉疾病却是最主要的因素。心血管疾病导致的死亡人数在 20 世纪 80 年代初达到了顶峰，经过了 25 ～ 35 年的预防性治疗，很多发达国家的心血管疾病的死亡率正在持续下降。

本节内容涵盖了累及心脏和血液循环的主要疾病。第一篇文章的内容在一定程度上有些重复，原因是一些心血管的疾患会引起其他疾病。吸烟、不健康的饮食、身体超重、缺乏锻炼都是引起高血压与动脉粥样硬化的危险因素。为心肌提供血液供应的是冠状动脉，冠状动脉狭窄会引起冠状动脉疾病，这种疾病是引起心绞痛和心脏问题的主要原因。如果心脏因冠状动脉疾病或者心脏急性事件而受到损害，那么心脏就不能有效地向身体其他部位泵送血液，从而引起心力衰竭。心力衰竭可能会突然发生，也可能是在数年内才发展成慢性心力衰竭。

本节的最后讨论了低血压的问题，低血压是描述血压低和休克的医学术语。休克是需要立即去医院治疗的医学急诊情况。

重要的解剖结构

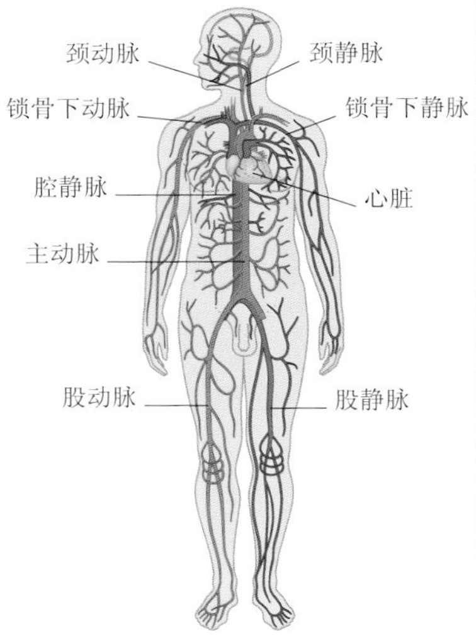

有关心血管系统的结构的更多信息，请参阅 235 ～ 240 页。

动脉粥样硬化

由于胆固醇及其他脂肪物质累积在动脉管壁上，引起血管狭窄的疾病

- 随着年龄的增长越来越常见
- 60岁之前男性更常见，60岁以后男女发病率相同
- 有时有家族聚集现象
- 吸烟、脂肪含量高的饮食、缺乏运动和身体过重是发病的危险因素

动脉粥样硬化是一种能够导致动脉狭窄的疾病。这种情况会影响身体任何部位的动脉，是引起脑卒中（见 329 页）、心脏急性事件（见 245 页“心肌梗死”）、腿部血液循环差（见 261 页“下肢缺血”）的主要原因。血液中携带的脂肪物质，如胆固醇，在动脉内累积所形成的黄色沉积物，称为粥样斑。这些沉积物会限制动脉的血流。除此以外，动脉的肌肉层也会变厚，更加重了动脉管腔的狭窄。血小板聚集在沉淀物的表面，形成团块，从而产生血凝块。大的血凝块可能会完全堵塞动脉，可以引起这个动脉供应的器官缺氧。

北欧国家动脉粥样硬化的发病率比非洲和亚洲的一些发展中国家要高很多。随着年龄的增长，发生该病的人会越来越多，有一定的家族聚集性。在尸体解剖中发现，因意外事故死亡的很多年轻人的大动脉中，已经出现了粥样斑，绝大多数中年人有了一定程度的动脉粥样硬化。但在 45 ～ 50 岁前这种情况很少会引起症状，在发生心肌梗死或脑卒中之前，很多人并不知道自己已经出现了动脉粥样硬化。

女性在绝经期前动脉粥样硬化的发病率远远低于男性，但是到了 60 岁，女性发生动脉粥样硬化的危险与男性相同。虽然雌性激素可能与绝经前女性发生动脉粥样硬化的危险降低有关，但是绝经后进行激素替代治疗的妇女，发生心脏病的危险并没有降低，而且发生一些肿瘤的危险反而增加。

由哪些原因引起？

发生动脉粥样硬化的危险在很大程度上是由血液中的胆固醇水平决定的，而血液中胆固醇水平取决于饮食和遗传因素。由于胆固醇水平与饮食的关系十分紧密，因此在西方国家动脉粥样硬化十分普遍，因为西方人的饮食中脂肪含量高。有些疾病如糖尿病（见 437 页），无论患者的饮食结构如何，都会引起高胆固醇血症；一些遗传性脂肪代谢病也会使血液中的脂肪处于高水平（见 440 页“**遗传性高脂血症**”）。

除了血液中的胆固醇水平高以外，引起动脉粥样硬化的因素还包括吸烟、缺乏规律的身体锻炼、患有高血压（见 242 页“**高血压**”），以及身体超重，尤其是脂肪集中在腰部的人。

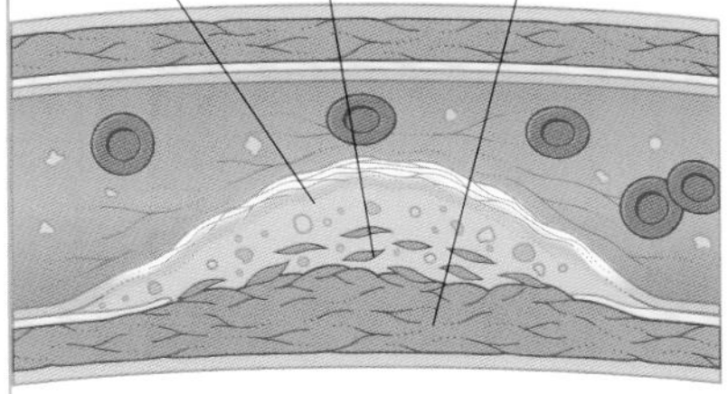

动脉粥样硬化是如何形成的
脂肪物质逐渐积聚在动脉管壁上，脂肪沉积物中形成的新的肌细胞使动脉管壁的肌肉层变厚，结果造成动脉进行性狭窄，阻碍了血流的通畅。

有哪些症状？

动脉粥样硬化早期通常没有什么症状。但后来，由于器官的动脉供血减少，甚至完全停止了血液供应，动脉粥样硬化的症状就会出现。如果为心肌供血的冠状动脉部分被堵，可引发心绞痛（见 244 页）。如果冠状动脉完全被堵，心脏病就会突然发作，这通常是致命的。很多脑卒中就是因为向脑部供血的动脉发生了动脉粥样硬化造成的。如果动脉粥样硬化影响到了腿部的动脉，那么首先出现的痉挛性疼痛的症状，是由于腿部的血流不畅引起的。如果动脉粥样硬化伴有遗传性脂肪代谢病，那么可在肌腱上形成脂肪沉积物，或皮肤下形成可以看得见的肿块。

如何诊断？

在出现血流阻碍前，动脉粥样硬化是没有症状的，因此在病变还没有达到晚期，以及没有引起器官损伤前进行筛查是非常重要的。常规体检包括筛查发生动脉粥样硬化的主要危险因素，特别是血液中胆固醇水平升高、高血压、糖尿病。一般推荐的做法是对那些患有心血管疾病，或者有发生心血管疾病危险因素，以及有高胆固醇血症家族史的成年人，医生会定期检查他们的胆固醇水平。

如果你出现了动脉粥样硬化的症状，医生可能会为你安排一些检查来评估动脉和动脉供血器官的受损程度。血管的血流情况可以用多普勒超声扫描（见 259 页）或者冠状动脉造影（见 245 页）等成像技术来检查。如果医生认为冠状动脉发生了粥样硬化，可以进行心电图（见 243 页）检查来监测心脏的电活动；成像技术，如血管造影术和放射性核素扫描（见 135 页），都可以用来观察心脏的血液供应情况。在这些检查项目中，有一些检查可能需要在运动的过程中进行，以观察在一定压力下的心脏功能（见 244 页“**运动试验**”）。

如何治疗？

最好的治疗方法就是预防动脉粥样硬化进一步发展。预防方法包括养成健康的生活方式，即低脂肪饮食、不吸烟、规律锻炼、保持与身高相适宜的体重。这些措施会使发生重度动脉粥样硬化的危险，降至平均水平以下。

如果你的胆固醇水平高，但除此之外身体还是健康的，那么建议你吃低脂肪的食物。医生也会给你服用降低血液胆固醇水平的药物（见 603 页“**降脂药物**”）。对于那些已经有过心脏病发作的患者，即使他们的胆固醇水平在健康人的平均范围内，但研究表明保持较低的血液胆固醇水平，对这些人来说非常有益。

如果你有动脉粥样硬化，并已出现了症状，医生可能会为你开一些药物，如阿司匹林，以降低发生粥样硬化的动脉内膜形成血栓的危险（见 584 页“**防止血液凝固的药物**”）。医生还会为你开一些减轻症状的药物，如缓解心绞痛（见 244 页）的药物。

如果医生认为你发生严重并发症的危险性高，他会建议你进行一些创伤性治疗，如冠状动脉成形术和支架置入术（见 246 页）。在进行治疗时，医生会在动脉里放置一个充气的气球使血管增宽，从而改善血流。在大多数情况下，医生会向动脉里植入支架，使动脉通畅。如果流向心脏的血流严重受阻（见 243 页“**冠状动脉疾病**”），医生会建议你做动脉搭桥手术（见 247 页“**冠状动脉搭桥术**”）来恢复血流。

预后如何？

健康的饮食和生活方式，对绝大多数人来说，可以减缓动脉粥样硬化的进

展速度。如果你发生了心肌梗死或脑卒中，可以通过采取预防措施来降低发生并发症的危险（见 246 页“心肌梗死发作后的注意事项”）。

高血压

持续的高血压可以对动脉和心脏造成损害

- 随着年龄的增长越来越常见
- 男性发病稍多于女性
- 通常有家族聚集现象；黑人更常见
- 精神压力、酗酒、脂肪含量高的饮食以及身体超重是发病的危险因素

在英国，据估计有 30% ～ 40% 的成年人患有高血压。高血压增加了心脏和动脉的牵张力，会引起组织损伤。如果不及时治疗，高血压最终会影响到眼睛和肾脏。血压越高，发生并发症的危险就越大，如心肌梗死（见 245 页）、冠状动脉疾病（见 243 页）、脑卒中（见 329 页）。

血压会随着活动自然发生变化，在运动过程中或有压力时血压会升高，而休息时则会下降。个体之间血压也有差异，随着年龄和体重的增长血压会逐渐升高。血压有两个值，以毫米汞柱（mmHg）为血压单位。健康的年轻人在休息时的血压不应超过 120/80 毫米汞柱。一般情况下，如果一个人的血压持续超过 140/90 毫米汞柱，即使在休息时也超过 140/90 毫米汞柱，那么这个人就患有高血压。

高血压通常不引起症状，但是，如果血压非常高，就会感到头痛、眩晕，或者视物模糊。当血压升高，且有明显高血压时，动脉和器官就会发生不可逆转的损坏。高血压有时被称作“沉默的杀手”，因为人们会在没有任何警示的情况下，突然发生致命的脑卒中或心脏病发作。

近年来，由于健康教育和筛查，使越来越多的人在高血压症状发生前的早期阶段，就得到了诊断。早期诊断与治疗手段的提高，已经大大降低了心脏病与脑卒中的发病率。

检查

测量血压

测量血压是体检的常规项目。测量血压的仪器称为血压计，心脏收缩以及心脏舒张会相应地产生收缩压力和舒张压力，血压计会读取这些数值。一个健康年轻人的血压大约在120/80毫米汞柱。测量血压的时候，你可以坐着、站着或躺着。

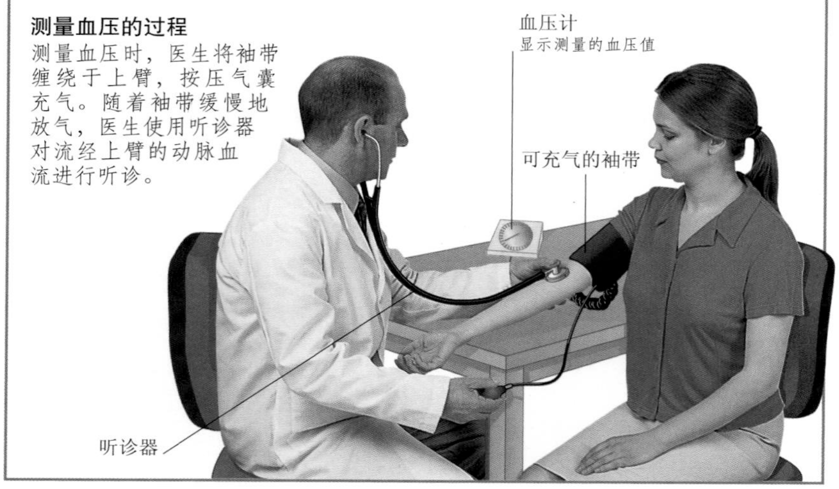

测量血压的过程
测量血压时，医生将袖带缠绕于上臂，按压气囊充气。随着袖带缓慢地放气，医生使用听诊器对流经上臂的动脉血流进行听诊。

由哪些原因引起？

在 10 个高血压患者中，有大约 9 人没有引起高血压的明确原因。然而，生活方式和遗传因素，都可能导致高血压的发生。高血压最常见于中年人和老年人，因为动脉会随着年龄的增长而变得僵硬，男性高血压的发病率稍高于女性。身体超重或者饮酒过度，容易发生高血压，压力大的生活方式也会增加高血压的发病机会。尽管发达国家的高血压要常见得多，但现在发展中国家，高血压也成为一个很大的问题。现在认为发生高血压的趋势是遗传的，黑人更容易患高血压。在那些低盐饮食的国家，高血压疾病很少见，这表明盐与高血压的发病有关。

在少数患者，可以发现引发高血压的潜在疾病，如肾脏疾病或激素异常性疾病——醛固酮增多症（见 436 页）、库欣综合征（见 435 页）和嗜铬细胞瘤（见 436 页）。一些药物，如口服避孕药和皮质类固醇药物（见 600 页）联合应用可引起高血压。

如果在怀孕期间出现了高血压，会引起一些危及生命的疾病，如子痫前期和子痫（见 513 页）。虽然增高的血压，通常会在孩子出生后恢复正常，但在怀孕期间发生高血压的女性，以后患高血压的危险稍有增加。

有哪些并发症？

随着高血压严重程度的增加，以及持续时间的延长，引起动脉、心脏和肾脏损伤的危险也越来越大。受到损伤的动脉发生动脉粥样硬化(见 241 页)，引起动脉狭窄的危险会更大，在血管壁中有脂肪物质沉积，导致动脉变窄，造成血流受阻。

有高血压并且吸烟的人，以及血液中胆固醇水平高的人，更容易发生动脉粥样硬化。冠状动脉粥样硬化最终会导致胸痛（见 244 页**“心绞痛”**）或心肌梗死。身体其他部位的动脉粥样硬化，则可能会引起一些像主动脉瘤（见 259 页）或脑卒中等疾病。高血压对心脏产生压力，最终会引发慢性心力衰竭（见 247 页）。肾脏中的动脉受损，可能会导致慢性肾功能衰竭（见 451 页）。供应眼睛视网膜的动脉，也会因为高血压而受到损害(见 360 页**“视网膜病”**）。

如何诊断？

在 20 岁左右的时候，应该每隔 3 ～ 5 年测一次血压，这一点是非常重要的，如果你患有高血压或糖尿病，就更应该经常性地测量血压（见本页）。如果你的血压超过 140/90 毫米汞柱，医生会建议你几周后再复查血压。有些人看医生时可能比较紧张，这可以导致血压的暂时升高，这种现象被称作白大褂高血压。因此，除非你在 3 个不同的时间，测量的血压都高，否则一般不诊断为高血压。如果你测量的血压结果不稳定，医生会建议你用便捷的血压测量仪器，在家里测量血压。如果你患有高血压，医生会安排你作一些检查，看是否出现了器官损害。可以通过超声心动图（见 255 页）或心电图（见 243 页），检查是否出现了心脏损害。医生通过检查你的眼睛来确认是否有眼部的血管受损。你也可能需要进行更多的检查来发现更多的危险因素，比如检测血液中的胆固醇水平，因为胆固醇水平高会增加你发生心肌梗死的危险。

如果你年轻或患有严重的高血压，你需要进行一些检查来查找潜在的病因。比如，你需要进行尿液和血液检查，以及超声扫描（见 135 页）来发现肾脏或激素异常性疾病。

如何治疗？

一般来说，高血压是不能治愈的，但是可以通过治疗来控制。如果你有轻微的高血压，那么改变生活方式通常是降低高血压的最有效办法。你应该减少盐和酒精的摄入量，并尽量把体重控制在理想的范围内（见 19 页**“你的体重健康吗？”**）。如果你吸烟，应该戒烟。

如果这些自助方法不能有效地降低血压，医生会给你开降压药物（见 580 页）。这些药物的作用方式是不同的，医生可能只给你开一种药物或者几种药物配合使用。药物的类型和剂量需根据每个人的情况来调节，经过一段时间的使用，才能找到最好的药物搭配和剂量。如果你使用的药物出现了副作用，你可以咨询医生对药物进行调整。他可能会建议你自己定期测量血压，来帮助评估你的治疗效果。现在能够买到一些小的电子血压计在家里使用，但首先要遵循医生的建议。

如果你有明显的引起高血压的原因，比如激素异常性疾病，对这种疾病的治疗，会使血压恢复到正常水平。

预后如何？

高血压的预后取决于血压升高的程度以及持续时间。对于绝大多数人来说，改变生活方式和药物治疗，能够控制血压，降低发生高血压引起并发症的危险。这些治疗方法通常需要终身使用。长时间存在的严重高血压，引起并发症的危险非常大。

冠状动脉疾病

为心肌提供血液供应的冠状动脉变窄，引起心脏损害

随着年龄的增长越来越常见

60岁之前男性更常见，60岁以后男女发病率相同

有时有家族聚集现象

吸烟、脂肪含量高的饮食、缺乏锻炼以及身体超重是发病的危险因素

冠状动脉是人体最大的动脉——主动脉的分支，为心肌提供富含氧的血液。在冠状动脉疾病（CAD，也称冠心病）中，有一条以上的冠状动脉狭窄。流经动脉的血流受阻，可引起心肌受损。心脏疾病，包括心肌梗死（见 245 页）和心绞痛（见 244 页），通常都是由冠状动脉疾病引起的。因此在许多发达国家，该病是引起死亡的首要原因。在英国，因冠状动脉疾病导致死亡的人数，在 20 世纪 70 年代末达到了顶峰，每 10 万人中，就有 85 人死于冠状动脉疾病。但是经过有关吸烟、饮食等健康教育，以及有效的预防措施的介入，冠状动脉疾病的死亡率降低了近一半。尽管如此，在世界很多地方，包括一些发展中国家，由于生活水平的提高，因冠状动脉疾病引起死亡的人数仍在上升。

由哪些原因引起？

冠状动脉疾病常常是由于动脉粥样硬化（见 241 页）引起的，动脉粥样硬化是由于脂肪沉积物，在动脉壁内聚集引起的疾病。这些脂肪沉积物会造成动脉壁狭窄，使血流受阻。如果在狭窄的动脉中形成血栓，动脉有可能被完全堵塞。如果你的血液中胆固醇水平升高，而且你进食的是脂肪含量高的饮食，那么就会更容易因为动脉粥样硬化而引起冠状动脉疾病。冠状动脉疾病与吸烟、肥胖、缺乏锻炼、糖尿病（见 437 页），以及高血压（见 242 页）的联系十分紧密。

绝经前，女性患冠状动脉疾病的危险较低，可能是因为雌激素的作用。绝经后，雌激素水平下降，到 60 岁后，女性发病的危险与男性相同，但女性的死亡率仍然较低。激素替代治疗（HRT）并不能减少绝经后女性冠状动脉疾病的死亡率，反而有可能增加女性患某些恶性肿瘤的危险。

炎症导致冠状动脉收窄的情况很罕见，炎症可能是由于自身免疫性疾病，如结节性多动脉炎（见 283 页）或川崎病（见 543 页）引起的，川崎病是一种儿童性疾病。短暂的动脉狭窄可能是由于动脉壁痉挛造成的，在少数情况下，可以引起心肌梗死。

有哪些症状？

在冠状动脉疾病的早期阶段，通常没有任何症状。后期阶段出现的首个症状，通常是活动时出现胸痛，即心绞痛或心梗的症状。一些冠状动脉粥样硬化患者会出现心律异常（见 249 页“心律失常”），这可以引发心悸（能够意识到的异常的快速心跳）、头晕，有时还会造成意识丧失。严重的心律失常甚至会引起心脏停止泵血（见 252 页“心脏停搏”），这是绝大多数冠状动脉疾病患者突然死亡的原因。

在老年人，冠状动脉疾病会导致慢性心力衰竭（见 247 页），心脏逐渐变得非常衰弱，无法再为全身提供足够的循环血量。慢性心力衰竭会导致过多的液体积攒到肺和身体的其他组织，引起其他的一些症状，如呼吸困难和脚踝水肿。

如何诊断？

通常是在出现了疾病的症状时，才被诊断为冠状动脉疾病。有时，心肌梗死是冠状动脉粥样硬化疾病的第一个表现。如果你有胸痛等症状，医生可能会安排一系列的检查，来发现有无冠状动脉粥样硬化，并确定疾病的严重程度。这些检查包括用心电图（见本页）来监测心脏的电活动，用放射性核素扫描（见 135 页）来显示心肌的血液供给是否充足。你可能还需要进行运动试验（见 244 页），来检查在应激的情况下，心脏的情况如何。你可能还需要进行超声心动图（见 255 页）检查，超声心动图是一种利用超声显示心肌和心脏瓣膜影像的技术。高分辨率 CT 扫描（见 132 页）与磁共振成像（见 133 页）也越来越多地用于检测心脏及冠状动脉异常。

如果这些检查提示你的心脏供血不足，医生会建议你做冠状动脉造影（见 245 页）。在进行冠状动脉造影术时，将一种造影剂注入血流中，这样可以在 X 线上观察到动脉。血管造影术可以发现动脉阻塞，或某一段动脉的严重狭窄，动脉造影提供的这些资料，是医生决定你是否需要进行手术治疗的依据。

如何治疗？

冠状动脉疾病的治疗方法有 3 种：生活方式改变和保护性药物治疗，例如降脂药物（见 603 页）可以减少冠状动脉疾病恶化的危险；药物治疗可以改善心脏的功能并缓解症状；手术治疗，例如冠状动脉成形术（见 246 页）用来改善心肌的血供。

如果你被诊断患有冠状动脉疾病，你应该采取更健康的生活方式：进食低脂肪的食物，并规律锻炼。如果你吸烟，那么你应该戒掉它。

用于治疗冠状动脉疾病的药物，取决于你的症状及严重程度和病因。如果检查显示你的胆固醇处于高水平，医生会给你应用降脂药物（见 603 页），即使你的饮食是低脂肪而且胆固醇水平也在可接受范围内，医生仍然会给你开降脂药物，因为这些药物可以延缓疾病的发展，从而降低发生心肌梗死的危险。

可以用药物来治疗心绞痛，比如硝酸盐类药物（见 581 页）和 β-受体阻滞剂（见 581 页），这些药物可以改善动脉的血流，提高心脏泵血的效率。还有其他用于治疗心绞痛的药物，如钙离子通道阻滞剂（见 582 页），能使动脉舒张，从而改善血流；伊伐布雷定可以减慢心率，从而降低心脏的氧与能量需求。通常用抗心律失常药物（见 580 页）来治疗心律紊乱。

如果治疗并没有减轻症状，或者动脉有广泛狭窄，医生会跟你讨论几种其他的治疗方案。如果只是动脉的一小段有病变，医生会建议你做冠状动脉成形术和支架置入术（见 246 页）。动脉成形术是将一个充气气囊，放入受累血管中的狭窄部分，将其拓宽，在操作过程中，通常还会将一个支架置入到发生病变的部位，使其通畅。另外，医生可能会建议你做冠状动脉搭桥术（见 247 页）。在这项治疗措施中，利用胸腔内的动脉或从腿上取下的静脉作为“桥”，跨过已经发生阻塞的一支或多支冠状动脉。

检查

心电图

心电图检查可以记录心脏的电活动，通常用来诊断心律失常以及检查引起胸痛的原因。心电图检查通过贴在皮肤上的电极，将心脏电活动的信号传递到心电图机上。同时会产生多个导联波，每个导联波显示的是心脏不同部位的电活动。心电图检查通常需要几分钟就能完成，而且是安全无痛的。

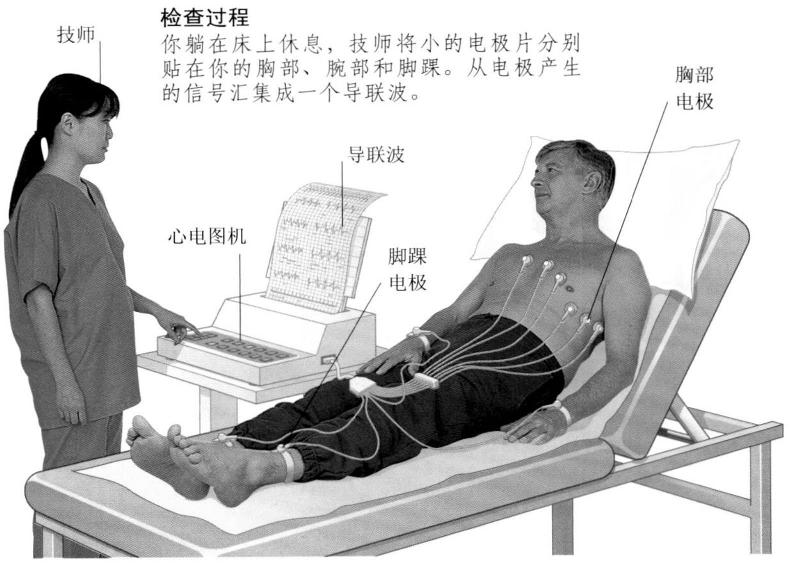

检查过程
你躺在床上休息，技师将小的电极片分别贴在你的胸部、腕部和脚踝。从电极产生的信号汇集成一个导联波。

结果

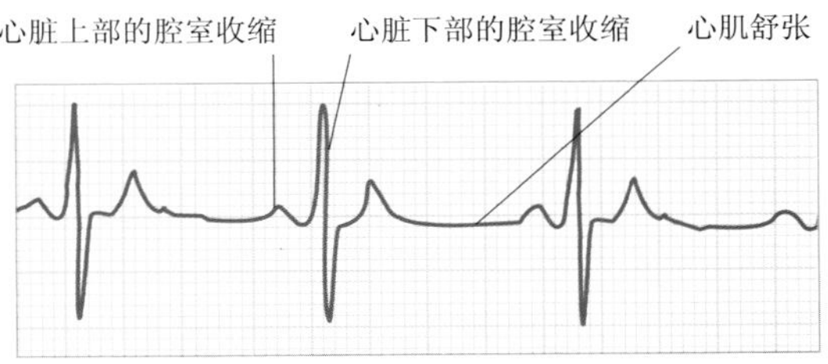

心电图导联
这张心电图机记录下的波形图，显示的是3个心跳周期中，心脏一个部位产生的正常的电活动。

▶ 检查

运动试验

当医生疑诊冠心病时，他会让患者进行运动试验。运动试验可以用来评估心脏在应激情况下的功能状况。在进行运动试验时，通常使用带有可以调节坡度的运动平板车或者自行车，来提高被检查者的心率，监测被检查者的心脏功能。运动是根据个人的情况来定的，以保证在对其心脏进行充分检查的同时，又避免发生危险。可以采用多种监测方法，包括可以显示心脏功能影像的放射性核素扫描（见135页）和可以监测心脏电活动的心电图。

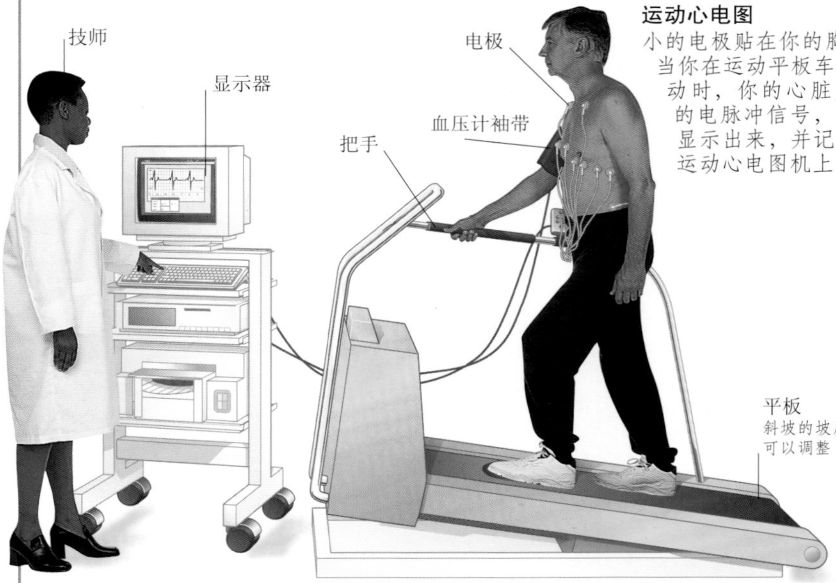

运动心电图
小的电极贴在你的胸部。当你在运动平板车上运动时，你的心脏产生的电脉冲信号，就会显示出来，并记录在运动心电图机上。

结果

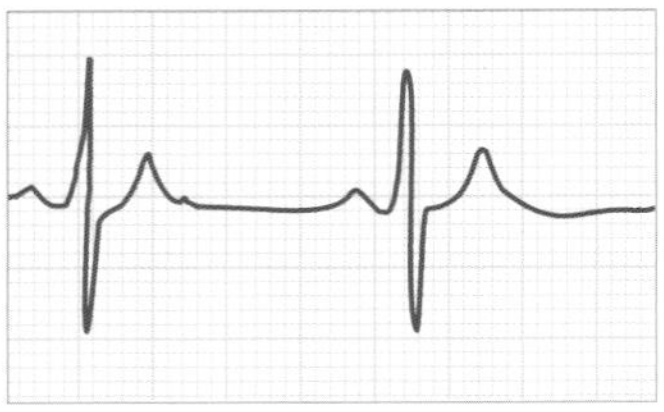

休息时

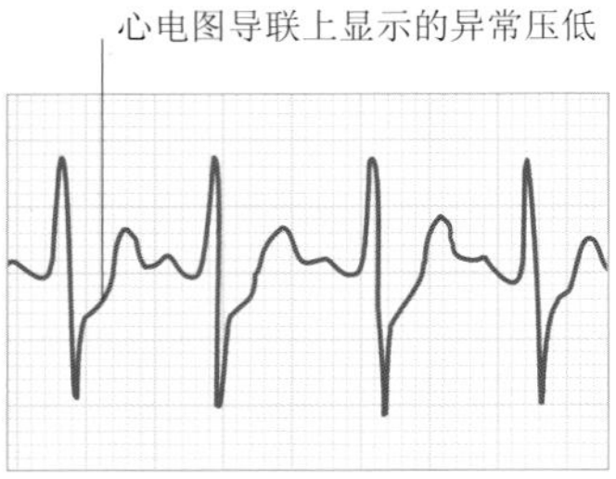

运动时

心电图导联
这些心电图导联来自一位冠心病患者。在休息时，他的心电图是正常的（上图）。在运动时，当心脏跳动加快、需要更多的氧时，心电图上就开始出现异常（下图），显示有一个明显向下的压低。

预后如何？

冠状动脉疾病常见于中老年人群，预防比治疗更简单。选择健康的生活方式可以大大降低发病的危险。更有效的诊断和筛查方法的出现，使疾病在早期得以治疗成为可能。有效的药物可以防止冠状动脉疾病恶化。冠状动脉成形术和旁路搭桥术的成功，都会极大地改善该病的预后。对于冠状动脉疾病患者，预后取决于发生病变的血管数量和心肌受损的严重程度。

心绞痛

胸部感到疼痛，通常是在活动时发生，休息后会缓解

- 随着年龄的增长越来越常见
- 60岁以前男性更常见，60岁以后男女发病率相等
- 有时有家族聚集现象
- 吸烟、脂肪含量高的食物和身体超重是发病的危险因素

心绞痛是一种胸痛，来自心肌，在身体运动时产生，休息后可以很快缓解。疼痛是由于心肌的血液供给不足引起的。男性和女性都会发生心绞痛，但在60岁以下的女性中较少见，因为雌激素可以防止心绞痛的发生。这种保护作用在女性绝经后，随着雌二醇水平的下降，而逐渐消失。

在过去的40年里，西欧国家的心绞痛发生率持续下降，这主要是由于这些国家的人们，采取了更加健康的生活方式，同时，药物和手术治疗也改善了心绞痛患者的预后。

由哪些原因引起？

心绞痛最常见的原因是冠状动脉疾病（见243页），该病是为心肌提供血液的动脉变窄性疾病。这种动脉变窄常常是由于脂肪在动脉内壁逐渐堆积造成的（见241页“**动脉粥样硬化**”）。休息时流经动脉的血液能够充足地供给心脏，但在活动时血流供应就不够了。如果富氧血供给不足，心肌就会缺氧，造成心肌的有毒物质累积，可引发一种压榨性、痉挛性疼痛。有血液胆固醇水平高（见440页“**高胆固醇血症**”）、持续高血压（见242页）或糖尿病（见437页）的人，发生动脉粥样硬化和心绞痛的危险都会增加。吸烟及有亲属患心绞痛的人，其发病危险也是增加的。

冠状动脉的一过性痉挛，即冠状动脉在短时间内变得狭窄，也会引起心绞痛。能够引起心脏瓣膜损害，从而造成心肌血供减少的疾病（见254页“**主动脉瓣狭窄**”）也会导致心绞痛。有时，心绞痛是由于贫血造成的，或者因为贫血而造成心绞痛加重，因为在患有贫血时，红血细胞携氧能力受损，从而使心脏的氧供给减少。

有哪些症状？

心绞痛引起的胸痛程度可以很轻，也可以很重。心绞痛通常是在活动时产生，经过短暂休息会慢慢缓解。心绞痛的症状如下：

- 胸腔中的一种钝性、压迫性或压榨样感觉。
- 一种可向上扩散到咽喉部、向下扩散到手臂（通常是左臂）的不适感。

心绞痛通常会发生于一定的运动强度，因此有一定的可预测性。如果你经常爬山或者爬楼梯，每次的心绞痛发作，都会出现在大致相同的运动阶段。通常在天气寒冷或者刮风时，进行户外运动更容易发生心绞痛。

如果你是第一次出现这种类型的胸痛，或者你的心绞痛发作变得越来越频繁、越来越严重，或在休息时也会有心绞痛发作，那么你应该立即与医生联系。心绞痛加重是一种警示，可能你的冠状动脉内已经形成了血栓，血栓可能会完全阻塞冠状动脉，引起心肌梗死（见245页）。持续时间较长的严重心绞痛，可能是由于心肌梗死造成的。

如何诊断？

医生通常会根据你的症状作出心绞痛的诊断。但是在一些情况下，医生可能很难确定，胸痛就是心绞痛发作，或是由于其他问题如胃食管反流性疾病（见403页），或由于胸壁疼痛引起的。

医生会测量血压来检查你是否患有高血压（见242页）。他也会通过血液检查，检测你有无贫血和血液胆固醇水平升高。你可能还要做心电图（见243页），以监测和比对心脏在休息和运动时的电活动。心电图可能没有异常，但是如果你有心绞痛，那么运动时的心电图通常是异常的，心电图可以确定你是否有心肌梗死。如果检查结果显示心脏的血流问题严重，你还需要做冠状动脉造影（见245页）。该项检查通过将造影剂注入冠状动脉，利用X线来发现动脉的狭窄部位。

如何治疗？

心绞痛的治疗方法取决于其严重程度。可以用药物缓解急性发作的疼痛，以及减少心绞痛发作的次数和严重程度。治疗心肌梗死的药物，通常包括能够扩张冠状动脉的硝酸盐类药物（见581页）。速效硝酸盐类药物有喷雾和速溶剂型，长效硝酸盐类药物平时也需要服用，以防止心肌梗死的发生。其他用来扩张冠状动脉、改善心肌血流的药物，还有钙通道阻滞剂（见582页）。此外，药物可被用于减少心脏对氧的需要，如β-受体阻滞剂（见581页）或伊伐布雷定。医生也会建议你每天服用小剂量的阿司匹林（见584页“**防止血液凝固的药物**”），因为这可以降低血液的黏稠度、减少在动脉中形成血栓的危险。如果存在引起心绞痛的疾病，如主动脉狭窄、高血压、糖尿病，可以对这些原发病进行治疗。

改变生活方式可以防止心绞痛加重，在不引发心绞痛的前提下，适当增加自己的运动量。你必须彻底戒烟，仅仅减少吸烟量是不够的。进食饱和脂肪酸含量低的食物是非常重要的，如果必要的话，你应该努力减轻体重（见19页“**控制你的体重**”）。

医生还会为你开降低血液胆固醇

▶ 检查

冠状动脉造影

冠状动脉造影是用来显示供应心肌血液的动脉影像技术。动脉造影术可以发现在常规X线上不能发现的，冠状动脉狭窄或者堵塞。在进行造影术时，需要局部注射麻醉药，然后从股动脉插入一根细的柔软的导管，经过主动脉进入冠状动脉。通过导管注入造影剂，然后拍摄一系列的X线片。这项检查是无痛的，但是在注射造影剂的过程中会出现潮红的感觉。

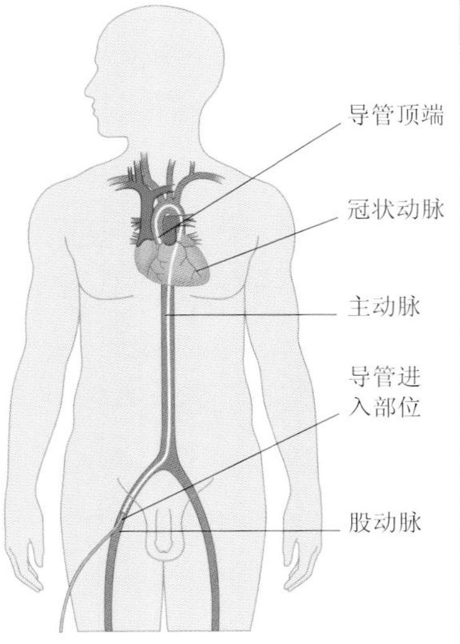

导管路径

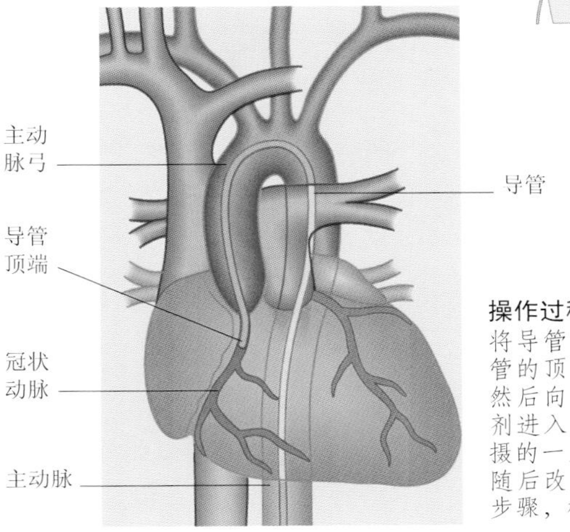

操作过程

将导管放置在心脏中，这样导管的顶端就会进入冠状动脉，然后向其中注射造影剂。造影剂进入动脉和小静脉，通过拍摄的一系列X线片就可以看到。随后改变导管位置，重复以上步骤，检查所有的冠状动脉。

结果

冠心病

这张心脏的血管造影图显示的是狭窄的冠状动脉，冠状动脉狭窄是由冠心病引起的，狭窄的血管限制了血流。

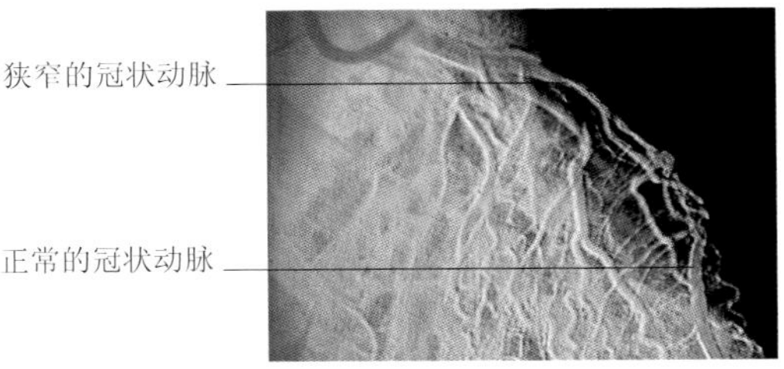

水平（见603页**"降脂药物"**）的药物，即使你的血液胆固醇水平是在正常范围内的，因为有研究显示这些药可以减缓冠状动脉疾病的进展。你还应该在医嘱范围内进行规律的运动，每天走1.5～3千米的距离，也可以降低发生致命性心肌梗死的危险。

如果使用了药物治疗，心绞痛仍然在加重，那么医生可能会建议你采用有创伤的治疗手段，来改善心脏的血液供应，比如冠状动脉成形术（见246页）。通常情况下，将一个支架（一种管状的支架器械）插入到血管中，帮助保持动脉畅通，但如果血管非常窄或者过度弯曲，这种方法也不适用。在做了动脉成形术和支架置入术的人中，有15%～20%的人在6个月内会发生冠状动脉的再狭窄。但是，已经研发出了一种有缓释药物的新型支架（称作药物洗脱支架），可以降低动脉再狭窄。如果你置入的是传统的支架，医生会为你开抗血小板药氯吡格雷（见584页），可以降低血液的黏度，从而减少在支架位置形成血栓的危险。如果你置入的是药物洗脱支架，医生会为你开氯吡格雷和阿司匹林两种药物。

如果数条冠状动脉出现狭窄，基本不适合进行血管成形术和支架置入术。在这种情况下，医生可能会建议你做冠状动脉搭桥术（见247页）。冠状动脉搭桥术是使用从胸壁或腿部取下的一段动脉或静脉，作为"桥"建立一个通道，以绕过冠状动脉上的病变部位。冠状动脉搭桥术是一个大的外科手术，需要患者在重症监护病房（见618页）短期留住，因为这种手术有发生并发症的危险。术后你可能需要2～3个月的恢复期。

预后如何？

心绞痛的预后取决于冠状动脉疾病的广泛程度。如果你有轻度心绞痛，通过合理地改变生活方式，并积极治疗，预后会较好。治疗开始，通常不会再出现更多的症状，而且许多人除了在运动上有一些限制外，可以过正常的生活。如果除了心绞痛外，你的身体状况良好，你再活10～12年的概率是50%。但如果你的动脉严重受损，那么预后就不容乐观了。

心肌梗死

由于冠状动脉堵塞，造成心肌的一部分完全失去血液供应，通常称为心脏病发作

- 随着年龄的增长越来越常见
- 60岁以前男性更常见，60岁以后男女发病率相等
- 有时有家族聚集现象
- 吸烟、脂肪含量高的饮食和身体超重是发病的危险因素

心肌梗死是部分心肌在血液供应受到阻断后，发生缺血性坏死。在发达国家如英国，心肌梗死是导致死亡的主要原因之一。然而，自20世纪80年代初以来，由于对心肌梗死治疗手段的改进，及健康生活方式的意识提高，心肌梗死的死亡率已大幅下降。

由哪些原因引起？

心肌梗死通常是由于冠状动脉疾病（见243页）引起的。心肌梗死时，给心肌供血的冠状动脉变狭窄，这种狭窄通常是由于冠状动脉粥样硬化（见241页）造成的。冠状动脉内壁的脂质逐渐堆积，形成一种被称为粥样斑的沉积物，沉积物表面被一层纤维覆盖，这种纤维层会破裂或变粗糙。一种被称为血小板的血细胞黏附在受损或粗糙部位，可触发血栓形成。血栓一旦形成，可能会完全堵塞通过动脉的血流，导致心肌梗死。

如果你有冠状动脉疾病的家族史，特别是当你的一个或多个亲属在未满60岁时，就患有冠心病或心肌梗死，你发生心肌梗死的危险就更高。如果你有高血压（见242页）或糖尿病（见437页），你发生心肌梗死的危险也会增加。

有哪些症状？

心肌梗死的症状通常是突然发生的，可能包括：

- 胸腔中部严重的压迫性疼痛，可蔓延到颈部和／或手臂，尤其是左侧手臂。
- 脸色苍白，大汗淋漓。
- 呼吸困难。
- 恶心，有时会呕吐。
- 烦躁，有时还伴随着濒死感。
- 坐卧不安。

如果出现了上述症状，应紧急救治。继续"静观事态的发展"，会延误呼叫救护车的时机。救护车是前往医院的最佳交通工具，因为在去往医院的途中，可能需要抢救。在等待救护车的过程中，你应该咀嚼一片阿司匹林（300毫克）。该药可以降低血液黏稠度，防止更多的血栓形成。

有时，心肌梗死会引起一组不同的症状。如果你一直有心绞痛（见244页）且越来越严重，在休息和活动时都会发生，常用的治疗方法对心绞痛没有效果，心绞痛发作持续超过10～15分钟，这些情况都可能是心肌梗死，需要立即就医。

大约1/5心肌梗死患者没有胸痛症状，但是可能有其他症状，比如呼吸困难、头晕、出汗和面色苍白等，这组症状也被称为"沉默性梗死"，这种类型的心肌梗死，在老年人和糖尿病患者中更常见。

有哪些并发症？

在心肌梗死发作后的最初几小时或几天里，心律失常可能是危及生命，并导致心脏停搏（见252页）的主要因素。虽然心肌梗死发作时，心脏停搏的危险最大，但是心律失常的长期风险增加了，尤其在心肌梗死造成大面积的心肌受损时，发生长期心律失常的危险更大。依心肌受损的范围和位置不同，可能会发生一些其他的问题。例如，在心肌梗死发作后的几周或数月内，心肌泵血功能会非常弱，以致心力衰竭（见247页**"急性心力衰竭"**和**"慢性心力衰竭"**）。

较少见的并发症还有心脏瓣膜受损（见254页**"二尖瓣关闭不全"**），心室间隔缺损（在心脏下部的两个心室之间的室间隔上有一个孔），或覆盖心脏表面的包膜出现炎症（见258页**"心包炎"**）等。这些并发症还会引起心力衰竭。

治疗

冠状动脉成形术和支架置入术

冠状动脉成形术用于撑开因脂肪沉积物而导致狭窄或堵塞的冠状动脉。将一根特殊的导管，从位于腹股沟区的股动脉，或者经手臂上的动脉送入冠状动脉。将一根导丝从导管穿入，穿过冠状动脉狭窄段，带气囊的导管，经过导丝通过狭窄的冠状动脉部分，随后在动脉狭窄部位将气囊充气，扩张动脉。大多数情况下，在对动脉进行扩张后，会置入一个支架（一种管状的支架器械），以保持动脉处于开放状态。

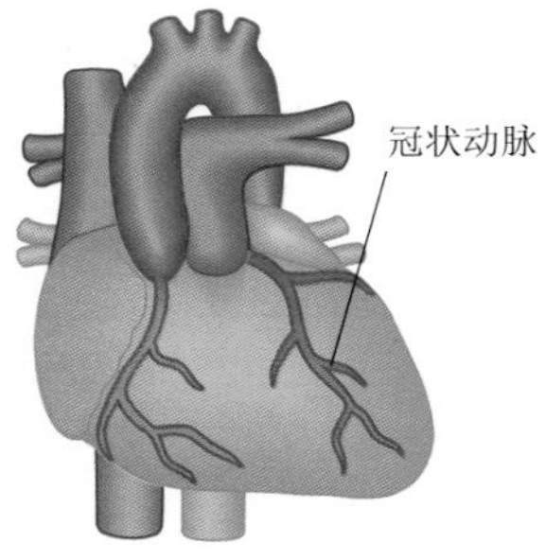

位置

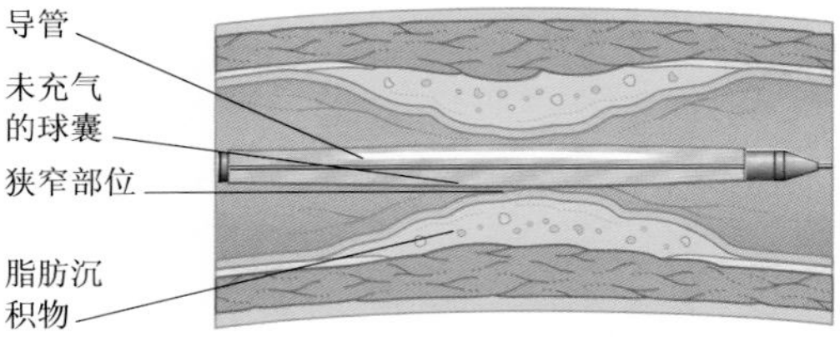

1 一个在顶端带有未充气的球囊导管被送入冠状动脉。导管被准确放置到预定的位置，以确保球囊位于冠状动脉的狭窄部位。

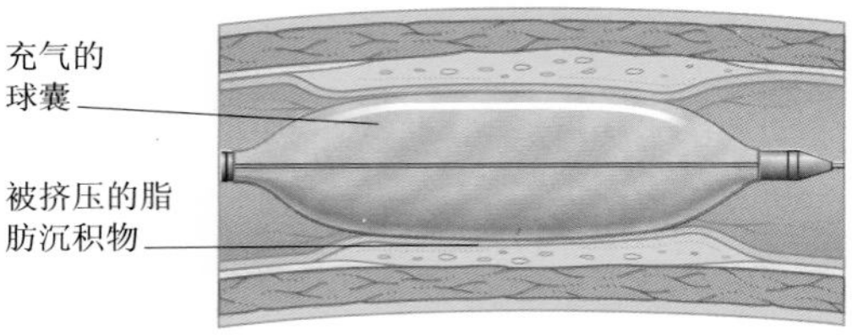

2 将球囊充气和再将气体从气囊中抽出，以挤压脂肪沉积物，拓宽狭窄的冠状动脉部分。然后将球囊取出。

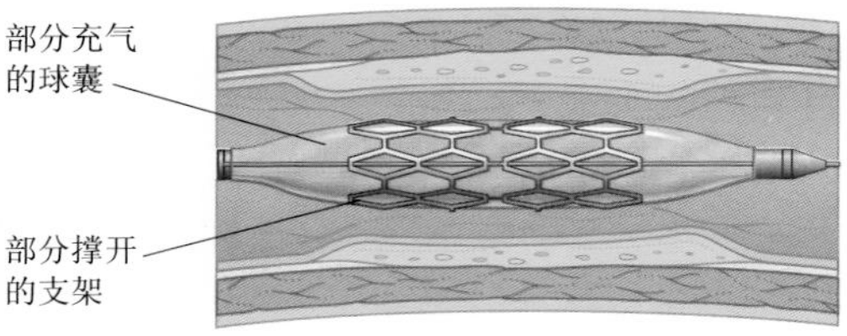

3 将一个套在球囊上的支架送入冠状动脉，随后放置在动脉狭窄处。给球囊充气，撑开支架，使其贴附在动脉壁上。

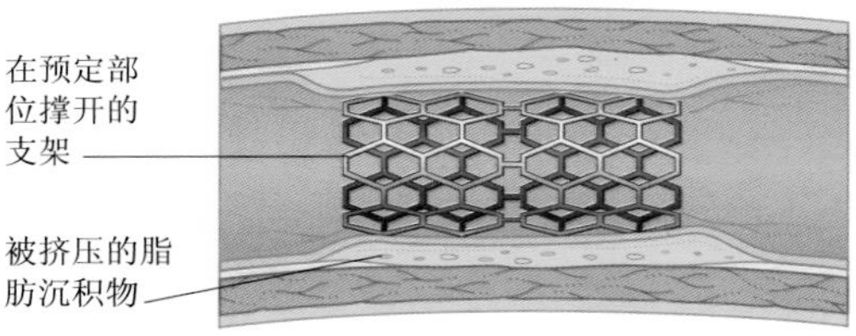

4 放掉球囊中的气体，将球囊从动脉中撤出。支架仍在原处撑开，维持动脉的通畅。

结果

治疗的效果
在冠状动脉成形术前后，分别拍摄增强X线片。这些影像显示，阻塞的动脉已经成功地被扩张，血流得到了改善。

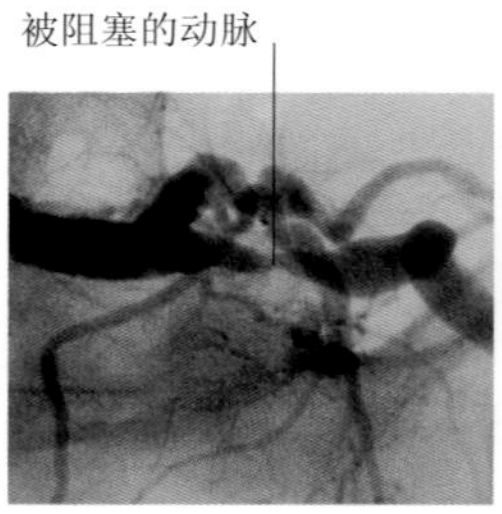

治疗前

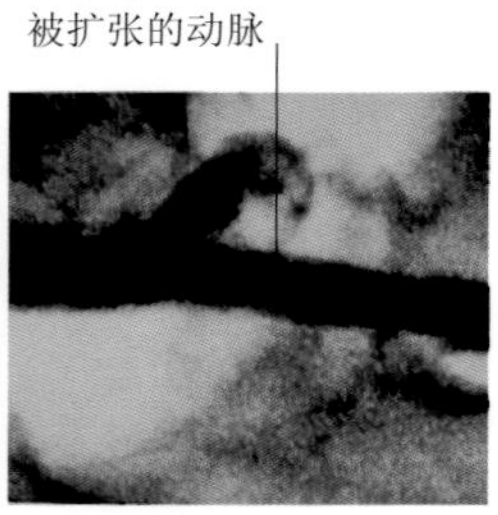

治疗后

如何诊断？

在多数情况下，心肌梗死的诊断是很明确的。心电图（见243页）是一种监测心脏电活动的检查方法，通常可以显示心脏电活动的变化，这些变化可以确定心肌梗死的诊断。心电图在评估心肌的哪些部分受到损伤，以及有多少心肌已经受损方面非常有价值，而且还可以判断心律是否正常。为了明确诊断，还会采集血液样本，来检测从受损心肌中泄漏到血液中的一些特殊化学物质的水平。

如何治疗？

治疗心肌梗死的短期目标是减轻疼痛、恢复心肌的血供，把心肌的损伤程度降到最低，以及防止并发症的发生。立即将患者收入重症监护病房（见618页）是达到这些治疗目标的最佳手段。在重症监护病房，可以持续对你的心律和重要的临床生命体征进行监测。如果你有严重的胸痛，那么需要注射强效的止痛药物（见589页），比如吗啡。在发生心肌梗死后第一个6小时内，医生也可能会给你使用“打碎血栓”的溶栓药物（见584页），将阻塞冠状动脉的血栓溶解掉。另外，医生会立即给你做冠状动脉成形术（见本页），常常会在血管中置入支架（一种管状的支架样器械），重新开通冠状动脉，并扩张阻塞的动脉。心脏的血流恢复得越早，心肌完全恢复的机会就越大。

当你住在冠心病监护病房时，医生会对你的心跳进行监测，如果出现心律失常或心力衰竭的症状，会立即给予治疗。如果你的治疗效果令人满意，在24～48小时后，医生就会允许你下床活动。之后不久，你应该开始进行康复训练，在此期间，医生会鼓励你逐渐延长下床活动的时间。

一旦从心肌梗死中恢复，医生就会对你的冠状动脉和心肌状况进行评估。一些检查，如超声心动图（见255页）和运动心电图测试（见244页“运动试验”），有助于医生采取进一步的治疗。例如，心脏泵血功能受损，医生会为你开血管紧张素转化酶抑制剂（见582页）和/或利尿剂（见583页）。如果一条冠状动脉狭窄或阻塞，医生会为你做冠状动脉成形术和支架置入术（见本页），或在晚些时候采取冠状动脉搭桥术（见247页“冠状动脉搭桥术”）。如果检查结果显示有持续的缓慢心律或异常心律，你可能需要安装心脏起搏器（见251页）。

长期服用一些药物可以降低复发心肌梗死的危险。医生会为你开β-受体阻滞剂（见581页）、血管紧张素转化酶抑制剂以及阿司匹林。医生还会建议你吃低脂肪的食物，在大多数情况下，你应该服用他汀类药物（见603页“降脂药物”）来降低血液胆固醇水平。即使你的血液胆固醇水平并不高，他汀类药物也会降低疾病复发的危险。医生也会建议你吃鱼油，每周2～4次，或为你开高纯度的ω-3脂肪酸补充药物，来降低你血液中其他脂肪的水平。

我该怎么办？

遵循医生有关你在多长时间里恢复正常活动的建议，是非常重要的。担心自身的健康是很自然的，很多人都会感到轻度的抑郁。避免因担心再次发生心肌梗死而变得什么都不能做，这一点也很重要。在发生心肌梗死后，你很可能会被邀请参加心脏康复学习班。这是一个已经设计好的培训项目，由专业的医护人员组成的多学科小组来指导，为患者提供教育、分级运动以及心理与社会援助。这样的项目可以帮助你尽可能地恢复正常的生活，保持健康的身体锻炼水平，改变生活方式以减少你发生心脏问题的长期危险。

预后如何？

如果你之前没有发生过心肌梗死，治疗及时且没有发生任何并发症，那么你的预后将会是好的。在发生心肌梗死两周后，再次发病的危险会大大降低，并且你再活10年以上的机会也很大。如果你戒烟、减少酒的摄入量、规律锻炼、进食健康的食物，那么你的预后会更好一些。

如果你以前发生过心肌梗死，或有大面积的心肌受损，那么预后就取决于受损的心肌面积，和是否发生了其他并发症。但是，很多做过手术或血管成形术的人，能够存活10年以上。

自助措施

心肌梗死发作后的注意事项

在发生心肌梗死后，改变生活方式可以加快你的康复速度，减少再次发生心肌梗死的危险：

- 戒烟。这是防止再次发生心肌梗死的最重要因素。
- 吃健康的食物，并努力将体重保持在理想范围内（见16页“饮食与健康”）。
- 如果你饮酒，应该适量。每天的饮酒量不多于两小杯（红酒或啤酒）。
- 跟医生达成一个增加活动量的计划，逐渐增加运动量，直到你能够参加适度的锻炼，例如定期游泳，每次游泳30分钟或更长时间。

在康复一段时间后，可以逐渐恢复你的日常生活：

- 你可以在8～12周时间内恢复工作，如果你是伏案工作的话，可以更早地恢复工作。开始时你也可以考虑非全职工作。
- 尽量避免会对自己产生压力的情况。
- 在4周内你应该可以开车。
- 在心肌梗死后4周左右，你可以开始性生活。

治疗

冠状动脉搭桥术

在进行这种手术时，使用胸腔或腿部的血管作为“桥”跨过一条或多条狭窄的冠状动脉。手术大概需要两个小时。在绝大多数情况下，在手术过程中心脏会停止跳动，使用一个心肺机来代替心脏的功能（见 615 页“心肺机在手术中的使用”）。然而，越来越多的手术可以在不需要停止心跳（有时称为泵血停止的冠状动脉搭桥术）的情况下完成，创伤性较小的内镜手术技术的使用也越来越多。在手术后，医生会让你在重症监护病房里监护几天。

乳房内动脉搭桥术

如果冠状动脉中只有一处阻塞，可以使用胸腔内的乳内动脉中的一条，通常是左侧乳内动脉，来作为“桥”进行手术。动脉作“桥”比静脉作“桥”更好，因为动脉能更好地承受在正常情况下，流经冠状动脉中的血液的压力，而且随着时间的延长，动脉“桥”发生阻塞的可能性更小。

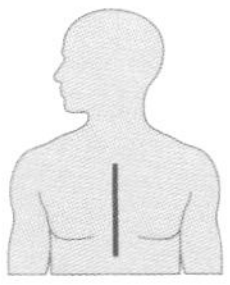

切口位置

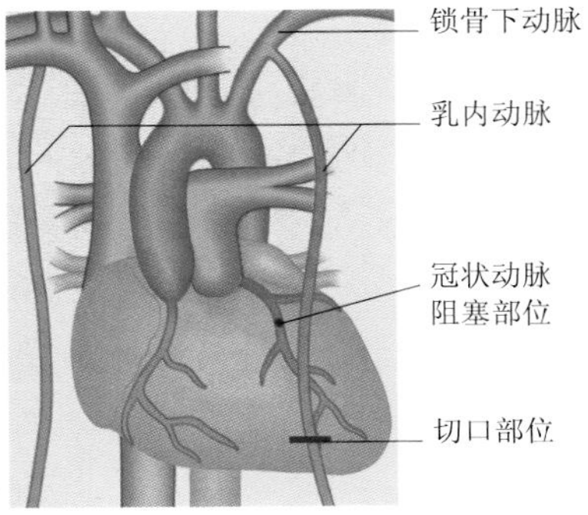

1 在图中所示部位将左乳内动脉切断。乳内动脉的上端仍与锁骨下动脉连接，将下端结扎。

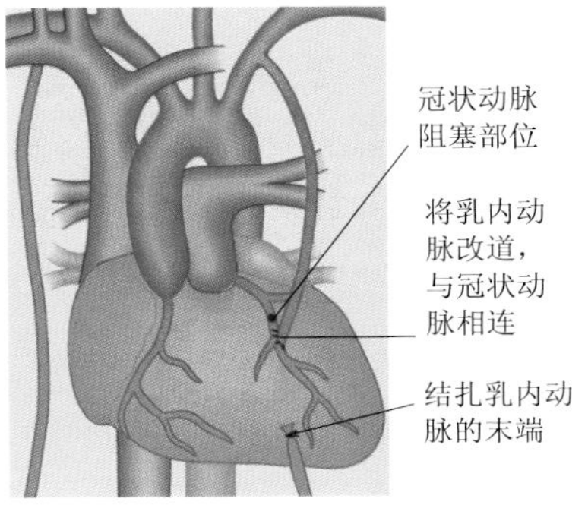

2 乳内动脉的游离端与冠状动脉阻塞处的远端连接，为心肌提供血液。

隐静脉搭桥术

如果冠状动脉中有多处阻塞需要搭桥，或者如果乳内动脉也不适合作为“桥”来进行手术，这时就需要使用切除的隐静脉来进行搭桥。在通常情况下，除了乳内动脉外，还可以使用静脉来“搭桥”。但是与动脉搭桥相比，静脉搭桥会更早地出现阻塞，有时也可以使用前臂的桡动脉作为“桥”来进行搭桥手术。

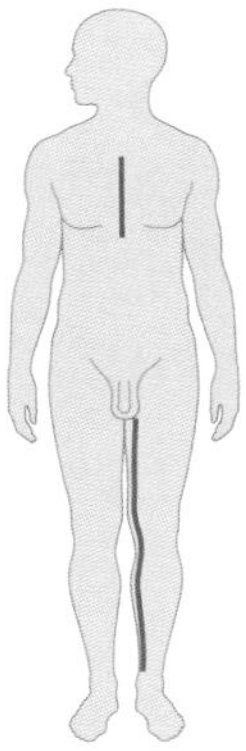

切口位置

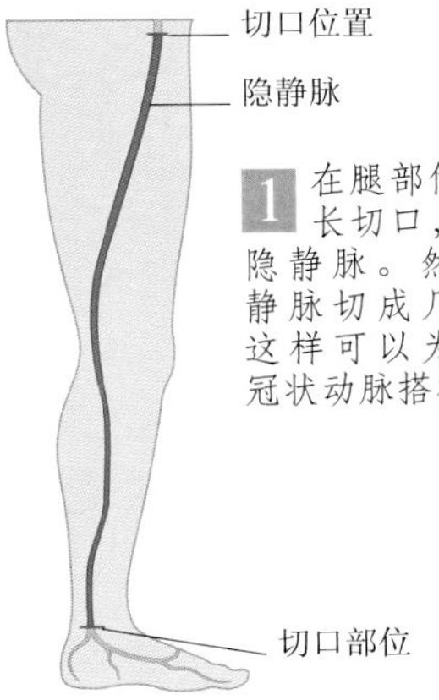

1 在腿部做一个长切口，游离隐静脉。然后将静脉切成几段，这样可以为多条冠状动脉搭桥。

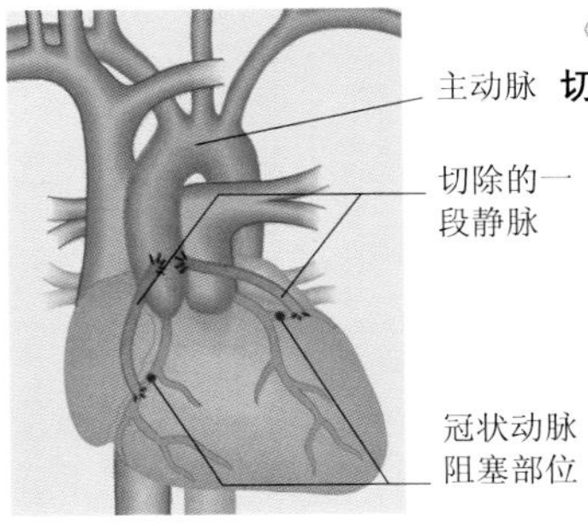

2 使用一段隐静脉来跨过冠状动脉的阻塞部分。每一段动脉的一端都与主动脉连接，另一端与冠状动脉阻塞远端相连接。

急性心力衰竭

一种因为心脏泵血功能急剧下降，造成液体在肺脏内积聚的疾病

- 常见于65岁以上的人群
- 男性发病稍多于女性
- 遗传和生活方式是与本病病因相关的危险因素

急性心力衰竭通常是由于严重的心肌梗死造成的。在绝大多数情况下，只有左侧心功能受到影响。左心直接从肺部接收富含氧的血液，并将富含氧的血液泵送到身体的其他部位。如果发生了急性心力衰竭，从肺脏到心脏的血液回流受阻，引起肺部液体聚集，导致肺水肿。如果不及时治疗，急性心力衰竭是致命的。

由哪些原因引起?

通常慢性心力衰竭的患者，在衰弱的心脏受到压力时，就会发生急性心力衰竭。例如，严重的肺炎（见 299 页）会加重心脏负担，从而导致急性心力衰竭。其他引起急性心力衰竭的常见原因有：严重的心肌梗死（见 245 页）；心脏瓣膜问题，如感染性心内膜炎（见 256 页）；心律问题，如完全性心脏传导阻滞（见 251 页）或室上性心动过速（见 250 页）。

右侧心力衰竭比较罕见。通常是血栓阻塞了连接肺和右心的肺动脉所导致的（见 302 页“肺栓塞”）。

有哪些症状?

急性心力衰竭通常症状出现快，可能包括：

- 严重的呼吸困难。
- 哮鸣。
- 咳嗽，咳出粉红色泡沫样痰。
- 脸色苍白、出汗。

如果急性心力衰竭是由于心肌梗死引起的，你可能还会有其他症状，比如剧烈、持久的胸痛和烦躁。如果心力衰竭是由肺栓塞引起的，你可能会出现咯血、剧烈的胸痛，这种胸痛在吸气时会加重。如果不进行治疗，可能会导致危险的甚至是致命的低血压（见 248 页“休克”）。

应该如何处理?

急性心力衰竭是一种急诊情况，需立即就医。医生会让你用面罩吸氧，还可能为你静脉注射包括利尿剂（见 583 页）、吗啡（见 589 页“止痛药物”）和一些硝酸盐类药物（见 581 页），这些药物有助于去除肺部积聚的液体。你还可能接受心电图（见 243 页）和超声心动图（见 255 页）检查，以寻找引起心力衰竭的原因。胸部 X 线检查（见 300 页）常被用来检查心脏的大小和形状，并确定肺部是否有积液。你也可能接受冠状动脉造影（见 245 页）检查，确定是否有冠状动脉狭窄和阻塞。

长期的治疗主要是针对引起急性心力衰竭的病因。例如用冠状动脉成形术和支架置入术（见 246 页）治疗冠状动脉阻塞。如果致病因素不能彻底清除，而且发生了慢性心力衰竭，可以使用血管紧张素转化酶抑制剂（见 582 页）和洋地黄类药物（见 582 页）以减少急性心力衰竭的复发，并减缓心脏功能的恶化速度。但是，尽管采取了这些治疗，心力衰竭还可能进展，最终致命。

慢性心力衰竭

一种长期的心脏泵血功能不足造成的血液循环功能差，以及液体在组织里积聚的疾病

- 常见于65岁以上的人群
- 男性发病稍多于女性
- 遗传和生活方式是与本病病因相关的危险因素

慢性心力衰竭时，心脏不能有效地将血液泵送到人体的各个部位。这会导致液体逐渐在肺部和机体组织中积聚。该病是一种常见的逐渐进展性疾病，开始时症状非常轻，不易被察觉。

虽然“慢性心力衰竭”从字面上看像是一种威胁生命的疾病，但通常是可以治疗的，有轻度慢性心力衰竭的人，可以活很多年。但这种疾病会限制人的体力活动。

起初，一侧心脏的功能受影响比较明显，称为右侧或左侧心力衰竭。右侧心力衰竭可引起脚踝水肿和全身液体积聚。左侧心力衰竭会导致肺部液体积聚。由左侧心力衰竭引起的肺内液体聚集通常会快速引发右侧心力衰竭。左右两侧心力衰竭合在一起称为充血性心力衰竭，是最常见的慢性心力衰竭。

由哪些原因引起?

任何导致心脏受损的疾病都会引起慢性心力衰竭。左侧心力衰竭和右侧心力衰竭出现的先后，取决于引起心力

衰竭的病因。80% 的慢性心力衰竭是由冠状动脉疾病引起的（见 243 页）。在这种疾病中，心肌的血液供给减少。持续的高血压（见 242 页）可引起慢性心力衰竭，因为血管的压力异常高，因此心脏需要更努力地工作才能将血液泵出。这些疾病最初引起的是左侧心力衰竭。右侧心力衰竭是慢性肺病，尤其是慢性梗阻性肺病（见 297 页）的一种常见并发症。

引起慢性心力衰竭的其他原因还有心脏瓣膜疾病（见 253 页）和扩张型心肌病（见 257 页）。在少数情况下，贫血（见 271 页）、激素异常性疾病，如甲状腺功能亢进症（见 432 页）或过度肥胖（见 400 页）是引起慢性心力衰竭的可能原因。患有糖尿病（见 437 页）的人发生慢性心力衰竭的危险性也是增加的。

有哪些症状？

慢性心力衰竭的症状是逐渐出现的，通常是模糊的，这些症状包括：

- 疲倦。
- 心悸（能够意识到的异常的快速心跳）。
- 呼吸困难，在活动或平躺后会加重。
- 没有食欲。
- 恶心。
- 脚和脚踝水肿。
- 一些患者会出现意识模糊。

慢性心力衰竭患者也可能会突然发生急性心力衰竭（见 247 页），并伴有严重的呼吸困难、哮鸣和出汗，这些症状常常在晚上出现。有时，当心肌梗死或感染，使心脏受到额外打击时，会发生急性心力衰竭。急性心力衰竭需要立即住院进行治疗。

如何诊断？

如果怀疑有慢性心力衰竭，你需要作心电图（见 243 页）检查来评估心脏的电活动情况。你还要作超声心动图（见 255 页）检查来观察心脏的图像，并检查心脏的功能。胸部 X 线检查（见 300 页）可以显示心力衰竭的征象，如心脏异常增大或肺组织内有过多的液体积聚。

医生可能还会为你安排更多的检查，发现引起心力衰竭的潜在原因。例如，你需要冠状动脉造影（见 245 页），诊断有无冠状动脉狭窄，血液检验可以检查是否有贫血或甲状腺功能亢进等。

我该怎么办？

如果你患有慢性心力衰竭，你应该避免剧烈的体力活动和压力。如果你有轻度或中度的慢性心力衰竭，你应该进行规律的、柔和的锻炼，如散步，对你是非常有帮助的。如果你吸烟，应该立即戒烟。如果有必要的话，尝试着减掉多余的体重，从而避免给心脏施加不必要的额外压力（见 19 页“你的体重健康吗？”）。你也应该避免进食含盐高的食物，因为盐会促使人体潴留液体。

医生会如何处理？

医生可能会给你开利尿剂，利尿剂通过刺激肾脏、增加尿液，帮助去除体内多余的水和钠。他还有可能给你开血管紧张素转化酶抑制剂（见 582 页）或血管紧张素 II 受体阻滞剂（见 582 页），这些药物可以引起血管扩张，减少心脏的负荷，并减少钠和水的潴留。从长远来说，β－受体阻滞剂（见 581 页）可以提高心肌的泵血能力（如果你有哮喘或下肢的动脉疾病，医生就不会为你开 β－受体阻滞剂）。除此之外，医生还会用地高辛（见 582 页“洋地黄类药物”）或其他药物来为你治疗，这些药物都能增强心脏的泵血能力。如果诊断性检查，发现有冠状动脉狭窄，医生就会建议你做冠状动脉成形术和支架置入手术（见 246 页）。

医生还会采取一些治疗措施，来阻止潜在的疾病进展。如果你患有冠状动脉疾病，医生会建议你每天服用一次阿司匹林（见 584 页“防止血液凝固的药物”），阿司匹林能降低发生心肌梗死的危险。如果你患有心律失常，或心脏扩大严重，医生会开华法林，减少在心脏形成血栓的危险。如果心电图显示你的心脏传导系统的电活动非常慢，那么医生就会建议你使用一种特殊的被称为双腔起搏器的起搏器（见 251 页“心脏起搏器”）。这种类型的起搏器通过提高心脏房室收缩的同步性，来提高心脏的泵血效率。不管你的治疗细节如何，医生都会监测你的心脏状况，并在必要时调整你服用的药物。药物治疗对于某些患者效果可能不太好，如果除心脏疾病外，你的健康状况良好，可以考虑进行心脏移植（见 257 页）。

预后如何？

通常情况下，最初的治疗在缓解症状和提高生活质量方面都是成功的。但在绝大多数情况下，对于引起慢性心力衰竭的潜在疾病，没有有效的治疗方法，因此，心力衰竭会越来越严重，药物很难控制症状。在这些患者中，大约有一半人在两年之内死亡。

低血压

由多种原因引起的血压低于正常的疾病

年龄、性别、遗传和生活方式是与本病病因相关的危险因素

低血压是描述血压低的医学名词。血液从心脏泵出到血液循环中的压力，存在个体差异，而且在身体的不同部位这种压力也是不同的。正常范围的血压足以将血液泵出，并输送到全身所有器官和机体组织，为这些组织和器官提供充足的血液供应。血压处于正常范围内的低值，是不会产生症状的。但是，如果血液循环中的压力下降到不能满足大脑所需的血液时，就会出现头晕或晕倒。

低血压的一种常见类型，是体位性低血压，指突然站立起来时，引起的头晕和晕倒。

由哪些原因引起？

对于许多人来说，低血压是由于机体失去了大量的水和盐分导致脱水造成的。例如，出汗过多、失血、大量腹泻，都会引起低血压。

能引起心脏泵血功能降低的疾病，通常也是引起低血压的常见原因。这些疾病包括心力衰竭（见 247 页“急性心力衰竭”和“慢性心力衰竭”）、心肌梗死（见 245 页）以及心律失常（见 249 页“心律失常”）。

低血压也可以因为血管异常扩张引起，血液感染（见 171 页“败血症”）或严重的过敏反应（见 285 页“过敏性休克”）都可以导致血管异常扩张。

体位性低血压可能是由于一些能引起支配血管的神经受损的疾病引起的，如糖尿病性周围神经疾病（见 366 页）或周围神经疾病（见 366 页）。有时低血压可能是一些药物的不良反应造成的，尤其是那些用于治疗高血压的药物（见 580 页“降压药物”）和一些类型的抗抑郁药物（见 592 页）。

有哪些症状？

低血压可能没有症状，除非你的血压处于非常低的水平，可能会出现一些症状：

- 疲劳。
- 全身无力。
- 头晕和／或晕倒（晕厥）。
- 视力模糊。
- 恶心。

这些症状通常是暂时的，在治疗引起低血压的疾病后血压就会升高。然而，如果血压过低，就不能为生命的重要器官提供足够的血液供给，这种情况是致命的（见本页“休克”）。

应该如何处理？

在测量血压时，先测量平躺时的血压，然后站起来再测（见 242 页“测量血压”）。可能有明显的引起低血压的原因如脱水，需要静脉输液治疗。如果医生怀疑有潜在的疾病引起了你的低血压，例如心脏疾病，那么医生会让你住院进行检查和治疗。如果是药物引起的低血压，医生可能会建议你改变药物或改变药物的剂量。

休克

血压的明显下降导致重要器官的血液供应差

年龄是与本病病因相关的危险因素

年龄、遗传和生活方式对本病的影响不明显

休克是一种能够威胁生命的疾患，必须立即进行治疗。医学术语“休克”一词，描述的是由于严重的外伤或疾病引起的血压过低，造成全身冰冷、面色苍白和衰竭的状态。如果得不到及时治疗，血液供应减少造成身体重要脏器和机体组织缺氧，最终致命。

这种情况与在创伤后出现的心理状况和情感压力无关。

由哪些原因引起？

任何使心脏不能有效地泵送血液，或只泵送少量血液的情况，都能导致休克。如果在心肌梗死（见 245 页）发作后，心脏受到损伤或心脏的节律出现异常（见 249 页“心律失常”），使心脏不能行使正常功能时，都会引起休克。

由于体内有效循环的血液量不足引起的休克，可能是大量血液丢失，如消化道出血（见 399 页）所致，也可能是由于严重的创伤造成的。由于严重的烧伤或大量腹泻导致人体内大量的液体流失，从而引起机体循环的血液量减少，也可导致休克发生。

一些情况，如严重的过敏反应（见 285 页“过敏性休克”）或血液感染（见 171 页“败血症”），可能会导致机体的血管扩张，引起血压的明显下降和休克。

有哪些症状？

在受伤或患病数小时后，才会发生休克。但是，一旦血压降低，休克症状

就会突然出现。休克的症状可能包括：

- 意识模糊或躁动。
- 发冷，皮肤湿冷，大汗淋漓。
- 浅而快的呼吸。
- 心跳加速。
- 意识丧失。

还会有疾病引起的休克的症状，如因心肌梗死造成的持续的胸痛。

如果休克没有得到立即的治疗，就会引起内部器官的损害，导致多种疾病，包括肾功能衰竭（见 450 页）和急性呼吸窘迫综合征（见 309 页）。

应该如何处理？

处于休克状态的人需要急诊收入重症监护病房进行治疗和监测。不管引起休克的原因是什么，立即恢复机体重要器官的血液和氧气供应最为重要。采取的治疗措施包括氧疗和静脉输液、输血或血液制品，以及使用药物来升高血压。一旦明确了引起休克的原因，开始进行针对性的治疗。例如，使用抗生素（见 572 页）来治疗败血症，外科手术进行止血。要获得对休克的成功治疗，必须在发生永久性的器官损害之前，重建器官的血液供给。

心率和心律紊乱性疾病

心率和心律紊乱性疾病是由于心脏的传导系统出现障碍引起的，非常常见，尤其是在老年人群中。这些疾病并不总是会引起症状，有时是在常规的健康体检中才被发现。治疗方法通常为药物治疗，但已经有新技术，利用精密控制的电流来治疗这类疾病。

一个健康的成年人静息时的心率是每分钟 60～80 次，但在运动时心跳的速度会加快。儿童的静息心率较快，而非常健壮的成年人和老年人的心率可以低至每分钟 50 次。影响心脏泵血功能的疾病可引起心率加快或降低、心律改变或在心脏停搏时，心脏泵血完全停止。这些疾病的患者都患有冠状动脉疾病（见 243 页）和心力衰竭（见 247 页），这些疾病是引起心率和心律紊乱的原因。本节的开篇介绍异位搏动，异位搏动是额外的独立的心跳。接下来讲述心律失常，并对每种心律失常进行讨论。最后讨论心脏停搏，心脏停搏是因心脏的传导系统障碍，引起突然出现的心脏泵血功能完全衰竭。心脏停搏是一种潜在致命的疾病，需要紧急治疗。

重要的解剖结构

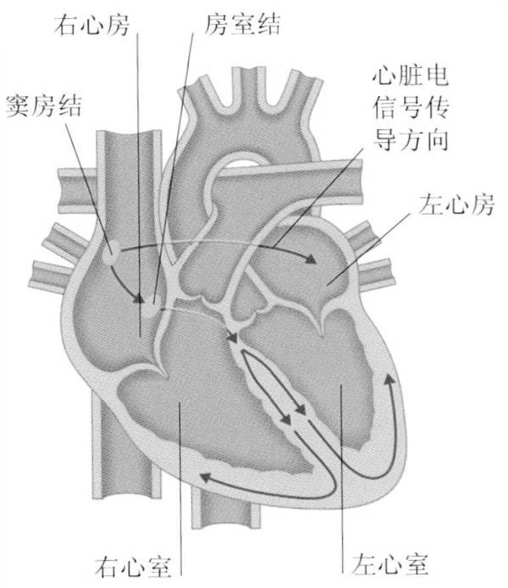

有关心脏的结构和功能的更多信息，请参阅 235～240 页。

异位搏动

在正常心跳节律外出现的心脏收缩

- 常见于年轻人和老年人
- 吸烟、酗酒和摄入咖啡因是发病的危险因素
- 性别和遗传对本病的影响不明显

异位搏动是孤立、额外的心跳，在其后紧接着就是一个正常的心跳，异位搏动与下一个正常心跳间的时间间隔可能比正常心跳间的时间间隔要长，引起短暂的心律不规则。绝大多数人在一生中的某个时间会出现异位搏动。异位搏动可能源于心房（心脏上部的腔室）或心室（心脏下部的腔室）。来源于心房的异位搏动一般无害，通常发生在年轻人，往往与吸烟以及摄入咖啡因和酒精有关。来源于心室的异位搏动较少见，通常见于老年人，可能表明有更严重的疾病存在，如冠状动脉疾病（见 243 页）。来源于心室的异位搏动，也可能在心肌梗死（见 245 页）后出现。异位搏动可能没有症状，也可以引起胸腔内的重击感，因为发生异位搏动时心脏的跳动比平时更强。

应该如何处理？

年轻人的异位搏动有可能来自心房，对身体几乎无害。如果你停止吸烟和减少咖啡因与酒精的摄入量，它可能就会消失。如果这些异位心脏搏动一直存在，则需要就医。如果异位搏动比较频繁，并且伴随头晕、呼吸困难、胸痛或发生在老年人，那么这样的异位心脏搏动就极有可能来自心室。由于异位心脏搏动具有间歇性，医生可能会为你安排持续 24 小时或更长时间（见本页**“动态心电图”**）的心脏监测。医生可能偶尔会开抗心律失常药物（见 580 页）。如果异位心脏搏动是在心肌梗死后发作的，那么 β-受体阻滞剂（见 581 页）可以降低发生心脏停搏（见 252 页）的危险。

心律失常

指心跳的速度和/或节律异常

- 常见于老年人
- 遗传和生活方式是与本病类型相关的危险因素
- 性别对本病的影响不明显

成人静息时的正常心率是每分钟 60～80 次。心律失常时，心率和节律都有可能出现异常，这可能会涉及到心房（心脏上方的腔室）和心室（心脏下方的腔室）。心律失常有两种类型：心动过速，即心跳速度太快；心动过缓，即心跳速度太慢。心动过速可能源自心房，也可能源自心室，可以是规律的，也可以是不规律的。当心动过速源于心室，有可能会恶化成为心室纤颤，心室纤颤是一种严重的心律失常，可以导致心脏停搏（见 252 页）。心动过缓包括病态窦房结综合征（见 251 页）和完全性心脏传导阻滞（见 251 页）。绝大多数心律失常是由于心脏和血管疾病引起的。心率超出正常范围并非都是令人担心的。在运动期间和怀孕期间心率加快是正常的，特别健壮的人的静息心率会比正常水平要慢。

心律失常可能会降低心脏的泵血效率，导致到达大脑的血液过少。虽然心律失常可能会引起一些警示症状，比如心跳撞击胸壁的感觉，但是不同类型的心律失常的严重程度有差异。

由哪些原因引起？

大多数心律失常是由心脏疾病引起的。最常见的疾病是冠状动脉粥样硬化性心脏病（见 243 页**“冠状动脉疾病”**）。其他常见的原因，包括心力衰竭和控制心率的心脏传导系统功能障碍。较少见的原因有各种心脏瓣膜疾病（见 253～258 页）和心肌的炎

检查

动态心电图

动态心电图是使用一个可以佩戴的称作霍尔特（Holter）的监测仪来完成的。监测仪通过粘贴在胸部的数个电极，记录心脏的电活动。通常佩戴 24 小时，即可以发现间歇发作的心律失常（心率和节律异常）。监测仪可以佩戴更长的时间，但只有在被使用者激活的情况下才能记录心电图。

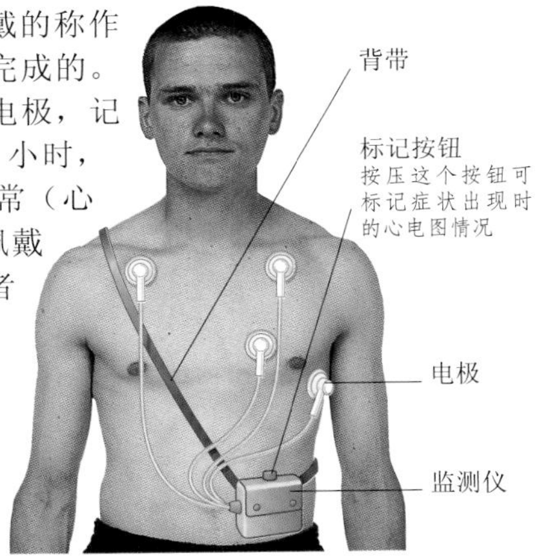

使用监测仪

当症状出现时，你按一下仪器上的按钮，记录症状发生的时间。医生可以察看这些时间记录，检查这些标记是否与一段心律失常相吻合。

结果

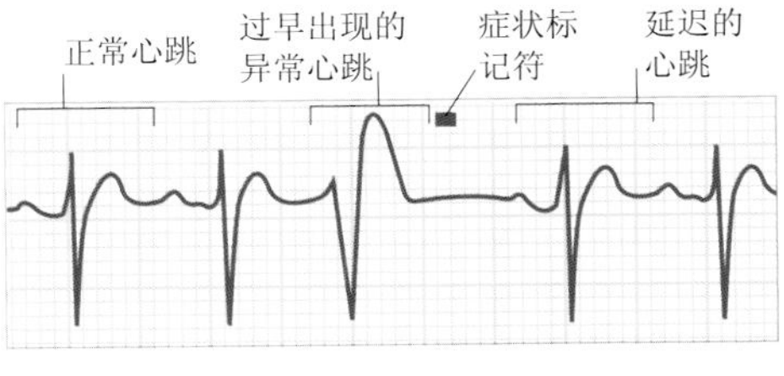

心电图导联

这张导联图显示，正常的心跳被一个孤立的异常心跳打断，这个异常心跳正好与症状标记符相吻合。

症性疾病（见 256 页“心肌炎”）。有些类型的心律失常在出生时就会出现，这是由于心脏缺陷造成的，比如在心房与心室之间的异常传导通路。但是，典型的情况下，这些心律失常会在你年龄较大的时候引起症状。

一些心律失常会发生在心脏原本很健康的人身上。引起这种心律失常的原因，有甲状腺激素失衡（见 432 页“甲状腺功能亢进症”）或血液生化检查异常，如血钾水平过高。一些药物，如支气管扩张药物（见 588 页）和洋地黄类药物（见 582 页）也可能会导致心律失常，就像咖啡因和烟草也可能引发类似症状一样，但有些时候，引起心律失常的原因是不清楚的。

有哪些症状？

心律失常的症状并不总是发生，但是如果症状出现，却是很突然的。这些症状包括：

- 心悸（能够意识到的异常的快速心跳）。
- 头晕，有时会导致意识丧失。
- 呼吸困难。
- 胸部或颈部疼痛。

心律失常的并发症包括脑卒中（见 329 页）、急性心力衰竭（见 247 页）和慢性心力衰竭（见 247 页）。

应该如何处理？

医生根据你的症状，怀疑你患有心律失常，并检查你的脉搏。他会为你安排作心电图（见 243 页），监测心脏的电活动。因为一些心律失常是间歇性发作的，因此你可能需要做持续 24 小时的心电图检查或佩戴监测仪（见 249 页“动态心电图”）。医生还可能安排你作一些能够检查出心脏传导通路的检查（见本页“心脏电生理检查”）。

在一些情况下，可以使用抗心律失常药物(见 580 页)来治疗心律失常。在另外一些情况下，可以使用电休克治疗来恢复正常的心跳（见 252 页“心脏复律”）。可以使用一种被称为射频消融的技术，摧毁异常的心脏传导通路，这是在电生理学检查的同时进行的。如果心率过慢，可以安装一个心脏起搏器（见 251 页）来刺激心脏，使心率加快。

心律失常的预后取决于心律失常的类型。室上性心动过速通常并不严重，不会影响寿命，而室性心律失常具有潜在的致命性，需要进行紧急医疗干预。

室上性心动过速

起源于心脏上部腔室的、反复出现的心率过快性心律失常

- 常见于儿童和年轻人
- 有时有家族聚集现象
- 运动、饮酒和摄入咖啡因是发病的危险因素
- 性别对本病的影响不明显

室上性心动过速（SVT）是由于调节心率的传导通路障碍引起的一种心律失常，可能持续发作数小时，心跳速度快但有规律。心率可以升高到每分钟 140 ～ 180 次，有时甚至会更快。心脏正常工作时，每次心跳都是由位于右心房（心脏上部房室中的一个）的窦房结（心脏的起搏器）发出冲动来触发的。冲动传到第二个节点——房室结，以接力的形式传递到心室。在室上性快速性心律失常时，心跳不是由窦房结来控制的。这种情况既可能是由于出现异常传导通路，引起电脉冲在房室结和心室之间持续形成环路造成的，也可能是细胞形成额外的区域并发送“起搏性”电信号所致。

虽然室上性心动过速会发生在任何年龄段的人群，但是最开始可以发生在童年期或青春期。在一些情况下，室上性心动过速是由于遗传性的心脏传导通路异常所致。发作时通常无明显原因，但运动、摄入咖啡因或酒精，可能会触发室上性心动过速发作。

有哪些症状？

该病的症状通常是突然发生的。这些症状会持续数秒钟到数小时，包括：

- 心悸（能够意识到的异常的快速心跳）。
- 头晕。
- 胸部或颈部疼痛。

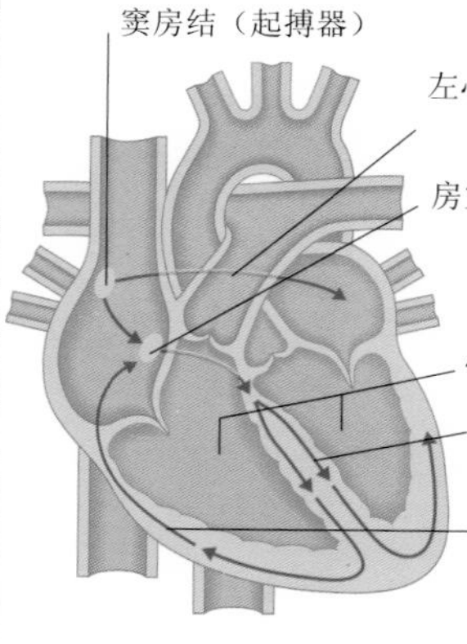

室上性心动过速 (SVT)

正常情况下来自窦房结的冲动控制着心率。引起室上性心动过速的一种原因是异常传导通路，一个冲动传播可以在心脏里持续循环，取代窦房结。

在极少数情况下，该病发作持续时间过长，导致血压下降到威胁生命的水平。

应该如何处理？

如果医生怀疑你有室上性心动过速，你可能需要作心电图（见 243 页），记录心脏的电活动。检查可能持续 24 小时或更长（见 249 页“动态心电图”），因为室上性心动过速是间歇性的。你可能还需要作进一步的检查，来查找心脏传导通路的异常（见本页“心脏电生理检查”）。

持续时间较长的严重室上性心动过速需要紧急住院治疗。医生会给你吸氧和静脉注射抗心律失常药物（见 580 页）。在一些情况下，可以使用电休克治疗，来使心脏恢复到正常水平的心率（见 252 页“心脏复律”）。

偶然发作的短暂室上性心动过速的患者，可以通过刺激迷走神经来减慢心率，控制症状。刺激神经的方法之一是按摩颈动脉区，但是对于 50 岁以上的人，不推荐使用这种方法，因为这种方法可能引发脑卒中。其他的手段还包括把脸埋入冰冷的水中，或使劲做排便动作。医生会教给你这些方法。

反复发作的室上性心动过速可能需要长期服用抗心律失常药物。射频消融术可治愈室上性心动过速，可以与心脏电生理检查同时进行。这种治疗方法能够摧毁异常的传导通路，但有导致完全性心脏传导阻滞（见 251 页）的危险，尽管危险很小，但心脏的传导系统会出现障碍。在大多数情况下，室上性心动过速并不影响寿命。

心房纤颤

简称房颤，指心脏上部的腔室——心房快速而不协调地收缩

- 最常见于60岁以上的人
- 男性更常见
- 吸烟、脂肪含量高的饮食、酗酒、缺乏运动和身体超重是发病的危险因素
- 遗传对本病的影响不明显

房颤是快速不规则心率中最为常见的一种类型。绝大多数发生在 60 岁以上的人群。房颤发作时，心房收缩减弱且不同步，心房每分钟跳动 300 ～ 500 次。一些引起这种快速跳动的冲动会从心房传导到心室，心室的跳动速度也比正常速度快，可达到每分钟 160 次。因为心房和心室不能节律跳动，因此心跳的强度和时间变得不规则，心脏泵出的血液也减少。

检查和治疗

心脏电生理检查

心脏电生理检查（EPS）用于查找心脏电信号传导系统的异常通路。将一个顶端带有电极的导管放入心脏，调整导管的位置记录心脏不同位置的电活动。一旦发现了异常的通路并定了位，可以通过电极将电流传送到异常通路将其破坏，这种技术就是射频消融技术。射频消融技术可以永久治愈一些疾病，而且成功率高。

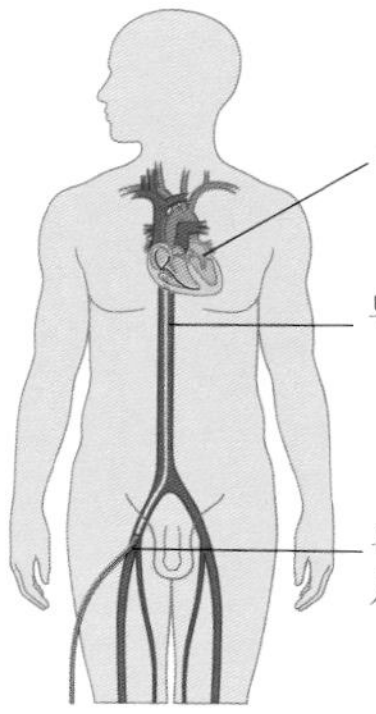

导管路径

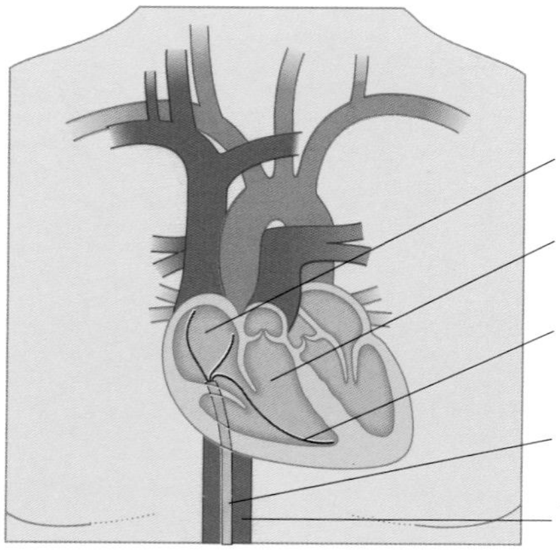

检查过程

在局部麻醉下将一根导管从腹股沟处的静脉插入，并将其插入心脏。在导管顶端的电极可以检测到心脏的电活动，可以用来传导电流破坏异常电信号通路。

房颤最危险的并发症是脑卒中（见329页），危险随年龄增大而升高。由于心房在收缩时不能完全排空，因此血液会在心房中停滞，并可能形成血块。如果部分血栓脱落进入血流，血栓会阻塞体内任何部位的动脉（见259页“血栓形成和栓塞”）。当部分血栓阻塞了向大脑供应血液的动脉时，就会引起脑卒中。

由哪些原因引起？

即使没有明显的原因，房颤也可发作，尤其是老年人，房颤通常是由于能引起心房扩大的疾病所致。这些疾病包括心脏瓣膜疾病（见253页）、冠状动脉疾病（见243页）和高血压（见242页）。吸烟、缺乏运动、高脂饮食和身体超重是这些疾病的危险因素。患有甲状腺功能亢进症（见432页）或血钾低的人群，房颤也常出现。酒精摄入量过多也可能发生房颤。

有哪些症状？

房颤并不总是引起症状，但是，如果发生房颤，通常是突然发生的。这些症状可能是间歇性或持续性的，包括：

- 心悸（能够意识到的异常的快速心跳）。
- 头晕，呼吸困难。
- 胸部疼痛。

脑卒中和急性心力衰竭（见247页）、慢性心力衰竭（见247页）可能是房颤的并发症。

应该如何处理？

如果你的脉搏快而不规律，医生可能怀疑你患有房颤。为了明确诊断，你可能需要接受心电图（见243页）检查，医生还会为你进行血液检验来查找引起房颤的疾病，如甲状腺功能亢进症。如果找到了引起房颤的原因，针对病因的治疗，通常可以治愈心律失常。如果在房颤早期得以诊断，可以采用心脏复律（见252页）进行治疗。

通常可以用抗心律失常药物（见580页）来治疗房颤，如β-受体阻滞剂（见581页）、地尔硫䓬（见582页“钙通道阻滞剂”）或洋地黄类药物（见582页）。这些药物可以减慢从心房到心室的电脉冲传导速度，给心室时间在心跳间隔期充满血液。其他抗心律失常的药物还可用于治疗不规则的心律。华法林（见584页“防止血液凝固的药物”）可防止血栓形成，降低发生脑卒中的风险。如果药物治疗无效，医生可能会建议你作心脏电生理检查（见250页）。对于一些患者，射频消融术能够根治房颤。

完全性心脏传导阻滞

从心房向心室传递电脉冲信号的传导系统丧失功能

常见于老年人

吸烟、脂肪含量高的饮食、缺乏锻炼和身体超重是发病的危险因素

性别和遗传对本病的影响不明显

在完全性心脏传导阻滞中，心脏传导组织的损害，使电脉冲信号不能从心房（心脏上部的腔室）传递到心室（心脏下部的腔室），因此心室不能正常收缩。在没有规律的信号下，心肌自主收缩。在完全性心脏传导阻滞时，心室大约每分钟收缩40次，而不是正常的每分钟60～80次，这会大大降低心脏的工作效率。在一些情况下，心脏停止跳动的时间可以长达20秒。

老年人的完全性心脏传导阻滞更常见，而且与冠状动脉疾病（见243页）相关联，其中生活方式因素，如吸烟会增加发生完全性心脏传导阻滞的危险。突发的完全性心脏传导阻滞，可能是暂时的或永久性的，可以在心肌梗死（见245页）后发生。

有哪些症状？

症状可能是逐渐出现的，也可能是突然出现的，通常出现的症状有：

- 心悸（能够意识到的异常的快速心跳）。
- 头晕，如果心脏停止跳动，会造成意识丧失。
- 呼吸困难。
- 胸痛。

如果不及时治疗，完全性心脏传导阻滞会导致急性心力衰竭（见247页）、慢性心力衰竭（见247）、脑卒中（见329页）、休克（见248页），甚至死亡。

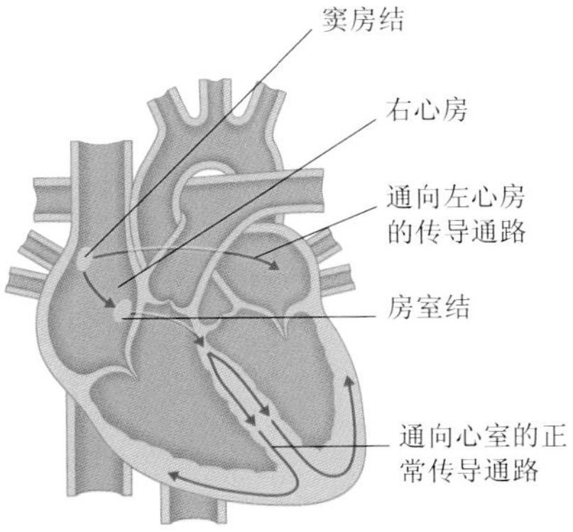

心脏的传导系统
正常情况下，电脉冲由窦房结发出经过房室结到达心室。在完全性心脏传导阻滞时，通往心室的这一途径被阻断，电脉冲不能到达心室。

应该如何处理？

如果你的心跳非常缓慢，并且心电图（见243页）也证实心率慢，那么医生通常会怀疑你患有完全性心脏传导阻滞。初始的治疗包括向心脏内插入一根临时的起搏导线，导线传导电脉冲以恢复正常的心跳，在安装永久性心脏起搏器（见本页）之前，可以一直使用这种临时的起搏导线。完全性心脏传导阻滞的整体预后，取决于是否存在引起完全性心脏传导阻滞的疾病，如冠心病。

病态窦房结综合征

心脏的自然起搏器——窦房结功能异常

最常见于老年人

吸烟、脂肪含量高的饮食、缺乏锻炼和身体超重是发病的危险因素

性别和遗传对本病的影响不明显

患病态窦房结综合征时，心脏的天然起搏器——窦房结的功能出现障碍，导致心脏跳动过慢或漏跳数次。心率

治疗

心脏起搏器

心脏起搏器可以用电脉冲信号来刺激心脏，以保持规律的心跳。起搏器可以用来治疗心脏的传导系统异常性疾病，如完全性心脏传导阻滞。一些心脏起搏器持续产生电脉冲，其他一些心脏起搏器只有在心跳速度太慢时才发出电脉冲。除颤起搏器在出现心室纤颤（心脏下部的腔室快速而不和谐地收缩）的时候，会对心脏进行一次电休克，来恢复正常的心跳速度和节律。

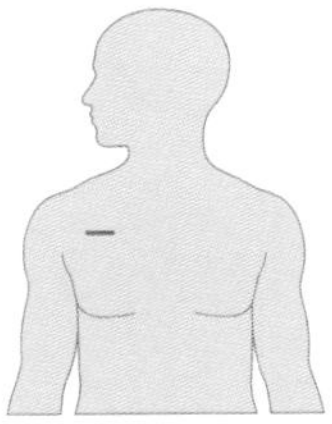

切口位置

植入起搏器
在皮肤下方植入起搏器，并将其缝在胸壁上的适当位置，通常在局部麻醉下完成起搏器的植入手术。从起搏器引出两条导线进入心脏上方的大静脉（上腔静脉）。其中一条导线放入右心房，另一条放入右心室。

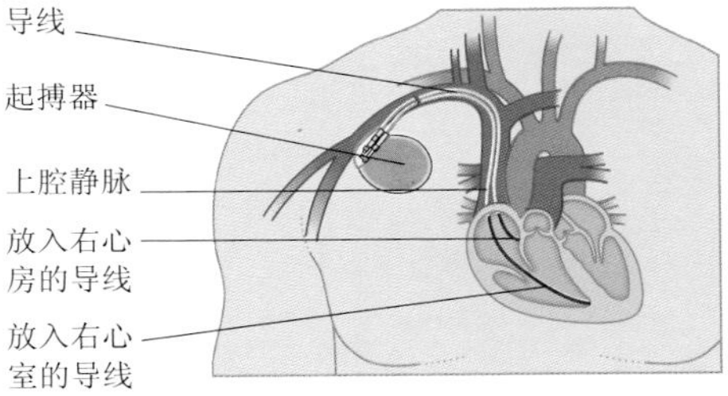

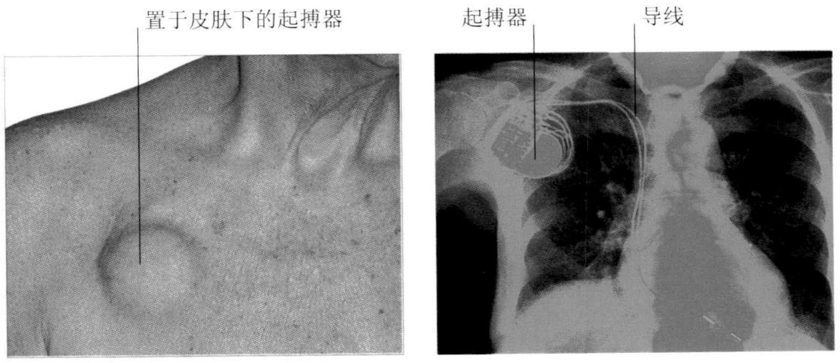

外观　　X线影像

植入的起搏器
植入胸壁的起搏器看起来就像皮肤下面的一个小鼓包。X线影像显示了从起搏器引出的放入右心房和右心室的导线。

双腔起搏器

患有心力衰竭的人和心电图显示心脏传导系统的电活动非常慢的人，可以通过植入一种称为双腔起搏器的特殊类型的起搏器来治疗。这种起搏器的植入和位置及固定方式，与标准的起搏器（见本页）相同，同样也有一根导线放入右心房，另有一条导线放入右心室。双腔起搏器还有第三根导线，在左心室的外表面。这种类型的起搏器同时向左、右心室传导电脉冲信号，这样可以使心腔更协调地收缩（也称为再同步）提高心脏的收缩效率。

过慢和过快地跳动通常会交替出现。病态窦房结综合征是由于窦房结里的细胞发生变性造成的，最常见于老年人。通常引起该病的原因是冠状动脉疾病（见243页），也可能是由于心肌疾病造成的（见257页“扩张型心肌病”）。在典型的情况下，病态窦房结综合征是一种进展性疾病，发作次数越来越多，而且随着时间的延长发作持续的时间也越来越长。

有哪些症状?

症状突然出现，而且是间歇性的，症状可能包括：

■ 心悸（能够意识到的异常的快速心跳）。
■ 短暂的头晕发作。
■ 意识丧失，呼吸困难。

许多症状是由于心脏的工作效率下降，到达大脑的氧减少引起的。

可以采取哪些措施?

如果医生怀疑你得了病态窦房结综合征，他会为你安排心电图（见243页）检查。因为症状是间断出现的，因此需要对你的心脏进行24小时的监测，或在你进行日常活动时对你的心电图进行监测（见249页“动态心电图”）。医生可能还会建议你进行进一步的检查，例如超声心动图（见255页）检查来寻找心肌病的表现。

病态窦房结综合征的治疗通常是在心跳太慢时，安装心脏起搏器（见251页）来刺激心跳。如果心率在心跳过快和过慢之间交替，可以使用抗心律失常药物（见580页）来降低过快的心率。如果安置了起搏器，医生会定期检查。医生会检查电池的寿命，并在必要的时候调整起搏器。这些检查和调整是在体外进行的，因此是没有创伤的，而且不会引起疼痛。

病态窦房结综合征通常能够通过心脏起搏器或药物得到成功治疗。不过，病态窦房结综合征的总体预后取决于引起病态窦房结综合征的病因。

▶ 治疗

心脏复律

心脏复律有时也称为除颤。在操作时，使用一种被称为除颤器的仪器对心脏进行短时的电击。电击可以使心跳恢复到正常的心律。除颤器产生的电流经贴放于胸壁上的两个电极板传播。在全身麻醉下进行心脏复律，该方法有时可以治疗一些心律失常（异常的心率和节律）。通常心脏复律也是心脏停搏的紧急治疗措施。已经研发出的自动除颤器，可以诊断心律异常并进行正确的治疗，未经过医学训练的操作人员，也可以正确使用。

紧急心脏复律

心脏停搏的紧急处理，是通过胸壁对心脏进行一次或多次电击。使用呼吸气囊向肺里充气来维持呼吸。电击时暂时停止充气，给每次进行的电击腾出时间。

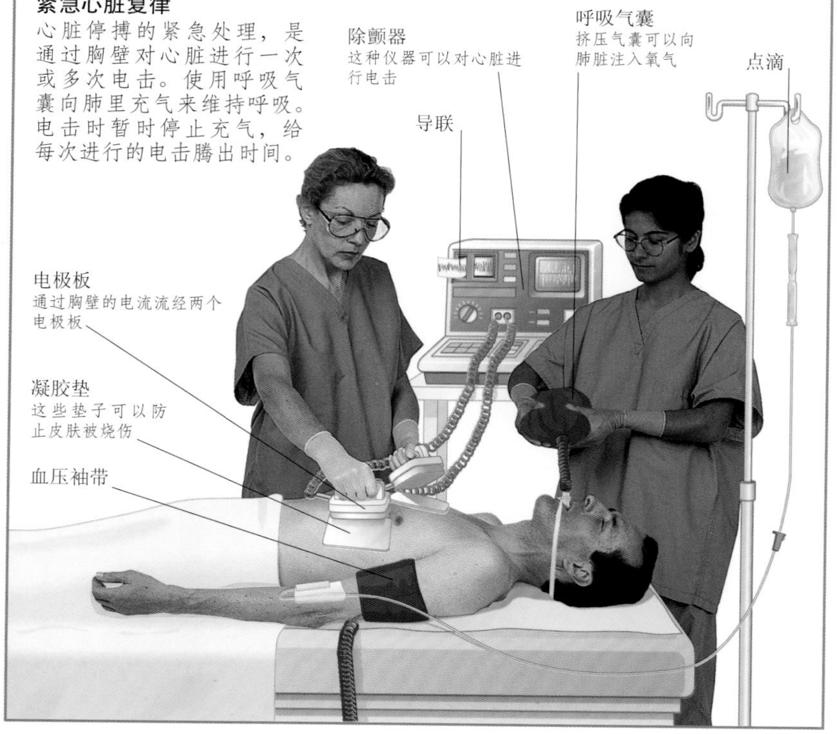

心脏停搏

突然发生的心脏不能泵血，通常是致命的

随年龄的增加更常见

男性更常见

吸烟、脂肪含量高的饮食、缺乏运动、身体超重是发病的危险因素

遗传对本病的影响不明显

发生心脏停搏时，心脏会停止泵血。心脏停搏会导致脑和其他器官接受不到含氧的血液，没有血液带来的氧，脑和其他器官是没有办法行使其功能的。如果心脏停搏持续3分钟，大脑就会出现一些损害。如果心脏停搏5分钟，没有通过急诊治疗恢复心脏的泵血活动，或通过体外心脏按压没有有效地维持血液循环，就很可能导致死亡。

由哪些原因引起?

心脏停搏通常是由一种或两种类型的心脏电活动异常引起的：心室纤颤是更常见的类型，以及心脏停搏（心脏停止收缩）。在心室纤颤期时，心室（心脏下部的腔室）以一种不协调的方式快速收缩，心脏不能将血液泵出。冠状动脉疾病（见243页）患者会突然发生心室纤颤，一些生活方式因素，如吸烟和脂肪含量高的饮食都会增加发生冠心病的危险。心室纤颤也是心肌梗死（见245页）常见的并发症，通常在发生心肌梗死后不久出现。心室纤颤也可能是由于电灼伤（见183页）、溺水（见187页）和扩张型心肌病（见257页）引起的，扩张型心肌病是一种因为心肌的病变造成心脏泵血功能减退的疾病。

心脏停搏是心脏的电活动障碍造成的，心脏停搏时心肌完全没有收缩，导致心脏停搏。心脏停搏可能是由于窒息或是由于引起大出血的损伤导致的。

有哪些症状?

心脏停搏数秒钟内，通常会出现以下症状：

■ 摔倒。
■ 意识丧失。
■ 口唇、手指和足趾发紫。

发生心脏停搏的人会没有脉搏，呼吸停止。

可以采取哪些措施?

如果你和一个发生了心脏停搏的人在一起，那么你就要立即把这个病人送去接受治疗。如果你与这个人单独在一起的话，你应该大声呼叫以寻求帮助。同时，你应该开始进行一些复苏措施，以维持其脑的血流。

在继续进行心肺复苏的同时，医疗团队进行心电图（见243页）检查，来确定是心脏停搏还是心室纤颤。医务人员会根据这些原因来进行相应的治疗。一种称为除颤器（见本页“心脏复律”）的仪器，可以有效地治疗心室纤颤，除颤器可以将电击传输到心脏，恢复心脏的正常节律和速率。有时还可以通过向大静脉注射肾上腺素，或直接将肾上腺素注射到心脏里，来启动心脏的跳动。

在进行复苏后，应该将患者收入重症监护病房进行监测，以确定其是否发生过心肌梗死，并判断心肌梗死是否是引起心脏停搏的原因。心脏监测也可以发现是否有心脏停搏复发。从长远来说，应该给发生了心室纤颤的人开抗心律失常药物（见580页），或采用外科手段，植入一个小型除颤器（见251页“心脏起搏器”）。

预后如何?

如果复苏进行得很及时，那么存活的机会取决于引起心脏停搏的原因。如果一个人的心室纤颤是心肌梗死的并发症，并且正常的心跳得到及时复律，尤其是当心肌梗死没有造成心肌的重大损害时，那么这个人有可能完全恢复。此后，应该对发生心脏停搏的人进行仔细的评估，并且可以植入一个具有除颤器功能的起搏器，来预防以后再次发生心室纤颤。心脏停搏的预后，取决于是否能够对引起心脏停搏的病因进行快速、有效的治疗，以及是否可以重新确立正常的心跳。在医院里发生心脏停搏的人比在其他地方发生心脏停搏的人存活的可能性更大，因为在医院里可以更快速地发现心脏停搏并能够更快地得到紧急治疗。

心脏瓣膜疾病和心肌疾病

健康的心脏瓣膜和肌肉是心脏有效泵血所必需的。如今在英国，心脏瓣膜疾病已经比过去减少很多，因为引起心脏瓣膜疾病的主要原因——风湿热现在已经很罕见了。心脏的肌肉疾病往往是致命的，但是由于治疗措施的改善，目前心肌疾病的预后已经有所好转。

本节的第一篇文章讲述了心脏瓣膜疾病。左侧心脏克服很高的压力，将血液泵向全身。因此这一侧被称为主动脉瓣和二尖瓣的瓣膜，也最容易发生病变。如果心脏瓣膜不能正常工作，那么血液就不能有效地循环，导致心脏需要更努力或更快速地泵血，来补偿血供的不足。接下来的文章讨论的是心肌和心脏内膜疾病。任何影响心肌的疾病都会降低心脏的工作效率，最终致命。最后一篇文章讨论风湿热，风湿热是一种在患病很多年后，会引起瓣膜损害的疾病。

心肌的其他疾病，如心肌梗死和心力衰竭，将在本书的其他章节讨论（见 241 ～ 249 页“主要的心血管疾病”）。先天性心脏病（见 542 页）会在婴儿和儿童疾病中讨论。

重要的解剖结构

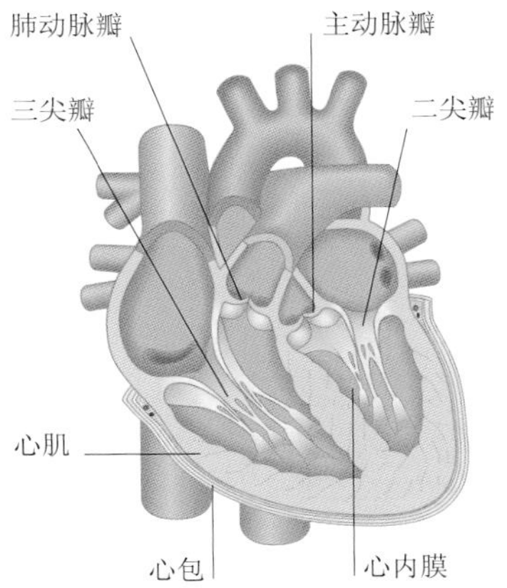

有关心脏瓣膜和心肌的结构和功能的更多信息，请参阅 235 ～ 240 页。

心脏瓣膜疾病

心脏瓣膜异常，造成通过心脏的血流异常

年龄、性别、遗传和生活方式是与本病病因相关的危险因素

心脏有 4 个瓣膜，可以确保血液向一个方向流动。在瓣膜开放时，允许血液流过，在心肌收缩时，瓣膜紧紧关闭。如果心脏瓣膜受损，通过它的血流会受限，或因为瓣膜不能完全关闭，而造成血液回漏。因此心脏必须更加努力地工作，才能把血液泵送到全身。心脏瓣膜疾病通常不会引起症状，但有时会引起疲倦、劳累和活动时出现呼吸困难。因为心脏的工作效率受到影响，因此严重的心脏瓣膜疾病可能会引起慢性心力衰竭（见 247 页）或心律失常（见 249 页），心律失常时心跳是不正常的。受损瓣膜也更容易发生感染（见 256 页“感染性心内膜炎”）。

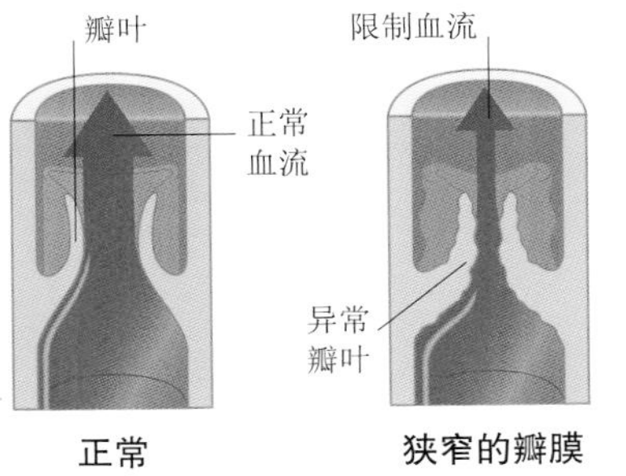

瓣膜狭窄

健康的心脏瓣膜开放时，血液会很容易流过瓣膜。在瓣膜狭窄时，瓣叶不能完全开放，使流经瓣膜的血流受限。

有些心脏瓣膜疾病在出生时就存在。心脏瓣膜也可能因生活中的一些因素引起的变化而受到损害，如老龄、心脏内膜感染或心肌梗死（见 245 页）。风湿热（见 258 页）曾经是引起瓣膜受损的重要原因，但现在在发达国家这种病已经很罕见了。

有哪些类型？

心脏瓣膜内的瓣叶因无法完全打开，造成瓣膜的开口太窄（见 255 页“二尖瓣狭窄”；见 254 页“主动脉瓣狭窄”）。相反，如果瓣膜在关闭时不能紧紧密封，导致血液通过瓣膜发生泄漏（见 254 页“二尖瓣关闭不全”；见 254 页“主动脉瓣关闭不全”）。在一些情况下，同一个瓣膜会同时出现狭窄和关闭不全。二尖瓣脱垂（见 256 页）是一种常见的引起瓣膜关闭不全的原因。因为二尖瓣在关闭时，会向后膨出，可以造成血液的轻度泄漏。二尖瓣脱垂通常不会对人体造成伤害。

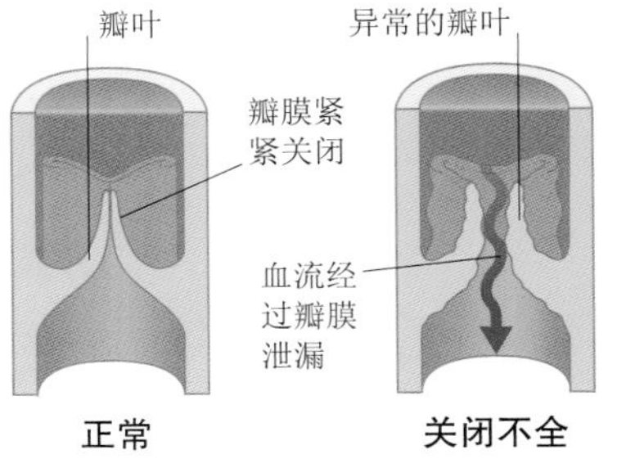

瓣膜关闭不全

正常情况下，瓣膜（瓣叶）关闭阻止血液倒流。异常的瓣膜因关闭不全使正常血液向后泄漏。

应该如何处理？

通过常规检查或根据症状可以诊断瓣膜疾病。医生可根据听诊心脏跳动的声音，判断心脏杂音。心脏杂音是血流通过异常的瓣膜时产生的湍流造成的。你可能需要做心电图（见 243 页）来检查心脏的电活动。可能还需要做胸部 X 线检查（见 300 页），以及超声心动图（见 255 页）来察看心脏的内部结构和血液的流动情况。

如果需要治疗，医生会为你开可以控制心跳或缓解症状的药物。对于

治疗

心脏瓣膜置换

当心脏瓣膜异常所引起的机体症状，影响到日常活动，或者心脏瓣膜无法通过手术修复时，则需要作心脏瓣膜置换。组织瓣膜来源于健康志愿者或猪的心脏，也可以为机械瓣膜。瓣膜置换手术需要进行开胸手术。手术过程中，心脏将停止工作，取而代之的是心肺机（见 615 页“心肺机在手术中的使用”）。术后需要住院 7 ～ 14 天等待机体恢复。如果使用机械瓣膜，则需要终身服用防止血液凝固的药物（见 584 页），预防瓣膜处的血栓形成。

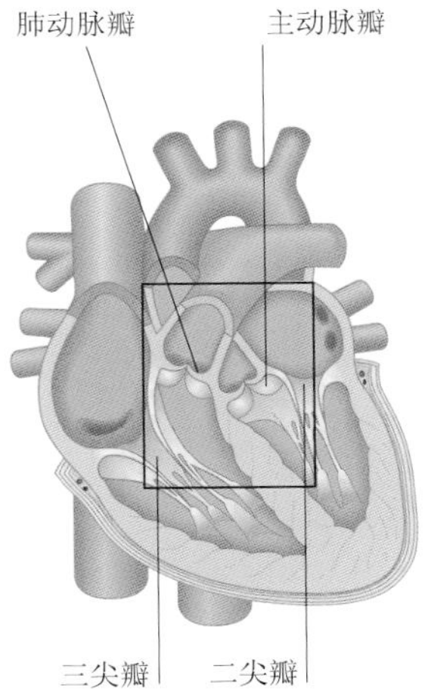

瓣膜的位置

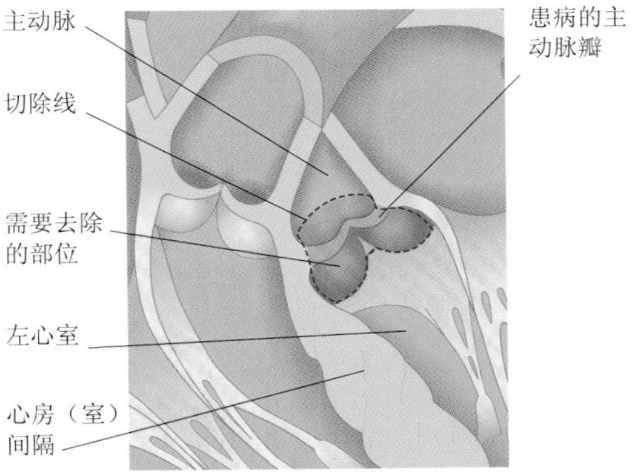

主动脉瓣置换

主动脉瓣是心脏中最常被置换的瓣膜。主动脉是从心脏发出的主要血管，在主动脉上做一个切口，到达瓣膜。将患病的瓣膜切除，留下瓣环组织，然后将置换的主动脉瓣缝在瓣环上。

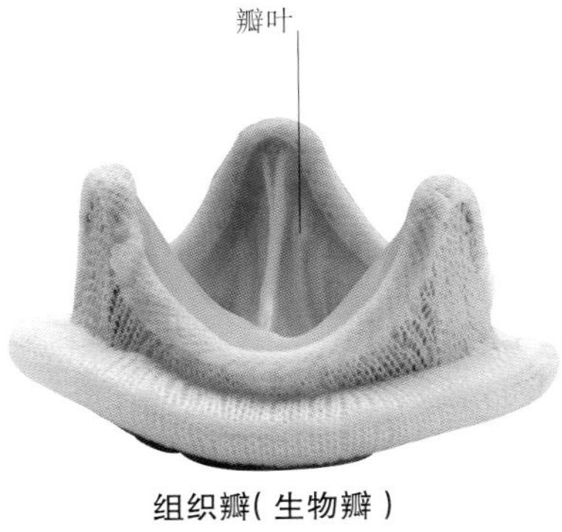

组织瓣（生物瓣）

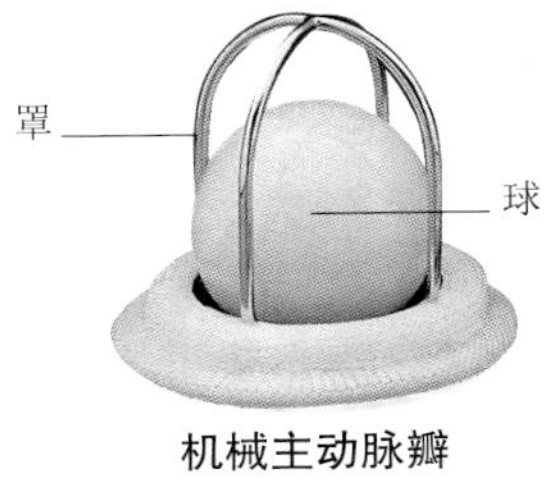

机械主动脉瓣

瓣膜置换

组织瓣有 3 个瓣叶，通过瓣叶开放和关闭来控制血流。有一种类型的机械瓣，血流将球推入罩子里，使血液流过瓣膜。

严重的瓣膜疾病，通过手术可修复或替换瓣膜（见 253 页“心脏瓣膜置换”）。异常或被置换的心脏瓣膜比正常的瓣膜更容易受到感染（见 256 页“感染性心内膜炎”）。

主动脉瓣关闭不全

血液通过心脏的主动脉瓣向后泄漏

男性更常见

在某些情况下，本病可以遗传

年龄和生活方式对本病的影响不明显

主动脉瓣把心脏左下方的腔室（左心室）与主动脉分开。主动脉瓣阻止通过主动脉的血液回流到心脏。在主动脉瓣关闭不全时，瓣膜（瓣叶）不能紧紧关闭，导致血液从主动脉泄漏。主动脉瓣关闭不全使心脏必须更努力、更快地泵血，才能使血液在全身循环，这最终可能会导致慢性心力衰竭（见 247 页）。

由哪些原因引起？

大约 1/50 的男孩和 1/100 的女孩在出生时，只有 2 个主动脉瓣瓣叶，而非正常的 3 个主动脉瓣瓣叶。引起主动脉瓣关闭不全的另一个原因是罕见的遗传性疾病——马方综合征（见 534 页）。在以后的生活中引起瓣膜损害的可能原因是感染（见 256 页“感染性心内膜炎”）。有时，长期的高血压（见 242 页）引起主动脉根伸展，导致主动脉瓣的瓣尖不能紧紧关闭而引起泄漏。一些罕见的炎症性关节疾病，如强直性脊柱炎（见 223 页），也会使主动脉瓣瓣叶发生泄漏。其他引起主动脉瓣关闭不全的原因，还包括风湿热（见 258 页）和梅毒。由于有效抗生素的广泛使用，这些疾病在发达国家已很罕见。

有哪些症状？

如果是轻度的主动脉瓣关闭不全，那么在多年内不会引起症状。如果出现症状的话，这些症状可能包括：

- 疲劳。
- 活动时出现呼吸困难。
- 能够察觉到的强烈的心脏跳动。

严重的主动脉瓣关闭不全，最终会导致心力衰竭，引起一些症状，如持续存在的呼吸困难和脚踝肿胀。

应该如何处理？

如果没有症状，主动脉瓣关闭不全常常是在常规检查时发现的。医生会为你安排做心电图（见 243 页）检查来评估心脏的电活动。此外，还可以采用超声心动图（见 255 页）来观察心脏的影像，超声心动图可以观察到心脏的内部结构，还可以评估瓣膜的活动情况。胸部 X 线检查（见 300 页）能确认心脏是否扩大。

轻度的主动脉瓣关闭不全往往不需要治疗。然而，如果你有症状或出现了慢性心力衰竭，你可能需要用一些药物来治疗，比如血管紧张素转化酶抑制剂（见 582 页），这类药物可以减轻心脏必须承受的工作负荷。

医生根据对你的评估，来判断手术修复或置换瓣膜是否对你有帮助（见 253 页）。在一些情况下，如果检查结果显示瓣膜泄漏严重，心脏开始扩大，即使没有心力衰竭的外部症状或体征，也推荐通过外科手术来置换瓣膜。如果在心力衰竭发展到晚期前，手术成功的可能性更大。

与正常的瓣膜相比，异常或被置换的主动脉瓣容易受到感染（见 256 页“感染性心内膜炎”）。医生会建议你保持良好的口腔卫生，减少发生感染的危险。医生还会告诉你如何识别感染性心内膜炎的症状，以便于患此病时能得到及时的治疗。

一旦受损的主动脉瓣得到修复或经过置换，那么患者的预后是好的，预期寿命也应该是正常的。

主动脉瓣狭窄

主动脉瓣狭窄，进入血液循环的血流量减少

在出生时可能就会出现，但最常见于70岁以上的老人

男性更常见

遗传和生活方式对本病的影响不明显

主动脉瓣把左下心腔（左心室）与人体最主要的动脉——主动脉分隔开。瓣膜打开让血液流出心脏。主动脉瓣狭窄时，瓣膜的开口变窄，通过的血流减少，心脏就必须更加努力地泵血加以补偿。在英国，主动脉瓣狭窄是最常见的需要手术置换的瓣膜疾病。

由哪些原因引起？

生活在发达国家的年轻人，主动脉瓣狭窄常常是出生时即有的心脏异常（见 542 页“先天性心脏病”）。在老年人中，主动脉瓣狭窄通常是钙质沉积引起的。风湿热（见 258 页）曾经是引起主动脉瓣狭窄的一个常见原因，目前在发达国家已经很罕见，这主要是由于使用有效抗生素的结果。

有哪些症状？

轻度的主动脉瓣狭窄往往没有症状，疲劳可能是唯一的症状。较严重的主动脉狭窄出现的一些症状，包括：

- 头晕和晕厥。
- 活动时出现胸痛。

如果主动脉瓣开口非常狭窄，为心肌提供血液供应的冠状动脉的血流就会减少。这将最终导致因慢性心力衰竭（见 247 页）而引起的呼吸困难。患者也会出现心律失常（见 249 页），也很有可能发生瓣膜感染。

如何诊断？

通常，轻度主动脉瓣狭窄是在常规检查时发现的。如果医生怀疑你有主动脉瓣狭窄，他会为你安排超声心动图检查（见 255 页）来观察心脏的内部结构，包括主动脉瓣。你也可能需要胸部 X 线检查（见 300 页），因为如果有狭窄的话，瓣膜上的钙质沉积是可以在 X 线片上看到的。可以通过称为心导管术的检查，来评估主动脉瓣狭窄的严重程度，在进行心脏导管检查时，将一个可弯曲的导管插入到手臂或腹股沟的动脉中，然后导管可以移行到心脏。导管上附着的小装置可以测量瓣膜两侧的压力。

如何治疗？

轻度的主动脉瓣狭窄经常是用药物来治疗的，比如利尿剂（见 583 页），可以去除肺部过多的液体来缓解呼吸困难的症状。但是，最终都需要进行心脏瓣膜置换（见 253 页）。如果你患有一种类型的先天性主动脉瓣狭窄，医生会建议你进行球囊瓣膜成形术，手术时，在瓣膜处将一个气球充气以拓宽瓣膜口。如果在出现严重的心肌受损前进行治疗，预后通常是好的。与正常的瓣膜相比，狭窄的瓣膜或置换后的主动脉瓣膜容易发生感染（见 256 页“感染性心内膜炎”）。医生会建议你保持良好的口腔卫生，以减少发生感染的危险。医生还会告诉你如何识别感染性心内膜炎的症状，这样在出现感染性心内膜炎时可以得到及时治疗。

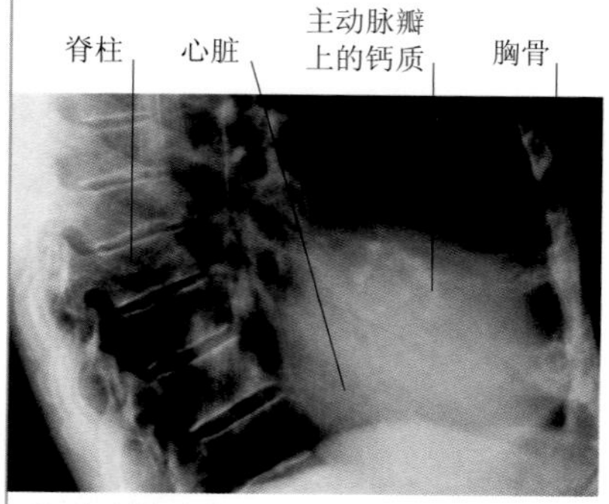

主动脉瓣狭窄

这是一张从身体侧面拍摄的胸部 X 线片，显示了在狭窄的主动脉瓣膜上形成的钙沉积。沉积的钙使我们能够看到瓣膜。

二尖瓣关闭不全

血液经过心脏的二尖瓣后出现反流和泄漏

在某些情况下，本病可以遗传

年龄、性别和生活方式是与本病病因相关的危险因素

二尖瓣位于心脏左侧的上部腔室（心房）和心脏下部的腔室（心室）之间。在出现二尖瓣关闭不全时，心脏瓣膜不能正常关闭，使血液反流、泄漏回心房。这会增加连接到相应房室的血管中的压力。左侧的心脏必须更努力地工作，才能将血液泵送至全身，最终会发展成慢性心力衰竭(见247页)。二尖瓣关闭不全会与二尖瓣狭窄（见 255 页）同时发生。

由哪些原因引起？

在少数情况下，二尖瓣关闭不全是在出生时就有的，有时是一种罕见的遗传性疾病——马方综合征（见 534 页）引起的。风湿热（见 258 页）曾经是引起二尖瓣关闭不全的主要原因，现在在发达国家极为少见，主要是因为抗生素的广泛应用。另一个更为常见的原因是瓣膜的感染（见 257 页“感染性心内膜炎”）。肥厚型心肌病（见 257 页）的左心室壁增厚，可能会造成瓣膜扭曲，导致瓣膜关闭不全。如果瓣膜附着的心脏肌肉出现病变（见 245 页“心肌梗死”），那么二尖瓣关闭不全是由于心肌梗死造成的后果。有时二尖瓣关闭不全会与二尖瓣脱垂（见 256 页）同时存在。

有哪些症状？

症状通常在数月或数年内缓慢出现，但如果引起二尖瓣关闭不全的原因是心肌梗死或瓣膜感染，那么其症状会突然出现。症状包括：

- 不明原因的疲劳。
- 在活动时出现呼吸困难。
- 心悸（能够意识到的异常的快速心跳）。

最终会出现慢性心力衰竭，这是由于肺内有体液潴留造成的。人体组织内体液的积聚，还会引起踝部肿胀。

有哪些并发症？
反流到左心房的血液会使左心房扩大，引起不规则的心跳（见250页“心房纤颤”）。如果心房扩大明显，且每次心跳不能完全排空，形成血栓。如果血栓进入给大脑供血的动脉并造成阻塞时，则导致脑卒中（见329页）。另外一种潜在的并发症，是在牙科治疗后或消化道手术或泌尿道手术后，导致泄漏的二尖瓣发生感染。

可以采取哪些措施？
如果医生听到特征性的心脏杂音时，他会怀疑你患有二尖瓣关闭不全。他会为你安排一些检查来评估心肺功能，包括监测心脏电活动的心电图（见243页）和胸部X线检查（见300页）。也可以用超声心动图（见本页）来观察心脏的内部结构，这种检查方法可以显示二尖瓣的活动情况。

如果出现心力衰竭，医生会开利尿剂（见583页）来减轻症状。如果你出现了左心房扩大，可以使用药物防止血栓形成（见584页“防止血液凝固的药物”）。严重的二尖瓣关闭不全，可能需要手术来修复或置换瓣膜（见253页“心脏瓣膜置换”）。与正常瓣膜相比，异常的或置换后的二尖瓣容易受到感染（见256页“感染性心内膜炎”）。医生会建议你保持良好的口腔卫生，以减少发生感染的危险。医生还会告诉你如何识别感染性心内膜炎的症状，当发生感染性心内膜炎时，你可以及时得到诊治。

如果在心脏发生严重的损伤之前就给予治疗，那么二尖瓣关闭不全的预后还是好的。

二尖瓣狭窄

二尖瓣瓣膜开口狭窄，造成心脏的血流减少

- 常见于40岁以上的人群
- 女性更常见
- 遗传和生活方式对本病的影响不明显

二尖瓣位于左侧心脏的上部腔室（心房）和下部腔室（心室）之间。在二尖瓣发生狭窄时，瓣膜的开口变窄，限制了通过心房的血流量。因此心脏就要更努力地通过狭窄的瓣膜口向全身泵血，最终会引发慢性心力衰竭（见247页）。二尖瓣狭窄在女性中更为常见，有时会和二尖瓣关闭不全（见254页）同时发生。

由哪些原因引起？
二尖瓣狭窄几乎都是因为早先发生的风湿热（见258页）造成瓣膜受损导致的。现在这种情况在发达国家，如英国，已经很罕见了。二尖瓣狭窄最常见于在童年曾经患过风湿热的中老年人群中。在极少数情况下，二尖瓣狭窄是在出生时就出现的。

有哪些症状？
二尖瓣狭窄的症状常常是在成年后逐渐出现的，可能包括：

- 不明原因的疲劳。
- 起初在活动时出现呼吸困难，但在后期，即使在休息时也会出现呼吸困难。
- 心悸（能够意识到的异常的快速心跳）。

随着二尖瓣狭窄的逐渐加重，会出现心力衰竭的症状，包括组织肿胀，最显著的部位就是脚踝的水肿。

有哪些并发症？
有时，心房的跳动不规则，而且会很快（见250页“心房纤颤”）。因为心房不能完全排空，因此会在左心房壁上形成血栓。如果血栓的碎片脱落，可能会阻塞身体其他部位的血管。如果血栓阻塞了供血给大脑的动脉，会引起脑卒中（见329页）。

如何诊断？
医生会对你进行检查，还会安排你作心电图（见243页）来评估心脏的电活动。可以采用超声心动图（见本页）来显示心脏的内部结构，超声心动图是一种能够显示心脏瓣膜活动情况的技术。你还可能要做胸部X线检查（见300页）。二尖瓣狭窄的严重程度可以通过超声心动图来评估，还可以通过一根心脏导管，经血管插入心脏来进行更准确的评估，在心脏导管上附着有一种装置，可以测量瓣膜每一侧的压力。

如何治疗？
对于绝大多数二尖瓣狭窄的患者，药物治疗可以帮助他们减缓症状。例如，利尿剂（见583页）能去除体内过多的体液，减轻呼吸困难的症状。抗心律失常药物（见580页）可以用于纠正异常心律。如果异常心律是心房纤颤，应常规使用抗血栓形成（见584页）的药物，减少在心脏中形成血栓的危险。

如果药物治疗无效，那么可以进行球囊瓣膜成形术，将一个顶端带有气囊的导管插入心脏中，并把气囊放在狭窄的瓣膜处，将气囊短时间内充气，从而使狭窄的瓣膜得以扩张。另外，可以通过手术进行瓣膜修复或手术置换心脏瓣膜（见253页“心脏瓣膜置换”）。

与正常的瓣膜相比，狭窄的二尖瓣或经过置换的二尖瓣容易发生感染（见256页“感染性心内膜炎”）。医生会建议你保持良好的口腔卫生以减少发生感染的危险。也会告诉你如何识别感染性心内膜炎的症状，这样在发生感染性心内膜炎时，就能得到及时的治疗。

球囊瓣膜成形术后，二尖瓣还可能再次发生狭窄，通常是在一年内发生再狭窄。但是，心脏瓣膜置换术的疗效通常可以维持10年以上。

检查

超声心动图

超声心动图是一种利用超声波来显示心脏内部结构的检查技术。这种检查技术可以观察心脏的大小和功能，可以用来诊断心脏和心脏瓣膜的疾病。通常是把超声传导仪（探头）放在胸部心脏位置的皮肤上，进行超声心动图检查。在一些情况下，将一个小的探头放入食道，目的是使探头更接近心脏的后方。这样可以形成心脏跳动时心脏瓣膜和心脏腔室的动态影像。这种检查大概需要20分钟，而且是无痛的。

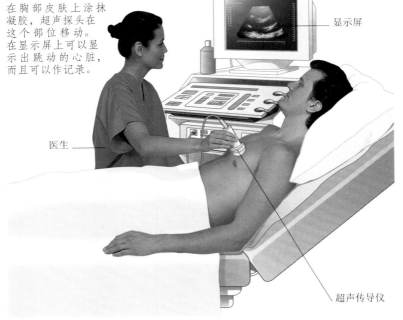

检查过程
在胸部皮肤上涂抹凝胶，超声探头在这个部位移动。在显示屏上可以显示出跳动的心脏，而且可以作记录。

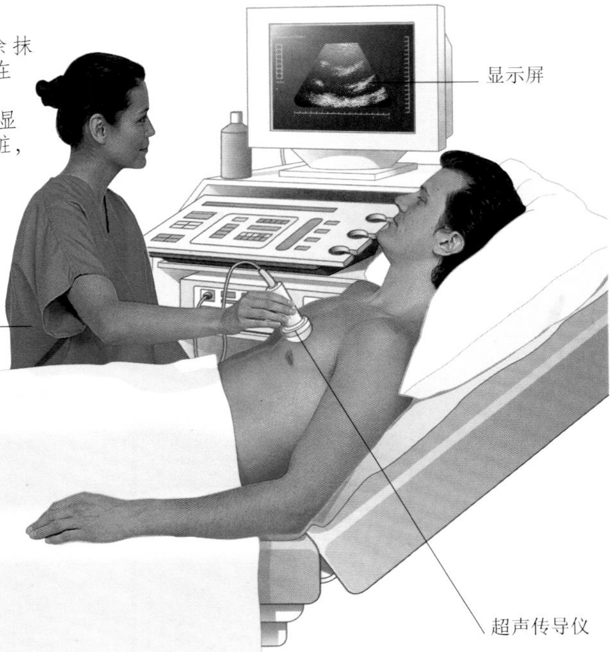

结果

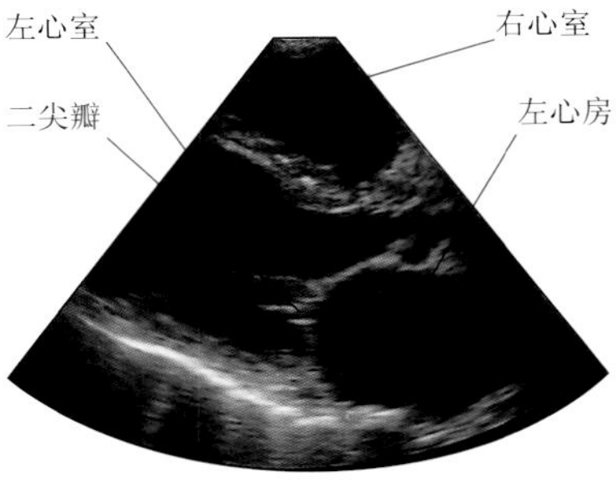

超声心动图
这张图显示的是心脏的内部结构。在图上可以看到正常的心腔和瓣膜。

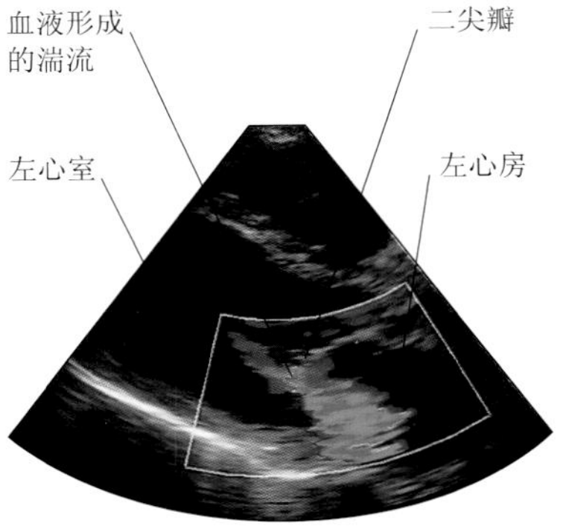

多普勒超声心动图
不同的颜色显示的是不同的血流方向。在图中，血液形成的湍流反流到左心房，表示存在二尖瓣泄漏。

二尖瓣脱垂

二尖瓣的微小异常，也称为二尖瓣松弛

- 最常见于20～40岁的人群
- 女性更多见
- 在某些情况下，本病可以遗传
- 生活方式对本病的影响不明显

二尖瓣位于左侧心脏上部的腔室（心房）和下部的腔室（心室）之间。正常情况下，在心脏收缩将血液泵入循环系统时，二尖瓣是紧紧关闭的。在发生二尖瓣脱垂时，瓣膜轻度畸形，向后凸入左心房。这种脱垂的二尖瓣会使少量的血液回流入心房（见 254 页“二尖瓣关闭不全”）。二尖瓣脱垂比较常见，每 20 人中就有 1 人患这种疾病，在青年和中年妇女中这种疾病最常见，但引起这种疾病的原因通常不清楚。在一些情况下，二尖瓣脱垂与一些罕见的遗传性疾病，例如马方综合征（见 534 页）有关。

有哪些症状？

二尖瓣脱垂通常不会引起症状，大多数患者不知道自己患有这种疾病。如果有症状，也是间断出现，可能包括：

- 头晕。
- 昏厥。
- 左侧胸部的剧烈疼痛。
- 心悸（能够意识到的异常的快速心跳）。

松弛的二尖瓣在发生感染后，受到进一步损害的机会增加（见本页“感染性心内膜炎”），特别是在消化道和泌尿道手术后更容易发生感染。

如何诊断？

如果医生听诊你的心脏时，听到具有特征性的咔嗒音，他就会怀疑你患有二尖瓣脱垂。他可能会为你安排一些检查，包括可以监测心脏电活动的心电图（见 243 页）。二尖瓣脱垂通常可以根据超声心动图（见 255 页）的检查得到确诊，超声心动图可以检查瓣膜的运动情况。如果你有心悸，可以对你的心律进行 24 小时的监测（见 249 页“动态心电图”）。

如何治疗？

绝大多数二尖瓣脱垂的患者不需要治疗。如果出现了一些症状，比如不规则的心跳，可以使用抗心律失常药物。二尖瓣脱垂不会影响寿命，但在极少数情况下，可以发生二尖瓣关闭不全，造成慢性心力衰竭（见 247 页）。在这种情况下需要进行心脏瓣膜置换（见 253 页），但预后仍然是好的。异常或经置换的二尖瓣比正常的二尖瓣容易发生感染（见本页“感染性心内膜炎”）。医生会建议你保持良好的口腔卫生，以减少发生感染的危险。医生还会告诉你如何识别感染性心内膜炎的症状，以便在发生此病时能够得到及时治疗。

感染性心内膜炎

由感染引起的心脏内膜炎症，心脏瓣膜尤其容易受累

- 静脉注射毒品会增加发病的危险
- 年龄、性别和遗传对本病的影响不明显

如果微生物进入血液到达心脏，就可能引起心内膜感染。感染引起心脏瓣膜发炎，细菌和血栓会在发生炎症的部位聚集。已经受到损伤的瓣膜或被置换的瓣膜（见 253 页“心脏瓣膜置换”）更容易发生感染。绝大多数情况下，感染性心内膜炎在数周或数月中发生，只引起一些针对性不明确的症状，如发烧和关节疼痛。在极少数情况下，心内膜炎为急性发作，迅速引起一个或多个心脏瓣膜受损。在急性心内膜炎发生数天内就可能引起急性心力衰竭（见 247 页）。

由哪些原因引起？

感染性心内膜炎最常见的原因是细菌感染，真菌感染比较少见。通常无害的微生物会在拔牙及消化系统或泌尿道手术过程中进入血液。在治疗操作后也会发生细菌性心内膜炎，比如插入膀胱导管或长期体内留置静脉导管（见 277 页“皮下埋置输液导管”）。在罕见的情况下，感染性心内膜炎会发生在心脏外科手术后，特别是在人工瓣膜植入心脏后，更容易发生细菌性心内膜炎。免疫系统功能受到抑制的人，其抵抗能力下降，尤其容易发生细菌性心内膜炎。例如，艾滋病病毒感染者或艾滋病患者（见 169 页），以及那些使用抗癌药物（见 586 页）的人，都会增加发生细菌性心内膜炎的危险。静脉注射毒品的人也容易发生细菌性心内膜炎，因为在注射毒品时微生物被注入血液并到达心脏。如果吸毒的人共用针头，那么发生感染的危险就会更大。刺破身体和文身也会增加发生感染的危险。

有哪些症状？

慢性心内膜炎的症状通常为全身性，与心脏受损没有关系。这些症状包括：

- 异常的疲劳。
- 发热和盗汗。
- 关节疼痛。
- 体重减轻。

瓣膜的感染物质可能会脱落，阻塞身体其他部位的血管。例如，小血块可以留存在指甲或皮肤的静脉中，呈微小的碎片状出血。如果血栓阻塞了给大脑供血的动脉，可能会引起脑卒中（见 329 页）。急性心内膜炎的症状通常会突然出现，可能包括：

- 高热。
- 心悸（能够意识到的异常的快速心跳）。

这些症状可迅速加重。如果进展为急性心力衰竭，还可以出现其他症状，例如严重的呼吸困难和哮鸣。

如何诊断？

慢性感染性心内膜炎很难诊断，因为疾病引起的症状往往与心脏受损没有关系。如果医生听到一个新出现的心脏杂音，或发现以前就有的心脏杂音发生了变化，他就会怀疑你患有感染性心内膜炎。需要作超声心动图（见 255 页）来显示心脏的内部结构，如果发现瓣膜表面有感染性物质即可确诊。还可以作血液检查来发现引起感染的病原菌。

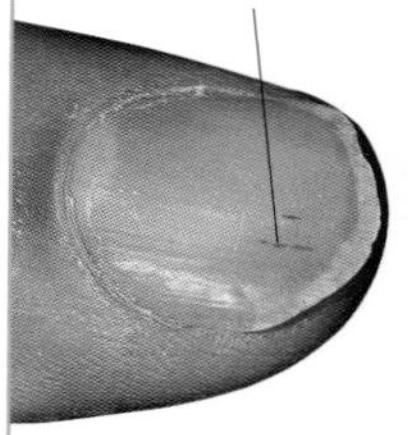

感染性心内膜炎的影响
指甲下的片状出血可见于心脏疾病——感染性心内膜炎的患者。

如何治疗？

如果你发生了感染性心内膜炎，通常需要静脉注射抗生素（见 572 页）治疗 6 周左右。医生会为你定期作血液检查，来确认感染是否已完全消除。有 4/5 的患者可以通过这种方法得到成功治疗。如果瓣膜损伤严重或药物不能控制感染，有必要进行心脏瓣膜置换（见 253 页）。

如果你有瓣膜疾病或者有经过置换的瓣膜，那么你患有心内膜炎的危险就会增加，因此你需要了解心内膜炎的症状。如果出现了明显的症状，你就应该立即与医生联系。一旦你有过患有这种疾病的历史，那么你再次患病的危险就更大。出于这种原因，医生会建议你在进行牙科治疗和消化道系统或泌尿系统手术前，服用一次（单剂量）抗生素（见 572 页）。

心肌炎

心脏肌肉组织的炎症性疾病，通常是由于感染造成的

- 年龄、性别、遗传和生活方式对本病的影响不明显

心肌炎是心肌的炎症，通常是由于感染造成的。在很多情况下，人们往往意识不到发生了心肌炎，因为它没有特定的明显的症状。但严重的心肌炎，会引起胸痛，最终导致心脏扩大和慢性心力衰竭（见 247 页）。

引起心肌炎的最常见原因是病毒感染，通常是柯萨奇病毒感染。心肌炎也可能是由于风湿热（见 258 页）引起的，但是现在在发达国家心肌炎已经很少见了，这主要是因为抗生素（见 572 页）的广泛使用。一些自身免疫性疾病，如系统性红斑狼疮（见 281 页）也会引起心肌炎。

有哪些症状？

心肌炎往往不会引起任何症状。但是如果引起症状的话，这种症状通常会在数小时或数天内出现，可能包括：

- 发热。
- 疲劳。
- 胸部疼痛。
- 心悸（能够意识到的异常的快速心跳）。

最终，会因为发生了心力衰竭而出现呼吸困难和踝关节周围水肿。在极少数情况下，心肌炎会在剧烈运动时导致猝死。

应该如何处理？

如果医生怀疑你患有心肌炎，他可能会为你安排做心电图（见 243 页）来监测心脏的电活动，做胸部 X 线检查（见 300 页）来看心脏是否扩大。你可能还需要作超声心动图（见 255 页）来显示心脏的内部结构。可以进行血液检查来检测是否发生了感染，并检查是否出现了能表示心肌受到损伤的酶水平。

通常心肌炎较轻，应该在两周内恢复。如果发生了严重的心力衰竭，心脏移植可能是心脏恢复正常的最好办法了。

扩张型心肌病

由于心肌的损害造成心脏扩大

- 常见于45岁以上的人群
- 男性更常见
- 酗酒会增加发病的危险
- 遗传对本病的影响不明显

健康的心肌对心脏有效地泵血是至关重要的。在扩张型心肌病中，心肌壁受到损坏，衰弱的心肌被拉伸，导致心脏变大，泵血能力降低，从而导致慢性心力衰竭（见247页）。在一些情况下，扩张型心肌病是由于酗酒引起的，自身免疫性疾病也可能会引起扩张型心肌病，在自身免疫性疾病中身体会攻击自身组织。在病毒性疾病或使用抗肿瘤药物治疗后，也有可能发生扩张型心肌病。通常，找不到引起扩张型心肌病的发病原因。

该病的症状与慢性心力衰竭的症状很相似。因此，在诊断扩张型心肌病之前，医生可能会希望你作一些检查，排除其他能够引起心力衰竭的疾病，例如冠状动脉疾病（见243页）和心脏瓣膜疾病。扩张型心肌病更常见于45岁以上的人群和男性。

有哪些症状？

大多数轻度扩张型心肌病患者没有症状。如果出现了症状，通常会在数年内缓慢出现，可能有：

- 疲劳。
- 活动时出现呼吸困难。
- 心悸（能够意识到的异常的快速心跳）。
- 脚踝水肿。

随着疾病的发展，患者的心脏泵血效率降低，因此会导致一些症状恶化，如呼吸困难。心脏扩大会牵拉瓣膜，引起瓣膜泄漏，最终导致慢性心力衰竭或心律失常（见249页）。如果心脏过度扩张，心脏的腔室不能完全排空，就会形成血栓，血栓可能会脱落，并阻塞身体其他部位的血管。

如何诊断？

诊断扩张型心肌病需要做多项检查，其中许多检查是用来排除其他可能引起类似症状的疾病，如冠状动脉疾病。你可能需要做心电图（见243页）和超声心动图（见255页），来监测心脏的电活动和检查心脏的内部结构。你可能还需要做胸部X线检查（见300页），来检查心脏是否扩大。冠状动脉造影（见245页）可以用来排除冠心病。如果你有心悸的症状，可以采用动态心电图（见249页）来监测你在24小时内，进行正常日常活动时的心跳。

如何治疗？

如果扩张型心肌病的原因不明，就不能进行针对性的治疗。如果酗酒是引起扩张型心肌病的原因，那么你必须停止饮酒。药物，如地高辛（见582页“**洋地黄类药物**”）可以减轻心力衰竭的症状，并改善心脏的功能，利尿剂（见583页）可以去除过多的体液，β-受体阻滞剂（见581页）和血管紧张素转化酶抑制剂（见582页）有助于防止心力衰竭的恶化。你可能还需要使用防止血液凝固的药物（见584页）。但是，即使使用了药物治疗而心力衰竭仍然继续恶化时，可以考虑进行心脏移植。在不进行心脏移植的情况下，每10位患有扩张型心肌病的患者，大概只有3个人能够存活5年以上。

> ### ▶ 治疗
>
> ## 心脏移植
>
> 如果因为心脏的一些疾病，如扩张型心肌病（见本页）对心脏造成了严重的损害，那么有时心脏移植是唯一的治疗选择。但是，在找到合适的供体之前，需要等很长的时间。在手术过程中，心脏的正常功能由一种心肺机来代替（见615页“**心肺机在手术中的使用**”）。手术持续时间在3～5个小时。在进行心脏移植后，你需要终身服药，来防止身体对供体心脏的排异反应。5名进行心脏移植的患者中，有4人能存活5年以上。
>
> 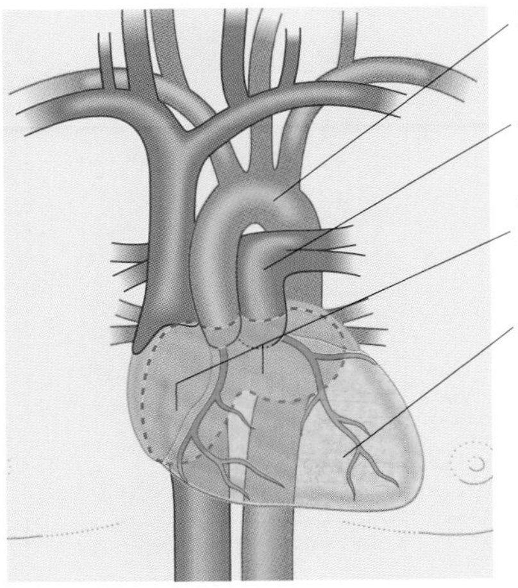
>
>
> 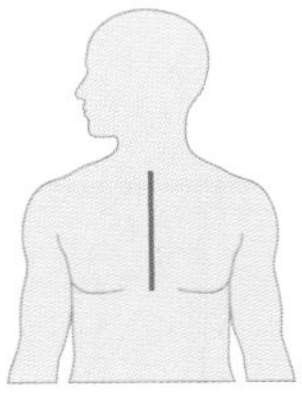
>
>
> **治疗过程**
> 绝大多数有病的心脏被切除，但心脏上部腔室（心房）的后壁会保留，然后把供体心脏的下部腔室（心室），缝在接受移植者的剩余心脏上。

肥厚型心肌病

心脏肌肉异常增厚导致心脏的泵血功能下降

- 通常在青少年时期发病，但也可以延迟到中年后才发病
- 在某些情况下，本病可以遗传
- 性别和生活方式对本病的影响不明显

在肥厚型心肌病中，心脏壁过度肥厚。这种肥厚会阻碍心脏正常地充盈，而且会部分阻止血液通过心脏，这两者都会降低心脏的泵血效率。肥厚型心肌病常常是遗传性的，但是确切的病因不明。这种疾病会导致看起来很健康、充满活力的年轻人猝死，但是，有时一些症状直到中年才会出现。

有哪些症状？

通常会在青春期出现疾病的症状。这些症状首先在活动时才出现，包括：

- 晕厥。
- 呼吸困难。
- 胸部疼痛。
- 心悸（能够意识到的异常的快速心跳）。

随着疾病的进展，在休息时也会出现呼吸困难。有些患者会出现致命的心律失常（见249页）。肥厚型心肌病还可能使心脏瓣膜扭曲，导致瓣膜泄漏（见254页“**二尖瓣关闭不全**”）。

病情严重的患者，增厚的心脏壁会阻塞血液流出心脏，从而引起身体其他部位的供血不足。这种情况可能会是致命的。

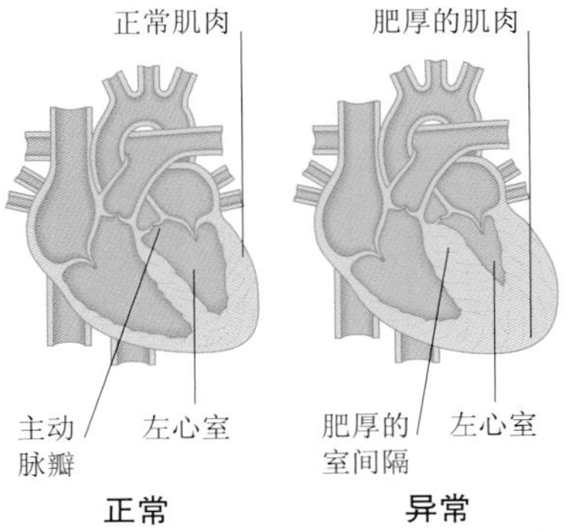

肥厚型心肌病
在这种疾病中，室间隔和左心室壁异常肥厚。这种肥厚会影响左心室正常的充盈，并阻碍血液经主动脉瓣流出心脏。

如何诊断？

如果医生怀疑你可能患有肥厚型心肌病，他可能安排你做心电图（见243页）来检查心脏的电活动。医生还可能让你做超声心动图（见255页）来观察心脏的情况。超声心动图能够显示心脏的大小和心脏壁的厚度，因此常常用来评估心脏血液流出受阻的程度。你可能还要做运动心电图检查（见244页“**运动试验**”）和监测24小时内你在日常活动中的心律情况的检查（见249页“**动态心电图**”）。

如何治疗？

治疗的目的是用药物，比如β-受体阻滞剂（见581页）和钙通道阻滞剂（见582页），来改善心脏的充盈能力。如果你出现了心律失常，就需要使用抗心律失常药物（见580页）来治疗。还可以通过手术去除一些肥厚的心肌。另外，推荐使用室间隔消融术。在进行这项治疗时，将少量的酒精注入为肥厚的心肌供血的动脉中，酒精会使部分肥厚的心肌萎缩，缩小到较正常的尺寸，从而减少对心脏血液流出的阻碍。在罕见的情况下，可以进行心脏移植（见本页）。肥厚型心肌病会增加心脏内膜或心脏瓣膜感染（见256页“**感染性心内膜炎**”）的危险。医生会建议你通过保持良好的口腔卫生，来减少发生感染的危险，医生还会告诉你如何识别感染性心内膜炎的症状，从而在发生感染性心内膜炎时，能够得到及时的治疗。

肥厚型心肌病有时是遗传性的。基于这个原因，患有肥厚型心肌病患者的亲属，应该做超声心动图筛查，看他们是否也患有这种疾病。

每年在大约25名患有肥厚型心肌病的患者中就有1人死亡。如果根据症状能够对肥厚型心肌病作出的早期诊断和早期治疗，那么患者的预后会好一些。

心包炎

心包是包裹在心脏周围的两层膜结构，心包炎就是心包发生的炎症

年龄是与本病病因相关的危险因素

性别、遗传和生活方式对本病的影响不明显

心包炎由感染所致。炎症通常是急性的，常被误认为是心肌梗死（见 245 页）。炎症通常会在一个星期左右消退。但在很罕见的情况下，炎症会持续存在，导致心包形成瘢痕、增厚，并在心脏周围缩窄。受到缩窄心包限制的心脏，不能充盈和正常泵血。这种情况称为缩窄性心包炎，在急性和慢性心包炎中，液体会在两层心包之间积聚，妨碍心脏正常地泵出血液。这种情况称为心包积液，并有可能导致急性心包压塞。

由哪些原因引起？

年轻人的心包炎通常由病毒感染引起，但也可能是细菌性肺炎（见 299 页）的并发症之一。在一些国家，结

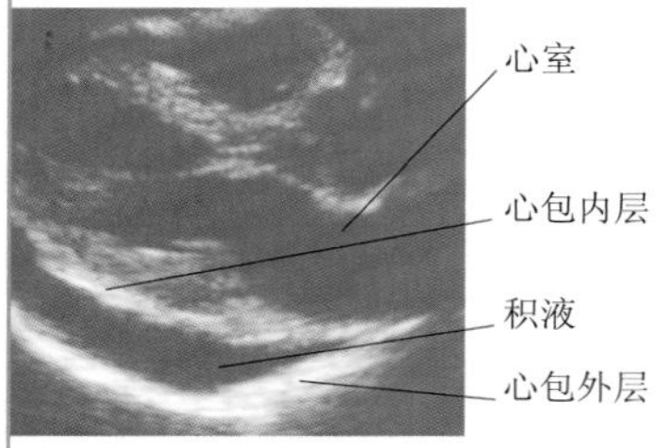

心包积液
这幅超声心动图显示的是在两层心包间的液体，心包是包绕心脏的膜性结构。

核（见 300 页）也是引起心包炎的重要原因。在发生心肌梗死时，如果心脏表面的肌组织受到累及，也可以引起心包炎，当身体其他部位的肿瘤播散到心包时，也可能导致心包炎。心包的炎症也与自身免疫性疾病有关，在自身免疫性疾病中，机体会攻击身体的自身组织，例如，类风湿关节炎（见 222 页）和系统性红斑狼疮（见 281 页）有时也可能会引起心包炎。

有哪些症状？

急性心包炎的症状可以在几个小时内出现，持续大约 7 天左右。这些症状包括：

- 胸部中央部位疼痛，在深呼吸时胸痛会加剧，在身体前倾坐立时胸痛会有所缓解。
- 颈部和肩部疼痛。
- 发热。

在慢性缩窄性心包炎，或心包内积聚有多余的液体时，会导致心脏不能有效地充盈，而且也不能有效地将血液泵到全身。然后循环功能减退还会在数月内引起更多的症状，如呼吸困难、脚踝周围肿胀和腹水等。不规则的心律也可能出现（见 250 页“心房纤颤”）。

应该如何处理？

心包炎需要医生对心脏的情况进行评估和治疗。医生可能会为你做胸部 X 线检查（见 300 页）和做心电图（见 243 页）来监测心脏的电活动。也可能需要作超声心动图（见 255 页）来显示心脏的内部结构。这种技术能够测量心包的厚度，并能发现心脏周围有无液体。血液检查可以核查有无感染或自身免疫性疾病。医生会给你使用非甾体类抗炎药物（见 578 页），以减轻胸痛，并帮助减少心包的炎症。

如果心包炎是由于病毒感染引起的，感染应该会在一个星期内消除，不需要进一步的治疗。在其他情况下，应该针对引起心包炎的原因进行治疗。例如，可使用抗生素（见 572 页）来治疗细菌感染，自身免疫性疾病可以使用皮质类固醇药物（见 600 页），结核感染引起的心内膜炎可以使用抗结核药物（见 573 页）来治疗。

可以用针刺的方法抽取心包积液。如果积液复发，可手术切除一小块心包，使积液能够得到持续引流。在缩窄性心包炎时，需要手术除掉绝大部分的心包，使心脏能够自由充盈和正常泵血。

预后如何？

绝大多数患者在一周内恢复，约 1/10 的患者在以后的几个月内复发。如果心包炎是由于自身免疫性疾病引起的，那么也会复发。缩窄性心包炎的手术治疗，只有少数患者是成功的。

风湿热

在发生细菌感染后出现的心脏、关节和皮肤组织炎症

最常见于5～15岁的人群，但只有到了成年后才会出现感染造成的后果

过于拥挤的居住条件和营养缺乏是发病的危险因素

性别和遗传因素对本病的影响不明显

在 50 年前，风湿热是欧洲和北美洲儿童的主要疾病，这使成千上万的人心脏瓣膜受到损害。今天，瓣膜损害造成的影响见于老年人，表现为心脏瓣膜疾病，其中最常见的是二尖瓣狭窄（见 255 页）。

目前在发达国家风湿热已非常罕见，这主要是由于抗生素（见 572 页）的使用和生活水平的提高。但是，在发展中国家，仍然有很多人患风湿热。风湿热通常发生在咽部的细菌感染，多是由于链球菌感染引起的。风湿热是由于机体对细菌感染产生的反应，造成免疫系统攻击自身组织的结果。

有哪些症状？

风湿热在咽喉痛消失后 1 ～ 4 周出现，引起的症状有：

- 高热。
- 大关节的肿胀和疼痛，如膝、肘和踝关节。
- 躯干和四肢出现有特征性的粉红色斑点状皮疹。

如果出现了心肌受累，在炎症消失前，可能会出现持续数周的呼吸困难和胸痛。炎症可能会引起瓣膜增厚，并在数年后使瓣膜瘢痕化。瓣膜损害会引起一些症状，如过度疲劳。

应该如何处理？

如果医生怀疑你患了风湿热，可以进行咽拭子检查以及血液检查，来寻找是否有链球菌感染。可以做胸部 X 线检查（见 300 页）来观察心脏的大小，并检查心脏是否受到感染。心电图（见 243 页）可用来监测心脏的电活动，超声心动图（见 255 页）可以显示心脏内部结构和瓣膜的情况。

使用抗生素治疗风湿热，同时让患者卧床休息大约两周。也可使用非甾体类抗炎药物（见 578 页）来减少发热和关节炎症，使用皮质类固醇药物（见 600 页）可减轻心脏的炎症。通常需要使用小剂量的抗生素长达 5 年，以防复发。

在 100 位患者中，有 1 人会在首次发生风湿热的过程中死亡。年轻人和心脏瓣膜受损的人，在初次感染后的 3 年内，复发的危险最高。在 10 年后，2/3 患有风湿热的人，出现能够检测到的心脏瓣膜疾病。

周围血管疾病

周围血管把血液从心脏输送到身体的其他部位，并返回到心脏，为身体的各个部位提供氧和营养物质。如果血管发生病变，那么组织的氧供应就会减少，导致组织损伤，甚至组织坏死。许多周围血管疾病常见于吸烟和饮食中脂肪含量高的人群。

除了位于心脏和大脑的血管外，所有运输血液的血管，都统称为周围血管系统。周围血管系统由将血液从心脏输送到全身的动脉，和将血液从全身送回到心脏的静脉组成。

本节从讨论主动脉瘤开始。主动脉瘤是体内最大动脉的疾病，能够威胁生命。接下来探讨血栓性和栓塞性疾病，这两种疾病使周围动脉或静脉发生阻塞。最常见的原因是沉积在动脉壁的脂肪不断积聚，这种脂肪组织在动脉壁的不断沉积，也与糖尿病血管病变的发病有关。所有这些疾病都会减少组织的血液供应，导致其他一些疾病，如下肢缺血和 / 或坏疽等。然后讨论手和脚的一些小动脉的疾病。

本节最后讨论周围静脉疾病。血栓也会阻塞静脉，就像在深静脉血栓性疾病和浅表性血栓性静脉炎中一样；静脉也可能会出现结构异常，如静脉曲张。

重要的解剖结构

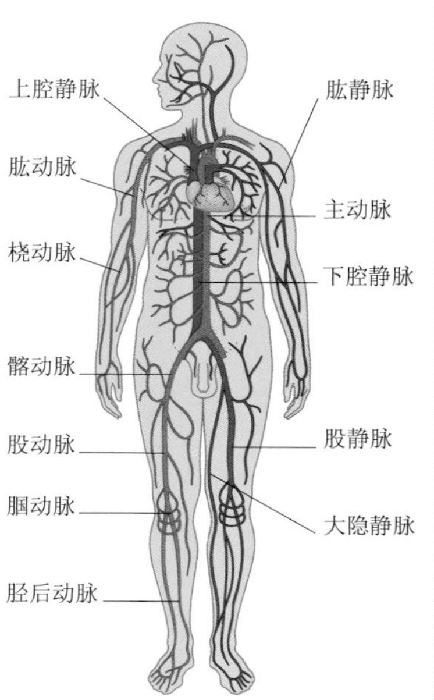

有关动脉和静脉的结构和功能的更多信息，请参阅 235 ～ 236 页。

主动脉瘤

由于动脉壁薄弱，导致主动脉的一部分异常扩张

- 常见于65岁以上的人群
- 男性更常见
- 有时有家族聚集现象
- 吸烟、脂肪含量高的饮食、缺少运动、身体超重是发病的危险因素

如果动脉壁的一部分变弱，动脉中的血液产生的压力，会导致这一部分向外膨出。膨出部分的动脉称为动脉瘤。动脉瘤可能发生在身体的任何动脉，但是主动脉是将血液输出心脏的主要动脉，是最容易形成动脉瘤的动脉。3/4 的主动脉瘤发生在肾主动脉下方的腹主动脉段，这种类型的动脉瘤有家族聚集倾向。胸部也可能发生胸主动脉瘤。发生动脉瘤的危险会随着年龄的增长而增加，最常发生于 65 岁以上的男性。

小的主动脉瘤通常不产生症状，但大的主动脉瘤可能会引起局部疼痛。一些不断扩大的动脉瘤，即所谓的夹层动脉瘤，造成动脉壁的内层撕裂，并与动脉壁外层剥离，使血液存积在两层动脉壁之间。动脉瘤越大，发生破裂的可能性就越大，动脉瘤破裂引起的内出血，可以迅速致命。

由哪些原因引起？

绝大多数动脉瘤的发病原因不清楚，但主动脉瘤通常与动脉粥样硬化（见 241 页）有关，在动脉粥样硬化中，脂肪组织会在动脉壁上沉积。一些生活方式的因素，会增加发生动脉粥样硬化的危险，如吸烟、饮食中脂肪含量高、体重超重、缺少锻炼等。动脉瘤也多见于男性和高血压（见 242 页）的人群。

在极少数情况下，动脉壁的损伤或遗传而来的动脉壁弱，都会导致动脉瘤的发生。例如，遗传性疾病马方综合征（见 534 页）可能会导致多个动脉瘤的形成。

有哪些症状？

动脉瘤的症状会因动脉瘤的发生部位不同而有所差异，当动脉瘤逐渐扩大时通常会出现症状。腹主动脉瘤的症状可能包括：

- 腹部疼痛，可能会扩散到背部，身体前倾，可以暂时缓解腹痛。
- 腹部有搏动感。

胸部动脉瘤可以引起以下症状：

- 胸前和上背部肩胛骨之间的疼痛。
- 剧烈咳嗽和喘息。
- 吞咽困难和声音嘶哑。

如果你出现了这样的症状，你应该立即去就医。

有哪些并发症？

有时动脉瘤所在部位会形成血栓，血栓可阻碍血液通过主动脉。在发生夹层动脉瘤时，撕脱部分的动脉壁会阻塞主动脉上邻近动脉瘤部位的动脉分支。在腹部，这种阻塞会引起肠或肾脏的血供减少。如果阻塞发生在胸部，会影响到颈部或手臂的动脉分支。

主动脉内的压力最终会引起动脉瘤破裂，使血液从血管渗漏，引起逐渐加重的疼痛。 如果动脉瘤突然发生破裂，你可能会出现剧烈的疼痛，同时伴有意识丧失、脉搏加快和休克（见 248 页）。如果不立即采取治疗措施，动脉瘤破裂可能是致命的。

如何诊断？

如果没有症状，动脉瘤可能会在常规查体时，因触摸到腹部的肿块而被发现。有时，可能是在对其他疾病进行检查，做胸部或腹部 X 线检查时发现有动脉瘤。建议 65 岁以上的男性进行腹主动脉瘤的筛查。可在一定的时间内，间隔进行超声检查（见 135 页），来测量主动脉的管径，核查动脉瘤是否在扩大。CT 扫描（见 132 页）、磁共振成像（见 133 页），以及少数情况下血管造影术（见 132 页“对比 X 线”），也可以用来显示发生病变的动脉。

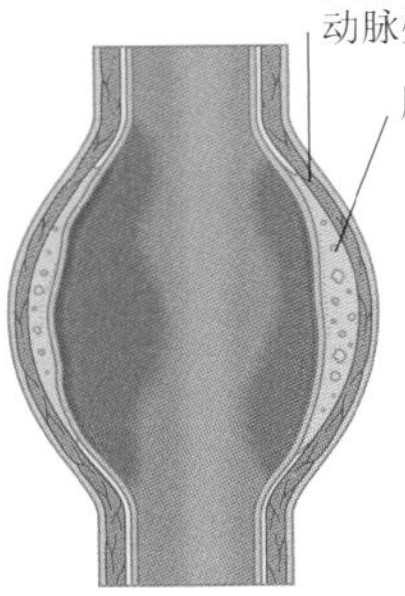

动脉瘤
动脉壁上有脂肪沉积的部位变得脆弱，受到血管内血压的影响而膨出，形成动脉瘤。

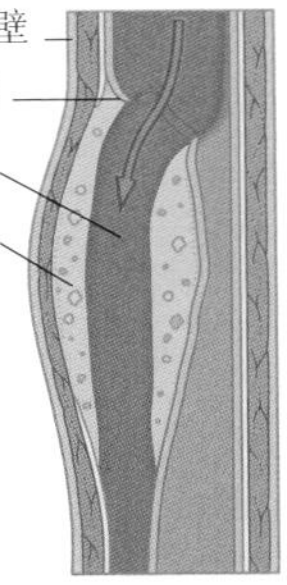

夹层动脉瘤
动脉壁的内层从外壁上撕脱开来，形成夹层动脉瘤。血液聚集在动脉壁间的假通道内。

如何治疗？

可以通过手术来治疗动脉瘤，治疗的目的是在动脉瘤发生夹层或破裂前修复动脉。医生会考虑到你的年龄和身体的整体健康状况，以及动脉瘤的大小和部位，来决定是否有必要进行手术治疗。较大的动脉瘤手术包括切除变弱的动脉壁，用合成材料制成的人工血管来代替。为了防止你在等待手术期间发生并发症，医生会给你使用 β－受体阻滞剂（见 581 页），或其他降压药物（见 580 页）降低动脉血压。而对于夹层动脉瘤或动脉瘤破裂，你可能需要紧急手术。在一些情况下，可以植入一个包被有不可通透内衬的大的支架（管状结构），跨过动脉瘤，这种治疗措施称为经血管主动脉修复（TVAR）。通过股动脉的小切口（腿部的大动脉）植入支架，再在动脉内部将支架放置在动脉瘤的部位，并将其固定。

如果你吸烟，你应该立即彻底戒烟。对于任何一个患有动脉瘤的人，低脂肪的饮食（见 16 页“健康的饮食”）和规律锻炼，将有助于减缓动脉粥样硬化的进展，从而减少动脉瘤进一步恶化的危险。

预后如何？

在动脉瘤形成夹层或发生破裂之前，是动脉瘤手术最好的治疗时机。如果动脉瘤发生了夹层或破裂，只有 15% ～ 50% 的人会存活下来，这取决于动脉瘤所在的位置。

血栓形成和栓塞

在血管内形成的血栓，或从身体其他部位移行而来的血栓，阻塞血管造成血流受阻

- 在极少数情况下，有家族聚集现象
- 吸烟、饮食中脂肪含量高、缺乏运动、身体超重是发病的危险因素
- 年龄和性别是与本病病因相关的危险因素

血栓形成和栓塞是严重且可能致命的疾病。血栓即血凝块，可以在血管内

检查

多普勒超声扫描

多普勒超声扫描是一种通常用来检测血管内血流情况的影像技术，常用于循环系统疾病的诊断，比如血栓形成和栓塞性疾病（见本页）。这种技术还可以用于测量四肢的血压。这项技术可以形成通过血管的血流图像，从而发现血管的狭窄和阻塞。常规的多普勒超声检查一般需要 20 分钟，是安全和完全无痛的。

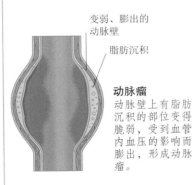

做超声检查
将凝胶涂抹在检查区的皮肤表面，探头在检测区域移动。扫描结果显示在显示屏上。

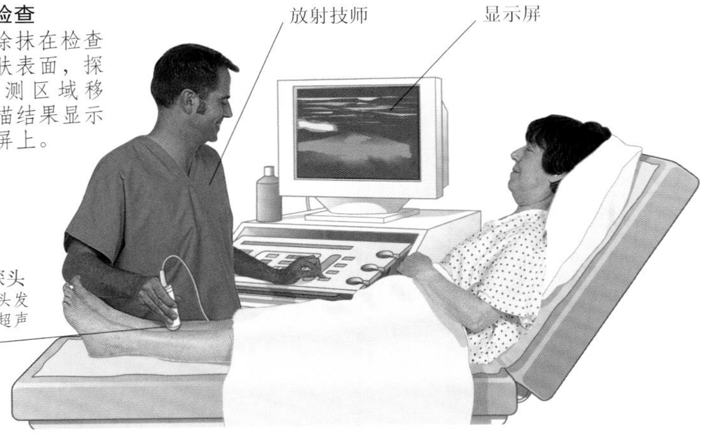

结果

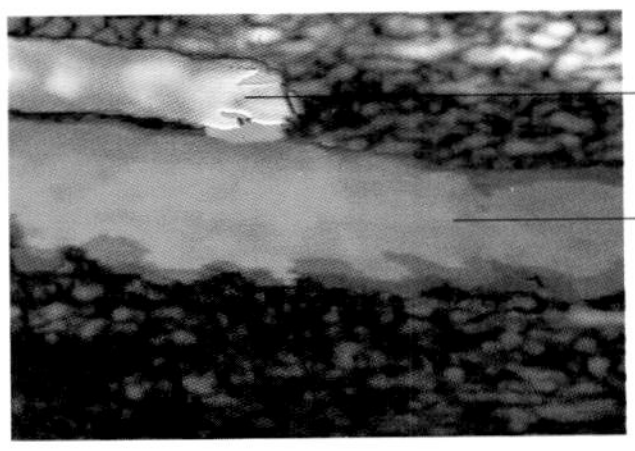

多普勒超声扫描
这张多普勒图像显示流经腿部血管的血流，并证实动脉出现了阻塞。多普勒超声扫描可以显示阻塞的确切位置和严重程度。

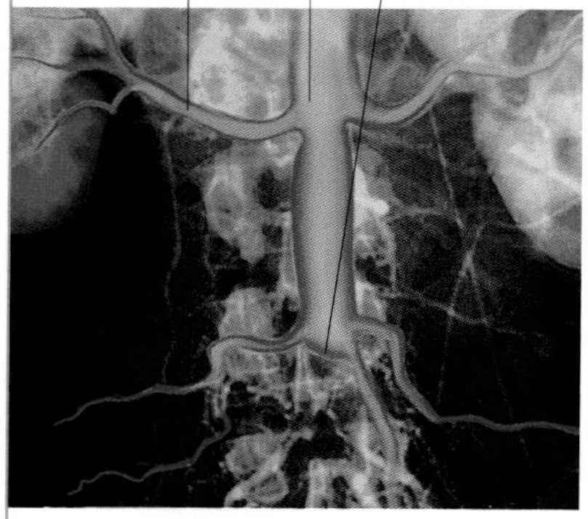

动脉血栓形成
这张增强的 X 线片显示的是主动脉和其邻近分支动脉的血流情况，主动脉内有血栓堵塞了主动脉，导致其下方部位血管的血流量降低。

形成，阻塞血流。身体中的任何血管，都有可能因血栓阻碍血液流动，但在动脉和腿部的深静脉内形成的血栓（见 263 页“**深静脉血栓形成**”）会更严重。在发生栓塞时，有一种被叫做栓子的物质，在其阻塞动脉之前一直随血流运动。虽然一些栓子是由一些物质，如组织或脂肪组成，但大部分的栓塞，是从身体其他部位的大血栓上脱离下来的血凝块。

如果血栓或栓子阻塞了动脉，血液就不能到达阻塞以远组织，这些组织就会得不到氧。与栓塞不同，血栓经常是慢慢发展起来的，而栓塞造成的影响经常立即出现，如果血管被完全阻塞的话，后果会很严重。如果向脑供血的动脉发生了阻塞（见 329 页“**脑卒中**”），或向肺、心脏供血的动脉发生了阻塞（见 302 页“**肺栓塞**”；见 245 页“**心肌梗死**”），会危及到生命。

由哪些原因引起？

在正常情况下，流经动脉的血流是有一定压力的，因此不可能形成血凝块（血栓）。如果血液的流速减慢，就容易形成血栓。流经动脉的血流减少，可能是由于在动脉管壁上脂肪沉积物的逐渐积聚，造成血管狭窄引起的，这种情况被称为动脉粥样硬化（见 241 页）。因此动脉粥样硬化发展的长期危险是形成血栓，很多因素，如吸烟和饮食的脂肪含量高，都会增加发生动脉粥样硬化的危险。

如果血栓形成的自然倾向增加，血栓形成更容易发生，这种情况称为血液高凝状态（见 275 页）。在罕见的情况下，这种高凝状态是遗传来的。服用混合型避孕药（见 28 页“**避孕**”）或进行激素替代治疗（见 605 页）、妊娠或手术后，都可以引起高凝状态。

当每次心搏心脏上方（心房）的腔室不能完全排空时，心跳会减弱或不规律（见 250 页“**心房纤颤**”），有时会在心脏里形成血栓。这些血栓会从心房脱离下来进入冠状动脉或周围动脉中。

有哪些症状？

血栓形成或栓塞引起的症状取决于所阻塞的血管情况。如果阻塞的血管是向下肢提供血供的，症状会在数小时内出现，如果在向这些区域供应的血液已经减少的情况下（见 261 页“**下肢缺血**”），血栓或栓塞引起的症状会更严重。这些症状包括：

- 腿部疼痛，甚至休息时也会出现。
- 脚的皮肤苍白、湿冷。

如果向肠道供血的动脉受到影响，产生的症状可能包括：

- 严重的腹痛。
- 呕吐。
- 发热。

如果不进行治疗，血液供应减少最终导致组织死亡，这可能是致命的。数天内受累组织的颜色会发生变化，最后变成黑色（见 262 页“**坏疽**”）。如果你出现了这些症状，应该立即就医。

应该如何处理？

如果医生怀疑你出现了血栓形成或栓塞，他会立即对你进行检查和治疗。检查包括运用成像技术，如多普勒超声扫描（见 259 页），可以监测流过血管的血流量。血管造影（见 132 页“**对比 X 线**”），有时与磁共振成像（见 133 页）联合，可以用来获得血管的详细图像，并能寻找到血管的阻塞部位。

依血栓形成的部位和大小，医生会为你使用药物来溶解血栓，并防止血栓的进一步形成（见 584 页“**防止血液凝固的药物**”）。有时需要进行急诊手术来清除血栓，或用合成材料制成的人工血管，来跨过被血栓阻塞的血管。其他的治疗措施还包括通过血管成形术，扩张发生血栓形成或栓塞的血管，血管成形术是将顶端带有气囊的导管插入动脉，然后向气囊充气来扩张受到阻塞的血管。

在对血栓形成或栓塞进行治疗后，你可能需要继续使用药物治疗数月来防止进一步形成血栓。例如，医生会建议你每天服用小剂量的阿司匹林。如果你吸烟，那就立即停止吸烟。你也应该尽量吃脂肪含量低的食物（见 16 页“**健康的饮食**”），并规律进行运动。如果你正在服用混合型避孕药或正在进行激素替代治疗的话，医生会建议你停用这些药物。

糖尿病血管病变

患有糖尿病的人出现全身大、小血管的破坏

有时有家族聚集现象

吸烟、饮食中脂肪含量高、缺乏运动、身体超重是发病的危险因素

年龄和性别对本病的影响不明显

血管病变是糖尿病（见 437 页）的常见远期并发症，糖尿病有一定的家族聚集倾向。糖尿病患者最常发生的两种类型的血管病变是动脉粥样硬化（见 241 页）和小血管病。

在动脉粥样硬化时，脂肪逐渐累积并沉积在大血管壁上，造成这些血管狭窄。在绝大多数老年人中都有不同程度的动脉粥样硬化，但在糖尿病患者中出现得更早、更严重。虽然引起糖尿病性小血管病的原因还不完全清楚，但有人认为是一些化学物质的改变造成小血管壁增厚引起的。这种血管壁增厚可以使通过血管的血液减少，使得进入身体周围组织的氧量降低。

这些血管病变经常一起发生，任何一种血管疾病都可以导致严重的并发症。患糖尿病的时间越长，发生糖尿病血管病变的危险就越高。生活方式等因素，例如吸烟、食物中脂肪含量高的人，发生糖尿病血管病变的危险是升高的，因为难以控制血液中的糖的水平，因此，重要的措施是有效管理糖尿病（见 438 页“**应对糖尿**

检查

股动脉造影

股动脉造影是一种对比（增强）X 线技术，有时会与磁共振成像（见 133 页）联合使用，用来诊断动脉狭窄或下肢动脉阻塞。整个操作过程是在局部麻醉下进行的，将造影剂注入股动脉，造影剂在循环中播散到下肢的其他血管中。然后采用 X 线技术在一处和多处进行摄像。整个检查过程需要大约 30 分钟。6 小时后，你就可以回家了。

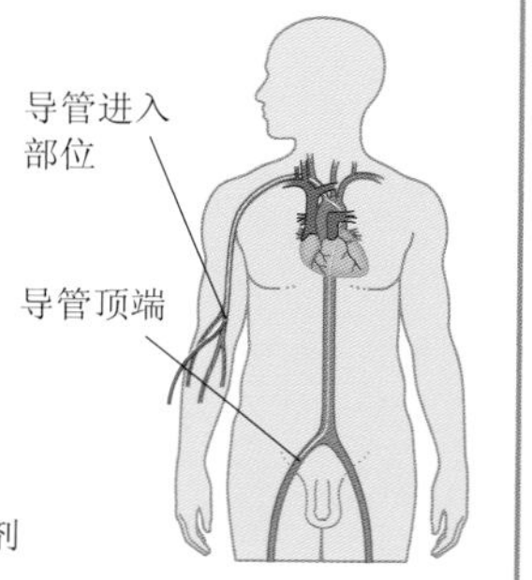

导管路径

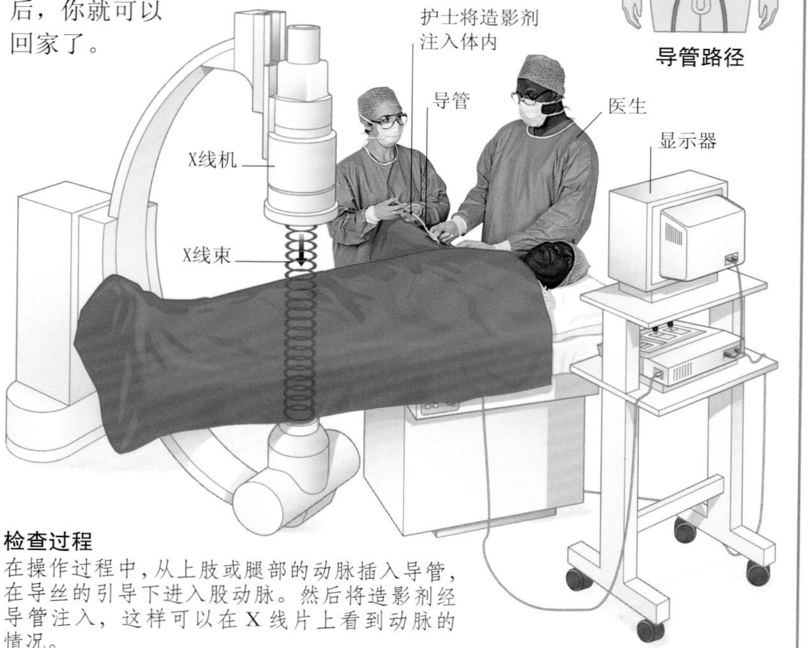

检查过程
在操作过程中，从上肢或腿部的动脉插入导管，在导丝的引导下进入股动脉。然后将造影剂经导管注入，这样可以在 X 线片上看到动脉的情况。

结果

下肢动脉造影
这张增强 X 线片显示了下肢主要的动脉发生了堵塞，使下肢组织的血流受限。如果阻塞得不到治疗，就会对组织造成永久性的损害。

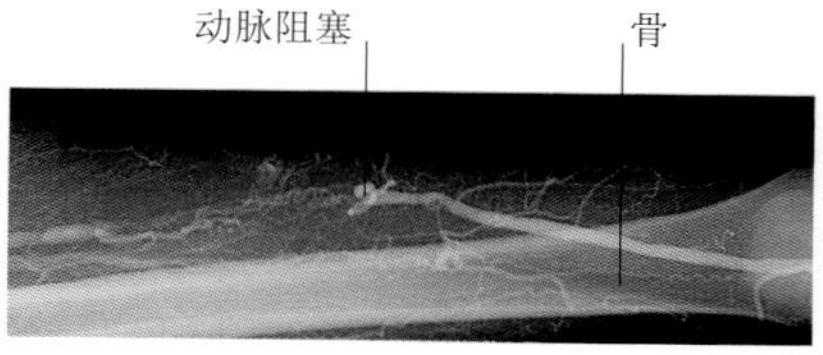

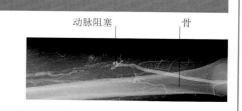

病”）。

有哪些并发症？

动脉粥样硬化最终会导致动脉阻塞，造成危及生命的并发症，尤其是脑卒中（见329页）、心肌梗死（见245页）以及下肢缺血（见本页）。

身体很多部位的小血管都会受到损害。常见的是眼的小血管损伤（见361页“**糖尿病视网膜病变**”），导致视物模糊，有时甚至导致失明。如果眼的小血管受到损伤，那么身体里所有的血管都会发生类似的变化。如果肾脏的血管受到这种损伤，肾脏就会出现功能受损（见450页“**糖尿病肾病**”）。肾脏的损害通常会引起高血压（见242页）。

小血管疾病也会导致神经损伤，最常见的是脚部的神经　（见336页“**糖尿病性周围神经疾病**”）。这种损害可以使发生神经病变的区域感觉减退，因此最初引起的损害是很难注意到的。另外，血液供应减少会造成伤口愈合减慢，引起持久不愈的皮肤溃疡（见203页“**腿部溃疡**”），甚至会引起坏疽（见262页）。一些人在第一次被诊断为糖尿病的时候，就已经有这些并发症了。其他患者可能在诊断糖尿病很多年后也未发生并发症。

应该如何处理？

重要的是要及时诊断糖尿病，并把糖尿病管理好。为了防止或减少糖尿病对血管的影响，你应该尽量有效地控制你的血糖水平（见439页“**监测你的血糖**”）并维持较好的血糖水平，食用健康、低脂的饮食（见16页），并且不吸烟。如果你患有糖尿病，医生会定期测量你的血压（见242页“**测量血压**”）和血液中的胆固醇水平，通过这些来评估你发生动脉粥样硬化的可能性。医生还会检查你的尿液样本里的蛋白质含量，尿里出现蛋白质可能是肾脏损害的第一个征象，血液检查可以测定你的肾脏功能是否正常。另外，使用检眼镜（见360页）定期进行眼睛检查，有时还需要使用视网膜成像技术进行检查，来确保能够尽早发现视网膜损害，因为早期发现可以明显提高成功治疗的概率。

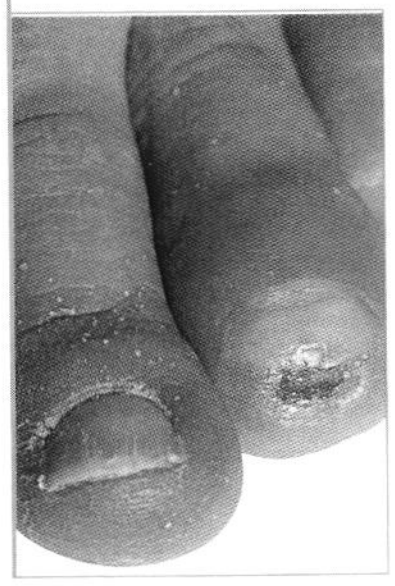

脚趾溃疡
如果糖尿病血管病变影响到下肢的动脉，那么脚部的组织就会缺氧，最终导致皮肤溃疡的形成。

> **治疗**
>
> ## 股动脉搭桥术
>
> 这种手术用来治疗腿部动脉阻塞或狭窄，因为腿部动脉堵塞或狭窄会导致下肢缺血（见本页）。在手术过程中，使用从同一条腿取下的一段静脉来跨过阻塞的动脉，少数情况下，可以用人工血管来替代。虽然阻塞的动脉仍然留在原来的位置，但由于血压可以通过旁路血管（桥）自由流动，因此肢体的血液供应得到了重建。将用来搭桥的静脉的断端结扎，留在原处，血液会流向腿的其他静脉。这种手术需要在全身麻醉下进行。
>
> 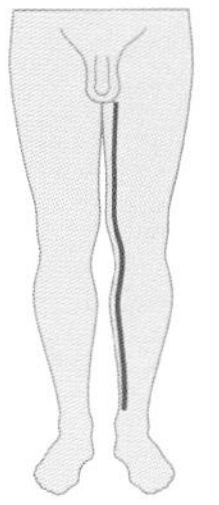
>
> **切口位置**
>
> 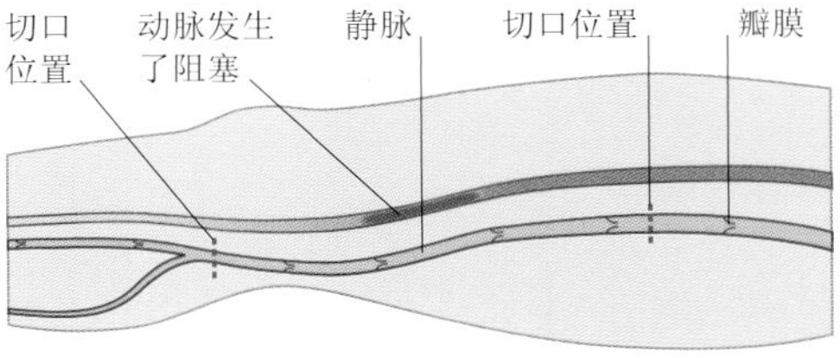
>
>
> **手术前**
> 腿部的动脉发生阻塞后，血液就不能到达腿的下部。从同一条腿上的一条静脉上取下一小段，做成“旁路”（桥），来跨过阻塞部位的动脉。
>
> 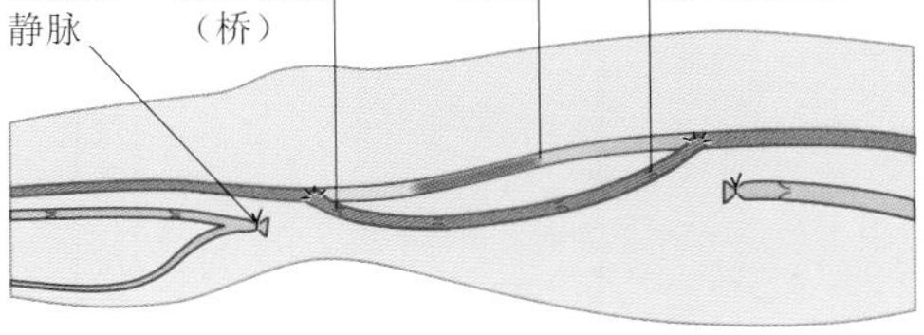
>
>
> **手术后**
> 从静脉上取下一段血管，与主动脉阻塞部位的前后端的血管缝合，形成一个“旁路通道”（桥）。将静脉掉转与动脉吻合，这样静脉内的瓣膜就允许动脉血在其中流动了。

如果你的胆固醇水平高，医生会让你使用药物来减缓动脉粥样硬化（见603页“**降脂药物**”）。如果你的尿液中有蛋白质，医生会为你开血管紧张素转化酶抑制剂（见582页），这些药物有助于防止肾脏小血管损伤的进一步加重，必要时还会进行降压治疗（见580页“**降压药物**”）。

预后如何？

糖尿病血管病变是引起糖尿病患者死亡的最常见原因，随着时间的发展，发生糖尿病血管病变的危险是增加的。

糖尿病患者比非糖尿病患者发生下肢动脉缺血的可能性高大约10倍，发生心肌梗死的可能性高4倍，发生脑卒中的可能性高2倍。在10位长期患糖尿病的人中，大约有8人的眼部小血管受损。但如果在早期进行治疗，眼部的损伤是可逆转的。在有15年糖尿病病史的10人中，约有4人会发生肾脏损害。10位糖尿病患者中大约有3人会发生神经损害，但只有1/10的人症状严重。

即使你患有糖尿病，但如果能很好地控制血压、胆固醇及血糖，就会减缓糖尿病血管病变的进展，降低发生并发症的危险。

下肢缺血

由于血液供应差造成的腿部组织氧的供应减少

- 常见于40岁以上的人群
- 男性更常见
- 有时有家族聚集现象
- 吸烟、饮食中脂肪含量高、缺乏运动、身体超重是发病的危险因素

如果腿部血流减少，组织就处于缺氧状态，活动时可引起腿部的痉挛样疼痛。血流减少通常是由动脉粥样硬化（见241页）引起的，动脉粥样硬化是脂肪沉积物在血管壁上聚集造成的疾病，通常在下肢的表现最明显。有高胆固醇血症遗传倾向的人（见440页“**遗传性高脂血症**”）及糖尿病（见437页）患者，更容易发生动脉粥样硬化。饮食中脂肪含量高和吸烟都会增加发生下肢缺血的危险。在10位下肢动脉缺血患者中有9人吸烟。

有哪些症状？

下肢缺血的症状通常是在数月或数年里逐渐出现的。症状可能对一条腿的影响比另一条腿更明显一些。发病的初始阶段，在休息时流向腿部的血液还是足够的，但在活动时流向腿部的血液就不够了。最主要的症状是腿部痉挛性疼痛，同时伴有以下特点：

- 行走时出现一侧或双侧小腿疼痛，可以是严重的疼痛。
- 持续出现在行走一定的距离后。
- 在寒冷的情况下或上山时出现得更早。
- 休息后疼痛缓解，通常在数分钟后疼痛消失。

随着疾病进展，在出现疼痛前能行走的距离逐渐缩短，最终在休息时也会出现疼痛。下肢缺血出现的其他症状还包括：

- 脚发凉，皮肤苍白。
- 持续不愈的腿或脚部溃疡。

如果盆腔部位的血管发生阻塞，流向整个下半身的血流减少，引起臀部疼痛，在男性会引起勃起功能障碍。如果血管被血栓完全阻塞（见259页“**血栓形成和栓塞**”），症状会快速加重。不立即进行治疗，会出现脚和腿部的组织死亡（见262页“**坏疽**”）。

应该如何处理？

医生会根据你的症状和检查你腿部的脉搏强度，判断你是否患有下肢缺血。他会为你安排检查，如记录每次脉搏搏动的血液容积和多普勒超声扫描（见259页）来检测下肢的血流，还可能为你作血管造影（见260页“**股动脉造影**”），来观察血管的详细情况，寻找有无动脉粥样硬化。

治疗的目标是增加下肢组织中的血流。可以采用血管成形术来扩宽病变血管，在进行血管成形术时，将一根顶端带有气囊的导管插入动脉并向气囊内充气。有时可以向动脉内植入一个支架来帮助血管保持通畅。在一些情况下，实施手术“搭桥”，可使血流绕过发生病变的血管（见本页“**股动脉搭桥术**”）。

每日服用小剂量阿司匹林有助于防止血栓形成。如果血栓已形成，医生会给你用药物溶栓，并防止有更多的血栓形成（见584页“**防止血液凝固的药物**”）。在一些情况下，需要通过手术来去除血栓，或需要使用特殊的导管来去除血栓。如果已经形成了坏疽，可能需要将发生病变肢体的一部分或全部截除。

如果你吸烟，立即戒烟对你来说至关重要。香烟中的尼古丁能引起血管收缩，可进一步减少腿部的血液供应，因此在你被诊断出患有下肢缺血时，你必须戒烟，来改善下肢动脉缺血的预后。如果你继续吸烟，疾病就会恶化，甚至可能需要进行手术治疗。

另外，你应该按照健康的饮食（见

16 页）标准去做，并尝试增加步行时间，在你不会感到疼痛的情况下，达到每天的运动量（见 21 页“规律锻炼”）。采取这些措施能够防止你的病情进一步恶化。

坏疽

血供不足或伤口感染造成的组织坏死

- 吸烟、饮食中脂肪含量高、缺乏锻炼、身体超重是发病的危险因素
- 年龄、性别和遗传是与本病病因相关的危险因素

坏疽是身体的特定部位的组织发生了坏死，最常见于腿和脚，坏疽是一种有生命危险的疾病。

坏疽有两种类型：干性坏疽和湿性坏疽。当血液供给减少造成机体组织缺氧时，就发生了干性坏疽。干性坏疽造成局部组织坏死，不会扩散到其他区域。湿性坏疽比较少见，一般是在伤口形成或干性坏疽的组织受到细菌感染后出现的。感染往往由梭状芽孢杆菌引起，这些细菌会在坏死组织内大量繁殖，坏死组织内没有氧，会产生恶臭气体。感染能扩散到周围的健康组织，可能会致命。

在动脉里形成了血栓（见 259 页“血栓形成和栓塞”）是导致坏疽部位的血液供给减少的最常见原因。动脉可能已经由于动脉粥样硬化（见 241 页）而变得狭窄，动脉粥样硬化是指沉积在血管壁上的脂肪聚集引起的疾病。这些疾病最常影响到的是腿和脚的组织（见 261 页“下肢缺血”）。动脉被阻塞的危险会因为一些生活方式因素的影响而增加，如吸烟和饮食中脂肪含量高。糖尿病患者（见 437 页）更容易因为小血管（见 260 页“糖尿病血管病变”）的进行性损伤，而导致坏疽发生。冻伤（见 186 页）也可能会引起坏疽。

有哪些症状？

干性坏疽的症状可逐渐显现，也可在数小时内出现，这取决于出现血液供应减少的速度有多快。如果腿部血管的血供受到影响，会引起以下症状：

- 腿和脚部疼痛。
- 皮肤苍白、发凉，在变紫之前会变红、发热，几天后最终变成黑色。

如果坏疽是由于感染引起的，除上述症状外，还有一些其他症状，包括发生病变部位化脓、发热。感染可能会播散到血液中（见 171 页“败血症”）。

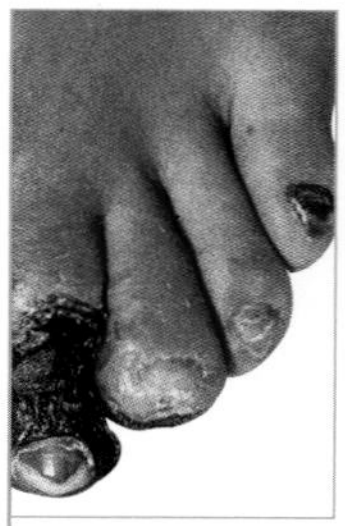

坏疽
蹲趾血液供应不足导致的组织坏死，称为坏疽，坏疽可以引起蹲趾变黑。如果不进行治疗，坏死的组织可以发生感染。

应该如何处理？

医生可能会根据外观来诊断坏疽。他会为你安排一些检查，如多普勒超声扫描（见 259 页）来检测肢体的血流。医生还会给你做对比 X 线（见 132 页）和磁共振成像（见 133 页）检查来寻找阻塞的动脉。

如果你出现了坏疽，应立即去医院住院治疗。医生会给你静脉注射抗生素（见 572 页）来防止或治疗感染，如果可能的话，重建坏疽组织的血液供给。如果动脉发生了阻塞，可以使用血管成形术来扩宽血管。血管成形术是将顶端带有气囊的导管导入血管狭窄的部位，然后向气囊内充气来扩宽血管的治疗方法。还可以采用手术治疗，切除阻塞的血管或建立旁路绕过堵塞的血管（见 261 页“股动脉搭桥术”）。手术时去除已经发生坏疽的组织，如果坏疽组织已经发生感染，那么坏疽组织周围的一些活组织也要切除，以防止感染的播散。在一些情况下，截肢是必要的。如果你出现的是湿性坏疽，会把你放在含有高压氧气的房间里来消灭细菌。

坏疽诊断得越早，预后就越好，因此坏疽组织的血液供应更有可能得到恢复。好的血液供给会加速手术后组织的愈合。1/5 的坏疽患者会死亡，这常常是因为血液感染造成的。

血栓闭塞性脉管炎

因为吸烟诱发的小动脉的严重炎症

- 最常见于20～40岁的人群
- 男性发病率为女性的3倍
- 有时有家族聚集现象，亚洲人和东欧人更常见
- 吸烟是发病的危险因素，寒冷可能导致疾病加重

血栓闭塞性脉管炎是一种罕见的疾病，最常见于抽烟的男性。血栓闭塞性脉管炎有一定的家族聚集倾向，更常见于亚洲人或东欧人。引起血栓闭塞性脉管炎的病因还不完全清楚，但是有人认为，在具有本病遗传易感性的人群中，吸烟会触发自身免疫反应，使免疫系统产生抗体来攻击自身的组织。腿部的动脉或有时上肢的动脉会发生炎症，导致组织的血液供给减少。

有哪些症状？

血栓闭塞性脉管炎的初发症状经常是间歇性的，包括：

- 手脚皮肤苍白，尤其是在寒冷的环境中。
- 手脚疼痛，晚上或运动后疼痛加重。
- 手指和脚趾的麻木、刺痛或烧灼感。

随着时间的推移，这些症状通常会变得更加严重，手指尖或脚趾尖的皮肤会发生溃疡或坏疽（见本页）。

应该如何处理？

如果你有上述症状，医生会检查你的脉搏是否减弱或消失。如果发现了这种情况，他可能会怀疑你有血栓闭塞性脉管炎，并给你安排血管造影术（见 132 页“对比 X 线”）和多普勒超声扫描（见 259 页）来评估手和脚中小动脉的血流情况。

如果诊断你患有血栓闭塞性脉管炎，你唯一可以做的、能够改善预后的就是戒烟。如果继续吸烟，疾病会进一步恶化，最终可能要造成病变的肢体截肢。

雷诺现象和雷诺病

手部的动脉突然出现的、间歇性的狭窄，少数情况下也发生在脚部

- 女性更多见
- 有时有家族聚集现象
- 吸烟和暴露在寒冷的环境中可以诱发疾病
- 年龄是与本病病因相关的危险因素

在雷诺现象发作时，手或脚部的动脉会因为动脉壁的肌肉痉挛而变狭窄。这种狭窄会阻碍手指头或脚趾头的血液供应，导致手指或脚趾发白。发生雷诺现象的手指或脚趾也会出现麻木或刺痛。

大约有一半患有雷诺现象的人，是由潜在的疾病引起的，尤其是自身免疫性疾病，如硬皮病（见 281 页）、类风湿关节炎（见 222 页）或血栓闭塞性脉管炎（见本页），所以这些疾病都有家族聚集倾向。一些患有雷诺现象的患者，是与手－臂振动综合征相关的（见 263 页）。已知一些药物的副作用，如 β－受体阻滞剂（见 581 页）能引起雷诺现象的症状。

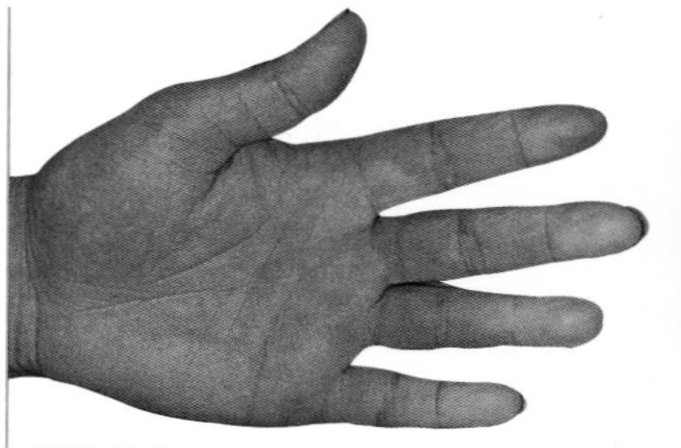

雷诺现象
雷诺现象发作引起手指尖的血液供应受限，手指尖变成了白色。

如果没有引起雷诺现象的明显疾病，我们就把它称为雷诺病。这种疾病在 15～45 岁的女性中最为常见，通常较轻。雷诺现象的发作可以因吸烟而触发，因为香烟中的尼古丁会使动脉收缩。暴露在寒冷环境中以及接触冷冻的物品，也会触发雷诺现象发作。

有哪些症状？

雷诺现象和雷诺病的症状都会影响手或脚，会持续几分钟到几个小时，症状包括：

- 手指或脚趾的麻木和刺痛，可以恶化并进展成一种伴有疼痛的烧灼感。
- 手指或脚趾的颜色会发生进行性变化，开始时变白，然后变紫，当血液再回到组织后，手指或脚趾就再次变红。

发生病变的部位和周围组织之间会有明显的颜色差异。在病情严重时，手指头或脚趾头的皮肤会发生溃疡或坏疽（见本页）。

应该如何处理？

医生可能会为你作一些检查来查找引起你的症状的潜在原因。例如，需要进行血液检查，来寻找自身免疫性疾病的证据。

免疫抑制药物（见 585 页）可以用来治疗自身免疫性疾病。医生还会建议你在发作期间服用能够扩张血管的药物（见 582 页“钙通道阻滞剂”）。如果你吸烟，应该立即戒烟。在寒冷天气时穿戴保暖的袜子和手套，有助于避免症状的发作。如果症状严重，可能需要手术，切掉控制动脉收缩的神经。

手－臂振动综合征

与使用震动性工具相关的手指疼痛、变白

- 男性更常见
- 发生于使用震动性机械的人，吸烟、暴露在寒冷的环境中会导致疾病加重
- 年龄和遗传因素对本病的影响不明显

手－臂振动综合征，又称振动性白指，会导致持续接触机器强烈震动的身体部分疼痛和麻木。正如它的名字所表明的那样，手、臂膀，尤其手指是最容易受到影响的部位。长期接触产生震动的机械，会导致小血管在局部收缩，造成神经损伤。吸烟、暴露在寒冷环境中，都能引起小血管收缩，触发或加重手－臂振动综合征的症状。

约 3% 的从业人员在可能导致手－臂振动综合征的机械震动环境中工作，这其中绝大部分是男性。在过去，大部分患者来自采矿业和工程领域。在林业生产中使用链锯，是另一个常见的引起手－臂振动综合征的原因。

有哪些症状？

在接触震动后不会立即出现手－臂振动综合征，往往是在接触数年后才慢慢发生。通常一只手的症状会比另一只手的症状严重，症状可能包括：

- 手指、手和／或臂疼痛、麻木和刺痛。
- 手指是白色或紫色。
- 在做小的动作时会有困难，比如捡拾硬币、系衣服扣子或系鞋带时很困难。

起初，综合征的症状倾向于间歇发作，但是病情恶化后，症状出现就会更加频繁、持续时间更久。

应该如何处理？

如果你有上文描述的症状，并且你一直在使用震动的机械工具，那么医生就会怀疑你患有手－臂振动综合征。一旦疾病得到确诊，你应该避免暴露在震动环境中。医生可能会建议你换工作。你还应该避免任何能够导致症状加重的事情，比如抽烟和暴露在寒冷的环境中。该病没有特殊的治疗方法，但是，如果你有严重的症状，医生会为你开钙通道阻滞剂（见 582 页）来扩张血管。

如果你使用震动性机械，首先要确定器械是良好的，而且你应该知道如何正确而安全地使用它。另外，你应该始终戴着经过有关安全认可的防护手套。如果你能设法做到不继续暴露在震动的机器环境中，那么手－臂振动综合征的症状会得到改善。但是，一旦出现了持续性麻木，症状通常是不可逆转的。

深静脉血栓形成

在深部的静脉形成血栓

- 常见于40岁以上的人群
- 女性略多见于男性
- 有时有家族聚集现象
- 长期不活动和身体超重是发病的危险因素

深静脉血栓是肌肉中的大静脉里形成血栓，通常发生在腿部或骨盆区域的大静脉。据估计，在英国每年每 1000 人中就有 1 人会发生深静脉血栓形成，其中很多人都在 40 岁以上。

深静脉内血栓形成本身通常没有什么危险。但是，血栓碎片脱落后，经心脏进入血液循环就非常危险。如果血栓碎片停留在为肺供应血液的血管中，会引起一种被称为肺栓塞（见 302 页）的致命性血管阻塞。

由哪些原因引起？

深静脉血栓形成通常是静脉的血流缓慢和静脉壁损伤的共同结果，静脉的血流缓慢，增加了血栓形成的机会。

多个因素使血流减缓，从而增加深静脉血栓形成的危险。长期不活动，比如长时间乘坐飞机、汽车或长期卧床，特别是在生病期间或手术后，都是血流缓慢的常见因素。其他引起静脉血流减慢的因素，还包括怀孕期间胎儿对静脉的压迫，或肿瘤对静脉的压迫。腿部损伤也可能减慢血流速度，引起腿部深静脉中的血栓形成。

在损伤、手术、怀孕、服用复方口服避孕药（见 28 页“**避孕**”）或激素替代治疗（见 605 页）时，都容易使血栓形成。一些有遗传倾向的人，非常容易在深静脉中形成血栓（见 275 页“**血液高凝状态**”）。

有哪些症状？

如果深静脉中有血栓形成，可引起以下的症状：

- 腿部疼痛或压痛。
- 小腿或大腿肿胀。
- 皮下静脉扩张。

在深静脉血栓形成的患者中，有少数患者会发生肺栓塞。肺栓塞引起的症

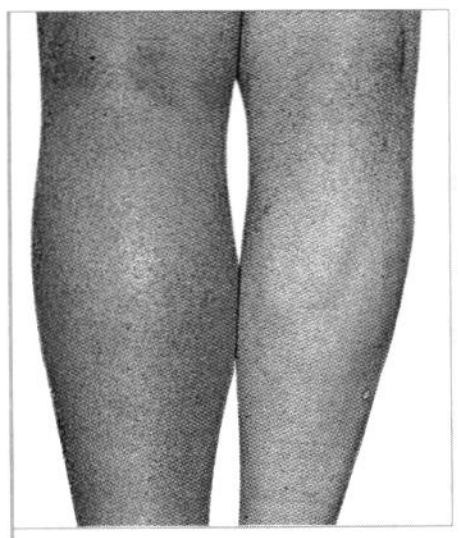

深静脉血栓形成
左腿比右腿明显肿胀、发红，表明在腿部肌肉的深静脉内形成了血液凝块。

状通常有呼吸困难、胸痛，呼吸时胸痛加重。如果供应肺部血液的大部分血管被血栓阻塞，可致命。

在一些情况下，血栓会引起静脉的永久性损伤，之后会出现静脉曲张（见本页）。

应该如何处理？

医生可能需要紧急作一些检查，来确定深静脉血栓的诊断，因为深静脉血栓形成的症状，常常与一些疾病很相似，如蜂窝组织炎（见 204 页）。你可能要进行多普勒超声扫描（见 259 页），来测量流经静脉的血流量，有时还需要进行静脉造影，在进行静脉造影时将造影剂注射入静脉，然后拍摄 X 线片，来检查有无血栓（见 132 页“**对比 X 线**”）。可能还会作评估磁共振成像（见 133 页）。可能需要采集你的血液样本，来检查形成血栓的容易程度。

使用溶栓药物（见 584 页）溶解静脉中的血栓，可以降低发生肺栓塞的危险。医生也会给你注射抗凝药物来防止更多的血栓形成。虽然治疗是在医院里进行的，但是你也可以在家里服用抗凝药物。在极少的情况下，需要进行外科手术去除血栓。

在完成初步治疗后，医生会给你开一些药物，来防止血栓复发（见 584 页“**防止血液凝固的药物**”）。

如何预防？

一些手术会增加深静脉血栓形成的危险。手术前，医生会对你发生深静脉血栓的可能性进行评估。如果风险高的话，在手术前和手术后，你都需要使用短效抗凝药物，来预防血栓形成。医生也会建议你在手术后的几天里，穿特殊的弹力袜，来帮助维持腿部静脉中的血流量。医生还会建议正在服用复方口服避孕药，或进行激素替代治疗的女性，在手术前大约四周停止服用这些药物。

避免长时间不活动可以降低形成深静脉血栓的危险。如果长期卧床，你应该定期伸展双腿，并活动脚踝。在长时间乘飞机旅行时，至少一个小时要起来走动一次；在长途驾驶过程中，也要定期停车，伸展一下你的腿。同样重要的是要多饮水。

预后如何？

通常情况下，如果能够在早期作出深静脉血栓的诊断，那么使用溶栓药物和抗凝药物治疗会是成功的。但是，如果发生深静脉血栓的静脉受到永久性的损坏，那么腿部就会出现持续性的肿胀，会发生静脉曲张，从而有深静脉血栓再发的危险。

静脉曲张

可以看见皮肤下面的肿胀、扭曲的静脉，主要发生在腿部的静脉

- 罕见于20岁以下的人群，常见于老年人
- 女性更常见
- 通常有家族聚集现象
- 妊娠、身体超重和长期站立是发病的危险因素

在 10 个成年人中大约有 3 人会发生静脉曲张，随着年龄的增长，静脉曲张会越来越常见。虽然静脉曲张会引起不适，看起来不好看，但通常对健康没有危害。

静脉曲张主要发生在腿部。正常情况下，腿部的血液汇集在皮肤下面的浅静脉，这些静脉会通过小的交通静脉，把血液回流到深静脉，深静脉把血送回心脏。腿部肌肉的收缩有助于把静脉中的血向上输送回心脏，甚至当你站立时，静脉里有“单一方向”的瓣膜，可以阻止血液流回到腿部。如果交通静脉中的瓣膜不能完全关闭，血液就会流回到浅静脉。回流血液的压力，最终会引起这些静脉扩张、扭曲，这种情况称为静脉曲张。如果不进行治疗，通常病情会加重。

静脉曲张作为慢性肝病的并发症，还会发生在人体的其他部位，慢性肝病可以升高门静脉的压力（见 410 页“**门静脉高压和静脉曲张**”）。血压升高会引起食道下端的静脉扩张，在一些情况下，直肠周围的静脉也会发生曲张（见 422 页“**痔**”）。

由哪些原因引起？

静脉曲张与遗传性静脉瓣膜功能差有关。女性激素——孕激素，可能引起并促使静脉曲张的形成，因此这种疾病在女性中更为常见，特别是怀孕期间（见 506 页“**正常妊娠的常见不适**”）。此外，随着怀孕期间子宫的不断增大，盆腔部位的静脉压力也会

增大。其他发生静脉曲张的危险因素，包括身体超重，以及需要长时间站立而很少走动的职业。

有时，静脉曲张是由于深层静脉被血栓阻塞引起的（见 263 页“**深静脉血栓形成**”）。

有哪些症状？

如果你出现了腿部的静脉曲张，可能会出现以下症状：

- 能清晰地看到蓝色扩张的，并且扭曲的静脉，从皮肤下面突出来，在站立时更加明显。
- 腿部疼痛，特别是经过长时间站立后，更容易出现腿部疼痛。

病情严重的患者，覆盖在曲张静脉上方的皮肤，通常是脚腕部的皮肤会变薄、干燥和瘙痒，最终，可发生皮肤溃疡（见 203 页“**腿部溃疡**”）。

如何诊断？

医生会在你站立时，检查发生病变的部位，站立时静脉通常会更明显，更容易看得见。你可能需要做多普勒超声扫描（见 259 页）来评估下肢静脉的血流方向。如果静脉发生了曲张，那么血液就会倒流。

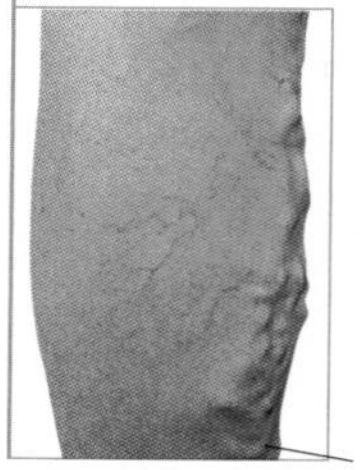

静脉曲张
血液异常回流到位于皮肤下方的浅表静脉，引起这些静脉扩张、迂曲。

自助措施

应对静脉曲张

如果你出现了静脉曲张引起的令人烦恼的症状，下述措施可能会有一定帮助：

- 避免长时间站立。
- 定期行走来锻炼腿部的肌肉，保持腿部的血液正常流动。
- 在坐着时，如果可能的话，将腿抬高。
- 如果医生推荐你穿弹力袜，那么在你早晨起床前，腿部还处于高位时就穿上。
- 不穿戴一些能够限制腿部末端血液回流的衣物，如腰带。
- 如果你的身体超重，应该努力减轻体重。

如何治疗？

在绝大多数情况下，静脉曲张是不需要治疗的，可以使用一些自助措施来减轻不适（见本页“**应对静脉曲张**”）。

如果曲张的静脉出现了疼痛，尤其是影响了美观，或出现了皮肤溃疡时，通常需要进行治疗。有多种治疗静脉曲张的方法，你可能需要与医生讨论，选择合适的治疗方法。如果你的静脉曲张部位很小，并且都在膝关节以下，医生可能会建议向静脉内注射一种液体，使静脉管壁黏附在一起，从而防止血液流到这些静脉里。对于膝关节以上的静脉曲张，常用的治疗方法，是将交通静脉结扎，这样血液就不能流入曲张的静脉。如果整条静脉都是曲张的，可以进行手术治疗（见本页“**静脉曲张的治疗**”）。即使在治疗后，静脉曲张也可能会复发，可以重复上述治疗措施。

治疗

静脉曲张的治疗

有几种治疗静脉曲张的方法，包括注射治疗、外科手术和激光治疗。注射治疗主要用于治疗膝关节以下小的静脉曲张，手术用于治疗较大的静脉曲张。外科手术治疗可以分离与静脉曲张的发生有关的不能正常工作的交通静脉，或去除整条曲张的静脉。如果静脉曲张复发的话，需要重复进行这些治疗。

交通静脉的区分

正常情况下，血流沿交通静脉从浅表静脉流向深静脉。如果交通静脉的瓣膜不能正常工作，那么就会有血液回流到浅表静脉，引起静脉曲张。在外科手术时，用手术方法分离不能正常工作的交通静脉，将这些静脉结扎并切除。这种手术是在全身麻醉下进行的。

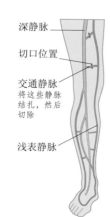

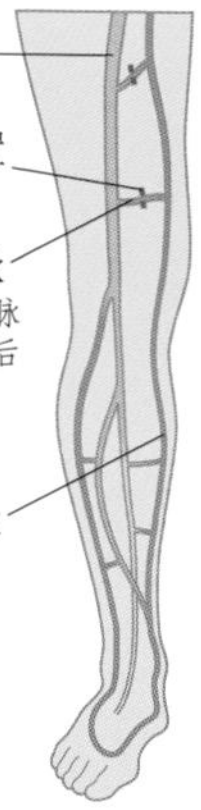

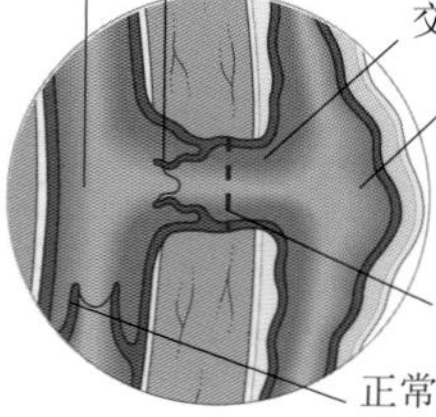

细节图

手术过程
在腿部做小切口，通常是在腹股沟区、腘窝和小腿，随后将交通静脉结扎并切除。

注射治疗

注射治疗通常用来治疗膝关节以下小的静脉曲张。这种治疗方法使用一种弱的刺激性物质，使曲张静脉的管壁粘在一块，从而阻止血液流经这些血管。在注射治疗一个星期后，要在腿部绑上弹性绷带，以挤压静脉，帮助血管壁的黏合。

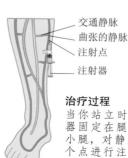

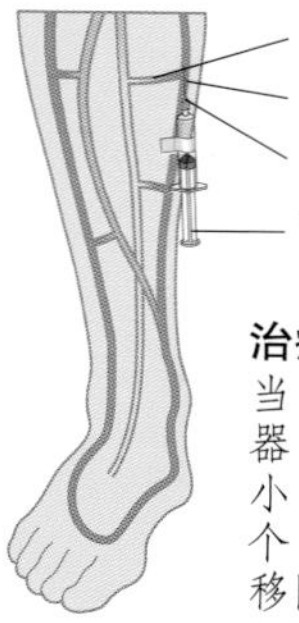

治疗过程
当你站立时，将注射器固定在腿上。抬高小腿，对静脉的每一个点进行注射，随后移除注射器。

浅表性血栓性静脉炎

浅表静脉（在皮肤表面下方的静脉）的炎症，引起血栓形成

- 最常见于20岁以上的人群
- 女性更常见
- 有时有家族聚集现象
- 静脉注射毒品是发病的危险因素

浅表性血栓性静脉炎是指在有炎症的浅表静脉内形成血栓。这种情况绝大多数都很轻，但会引起疼痛。任何浅表静脉都会发生血栓性静脉炎，但通常发生在腿部曲张的静脉内（见 263 页“**静脉曲张**”）。浅表静脉的血栓性静脉炎有一定的家族聚集倾向，在成年女性中更常见。

炎症导致的血栓形成可能会造成静脉损坏，这种损坏在进行静脉药物注射或手术时是持续存在的。在肿瘤患者中浅表静脉内形成血栓更常见。在一些情况下，浅表静脉的血栓性静脉炎，使血栓形成的倾向更明显（见 275 页“**血液高凝状态**”）。例如，孕妇或那些服用复方避孕药（见 28 页“**避孕**”），或者使用激素替代治疗（见 605 页）的女性更容易形成血栓。但在大多数情况下，引起疾病的原因是不清楚的。

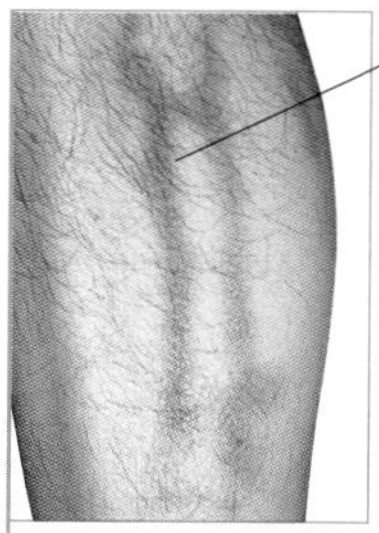

浅表性血栓性静脉炎
发生病变血管上方的皮肤发红、有炎症。可以看到在皮肤下方的肿胀静脉的轮廓。

有哪些症状？

浅表性血栓性静脉炎伴发的症状通常在 24 ～ 48 小时内出现，症状包括：

- 静脉上方的皮肤发红。
- 可以触摸到疼痛的、有压痛的、肿胀的、感觉硬得像绳索一样的静脉。
- 低热。

炎症通常局限在血栓所在部位，但可以扩散到上方的皮肤。然而，在少数情况下血栓性静脉炎会延伸到深静脉，通常是在腿部，导致深静脉血栓形成（见 263 页）。

应该如何处理？

医生根据你的症状和静脉的外观以及静脉上方皮肤的情况，就可以作出浅表性血栓性静脉炎的诊断。

大多数患者即使不进行治疗，症状也会在数日内改善。你可以通过服用止痛药，比如布洛芬来减轻疼痛（见 578 页“**非甾体类抗炎药物**”），保持患肢抬高、休息。温热的湿敷也能减轻不适感。如果是由于高凝状态引起的浅表性血栓性静脉炎，或者已经形成了深静脉血栓，医生会推荐你使用防止血液凝固的药物（见 584 页）。在易感人群中，浅表性血栓性静脉炎容易复发。

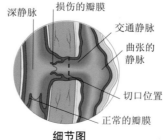

血液、淋巴与免疫系统

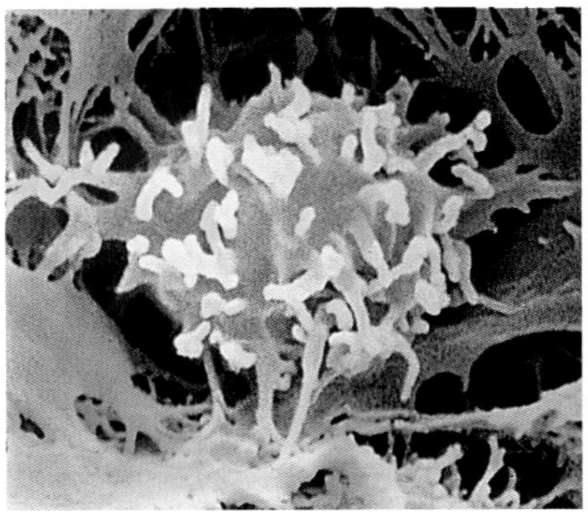

白细胞
如图所示，一些白细胞在机体的防御功能中起到非常重要的作用。

本章包括如下内容

血液是人体内部的运输系统，不断地在机体内流动，运输氧气、营养物质和其他物质到组织中，并从中带走废物。几乎与血液循环相伴行的是淋巴系统，它从组织中收集组织液，并带回血液中。无论是血液系统还是淋巴系统都参与人体免疫系统的组成。

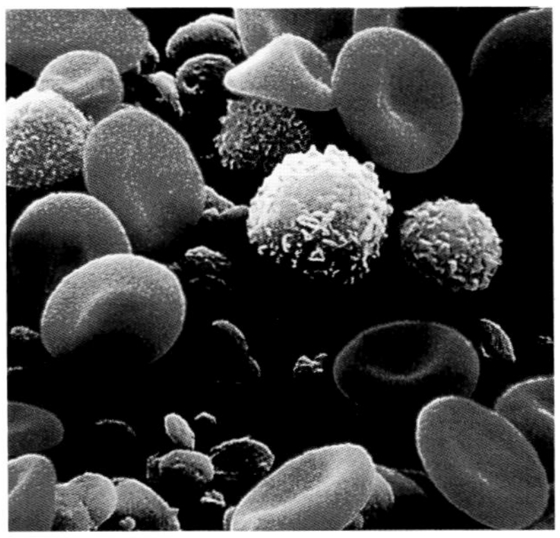

血液中的细胞
一滴血放大的视图，显示各种血细胞：不同类型的白细胞、红细胞和血小板。

机体组织，如肌肉、脑、心脏和其他内脏器官，需要持续不断的能量供应，来行使各自的功能。而能量是从葡萄糖和氧中获得的，葡萄糖和氧通过循环的血液，被运送到机体组织中。血液在机体内循环，在休息时，血液循环一周大约需要1分钟，而在剧烈运动时，20秒钟血液就能绕身体循环一周。

循环运输

葡萄糖是许多食物分解产生的单糖，溶解在血液里，并被血液循环带到机体内的每个细胞。为了释放它的能量，葡萄糖必须在细胞内“燃烧”，但这需要氧（即氧化的过程）。这些氧由血液中的红细胞从肺部运送到机体细胞中释放。

除了葡萄糖，机体细胞还需要蛋白质、脂肪、维生素和矿物质以及脂肪，如胆固醇，这些物质由血液中的液体成分——血浆运输到机体的每个细胞中。

当机体细胞行使它们各自的多种功能，即生长、繁殖和修复损伤时，会释放废物到血流中，这些废物包括由葡萄糖氧化产生的二氧化碳、蛋白质分解产生的废物如尿素、从血红蛋白色素中分解的胆红素。二氧化碳从肺部清除，而其他废物大多是在肝脏处理后，通过粪便或被运输到肾脏中由尿液排泄掉。

人体的防御系统

血液中含有的无色细胞是白细胞。这些细胞是免疫系统的主要组成部分，它们保护人体抵御感染，及由细菌产生的毒素和预防肿瘤的发生。

其他免疫系统的重要组成部分，是一种在血液中运输的蛋白质，称为抗体，它们有助于消灭致病微生物。血液也包含数以亿计的称为血小板的小细胞，它们可以将血液凝固，堵塞受伤的血管。

淋巴系统也是免疫系统的组成部分，可以通过滤除和破坏“外来物”，如污染了体液的传染性生物体和癌细胞来保护身体。

功能

血细胞的形成

骨髓，即骨髓腔中柔软的胶冻样组织，是所有红细胞和血小板及大部分白细胞的来源。成年人中，血细胞主要形成于扁骨的骨髓，如肩胛骨、肋骨、胸骨和骨盆。所有的血细胞来源于一种单一类型的细胞即干细胞。干细胞的生成是由激素控制的，包括由肾脏分泌的促红细胞生成素、甲状腺激素，以及由肾上腺分泌的皮质类固醇和由脑垂体分泌的生长激素。

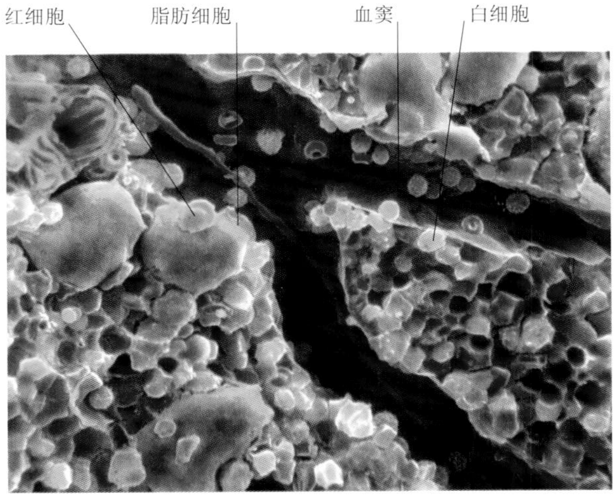

骨髓中的细胞
血细胞，如在骨髓中的红细胞、白细胞和脂肪细胞。微小的血管即血窦，为机体提供营养及带走废物。

结构

血液的成分

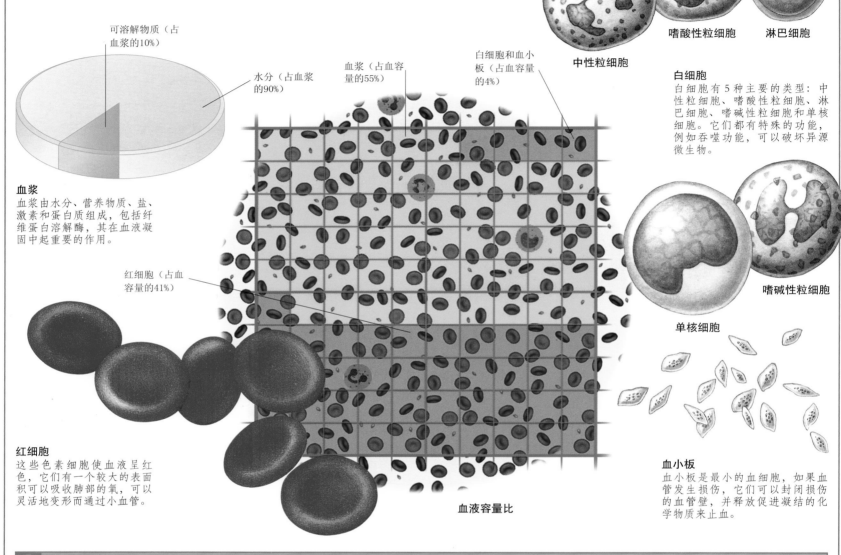

一般人大约有 5 升血液，由细胞和液体（血浆）组成。红细胞是数量最多的血细胞，在体内运输氧。白细胞摧毁致病微生物、被病毒感染的细胞和癌细胞。血小板是最小的血细胞，在血管受到损伤后，血小板迅速聚集在一起，来堵塞损伤的血管壁。血浆的主要成分是水，但也含有其他重要的物质。

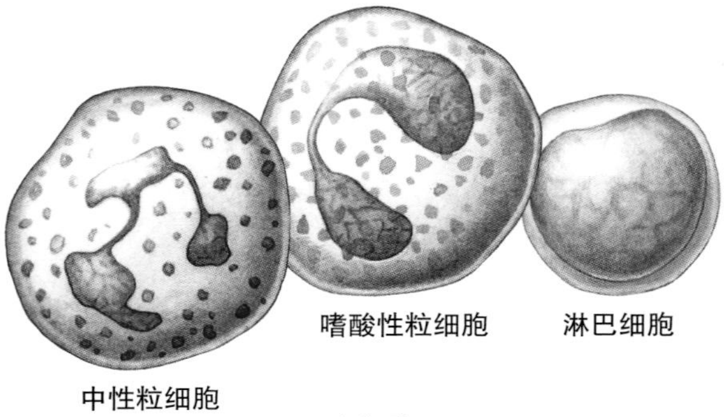

白细胞
白细胞有 5 种主要的类型：中性粒细胞、嗜酸性粒细胞、淋巴细胞、嗜碱性粒细胞和单核细胞。它们都有特殊的功能，例如吞噬功能，可以破坏异源微生物。

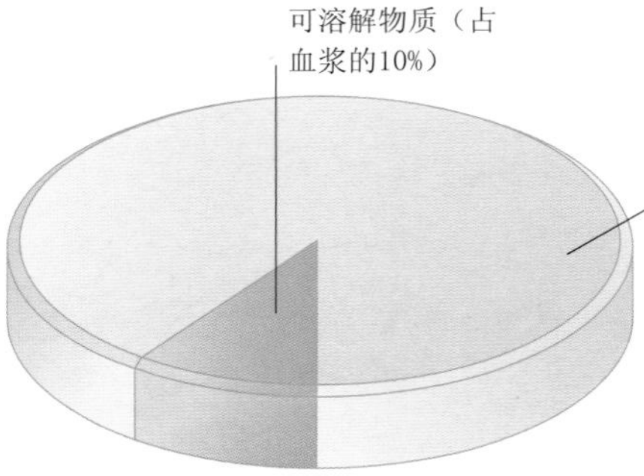

血浆
血浆由水分、营养物质、盐、激素和蛋白质组成，包括纤维蛋白溶解酶，其在血液凝固中起重要的作用。

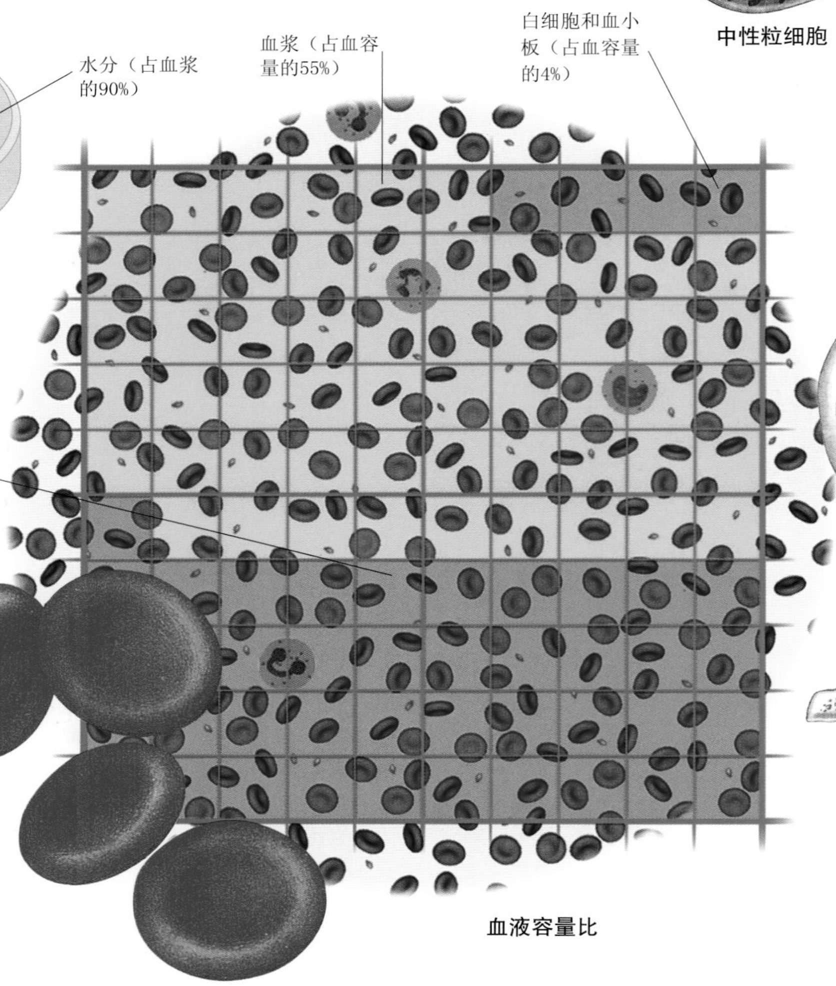

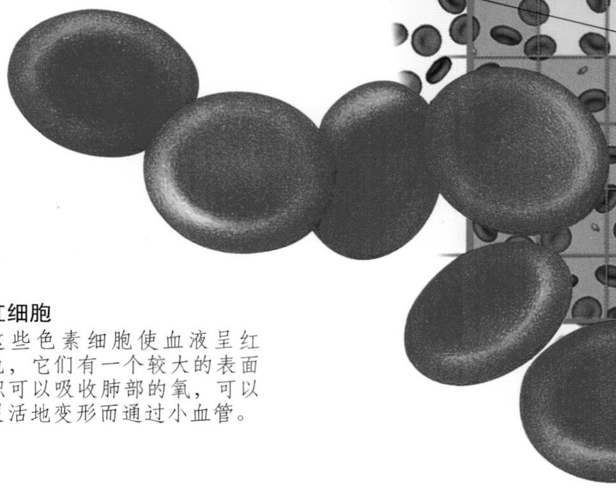

红细胞
这些色素细胞使血液呈红色，它们有一个较大的表面积可以吸收肺部的氧，可以灵活地变形而通过小血管。

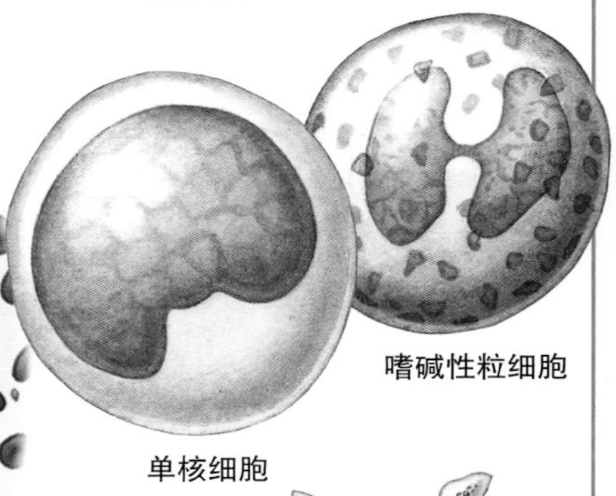

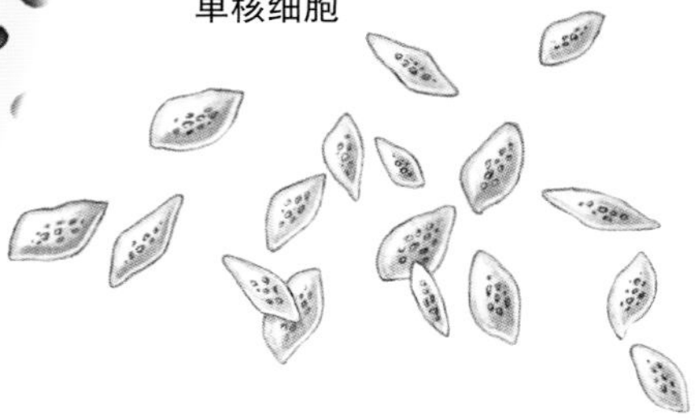

血小板
血小板是最小的血细胞，如果血管发生损伤，它们可以封闭损伤的血管壁，并释放促进凝结的化学物质来止血。

结构

血型

每个人的红细胞表面都有称为抗原的蛋白质，它们将血液分成不同的类型。血液中的抗体则由任何异于该红细胞表面抗原的其他抗原刺激而产生。ABO 血型分类系统在评估输血时，血液的相容性很重要，如果受血者的血液中包含对抗输血者表面抗原的抗体就会发生反应。Rh 血型系统是另一个重要的血型分类系统。

A 型
A 型血液中红细胞表面含有 A 抗原，血清中含有抗 B 抗体。

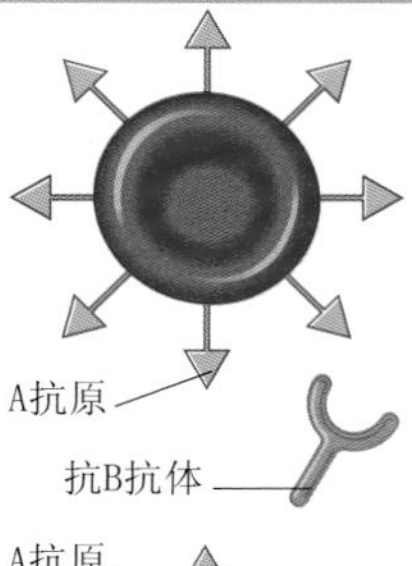

B 型
B 型血液中，红细胞表面具有 B 抗原，而血清中含有抗 A 抗体。

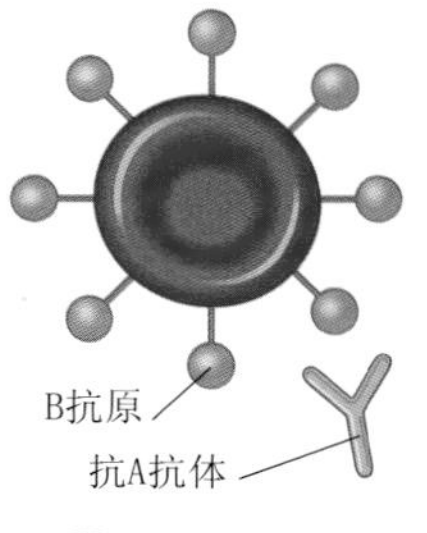

AB 型
AB 型最少见，红细胞表面同时具有 A、B 抗原，而血清中没有任何抗体。

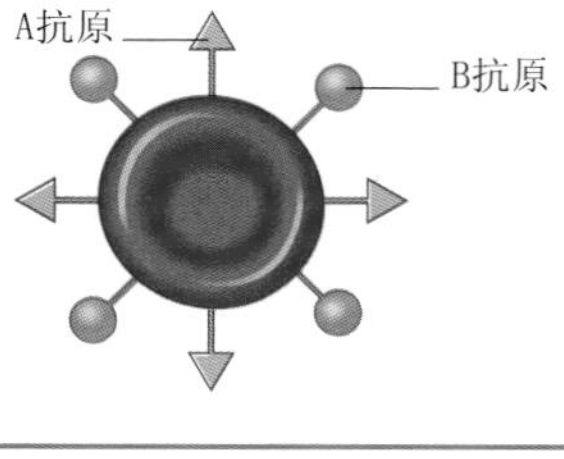

O 型
O 型血最常见，其中红细胞表面不含抗原，而血清中同时含有抗 A 抗体和抗 B 抗体。

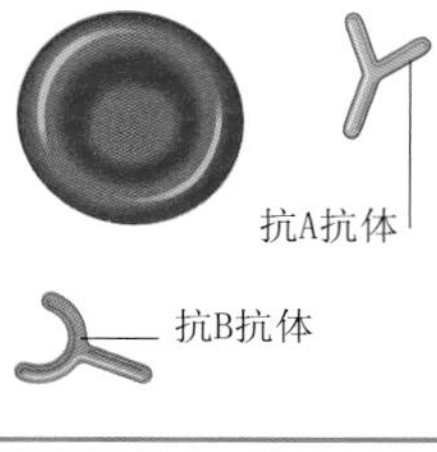

功能

血液的功能

血液的主要职能之一是在全身器官和组织之间运输氧、细胞、蛋白质、激素和其他物质。氧从肺被输送到全身的细胞，废物二氧化碳则从细胞运送到肺部。血液有凝血机制，可以封闭损伤的血管以及防止内出血和血管外失血。

氧的运输

每一个红细胞都含有数以百万计的血红蛋白分子，每个血红蛋白分子有4条蛋白链（2个α-珠蛋白链和2个β-珠蛋白链）和4个含铁血红素分子。血红蛋白与氧在肺部结合使动脉血呈鲜红色。一旦氧在组织中释放，血液颜色就会变暗，这就是静脉血与动脉血的不同之处。

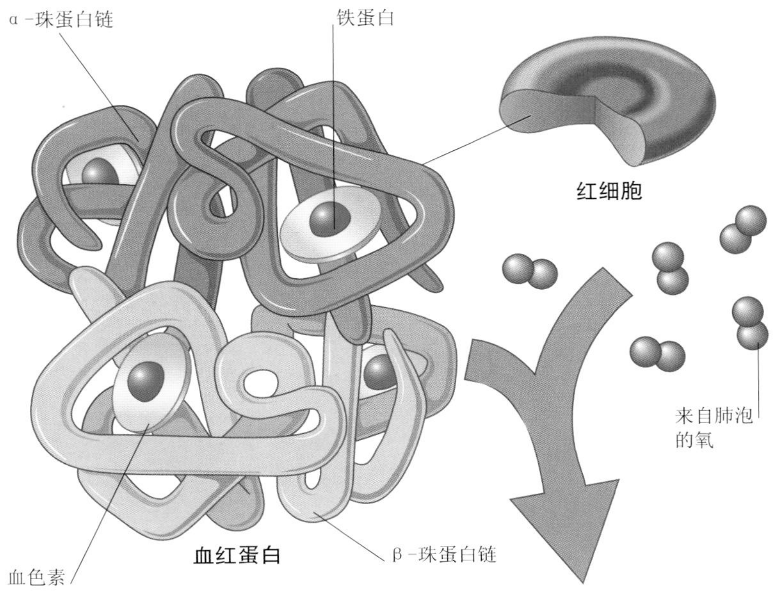

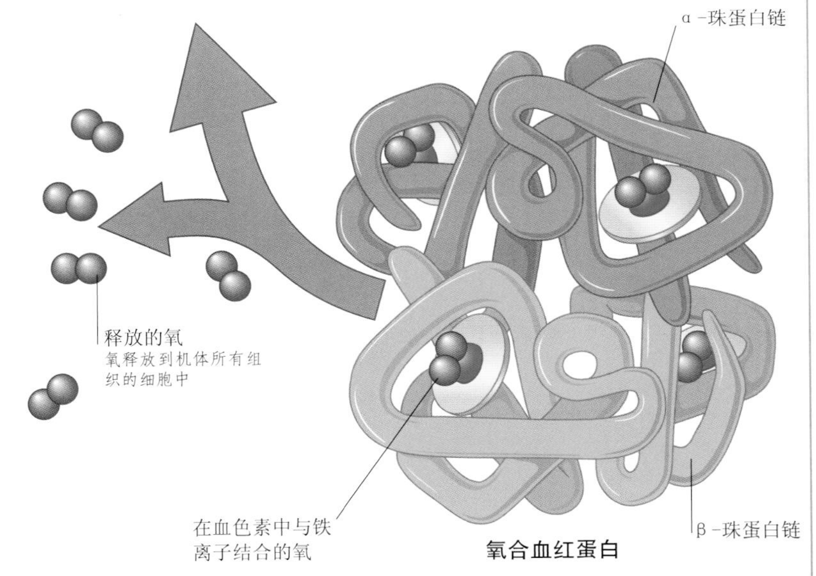

血红蛋白是如何携带氧的

来自肺的氧进入血流中的红细胞，然后氧与血红蛋白内的血红素形成氧合血红蛋白，随后氧合血红蛋白被带到身体各处。在需要氧的地方，氧合血红蛋白释放氧并恢复成血红蛋白。

血液凝固

当血管被切割或撕裂，损伤触发了一系列的反应，从而导致血凝块的形成来堵塞损伤的部位。血凝块的形成依赖于被称为血小板的血细胞，它黏附在损伤的部位。之后血小板再聚集在一起，并释放称为凝血因子的化学物质来激活蛋白。

1 当血管发生损伤时，立即收缩。与损伤的血管壁接触的血小板便被激活。随后它们变得有黏性，并开始黏附到血管损伤部位的管壁上。

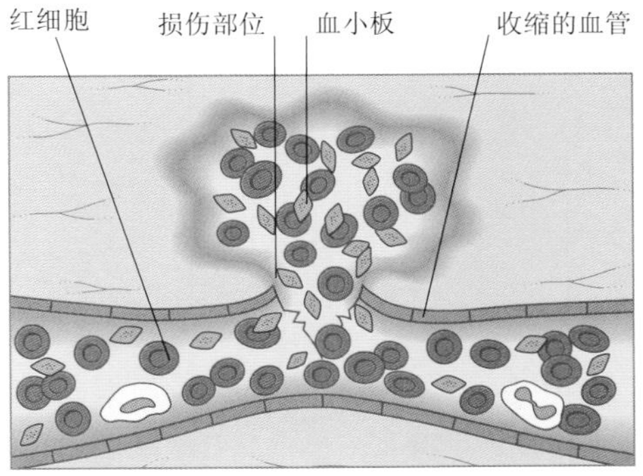

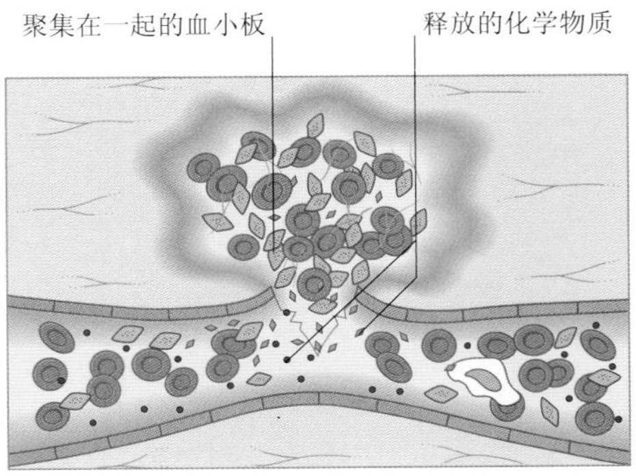

2 血小板聚集在一起。受损的组织和被激活的血小板释放的化学物质，触发了“凝血链级反应”，这是一个涉及凝血因子的复杂的系列反应。在链级反应的每个阶段，更多的凝血因子被激活。

3 最后阶段是溶于血液中液体部分的蛋白质——纤维蛋白原，转变为不溶性纤维蛋白的过程。有黏性的纤维蛋白丝缠绕形成网状，网住红细胞和其他血细胞，形成血凝块。

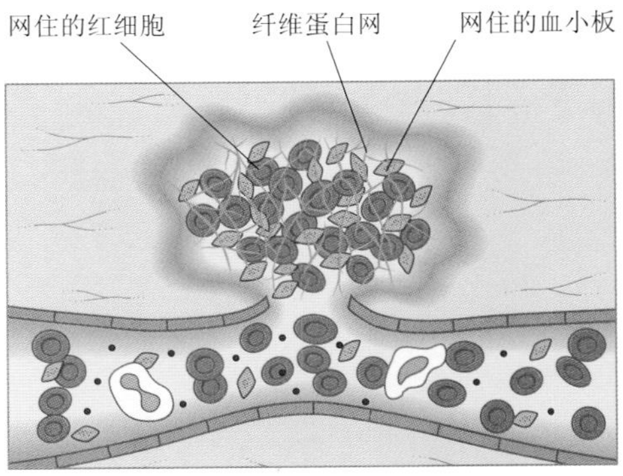

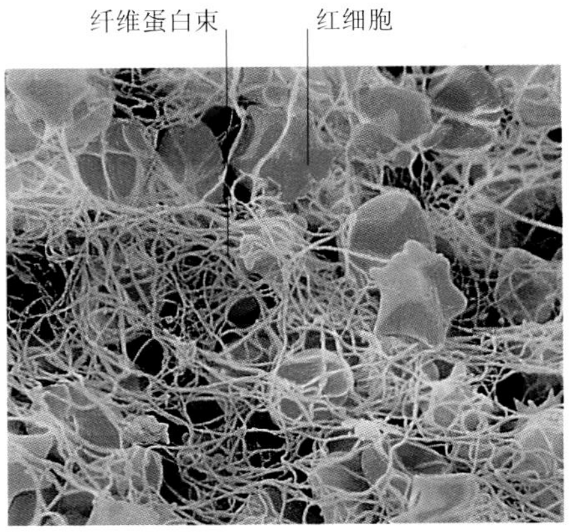

血凝块

这个放大的视图显示，红细胞被网在黏性纤维蛋白束形成的网中，形成了血凝块。受损的血管壁即被血凝块堵住，血凝块随着纤维蛋白束的聚集而越来越致密。最终，会形成坚固的血凝块。

结构

淋巴系统

淋巴管网、淋巴组织和成簇的豆状淋巴结（腺）组成了淋巴系统。淋巴管收集人体组织液（淋巴），并返回到血液中，以保持身体内的体液平衡。淋巴通过淋巴结过滤，这些淋巴结内充满了一种称为淋巴细胞的特殊类型的白细胞。这些细胞是由骨髓、脾和胸腺产生的，并起到保护身体免受感染的作用。

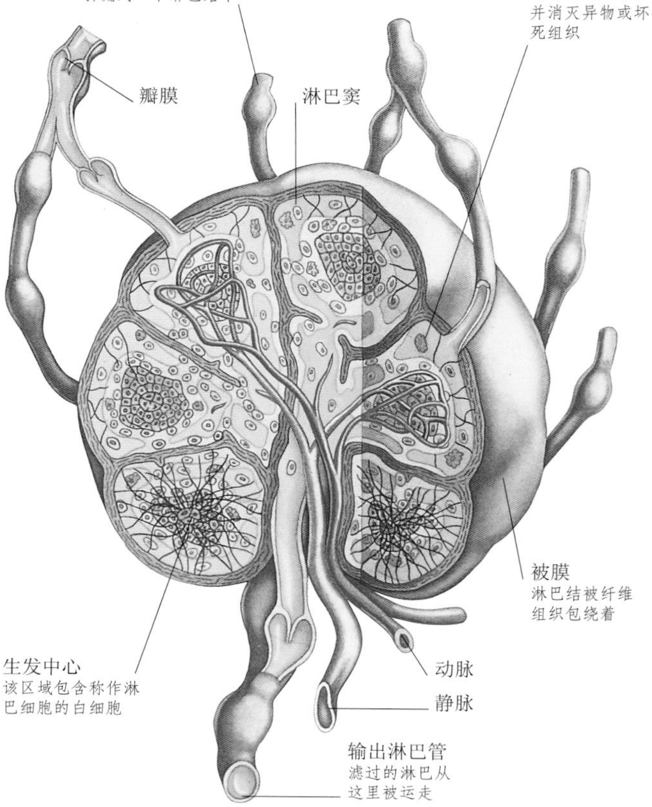
输入淋巴管
大多数淋巴管将淋巴引流到一个淋巴结中
瓣膜
淋巴窦
吞噬细胞
这种白细胞吞噬并消灭异物或坏死组织
被膜
淋巴结被纤维组织包绕着
生发中心
该区域包含称作淋巴细胞的白细胞
动脉
静脉
输出淋巴管
滤过的淋巴从这里被运走

淋巴结内部
淋巴液在通过淋巴结内狭窄的通道时流动减慢，这个通道叫小梁。流速减慢给予巨噬细胞足够的时间，从淋巴中清除掉致病微生物。

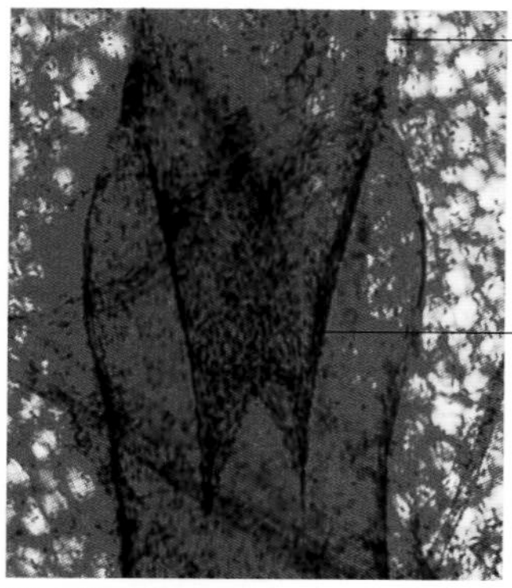
淋巴管壁
这种特殊的薄壁只允许体液流入，但不能流出
瓣膜
这种结构打开时（如图）允许淋巴通过，关闭时防止其倒流

淋巴管的剖面
淋巴管的管壁很薄，可使体液（淋巴）从周围的身体组织进入。淋巴通过肌肉收缩在淋巴管中流动。淋巴管中的瓣膜可以防止淋巴倒流。

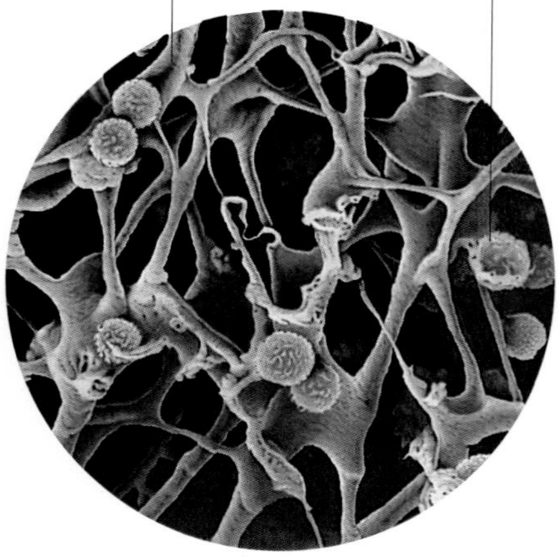
纤维组织
白细胞

淋巴结中的淋巴组织
这个放大的图片显示了一个精细的纤维网状的淋巴组织。在机体免疫系统中具有重要作用的白细胞也被网罗其中。

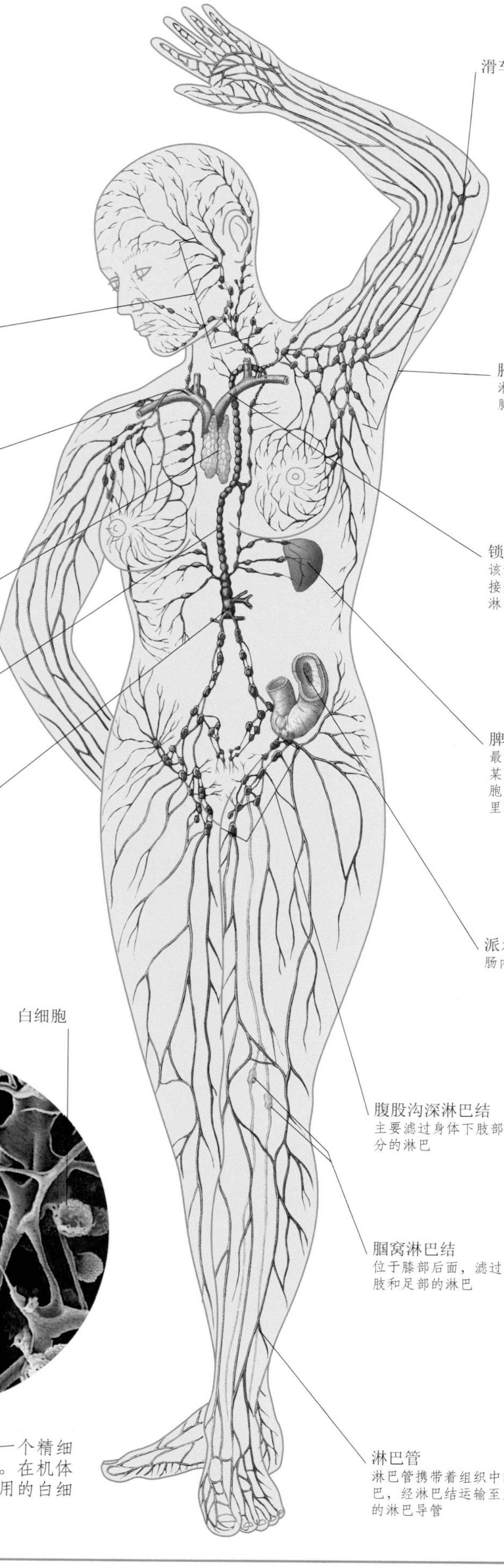
滑车上淋巴结
颈部淋巴结
来自头部和颈部的淋巴在这里滤过
腋窝淋巴结
淋巴结滤过上肢和胸部的淋巴
右淋巴导管
此导管接受来自右上肢和身体右侧滤过的淋巴
锁骨下静脉
该静脉通向心脏，接受来自胸部和右淋巴导管的淋巴
胸腺
产生重要的白细胞
胸导管
人体最主要的淋巴管，接受来自大多数淋巴管的淋巴
脾脏
最大的淋巴器官，某些类型的淋巴细胞（白细胞）在这里制造
乳糜池
也是一种淋巴管，其变窄后汇入胸导管，接受来自下肢的淋巴
派尔集合淋巴结
肠内的淋巴组织区域
腹股沟深淋巴结
主要滤过身体下肢部分的淋巴
腘窝淋巴结
位于膝部后面，滤过下肢和足部的淋巴
淋巴管
淋巴管携带着组织中的淋巴，经淋巴结运输至主要的淋巴导管

功能

机体的防御机制

一些屏障和机体反应共同努力，以防止身体感染和肿瘤的发生。物理、化学屏障和炎症反应形成机体的前两道防线。如果侵袭的微生物突破这些防线，那么机体免疫系统就会针对不同的侵袭物，产生两种极其有效的免疫反应来进行反击。

物理和化学屏障

皮肤和黏膜分布在身体开口和内部通道中，是有效抵御侵袭性微生物的屏障。唾液、眼泪、黏液、皮脂、汗液和酸性物质协助这些屏障保护身体的不同部位。

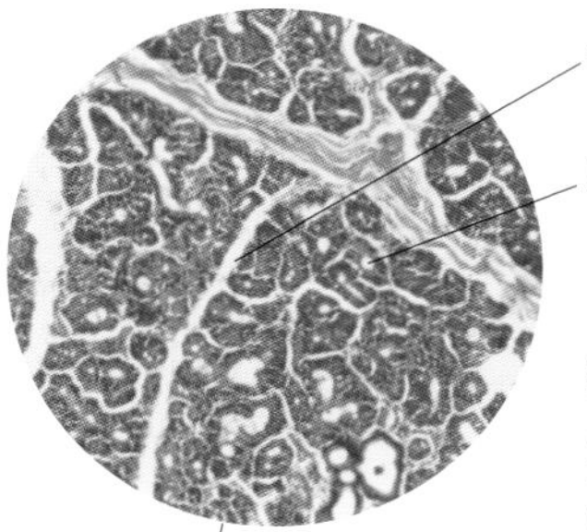

眼睛
从眼睑腺体分泌的泪液可以冲刷污垢，其中还含有杀菌的物质。

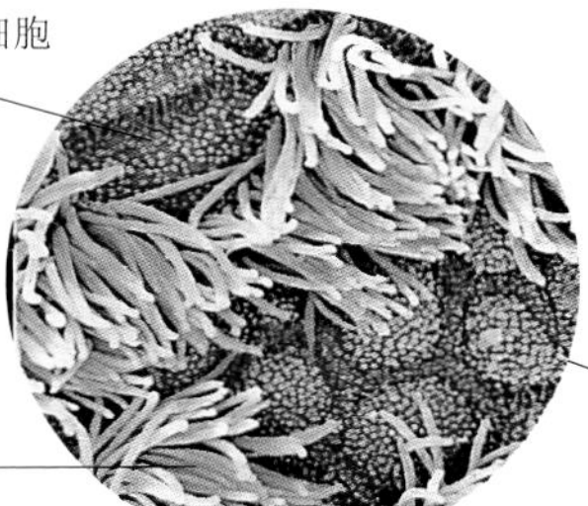

呼吸道
呼吸道内壁细胞分泌的黏液可以粘住微生物。细毛（纤毛）摆动时将痰液送到咽部。

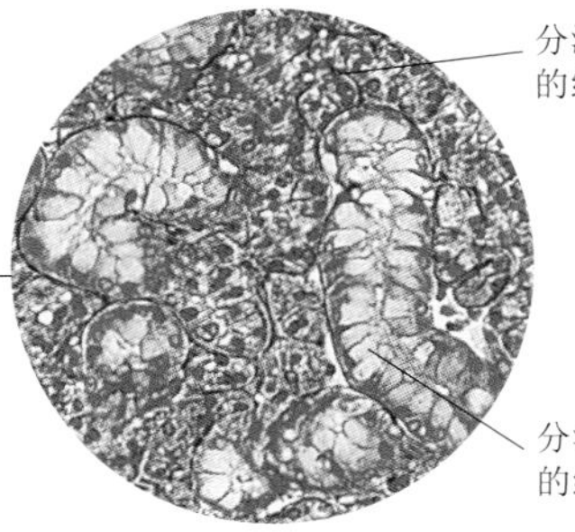

口腔
口腔内的腺体分泌唾液，唾液是黏液和酶的混合物，可以清洁口腔。

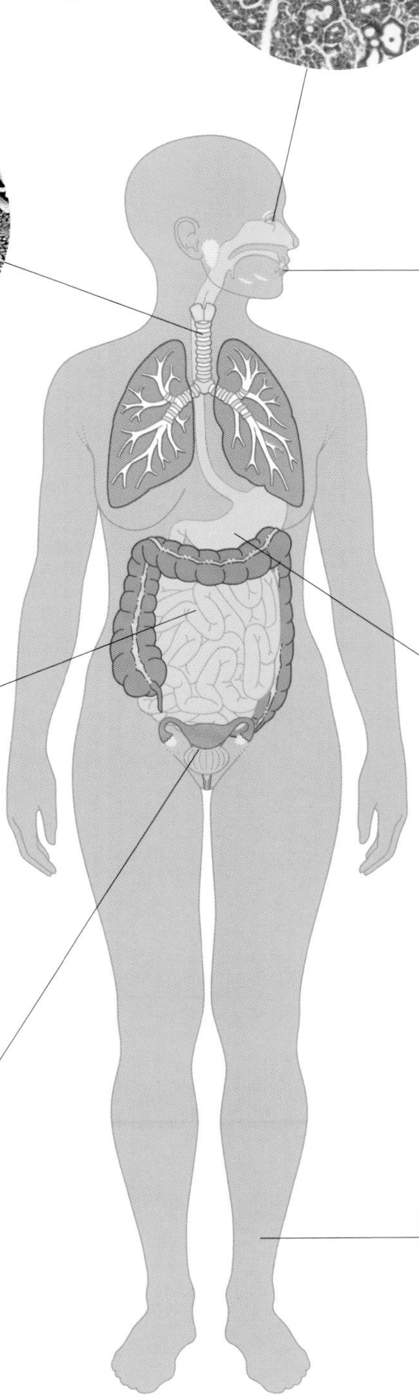

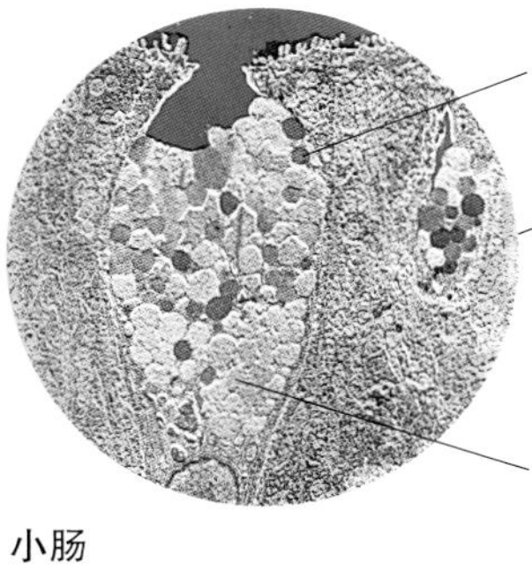

小肠
小肠内壁的杯状细胞产生黏液，从而保护肠壁不受消化液和有害生物的侵袭。

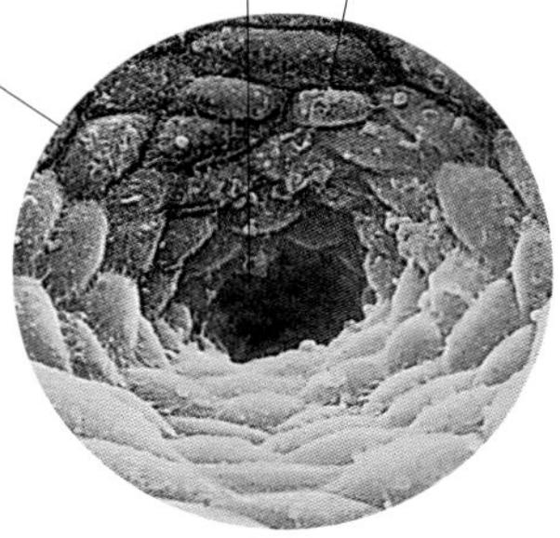

胃
胃壁中的腺体分泌的盐酸，是一种强大的杀灭入侵微生物的物质。

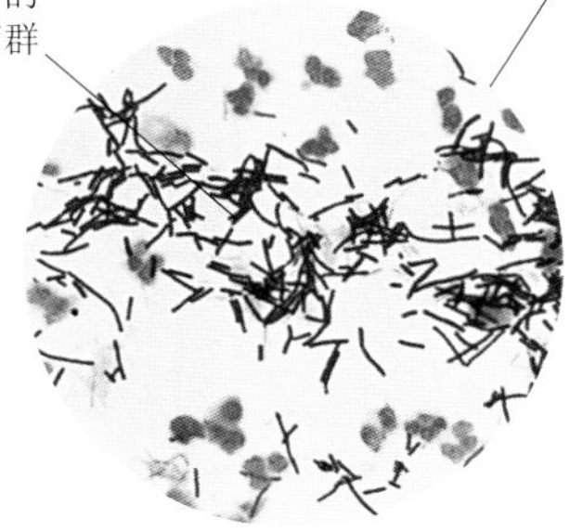

生殖道和尿道
生殖道内的非致病细菌及尿道中尿液的冲刷作用，都有助于防止有害微生物的繁殖。

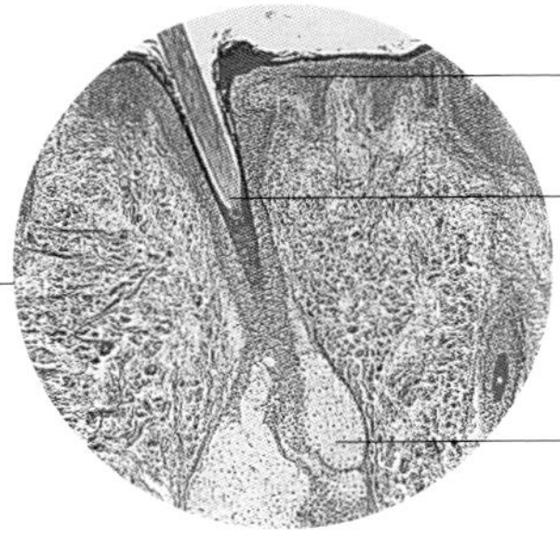

皮肤
皮肤被一层油性物质即皮脂保护，皮脂由皮脂腺和汗脂分泌，二者都有一定的杀菌作用。

炎症反应

如果外源微生物，如细菌冲破身体的物理和化学屏障，那么下一道防御系统就是炎症反应，以受到损伤部位的红、肿、痛、热为特征。

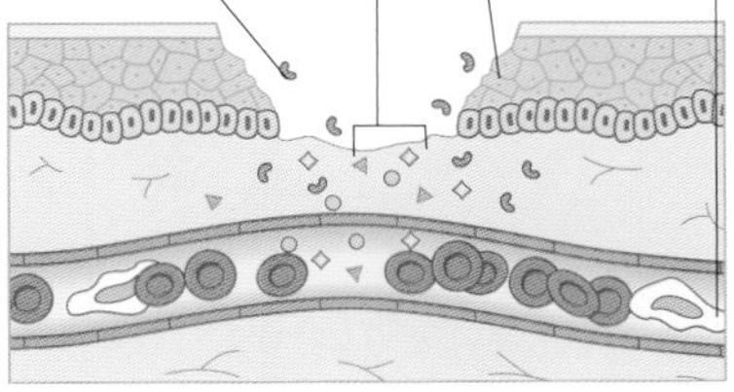

1 外源微生物通过受损的皮肤入侵人体后，受损组织立即释放一种特殊的化学物质，吸引专门的白细胞，即吞噬细胞。

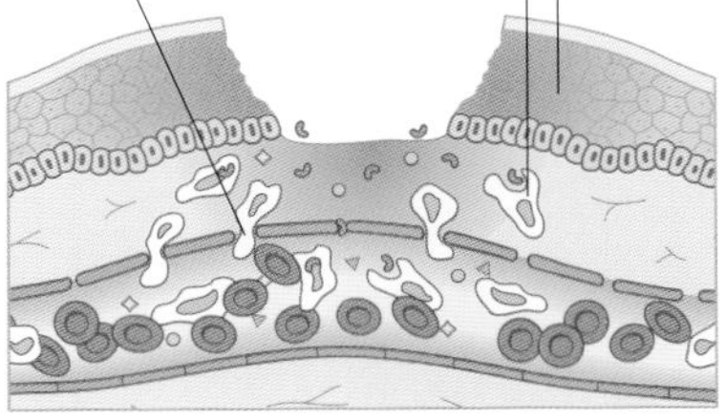

2 化学物质会导致下面的血管扩张，从而引起血流量的增加，即炎症的症状。血管壁上会产生一些微孔，可使吞噬细胞到达、吞噬并清除外源微生物。

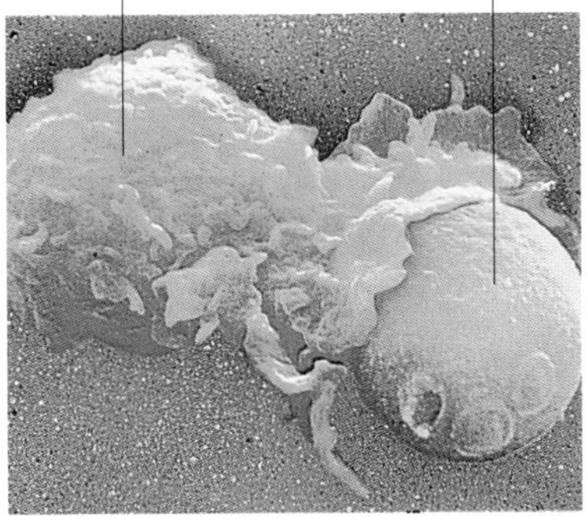

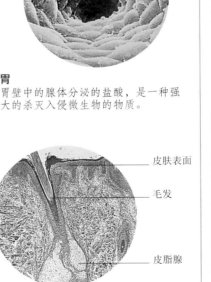

摧毁外源微生物
如图，一种称为吞噬细胞的白细胞，已经开始吞噬外源微生物。而且吞噬细胞会释放酶来帮助分解这些外源微生物。

功能

机体的防御机制（续）

体液免疫反应

这种特异性免疫反应针对的目标是入侵的细菌，并依赖于称为B淋巴细胞或B细胞的白细胞。这些细胞能够识别入侵细菌上的蛋白质（抗原），然后增殖并产生抗体，这些抗体寻找细菌并吸附其上，造成它们的破坏。

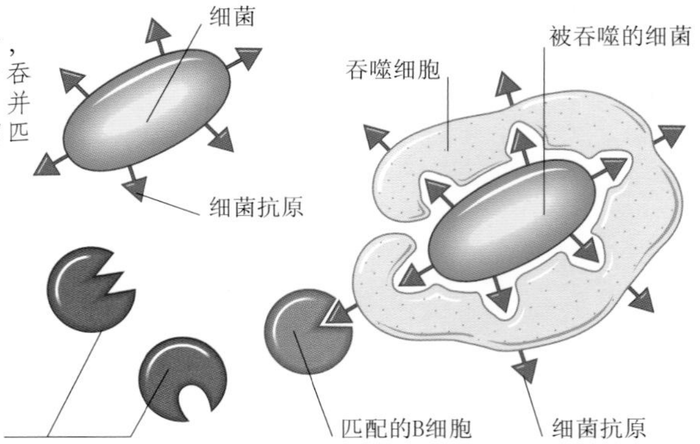

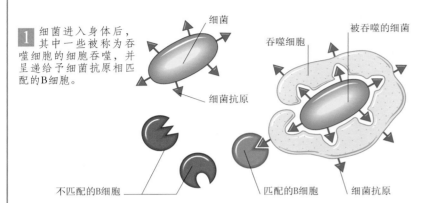

1 细菌进入身体后，其中一些被称为吞噬细胞的细胞吞噬，并呈递给予细菌抗原相匹配的B细胞。

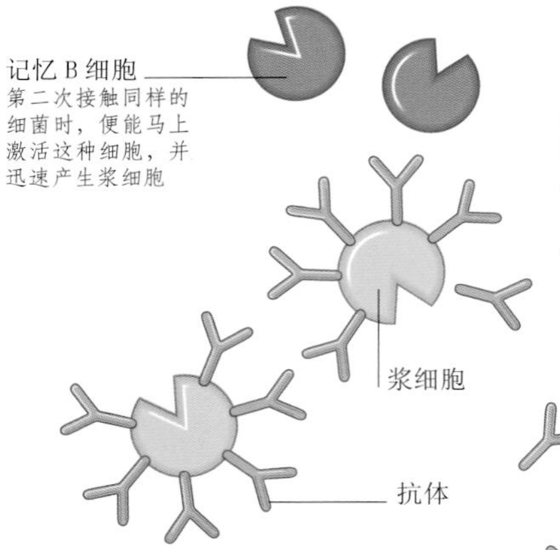

2 匹配的B细胞增殖并生成两种类型的细胞：浆细胞，产生抗体以摧毁细菌；记忆B细胞，存储在机体内供日后使用。

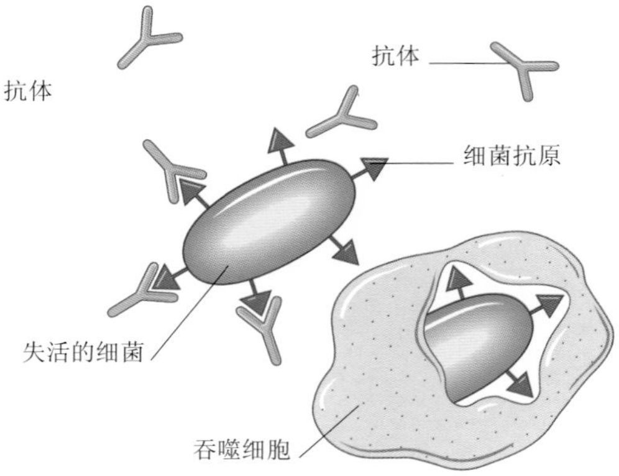

3 由浆细胞产生的抗体，寻找并吸附在细菌抗原上并灭活细菌。抗体也吸引更多的吞噬细胞来清除细菌。

细胞免疫反应

这种特异性免疫反应的靶向是病毒、寄生虫及癌细胞。细胞免疫反应依赖于称为T淋巴细胞或T细胞的白细胞。在识别外来蛋白质（抗原）异物后，T细胞便增殖并直接对抗受感染的细胞或癌细胞。

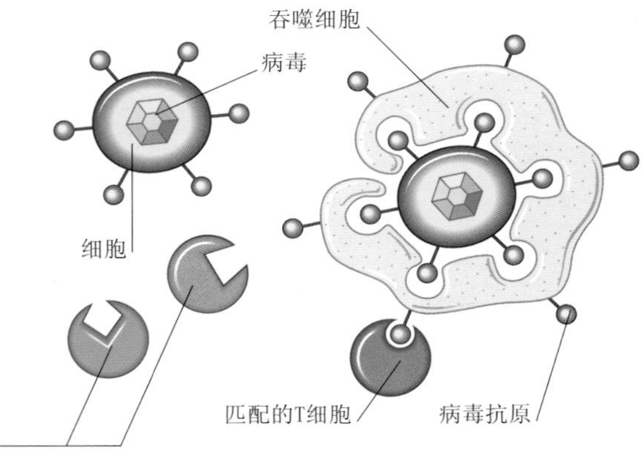

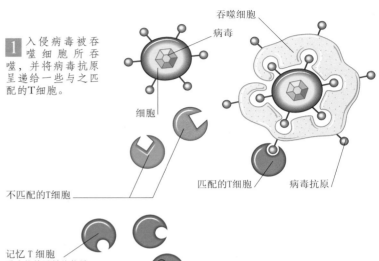

1 入侵病毒被吞噬细胞所吞噬，并将病毒抗原呈递给一些与之匹配的T细胞。

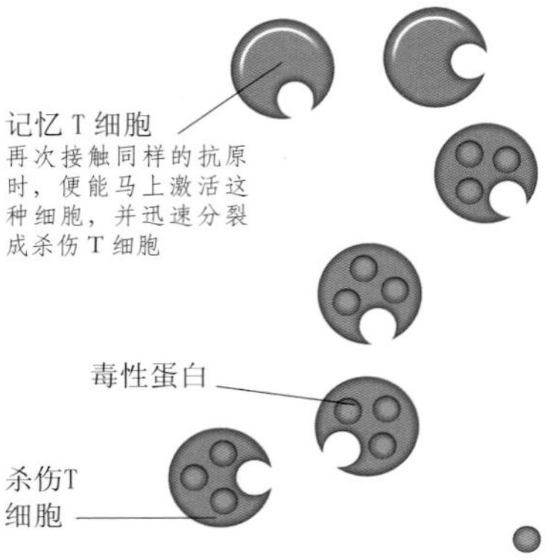

2 匹配的T细胞增殖并生成多种类型的细胞：杀伤T细胞，该细胞内含有毒性蛋白质；记忆T细胞，存储在机体内供日后使用。

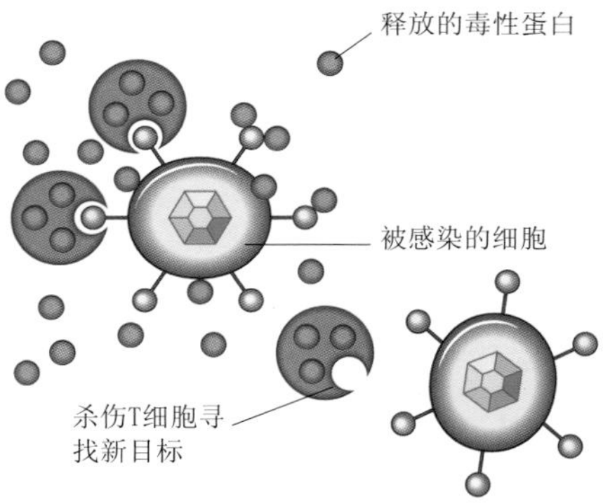

3 杀伤T细胞锁定带有可识别抗原的被感染细胞，并释放毒性蛋白。这些蛋白质便能杀灭被感染的细胞。杀伤T细胞然后去寻找其他受感染的细胞。

功能

变态反应

变态反应通常是对正常无害物质的一种不恰当的免疫反应。初次接触变应原后，免疫系统便对其敏感。在随后的接触中，便会发生变态反应。位于皮肤、鼻腔黏膜和其他组织的肥大细胞被破坏，并释放一种称为组胺的物质，从而引起人体组织敏感并产生变态反应症状。

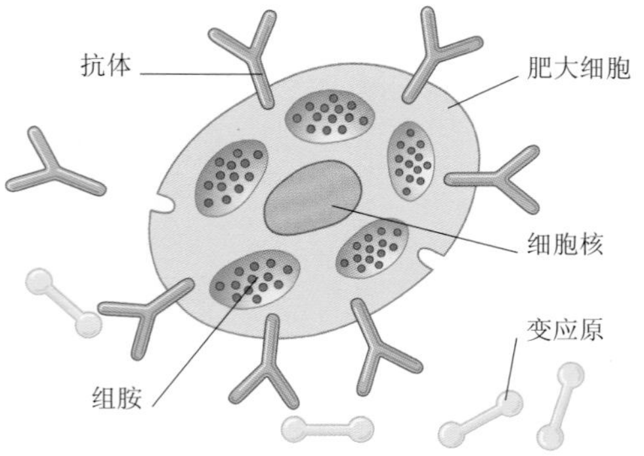

1 反复接触变应原后，结合在肥大细胞表面的抗体便会预先产生并与其反应。肥大细胞中含有组胺。

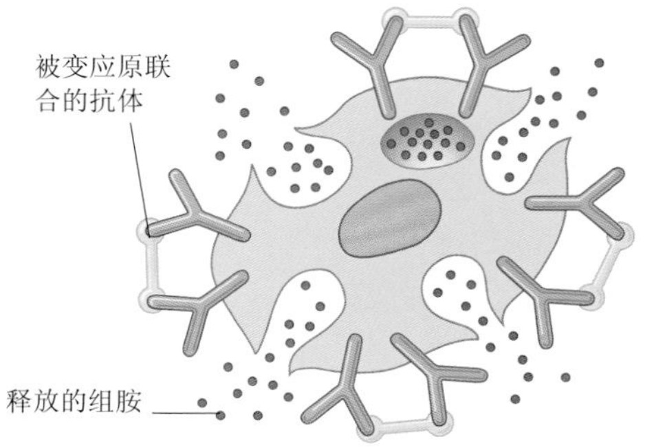

2 变应原先与抗体结合，再将两个或两个以上结合的抗体联合，引起细胞破裂并释放组胺。组胺会引起变态反应症状。

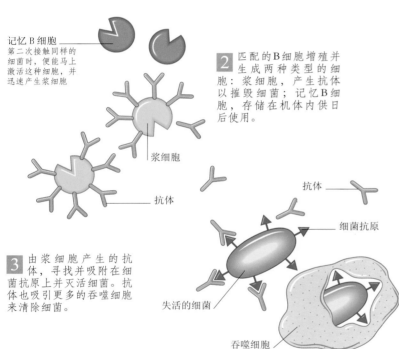

血液病

血液向身体的各个部位输送氧和营养物质，并带走二氧化碳和其他废物。氧由红细胞携带，红细胞几乎占血容量的一半。血液的其他组成部分，包括可对抗感染的白细胞，以及可以帮助形成血凝块，封闭受损血管壁的血小板。

一种或多种不同类型的血细胞的数量、成分、形态的异常，都会导致血液疾病。本节的第一篇文章讲述的是不同类型的贫血和镰状细胞病。在这些疾病中，常出现血红蛋白，即红细胞内携带氧的色素含量不足或出现异常，或红细胞破坏的速度过快。接下来讨论的是血液的凝血障碍和血液高凝状态。在这些疾病中，有一些疾病是遗传性的，如血友病与克雷司马斯病和血管性血友病。这些疾病中，负责编码合成特定凝血因子的基因缺失或异常。在本节中，对被称为白血病的血液系统肿瘤，也进行了讨论。这些疾病是由于白细胞过度增殖造成的，白细胞过度增殖抑制了人体正常血细胞的增殖。在本节的最后一篇文章中，描述了红细胞增多症，这是一种红细胞生成过多性疾病。

重要的解剖结构

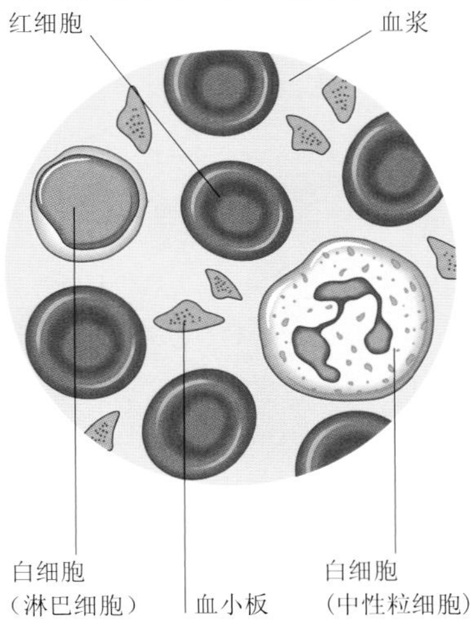

有关血液的结构和功能的更多信息，请参阅 265 ～ 270 页。

贫血

血红蛋白（红细胞中的携氧色素）数量不足或异常

年龄、性别、遗传和生活方式是与本病类型相关的危险因素

贫血是一种血红蛋白缺乏或异常的疾病。红细胞中的血红蛋白在肺部与氧结合，并通过血液循环将氧运送到人体所有的组织。因此在贫血时，血液的携氧能力下降，身体组织可能得不到足够的氧。

红细胞是在骨髓中生成的（以每秒超过 100 万的速度生成），并在血液循环中生存 120 天左右，直到在脾中分解。在一个健康人的体内，红细胞的生成和破坏是平衡的。如果这种平衡被打破，或健康红细胞的数量减少，或血红蛋白的异常，都会引起贫血发生。

有哪些类型？

贫血主要有 4 种类型。第一种类型是由于缺乏一种或多种对健康红细胞的生成起至关重要作用的物质。迄今为止，最常见的这种类型的贫血是缺铁性贫血（见本页），是由于体内铁水平低引起的。一个更罕见的类型是巨幼细胞贫血（见 272 页），这通常是维生素 B_{12} 或另一种维生素——叶酸水平低的结果。

第二种类型的贫血，是由于遗传性血红蛋白生成异常引起的。这种类型的例子，包括镰状细胞病（见 272 页）和地中海贫血（见 273 页）。血红蛋白的异常是从出生后不久即开始出现的，但是贫血的症状，直到儿童期才会出现。

第三种类型的贫血，是由于红细胞破坏过速（溶血）引起的，因此也被称为溶血性贫血（见 273 页）。

第四种类型的贫血，是再生障碍性贫血（见 274 页），是由于骨髓不能产生足够数量的红细胞造成的。这种类型的贫血，通常伴有其他类型的血细胞数量不足。

贫血可能是由于各种不同病因共同导致的结果，有时确切病因并不清楚。在某些情况下，贫血发生在一些长期的疾病中，如癌症或类风湿关节炎（见 222 页）。

有哪些症状？

如果你的贫血是轻度的，那么你的身体可以通过增加组织的血液供应来弥补血液携氧能力的轻度降低。在这种情况下，可能没有任何症状。较严重的贫血引起的症状可能包括：

- 疲劳和头晕的感觉。
- 苍白的皮肤。
- 轻度活动感到呼吸困难。

你也可能出现心率过快，因为此时的心脏需要更加努力地工作，来增加身体其余部分的血液供应。对心脏的压力可能会导致慢性心力衰竭（见 247 页），此时常见的症状包括脚踝的肿胀和气短加重。

应该如何处理？

贫血通常是经抽血化验证实的。首先检测血红蛋白的水平，贫血类型和病因的分类，可通过骨髓穿刺获取组织样本，在显微镜下进行检查（见 274 页“**骨髓穿刺和活检**”）。大多数贫血对治疗反应良好。严重的情况下，可能需要输血（见 272 页）。

缺铁性贫血

一种因体内铁离子不足而造成的贫血

女性更常见

素食饮食是发病的危险因素

年龄和遗传对本病的影响不明显

缺铁性贫血是最常见的一种贫血（红细胞中的携氧色素，即血红蛋白不足）。在血液生成中，铁是血红蛋白的重要组成部分。如果没有足够的铁，血红蛋白的生成和骨髓中红细胞的数量也会减少。因此，与肺里的氧结合的血红蛋白和将氧携带到身体组织的红细胞都会减少，造成组织得不到足够的氧供。

由哪些原因引起？

持续性出血引起的铁离子数量的显著减少，是缺铁性贫血最常见的病因。这种类型的贫血，主要发生在一段时间内月经量过多的女性（见 471 页“**月经过多**”）。长期失血，也可能是由于胃溃疡（见 406 页“**消化性溃疡**”）引起的。长期使用阿司匹林或非甾体类抗炎药物（见 578 页），也是造成胃黏膜出血的可能原因。在 60 岁以上的人群中，失血常见的原因是肠癌（见 421 页“**结肠直肠癌**”）。胃或上段肠道的出血可能没有症状，因此不会引起注意，而消化道或直肠出血可以看见粪便中有血。

引起缺铁性贫血的第二个病因，是饮食中铁的含量不足。进食铁含量很少或根本不含铁的食物的人，如素食主义者，发生缺铁性贫血的危险尤其高。

缺铁性贫血也可能发生在身体需要高于正常水平的铁的时候，而现有的饮食并不能满足对铁的这些额外需求。例如，处于快速成长发育期的儿童，尤其是青少年，以及怀孕的妇女，如果他们的饮食中没有足够的铁，那么他们患缺铁性贫血的危险也是增加的。

引起缺铁性贫血的一些其他原因，包括那些防止饮食中铁吸收障碍的疾病。在体内，铁是在食物经过小肠时被吸收的，因此一些引起小肠损害的疾病，如乳糜泻（见 416 页）或小肠手术后，都会导致缺铁。

有哪些症状？

除了与引起缺铁性贫血的潜在疾病相关的特殊症状外，可能会出现一些贫血的一般症状，其中包括：

- 疲劳和头晕。
- 皮肤苍白。
- 轻微活动后即感到呼吸困难。

也可能会因严重缺铁而引发一些症状：

- 脆性匙形甲。
- 口唇两侧皮肤出现疼痛性的裂口。
- 光滑、红色的舌头。

如果贫血严重的话，可能会存在发生慢性心力衰竭（见 247 页）的危险，因为此时的心脏，必须更加努力地工作，才能为身体的其他部位提供足够的血流。

应该如何处理？

医生会安排抽血化验，以测量血液中的血红蛋白和铁的水平。如果缺铁的证据不明显，可以安排其他检查，以查找内出血的证据。这些检查可能包括上消化道内镜检查（见 407 页）和结肠镜（见 418 页）检查。

如果检查出致病原因，将会针对这些疾病进行治疗。医生可能会开含铁的药片（儿童为含铁的糖浆）或者在少见的情况下注射铁剂来补充铁的存储（见 599 页“**矿物质**”）。医生也可能建议食用含维生素 C（柑橘类水果和柑橘类水果汁中含有丰富的维生素 C）的饮食，因为这种维生素可以辅助铁的吸收。严重贫血，可能需要输血（见 272 页）。

治疗

输血

严重贫血或为了补充出血后的失血，需要进行输血治疗。输血通常是在医院进行的，有时也会在日间门诊里进行。所需的血液量取决于病情的严重程度。通常是 3 ～ 4 小时内输完一袋血，但如有必要，可以加快输血的速度。一般先采集血液样本，来检查你的血液是否与供血者的血液相容（这一过程称为交叉配型）。会对供血者的血液进行传染性微生物的筛查检测，如艾滋病病毒和肝炎病毒，然后储存在血库中。有时只输血液的某些成分，如红细胞或血小板。

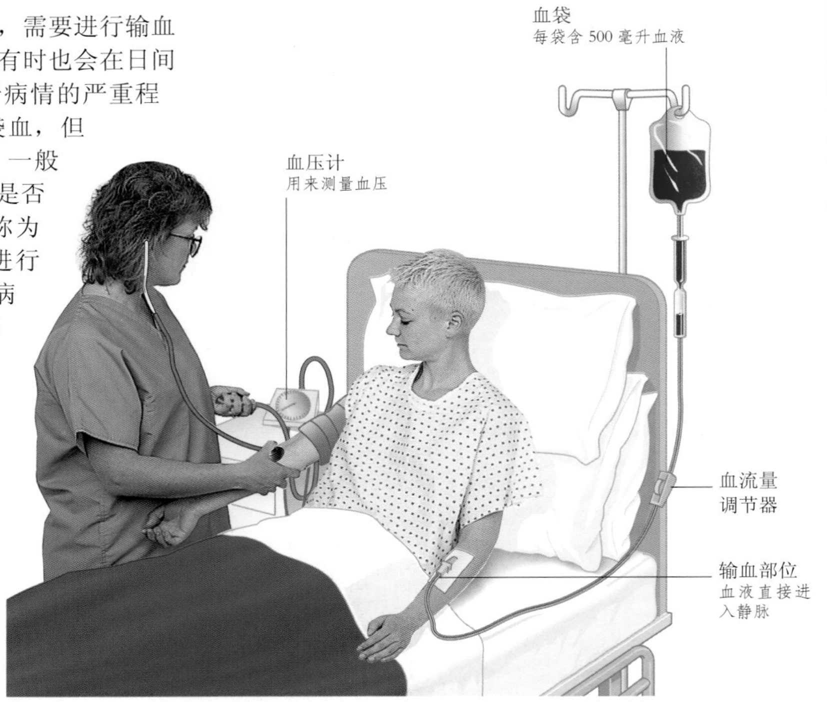

输血
在静脉输血时，护士会定时测量患者血压、脉搏和体温。

巨幼细胞贫血

一种因维生素 B_{12} 或叶酸缺乏而引起的贫血

常见于40岁以上的人群

年龄、性别、遗传和生活方式是与本病病因相关的危险因素

两种主要的维生素，维生素 B_{12} 和叶酸，在健康红细胞的生成中发挥了重要的作用。无论是哪种维生素缺乏，都可导致幼红细胞在骨髓中的生成减少，且生成的红细胞也是有缺陷的，因此无法携带足够的氧到身体的各个组织。

由哪些原因引起？

维生素 B_{12} 的缺乏往往是由于自身免疫性疾病引起的，这种疾病使某些损害胃黏膜的抗体产生后，抑制内因子的分泌，内因子是食物经小肠吸收维生素 B_{12} 必不可少的因子。

有一种类型的巨幼细胞贫血称为恶性贫血，这种贫血往往具有家族聚集性，女性和那些患有自身免疫性疾病的人更常见，如桥本甲状腺炎（见 433 页“甲状腺炎”）。肠道功能紊乱，如乳糜泻（见 416 页）或腹部手术，也可以干扰维生素 B_{12} 的吸收。由于维生素 B_{12} 只存在于动物源性食品中，因此素食者存在缺乏维生素 B_{12} 的风险，除非他们补充维生素 B_{12}。叶酸缺乏往往是由于不良的饮食习惯造成的。酗酒的人发生叶酸缺乏的风险较高，因为酒精干扰叶酸在肠道内的吸收。孕妇也有叶酸缺乏的风险，因为怀孕期间对叶酸的需求量增加。引起细胞转换速度加快的疾病，包括严重的银屑病（见 192 页），也是造成叶酸缺乏的原因。其他较为罕见的病因是某些药物，如抗惊厥药物（见 590 页）、抗癌药物（见 586 页）的副作用引起的叶酸缺乏。

有哪些症状？

巨幼细胞贫血的初期症状与所有贫血的症状相同，发展缓慢，可能包括：

- 疲劳和头晕。
- 皮肤苍白。
- 轻微活动后即感到呼吸困难。

这些症状可能会随着时间的推移而恶化。叶酸缺乏虽然不会产生其他的症状，但维生素 B_{12} 缺乏可能最终会损害神经系统并导致：

- 手足刺痛。
- 虚弱和身体失衡。
- 失意和意识混乱。

有恶性贫血的人，也可能会因黄疸而引起皮肤发黄（见 407 页）。

应该如何处理？

确定巨幼细胞贫血的诊断需要抽血化验叶酸、维生素 B_{12} 和铁的含量。病人可能还需要进行骨髓穿刺和活检（见 274 页）。对于维生素 B_{12} 吸收障碍的巨幼细胞贫血，可通过治疗基础疾病来改善，但一些恶性贫血和手术后造成的维生素 B_{12} 吸收不良，则需要终身定期注射维生素 B_{12}（见 598 页“维生素”）。症状会在几天内消退，但已造成的神经系统损害是不可逆转的。

如果巨幼细胞贫血是由饮食中缺乏叶酸或维生素 B_{12} 引起的，这种症状通常通过改善饮食即可消失。素食者可能需要服用维生素 B_{12} 补充剂。

镰状细胞病

一种遗传性的血液病，该病使红细胞变成镰刀形

出生时即表现出来，初次症状出现在出生后6个月左右

从父母双方遗传到不正常基因；主要影响黑人

剧烈运动和高海拔地区可能诱发疾病

性别对本病的影响不明显

镰状细胞病是血红蛋白异常的结果。红细胞中的血红蛋白在肺部与氧结合，并把氧运输到身体各个组织。本病的异常血红蛋白使得红细胞变形，成为镰刀形状。因为这些镰刀状的细胞是坚硬的，会驻留在小血管内，阻碍血液流动，消耗组织中的氧。镰刀形红细胞很脆弱，可能过早被破坏，从而导致贫血（见 271 页）。镰状细胞病最常见于非洲裔的人群，而少见于地中海地区的居民。

由哪些原因引起？

镰状细胞病是一种遗传性疾病，是从父母双方遗传了异常基因，以常染色体隐性遗传的方式（见 151 页“基因异常性疾病”）遗传。如果只从父母一方得到一个异常基因，会引起一种被称为镰状细胞特征的疾病。镰状细胞特征通常既不产生症状，也不需要治疗。有一个异常基因（镰状细胞特征），对疟疾有一定的免疫性（见 175 页），但有两个异常基因（镰状细胞病）则不存在这种免疫作用。在镰状细胞病特别常见的地方，应该建议计划要孩子的夫妇进行基因检查。如果发现夫妻双方都携带有镰状细胞病的基因，那么他们应接受遗传咨询（见 151 页）。

有哪些症状？

镰状细胞病的症状差异很大，即使是在同一家庭中的患者，症状也是不一样的。儿童患者的症状，首先出现在大约 6 月龄时，可能包括间歇性手指和脚趾肿痛，并引起生长迟缓。

疾病的明显发作，称为镰状细胞危象，在整个童年到成年阶段，会间歇性地出现。这些危象可能由感染诱发，也可能在剧烈运动后，以及受寒或在高海拔地区时发作。镰状细胞危象可以产生不同组合的症状，其中可能包括：

- 严重时脸色苍白、疲倦、头晕。
- 骨或关节处严重的疼痛和肿胀。
- 呼吸困难和胸痛。
- 腹部疼痛。
- 血尿。

镰状细胞危象通常需要紧急入院治疗，因为它可以危及生命。

有哪些并发症？

有镰状细胞病的人容易受到严重的感

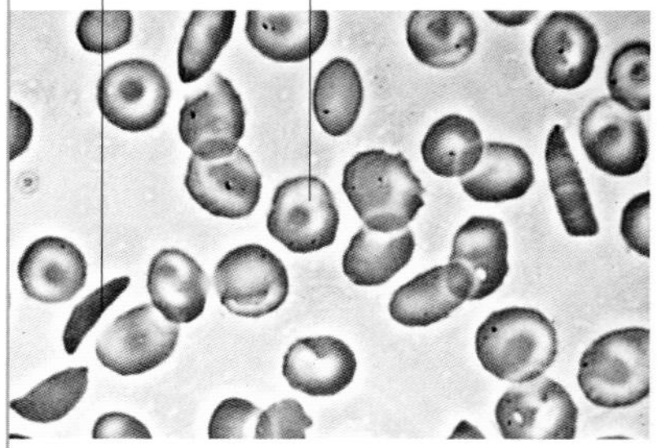

镰状红细胞
在镰状细胞病中，红细胞扭曲成独特的脆弱的镰刀形状。

染，如肺炎球菌感染（见 299 页“**肺炎**”），并且任何感染都可以诱发镰状细胞危象。该病患者还可以发生胆结石（见 412 页）。异常的细胞可能会因阻塞和损伤全身的小血管而引起疾病，这会导致肾功能损害（见 451 页“**慢性肾功能衰竭**”）。短暂性脑缺血发作（见 328 页）和脑卒中（见 329 页）的风险也随之增加。患有镰状细胞病的妇女受孕概率可能减少，而那些怀孕的妇女面临流产的风险增加（见 511 页）。

应该如何处理？

为了明确诊断，医生可能会采集血液样本在显微镜下观察镰状细胞，并检测有缺陷的血红蛋白。

如果镰状细胞病不严重，可给予红细胞生成所必需的叶酸（见 598 页“**维生素**”）。如果病情严重，可能需要长期服用羟基脲来治疗，羟基脲可以降低血液中异常红细胞的比例。另外，可能还需要持续预防性地服用抗生素（见 572 页），以及注射预防肺炎球菌感染的疫苗。

发生镰状细胞危象时通常需要立即入院治疗。可给予患者静脉输液来治疗脱水，使用抗生素治疗潜在的感染，还会给患者使用止痛药物（见 589 页）。对于反复发作镰状细胞危象的患者，可进行血液置换治疗，即用健康供血者的血液，替换部分患者的血液。在某些情况下，可以考虑干细胞移植（见 276 页）。

地中海贫血

一种红细胞中携氧的色素——血红蛋白合成受到影响的遗传性贫血

- 出生时即表现出来，初次症状的出现年龄因疾病类型的不同而异
- 从父母一方或双方遗传到一个或多个不正常的基因
- 性别和生活方式对本病的影响不明显

地中海贫血患者的遗传基因缺陷，使机体不能合成正常的血红蛋白（位于红细胞内的携氧色素）。含有有缺陷的血红蛋白的红细胞比正常红细胞携带的氧要少，并且容易过早地被破坏，因此造成输送到身体各组织的氧减少。

机体为了补偿这种不足，会在骨髓以及成人通常不会形成红细胞的肝脏和脾脏内，生产更多的红细胞。由于过度工作引起骨髓扩增，导致头骨和面部骨骼增厚。肝脏和脾脏在生产红细胞时，也有可能增大，尤其是脾脏，需要清除大量的异常红细胞，因此也会增大。地中海贫血主要发生在地中海国家，以及中东、东南亚和非洲。

由哪些原因引起？

一个正常的血红蛋白分子中含有 4 条蛋白质（珠蛋白）链：两条 α－链和两条 β－链。不同的基因负责参与合成不同类型的链。地中海贫血是由一个或多个基因缺陷造成的，最终导致不能合成足够数量的 α－链或 β－链。

由异常的 β－链引起的地中海贫血比较常见。一个人会从父母双方各自遗传到一条血红蛋白 β－链基因。如果其中一条基因是有缺陷的，那么这个人通常是没有症状的，称为携带者。如果这两条基因都有缺陷，那么这个人会出现地中海贫血的症状。

由异常的 α－链引起的地中海贫血在英国比较罕见。一个人可以遗传到 4 个复制的编码血红蛋白 α－链的基因，这 4 个基因分别来自父母双方各两个。如果这些基因中有一个或两个基因存在缺陷，那么这个人通常仅仅是一个携带者，没有症状，但偶尔也有可能出现轻度贫血。如果 3 个基因存在缺陷，那么这个人通常会出现症状，如贫血。如果所有 4 个基因都有缺陷，那么胎儿在出生前就会死亡，除非给子宫内的胎儿进行输血治疗，并在出生后持续输血，但是这样的治疗并不总能取得成功。

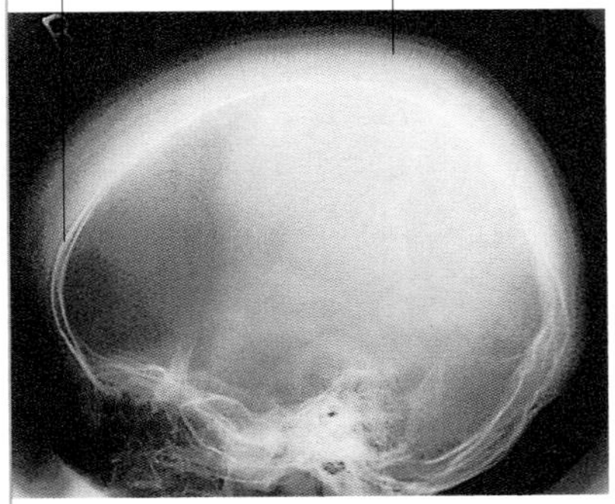

地中海贫血患者扩大的头骨
重症地中海贫血患者，由于骨髓活动增加导致头骨扩大而且增厚，使脸部的外观改变。

如何预防？

计划要孩子的妇女或夫妇可以进行基因检测，如果发现有缺陷的基因，他们可能会考虑接受遗传咨询（见 151 页）。此外，在英格兰，地中海贫血的检查常规地向所有孕妇提供（在英国其他地方可以根据需求提供这些检查）。如果检查结果表明胎儿患有地中海贫血，那么会对孕妇进行遗传咨询，与孕妇一起讨论是否要继续妊娠。在英格兰，对新生儿也常规地进行地中海贫血的筛查。在英国其他地方，在需要的情况下，也可以进行新生儿地中海贫血的相关检查。

有哪些症状？

β－地中海贫血的携带者通常不会出现症状。然而，如果一个人遗传了两个 β－地中海贫血的缺陷基因，那么通常在 4～6 个月龄时会出现严重贫血症状。这些症状包括：

- 皮肤苍白。
- 轻微活动后即感到呼吸困难。
- 因肝脏和脾脏增大引起的腹部肿胀。

受影响的儿童生长缓慢，性发育延迟。患儿的头面部骨骼扩展变厚。

α－地中海贫血（有一个或两个缺陷基因）的人往往没有症状，虽然有两个缺陷基因的某些人可能有轻度贫血。那些有 3 个缺陷基因的患者与 β－地中海贫血患者的症状相似，可能直到童年或成年早期才出现。

应该如何处理？

如果是轻度的地中海贫血，不需要治疗，患者可能需要补充叶酸（见 598 页“**维生素**”），以帮助刺激红细胞的产生。如果病情严重，可能需要终身定期输血（见 272 页）。然而，频繁的输血可以导致铁在心脏、肝脏和胰腺的聚积，引起这些器官的进行性损坏。为了抵消铁的聚积，可能需要服用去铁胺、地拉罗司（易解铁）或去铁酮（使肾脏排铁比平常更多的药物）来治疗。若脾肿大，可能需要将其切除。在严重的情况下，可以考虑干细胞移植（见 276 页）。

预后如何？

轻度地中海贫血的人寿命不受影响。一些患有严重地中海贫血症的人在儿童早期就会死亡，但定期输血会大大延长寿命。

溶血性贫血

一种因红细胞过度破坏而引起的贫血

- 遗传是与本病病因相关的危险因素
- 年龄、性别和生活方式对本病的影响不明显

当血液中的红细胞被破坏的速度大于其更新的速度时，就会发生溶血性贫血。在脾中被破坏前，红细胞通常的寿命是 120 天左右，成熟红细胞寿命缩短称为溶血。红细胞过早被破坏可能是由于异常的免疫反应、遗传性疾病或感染引起的。如果骨髓不能迅速生成用于取代损失的红细胞，那么就会引起溶血性贫血。

由哪些原因引起？

溶血性贫血通常是由于异常的免疫反应引起的，异常的免疫反应是体内产生攻击红细胞的抗体，并促进红细胞在脾脏被破坏。这种反应通常是由药物引发的，包括青霉素（见 572 页“**抗生素**”）、甲基多巴（见 580 页“**降压药物**”）或奎宁（见 574 页“**抗疟药物**”）。攻击红细胞的抗体，也可能会出现在慢性淋巴细胞白血病（见 277 页）或自身免疫性疾病，如系统性红斑狼疮（见 281 页）的患者中。

一些影响红细胞的生化合成或形状的遗传性疾病也可促发溶血。全球有 100 多万人存在一种生化异常，即葡萄糖 6- 磷酸脱氢酶（G6PD）缺乏，这种红细胞中的酶，有助于防止红细胞受到化学性损伤。患有葡萄糖 6- 磷酸脱氢酶缺乏的人通常是健康的，但一些感染和药物可以触发溶血。其中一种形式的葡萄糖 6- 磷酸脱氢酶缺乏症，绝大多数发生在地中海裔人群。在蚕豆中发现的一种化学物质可以引发严重的溶血（蚕豆病）。

其他可导致溶血性贫血的遗传性疾病包括地中海贫血（见本页）、镰状细胞病（见 272 页）和遗传性球形红细胞增多症。在地中海贫血中，大量的异常红细胞在脾脏被破坏。镰状细胞病中，镰刀形红细胞异常脆弱，过早地被破坏。遗传性球形红细胞增多症中，红细胞变成一个球形，并在脾脏中过早地被破坏。所有这些疾病可能导致开始于童年的持续性溶血。

红细胞也可能因感染而被破坏，如疟疾（见 175 页），原因是致病微生物在红细胞中大量繁殖。在极少数情况下，置换的人工心脏瓣膜会损害红细胞，引起溶血性贫血。

有哪些症状？

患有溶血性贫血的人，可能出现下列症状，这也是所有贫血患者的共同表现：

- 疲劳和头晕的感觉。
- 皮肤苍白。
- 轻微活动后即感到呼吸困难。

也可能会出现溶血的一些症状，包括：

- 皮肤和眼白发黄（见 407 页“**黄疸**”）。
- 脾脏肿大引起的腹部肿胀，脾脏肿大是由于清除掉大量破坏的红细胞的结果。

在数年里，患者会出现胆结石（见412页），胆结石是由红细胞破裂的产物胆红素形成的。

应该如何处理?

在血液检查时，发现有大量的未成熟红细胞，或在某些情况下，发现有红细胞碎片、异常形状的红细胞，都可以诊断为溶血性贫血。医生可能会检测血的胆红素水平，他还会为你安排抽血化验来寻找抗红细胞的抗体，以确定引起贫血的病因。

同时还应该治疗引起溶血性贫血的一些潜在疾病，如感染或自身免疫性疾病，停止使用任何能够引起溶血的药物。对于免疫反应引起的溶血性贫血，可使用皮质类固醇药物（见600页）来治疗。在某些情况下，脾切除对溶血性贫血的治疗是必要的。

再生障碍性贫血

由于骨髓生成血细胞障碍而导致的一种贫血

- 很少因异常基因引起
- 接触一些化学物质如苯，是发病的危险因素
- 年龄和性别对本病的影响不明显

血液中通常含有红细胞、白细胞和血小板。血液中的这些成分全部或绝大部分是在骨髓里产生的。然而，在再生障碍性贫血时，骨髓不能产生干细胞（干细胞是这些细胞成分的初始状态），从而导致所有这些血细胞数量异常低下。

由哪些原因引起?

在许多情况下，再生障碍性贫血的病因不明。然而，再生障碍性贫血可能是自身免疫性疾病（见280页）引起的，此时免疫系统会产生能够破坏人体自身干细胞的抗体。在罕见的情况下，再生障碍性贫血是由于遗传了异常的基因引起的。在有明确的引起再生障碍性贫血的疾病时，这种贫血称为继发性再生障碍性贫血。

继发性再生障碍性贫血，有时会在严重的病毒感染后出现，如肝炎病毒感染（见408“急性肝炎”）。放射治疗（见158页）、化学药物治疗（见157页）后也可能发生继发性再生障碍性贫血，因为这两种治疗都可能会使骨髓血细胞的生成减少。接触某些化学物质如苯，以及一些抗生素（见572页），如磺胺类，也可能触发继发性再生障碍性贫血。

检查

骨髓穿刺和活体组织检查

骨髓穿刺和活体组织检查（简称活检）用于诊断各种血液病，如白血病和严重贫血。操作过程中，需采集两种类型的组织样本进行检查：骨髓穿刺用细针和注射器抽取细胞进行检查；骨髓活检用粗针扎进骨髓腔内获取组织来进行检查。穿刺部位此后可能会出现持续数日的压痛。骨髓穿刺和活检通常是在门诊完成的。

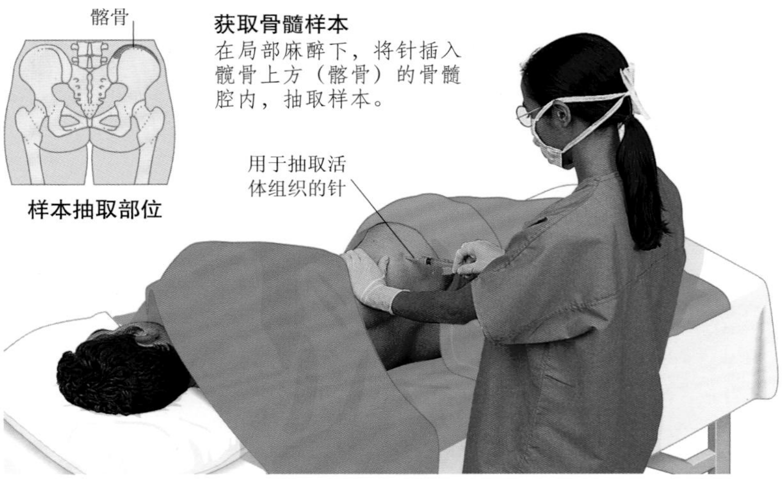

结果

骨髓活检样本
在这个骨髓样本的放大图像中，显示有大量的异常白细胞。慢性粒细胞白血病是引起这种血细胞异常的可能原因。

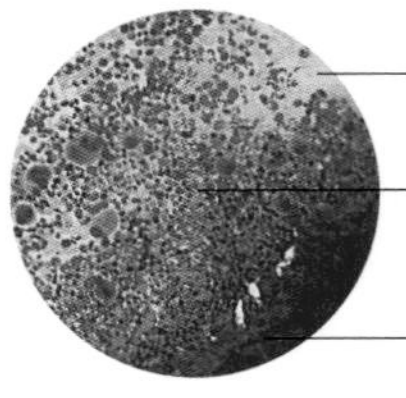

有哪些症状?

再生障碍性贫血由于红细胞的缺乏可能导致与其他贫血相似的症状：

- 疲劳和头晕的感觉。
- 皮肤苍白。
- 轻微活动后即出现呼吸困难。

因为缺少参与凝血的一种微小的细胞——血小板，可能会引起一些症状，如容易形成瘀伤和过度出血等症状，通常是牙龈或鼻子的过度出血。白细胞是免疫系统的重要组成部分，因此白细胞缺乏会增加细菌和真菌的易感性，并且在发生感染后由于免疫应答反应不足而危及生命。

应该如何处理?

医生可能会安排血液检查，来检测血细胞水平，以及进行骨髓穿刺和活检（见本页）。

基础疾病的治疗可使骨髓的造血功能恢复。免疫抑制药物（见585页）或皮质类固醇药物（见600页）可用于治疗自身免疫性疾病。在恢复过程中，可输血（见272页）和服用抗生素（见572页）来预防或治疗感染。如果这些疗法都无效，可进行干细胞移植（见276页）。

预后如何?

如果及早治疗，患再生障碍性贫血的人可能会完全恢复。但是，在某些情况下可能是致命的。成功的造血干细胞移植可以挽救患者的生命。

出血性疾病

导致出血过多或出血时间延长的一组疾病

- 年龄、性别、遗传和生活方式是与本病病因相关的危险因素

通常，在出血部位会形成血凝块来封堵受到损坏的血管壁，以防止进一步失血。凝血过程依赖于被称为血小板的血细胞、在血液中循环的蛋白质凝血因子与血管壁之间的相互作用。凝血因子或血小板的缺乏都会阻碍凝血过程，这可能会导致瘀血、在轻微损伤后出现出血时间延长或大出血，或内出血流入到肌肉、器官和关节。许多造成过度出血的疾病是遗传性的，最重要的是血友病与克雷司马斯病（见本页）及相关的血管性血友病（见275页）。这些疾病的发生是由于与合成某个特定凝血因子相关的基因异常，导致血液中凝血因子水平低下或完全没有凝血因子。

血液中的血小板数量太少导致血小板减少症（见275页）。这种疾病可能是骨髓疾病，如白血病（见276页）、再生障碍性贫血的并发症，或某些药物的副作用，如用于化学药物治疗（见157页）的抗肿瘤药物。血小板水平低可能会导致感染，如艾滋病病毒感染（见169页“艾滋病病毒感染与艾滋病”）或败血症（见171页）。

肝脏疾病或肠道疾病也可能导致异常出血，肝脏是合成凝血因子的场所，维生素K（凝血因子生成的重要辅酶）是在肠道里被吸收的。

应该如何处理?

由于一个或多个凝血因子缺少引起的出血性疾病，可通过定期注射缺失的因子来治疗。如果出血性疾病是由于某种药物引起的，则应停止使用这种药物。在其他情况下，主要针对引起出血性疾病的潜在疾病进行治疗。

血友病与克雷司马斯病

一种由遗传性凝血因子缺乏引起的失血过多的疾病

- 只发生于男性
- 异常基因引起的，有些是遗传性的
- 年龄和生活方式对本病的影响不明显

在正常情况下，除非是非常严重的出血，割伤或内出血会在几分钟之内就可以止血。血友病患者，即使是小的伤口，都可能会流血数小时或数天，有时还会有自发性出血。非常罕见的克雷司马斯病也有类似的症状。此病以首次诊断该疾病的人的姓氏来命名。这两种疾病只影响男性。

由哪些原因引起?

血友病与克雷司马斯病都是因缺乏一种参与血液凝固的蛋白质引起的。血友病缺乏的蛋白质是凝血因子Ⅷ，克雷司马斯病缺乏的蛋白质是凝血因子Ⅸ。这两种疾病都是由于基因缺陷造

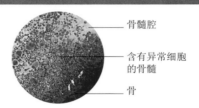

成的。所涉及的特定基因在两种疾病中是不同的。

在这两种疾病中，位于X染色体上（见151页“基因异常性疾病”）的异常基因是以隐性遗传方式遗传的，这两种疾病只发生在男性，而女性则不会发病，但女性会将缺陷基因遗传给她的孩子。每一个携带异常基因的母亲，她们的儿子都有1/2的患病概率。

1/3的血友病与克雷司马斯病的患者，发病的原因是自发性的基因异常，并没有这种疾病的家族病史。

有哪些症状？

这两种疾病的症状稍有不同，严重程度取决于患者体内合成凝血因子Ⅷ或Ⅸ的量。症状通常在婴儿期出现，包括：

- 即使受了轻伤也容易出现瘀斑。
- 因内出血导致的肌肉和关节胀痛。
- 受伤或小手术后长时间出血。
- 血尿。

如果不治疗，长期的关节内出血可导致关节的损害，最终导致关节畸形。

应该如何处理？

医生会安排检查，来确定你的血液凝固形成血块的时间有多长，并检测凝血因子Ⅷ和Ⅸ的水平。

治疗的目的是维持足够高的凝血因子水平，以防止出血。如果你患有严重的血友病或克雷司马斯病，你可能需要定期静脉注射凝血因子Ⅷ或Ⅸ，以提高血液中的这些因子的水平。如果你患有轻度的血友病或克雷司马斯病，你可能只需要在受伤后或手术前注射凝血因子Ⅷ或Ⅸ。医生可能还会为你开去氨加压素，去氨加压素是一种垂体激素，可以升高血液中的凝血因子Ⅷ的水平（见603页“治疗垂体疾病的药物”）。一些人会产生针对补充的凝血因子Ⅷ的抗体，这使治疗难度增大。这些人可能需要服用破坏抗体的免疫抑制药物（见585页）。

预后如何？

如果患有血友病或克雷司马斯病，你可以积极生活，但需要避免任何受伤。

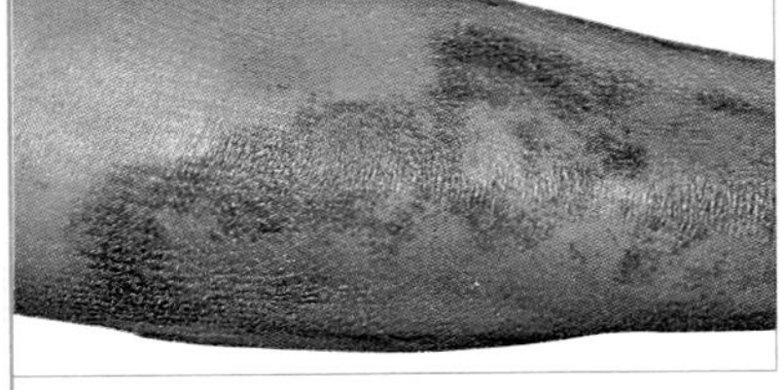

血友病患者手臂上的瘀斑

即使轻微的外伤也会使血友病患者出现如上图所示的严重瘀斑，这是由血友病患者的血液不能正常凝固造成的。

一些运动，如游泳、跑步、走路都是有益的，但接触性运动，如摔跤和足球运动应尽量避免。定期的牙齿保健可以避免因牙龈炎症引起的牙龈出血。

如果你有血友病或克雷司马斯病的家族史，在计划怀孕时应听取医生的意见（见151页“遗传咨询”）。在过去，一些血友病患者在接受被乙型或丙型肝炎病毒或艾滋病病毒污染的凝血因子后，感染急性或慢性肝炎（见409页）或艾滋病病毒（见169页“艾滋病病毒感染与艾滋病”）。注射人工合成的凝血因子Ⅷ和Ⅸ都可以消除这些病毒感染的风险。

血管性血友病

一种遗传性的终身性出血性疾病，与血友病相似

从父母一方遗传的异常基因

年龄、性别和生活方式对本病的影响不明显

在血管性血友病中，患者的血液中缺少一种称为血管性血友病因子的物质，或这种物质只维持在一个极低的水平。血管性血友病因子与一种被称为凝血因子Ⅷ的蛋白结合，凝血因子Ⅷ是形成血凝块所必需的凝血因子。因此该因子的缺乏可导致失血过多或出血时间延长。

血管性血友病是一个罕见的由显性基因异常（见151页“基因异常性疾病”）引起的疾病，一个人只需要从父母一方遗传到致病基因就可以患病。

血管性血友病的症状包括：容易出现瘀斑、经常流鼻血、牙龈出血，妇女出现月经量过多，即使轻微的划伤也会出现出血时间延长。

应该如何处理？

通过确定血液凝固的时间以及检测血液中凝血因子的水平，通常就可以作出诊断。

对于病情较轻的患者，通常没有必要治疗。如果经常出血或需要做大手术时，可给予去氨加压素（见603页“治疗垂体疾病的药物”），该药物可提高血管性血友病因子和凝血因子Ⅷ在血液中的水平。医生会建议妇女服用口服避孕药来防止月经量过多。如果出血严重，可给患者静脉注射含有丰富凝血因子的血液提取物。这种疾病通常比较轻，经过治疗，患者的预后是好的。

血小板减少症

一种由于被称为血小板的血细胞水平减低而引起的疾病，常导致皮肤出血或内出血

年龄、性别、遗传和生活方式对本病的影响不明显

血小板减少症是描述在血液循环中血小板的数量减少的医学术语。血小板是骨髓中产生的小血细胞，在血凝块的形成中起到重要的作用，因此它们数量的减少可导致失血过多。

血小板减少症可能是由于骨髓生成血小板障碍，或血小板在脾脏中被破坏过多引起的。一些疾病可能引起血小板在骨髓中的生成减少，如白血病（见276页）、再生障碍性贫血（见274页）或化学药物治疗（见157页）。血小板的过度破坏，通常是异常的免疫反应导致的。免疫反应时，体内产生攻击血小板的抗体（免疫性血小板减少症）。原因往往不清楚，但可能是由输血（见272页）或药物，如奎宁（见574“抗疟药物”）和利福平（见573页“抗结核药物”）而触发。在儿童，疾病往往是由病毒感染引发的。

血小板减少症可能因感染，如艾滋病病毒（见169页“艾滋病病毒感染与艾滋病”）或一种自身免疫性疾病，如系统性红斑狼疮（见281页）引起。在某些情况下，该症与肿瘤有关。

有哪些症状？

血小板减少症的症状通常比较轻，可能包括：

- 容易出现瘀斑。
- 许多微小红点或大块的紫癜的突然出现，二者在按下时均不褪色（见196页“紫癜”）。
- 牙龈出血和严重的鼻衄。
- 妇女月经量过多。

如果血小板的水平非常低，可能会因脑出血而增加脑卒中的危险（见329页）。

应该如何处理？

如果医生根据症状怀疑你患有血小板减少症，他可能会安排血液检查来检测你的血小板水平。医生也可能安排你做骨髓穿刺和活检（见274页）。

由病毒感染引起的轻度血小板减少症可自行消失，无需治疗。因血小板水平低下而引起的出血，可能需要寻找引起血小板减少的原因，并静脉输注血小板治疗。如果是药物诱导的血小板减少症，可以服用一种不影响血小板的替代药物，血液中的血小板水平应及时恢复正常。如果疾病是由于免疫性疾病（免疫性血小板减少）引起的，可给予口服皮质类固醇药物（见600页）。在因为血小板破坏增加而引起的严重或复发病例中，可能需要切除脾脏获得持久的治愈。

血液高凝状态

一种血液在血管内形成血凝块的异常倾向

年龄、性别、遗传和生活方式是与本病病因相关的危险因素

性别对本病的影响不明显

通常只有当血管被破坏时才发生凝血。凝血过程依赖于称为血小板的血细胞和称为凝血因子的蛋白质。血液中的其他物质可以防止自发凝血或帮助溶解血凝块。如果凝血和抗凝血机制的平衡被破坏，或血流速度减慢都可能导致过度凝血（高凝状态）。

凝血过度可能威胁生命。在静脉中形成的血栓（见263页“深静脉血栓形成”）可能会移行到肺部并阻塞动脉（见302页“肺栓塞”）。血栓也可能会阻塞心脏的动脉，引起心肌梗死（见245页），如果阻塞了大脑的动脉，就会造成脑卒中（见329页）。

由哪些原因引起？

血液高凝状态可能是由遗传疾病引起的。其中，缺乏某一特定的抗凝血物质（蛋白质C或S，或抗凝血酶），或形成异常的凝血因子Ⅴ，如一种称为莱顿Ⅴ因子的遗传性疾病，是导致血液高凝状态的原因。

血液高凝状态的另一个病因是因吸烟或糖尿病（见437页）引起的血小板黏性增高。有血液高凝状态的女性，可能是因雌性激素水平变化引起的，这种变化通常出现在怀孕期间、服用复合避孕药或接受激素替代治疗（HRT）时。

红细胞水平的提高（见278页“红细胞增多症”）可以增加血液的黏稠度，导致血液高凝状态。缺乏活动，如长途飞行、生病或手术后卧床，也可以增加血液高凝状态的可能性。

应该如何处理？

如果你有血液高凝状态或形成血栓的家族史，医生可能会为你安排凝血功能检查。如果诊断为遗传性疾病，如莱顿Ⅴ因子异常，医生可能会为你开防止血液凝固的药物（见584页），也可能建议遗传咨询。不管是什么病

因，都应避免吸烟或服用含有雌激素的药物，如复方口服避孕药和激素替代疗法。

白血病

一组骨髓肿瘤，在这些疾病中有大量的异常白细胞不受控制地增生

年龄、性别、遗传和生活方式是与本病类型相关的危险因素

在白血病中，癌变的白细胞快速增殖，并聚集在正常情况下生成所有类型血细胞的骨髓中。这会降低在骨髓里生成正常的白细胞、红细胞、血小板的数量。

红细胞数量减少会降低血液的携氧能力（见 271 页“贫血”）。如果正常白细胞水平降低会增加感染的风险，而血小板水平的减少可能会导致异常出血（见 275 页“血小板减少症”）。大多数白血病中，癌变的白细胞通过血液传播，引起淋巴结、肝和脾肿大。

有哪些类型？

白血病的主要类型有两种：急性白血病和慢性白血病。急性白血病症状发展迅速，而慢性白血病的症状可能需要数年的发展。成年人两种类型的白血病都可能发生，但儿童通常仅发生急性白血病。急性白血病（见本页）根据白细胞的类型可分为急性淋巴细胞白血病和急性粒细胞白血病。慢性白血病也有两种形式：慢性淋巴细胞白血病（见 277 页）和慢性粒细胞白血病（见 277 页）。

所有的白血病迟早都会产生与贫血一样的症状：疲倦、皮肤苍白、轻微活动后即感呼吸困难。其他症状包括体重减轻、发热、盗汗、失血过多、反复感染。

白血病可通过血液检测、骨髓穿刺和活检（见 274 页）来诊断。白血病的治疗通常包括化学药物治疗（见 157 页），在某些情况下，也应用放射治疗（见 158 页）。有时也需要输血（见 272 页）治疗。

白血病的预后取决于白血病的类型和严重程度。儿童白血病治疗更容易取得成功。

急性白血病

一种由骨髓内产生的大量不成熟或异常白细胞生成的恶性肿瘤

曾接触辐射或有毒化学品是发病的危险因素

年龄和性别是与本病类型相关的危险因素

遗传对本病的影响不明显

急性白血病是儿童最常见的恶性肿瘤。在 20 世纪 60 年代之前，急性白血病几乎都是致命的，但是，由于有更好的治疗方法，因此现在绝大多数患该病的儿童都可以存活。

在急性白血病中，癌变的、不成熟的白细胞快速繁殖并积聚在骨髓里，扰乱正常白细胞、红细胞和血小板的生成。正常白细胞数量下降会增加感染的风险，红细胞数量减少会降低血液的携氧能力（见 271 页“贫血”），血小板可以帮助封堵受到损害的血管，因此血小板数量减少会导致异常出血。

急性白血病有两种主要类型：急性淋巴细胞白血病（ALL）和急性粒细胞白血病（AML）。急性淋巴细胞白血病涉及的异常白细胞是不成熟的淋巴细胞（淋巴母细胞）；急性粒细胞白血病涉及的异常白细胞是不成熟的髓样细胞（原始粒细胞）。

急性淋巴细胞白血病是儿童期最常见的肿瘤，更常见于男孩。急性粒细胞白血病多见于 60 岁以上的人群，男女发病概率相同。如果不治疗，急性白血病可在几周内致命。

由哪些原因引起？

大多数急性白血病的病因不明。不过，现已发现一些能增加发生急性白血病危险的因素。例如，曾暴露于高水平的辐射，如放射治疗（见 158 页），或接触一些抗癌药物（见 157 页“化学药物治疗”），都可能会增加未来发生急性白血病的危险。接触一些有毒的化学物质，如汽油中的苯，也是发病的危险因素。

骨髓增生异常性疾病是骨髓的一种癌前病变。那些骨髓增生异常性疾病患者，以及染色体异常的人，如唐氏综合征（见 533 页）患者，发生急性白血病的危险也是增加的。

有哪些症状？

急性白血病的症状是由于异常白细胞充斥骨髓，使所有类型的正常血细胞的数量降低，或由于异常的血细胞进入血液里繁殖，并扩散到其他器官和组织中造成的。急性白血病的症状会迅速发展，包括：

- 疲劳、皮肤苍白，以及由于贫血造成的活动后呼吸困难。
- 容易出现瘀斑和出血过多，通常是牙龈出血过多。
- 骨痛。
- 由于淋巴结肿大，导致颈部、腋下和腹股沟肿胀。
- 因肝、脾肿大而导致的腹胀。

由于只有不成熟的、没有功能的白细胞生成，而且发生癌变的白细胞是异常的，因此增加了感染的易感性。

如何诊断？

医生可能会安排血液检查来发现异常的白细胞、血小板计数水平低以及红细胞数量下降。可以通过骨髓穿刺和活检（见 274 页）来确诊白血病，这两项操作都可以获取组织样本，在显微镜下进行检查。可能还需要做腰椎穿刺（见 326 页），即从蛛网膜下腔获取脑脊液样本，来检查疾病是否已经扩散到中枢神经系统。

如何治疗？

患有急性白血病时应及时送往医院接受治疗，并在医院里进行多个疗程的化疗，以杀死骨髓中的异常细胞。这种治疗的目的是诱导缓解，在此期间，白血病处于非活动状态。

采用输血（见 272 页）来快速增加正常血细胞的数量，或服用抗生素（见 572 页）防止感染。一些人可能需要放疗来破坏脑中的白血病细胞。

如果能够找到合适的干细胞供者，可以进行干细胞移植（见本页）。但干细胞移植前，要进行化疗和放疗。

预后如何？

急性白血病是可以治愈的，而且儿童的预后比成人好。绝大多数儿童急性白血病患者在治疗后可以完全恢复。然而，在成年人中，只有 1/3 的 50 岁以下患者存活时间超过 5 年。

治疗

干细胞移植

干细胞移植，是使健康的干细胞取代癌变的或异常的造血细胞（造血干细胞）。在进行干细胞移植前，患者需要进行化疗和放疗，以去除自身体内的异常干细胞；可以给患者使用免疫抑制药物，来防止对供体干细胞的排斥反应。健康的干细胞可以来自供体，也可以来自病情处于非活动状态时的患者。健康的干细胞通常从血液中直接获得，获取方法与正常献血相似。有时还可以从骨髓中获取健康的干细胞，将从骨髓中获取的干细胞移植给患者的过程，就是通常所说的骨髓移植。

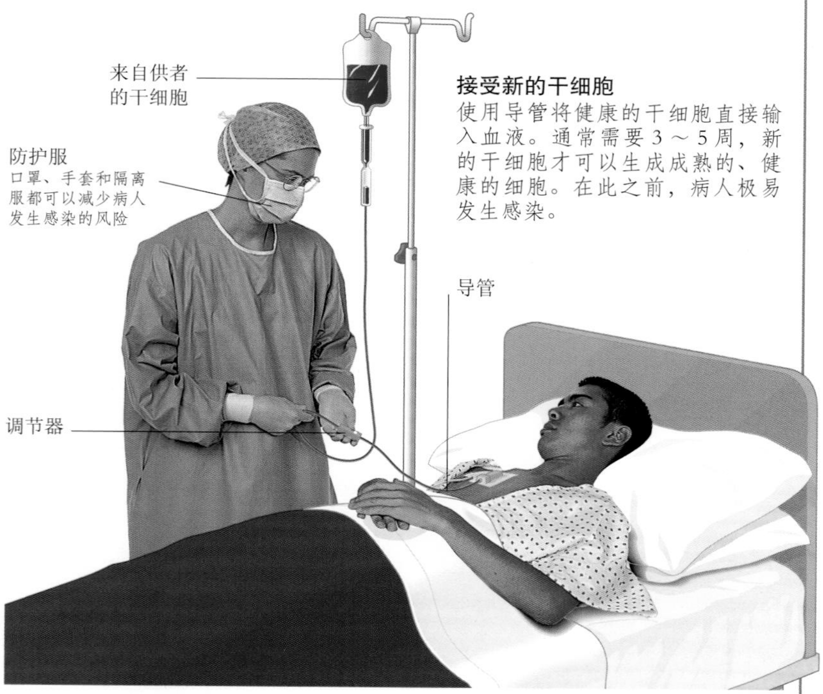
来自供者的干细胞
接受新的干细胞
使用导管将健康的干细胞直接输入血液。通常需要 3～5 周，新的干细胞才可以生成成熟的、健康的细胞。在此之前，病人极易发生感染。
防护服
口罩、手套和隔离服都可以减少病人发生感染的风险
导管
调节器

慢性淋巴细胞白血病

一种被称为淋巴细胞的成熟白细胞在骨髓内失控性增殖的骨髓恶性肿瘤

- 很少见于50岁以下的人群，最常见于60～80岁的人群
- 男性更常见
- 遗传和生活方式对本病的影响不明显

慢性淋巴细胞白血病（CLL）是英国最常见的白血病类型。主要见于 50 岁以上的人群，多见于男性。病因不明。

慢性淋巴细胞白血病中，被称为淋巴细胞的白细胞在骨髓内的成熟和增殖过程中发生癌变，扰乱了正常血细胞的产生。正常白细胞的数量降低，导致感染的易感性增加。虽然癌变的白细胞数量增加，但这些细胞不能行使正常的功能。红细胞数量减少会降低血液的携氧能力（见 271 页“贫血”），而血小板水平下降会导致出血时间延长（见 275 页“血小板减少症”）。异常的细胞可能会播散到其他组织，如淋巴结、肝脏和脾脏。

有哪些症状？

疾病的严重程度取决于白细胞的数量和肝脏、脾脏肿大的程度。最初，可能没有任何症状，往往因为其他原因进行血液检查时，被诊断出慢性淋巴细胞白血病。症状通常轻微，是逐渐出现的，可能包括：

- 腋下、颈部和腹股沟淋巴结无痛性肿大。
- 因肝脏及脾脏肿大而导致腹胀。
- 发热和盗汗。
- 疲劳、皮肤苍白、贫血导致的活动后呼吸困难。

随着疾病的发展，可能发生容易出现瘀斑和出血时间过长的现象。患有慢性淋巴细胞白血病的患者，更容易反复发生感染，如带状疱疹（见 166 页）。

应该如何处理？

医生可能会安排你进行抽血化验来检测红细胞和正常及异常白细胞的水平。医生还可能会为你安排骨髓穿刺获得组织样本，在显微镜下进行检查（见 274 页“骨髓穿刺和活检”）。

初期阶段的慢性淋巴细胞白血病通常没有必要治疗，但发生任何感染应及时治疗。如果疾病严重，可能需要化学药物治疗（见 157 页）。

轻度慢性淋巴细胞白血病的患者诊断后的预期寿命超过 10 年。严重慢性淋巴细胞白血病患者在诊断后可存活 5 年。

慢性粒细胞白血病

一种被称为粒细胞的成熟白细胞在骨髓内失控性增殖的骨髓恶性肿瘤

- 常见于60岁以上的人群
- 男性略多见
- 几乎所有患者都携带异常基因
- 曾接触辐射是发病的危险因素

当一种白细胞（粒细胞）的前体细胞发生癌变，并大力增殖时，就会发展成慢性粒细胞白血病（CML）。这些癌变细胞绝大多数是在骨髓里产生的，有时也会在肝脏和脾脏里产生。所有的粒细胞抵抗感染的功能，几乎都是正常的。

慢性粒细胞白血病多见于 60 岁以上的人，男性稍多。

由哪些原因引起？

慢性粒细胞白血病的病因尚不清楚。然而，几乎所有的癌变细胞中都含有异常的染色体（称为费城染色体），其中一条染色体的一部分连接到另一条染色体上。在极少数情况下，慢性粒细胞白血病与过去曾经暴露于辐射，如接受过放射治疗（见 158 页）有关。

有哪些症状？

慢性粒细胞白血病有两个阶段。在第一阶段或慢性期，通常持续大约 3～5 年，症状发展缓慢且轻微。在少数情况下，甚至没有任何症状。在第二阶段或急性期，症状会加重。在慢性期，可能出现的症状包括：

- 疲劳、皮肤苍白，以及因为贫血（见 271 页）引起的呼吸急促。
- 因肝脏及脾脏肿大而导致腹胀。
- 痛风（见 224 页）引起的关节疼痛，是由于白细胞破坏过多造成的。

在慢性粒细胞白血病急性期，可能会出现下述症状：

- 发烧和腹痛。
- 夜间盗汗。
- 由于淋巴结肿大，导致颈部、腋下和腹股沟肿胀。
- 皮肤异常青紫及出血。

在极少数情况下，在急性期的慢性粒细胞白血病患者，会出现皮肤结节，结节里充满异常的粒细胞。

应该如何处理？

慢性粒细胞白血病的诊断通常是因为其他原因进行血液检查时被诊断出来的。在其他情况下，当根据症状怀疑慢性粒细胞白血病时，可以进行血液检测以检查血细胞的水平。慢性粒细胞白血病患者的检查结果会显示数量极高的粒细胞及其前体细胞。为了明确诊断，可能进行骨髓穿刺和活检（见 274 页）。

慢性粒细胞白血病的治疗，包括口服化学药物伊马替尼，这是被称为蛋白激酶抑制剂的新型抗癌药物之一。也可使用干扰素（见 586 页“干扰素类药物”）。大多数慢性期的患者，在使用伊马替尼后，可恢复生成正常的血细胞（没有费城染色体），并增加了长期生存的机会。如果口服化疗药物无效，干细胞移植（见 276 页）可以治愈这种疾病。

慢性粒细胞白血病进入急性期，可能需住院接受静脉化疗。可通过皮下埋置输液导管（见本页）将抗癌药物直接注射入血液。然而，治疗很少成功，且患者多在一年之内死亡。

多发性骨髓瘤

一种产生抗体的异常白细胞在骨髓内失控性增殖的骨髓恶性肿瘤

- 40岁以上的人群越来越普遍，最常见于70岁左右的人群
- 性别、遗传和生活方式对本病的影响不明显

多发性骨髓瘤是最常见的骨髓肿瘤之一，影响浆细胞。浆细胞是一种产生抗感染抗体的白细胞。浆细胞发生癌变并无限增殖，扰乱了正常的红细胞、白细胞和血小板的生成。这些异常的、癌变的浆细胞叫做骨髓瘤细胞。骨髓瘤细胞产生异常抗体及少数正常的抗体，从而增加了感染的风险。骨髓瘤细胞还可以破坏骨组织，导致骨痛、骨折，并释放多余的钙到血液中。

红细胞数量减少会降低血液的携氧能力（见 271 页“贫血”），而血小板减少可能会导致异常出血（见 275 页“血小板减少症”）。

有哪些症状？

多发性骨髓瘤的症状包括：

治疗

皮下埋置输液导管

皮下埋置的输液导管（静脉插管）使用一种可弯曲的柔韧的塑料导管，通过胸部皮肤置入锁骨下静脉通向心脏。皮下埋置的输液导管经常被应用于需要定期化疗和抽血化验的白血病或其他癌症患者。使用这种导管，可将药物直接注射入血，而且很容易获取血液样本。在局部麻醉下插入导管，并可以留置几个月。不使用时，应堵塞导管的外侧端口。因为插入皮肤的导管与静脉入口处有一段距离，因此减少了发生感染的风险。

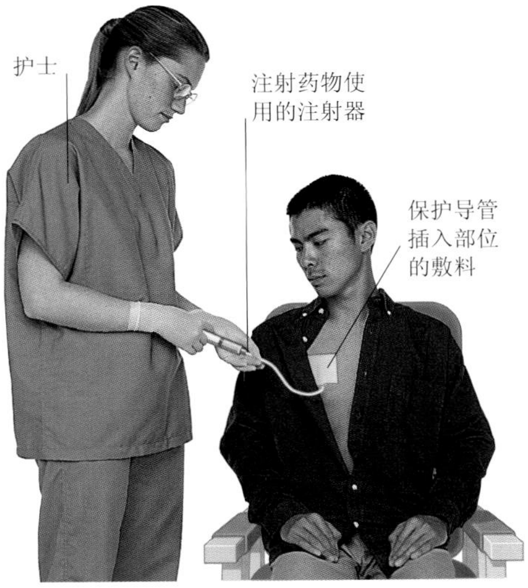

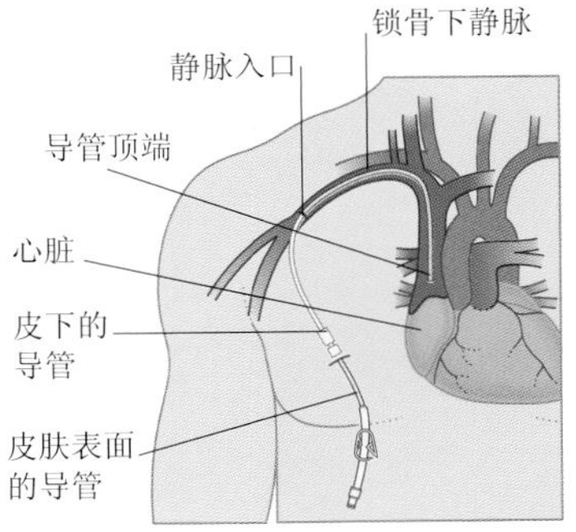

导管的位置

使用导管

导管通过皮肤置入锁骨下静脉，其顶端通向心脏。导管可连接注射器注射药物。

■ 疲劳、皮肤苍白、由于贫血造成的活动后出现气短。
■ 骨痛，最常见于脊柱，是由于骨髓瘤细胞在骨髓腔内增殖，并在骨骼系统内播散导致的。
■ 反复发生感染。
■ 没有外伤的情况下也会出现皮肤瘀斑。
■ 口渴、排尿频繁，以及由于血液中的钙水平增高导致的便秘。

骨组织中钙的损失可能会导致骨的脆性增加从而容易发生骨折。高水平钙和血液中出现的异常抗体，可能会导致肾功能衰竭（见 450 页）。

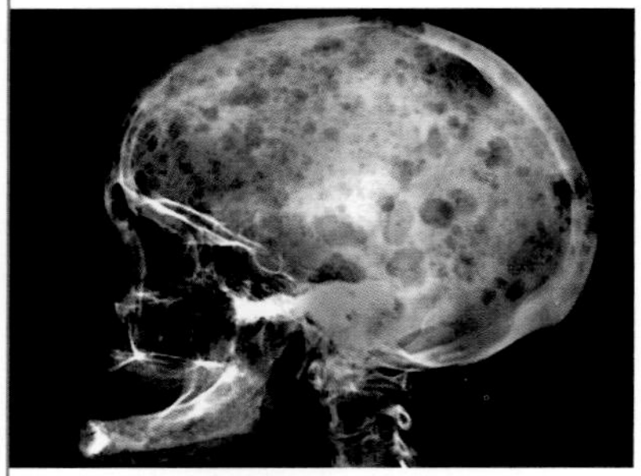

多发性骨髓瘤的头骨骨质流失
这张 X 线片显示的是一个患有多发性骨髓瘤患者的头骨。这种异常的胡椒罐样的外观是由于局部的骨质流失造成的。

应该如何处理？

可能需要抽血化验，检测血细胞水平，并寻找异常抗体。也可能化验尿液以检测异常抗体，以及进行骨髓穿刺和活检（见 274 页）。也可能作 X 线（见 131 页）检查，寻找骨骼损伤的证据。

多发性骨髓瘤一般不能治愈。因此治疗的目标是控制疾病，使疾病缓解；即体内没有活动性疾病的迹象。多发性骨髓瘤有多种治疗方法，医生会根据一些因素如患者的年龄、一般健康状况、症状以及病情的进展程度采取不同的治疗方案。如果没有症状，医生可能仅仅会建议进行密切监测。对于有症状的人，最初的治疗通常是联合化学药物治疗（见 157 页）和皮质激素类药物（见 600 页）治疗。其他治疗方法包括治疗多发性骨髓瘤的新药物，如沙利度胺和硼替佐米。对于身体健康状况良好的患者，可以进行大剂量的强化化学药物治疗和干细胞移植（见 276 页）。

对有严重骨痛的患者，可以给予放射治疗（见 158 页）。严重贫血时，可能需要输血（见 272 页），输血可以改善贫血的情况，可以通过注射促红细胞生成素（一种刺激红细胞生成的激素）来减少输血。感染时，可使用抗生素治疗（见 572 页）。还可能需要给予双磷酸盐（见 579 页“治疗骨骼疾病的药物”），来治疗血钙水平增高，这些药物也能减缓骨骼损害的进展。大量饮水也有助于降低血钙的水平，并减少肾脏损害的风险。

多发性骨髓瘤的预后依患者的年龄和疾病严重程度的不同而各异。近年来生存率有所改善，且大多数患者在诊断后还能存活 5 年，而一些人可存活 10 年以上。

红细胞增多症

一种红细胞浓度增加的血液病

有时与异常基因有关

年龄和生活方式是与本病类型相关的危险因素

性别对本病的影响不明显

红细胞增多症时，红细胞的浓度是增加的。这可能是由于红细胞的生成增加或血液的液体部分（血浆）减少造成的，导致红细胞的浓度增高。

有哪些类型？

红细胞增多症有 3 种类型：原发性、继发性和应激性红细胞增多症。

原发性红细胞增多症，也称为真性红细胞增多症，是由于一个称为 JAK2 基因的突变（改变），使骨髓中红细胞的生成异常增加引起的，这个基因与红细胞的生产调控有关。这种类型的红细胞增多症罕见，通常只影响 60 岁以上的人群。

继发性红细胞增多症时，也有骨髓中红细胞的产生增加，但引起这种情况的原因是血液中的氧水平较低，造成氧水平低的原因有很多，例如，居住高海拔地区，其生活环境氧含量低。此外，由于大量吸烟或肺部疾病，如慢性阻塞性肺疾病（见 297 页）而导致血液摄取氧的功能受损时，也可以引起氧水平降低。

应激性红细胞增多症时，红细胞的生成是正常的，但血浆量减少。这种改变是由于脱水导致了血液成分的变化。应激性红细胞增多症也可能见于肥胖或酗酒的人。

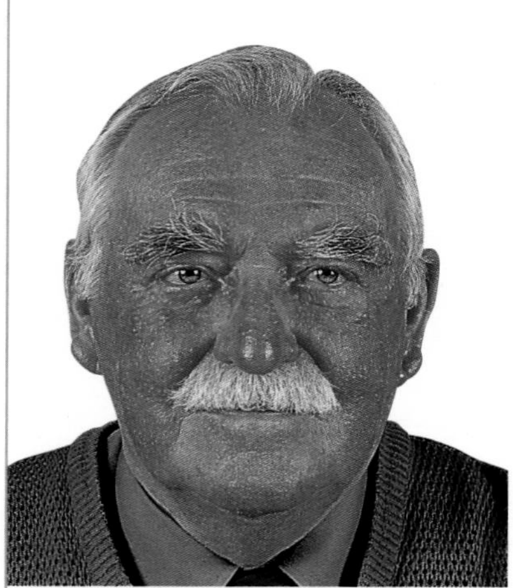

红细胞增多症的影响
由于红细胞增多症引起的这名男子的面部潮红。红细胞增多症是血液中红细胞的浓度异常升高。

有哪些症状？

所有类型的红细胞增多症都有类似的症状，可能包括：
■ 面色红润，眼睛布满血丝。
■ 头痛、耳鸣（见 378 页“耳鸣”）。
■ 视力模糊和头晕。

原发性红细胞增多症的患者，尤其是洗热水澡后，可能会出现瘙痒。脾脏可能肿大，而导致腹部不适，还可能出现出血时间延长或凝血时间延长。

应该如何处理？

医生可能会安排血液检查来检测红细胞的浓度，并进行骨髓穿刺和活检（见 274 页）来寻找是否有红细胞增加。医生可能为患者进行肺功能检测（见 298 页）来寻找引起红细胞增多症的潜在疾病，还有可能抽血检查是否有 JAK2 基因的突变。

如果是继发性或应激性红细胞增多症，则需要针对原发病进行治疗。

静脉放血术（将针穿刺入静脉），可以用来治疗原发性红细胞增多症。每个星期至少从血循环中放掉 300 毫升的血液，直到红细胞的水平恢复正常。也可以口服化学药物治疗（见 157 页）药物，来减少红细胞的生成。经过治疗，绝大多数患者，可在诊断后存活长达 10～15 年。在极少数情况下，原发性红细胞增多症，可能会发展成另一种骨髓疾病，如急性白血病（见 276 页）。

淋巴系统疾病

淋巴系统主要由淋巴管道和淋巴器官组成。它是协助运输全身体液回流的一条途径，可视为静脉回流的辅助系统。淋巴器官又是机体内重要的防卫装置，具有生成淋巴细胞，清除进入体内的病毒、细菌等有害物质和生成抗体等重要的防御功能。

淋巴（又称淋巴液）是一种含有被称作淋巴细胞的白细胞、脂肪和蛋白质的液体，沿着淋巴管网流动并最终重新汇入它的来源——血流。在沿淋巴管流动的过程中，淋巴经颈部、腋下和腹股沟处成簇的淋巴结滤过。在腹部和胸部的深部组织中也有淋巴结。淋巴结中含有大量的淋巴细胞，淋巴细胞能够破坏感染性生物体或者肿瘤细胞。淋巴细胞还能发育成为产生抗体的细胞，抗体能够帮助其他白细胞捕获并消灭全身所有部位的感染性生物体和肿瘤细胞。

本节首先介绍的是淋巴结肿大。淋巴结的疼痛性肿大通常不用太担心，但是没有疼痛感的淋巴结肿大可能是存在严重疾病的信号，比如肿瘤。接下来的内容涵盖淋巴管炎，淋巴管炎是指淋巴管发生了炎症。接着涉及的是淋巴水肿，淋巴水肿即淋巴不能从肢体被引流出来，造成肢体肿胀。在发达国家中，引起淋巴水肿的常见原因是手术或者肿瘤的放射治疗。最后探讨淋巴瘤，淋巴瘤是一组发生在一个或者多个淋巴结的恶性肿瘤。

重要的解剖结构

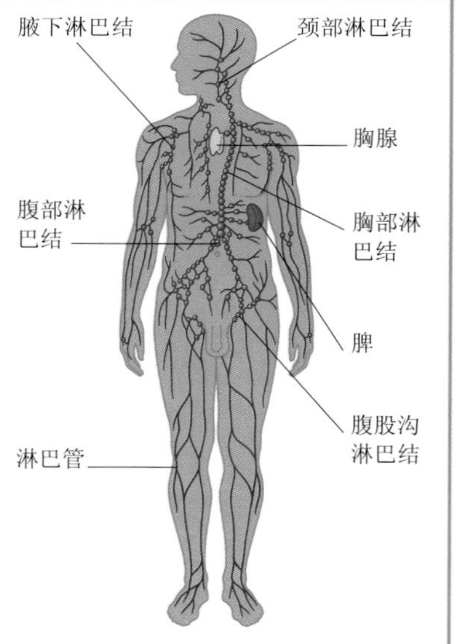

有关淋巴系统的结构和功能的更多信息，请参阅 265～270 页。

淋巴结肿大

也称为腺体肿大，通常是感染引起的机体反应

年龄、性别和生活方式是与本病病因相关的危险因素

淋巴结肿大是很多疾病的一个常见症状。单个淋巴结、一组淋巴结或者所有淋巴结都可能发生肿大。淋巴结病的最常见原因是对病毒或者细菌产生的反应。你容易注意到的是颈部、腹股沟或者腋下的淋巴结肿大，因为这些部位的淋巴结最接近皮肤。

单个或者一组淋巴结肿大，通常是由于局部的细菌感染引起的。例如，颈部淋巴结肿大，通常是由于咽喉部感染引起的。在大多数情况下，淋巴结肿大是由于感染引起的，当感染消除后，肿大的淋巴结也随之消退。由于感染引起的淋巴结肿大通常是疼痛性的。

多个或者所有的淋巴结持续肿大可能是由于某种肿瘤引起的，例如乳腺癌（见 486 页）、淋巴瘤（见本页）或者白血病（见 276 页）。由于肿瘤引起的淋巴结肿大通常是没有疼痛的。

在英国，长时期的感染，如结核（见 300 页）和艾滋病病毒感染（见 169 页“艾滋病病毒感染与艾滋病”），都是引起持续性淋巴结肿大的少见原因。

如果有单个淋巴结持久肿大，或你担心淋巴结肿大伴随的其他症状时，应该去就医。

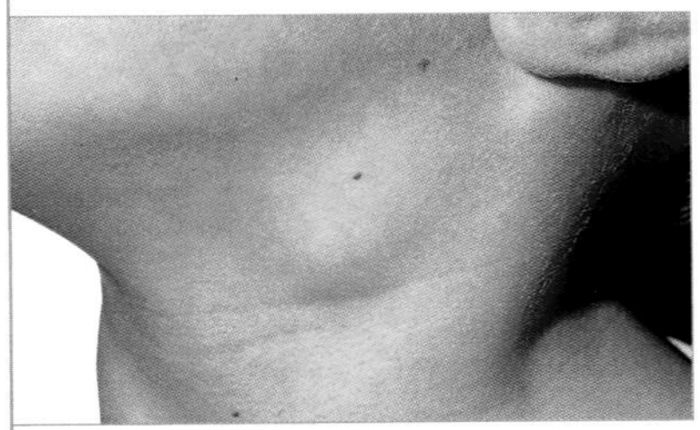

颈部淋巴结肿大
咽喉部感染能引起颈部淋巴结肿大。在这张图中，可以看见脖子的一侧有一个肿大的淋巴结。

淋巴管炎

由于细菌感染引起的淋巴管炎症

性别、年龄、遗传和生活方式对本病的影响不明显

当细菌播散到接近感染部位的淋巴管时，就可能发生淋巴管炎，这种细菌

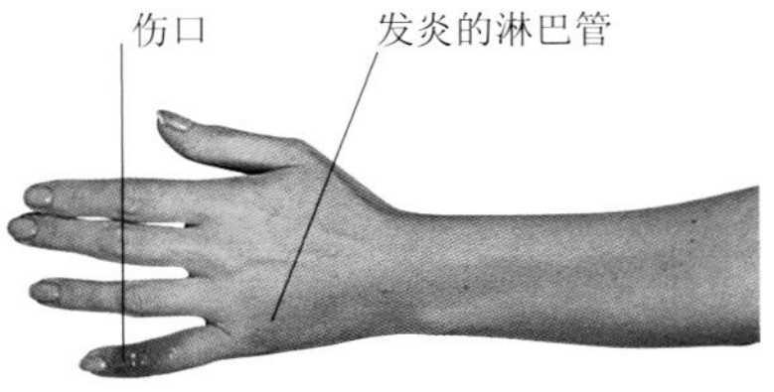

手臂淋巴管炎
发炎的淋巴管（淋巴管炎），在手臂的皮肤上形成一条红色的条纹。淋巴管炎是从手指上的伤口处的细菌播散而来的。

感染可能是外伤造成的。这种情况通常会累及一侧上肢或腿部的淋巴管，并且可能会伴随发热、头痛或者整体不舒服的感觉。感染的淋巴管开始发炎并且疼痛、发热，在感染的淋巴管上方的皮肤出现红色的条纹。接近感染部位的淋巴结有时会出现肿大（见本页“淋巴结肿大”）。如果在受伤后出现了这些症状，应该立即就医。

在一些情况下，感染的淋巴管上方的皮肤可能会形成溃疡。如果不进行治疗，感染能够播散到血液（见 171 页“败血症”），这将会危及生命。

当医生根据你的症状和接下来的体格检查中怀疑你有淋巴管炎时，他会获取你的血液样本，并在实验室中检测，来确定感染是否已经扩散入血。医生会开抗生素（见 572 页），用于治疗淋巴管炎。在这种情况下，症状通常在使用抗生素治疗的 24 小时内消失。

淋巴水肿

淋巴液聚集在淋巴管中，引起无痛性的肢体肿胀

女性更常见

有时有家族聚集现象

年龄和生活方式对本病的影响不明显

当淋巴管异常阻碍了肢体的淋巴引流时，就会发生淋巴水肿。在大多数情况下，淋巴水肿是由于手术或者放疗所造成的淋巴管损伤而引起的（见 158 页），例如在治疗乳腺癌（见 486 页）时，就会发生这种情况。由于肿瘤在淋巴结内的生长，阻碍了淋巴管而引起淋巴水肿的情况很少见。

淋巴水肿可以是先天性的，这种情况是由于淋巴管发育不完全造成的。这种类型多见于女性。

虽然淋巴水肿可能在出生时就会出现症状，但通常是在青春期才会出现症状。主要的症状是无痛性的肢体肿胀。患肢的皮肤通常会变得粗糙、增厚。淋巴水肿导致的肢体损伤会使感染通过组织快速传播。如果你发生了淋巴水肿病变的肢体受伤后，你应该立即就医。

在大多数情况下，淋巴水肿是一种终身性疾病，治疗的目的是减轻症状。你可以通过抬高患肢来减轻肿胀，也可以穿弹力袜或者弹力套袖来防止肿胀加重。

淋巴瘤

来自淋巴系统的多种肿瘤

有时有家族聚集现象

年龄是与本病类型相关的危险因素

性别和生活方式对本病的影响不明显

淋巴瘤是指免疫细胞发生癌变，并在淋巴结内增殖失控的一组疾病。疾病初期可能只有单个淋巴结受到影响，但是肿瘤能够播散到其他淋巴结，以及其他组织中，例如骨髓。

淋巴瘤可以分为两个主要的类型：霍奇金淋巴瘤和非霍奇金淋巴瘤。在霍奇金淋巴瘤中，有一种特殊类型的癌细胞。所有其他类型的淋巴瘤都归为非霍奇金淋巴瘤。非霍奇金淋巴瘤更为常见，是霍奇金淋巴瘤的 3 倍左右，并且通常发生于 50 岁以上的人群。霍奇金淋巴瘤最常见于 15 ～ 30 岁，以及 55 ～ 70 岁的人群中。不同类型淋巴瘤的生长和播散速度是不同的。

由哪些原因引起？

引起淋巴瘤的原因尚不清楚，但有时会有一定的家族聚集倾向，这提示遗传因素与发病有关。淋巴瘤更常见于免疫功能低下的人，例如艾滋病患者（见 169 页“艾滋病病毒感染与艾滋病”），或者那些服用免疫抑制剂药物的人（见 585 页）。一些淋巴瘤可能是由于病毒感染引发的。例如伯基特淋巴瘤，这是在赤道附近的非洲儿童中常见的一种肿瘤，并且与 EB 病毒有关。

有哪些症状？

所有淋巴瘤的症状都是相同的，包括：

- 由于颈部、腋窝、腹股沟的淋巴结受累，造成这些部位中一个或多个部位的持续性、无痛性肿大。
- 发热及夜间盗汗。
- 体重减轻。
- 由于腹部淋巴结肿大或脾脏增大所引起的腹部肿胀和不适。

一些患有淋巴瘤的人会出现贫血（见 271 页），这会引起一些症状，如疲惫、皮肤苍白、轻微活动后即出现呼吸困难。

应该如何处理？

医生会根据你的症状和身体检查结果，怀疑你患有淋巴瘤。他会为你安排一些血液检查，来检查你是否有贫血。也要从肿大的淋巴结取组织样本来寻找是否有癌细胞。

如果诊断了淋巴瘤，还需要进行进一步的检查，来明确疾病的进展程度。这些检查包括影像技术，例如 CT 扫描（见 132 页），来评估胸部和腹部的淋巴结大小。你还可能需要接受骨髓穿刺和活检（见 274 页），来确定骨髓是否已经受到影响。

治疗取决于淋巴瘤的类型，以及它的播散程度。如果只有一个淋巴结或者一组淋巴结发生了淋巴瘤，那么单独使用局部放射治疗（见 158 页）来治疗淋巴瘤就足够了。当有一组以上的淋巴结发生了病变，那么通常会使用化学药物治疗（见 157 页），化疗可以与皮质类固醇药物（见 600 页）或放疗联合使用。

预后如何？

预后取决于淋巴瘤的类型和播散的程度。如果在治疗后再没有发现肿瘤，那么就说明疾病已经进入了缓解期。但是，有时淋巴瘤会复发，就需要进行第二次治疗。如果缓解期持续 5 年或者更长的时间，复发的风险就很小了。

治疗后，在 10 个患有霍奇金淋巴瘤的人中至少有 8 人能够进入长期缓解期，并且可以认为已经治愈。大约有一半经过治疗的非霍奇金淋巴瘤患者，能够进入长期缓解期，并被认为是治愈了。

免疫系统疾病

免疫系统保护我们免受微生物感染的威胁，例如细菌或病毒，以及寄生虫，例如蠕虫。免疫系统同样也保护我们免于发生某些肿瘤，并帮助修复受损伤的组织。虽然我们与生俱来就有一些内在的防御机制，但我们的免疫力大部分是从暴露于致病微生物中获得的。

本节在开始时概述了获得性免疫缺陷病，是免疫系统的主要疾病之一。获得性免疫缺陷病是一种在出生后才出现的免疫系统疾病。该病使免疫系统不能发挥其正常功能，也无法与入侵体内的微生物作斗争。这种免疫缺陷的发生有很多原因。最广为人知的获得性免疫缺陷病就是艾滋病，是在感染了人类免疫缺陷病毒后才发生的（见 169 页**“艾滋病病毒感染与艾滋病”**）。

在感染了其他病毒，以及在使用一些药物治疗后，也可出现暂时性的轻微的获得性免疫缺陷病，如麻疹（见 167 页）。

本节的第二篇文章讲述自身免疫性疾病，自身免疫性疾病是指人的免疫系统功能出现异常，并开始攻击机体的自身组织，造成一些器官发生炎症和损伤的疾病。接下来的部分讨论的是一些能够累及机体一种以上器官的自身免疫性疾病。这些疾病最多见于年轻的成年人，并且能够导致持续的疾病状态。虽然遗传因素在自身免疫性疾病中看起来是起了重大的作用，但引起自身免疫病的原因仍不清楚。总而言之，女性更容易发生自身免疫性疾病，而且病情会更严重。

在本书的相关章节会提及累及特异器官或部位的自身免疫性疾病。例如类风湿关节炎（见 222 页），其主要侵犯的关节部位会在肌肉骨骼疾病中涉及；引起甲状腺产生过多的激素桥本甲状腺炎（见 433 页**“甲状腺炎”**），将在代谢病中讨论。与生俱来的免疫缺陷疾病，将在本书的儿童疾病相关章节（见 536 页**“先天性免疫缺陷病”**）中描述。

获得性免疫缺陷

在出生后发生的免疫系统完全或部分缺陷性疾病

年龄、性别、遗传和生活方式是与本病病因相关的危险因素

免疫系统缺陷一词用于描述机体的免疫系统不能有效地抵御外来的感染。免疫系统缺陷造成的结果是感染的发生频率远远高于正常范围，对健康造成极大的威胁。在正常情况下，对健康人并不会造成严重危害的感染，在对有免疫功能缺陷的人，就会危及生命。这些感染包括病毒感染，例如疱疹和水痘（见 165 页），这两种病毒感染在免疫功能正常时，是由带状疱疹病毒（见 166 页）引起的，仅引起轻微感染。

免疫系统缺陷可能是与生俱来的，这种情况通常是遗传性的(见536页**“先天性免疫缺陷病”**）。但在出生后发生的免疫系统缺陷更常见，我们将这种疾病称为获得性免疫缺陷。

获得性免疫缺陷最常与营养缺乏或人类免疫缺陷病毒感染(见169页**“艾滋病病毒感染与艾滋病”**）有关。

由哪些原因引起？

在艾滋病中，人类免疫缺陷病毒（HIV）破坏了一种特殊类型的白细胞，造成了进行性的免疫缺陷。

一些感染，例如流行性感冒（见 164 页）和麻疹（见 167 页），都会损害机体抵御感染的能力。这些感染之所以能够引起这种损害，部分是通过减少与感染作斗争的白细胞的数量。通常，这种类型的免疫缺陷病是轻微的，一旦从感染中恢复，免疫系统的功能也将恢复正常。

轻度的免疫系统功能缺陷，可见于一些慢性病患者，包括糖尿病（见 437 页）和类风湿关节炎（见 222 页）患者。这是由于这些疾病对免疫系统产生的压力降低了免疫系统抵御其他疾病的能力。

一些类型的肿瘤，尤其是淋巴系统的肿瘤（见 279 页**“淋巴瘤”**），可以通过破坏免疫系统的细胞和减少正常白细胞的产生而引起更严重的免疫系统缺陷性疾病。

长期使用皮质类固醇是导致免疫系统功能缺陷的必然原因。免疫抑制药物（见 585 页），可用于器官移植手术后（见 614 页），防止发生排异反应，也同样会引起免疫功能缺陷，并影响机体抵御感染的能力。化学药物治疗（见 157 页）能够损伤产生血细胞的主要场所——骨髓，因此化疗也能导致获得性免疫功能缺陷。

手术切除脾脏后，也可以引起免疫系统缺陷，脾脏是产生部分白细胞的器官。如果外伤造成脾脏损害，那么就应该进行脾脏切除术，以及在治疗多种疾病，包括遗传性球形红细胞增多症时，也需要行脾脏切除术，遗传性球形红细胞增多症是溶血性贫血（见 273 页）的一种类型。

还有很多其他类型的获得性免疫系统缺陷的原因未明。其中一类是免疫球蛋白 A（IgA）缺乏症，这种疾病的免疫球蛋白A抗体要比正常水平低。

应该如何处理？

如果你反复发生感染，医生可能会怀疑你患有免疫缺陷性疾病。为了确诊，你需要作血液检查，来检测白细胞和抗体的水平。

如果是由于药物治疗导致了免疫缺陷性疾病，可以适当减少药物剂量或停止服用该药物。如果引起免疫缺陷的根本原因不能被治愈或逆转，那么治疗的目的就是减少发生感染的危险，以及抵抗感染。医生会建议你定期静脉注射免疫球蛋白；持续服用小剂量抗生素（见 572 页）、抗病毒药物（见 573 页）和 / 或抗真菌药物（见 574 页），以及接种多种疫苗，例如肺炎球菌疫苗（见 571 页**“疫苗和免疫球蛋白”**）来防止肺炎球菌性肺炎。

虽然由于艾滋病病毒感染所致的免疫缺陷性疾病会随着时间的推移而恶化，但是通常可以通过治疗来控制它所造成的影响。

自身免疫性疾病

一类由于免疫系统功能紊乱，造成免疫系统攻击人体自身组织的疾病

成人更常见，儿童和老年人不常见

女性更常见

有时有家族聚集现象

生活方式对本病的影响不明显

健康人免疫系统的细胞能够区分身体组织和外来生物，例如细菌和病毒。如果一个人患有自身免疫性疾病，那么免疫系统就会错误地把机体自身的组织当成外来组织，形成攻击人体组织的抗体或者白细胞，并将其摧毁。

引起这种异常的免疫反应的原因不清楚，但是这种情况具有家族聚集性。一些因素，例如一些病毒感染以及对一些特殊药物发生的反应，在易感人群中会引发自身免疫反应。激素也部分参与自身免疫性疾病的发病。这些疾病在女性中比男性更为常见。自身免疫性疾病在老年人和儿童中比较少见。

有哪些类型？

在一些自身免疫性疾病中，单一器官的组织会受到损伤，阻碍其行使正常功能。这些疾病造成器官损伤的例子包括：桥本甲状腺炎中的甲状腺（见 433 页**“甲状腺炎”**）、糖尿病中的胰腺（见 437 页）、艾迪生病（见 436 页）中的肾上腺，以及各种风湿性关节炎。

第二类自身免疫性疾病会累及结缔组织，结缔组织是将机体组织维系在一起的物质（见 281 页**“硬皮病”**和**“系统性红斑狼疮”**）。在这些疾病中，免疫系统会攻击全身各处的结缔组织。

应该如何处理？

如果医生怀疑你患有自身免疫性疾病，他会安排血液检查来评估免疫系统功能，并寻找炎症的证据。自身免疫性疾病的治疗取决于受累的器官。在桥本甲状腺炎和艾迪生病中，器官损害会导致在正常的情况下由其合成的激素水平低下。替代所缺乏的激素通常会使患者恢复健康。在其他情况下，治疗的目的则是应用药物来阻止异常的免疫反应，例如应用免疫抑制剂（见 585 页），或皮质类固醇药物（见 600 页）；或者应用非甾体类抗炎药物（见 578 页）来减轻症状。

患有自身免疫性疾病的患者的预后取决于疾病对机体组织和器官的损伤程度。自身免疫性疾病通常是终身的，但通常可以用药物来控制症状。在一些情况下，可能会引起严重的并发症，例如肾功能衰竭（见 450 页）。

系统性红斑狼疮

机体结缔组织炎症，造成皮肤、关节以及内脏器官的损伤

- 最常见于16～55岁的人群
- 女性更常见
- 有时有家族聚集现象，在一些种族群体中更为常见
- 压力和日光是发病的危险因素

在系统性红斑狼疮（SLE）中，机体能产生与自身结缔组织发生反应的抗体，使这些在身体各种结构中起支持作用的结缔组织发生炎症及遭到破坏。系统性红斑狼疮可以累及机体的一部分或者许多器官，引起的症状从轻微到严重不等。

引起系统性红斑狼疮的异常免疫反应的原因不明，但多种因素能够触发这种疾病，例如病毒感染、压力以及日光。激素也可能参与发病，因为与男性相比，女性更容易发病。系统性红斑狼疮有时呈家族聚集性，在黑人和亚洲妇女中常见，这提示遗传因素参与了发病。一些药物会引起与系统性红斑狼疮相似的症状，例如肼苯哒嗪（见580页“降压药物”）和氯丙嗪（见592页“抗精神病药物”）。

有哪些症状？

在典型的系统性红斑狼疮病例中，症状是间歇性出现的，持续数周后，症状有所减轻，有时会持续几个月甚至数年，但完全消失者罕见。

系统性红斑狼疮患者的症状可以有很大不同。例如，有些患者症状轻微，且逐渐出现。但是，有些患者的症状更多、更严重，发展得更迅速。最常见的症状有：

- 关节肿胀、疼痛，且逐渐加重。
- 特征性的皮疹，在鼻子和脸颊上的蝴蝶形状的红色皮疹，凸出皮肤。
- 对阳光的敏感性增加。
- 疲劳和发热。
- 轻度抑郁。

除此之外，系统性红斑狼疮还有一些不常见的症状，其中包括：

- 如果覆盖肺部的胸膜发炎，可引起呼吸短促和胸痛（见301页“胸膜炎”）。
- 因为神经系统受累，患者会出现头痛、癫痫发作或者脑卒中。
- 如果心脏包膜出现炎症时，会引起持续性胸痛（见258页“心包炎”）。
- 脱发。
- 皮肤苍白。
- 无痛性口腔溃疡。

系统性红斑狼疮的女性患者，在口服避孕药或者怀孕期间，症状会加重。

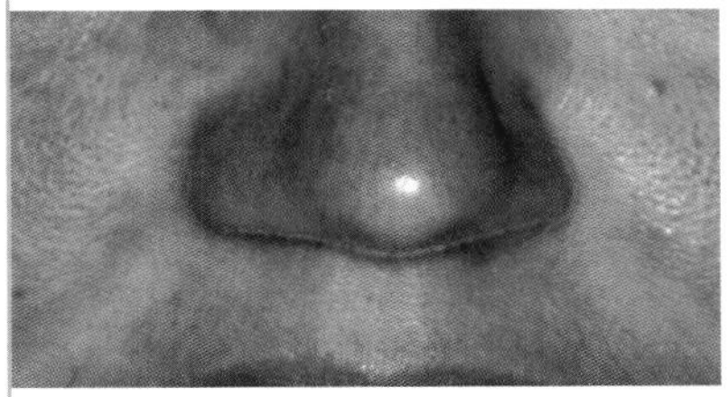

系统性红斑狼疮患者的蝶形红斑
系统性红斑狼疮的一个常见症状就是在整个鼻子和脸颊部出现红色的、凸出皮肤表面的、蝴蝶形状的皮疹。

有哪些并发症？

系统性红斑狼疮会造成肾脏损害，引起高血压（见242页），最终导致肾功能衰竭（见450页）。在严重情况下，关节出现疼痛和肿胀，甚至畸形。有时该病患者可以伴发多发性肌炎和皮肌炎（见282页）。

虽然很多女性患者可以成功怀孕，但早期流产的风险是增加的（见511页）。如果你患有系统性红斑狼疮，并且计划怀孕，应向医生进行咨询。

应该如何处理？

由于系统性红斑狼疮的症状多种多样，常被误认为是其他疾病。如果医生怀疑你患有系统性红斑狼疮，他会安排血液检查，寻找与该病相关的抗体。你还需要作一些特殊检查，来确定疾病是否造成特殊器官的功能损害。

系统性红斑狼疮不能治愈，治疗的目的在于减轻症状、减缓疾病的进展。然而，如果你在使用了某种特殊药物后，出现了与系统性红斑狼疮类似的症状，在可能的情况下，医生会为你开可以替代的药物，你的症状会在数周或数月内逐渐消失。

如果你有关节疼痛，医生会推荐你使用非甾体类抗炎药物（见578页）。医生还会为你开羟氯喹（见579页“抗风湿药物”），这种药物通常被用来控制系统性红斑狼疮的症状。皮质类固醇药物（见600页）可控制严重的炎症。如果皮质类固醇不能控制病情，可以开免疫抑制剂（见585页）。关节问题建议应用物理治疗（见620页）。医生会建议你避免直接暴露在阳光下，并且确保感染得到及时治疗。

大多数系统性红斑狼疮患者能够积极地面对生活。但疾病严重的患者，预期寿命可能会缩短。

硬皮病

皮肤、关节和内脏的结缔组织变厚、变硬

- 最常见于30～50岁的人群
- 女性更常见
- 有时有家族聚集现象
- 生活方式对本病的影响不明显

硬皮病又称系统性硬化症，是将机体结构维持在一起的结缔组织发生炎症、受到损害，并且变硬的一种罕见疾病。组织，尤其是皮肤组织，出现挛缩并变硬。

这种疾病是一种自身免疫性疾病，机体产生攻击和损害自身结缔组织的抗体。引起这种疾病的原因仍然不清楚，但由于疾病有一定的家族聚集性，因此遗传因素与发病有一定的关系。硬皮病中，女性的发病率大约是男性的4倍，并且最常发生在50岁左右的成年人。

有哪些症状？

硬皮病通常累及皮肤和关节，但其他器官也可以受累。硬皮病的症状有轻有重，可以包括：

- 手指或脚趾对寒冷很敏感，在遇冷后，会变得苍白以及疼痛（见262页“雷诺现象和雷诺病”）。
- 手指出现溃疡和小的硬化部位。
- 手部肿胀。
- 关节疼痛，尤其是手部关节疼痛。
- 皮肤增厚、变硬，在四肢表现最为严重，但是会累及躯干和面部的皮肤。
- 肌肉无力。
- 由于食道的组织变硬，造成吞咽困难。

如果肺部受累，还可能出现呼吸短促。在一些人中，硬皮病还可以引起高血压（见242页），最终引起肾功能衰竭（见450页）。

应该如何处理？

根据你的症状以及身体检查结果，医生就可以作出硬皮病的诊断。他会安排血液检查，来寻找一些抗体。也可以取小块的皮肤样本来进行检查。

硬皮病不能治愈，但治疗可以减缓疾病的进展，减少对机体器官的损伤并缓解症状。如果肺部受累，可以使用免疫抑制药物（见585页）来治疗。医生还会开钙通道阻滞剂（见582页），来治疗雷诺现象，并且医生可能会建议你戴手套和穿袜子，给手指和脚趾保暖，以防止寒冷对手指和脚趾的损伤。如果疾病累及肌肉和关节，医生会为你开皮质类固醇药物（见600页）来进行治疗。

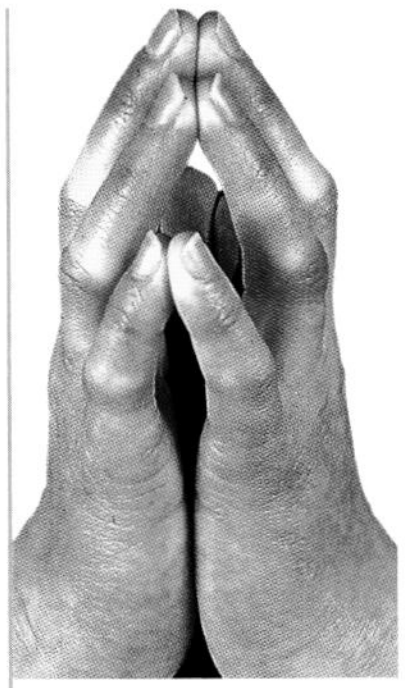

硬皮病的影响
硬皮病患者的手指和手部的皮肤变厚、肿胀，患者的手指很难伸直。

硬皮病的病程变化很大。主要影响到皮肤，但很少严重影响内脏器官。硬皮病通常较轻，但是，如果有多个器官发生病变，疾病就会较重，而且会危及生命。

干燥综合征

腺体被破坏，包括泪腺和唾液腺，引起眼干和口干的症状

- 最常见于40～60岁的人群
- 女性更常见
- 有时有家族聚集现象
- 生活方式对本病的影响不明显

干燥综合征是一种终身性疾病，这种疾病会造成泪腺和唾液腺被破坏，出现眼部和口部非常干燥的症状。润滑皮肤、鼻腔、咽喉和阴道的腺体也会发生病变。

这种综合征是一种自身免疫性疾病。在这种疾病中，机体的腺体组织会受到来自机体自身抗体的攻击，从而使这些腺体发生炎症、受到损伤。引起干燥综合征的原因不明，但是遗传因素可能在疾病的发病中起一定的作用。干燥综合征在女性中的发病率是男性的9倍，且通常发生在40～60岁之间。

疾病的主要症状通常在数年内逐渐出现，包括眼睛和口腔出现粗糙、发红、干涩的症状。唾液缺乏通常会引起患者进食干性食物时，出现吞咽困难以及牙齿问题（见384页“龋齿”）。一些患者会出现类似类风湿关节炎（见222页）的关节问题。

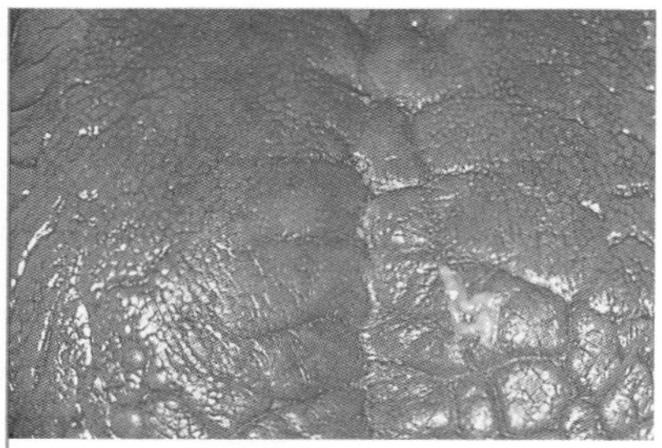

干燥综合征患者的舌头
干燥综合征时唾液腺发生炎症，阻碍了唾液的正常分泌。因此口腔和舌头变得非常干燥。

应该如何处理?

医生可以根据你的症状和检查结果作出干燥综合征的诊断。他会为你安排血液检查来寻找抗体。你还需要作测试眼泪量的检查。医生还会取一小块唾液腺组织样本，来寻找受损的细胞。

干燥综合征不能治愈，但可以控制其症状，通常需要终身治疗。医生会为你开人工泪液，有时眼科医生会堵塞泪管来减少泪液引流。医生还会建议你多饮水，并定期看牙科医生。如果症状严重，可以使用皮质类固醇药物（见 600 页）、免疫抑制剂（见 585 页）或羟氯喹（见 579 页“抗风湿药物”）等药物来减少炎症的发生。

多发性肌炎和皮肌炎

肌肉的炎症性疾病（多发性肌炎），有时伴有皮疹（皮肌炎）

- 最常见于5～15岁以及40～60岁的人群
- 女性更常见
- 有时有家族聚集现象
- 生活方式对本病的影响不明显

在多发性肌炎中，肌肉的炎症会引起肌肉无力和萎缩，尤其是肩膀和骨盆附近的肌肉。如果同时出现了皮疹，则被称为皮肌炎。这两种情况都是罕见的自身免疫性疾病。在自身免疫性疾病中，机体产生的抗体会攻击自身组织，造成组织损伤。虽然病毒感染会触发多发性肌炎和皮肌炎，但引起这种异常免疫反应的原因仍然不清楚。

在成人中，这些疾病还可能与肿瘤相关。这些疾病也可以与其他的自身免疫性疾病伴发，例如系统性红斑狼疮（见 281 页）。多发性肌炎和皮肌炎有时呈家族聚集现象，这表明遗传参与了疾病的发病。这两种疾病都是女性更多见，儿童和中年人更容易发病。

有哪些症状?

多发性肌炎和皮肌炎的症状会快速发展，尤其在儿童中，而在成年人中，症状通常在数周出现。症状包括：

- 受累肌肉无力，导致了例如从坐位或蹲位站立起来困难，或抬起手臂或起床时困难。
- 关节疼痛、肿胀。
- 疲劳。
- 如果咽喉部肌肉受累，则发生吞咽困难。
- 如果心脏或胸部肌肉受累，则发生呼吸短促。

发生皮肌炎时，上述症状可能出现在下述症状之前，或与下述症状伴发，或在下述症状后出现，症状包括：

- 红色皮疹，通常出现在脸、胸或手背的关节部位。
- 眼睑肿胀，呈紫红色。

大约有半数的患有皮肌炎的儿童会出现皮肤溃疡。

应该如何处理?

如果医生怀疑你患有多发性肌炎或皮肌炎时，他会为你安排血液检查，来确定炎症情况，并寻找引起这些疾病的特异性抗体。医生还会安排你做肌电图检查（见 337 页“神经和肌肉电生理检查”），来检测肌肉的电活动，以及肌肉的活体组织检查，在检查中会取肌肉的组织样本用于检测。还可能行心电图（见 243 页），来检查是否已经有心肌受累。医生还会为你安排胸部 X 线检查（见 300 页），以及其他检查来排除潜在肿瘤的可能性。

多发性肌炎和皮肌炎是不能治愈的。但是，疾病的症状通常是可以控制的。医生会为你开大剂量的皮质类固醇药物（见 600 页），以减轻炎症，如果症状没有明显改善，可以使用免疫抑制剂（见 585 页），或使用治疗肿瘤的药物（见 586 页“抗癌药物”），以减缓疾病的进展。如果这些药物对皮肌炎的治疗没有效果，可以注射免疫球蛋白（抗体）。物理治疗（见 620 页），有助于防止肌肉僵硬并恢复肌肉的力量。

预后如何?

儿童多发性肌炎和皮肌炎的预后要好于成年人。10 名患病儿童中大约有 7 人会在两年内完全恢复。多发性肌炎或皮肌炎成人患者可能需要皮质类固醇药物治疗数年。患有肿瘤的患者，如果肿瘤能够治疗，与其相关的自身免疫疾病也会得到改善。

风湿性多肌痛

肩膀和髋部周围肌肉疼痛和僵硬

- 少见于60岁以下的人群
- 女性患病率是男性的2倍
- 有时有家族聚集现象
- 生活方式对本病的影响不明显

风湿性多肌痛疾病中，组织的炎症会引起颈部、肩膀、臀部、下腰背部的疼痛和僵硬（通常在早晨更严重），以及整体感觉不适和倦怠。

风湿性多肌痛是一种自身免疫性疾病。在自身免疫性疾病中，免疫系统会攻击自身组织。这种疾病很罕见，呈家族聚集性，而且老年妇女较为常见。风湿性多肌痛可以与巨细胞动脉炎（见本页）伴发。

有哪些症状?

症状通常在发病后数周出现，但有时亦可以突然出现。这些症状包括：

- 肌肉疼痛、僵硬。
- 疲劳。
- 发热和盗汗。
- 体重减轻。
- 抑郁（见 343 页）。

风湿性多肌痛的症状可以与巨细胞动脉炎同时发生，巨细胞动脉炎会引起一侧或两侧的头部剧烈疼痛，以及头皮触痛。

应该如何处理?

医生可以根据你的症状、身体检查结果，以及为寻找炎症而进行的血液检查结果，来作出风湿性多肌痛的诊断。还有一些患者，需要进行更多的血液检查，来排除其他疾病，例如类风湿关节炎（见 222 页）。

医生可能会为你开口服皮质类固醇药物（见 600 页）来减轻炎症。如果你同时患有巨细胞动脉炎，药物的起始剂量可能会更大一些。在任何一种情况下，一旦症状消退，就要将药物的剂量减到维持水平。

通常在开始皮质类固醇激素治疗后不久，疾病的症状就会得到缓解。但是，风湿性多肌痛可以持续多年，在这种情况下，你需要持续服用小剂量的皮质类固醇药物来控制症状。

巨细胞动脉炎

头部和头皮下附近的血管炎症

- 少见于55岁以下的人群，患病率通常随年龄增加而增长
- 女性更常见
- 有时有家族聚集现象；白种人更常见
- 生活方式对本病的影响不明显

巨细胞动脉炎，也称颞动脉炎，是特定的动脉发生炎症并变窄，使流经这些血管的血液减少。疾病主要累及头部和头皮的血管，例如颞动脉（额头两侧的动脉）。在一些情况下，为眼部供应血液的血管也会受累。

引起巨细胞动脉炎的原因不明，但可能是由于自身免疫反应引起的，自身免疫性疾病中机体的免疫反应会攻击动脉。巨细胞动脉炎可以与风湿性多肌痛（见本页）共同发生，有时有家族聚集性，表明遗传参与了疾病的发病。女性及老年人更常见。

有哪些症状?

如果你患有巨细胞动脉炎，你会出现以下症状：

- 一侧或双侧头部出现严重头痛。
- 头皮压痛。
- 面部的两侧疼痛，在咀嚼时面部疼痛加重。
- 颞动脉压痛明显。
- 食欲不振以及体重减轻。

这些症状可能会伴有风湿性多肌痛的症状，例如肩膀和髋部的肌肉疼痛、僵硬。在一些罕见的情况下，可发生脑卒中（见 329 页）。如果你出现了视觉障碍，你应该立即去就医，因为如果不治疗，巨细胞动脉炎会导致视觉部分丧失，甚至失明。

应该如何处理?

医生可以根据你对头痛的描述，以及体格检查结果作出巨细胞动脉炎的诊断。他会安排紧急的血液检查来寻找炎症的证据。你还需要接受颞动脉活体组织检查，该检查是获取组织样本来进行检查。

为减轻炎症，应立即给予大剂量的口服皮质类固醇药物（见 600 页）。巨细胞动脉炎的症状，通常会在开始治疗的 24 小时内好转。病情一旦好转，就应减少初始时的大剂量皮质类固醇，但是你需要持续服用小剂量药物 2 ～ 3 年。

医生会推荐你定期进行血液检查来监测疾病的进展。如果你的病情没有改善或改善不明显，或你出现了皮质类固醇药物的副作用，医生会为你开免疫抑制剂（见585页）来替代皮质类固醇药物。

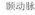

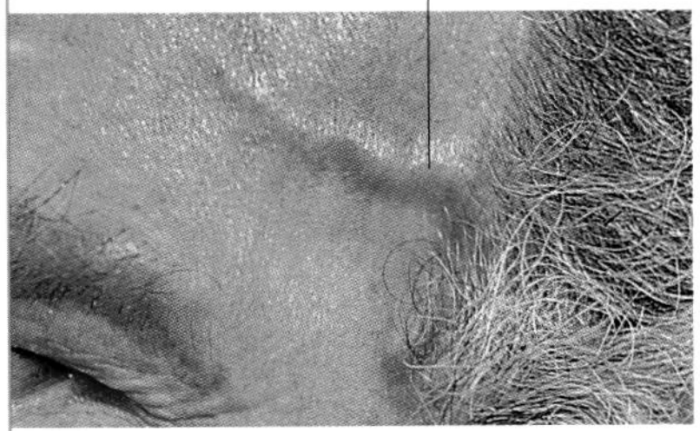

巨细胞动脉炎
上图显示的是由于巨细胞动脉炎导致的颞动脉凸起以及发炎。在这种疾病中，头痛和头皮压痛较常见。

预后如何？

在某些情况下，经过治疗，巨细胞动脉炎可完全恢复，但一些患者的症状会复发。如果你已经出现了由于巨细胞动脉炎引起的视力障碍，那么即使治疗你的视力也不会改善。但是，治疗可以防止你的视力进一步恶化。

结节性多动脉炎

由于动脉斑片状炎症导致组织的广泛损伤

- 任何年龄均可发病，最常见于40～60岁的人群
- 男性发病率是女性的2倍
- 遗传和生活方式对本病的影响不明显

在结节性多动脉炎中，中小动脉发生节段性炎症，皮肤、肌肉、关节以及许多内脏器官的血液供应减少。如果供应心脏或肾脏的动脉也被累及，那么就会危及生命。

结节性多动脉炎是一种自身免疫性疾病，在发生自身免疫性疾病时机体的免疫系统会攻击自身的动脉。引起这种异常免疫反应的原因仍然未明，但是在一些患有结节性多动脉炎患者体内发现有乙型肝炎病毒和丙型肝炎病毒（见408页“急性肝炎”），提示这些病毒可能会触发这些疾病。结节性多动脉炎更多见于中年男性。

有哪些症状？

患者症状的多少和严重程度各不相同，包括：

- 疲劳。
- 体重减轻。
- 腹部疼痛或不适。
- 关节疼痛和肌肉无力。
- 手指、脚趾针刺痛和麻木。
- 有压之不褪色的紫红色斑片状皮疹。
- 皮肤溃疡。

结节性多动脉炎可导致血压升高（见242页“高血压”），并引起肾脏损伤。严重肾脏损伤的患者，可出现肾功能衰竭（见450页）。结节性多动脉炎导致的肺部损伤或心肌梗死（见245页）较为少见。

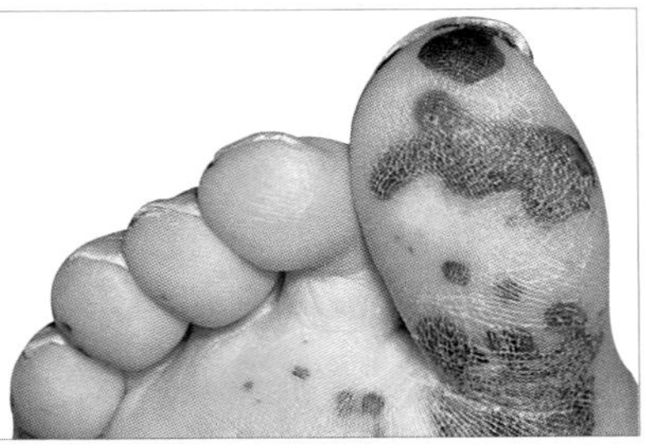

结节性多动脉炎引起的病变
这些病变由结节性多动脉炎引起，表现为血管发炎，流经组织的血液减少。

如何诊断？

医生会安排你作血液检查，来寻找炎症的证据以及乙型或丙型肝炎病毒感染的证据。为了确诊，医生会安排你进行活体组织检查，即获取一段受累的动脉或器官样本在显微镜下检查。你还需要作血管造影，来寻找血管的异常部位（见260页“股动脉造影”）。

如何治疗？

可以有效治疗结节性多动脉炎，减轻症状、防止组织损伤。医生最初会为你开大剂量的皮质类固醇药物（见600页），一旦症状消退便应该减少皮质类固醇的剂量。如果没有改善，医生会开免疫抑制剂药物（见585页）。不经过治疗，结节性多动脉炎会危及生命。经过治疗后，大约一半的患者会有正常的预期寿命。

白塞综合征

一种引起口腔和生殖器反复发生溃疡的炎症性疾病

- 最常见于20～40岁的人群
- 男性更常见
- 有时有家族聚集现象；某些民族的人群更常见
- 生活方式对本病的影响不明显

白塞综合征是一种严重程度不等的罕见疾病。通常表现为口腔和生殖器的疼痛性溃疡，反复发作。其他症状还包括眼部炎症（见357页“葡萄膜炎”）、痤疮样皮疹、胫骨上小的按压有疼痛感的肿块。脑、脊髓、关节（见220页“关节炎”）也可以受累，而且血液也有凝结性增加的趋势。

白塞综合征是一种由机体产生的抗体攻击自身组织的免疫性疾病。这种异常免疫反应的原因未明，但病毒感染会触发这种疾病。白塞综合征有时呈家族聚集性，并且最常见于地中海和有日本血统的人，这提示遗传因素参与了发病。白塞综合征中，男性发病率是女性的2倍左右，而且通常发生在40岁以下的人。

应该如何处理？

根据你的症状和体格检查，医生会怀疑你患有白塞综合征。确诊白塞综合征可能需要一些时间，因为没有特异的检测方法，而且需要排除很多症状相似的其他疾病。一些症状不经治疗也可能自行消失，但医生会开外用皮质类固醇药物（见577页）和眼药水（见594页“治疗眼部疾病的药物”）来控制眼部炎症。一些病情严重的患者，需要口服皮质类固醇药物（见600页）和/或免疫抑制剂（见585页）。

白塞综合征是一种终身性疾病，其无症状时间可能会持续数周、数月甚至数年。该病很少影响患者的寿命。

过敏反应

过敏反应是机体免疫系统对外来物质的一种异常反应。对于大多数人，这些物质不会引起症状，但在易感人群就会触发过敏反应。绝大多数过敏反应都是轻微的，只会令人感到一些不适，而且这些轻症过敏通过药物和自我救助措施很容易得到控制。然而，有些时候，过敏反应能够致命。

本节首先讨论了由外来物质，例如花粉、食物以及一些药物引起的过敏反应。在第一次接触这些诱发物质（过敏原）时，并不引起症状。但免疫系统开始产生针对这些过敏原的抗体，一些特定类型的白细胞对这些物质敏感。此后再接触这些过敏原就会刺激一种特殊细胞释放组胺，组胺是一种能够触发过敏反应的化学物质。过敏反应可以导致荨麻疹或者血管神经性水肿，这些内容在接下来的文章中进行介绍。最后涉及的过敏性休克，是一种由过敏原引起的威胁生命的反应。过敏反应通常在儿童时期形成，在成年后可持续存在或消失。一些过敏反应，如哮喘（见295页）和湿疹（见193页），都与过敏反应有关，将在相应的机体系统中涉及。

重要的解剖结构

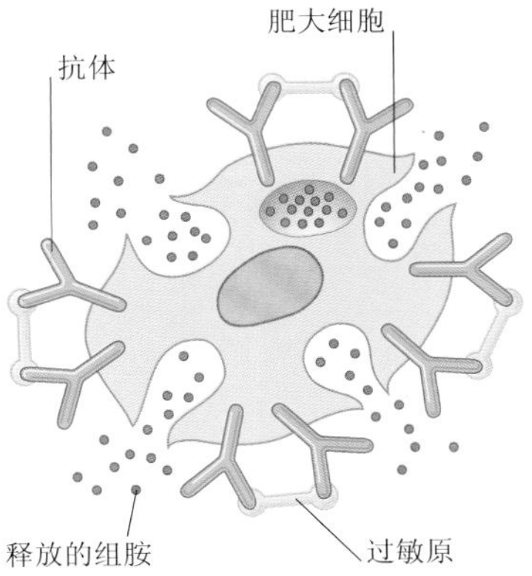

过敏反应

有关过敏反应的更多信息，请参阅397页。

过敏性鼻炎

过敏反应引起的鼻黏膜炎症

- 有时有家族聚集现象
- 年龄、性别和生活方式对本病的影响不明显

过敏性鼻炎是一种鼻黏膜的炎症性疾病，是人在吸入空气中的特殊物质（过敏原）后发生的过敏反应。过敏性鼻炎可以仅在春季和夏季发病，所以又称为季节性过敏性鼻炎或花粉症。过敏性鼻炎也可以一年四季都发生。过敏性鼻炎更常见于那些患有其他过敏性疾病，例如哮喘（见295页）的人。

由哪些原因引起？

季节性的过敏性鼻炎通常是由于草、树、花或者杂草花粉以及霉菌孢子引起的。最常发生在春天和夏天花粉数量多的季节。能诱发长期存在的过敏

性鼻炎的常见过敏原有屋内尘螨、动物的皮毛和皮屑，以及羽毛。

有哪些症状？

这两种类型的过敏性鼻炎通常发生在接触过敏原后。这些症状包括：

- 鼻内感觉发痒。
- 经常打喷嚏、鼻塞、流鼻涕。
- 眼睛发痒、红和流眼泪。
- 喉咙发痒。

一些患者会出现头痛。如果鼻黏膜的炎症严重，还可能发生鼻出血。

应该如何处理？

根据你的症状，尤其在鉴定出引起过敏反应的物质时，医生会作出过敏性鼻炎的诊断。你需要做皮肤针刺试验，找到引起过敏性鼻炎的过敏原。在一些情况下，可能找不到过敏原。

如果你能够避免接触过敏原，你的症状有可能会消失（见本页“预防过敏性鼻炎”）。许多抗过敏药物（见585页）是非处方药物，一些是处方药物。例如，可以用含有皮质类固醇药物（见588页“治疗呼吸系统疾病的皮质类固醇药物”）的鼻腔喷雾剂来阻断过敏反应。但这些药物可能需要几天的时间才会起效。含色甘酸钠的鼻腔喷雾剂可替代含有皮质类固醇的鼻腔喷雾剂。含有血管收缩药物（见587页）的鼻腔喷雾剂可以缓解症状，但不能够长期使用。口服抗组胺药物（见585页）或者抗组胺鼻腔喷雾剂，可以减轻鼻部的炎症和鼻腔发痒感。眼药水可以减轻眼部症状。在极少数情况下，如果症状严重，医生会开口服皮质类固醇药物。

过敏性鼻炎的最特异性治疗方法是免疫治疗，在这种治疗中，医生会给你剂量逐渐增加的过敏原，目的在于使免疫系统脱敏。这种治疗方法，通常需要持续3～4年，对于那些症状严重的人是有效的。

自助措施

预防过敏性鼻炎

所有以下措施都旨在使你的家里保持一个无过敏原的环境。预防长年的过敏性鼻炎的方法包括：

- 如果你对动物的皮毛过敏的话，请不要养有毛的宠物。
- 更换含有动物材料的枕头和被子，例如鸭子的羽毛，将这些物质更换为合成的填充物。
- 用塑料覆盖床垫。
- 如果可能的话，除去可能聚集灰尘的物品，例如装有软垫的家具和窗帘等。

为防止季节性过敏性鼻炎（又称花粉症），以下措施可能有效：

- 避免去草多的地方，以及刚修剪过的草地。
- 在夏季，保持门和窗关闭，并尽可能待在有空调的建筑物内。
- 在花粉量最多的晌午和傍晚，要一直待在室内。
- 确保你的车内配有有效的花粉过滤器。
- 当外出时，佩戴太阳镜以防止眼部受刺激。

食物过敏

免疫系统对一些食物的异常反应

任何年龄均可发病，但最常见于婴儿和儿童

有时有家族聚集现象

性别和生活方式对本病的影响不明显

食物过敏是免疫系统对一种或多种特殊食物发生的不恰当的或过度的反应，可引起多种症状，如瘙痒、红色皮疹以及嘴唇、口腔和喉咙肿胀。不应将食物过敏和食物不耐受（见416页）相混淆，后者通常造成腹部不适以及消化不良，但免疫系统并不参与发病。

由哪些原因引起？

虽然任何食物都会引发过敏反应，但是坚果（尤其是花生）可能是引起食物过敏最常见的原因。其他相对常见的引起食物过敏的原因包括海鲜、草莓和鸡蛋。食用色素和防腐剂很少会引起过敏反应，但对食品添加剂谷氨酸钠（MSG）的不耐受是很常见的。

小麦会引起一种称为乳糜泻（见416页）的疾病，是对牛奶中的蛋白质的过敏反应，在婴幼儿中尤其常见（见560页“牛奶蛋白过敏”）。这些食物与其他食物相比，产生的即刻过敏反应不太严重，但症状持续时间更长。

食物过敏更常见于患有其他过敏性疾病的人，例如哮喘（见295页）、湿疹（见193页）或者过敏性鼻炎（见283页）。食物过敏有时会有家族聚集的倾向。

有哪些症状？

症状可能在进食后立即出现，也可以在几小时后发生。这些症状包括：

- 嘴唇、口腔和喉咙部瘙痒和肿胀。
- 全身各处出现红色的瘙痒性皮疹（见285页“荨麻疹”）。
- 恶心、呕吐和腹泻。

严重的过敏反应，还会出现以下症状：

- 不伴有瘙痒的全身肿胀，尤其是面部、口腔和喉咙（见285页“血管神经性水肿”）。
- 呼吸急促或哮鸣。

有时，食物过敏会导致过敏性休克（见285页），这是一种危及生命的过敏反应，会引起突发的呼吸困难和衰竭。如果出现严重的过敏反应症状，应该立即就医。如果出现了过敏性休克，需要立即注射肾上腺素（去甲肾上腺素），然后呼叫救护车。

应该如何处理？

如果在吃完某一特定食物后不久出现症状，你自己就能诊断为食物过敏，但你还应该咨询医生，他会为你安排血液检查和皮肤针刺试验（见本页），来寻找引起过敏的原因。医生会建议你使用饮食排除法，如果你在使用这种方法后的1～2周内症状明显减轻，这说明你对所排除食物中的一种或多种食物过敏。之后你可以逐渐增加食物种类，但如果在增加某一食物后，症状再次出现，那么你应该避免吃这种食物。在未就医前，你不应该限制饮食，而且限制饮食的时间不要超过两周。

避免食用可能引起过敏的食物是唯一有效的治疗方法。在外出就餐时，要询问配料成分和核实食物成分标签。如果你需要避免一种在通常的饮食中普遍存在的食物成分时，你应该向营养师咨询。如果需要永久改变饮食的主要成分，那么必须确保你的饮食是均衡的。

预后如何？

许多成人出现的食物过敏，尤其是对坚果的过敏，往往是永久性的，因此有这类过敏的人，必须终身避免进食这类相关的食物。但是，有些患者的食物过敏会自发消失。4岁以下的幼儿，需要避免诸如小麦等过敏食物，在不进食这类食物两年后，很有可能不再发生过敏。

药物过敏

对药物的一种异常反应，最常见的是对抗生素过敏

年龄、性别、遗传和生活方式对本病的影响不明显

非处方药和处方药都能引起各种问题。最常见的症状是呕吐和腹泻，这不是过敏反应，而是服用药物产生的副作用。药物过敏反应通常是免疫系统对某一特定药物产生的异常反应。这种反应比较轻微，但有时可危及生命。

由哪些原因引起？

某种药物可以在你首次使用时，或已经使用了一些时间后发生过敏反应。在后一种情况下，你的机体会对这种药物越来越敏感。任何药物都可以发生免疫反应，但抗生素最为常见（见572页）。医生在为你开药前，会询问你对哪种药物过敏。

有哪些症状？

药物过敏反应可能会引起以下症状：

检查

皮肤针刺试验

皮肤针刺试验是一种简单并且无痛的检查方法，这种检查可以鉴定出是哪些物质（过敏原）引起的过敏反应。将过敏原，例如花粉、灰尘、皮屑和引起过敏反应的食物的提取物稀释后，制成皮试液。先在皮肤上滴一滴皮试液，然后用针刺破皮肤，观察皮肤的反应。反应通常在滴上皮试液的30分钟内出现。在测试当天不能服用抗组胺药物，因为这类药物会阻止这种皮试反应的发生。

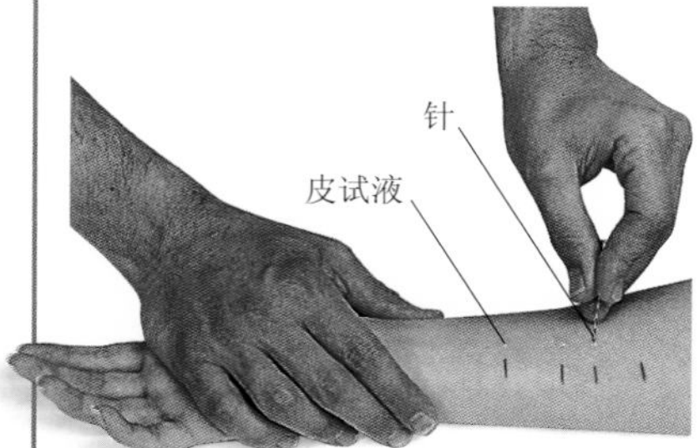

1 在皮肤上滴8～10种含有不同过敏原的皮试液。用针刺破皮试液下方的皮肤观察其反应。

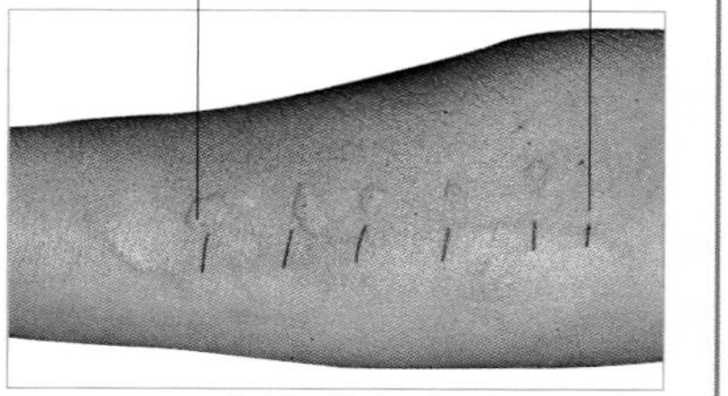

2 如果一个人对皮试液中一种过敏原过敏，就会在针刺部位出现一个红色的硬块，表明呈阳性反应。

- 哮鸣。
- 身体任何部位都会出现肿胀，但最典型的部位是面部和喉咙（见本页“血管神经性水肿”）。
- 恶心和腹泻。
- 一些部位出现红色发痒的皮疹，偶尔有白色的肿块（见本页“荨麻疹”）。

如果你出现了这些症状，并怀疑这些症状是由于处方或非处方药物引起的，那么在下一次服用药物前，先咨询医师。在很少见的情况下，药物过敏会引起严重的、可能致命的反应，称为过敏性休克（见本页）。

应该如何处理？

如果医生怀疑你对某种特定药物过敏，他会建议你停止使用该药物，并且开另一种替代药物。通常，不经治疗的轻微症状，会在停药后几天消失。发痒的皮疹可使用非处方药物，例如炉甘石洗剂或口服抗组胺药物（见585页）来治疗。药物过敏通常是终身性的。因此告知每个为你诊治的医生，你对哪种药物过敏十分重要。如果过敏反应严重，医生会建议你在任何时候，都携带记录过敏药物的卡片，在你需要紧急治疗时，能够告知他人你所过敏的药物。

荨麻疹

过敏反应引起的皮肤肿胀

有时有家族聚集现象

年龄、性别和生活方式对本病的影响不明显

荨麻疹是发生在全身，或仅仅是皮肤的一小部分区域的皮疹，痒感剧烈。皮疹高出皮肤表面，呈红色区域，有时伴有白色的肿块。发生炎症的部位通常大小不等，并且可以融合，累及皮肤的大片区域。荨麻疹通常仅持续数小时（急性荨麻疹），但在一些情况下，荨麻疹可以持续数月（慢性荨麻疹）。急性荨麻疹和慢性荨麻疹都可以复发。有时，荨麻疹可以与一种更严重的称为血管神经性水肿（见本页）的情况同时发生，有时荨麻疹是过敏性休克（见本页）的早期症状。

荨麻疹
这种被称为荨麻疹的皮疹，表现为白色块状和红色的发炎区域，通常是由过敏反应引起的。

由哪些原因引起？

荨麻疹可能是由对某一种特定食物的过敏反应引起的（见284页“食物过敏”）。对药物或植物过敏，以及在昆虫叮咬后也可以发生荨麻疹。荨麻疹有时会与病毒感染相关，或者是其他疾病，或其他的物理刺激引起的，例如受压或者温度变化。但是，当荨麻疹第一次出现时，通常很难确定引起荨麻疹的原因。有时荨麻疹有家族聚集的倾向。

应该如何处理？

急性荨麻疹通常在数小时内消失，不需要治疗。慢性荨麻疹可能需要数周或数月才能消失。非处方药物，例如炉甘石洗剂或口服抗组胺药物（见585页），可以帮助减轻瘙痒的症状。

如果症状持续存在或反复发作，而且引起荨麻疹的原因不明，那么你应该就医。医生会为你安排皮肤针刺试验（见284页），寻找过敏原。你应当避免接触引起你过敏的物质。

血管神经性水肿

通常是由于过敏反应引起的机体组织肿胀，尤其是颜面部

有时有家族聚集现象

在某些情况下，精神压力是一个诱发因素

年龄和性别对本病的影响不明显

血管神经性水肿是皮下组织和黏膜突然出现肿胀的一种疾病。通常是颜面部和颈部受累。

引起血管神经性水肿最常见的原因是对某种食物的过敏反应，例如海鲜、坚果或草莓（见284页“食物过敏”）。对药物的过敏反应也会引起血管神经性水肿，但较少见（见284页“药物过敏”），其中因对抗生素（见572页）过敏引起的该病最常见。血管神经性过敏也可以发生在昆虫叮咬后。

在极少数情况下，血管神经性水肿有遗传倾向。儿童时期出现的不明原因的血管神经性水肿，可以由许多应激事件诱发，例如外伤或者拔牙等。

只有一次血管神经性水肿发作的人不在少数，在这种情况下，通常无法判断引起这种情况的原因。

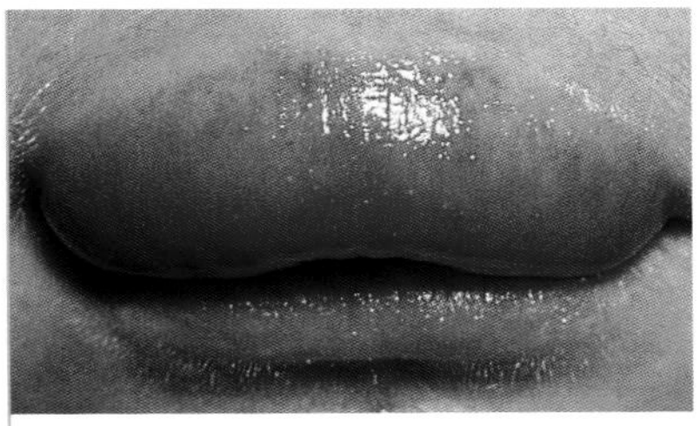

上唇的血管神经性水肿
颜面部、嘴唇或颈部突发的严重水肿被称为血管神经性水肿，通常由过敏反应引发。

有哪些症状？

通常在几分钟之内出现肿胀，而且肿胀通常是不对称性的；例如只有一片唇出现肿胀。主要症状有：

- 身体任何部位出现肿胀，最常见于颜面和嘴唇。
- 由于舌头、嘴和气道肿胀导致突然发生的呼吸、言语或吞咽困难。
- 有大约一半患者，在没有发生肿胀的部位会出现发痒的皮疹（见本页“荨麻疹”）。

肿胀可能影响到喉咙，如果气道受阻还会危及生命。血管神经性水肿可以和过敏性休克（见本页）同时发生，后者是一种潜在的致命的过敏反应，如果你有上述症状，或出现呼吸困难，你应该立即就医。

应该如何处理？

严重的血管神经性水肿需要立即注射肾上腺素，然后留院观察。轻症患者，可以应用皮质类固醇药物（见600页），或者抗组胺药物（见585页）来减轻肿胀；需要数小时或数天肿胀才能消退。

医生会进行检查，以确定引起血管神经性水肿发生的原因。如果怀疑是食物过敏，可以用皮肤针刺试验（见284页）或血液检测，或者用排除饮食法，来确认你对哪种物质过敏。如果你患有严重的血管神经性水肿，医生会教你怎样自我注射肾上腺素（见本页“过敏性休克的急救”）。

过敏性休克

对一些物质发生严重的，可能致命的过敏反应

有时有家族聚集现象

年龄、性别和生活方式对本病的影响不明显

过敏性休克是一种罕见的严重过敏反应，是对某一特定物质（过敏原）极度敏感，而造成的严重过敏反应。通常全身都会发生反应，导致血压突然降低和气道狭窄，如果不立即进行治疗，过敏性休克是致命的。过敏性休克通常是由昆虫叮咬或一些特殊药物，例如青霉素（见284页“药物过敏”）所触发。坚果或草莓等食物也会引起这种严重的过敏反应（见284页“食物过敏”）。

有哪些症状？

如果你对某种物质极度敏感，当你接触到这种物质时，你会出现下述症状中的部分或者全部症状：

- 突然感觉极度的紧张和焦虑。
- 脸部、嘴唇和舌头肿胀。
- 哮鸣和严重的呼吸困难。
- 一些患者会出现红色发痒的皮疹（见本页“荨麻疹”），以及皮肤潮红。
- 头晕，一些患者会出现意识丧失。

如果你或与你在一起的任何人出现这些症状，你应该立即呼叫救护车。

如何治疗？

过敏性休克的紧急治疗措施，是立即注射肾上腺素。也可以静脉使用抗组胺药物（见585页）或皮质类固醇药物（见600页），以及经静脉补充液体。

你应该避免接触任何可使你过敏的物质，尤其是你曾经因为接触这种物质，而发生过过敏性休克的物质。你可以自我注射肾上腺素（见本页“过敏性休克的急救”）。医生还会建议你携带急救卡片，以告知别人你过敏的物质。

▶ 治疗

过敏性休克的急救

如果你以往发生过过敏性休克，或者严重的血管神经性水肿，医生会为你准备含有肾上腺素的注射器。在家里和工作单位都放一个这样的注射器，并且随身携带一个。在过敏性休克发生时，立即注射肾上腺素，之后叫救护车。

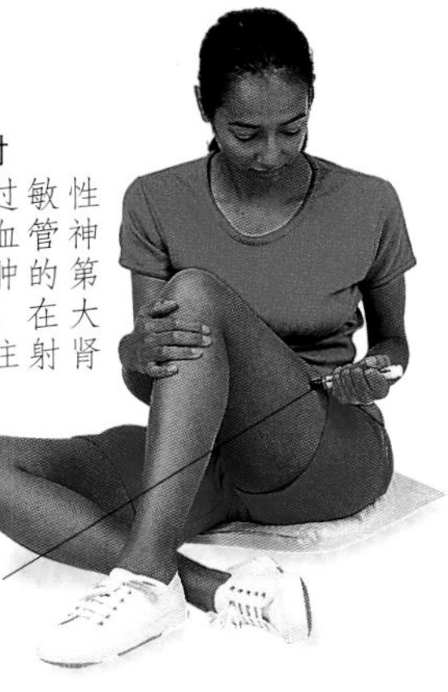

自我注射
在发生过敏性休克或血管神经性水肿的第一时间，在大腿肌肉注射肾上腺素。

注射肾上腺素

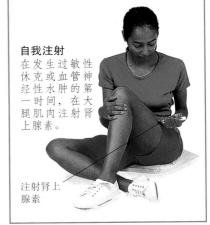

呼吸系统

机体内的每个细胞都需要氧气的持续供应才能存活。细胞也必须处理其产生的主要废物——二氧化碳。呼吸系统和循环系统一起将来自于肺部的氧气传送给细胞，把二氧化碳带到肺内去呼出。因为肺有巨大的表面积，大约是人体表面积的 40 倍，而且实际上所有的血液每分钟都会流经肺部，所以氧气和二氧化碳在肺内才能得以有效地交换。

本章包括如下内容

氧气和二氧化碳在空气、血液和人体组织间的交换过程，称为呼吸。空气通过呼吸系统进入和离开人体，呼吸系统由口、鼻、咽喉、气管和肺组成。由心脏和血管构成的循环系统能够确保将氧气送至细胞和将二氧化碳带走。

呼吸过程

健康的肺每分钟大约呼吸 12 ～ 15 次，每次可吸入 500 毫升的空气。呼吸是由脑内的呼吸中枢控制的自动过程，我们仅在呼吸困难的时候（如运动时）才会注意到呼吸过程。吸气时，气体通过口腔和鼻子进入人体，并在口腔和鼻子里进行加温和湿化。

气体经过喉（声带）和咽进入气管，在吞咽时，通过一个翼状的会厌软骨盖住气道，来防止食物进入气道。

在肺内，空气内的氧气进入周围的血管。在血管里，氧气跟红细胞内的血红蛋白结合。富含氧气的血液从肺流到心脏，然后再到全身组织，氧气在组织里被释放出来。同时，来源于组织的二氧化碳废物进入血液，融入到血液的液性成分——血浆中。这些二氧化碳返回肺内被呼出。

有时，感染性病原体或外源性颗粒，在我们呼吸时进入体内。呼吸系统有几种不同的保护肺脏不受伤害的机制。在咽壁上有一组密集的被称为扁桃体和腺样体的组织，这些组织有助于清除一些进入肺内的感染性病原体。空气中的颗粒，也可被气道里的黏液吸附后，再被一种称为纤毛的微小毛状结构，从肺里排出。最后，刺激气道或肺的外源性颗粒或过多的黏液，可通过喷嚏或咳嗽排出体外。

语音的产生

呼吸系统还包括声带，声带与发声有关。在声带部分闭合的情况下，肺内的气体可引起声带振动，发出声音。利用这些振动，我们可以产生不同的声音。

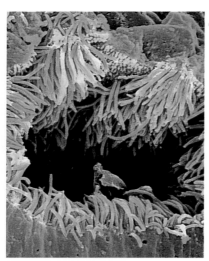

过滤系统
形如发丝样的纤毛，附着于呼吸道内，当空气通过呼吸道时，这些纤毛能够粘住外源性颗粒，防止其入侵。

结构

鼻窦

在眼睛和鼻子周围的颅骨内有数个含气的腔，称为鼻窦。这些鼻窦的大小和形状，在不同个体间差异很大。鼻窦不是出生时即有的，是在儿童期逐渐发育形成的。鼻窦有助于减轻颅骨的重量，并使声音产生共鸣。鼻窦的内层覆有许多分泌黏液的腺体。黏液持续通过狭窄的通道，引流至鼻腔后部。黏膜可吸附空气中的小颗粒，也可湿化通过鼻腔的空气。

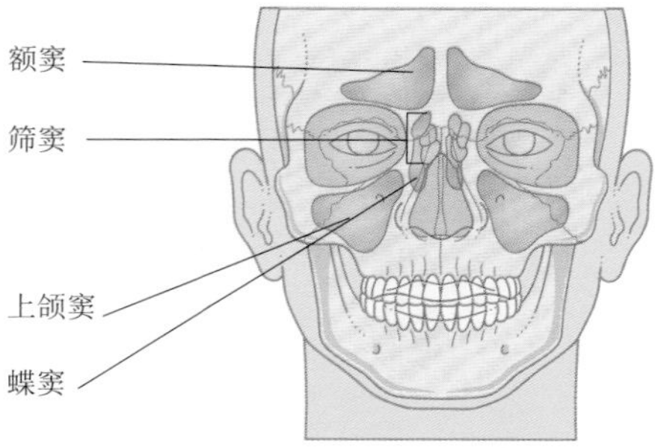

鼻窦的正面观
鼻窦是根据其所在的骨骼命名的。颅骨前面的鼻窦是额窦和上颌窦。

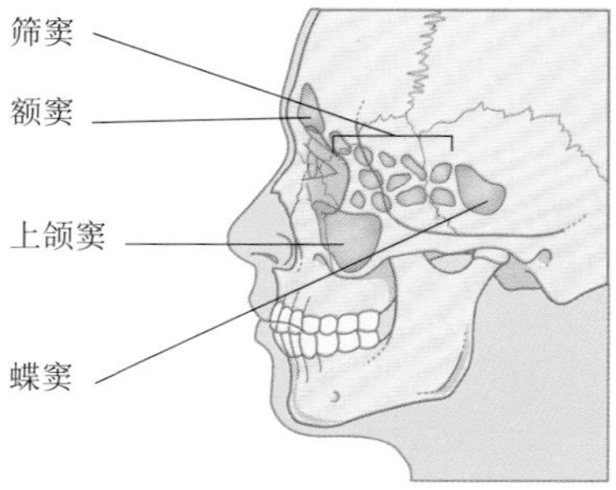

鼻窦的侧面观
两个蝶窦位于颅骨的深部，在它们的前面是数个筛窦。

结构

呼吸系统

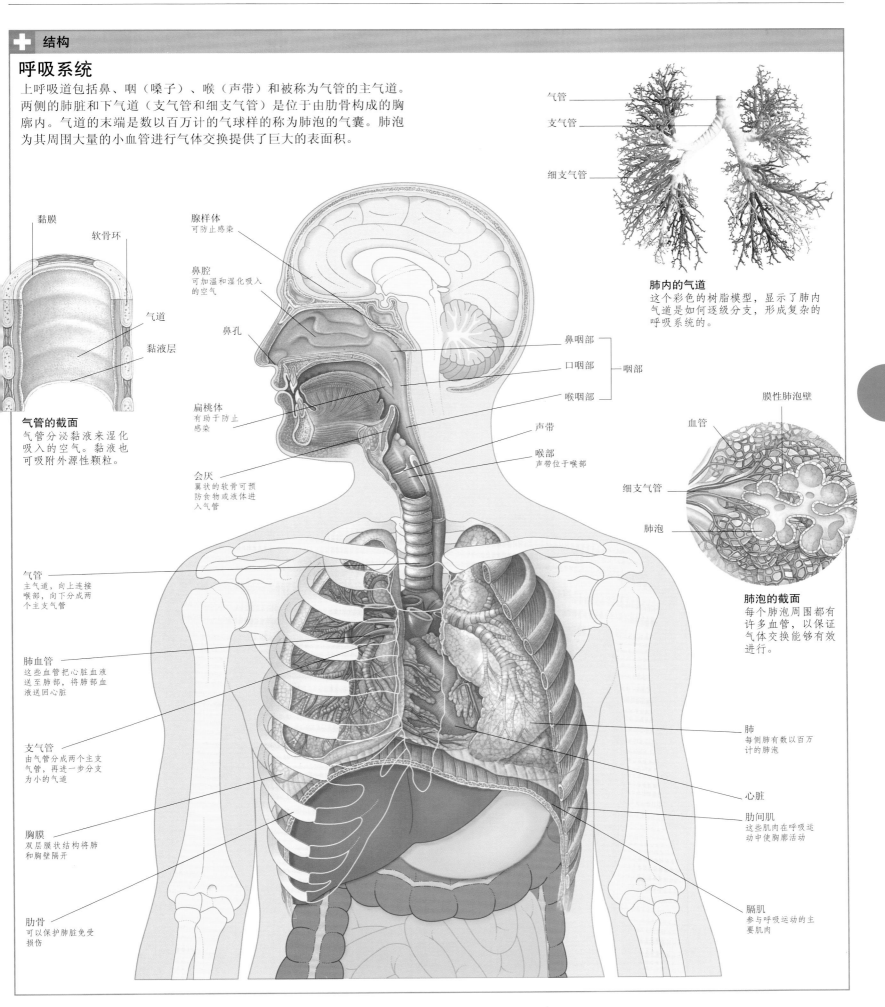

上呼吸道包括鼻、咽（嗓子）、喉（声带）和被称为气管的主气道。两侧的肺脏和下气道（支气管和细支气管）是位于由肋骨构成的胸廓内。气道的末端是数以百万计的气球样的称为肺泡的气囊。肺泡为其周围大量的小血管进行气体交换提供了巨大的表面积。

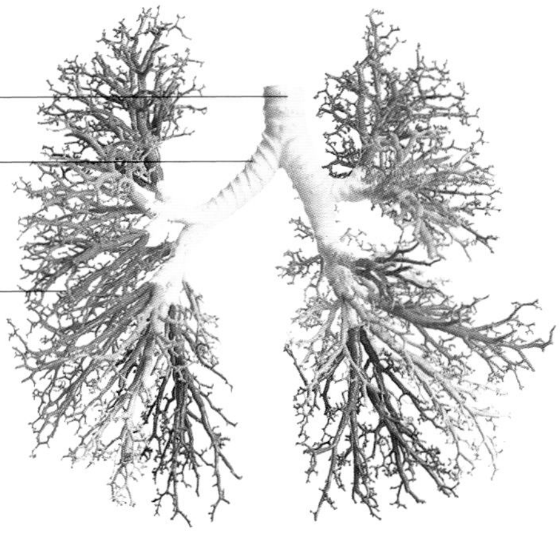
气管
支气管
细支气管

肺内的气道
这个彩色的树脂模型，显示了肺内气道是如何逐级分支，形成复杂的呼吸系统的。

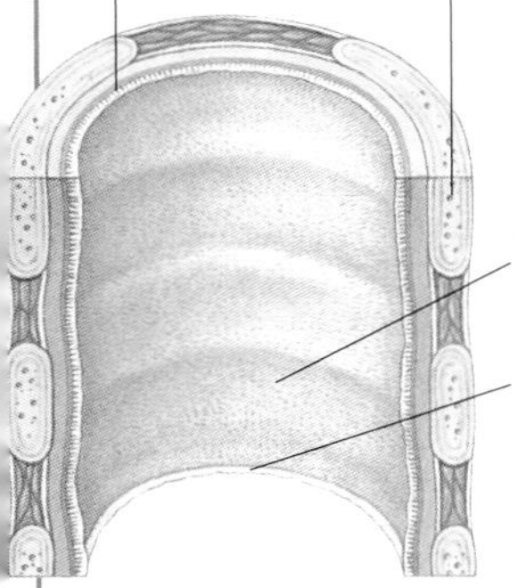
黏膜
软骨环
气道
黏液层

气管的截面
气管分泌黏液来湿化吸入的空气。黏液也可吸附外源性颗粒。

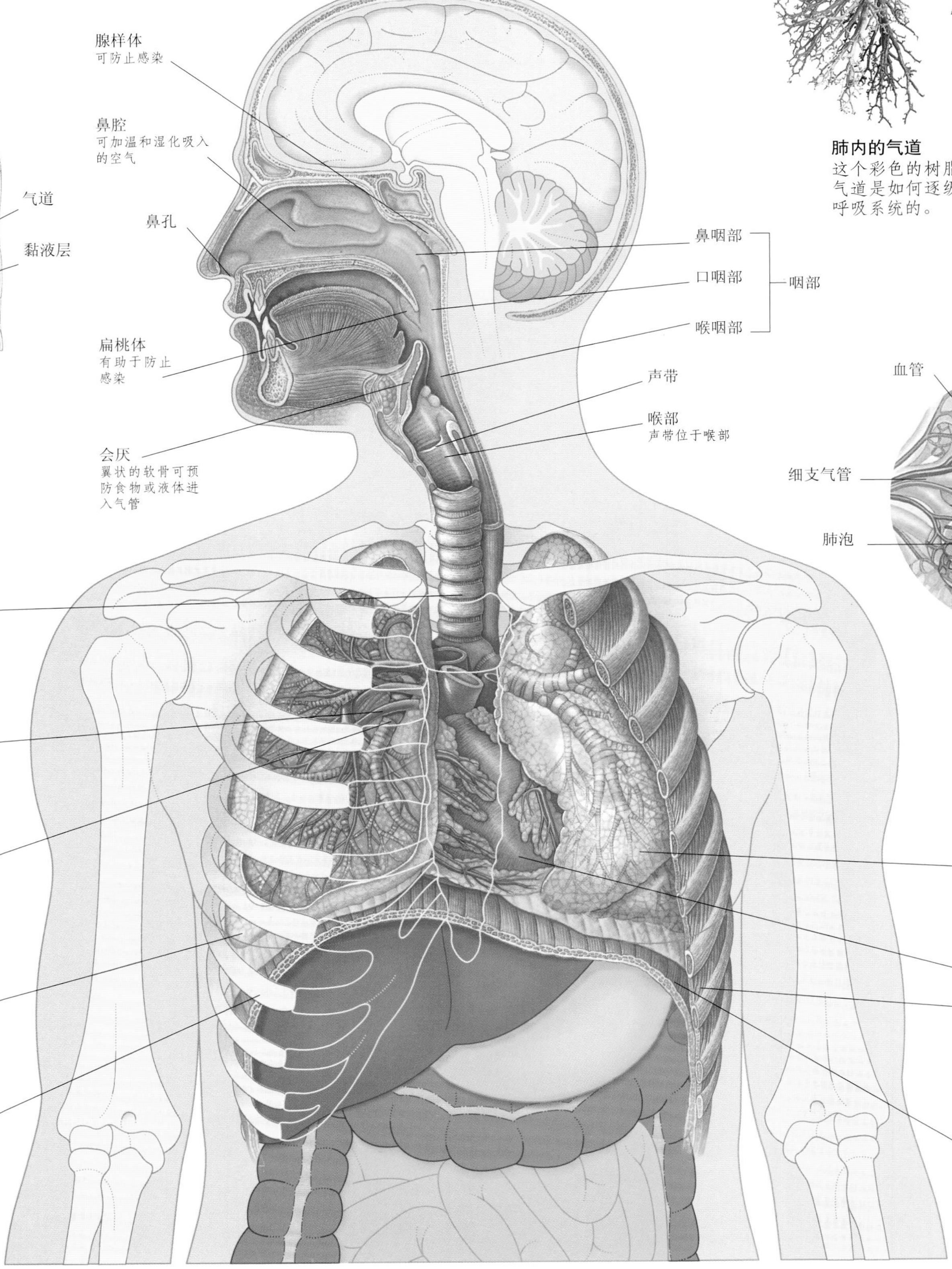
腺样体
可防止感染
鼻腔
可加温和湿化吸入的空气
鼻孔
扁桃体
有助于防止感染
会厌
翼状的软骨可预防食物或液体进入气管
鼻咽部
口咽部
喉咽部
咽部
声带
喉部
声带位于喉部
气管
主气道，向上连接喉部，向下分成两个主支气管
肺血管
这些血管把心脏血液送至肺部，将肺部血液送回心脏
支气管
由气管分成两个主支气管，再进一步分支为小的气道
胸膜
双层膜状结构将肺和胸壁隔开
肋骨
可以保护肺脏免受损伤
肺
每侧肺有数以百万计的肺泡
心脏
肋间肌
这些肌肉在呼吸运动中使胸廓活动
膈肌
参与呼吸运动的主要肌肉

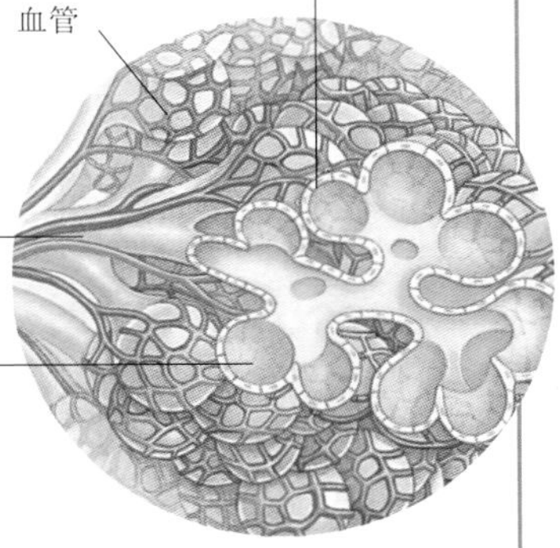
膜性肺泡壁
血管
细支气管
肺泡

肺泡的截面
每个肺泡周围都有许多血管，以保证气体交换能够有效进行。

功能

呼吸运动和呼吸

空气不停地进出肺脏，来保证机体组织能得到足够的氧气，也能排出组织的代谢废物——二氧化碳。呼吸运动由脑内的呼吸中枢——延髓控制。呼吸中枢控制胸腔周围的肋间肌的收缩和松弛，使我们能吸进和呼出气体。

呼吸是如何完成的

在呼吸时，气体由压力高的地方流向压力低的地方。当肺内的压力比大气压低时，空气则进入气道；当肺内的压力升高时，空气则从肺流出，然后被呼出去。

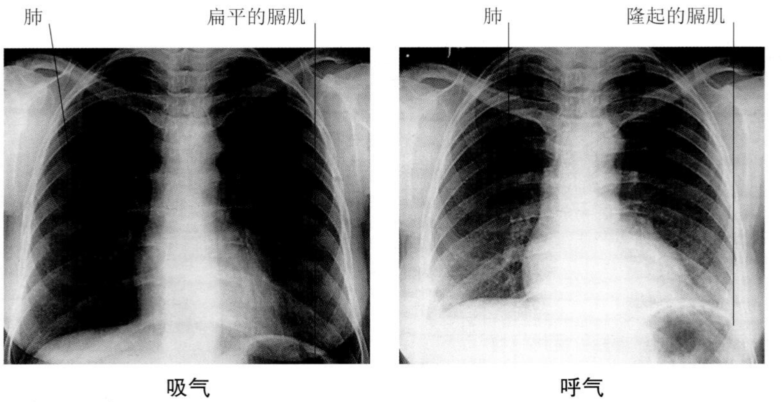

肺
扁平的膈肌
肺
隆起的膈肌
吸气
呼气

胸部X线片
这两幅正常的胸部X线片显示了吸气和呼气时肺内气体体积的变化。这种变化可以通过肋骨和膈肌的位置变化看出来。

吸气过程
膈肌和肋间肌收缩使胸廓扩张，胸腔内压力下降，气体被吸入肺内。

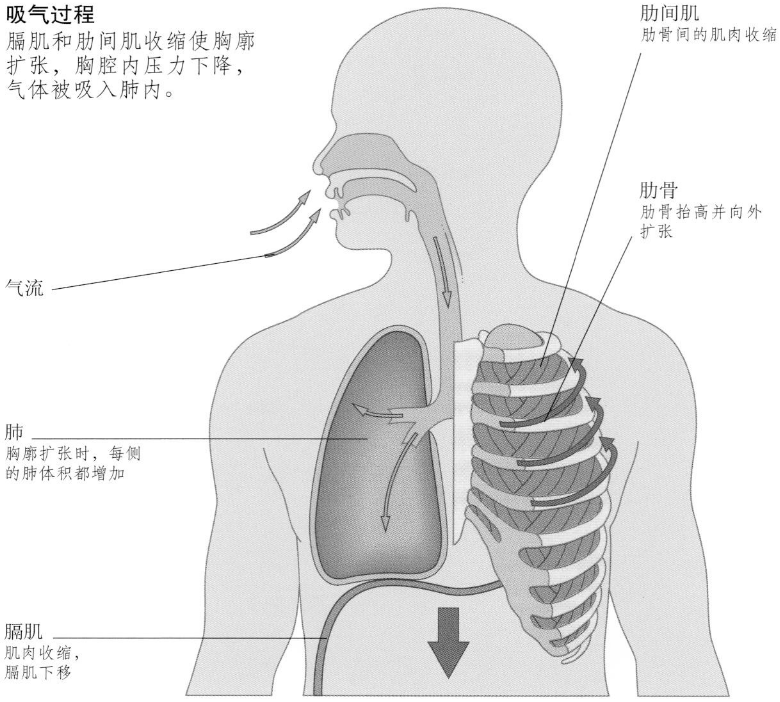

肋间肌
肋骨间的肌肉收缩
肋骨
肋骨抬高并向外扩张
气流
肺
胸廓扩张时，每侧的肺体积都增加
膈肌
肌肉收缩，膈肌下移

呼气过程
吸气后，膈肌和肋间肌松弛，胸廓收缩，肺内压力升高，气体从肺流出，并被呼出。

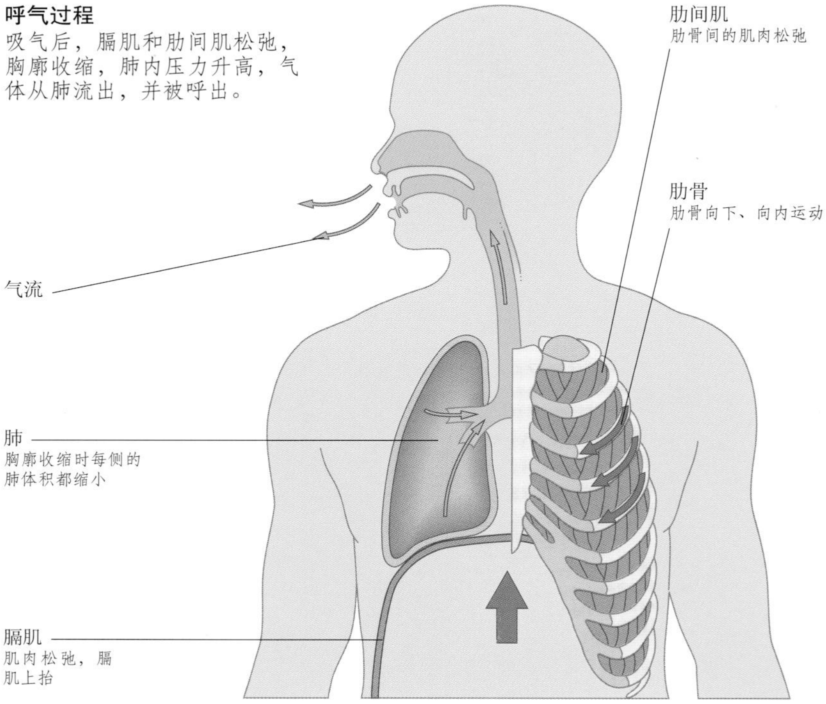

肋间肌
肋骨间的肌肉松弛
肋骨
肋骨向下、向内运动
气流
肺
胸廓收缩时每侧的肺体积都缩小
膈肌
肌肉松弛，膈肌上抬

功能

呼吸是如何受到调控的

即使在我们睡觉的时候，基础呼吸节律仍由大脑中的呼吸中枢控制。信息从呼吸中枢沿神经传到膈肌和肋间肌，刺激这些肌肉来完成呼吸运动。当我们的运动状态发生改变时，血液内的二氧化碳的含量也会发生变化。一些大动脉内的受体可以探测到这些变化，并把指令发给大脑。

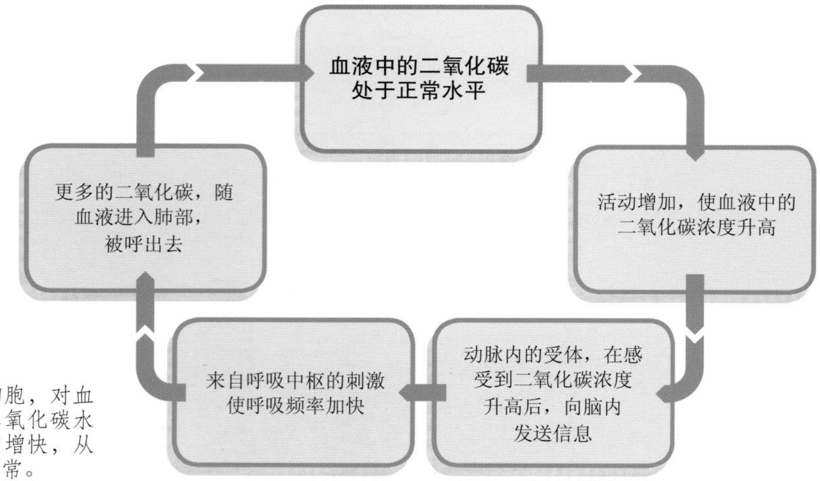

血液中的二氧化碳处于正常水平
活动增加，使血液中的二氧化碳浓度升高
动脉内的受体，在感受到二氧化碳浓度升高后，向脑内发送信息
来自呼吸中枢的刺激使呼吸频率加快
更多的二氧化碳，随血液进入肺部，被呼出去

二氧化碳如何影响呼吸运动
位于动脉和大脑呼吸中枢内的神经细胞，对血液中二氧化碳水平的变化很敏感。二氧化碳水平的轻度增高，可以引起呼吸频率的增快，从而使血液中的二氧化碳水平恢复至正常。

机体内的气体交换

人的全身在不停地发生着氧和二氧化碳的气体交换。肺内的氧气透过很薄的肺泡壁（气囊），进入非常小的血管（毛细血管），在毛细血管内氧与红细胞内的血红蛋白结合。同时，二氧化碳从血液释放到肺泡被从口腔和鼻腔呼出去。来自肺部的血液为组织细胞供应氧并带走二氧化碳。

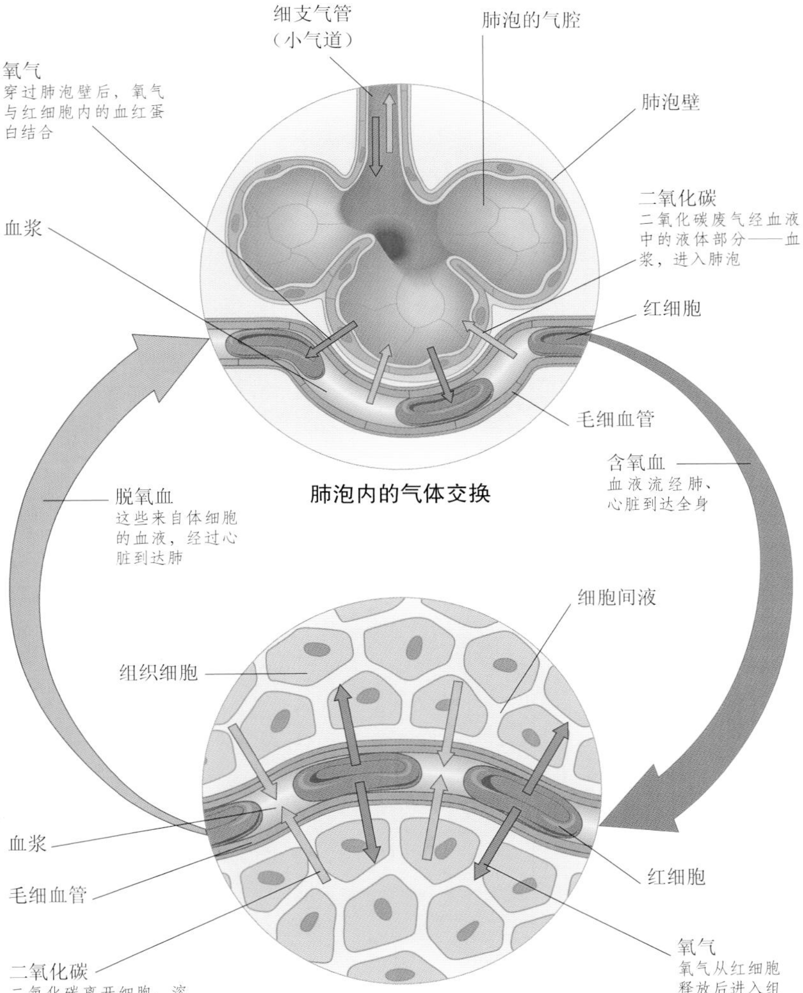

肺泡内的气体交换

体细胞的气体交换

气体交换
体细胞需要不断的氧气供应，以获取生存的能量。另外，体细胞的代谢废物，主要是二氧化碳，必须从细胞内转运走。

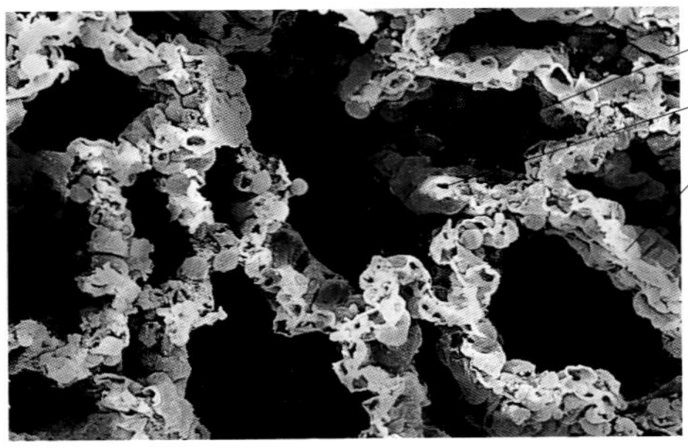

肺泡的截面
这幅放大的肺组织图像，显示了肺泡的气腔和很薄的肺泡壁。肺泡壁内可见的小孔是血管。

功能

言语

喉部是我们的发声部位。当肺内的气体通过喉内的两个纤维性带——声带时会发出声音。振动的声带产生的声音，经口腔和舌的处理形成语言。

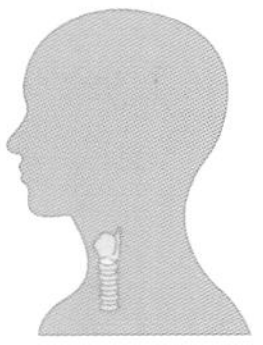

位置

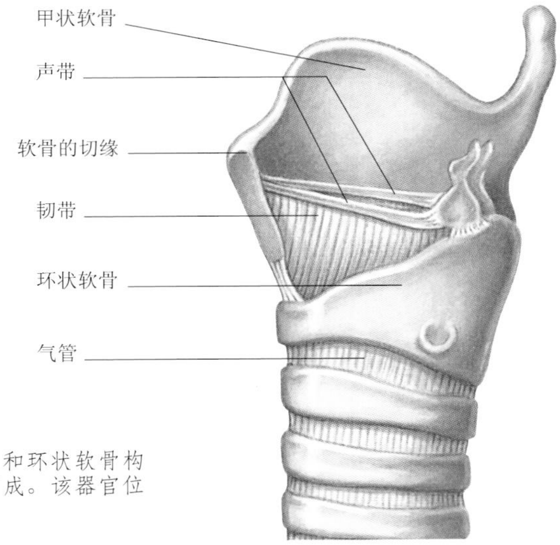

喉的侧面观
喉部是由声带、甲状腺和环状软骨构成，后者由韧带连接而成。该器官位于颈内的气管上方。

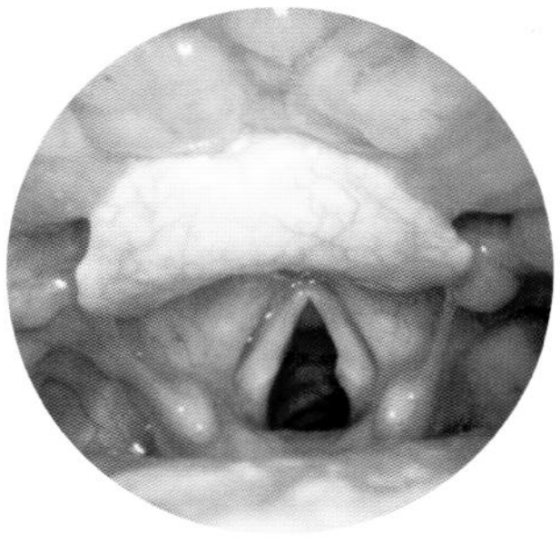

张开的声带

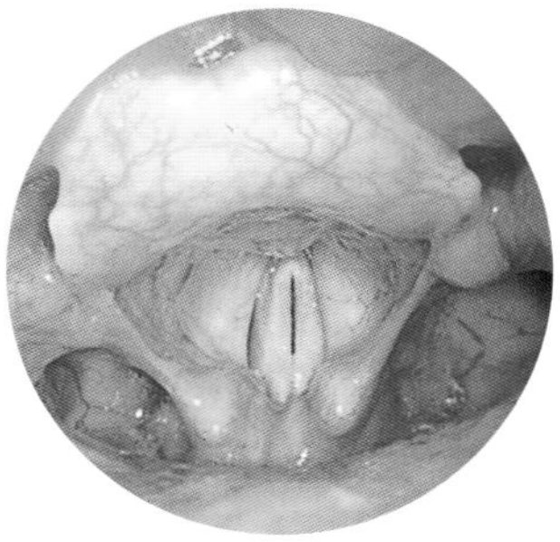

闭合的声带

声带的运动
呼吸时声带张开，但在讲话时，肺部的气体从两条声带中穿过，同时引起声带合拢并振动，发出的声音，随着声带的位置不同而有所变化。

功能

咳嗽反射

当像灰尘这样的物质或过多的黏液刺激肺部或呼吸道时，这些物质可以通过我们大家都知道的咳嗽反射被清除出体外。刺激物通过刺激位于呼吸道内的神经细胞受体，将信号传递至大脑，引发咳嗽反射。

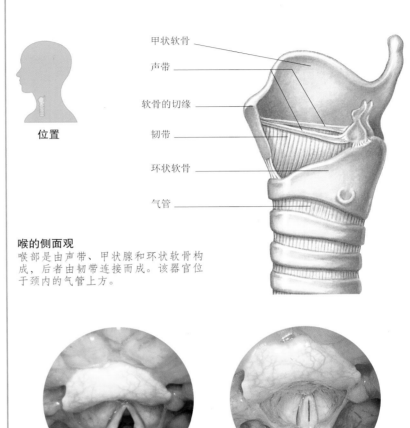

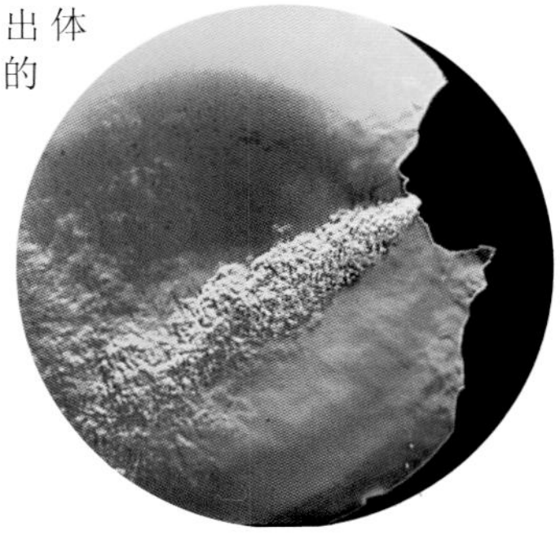

咳嗽
在咳嗽时，空气、水分及外源颗粒被强有力地逐出气道。这一反射动作可以将刺激性物质从呼吸道清除，避免其对机体造成损伤。

鼻和咽喉部疾病

上呼吸道由鼻、咽喉及其相关结构组成，这其中还包含鼻窦（前颅骨的含气腔）和喉（也称为音箱）。上呼吸道受许多因素影响，可发生多种疾病，从常见的疾病，如鼻衄、打鼾和喉炎，到少见的疾病，如喉癌和咽癌。

本节首先阐述了与鼻和鼻窦相关的疾病。这些疾病包括鼻衄和鼻窦炎。鼻衄是轻微损伤的常见症状，有时也可由严重的疾病引起；鼻窦炎是发生于鼻窦黏膜部位的炎症，通常是由病毒感染所致，如普通感冒。

鼻腔的堵塞可引起睡眠问题，这里主要介绍两类疾病，即打鼾和睡眠呼吸暂停。接下来会介绍引起咽喉部炎症的常见疾病，如咽炎、扁桃体炎和喉炎。最后，介绍喉部的非癌性增殖性疾病，即声带结节，还要介绍喉癌和咽癌。

鼻和咽喉部的感染在其他章节介绍（见 160 ～ 180 页“**感染和传染性疾病**”），而鼻部最常见的疾病，如过敏性鼻炎（见 283 页）已在其他章节介绍。儿童常见的鼻、咽喉部疾病，如腺样体肥大（见 524 ～ 565 页“**婴儿和儿童**”），将在另外的章节介绍。

重要的解剖结构

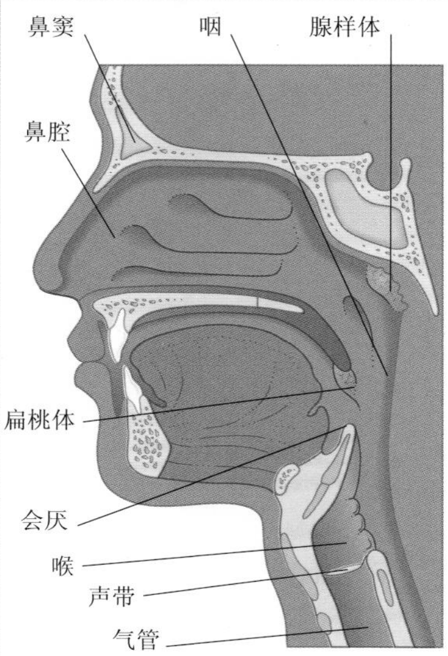

有关鼻和咽喉部的结构和功能的更多信息，请参阅 290 ～ 294 页。

鼻衄

即鼻出血，通常只有一侧鼻孔出血

最常见于儿童和50岁以上的老年人

性别、遗传和生活方式对本病的影响不明显

鼻出血在儿童中是很常见的，但通常出血量较少，可自行停止。在 50 岁以上的老年人中，鼻出血也很常见，但有时候病情较重。在这个年龄组的人群中，来自于鼻腔后部的出血难以止血。如果血液被咽下去，可能会看不到鼻出血。

由哪些原因引起？

鼻出血通常是自发地出现的。因环境干燥或在冬季，鼻腔黏膜可能会变干、变脆，从而引起出血。鼻腔黏膜在用力打喷嚏、挖鼻孔，或鼻部被打伤后都可引起鼻出血。儿童鼻出血常常是在玩闹中受伤的结果。鼻腔的异物或上呼吸道感染，也可引起鼻出血。在 50 岁以上的人群中，鼻腔的小血管变得更脆弱，因而更容易破裂，引起出血。

在极少数情况下，鼻出血可能与从鼻腔到咽喉通道处的恶性肿瘤有关（见 293 页“**鼻咽癌**”），也可能提示存在其他潜在的疾病，如出血性疾病——血小板减少症（见 275 页），或影响凝血功能的肝脏疾病。鼻出血也可能是由于使用防止血液凝固的药物（见 584 页）引起的。如果你患有高血压（见 242 页），鼻出血就更不容易停止。

我该怎么办？

如果发生鼻出血，你可直接压迫两侧鼻翼至少 15 分钟，此时需要用嘴呼吸。在此期间你必须避免擤鼻涕和 / 或吸鼻子，以免引起已经形成的血凝块脱落，再次发生出血。自助措施通常可以成功止血。如果鼻出血持续时间超过半个小时，则应该去就医。如果鼻腔黏膜干燥变脆，每天在鼻腔涂抹含水的乳膏或向鼻腔内喷生理盐水数次，有助于预防再出血。

医生会如何处理？

持续的鼻出血需要去医院进行诊治。医生会用医用海绵填塞鼻腔，鼻腔内的海绵应放置一天左右。塞入海绵不只是让它吸血，它的主要目的是对破裂的血管施加压力。另外，也可以将一个末端带有气囊的、有弹性的管子通入鼻腔后部，通过气囊充气压迫出血的血管止血。还可在局部麻醉下，烧灼出血的血管（应用加热或化学方法使血液凝结）止血。

如果病因不明确，医生可能会安排你进行鼻内镜检查（见 291 页“**鼻和咽喉部的内镜检查**”），使用光学仪器进入每侧鼻腔，检查是否存在破裂的血管或肿瘤。少数情况下，可以进行 CT 扫描（见 132 页）和磁共振成像检查来排除肿瘤。医生还会为你验血，检查凝血功能。

不是由肿瘤引起的反复鼻出血，可通过向血管内注射造影剂，进行对比 X 线（见 132 页）检查。接着将一种特殊物质注入出血的血管，来止血和预防复发。另外，外科手术可结扎出血的血管。

鼻窦炎

任何鼻窦（鼻周骨骼内的含气腔）的炎症

成年人更常见

遗传是与本病病因相关的危险因素

性别和生活方式对本病的影响不明显

鼻窦是位于鼻后方及上方的几块颅骨内的含气腔。鼻窦的内表面覆有能够分泌黏液的黏膜，鼻窦与鼻腔之间由数个窄的管道相连。鼻窦的炎症也称鼻窦炎，可以是急性的，也可以为慢性的。鼻窦炎在 5 岁以下的孩子中很少发生，部分原因是由于他们的鼻窦尚未发育完全。

由哪些原因引起？

鼻窦炎最常见的原因是病毒感染，如普通感冒（见 164 页）。如果连接鼻窦和鼻腔的通道，因病毒感染发生堵塞，黏液就会积聚在鼻窦内。在有些情况下，黏液会发生细菌性感染。

通道的堵塞，更常见于鼻子结构异常的人，如鼻中隔偏曲（见 291 页）或鼻息肉（见 291 页）患者。另外，患过敏性鼻炎（见 283 页）或遗传性疾病，如囊性纤维化（见 535 页）的人更容易发生鼻窦炎。少数情况下，通道被肿瘤堵塞（见 293 页“**鼻咽癌**”）。免疫力低下和使用免疫抑制剂的人更容易发生鼻窦炎。

有哪些症状？

症状取决于受累及的鼻窦，可能包括：

- 头痛。
- 面部疼痛和压痛，在弯腰时加重。
- 如果面颊后的鼻窦受累，可引起牙痛。
- 颜色异常的鼻涕。
- 鼻腔充血或堵塞。

少数情况下，感染会播散，可引起眼周组织发红和肿胀。

我该怎么办？

在大多数情况下，鼻窦炎不需治疗会自行缓解。止痛药物（见 589 页）和血管收缩药物（见 587 页）可用来缓解症状。蒸汽吸入（见 291 页）通常有利于清洁鼻腔，也可缓解症状。如果症状加重或在 3 天内没有改善，应该就医。

医生会如何处理？

医生可能会为你开抗生素（见 572 页），来清除继发性细菌感染。如果鼻窦炎复发或不能彻底好转，你可能需要做 X 线检查（见 131 页），来明确是否存在鼻窦的内膜增厚，和鼻窦内的黏液积聚过多。医生也可能会为你做鼻内镜检查（见 291 页“**鼻和咽喉部的内镜检查**”）和 CT 扫描（见 132 页），来寻找一些特殊的原因，如鼻息肉或肿瘤。必要时，可以利用手术，扩大连接鼻窦和鼻腔之间的引流通道，或建立新的通道来增加引流。急性鼻窦炎通常几天内会缓解，但慢性鼻窦炎的症状，可能会持续几个月。

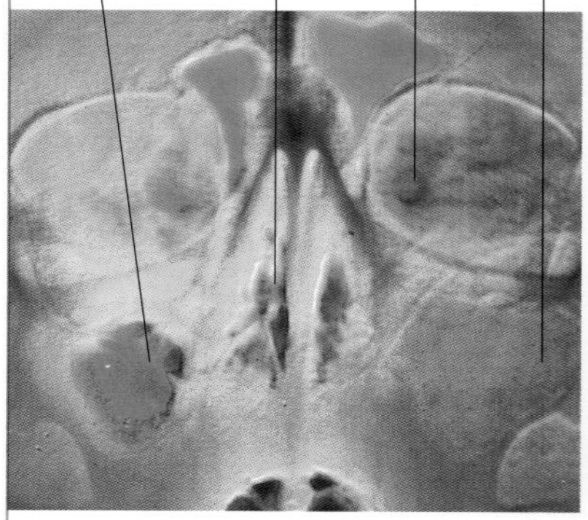

鼻窦炎
这幅彩色增强的面部 X 线片，显示了一个正常的、充满空气的鼻窦和一个充满黏液的鼻窦，提示鼻窦炎的存在。

自助措施

蒸汽吸入

从装满热水的容器中吸入水蒸气，可用于缓解感冒、咽部疼痛、鼻窦炎和咽炎的症状。水蒸气的湿度有助于稀释肺内、鼻腔和咽部的分泌物，使其更容易被清除。另外，你也可以在浴室内放热水来吸入水蒸气。除非有成人监督，否则儿童不宜进行蒸汽吸入。

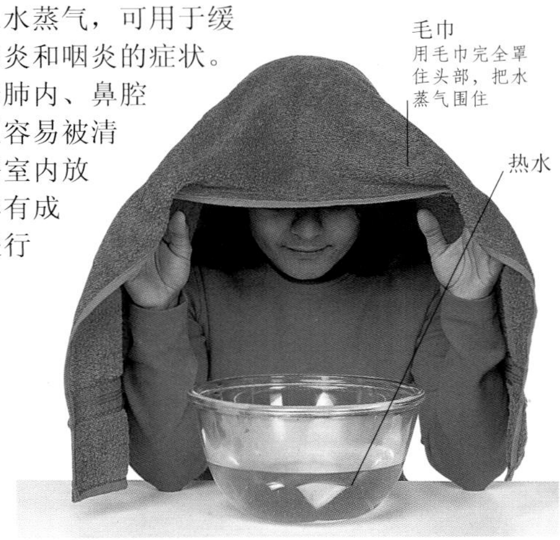

吸入蒸汽
将容器中放入1/3的热水。用一条毛巾盖住头和容器，吸入水蒸气数分钟。

鼻中隔偏曲

用于分隔鼻腔的结构出现异常

- 通常在出生时即存在
- 男性更常见
- 进行身体接触性运动如足球运动，是发病的危险因素
- 遗传对本病的影响不明显

分隔两侧鼻腔的骨性结构和软骨壁称为鼻中隔，可出现轻度畸形或偏曲，但不会成为问题。然而，有些人的鼻中隔呈明显畸形，这种情况可引起一侧鼻腔堵塞而影响呼吸。打鼾（见本页）往往与这种缺陷有关。

轻度的鼻中隔偏曲常常是在出生时即有的。在其他一些情况下，鼻中隔偏曲是由于鼻部受到外伤后造成的，通常是因跌倒或运动性损伤引起的。鼻中隔偏曲在男性更为常见，因为男性更有可能参加能够引起这种损伤的身体接触性运动。严重的鼻中隔偏曲可增加发生鼻窦感染的风险（见290页“鼻窦炎”）。

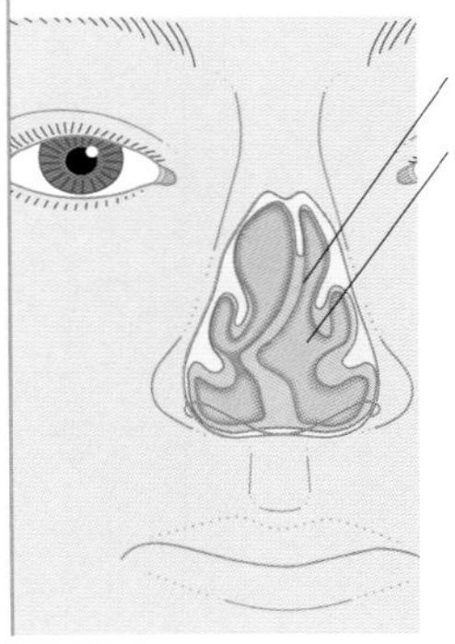

偏曲的鼻中隔
形状异常的鼻中隔通常不是问题，但严重的鼻中隔偏曲可影响呼吸。

如果因鼻中隔偏曲，导致反复的鼻窦炎或呼吸困难，医生可能会建议在局部麻醉或全身麻醉下对你实施手术治疗，手术可通过切除弯曲不正的软骨和骨性结构来纠正偏曲的鼻中隔。

鼻息肉

鼻腔内具有分泌黏液功能的黏膜增生，形成的肉性凸起

- 最常见于成年人
- 遗传是与本病病因相关的危险因素
- 性别和生活方式对本病的影响不明显

鼻腔内具有黏液分泌功能的、黏膜的增生物称为鼻息肉。引起鼻息肉的确切原因尚不清楚。然而，有哮喘病或鼻炎的人发生鼻息肉的情况更为常见，鼻炎发生时，鼻和咽部的内膜呈炎症状态。尽管鼻息肉在儿童中很罕见，但是有遗传性囊性纤维化（见535页）的儿童有时会有鼻息肉。

有哪些症状?

鼻息肉的症状，通常是在数月内才逐渐出现。症状的严重性取决于息肉的个数和大小。可能出现的症状包括：

- 由于息肉引起鼻腔堵塞。
- 嗅觉减退。
- 在一些情况下，由于黏液分泌过多引起流鼻涕。

如果鼻息肉，引起鼻窦内引流黏液的狭窄通道堵塞，并引起鼻窦炎症的话，鼻息肉可导致反复发作的鼻窦炎（见290页）。

应该如何处理?

当医生怀疑你有鼻息肉，却很难看到时，他会安排你进行鼻内镜检查（见本页“**鼻和咽喉部的内镜检查**”）。如果内镜下不能很好地观察评估息肉的个数和大小，你也可以进行CT检查（见132页）。如果是单个息肉，可通过内镜将息肉切除。

小的鼻息肉可以应用皮质类固醇激素喷鼻或滴鼻来治疗，经过几周的治疗可以使息肉缩小。大的息肉可在内镜下予以切除。皮质类固醇激素鼻喷剂在鼻息肉手术后，需要再使用几个月，来预防息肉的复发。病情严重的患者，也可在医生指导下口服皮质类固醇药物（见600页）。

打鼾

在睡眠时，伴有较大声音的呼吸，它可能是更为严重的疾病——睡眠呼吸暂停的症状

- 最常见于儿童和40～60岁的成年人
- 男性更常见
- 身体超重、饮酒和吸烟是发病的危险因素
- 遗传对本病的影响不明显

鼾声是由口腔后部的软组织振动产生的。尽管常常被认为是微不足道的问题，但打鼾会对家人或伙伴产生困扰。很响亮的鼾声，也可能是睡眠呼吸暂停的早期症状（见292页）。这种情况最常见于儿童和40～60岁的成年人，尤其是男性。

由哪些原因引起?

软腭的振动，可能由鼻咽部（鼻腔后部与咽部的连接通道）的堵塞或狭窄引起。如果你身体超重，可能会使鼻咽部变得不通畅。仰卧位睡觉时，鼻咽部更可能会被部分堵塞，因而打鼾会更严重。

其他引起打鼾的原因，包括软腭的组织松弛或肿胀造成鼻咽部变窄。饮酒或服用镇静药，可能会导致软腭的松弛。咽部感染或吸烟对软腭的刺激，会引起软腭肿胀。

普通感冒（见164页）引起的鼻腔局部充血，也会引起打鼾。有时，解剖结构异常，如鼻中隔偏曲（见本页）也可伴有打鼾。儿童打鼾通常是由于扁桃体和腺样体肥大引起的（见546页）。

检查

鼻和咽喉部的内镜检查

内镜不仅可以用来观察鼻部和咽喉部的内部结构，也可以用来诊断一些疾病。如鼻息肉或喉癌。在检查过程中，将内镜依次从每侧鼻孔插入鼻腔。这种设备有可弯曲（软）的，也有硬的；可弯曲的内镜主要用于检查咽后部和喉部。内镜检查是在局部麻醉下进行的。鼻和咽喉部的内镜检查可反复进行，因此可以用于监测疾病的进展或治疗情况。

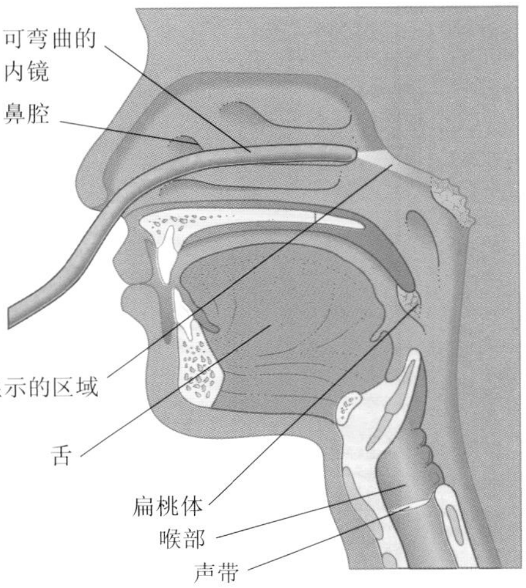

操作过程
内镜可用于检查鼻腔，有时也可检查咽喉部。经内镜插入的设备可采集组织样本或切除小的病变，如鼻息肉。

镜下所见

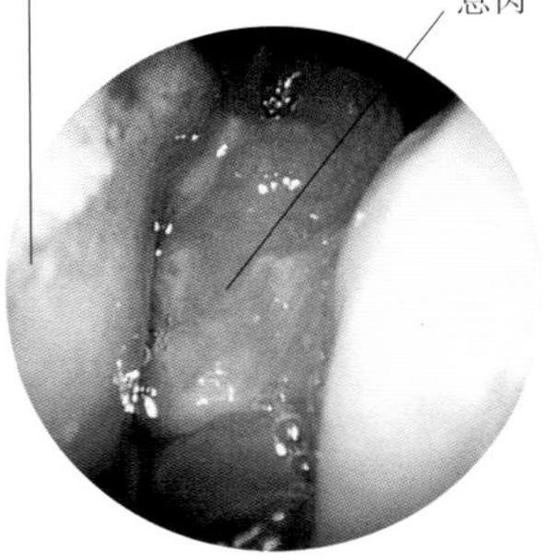

鼻息肉
这张内镜下的视野图显示了鼻腔里的息肉。

我该怎么办?
如果你有其他症状，如白天嗜睡或注意力不集中，你就应该去就医，以确定你是否患有睡眠呼吸暂停。否则，采取下列的自助措施，可能会使你减轻打鼾。你可以强迫自己变换睡姿，来预防打鼾，比如把一个小东西，如乒乓球缝到睡衣的背部，使仰卧位睡觉变得不舒服。如果你超重，则需要减轻体重。你也应该戒烟、减少饮酒，以及睡前避免服用镇静药物或饮酒。

睡眠呼吸暂停

睡眠中反复出现短暂的呼吸停止

- 最常见于儿童和40～60岁的成年人
- 男性更常见
- 身体超重、饮酒和吸烟是发病的危险因素
- 遗传对本病的影响不明显

睡眠呼吸暂停指在睡眠过程中，发生每小时5次以上，且每次不少于10秒的呼吸暂停。轻度睡眠呼吸暂停几乎没有症状，但重度睡眠呼吸暂停可引起低氧，出现严重的症状。睡眠呼吸暂停更常见于吸烟、饮酒或身体超重的人。在高海拔地区的人也会发生。

有哪些类型?
睡眠呼吸暂停可分为两种类型：一种是阻塞性睡眠呼吸暂停(OSA)，较常见，由气道阻塞引起；另一种是中枢性睡眠呼吸暂停，较少见，可由控制呼吸的神经病变引起。有时可出现两种类型的混合型睡眠呼吸暂停。

阻塞性睡眠呼吸暂停 该病主要累及40～60岁的男性。在睡眠过程中，当上呼吸道的气道发生堵塞时即出现阻塞性睡眠呼吸暂停。最常见的情况，是咽部的软组织松弛，使气流受阻而引起气道堵塞。气道堵塞会使患者呼吸停止，直到血液中的氧气水平降到很低，迫使患者醒来并进行深大的、有鼾音的呼吸。身体超重（尤其是颈周肥胖）、舌体肥大或口腔小的人也容易发生气道堵塞。儿童的扁桃体增大或腺样体肥大，是最常见的引起阻塞性睡眠呼吸暂停的原因。

中枢性睡眠呼吸暂停 这种少见类型的睡眠呼吸暂停，是由于脑内控制呼吸的区域和神经功能异常引起的，可导致呼吸功能障碍。中枢性睡眠呼吸暂停的病因，包括头部外伤后的头部损伤(见322页)或脑卒中(见329页)。

有哪些症状?
阻塞性睡眠呼吸暂停的症状是逐渐出现的，可能是你的家庭成员首先注意到你的睡眠呼吸问题。中枢性睡眠呼吸暂停可突然出现，这取决于引起这种疾病的原因。两种疾病的症状包括：

- 睡眠后精力和体力得不到恢复。
- 晨起头痛，白天嗜睡。
- 记忆力差和注意力不集中。
- 响亮的鼾声（见291页“打鼾”）。
- 焦躁不安，人格改变。
- 男性出现勃起功能障碍(见494页)。
- 夜间排尿频繁。

白天嗜睡可引起意外，如开车时发生车祸。服用催眠药物（见591页）和饮酒，可加重睡眠呼吸暂停的症状。如不治疗，可出现并发症，如心跳不规则（见249页“心律失常”）和肺动脉高压(见309页)。发生高血压(见242页)的风险也会增加。严重的睡眠呼吸暂停，可能最终会危及生命。

如何诊断?
如果医生怀疑你有睡眠呼吸暂停，他会检查你的鼻腔和咽部，来寻找引起呼吸堵塞的明显病因。你可能需要进行鼻和咽喉部的内镜检查(见291页)和头颈部的X线（见131页）或CT扫描（见132页）检查。为明确诊断和评估睡眠呼吸暂停的严重程度，可能需要进行睡眠监测（见本页）。

检查

睡眠监测

睡眠监测是在一段正常的睡眠时间内，监测机体的各种变化，这些变化主要包括：血氧水平、大脑活动、心率、血压、呼吸道内的气流，以及胸壁和腹部的运动。如果你在睡眠实验室接受睡眠监测，你可能要在那里待一整夜。

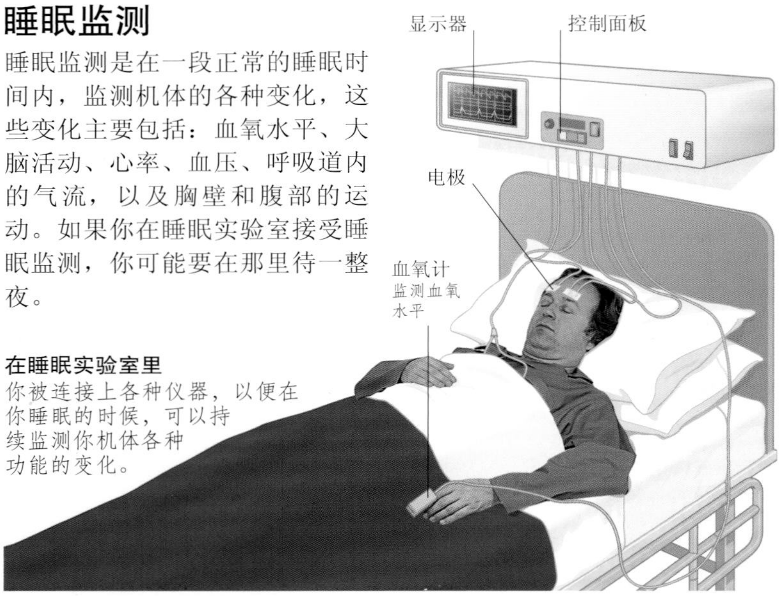

在睡眠实验室里
你被连接上各种仪器，以便在你睡眠的时候，可以持续监测你机体各种功能的变化。

结果

睡眠呼吸暂停的监测导联
在2.5分钟长的睡眠监测导联中显示，每次呼吸暂停期间，血氧水平都会下降，提示存在睡眠呼吸暂停。心率会随着血氧水平的下降，而反应性地升高。

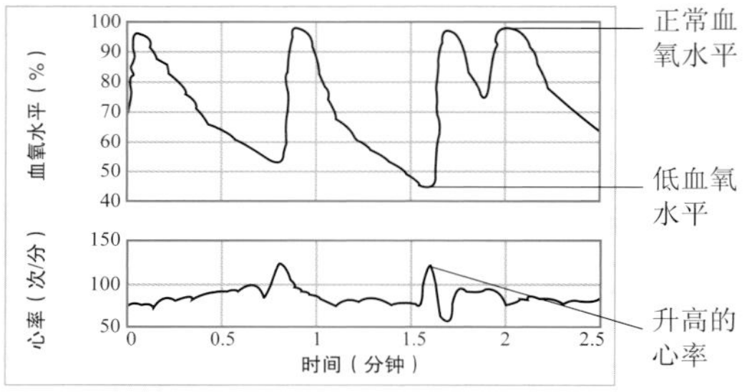

如何治疗?
如果你有轻度的睡眠呼吸暂停，不应服用催眠药，并戒酒。如果你超重，减轻体重常常会有帮助。你应尽量侧身睡，或将床头抬高，这些都会缓解症状。如果是由高海拔引起的，当你回到低海拔地区时，症状就可以缓解。

睡眠呼吸暂停的首选治疗方法是正压通气（见本页）。正压通气操作方法简便，通过罩于鼻部的面罩，将氧气持续泵入体内，升高的空气压力可以保持气道畅通，使呼吸变得容易。如果正压通气效果不佳，可以考虑做软腭重建手术。如果睡眠呼吸暂停是由于增大的扁桃体或腺样体引起的，手术切除这些腺体（见546页“**扁桃体切除术及腺样体切除术**”）是必要的。通常情况下，阻塞性睡眠呼吸暂停治疗效果较好。中枢性睡眠呼吸暂停相对较难医治，因为导致这一疾病的潜在原因是无法逆转的。

治疗

正压通气

进行正压通气时，在睡眠期间通过管子和面罩持续向鼻腔泵入空气。泵入的高压空气，使上呼吸道保持开放。正压通气可用于治疗睡眠呼吸暂停，该病是患者在睡眠中反复出现短暂的呼吸停止。每晚睡眠时都要进行治疗，在家中很容易就可以进行这种治疗。

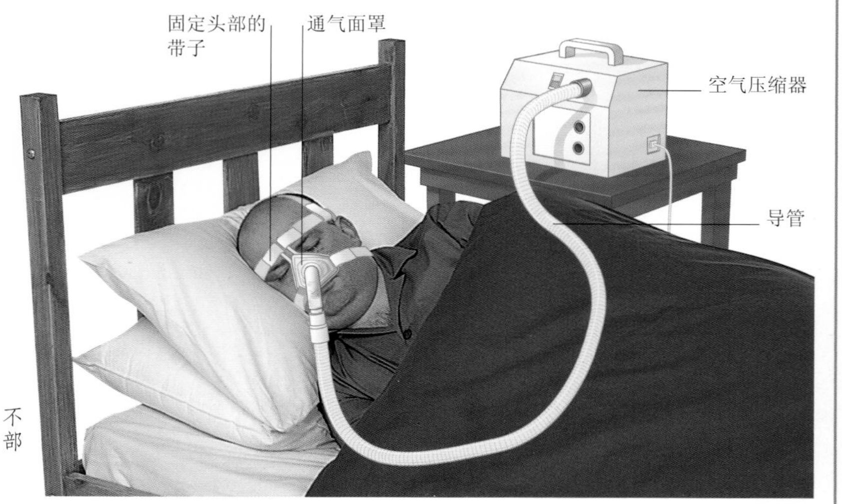

佩戴面罩
空气压缩器通过导管和面罩，向鼻腔内不断地泵入高压空气。面罩是用绕过头后部和耳朵下方的皮带固定。

咽炎和扁桃体炎

咽部（嗓子）和/或扁桃体的炎症

咽炎较常见于成年人，扁桃体炎较常见于儿童

吸烟和饮酒是发病的危险因素

性别、遗传和生活方式对本病的影响不明显

咽炎和扁桃体炎是很常见的疾病，通常表现为嗓子痛。咽部是将口腔后部和鼻腔，连接到喉部和食管的通道。扁桃体位于咽部的顶端，有助于抵御感染。扁桃体炎（见546页）更常见于儿童，因为儿童的扁桃体较大，随着儿童年龄的增长，扁桃体会明显缩小。成年人容易患咽炎。但是成年人和儿童，都可以同时发生咽炎和扁桃体炎。

由哪些原因引起？

咽炎和扁桃体炎，通常由病毒感染引起，如普通感冒（见164页）或传染性单核细胞增多症（见166页）。其他的病因包括细菌感染，如链球菌感染以及真菌感染，如念珠菌病（见177页）。吸烟和饮酒可引起咽炎。

有哪些症状？

咽炎和扁桃体炎的症状相似，多在12小时内加重。这些症状包括：

- 咽痛。
- 吞咽困难。
- 耳部疼痛，在吞咽时加重。
- 颈部淋巴结增大，并有压痛。

咽炎和扁桃体炎，会出现发热和感觉不适的症状，尤其是细菌感染引起的咽炎和扁桃体炎。

有哪些并发症？

重症患者的咽部和/或扁桃体可明显肿大，引起呼吸困难。偶尔可在扁桃体附近发生脓肿，这种情况称为扁桃体周围脓肿。在少数情况下，如果咽炎和/或扁桃体炎是由链球菌感染引起的，则可在数周后发生肾脏疾病——肾小球肾炎（见446页）。

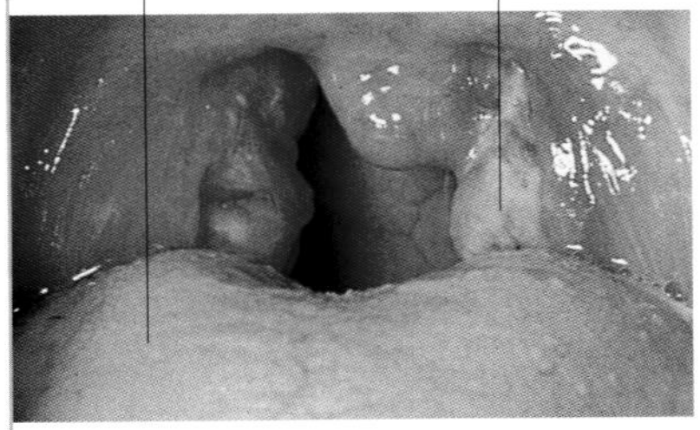

扁桃体炎
图中显示的是发炎的扁桃体，表面覆盖一层白色的黏膜。

> **自助措施**
>
> **缓解咽痛的方法**
>
> 咽痛可能是由咽炎和/或扁桃体炎引起的。可以采取下列措施，缓解相关的不适症状：
>
> - 喝足量的水，尤其是热饮或冷饮。
> - 吃冰淇淋和冰棒。
> - 用温盐水漱口。
> - 按照推荐剂量服用止痛药物（见589页），如对乙酰氨基酚。
> - 含服有局部麻醉作用的止咳丸（仅适用于成年人）。
> - 使用加湿器或在散热器附近放一碗水来湿化空气。

应该如何处理？

你可以采取一些自助措施来缓解咽痛（见本页“缓解咽痛的方法”）。正常情况下，咽炎和扁桃体炎在采用了上述措施的数天后，症状即可得到缓解。但如果疼痛严重，或在大约48小时后症状仍没有改善，或有呼吸或吞咽困难，就应当就医。

医生可能会为你抽血，检查你是否有传染性单核细胞增多症。如果医生怀疑你存在细菌感染，会给你开抗生素（见572页）。扁桃体周围脓肿需要静脉输入抗生素。同时可能需要在局部麻醉或全身麻醉下进行引流。有时，有必要切除扁桃体，尤其是对那些反复发生扁桃体炎，或扁桃体周围脓肿的患者。

喉炎

喉部的炎症，通常由感染引起，可导致声音嘶哑

吸烟是发病的危险因素，饮酒可加重症状

年龄、性别和遗传对本病的影响不明显

喉炎是喉部的炎症，喉部位于咽部和气管之间，喉部有声带。喉炎可以是急性的，仅持续数天，也可以是慢性的，则持续数月。在罕见的情况下，儿童的重症喉炎，可引起呼吸困难（见545页“哮吼”）。

急性喉炎通常是由病毒感染引起的，如普通感冒（见164页），但也可在过度用嗓之后出现。慢性喉炎可因为吸烟和长期的过度用嗓引起，后者可引起喉部损害。饮酒，尤其是烈酒，可加重喉炎的症状。

有哪些症状？

喉炎的症状，通常在12～24小时内出现，因为引起喉炎的病因不同，而症状各异，可能的症状包括：

- 声音嘶哑。
- 逐渐出现失声。
- 喉部疼痛，发声时疼痛尤为明显。

有时，喉炎与声带结节（见本页）有关。

我该怎么办？

由病毒感染引起的急性喉炎，通常不需要治疗即可自行痊愈。对慢性喉炎没有特异的治疗方法。对于这两种类型的喉炎，让声带充分休息，有助于缓解疼痛，以及避免对声带的进一步损害。

蒸汽吸入也有助于缓解症状（见291页“蒸汽吸入”）。为预防慢性喉炎的复发，应当避免过度用声带。如果你吸烟，应当彻底戒烟；如果饮酒量大，则应减少饮酒量。

出现声音嘶哑可能是喉癌（见294页）的症状之一，如果你的声音改变，并持续超过两周，你应当去就医。医生很可能会给你做间接喉镜检查（见294页）。

声带结节

声带上小的非恶性的肿块，可引起声音嘶哑

最常见于男孩和成年女性

过度用嗓是发病的危险因素

年龄和遗传对本病的影响不明显

持续过度地用嗓，有时可引起咽部的声带表面形成小的灰白结节。声带结节不是恶性的。结节的大小不等，可从针尖到葡萄籽大小。有时可导致声带的瘢痕形成。声带结节常发生于长期过度用嗓子的人群，例如歌唱家、教师。饮酒和吸烟可加重症状。结节有时发生于持续吵闹的孩子，尤其是在玩耍时，大声叫嚷的男孩。

声带结节的症状，包括逐渐加重的声音嘶哑，可突然或逐渐出现，进而失声。由于某些类型的喉癌（见294页）也可引起类似的症状，所以如果症状持续超过两周，则应该去看医生。

应该如何处理？

医生很可能会安排你在医院进行间接喉镜检查（见294页），也可能还需要做活检，在进行内镜检查时，取样本做病理检查（见291页“鼻和咽喉部的内镜检查”）。如果结节较小，你可向言语治疗师学习如何发声，来避免声带处于持续紧张状态（见621页“言语治疗”）。声带结节可逐渐缩小和消退。对于较大的结节，医生可能会建议进行激光手术治疗（见613页），或显微手术治疗（见613页）。有时声带结节可复发。

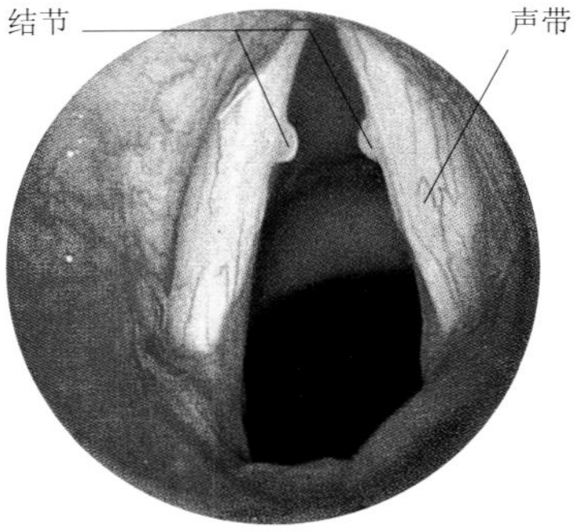

声带结节
这是内镜下的喉部表现。图中可见每侧声带上各有一个结节。

鼻咽癌

一种在鼻咽部生长的恶性肿瘤，鼻咽部是连接鼻后至喉咙的通道

最常见于50～60岁的人群

更常见于中国人

吸烟、酗酒和饮食中含有某些化学物质，以及吸入粉尘是发病的危险因素

性别对本病的影响不明显

鼻咽癌是一种罕见的疾病，肿瘤起源于鼻咽部。这种类型的癌症最常发生于中国人。引起鼻咽癌的确切原因尚不清楚，但遗传因素或食物中的一些化学物质可能与发病有关，如咸鱼和发酵食物。

其他可能增加鼻咽癌风险的因素有吸烟或使用鼻烟，以及酒精滥用。长期吸入硬木粉尘或镍粉尘的人，发生鼻咽癌的危险也是增加的。如果鼻咽癌能早期诊断，通常很容易治疗。但如果没能早期诊断，鼻咽癌通常会播散到颈部和身体其他部位的淋巴结，在某些情况下，甚至可能致命。

有哪些症状？

最初，鼻咽癌可能没有症状，直到肿

瘤扩散到淋巴结，引起颈部无痛性肿胀。可能的症状包括：

- 面部疼痛和肿胀。
- 耳痛和听力丧失。
- 嗅觉缺失。
- 反复流鼻血。
- 通常只单侧鼻孔鼻塞、流鼻涕。
- 吞咽不适。
- 反复发作鼻窦炎（见 290 页）。

如果不进行治疗，肿瘤可能会播散，造成声音改变或一侧面神经麻痹。

应该如何处理？

你可能需要进行鼻和咽喉部的内镜检

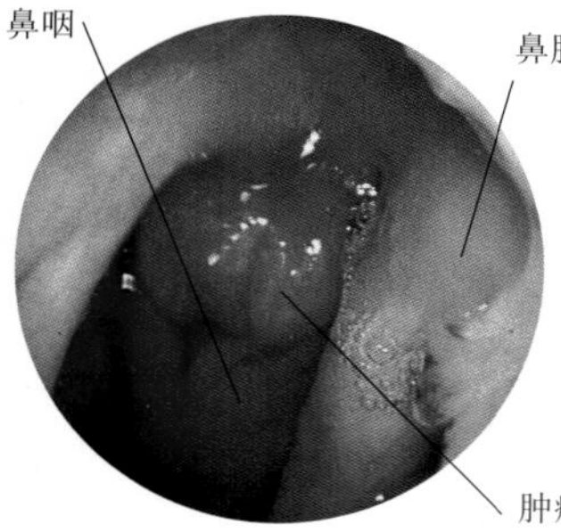

鼻咽癌
这是通过内镜拍摄的图片，显示的是鼻咽部生长的肿瘤，鼻咽部是连接鼻腔和喉咙的通道。

查（见 291 页）。如果发现了肿瘤，你可能还需要做活检，从增生部位取一个组织样本，检查是否有癌症的征象。你可能还需要做 CT 扫描（见 132 页）或磁共振成像（见 133 页）检查，评估肿瘤的大小，并观察癌症是否已经播散。

如果鼻咽癌能早期诊断是可以治愈的。通常采取放射治疗（见 158 页），但如果颈部淋巴结受累，可能需要手术治疗。这两种方法都可以缓解症状。鼻咽癌的预后取决于癌症进展的程度，但总的来说，诊断后 5 年的存活率低于 50%。

喉癌

喉癌往往会造成持续性声音嘶哑

- 最常见于50岁以上的人群
- 男性发病率是女性的4倍
- 吸烟和酗酒是发病的危险因素
- 遗传对本病的影响不明显

喉癌即发生在喉部的恶性肿瘤。在英国，喉癌是非常罕见的，仅占癌症的约 1%。喉癌通常发生在 50 岁以上的人群中，而且男性发病率是女性的 4 倍。在 10 名喉癌患者中，大约有 6 人的癌症发生在声带，其余的发生在声带上方或下方。如果癌症发生在声带，且症状出现得早，那么就能够及时得到诊断和治疗。如果癌症发生在喉部的其他地方，更容易致命。

引起喉癌的原因还不完全清楚，但通常与吸烟和酗酒有关。吸烟者平均发病年龄比不吸烟者低 10 岁左右。如果不进行治疗，喉癌可能会转移到颈部淋巴结，最终会转移到身体的其他部位。

有哪些症状？

如果肿瘤发生在声带，第一个明显的症状是声音嘶哑。如果不能观察到肿瘤，它可能会发生在声带的上方或下方，可能引起的症状有：

- 咽喉异物感。
- 呼吸声粗大。
- 呼吸困难。
- 吞咽困难且疼痛。
- 颈淋巴结肿大。

这些症状也可能源于声带上方或下方的肿瘤，但这类喉癌最初往往不会产生症状。任何部位的喉癌，都会播散到颈部淋巴结，引起淋巴结肿大。

如何诊断？

医生会检查你的喉咙（见本页“间接喉镜检查”）。如果怀疑是癌症，你需要做进一步的直接喉镜检查。直接喉镜检查，通常要在全身麻醉下进行，可同时取组织样本进行检查。如果颈部淋巴结肿大，可以做细针穿刺。也就是用连接在注射器上的细针，从淋巴结取得组织样本。你可能还需要做 CT 扫描（见 132 页）或磁共振成像（见 133 页），来检查癌症转移的范围。

如何治疗？

治疗取决于癌细胞的播散程度。可以进行放射治疗（见 158 页），也可以实施手术治疗。如果有必要手术切除整个喉部，你将需要做一个永久性全喉切除术。在接受放疗时，你可能需要一个类似的手术——临时气管切开术，但治疗完成后，气管还可以修复。

如果喉被切除，将无法正常讲话。然而，已经发明的多种技术，即使在没有喉的情况下，也能说话。言语治疗师（见 621 页“言语治疗”）会教给你如何用食道说话，或安装一个称为气管食管瓣的小装置，来帮助你说话。另外，你还可以使用能产生声音的手持机电设备说话。

在 10 位肿瘤发生在声带的患者中有 9 名以上的患者，在肿瘤被早期发现和治疗后，效果多数良好。如果癌症起源于喉部的其他部位，治愈的机会就会减少，因为这些部位的喉癌症状出现得晚，癌肿可能已经扩散。在这些情况下，治疗只是缓解症状，生存率也低得多。

检查

间接喉镜检查

间接喉镜是一种简单、快速、无痛的检查手段，用来检查喉部的疾病，如声带结节和喉癌。做喉镜检查时，有时需要进行局部麻醉，通过放到后腭的，呈一定角度的镜子来观察喉部。在麻醉消失前，你不能吃饭或喝水，以避免将食物或液体吸入喉部。

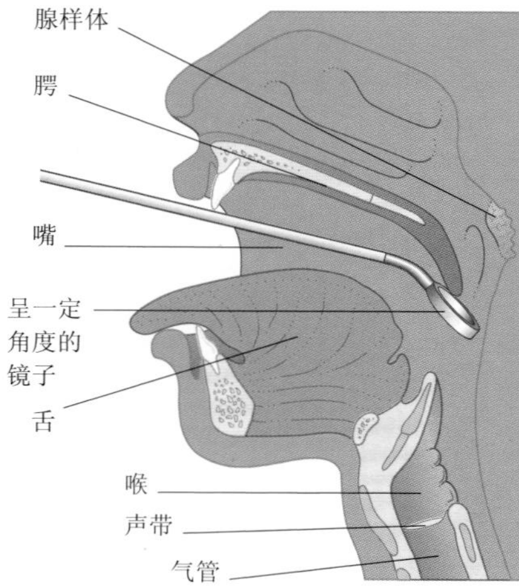

观察喉部
在给喉咙喷涂局部麻醉药后，医生会将一个呈一定角度的镜子，放在后腭，这样医生就可以通过这个镜子检查喉和声带的异常。

镜下所见

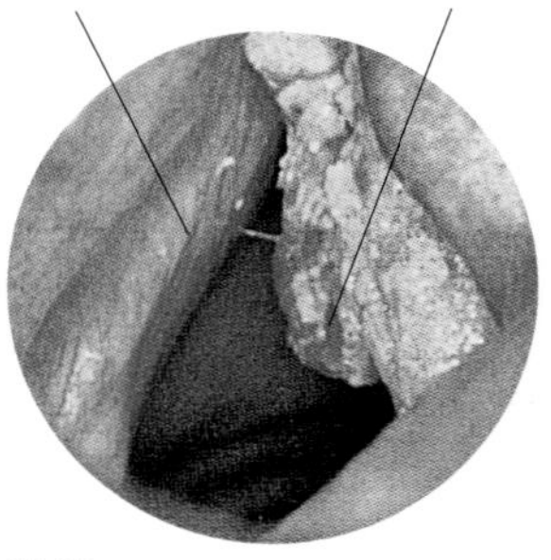

喉癌
这是一张喉部的镜下图像，图中所示一侧声带是正常的，另一侧声带有癌变的肿瘤。

肺部疾病

呼吸系统的下部，包括气管和肺，气管分成两根主支气管，然后再分成更小的气道。能够造成肺部损伤的因素很多，如吸入烟雾和灰尘、感染和过敏。由此引起的疾病，严重程度各有不同，从轻微的疾病，如咳嗽，到危及生命的疾病，如肺癌。

这一节首先介绍两个常见的病症，咳嗽和打嗝。接着讨论更为严重的疾病，如哮喘，是许多发达国家常见的慢性疾病。

许多常见的肺部疾病，如肺炎和肺结核是由感染引起的。在讨论了这些疾病之后，对胸膜疾病进行讨论。职业性肺部疾病也包括在内。

接下来讨论的是原发性肺癌。原发肺癌是世界上最常见的癌症之一，而且最可能致命。肺癌几乎都是因为吸烟引起的。最后的内容涉及急性的，可能危及生命的肺部疾病，如急性呼吸窘迫综合征。

儿童特有的肺部疾病，将在其他章节（见 524 ～ 565 页“婴儿和儿童”）中介绍。

重要的解剖结构

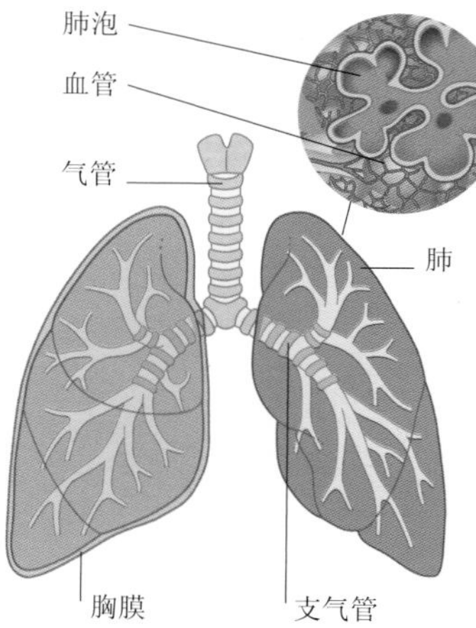

有关肺部的结构和功能的更多信息，请参阅 294 ～ 310 页。

咳嗽

呼吸道对刺激或感染的反射性反应

最常见于吸烟者

年龄、性别和遗传对本病的影响不明显

咳嗽是一种保护性反射动作，有助于清除气道内的刺激物或堵塞物。如果有痰，称为咳痰；如果没有痰，则称为干咳。

咳嗽最常见的原因，是由于呼吸道受到刺激，一般都可以自行消失。有时，咳嗽可能是严重的、需要进行治疗的肺部疾病的表现。

由哪些原因引起?

许多咳嗽是由上呼吸道（咽喉和气管）的刺激引起的，这些刺激可以是吸入的颗粒物，或是从鼻后进入的黏液。咳嗽也常由上呼吸道的炎症引起，通常是病毒感染，如流行性感冒（见164页）或普通感冒（见164页）。不太常见的原因，如吸入一个类似花生米的小异物，也可引起剧烈咳嗽。胃食管反流性疾病（见403页），是一种酸性液体从胃反流到食道的疾病，也可能会引起持续性的咳嗽。

更严重的咳嗽，可能表明肺部发生了与炎症相关的感染，引起了肺部损害，如肺炎（见299页）和急性支气管炎（见297页），肺炎通常是由细菌感染引起的。哮喘（见本页）患者因肺部的气道变窄、发炎，引起咳嗽，这种咳嗽往往在夜间或活动后加重。肺部也可能因吸烟而受损，诱发具有特征性的“吸烟者咳嗽”。这种咳嗽可能提示发生了慢性阻塞性肺病（见297页）。吸烟者的咳嗽，往往在早晨更重，因为在胸部积累了一夜的黏液，没有被清除出去。吸烟会诱发位于气道黏膜的纤毛损害，而在正常情况下，纤毛是用来辅助肺部清除多余黏液的。

如果长期吸烟的人，咳嗽突然变得更加激烈，或比平常更频繁，这种变化提示，可能出现了原发性肺癌（见307页），需要立即进行医学检查。

咳嗽也可能是血管紧张素转化酶抑制剂（见582页）的药物副作用，这种药物，是用来治疗高血压和心脏病的一类药物。

我该怎么办?

大多数咳嗽不需要治疗，几天后就会好转。不过，如果你咳嗽的时间持续超过两周，你应该尽快去就医。如果咳嗽剧烈或痰的颜色异常，伴随有胸痛或呼吸急促等症状时，应该去就医。

你可以服用非处方药物（见588页“止咳药物”），缓解轻微咳嗽引起的症状。例如，一些咳嗽可通过服用止咳药来缓解，该类药物能够抑制咳嗽反射。但是，在有痰时不应该使用止咳药，因为咳嗽是人体清除肺内多余黏液的自然机制。蒸汽吸入（见291页）有助于稀释黏液。

医生会如何处理?

医生根据你咳嗽的声音和检查结果，可诊断引起咳嗽的原因。有时为了确诊，需要进行胸部X线检查（见300页）或肺功能检查（见298页）。药物可以缓解咳嗽，但需要对引起咳嗽的原因进行针对性的治疗，例如，抗生素（见572页）可用于治疗肺部细菌感染。

呃逆

一种不自主的膈肌痉挛现象，俗称打嗝

年龄、性别、遗传和生活方式对本病的影响不明显

几乎每个人都偶尔会有呃逆发作。通常，呃逆只持续几分钟，因此不用担心。当你在打嗝的时候，用于呼吸的肌肉，主要是膈肌，会突然收缩，造成空气被迅速吸入肺内。这种快速吸入，几乎立即被喉咙的关闭所阻断，产生打嗝的特征性声音。胎儿在出生前，就开始在子宫内打嗝了，可能是在为呼吸做准备。

由哪些原因引起?

在绝大多数情况下，打嗝没有明确的原因。如果持续出现打嗝，可能是由于膈肌或膈神经受到物理刺激引起的。这种刺激可能是胃肠道问题，如梗阻引起的胃部异常扩张造成的。在罕见的情况下，打嗝是严重机体化学失衡的表现，造成这类失衡的疾病，包括肾功能衰竭（见450页）或肝功能衰竭（见411页）。

应该如何处理?

有很多种常用的家庭治疗措施，如屏住呼吸或迅速喝一杯水。如果你的呃逆仍持续存在，医生可能会为你开一些药物，如氯丙嗪（见592页“抗精神病药物”），来放松膈肌。

哮喘

呼吸道间歇性缩窄，引起呼吸困难和喘息

可以发生在各个年龄段的人群中，但儿童更常见

男童和成年女性更多见

有一定的家族聚集现象

接触常见的过敏原，包括屋尘螨、花粉和宠物皮毛是发病的危险因素

哮喘患者会有喘息发作和呼吸困难，但其严重程度每天都会有所不同，每月也会有所不同。有些人只是偶尔有轻微发作，而有些人可能在大部分时间里的症状极其严重。绝大多数人的症状介于两者之间，但当哮喘发作时，发作时间的长短和严重程度往往是不可预知的。严重的哮喘发作，如果不立即进行治疗，可能会危及生命。

虽然哮喘可以发生在任何年龄，但绝大多数的成年人，是从儿童时期开始发病的。男孩比女孩多见，但成年人中女性更常见。儿童哮喘的相关问题，和对哮喘的治疗与管理与成人是不同的。因此，在儿童疾病的相关内容中，对儿童哮喘（见544页）有单独介绍。

有多常见?

英国是世界上哮喘发病率最高的国家，但原因还不清楚。21世纪中期，在英国有大约540万人接受哮喘病的治疗，其中成年人约430万人（约占成年人的1/12），儿童约110万人（约占儿童的1/11）。哮喘是英国儿童最常见的慢性疾病。

由哪些原因引起?

在哮喘发作时，支气管（气道）壁的肌肉收缩，引起气道狭窄。气道的黏膜也会肿胀、发炎，产生过量的黏液，阻塞更小的气道。

某些人的过敏反应会诱发气道改变。这种类型的过敏性哮喘往往发生在童年，并可能与湿疹或其他过敏性疾病，如花粉症（见283页“过敏性鼻炎”）有关。这些疾病的易感性往往有一定的家族聚集倾向，是可以遗传的。

某些被称为过敏原的物质，可以触发过敏性哮喘发作。这些物质包括花粉、尘螨、霉菌、毛茸动物，如猫和狗的皮屑和唾液。有罕见的情况下，某些食物如牛奶、鸡蛋、坚果、小麦，也会引发过敏性哮喘。有些哮喘病人，对阿司匹林或其他抗炎药物，如布洛芬过敏，接触这些物质也会触发哮喘发作。

如果哮喘在成年时起病，通常找不到明确的过敏触发物。第一次发作通常是由于呼吸道感染引起的。

可以引起哮喘发作的因素，包括冷空气、运动、吸烟等，偶尔的情绪因素，如压力和焦虑，也是引起哮喘发作的原因。虽然工业污染和车辆排放的废气，通常不会引起哮喘发作，但是这些因素会加重哮喘病人的症状。此外，大气污染也可能引发易感人群的哮喘。

在一些情况下，在工作环境中经常吸入的某种物质，能使一个原本健康的人患上职业性哮喘，这是少数职业性肺部疾病（见305页）中的一种，而且这种疾病的发病率仍在增加。即使你离开了这种工作环境，而且喘息和呼吸困难减轻的情况下，你也有可能患上职业性哮喘。

在工作场所已发现有200种以上的物质能够诱发哮喘的症状，包括异氰酸酯（喷漆中含此物质），来自粮食、木材、昆虫和其他动物的灰尘，胶，树脂和乳胶等。但是，因为职业性哮喘在接触某种特定的触发物质长达几个星期、几个月，甚至几年后才会出现症状，所以很难诊断。

有哪些症状?

哮喘的症状会逐渐发展，在诱发物质

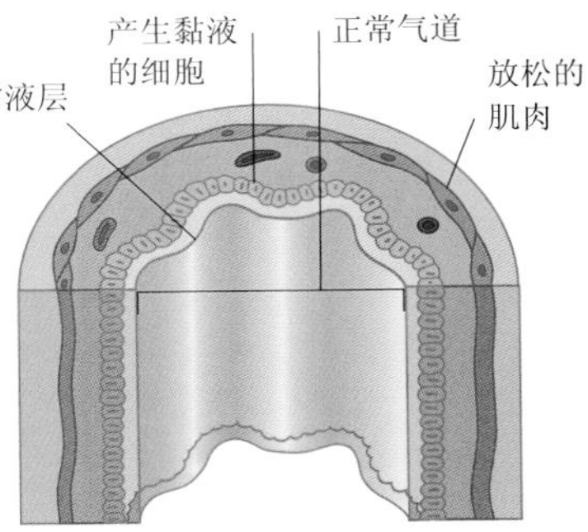

正常的气道

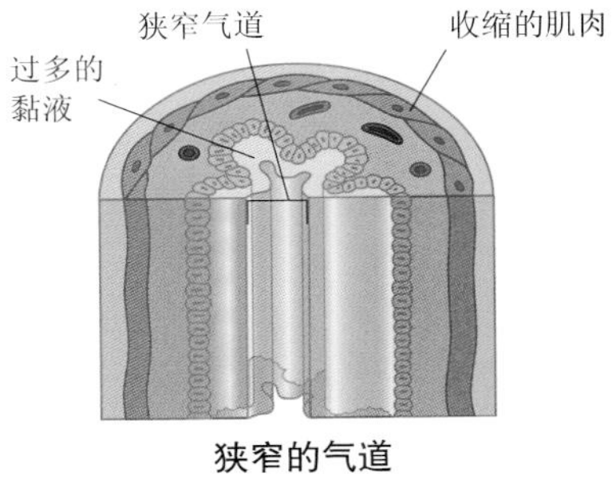

狭窄的气道

哮喘对气道的影响

正常情况下，气流自由通过气道。在哮喘发作时，支气管壁的肌肉收缩，黏液聚集，限制了气流的通过。

引起第一次严重发作之前，你可能不会注意到。例如，接触过敏原或呼吸道感染可引起下列症状：

- 喘息。
- 无痛性胸部紧缩感。
- 呼吸急促。
- 呼气困难。
- 持续干咳。
- 恐慌感。
- 出汗。

这些症状在夜间和清晨的时候往往会加重。

一些人发现，他们在感冒后或发生肺部感染时，会出现轻微喘息，但这通常不是哮喘。区分哮喘与其他呼吸系统疾病的主要特征是哮喘的多变性。

如果哮喘加重，可能会出现下列症状：

- 因为通过气道的气流太少，几乎听不到喘息。
- 由于呼吸困难，无法说出一个完整的句子。
- 由于缺氧，嘴唇、舌头、手指和脚趾发紫。
- 衰竭、意识模糊和昏迷。

如果你和哮喘严重发作的人在一起，或你自己的症状持续恶化，你需要叫救护车。

如何诊断？

如果你最近出现了呼吸问题，但是在就医时没有症状，医生会要求你描述症状，并对你进行检查。医生可能会安排你做多种肺功能方面的检查，来评估你肺部的工作效率（见298页“**肺功能检查**”）。作为这些检查的一部分，医生会要求你运动数分钟，试图诱导轻度的哮喘发作。在较少见的情况下，医生会让你吸入少量的用于测试的化学物质，来评估气道的易激惹性。如果在进行这些检查时，诱发了哮喘发作，医生将用药物来缓解你的哮喘。

如果你在就诊时，出现一次轻度的哮喘发作，医生会用一种称为呼气峰流速仪（见本页“**监测哮喘**”）的仪器，测量你呼气时的速度，然后让你吸入支气管扩张药物（见588页），以舒张气道。如果在吸入支气管扩张药物后，你的峰流量明显增加，医生就可以诊断为哮喘。

如果你有严重的呼吸困难发作，你需要到医院去检查并进行治疗。一旦你住进医院，医生就要对你血液中的氧气水平进行评估（见306页“**血气分析**”），你可能还需要做一个胸部X线检查（见300页），排除其他严重的肺部疾病，如气胸（见303页）。

如果你被诊断为哮喘，医生可能会建议你做进一步检查，来确定你是否对已知的过敏原过敏。如果哮喘发作的时间和症状提示你可能患有职业性哮喘，医生会询问与你工作场所相关的特殊物质，来找出能够触发哮喘的特殊因素。

检查

监测哮喘

监测哮喘的最佳方式是使用呼气峰流速仪，每天早晚使用，测量呼气的最大流速，即每分钟呼出气体的升数。显示的数字可以表明你是否有气道狭窄。将你的呼气峰流速值绘制成一张图表，表中的结果可以显示你的哮喘是否得到了有效的控制。你可以根据这些检测结果，按照之前医生给你的建议，来调整治疗方案。

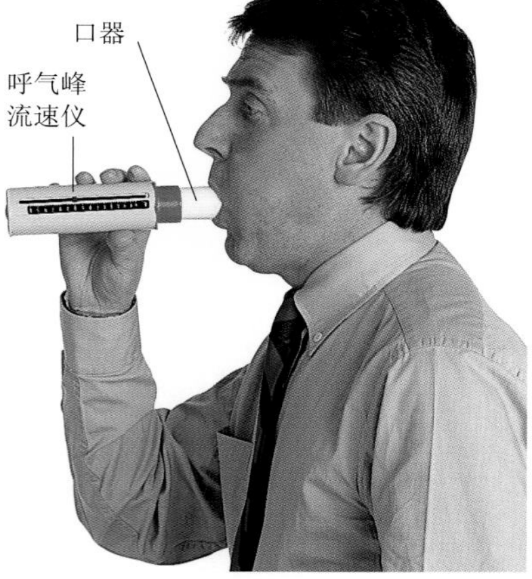

呼气峰流速仪的使用方法
先做一个深呼吸，用嘴唇包住呼气口，尽你所能呼气。仪器一侧的指针，显示的就是你呼气峰流速检测结果。

结果

将结果绘成图表
这张图表显示每日两次的呼气峰流速检测结果，早晨和夜晚的值有明显差异。这些变化表明哮喘控制得不佳。

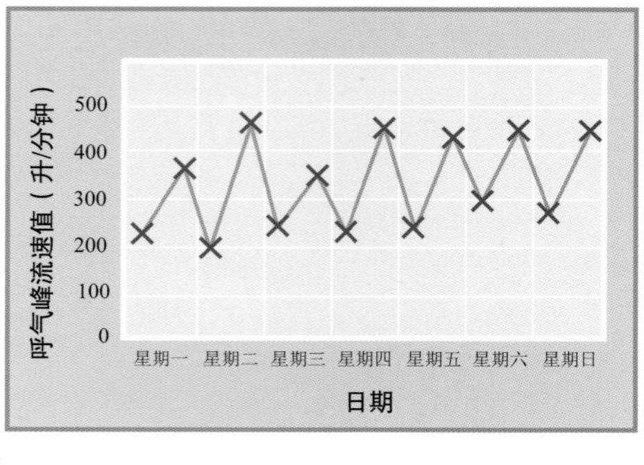

如何治疗？

如果能够想办法避开哮喘症状的触发因素，一些人的哮喘并不需要治疗（见297页“**与哮喘共同生存**”）。然而，有许多因素是很难避免的，因此，治疗往往是必要的。

现在，通常可以用短效药物来治疗哮喘发作。此外，长期维持治疗可以防止哮喘发作。目前治疗哮喘的办法，是让你了解哮喘的知识，以及树立你与医生合作，在日常生活中管理好哮喘发作的信心。有效控制哮喘最重要的一点，是精心规划药物治疗方案，并定期监测病情变化。

所有药物治疗的目的，都是消除症状、降低哮喘发作的频率和严重程度，不再因急性发作而去急诊。严重的、可能致命的发作，很少在没有征兆的情况下发生。认识病情发生的重大变化，立即调整治疗方案或与医生联系，都是防止哮喘发作必不可少的措施。

药物的类型 用于治疗哮喘的药物，可以分为两类：快速缓解药品（缓解类药物），这类药物是用来减轻哮喘发作的药物；另一类是预防类药物，这类药物有助于预防哮喘发作。大多数缓解类药物是支气管扩张剂。支气管扩张剂有几种不同的类型，所有这些药物都可以松弛造成气道狭窄的肌肉，并且可以在哮喘发作时，用来治疗呼吸困难。吸入缓解类药物后，通常会在数分钟内起效，但疗效只能持续数小时。这类药物应该在症状出现后尽快使用，或根据医生的推荐，在开始运动前使用。

绝大多数哮喘的预防类药物是皮质类固醇（见588页“**治疗呼吸系统疾病的皮质类固醇药物**”），这类药物可以减慢黏液的产生速度，减少气道的炎症，并在接触到某触发物时，使气道狭窄的可能性减小。非甾体类预防药物，如色甘酸钠和白三烯拮抗剂（见585页“**抗过敏药物**”），有时被用来减轻过敏反应和防止呼吸道狭窄。这些药物必须每天使用，可能需要数天才能生效。

通常，缓解类药物和预防类药物是通过一个称为定量吸入器的特殊装置被吸入的，这种装置能提供固定剂量的药物。医生会为你示范如何使用吸入器。有些人在急性哮喘发作时，使用连接到吸入器的分隔器，或通过被称为雾化器的装置吸入药物是最有效的。这种装置会产生非常细小的药物雾，患者通过一个口器或面罩，吸入这种细雾状的药物（见297页“**使用吸入式哮喘药物**”）。如果你觉得很难控制药物的释放和吸入过程，使用分隔器会对你很有帮助。儿童哮喘患者需要使用分隔器。

偶尔会给长期严重哮喘的患者口服小剂量的皮质类固醇，而不是仅仅靠吸入药物来防止哮喘的发生。口服皮质类固醇也可减轻严重的哮喘发作。

哮喘的日常管理 目前，鼓励成年哮喘患者，尽可能多地参与到管理自己的病情中来。哮喘的严重程度，在每一天或更长时间内，都会有所不同。因此，你可以和医生一起制订哮喘的管理计划，来帮助你评估症状，并根据症状的变化，来调整治疗方案。控制哮喘的关键，是定期监测症状，及使用症状日记和呼气峰流速仪进行自我评估，呼气峰流速仪可以测定你能呼出的气流的最大速度。

在你遵循自己的哮喘管理计划时，你的哮喘治疗可能会加强、减弱或保持不变，这取决于你最近的症状和呼气峰流速值。不同级别的治疗，可能会涉及改变药物剂量、服药方式，如采用口服来取代吸入；采取不同的药物和/或增减治疗的频率。如果某个级别的治疗，没有控制住你的哮喘，那么你的治疗应升到一个更高的级别。

如果你是一个最近才被诊断为哮喘的成年人，开始治疗时，可能只用一种缓解类药物。如果你在一周内需要数次使用症状缓解药物的话，你就应该逐渐增加预防类药物。医生会在一段时间内密切监控你的病情，确定是否需要改变治疗方案。如果你每天使用呼气峰流速仪来监测病情，你会在病情恶化早期得到预警信号，你就可以依照事先制订的计划，调整你的治疗方案。要与医生一起讨论你的治疗计划，并确定自己明白了治疗计划。你的计划应包括，在你突然发生严重的哮喘发作时，你应该采取哪些具有针对性的措施。

紧急治疗 如果你突然发生了严重的哮喘发作，你应该按照医生的指示，吸入缓解类药物。如果这种治疗没有起效，应立即呼叫救护车。如果作为你治疗计划的一部分，你储备有皮质类固醇激素，那么就按照医生的建议服用。你应该尽量保持冷静，以你感

自助措施

使用吸入式哮喘药物

预防或治疗哮喘的药物，通常是吸入的。吸入的药物能迅速到达肺部，而且因为只有少量药物会进入血液循环，因此副作用很少。定量吸入器在按下时，可以喷出准确的药物剂量。在吸入前，分隔器可以用来储存药物。雾化器可以喷出大剂量的药物，因此可以用于治疗严重哮喘。有适合儿童使用的吸入器，与成人的有所不同（见 544 页“给儿童使用吸入式药物”）。

使用雾化器
雾化器利用压力使压缩的空气在穿过液体药物时，将药物雾化。细雾状的药物，通过口器或面罩被吸入。

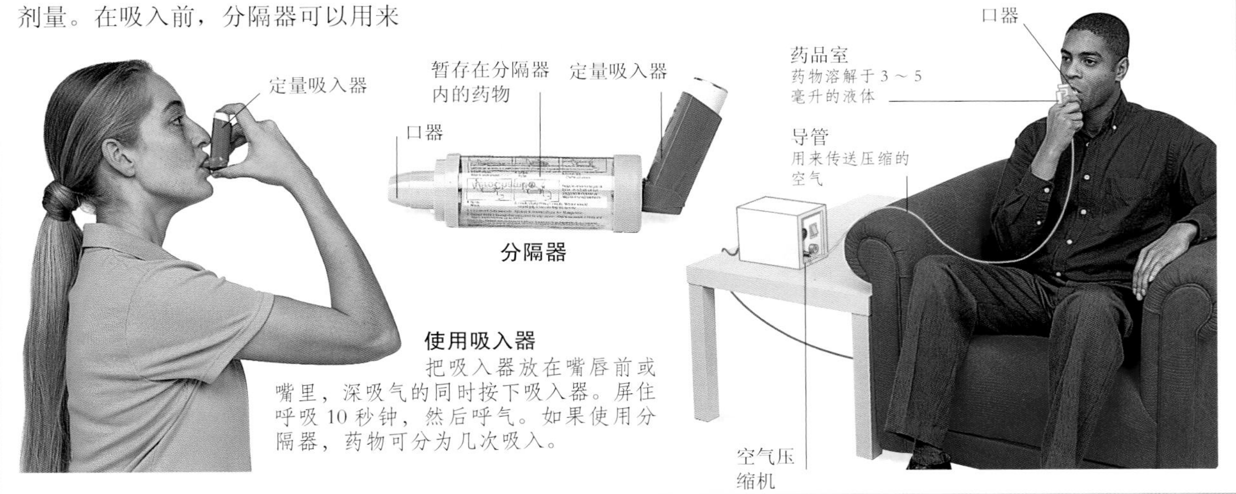

使用吸入器
把吸入器放在嘴唇前或嘴里，深吸气的同时按下吸入器。屏住呼吸 10 秒钟，然后呼气。如果使用分隔器，药物可分为几次吸入。

觉舒适的姿势坐立。把你的双手放在膝盖上，帮助支撑你的背部，不要躺下。尽量减慢呼吸的速度，防止自己太疲劳。

在医院，医生可能会给你吸氧，还会通过雾化器或使用分隔器，给你使用大剂量的皮质类固醇激素和支气管扩张剂。在罕见的情况下，当紧急救助药物没有立即起效时，可能需要进行机械通气，迫使富含氧的气体进入肺部。

自助措施

与哮喘共同生存

毫无疑问，控制哮喘最重要的一点是仔细而有计划地进行药物治疗。但是，你可以通过以下措施来减少发生哮喘的危险，降低症状的严重程度：

- 不要吸烟，尽量避开污染或烟雾浓重的空气。
- 定期锻炼，以提高你的体力。游泳是一个特别有益的运动方式。避免在户外寒冷时运动，因为这样可能会引起你的哮喘发作。
- 避免接触可能引起过敏反应的物质，如果你对带毛的动物过敏，那就不要将这样的动物作为宠物饲养。
- 随身携带能够缓解症状的吸入器，并且在休假的时候也要保证服药。
- 如果是精神压力触发了你的哮喘发作，那么尝试做一些放松练习（见 32 页）。

预后如何？

如果病情得到控制，并且能遵循治疗计划，绝大多数儿童和成人哮喘患者，能够过正常生活。至少有一半童年起病的哮喘，在 20 岁时会消失。

一般来说，没有其他疾病的成年哮喘患者，只要认真监测病情，预后是非常好的。

尽管哮喘的预后是令人鼓舞的，但在英国，2006 年仍有约 1200 人死于严重的哮喘发作。在绝大多数情况下，哮喘死亡的原因，是患者没有意识到哮喘发作的严重性，因而延误了就医的时间。

急性支气管炎

气道的短时炎症，绝大多数是由病毒感染引起的

- 最常见于成年人
- 吸烟和空气污染是发病的危险因素
- 性别和遗传对本病的影响不明显

在其他方面健康的成年人，急性支气管炎可能是呼吸道感染的一个并发症。慢性阻塞性肺病（见本页）患者，容易反复出现急性支气管炎症，每年冬天都会反复发作数次。在发生急性支气管炎时，支气管（肺部的主要气道）内层黏膜红肿，常因为感染而发炎。炎症产生大量的黏液，这些黏液通常作为痰咳出。对于其他方面健康的成年人，急性支气管炎通常不会造成永久性的损伤，但老年人和那些心脏或肺部疾病的患者，感染可在肺部进一步扩散，引起肺炎（见 299 页）。

急性支气管炎通常是由于病毒感染引起的，如普通感冒（见 164 页），从鼻、喉或鼻窦播散而来。已患有肺部疾病的吸烟者，或那些暴露于严重空气污染的人，更容易患急性支气管炎。

有哪些症状？

急性支气管炎的症状发展迅速，通常在 24 ~ 48 小时内出现，引起的症状可能包括：

- 持续刺激性的咳嗽伴白痰。
- 咳嗽时胸的正中部位出现疼痛。
- 胸部紧缩感和喘息。
- 低热。

如果你有慢性的心脏或肺部疾病，并出现了上述症状，或者咳出的痰颜色异常，这说明你出现了继发感染，应该及时就医。如果你备有抗生素，可以按照医生的指示服用。

应该如何处理？

在其他方面健康的人，由病毒感染引起的急性支气管炎，通常会在几天之内消退。服用非处方止痛药物（见 589 页），如扑热息痛，有助于降低体温。此外，如果你吸烟，应立即戒掉。

如果医生怀疑你有继发性细菌感染，他可能会给你开抗生素（见 572 页）。在开始治疗后两周内，你就会痊愈。如果急性支气管炎持续存在，医生会安排你做另外的检查，如胸部 X 线检查（见 300 页），来寻找潜在的肺部疾病。

慢性阻塞性肺病

进行性的肺部损害，通常是由吸烟引起的，可引起气喘和呼吸困难

- 最常见于40岁以上的人群
- 男性发病率是女性的两倍
- 在极少数情况下，是由于从父母双方遗传了异常的基因引起的
- 吸烟和空气污染是发病的危险因素

慢性阻塞性肺病（COPD）患者，随着时间的推移，他们的气道和肺组织逐渐被破坏，造成进行性呼吸困难。最终，一些慢性阻塞性肺病患者因为太严重的呼吸困难，无法进行简单的日常活动。男性慢性阻塞性肺病的发病率是女性的两倍，而大多数慢性阻塞性肺病患者是由吸烟引起的。

慢性阻塞性肺病患者通常有两种不同类型的肺部疾病：慢性支气管炎和肺气肿。二者都可以是主要病变。在发生慢性支气管炎时，支气管（气道）发炎、充血和狭窄，阻碍气流通过气道。在发生肺气肿时，肺泡（气囊）扩张和破裂，大大地降低了从肺部传递氧气到血液的效率。即使戒烟可以使咳嗽和咳痰减轻，但因支气管炎和肺气肿导致的肺部损害，通常是不可逆的。在英国，大约 6 名 40 岁以上的人中，就有 1 人患有慢性阻塞性肺病，是导致死亡的首要原因。

由哪些原因引起？

导致慢性支气管炎和肺气肿，以及慢性阻塞性肺病的主要原因是吸烟。大气污染也是病因之一。因此，慢性阻塞性肺病在吸烟比例高的工业化地区更为常见。接触粉尘、有害气体或其他肺部刺激物的职业，会使原有的慢性阻塞性肺病加重。

在发生慢性支气管炎时，肺部气道黏膜对烟雾刺激作出的反应，造成气道内层增厚，使空气进出肺部的气道发生狭窄。支气管内膜的黏液腺增殖，因此产生的黏液增多，使清理呼吸道和以痰的形式咳出过量黏液的正常机制受到损害。随着病情的进展，气道内滞留的黏液很容易发生感染，

这可导致肺部的进一步损害。反复感染最终会导致气道内层发生永久性增厚及瘢痕形成。

在发生肺气肿时，吸烟和其他空气污染物会损害肺泡。肺泡失去弹性，肺部膨胀。最终，肺泡破裂、融合，肺泡的总表面积减少，气体滞留在扩张的肺泡内。因此，每一次呼吸进入血液的氧气量就减少了。在极少数情况下，引起肺气肿的主要原因是一种被称为 α_1- 抗胰蛋白酶缺乏症的遗传性疾病（见 299 页）。在这种情况下，无论吸烟与否，都会发生肺部损伤，但吸烟会加速疾病进展。

有哪些症状?

慢性阻塞性肺病的症状，可能多年后才出现。症状通常以如下的顺序出现:

- 晨起咳嗽、咳痰。
- 整天咳嗽。
- 痰量增多。
- 频繁出现肺部感染，尤其在冬季，伴有黄色或绿色痰。
- 喘息，特别是在咳嗽后。
- 稍微活动后就会出现呼吸困难，并逐渐加重，最终即使在休息时也会出现呼吸困难。

寒冷的天气和感染，如流行性感冒（见 164 页）可使症状恶化。

有些肺气肿患者，因为肺部膨胀形成桶状胸。肺气肿可能发展为呼吸衰竭（见 310 页），这时缺氧会导致嘴唇、舌头、手指和脚趾变成青色。此外，可能出现因肾功能减退和慢性心力衰竭（见 247 页）引起的脚踝肿胀。有严重气道狭窄的病人，在静息时，会代偿性地努力呼吸，以保持氧含量在正常范围内。这些患者往往皮肤潮

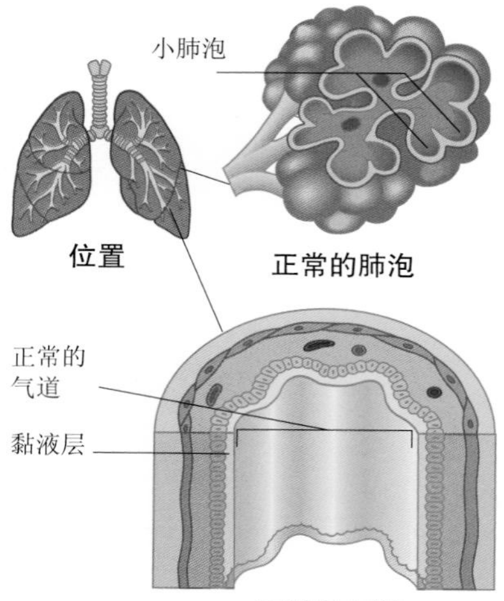

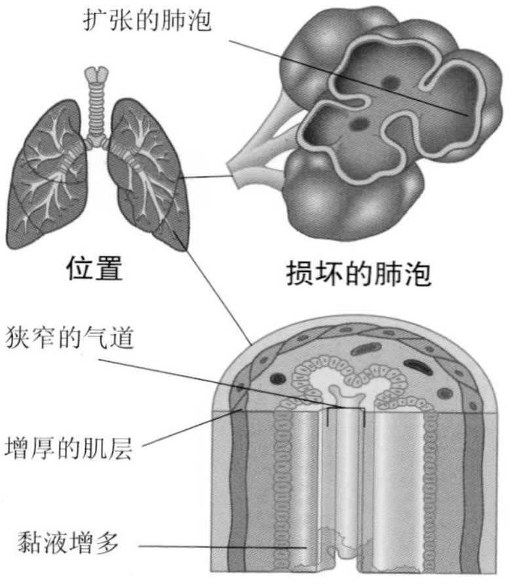

慢性阻塞性肺病造成的肺损害

慢性阻塞性肺疾病有两种机制会造成肺损伤：肺泡扩张、融合，使能够吸收氧的肺表面积减少；由于管壁增厚和黏液增多导致气道狭窄。

检查

肺功能检查

可以用两项检查来检测肺部的气流问题：呼吸量测试，用来衡量肺部充气和排空的速度；肺容量检查，用来检查肺部可以容纳的最大气体量。这些检查可以鉴别引起气道狭窄和肺萎缩的疾病。气体转运检查（此处未作介绍）是通过吸入少量的一氧化碳，来测定气体从肺部吸收入血的速度。

呼吸量测试

呼吸量测试仪用来测量你在一定时间内，能够吸入和呼出的空气体积（单位：升）。结果显示是否存在因肺部疾病，如哮喘导致的气道狭窄。呼吸量测试仪也可以用来监测一些治疗肺部疾病药物的疗效，如扩张气道的支气管扩张药物。

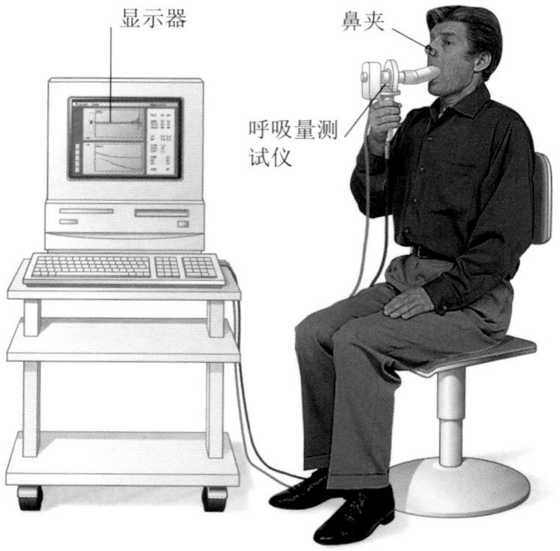

使用呼吸量测试仪

在进行这项检查时，要求你对着口器全力地吸气、呼气，重复数次。吸入和呼出的空气量会显示在显示屏上。

结果

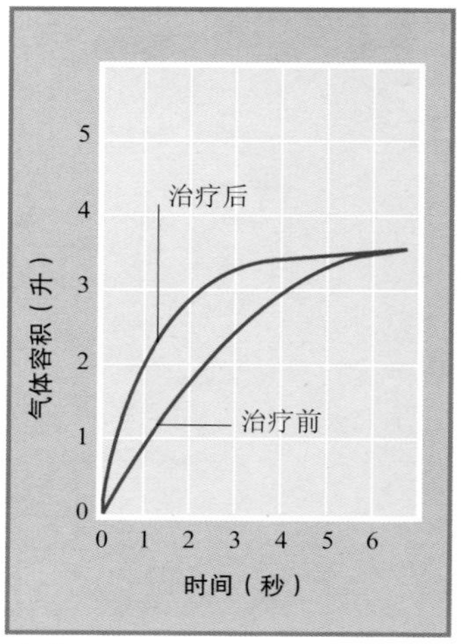

肺功能图

这张图显示了哮喘病人经扩张气道治疗后的效果。使用药物后呼出的气体容积在 1 秒内从约 1 升增到了 2 升。

肺容量检查

这项检查测量的是用力吸气时，吸入的气体容积和用力呼气时肺内残留的气体容积（单位：升）。肺容量检查可以用来辅助诊断像慢性阻塞性肺病这类疾病，因为慢性阻塞性肺病会影响呼气后的残气量。

检查过程

检查时，你被要求坐在一个密闭的房间里，向一个管子内尽全力吸气和呼气。你所能够吸入和呼出的空气的容积，在显示器上显示为一个图形。

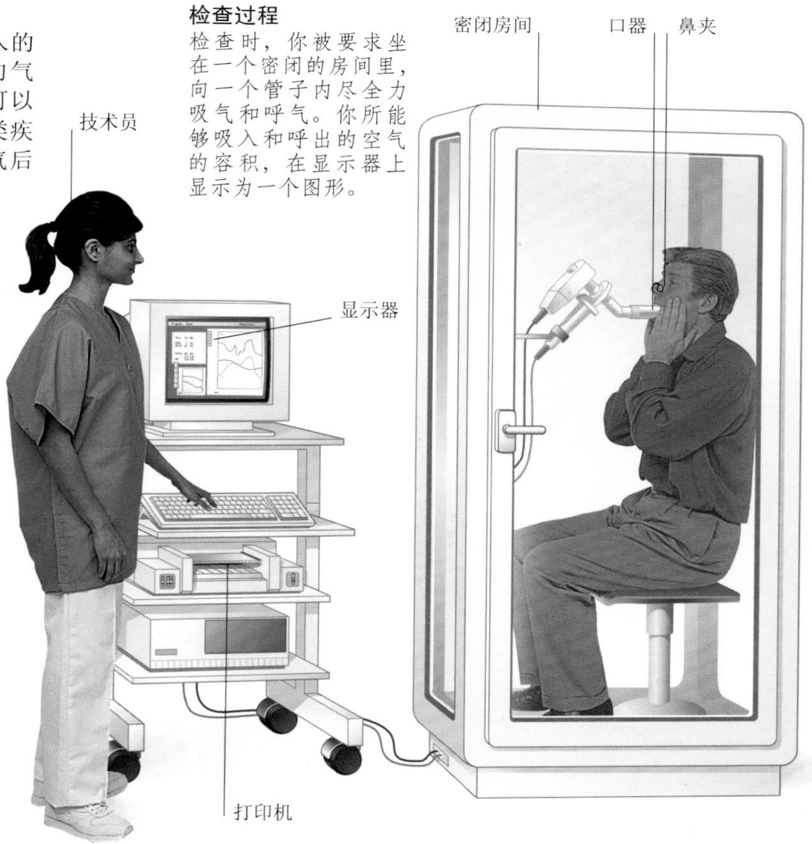

结果

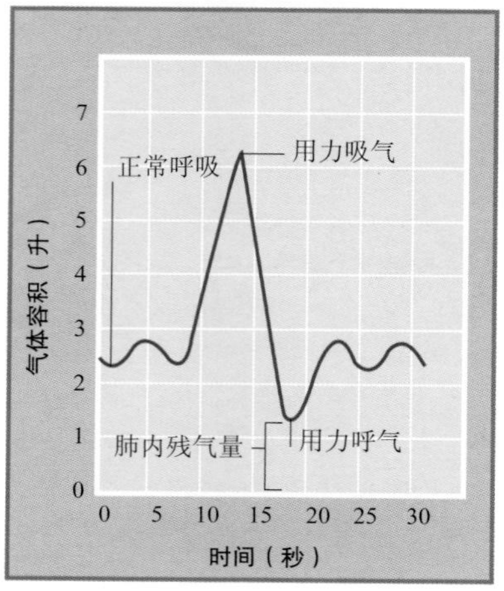

肺容积图

这张图显示了正常工作的肺，吸入和呼出的气体容积。

红呈玫瑰红色，而且很薄，可能是因为他们需要耗费大量的能量来呼吸，而且很难同时进食和呼吸。其他患有严重慢性阻塞性肺病的人，只能进行浅而无效的呼吸，导致血液中二氧化碳聚集，氧水平下降。这些人往往因为没有足够的氧气供给肾脏，因此会出现皮肤紫绀和脚、腿部肿胀。这种情况通常合并有心力衰竭。

如何诊断?

如果你有吸烟史，医生会根据你的症状和体格检查，怀疑你患了慢性阻塞性肺病。他会安排你做肺功能检查(见298页)，来评估肺的损伤程度。你可能要做胸部X线检查（见300页）或CT扫描（见132页），以排除其他疾病和寻找肺组织损伤的证据。医生还会给你抽血检测血液中氧和二氧化碳的水平(见306页“血气分析”)。

如果你的家族成员中，有人在60岁之前就已经被确诊了慢性阻塞性肺病，你可能需要检查血液中α_1-抗胰蛋白酶的水平，看是否会有这种酶的水平低下。医生可能要你留取痰样本，检查是否出现了感染。你可能还需要做心电图（见243页）或超声心动图（见255页），察看你的心脏是否在非常努力地工作，以将血泵入肺脏。

慢性哮喘（见295页）能引起与慢性阻塞性肺病相似的症状。如果医生怀疑你患有哮喘，可能会为你开皮质类固醇（见588页“**治疗呼吸系统疾病的皮质类固醇药物**”）。如果你的症状明显改善，这表明你可能患有哮喘，而不是慢性阻塞性肺病。

我该怎么办?

如果你患有慢性阻塞性肺病且吸烟，那么彻底戒烟是唯一可以延缓慢性阻塞性肺病进展的行为。单纯减少吸烟量，对疾病的进展影响很小或没有影响。应尽量避免待在潮湿和寒冷，以及有烟雾、污染、灰尘的环境。如果你的身体超重，减掉多余的体重，可能有助于缓解呼吸困难。轻度的运动有助于提高耐力，但不能改善肺功能。

医生会如何治疗?

慢性阻塞性肺病造成的肺损害，绝大多数是不可逆转的，但是经过治疗后，症状可以得到缓解。医生会为你开含有支气管扩张药物（见588页）的吸入器，用以松弛支气管壁的平滑肌，使肺部呼吸道扩张。如果支气管扩张药物不能充分地缓解症状，医生可能建议你，加吸皮质类固醇药物(见600页)。对于严重的慢性阻塞性肺病患者，医生可能会推荐使用雾化器（雾化器将药物转化成细雾，通过面罩或口器吸入），而不是使用吸入器来吸入药物。

医生会建议一些患者持续使用家庭氧气治疗（见310页）来减轻呼吸困难。但是，必须每天持续使用至少15个小时，才有助于防止心力衰竭，改善预期寿命。

如果你的踝关节出现了肿胀，医生可能会为你开利尿剂（见583页）以减少液体潴留。如果出现胸部感染，应该给予抗生素（见572页）。你需要接种流感疫苗，以及接种肺炎链球菌疫苗，保护你免于发生肺炎链球菌感染。这两种感染在慢性阻塞性肺病患者中都可能会很严重。

在罕见的情况下，非常严重的慢性阻塞性肺病患者会出现肺膨胀，这时医生可能会建议你进行一种称为肺减容的手术，这种手术可以减少肺容量，通过切除损坏的部分肺脏，使剩下的肺组织，能够更容易扩张和收缩，从而增加血液中的氧水平。对于极少数慢性阻塞性肺病终末期的患者来说，肺移植可以作为慢性阻塞性肺病治疗的最后手段。

预后如何?

如果你的病情较轻，且在早期阶段就得到了诊断，立即戒烟可避免出现严重的进展性的肺损伤。然而，绝大多数慢性阻塞性肺病患者，在病情到了晚期的时候，才意识到自己得了病。这些人可能会因为患有慢性阻塞性肺病而提前退休，还可能因为呼吸困难而不能活动，只能待在家里。有不到1/20的慢性阻塞性肺病患者在确诊后能够存活10年以上。

α_1-抗胰蛋白酶缺乏症

一种遗传性疾病，可引起肺部和肝脏损害

- 出生时即存在，但通常在50岁之后才表现出来
- 由于第14号染色体基因异常导致
- 吸烟和饮酒会加速症状的出现
- 性别对本病的影响不明显

α_1-抗胰蛋白酶主要存在于肺和肝脏，可以抑制体内的其他酶对组织的破坏。患有α_1-抗胰蛋白酶缺乏症的人由于第14号染色体上的某个基因（称为A1AT基因）异常，而该基因是负责调节α_1-抗胰蛋白酶生产的，所以患者会缺少这种保护酶。异常的A1AT基因，通常是以常染色体隐性遗传的方式遗传，这意味着一个人必须继承来自父母双方的异常基因才会患病（见151页“**基因异常性疾病**”）。然而，由于A1AT基因有许多变异，因此疾病的严重程度也会不同。

在严重的情况下，α_1-抗胰蛋白酶缺乏之会导致新生儿黄疸（见531页“**新生儿黄疸**”）。但疾病造成的影响，绝大多数都在50岁以后才出现，包括肺泡损伤（见297页“**慢性阻塞性肺病**”），也会引起肝硬化（见410页）。

应该如何处理?

通过检测血液中的酶水平，可以确诊α_1-抗胰蛋白酶缺乏之症。如果你有基因异常，应该做血液检查。其他家庭成员也需要做检查。如果你打算组建家庭的话，你可以向医生咨询相关的遗传问题（见151页）。

目前，还没有有效的治疗α_1-抗胰蛋白酶缺乏症的方法，但正在进行酶替代治疗的试验。医生可能会为你开吸入性支气管扩张药物(见588页)，来帮助你呼吸。有严重的肺或肝脏疾病的人，可能需要进行器官移植。如果你患有α_1-抗胰蛋白酶缺乏症，你不应该吸烟或饮酒，因为这些行为可能加重肺和肝脏疾病的病情。

肺炎

肺泡的炎症，通常是由于感染引起的

- 最常见于婴儿、儿童和老年人
- 吸烟、酗酒和营养缺乏是发病的危险因素
- 性别和遗传对本病的影响不明显

在发生肺炎时，肺里的一些肺泡发炎，充满了白细胞和分泌物。因此，氧气难以穿过肺泡壁进入血液。通常，只有一部分肺脏会受影响，但是，在严重的情况下，肺炎会影响两侧的肺，因此可以危及生命。

引起肺炎的原因，通常是细菌感染，但其他病原体，包括病毒、原虫、真菌感染，也可能会引起肺炎。相对少见的，还有吸入一些物质，如化学品或呕吐物，也可以引起肺炎，甚至可能导致更严重的急性呼吸窘迫综合征（见309页）。

在英国，每1000个成年人中，每年都会有11人患上肺炎，绝大多数患者会完全康复。然而，肺炎是可以致命的，特别是对于一些脆弱的群体，如老人、婴儿和患有其他疾病的人来说，更是如此。2007年，英格兰和威尔士有大约2.8万人死于肺炎。由于引起肺炎的病原体，对抗生素的耐药性有所增加，因此一些类型的肺炎，越来越难治疗。正因为如此，目前肺炎已经成为最常见的、致命性的医院获得性感染之一。

婴儿、老人、重症患者或慢性疾病，如糖尿病（见437页）患者患肺炎的风险最大。其他更容易发生肺炎的人，包括那些因为严重疾病，如艾滋病（见169页“**艾滋病病毒感染与艾滋病**”）而导致免疫力下降的人。免疫功能受损，也可以发生于使用免疫抑制药物（见585页）或化学药物治疗（见157页）的人。吸烟、酗酒或营养缺乏，也会使患肺炎的风险增加。

由哪些原因引起?

大多数成年人的肺炎，是由细菌感染引起的，最常见的是肺炎链球菌。这种类型的肺炎（有时称为肺炎球菌性肺炎），可能是病毒性上呼吸道感染，如普通感冒（见164页）的并发症。其他引起健康成年人细菌性肺炎的常见病原体，有流感嗜血杆菌和肺炎支原体。

嗜肺军团菌引起的肺炎，称为军团病，可以通过空调系统传播。军团病还会引起肝脏和肾脏疾病。

由细菌金黄色葡萄球菌引起的肺炎，通常发生在那些因其他疾病住院的人，特别是幼童和老人。这种类型的肺炎，也可以是流行性感冒（见164页）的严重并发症。引起医院获得性肺炎的原因，还有克雷伯氏菌和铜绿假单胞菌感染。病毒性肺炎的病原体，包括流感病毒和水痘(见165页)病毒。

在某些情况下，肺炎是由其他病原体，如真菌和原虫引起的。当这些感染发生在其他方面健康的成年人时，通常病情轻微，而且很罕见，但是在免疫力降低的人会更常见，可能更严重。例如，卡氏肺囊虫可以寄生在健康人肺内，对人体是无害的，但在艾滋病患者（见177页“**肺孢子菌感染**”）可引起重症肺炎。

吸入性肺炎是一种罕见的肺炎，可因意外吸入呕吐物所致。吸入性肺炎最常见于没有咳嗽反射的人，通常是因为这些人在过量饮酒、服用过量药物或持续的头部损伤（见322页）

后意识丧失造成的。

有哪些症状?

细菌性肺炎通常起病迅速，一般在几小时内产生严重的症状。而且肺的感染区越大，症状就会越严重。你可能会有以下症状：

- 咳嗽，可能伴有血痰、铁锈色痰。
- 胸痛，吸气时加重。
- 静息时气短。
- 高热。
- 谵妄或意识模糊。

如果肺炎不是由细菌引起的，其症状可能不特异，而且是逐渐进展的。你可能在几天之内都会觉得全身不适，并出现发热、食欲不振等症状。咳嗽和呼吸困难可能是仅有的两个呼吸道症状。

所有类型肺炎的症状，在婴儿、儿童和老年人中往往都不明显。婴儿最初可能会出现呕吐、高热及高热引起的惊厥。老年人可能没有呼吸道症状，但常常出现意识混乱。

有哪些并发症?

炎症可从肺蔓延到胸膜（分离肺和胸壁的膜性结构），引起胸膜炎（见 301 页）。液体可以在两层胸膜之间积聚（见 302 页“**胸腔积液**”），压缩相邻的肺组织，导致呼吸困难。

在严重的情况下，最初造成感染的微生物可以进入血液，导致血液中毒（见 171 页“**败血症**”）。在一些易感人群，如儿童、老年人或免疫功能减弱的人中，引起肺炎的炎症可能在肺组织内广泛播散，导致呼吸衰竭（见 310 页），而这是有生命危险的。

如何诊断?

如果医生怀疑你得了肺炎，就需要做胸部 X 线检查（见本页）来协助确定诊断，胸部 X 线片上，会显示肺部感染的程度。医生可能还要采集痰的样本来做检查，以确定引起感染的病原体。医生也会安排你做血液检验，来帮助作出确切的诊断。

如何治疗?

如果你身体的其他方面都是健康的，仅患有轻度肺炎，那么你可以在家里治疗。止痛药物（见 589 页）有助于减轻发热和胸部疼痛。如果肺炎是由细菌感染引起的，医生会给你开抗生素（见 572 页）治疗。如果肺炎是由真菌感染引起的，可以使用抗真菌药物（见 574 页）治疗。对于轻症病毒感染性肺炎，通常不需要药物来治疗。

患有重症肺炎的患者，以及婴儿、儿童、老年人和免疫系统功能受抑制的肺炎患者，可能需要住院进行治疗。这些患者在医院里进行的药物治疗，和其他肺炎患者在家里进行的治疗，是基本一样的。病毒感染引起的重症肺炎，如由水痘-带状疱疹病毒引起的感染，可用口服或静脉注射阿昔洛韦来治疗（见 573 页“**抗病毒药物**”）。

如果你的血氧水平低，或者出现了呼吸困难，医生会给你用面罩吸氧。少数情况下，还需要在重症监护病房（见 618 页）里进行机械通气。住院期间你需要定期做胸部理疗（见 620 页），帮助你稀释气道里多余的黏液，并使这些黏液以痰的形式排出。

预后如何?

对于绝大多数类型的肺炎，健康状况良好的年轻人，一般都能在 2～3 周内完全恢复，并且不会对肺部造成永久的损伤。细菌性肺炎，通常在开始使用抗生素治疗的几个小时内开始恢复。但是，一些严重类型的肺炎，如军团病，可能会是致命的，尤其是免疫功能减弱的人。

如何预防?

肺炎双球菌疫苗（儿童计划免疫的一部分）和流感疫苗，可以帮助预防肺炎，戒烟也可以起到预防作用。良好的个人卫生习惯，有利于防止致病微生物的传播。

肺结核

一种最易累及肺部的细菌感染，但身体的其他部位也会受到感染

- 最常见于儿童和60岁以上的成年人
- 过于拥挤的环境和营养缺乏是发病的危险因素
- 性别和遗传对本病的影响不明显

肺结核（TB）是一种缓慢进展的细菌感染，通常开始于肺部，但可以播散到身体的其他部位。目前使用口服抗生素（见 573 页“**抗结核药物**”），可以非常有效地治疗结核感染，但是，如果不进行治疗，结核感染可以导致长期的健康不良，甚至可能危及生命。

在世界范围内，肺结核比任何其他细菌感染导致的死亡人数都要多。这种疾病在亚洲的发展中国家尤其常见。在发达国家，患肺结核的人数在 20 世纪已经稳步下降，这归功于医疗保健、饮食和居住条件的改善。然而，自 1985 年以来，全世界肺结核患病人数一直在增加。在英国，肺结核仍然是一种值得重视的疾病，2007 年报告了约 8400 例。肺结核病例数目的增加，与旅游人数增多和对抗生素耐药的结核菌株播散有关。另一个相关因素，是艾滋病病毒感染与艾滋病（见 169 页）的出现，该疾病会降低人的免疫力，使人更容易发生结核感染。

由哪些原因引起?

结核分枝杆菌，是引起绝大多数结核病的病原体，通常是由感染者咳嗽时产生的飞沫传播的。虽然很多人在生活中的某个时期，都可能感染结核菌，但是只有一小部分人会发展成结核病。

吸入结核菌后，最初会在肺部发生轻微的感染。这种最初肺部感染的转归（指病情的转变和发展），取决于受感染者的免疫系统状态。在许多健康人中，感染不会进展。然而，一些结核菌会在肺部潜伏下来，并可能在数年以后，当感染者的免疫力降低时，出现结核感染复燃。

在某些情况下，结核菌能够进入血液，并播散到身体的其他部位。极少数情况下，感染不是从肺部，而是从身体的其他部位开始的。例如，如果一个人喝了感染结核菌的未经灭菌的奶，那么就有可能发生胃肠道结核菌感染。

哪些人属于高危人群?

免疫力降低的人，更容易患上结核病。这包括那些感染了艾滋病病毒、患有糖尿病（见 437 页）和那些服用免疫抑制剂药物（见 585 页）的人。其他有患肺结核危险的人，包括患有其他慢性肺病、生活环境过于拥挤、卫生条件差和营养缺乏的人。一般来说，老年人和儿童更容易发生结核菌感染。

有哪些症状?

在感染的最初阶段，很多人都没有任何症状。但是有些人可能会出现以下症状：

- 咳嗽，可能是干咳。

▶ 检查

胸部 X 线检查

胸部 X 线通常是用于肺部和心脏病变的第一项检查，因为它快速、无痛、安全。X 线穿透你的胸部，在摄影胶片上成像。致密的组织，如骨骼吸收 X 线而显示为白色；软组织显示为灰色；空气显示为黑色。受损伤或不正常的肺组织，和胸部的多余液体，都显示为白色区域。因为这些本该含有气体的部位里，没有了气体。胸部 X 线通常是从背后拍摄的，有时可能还需要从侧面拍摄。

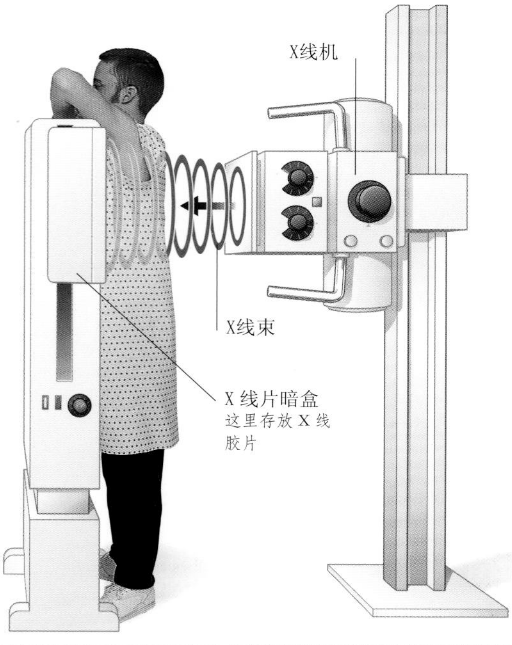

拍摄胸部 X 线片
拍摄胸部 X 线片时，会要求你举起手臂，使肩胛骨远离肺部，并做深呼吸。拍摄开始时，你必须保持静止，以防图像模糊。

结果

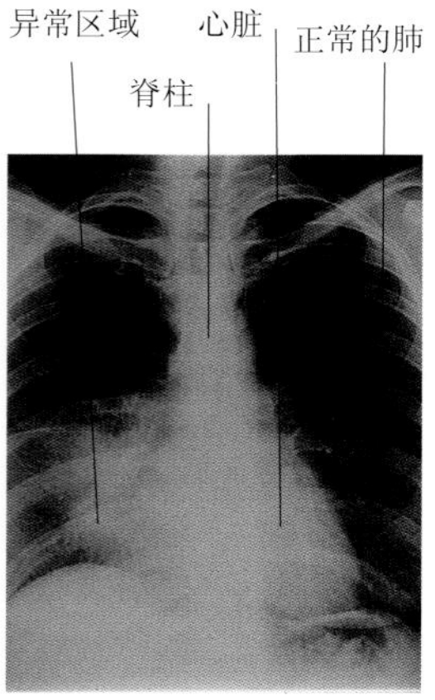

肺炎
这张胸部 X 线片，显示的是由于肺组织感染导致的肺部异常阴影。

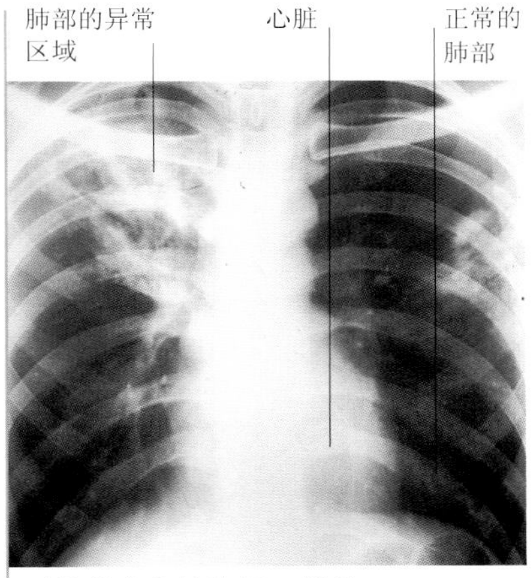

肺结核患者的胸部X线片
这张X线图像，显示了一侧肺尖出现了由肺结核感染导致的异常区域。

- 身体整体感觉不适。
- 淋巴结肿大，尤其是颈部淋巴结。

如果病情进展，通常在2～6周会出现进一步的症状，但进展可能会更迅速。随后出现的症状有：

- 持续咳嗽，可能伴有绿色或黄色痰，有时痰中带血丝。
- 深吸气时胸痛。
- 呼吸急促。
- 发热。
- 食欲不振和体重减轻。
- 夜间大汗。
- 疲劳。

未经治疗的肺结核，可直接播散到包裹心脏的组织（见258页“心包炎”）。感染也可随着血液，播散到大脑（见325页“脑膜炎”）、骨骼、肾脏和身体其他部位。

肺外的结核病，起病非常缓慢，并且没有特征性的症状，这使诊断更加困难。

如何诊断？

医生会根据你的症状和体检结果怀疑你得了结核病。他可能会安排你做胸部X线检查（见300页）或者CT扫描（见132页），寻找肺结核的证据。

如果你咳痰的话，可将痰样本送往实验室来进行细菌检查，以及检测细菌对特定药物的敏感性。同时，医生会为你进行抗结核药物的联合治疗。

有时，为获得肺组织样本，你可能需要进行支气管镜（见308页）检查。此外，如果医生怀疑你有肺以外的，身体其他部位的结核感染，如淋巴结结核菌感染，也可以从这些部位获得组织样本来寻找结核。

如果你最近曾与痰中有结核菌的人密切接触，你需要接受筛查。为寻找感染的迹象，你可以拍胸部X线片，并进行结核菌皮肤试验，方法是将从结核菌中提取的物质，注入皮下。2～3天以后，检查注射部位的反应。阳性反应表明你曾经接触过结核菌、有活动性结核或者曾经接种了结核菌疫苗。

如何治疗？

如果你患有结核病，除非病情很严重，都可以在家中接受治疗。医生会为你开抗结核药物，联合治疗至少6个月。联合用药有助于防止细菌对抗生素产生耐药。使用的药物取决于结核菌对抗生素的敏感性，以及感染是否已经播散到身体的其他部位。对于药物不容易渗透的结核感染部位，如骨骼，一般需要治疗的时间更长。

完成抗结核药物治疗的全部疗程，对防止发生结核菌耐药是很重要的。因为有些患者容易忘记服药，所以他们需要接受直接的观察治疗。直接观察治疗，是让这些患者到保健中心，在医生监督下定期服药。在治疗过程中，你可能还需要定期进行胸部X线检查和血液检查，确定抗感染药物的疗效，以及监测药物的副作用。

如何预防？

需要接种预防结核病卡介苗的高危人群，包括结核菌感染高发地区的新生儿和婴儿；从肺结核高发区来的新移民；与结核病人接触的医护人员和生活在结核病高发国家的人。那些要接受免疫接种的人，一般会先做皮肤试验，检查他们以前是否患有肺结核、是否曾接触过结核病患者、是否有活动性肺结核感染。如果皮肤试验结果是阳性的，就不能接种卡介苗。

预后如何？

大多数结核病患者，在进行定期、规律的抗结核治疗后可以痊愈。但是，那些受到对多种药物耐药的结核菌感染的患者，免疫功能严重减弱或有广泛播散的人，结核病可能是致命的。

百日咳

一种引起阵发性咳嗽的细菌感染

可以发生在任何年龄，但更常见于5岁以下的儿童

性别、遗传和生活方式对本病的影响不明显

百日咳是一种由百日咳杆菌引起的极其痛苦，且传染性非常强的疾病。细菌感染气管和支气管（气道），引起气管和支气管发炎。细菌是通过受感染者咳嗽和打喷嚏时产生的飞沫传播的。百日咳会引起剧烈的阵发性咳嗽，受结核菌感染的人，往往在一阵咳嗽结束时，在吸气时会出现特征性的、高音调的哮鸣音。

在小于12个月的婴儿中，百日咳感染是最严重的，可危及生命。在发明可靠的疫苗前，百日咳造成了相当比例的英国儿童死亡。

有哪些症状？

症状通常出现在感染2～3周后，通常是轻微的，类似普通感冒，典型的症状是干咳、流鼻涕、打喷嚏。疾病的最初阶段会持续7～14天，传染性很强。在这段时期之后，症状会加重，可能包括：

- 阵发性咳嗽，且在吸气时产生尖锐的哮鸣音。晚上咳嗽会更严重。
- 在咳嗽时会产生大量的痰。
- 反复剧烈的咳嗽会引起呕吐。
- 由于剧烈咳嗽时无法呼吸，使脸变得赤红，甚至由于缺氧而变成青紫色。

长期的阵发性咳嗽发作，引起小血管破裂，形成扁平的点状小红疹，特别在脸上、发际线和眼睛部位会出现这样的皮疹。如果鼻血管破裂也可能引起流鼻血。

百日咳的并发症包括肺炎（见299页）和支气管扩张（见303页），支气管扩张就是支气管的异常扩张。婴儿在严重的痉挛性咳嗽后，会停止呼吸，这可能会引起缺氧，进而导致癫痫发作和脑损伤。

应该如何处理？

医生通常依据患者的症状，就能诊断百日咳。在某些情况下，为确定诊断可能有必要做咽拭子，并进行培养来鉴定致病菌，或通过采集血液样本，来检验细菌的抗体。

百日咳的治疗，根据患者的年龄和疾病的阶段而有所不同。

婴儿和5岁以下的儿童有时可以在家中治疗，但大多需要住院治疗，因为这一年龄段的感染通常更严重。在医院里，他们可以接受静脉注射抗生素治疗和补液治疗。如果他们出现了呼吸困难，也可以给他们使用皮质类固醇药物（见600页），可能还需要进行吸氧治疗。

年龄较大的儿童和成年人，通常可以在家里治疗。如果在感染的早期阶段就得到了诊断，医生可能会给你开抗生素。在服用药物5天后，药物就可以阻断患者的传染性；如果没有使用抗生素，在出现阵发性咳嗽3周后，患者仍然具有传染性。如果直到百日咳晚期才被诊断出来，可能不需要使用抗生素，因为细菌已经不在体内，而且病人不再有传染性。如果在家中治疗，患者应该得到足够的休息、保暖以及大量饮水，在传染性没有消失之前要远离他人。为防止疾病传染蔓延，与感染者有密切接触的人，也应该使用抗生素。

如果没有并发症，百日咳的症状通常在4～10周内有所改善，但干咳可能会持续数月。

如何预防？

在英国，百日咳疫苗接种是儿童常规免疫接种计划的一部分。百日咳疫苗是婴儿在2、3、4个月大时接种的白喉、百日咳、破伤风、脊髓灰质炎和B型流感嗜血杆菌联合疫苗的一部分。在3岁4个月到5岁之间的学龄前儿童，还要强化接种一次白喉、百日咳、破伤风、脊髓灰质炎联合疫苗。你的孩子应该完成所有的免疫接种。

婴儿的百日咳最危险，包括那些太小，还没接种疫苗的婴儿。年长的兄弟姐妹和父母可能会传染年幼的孩子。因此保持一个高水平的免疫状态，保护婴儿免受感染非常重要。接种疫苗后出现不良反应的情况较罕见，百日咳本身会引起脑损伤和死亡，这远比疫苗可能带来的危险要大得多。

胸膜炎

胸膜的炎症，胸膜是将肺与胸壁分开的两层膜状结构

年龄、性别、遗传和生活方式是与本病病因相关的危险因素

正常情况下，当人们呼吸时，两层胸膜（将肺和胸壁分开的膜状结构）互相滑动，使肺顺畅地扩张和回缩。患胸膜炎时，胸膜的炎症阻碍两层胸膜之间的顺畅滑动，它们互相摩擦、挤压，引起吸气时尖锐而剧烈的胸痛。

由哪些原因引起？

胸膜炎可能是由病毒性疾病引起的，如流行性感冒（见164页），会引起胸膜本身感染。但是，胸膜炎往往是对胸膜下肺损伤产生的反应。这种肺损伤可能是由于肺炎（见299页）或肺栓塞（见302页）引起的，肺栓塞时，血凝块造成部分肺的血液供应受到阻塞。原发性肺癌（见307页）也可以累及胸膜。有时，自身免疫性疾病，如类风湿关节炎（见222页）或系统

性红斑狼疮（见 281 页），也可以累及胸膜，导致胸膜炎，因为在出现自身免疫性疾病时，机体的免疫系统会攻击健康组织。

有哪些症状？

如果是感染或肺栓塞引起的胸膜炎，症状通常在 24 小时内迅速出现，在其他情况下，症状是逐渐出现的。这些症状包括：

- 吸气时尖锐的胸痛。
- 呼吸困难。

疼痛往往仅限于发生胸膜炎的一侧胸部。在一些情况下，两层胸膜之间会有液体积聚（见本页“胸腔积液”）。实际上这可能会减轻疼痛，因为积液会使胸膜之间的相互运动更容易。

应该如何处理？

如果你怀疑自己得了胸膜炎，你应该在 24 小时内去就医。医生可以用听诊器，在你的胸部听到两层胸膜相互摩擦的声音。你可能需要做一个胸部 X 线检查（见 300 页），来发现潜在的肺部问题或者是否有胸腔积液。

你可以服用非甾体类抗炎药物（见 578 页）来减轻疼痛和炎症。你也可能发现，在咳嗽时，压住病变一侧可以减轻不适。此外，你可能还需要治疗引起胸膜炎的病因。如果肺部感染是引起胸膜炎的病因，你需要用一个疗程的抗生素（见 572 页）。如果你有肺栓塞，那么你可能需要使用防止血液凝固的药物（见 584 页）。大多数患者治疗 7 ～ 10 天，病情都会明显缓解。

检查

肺部放射性核素扫描

肺部放射性核素扫描可以用于诊断肺栓塞。这项检查包括两个同时进行的扫描：一个是通气扫描，可以评估气流；另一个是血流扫描，可以评估通过肺的血流。通过比较通气扫描和血流扫描可以作出诊断，因为许多肺部疾病都可以引起一个特定区域的血流和气流异常，但肺栓塞只引起血流异常。这项检查通常需要大约 20 分钟。

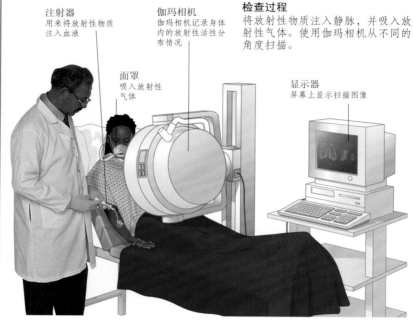

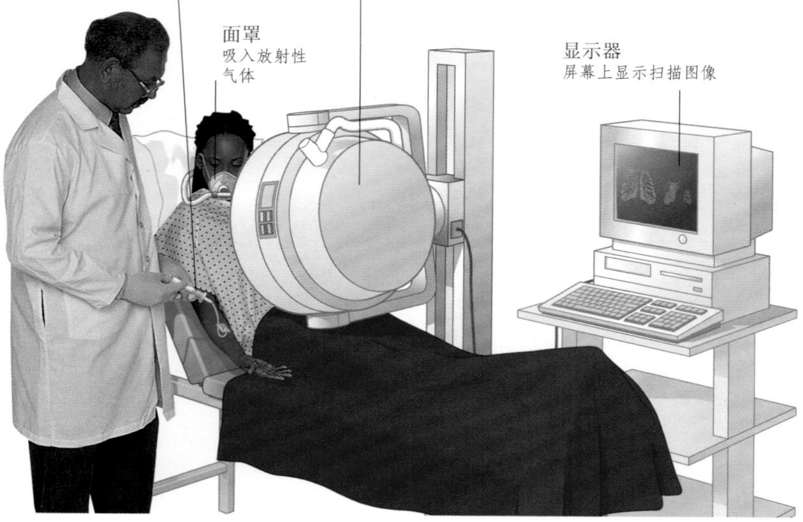

检查过程
将放射性物质注入静脉，并吸入放射性气体。使用伽玛相机从不同的角度扫描。

结果

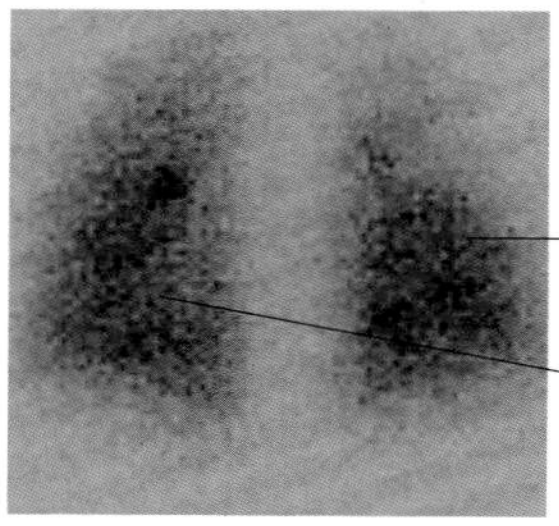

通气扫描

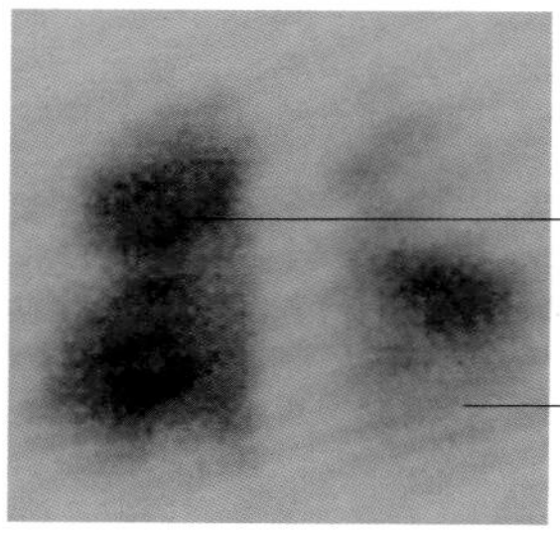

血流扫描

通气与血流扫描图对比
上图的通气扫描显示的气流是正常的，但血流扫描显示有多个部位的放射活性减少。这种结果是典型的肺栓塞表现，只有肺的血流受影响。

胸腔积液

将肺与胸壁分开的两层胸膜之间出现液体积聚

年龄、性别、遗传和生活方式是与本病病因相关的危险因素

胸膜是将肺与胸壁分隔开的膜状结构，当两层胸膜间出现液体积聚时，就是胸腔积液。随着液体的不断积聚，位于胸膜下部的肺受到压迫，逐渐导致呼吸困难。在一些情况下，积聚的液体量可多达 2 ～ 3 升。

由哪些原因引起？

大多数的胸腔积液，是胸膜本身发炎产生的液体（见 301 页“**胸膜炎**”）。炎症可能是由于肺部感染，如肺炎（见 299 页）或肺结核（见 300 页），或肺部其他疾病引起的，如肺癌（见 307 页“**原发性肺癌**”），或从其他部位转移到胸膜的癌症，例如来自乳房、卵巢或肠道的癌症。在少数情况下，胸腔积液是由于自身免疫性疾病，如系统性红斑狼疮（见 281 页）引起的，该病的免疫系统攻击人体自身的组织。

在一些情况下，不是胸膜本身造成的积液，而是由于一些严重的疾病造成液体渗漏到两层胸膜之间引起的，如心力衰竭（见 247 ～ 248 页“**急性心力衰竭**”和“**慢性心力衰竭**”）或肾脏疾病。在这些情况下，胸腔积液往往与其他部位的液体积聚同时存在，比如脚踝或腹部。

胸腔积液的症状与积液的多少和引起胸腔积液的疾病种类有关。少量胸腔积液可能不会引起症状。在严重的情况下，胸膜间的大量液体会压迫肺部，导致呼吸困难。

应该如何处理？

医生在进行胸部查体时，能够发现胸腔积液。你也可以做胸部 X 线检查（见 300 页）来确定诊断，并评估积液的严重程度。为寻找病因，医生可能在

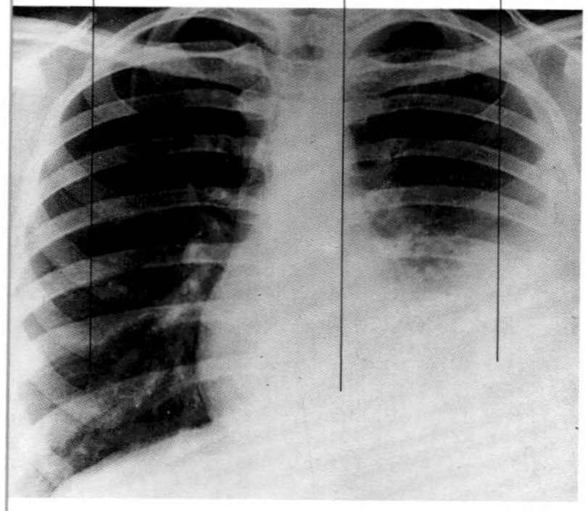

胸腔积液
这张 X 线片显示，部分左肺（位于图像右侧）被胸腔积聚的液体掩盖。

局部麻醉下，用针穿过胸壁抽取积液，也可以获取部分胸膜样本。在显微镜下观察样本，以寻找感染或癌症的证据。你可能还要做血液检验，来排除其他疾病，如肾脏疾病。

在局部麻醉下，向胸腔内放置一个管子，来引流积液，可以缓解严重的胸腔积液导致的呼吸困难。如果是细菌感染造成的积液，医生会给你使用抗生素（见 572 页）治疗。利尿剂（见 583 页）可用来减少积聚在体内的液体。肺癌导致的积液可以采用化学药物治疗（见 157 页），将抗癌药物注射到两层胸膜之间，有时也可采用放射治疗（见 158 页）。通常在对引起胸腔积液的根本原因进行治疗后，多余的液体就会慢慢消失。

某些人特别是肺癌患者，胸腔积液可能会复发。如果出现了积液复发，可以向胸膜腔内注入化学药物，使两层胸膜粘在一起。

肺栓塞

指一个或多个血凝块造成的肺部血流受到阻塞

儿童较罕见

女性更常见

有时有家族聚集现象

吸烟、使用口服避孕药或采用激素替代治疗、长时间不活动是发病的危险因素

肺栓塞是血凝块（血栓）嵌塞在肺部的动脉里，部分或完全阻塞病变部位的血流。通常，血栓从下肢静脉或盆腔静脉（见 263 页“**深静脉血栓形成**”）中较大的血栓上脱落下来后，随血流

到达肺部。如果被阻塞的是小动脉，那么肺栓塞可能很轻微，但如果大动脉发生了阻塞，会突然引起严重的症状，甚至可危及生命。在极少数情况下，小血栓可以在数月或数年内，阻塞多个肺部的小动脉，因此在一段时间内可能不会出现症状。这种情况被称为复发性肺栓塞。

长时间不活动，如分娩或手术后（尤其是骨折修复手术或骨盆手术），形成深静脉血栓的人，最容易发生肺栓塞，在长途旅行后形成肺栓塞的情况较为罕见。具有血栓形成倾向（见275页“血液高凝状态”）的人，会增加发生深静脉血栓的危险。吸烟、使用复方口服避孕药或采用激素替代治疗，也会增加发生深静脉血栓的风险。

有哪些症状？

症状取决于血流阻塞的程度。大面积的肺栓塞，是大的血栓阻塞了肺的大动脉，可能会引起猝死。单个的小血栓可能不会引起症状。但是，在绝大多数情况下，症状会在数分钟内出现，可能包括：

- 呼吸急促。
- 尖锐的胸痛，吸气时可能加重。
- 咳血。
- 虚弱。
- 心悸（能够意识到的异常的快速心跳）。

一些复发性肺栓塞患者数月出现逐渐恶化的呼吸困难，可能是唯一的症状。最终，许多血管被阻塞，导致肺动脉压升高（见309页“肺动脉高压”）和慢性心力衰竭（见247页）。

如何诊断？

肺栓塞所引起的症状在其他心肺疾病中也可出现，确诊并非易事。如果医生怀疑你有肺栓塞，你会被急诊收入医院治疗。医生会检测你血液中的氧气和二氧化碳水平（见306页“血气分析”）。你也需要做胸部X线检查（见300页），以排除其他肺部疾病。还会进行多普勒超声扫描(见259页)，检测下肢静脉的血流。你也可能接受一个特殊的血液测试（D-二聚体检测），检查体内是否有明显的血栓形成和血栓分解；你还会进行肺部放射性核素扫描（见302页），以及增强CT扫描（见132页）。增强CT用于肺血管成像，可以精确找出堵塞的确切位置。你还需要进行血液检验，检查你是否有凝血功能障碍性疾病。

如何治疗？

治疗方法取决于堵塞的严重程度。你可能需要持续静脉滴注或注射肝素，肝素是一种抗凝血药物，能够立即阻止现有的血栓增大，以及新的血栓形成（见584页“防止血液凝固的药物”）。同时，你可以口服抗凝药物，如华法林，华法林可以防止进一步的血栓形成，但是要数天后才起效。如果是单纯因为长期不活动导致的肺栓塞，需要抗凝药物治疗3个月。如果肺栓塞是因为慢性疾病，如高凝状态导致的，那么抗凝药物治疗是无限期的。在治疗期间，通常要定期做血液检验，检查凝血情况，必要时应调整药物剂量。

在严重的情况下，可使用溶栓药物（见584页）来溶解血栓。如果肺的主要动脉发生阻塞，那么有必要进行紧急手术来清除血块。如果经过抗凝药物治疗后，仍有血栓复发，或不适宜使用抗凝药，你可能需要在使下半身血液回流到心脏的主要静脉内放置滤网，截留过滤血栓。

预后如何？

在3位发生大面积肺栓塞的患者中，有1个人会死亡。但是，如果你在发病的最初几天内，能够幸存下来，那么你有可能痊愈。患有复发性肺栓塞的患者，仍然会遗留有气短。

如果你已经发生过肺栓塞，那么你再次发病的危险会高于平均水平，所以你应该避免长时间不活动，如在长途旅行中静坐。在进行任何长期不能活动的手术后，你都需要进行预防性治疗，如注射肝素。

支气管扩张

指肺内较大的气道（支气管）出现异常扩张，导致持续性咳嗽，伴大量痰液

- 可能发病于童年，但是直到40岁后才有明显表现
- 在某些情况下，遗传导致了疾病
- 性别和生活方式对本病的影响不明显

支气管扩张是指肺部较大的气道分支（支气管）异常增宽，其内膜被破坏。支气管扩张通常始于儿童时期的肺部感染，但直到40岁以后可能才会出现疾病的症状。支气管扩张的主要症状是持续性咳嗽、咳大量痰和呼吸困难，且呼吸困难会进行性加重。这种疾病曾经一度相当常见，但目前在发达国家，由于儿童肺部感染的发病率大大降低，因此支气管扩张已经很罕见了。

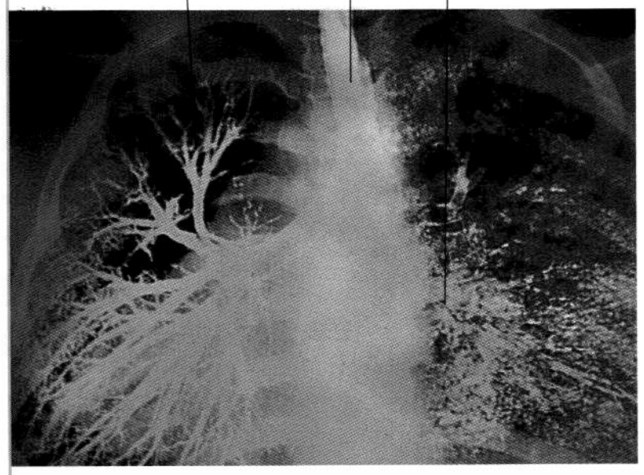

支气管扩张
在这张特殊的X线片中，因使用了不透X线的染料，使气道可视化，我们可以看到一些支气管（大气道）的破坏和扭曲。

由哪些原因引起？

儿童时期的感染，如百日咳(见301页)和麻疹（见167页），曾经是引起支气管扩张的很常见原因。现在，引起支气管扩张的主要原因，是患有遗传疾病——囊性纤维化（见535页）的人反复发生的肺部细菌感染，囊性纤维化患者的气道内膜，产生的黏液比正常人的黏稠，而且容易在肺里聚集。反复的感染会破坏支气管，使之扭曲，并在组织内形成小囊。滞留的黏液聚集在小囊里，引起感染。如果病变仅局限于肺内的一个区域，这可能是因为一个支气管发生了阻塞引起的，阻塞可能是由于吸入了外来物质，如花生，或由于肿瘤堵塞支气管。

有哪些症状？

支气管扩张的症状在几个月或几年内逐渐加重，可能包括：

- 持续咳嗽，伴大量深绿色或黄色痰。躺下时咳嗽往往加重。
- 咯血。
- 呼吸带有臭味。
- 喘息和呼吸困难。
- 指尖膨大伴有指甲异常，称为杵状指（见209页“指甲异常”）。

最后，患者还会出现因长期慢性感染导致的体重减轻、贫血（见271页）等。支气管扩张会累及越来越多的支气管，造成大面积肺组织的广泛破坏，最终导致呼吸衰竭（见310页）。

如何诊断？

如果你大量咳痰，医生可能会怀疑你患有支气管扩张。需要进行痰液检验以明确引起感染的病原体，医生可能会用听诊器听诊你的胸部，并为你做胸部X线检查（见300页）、肺功能检查（见298页）和CT扫描（见132页），来评估气道的破坏情况。

应该如何处理？

如果你有支气管扩张，你应该戒烟，避开浓烟和灰尘。

可以教你的家人或朋友，如何给你做胸部理疗（见620页），理想的情况是每天都进行胸部物理治疗。这种治疗有助于肺部排出黏液。你躺在床上或其他平坦的地方，头胸部半悬在床的边缘，使黏液可以排入气管。亲戚或朋友将手弯成杯形，在你后背轻叩，帮助排出肺里的黏液。尽可能减少肺部的黏液，从而减少感染的危险，防止进一步的肺损伤。

医生会为你开支气管扩张药物（见588页）或皮质类固醇（见588页“治疗呼吸系统疾病的皮质类固醇药物”），使你的呼吸更加顺畅一些。如果发生感染，可以使用抗生素治疗（见572页）。在严重的情况下，可以考虑做肺移植。

气胸

胸膜是将胸壁与肺分开的膜性结构，气胸是指两层胸膜之间出现了气体

- 最常见于年轻人
- 男性更常见
- 有时有家族聚集现象
- 生活方式对本病的影响不明显

气胸是指空气进入胸膜腔，胸膜腔是分离肺和胸壁的两层胸膜之间的腔隙。气胸可引起肺塌陷，从而导致胸痛和呼吸困难。导致气胸的气体可以来自肺内，也可以来自体外，这取决于引起气胸的病因。气胸往往只有一侧胸腔受累。

胸膜之间的气体量很少，在这种情况下，呼吸不会受到严重的影响。但是，大量气胸可以导致严重的呼吸困难。张力性气胸是指空气进入胸膜腔后无法排出，使胸腔内压力升高。这种情况也会导致严重的呼吸困难，甚至可能是致命的。因此，张力性气胸需要立即进行治疗。

由哪些原因引起？

在大多数情况下，引起气胸的原因，是被称为肺大泡的异常扩张的肺泡自发破裂。大多数肺大泡自出生时就有了。肺大泡的破裂往往是由于剧烈的运动引起的，但有时也会发生在静息状态时。肺大泡破裂引起的气胸最常

见于瘦高的年轻男性。

气胸可能是肺部疾病，如哮喘（见295页）和慢性阻塞性肺病（见297页）的并发症。反复发生的气胸，可能与马方综合征（见534页）有关，这是一种罕见的遗传性疾病，病变累及结缔组织，导致骨骼、心脏和眼睛异常。

引起气胸的其他可能的原因，包括胸部穿通伤，会使空气从体外进入胸膜腔；肋骨骨折，会刺伤其下方的肺脏，以及一些胸部手术。

有哪些症状？

气胸症状的轻重程度取决于受损区域及健康状况。如果你是健康的年轻人，即使患有大量气胸，症状会较轻微；如果你是中年人且患有慢性支气管炎，小量气胸也会出现严重的症状。症状可能包括：

- 胸痛，可能是突发的剧烈疼痛，也可能只有轻微的不适。
- 呼吸困难。患有慢性呼吸系统疾病的人，会出现呼吸困难突然加重。
- 患侧胸部有紧缩感。

张力性气胸会引起严重的疼痛和呼吸困难。张力性气胸引起的高压，会阻碍肺部血液回流至心脏，从而导致低血压、晕厥和休克（见248页）。

应该如何处理？

如果医生怀疑你患有气胸，做胸部X线检查（见300页）可以用来确定诊断。少量的气胸随着破口的愈合，及气体被身体逐渐吸收，通常在数天内会自行消失。如果气胸的量较大或有肺病，如哮喘，你可能需要住院进行治疗。医生会用细针抽出一些气体，或在局部麻醉下，向胸壁内插入引流管（见本页“**胸腔引流**”）排出气体。

张力性气胸是急症。治疗是直接将一个大的空心针，插入发生气胸的一侧胸腔，排出气体。这种治疗措施会立即缓解症状。

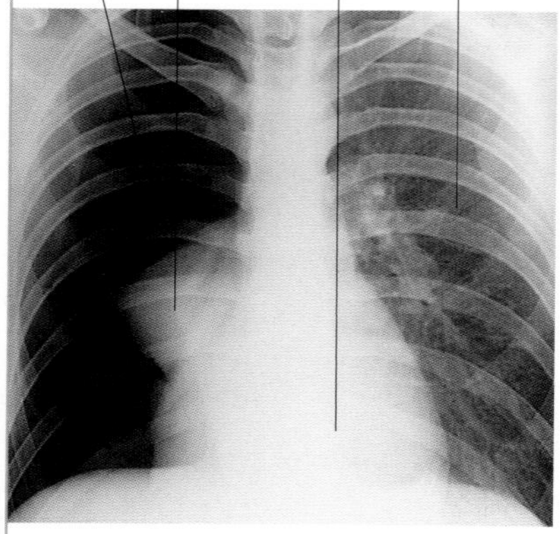

气胸
这张X线片，显示了一侧胸腔内的大量气体滞留，导致肺塌陷。

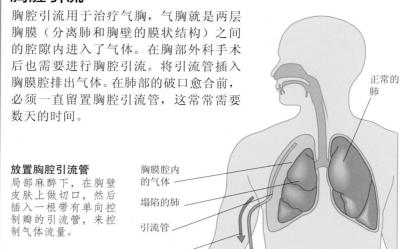

> ▶ **治疗**
>
> ### 胸腔引流
>
> 胸腔引流用于治疗气胸，气胸就是两层胸膜（分离肺和胸壁的膜状结构）之间的腔隙内进入了气体。在胸部外科手术后也需要进行胸腔引流。将引流管插入胸膜腔排出气体。在肺部的破口愈合前，必须一直留置胸腔引流管，这常常需要数天的时间。
>
> 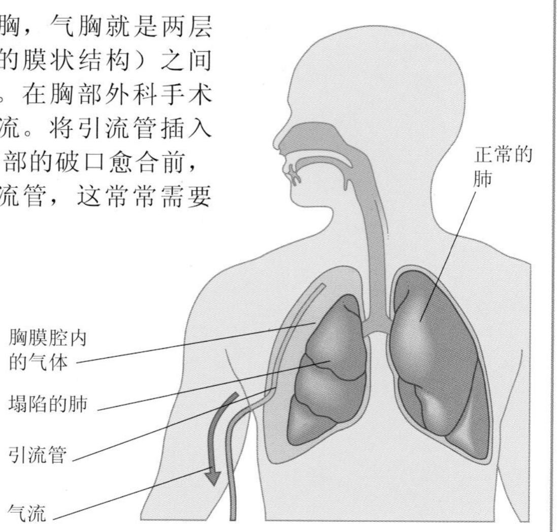
>
>
> **放置胸腔引流管**
> 局部麻醉下，在胸壁皮肤上做切口，然后插入一根带有单向控制瓣的引流管，来控制气体流量。

如果气胸复发，可以使用一种称为胸膜固定术的治疗方法，来防止肺组织的进一步塌陷。这种治疗措施，主要是在两层胸膜间注入化学刺激物，使两层胸膜粘连在一起。但是，胸膜固定术并不是总能成功，极少数的患者，可能需要做手术，修复受损的部位。

预后如何？

大多数气胸患者，在经过适当的治疗后可以痊愈。但是，在5名气胸患者中，有1人会复发。

纤维性肺泡炎

肺泡壁进行性增厚，导致呼吸困难

- 通常发生在40岁以上的人群，但60岁以上的人群更常见
- 男性发病率是女性的两倍
- 遗传对本病的影响不明显

肺泡壁的炎症和增厚，称为纤维性肺泡炎。这种疾病会导致氧气难以进入血液，使血液中的氧气水平下降。此外，肺泡开始失去弹性，引起呼吸困难。通常纤维性肺泡炎，是一种在数月或数年内出现的慢性疾病。在极少数情况下，急性纤维性肺泡炎可以在数天或数周内迅速进展。这两种形式都会逐渐加重，而且很难治愈。这种疾病最常见于60岁以上的男性。

由哪些原因引起？

在一些情况下，纤维性肺泡炎是由自身免疫性疾病引起的，在出现自身免疫性疾病时，机体的免疫系统会攻击自身的健康组织。例如，这种疾病可能会由类风湿关节炎（见222页）或系统性红斑狼疮（见281页）引起。其他可能的原因，包括胸部器官的放射治疗（见158页）和某些用于治疗癌症的药物（见586页“**抗癌药物**”）。大约半数患者，找不到引起纤维性肺泡炎的原因，这种情况则称为特发性肺纤维化。

有哪些症状？

慢性纤维性肺泡炎的症状，会在数月或数年内逐渐加重。当疾病突然发作时，症状会在几天内加重。疾病的症状可能包括：

- 呼吸困难。
- 持续干咳。
- 关节疼痛。

随着病情进展，呼吸困难变得越来越重，尤其是剧烈运动后。严重的患者有发生呼吸衰竭（见310页）和慢性心力衰竭（见247页）的危险。一些患有这种疾病的人，更容易患肺癌（见307页“**原发性肺癌**”）。

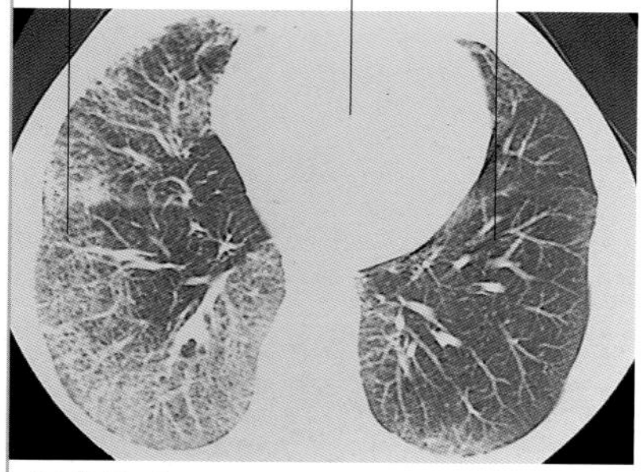

纤维性肺泡炎
这张胸部横断面CT扫描图，显示左侧肺脏内有多个部位的肺组织增厚。

如何诊断？

医生依据你的症状和病史，以及对你的胸部进行听诊后，怀疑你患有纤维性肺泡炎。医生会安排你做胸部X线检查（见300页）或CT扫描（见132页），来寻找增厚的肺组织。你可能还需要做血液检验，检测血液中氧气和二氧化碳的水平（见306页“**血气分析**”）和肺功能检查（见298页）。你还可以做支气管镜（见308页“**支气管镜**”）检查，获取小块肺组织样本，以排除其他疾病。也可以做手术切取肺样本，用来确诊纤维性肺泡炎。

如何治疗？

有时纤维性肺泡炎，可以在数月或数年内保持稳定状态，这种情况不需要治疗，只要进行定期监测就可以。如果病情发生进展，需要大剂量的皮质类固醇激素（见588页“**治疗呼吸系统疾病的皮质类固醇药物**”）联合其他免疫抑制药物（见585页）来抑制免疫系统，减缓肺损伤的进展。在大约4位使用这种药物治疗的人中，只有1人是有效的。家庭氧气治疗（见310页）可以用来帮助呼吸，但每天至少要进行15个小时。

预后如何？

纤维性肺泡炎通常会逐渐加重，使呼吸越来越困难。大约只有半数的患者，在诊断后能够生存5年以上。对一些患者来说，需要做肺移植来挽救生命。大约10位患有纤维性肺泡炎的患者中，有1位会发生肺癌。

结节病

身体的一个或多个部位的组织发生炎症，最常见于肺、淋巴结、皮肤和眼睛

- 最常见于年轻人
- 女性更常见
- 有时有家族聚集现象
- 生活方式对本病的影响不明显

结节病是身体一个或多个部位的炎症，经常发生在肺部。在某些情况下，只有一种类型的组织发生病变；有些患者的结节病可以累及多个不同的器官。

结节病被认为是免疫系统被异常激活造成的。触发这种免疫反应的原因尚未完全明了，认为可能与感染有关。

结节病可能不会引起症状。如果出现了症状，症状会在几天内突然出现（急性结节病）或在数年内缓慢进展（慢性结节病）。有些患者的症状会自行消失。结节病，尤其是急性结节病，女性较男性更常见。结节病有时有家族聚集现象。

有哪些症状？

有些结节病患者没有症状。但急性结节病的患者可能会出现以下症状：

- 咳嗽、发热，夜间大汗。
- 体重下降。
- 疲劳。
- 关节疼痛。
- 胫骨前出现疼痛性的红色病变（见202页“结节性红斑”）。

慢性结节病最初可能没有症状，但可能逐步出现以下症状：

- 呼吸困难加重。
- 咳嗽。

急性和慢性结节病都可能导致眼睛发红、视力模糊（见357页“葡萄膜炎”）、鼻子和脸部的皮肤病变及淋巴结肿大。也可能有血液和/或尿液的钙水平增高，这可能会引起恶心、便秘，最终导致肾脏损害。

如何诊断？

由于没有症状，慢性结节病通常是在因为其他原因做胸部X线检查（见300页）时偶然被发现的。结节病也可能是在为咳嗽和呼吸困难等症状，查找病因时做X线检查被诊断的。X线检查经常会发现有肿大的胸部淋巴结或胸部阴影。结节病也可以依据皮肤病变来作出诊断，并且可以通过皮肤样本或肺组织活检以及在进行支气管镜（见308页）检查时获取的气道样本，来确诊结节病。你也可能需要进行肺功能检查（见298页）和血钙水平检测。

如何治疗？

目前，结节病还不能治愈，但用皮质类固醇（见588页“治疗呼吸系统疾病的皮质类固醇药物”）可以缓解症状。该药物对于结节病的治疗通常是有效的，但是如果你患的是慢性结节病，可能需要小剂量皮质类固醇维持治疗数年。皮质类固醇药物（见600页）也可用于治疗严重的并发症，如葡萄膜炎。你可能需要定期进行血液检验、拍摄胸部X线片、做肺功能检查，来监测治疗反应。

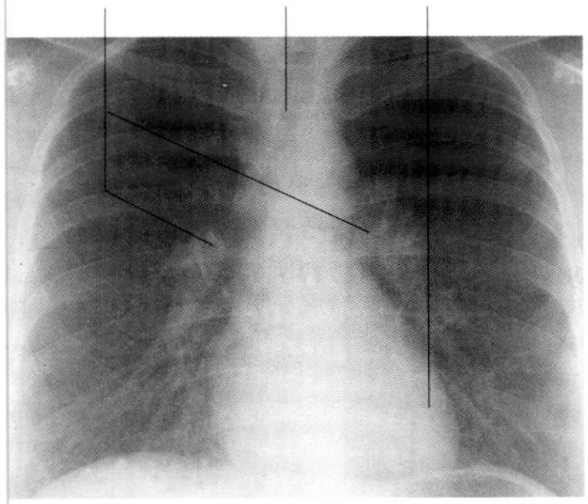

结节病
这张胸部X线片显示了结节病引起的淋巴结肿大。

预后如何？

在10位结节病患者中，约8人的病症在3年内会自行消失，尤其是急性结节病。10位患有结节病的人中，只有1人的病情是进展性的，而且在100位结节病患者中，大约2人会死亡。

职业性肺部疾病

指在工作时，因吸入有害粉尘或气体所造成的各种疾病

- 最常见于40岁以上的人群
- 男性更常见，因为从事接触这类物质的职业的男性多于女性，因此患病风险增加
- 吸烟会导致一些疾病进展更快
- 遗传对本病的影响不明显

在发达国家，大部分职业性肺部疾病的发病率正在逐渐降低。这一方面归功于现在对工人采取的劳动保护措施的改善，如面罩和防护服的使用。另一方面从法规上限制了吸入物质的最大吸入量，也起了一定的作用。在发达国家，从事像采矿业之类职业的工人数量下降，也是患职业性肺部疾病的人数减少的原因。但是，这类疾病在发展中国家的工人中仍然很常见，因为这些国家的工人没有得到足够的保护。

职业性肺部疾病是由于在工作场所吸入的固体小颗粒或气体引起的。肺部疾病的性质，取决于吸入颗粒的类型和数量。

有哪些类型？

与矿物粉尘相关的职业性肺部疾病，包括煤矿工尘肺（见本页）、矽肺（见306页）和石棉肺（见306页“石棉相关疾病”）。在最严重的情况下，这些疾病可导致不可逆转的肺组织瘢痕形成。石棉可导致胸膜（将肺和胸壁分开的膜性结构）增厚和间皮瘤，后者是一种发生在胸膜的恶性肿瘤。矽肺和煤矿工尘肺，在发达国家是罕见的。然而，间皮瘤的发病率仍在增加，因为间皮瘤需要许多年才会产生症状。在进入更安全的工作场所之前，曾经接触过石棉的工人，日后仍有发生石棉肺的风险。

接触一些生物灰尘、孢子和化学物质会诱发过敏反应，导致肺内的肺泡炎症（见307页“外源性变应性肺泡炎”）或哮喘（见295页）。虽然职业性哮喘已经出现了数百年，但是直到最近，医生才开始认识到这种疾病的严重程度。职业性哮喘的患者数量近年来已经下降，但它仍然是一个重大的健康问题。

应该如何处理？

如果你有呼吸道症状，如呼吸困难或持续性咳嗽，你应该去就医。告诉医生你过去，或当前的职业会接触到灰尘，或其他可能引起你症状的刺激物。他可以为你安排胸部X线检查（见300页）和肺功能检查（见298页），来寻找肺部损伤的证据。

如果医生怀疑你有职业性哮喘，他需要确定触发你哮喘发作的物质，并确认在你的工作场所中，有这种物质存在。

避免再次接触引起症状的物质，是至关重要的。如果不能做到这一点，你需要考虑换一种职业，以防病情恶化。避免与这些物质接触，有助于缓解症状。治疗方法同其他类型的哮喘是一样的。

煤矿工尘肺

指长期接触煤尘，造成肺组织的瘢痕形成，又称黑肺病

- 最常见于40岁以上的人群
- 男性更常见，因为从事接触这类物质的职业的男性多于女性，因此患病风险增加
- 因接触煤尘引起的；吸烟会加重病情
- 遗传对本病的影响不明显

煤矿工尘肺，是一种由于吸入煤矿粉尘造成的严重的肺部疾病。在数年期间，粉尘导致肺内瘢痕组织逐渐增多，引起进展性、致残性的呼吸困难。病情的严重程度，取决于接触煤尘的程度。尘肺曾经是煤矿区一个常见的疾病。然而，随着煤炭工业的减少，和安全生产措施的逐步改善，煤矿工尘肺在发达国家越来越罕见。

由哪些原因引起？

尘肺是指微小的尘颗粒被吸入肺部，达到肺泡（气囊）引起的肺部病变。在接触煤尘多年后，会对肺组织产生刺激。这种形式的疾病被称为单纯尘肺。继续接触煤尘会导致严重的并发症——进行性重度肺纤维化（PMF）。这种疾病使肺组织严重瘢痕化。如果煤炭粉尘中含有高水平的矽（见306页“矽肺”），那么病情可能更严重。吸烟导致病情进展迅速。

有哪些症状？

虽然煤矿工尘肺最初并不引起症状，随着时间的推移，单纯尘肺和进行性重度肺纤维化会出现如下症状：

- 咳黑色的痰。
- 活动后出现呼吸困难，并逐渐加重。

单纯尘肺和进行性重度肺纤维化的患者也更容易患许多其他肺部疾病，包括慢性支气管炎（见297页“慢性阻塞性肺病”）和肺结核（见300页）。同时伴有类风湿关节炎（见222页）的煤矿工人，还会发生类风湿尘肺，该病在肺部形成炎性结节。

随着单纯尘肺和进行性重度肺纤维化的进展，呼吸困难会加重，从而导致呼吸衰竭（见310页）。

如何诊断？

医生会根据你曾经从事的职业和出现的症状作出诊断。他会安排你做胸部X线检查（见300页）和肺功能检查（见298页）来确定诊断，并评估已存在的肺部损伤情况。医生可能还会安排你测定血液中氧气和二氧化碳水平的检查（见306页“血气分析”）。这些检查会显示氧气从肺进入血液的效率。

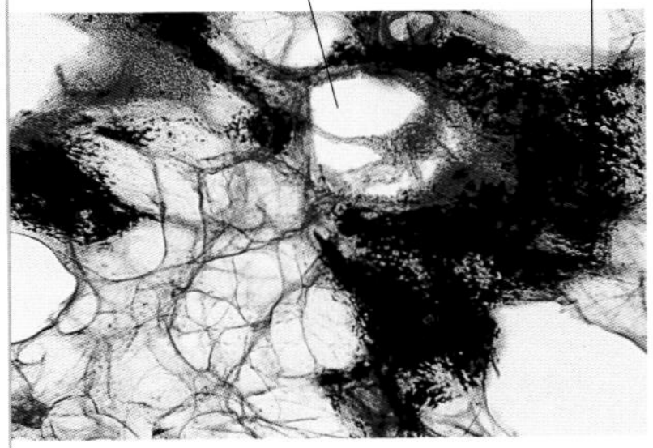

煤矿工尘肺
这张放大的图像显示的是在肺泡（气囊）内，及其周围沉积的黑色煤尘。最终，煤尘沉积会引起肺组织瘢痕形成。

如何治疗？

你应该戒烟，并尽可能避免再次接触煤尘。如果你患的是单纯尘肺，只要不再暴露于煤尘环境，则没有必要治疗，因为这种疾病不会进展。如果你患的是进行性重度肺纤维化，即使不再暴露于煤尘环境，症状也可能恶化。进行性重度肺纤维化不会完全治愈，但医生可能会给你开支气管扩张药物（见 588 页）和进行氧气治疗（见 310 页“家庭氧气治疗”）来帮助减轻症状。你可能还需要定期做胸部理疗（见 620 页），来帮助呼吸道清除黏液，通常要教会你的朋友或家人如何进行氧气治疗。

如何预防？

在大多数发达国家，有煤矿业的管理规范，规定在工作场所必须有足够的通风和其他的安全措施。对于在地下作业的工人来说，合适的面罩和用于控制煤尘的设备，都是必须要有的。接触煤尘的工人，应该每隔几年拍摄一次胸部 X 线片，用以在进行性重度肺纤维化发生前，发现单纯尘肺。

矽肺

指因为吸入含有二氧化硅的粉尘，造成的肺组织瘢痕形成

- 最常见于40岁以上的人群
- 男性更常见，因为从事接触这类物质的职业的男性多于女性，因此患病风险增加
- 由于接触硅粉尘引起的；吸烟会加重疾病
- 遗传对本病的影响不明显

在发达国家，矽肺曾经很常见，可以导致不可逆的肺损伤。矽肺是最早被认知的职业性肺疾病，常常发生在那些工作中与砂岩、花岗岩、板岩和煤接触的人，铸造工人、陶瓷工人和喷砂工人也会发生。英国现在每年的新发矽肺患者不超过 100 例，这主要归功于更安全的生产措施。

大多数矽肺是慢性病，通常在接触矽粉尘 20 ～ 30 年后发病。急性矽肺常常在暴露于高水平的矽粉尘几个月后突然发生，可在不到一年的时间内死亡。

与其他大多数被吸入肺部的尘埃粒子不同的是，矽尘会引起肺组织强烈的炎症反应。随着时间的推移，炎症导致肺组织增厚及瘢痕形成，肺部为血液供氧的效率降低。吸烟者的矽肺症状可能更严重，而且病情进展会更迅速。

有哪些症状？

慢性和急性矽肺的症状是相同的，但发生在不同的时期。这些症状包括：

- 咳嗽咳痰。
- 胸闷，活动后呼吸急促。

这两种形式的矽肺的并发症，使结核病易感性增加（见 300 页）。即使不再接触矽粉尘，矽肺仍可能继续进展，并最终可能导致呼吸衰竭（见 310 页）。

应该如何处理？

如果你过去或现在的工作，会接触到能够产生矽粉尘的材料，你应该告诉医生。他可能会为你安排胸部 X 线检查（见 300 页）和肺功能检查（见 298 页），以评估肺部损伤的程度。目前还没有有效的治疗矽肺的方法，但避免再次暴露于矽粉尘中，可能会延缓疾病的进展。如果你患有矽肺，你不应该吸烟；如果你不能避免在工作中接触矽粉尘，医生会建议你换工作。如果你有严重的矽肺，你可以接受家庭氧气治疗（见 310 页）来帮助你呼吸更加顺畅。

如何预防？

如果你认为自己有患矽肺的风险，你应该与医生和雇主讨论这个问题。你和雇主立即采取措施，减少你吸入的硅矽尘量是很重要的。适当地通风，使用除尘设施、口罩以及淋浴都可以减少矽粉尘的吸入量。

石棉相关疾病

由于在许多年以前吸入石棉纤维导致的严重肺部疾病

- 40岁以下的人群很罕见；随着年龄的增长越来越常见
- 男性更常见，因为从事接触这类物质的职业的男性多于女性，因此患病风险增加
- 由于在工作场所或家中接触石棉引起的
- 遗传对本病的影响不明显

石棉是一种纤维状矿物质，如果被人体吸入，可导致严重的肺损伤。即使吸入很少量的石棉纤维，也可能在几十年后出现问题，那些接触石棉量最多的人，发生石棉相关疾病的危险也是最大的。

吸入石棉纤维造成的损害，是不可逆的，所以避免接触石棉尘很重要。工作时接触石棉的人，其家人也可能有患石棉相关疾病的风险，因为石棉纤维可以附着在衣服上，从工作场所带回家中。

在过去的 25 年中，总的来说石棉的使用量已经减少，而且也引入了更安全的生产措施。但是，患有石棉相关疾病的人数，仍然在继续增加，因为从最初接触石棉，到发生肺部疾病，有长达 50 年的滞后时间。

由哪些原因引起？

石棉纤维呈针状，因此在吸入后，石棉纤维会穿透肺组织，到达肺组织的深部。随后，石棉纤维会触发肺部白细胞的防御性反应，白细胞试图吞噬石棉纤维。然而，石棉纤维常常会破坏白细胞，使肺组织发生炎症，最终使肺组织形成瘢痕。

石棉纤维可分为 3 种主要类型：白色、蓝色和棕色，这 3 种类型都是危险的。白石棉最常见于商业用途。蓝色和棕色石棉纤维较少见，但这两种纤维尤其危险，而且最有可能引发石棉相关疾病。

有哪些类型？

吸入石棉纤维可能会导致 3 种不同类型的疾病：石棉沉滞症（石棉肺）、弥漫性胸膜增厚、间皮瘤（一种胸膜的恶性肿瘤）。通常，一个人会同时患有一种以上的石棉相关疾病。

石棉肺　吸入石棉粉尘引起的肺部病变。石棉肺表现为肺组织出现广泛的细小瘢痕。即使不再接触石棉，石棉肺仍然会进展。石棉肺往往发生于接触石棉多的人，如在石棉矿、石棉厂工作和那些定期会接触含有石棉绝缘材料的人。

从第一次接触石棉，到出现石棉肺症状的时间，间隔通常是20年以上，甚至会更长。主要症状是活动后呼吸困难，最终会致残。其他症状还包括干咳、指甲形状异常，即杵状指（见 209 页“指甲异常”）和肤色发青。某些石棉肺患者，会发生原发性肺癌（见 307 页）。

弥漫性胸膜增厚　在短期接触石棉后，会发生胸膜增厚。通常，弥漫性胸膜增厚不会有明显的症状，多是因为其他原因做胸部 X 线检查（见 300 页）时被发现。然而，有些患者的胸膜增厚是严重而广泛的，造成肺的膨胀受限，引起呼吸困难。

间皮瘤　胸膜和腹膜的间皮瘤由石棉纤维所诱发。间皮瘤是恶性肿瘤，多发生在胸膜，少数情况下也发生在腹膜。间皮瘤最常见于接触蓝色或棕色石棉的工作人员。从最初接触石棉到出现症状，可能需要 30 ～ 50 年。胸膜间皮瘤通常会引起胸痛和呼吸困难。发生在腹膜的间皮瘤可能会导致肠梗阻（见 419 页），引起腹痛和呕

检查

血气分析

测量血液中的氧气和二氧化碳水平，有助于许多肺部疾病的诊断和监测。通常从手腕的动脉抽取动脉血液样本，测量血液中气体的水平。这项检查还可以测量血液的酸度（pH 值），这个值在糖尿病等疾病和某些类型的中毒时，可能会出现异常。使用脉搏血氧饱和度检测仪，可以持续测量血液中的氧水平。

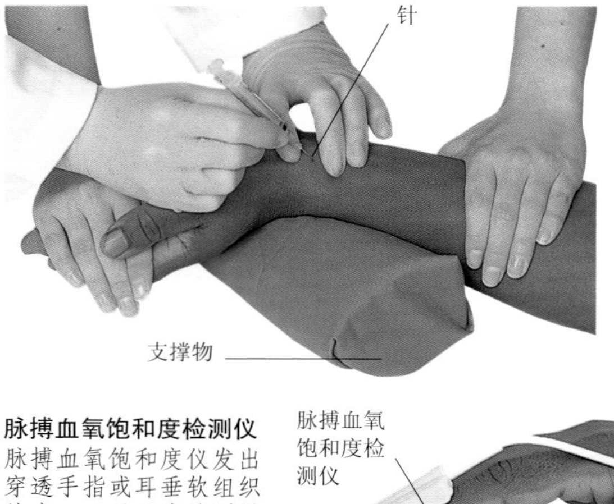

采血
为取得血液样本，首先要清洁皮肤，在用针头和注射器抽血之前，给予局部麻醉。操作过程可能会让患者感觉不舒服，但很快就会结束。之后必须加压几分钟以防止出血。

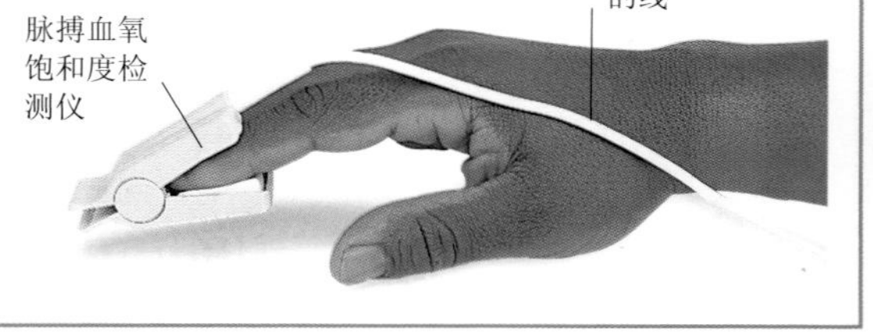

脉搏血氧饱和度检测仪
脉搏血氧饱和度仪发出穿透手指或耳垂软组织的光，可以无痛地测量血液中的氧水平。

吐等症状。

有哪些并发症?

患有石棉相关疾病的人，特别容易发生原发性肺癌（见本页）。吸烟并患有石棉相关疾病的人，肺癌的发生率是普通人的75～100倍。石棉相关疾病也可能增加其他严重肺部疾病的易感性，包括肺结核（见300页）和慢性阻塞性肺病（见297页）。

如何诊断?

如果医生怀疑你患有石棉相关疾病，他会询问你目前的职业和既往工作的情况。利用胸部X线检查（见300页）寻找胸膜增厚的征象，通常可以诊断石棉相关疾病。医生也可以用听诊器

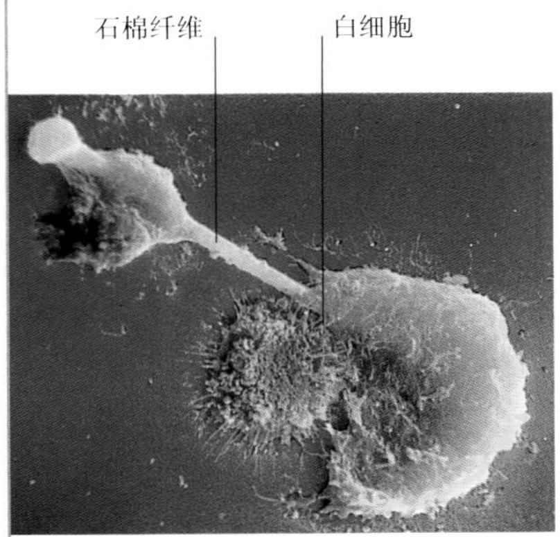

肺部的石棉纤维
吸入肺部的石棉纤维被白细胞吞噬，如上图所示，但纤维会破坏细胞，导致在肺部形成瘢痕，即石棉肺。

听你的胸部是否有异常声音，或者为你安排肺功能检查（见298页），来评估你呼吸问题的程度。检验来自肺部的痰样本，寻找石棉纤维的证据。如果怀疑你有间皮瘤，医生可以为你做CT扫描（见132页）或磁共振成像（见133页）。要确诊间皮瘤，可以在局部麻醉下，从胸膜取得组织样本，检查是否有癌细胞。

如何治疗?

没有任何治疗可以扭转石棉相关疾病的进展。进一步接触石棉可以使病情更加迅速地恶化，因此应该避免再接触石棉。如果你患有石棉相关的疾病，你可以接受氧气治疗（见310页“家庭氧气治疗”），减轻呼吸困难的症状。弥漫性胸膜增厚不需要特殊的治疗，因为弥漫性胸膜增厚，很少会引起严重的症状。目前没有治疗间皮瘤的有效方法，但放射治疗（见158页）可缓解疼痛。

如何预防?

预防石棉相关疾病的唯一方式，是尽可能减少在工作场所和家里接触石棉纤维。

自20世纪70年代以来，石棉的使用已经受到了严格的限制，而与石棉相关的行业，也改进了对石棉纤维的管理与控制措施。目前诊断的绝大多数石棉相关疾病，是20世纪70年代以前从事与石棉相关职业造成的后果。如果你正准备对1970年之前建造的房子进行维修的话，你应该检查在建造此房屋使用的材料中，是否存在石棉。如果发现有石棉，在开始维修工作之前，你应该征求专业人员的意见。

预后如何?

在10位患有石棉肺或弥漫性胸膜增厚的人中，大约有4人最终会死于肺癌。患者应该戒烟，以降低发生肺癌的危险。只有少数患有石棉相关间皮瘤的患者，在诊断后的生存时间会超过两年。

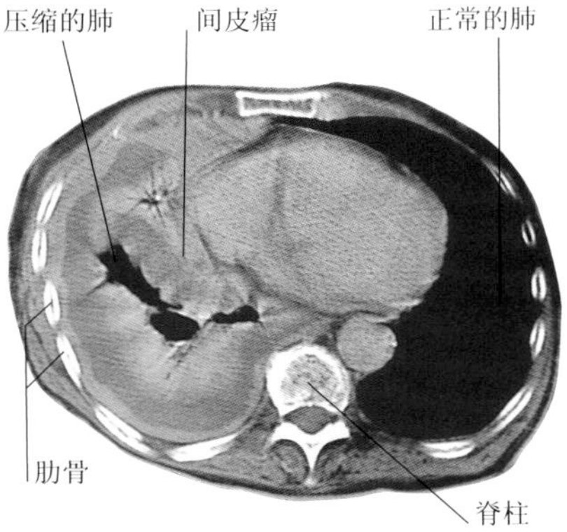

间皮瘤的CT扫描图
图中左侧的肺部被间皮瘤包围，这是一种包含大量增厚胸膜的恶性肿瘤。

外源性变应性肺泡炎

对吸入的粉尘或化学物质的过敏反应，可引起咳嗽、发热

- 最常见于成年人
- 男性更常见，因为从事接触这类物质的职业的男性多于女性，因此患病风险增加
- 接触某些有机粉尘和化学品是发病的危险因素
- 遗传对本病的影响不明显

某些人在吸入一些粉尘或含有有机物的化学物质后，会引发过敏反应，导致肺组织炎症及呼吸困难。这种情况称为外源性变应性肺泡炎。引起这种疾病的粉尘、真菌孢子和化学物质会出现在许多工作场所，各种不同职业的人都有可能发病。

由哪些原因引起?

工作环境里的许多物质都可能引发过敏反应，导致外源性变应性肺泡炎。外源性变应性肺泡炎有几种形式，往往是根据引起疾病的典型职业来命名的。例如，农民肺是由于发霉的干草中的真菌孢子引起的过敏反应。如果鸟粪中的颗粒是引起疾病的病因，则称为养鸟人肺。其他可以触发外源性变应性肺泡炎的物质，包括发霉的乳酪、咖啡粉末、培育蘑菇的土壤和一些用于制造业的化学物质，如绝缘和包装材料等。一些寄生在办公室环境，如空调系统和加湿器中的一些微生物，也可以引发这种疾病。

过敏反应可引起肺泡（气囊）和肺内小气道炎症。肺泡壁增厚会降低氧气传递到血液的效率，而且使气道出现狭窄。不是所有接触到这些粉尘和化学物质的人，都会产生过敏反应。然而，有些人对过敏原特别容易过敏，而且这种人在接触到这些物质后，这些物质会引起突然的急性发作。如果在发生过敏后继续接触这些引发物质，一些人可能会进一步发展为长期慢性病变，这可能导致永久性的肺部损伤。

有哪些症状?

外源性变应性肺泡炎急性发作的症状出现迅速，与流感相似。这些症状通常在初次接触引发物质4～8小时后发生，可能包括：

- 发热和发冷。
- 咳嗽和喘息。
- 胸闷，一些人会出现呼吸困难。

如果停止接触引发物（过敏原），这些症状，通常在12～24小时内开始自行缓解，一般48小时内完全消失。如果继续接触引发物，最终会在急性发作后，出现持续的症状。

长期（慢性）外源性变应性肺泡炎的症状，随着时间的推移而逐渐出现，包括：

- 咳嗽可能变得越来越重。
- 进行性加重的气短（呼吸急促）。
- 食欲减退和体重减轻。

慢性外源性变应性肺泡炎患者，即使停止接触过敏原，症状仍会持续。如果继续接触过敏原，持续进展的肺部损伤，最终可能导致呼吸衰竭（见310页）。

应该如何处理?

你的工作或业余爱好，可能会提示医生对该疾病作出诊断，医生可以通过血液检验查找引起过敏反应的过敏原的抗体，来确定诊断。医生也会为你安排胸部X线检查（见300页）和肺功能检查（见298页），寻找肺损伤的证据。

如果你出现了严重的外源性变应性肺泡炎急性发作，医生会给你使用皮质类固醇药物（见588页“治疗呼吸系统疾病的皮质类固醇药物”），帮助减轻肺部的炎症，以及使用支气管扩张药物（见588页），帮助扩张气道。如果肺部损伤严重，医生还会给你进行氧气治疗（见310页“家庭氧气治疗”）。大多数的急性发作，一旦停止接触粉尘，症状很快缓解。慢性患者即使不再接触触发物，也可能需要持续的治疗，包括使用皮质类固醇药物。

如何预防?

如果你对工作场所的某一种物质过敏，应该佩戴防护面罩。你的雇主应该妥善安全地存储这些物品，并确保空调定期维修。你可以考虑改变生活方式，或寻找其他工作来防止持续的过敏反应。

原发性肺癌

一种源于肺组织的恶性肿瘤

- 最常见于60～85岁的人群
- 男性更常见
- 吸烟和某些特定职业是发病的危险因素
- 遗传对本病的影响不明显

原发性肺癌是一种起源于肺组织的恶性肿瘤，是英国第三常见的癌症（仅次于皮肤癌和乳腺癌），且是因癌症死亡的首要原因。男性的原发性肺癌是仅次于前列腺癌的最常诊断的癌症。女性的原发性肺癌位于第三位，仅次于乳腺癌和结肠直肠癌，但造成的死亡人数却比任何其他癌症都多。男性肺癌是女性的两倍。通常发生在60～85岁之间。在英国，每年大约有3.9万名新发肺癌患者。

迄今为止，吸烟仍是引起肺癌的最重要的原因，吸烟的流行程度与该病的发病率是密切相关的。在英国，20世纪上半叶，吸烟人数与肺癌的发生率急剧上升。吸烟的男性数量在1950年左右达到峰值，有超过80%的男性吸烟，到2007年已下降到约22%。在1966年女性吸烟人数高达

45%，到 2007 年已下降到约 20%。但是由于肺癌的症状可能需要许多年才能出现，因此吸烟对身体的影响，可能要到 20 或 30 年后才能显现出来。20 世纪 70 年代，男性肺癌的发病率达到高峰，然后出现稳步下降的趋势。在 20 世纪 90 年代之前，妇女肺癌的发病率是缓慢增长的，直到 20 世纪 90 年代末才趋于稳定。

吸烟越多，你可能越早罹患癌症。例如，如果你每天吸 20 支烟，那么你可能在 20 年后患肺癌，但如果你每天吸 40 支烟，你可能仅仅在 10 年后就会患上肺癌。

有哪些类型？

癌症的类型取决于肺内发生癌变的细胞的类型。大部分肺癌是以下四种类型之一：鳞状细胞癌、腺癌、小细胞癌和大细胞癌。这些癌症中绝大多数来源于通向肺部的气道——支气管的衬里细胞。

每种类型的癌症的生长模式和对治疗的反应都是不同的。总体而言，鳞状细胞癌的生长速度，比其他类型的肺癌慢，多在病程的晚期才会转移到身体的其他部位。小细胞癌是恶性程度最高的类型，这种类型的肿瘤生长迅速，很快转移到全身。而腺癌和大细胞癌发展速度，介于鳞状细胞癌和小细胞癌之间。

肺转移（见 309 页）是指从身体其他部位播散到肺部的恶性肿瘤。肺是癌症常见的转移部位，因为所有的循环血液都会通过肺部，使癌细胞有机会进入到肺组织。

肺癌导致的死亡

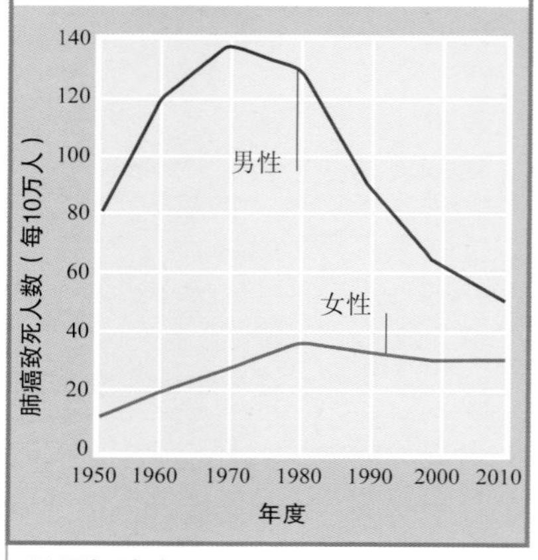

吸烟与肺癌
在英国，20 世纪 50 年代（男性）和 60 年代（女性）的吸烟率达到高峰。这之后的 20 ～ 30 年，肺癌的死亡率达到创纪录的水平。从那以后，男性和女性吸烟者的数量下降，肺癌死亡率也随之下降。

由哪些原因引起？

大约 90% 的肺癌都是由吸烟引起的。吸烟越多，发生肺癌的危险越大。在年轻时就开始吸烟的人，更可能发生肺癌。从不吸烟的人，患肺癌的危险较小，但是长期暴露在其他人吸的烟雾中（被动吸烟），患肺癌的危险略有增加。

工作中接触特定的物质，如放射性材料、石棉（见 306 页“**石棉相关疾病**”）、铬、镍，可能导致发生肺癌的危险增加，特别是当接触者还吸烟时，发生肺癌的危险尤其高。居住环境有许多花岗岩的人，由于会接触到花岗岩缓慢释放的放射性气体氡，发生肺癌的危险也略有增加。生活在一个高度空气污染的环境中，可能是一些人患肺癌的原因之一，但这远比不上吸烟的危害。其他患肺癌的危险因素，包括一级亲属（父母或兄弟姐妹）患有肺癌的家族史，既往接受过抗癌治疗，尤其是有过胸部放疗史的吸烟者且继续吸烟的人；由于感染艾滋病病毒和 / 或艾滋病、使用免疫抑制药物而造成免疫力下降的人。

有哪些症状？

肺癌的症状取决于肿瘤的分期，但最初的症状可能包括：

- 新出现的持续咳嗽，或长期存在的咳嗽，性质发生了改变，有时痰中带血。
- 胸痛，可以是钝痛或吸气时加重的锐痛。
- 呼吸困难。
- 如果肿瘤的位置阻塞了气道会出现喘息。
- 指甲的异常弯曲，即杵状指（见 209 页“**指甲异常**”）。

一些肺癌没有任何症状，直到晚期，会引起呼吸困难。

如果你新出现持续性咳嗽，或长期存在的咳嗽，性质发生了改变，或出现了任何上面列出的、其他的肺癌症状，你应该尽快去就医。

有哪些并发症？

在某些情况下，肿瘤阻塞气道可引起肺炎（见 299 页）。这可能是肺癌的第一个征象。肿瘤也可能导致胸膜腔的液体积聚（见 302 页“**胸腔积液**”），从而导致呼吸困难加重。随着病情的发展，可能出现食欲不振，体重减轻和乏力。肺尖部的肿瘤会侵犯到支配手臂的神经，造成手臂疼痛、无力。小细胞肺癌会产生一些类似于体内各种激素的化学物质，因而同时扰乱机体的化学功能。

此外，肺部肿瘤转移到身体其他部位，也可能引起症状。例如，癌症扩散到脑部可能导致头痛。

如何诊断？

胸部 X 线检查（见 300 页）通常是用于肺部疾病的第一个检查方法。通常在胸部 X 线片上看到的阴影是肺部肿瘤。

可留取痰样本来寻找癌细胞，医生也会为你做支气管镜（见本页），检查你的气道。如果在检查过程中发现有肿瘤，医生会取组织样本，并在显微镜下检查。如果肿瘤是恶性的，可进行全面检查，确定癌细胞是否已经扩散到身体其他部位。除了血液检验，脑部、胸部、腹部的 CT 扫描（见 132 页）和磁共振成像（见 133 页），可用于评估癌症扩散的程度。也可以进行放射性核素扫描（见 135 页），确定是否有骨转移。

如何治疗？

对肺癌的治疗取决于癌症的类型，以及肺癌是否已经转移到了身体的其他部位。

如果癌症没有扩散到其他部位，可以考虑手术切除肿瘤。手术通常是切除大部分的肺组织，偶尔情况下，会切除整个肺。

在 5 名肺癌患者中，有 4 人的肿瘤已经扩散到身体的其他器官，因此无法进行手术治疗。肿瘤的大小、位置或是否存在其他的严重疾病，如慢性阻塞性肺病（见 297 页）也可能会使手术治疗不宜进行。

小细胞癌很少采用手术治疗，因为它的恶性程度高，通常在得到诊断

▶ 检查和治疗

支气管镜

支气管镜可用于诊断或治疗肺部疾病，如肺癌和肺结核。支气管镜是用来观察支气管（气道）的硬性或软性管道系统。硬性支气管镜在全身麻醉下，经口腔插入肺脏。软性支气管镜在局部麻醉下经鼻或口腔插入肺部。管道可以引入仪器，获取组织样本或实行激光手术。

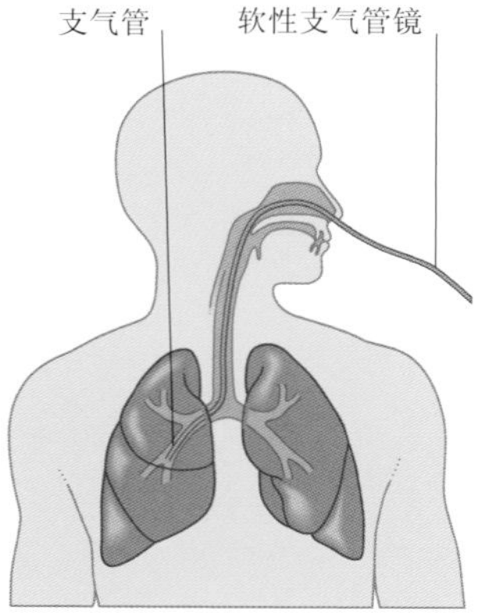

支气管镜路径

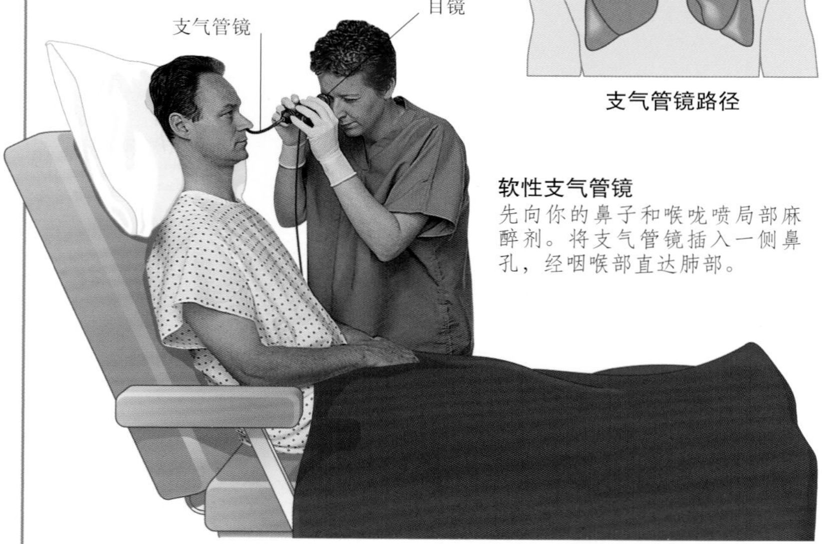

软性支气管镜
先向你的鼻子和喉咙喷局部麻醉剂。将支气管镜插入一侧鼻孔，经咽喉部直达肺部。

结果

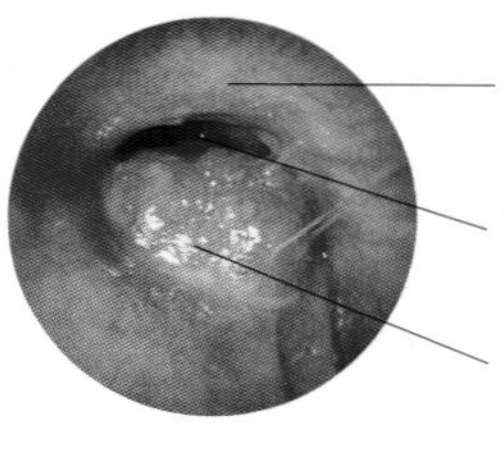

支气管内的肿瘤
这张从支气管镜下观察到的图像，清晰显示出一个几乎完全阻塞了支气管的肿瘤。在进行支气管镜检查时，可以通过镜子获取细胞和组织样本，进行实验室分析。

时，已经扩散到了肺外的组织。这种类型肿瘤的治疗方法，通常是进行化学药物治疗（见157页）。放射治疗（见158页）可用于治疗转移癌。放射治疗可以减缓癌的进展，使症状消除几个月，有时可使症状消除好几年。

如果不能手术切除肿瘤，也不是小细胞癌，通常首先进行化疗。这种治疗方法是使用细胞毒素药物，将癌细胞杀死，对正常细胞伤害相对小。化疗需要几个月的时间，而细胞毒素药物具有令人难受到副作用，不过其效果是令人鼓舞的。虽然化疗不能破坏所有的癌细胞，但是可以减缓肿瘤生长。随后进行的放射治疗能减轻一

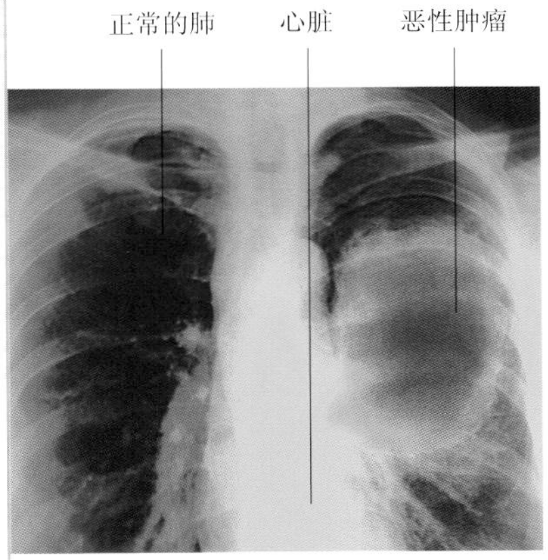

肺癌
在这张彩色增强的胸部X线片中可以看到一侧肺内有一个大肿瘤，其他肺组织是正常的。

些特异的症状，例如，开放气道来减轻呼吸困难或阻止咳血。

预后如何？

早期诊断的肺癌预后最好。大约1/20的肺癌患者在诊断出肺癌后的生存时间能够超过5年。大约3/4进行手术切除肿瘤的患者能够生存2年。小细胞肺癌患者在诊断后，通常能够存活2～10个月。手术、放疗和化疗可能无法延长所有患者的生命，但这些治疗可以减轻症状，提高患者的生活质量。

如何预防？

肺癌与吸烟紧密相关。戒烟的人患肺癌的危险会大大减少，永久戒烟的人患肺癌的危险，只比不吸烟者稍高一些。

肺转移

指身体其他部位的恶性肿瘤转移到肺组织

- 最常见于50～70岁的人群
- 女性更常见
- 遗传和生活方式是与本病病因相关的危险因素

肺转移也称为继发性肺癌，是身体其他部位的肿瘤扩散到肺部所致。肺组织是一个非常常见的肿瘤转移部位，因为所有的循环血液都通过肺部，使癌细胞从身体的其他部位到达肺组织。最常扩散到肺部的原发（原始）癌症有乳腺癌、结肠癌、前列腺癌和肾癌。

继发性肺癌可能不引起症状。但是，如果肺内有多个继发肿瘤形成的话，你会感到呼吸困难。你也可能会有咳嗽，如果肿瘤阻塞了气道，还有可能咯血。

应该如何处理？

如果已经诊断了身体其他部位的癌症，医生会安排你做一个胸部X线检查（见300页），看癌症是否已经扩散到肺部。如果原始肿瘤的部位还没有得到证实，那么需要进一步的检查，对其进行定位。例如，妇女可能要做乳房X线检查（见487页“**乳腺X线照相检查**”），寻找乳腺肿瘤的证据。

治疗的目的是杀死原发癌。可以采用化学药物治疗（见157页）、放射治疗（见158页）或激素治疗（见586页“**抗癌药物**”）的方法，这取决于原发癌的类型和程度。在某种程度上，患者的整体预后，取决于原发癌的类型。但是在发现有肺转移时，通常会有多个转移肿瘤存在，治疗起来很困难。

肺动脉高压

指向肺部供血的血管内压力异常增高

- 最常见于40岁以上的人群
- 生活方式是与本病病因相关的危险因素
- 性别和遗传对本病的影响不明显

肺动脉高压是一种肺部动脉血压异常升高的病理现象。正常情况下，心脏将血液泵入肺的压力，要低于其将血液泵送至身体其他部位的压力。在肺动脉高压时，向肺供血的动脉内压力异常增高。因此，将血液泵入肺脏的右心，必须比正常情况下更加努力地收缩，才能保证有足够的血液流经肺动脉，这样可以导致右侧心脏的肌壁扩大。

肺动脉高压，分为原发性和继发性肺动脉高压两种类型，前者无明显病因，后者由已知病因，如肺气肿、肺纤维化等肺实质性疾病所引起。肺动脉高压是一种常见疾病，有些类型的肺动脉高压诊断、治疗比较困难。

由哪些原因引起？

有多种肺部和心脏疾病能够导致肺动脉高压。例如，慢性阻塞性肺病（见297页）的肺组织损伤，会造成血流到肺时的阻力增加。可导致肺组织广泛瘢痕形成的疾病，如纤维性肺泡炎（见304页）时，肺血管受到破坏，使血液流动变得更加困难。肺部血栓（见302页“**肺栓塞**”）可能阻碍血液流动，导致肺动脉高压。心脏二尖瓣狭窄可能阻碍血液流出肺部，造成反压（见255页“**二尖瓣狭窄**”）和肺动脉高压。

某些类型的先天性心脏病（见542页），心脏比正常情况下泵入肺部的血液多，造成压力上升。少数情况下，睡眠呼吸暂停（见292页）可导致肺动脉高压。

有哪些症状？

许多肺动脉高压的患者已经有慢性心脏或肺部疾病的症状。其他与肺动脉高压有关的症状可能包括：

- 呼吸困难，活动后加重。
- 疲劳。

随着病情的进展，呼吸困难变得越来越严重，以至于患者在静息时也可以发生。最终，向肺部泵血的右心出现功能衰竭，导致组织水肿（液体积聚造成的肿胀），特别是在脚踝周围。

应该如何处理？

根据症状和各种检查可以判断肺动脉高压的存在及其严重程度。如果你已经患有的慢性心脏或肺部疾病的症状突然加重，医生会怀疑你发生了肺动脉高压。他可能安排你做胸部X线检查（见300页），寻找是否有扩张的动脉。超声心动图（见255页）和心电图（见243页）用以寻找心脏疾病的迹象，肺功能检查（见298页）可以用来评价肺损伤的程度。如果诊断仍不清楚，可以做一种称为右心导管的检查。在进行这种检查时，将一根导管从手臂或腿部的静脉插入右心，来测量右心的血压。

如果你已经患有肺动脉高压，首先要针对引起肺动脉高压的潜在疾病进行治疗。如果你是因为慢性阻塞性肺病引起的低血氧，医生可能建议你采取长期家庭氧气治疗（见310页）。如果肺部血管被血栓阻塞，医生会为你开防止血液凝固的药物（见584页）。你可能还需要服用扩张肺血管的药物，来降低肺血管内的压力。如果已经出现了心力衰竭，医生会给你使用利尿剂（见583页），来减少多余的液体。

预后如何？

如果找到了引起肺动脉高压的病因，而且治疗取得了成功，那么肺动脉高压是可以改善的。但是，在大多数情况下，肺动脉高压是逐渐加重的。

患有原发性肺动脉高压和那些引起肺动脉高压的潜在疾病且无法治疗的患者，会逐渐进展为慢性心力衰竭（见247页），这是致命的。因此，如果你有肺动脉高压、年龄在55岁以下，而且在其他方面是健康的，可以考虑进行心肺移植。

急性呼吸窘迫综合征

因严重疾病或损伤引起的肺部炎症性反应

- 年龄、性别、遗传和生活方式对本病的影响不明显

急性呼吸窘迫综合征（ARDS）是一种严重的可危及生命的肺部疾病，突然出现，由肺部或身体其他部位的严重损伤引起。发生急性呼吸窘迫综合征时，肺部的毛细血管内的液体渗出进入肺泡（气囊），从而减少了到达血液的氧气量，阻碍了肺部的充分扩张。这反过来又会导致其他重要器官，如肾脏和肝脏的功能衰竭。

由哪些原因引起？

任何严重的疾病或损伤都可以引起急性呼吸窘迫综合征。1/3的患者是由于血液中广泛传播的细菌感染引起的（见171页“**败血症**”）。其他病因包括严重的创伤，如多处骨折、内脏器官挤压伤或严重烧伤。少数情况下，急性呼吸窘迫综合征是由于肺炎（见299页）、产科急症、吸入呕吐物或过量服用海洛因等阿片类药物引

起的。这些疾病和急症，是如何引起肺部液体渗出的，目前仍不清楚。

有哪些症状？

症状通常开始于肺部损伤或原发病后的 24 ~ 48 小时，可能包括：

- 严重的呼吸困难。
- 喘息。
- 皮肤出现花斑并发紫。
- 意识模糊或丧失。

除此之外，还有导致肺部损伤的原发疾病的症状。肺炎不仅可能是急性呼吸窘迫综合征的原因，也可能是急性呼吸窘迫综合征的并发症之一。急性呼吸窘迫综合征也会引起其他并发症，如急性肾功能衰竭（见 450 页）。

应该如何处理？

如果一个病情很重的人，突然发生意料之外的呼吸困难，医生可能怀疑此人患了急性呼吸窘迫综合征。通常可以经胸部 X 线检查（见 300 页），寻找肺泡内出现液体的证据，还可以通过做血气分析（见 306 页），分析血液中的氧含量来确定诊断。

该综合征患者通常被收入重症监护病房（见 618 页）进行治疗。可以使用人工通气给予高浓度的氧气，以增加从肺部进入血液的氧气量。还可以考虑使用利尿剂（见 583 页）以减少肺部的液体量。需要治疗引起急性呼吸窘迫综合征的原发病和所有并发症，并监测重要器官的功能状况。

预后如何？

半数发生急性呼吸窘迫综合征的患者能够幸存。从急性呼吸窘迫综合征恢复的患者，其症状一般在 7 ~ 10 天内得到改善，通常很少有或没有永久性的肺部损伤。大多数恢复的患者不会遗留更多的问题。

呼吸衰竭

由于肺部损伤造成的血液中氧气水平异常低的状态

年龄、性别、遗传和生活方式对本病的影响不明显

如果从肺部进入血液的氧气量大大减少，就会发生呼吸衰竭，导致严重的呼吸困难，最终引起严重的意识模糊或意识丧失。此时，血液中有可能出现二氧化碳过量。呼吸衰竭是一种威胁生命的疾病，应及时治疗，以防止对其他器官造成损伤，如心脏，这些重要脏器都需要充足的氧气供应来保持其功能。

由哪些原因引起？

有两大类疾病可以导致呼吸衰竭。在第一类中，空气能够毫无障碍地进出肺部，但由于肺泡损伤造成进入血液的氧气较正常时减少。这种类型中最常见的是长期慢性肺疾病，如纤维性肺泡炎（见 304 页）。较少见的是与急性呼吸窘迫综合征（见 309 页）一样的肺泡内有液体聚集的疾病。在这种情况下，血液中氧气的水平低，但二氧化碳水平通常是正常的。

第二类疾病是通气障碍性疾病，即患者不能将足够的气体吸进或呼出肺部。通气障碍性疾病可能会在脑卒中（见 329 页）后突然出现，或在控制呼吸的大脑部位受到损伤后出现。服用药物过量（见 185 页“药物过量与误服”）或胸壁的损伤也会降低呼吸的效率。此外一些疾病，如慢性阻塞性肺病（见 297 页）和重症肌无力（见 339 页）可能导致呼吸困难，重症肌无力患者的呼吸肌进行性减弱。通气障碍常常导致血液中氧气水平减低及二氧化碳水平增加。

有哪些症状？

引起肺泡损伤的疾病，通常是长期的慢性疾病，症状会逐渐出现。通气障碍性疾病导致的呼吸衰竭，其症状可能会突然出现，或在一段时间内逐渐发生，这取决于引起呼吸衰竭的病因。呼吸衰竭的症状主要是由于血液中的氧气浓度降低导致的，这些症状可能包括：

- 呼吸困难。
- 嘴唇和舌头发紫，这种情况称为紫绀。
- 焦虑。
- 躁动。
- 意识混乱。
- 出汗。

除了以上所列的症状外，通气障碍性疾病会引起其他症状，如头痛和嗜睡，这主要是因为血液中的二氧化碳浓度高造成的。

应该如何处理？

通常可以根据症状来诊断呼吸衰竭，其严重程度可以通过测量血液中的氧气和二氧化碳水平（见 306 页“血气分析”）来评估。如果引起呼吸衰竭的原因不明显，你可能需要做进一步的检查。

由于肺泡的永久性损伤引起的呼吸衰竭，几乎没有办法治疗，唯一的治疗方法是肺移植。但是，长期做家庭氧气治疗（见本页）会缓解症状。为防止慢性心力衰竭（见 247 页），家庭氧气治疗需要每天连续治疗至少 15 小时以上。

如果你是因为通气障碍而引起的呼吸衰竭，你可能需要呼吸机来帮助呼吸。这通常需要住院进行。但是，如果需要长期进行通气辅助治疗，也可以在家中继续治疗。

如果呼吸衰竭是因为通气障碍性疾病而突然发生的，而且原发病可以成功治疗，那么呼吸衰竭是可能恢复的。逐渐发生的呼吸衰竭不太可能明显改善，但长期的氧气治疗可以使症状得到有效控制。

治疗

家庭氧气治疗

在家里进行氧气治疗，可以缓解许多能够引起低血氧的肺部疾病的症状。你可以使用氧气瓶或制氧机。患有慢性呼吸衰竭的患者，如果每天进行氧气治疗至少 15 小时以上，不仅可以改善症状，还能够延缓并发症的发生，并延长生命。当患者在户外时，可以使用较小的便携式氧气瓶，这样你在接受氧气治疗时还能够自由活动。

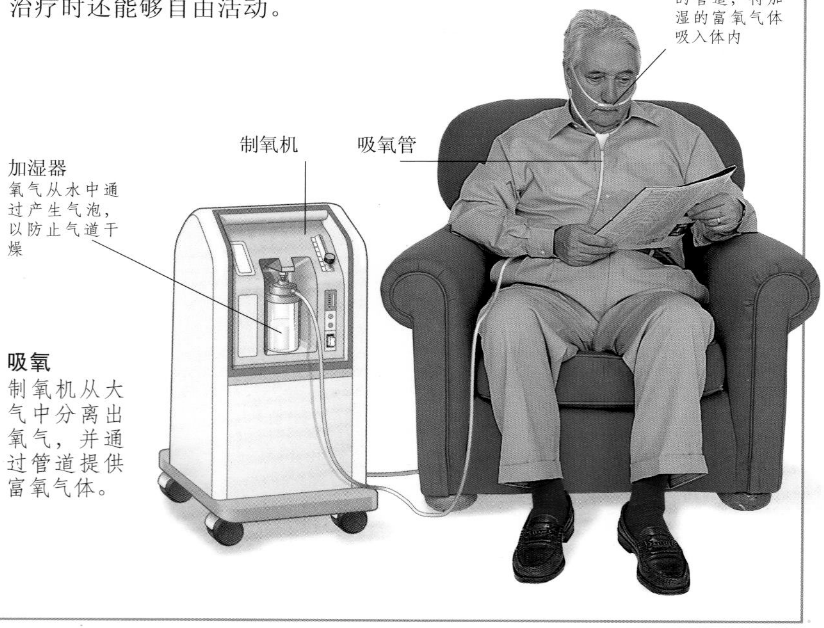
鼻夹
通过放在鼻孔的管道，将加湿的富氧气体吸入体内
制氧机
吸氧管
加湿器
氧气从水中通过产生气泡，以防止气道干燥
吸氧
制氧机从大气中分离出氧气，并通过管道提供富氧气体。

神经系统和精神功能

神经系统是人体最复杂的系统，可以同时调节数以百计的活动。它是我们的意识、智力和创造力的来源，并使我们能够沟通和体验情感。神经系统监测和控制几乎所有的身体进程，调节自主功能及复杂活动。自主功能基本上是我们在无意识的状态下进行的，如呼吸和眨眼；复杂活动则涉及思维和学习，如演奏乐器和骑自行车。

神经系统由中枢神经系统（CNS）、周围神经系统（PNS）两部分组成：中枢神经系统包括脑和脊髓；周围神经系统包括从中枢神经系统发出的所有神经及其遍布全身的分支组成。神经信号由中枢神经系统处理和协调，而周围神经系统在中枢神经系统和身体其他部位之间传递神经信号。

神经系统可以直接控制随意活动，如散步和身体自主功能，如排尿。对身体自主活动的长期控制，如维持正常血压和体温，需要内分泌系统产生的激素辅助。

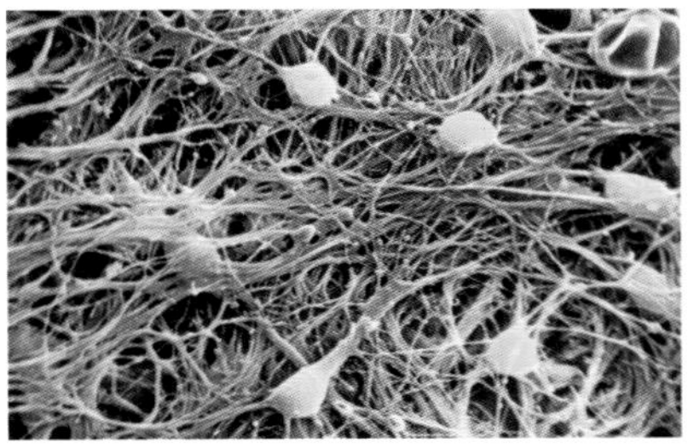

神经纤维
大脑组织包含可传递电信号的神经纤维网。

神经系统是如何工作的

神经系统的活动大多是由神经元细胞执行的。典型的神经元有一个长的凸起，称为神经纤维（轴突），它以电信号的形式传递信息。当一个信号到达神经纤维的末梢时，它以化学形式传递到下一个神经元或另一种细胞。周围神经系统的神经纤维形成束状，称为神经，而这些神经携带身体内外的信息。例如，耳内的感觉感受器检测到声音的信息，使之转化为神经冲动。这些信号沿着神经纤维传递到脑。中枢神经系统响应这些神经冲动，将信号传递到周围神经系统的运动神经，使之通过腺体、器官或肌肉对原始刺激产生适当的反应。中枢神经系统也从全身的其他感觉器官接收到有关内部器官和身体功能的持续的数据流，如血压和体温。这些信息被持续监测，可引起适当的反应，而这往往不需要大脑任何有意识的信息输入。

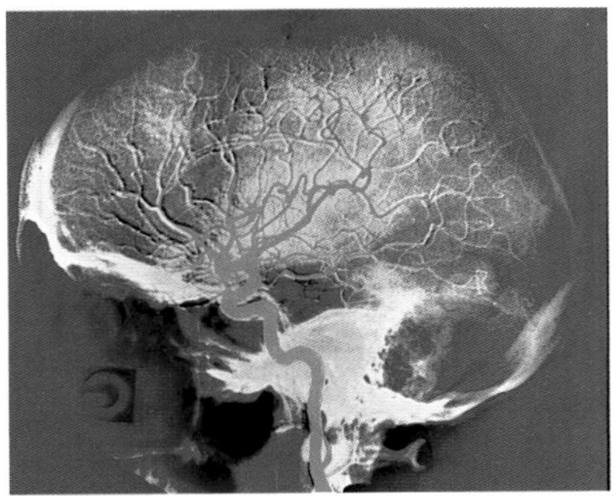

脑的供血动脉
脑底有 4 个动脉分支给大脑供血，大约占全身血供的 1/5。

复杂的活动

许多复杂的活动和功能，包括创造力和逻辑，都需要有意识的思考。然而，需要多个身体部位协调的一些活动常被无意识地调节。例如，当你第一次尝试骑自行车时，需要有意识的努力，但在你已经学会和记忆了必要的技能后，你便可以无意识思考地骑车。然而，你仍需要保持清醒的感官刺激，如视觉和声音，来帮助导航。

本章包括如下内容

功能

神经系统的组成

神经系统分为两部分：中枢神经系统（CNS）和周围神经系统（PNS）。中枢神经系统调节身体活动；周围神经系统在身体和中枢神经系统之间传输信号。周围神经系统分为控制随意活动的神经或传输感觉的神经和调节内部功能的神经。

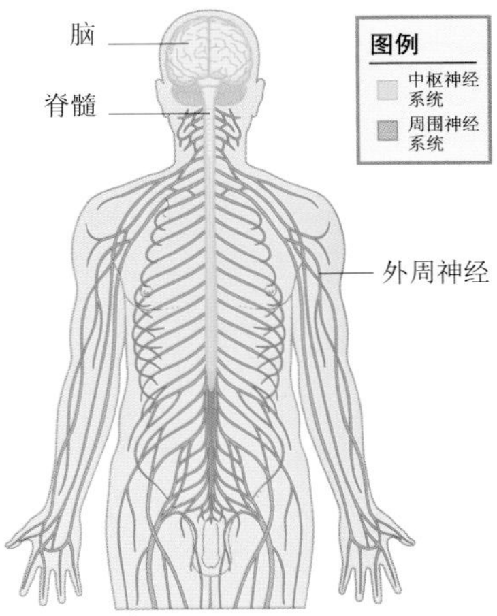

连接在脑和身体之间的神经
神经纤维起源于脑，进入脊髓形成粗大的神经束。然后自脊髓发出的每根神经及其分支遍布全身，分布于每一个组织。

结构

神经系统

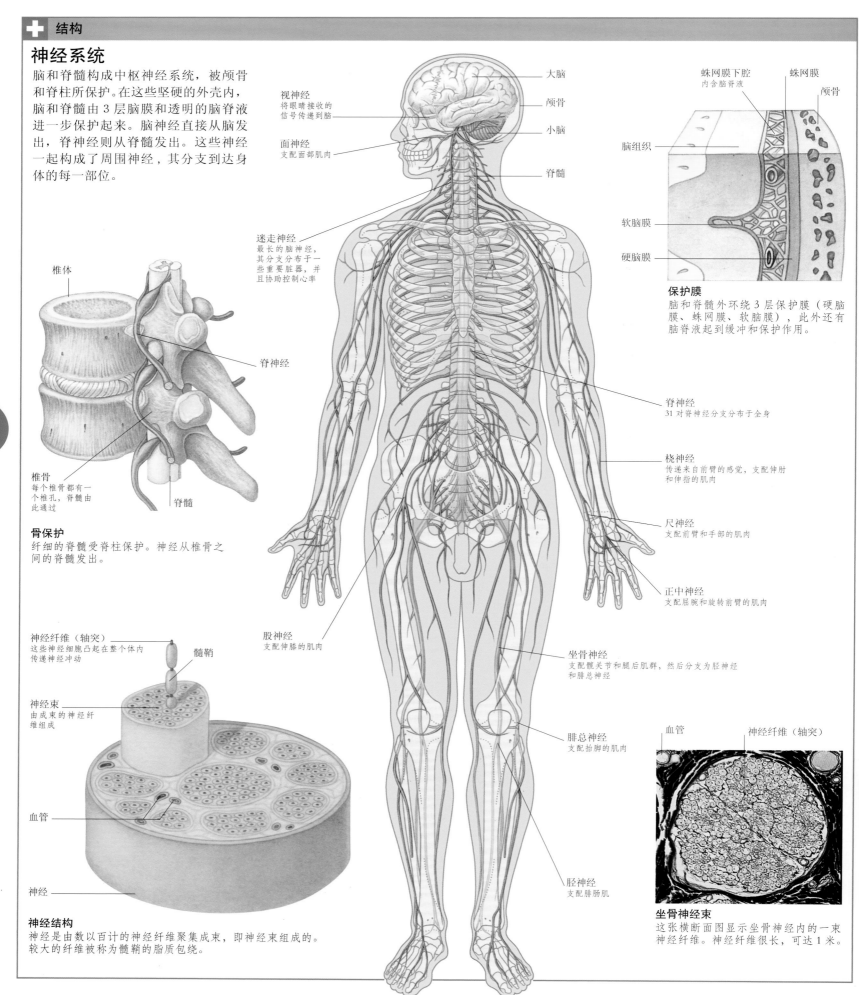

脑和脊髓构成中枢神经系统，被颅骨和脊柱所保护。在这些坚硬的外壳内，脑和脊髓由3层脑膜和透明的脑脊液进一步保护起来。脑神经直接从脑发出，脊神经则从脊髓发出。这些神经一起构成了周围神经，其分支到达身体的每一部位。

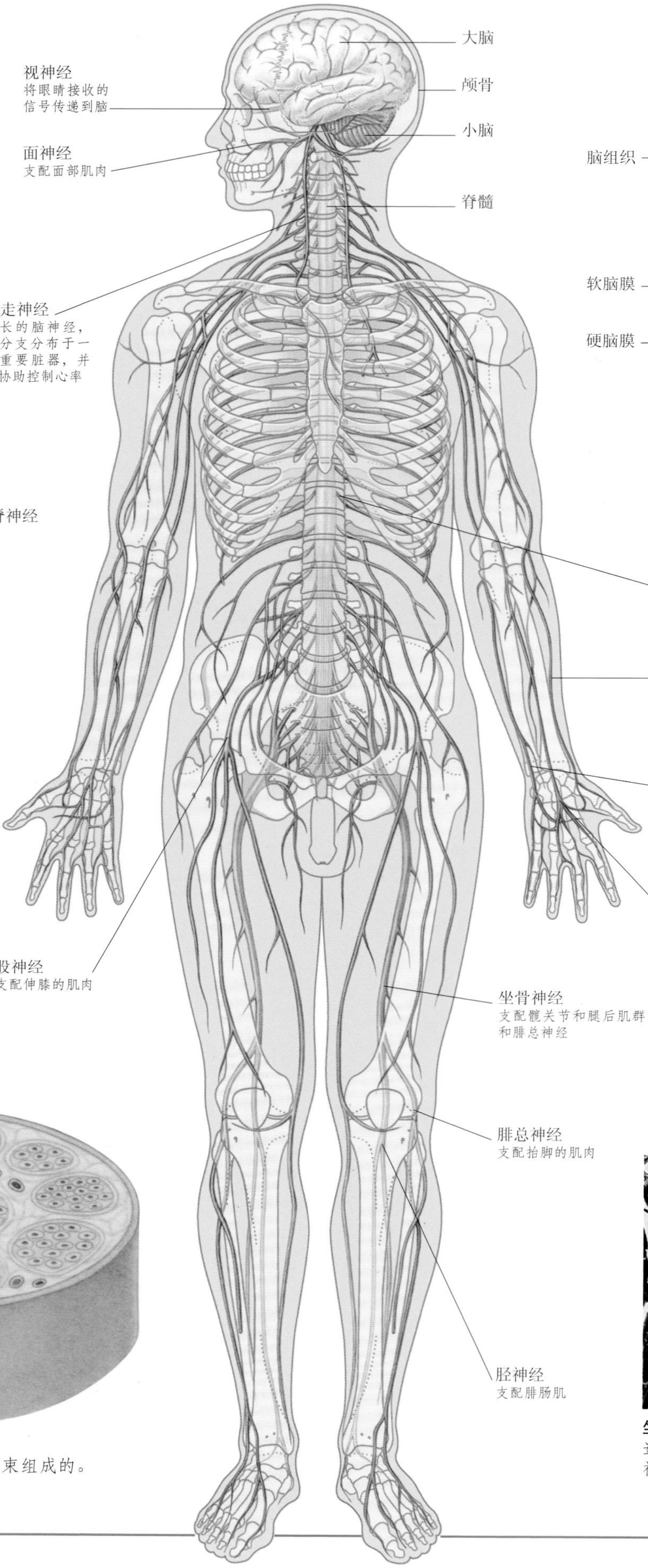
大脑
颅骨
小脑
脊髓
视神经
将眼睛接收的信号传递到脑
面神经
支配面部肌肉
迷走神经
最长的脑神经，其分支分布于一些重要脏器，并且协助控制心率
脊神经
31对脊神经分支分布于全身
桡神经
传递来自前臂的感觉，支配伸肘和伸指的肌肉
尺神经
支配前臂和手部的肌肉
正中神经
支配屈腕和旋转前臂的肌肉
股神经
支配伸膝的肌肉
坐骨神经
支配髋关节和腿后肌群，然后分支为胫神经和腓总神经
腓总神经
支配抬脚的肌肉
胫神经
支配腓肠肌

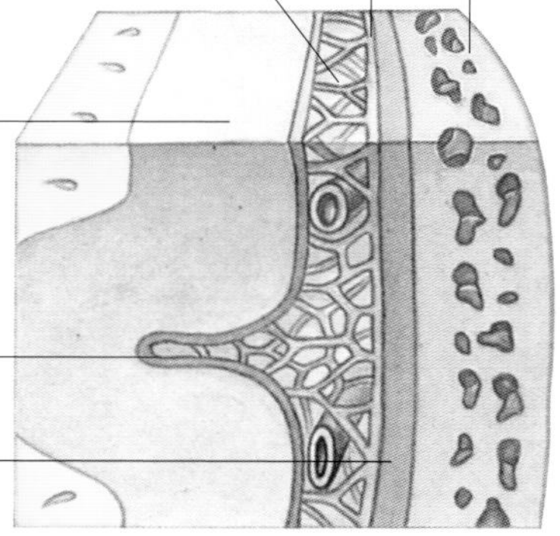
蛛网膜下腔
内含脑脊液
蛛网膜
颅骨
脑组织
软脑膜
硬脑膜

保护膜

脑和脊髓外环绕3层保护膜（硬脑膜、蛛网膜、软脑膜），此外还有脑脊液起到缓冲和保护作用。

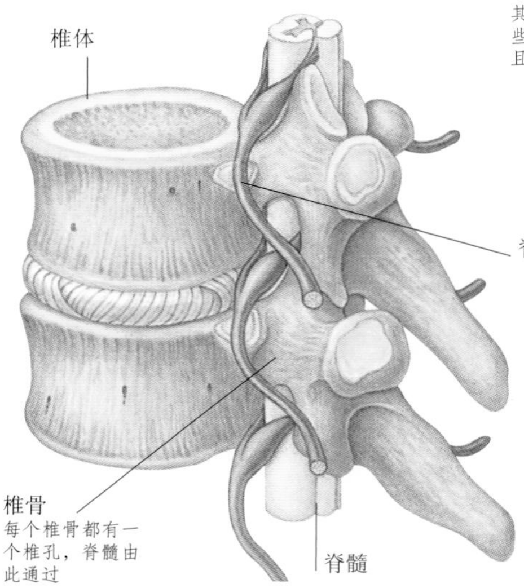
椎体
脊神经
椎骨
每个椎骨都有一个椎孔，脊髓由此通过
脊髓

骨保护

纤细的脊髓受脊柱保护。神经从椎骨之间的脊髓发出。

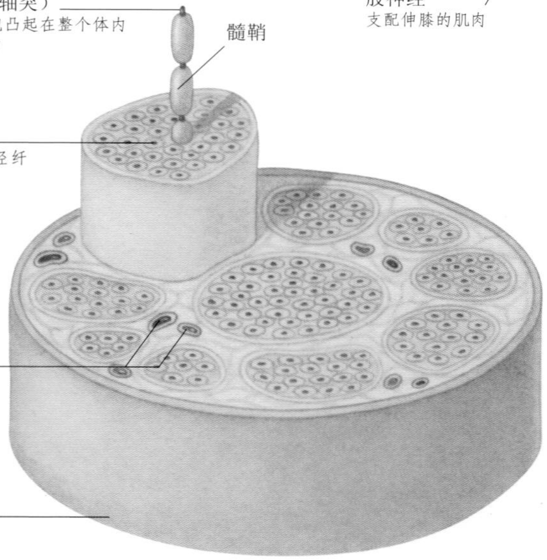
神经纤维（轴突）
这些神经细胞凸起在整个体内传递神经冲动
髓鞘
神经束
由成束的神经纤维组成
血管
神经

神经结构

神经是由数以百计的神经纤维聚集成束，即神经束组成的。较大的纤维被称为髓鞘的脂质包绕。

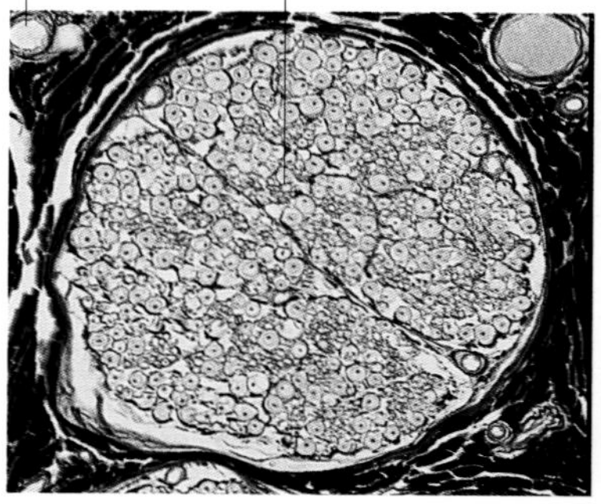
血管
神经纤维（轴突）

坐骨神经束

这张横断面图显示坐骨神经内的一束神经纤维。神经纤维很长，可达1米。

结构和功能

脑、脊髓和神经

脑内含超过 1000 亿个神经元，大约重 1.4 千克。脑和脊髓主要有两种组织：灰质和白质。灰质产生和处理神经冲动；白质传导神经冲动。脑内最大的结构是大脑，大脑分为左右两个半球。脑内其他结构有小脑、脑干和一个中央区，中央区内含有丘脑和下丘脑。脊髓是自颅底向下的、大脑的延伸部分。

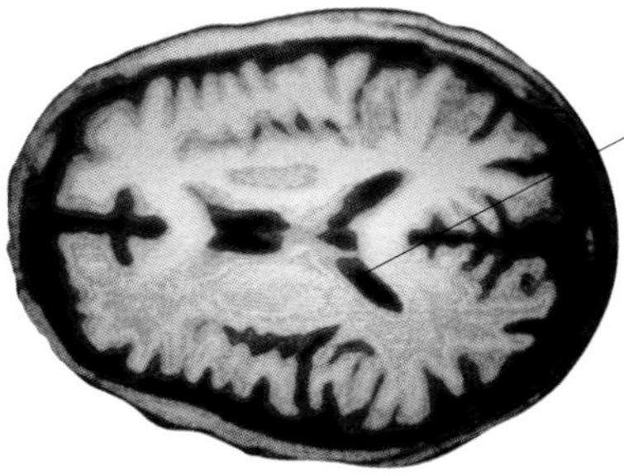
侧脑室
左右侧脑室在横断面上呈 X 形

脑部的磁共振扫描
脑内的 4 个脑室或腔产生保护性脑脊液。这个横断面显示的是侧脑室。

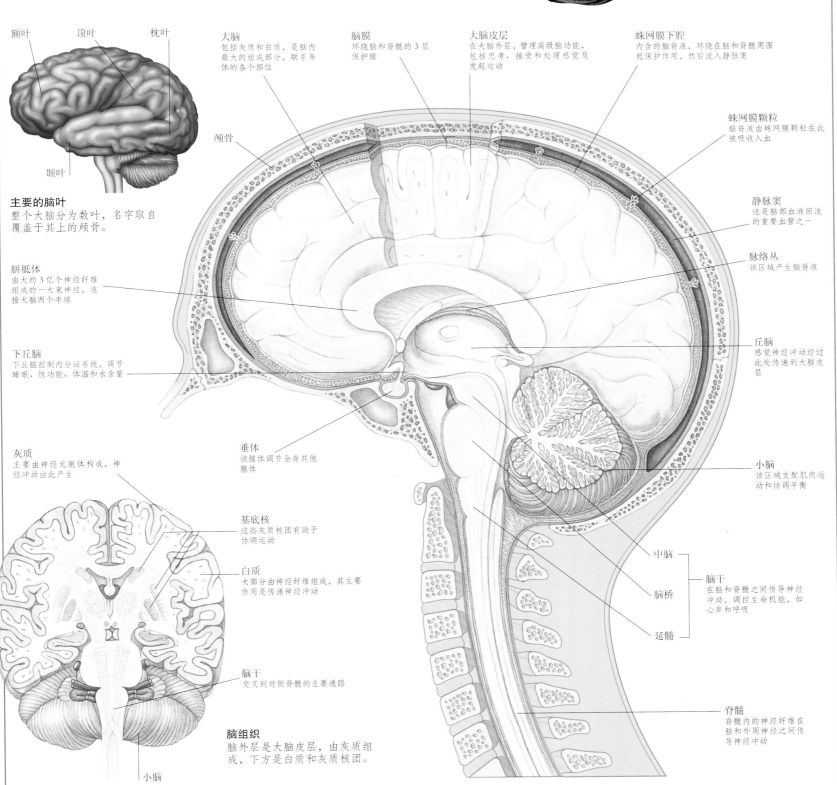

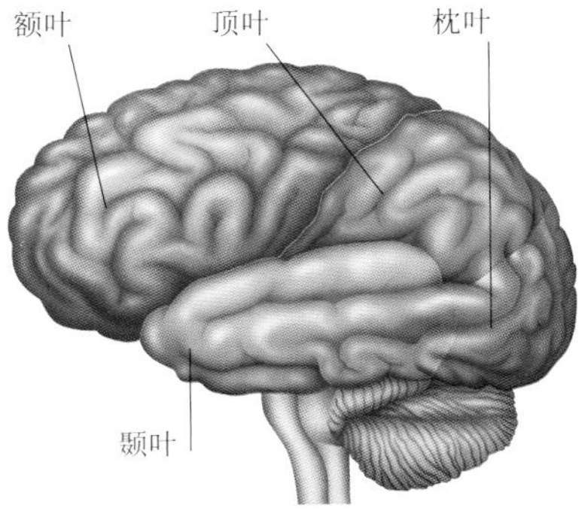
额叶
顶叶
枕叶
颞叶

主要的脑叶
整个大脑分为数叶，名字取自覆盖于其上的颅骨。

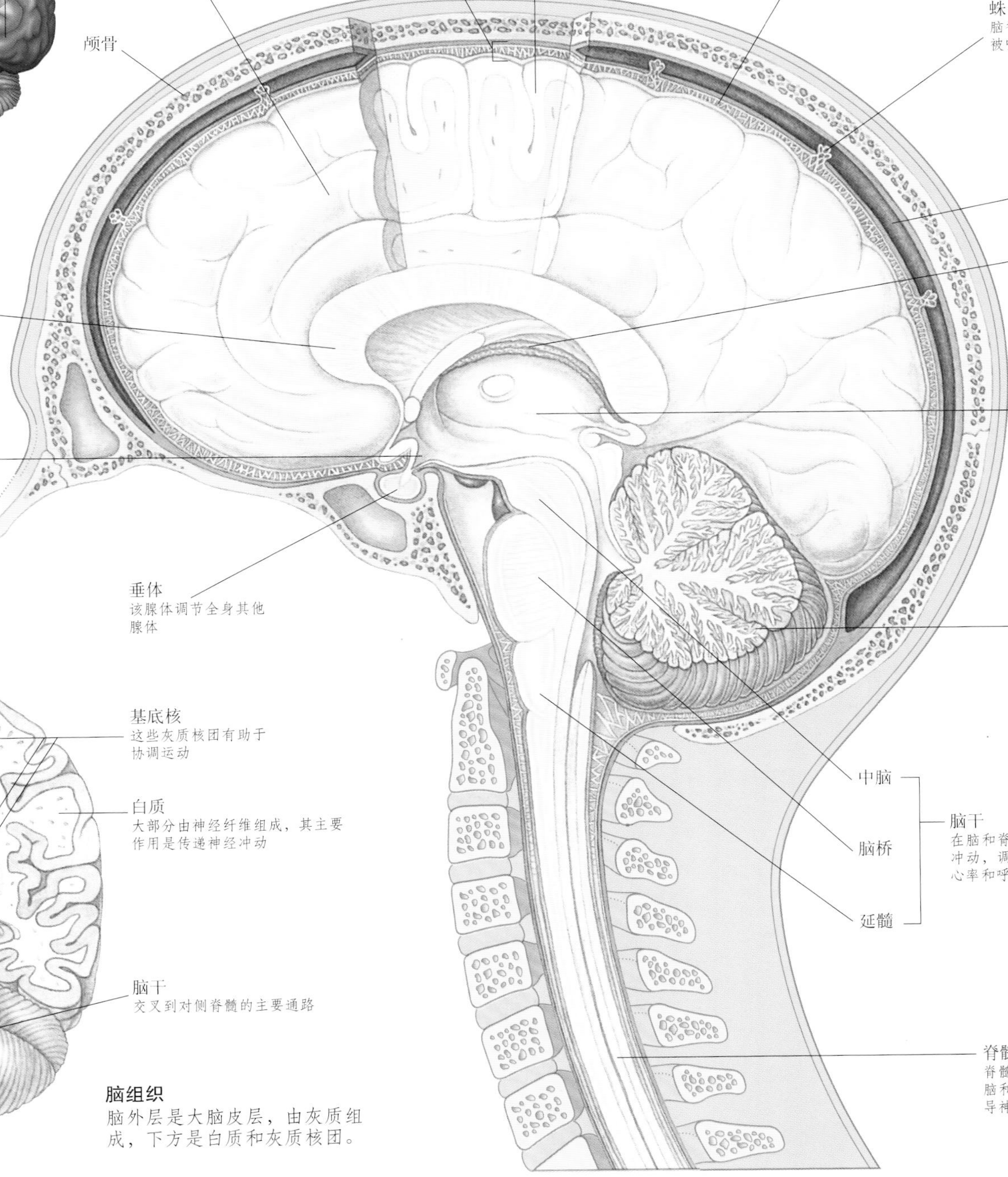
大脑
包括灰质和白质，是脑内最大的组成部分，联系身体的各个部位
脑膜
环绕脑和脊髓的 3 层保护膜
大脑皮层
在大脑外层，管理高级脑功能，包括思考、接受和处理感觉及发起运动
蛛网膜下腔
内含的脑脊液，环绕在脑和脊髓周围起保护作用，然后流入静脉窦
蛛网膜颗粒
脑脊液由蛛网膜颗粒在此被吸收入血
颅骨
静脉窦
这是脑部血液回流的重要血管之一
胼胝体
由大约 3 亿个神经纤维组成的一大束神经，连接大脑两个半球
脉络丛
该区域产生脑脊液
丘脑
感觉神经冲动经过此处传递到大脑皮层
下丘脑
下丘脑控制内分泌系统，调节睡眠、性功能、体温和水含量
垂体
该腺体调节全身其他腺体
小脑
该区域支配肌肉运动和协调平衡
中脑
脑桥
延髓
脑干
在脑和脊髓之间传导神经冲动，调控生命机能，如心率和呼吸
脊髓
脊髓内的神经纤维在脑和外周神经之间传导神经冲动

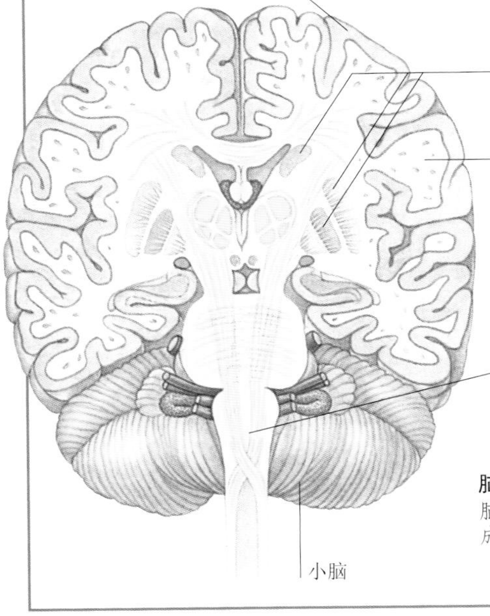
灰质
主要由神经元胞体构成，神经冲动由此产生
基底核
这些灰质核团有助于协调运动
白质
大部分由神经纤维组成，其主要作用是传递神经冲动
脑干
交叉到对侧脊髓的主要通路
小脑

脑组织
脑外层是大脑皮层，由灰质组成，下方是白质和灰质核团。

结构和功能

脑、脊髓和神经（续）

脑神经

12对脑神经直接从脑底发出。这些神经大部分分布于头部、面部、颈部和肩部。胸部和腹部的某些器官，包括心脏、肺和大部分消化系统器官，由迷走神经支配。

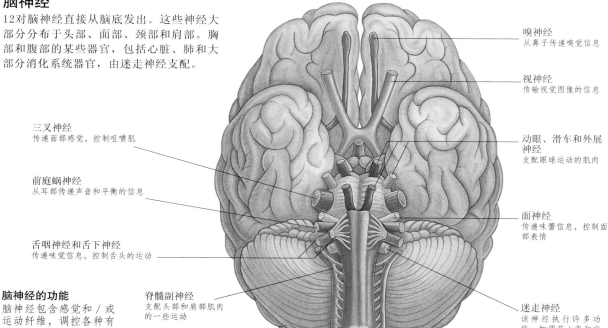

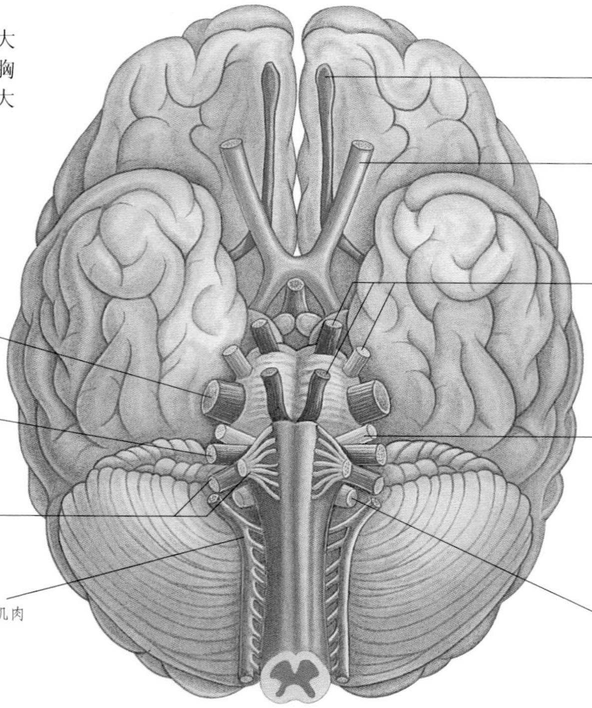

嗅神经
从鼻子传递嗅觉信息

该神经执行许多功能，如调节心率和言语

脑神经的功能
脑神经包含感觉和/或运动纤维，调控各种有意识和无意识的功能。

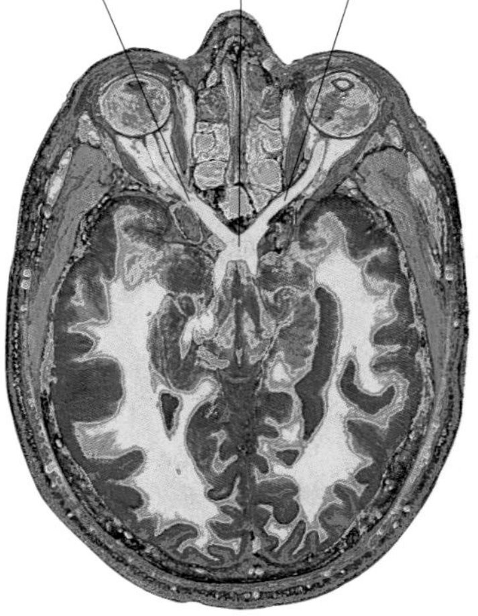

左侧视神经
（视）交叉点
右侧视神经

视神经的磁共振成像
左、右眼的视神经在大脑中心会合，然后分开，如此每个大脑半球都可以接收来自两个眼睛的信息。

脊神经

31对脊神经从脊髓发出，穿过保护性的脊柱向外延伸。这些神经分支遍布躯干和四肢的所有部位。在到达肢体前，神经束聚集成丛，称为臂丛和腰丛，然后再进一步分支。

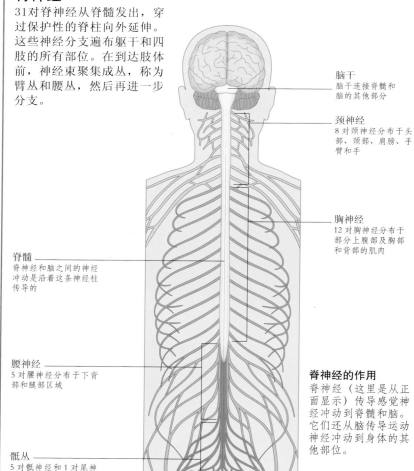

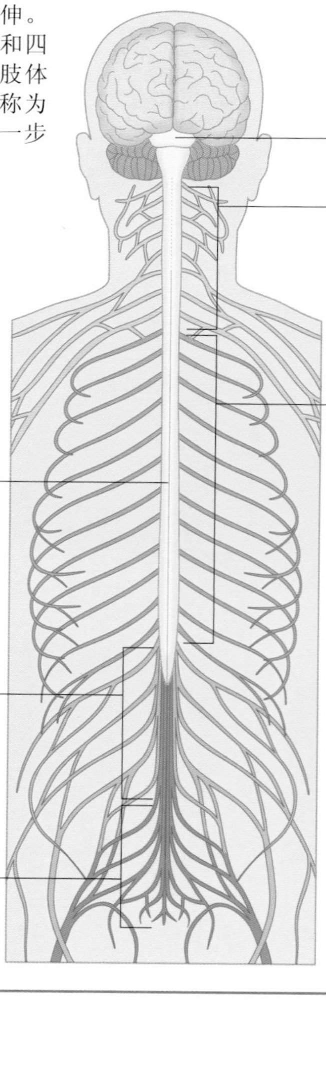

脑干
脑干连接脊髓和脑的其他部分
颈神经
8对颈神经分布于头部、颈部、肩膀、手臂和手
胸神经
12对胸神经分布于部分上腹部及胸部和背部的肌肉

脊神经和脑之间的神经冲动是沿着这条神经柱传导的
腰神经
5对腰神经分布于下背部和腿部区域
骶丛
5对骶神经和1对尾神经分布于臀部、腿、脚、肛门和生殖器区域

脊神经的作用
脊神经（这里是从正面显示）传导感觉神经冲动到脊髓和脑。它们还从脑传导运动神经冲动到身体的其他部位。

脊髓的结构

脊髓的灰质核内含神经细胞体、树突和支持细胞。灰质周围的白质含有神经纤维柱，可以沿着脊髓将信号传递到脑或从脑传递出来。

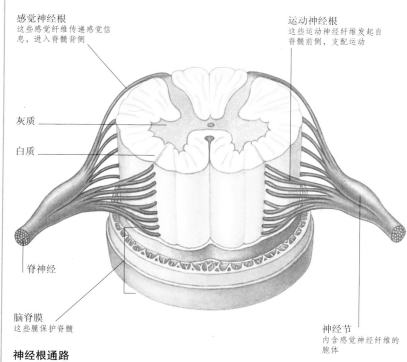

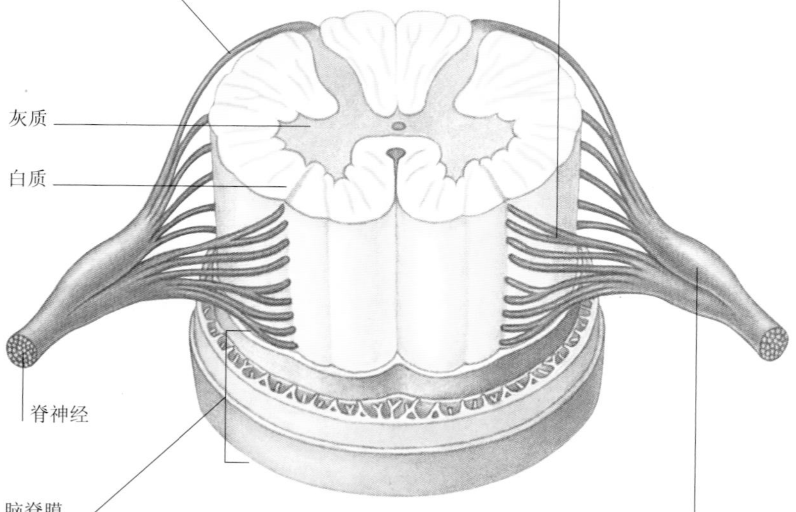

传输视觉图像的信息
三叉神经
传递面部感觉，控制咀嚼肌
动眼、滑车和外展神经
支配眼球运动的肌肉
前庭蜗神经
从耳部传递声音和平衡的信息
面神经
传递味蕾信息，控制面部表情
舌咽神经和舌下神经
传递味觉信息，控制舌头的运动
脊髓副神经
支配头部和肩部肌肉的一些运动

这些感觉纤维传递感觉信息，进入脊髓背侧

这些运动神经纤维发起自脊髓前侧，支配运动

脑脊膜
这些膜保护脊髓
神经节
内含感觉神经纤维的胞体

神经根通路
每根脊神经都有运动和感觉神经根。感觉神经根进入脊髓背侧，加入到传递至脑的纤维中。神经纤维携带来自脑的信号，进入运动神经根，并从脊髓前侧发出。

结构和功能

神经细胞

神经元是产生、处理、传递和接收神经冲动的神经细胞。它们与其他神经元或肌肉、器官或腺体的细胞连接。神经冲动以电信号的形式沿着神经元传导，通过化学信使（神经递质）经突触传递到下一个神经元，突触是神经元和邻近靶细胞之间的微小间隙。除了神经元，神经系统还包含大量其他类型的细胞，称为神经胶质，其作用是保护、滋养和支持神经元。

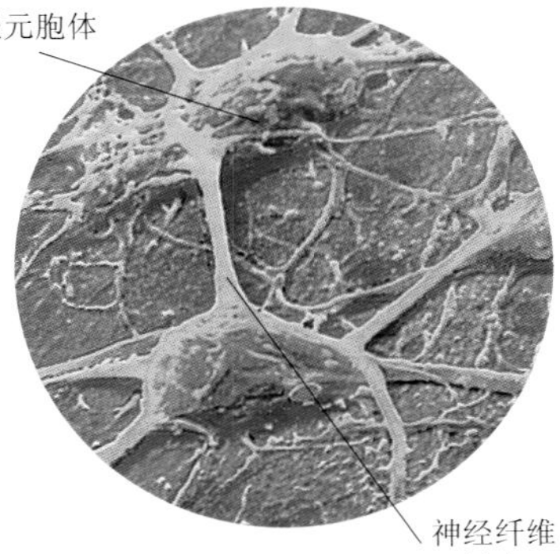

神经元胞体
神经纤维
（轴突）

神经连接

这张放大的图像显示两个神经元。一个神经元的神经纤维连接到另一个神经元胞体。

神经元

除了与其他细胞有共同的特点，如都有一个细胞核外，神经元还有其特征性的凸起，称为神经纤维（轴突），其作用是传递神经信号。脑的神经元密集成簇，脊髓和周围的神经元形成交通网络。

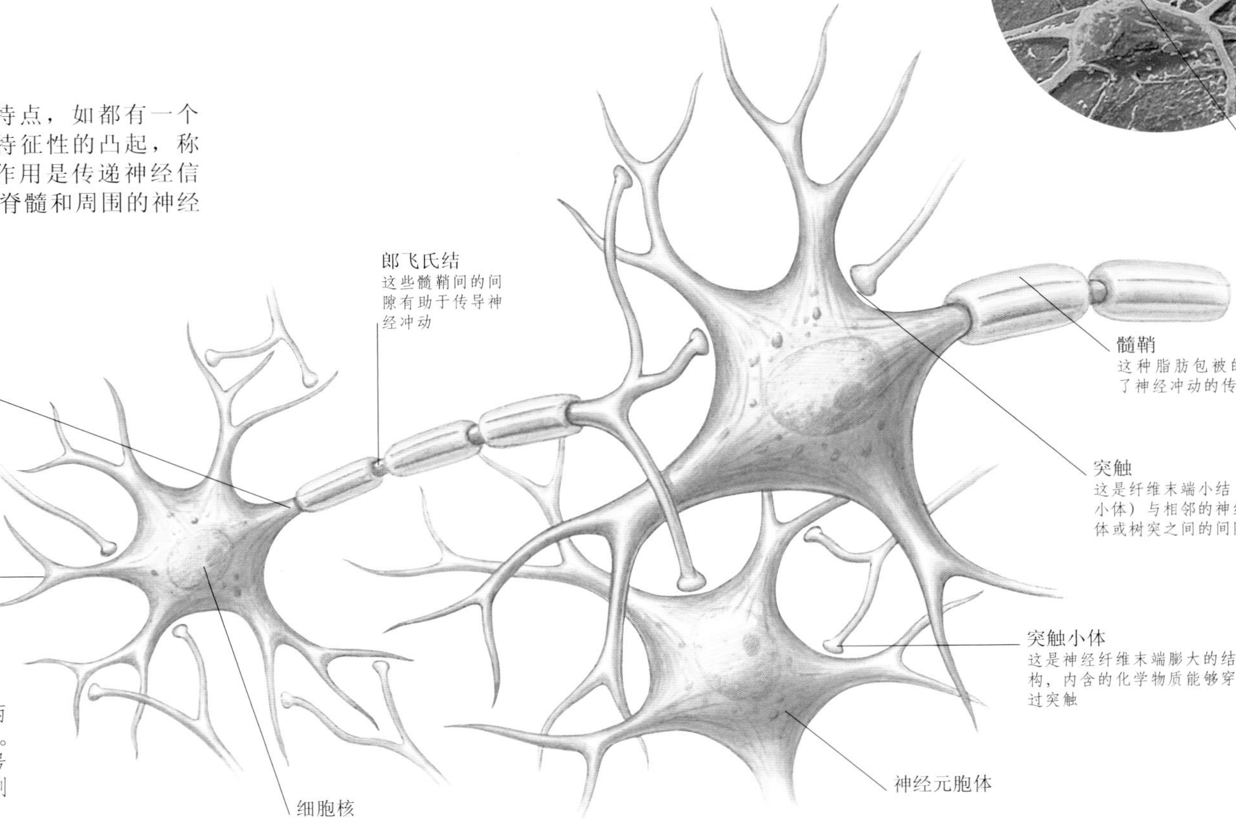

郎飞氏结
这些髓鞘间的间隙有助于传导神经冲动
神经纤维（轴突）
神经纤维可以连接到其他神经元的胞体、树突或其他细胞
髓鞘
这种脂肪包被的纤维加快了神经冲动的传导
突触
这是纤维末端小结（突触小体）与相邻的神经元胞体或树突之间的间隙
树突
一个神经元可能有多达200个短的分枝样凸起
突触小体
这是神经纤维末端膨大的结构，内含的化学物质能够穿过突触
神经元胞体
细胞核

神经元的结构

一个典型的神经元有一个或两个长纤维（轴突）和许多树突。神经纤维将神经元胞体的信号传导出去，而树突传导信号到神经元的胞体。

神经信号的传导

神经冲动沿着神经元以电信号的形式传导。这些信号以化学信号形式穿过一个神经元和相邻神经元之间的突触（微小间隙），再以电信号的形式传导。信号再次以化学信号形式传递给其他的靶细胞，如肌肉细胞，从而作出适当的回应。

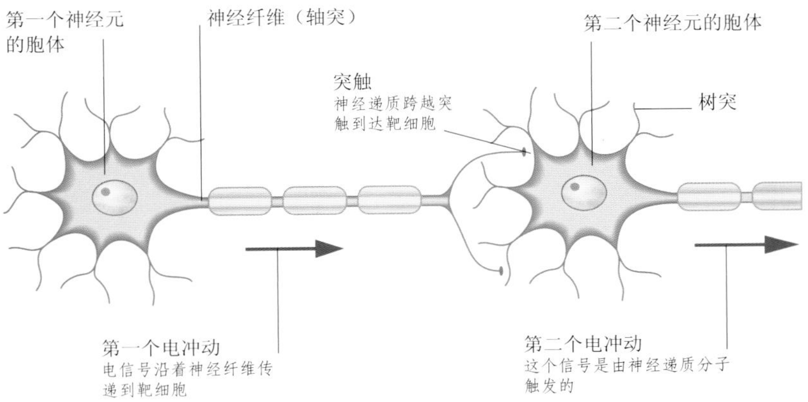

第一个神经元的胞体
神经纤维（轴突）
突触
神经递质跨越突触到达靶细胞
第二个神经元的胞体
树突
第一个电冲动
电信号沿着神经纤维传递到靶细胞
第二个电冲动
这个信号是由神经递质分子触发的

电传导和化学传导

电信号传递到神经纤维末梢，触发神经递质分子释放，而神经递质将信号以化学形式传导到下一个细胞。

神经递质如何工作

已经确定了50多种神经递质。它们的任务是携带神经冲动跨越神经元和靶细胞之间的突触（微小间隙）。此外，神经递质还可以刺激或抑制靶细胞内的电冲动。

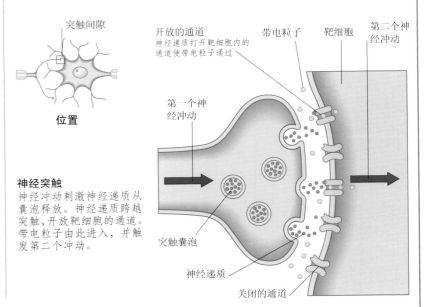

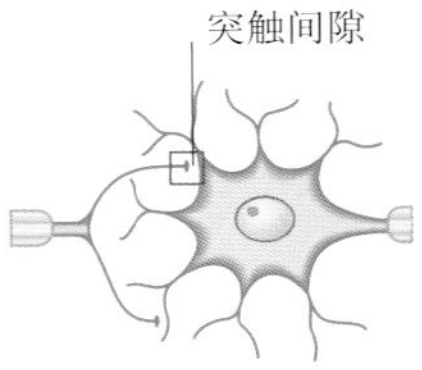

突触间隙

位置

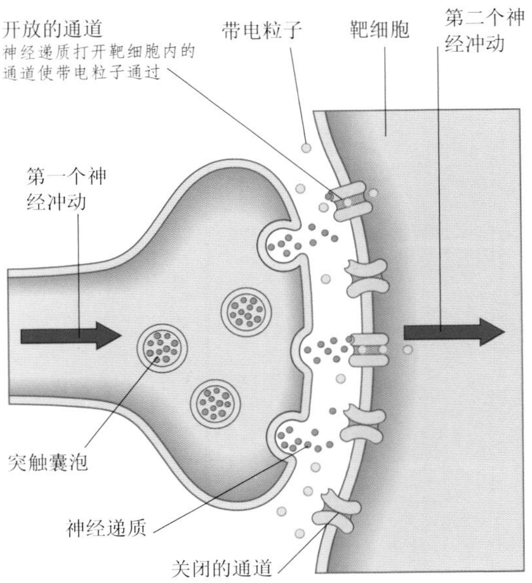

开放的通道
神经递质打开靶细胞内的通道使带电粒子通过
带电粒子
靶细胞
第二个神经冲动
第一个神经冲动
突触囊泡
神经递质
关闭的通道

神经突触

神经冲动刺激神经递质从囊泡释放。神经递质跨越突触，开放靶细胞的通道。带电粒子由此进入，并触发第二个冲动。

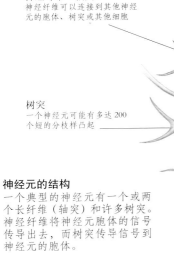

结构和功能

感觉感受器

感觉感受器对刺激作出反应，发送数据到大脑。皮肤的感受器感受触摸、压力、温度、振动和疼痛。在身体的其他部位，有更专门的感受器，感受光（见 353 页“眼睛是如何工作的”）、声音（见 372 页“听觉机制”）、气味和味道。内部的感受器称为本体感受器，感觉体位和身体各部位间的相互关系。

触觉

全身都有触觉感受器。最常见的是游离神经末梢，除了触觉还感受疼痛、压力和温度。其他触觉感受器，包括默克尔圆盘和触觉小体，感受轻触觉；而环层小体，可感受深压觉和振动觉。

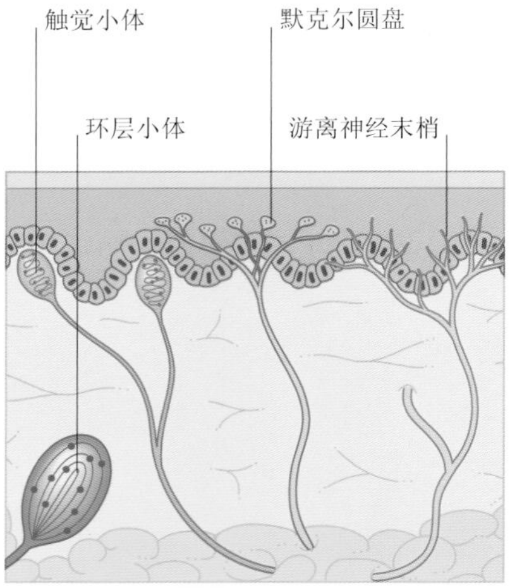

皮肤感受器
默克尔圆盘、触觉小体和环层小体的末端在一个囊内。游离神经末梢是无包被的。

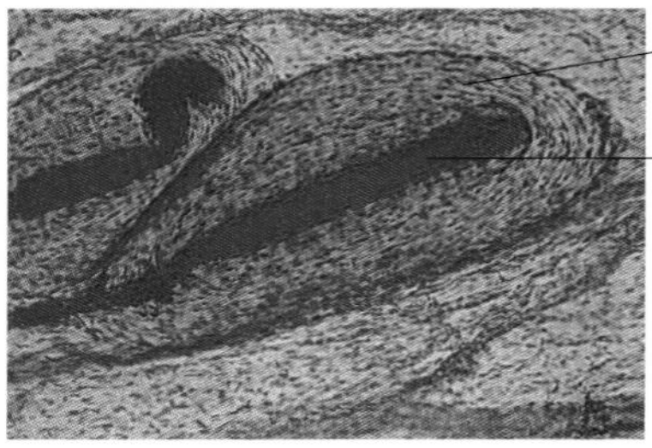

环层小体
这种感受器，包括神经末梢及环绕其周围的多层膜。环层小体分布于手掌、脚掌、阴部和乳头。

嗅觉

嗅觉感受器在鼻腔顶部，感受气味刺激。神经冲动从这些感受器传导到嗅球（嗅觉神经的末梢），然后到达脑的嗅觉中枢。我们的嗅觉比我们的味觉灵敏几千倍，我们可以嗅出1万种以上的气味。

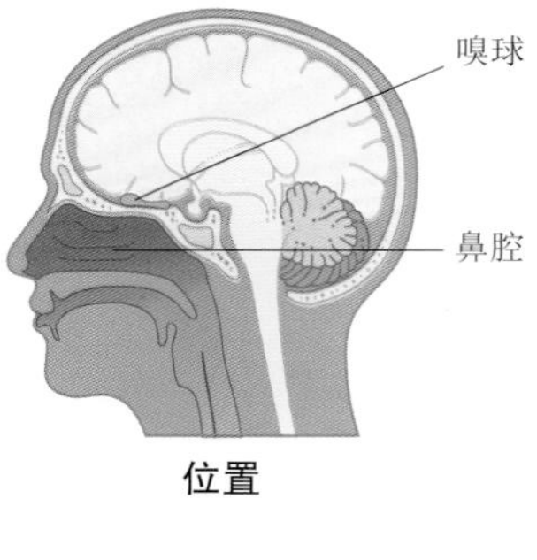

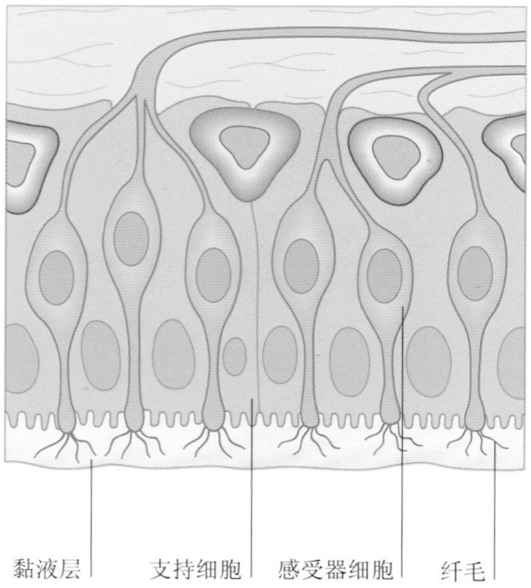

嗅觉感受器
气味分子进入鼻腔，刺激连接到感受器细胞的纤毛（微小的毛发），引起神经冲动传递到嗅球，然后到脑。

味觉

舌头的上表面有大约1万个味蕾。每个味蕾含有约25个感觉感受器细胞，上面细小的味觉纤毛，接触溶在唾液中的食物和饮料。味蕾感觉5种基本味道：苦、酸、咸、甜、鲜味（一种可口的肉味）。气味和这些基本味道混合可产生更精细的味道。

味蕾的结构
口腔内的物质接触到舌头上的味觉纤毛。这些细小的纤毛产生的神经冲动，沿神经纤维传导到脑的特定区域。

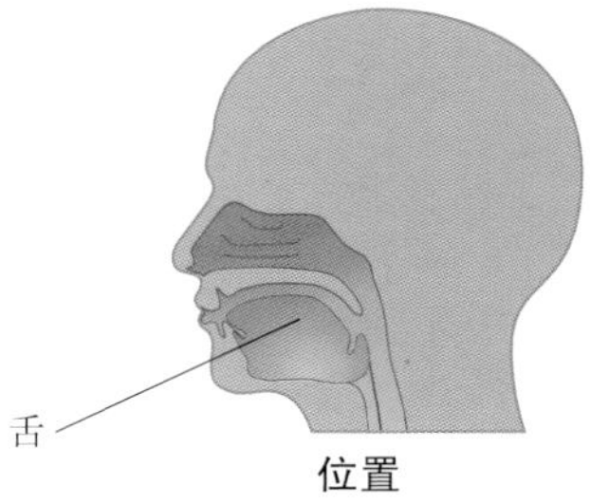

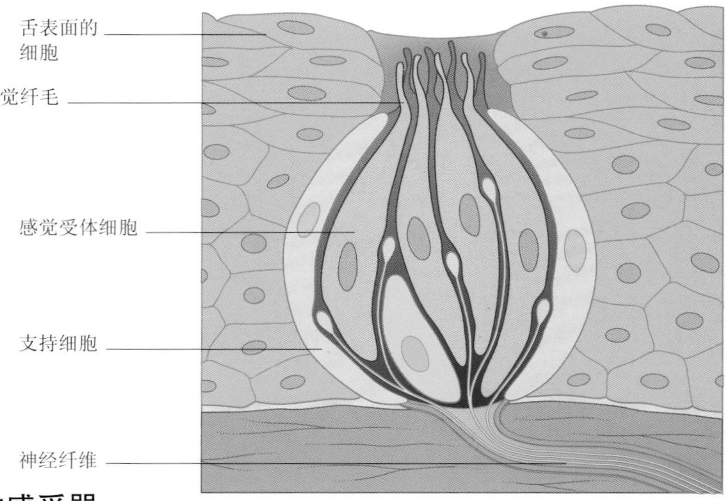

本体感受器

本体感受器是内部感觉受体，感受身体肌肉和肌腱的伸展程度。这些信息使我们拥有平衡感，并能感受身体各部位的相互关系。

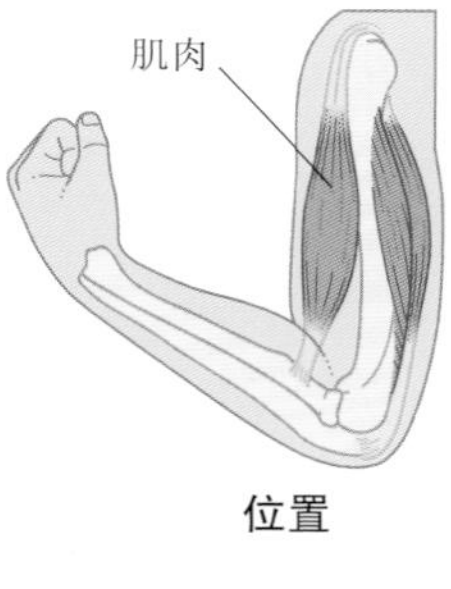

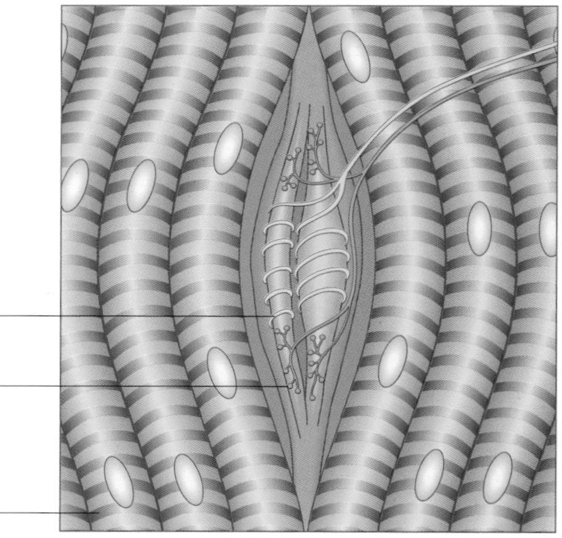

肌肉本体感受器
两种类型的肌肉本体感受器，分别是环绕肌肉纤维的环状螺旋神经末梢和肌肉纤维尖端的枝状神经末梢。

功能

随意和不随意反应

神经系统对刺激的反应，可能是随意的或不随意的。随意反应主要受意识控制，但一些随意运动，如散步，则不需要有意识的注意。有两种类型的不随意反应：自主和反射。自主神经反应调节人体的内部环境。反射主要影响那些随意控制的肌肉。

随意反应

所有的随意活动都涉及脑，脑发出运动冲动来控制运动。这些运动信号都是由思维发出的，大多是对感觉刺激的反应。例如，人们用视觉和位置觉来协调步伐。

随意反应的通路
感觉冲动触发随意反应，在脑的诸多区域中被处理。

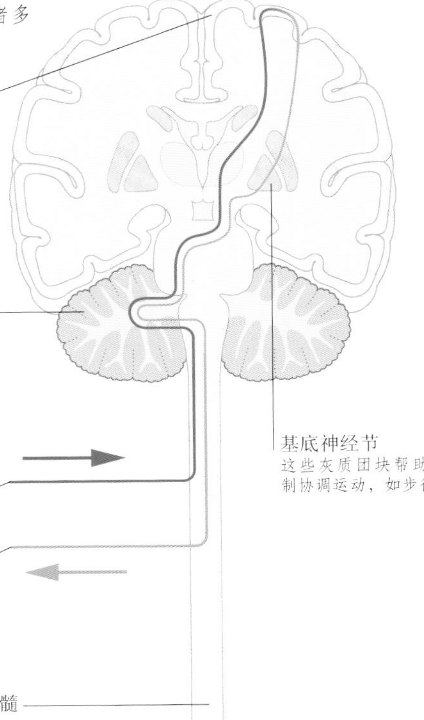

大脑皮层
皮层处理感觉数据，并发送冲动到肌肉
小脑
小脑监控体位的感觉数据，微调来自大脑皮层的运动神经冲动，从而协调运动
基底神经节
这些灰质团块帮助控制协调运动，如步行
感觉神经冲动
运动神经冲动
脊髓

神经肌肉接头
神经纤维通过该接头传输信号，使肌纤维产生反应。

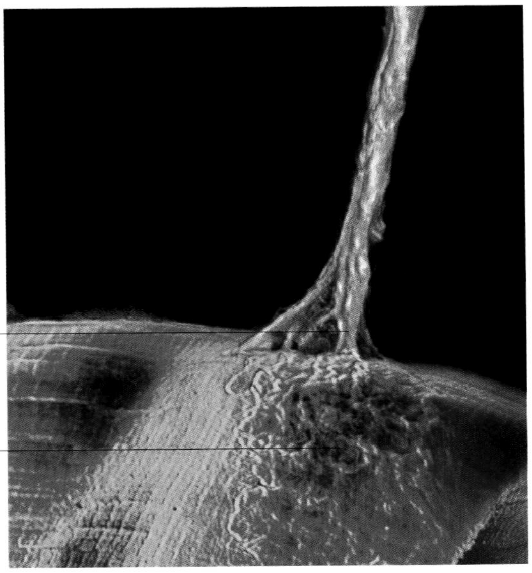

神经纤维
肌纤维

自主反应

自主神经系统控制不受意识干预的人体内环境，有助于调节生命机能，如血压。自主神经系统分为交感神经和副交感神经两部分，它们有相反的作用，但大部分时间彼此平衡。在某些时候，如应激或运动时，其中一个部分占主导地位。

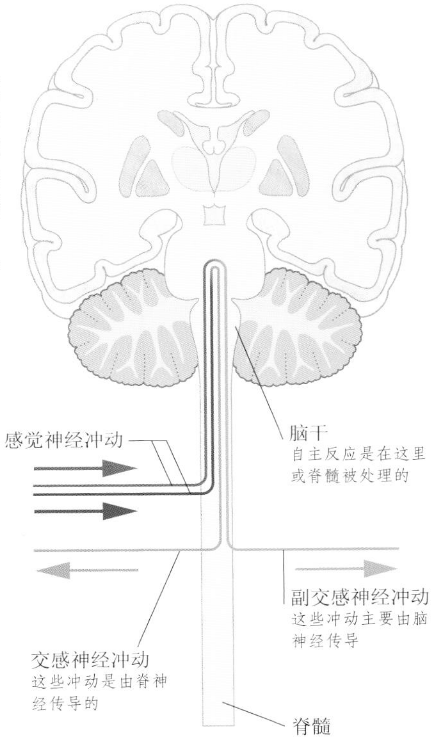

感觉神经冲动
脑干
自主反应是在这里或脊髓被处理的
副交感神经冲动
这些冲动主要由脑神经传导
交感神经冲动
这些冲动是由脊神经传导的
脊髓

自主神经通路
内部感受器收集的信息，沿感觉神经传递到脊髓和脑干，并在这里被处理。交感神经和副交感神经反应信号有不同的通路。

自主神经系统的组成

影响的器官	交感神经	副交感神经
眼	瞳孔放大	瞳孔缩小
肺	小支气管扩张	小支气管收缩
心	心率增快，心跳增强	心率减慢，心跳减弱
胃	酶减少	酶增多
肝	释放葡萄糖	储存葡萄糖

两种神经反应
交感神经和副交感神经在每一个特定器官分别产生不同的反应。交感神经反应保证身体应对紧张状态。副交感神经反应帮助保存或恢复能量。

反射

反射是对刺激的一种不随意反应，比如你意识到热的时候，你会从热的物体表面拿开你的手。大多数反射在脊髓中被处理，也有一些反射如眨眼，是在大脑中处理的。脊髓反射中的刺激信号沿感觉神经传导到脊髓，而反应信号由运动神经传出。

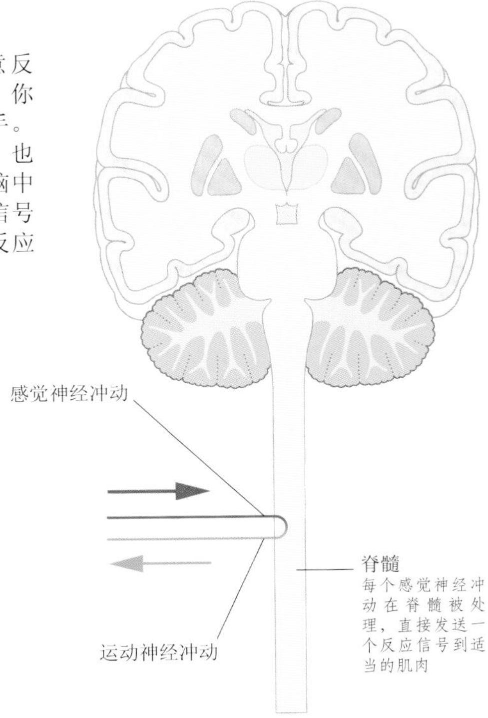

感觉神经冲动
脊髓
每个感觉神经冲动在脊髓被处理，直接发送一个反应信号到适当的肌肉
运动神经冲动

脊髓反射通路
脊髓反射包括最简单的神经通路：感觉和运动神经元在脊髓直接连接。

功能

信息处理

不同类型的感觉信息在神经系统的不同部分被处理，发出适当的反应信号。复杂的信息，如音乐和情感的数据，是在大脑皮层处理，这里称为大脑的“高级”部分。一些特殊的功能，如语言的理解，主要由一侧脑，即“优势半球”处理。左半球为优势半球的人超过 9/10。

脑对语言的理解

正电子发射层析扫描的彩色区域显示的是理解语言时大脑最活跃的区域。在左侧优势半球比右半球有更多的活动。

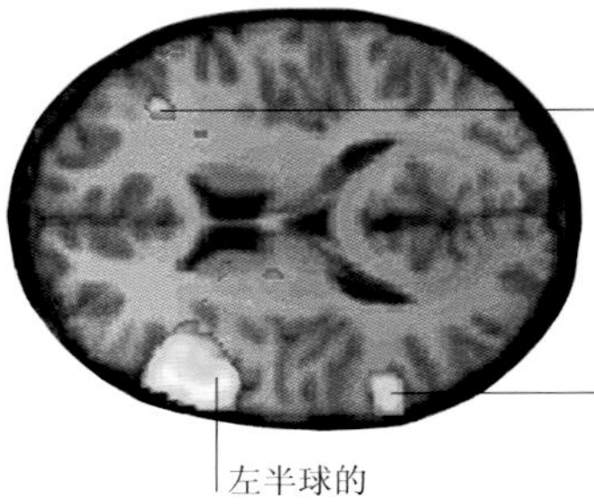

右半球的布罗卡区
左半球的韦尼克区
左半球的布罗卡区

处理高级功能

神经学家现在可以精确指出，大脑皮层各个区域处理相关的人类高级功能的神经冲动，如智力和记忆。主要监测神经冲动的皮层区域称为初级区，分析冲动的皮层区域称为联合区。

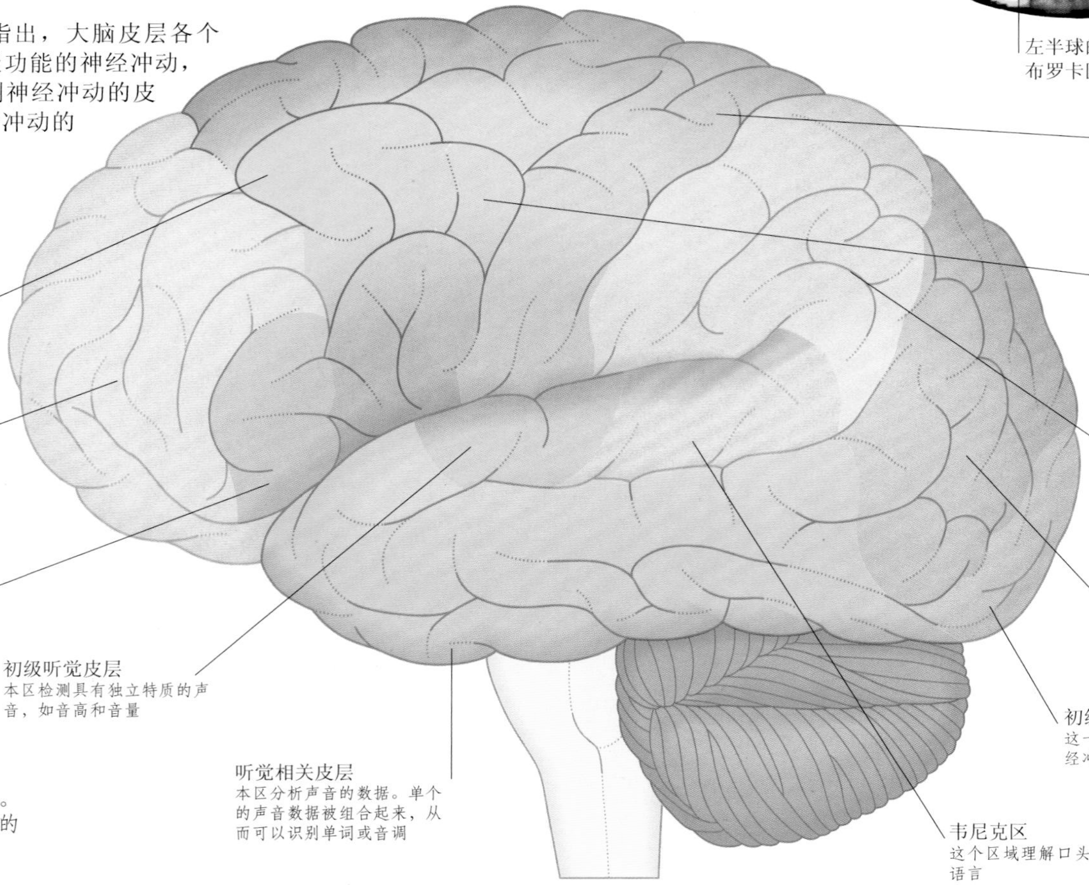

初级感觉皮层
这个区域接受皮肤、肌肉、关节和器官的感觉数据
运动皮层
运动皮层发送信号到肌肉，引起随意运动
感觉相关皮层
这里分析感觉数据
视觉相关皮层
这里的视觉数据经分析后立即形成影像
初级视觉皮层
这一部分的皮层接收来自眼睛的神经冲动
韦尼克区
这个区域理解口头和书面语言
听觉相关皮层
本区分析声音的数据。单个的声音数据被组合起来，从而可以识别单词或音调
初级听觉皮层
本区检测具有独立特质的声音，如音高和音量
布罗卡区
这是语言形成的重要区域
前额皮层
前额皮层调控行为和性格的各个方面
运动前区皮层
这部分皮层协调复杂运动的顺序，如演奏钢琴

大脑地图

不同皮层区域有不同的功能。许多皮层区域共同参与复杂的功能，如学习。

运动与触觉

大脑的每一侧都有它自己的运动和感觉皮层，控制运动和另一侧身体的触觉。运动信号由大脑运动皮层顶部一个特定的区域处理。相邻的感觉皮层，负责处理触觉信号。复杂运动或身体的触觉敏感区占有较大比例的运动或感觉皮层。一般来说，那些能进行复杂运动的身体部位也对触觉高度敏感。

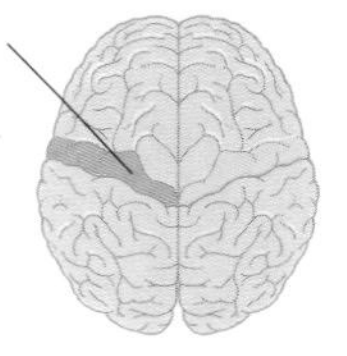

左侧运动皮层

顶视图

大脑的运动区地图

需要高超技巧和精确运动的身体部位，如手，在运动皮层占有相对大的区域。

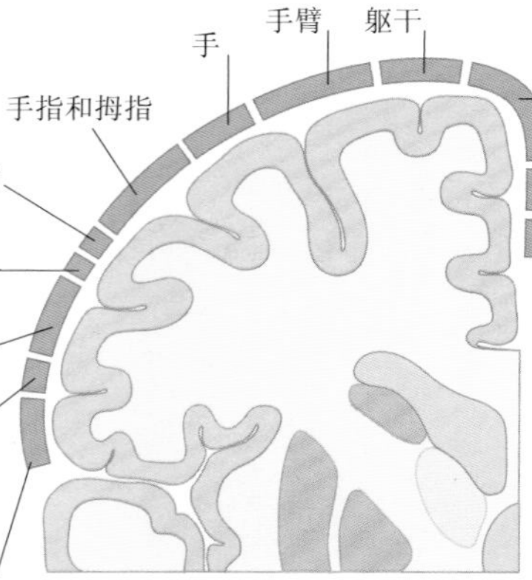

手
手臂
躯干
腿
脚
脚趾
手指和拇指
眼睛
面部
嘴唇
下巴
舌

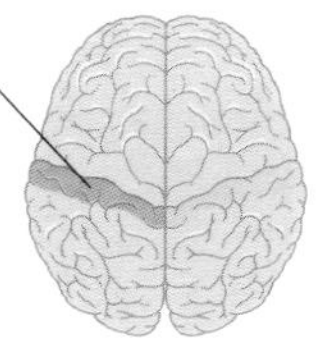

左侧感觉皮层

顶视图

大脑的触觉地图

身体很敏感的部位，比如手指、嘴唇和生殖器，相应的感觉皮层区域较大。

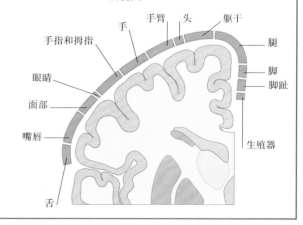

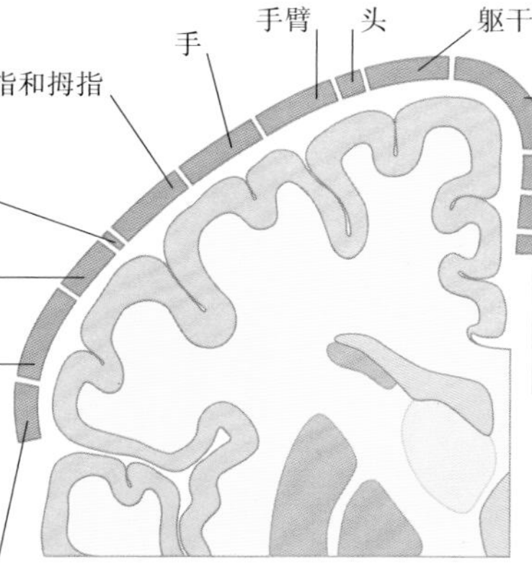

手
手臂
头
躯干
腿
脚
脚趾
生殖器
手指和拇指
眼睛
面部
嘴唇
舌

常见的神经系统疾病

神经系统由脑和脊髓的中枢神经系统及广泛的周围神经组成，周围神经将信息从中枢结构传出或将信息传入中枢结构。神经系统可能因感染、外伤、血管问题、炎症和变性受到损伤。然而，许多常见神经系统疾病的病因尚不完全清楚。

本节第一篇文章讨论的疼痛问题，是许多疾病常见的症状。对疼痛的描述常有助于疾病的诊断。有效的止痛药和治疗方法，如经皮神经电刺激（简称 TENS），可以很好地治疗和／或控制严重的慢性疼痛。

接着讨论不同类型的头痛。紧张性头痛每年造成数百万人的不适和痛苦，这往往和压力或紧张有关。偏头痛也比较常见，而丛集性头痛是一种少见但严重的头痛类型，且常常以一种特征性模式发作。头痛可以是潜在的基本表现，持续或剧烈的头痛合并有其他症状，如呕吐，应该刻不容缓地去看医生。

本节的最后一篇文章讨论慢性疲劳综合征，这是一种使人衰弱的复杂疾病。

儿童的头痛和偏头痛在其他章节（见 524 ～ 565 页“婴儿和儿童”）作介绍。

重要的解剖结构

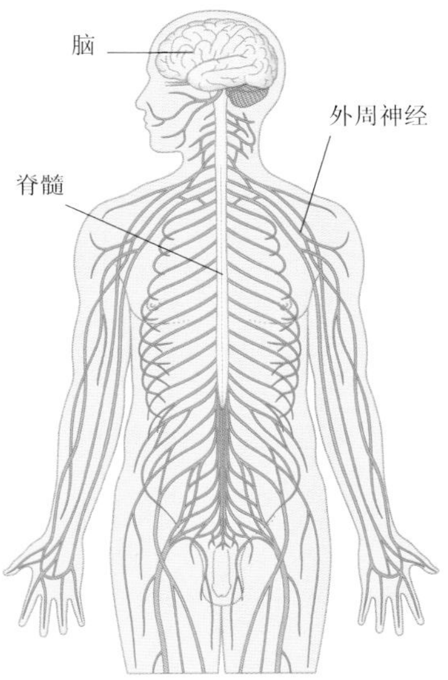

有关神经系统的结构和功能的更多信息，请参阅 311 ～ 318 页。

疼痛

一种往往由组织疾病或损伤引起的不适感觉

年龄、性别、遗传和生活方式对本病的影响不明显

疼痛是身体对伤害或疾病导致的组织损伤的反应。疼痛通常作为一种保护性预警机制，有助于防止进一步的损害，然而慢性（长期）疼痛似乎没有什么有用的功能。每个人都经历过疼痛，它的类型和严重程度在一定程度上取决于病因。例如，运动损伤所致的疼痛，可能不如暴力攻击造成的类似的损伤剧烈。情绪和性格也影响我们对疼痛的感觉。例如，恐惧或焦虑可使疼痛加重，而放松在一定程度上有助于减轻疼痛。

应对疼痛，脑和脊髓可产生自己的“止痛药”，称为内啡肽。内啡肽是一种天然的化学物质，类似于吗啡，可以在短时间内充当高效的疼痛缓解剂，但对慢性疼痛的作用小一些。

大多数形式的疼痛，可以随着治疗的进展而得到控制，也有极少数的人会持续疼痛。

由哪些原因引起？

创伤、感染或血液供应的问题导致组织损伤，刺激专门的神经末梢（又称疼痛感受器）。电信号沿着神经，由脊髓传递到大脑，大脑感受到疼痛。这种情况发生时，受损组织释放的化学物质前列腺素，导致炎症和肿胀。前列腺素进一步刺激疼痛感受器。皮肤和身体其他敏感部位，如舌头和眼睛，有大量的疼痛感受器，因此对疼痛刺激非常敏感。身体内脏器官的疼痛感受器少，对大多数类型的损伤不敏感。

有哪些类型？

尽管每一个人描述疼痛的特征和部位各不相同，但是有一些类型的疼痛通常是由某些特定原因造成的。例如，搏动性疼痛，通常是由于血流量增加所致，可能是因为血管扩张，常见于偏头痛（见 320 页）；也可能是因为受伤的组织血流增加。剧烈的一过性疼痛，如坐骨神经痛（见 338 页），可能是神经从脊髓发出处受到压迫或刺激。绞痛是肠壁肌肉间歇性的拉伸和收缩造成的，也可发生于身体的其他部位，如胆管。胆管是肝脏通向小肠的通道。

疼痛部位，通常可以指示疼痛的来源。然而，在某些情况下，重叠的神经通路可能会导致这一信息混乱，病灶可引起身体不同的部位疼痛。这种类型的疼痛称为牵涉痛，发生于神经进入大脑之前，传导疼痛感觉的神经与其他神经会合时。例如，髋关节疾病也可能引起膝关节疼痛，而牙病可能感到耳痛。心脏问题可能会导致胸部疼痛，疼痛可放射到颈部、一侧或双侧上肢。肠道问题往往导致腹部正中疼痛，只有腹壁受影响时才会感觉到局部疼痛，例如晚期阑尾炎（见 420 页）。

突发性（急性）的重度疼痛可能伴随其他症状，例如皮肤苍白、出汗、恶心或呕吐、脉搏快和瞳孔扩张，甚至可能导致昏厥。长时间的剧烈疼痛，在持续数周或数月后，可能会引起抑郁症（见 343 页）、因食欲下降导致的体重减轻和睡眠差（见 343 页“失眠”）。

应该如何处理？

如果你有严重或反复发作的、不明原因的疼痛，应该去看医生。医生在为你体检后，可能找到疼痛的原因。如果没有明确的原因，可能有必要做进一步的检查，包括血液检查和影像学检查，如超声扫描（见 135 页）。

因为疼痛的程度难以衡量，所以医生会询问你，疼痛影响睡眠和应付日常生活能力的程度。医生也可能要求你以 1 ～ 10 的分级来描述疼痛的程度，1 为轻微不适，10 为几乎无法忍受的疼痛。

对付疼痛最有效的办法，是针对引起疼痛的病因进行治疗。然而，在对疼痛病因治疗起效前，对疼痛的缓解治疗也同样重要。缓解疼痛有许多不同的方式，包括药物和物理方法。选择何种方法缓解疼痛，取决于疼痛的原因和类型。

由于疼痛，尤其是持续的疼痛，是受其他因素，如性格和紧张程度的影响，所以治疗方式也必须依个人情况而定。

药物治疗　几乎所有短暂和长期的疼痛，都可以使用止痛药物（见 589 页）来进行缓解。如果局部的前列腺素释放，是造成疼痛的部分原因时，用非甾体类抗炎药物（见 578 页），如布洛芬会很有效，因为这些药物可以抑制释放前列腺素。

阿片类药物，如吗啡和可待因，直接作用于大脑感知疼痛的区域，通常是非常有效的。阿片类药物可以用于缓解剧烈疼痛，如手术后，或与某些癌症（见 159 页“**缓解肿瘤引起的疼痛**”）有关的剧烈疼痛。如果在短时间内使用这些药物，成瘾的风险是很小的；而当这些药物用于绝症患者时，成瘾已不是人们所关注的重点。

除了止痛药，其他一些药物也可以用于某些类型的疼痛，包括局部麻醉药物（见 590 页）和可以影响神经冲动传导的药物，如抗抑郁药物（见

治疗

使用经皮神经电刺激缓解疼痛

经皮神经电刺激（TENS）有时对缓解剧烈的持续疼痛，如背痛是有益的。经皮神经电刺激是从一个脉冲发生器发出电冲动传导到置于疼痛部位皮肤上的电极。大约 30 分钟后，疼痛可显著缓解，并可持续几个小时。经皮神经电刺激可用于维持患者的正常活动。

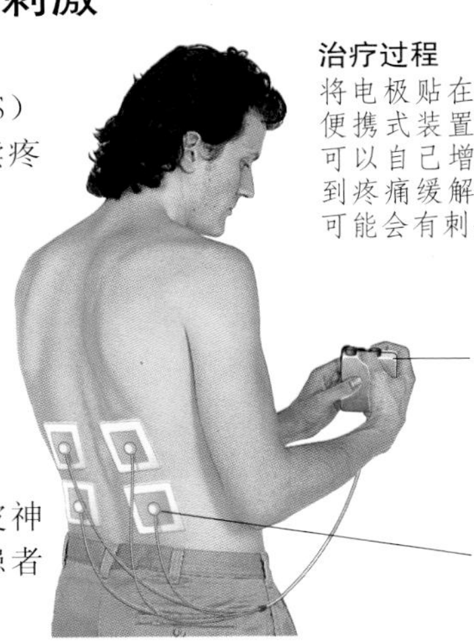

治疗过程
将电极贴在皮肤上，由一个便携式装置产生电脉冲。你可以自己增加刺激强度，直到疼痛缓解。治疗过程中你可能会有刺痛感。
脉冲发生器
这种使用电池驱动的装置可夹在皮带上
电极
在几次治疗期间，该电极可以留在皮肤上

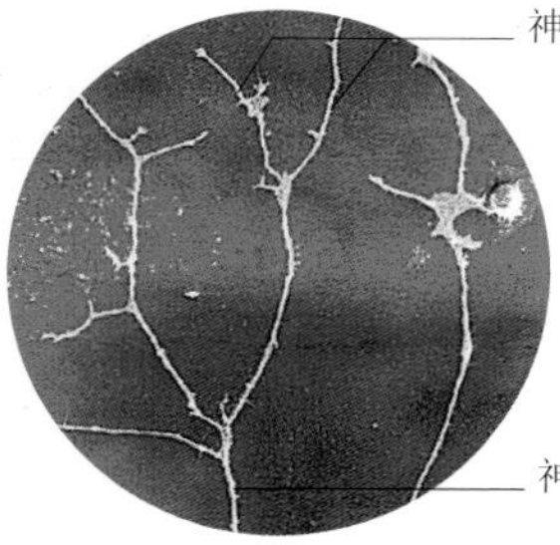

神经末梢
分支的神经末梢，如上图所示，可将组织损伤以电信号的形式传递到大脑。这些信号被大脑辨识为疼痛。

592 页）和抗惊厥药物（见 590 页）。肌肉紧张导致的疼痛，可用小剂量的抗抑郁药缓解。抗惊厥药物常用于治疗与神经病变相关的疼痛，如三叉神经痛（见 338 页）。

物理治疗　包括各种非药物疗法，有助于减轻疼痛，例如温和的按摩和热敷或冷敷。这些治疗都能改变受损组织的血流并刺激其他神经末梢，因而可以阻断疼痛。

针灸可能对某些类型的疼痛有用，可用来减轻手术后疼痛，或对其他治疗无反应的持续疼痛。

如果你的疼痛是由于韧带和肌肉损伤导致的，医生可能会建议超声治疗，其原理是靠声波产生组织振动，从而产生热量。经皮神经电刺激（见 319 页“**使用经皮神经电刺激缓解疼痛**”）是通过电刺激缓解疼痛，有时用于腰痛（见 225 页）或在劳动期间造成的损伤。

预后如何？

即使疼痛的潜在原因不能彻底治疗，几乎所有的疼痛也都能一定程度地得到缓解。然而，持续疼痛往往比急性疼痛更难控制。

头痛

不同程度的头痛是由于各种不同的原因引起的

- 最常见于20岁以上的人群
- 女性更常见
- 压力是发病的危险因素
- 遗传对本病的影响不明显

在英国，每年每 10 人中，有 8 人至少发生过一次头痛。大多数头痛只持续几小时，但有些头痛可持续数周。

疼痛可能只发生在头部的一个部位，如眼眶上部，也可能扩展到整个头部。疼痛的类型不同，可能是突发的锐痛或者持续的钝痛。有时，可同时伴发其他症状，如恶心。

由哪些原因引起？

头痛可能有许多原因，这取决于疼痛的部位和性质。约 3/4 的头痛是由于头颈部肌肉紧张造成的。紧张性头痛（见本页）往往反复发作，造成头部两侧的中度疼痛。其他类型的头痛，包括偏头痛（见本页）和丛集性头痛（见 321 页），有多种可能的原因。长期服用强效止痛药物（见 589 页）也可导致头痛。

极少数疼痛有严重的病因（见 50 页“**头痛**”），这往往需要紧急治疗。例如，剧烈的头痛可能标志着脑膜炎（见 325 页），即覆盖脑和脊髓的膜发炎；也可能是脑炎，即脑组织发炎；或蛛网膜下腔出血（见 330 页），即覆盖脑的几层膜之间突发出血。老年人头痛伴有头皮或颞部压痛，可能是巨细胞动脉炎（见 282 页），这是一种头部血管的炎症。如果头痛剧烈，且持续超过 24 小时，或伴有其他症状，如对光的异常敏感、呕吐或皮疹，你应立即寻求医疗咨询。

应该如何处理？

医生会对你进行身体检查。如果怀疑你是因潜在疾病导致的头痛，你可能需要做一些检查，如头部的 CT 扫描（见 132 页）或磁共振成像（见 133 页），或腰椎穿刺（见 326 页）。

治疗取决于头痛的病因。休息和用止痛药后，紧张性头痛通常会缓解。丛集性头痛和偏头痛可以用特定药物治疗，如曲坦类药物（见 590 页“**抗偏头痛药物**”）。

紧张性头痛

常常由紧张导致的头部一个或多个部位的中度或重度疼痛

- 最常见于20岁以上的人群
- 女性更常见
- 压力是发病的危险因素
- 遗传对本病的影响不明显

紧张性头痛往往是由于压力（见 31 页）或不良姿势，引起颈部和头皮肌肉紧张所致。紧张性头痛通常只持续几个小时，但有些人可能持续数天或数周。复发性紧张性头痛往往影响抑郁症（见 343 页）患者或持续紧张的人。紧张性头痛常在噪声及闷热环境中加剧。这种类型的头痛最常发生于超过 20 岁的女性。

有哪些症状？

紧张性头痛的症状通常开始于午前或午后，可以持续数小时。症状可能包括：

- 疼痛通常持续，多见于眼眶上部，更常见于整个头部。
- 眼后压迫感。
- 颈部肌肉紧缩感。
- 头部紧缩感。

除以上症状外，持续性头痛的人往往很难入睡（见 343 页“**失眠**”），也可能感到无力。

我该怎么办？

服用非处方止痛药物（见 589 页），如扑热息痛有助于减轻紧张性头痛。然而，长期使用止痛药，最终可能导致头痛。如果你有剧烈的头痛，持续 24 小时以上，且采用自助措施无效，或伴有呕吐、视力模糊等症状，应立即咨询医生。

医生会如何处理？

医生会询问有关头痛的严重程度和频率，以寻找紧张或抑郁的征象。通常根据症状即可明确诊断紧张性头痛，但可能需要做进一步的检查，如脑的磁共振成像（见 133 页）或 CT 扫描（见 132 页），以寻找潜在的原因。

医生可能会建议你放松，例如做瑜伽或放松练习（见 32 页）。如果你患有抑郁症，他会给你开抗抑郁药物（见 592 页）。一旦紧张或抑郁状态解除，紧张性头痛通常可缓解，但有可能会复发。

偏头痛

剧烈的头痛常常伴随视觉障碍、恶心或呕吐

- 首次发作通常发生在30岁左右，发病率随年龄增长而降低
- 女性更常见
- 有时有家族聚集现象
- 多种事物可诱发疾病，包括压力、某些食物、睡眠过少或过多以及脱水

英国每年约有 1/10 的人有偏头痛发作。偏头痛较常见于女性，通常第一次发作在 30 岁之前，甚至可发作于两岁时的儿童期（见 549 页“**儿童偏头痛**”），但 50 岁以上的人发病是罕见的。偏头痛发作的时间间隔不同。有些人一个月发作几次，其他人可能一年不到一次。大多数人随着年纪增长，偏头痛的发作会越来越少，越来越轻。

主要有两种类型的偏头痛：有先兆的偏头痛和无先兆的偏头痛。先兆是指在头痛发作前产生的一组症状，包括视力障碍。有先兆的偏头痛占 1/5。有些人会有两种类型的偏头痛发作。

由哪些原因引起？

偏头痛的病因仍不清楚，但大多数人认为可能是与不正常的脑干活动和某些神经递质（大脑中的化学物质）水平的变化，影响了脑的其他部分，引起脑血管的变化所致。

大约 8/10 的偏头痛患者有与偏头痛密切相关的疾病。压力（见 31 页）和抑郁（见 343 页“**抑郁症**”）可能是触发因素，随着压力的解除，疾病可能会得到缓解，例如在紧张工作了一天之后放松一下。其他潜在的诱因包括错过用餐、睡眠缺乏或过多、脱水及过度进食某些食物或饮料，如奶酪、巧克力和红葡萄酒。许多女性的偏头痛往往发生在月经期间。

有哪些症状？

偏头痛无论有无先兆，有时都会先有一组症状，统称为前驱症状。这些前驱症状往往出现在主要症状开始前大约一小时。前驱症状往往包括：

- 焦虑或情绪的变化。
- 味觉和嗅觉的改变。
- 精力过盛和不足。
- 打哈欠。

有先兆的偏头痛在偏头痛发作之前有进一步的症状，包括：

- 视觉障碍，如视力模糊和感觉眼前有明亮的闪光。
- 脸或一侧身体有针扎、麻木或无力感。

前驱症状后产生的主要症状，包括：

- 剧烈的、搏动性的头痛，运动可加剧，疼痛通常出现在头、眼周或颞部的一侧。
- 恶心或呕吐。
- 对强光、大声喧哗或某些气味异常敏感。

偏头痛可能持续几小时到几天，但最终能够缓解。偏头痛发作后，你可能觉得疲乏以及无法集中精神。

自助措施

预防偏头痛

已知有许多因素可引发偏头痛。你需要确定有哪些影响因素。避免这些因素可以降低偏头痛发作的频率和严重程度。

- 记日记若干周，以帮助确定触发因素。
- 避免任何可能诱发疾病发作的食物，常见的这类食物包括红葡萄酒、巧克力和奶酪（尤其是发酵奶酪）。
- 规律用餐，因为延误用餐可能触发发作。
- 大量饮水。
- 如果可能，遵循规律的睡眠模式，因为睡眠规律改变会触发发作。
- 如果紧张是一个触发因素，可尝试做一些放松练习（见 32 页）。

应该如何处理？

医生通常根据症状即可诊断偏头痛。少数情况下，需要做一些检查，如头部磁共振成像（见 133 页）或 CT 扫描（见 132 页），以排除更严重的原因，如脑肿瘤（见 327 页）。

一旦被诊断为偏头痛，医生可能会给你开药，以减少发作持续的时间，帮助治疗症状，或防止偏头痛的再发作。例如，医生可能开抗偏头痛药物（见 590 页），如曲坦类药物。如果在发作的早期阶段服用，通常会防止偏头痛的进一步发展。

剧烈的偏头痛发作时，止痛药物（见 589 页）或非甾体类抗炎药物（见 578 页）可以减轻疼痛。如果你有恶心和呕吐，止吐药物（见 595 页）可能有用。

自助措施有助于防止偏头痛再次发作（见本页“预防偏头痛”）。如果你有剧烈或频繁的偏头痛发作，医生可能会给你开心得安（见 581 页“β－受体阻滞剂”）或抗癫痫药丙戊酸钠或托吡酯，每天服用以防止发作。

丛集性头痛

剧烈的短暂性头痛，在几天内反复发作

- 30岁以下人群罕见
- 男性更常见
- 吸烟和酗酒是发病的危险因素
- 遗传对本病的影响不明显

丛集性头痛是头痛中比较严重的一种，往往是头部的某个部位多次短暂的剧烈疼痛发作。头痛的发作遵循一个特征性的模式，通常是每天 1 ～ 4 次，两次丛集性头痛可能间隔几个月甚至几年。但是，少数人有持续的丛集性头痛，发作间歇期极短。

同偏头痛（见 320 页）一样，丛集性头痛可能与血流量增加导致脑部血管扩张有关。在英国，每 1000 个人中有 1 人受到此类头痛的影响，往往男性较女性常见。吸烟和酗酒都会使风险增加。

有哪些症状？

丛集性头痛往往在清晨发作。主要症状突然出现，影响一侧的头部或面部，症状包括：

- 一侧眼周或颞部剧烈疼痛。
- 眼睛充血发红。
- 眼睑下垂。
- 鼻堵塞，有时一侧鼻孔流涕。

从集性头痛发作可能持续几分钟至 3 小时。平均发作持续 15 ～ 30 分钟。如果你第一次突发剧烈的头痛，或者有不同于以往的头痛症状，请立即咨询医生。

应该如何处理？

处理丛集性头痛包括对急性发作和为防止头痛所采取的一些治疗。急性发作时，使用面罩吸入氧气会得到缓解。另外，注射或鼻喷曲坦类药物（见 590 页“抗偏头痛药物”），也可能有效。

为预防头痛发作，医生可能会给你开维拉帕米或皮质类固醇药物（见 600 页），前者是一种钙通道阻滞剂（见 582 页）。使用这些药物应遵循医生的建议，在头痛消失后逐渐减少剂量。如果发作特别严重而使你虚弱，可能需要使用锂剂（见 593 页“情绪稳定药物”）进行治疗。

如果你易发作丛集性头痛，你不应该抽烟或喝酒。

丛集性头痛可能会伴随你的终身，但你可以延长缓解期。

慢性疲劳综合征

表现为长期疲劳和各种各样的其他症状，至少持续 6 个月

- 最常见于25～45岁的人群
- 女性更常见
- 遗传和生活方式对本病的影响不明显

慢性疲劳综合征是一种综合性疾病，可引起长期的极度疲劳。也被称为病毒感染后疲劳综合征、肌痛性脑脊髓炎（ME），或慢性疲劳免疫功能紊乱综合征。慢性疲劳综合征会使人非常虚弱，这种情况可能会持续数月甚至数年。

由于症状变化大，慢性疲劳综合征常常被漏诊或误诊。这使受影响的人数难以统计，在英国大约有 25 万人患有此病。慢性疲劳综合征最常见于 25 ～ 45 岁的女性，也可以影响任何年龄的儿童或成人，以及各个种族的人。

由哪些原因引起？

慢性疲劳综合征的病因还不清楚，有人认为可能与许多不同的因素有关。在某些情况下，慢性疲劳综合征发生于病毒感染或情感创伤，如丧亲以后。在其他情况下，并没有引起该综合征的特别的前驱疾病或生活事件。有时，慢性疲劳综合征与抑郁症（见 343 页）有关，但是目前还不清楚，抑郁症是其原因还是结果。

有哪些症状？

虽然症状的数量和严重程度可能各不相同，但慢性疲劳综合征的主要症状包括：

- 极度疲劳至少持续 6 个月。
- 短期记忆或注意力受损。
- 喉咙痛。
- 淋巴结触痛。
- 肌肉和关节疼痛，但是无肿胀或发红。
- 睡眠质量差。
- 头痛。
- 长期肌肉疲劳及轻微体力活动后感到不适。

自助措施

应对慢性疲劳综合征

如果你患有慢性疲劳综合征，你的精力可能会产生波动。你需要灵活调整自己的生活方式，以帮助你控制该疾病。以下的自助措施可能对你有益：

- 尝试每天休息和工作结合。
- 分级运动可能是有益的。尝试为自己设定一个逐周增加的活动量。
- 为自己设定一个目标。
- 改变饮食，特别是减少酒精的摄入量和减少饮用含咖啡因的饮料。
- 尽量减少压力（见 32 页“放松练习”）。
- 加入一个支持小组，这样你不会感到孤立。

很多有慢性疲劳综合征的人也会产生抑郁症状，如对工作和休闲活动失去兴趣或焦虑（见 341 页“焦虑障碍”）。与过敏反应有关的疾病，如湿疹（见 193 页）和哮喘（见 295 页），对于慢性疲劳综合征患者来说可能会更严重。

如何诊断？

如果你在没有明显原因的情况下长期疲劳超过 6 个月，且至少有 4 个以上的上述症状，医生可能会怀疑你有慢性疲劳综合征。然而，由于持续性疲劳也是许多其他疾病的症状，包括甲状腺或肾上腺的功能减低（见 432 页“甲状腺功能减退症”；见 436 页“艾迪生病”）和贫血（见 271 页），医生会首先排除其他病因。

医生可能会让你做一般性的身体检查，他会询问一些问题，以找出你可能存在的心理问题，如抑郁症。他还会安排你做血液测试。如果病因没有确定，而你的症状符合诊断标准，就可以诊断为慢性疲劳综合征。由于没有用于诊断慢性疲劳综合征的特异性的检查，确诊该疾病可能需要一些时间。

如何治疗？

虽然慢性疲劳综合征没有特异性的治疗，但一些自助措施可以帮助你应对疾病（见本页“应对慢性疲劳综合征”）。医生可能会给你开一些药物，以减轻你的一些症状。例如，头痛、肌肉和关节疼痛可服用止痛药物（见 589 页）或非甾体类抗炎药物（见 578 页）。即使你没有出现抑郁症的症状，抗抑郁药物（见 592 页）也可以改善你的病情。认知行为疗法（见 623 页）对你是有益的。物理治疗（见 620 页）有助于增强你的耐力。医生可能建议你做心理咨询（见 624 页），以帮助你应对病情，加入一个支持小组，对你可能也是有益的。

预后如何？

慢性疲劳综合征是一个长期的疾病，但可能有症状缓解期。很多人的症状在开始的 1 ～ 2 年是最严重的。超过半数的患者，若干年后症状会缓解消失。

脑和脊髓疾病

脑和脊髓处理从整个身体不同的感觉器官收到所有信息，并给予适当的反应。脑和脊髓通过周围神经与身体的其他部位连接。脑和脊髓由覆盖其上的膜，以及颅骨和灵活的骨性脊椎保护。

本节开始的内容包括头部损伤和不同的无意识状态，如昏迷。接下来介绍脊椎损伤，这往往是由于交通事故引起的急性颈部扭伤所致。

接下来讨论的是与大脑功能异常有关的疾病，如癫痫和发作性睡病，发作性睡病导致不可抗拒的睡眠倾向。下一篇文章侧重于影响大脑的传染性疾病，如脑膜炎与病毒性脑炎。脑膜炎是覆盖脑和脊髓的膜发炎，病毒性脑炎是大脑发炎。然后介绍的是恶性和良性脑肿瘤。

紧接着介绍多种类型的脑卒中和脑出血，这些都可能影响语言、运动或心理能力。本节的最后部分介绍了退行性疾病，如多种类型的痴呆和运动神经元病。

影响脑的一般疾病，如头痛，在本章的其他节中加以讨论（见 319 ～ 321 页“**常见的神经系统疾病**”）。

重要的解剖结构

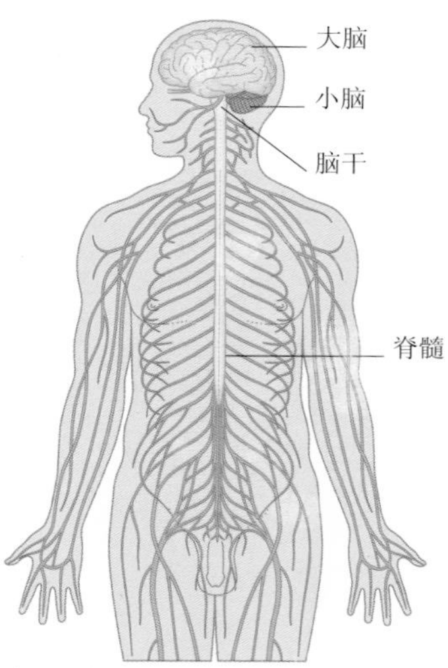

有关脑和脊髓的结构和功能的更多信息，请参阅 311 ～ 318 页。

头部损伤

指头皮、颅骨和脑的损伤，严重程度可以从轻微到致命不等

最常见于35岁以下人群

男性更常见

饮酒和某些运动是发病的危险因素

遗传对本病的影响不明显

在日常生活中，许多人可能有过头部损伤的经历，但其中大多数人的伤痛是比较轻微的，而且没有后遗症。例如，大多数孩子在摔倒时，经常会撞到头部。但是，一些头部损伤可能会很严重，是年轻男性死亡的主要原因之一。2007 ～ 2008 年，在英国有超过 23.8 万人因头部损伤入院治疗。摔倒、被攻击以及道路交通事故是最常见的原因。

头部损伤的严重程度不能仅从外观来判断，有时即使没有头皮和颅骨损伤的征象，也可能有严重的脑损伤。

有哪些类型？

头部受伤的严重程度不同，包括头皮、颅骨、脑或三者结合的损伤。某些头部外伤，导致眼睛也会受伤（见 363 页“**眼外伤**”）。

仅发生头皮损伤通常情况下比较轻微，而且没有后遗症。但是，头皮上的小切口可能导致大出血，因为头部接近皮肤表面的地方有许多血管。因此，损伤看起来显得比实际情况要严重得多。

颅骨骨折可能是由于头部受到撞击造成的。尽管头皮可能不会出血，但骨折有时会合并颅骨内出血或脑损伤。

脑损伤分为直接损伤和间接损伤。直接损伤通常发生在颅骨骨折或穿通伤，如刀伤后。间接损伤往往发生于头部受到重击而颅骨未损伤时。例如，头部的一侧受打击，脑可以因为颅骨内的震动而受挫伤。头部损伤后的液体积聚可引起颅骨内压力升高，也可以导致脑损伤。覆盖于脑的两层膜之间有出血（见 330 页“**硬膜下出血**”）也可能造成危险的脑组织受压。

有哪些症状？

最初的症状往往在头部损伤后不久产生，轻微的病例通常包括轻微的头痛和头皮肿块、挫伤或伤口。然而，一个受伤的人，开始可能没有任何症状，几小时或几天之后出现症状，这往往预示着发生了较严重的头部损伤。症状包括：

- 视力模糊或复视。
- 头痛伴有恶心和呕吐。
- 口齿不清。
- 呕吐。
- 鼻子或耳朵出血或溢液。
- 意识错乱或嗜睡。
- 丧失意识。

严重的情况下，病人可能长期昏迷（见 323 页）。有时，非常严重的颅脑损伤是可以立即致命的。

如果你有剧烈的头痛、需要缝合的伤口或额外的症状发生，你必须马上去医院或立即得到医疗救治。

年幼的孩子无法描述自己的症状，头部损伤后应密切观察。如果孩子呕吐、烦躁不安或昏昏欲睡，应立即带他就医。头部受伤导致意识丧失应立即住院评估。

有哪些并发症？

头部损伤后，有些人会有后遗症，持续时间几个月甚至更长。这些问题包括：频繁的头痛、头晕、注意力降低和失去平衡等。也可能产生持续性耳鸣（见 378 页）。有些人，如拳击运动员经常有头部损伤，最终可能发生帕金森综合征（见 333 页“**帕金森病和帕金森综合征**”）。

如果头部损伤导致开放的伤口，细菌可以进入颅骨内，引起感染（见 327 页“**脑脓肿**”）。少数情况下，脑外伤可能影响语言、运动或认知能力。有些外伤可能会导致反复癫痫发作（见 324 页“**癫痫**”）。

我该怎么办？

如果你的头部受到打击但没有失去意识，且只有轻微头痛，你可以服用扑热息痛（见 589 页“**止痛药物**”）来缓解疼痛。然而，有些止痛药，如阿司匹林和其他非甾体类抗炎药物（见 578 页）不应该服用，因为这些药物可能会使出血加重。

如果你身边的人头部受伤，你应该用一个清洁的纱布紧紧地压住伤口，以尽量控制出血。如果对方失去了意识，或者你担心他的伤势，应该立即就医。

医生会如何处理？

医生会给你做体检，如果有必要，会安排你在医院做检查。可能要做 X 线检查（见 131 页）以发现骨折；磁共振成像（见 133 页）或 CT 扫描（见 132 页）以寻找肿胀或出血。你可能还需要住院观察一晚。

如果你有轻微外伤，医生可能建议你在家休息。然而，如果有进一步的症状，你必须寻求治疗。严重的颅脑外伤需要入住重症监护病房（见 618 页），以进行连续的监测。如果有脑水肿，可给予皮质类固醇药物（见 600 页）。如果有感染的危险，可给予抗生素（见 572 页）。如果因积液或颅骨压迫造成颅压升高，可能需要手术减轻压力。你也可能需要手术取出血块。

如果脑损伤影响了语言和运动能力，可能需要言语治疗（见 621 页）、物理治疗（见 620 页）和功能治疗（见 621 页）。

预后如何？

大多数轻微头部损伤可以在几天内完全恢复。严重头部损伤的后果往往是很难预测的。这种损伤的患者约 1/2 能存活，存活者的恢复时间可能长达两年，而且一些损伤，例如语言障碍，可能持续存在。最严重的头部损伤有可能会导致瘫痪、昏迷、持续性意识丧失（见 323 页“**持续性植物状态**”）或死亡。

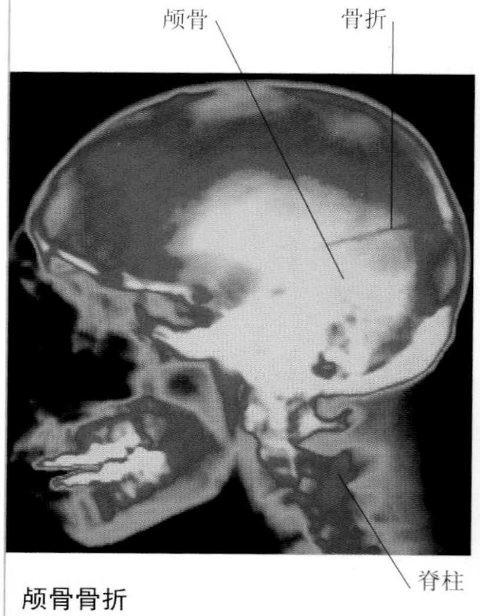

颅骨骨折
这张彩色增强 X 线片显示，颅骨上有一条线，这是颅脑损伤造成的骨折。

昏迷

一种无意识状态，指一个人对刺激的反应消失或减弱

年龄、性别、遗传和生活方式对本病的影响不明显

昏迷是一种无意识状态，此时人对外界刺激，如声音、光线或触摸无反应。昏迷有不同的深度。在昏迷程度较浅时，一个人可能对某些刺激仍然有反应，例如转动眼睛、偶尔咳嗽和低语。深昏迷的人，对任何形式的刺激都无法作出活动或回应。

在过去，昏迷状态通常在很短时间内就会致命。如今，生命机能如呼吸，可以用呼吸机来维持（见 618 页“重症监护病房”），因此复苏是有可能的。

有些严重的昏迷不可逆转地丧失所有的自主功能（见本页“脑死亡”）。其他的昏迷病人仍然保留了这些基本功能，但对刺激无响应。这种病情称为持续性植物状态（见本页）。

由哪些原因引起？

昏迷既可由中枢神经系统病变引起（占 70%）；又可以是全身性疾病的后果。许多疾病患者在死亡之前会出现昏迷。

由脑损伤导致的昏迷，虽然是可以治疗的，但是非常严重的损伤可能是不可逆转的，有时是致命的。

严重的头部损伤（见 322 页）或阻止血液流向大脑的疾病，如脑卒中（见 329 页）或心脏停搏（见 252 页），可能造成脑组织较大范围的损伤，导致昏迷状态。其他昏迷的原因包括大脑感染，如脑膜炎（见 325 页）和病毒性脑炎（见 326 页）。

血液中某些物质水平过高或过低可导致昏迷状态。例如，糖尿病患者的血糖水平过度上升或下降（见 437 页）会导致昏迷状态。在这种情况下，适当的治疗通常是可以逆转的。昏迷状态也可能是因为药物过量（见 185 页“药物过量与误服”）、饮酒过量、肾或肝功能衰竭引起的。

如何诊断？

入院时，医生要检查昏迷病人受损伤的证据，以评估神经系统功能。要询问家庭成员和朋友，病人可能的昏迷原因。当一个人长时间处于无意识状态时，就可以作出昏迷的诊断。对昏迷程度的评估（如格拉斯哥昏迷量表），主要是通过评价被测量人对刺激，如疼痛的反应来进行的。例如，医生可摩擦胸骨或用力按压甲床。医生还可以安排病人做血液测试，以寻找某些病因，如药物过量、酒精过量或血糖水平异常。影像学检查，如磁共振成像（见 133 页）或 CT 扫描（见 132 页），可以用于检查脑损伤。

如果怀疑是脑膜炎，可以做腰椎穿刺（见 326 页）。这项检查需要从脊髓周围取得液体样本，以用来检查是否有感染。

如何治疗？

昏迷的病人可能需要入住重症监护病房，如果呼吸功能受损，机械通气可能是必要的。如果可能的话，应立即治疗引起昏迷的病因。例如，如果病因是感染，应使用抗生素（见 572 页）治疗。必须定期评估意识状态。如果是颅内压升高导致的昏迷状态，有必要监测颅内压。如果颅内压升高，可服用药物降低。

预后如何？

如果脑损伤是轻微的或可逆的，病人可从昏迷状态完全康复。但是，有时医生很难预测完全恢复的可能性。严重头部创伤造成的深昏迷，往往导致长期的神经问题。这些问题可能包括肌肉无力或行为改变，这往往需要长期治疗，如物理治疗（见 620 页）或功能治疗（见 621 页）。如果大脑的损伤严重且不可逆转，尤其是脑干受到影响，病人是不可能恢复的，最终结果可能是死亡。

持续性植物状态

由脑损伤造成的长期无意识状态，处于这种状态的人称为植物人

年龄、性别、遗传和生活方式对本病的影响不明显

如果两侧脑或脑干大面积受损，可能导致昏迷（见本页）。持续性植物状态是控制高级认知功能，如思维的大脑部位受损，认知能力完全丧失，没有任何自主活动。但是，控制重要自主功能，如心跳和呼吸的大脑区域未受损。虽然处于持续性植物状态的病人对噪声、光和其他刺激没有身体和精神上的反应，但是他们可以自主呼吸，头部或四肢也可能会发生任意运动。

处于持续性植物状态的病人，似乎有正常的睡眠模式，他们的眼睛闭上和睁开好像入睡和觉醒。但是，他们似乎并没有身体上的感觉，如疼痛或情绪困扰。由于控制呼吸和其他重要功能的大脑区域是完好的，如果能够给他们提供适当的治疗，处于持续性植物状态的病人，仍可以生存数月甚至数年。

持续性植物状态最常见的原因是严重的头部损伤（见 322 页），也可能是因为脑部感染，如病毒性脑炎（见 326 页），或因溺水、呼吸以及心跳骤停（见 252 页“心跳停搏”）导致大脑缺氧造成的。

应该如何处理？

如果患者失去意识，对刺激无反应，不能交流，但仍保留重要的生命功能，如呼吸，则可以诊断为持续性植物状态。没有任何迹象表明，病人存在思维。

持续性植物状态没有有效的治疗方法。但是，一般的支持措施和护理服务可确保病人尽可能的舒适。持续性植物状态的病人可以幸存几年，但不可能痊愈。

脑死亡

指脑和脑干功能不可逆转地丧失

年龄、性别、遗传和生活方式对本病的影响不明显

如果一个人因为脑损伤，对外部刺激无任何回应，那么此人即处于昏迷（见本页）状态。在某些情况下，损害可能影响到整个大脑，包括脑干。这部分的大脑控制身体许多重要的自主功能，如心率和呼吸。如果脑干受损严重，例如头部损伤（见 322 页）后，这些生理机能可能会受到影响；如果这种损害是不可逆的，可以被认证为脑死亡。

脑死亡的病人无法回应任何刺激，不能自主呼吸。如果没有呼吸机的辅助呼吸（见 618 页“重症监护病房”），那么病人在几分钟之内就会死亡，甚至使用了生命支持，在几天内也会发生死亡。

应该如何处理？

如果医生认为病人发生了脑死亡，还应由两名经验丰富的医疗顾问，在进行一系列的相关检查后确认诊断。这些检查针对病人对刺激的反应和由脑干控制的功能。包括检查在没有使用呼吸机的情况下，独立呼吸的能力。

判断脑死亡的依据：由医生确认病人的脑和脑干功能已完全丧失，而且病因已经查明，即使竭尽所能仍不能逆转。一旦确定脑死亡后，即可停止复苏。

脑死亡的病人，即使住进重症监护病房进行强化治疗，也无法生存超过几天。在对病人亲属进行辅导、给予心理支持的同时，还将继续全面的医疗救治，包括机械通气。医生将与家庭成员充分讨论病情，在决定何时关闭呼吸机时，应征求尽可能多的家庭成员的意见。

根据病人年龄，以往的健康状况和死亡的原因，可以询问亲属是否愿意捐赠器官。

脊椎损伤

可能累及脊髓的背部或颈部损伤

最常见于30岁以下的人群

男性更常见

饮酒、驾车和某些体育运动是发病的危险因素

遗传对本病的影响不明显

颈部和背部外伤最常见的原因是交通事故。最常见的损伤部位是背部和颈部的肌肉、脊椎（椎骨）和韧带。韧带将骨头固定在一起。

脊椎损伤也可能损害脊髓。脊髓位于脊椎狭窄的管道内，上端连接延髓，两侧发出的脊神经分布到四肢和躯干，是外周神经系统与脑之间的通路。脊椎损伤可引起身体某些部位的麻木和乏力。如果损伤严重，可以导致瘫痪，这可能是永久性的，甚至危及生命。脊椎损伤的发生更常见于年轻人，往往由于他们的冒险行为或身体对抗性运动导致。

脊椎损伤通常使损伤点以下身体的一个部位或多个部位受到影响。这种损伤，可能是暂时性的，但通常会导致某种程度的永久性功能障碍，因为这些神经通路能协助控制许多身体活动及功能。

有哪些类型？

最常见的脊椎损伤类型是急性颈部扭伤，这种类型的损伤通常不影响脊髓。急性颈部扭伤是因颈部扭转时突发性的脊柱过度弯曲导致的，多见于交通事故。

脊椎损伤可能使一个或多个椎体骨折或移位。椎体可能因撞击而受损，

如被车撞了，或由于从高处坠落造成压缩。脊髓可能因椎骨移位或被破碎的椎骨穿透而受到损伤。

有哪些症状？

脊椎损伤的症状，取决于损伤的类型、严重程度和部位。急性颈部扭伤可能导致一个或多个下列症状：

■ 头痛。
■ 颈部疼痛和僵硬。
■ 损伤区域肿胀。
■ 肩部疼痛。

椎体移位或损伤，包括椎间盘压缩，可导致疼痛和炎症。如果脊髓有损伤，身体的其他部位也会产生症状。这些症状可能包括：

■ 感觉丧失。
■ 虚弱。
■ 损伤部位无法活动。
■ 无法控制膀胱和肠道。
■ 呼吸困难。

产生症状的部位取决于脊髓损伤的部位。脊髓损伤的部位越高，受到影响的部位就越多。例如，中段胸部脊椎损伤可能导致腿部的无力和麻木，但不会影响上肢。如果颈部脊髓严重受损，有可能引起全身瘫痪，包括四肢（四肢瘫痪）、躯干和呼吸肌，并可能导致死亡。

如果怀疑某人颈部或脊椎受伤，不能在没有医生指导下移动他，因为任何活动都可能使脊髓受到损伤。必须立即寻求紧急医疗救助。

如何诊断？

受伤的人住院后，要进行一个完整的神经系统评估。这包括检测伤者对不同类型刺激的反应，以评估脊髓是否已被破坏。如果脊髓有损伤，CT 扫描（见 132 页）或磁共振成像（见 133 页）可以用来确定受伤的性质和程度。如果怀疑椎体骨折，可能需要做脊椎 X 线检查（见 131 页）。

如何治疗？

如果有韧带和肌肉损伤，而椎骨无损伤和移位，可能只需要卧床休息和定期检查。非甾体类抗炎药物（见 578 页）可用于减轻组织的疼痛和肿胀，物理治疗（见 620 页）可以加快受损肌肉的恢复。如果损伤导致椎骨移位或损伤，受损骨骼需要固定。手术将受损的椎骨重新修复，并防止可能的脊髓损伤。不可逆的脊髓损伤可使人瘫痪。有时，早期药物治疗可减轻炎症，限制损伤的程度。有必要长期理疗以维持肌肉力量。

预防是最有效的方法。驾车时一定要扣上安全带，不要超速和酒后驾车；在上下楼梯时要扶住扶手；行走在光滑的路面时要小心慢行；爬梯子也要谨慎当心；运动时更要小心。

预后如何？

只涉及肌肉、韧带的脊椎损伤可能需要 4 ～ 6 周恢复。骨折通常在 6 ～ 8 周愈合。如果脊椎稳定且无脊髓损伤，通常会完全康复。当有瘫痪症状时，需要长时间康复。如果 6 个月后仍没有改善，很可能成为永久性的麻痹。

癫痫

一种可反复发作的大脑功能紊乱

通常发生于儿童和年轻人

某些类型有家族聚集现象

性别和生活方式对本病的影响不明显

癫痫患者因为脑神经元的异常电活动，出现反复的痫性发作或短暂的意识改变。癫痫的基本特征是发作性（症状突然开始，突然停止）、重复性（发作后经过一定的时间间隔重复出现）。癫痫是一种常见的疾病，在英国，每 130 人中有 1 人受此病影响。

疾病通常发生于童年，但可能随着年龄的增长而自愈。然而，老年人也有癫痫发作的风险，因为他们容易患有引起癫痫的疾病，如脑卒中（见 329 页）。

许多癫痫患者可以过上正常的生活。然而，反复发作的病人可能在生活的某些方面受限制。

由哪些原因引起？

约 1/3 的癫痫患者可能受遗传因素的影响，但根本病因仍不清楚。患者的亲属中癫痫的患病率比一般人群高 4 ～ 7 倍。其他的癫痫，可能是由于疾病或脑损伤引起反复发作，这可能有多种原因，包括感染如脑膜炎（见 325 页）、脑卒中、脑肿瘤（见 327 页）、严重头部损伤（见 322 页）或婴儿的长期热性惊厥。

癫痫发作可能是因睡眠不足或饥饿触发的。其他触发因素包括饮酒过量和视觉影响，如闪烁的灯光和闪烁的电视或电脑屏幕。

单次发作不能称为癫痫。例如，儿童高热导致的单次的热性惊厥（见 550 页）。长期酗酒者也可能有癫痫发作，可发生于大量饮酒时或酒精戒断时（见 350 页“酒精依赖”）。低血钙水平及因治疗糖尿病（见 437 页）而引起的过低的血糖水平，也可以触发癫痫发作。

有哪些类型？

癫痫发作可能是全身性或部分性的，这取决于大脑异常电活动的范围。全身性发作是大脑所有区域同时受到影响，而部分性发作只有一部分大脑受到影响。全身性发作分为两大类：强直阵挛发作和癫痫小发作。部分性发作也有两种类型：单纯部分性发作和复杂部分性发作。单纯和复杂部分性发作都可以发展为全身性强直阵挛发作。

强直阵挛发作 该类型发作之前有先兆。这个先兆会持续几秒钟，使人们在失去意识和跌倒之前有机会坐下或躺下。先兆可能包括恐惧、不安感或感觉有不寻常的味道。在发作的前 30 秒，身体僵硬，呼吸不规律或暂停。这个阶段之后是几分钟的四肢和躯干活动失控。发作后，意识恢复，呼吸恢复正常，肌肉放松。松弛的膀胱肌肉可引起尿失禁。病人可能在发作数小时内意识不清，定向障碍及头痛。强直阵挛发作后，病人通常对发作过程毫无记忆。

癫痫持续状态是一种严重的情况，病人反复强直阵挛发作，这期间意识没有恢复。该病可以危及生命，应紧急就医。

癫痫小发作 有时称为失神发作。起病于童年，并可能持续到青春期。癫

▶ 检查

脑电图

脑电图（EEG）可以用来帮助诊断疾病，如癫痫，该病与大脑异常电活动有关。将电极连接到患者的头皮，记录随着眼睛睁开和闭上的大脑活动。在打开频闪灯的一小段时间内，察看大脑活动的变化。这个过程需要 20 ～ 30 分钟，是无痛的。

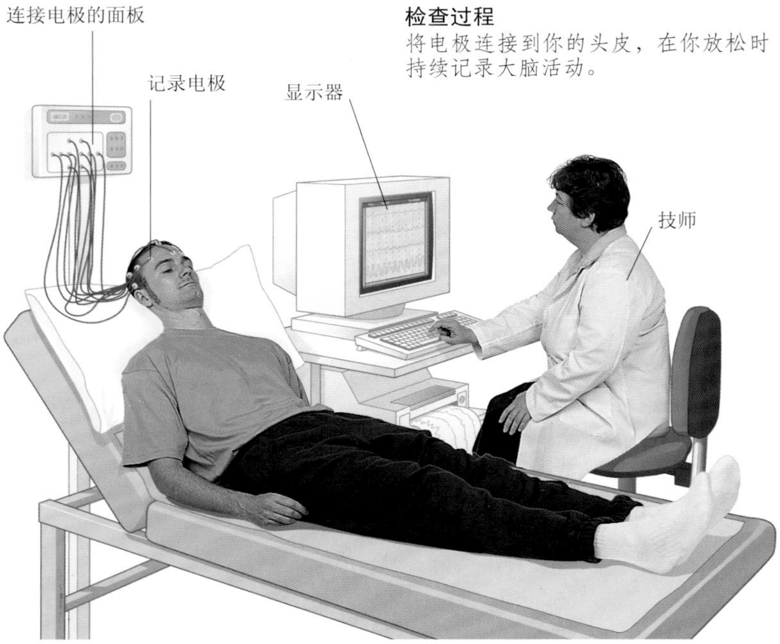

检查过程
将电极连接到你的头皮，在你放松时持续记录大脑活动。

结果

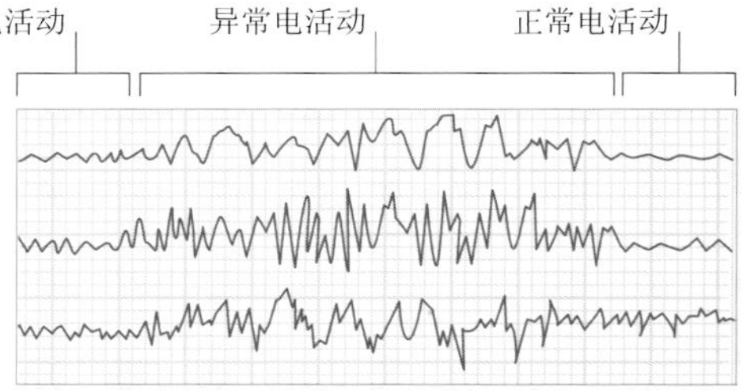

脑电图
这 3 段脑电图，显示出癫痫患者的脑部电活动存在异常。

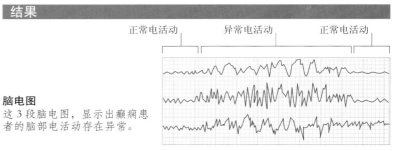

痫小发作在成人中罕见。发作时孩子突然停止动作，与周围失去交流，眼睛睁着，双目茫然地凝视，看起来像在做白日梦。每次发作持续5～30秒，发作过后，孩子通常不知道有什么异常发生。由于发作几乎没有异常行为或跌倒现象，常常不易被大人察觉。然而，频繁的癫痫小发作可以影响孩子的学习。

单纯部分性发作 单纯部分性发作时病人仍然意识清楚。头部和眼睛可能会转向一侧，手、手臂和一侧面部可能抽搐，或身体的某些部位有刺痛感。发作后，病人可能有一侧身体暂时无力或瘫痪。病人也可能有奇怪的感觉，如感觉到有奇怪的气味、声音和味道等。

复杂部分性发作 又称颞叶癫痫，由颞叶异常放电引起，以发作性运动障碍和精神异常为主要表现。发作之前，病人可能会感觉到有奇怪的味道或气味，或感觉正在发生曾经经历过的事情（似曾相识）。接着，病人处于短暂的梦幻状态，无法与人交流。发作时，可能会咂嘴、做鬼脸和烦躁不安。之后，病人可能对刚刚发生的事情全然不知。复杂部分性发作有时可进展为全身性发作。

如何诊断？

诊断依据对病情及各项检查的全面分析。病人就诊时大多数没有发作，且对发作中的情况不能回忆，只能依靠旁观者提供。

如果你不明原因地失去意识或有人见证你发作，应该去咨询医生。如果你的孩子有一次发作，也应该立即带他就医。如果你能从见证者那里获得发作时的细节，这对于医生弄清发生了什么情况非常有帮助。医生会安排你做一些检查，来寻找癫痫发作的病因，例如脑肿瘤或感染，如脑膜炎。如果没有找到反复发作的原因，可做脑电图（见324页）来寻找大脑异常电活动。脑电图也有助于诊断某些类型的癫痫，因为某些形式的发作产生独特模式的电活动。医生也可能安排你做脑部的CT扫描（见132页）或磁共振成像（见133页），以寻找可能导致癫痫的异常结构。

医生会如何治疗？

如果只有一次癫痫发作，可能没有必要治疗。但是，癫痫的病因，如糖尿病控制不佳，可能需要治疗。如果你反复发作，可能需要使用抗惊厥药物（见590页）进行治疗。通常情况下，药物剂量是逐渐增加的，直至发作得到有效控制。有时，再次使用抗惊厥药物是必要的。

你需要定期抽血化验以监测药物水平。如果你在2～3年内没有发作，可降低药物剂量甚至停止用药，当然这取决于很多因素，包括脑电图和脑CT扫描结果。但是，任何药物剂量的改变都必须在医疗监护下进行。高达4/5的患者在停止服用抗惊厥药物两年之内会再次发作。如果药物无法控制发作，小面积脑组织病变是引起发作的原因，可能需要手术切除。

癫痫持续状态的患者需要立即住院，在那里他们将接受静脉注射药物来控制发作。

我该怎么办？

癫痫患者应该有良好的生活习惯，严禁饮酒（见本页**“癫痫患者生活中的注意事项”**）。如果你有癫痫，你应该避免任何可触发发作的事物，如压力或睡眠不足。你应该随身携带诊断证明，以便发作时可以使别人知道你的病情，并给予适当的帮助。

如果你看到有人癫痫发作，你可以协助他侧躺，以防止他自我伤害。如果此人持续发作超过5分钟，你应该呼叫救护车，并陪着他直到救护车到来。

预后如何？

约1/3的人曾有过一次癫痫发作并在两年内再次发作。一次发作后的最初的几个星期，再次发作的风险是最高的。然而，大多数癫痫的预后良好：超过7/10的使用药物治疗的患者，在10年内进入长期缓解期。

自助措施

癫痫患者生活中的注意事项

如果最近你被确诊为癫痫，以下几点可能对你有益：

- 避免任何先前引发过或可能引发癫痫的事物，如闪烁的灯光。
- 学会放松练习（见32页）有助于你应付可能引发癫痫的压力。
- 规律地吃饭和睡觉。
- 避免过量饮酒。
- 服用药物前咨询医生，以确认是否与抗惊厥药物相互作用。
- 确保你在游泳或进行水上运动时有人陪伴。
- 在参加身体接触性体育运动时戴防护帽。
- 申请驾驶执照前和医生沟通，定期联系司机和车辆牌照管理局。
- 择业前需要咨询顾问，因为某些类型的职业可能不适合。
- 如果你计划怀孕，请咨询医生。

发作性睡病

一种在正常清醒时间的嗜睡倾向

- 通常发生于15～30岁的人群
- 有时有家族聚集现象
- 性别和生活方式对本病的影响不明显

发作性睡病的患者，其突然发作的、不可抗拒的睡眠，可以发生在一天中的任何时候，可反复发作多次，在进行单调的任务时最容易发作。睡眠也可能发生在不适当的时间，如吃东西时。病人可以很容易被惊醒，然后又很快入睡。发作性睡病可以严重干扰日常生活。

有些发作性睡病的病人在入睡前有生动的幻觉。当他们将要入睡或醒来时，别人会发现他们无法活动（睡眠瘫痪）。约3/4的发作性睡病患者还会发生猝倒的情况，这是因为这些患者的肢体暂时丧失力量，使人跌倒在地。猝倒有时是情绪反应引发的，如恐惧或大笑。

发作性睡病是由于大脑内睡眠觉醒系统的一种肽水平低而导致的。这种肽由下丘脑细胞产生，帮助调节睡眠和觉醒。发作性睡病的病人，产生肽的细胞受到损伤，但是损伤原因不明。在英国，发作性睡病大约影响着万分之三至万分之五的人。它通常发病于15～30岁，但是有时在童年或中年时发病。

应该如何处理？

医生可能会根据你的症状诊断嗜睡症。脑电图（见324页）也可以用来记录大脑的电活动。这些检查可以在医院的诊室中睡着的同时进行。

你应该在白天规律小睡，在清醒时保持忙碌。医生可能会给你开兴奋性药物（见593页**“中枢神经系统兴奋剂”**）来帮助你保持清醒。某些三环类抗抑郁药物（见592页）对猝倒是有作用的。

虽然发作性睡病通常是终身性疾病，但在某些情况下，随着时间的推移可以自发地改善。

脑膜炎

覆盖于脑和脊髓的脑脊膜的炎症，多是感染导致的

- 年龄和生活方式是与本病病因相关的危险因素
- 性别和遗传对本病的影响不明显

脑膜炎是指覆盖脑和脊髓的脑脊膜的炎症。这种疾病多是由病毒或细菌感染引起的。病毒性脑膜炎更常见，但症状通常没有细菌性脑膜炎严重。细菌性脑膜炎是罕见的，但可以致命。两种形式的脑膜炎，都可以发生在任何年龄，细菌性脑膜炎主要发生在儿童和15～25岁的年轻人［见549页**“儿童脑（脊）膜炎”**］，而病毒性脑膜炎最常见于年轻人。在罕见的情况下，脑膜炎可能是由真菌感染引起的。这种情况主要发生在艾滋病患者（见169页**“艾滋病病毒感染与艾滋病”**）或其他损害免疫系统疾病，如白血病患者。

由哪些原因引起？

许多不同的病毒可导致脑膜炎。其中最常见的是肠道病毒，如柯萨奇病毒感染等，病毒可引起喉咙痛或腹泻，更罕见的是，由病毒引起的流行性腮腺炎（见167页）。病毒性脑膜炎往往有小型爆发，且最常见于夏天。

细菌性脑膜炎最常见于原本健康的儿童或少年感染脑膜炎奈瑟菌（脑膜炎球菌）。这种细菌能引起流行性脑脊髓膜炎。该细菌主要有3种类型：A、B和C型。B型在英国是最常见的。虽然很多人在咽喉部有脑膜炎奈瑟菌，但只有一小部分人发生脑膜炎。其他可以导致脑膜炎的细菌，包括流感嗜血杆菌（HIB）和肺炎链球菌，这两者也可引起肺部和喉部感染。

少数情况下，细菌性脑膜炎可能是身体其他部位感染的并发症。例如，引起肺结核（见300页）的细菌可以从肺传播到脑膜。

细菌性脑膜炎通常是单一病例。然而，也可能有小型爆发，特别是在学校和学院等机构内。这种形式的脑膜炎最常见于冬季。

由于现有的疾病或特殊的治疗，如艾滋病病毒感染或抗癌药物治疗（见587页）导致免疫系统抑制的患者，患所有类型脑膜炎的风险都会增加。

有哪些症状？

脑膜炎最初可能产生类似流感的症

▶ 检查

腰椎穿刺

腰椎穿刺通常用于寻找脑膜炎或其他神经系统疾病，如多发性硬化的证据。该检查在局部麻醉下进行，大约需要15分钟。检查过程中，要测量脑脊液的压力，并取得样本进行分析。为防止检查后头痛，你应该平躺大约1小时，并大量饮水，可饮用含咖啡因的茶和咖啡。

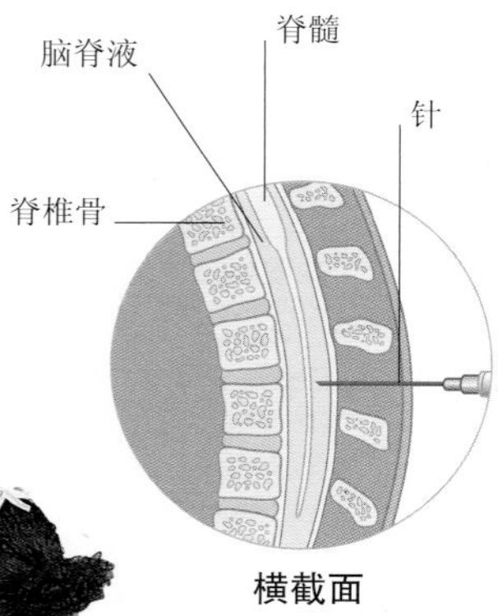

横截面

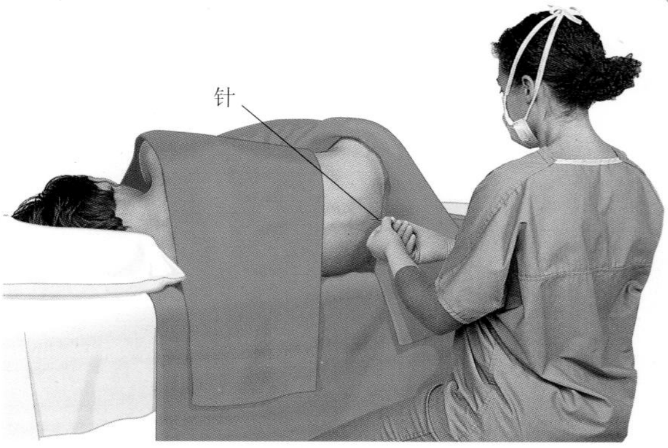

检查过程
用空心针插入腰椎下部的两个椎体之间，抽取脑脊液样本，并进行分析。

结果

脑膜炎的证据
这是脑脊液样本的放大图，显示有几个脑膜炎双球菌，可用来确诊脑膜炎。大量白细胞是对感染的反应。

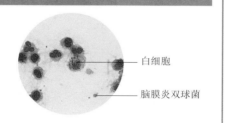

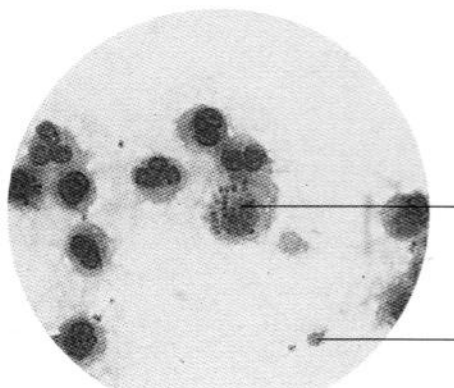

状，如轻度发烧、疼痛和痛苦。随后可产生更明显的症状。细菌性脑膜炎的症状是最严重的，可以在数小时内迅速进展。

病毒性脑膜炎的症状可能需要几天才产生，而真菌和结核性脑膜炎的症状进展缓慢，可能需要几个星期的时间才比较明显。成人脑膜炎的主要症状可能包括：

- 剧烈头痛。
- 发烧。
- 颈部僵硬。
- 不喜欢强光。
- 恶心和呕吐。

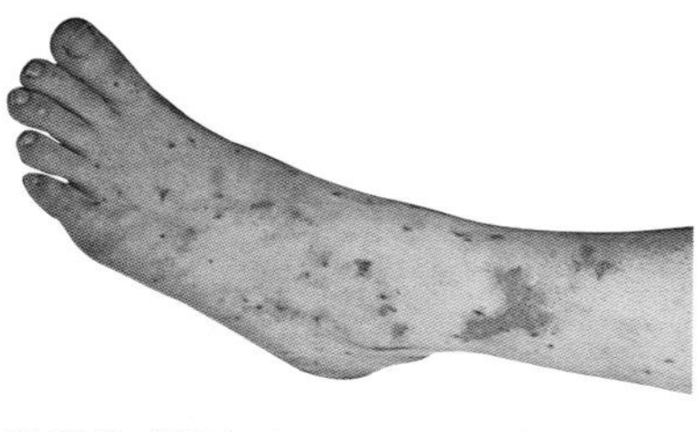

脑膜炎球菌皮疹
流行性脑脊髓膜炎可能有暗红色或紫色的斑点出现，可发展成疹斑。在镜下观察，按压皮疹不褪色。

- 流行性脑脊髓膜炎可有扁平的紫红色皮疹，大小不等，按之不褪色（见57页“检查红色皮疹”）。

如果不及时治疗，细菌性脑膜炎可能导致惊厥、嗜睡和昏迷（见323页）。某些情况下，脓液积聚（见327页“脑脓肿”）压迫邻近组织。

应该如何处理？

如果怀疑得了脑膜炎，应立即入院治疗。医生会马上给予静脉注射抗生素（见572页）。从脊髓周围取得液体样本，然后检查样本以寻找感染的证据（见本页“腰椎穿刺”）。某些情况下，腰椎穿刺前也可进行头部CT扫描（见132页）或磁共振成像（见133页）。

如果依据腰椎穿刺检查，确诊了细菌性脑膜炎，至少应持续使用抗生素一周。如果是结核性脑膜炎，则给予抗结核药物（见573页）。细菌性脑膜炎往往需要入住重症监护病房（见618页）持续监测。可以给予静脉输液、抗惊厥药物（见590页）和用来减轻大脑炎症的药物，如皮质类固醇药物（见600页）。

病毒性脑膜炎没有特异性的治疗。如果细菌性脑膜炎已被排除，通常需要考虑病毒性脑膜炎。可以用药物来缓解症状，如头痛可以使用止痛药物（见589页）。真菌性脑膜炎需要住院，静脉注射抗真菌药物（见574页）治疗。

预后如何？

病毒性脑膜炎通常需要1～2周的时间可以康复。细菌性脑膜炎可能需要数周或数月才能完全康复。在极少数情况下，由于大脑一部分损伤可能有后遗症，如听力受损或记忆障碍。即使治疗，仍有约1/10的细菌性脑膜炎病人死亡。死亡最常发生于婴儿和老年人。

如何预防？

与流行性脑脊髓膜炎密切接触的人，通常要给予两天抗生素。这样可以杀死任何脑膜炎双球菌，包括咽喉部的细菌，以防止传染其他人。儿童要接种B型流感嗜血杆菌（HIB）和C型脑膜炎奈瑟菌疫苗（见13页“常规免疫接种”）。B型流行性脑脊膜炎还没有有效的疫苗。建议前往高风险地区的人们，如某些非洲国家，应该接种几种类型脑膜炎的疫苗，包括A、C、W135和Y型疫苗（见35页“旅行免疫接种”）。

病毒性脑炎

由病毒感染导致的大脑发炎

年龄、性别、遗传和生活方式对本病的影响不明显

病毒性脑炎是一种罕见的疾病，是由病毒感染导致的大脑发炎。通常，脑和脊髓周围的脑脊膜也受影响。病毒性脑炎的严重程度不同。可以很温和，几乎没有症状，甚至注意不到，也可以很严重，危及生命。

由哪些原因引起？

许多病毒可引起病毒性脑炎。有时传染性单核细胞增多症（见166页）可导致轻微的病毒性脑炎。此外，病毒性脑炎也可以在儿童时期感染，如麻疹和流行性腮腺炎（见167页）的并发症，但是常规免疫接种（见13页），使这些疾病已经不常见了。

危及生命的病毒性脑炎，最常见的是由单纯疱疹病毒（见166页“单纯疱疹病毒感染”）引起的。在热带地区，病毒性脑炎可能是经蚊子或蜱传播感染的，如黄热病（见169页）。

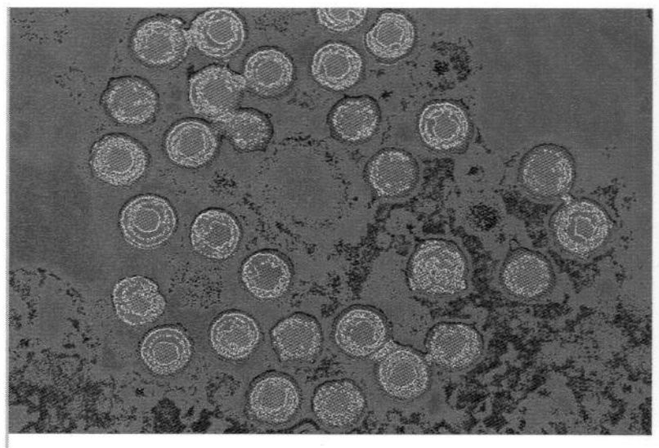

单纯疱疹病毒
这张高倍放大的图片显示的是单纯疱疹病毒，它是引起危及生命的病毒性脑炎最常见的原因。

在过去，这种疾病多是由脊髓灰质炎病毒感染引起的。但是现今，因为常规免疫接种，这种疾病在发达国家已非常罕见。

有哪些症状？

轻度的病毒性脑炎通常在数天内逐渐进展，可能只有轻微的发烧和头痛。但是重症病例的症状，通常在24～72小时内迅速进展，可能包括：

- 高烧。
- 剧烈头痛。
- 恶心和呕吐。
- 言语障碍，如吐字不清。
- 一个或多个身体部位无力或瘫痪。
- 意识不清。

如果环绕大脑的脑膜感染（见325页“脑膜炎”），可能产生其他症状如颈部僵硬和惧强光。病人可能有癫痫发作。在某些情况下，可有嗜睡，并可能逐渐进展为丧失意识和昏迷（见323页）。

如何诊断？

如果怀疑是病毒性脑炎，你会被收住院。医生可能会安排一个血液测试，寻找病毒感染的迹象。你有可能要做CT扫描（见132页）或磁共振成像（见133页），以寻找炎症引起的脑肿胀部位，并排除其他可能的原因，如脑脓肿（见327页）。取脑脊液样本（见本页“腰椎穿刺”），寻找感染的证据。你可能需要做脑电图（见324页）以寻找大脑的异常电活动。极少进行脑活检，这需要在全身麻醉下，取部分脑组织样本，通过检查样本来明确诊断。

如何治疗？

单纯疱疹病毒引起的病毒性脑炎，可以静脉注射阿昔洛韦（见573页“抗病毒药物”）或者皮质类固醇（见

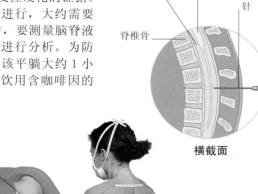

600 页）以减少脑的炎症。严重的病例，即使原因尚未确定，也可考虑静脉注射阿昔洛韦。如果伴有惊厥抽搐，可给予抗惊厥药物（见 590 页）。严重的病例，可能需要入住重症监护病房（见 618 页）进行治疗。

预后如何？

病毒性脑炎的预后往往很难预测。轻度脑炎病人通常几个星期即可完全康复，但可能之后的几个月内，偶尔会有头痛。然而，重症病例可能是致命的。单纯疱疹病毒引起的脑炎，往往留有后遗症，如记忆力减退。单纯疱疹病毒性脑炎可能造成儿童学习困难。如果及早开始治疗，这种类型的病毒性脑炎的影响，通常可以减少到最低限度。

脑脓肿

大脑内由细菌或真菌感染引起的充满脓液的肿块

- 男性更常见
- 静脉注射毒品是发病的危险因素
- 年龄和遗传对本病的影响不明显

脑脓肿是脓液的积聚。脑脓肿比较罕见，但如果不及时治疗，可危及生命。脓液积聚可形成单一的脓肿或在大脑不同部位形成几个脓肿。脓肿周围的脑组织被压迫，大脑本身可能有水肿，使颅内压增高。

免疫功能受损的人，包括艾滋病毒感染者（见 169 页“**艾滋病病毒感染与艾滋病**”）和接受抗癌药物治疗（见 587 页）的人更有可能形成脑脓肿。静脉注射吸毒的人，比其他人形成脑脓肿的风险高，因为重复使用的针头，可能被传染性微生物污染。男性脑脓肿的概率是女性的两倍。

由哪些原因引起？

大多数脑脓肿是由颅内邻近组织的细菌感染扩散到脑部引起的。感染可能来自牙槽脓肿（见 385 页）或感染的鼻窦（见 290 页“**鼻窦炎**”）。如果颅骨被穿透（见 322 页“**头部损伤**”），细菌会进入大脑并引起感染。其他部位的细菌感染，如肺（见 299 页“**肺炎**”）或心脏（见 256 页“**感染性心内膜炎**”），也可以随血流到达脑部。少数情况下，无法找到感染源。脑脓肿有时可能是由真菌感染和弓形体病

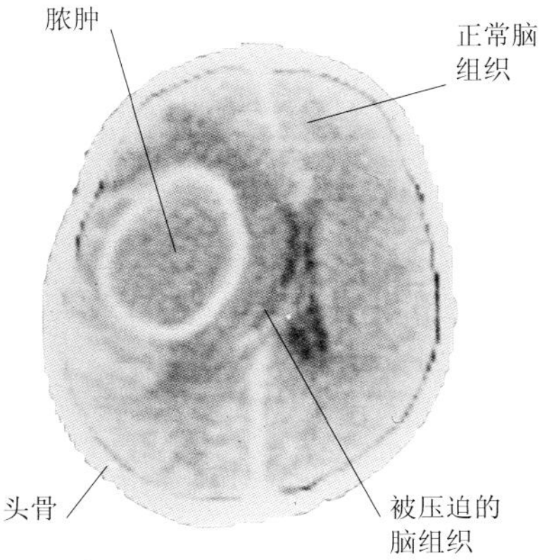

脑脓肿
这张 CT 扫描图显示，细菌感染导致的大块脑脓肿，造成脑组织被压迫和移位。

（见 176 页）引起的，特别是在艾滋病病毒感染者和艾滋病患者中。

有哪些症状？

脑脓肿的症状可能在几天或几周内逐渐进展。它们可能包括：

- 头痛。
- 发烧。
- 恶心和呕吐。
- 颈部僵硬。
- 癫痫发作。

其他症状包括语言和视觉问题，一个或多个肢体乏力，这主要取决于大脑的哪一部分受到影响。如果不进行治疗，意识可能受到损害，并导致昏迷（见 323 页）。

应该如何处理？

如果医生怀疑你有脑脓肿，你应立即住院。头部磁共振成像（见 133 页）或 CT 扫描（见 132 页）可以确诊。你可能需要做血液检验来确定病原体，做 X 线检查（见 131 页）来寻找原发灶。

细菌感染引起的脑脓肿可以用大剂量抗生素（见 572 页）进行治疗，先静脉注射，然后口服 6 周。如果脓肿较大或造成较大范围的脑水肿，可以在全身麻醉下将颅骨钻开一个小洞，使脓液排出。然后分析脓液以确定病原体。你可能需要使用皮质类固醇药物（见 600 页）来减轻脑水肿。抗惊厥药物（见 590 页）可用于减少癫痫发作的风险。严重的病例，可能需要入住重症监护病房（见 618 页）进行机械通气治疗。

预后如何？

如果及早开始治疗，高达 8/10 的脑脓肿病人可以康复。然而，一些人可能留有后遗症，如癫痫、言语不清或肢体乏力。

脑肿瘤

脑组织或脑膜的异常生长

- 最常见于60～70岁的人群；有些类型只发生于儿童
- 男性更常见
- 遗传和生活方式对本病的影响不明显

脑肿瘤是脑内发生的异常赘生物，可分为恶性（有可能扩散，并危及生命）和良性（不太可能扩散）。与身体其他部位的大多数肿瘤不同的是，恶性脑肿瘤和良性脑肿瘤都可以相当严重。肿瘤的严重程度取决于其位置、大小和增长速度。这两种类型的肿瘤都可能压迫邻近的脑组织，造成颅内压力增高。

起源于脑组织的肿瘤，称为原发性脑肿瘤。原发性脑肿瘤可以来自不同类型的脑细胞，包括大脑的支持细胞（神经胶质瘤）和脑膜细胞（脑膜瘤）。胶质瘤通常是恶性的，而大多数脑膜瘤则是良性的。男性的原发性脑肿瘤稍多见，通常发病于 60 ～ 70 岁。有些类型的脑肿瘤只发生于儿童（见 550 页“**儿童脑和脊髓肿瘤**”）。垂体瘤（见 430 页）发生于位于颅底的脑垂体。

继发性脑肿瘤（转移瘤）比原发性脑肿瘤更常见。它们大多是恶性的，是其他部位，如乳房或肺部的恶性肿瘤随血流传播到脑部造成的。大脑可以同时存在几个转移灶。

有哪些症状？

通常原发肿瘤或转移肿瘤压迫部分大脑或引起颅内压增高时产生症状。症状可能包括：

- 头痛，通常在早上更严重。咳嗽或弯腰会加重头痛。
- 恶心和呕吐。
- 视线模糊。

其他症状取决于肿瘤在大脑中生长的部位，可能包括：

- 口齿不清。
- 步态不稳。
- 双重视野。
- 阅读和写作困难。
- 丧失记忆。
- 人格变化。
- 一侧身体麻木和无力。

肿瘤也可能导致癫痫发作（见 324 页“**癫痫**”）。有时，肿瘤会阻塞脑脊液流动，正常情况下，脑脊液（由脑室中的脉络丛分泌的无色透明的液体）是在脑室、蛛网膜下腔和脊髓中央管内循环流动的。因此，脑室（脑内的液体腔）内压力增高，引起进一步的脑组织受压。如果不进行治疗，可能发生嗜睡，并最终进展为昏迷（见 323 页）状态和死亡。

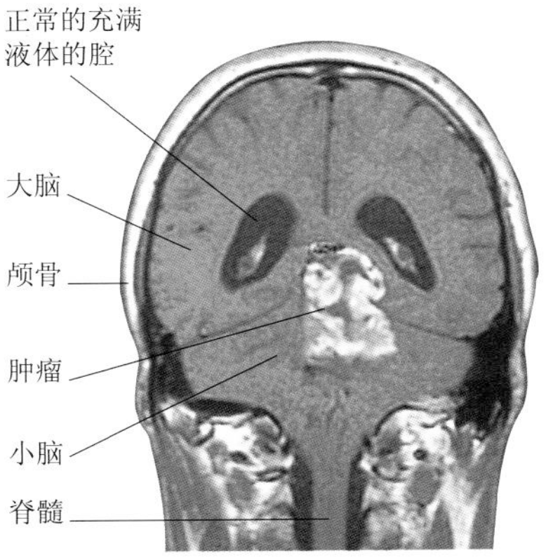

脑肿瘤
这张磁共振成像图显示小脑的脑肿瘤。小脑是脑的一部分，有助于维持姿势和调控运动。当小脑受损时，平衡和协调都会受到影响。

如何诊断？

如果医生怀疑你有脑肿瘤，他会建议你立即到医院，由神经科医师进行评估。你将接受头部 CT 扫描（见 132 页）或磁共振成像（见 133 页），以寻找肿瘤，并检查肿瘤位置和大小。如果这些检查提示有身体其他部位转移而来的肿瘤，你可能需要进行其他检查，如胸部 X 线检查（见 300 页）或乳腺 X 线照相检查（见 487 页），以检查肺部或乳房的肿瘤。你可能还需要做脑活检，即在全身麻醉下取得肿瘤的样本，然后送实验室检查该样本，以确定发生肿瘤的细胞类型。

如何治疗？

脑肿瘤的治疗方法取决于肿瘤数目、位置和肿瘤细胞类型。原发性脑肿瘤可手术治疗。手术的目的是在对周围脑组织造成最小损害的前提下，切除整个肿瘤，或尽可能多地切除肿瘤。如果肿瘤位于大脑深部组织，可不考虑手术。放射治疗（见 158 页）可用于良性和恶性原发肿瘤的手术辅助治疗或替代治疗。抗癌药物治疗（见 587 页）也可用于某些类型的原发肿瘤。小的脑膜瘤如果不引起症状，可以不予处理；但这种情况，需要进行定期监测，以确保在问题出现时，可以早期发现和治疗。

如果脑转移瘤是多发的，通常不考虑手术。但是单发的转移灶，手术切除可能会成功。多发性肿瘤通常采

用放疗，偶尔也会用化疗。

其他必要的治疗方法可用于脑肿瘤的对症治疗。例如，地塞米松（见600页“皮质类固醇药物”）可用于降低颅内压；抗惊厥药物（见590页）可用于预防或治疗与赘生物有关的癫痫发作。如果肿瘤阻塞脑脊液的流动，导致脑室内液体积聚，可以用穿透颅骨插入的一个小导管来引流。

针对肿瘤的生理效应的治疗也可能是有益的，如物理治疗（见620页）有利于缓解情绪问题，言语治疗（见621页）有利于解决语言问题。

预后如何？

原发性脑肿瘤的预后差别很大，这取决于肿瘤的位置、大小、生长速度和肿瘤细胞类型，以及是否可以通过手术切除或对治疗的反应效果。生长缓慢的良性脑肿瘤预后通常较好。例如，生长缓慢的良性脑膜瘤患者，约8/10在诊断后至少可以存活5年。而恶性程度最高的脑胶质瘤，其成年患者在诊断后平均预期寿命是11个月，有不到6%的人存活超过5年。一般来说，儿童的预后往往比成年人更好。

继发脑肿瘤（转移瘤）的病人总的预后很差。大多数人存活时间不超过6个月，但在罕见的情况下，单发转移瘤有可能治愈。

短暂性脑缺血发作

由于脑血供减少，导致部分大脑暂时失去功能的发作性疾病

- 最常见于45岁以上的人群
- 男性更常见
- 有时有家族聚集现象
- 吸烟和高脂饮食是发病的危险因素

短暂性脑缺血发作是脑的供血动脉发生阻塞，导致脑组织暂时性缺氧，引起脑部分区域突然暂时性功能下降。短暂性脑缺血发作可能会持续几秒钟到1小时，没有后遗症。如果症状持续超过24小时，则被归类于脑卒中（见329页）。

在英国，每年在每2500人中就有1人患有短暂性脑缺血发作，多见于45岁以上的人，男性发病率是女性的3倍。

短暂性脑缺血发作与脑栓塞引起的脑卒中很相像，但二者的症状有所不同。前者的症状只持续很短的一段时间，然后消失，而后者则至少持续24小时。短暂性脑缺血发作应该引起足够的重视，因为此病随后伴有脑卒中的可能性非常大。出现短暂性脑缺血发作的症状后，应立即就医，以避免随后发生脑卒中，造成更严重的损害。如果不进行治疗，大约1/3的短暂性脑缺血发作之后会进展为脑卒中。

由哪些原因引起？

有两种情况可能会导致脑部供血动脉阻塞。在动脉内形成的血块（血栓）或从其他部位脱落的血块碎片（栓子）随血液流动，阻塞动脉（见259页“血栓形成和栓塞”）。

动脉粥样硬化（见241页）由于血管壁的脂质沉积，经常形成血栓。而吸烟和高脂饮食的人患动脉粥样硬化的风险较高。遗传性高脂血症（见440页）患者和糖尿病（见437页）患者都有患动脉粥样硬化的风险。高血压（见242页）也会增加动脉粥样硬化的风险。

导致短暂性脑缺血发作的栓子大多来源于心脏、大动脉（身体主要动脉）、颈动脉或颈部椎动脉。如果继往有心脏病发作导致的心脏受损（见245页“心肌梗死”）或心跳不规律（见250页“心房纤颤”），以及心脏瓣膜损伤（见253页“心脏瓣膜疾病”）或心脏瓣膜置换后，血块就更容易在心脏内形成。镰状细胞病（见272页）可以增加短暂性脑缺血发作的风险，因为异常形态的红细胞更容易积聚，使血管发生阻塞。

有哪些症状？

短暂性脑缺血发作的症状通常突然产生，只持续几分钟。症状取决于受影响的大脑部位，可能包括：

- 单眼失明或双目视力模糊。
- 言语不清。
- 组织语言困难。
- 语言理解障碍。
- 一侧肢体针刺麻木感。
- 一侧躯体的一个或两个肢体无力或瘫痪。
- 感觉不稳，平衡失调。

虽然短暂性脑缺血发作的症状多在1小时内消失，但可以复发。患者可以在一天或几天之内多次发作。有时，两次发作的间歇期可达数年。

短暂性脑缺血发作本身不会有后遗症，但是有较高的脑卒中风险，因而需要寻求紧急医疗救助。

> **检查**
>
> ### 颈动脉多普勒超声扫描
>
> 颈动脉多普勒超声扫描通过超声来察看颈部血管内的血流。该扫描用于检查短暂性脑缺血发作或脑卒中等疾病。探头发出超声波形成血流图，可以显示颈部动脉血管的狭窄。检查大约需要20分钟，无痛且安全。
>
> 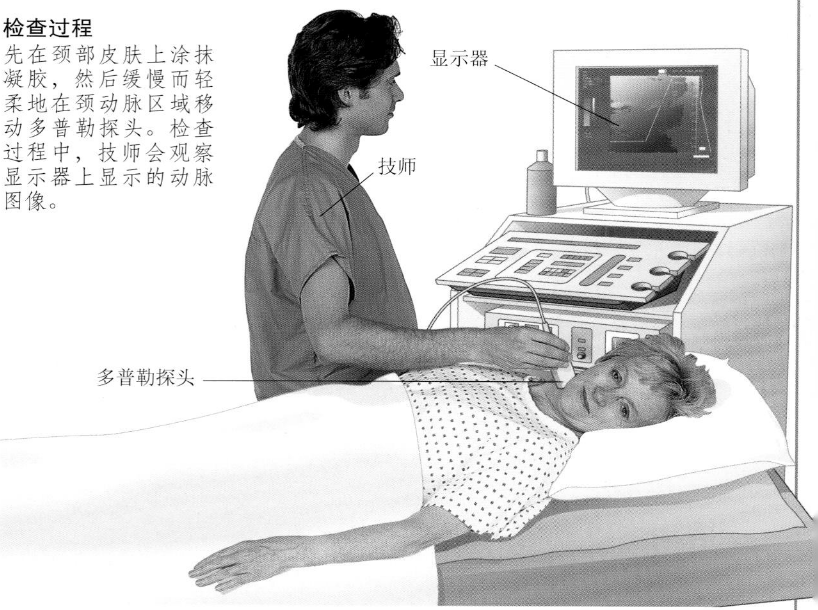
>
>
> **检查过程**
> 先在颈部皮肤上涂抹凝胶，然后缓慢而轻柔地在颈动脉区域移动多普勒探头。检查过程中，技师会观察显示器上显示的动脉图像。
>
> **结果**
>
> 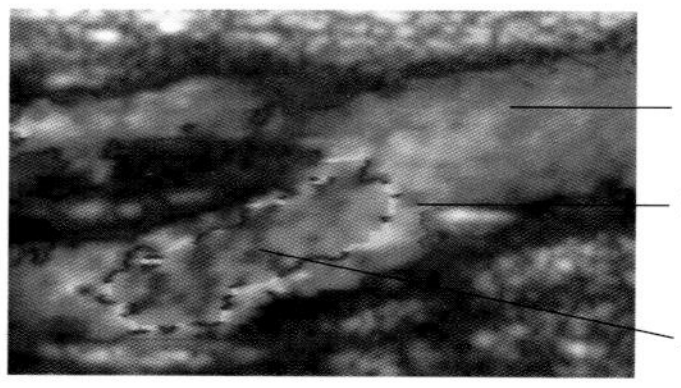
>
>
> **颈动脉多普勒超声扫描**
> 这张超声图像显示颈动脉分支的血流。血流通过动脉狭窄的区域时会中断。

如何诊断？

医生首先会进行体格检查，包括测量血压、心率和检查神经功能。他可能会安排你做头部CT扫描（见132页）或磁共振成像（见133页）检查，以寻找引起短暂性脑缺血发作的病因。你也可能需要做颈动脉超声扫描（见本页“颈动脉多普勒超声扫描”），来检查是否有颈动脉狭窄。如果动脉明显狭窄，可能需要做进一步检查，来评估狭窄的严重程度。例如，你可能需要做磁共振血管造影（磁共振成像的一种形式）或脑血管造影（见329页）。

超声心动图（见255页）可用于寻找血块的来源，从超声心动图上可以看到心脏结构和瓣膜活动。可能需要24小时监测你的心率，来判断有无心律失常（见249页“动态心电图”）。

你可能需要做血液检查，来发现引起短暂性脑缺血发作的危险因素，例如糖尿病和高脂血症。血液检查也可以用来检测血液问题，寻找促进血块形成的危险因素。

如何治疗？

一旦诊断了短暂性脑缺血发作，就要立即开始治疗。治疗的主要目的是降低未来进展为脑卒中的风险。医生会建议你减少脂肪摄入，如果吸烟的话则应戒烟。如果你有糖尿病，应该控制血糖保持良好水平。医生还需要对症治疗高血压（见580页“降压药物”）或心律失常（见580页“抗心律失常药物”）。

在短暂性脑缺血发作后，对于该病的治疗简单易行，可以每天服用阿司匹林，以预防血块在血管内形成。如果在心脏内有栓子形成，可以服用

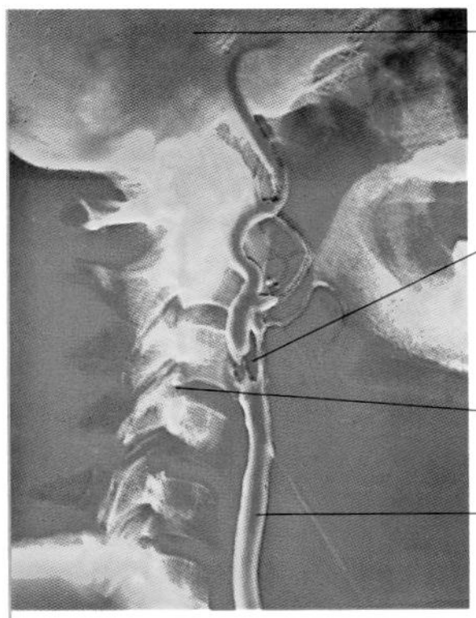

狭窄的颈动脉

这幅彩色 X 线片显示了颈动脉的狭窄部位。颈动脉是大脑的供血动脉，其狭窄可以导致短暂性脑缺血发作。

其他预防血栓的药物（见 584 页），如华法林。

如果医生发现你的颈部动脉严重狭窄，他可能会建议你手术治疗，即通过一个称为颈动脉内膜切除术的手术清除狭窄动脉内的脂质沉积。或者，医生会给你行球囊血管成形术，即将一个小的球囊插入狭窄的动脉内，小球囊一旦到达动脉的狭窄部位，就开始向球囊内打气，以扩张狭窄部位。这两个手术都会增大血管内径，改善大脑血供。

预后如何？

短暂性脑缺血发作可以在一个较长时间内间断发作，也可能自发停止。1/5 的短暂性脑缺血发作患者在 1 年内会发生脑卒中。短暂性脑缺血发作得越频繁，脑卒中的风险就越高。但是你可以通过适当改变自己的生活方式，例如戒烟、低脂饮食等，来降低你再次发生短暂性脑缺血或脑卒中的风险。

脑卒中

大脑血液供应阻断导致的部分大脑损伤

- 最常见于70岁以上的人群
- 男性更常见
- 吸烟和高脂饮食是发病的危险因素
- 遗传是与本病病因相关的危险因素

如果脑局部的血液供应被阻断，受影响区域的功能就不再正常。这种疾病称为脑卒中，也称为中风，发作时需要紧急医疗救助。脑卒中可能是脑供血动脉阻塞或出血导致。

脑卒中通常很少有或根本没有预兆。为防止永久性脑损伤，在脑卒中发作后，必须立即入院检查和治疗。脑卒中的后遗症取决于病变脑组织的位置和范围。脑卒中可能产生轻微而短暂的症状，如视力模糊，也可能致残或死亡。

如果症状在 24 小时之内消失，则称为短暂性脑缺血发作（见 328 页），这可能是将要发生脑卒中的一个预兆。

发病率如何？

在英国，每年大约有 12 万人发生脑卒中。该病更常见于老年男性。英国人在 70 岁时发生脑卒中的风险是 40 岁时的 100 倍。虽然近 50 年来，脑卒中导致的死亡人数已经下降，但脑卒中仍是英国仅次于心脏病和癌症的第三大死亡原因。

由哪些原因引起？

大约 80% 的脑卒中，是由于脑部的供血动脉阻塞导致的，这种类型的脑卒中称为缺血性脑卒中，通常是因为脑血栓形成或脑栓塞。脑血栓形成是指大脑动脉内形成血块。脑栓塞是指身体其他部位，如心脏或颈部大动脉的血栓栓子脱落，随血流阻塞于大脑供血动脉。

其余 20% 的脑卒中是由于大脑供血动脉出血（脑出血）导致的，这种类型称为出血性脑卒中。脑出血发生于脑部供血动脉破裂，导致血液流入周围的脑组织。脑出血的最初作用比脑血栓形成和脑栓塞的初步影响要严重得多。但这 3 种类型的脑卒中的长期影响则互相类似。

导致脑血栓和脑栓塞的血液凝块更易在动脉粥样硬化（见 241 页）的动脉中形成，因为动脉粥样硬化的动脉壁有脂肪沉积。导致动脉粥样硬化

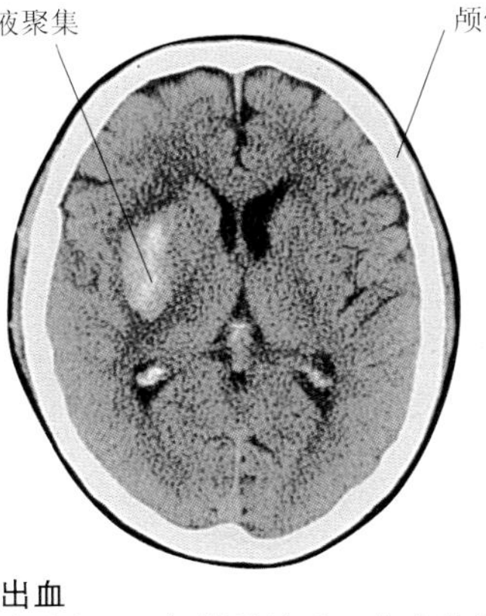

脑出血

这张头部 CT 扫描图显示，血液进入脑组织，这种情况称为脑出血，是脑卒中的原因之一。

▶ 检查

脑血管造影

脑血管造影使用 X 线寻找异常的椎动脉或颈动脉，二者都是大脑的供应血管。脑血管造影可用于鉴别诊断短暂性脑缺血发作和脑卒中。在局部麻醉下，将一根细的柔性导管从腹股沟或肘部插入动脉，并引导到一支颈动脉。通过导管注入可透过 X 线的染料，即可在 X 线显像上（造影）看到动脉的血流图。

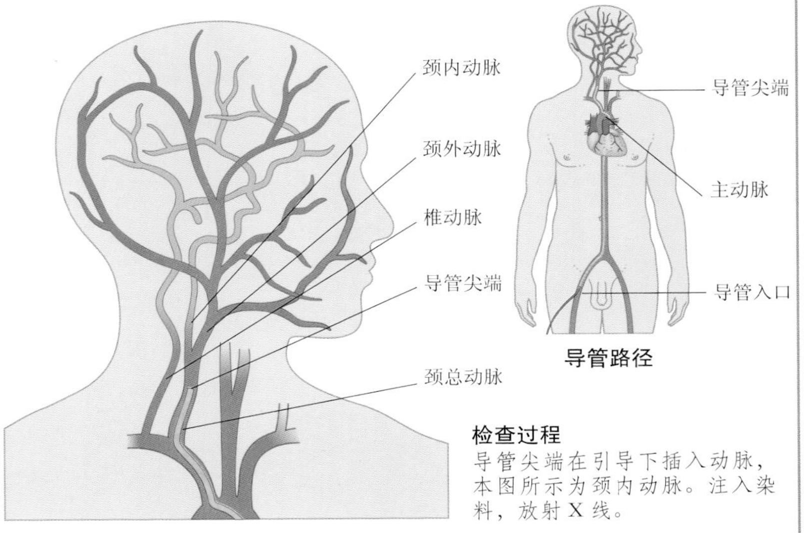

检查过程

导管尖端在引导下插入动脉，本图所示为颈内动脉。注入染料，放射 X 线。

结果

血管造影

这一颜色增强的对比 X 线称为血管造影，图中显示主要供应大脑血液的颈内动脉分支成许多小血管。本造影图显示的是正常的动脉。

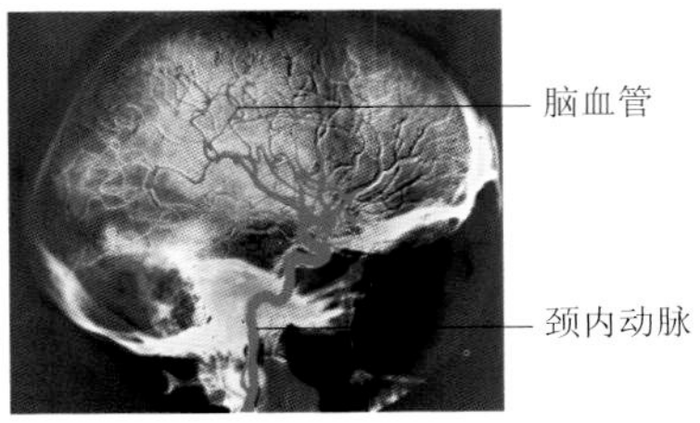

风险增加的因素，有高血压（见 242 页）、高脂饮食、吸烟、糖尿病（见 437 页）和高血脂（见 440 页“遗传性高脂血症”）。

脑栓塞可能是心律失常（见 249 页）、心脏瓣膜疾病（见 253 页）或近期发作的心肌梗死（见 245 页）的并发症之一，所有这些疾病都可能导致心脏内血液凝块形成。高血压使脑栓塞、血栓形成或出血的风险增加。镰状细胞病（见 272 页）是红血细胞出现异常，因为异常的血细胞常常聚积并阻塞血管，也增加了脑血栓形成的风险。少数血栓形成，是由于动脉炎症造成的脑动脉狭窄，这种疾病称为血管炎。而血管炎也有不同的病因，如自身免疫性疾病——结节性多动脉炎（见 283 页）。

无论引起脑卒中的原因是什么，脑卒中造成的后果，则要看发病区在哪个部位，以及脑部受影响的面积有多大而定。

有哪些症状？

大多数脑卒中患者的症状会在几秒钟或数分钟内迅速进展。具体的症状取决于受影响的脑部区域。可能包括如下症状：

- 面神经无力，这可能导致一侧脸、嘴或一只眼睛下垂，以及流涎和无法微笑。
- 手臂无力或麻木，无法抬起双手和保持高举。
- 语言障碍，如口齿不清。
- 一侧肢体无力、麻木或瘫痪。
- 动作笨拙。
- 视觉障碍，例如部分视野缺损或单眼失明。
- 表达和理解语言困难。
- 吞咽困难。
- 头痛。
- 精神错乱及眩晕。

如果脑卒中严重，控制呼吸和血压的脑部区域可能受影响，或失去意识甚至陷入昏迷（见 323 页）。在这种情

况下，其结果可能是致命的。

如何诊断?

如果你怀疑有人发作脑卒中，应紧急寻求医疗救助。

头颅影像学，例如CT扫描（见132页）或磁共振成像（见133页），常用于帮助判断是出血性脑卒中还是由于血管阻塞导致的缺血性卒中。脑血管造影（见329页）、磁共振血管造影，或颈动脉多普勒超声扫描（见328页）可以用来帮助确定哪些血管狭窄可以通过手术来解决。更进一步的检测手段主要是用来寻找栓子的来源。这些检测手段，包括可以评估心脏瓣膜功能的超声心动图(见255页)，以及可以监测心脏功能，检查心脏节律的心电图（见243页）。

如何治疗?

脑卒中后的最初治疗包括密切监测和护理，在患者的恢复过程中保护其气道的开放。如果CT扫描提示血管内有血凝块，可以立即给予溶栓药物(见584页）治疗，以溶解栓子。这种治疗方法可以改善预后，已经越来越多地应用于临床。然而，这种药物会增加脑出血的风险，必须在发病的数小时内予以应用。

降低脑卒中复发风险的长期治疗方法，取决于脑卒中的病因。如果病因是脑栓塞，医生可给予如阿司匹林、氯吡格雷或华法林等药物，这些药物可作用于血液中的凝血因子，以减少进一步发生血栓的风险（见584页“防止血液凝固的药物”）。如果确定病因是动脉狭窄，则可以通过手术使动脉扩张。脑出血的治疗主要取决于其根本原因，虽然在少数情况下，会首选外科手术，将血栓从脑中移除。长期的治疗，包含使用降压药物（见580页）和他汀类药物（见603页“降脂药物”）以降低血液中胆固醇水平。如果脑卒中是由动脉炎导致的，则应给予皮质类固醇药物（见600页）进行治疗。脑卒中后发生抑郁症很常见，也同样需要治疗。

在治疗脑卒中的过程中，康复治疗是必不可少的，如物理治疗（见620页）、功能治疗（见621页）和言语治疗（见621页）等。改变生活方式，如减少脂肪摄入、戒烟，可预防脑卒中复发。

预后如何?

脑卒中的预后往往很难预测，首先它在一定程度上，取决于导致脑卒中的原因。约1/3的患者可以完全或几乎完全恢复。还有1/3的患者会落下残疾，并可能需要长期护理。症状持续超过6个月的患者，很可能造成永久性残疾。约1/5的脑卒中患者，在发作一个月内死亡。

蛛网膜下腔出血

指血液流入覆盖大脑的两层内膜间的腔隙

- 最常见于40～60岁的人群
- 有时有家族聚集现象
- 吸烟和过量饮酒是发病的危险因素
- 性别对本病的影响不明显

蛛网膜下腔出血是指脑附近的动脉自发破裂，血液进入蛛网膜下腔，即覆盖于脑的三层脑膜的中层和最内层之间的腔隙。发生蛛网膜下腔出血后，即刻产生剧烈头痛。

蛛网膜下腔出血是比较罕见的，每年影响大约十万分之六至十万分之十二的英国人。这种病可有家族史，但是目前没有发现明确的单一致病基因。该病最常见于中年人，其中以女性患者较多。有高血压、糖尿病的人，可能比较容易罹患这种疾病。蛛网膜下腔出血可危及生命，需要紧急医疗救助。

由哪些原因引起?

约8/10的蛛网膜下腔出血是由动脉瘤破裂造成的，这是一种动脉的异常膨大，往往发生在大脑供血动脉的Y形连接处。一般认为，人出生时就有一个或几个颅内动脉瘤，有些不会破裂。动脉瘤破裂，最常见于中老年人，发病的高峰年龄是40～60岁，且女性发病率略高于男性。

另有1/10的蛛网膜下腔出血，是由于大脑表面的动静脉团破裂引起的。这种缺陷称为动静脉畸形，在出生时就存在，但直到20～40岁才会出血。其余1/10蛛网膜下腔出血则原因不明。

蛛网膜下腔出血的高危人群可能因过度劳累而诱发出血。这种疾病更可能发生于高血压（见242页）患者、吸烟者和酗酒者。

有哪些症状?

蛛网膜下腔出血的症状通常是在没有先兆的情况下突然出现。典型的症状可能包括:

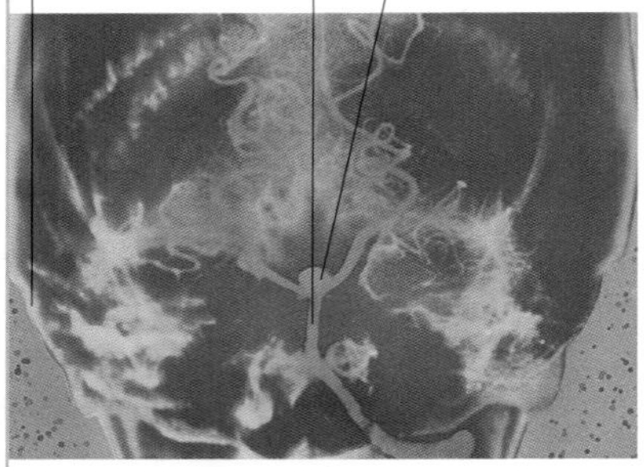

颅内小动脉瘤

这张增强的X线片显示了在脑底的颅内动脉瘤。动脉瘤破裂导致蛛网膜下腔出血。

- 突然剧烈头痛。
- 恶心和呕吐。
- 颈部僵硬。
- 害怕强光。
- 烦躁。

几分钟内可能出现:

- 意识混乱和昏睡。
- 抽搐。
- 意识丧失。

蛛网膜下腔出血发生后，脑动脉痉挛收缩导致大脑供氧进一步减少，可能引起脑卒中（见329页），从而导致肌肉无力或瘫痪。

应该如何处理?

如果医生怀疑蛛网膜下腔出血，你必须立即住院。医生会安排你进行CT扫描（见132页），以确定出血的位置和程度。如果CT扫描没有显示出血，可以进行腰椎穿刺（见326页），以寻找血液流入脑和脊髓周围液体的证据。如果确诊了蛛网膜下腔出血，也可以进行血管造影，以明确出血的脑血管。

一旦经检查证实，有蛛网膜下腔出血，通常使用钙通道阻滞剂（见582页）减少脑卒中的风险。

如果经检查发现有一个或多个颅内动脉瘤，可以进行血管内栓塞或外科手术治疗。血管内栓塞是将导管(细管)通过腹股沟处的动脉进入动脉瘤，然后通过导管放入特种线圈、胶或塑料颗粒封闭动脉瘤。另外，医生还会建议你进行手术，通过传统手术夹闭病变动脉，以防止再出血。

如果脑损害造成了持续性的症状，如脑卒中导致肌无力，可能要进行物理治疗（见620页）和/或功能治疗（见621页）。

预后如何?

约1/2的病人死于首次的蛛网膜下腔出血，1/4死于10年内的第二次出血。近一半的蛛网膜下腔出血患者，在送到医院之前就死亡了。而入院患者中大约有一半可以成功治疗，但其余的另一半还会发生出血。如果蛛网膜下腔出血患者在未来6个月内没有再出血或者治疗成功，以后就不大可能再出血。但是，蛛网膜下腔出血的患者，应该避免吸烟和过量饮酒，如果有必要，还要采取措施降低高血压。

硬膜下出血

指颅骨内覆盖大脑的两层外膜间的出血

- 其中一类较常见于老年人
- 身体接触性运动和过量饮酒是发病的危险因素
- 性别和遗传对本病的影响不明显

硬膜下出血是由于头部损伤造成的硬膜下腔的静脉破裂所致。硬膜下腔是三层脑膜中的两层外膜间的腔隙。出血后，血液进入硬膜下腔形成血凝块，称为血肿。血凝块增大，压迫周围的脑组织，可引起一些症状，如头痛和意识混乱。

硬膜下出血可危及生命，需要紧急医疗救助，切勿拖延。硬膜下出血是身体接触性运动最常见的死亡原因之一，如拳击。

有哪些类型?

硬膜下出血可分为两种类型：急性硬膜下出血和慢性硬膜下出血。头部受伤后，可能在几分钟之内就发生出血（急性硬膜下出血），也可能数天甚至数周内血液缓慢积聚（慢性硬膜下出血）。

急性硬膜下出血可能发生于交通事故，或身体接触性运动中头部受到重击后。此时，硬膜下腔静脉通常可立即发生出血，而血块迅速扩大。

慢性硬膜下出血常发生于轻微的头部损伤后，老年人的发病率尤其高。硬膜下腔的静脉出血很缓慢，可能几个月后才出现症状。慢性硬膜下出血常常发生于经常摔倒的人，因此老年人和酗酒者更常见。当症状出现时，这些人有时会忘记他们曾经发生的意外事故。许多疾病或治疗措施都可能阻碍血液凝结，如一些药物治疗可防止血液凝结（见584页），也增加了慢性硬膜下出血的风险。

有哪些症状?

硬膜下出血症状，可能于头部损伤后的几个小时至几个月内出现，而一些

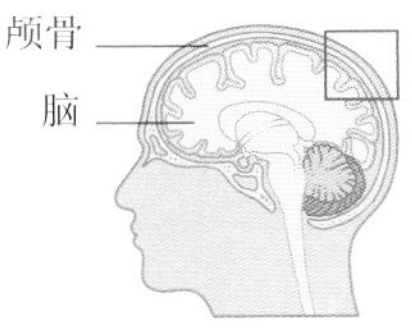

位置

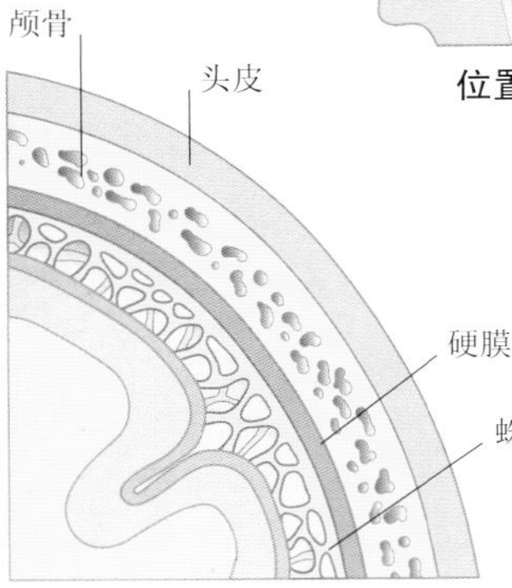

正常

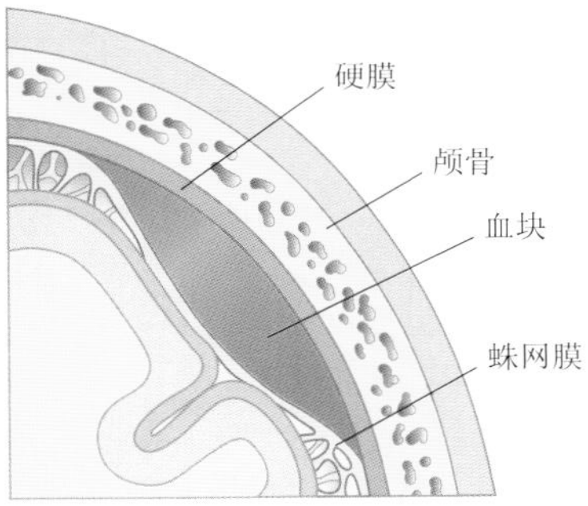

硬膜下出血

硬膜下出血
包绕在脑周围的两层膜——硬膜和蛛网膜间的腔隙出血，形成血块。

症状会时而出现，时而消失，并逐渐恶化。急性硬膜下出血和慢性硬膜下出血的症状不同。这两种类型的出血都可以出现多种症状，而且严重程度各不相同。急性硬膜下出血的症状可能包括：

- 嗜睡。
- 意识混乱。
- 昏迷。

慢性硬膜下出血的症状可能包括：

- 头痛。
- 逐步进展的意识混乱和昏睡。
- 进行性乏力。

如果出现急性硬膜下出血或慢性硬膜下出血的症状，应立即就医。

应该如何处理？

如果医生怀疑你有硬膜下出血，他会安排你做头部CT扫描（见132页）或磁共振成像（见133页），以寻找血块。如果确诊了该病，可能需要在颅骨上钻一个小洞（称为钻孔）来引流血液。

如果慢性硬膜下出血量比较小，几乎没有症状，患者可定期进行扫描监测，不需要手术清除血块。

预后如何？

预后取决于血块的大小和位置。很多人迅速恢复，但会遗留一些症状，如虚弱无力。如果出血影响了大面积脑组织，可能危及生命。

痴呆

由于脑部疾病导致的智能退化

- 最常见于65岁以上的人群
- 有时有家族聚集现象
- 生活方式是与本病病因相关的危险因素
- 性别对本病的影响不明显

痴呆表现为记忆力下降、意识混乱和一般智力衰退，以及全面丧失劳动能力。患者可能并没有意识到自己出现了问题，但他的病情通常令亲朋好友和家人受到困扰。如果仅有记忆力下降，并不是痴呆的表现，因为有些记忆障碍可能是自然衰老的一种表现。

痴呆可发生于任何年龄。但较常见于老年人，据估计，在英国65岁以上的老年人中，约1/10在一定程度上受其影响。虽然痴呆通常是渐进的，而且无有效治疗方法，但少数情况下，潜在的疾病是可以治疗的。患严重抑郁症（见343页）的老年人，其有些抑郁症状与痴呆的类似，如健忘。

痴呆是一种进行性和致残性的疾病，65岁之前发病者，其精神恶化的速度要比65岁以后发病者更快，而且疾病扩散性更大，更为严重。

由哪些原因引起？

痴呆是由于脑细胞数量减少造成的脑组织萎缩。阿尔茨海默病（见本页）是痴呆最常见的原因，主要发生于65岁以上的人，偶尔有家族史。多发梗塞性痴呆（见332页）是因为大脑小血管的血流被血块阻塞所致。有时脑卒中（见329页）导致的脑血供中断，也可能导致痴呆。相对少见的痴呆病因包括其他脑部疾病，诸如亨廷顿病（见333页）、克－雅病（见334页）和梅毒（见492页）。帕金森病（见333页）也可能最终进展为痴呆，但单独的帕金森病不会出现痴呆。

年轻人也可能发生痴呆。例如，艾滋病患者（见169页“艾滋病病毒感染与艾滋病”）最终可能进展为艾滋病相关痴呆。长期酒精滥用也会增加痴呆的风险，因为酒精可以直接损害脑组织，而酗酒者的饮食不良，往往导致维生素缺乏，严重的维生素B_1缺乏可导致韦尼克－柯萨可夫综合征（见332页），表现为大脑功能紊乱。恶性贫血（见272页“巨幼细胞贫血”）是因为消化道吸收的维生素B_{12}不足，而且该维生素的严重缺乏也可导致痴呆。痴呆也可能与反复的头部损伤（见322页）有关。少数情况下，甲状腺功能低下（见432页“甲状腺功能减退症”）也可能产生类似痴呆的症状。

有哪些症状？

症状可能在几个月或几年内逐渐产生，不同病因的症状不同，可能包括：

- 短期记忆受损。
- 智力逐渐下降，影响推理和理解力。
- 交流困难。
- 词汇减少。
- 情绪爆发。
- 迷路、不安。
- 忽视个人卫生。
- 尿失禁。

在疾病的早期阶段，因为记忆力下降，患者很容易焦虑（见341页“焦虑障碍”）或沮丧。随着痴呆的不断恶化，患者会变得越来越依赖别人。

应该如何处理？

医生可能会安排患者做一些检查，来寻找潜在病因，并排除其他疾病。如果病因得以治疗，可改善甚至治愈痴呆。然而，这种情况不多见。痴呆的治疗主要是对症治疗，并尽可能减缓疾病进展。例如，抗抑郁药物（见592页）可治疗抑郁症，而乙酰胆碱酯酶抑制剂可延缓阿尔茨海默病的进展。

痴呆患者通常需要家庭的支持，最终可能在养老院接受专职护理（见本页“照顾痴呆患者”；见618页“家庭护理”）。

自助措施

照顾痴呆患者

如果要照顾痴呆患者，你需要平衡自己和对方的需要。在早期阶段，要让患者尽可能地保持独立和积极的状态。随着疾病的进展，下列几项措施可以用来弥补患者的记忆力减退、判断力丧失及不可预知的行为：

- 在布告栏里列出每天要做的事情。
- 如果患者有迷路现象，你需要说服患者随身携带你的联系方式和电话号码。
- 在屋子里多贴几张便条，提示患者记得关掉电器。
- 考虑安装具有多种功能的助浴器，以方便患者洗澡。
- 试着对痴呆患者耐心些。因为痴呆患者的情绪容易频繁变化。
- 如果可以找到其他人替换你几个小时，你应该休息一下。
- 加入职业支持小组，了解日间托管中心和临时护理机构。

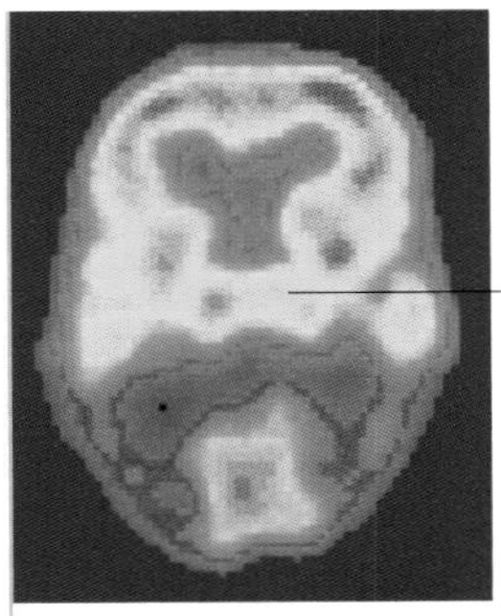

正常的脑组织

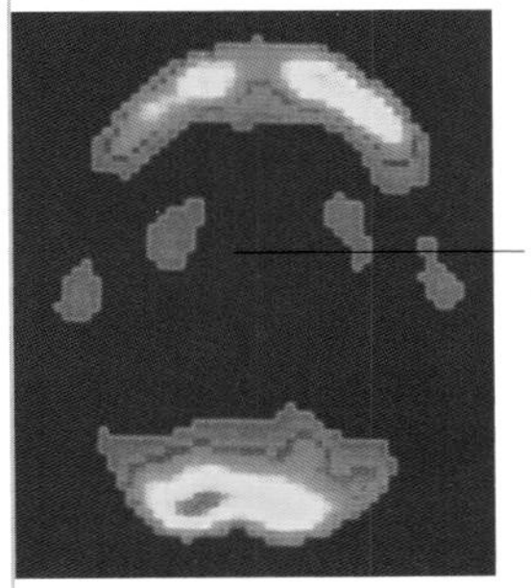

痴呆患者的脑组织

痴呆患者的大脑活动
这些正电子发射X线断层（PET）扫描图显示，与正常人大脑的大面积正常代谢活性区相比，痴呆患者该区域的代谢活性减低。

阿尔茨海默病

由于脑组织退变导致智能进行性退化

- 最常见于65岁以上的人群
- 有时有家族聚集现象
- 性别和生活方式对本病的影响不明显

随着年龄增长，出现轻度健忘是很正常的，但短期记忆的严重损害，可能是阿尔茨海默病的征象。这种疾病会出现脑细胞退化和脑内的异常蛋白沉积（称为淀粉样斑块或Tau蛋白沉积）。这些变化可以导致脑组织萎缩以及智能进行性退化，称为痴呆（见本页）。

阿尔茨海默病是痴呆最常见的原因，在英国大约有41.7万人患病。

它主要影响老年人，随着年龄的增加患病风险就越高：65 岁以上的人约有 1/14 患病，80 岁以上的人约有 1/6 患病。但是年轻人也可以患此病，在英国，65 岁以下的患者约有 1.5 万人。

大多数阿尔茨海默病的病因不清。少数情况下，该病有家族史，已经确定一些基因与该病的发生与发展有关。例如，19 号染色体上的 APOE 基因与老年人发生阿尔茨海默病有关（迟发性阿尔茨海默病）。还有其他几种与发生该病相关的基因，但都非常罕见，总的来说，与这些基因相关的病例少于 1/1000。唐氏综合征（见 533 页）患者在 50 岁以后，发生阿尔茨海默病的风险增加。

有哪些症状？

阿尔茨海默病的第一个症状通常是健忘，尤其是遗忘最近发生的事情。记忆力减退比正常老年人严重得多，而且会影响智力。记忆力减退最终伴随其他症状，可能包括：

- 注意力降低。
- 文字和语言理解困难。
- 难以进行简单的运算。
- 精神恍惚、迷路，甚至是在熟悉的环境中。

通常患者在疾病的早期阶段，就意识到自己越来越健忘。这可能导致抑郁症（见 343 页）和焦虑（见 341 页“焦虑障碍”）。在一个较长的时期内，现有的症状可能恶化，并产生更多的症状，可能包括：

- 动作缓慢，走路不稳。
- 情绪从高兴到悲伤变化很快。
- 人格改变，有攻击性和被迫害感。

有时患者很难入睡（见 343 页“失眠”），夜间总是不安。几年后，大多数患者不能照顾自己，需要专职人员护理。患者在患病晚期多卧床不起，常常喃喃自语，双手无目的地摸索，大小便失禁，最终死于感染或衰竭。

如何诊断？

没有用于诊断阿尔茨海默病的特异性检查。诊断的主要依据为进行性智力减退。医生会和患者及其家属讨论症状。进行一些检查，以排除痴呆的其他原因。例如，进行血液检查确认是否存在维生素缺乏。进行 CT 扫描（见 132 页）、正电子发射断层显像（见 137 页）或磁共振成像（见 133 页）排除其他大脑疾病，如多发梗塞性痴呆（见本页）、硬膜下出血（见 330 页）或脑肿瘤（见 327 页）。通过记忆和书写测试评估患者的智能水平，可用于确定痴呆的严重程度。

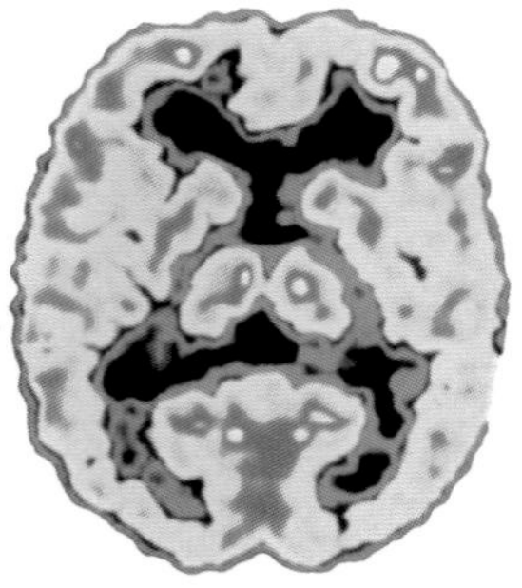

正常的大脑

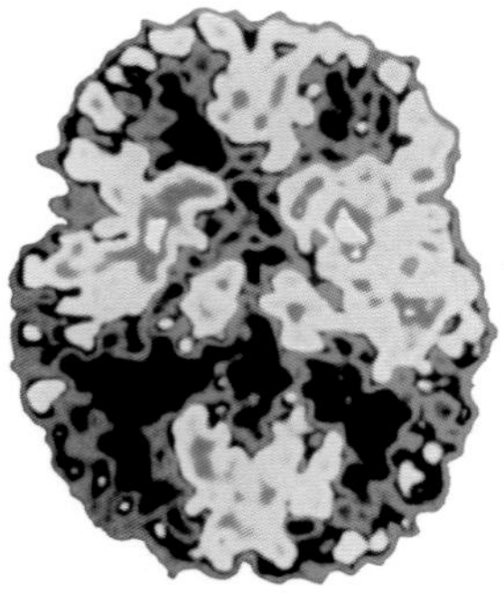

阿尔茨海默病的大脑

阿尔茨海默病的影响
这些正电子发射 X 线断层扫描图，显示了正常大脑的大面积高活性亮区和小面积的低活性暗区的分布，以及阿尔茨海默病大脑的活性区分布。

如何治疗？

阿尔茨海默病无法治愈，但乙酰胆碱酯酶抑制剂，可在一定程度上减缓精神功能损害。阿尔茨海默病的某些症状，如抑郁和睡眠问题，可以用抗抑郁药物（见 592 页）来缓解。患者激动时，可给予镇静药物使他平静下来。

阿尔茨海默病患者最终可能需要全日制专职护理，可以在家里（见 618 页“家庭护理”）或进入痴呆（见 331 页）患者护理机构或护理之家。照顾阿尔茨海默病患者往往很有压力，护理者需要实际的和情感上的支持，特别是在患者敌视或有攻击性时。支持小组可以帮助护理者照顾老年患者。

预后如何？

阿尔茨海默病早期诊断困难，预后差。该病起病较缓，病程呈进行性发展，大多数患者在诊断后可存活长达 10 年。

多发梗塞性痴呆

指由于脑部小血管的血栓，造成脑组织损伤而导致的智能下降

- 最常见于60岁以上的人群
- 男性更常见
- 吸烟和高脂饮食是发病的危险因素
- 遗传对本病的影响不明显

多发梗塞性痴呆，又称血管性痴呆，是一种由于负责脑部供血的小血管被血栓阻塞造成的疾病。小血管内的血栓降低了部分脑组织的氧供，从而导致这部分脑组织坏死（梗死）。梗塞可以反复发作。有多个小梗塞灶的患者，有患严重脑卒中的风险（见 329 页），可以危及生命。

动脉粥样硬化（见 241 页）会增加多发梗塞性痴呆的风险，因为脂质沉积在动脉管壁，导致动脉狭窄和血栓形成的风险增加。而高血压（见 242 页）也会增加发生动脉粥样硬化的风险。生活方式因素，如高脂饮食和吸烟，也会加速动脉粥样硬化的进展。多发梗塞性痴呆较常见于 60 岁以上的人群，男性略多于女性。

有哪些症状？

多发梗塞性痴呆症状各异，取决于病变的大脑部位。与其他类型的痴呆进展形式不同，多发梗塞性痴呆会随着每次发作而迅速恶化。症状类似于其他形式的痴呆，包括：

- 记忆力差，特别是在回忆近期事件时。
- 很难作出决定。
- 简单的日常活动困难，如穿衣。
- 在熟悉的环境中徘徊、迷路。

多发梗塞性痴呆患者，早期有头痛、头晕、失眠或嗜睡、易疲乏、精神集中力降低等症状，随着病情发展很容易发生抑郁症（见 343 页）和躁动。可能还会出现其他的症状，这取决于病变的大脑部位，可能有部分视力丧失，语速慢，有时说话含糊不清，行走困难等症状出现。

应该如何处理？

可以依据症状，诊断多发梗塞性痴呆，但可能还要进行许多检查，以排除其他类型的痴呆，如血液检查。医生可能会通过头部 CT 扫描（见 132 页）或磁共振成像（见 133 页）寻找多发性脑梗塞征象。

虽然多发梗塞性痴呆不能够治愈，但是治疗有助于防止病情进一步恶化。多发梗塞性痴呆患者应该低脂饮食，并经常锻炼。吸烟者应立即戒烟。降压药物（见 580 页）有助于控制血压升高，可以每日服用一定剂量的阿司匹林，来减少血栓形成的风险。

针对乏力和丧失运动能力问题，可以采取物理治疗（见 620 页），而言语治疗（见 621 页）可以帮助减轻语言障碍，抗抑郁药物（见 592 页）和心理咨询（见 624 页）可用于治疗抑郁症。

预后如何？

大多数多发梗塞性痴呆患者的症状可以在短期内有所改善，但之后会再加重。病情在早期得到诊断和对危险因素进行治疗，如高血压，可防止疾病进展，减少残疾发生率，并可降低将来患致命性脑卒中的风险。

韦尼克－柯萨可夫综合征

指严重的维生素 B_1 缺乏造成的大脑功能紊乱，通常是长期酗酒所导致的

- 最常见于45岁以上的人群
- 男性更常见
- 长期酗酒是发病的危险因素
- 遗传对本病的影响不明显

韦尼克－柯萨可夫综合征是一种罕见的脑部疾病，可导致痴呆、眼球运动异常和步态异常。病情进展迅速，主要是因为严重缺乏维生素 B_1。这是一个医疗急症。如果不进行治疗，可能发生昏迷（见 323 页）和死亡。约 1/5 的患者在 5 天内死亡。维生素 B_1 缺乏通常是由于长年严重酗酒，但少数可能是因为过度营养缺乏或过度饥饿。这种疾病最常见于 45 岁以上的男性。

有哪些症状？

症状可能逐渐出现，也可能突然产生，有时发生在酗酒后，容易被误认为是醉酒。症状包括：

- 眼睛运动异常，常常导致复视。
- 走路不稳。
- 意识混乱和烦躁不安。

如果不紧急治疗，患者会出现严重的记忆丧失、昏昏欲睡和陷入昏迷，并最终死亡。

应该如何处理？

韦尼克－柯萨可夫综合征患者需要立即住院，并接受静脉注射大剂量的维生素 B_1。治疗后，许多症状可能在几天内逆转，但记忆丧失可能持续存在。如果不治疗，这种疾病是可以致命的。

亨廷顿病

一种遗传性脑部疾病，可引起人格改变、不自主运动及痴呆

最常见于30岁以上的人群

与从父母一方继承的一个异常基因相关

性别和生活方式对本病的影响不明显

亨廷顿病是一种遗传性疾病，可引起大脑的特定部位退变，又称亨廷顿舞蹈症。该病开始出现于中年的早期，可引起罕见的身体不自主运动、笨拙和进行性痴呆。亨廷顿病是罕见的，英国只有约 6000 个患者。症状通常发生于 30 ～ 50 岁。

亨廷顿病是由一种异常的显性基因导致的，患者从父母一方继承了异常的基因（见 151 页“基因异常性疾病”）。患者的基因有 1/2 的机会可传递给他的每一个孩子。因为疾病症状发生较晚，父母在可能还没有意识到自己有病的情况下，就已经将异常基因传递给孩子了。但是，基因检测可以查出任何年龄的患者是否继承了来自父母一方的异常基因。

有哪些症状？

症状在几个月或几年内逐渐发展，最初可能包括：

- 面部、手臂、躯干抽搐和痉挛。
- 动作笨拙。
- 情绪波动，包括爆发的攻击性和反社会行为。
- 记忆力差，特别是对于最近发生的事情。

随着病情的发展，进一步产生痴呆的症状，如失去理性思考的能力；可能有言语障碍和吞咽困难以及尿失禁（见 454 页）；也可能发生焦虑和抑郁。

应该如何处理？

除非家里有人已被诊断为亨廷顿病，否则它可能在早期阶段很难被诊断出来。通常，患病家庭的一个成员首先意识到自己有问题。患者可能对其他人有戒心，拒绝帮助。亨廷顿病的诊断，通常是依据症状和脑部磁共振成像（见 133 页），后者可能显示该病特征性的影像学异常。

目前亨廷顿病还无法治愈，但药物治疗可以减轻某些症状。例如，抗精神病药物（见 592 页）有助于控制抽搐和痉挛。言语治疗（见 621 页）和功能疗法（见 621 页）可以帮助患者尽可能地过上正常的生活。然而，如果患者无法居住在家里，或护理者需要休息一段时间，可能需要住进疗养院。

患者的家人，可能需要进行血液检查，以确定自己是否携带异常的基因。他们还需要向医生，或受过专业训练的遗传问题顾问进行遗传咨询，以了解这种疾病有哪些潜在的危害。一些遗传咨询的检查结果，可能会决定他们是否可以生育。

亨廷顿病进展缓慢，患者出现症状后可存活 15 ～ 20 年。

帕金森病和帕金森综合征

一种进行性的脑病，可引起震颤和运动异常

最常见于60岁以上的人群

男性更常见

有时有家族聚集现象

生活方式对本病的影响不明显

帕金森病是由位于大脑特定部位（黑质）的细胞变性所致。这些细胞投射到基底神经节，而基底神经节支配肌肉的协调运动。正常情况下，黑质神经元产生的称为多巴胺的神经递质（传递神经冲动的化学物质），与另一个神经递质乙酰胆碱一起微调肌肉运动。帕金森病患者的多巴胺水平相对于乙酰胆碱减少，两种化学物质间的平衡遭到破坏，导致肌肉控制受损。

在英国，每 500 个人中有 1 人受到帕金森病的影响。虽然原因尚不清楚，但帕金森病偶尔有家族史，可能有遗传因素参与其中。

大多数帕金森病患者是 60 岁以上的老年人，男性较女性易得。由于这种疾病不会影响支配心脏及其他重要器官的神经，因此它对生命不会构成直接的威胁。但是逐渐进展的能力丧失，会导致患者精神上的沮丧。

帕金森综合征是指其他疾病（如多发性脑卒中）或某些药物引起的与帕金森病相同的症状。反复的头部损伤（见 322 页）及服用某些抗精神病药物（见 592 页）可能导致帕金森综合征。

有哪些症状？

帕金森病的主要症状在几个月甚至几年内缓慢进展。帕金森综合征则可能因为不同病因逐步或突然发病。症状包括：

- 一侧手、手臂或腿震颤，逐渐发展为双侧，通常静息时明显。
- 肌肉僵硬，导致开始运动时困难。
- 运动缓慢。
- 没有摆臂的缓慢步行。
- 呆板或面具脸。
- 弯腰体位。

随着病情的进展，肌肉强直、动作减少和持续的双手震颤，使一些日常行为难以完成。患者还可能有语速减慢，讲话犹豫不决和吞咽困难。有时到了疾病的末期，记忆与思维都会出现恶化现象。许多患者还可发生抑郁症（见 343 页）。据估计，30% 的帕金森病患者最终进展为痴呆（见 331 页），但痴呆常发生于老年人，通常认为帕金森病本身不会导致痴呆。

如何诊断？

由于帕金森病是缓慢发病的，往往很难在早期诊断。医生会安排检查，如 CT 扫描（见 132 页）或磁共振成像（见 133 页），以排除其他可能的原因。

如果发现明确的病因，将诊断为帕金森综合征，而不是帕金森病。

医生如何治疗？

帕金森病尚不能治愈，但药物、物理治疗及少数情况下进行手术治疗可以缓解症状。对于药物引起的帕金森综合征，医生可能会调整用药，症状通常在 8 个星期内消失。如果症状仍然存在，你可能需要服用抗帕金森病药。

药物治疗 帕金森病的早期症状轻微，无需治疗，因为药物不能改变疾病的进展。后期使用药物提高多巴胺的水平，或阻断乙酰胆碱的通路，维持乙酰胆碱和多巴胺两种神经递质的平衡，可减轻症状，减少残疾发生。

抗胆碱能药物，如苯海索往往早期使用，以减轻震颤和肌肉强直。使用抗胆碱能药物数年内有效，但它们可能引起许多副作用，如口干、视力模糊及排尿困难。它们也可引起意识混乱，因此很少用于老年人。

帕金森病的治疗，主要是使用多巴胺受体激动剂和左旋多巴。多巴胺受体激动剂，如罗匹尼罗、普拉克索和罗替高汀，通过模拟多巴胺在脑中的作用，帮助控制本病的主要症状，如震颤和运动障碍。左旋多巴在体内转化为多巴胺，从而增加大脑中多巴胺的水平。通常与酶抑制剂（如复方苄丝肼多巴中的苄丝肼，或复方卡比多巴中的卡比多巴）一起使用，来增加大脑中的多巴胺含量。

左旋多巴制剂通常比多巴胺受体激动剂控制症状更有效。然而，它们往往随着时间增长而效果减低，因而需要逐渐增加剂量。此外，使用几年后（通常是 5 ～ 7 年），左旋多巴制剂常常会产生副作用，如不自主运动和“开关”效应（症状在突然缓解与加重间波动）。因此，大多数患者使用多巴胺受体激动剂的同时，随疾病进展辅加左旋多巴制剂。

虽然许多药物可用于治疗帕金森病，但无法改变疾病进展。但是药物治疗可以持续缓解主要症状。

物理治疗 医生会安排物理治疗（见 620 页）帮助减轻运动障碍，以及言语治疗（见 621 页）改善语音和吞咽困难。如果在家中治疗困难，可向功能治疗师（见 621 页“功能治疗”）寻求帮助。

手术治疗 手术治疗适用于药物治疗无效、身体状况良好的患者。手术通过破坏引起震颤的部分脑组织，从而达到治疗的目的。其他仍有争议的治疗方法包括细胞移植治疗和脑深部电刺激。

我该怎么办？

关注自己的身体健康，每天散步和做些简单的运动，会帮助你保持运动能力。家庭、朋友和支持小组的情感和实际帮助也很重要。许多医院有专门的帕金森病护士，可以提供专业的信息和支持。

预后如何？

帕金森病的病程各异，但药物可以有效改善症状，提高生活质量。多数患者发病数年内仍可保持正常生活。然而，大多数患者最终需要其他人的日常帮助，其症状可能越来越难用药物控制。

克－雅病

由感染引起的逐渐恶化变性的脑组织疾病

- 最常见于50岁以上的人群
- 有时有家族聚集现象
- 生活方式是与本病病因相关的危险因素
- 性别对本病的影响不明显

克－雅病（CJD）是一种脑部组织被异常感染因子逐步破坏的、极为罕见的疾病，该疾病会导致心理和身体机能的全面下降，并最终导致死亡。每年，在全世界的100万人中，有一人感染此病。

由哪些原因引起？

克－雅病是由朊病毒感染引发的，该病毒在脑部复制并损伤神经细胞。15%的患者可有家族遗传。病好发于50岁以上人群。通常来说感染源是未知的，但5%的病例可追溯到既往血液或生物制品应用史。在人工合成生长激素得到广泛应用之前，注射人类生长激素是感染源之一。

20世纪90年代中期，在英国出现了一种罕见的新的变异型克－雅病，即v型克－雅病（vCJD）。截至2009年末，已有170人被诊断出此病，其中166人死亡。这种变异型克－雅病被认为与食用感染牛海绵状脑病（疯牛病）病毒的牛肉有关。

有哪些症状？

一般认为，克－雅病在潜伏2～15年后逐渐出现症状，其中包括：

- 抑郁。
- 记忆力下降。
- 平衡感与身体协调能力下降。

疾病恶化的其他症状包括：

- 肌肉阵挛。
- 发作性症状。
- 一侧身体无力或瘫痪。
- 逐渐恶化的痴呆。
- 视力下降。

在克－雅病的晚期，病人可能无法行动或说话。

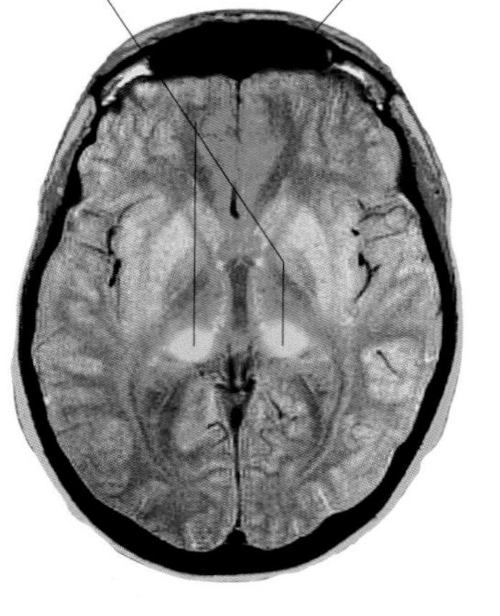

克－雅病患者的脑组织

这是一张克－雅病患者的脑部磁共振图像（经过色彩加重处理），图中可见脑组织的全面萎缩和局部受损区。

应该如何处理？

通常依据患者的症状来诊断克－雅病，目前还没有专门针对克－雅病的特异性检查。被怀疑患有该病的患者需要进行全面的检查，如磁共振成像（见133页）、腰椎穿刺（见326页），还有检测脑电波特殊变化的脑电图（见324页），也可进行脑部或扁桃体活组织检查，即通过外科手术获取一小块儿组织样本以供检查。

没有治愈克－雅病的方法，但是可依靠药物来缓解症状。例如，可用抗抑郁药物（见592页）缓解抑郁的症状；可用肌肉松弛剂（见579页）缓解肌阵挛。该病多在三年内死亡。

运动神经元病

控制肌肉运动的脑和脊髓神经元的进行性变性

- 最常见于40岁以上的人群
- 男性更常见
- 有时有家族聚集现象
- 生活方式对本病的影响不明显

运动神经元病十分罕见，每年，在英国的10万人中，有大约2人发病。

运动神经元病又称肌萎缩性侧索硬化，是控制肌肉活动的神经元变性，导致了肌肉的进行性萎缩和无力。该病的临床特征是慢性进行性瘫痪，大都从一侧肢体开始，继而发展为双侧，且多伴有肌肉萎缩。有些类型主要影响脊髓神经元，有些也影响脑部神经元。运动神经元病没有疼痛，不影响肠和膀胱的功能。通常也不影响智力和感官，如视力。

在大部分运动神经元病的病例中，病因尚不清楚。有5%的病例与遗传因素相关，可有家族史。环境因素也是导致运动神经元病发生的原因。该病通常在40岁以后发病，男性多于女性。

有哪些症状？

开始数月内肌肉无力和萎缩不断发展，通常影响到手部、胳膊和腿部的肌肉，其他的早期症状包括：

- 肌肉抽搐。
- 僵硬和肌肉痉挛。
- 可出现吐字不清，声音嘶哑，吞咽困难。

随着疾病的不断恶化，出现的其他症状包括：

- 拖着一只脚行走，有跌倒的倾向。
- 爬楼梯或从低矮的椅子上站起来有困难。

患者会有情绪波动，产生焦虑或抑郁。如果控制呼吸和吞咽的肌肉受到感染，小块儿的食物会进入肺部，并引起周期性的胸部感染，可能导致肺炎（见299页）。头部可能因为颈部的肌肉无力支撑而向前垂。最后，控制呼吸的肌肉无力会导致呼吸困难。在疾病的晚期，发展为痴呆（见331页）的情况较为少见。

如何诊断？

没有检测运动神经元病的特殊方法，但可以通过肌电图（见337页“神经和肌肉电生理检查”）来检测肌肉电活动的变化。为排除引起症状的其他原因，如肿瘤或颈椎病（见222页），患者还需要进行其他的检测，如腰椎穿刺（见326页）、对脑部和颈部的磁共振成像（见133页）或CT扫描（见132页）。

如何治疗？

目前尚无可显著延缓运动神经元病进展的治疗方法，尽管被称作利鲁唑的药物可能有效。对症状的治疗方法包括：可用抗抑郁药物（见592页）缓解抑郁症状；用抗生素（见572页）治疗肺部感染；如果病人有吞咽困难，可手术行胃造口术，经皮胃造口术（PEG）即从皮下置入直达胃部的永久性肠内营养管。

通常来说，会有一组专家为患者及其家属提供心理支持和帮助，患者与家属均需要心理咨询（见624页）。患者可通过物理治疗（见620页）维持关节和肌肉的活动度，并接受进食、行走等方面的帮助（见621页“功能治疗”）。言语治疗师（见621页“言语治疗”）可以用交流辅助的方式，帮助有语言功能障碍的患者，并给有吞咽困难的患者提供建议。加入自助团体，对运动神经元病患者及其家属都非常有帮助。

运动神经元病的预后因人而异，大约20%的患者确诊后的生存期为5年左右，10%的患者确诊后的生存期超过10年。

多发性硬化

脑部与脊髓神经的进行性病变，引发感觉和视觉的障碍

- 最常见于20～40岁的人群
- 女性更常见
- 有时有家族聚集现象
- 压力与炎热可能加重症状

多发性硬化（MS）是造成青年人神经系统失调的最常见的疾病。患者脑与脊髓的神经组织被进行性破坏，引起感觉、运动、身体机能及平衡感等方面的症状。其临床症状因病变部位不同而各异，其严重程度亦因人而异。例如，视神经损伤导致视物模糊；脊髓的神经纤维受损会导致下肢无力或发沉；脑干，即连接大脑和脊髓的区域受损，会导致平衡障碍。

许多多发性硬化患者的症状是间歇性的，并有长时间的缓解期。但是，有些人的慢性（长期）症状会逐渐恶化。

在英国，大约有10万人患多发性硬化，与患者有亲戚关系的人更易患病。这种疾病在北半球更常见，这

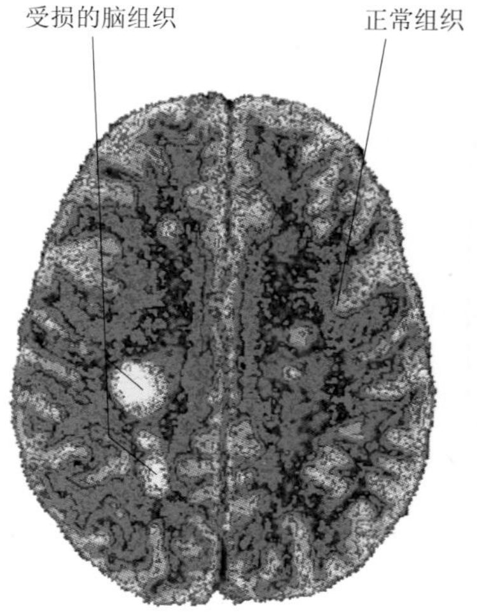

多发性硬化引起的损伤

这张磁共振图像显示，多发性硬化患者的脑部组织中，由于包围神经纤维的鞘状组织遭到破坏，而受到严重影响。

检查

视觉诱发电位

视觉诱发电位用于检测视神经的功能，视神经将信息由眼睛传输至大脑。该检查常被应用于多发性硬化的诊断。它可在视觉症状尚不明显时即检测出异常。该测试将给予视觉刺激时的脑部活动记录下来，以测出视觉信息由眼部到达脑部的速度。该测试需 20 ～ 30 分钟。

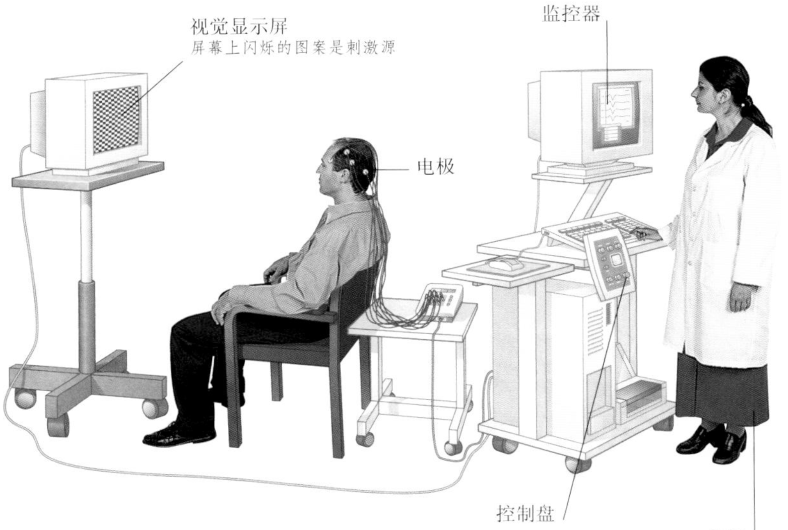

测试过程

患者的头皮连接着电极，一只眼被遮住。当格子图案在屏幕上闪烁时，患者需要将注意力集中到一个固定的光点上。

结果

视觉诱发电位

这张正常的自动仪表描记图显示，脑部的一个区域接收到由眼睛传来的信息时的电活动。描记图的第一个尖峰代表发出视觉刺激的时刻，信号到达脑部的时间被监测到了。

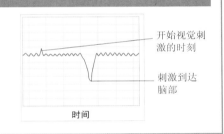

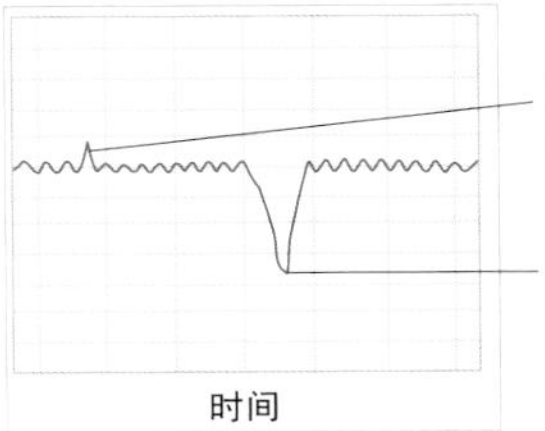

说明发病与环境因素有关系。多发性硬化在女性中更常见，多在中青年时期起病。

由哪些原因引起？

多发性硬化是一种自身免疫性疾病，即身体的免疫系统攻击自身的组织，在本病表现为攻击中枢神经系统。脑和脊髓的神经被髓鞘覆盖，髓鞘起到保护和绝缘的作用。发生多发性硬化时，部分髓鞘被破坏，并遗留下空洞，这个过程被称为（神经）脱髓鞘。一旦髓鞘被破坏，往返于脑和脊髓的神经冲动不能正常传导。髓鞘破坏最初仅局限于一根神经，但覆盖其他神经的髓鞘会随时间的推移也被破坏。最终，髓鞘破坏区域被瘢痕组织取代。

多发性硬化可能由外部因素引发，例如因遗传因素使免疫力低下易患病的个体，在儿童时期的一次病毒感染导致发病。

有哪些类型？

多发性硬化主要分为两种类型：复发–缓解型多发性硬化和进展型多发性硬化。前者是最常见的类型，症状通常持续数天至数周（复发期），然后数月乃至数年没有症状（缓解期）。在一些多发性硬化患者中，症状十分轻，即使在以后长达 20 年的时间里，都无明显的功能障碍，这一类型被称为良性复发–缓解型多发性硬化。但是，无论是哪一种复发–缓解型多发性硬化，某些症状在两次复发间都会持续存在。

10% 的多发性硬化患者属于原发进展型多发性硬化，即从疾病初期症状就逐渐恶化，没有缓解期。许多开始属于复发–缓解型多发性硬化的患者，逐渐演变成继发进展型多发性硬化，即症状逐渐进展增多，而缓解期却逐渐减少。

有哪些症状？

疾病的类型、严重程度及症状的进展程度因人而异。初期，可表现为单一症状；随着病情的逐渐进展，会出现多种症状，其中包括：

- 视力模糊，通常是单侧眼。
- 身体的任何部位出现麻木或刺痛。
- 乏力，可能表现为持续性的。
- 协调性和平衡感出现问题，如步态不稳。
- 吐字不清。

压力大和炎热有时会使病情加重。抑郁症很常见，有些肌无力的患者会发展成肌肉痉挛，脊髓损伤会导致尿失禁（见 454 页），男性会逐渐出现勃起困难（见 494 页“勃起功能障碍”）。最终，覆盖脊髓神经的髓鞘受损，会导致局部瘫痪，患者将需要轮椅。

如何诊断？

尚无针对多发性硬化的特异性检查，只有当其他可能的病因被排除后，才能确诊。医生会询问患者的病史并查体。如果患者的视力有问题（通常在疾病早期受到影响），需要眼科医生检查视神经的情况（见 362 页“视神经炎”）。医生还会安排测试患者脑部某个神经被刺激时，所接收信息的速度。最常见的检测方法，是受损视觉通路测试（见本页“视觉诱发电位”）；还应进行脑部扫描，如磁共振成像扫描（见 133 页），以寻找神经脱髓鞘的证据。

医生会行腰椎穿刺（见 326 页），即将脊髓周围的液体（脑脊液）取出化验。根据异常的脑脊液可确诊多发性硬化。

如何治疗？

目前还没有治愈多发性硬化的方法，但如果是复发–缓解型多发性硬化，一些缓解药物有助于延长缓解期、缩短发病期，例如干扰素（见 586 页“干扰素类药物”）、格拉默、那他珠单抗注射液；皮质类固醇药物（见 600 页）可缩短复发期的持续时间。

目前尚无能阻止进展型多发性硬化进一步恶化的有效方法。各类多发性硬化的许多常见症状，可以通过药物缓解。例如，肌肉松弛剂可用于治疗肌肉痉挛（见 579 页），尿失禁可通过药物得到缓解（见 606 页“治疗膀胱疾病的药物”）；像万艾可这样的药物可用于治疗勃起障碍；行动困难的患者可接受物理治疗（见 620 页），功能治疗（见 621 页）有助于提高患者的生活质量。

许多发生多发性硬化的人认为，大麻能缓解肌肉僵硬或疼痛等症状，并有实验证据支持这一观点。但是，大麻尚未被许可应用于医疗，医生不可以为病人开此药方，因为大麻的使用是非法的。

我该怎么办？

如果患者被诊断患有多发性硬化，患者及其家属需要一定的时间和心理咨询（见 624 页），来应对这一疾病。患者需要减少精神压力，如炎热会让病情加重，应防止暴露于高温中。有规律的适当的锻炼，会使肌肉更强壮而不是过度紧张。许多医院有专门负责多发性硬化的护士，为患者提供帮助和信息。

如何诊断？

多发性硬化的进展情况因人而异，但患此病的老年人的情况不容乐观。70% 的患者在疾病复发的缓解期，能完全正常地生活；但是有些人，尤其是那些进展型多发性硬化的患者逐渐变得生活不能自理。半数的多发性硬化患者在确诊后 10 年内仍生活得很好，确诊后的平均生存期是 25 ～ 30 年。

周围神经系统疾病

周围神经系统是由脑神经和脊神经及其多个分支组成的，用于支配身体的各个部位。这些神经负责传输感觉、肌肉运动的必要信息，同时参与调节自主神经功能。周围神经疾病会出现疼痛，感觉缺失，或导致瘫痪。

这一节的开始部分，介绍了周围神经疾病，包括单发或多发周围神经疾病。周围神经疾病，相对来说比较常见，有很多发病原因，包括受伤、感染、营养失衡及糖尿病。接下来介绍周围神经疾病最常见的病因——糖尿病性周围神经疾病。随后是一篇关于营养性神经病变的文章，日常饮食中重要营养素，尤其是B族维生素的缺乏，会对神经造成损害。

接下来的一篇文章介绍坐骨神经痛、腕管综合征及面神经麻痹，以上都是压迫性神经疾病。随后介绍累及周围神经的少见疾病，包括重症肌无力，即免疫系统病变导致神经冲动从神经向肌肉的传导受损。吉兰－巴雷综合征是一种感染后自身免疫介导的周围神经病。最后一篇文章是关于由压力引起的抽动症。

重要的解剖结构

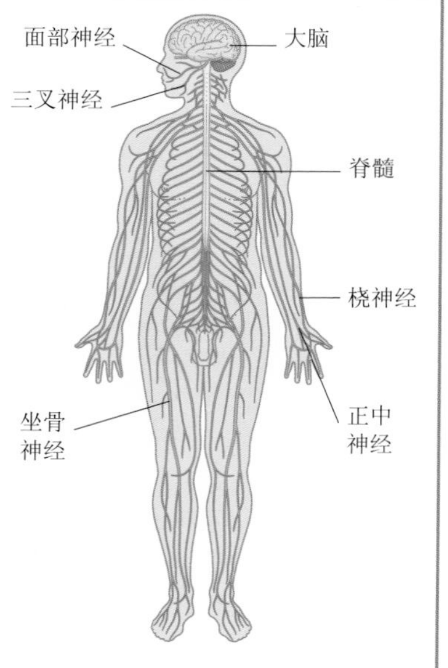

有关周围神经系统的结构和功能的更多信息，请参阅311～318页。

周围神经疾病

脑和脊髓外部单一或多个周围神经的病变

年龄、性别、遗传和生活方式是与本病病因相关的危险因素

从脑部和脊髓延伸至全身的周围神经的病变，称为周围神经疾病。根据受影响的神经部位，周围神经疾病会影响感觉、运动和自主神经功能，如控制膀胱的能力。周围神经疾病很少会对生命构成威胁。

由哪些原因引起？

在发达国家，周围神经疾病的最主要原因是糖尿病（见本页“**糖尿病性周围神经疾病**”），B族维生素缺乏和营养失调也会造成神经损伤（见337页“**营养性神经病变**”）。在发达国家，营养性神经病变，通常是不良的饮食习惯和嗜酒的结果，饮酒过量也会直接对周围神经造成伤害。

单一神经的损伤常常是外伤（见339页“**周围神经损伤**”）或受压的结果，例如在腕管综合征（见338页）中，控制手的局部的正中神经在手腕处受到了压迫。

神经病变也与传染病有关，如麻风（见173页）或艾滋病病毒感染（见169页“**艾滋病病毒感染与艾滋病**”）。吉兰－巴雷综合征（见340页）是感染后异常免疫反应所介导的迅速进展的周围神经疾病。

自身免疫性疾病，如系统性红斑狼疮（见281页）是免疫系统袭击自身的组织，并对神经造成伤害。有时，结节性多动脉炎（见283页）使供应神经的血管发炎，而对神经造成损害。神经病变也可能由癌症引起，尤其是原发性肺癌（见307页）、乳腺癌（见486页）和淋巴瘤（见279页）。少数情况下，周围神经疾病是由淀粉样变性（见441页），即体内沉积了异常的蛋白质而引起的。

服用有些药物，如异烟肼（见573页“**抗结核药**”），或暴露于有毒物质（如铅）中，都会对神经造成损害。在有些病例中，病因还不清楚。

有哪些类型？

周围神经疾病可能会影响负责传输感觉信息的感觉神经、刺激肌肉运动的运动神经和／或负责自主功能控制的自主神经。

感觉神经病变 这种神经病变首先发病于人的肢体末端（通常先是脚，后是手），然后延伸到肢体。症状包括病变区域的刺痛、疼痛、麻木。如果指尖出现了麻木，日常活动会变得很不方便。这种神经病变通常是由糖尿病、营养失调或药物引起的。

运动神经病变 如果运动神经受损，其所支配的肌肉会变得无力，并最终出现萎缩。严重的话，运动功能会受到限制；在极少数的情况下，需要靠机械通气（见618页“**重症监护病房**”）来维持呼吸。铅中毒只会导致运动神经的病变。

自主神经病变 一个或多个自主神经的病变会导致便秘（见398页）、晕厥（由低血压引起）、腹泻（见397页）、尿失禁（见454页）、勃起功能障碍（见494页），这类神经病变常常是由长期糖尿病引起的。

应该如何处理？

医生会根据患者的症状和检查结果，来判定是哪一类神经受到了损伤。如果神经病变的原因不清楚，医生会安排血液测验，来寻找潜在的病因，如糖尿病、营养失衡和自身免疫性疾病。如果有神经根被压迫的迹象，需要进行CT扫描（见132页）和磁共振成像（见133页），来检测病情的严重性和神经受损的程度。还需要进行评价神经功能的特殊测试（见337页“**神经和肌肉电生理检查**”）。

周围神经疾病的治疗，要依病因和受损神经种类而定，例如，对糖尿病的严格控制，可防止糖尿病性周围神经疾病的进一步恶化；复合B族维生素（见598页“**维生素**”）的注射会对营养性神经病变有帮助；运动神经受损可通过物理治疗（见620页）来维持肌肉的功能；使用脚部夹板可以帮助走路。有时，潜在的病因可以医治，但长期的神经受损是不可逆的。

糖尿病性周围神经疾病

由糖尿病引起的一个或多个周围神经的损伤

最常见于40岁以上的人群

有时有家族聚集现象

糖尿病控制不佳和吸烟是发病的危险因素

性别对本病的影响不明显

在糖尿病性周围神经疾病中，连接脑部、脊髓和身体其他部位的一个或多个周围神经，由于糖尿病（见437页）而遭到了损坏。糖尿病性周围神经疾病是周围神经疾病的最常见原因，如果糖尿病没有被严格控制，会导致血糖增高，对周围神经造成直接的损害，并破坏供应神经的血管（见260页“**糖尿病血管病变**”），对糖尿病的积极控制会减低上述危险。

30%的糖尿病患者的一个或多个周围神经受到了损害，但这其中只有1/3的人会出现明显的症状。

对于吸烟的糖尿病患者，其供应神经的血管被破坏的危险会增加。

有哪些症状？

糖尿病性周围神经疾病的症状通常在数年内缓慢地发展，很少在几天或几周内迅速发展。具体症状根据被损害的神经而定，但足部的症状却非常普遍；有时糖尿病性周围神经疾病会影响大神经，主要是位于大腿的神经。

症状可能包括：

- 针扎、麻木感。
- 过度敏感。
- 剧烈的刺痛感，会影响睡眠。
- 走路时不适并伴有疼痛（像走在鹅卵石上一样）。

如果存在感觉缺失，足部不被注意的微小的创口（如皮肤被不合脚的鞋子磨损），因供血能力下降使创口愈合十分缓慢，进而导致感染。如果不进

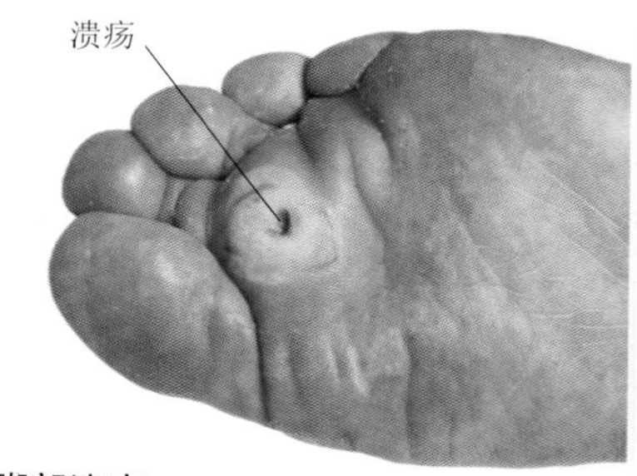

脚部溃疡

如果神经因为糖尿病性周围神经疾病而受到损伤，如上图所示，脚底的无痛溃疡会恶化。

▶ 检查

神经和肌肉电生理检查

神经和肌肉电生理检查，包括神经传导测定和肌电图（EMG）。神经传导测定用于评价神经传导的功能；肌电图的描记结果，可以确定症状（例如身体无力）是由相关的肌肉还是神经病变引起的。以上两项检查通常是针对门诊病人做的，各需至少 20 分钟，检查可能会引起不适感。

神经传导测定

神经传导测定用于检测周围神经疾病中的神经损伤程度，神经对电脉冲刺激作出反应。通过对电脉冲的反应和该反应沿着神经传输速度的测定，判断神经是否受损及受损的性质和程度。

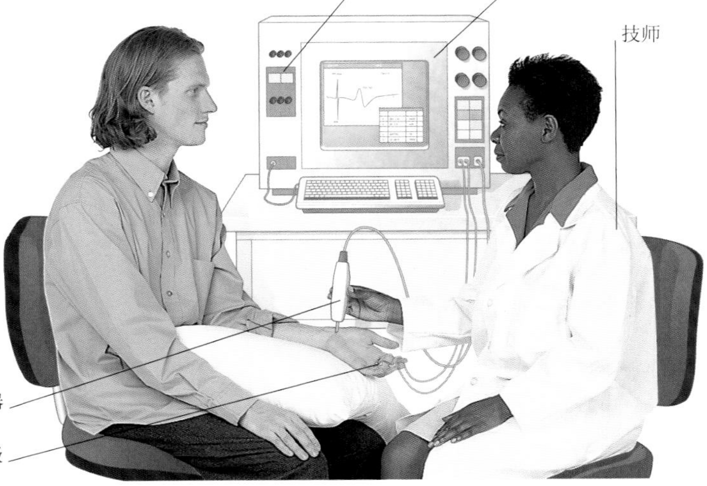

检查过程
放在皮肤上的刺激器刺激受测神经，神经传导的信号被记录电极（置于被测试神经远端的皮肤上）记录下来。

结果

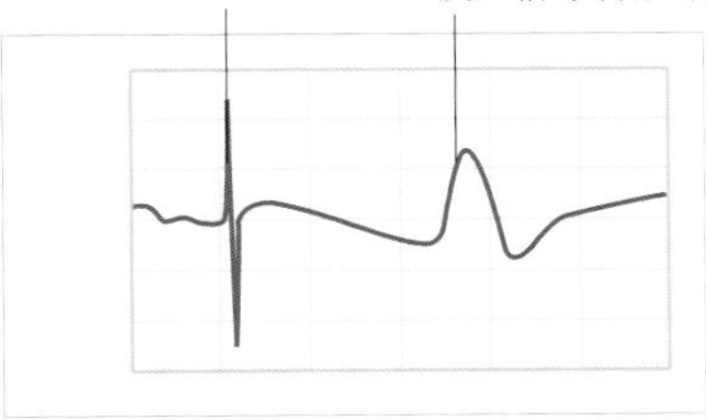

神经传导描记图
这张图显示的是正常的电脉冲通过神经传导，神经接收到信号刺激，神经冲动通过神经的传输速度被记录下来。

肌电图（EMG）

肌电图可以用来帮助辨别神经或肌肉的病变，可用于诊断肌肉萎缩症这样的疾病。肌肉放松和收缩时的电波活动，通过一个细针，即电极针，将测试结果记录在描记图上。

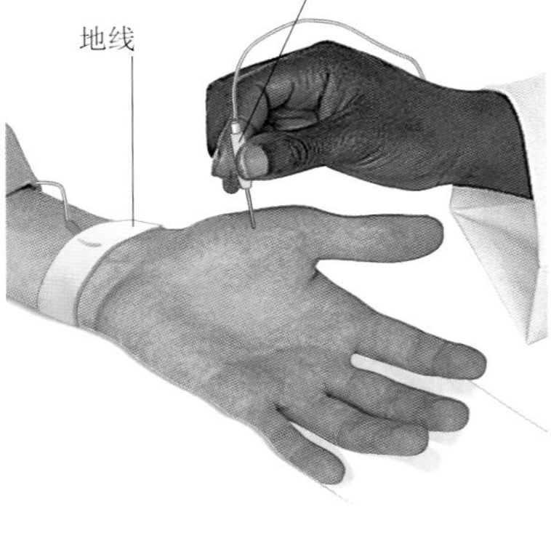

测试过程
放在肌肉上或肌肉里的电极针用来记录肌肉放松和收缩时的电波活动，地线用来消除背景的电流活动的干扰。

结果

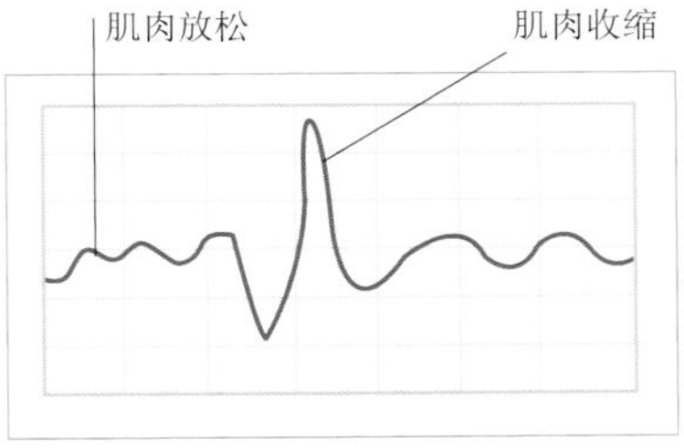

肌电图描记结果
这张描记图显示肌肉在放松和收缩时正常的电活动。

行治疗，溃疡会继续恶化（见 203 页“腿部溃疡”），严重的话，会出现坏疽（见 262 页）。

糖尿病性周围神经疾病还会影响自主神经功能。自主神经负责调节机体自主功能（如血压的控制和消化），对这些神经的损害，会引起如起立时头晕（见 248 页“低血压”）、腹泻（见 397 页）和勃起功能障碍（见 494 页）等症状。

应该如何处理？

对糖尿病的严格控制，会降低发生糖尿病性周围神经疾病的可能性，如果有神经受损的症状需要向医生咨询，医生会根据症状进行诊断。需要在医院进行神经传导测试，来确定是什么神经受损及受损的程度（见本页“神经和肌肉电生理检查”）。

糖尿病性周围神经疾病的治疗目的，是防止神经进一步受到损伤及并发症的出现。医生会仔细检测血糖水平，并建议患者保护好脚部（见 438 页“应对糖尿病”），例如，患者需经常检查脚部是否有创口或磨损，尤其是穿新鞋的时候；应避免穿露脚趾头的凉鞋，或光着脚走路；如果吸烟的话，要试着戒掉。

为缓解疼痛，尤其是在夜间，可以服用抗惊厥药物（见 590 页），如卡巴西平、加巴喷丁，或抗抑郁药物（见 592 页），如阿米替林。

预后如何？

糖尿病患者应严格控制血糖水平，这样不仅会降低患糖尿病性周围神经疾病的危险，也会阻止疾病的进一步发展。在多数情况下，神经损伤是不可逆的。

营养性神经病变

由营养缺乏引起的神经损伤

饮食不规律和饮酒过量是发病的危险因素

年龄、性别和基因对本病的影响不明显

在营养性神经病变中，从脑和脊髓发出的周围神经，因重要营养素（尤其是 B 族维生素）的缺乏而受到损伤（见 399 页“营养缺乏”）。

在世界范围内，营养性神经病变主要是由营养缺乏引起的。在发达国家，这种神经病变通常与饮酒过量有关，饮酒过量的人饮食不均衡，会造成维生素 B_1 的缺乏。另外，酒精会直接对周围神经造成损伤，饮酒超过 10 年的人，患营养性神经病变的危险会大大增加。

营养缺乏还会在有进食障碍的人群中发生，如患有神经性厌食症（见 348 页）的人，长期有肠道营养吸收问题（见 415 页“吸收不良”）的人，也会出现营养缺乏。

有哪些症状？

营养性神经病变通常首先累及指（趾）尖，开始时有刺痛感，症状在数月乃至数年内逐步发展，然后慢慢地影响到四肢和躯干。随后麻木的感觉也以同样的方式发展。症状包括：

- 丧失知觉。
- 针扎感。
- 足部或手部疼痛。

患者由于足部和腿部的感觉缺失而导致行动迟缓笨拙，如果影响到运动神经（支配肌肉运动的神经），则会出现肌肉无力及萎缩，从而进一步影响走路。

应该如何处理？

医生会检查患者的反射及感觉（如针扎感）；通过血液检查来确定患者是否缺乏维生素，以及寻找因过量饮酒而导致的肝损伤迹象；并且还需要安排患者进行神经损伤程度的测试（见本页“神经和肌肉电生理检查”）。

如何治疗？

营养性神经病变通过补充缺乏的营养素来治疗，营养素可以口服，也可以注射（见 598 页“维生素”）。另外还可以服用抗惊厥药物（见 590 页）或抗抑郁类药物（见 592 页），也可以服用止痛药物（见 589 页）来缓解不适。

神经的损伤是不可逆的，但是随着治疗，病情会得到缓解。注重营养、加强运动，避免过度饮酒可以预防营养性神经病变。

三叉神经痛

由压迫、炎症、外伤等引起的三叉神经损伤所造成的单侧面部疼痛

- 最常见于50岁以上的人群
- 男性更常见
- 基因是与本病病因相关的危险因素
- 生活方式对本病的影响不明显

三叉神经负责将面部的知觉传输到大脑，同时也支配部分咀嚼肌，这部分神经的损伤，会导致反复发作的剧烈而尖锐的疼痛，即三叉神经痛。

三叉神经痛常出现于唇部、牙床及单侧面颊，疼痛通常都很尖锐，叫人难以忍受。疼痛通常只持续几秒或几分钟，并随着时间的推移发作的频率增加。有时，剧烈的疼痛使患者在发病时，无法做任何事情。发作过后，疼痛通常会完全消失。疼痛的发作可以是自发的，或由某种面部表情（如咀嚼），或刺激面部的触发点而引起。三叉神经痛很少在夜间发作。

三叉神经痛是最常见的脑神经疾病。在英国，每 2.5 万人中，有一人患三叉神经痛；其中，50 岁以上的男性最为常见。通常来说，三叉神经痛是由颅内血管压迫神经造成的，有很少的病例是由于肿瘤压迫神经造成的。在 50 岁以下的人群中，症状可能是多发性硬化（见 334 页）的早期预兆。

应该如何处理？

还没有某一特异性检查可用于诊断三叉神经痛，医生会通过检测，排除面部疼痛的其他原因，例如牙痛或鼻窦炎（见 290 页）；医生可能会安排磁共振成像（见 133 页）检查，来明确是否有肿瘤。

可服用止痛药物（见 589 页），如扑热息痛、布洛芬。如果疼痛持续，可服用抗惊厥药物（见 590 页），如卡巴西平、卡巴番定，或一些抗抑郁类药物（见 592 页）。上述药物对于三叉神经痛的治疗均有效。与只在疼痛时服用的止痛药不同，抗惊厥类药物及抗抑郁类药物需要每天服用，用以预防疼痛发作。

如果发现肿瘤，需要进行手术切除；手术可以将三叉神经与压迫三叉神经的血管分离。少数情况下，对于药物无效、疼痛顽固而剧烈的患者，可以采取麻痹患侧面部的治疗方法。例如，通过用加热的探针破坏神经从而缓解疼痛。面部麻痹后，三叉神经痛将不会复发。但由于面部感觉缺失，在食用热的食物以及饮用热水时需要特别小心。

三叉神经痛的发作可自行缓解，但发作频率会增加，可能数月乃至数年仍无变化。然而症状会随着治疗而明显缓解。

坐骨神经痛

当坐骨神经及其神经根受压迫或受损时，臀部及后腿产生的疼痛

- 年龄、性别和生活方式是与本病病因相关的危险因素
- 基因对本病的影响不明显

坐骨神经痛是一种可发生于坐骨神经通路上任意部位的神经性疼痛。坐骨神经是人体内最大的两条神经，也分别是双下肢的主要神经。坐骨神经起始于脊髓下段的神经根，由脊柱的基部经过大腿的后部，直到膝盖的上部，再从膝盖上部进一步分支，以支配前／后腿部和足部。坐骨神经痛是由于坐骨神经（尤其是坐骨神经与脊髓的连接处）受压迫或受损而引起的，由腰臀部向下肢小腿后侧的放射性疼痛。许多人一生中至少患过一次坐骨神经痛，通常只是单侧的腿受到影响。通常，疼痛会在 1 ～ 2 周逐渐消失，但会复发。

由哪些原因引起？

坐骨神经痛最常见的原因，是脊柱椎间盘脱出或突出（见 227 页“**椎间盘突出症或椎间盘脱出症**”），进而压迫脊神经根。在老年人中，坐骨神经痛常常是由脊椎的各种病变引起的，如骨关节炎（见 221 页）；女性常在怀孕的最后几个月出现坐骨神经痛，这是由于姿势的变化，使坐骨神经受压增加所导致的（见 506 页“**正常妊娠的常见不适**”）；在各年龄段短期发病的患者中，肌肉痉挛和长时间的姿势异常是相对常见的原因；在个别情况下，脊髓肿瘤会压迫坐骨神经根，并引起坐骨神经痛。

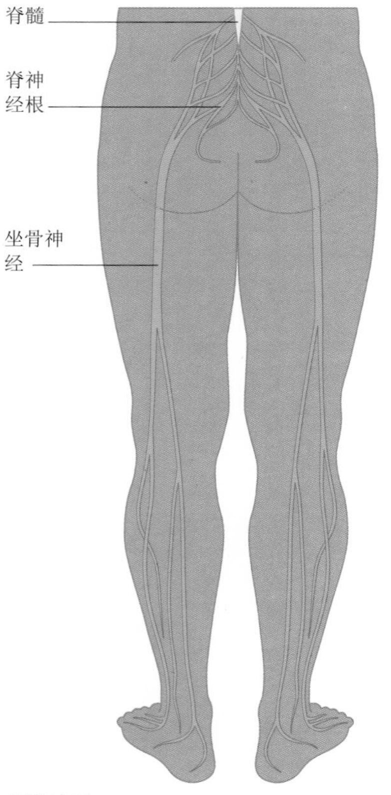

坐骨神经
坐骨神经从脊神经根发出，向下延伸至腿部直达足部。坐骨神经痛可在沿着坐骨神经及其分支的任意一处发病。

有哪些症状？

症状有轻有重，患侧的腿部有阵发或持续的疼痛。症状包括：

- 活动及咳嗽时，疼痛加剧。
- 刺痛感或麻木感。
- 肌肉无力。

坐骨神经痛严重时，患者抬起患侧腿会有困难，并无法直立；有的人走路会有困难。

应该如何处理？

医生会对患者的下肢反射、肌肉力量及感觉进行检查，患者可继续日常的活动，但必须停止能使疼痛加剧的活动。如果疼痛严重的话，需要卧床几天，并服用止痛药物（见 589 页）；如果症状持续并感到肌肉无力，需进行脊椎磁共振成像（见 133 页）检查，以明确骨骼是否存在异常，或是否有椎间盘突出。

怀孕引起的坐骨神经痛通常会在产后消失；肌肉痉挛或长时间坐姿不适引起的疼痛，在不治疗的情况下，也会逐渐消失。物理治疗（见 620 页）或锻炼（见 226 页“**预防腰背痛**”）可缓解症状，但是疼痛会复发。在有些病例中，尤其是当腿部和足部肌肉出现无力的情况时，需要通过手术来缓解对神经的压迫。

腕管综合征

腕部神经受到压迫而引起的手部和前臂的刺痛感和疼痛感

- 最常见于40～60岁的人群
- 女性更常见
- 从事手部重复性工作是发病的危险因素
- 通常基因对本病的影响不明显，极少数情况下有家族聚集现象

腕管是腕部骨骼（腕骨）与覆盖其上强有力的韧带之间的狭小的空隙。在腕管综合征中，正中神经在通过腕管处受压，该神经负责支配手部的部分肌肉，并传递手部部分区域的感觉信息。正中神经受压造成手部、腕部、前臂的刺痛及疼痛。腕管综合征是常见疾病，尤其好发于 40 ～ 60 岁的女性，通常会累及双手。

由哪些原因引起？

在有些病例中，神经压迫的潜在原因是未知的。在有些情况下，腕管内的软组织肿胀而压迫到腕部的正中神经，这种肿胀可能跟糖尿病（见 437 页）或怀孕有关。有时发病可能与内分泌有关。女性病人常在月经来潮或月经过后发病，妊娠期症状加重。腕管还可能因关节的病变而变狭窄，如类风湿关节炎（见 222 页）或腕部骨折。腕管综合征与手部的重复性工作有关，例如，打字可以造成腕部肌腱的炎症（见 231 页“**肌腱炎和腱鞘炎**”）。在少数情况下，腕管综合征是全身性神经病变的一部分，并有家族遗传史。

有哪些症状？

症状主要影响手的部分区域，如拇指、食指、中指，还有无名指的内侧及手掌。初期症状包括：

- 手部的烧灼感和刺痛感。
- 腕部和前臂的疼痛。

随着病情的加重，症状还包括：

- 手部发麻。
- 手的握力减小。
- 部分手部肌肉（尤其是拇指根部）的萎缩。

症状在夜间尤其严重，可以麻醒，用手后症状减轻或暂时缓解。如果不接受治疗，麻木感会持续。

应该如何处理？

医生根据症状来诊断你是否患有腕管综合征。他会检查你的腕部和手部，

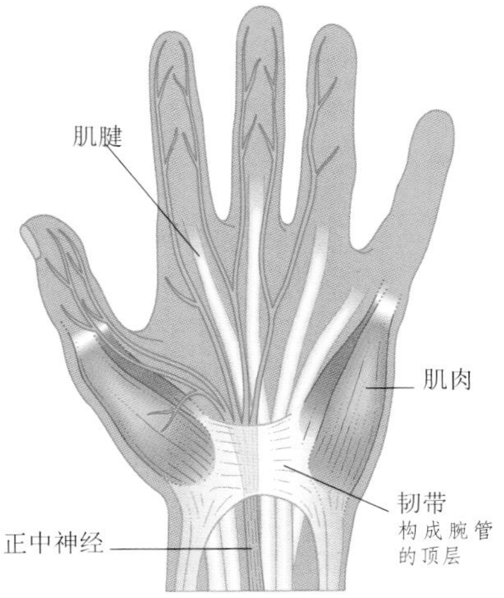

腕管
腕管处于腕骨与覆盖其上的韧带之间，对腕管内正中神经的压迫，会导致腕管综合征。

还需要进行神经传导测试（见 337 页“神经和肌肉电生理检查”）来确诊。如果怀孕是病因的话，症状会在产后消失。此外，如果可以明确病因，根据病因治疗可以缓解症状。

腕管综合征的症状，可以通过服用非甾体类抗炎药物（见 578 页）或佩戴腕部夹板（尤其是夜间）得到暂时缓解。有时，在韧带下方或韧带周围注射皮质类固醇（见 578 页“局部起作用的皮质类固醇药物”）会减轻肿胀。如果症状持续或复发，可通过手术减轻作用于神经的压力。手术后通常不会复发。

面神经麻痹

面部神经的损害造成单侧面部肌肉的无力或瘫痪

年龄、性别、基因和生活方式对本病的影响不明显

面部神经负责控制面部表情的肌肉，并将味觉信息从舌尖传至脑部。面神经麻痹的患者单侧面神经受到损伤、压迫或出现炎症，导致面部肌肉无力，使眼皮和嘴角下垂。患有面神经麻痹的人总以为自己得了脑卒中（见 329 页），但如果只是面部受到影响的话，脑卒中的可能性极小，因为脑卒中通常与身体其他部位的肌肉无力有关。

面神经麻痹通常是暂时的，完全治愈通常需要几个月的时间。在英国，每年在每 4000 人中就有 1 人患这种疾病。

由哪些原因引起?

面神经麻痹最常见的形式是贝尔麻痹，通常是由于单纯疱疹病毒感染而引起的，该病毒还可以导致唇疱疹（见 205 页）。在其他类型的面神经麻痹中，面神经受损的原因还包括：带状疱疹病毒感染（见 166 页“带状疱疹”）和细菌感染性疾病——莱姆病（见 173 页）。

此外，面神经有时因中耳炎而发生炎症反应（见 374 页“中耳炎”）。在极个别的病例中，面神经被一种叫做听神经瘤（见 380 页）的肿瘤压迫；面神经麻痹还可由外伤或腮腺（见 403 页）肿瘤造成的神经损伤引起。

有哪些症状?

在有些情况下，如贝尔麻痹，面神经麻痹的症状在 24 小时内突然发作；在其他情况中，包括由听神经瘤引起的面神经麻痹，症状通常会缓慢发展。症状包括：

- 单侧面部肌肉的部分或全部瘫痪。
- 患侧面部的耳后疼痛。
- 嘴角下垂，有时伴有口水。
- 患侧眼皮无法合拢，眼睛流泪。
- 味觉受到影响。

如果面神经麻痹严重，会有说话与进食的困难。有时，声音在患侧耳听来格外响亮。如果眼皮无法合拢，眼睛会受到感染，导致角膜（眼球前透明的部分）的溃烂。在由带状疱疹病毒引起的面神经麻痹中，患者耳部还会出现水疱结痂状皮疹。

如何诊断?

医生依据症状就可以诊断面神经麻痹，24 小时内的急性发作，意味着是贝尔麻痹，症状发展缓慢，表明是其他病症。如果医生怀疑是肿瘤压迫面神经，会安排患者做 CT 扫描（见 132 页）或磁共振成像（见 133 页），也可进行神经和肌肉电生理检查（见 337 页）来检测是否存在神经损伤。

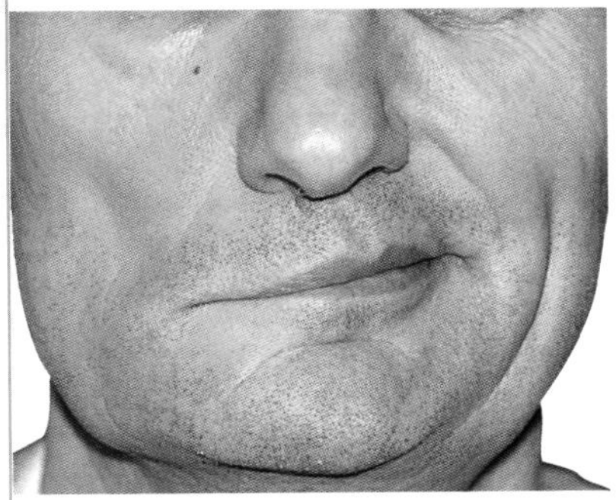

面神经麻痹
面神经受损导致的面神经麻痹，影响到此人右侧面部的肌肉，使其微笑时双侧嘴角不对称。

如果你居住在莱姆病多发的地区，则需要进行血液检测，以明确是否患有此种疾病。

应该如何处理?

如果你在最近的 48 小时内有症状出现，医生会建议你服用两周的皮质类固醇药物（见 600 页），以减轻神经的炎症，还可联合应用抗病毒药物（见 573 页），例如阿昔洛韦。医生还会建议患者服用止痛药物（见 589 页）。为防止对角膜的伤害，医生会让患者使用治疗眼部疾病的药物(见 594 页)，并建议在睡觉时，用胶带使眼睛闭合。

通常来说，贝尔麻痹不需要进一步的治疗就可以痊愈；至于其他种类的面神经麻痹，可针对其潜在的病因进行治疗。例如，带状疱疹病毒感染引起的面神经麻痹，可服用阿昔洛韦或其他抗病毒药物，为使药物起效，疹子一出现需立即服用阿昔洛韦。听神经瘤需通过手术切除，以缓解对面部神经的压迫。

如果面神经麻痹症状持续存在，需通过手术移植神经组织，或将身体其他部位的神经移植到面部。面部运动及按摩有助于维持肌肉活力。

预后如何?

在适当的治疗下，面神经麻痹会在大约两周内得到缓解。但是痊愈需要大约一年的时间。有些人还遗留有面部肌肉无力的症状。

周围神经损伤

由于外伤对脑和脊髓外部神经造成的损伤

年龄、性别、基因和生活方式对本病的影响不明显

任何联系脑、脊髓与身体其他部位的周围神经，都可能因为外伤而受损，损伤会使相应神经所支配的身体部位出现无力或感觉丧失。周围神经损伤可以单独发生，也可与其他组织损伤合并发生。周围神经可能会部分或完全断裂、受压。损伤不一定是永久性的，因为没有完全断裂的周围神经可以再生。

有哪些症状?

身体的哪一部分受到影响，取决于哪一部位的周围神经受到了损伤。症状通常包括：

- 刺痛感和麻木感。
- 肌肉无力或瘫痪。
- 最终肌肉萎缩。

症状的严重程度，取决于相应神经受损的情况。

应该如何处理?

医生会检测你的感觉是否丧失，测试你的反射情况，还有肌肉的力量。此外，神经和肌肉电生理检查(见 337 页)可检测受损神经的功能，进而评估受损程度。

周围神经如果只是受到压迫或是部分断裂的话，可以无需治疗。可多次进行神经与肌肉电生理检查，以观察病情是否有好转。完全断裂的神经是不能自行修复的，可通过显微手术（见 613 页）试着对其进行修复。术后可以接受物理治疗（见 620 页），以帮助恢复肌肉的力量和协调性。然而，即便手术很成功也不能保证完全恢复，某些症状可能仍会持续。

重症肌无力

自身免疫系统紊乱造成的肌肉波动性疲劳或无力，尤其容易累及眼部、面部、咽喉部和四肢

最常见于20～40岁的女性和50～70岁的男性

女性更常见

压力可能导致疾病加重

基因对本病的影响不明显

重症肌无力是一种罕见的自身免疫性疾病，免疫系统产生的一种异常的抗体，作用在神经肌肉接头处的突触后膜上，影响神经冲动的传递而出现的骨骼肌疲劳和无力。面部、咽喉部及控制眼球和眼睑活动的肌肉最易受累，出现言语障碍、复视和眼睑下垂。其他部位的肌肉也会受到影响，例如上肢和下肢的肌肉。在极少的情况下，会影响到负责呼吸的肌肉。单纯影响眼肌的称为眼肌型重症肌无力。

重症肌无力是一种慢性疾病，严重程度因人而异。改变在女性中更常见，尤其是 20 ～ 40 岁的女性；男性易发病于 50 ～ 70 岁。在英国，每 1 万人中有 1 人患有此病。

由哪些原因引起?

约 3/4 患有此病的人胸腺有异常状况，胸腺是人体免疫系统的一部分，位于胸骨下方颈部的根部。这其中的一部分人，长有胸腺瘤(一种胸腺的肿瘤)。

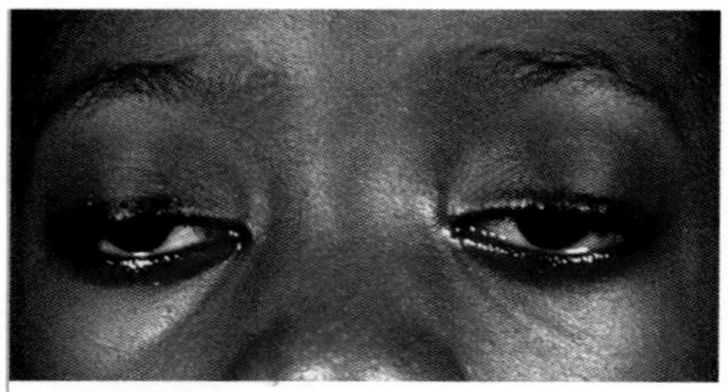

重症肌无力
重症肌无力是一种罕见的免疫系统紊乱的疾病。图中，控制眼皮的肌肉受到影响，使眼皮下垂。

重症肌无力还可能与其他的自身免疫系统紊乱疾病有关，如关节疾病——类风湿关节炎（见 222 页），该病属于巨幼细胞贫血（见 272 页）的一种恶性贫血。有些药物，例如青霉胺（见 579 页“**抗风湿药物**”）会使重症肌无力的症状加剧。

有哪些症状？

重症肌无力的症状会在几周或几个月内逐渐发展，且病情的发展不稳定。有的时候，症状会突然产生。症状可能包括：

- 眼皮下垂。
- 视物重影。
- 吐字不清。
- 咀嚼和吞咽困难。
- 四肢肌肉无力。

经过休息，症状会减轻，但患病部分的肌肉在被使用时，病情会加剧。症状还会因压力而加重。对于女性来说，月经也会加重病情。在极少的情况下，负责呼吸的肌肉变得无力，进而导致危及生命的呼吸困难。

如何诊断？

医生会根据你的症状来诊断重症肌无力，为进一步确诊，需进行血液检验，来检测体内是否有阻断肌肉内感受器的抗体存在。有时，可通过注射来增加体内的神经递质水平，如果肌肉的力量有迅速而暂时的增加，说明你可能患有重症肌无力。也可通过肌电图（见 337 页“**神经和肌肉电生理检查**”）来观察体内的电波活动，以检测是否有肌肉无力的症状。胸部 CT 扫描可检测患者体内是否有胸腺瘤的存在。

如何治疗？

医生可让患者服用提高体内神经递质水平的药物，如果症状不十分严重，这种治疗方法足以控制病情。如果症状持续存在的话，可以服用皮质类固醇药物（见 600 页），或其他免疫抑制药物（见 585 页），如硫唑嘌呤，以抑制抗体的产生。使用口服皮质类固醇药物治疗，最初需要在医院进行，因为药物在开始时可能会有不良反应，且症状可能会加剧。

如果病情严重，定期的血浆置换十分必要。在这个过程中，血浆（血液的液体部分）被从体内输出，其中的异常抗体被分离出来，然后再被重新输入体内。另一种方法是通过免疫球蛋白，向血管内注射大量正常的抗体。如果呼吸困难的话，需要机械通气辅助呼吸（见 618 页“**重症监护病房**”）。如果发现患者体内有胸腺瘤，需手术将胸腺移除；部分 45 岁以下且症状严重，但没有胸腺瘤的人群，也会受益于胸腺移除的手术。

重症肌无力患者需避免极端温度、感染、压力过大及过度劳累，上述情况都会使肌肉无力的症状加剧。

预后如何？

10 个重症肌无力的患者中，有 8 人可通过治疗痊愈，或使症状得到明显的改善。在少数患者中，症状在一年后会自行消失；在极个别的情况下，影响到负责呼吸的肌肉，会使疾病有致命的危险。

吉兰－巴雷综合征

周围神经损伤引起的症状，由下肢向上肢发展的疾病

年龄、性别、基因和生活方式对本病的影响不明显

吉兰－巴雷综合征可导致感觉的逐渐丧失，身体的无力症状可迅速引发瘫痪，是一种罕见的威胁生命的疾病。症状是受到某种感染后的 2～3 周内，出现的异常免疫反应的结果，例如受到弯曲杆菌属空肠弯曲菌（见 398 页“**食物中毒**”）的感染。在少数病例中，吉兰－巴雷综合征可能作为免疫的并发症而出现。

在吉兰－巴雷综合征中，体内为应对感染或疫苗而产生的抗体攻击周围神经，致使神经发炎，开始只有腿部受到影响，接着影响到躯干、臂部和头部。症状不是十分明显，但如果严重的话，会出现吞咽及呼吸困难。在这种情况下，患者需要人工喂食和机械通气辅助呼吸来维持生命。每年在英国，1 万人中有 1～2 人患有吉兰－巴雷综合征。

有哪些症状？

症状会在几天或几周内不断进展，其中包括：

- 腿部无力，可能扩展到躯干和臂部。
- 四肢有麻木感和刺痛感。

通常来说，症状不会进一步发展；但在严重的病例中，症状会逐渐恶化，其中包括：

- 四肢瘫痪。
- 说话或吞咽困难。

如果胸腔和膈膜的肌肉受到影响，则会出现严重的呼吸困难。

如何诊断？

医生会根据你的症状来诊断是否患有吉兰－巴雷综合征，需要进行测试来进一步确诊，例如神经传导测定（见 337 页“**神经和肌肉电生理检查**”），也可进行腰椎穿刺（见 326 页），即在局部麻醉下，抽取脊髓周围的液体作为样本进行化验。

如何治疗？

吉兰－巴雷综合征的早期，需要住院治疗，以静脉注射免疫球蛋白；另一种方法是血浆置换术，即将患者的血浆（血液中液体的部分）抽出，去除其中异常的抗体，然后再输回体内。有吞咽困难的话，可通过静脉或输液管输入营养液。如果呼吸困难的话，需要机械通气辅助呼吸（见 618 页“**重症监护病房**”）。在康复的过程中，需要进行物理治疗（见 620 页）来帮助肌肉恢复力量。

预后如何？

大约 75% 的吉兰－巴雷综合征患者会痊愈，轻微的症状通常在数周后消失，但严重的症状会持续数月。大约 20% 的患者会遗留一定程度的后遗症，如残留的麻木感或无力感。在大约 5% 的病例中，症状可致命。

抽动症

单束或多束肌肉不自主地反复收缩

最常见于儿童

男性更常见

压力是发病的危险因素

基因是与本病病因相关的危险因素

抽动症是由周围神经控制的一束或多束肌肉，反复而不自主地收缩。其中，面部肌肉最易受累，同时还会出现突然的且控制不住的四肢活动或声音（例如咕哝声或清嗓子的声音）。典型的抽动症，包括不停地眨眼、嘴部抽搐和耸肩。抽动经常发生，且无痛，可反复发作。但是，抽动会引发自觉意识及遭到别人的嘲笑。抽动症在儿童中最为普遍，且男孩子更易发病。

通常，病因是未知的，但抽动症可能与压力过大有关系，因为该病常在孩子疲惫不堪或心烦意乱时出现，秽语综合征（见 348 页）是一种更易发病于男孩儿的罕见的神经功能紊乱，其症状是头部、臂部、腿部不自主地活动，及不停地大喊大叫、做鬼脸儿、口吐秽语。

有哪些症状？

抽动通常只持续数秒，肌肉抽动会反复发作，且会导致：

- 快速且不能控制地眨眼。
- 嘴部周围肌肉的抽动。
- 耸肩或颈部的突然抽动。
- 膈膜不自主地收缩，导致咕哝或打嗝。

抽动症有时会暂时得到缓解，但是在这个过程中，患者会变得更加紧张。当孩子专注于某一项活动或睡觉时，抽动会消失。

应该如何处理？

如果你或你的孩子有持续性的抽动，需要向医生进行咨询。通常来说，治疗是不必要的；但在其他情况中，需进行一次或多次的心理疗法（见 622～624 页）来帮助缓解压力。症状严重的话，需要短时间内服用抗焦虑药物（见 591 页）。在某些情况中，由秽语综合征引起的抽动，可通过服用抗精神病药物（见 592 页）来缓解，如氟哌啶醇。

尤其是发生于儿童的抽动症，通常会在初次发病后的一年内消失。但是对少数儿童来说，抽动症的症状会持续，且会持续到成年时期。尽管症状会随着时间的推移而逐渐消失，但对大多数人来说，秽语综合征是一种终身性疾病。

心理健康问题

大部分人在发现自己的身体出现疾病时都会尽快就诊，但人们却很难接受自己有心理健康疾病这一事实。然而，像抑郁、焦虑、嗜酒、吸毒等问题，正被人们越来越多地了解，并且是可以治疗的。人们不需要因为自己有心理疾病而感到尴尬，或感到只能自己独立面对。

这一节首先介绍的是英国最常见的心理健康问题——焦虑障碍。对生活中出现的麻烦或压力感到担心，属正常反应，但是，无明显原因的持续焦虑，则需要治疗，以防止其成为长期的疾病。恐惧症，即对任意事物的过度恐惧，会影响患者生活的方方面面。其他与焦虑相关的疾病包括：重大事件或自然灾害等导致的创伤后应激障碍和强迫症。强迫症是一种不可控制的想法（疑惑）引发焦虑，由此产生强烈的要做某事（强迫）的欲望，以缓解焦虑的心理疾病。

接下来的文章介绍许多心理疾病（尤其是焦虑和抑郁）的表现——失眠。随后介绍的抑郁症是一种常见的心理疾病，大约每3个英国人中就有1人在生命的某一阶段患过此病，为了缓解症状、防止产生长期的绝望感甚至自杀的意念，需要立即治疗。接着介绍情绪波动严重的双相情感障碍。

孟乔森综合征、躯体化障碍、疑病症都是关于心身症状的心理问题。精神分裂症是一种会导致情绪不安、思维混乱的严重的心理疾病。妄想症、人格障碍、秽语综合征也都会被介绍到。

本节的最后介绍饮食障碍，包括神经性厌食症和贪食症。酒精依赖和药物依赖，以及病理性赌博也会一一介绍。

自助措施

应对惊恐发作

患者在惊恐发作时的急促呼吸，会减少其血液内二氧化碳的含量，这可能会导致手指的麻刺感。针对这种情况，患者可以通过口部呼吸，将气呼入纸袋内，这样做可将含有更多二氧化碳的空气重新吸入，以将体内的二氧化碳维持到正常水平。

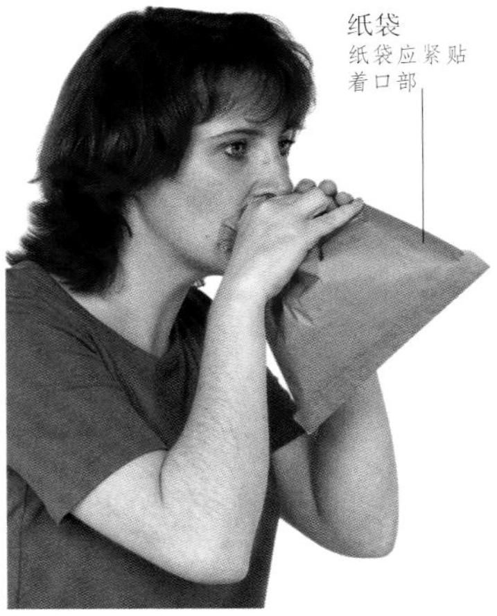

重新吸入纸袋内的气体
通过口部向纸袋内缓慢地呼气、吸气10次，然后正常地呼吸15秒。重复这一过程，直到呼吸不再急促为止。

焦虑障碍

不一定有明显原因的强烈的焦虑

- 有些类型女性更常见
- 有些类型与遗传相关
- 压力是发病的危险因素
- 年龄是与本病类型相关的危险因素

焦虑往往是在个人遭受挫折或精神打击后，预料将产生某种不良后果，或面临不确定的威胁和危险，又难以应对时产生的一种常见的情绪反应。

在令人紧张的情况下，暂时性的紧张或担心是自然和正常的；但在正常的情况下也时常感到焦虑，且影响日常生活，则是一种心理问题了。

焦虑障碍有许多种类型，其中最常见的是广泛性焦虑障碍，其特征是长期无法控制的焦虑。另一种焦虑是惊恐发作，其特征是强烈的焦虑感和令人担忧的身体症状，引起的反复发作的恐慌感。这些无明显原因的发作，通常是不可预测的，并会使患者产生对未来发作的恐惧。惊恐发作，有时也会在广泛性焦虑障碍中出现。在另一种被称为恐惧症的焦虑障碍中，对某一情况、事件、活动、生物的非理性恐惧，会引起严重的焦虑（见本页“恐惧症”）。

在英国，每年会有2%～4%的人被广泛性焦虑障碍困扰，此病通常发病于成年的早期，且女性的发病率高于男性。有时，焦虑障碍伴有其他的心理健康问题，例如抑郁症（见343页）或精神分裂症（见346页）。

由哪些原因引起？

焦虑障碍可能跟遗传或童年的某些经历有关，例如亲子间的关系冷漠、孩子与父母突然分开等，这些问题已被证明可导致焦虑障碍。广泛性焦虑障碍还与令人感到巨大压力的生活事件有关，如家人的死亡。但通常来说，焦虑障碍没有明显的原因，惊恐发作也是如此。

有哪些症状？

患有广泛性焦虑障碍和惊恐发作的人，生理和心理都会出现症状。但在广泛性焦虑障碍中，心理症状是持续性的，而生理的症状是间歇性的。惊恐发作时，心理和生理的症状同时发生，且往往突然出现，不可预测。广泛性焦虑障碍的心理症状包括：

- 在没有明显的理由或原因的情况下，总有一种不祥的预感。
- 心烦意乱，无法放松。
- 注意力无法集中。
- 不停地担忧。
- 睡眠紊乱（见343页“失眠”），有时做噩梦。

有时候，患者还会出现抑郁的症状，如早晨醒得早、无助感。间歇性的生理失调症状包括：

- 头痛。
- 腹部抽筋，有时腹泻、呕吐。
- 尿频。
- 脸红、出汗。
- 颤抖。
- 喉咙有堵塞感。

惊恐发作的生理及心理的症状包括：

- 呼吸短促。
- 出汗、颤抖、呕吐。
- 心悸（能够意识到的异常的快速心跳）。
- 头晕、晕厥。
- 对窒息及死亡将至的恐惧。
- 非真实感，对自己精神不正常的恐惧。

许多症状被误认为是严重的生理疾病的征兆，而这会加剧焦虑感。随着时间推移，由于惧怕在公众场合发作恐慌症，导致患者不愿在餐厅吃饭或在人多的场合出现。

应该如何处理？

你可以通过放松练习（见32页）来减少焦虑感。如果你自己无法处理，或不清楚焦虑的具体原因，则应向医生进行咨询。在第一次惊恐发作时，尽快到医院治疗十分重要，以防止重复发作。你可以尝试几种方法来控制惊恐发作，例如，向袋子里吹气（见本页“应对惊恐发作”）。对各种焦虑障碍来说，心理咨询（见624页）可帮助患者调节压力。认知行为疗法（见623页）及行为治疗（见622页）可帮助控制焦虑。还可以服用抗抑郁药物（见592页），其中有些药物，不论患者有无抑郁，用来缓解焦虑和惊恐发作都有很好的效果。一些自助团体对患者也会很有帮助。

如果你正处于某种特定的压力下，医生会开苯二氮䓬类药物（见591页“抗焦虑药物”），由于这类药物可能会产生依赖，因此只能短时间服用，β-受体阻滞药（见581页）可用于治疗焦虑的生理症状。

在大多数情况下，焦虑障碍治疗得越早，其症状就能越快地减少。不接受治疗的话，焦虑障碍会发展成终身性疾病。

恐惧症

对某一物体、活动、场合产生持续的非理性的恐惧，及强烈的要对其躲避的愿望

- 最常见于童年后期至成年早期
- 性别和遗传是与本病病因相关的危险因素
- 生活方式对本病的影响不明显

恐惧是因受到威胁而产生的，并伴随逃避愿望的情绪反应。人类的大多数恐惧情绪是后天获得的。恐惧反应的特点是对发生的威胁表现出高度的警觉。许多人有具体的恐惧对象，例如害怕狗或恐高，这有时令人心烦，但并不影响其日常生活。恐惧症是极端的害怕和焦虑，患有恐惧症的人强烈地拒绝与其害怕的物体或场合接触，这已影响了正常的生活。

患者见到恐惧的对象，会引发严重的焦虑、出汗、心跳加速等恐惧反应。患者意识到如此强烈的恐惧是反应过度且没有道理的，但只有通过躲避所惧怕的事物或场合，才能使焦虑得到缓解。这会打乱患者的生活节奏，

并限制其有更多新的生活体验的能力。在英国，10 人中有 1 人患有恐惧症。恐惧症常发病于童年后期、青春期和成年早期。

有哪些类型？

恐惧症有许多种类型，但主要的有两种：简单恐惧和复杂恐惧。

简单恐惧 即对某一具体事物、场合、活动的恐惧，如害怕蜘蛛、恐高、害怕空中旅行等。如幽闭恐惧症，即对密闭空间的恐惧，属于简单恐惧。对血的恐惧是一种简单恐惧，男性比女性更易产生对血的恐惧。

复杂恐惧 即更复杂的对许多事物的恐惧。广场恐惧是复杂恐惧的一种，包括在户外“被看到”或被关在没有安全出口的公共区域。引起广场恐惧的情况，包括乘坐公共交通工具或电梯，以及到拥挤的商场购物。逃避这些场合的做法，会影响工作及社交生活，因此有严重广场恐惧的人最终变得无法离开屋子。广场恐惧常发病于中年，且女性的发病率高于男性。

社交恐惧也属于复杂恐惧，有有社交恐惧的人十分害怕处于社交场合，担心在众人的面前出洋相或被侮辱，比如当他们在公共场合吃饭或说话的时候。

由哪些原因引起？

通常恐惧症的原因是无法解释的，但通常来说，简单恐惧可以追溯到早年的经历。例如，儿时曾被暂时困在一个密闭空间里，就会导致日后的幽闭恐惧症。简单恐惧好似是遗传的，但与其说孩子的恐惧是从有简单恐惧的家庭成员“遗传”来的，不如说是“学习”来的。

广场恐惧和社交恐惧的原因还是未知的，但这两种恐惧的症状会由害怕的倾向发展成焦虑。广场恐惧通常发病于不可解释的恐慌发作之后，有些人回忆说紧急情况是他们症状出现的导火索，并会形成他们对未来相似情况的恐惧。大多数社交恐惧，起始于一次在社交场合时的突然而又强烈的焦虑感，并成为未来恐惧的焦点。

有哪些症状？

见到或仅仅是想到引发恐惧的物体、生物、场合，会引发强烈的恐惧感，并伴有：

- 头晕、晕厥。
- 心悸（能够意识到的异常的快速心跳）。
- 出汗、颤抖。
- 呕吐。
- 呼吸急促。

对恐惧症来说，普遍的症状是逃避，因为害怕与恐惧的物体不期而遇，使日常活动受到了限制，这可能导致抑郁症（见 342 页）。持续的焦虑和惊恐发作（见 341 页“焦虑障碍”）可能进一步恶化。有时，恐惧症患者通过过量饮酒、滥用药物来减轻恐惧感。

应该如何处理？

如果恐惧症影响了你的日常生活，则需要到医院寻求救治。许多恐惧症可以通过行为疗法（见 622 页）进行有效治疗，例如脱敏（见 623 页“脱敏疗法”），在治疗过程中，在安全、循序渐进的前提下，医生使你看到你所害怕的事物或场合，并给予你一定的帮助。毫无疑问，这会引发你的焦虑感，但这种“接触”被控制在患者可以忍受的范围内。此外，某些抗抑郁药物（见 592 页）用于治疗复杂恐惧的效果很好。

应指导患者家属如何帮助患者应对恐惧症，联系自助团体对患者也很有帮助。

预后如何？

随着患者年龄的增大，简单恐惧的症状会逐渐减少；但对于复杂恐惧（像社交恐惧和广场恐惧）来说，除非接受治疗，否则症状会持续存在。90% 的广场恐惧症患者通过脱敏疗法，得到成功的治疗。

创伤后应激障碍

极端个人经历导致长期的情感失调

- 儿童和老年人易发病
- 女性发病率较高
- 遗传和生活方式对本病的影响不明显

创伤后应激障碍（PTSD），即陷入紧急事件后表现出的长期而强烈的情感失调。个人生命安全受到威胁，或仅仅目睹灾难性事件发生等亲身经历，足以引发该病，这些事件包括自然灾害、意外事故、被伤害。

约 10% 的人曾经患过创伤后应激障碍，儿童、老年人、妇女以及有焦虑障碍史、强迫症的人更易患病。

有哪些症状？

创伤后应激障碍的症状，可能出现于创伤事件后不久，也可能在事件发生的数周、数月乃至数年后出现。其中包括：

- 对事件不自主的回忆和脑中再现。
- 白天对事件的闪现。
- 呼吸急促、晕厥等恐慌发作的症状。
- 拒绝与事件相关的一切事物，并拒绝提起和讨论该事件。
- 睡眠紊乱、做噩梦。
- 注意力不集中，易怒。

创伤后应激障碍的患者常感到情感上的“麻木”，逃避创伤事件，以及与家人朋友疏远。之后，他们对日常活动失去了兴趣。焦虑障碍（见 341 页）、抑郁症（见 343 页）等其他心理疾病，可能会伴随创伤后应激障碍。该病有时还会导致患者对酒精和药物的滥用。

应该如何处理？

医生会对症状的严重性进行评估，并询问患者过去的心理健康状况。认知行为疗法（见 623 页）及眼动脱敏和再加工治疗对病情都很有帮助。对患者及其家属的支持是治疗中很重要的一部分，也会用到抗抑郁药物（见 592 页）。虽然通过这种疗法，患者的症状在 8 周内会有所缓解，但至少需要服用一年的药物。通常来说，创伤后心理障碍的多数症状，经过几个月的治疗会消失，但有些症状会持续数年。曾经患过创伤后应激障碍的患者，在遇到另一紧急事件后，复发的危险仍然较大。

治疗

眼动脱敏和再加工疗法

眼动脱敏和再加工疗法（EMDR）是一种用于治疗创伤后应激障碍和其他焦虑障碍的心理疗法，有时也被用于治疗其他心理健康问题（如抑郁）。治疗时，在患者回忆起引起自己焦虑的事件或精神创伤的同时，治疗师要求患者的眼球跟着治疗师的手指向不同方向移动。除了来回移动眼球外，治疗师还可以辅以其他方式进行双向刺激，如声音。这种疗法的目的是切断患者的记忆和焦虑症状的联系。

强迫症

不可控制的想法，通常伴有不可抑制的要做某事的强烈欲望，以缓解焦虑的心理疾病

- 多发于青春期
- 有时有家族聚集现象
- 压力大是发病的危险因素
- 性别对本病的影响不明显

强迫症（OCD）患者感到自己被反复进入脑海的无用的想法所控制，强迫性的想法常伴有强迫性的习惯，例如一遍又一遍地反复检查钥匙是否还在兜儿里。患者并不想做这些事，但感到必须得这么做，以缓解由此而引起的焦虑。强迫的想法可能与卫生状况、个人安全、财产安全有关，或者产生与个人性格完全不符的暴力或下流的想法。强迫症的症状多种多样，既可为某一症状单独出现，也可为数种症状同时存在。常见的强迫症包括洗手、检查门窗是否锁上、煤气是否关上、将桌上的物品摆放得极为整齐，等等。将想法付诸行动会给患者带来短暂的慰藉，但在严重的情况下，一天上百次地重复某一行为，会影响工作、日常生活和社交活动。

在英国，每 100 个人中有 1 人患有强迫症，有时是家族遗传性的。生活中令人感到压力大的事件会促发这一疾病。

有哪些症状？

强迫症会集中于任意物体、事件和想法。最常见的症状包括：

- 影响日常生活的、无意义的想法或脑中的画面。
- 反复尝试克制一些想法。
- 为了缓解焦虑采取的反复行动。

患者可能会意识到自己的行为是无理

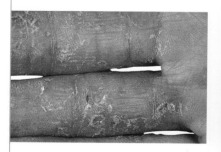

强迫性洗手造成的影响
强迫症患者反复洗手，使手部皮肤变得粗糙、皲裂。

▶ 检查

心理评估

为了诊断心理健康问题，医生会安排患者进行心理评估。医生会询问一系列的问题，来确定心理问题的性质及对患者生活的影响。讨论的问题，包括患者的家庭、过去的经历、患病前生活的状况和可能引发心理健康问题的诱因，如丧失亲友。

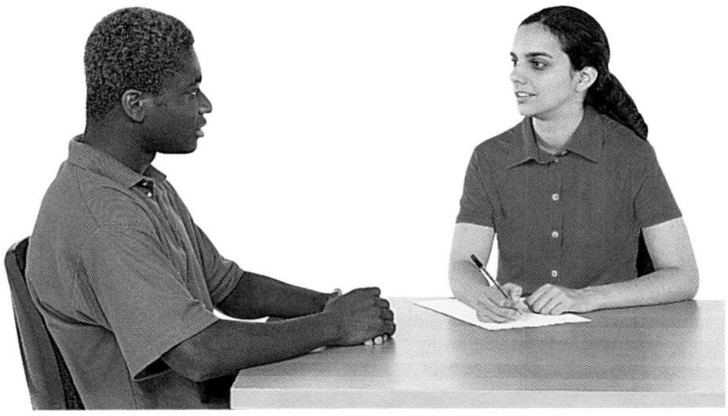

进行心理评估
医生询问的问题会比较私人化，但这是评估程序的要求，医生通常会将患者的回答记录在一份表格上。

的，并受此困扰，但无法控制自己的症状。

应该如何处理？

医生会根据症状来诊断强迫症。为了缓解症状，医生会建议做心理治疗，如认知行为疗法（见623页）。可服用抗抑郁药物（见592页），因为药物配合心理治疗会产生最好的疗效。开始，治疗会使患者的焦虑、想法和做某件事的强迫感更强烈，但只要有足够的时间，就会发现，你可以更好地控制你的想法和强烈的欲望。

在治疗的过程中，患者需要亲友的鼓励。患者应该尝试着确认引起强迫症的压力因素，并想办法减少这些因素。许多患者认为，加入自助团体很有帮助。

超过70%的患者在开始治疗的一年内，病情有所缓解。其他长期的患者，病情时好时坏。

失眠

规律性地无法入睡，导致过度劳累

- 最常见于老年人
- 女性更常见
- 压力过大和对咖啡因、酒精的摄入量过大是发病的危险因素
- 遗传对本病的影响不明显

在每3人中有1人在生命的某一阶段，会出现规律性的难以入睡的症状，即失眠。困扰包括难以入睡、半夜醒来且无法再次入睡。失眠令人十分苦恼，可导致过度劳累。面对这一情况，患者无能为力，且容易导致事故的发生。失眠更易发病于女性及老年人。

当人担忧或焦虑的时候，最容易发生失眠，白天过量摄入咖啡因及酒精也会导致失眠。由于患者已经失去了好的睡眠习惯，因此暂时性的睡眠紊乱会演变成持续性的失眠。在夜晚给人带来不适的疾病，如哮喘（见295页）、甲状腺功能亢进症（见432页）、睡眠呼吸暂停（见292页）等其他睡眠紊乱，也可能会导致失眠。失眠常与一些心理疾病有关，如抑郁症（见本页）、焦虑障碍（见341页）。

应该如何处理？

医生会首先治疗引发失眠的生理和心理问题。如果出现抑郁，则需服用抗抑郁药物（见592页）。若无其他明显原因，医生会安排患者在医院里睡一晚，接受睡眠测试。测试显示许多人的睡眠时间，比他们认为的长，因为他们在半夜经常醒来。你需要做的就是保证足够的睡眠时间。

医生会建议你改变生活方式，例如增加锻炼、减少咖啡因的摄入（见31页“睡眠”），医生会建议你避免白天打盹儿，因为那样会减少你对夜晚睡眠的需求。有时，医生会让你连续服用几天的催眠药物（见591页）来帮助你恢复正常的睡眠模式，但不能长期服用这类药物，因为那样会有产生依赖的风险。

抑郁症

感觉悲伤，对生活失去兴趣，精力不足

- 最常见于30岁以上人群
- 女性更常见
- 有时有家族聚集现象
- 缺乏社交活动是发病的危险因素

悲伤是一种可以预见的对身处逆境或遭遇个人不幸的反应，可以持续相当一段时间。当不愉快的感觉很强烈以致日常生活都难以进行下去的时候就出现了抑郁。在英国，抑郁是最常见的精神疾病，在每3个人中就有1个人在一生中的某个阶段会出现抑郁症，最常见于30岁以上的人。女性患抑郁症的可能性是男性的2倍。在一些人，抑郁症可以在数天或数周后自然减轻，但一些人可能需要专业人员的救治。在一些严惩的患者，需要住院治疗以保护患者不发生轻生或自残。

抑郁症常伴有焦虑障碍（见341页）的症状，例如患者总有某种预感，并不停地产生令人烦恼的想法。抑郁症患者可能会滥用酒精或其他药物。

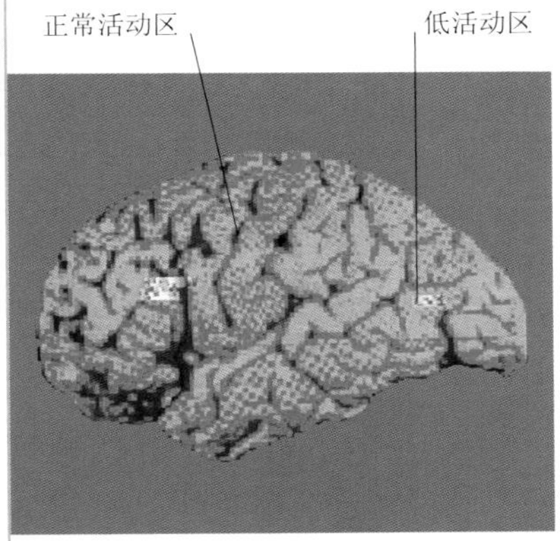

正常人的脑部

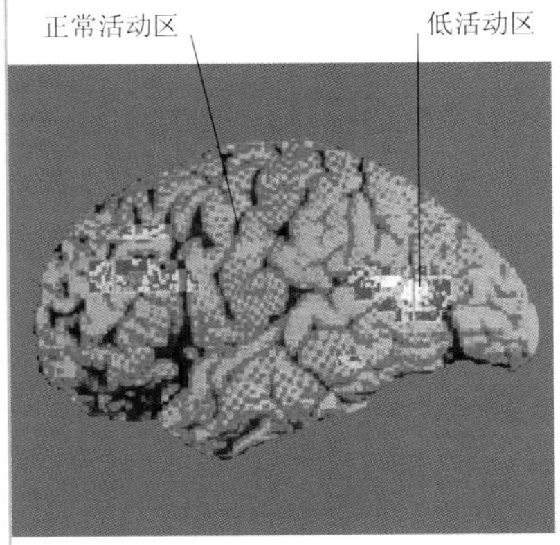

抑郁症患者的脑部

抑郁症患者脑部活动的减少
图中显示，抑郁症患者脑部大面积的低活动区，与正常人脑部小面积的低活动区形成了鲜明对比。

由哪些原因引起？

当人们面对生活中一个或多个压力性事件时，可能会引发抑郁。诱因常是某种形式的丧失，如亲密关系的破裂或丧失亲友。

儿时创伤性的经历，如遭受父母虐待或父母（一方或双方）死亡，会增加日后患抑郁症的可能性。抑郁症也可能在家族中遗传。

一些生理上的疾病会导致抑郁，这些疾病包括：传染病，如传染性单核细胞增多症（见166页）；脑神经失调，如帕金森病（见333页）；激素失调，如库欣综合征（见435页）。更年期和产后激素的变化，也可能会引发抑郁症（见521页“产后抑郁”）。

许多心理健康问题会导致抑郁症的发生，包括恐惧症（见341页）、神经性厌食症（见348页）、酒精依赖（见350页）、药物依赖（见349页）。有些人只在冬季感到情绪低落并抑郁，即季节性情绪失调。抑郁也可能是某种药物的副作用，如口服避孕药、β－受体阻滞剂（见581页），但通常抑郁没有明显的原因。

有哪些症状？

抑郁症的典型症状是悲伤，甚至悲哀，症状在早晨尤其明显，且会持续大半天的时间。其他常见的症状包括：

- 对工作和娱乐活动失去兴趣。
- 精力不足。
- 注意力不集中。
- 丧失自尊感。
- 愧疚感。
- 容易哭泣。
- 优柔寡断。
- 很早醒来，无法继续入睡（见本页“失眠”）。
- 对未来失去希望。
- 总有寻死的想法。
- 体重减轻或增加。
- 性欲减退（见494页）。

在老年人中，可能会出现其他症状，其中包括：思维混乱、健忘、人格改变，这些表现容易被误以为是患了老年痴呆（见331页）；老年人对个人卫生和饮食的忽视，也意味着潜在的抑郁症。有时，抑郁表现在生理症状上，如疲乏感（见346页“躯体化障碍”）。抑郁症也可能会导致相关的生理问题，如便秘、头痛。

严重抑郁的患者可能会出现幻听或幻视，也可能会出现非理性的妄想，

自助措施

走出抑郁症

在你接受抑郁症治疗的过程中，有许多的方法可以帮助你重树自信、把握自我。试着给每一天订出计划，这样，困难的任务也会变得比较容易处理，还要经常做放松训练。以下方法可供参考：

- 把每天要做的事情列成一张单子，并从最重要的事情开始做起。
- 一次做一件事情，每做完一件事情就做个标记。
- 每天花几分钟时间进行放松，如深呼吸、伸懒腰（见 32 页“放松练习”）。
- 经常锻炼有助于减少压力感（见 20 页“锻炼的好处”）。
- 健康饮食（见 17 页）。
- 娱乐活动和爱好会使你忘记烦恼。
- 加入支持小组，结识和你有相同经历的人。

如抑郁症患者可能会坚信其配偶有婚外恋。

躁狂抑郁症（见本页“双相情感障碍”）患者可能间或出现欣快的感觉。

有哪些并发症？

抑郁症若不予以治疗的话，在极少数情况下，会出现抑郁性木僵，患者的言语及行动大大减少。如果不给予治疗，将会延迟生理疾病的痊愈，使任何原因的疼痛都会加剧，进而使抑郁加重。严重的抑郁症患者会出现自杀的念头，甚至试图自杀（见本页“自杀未遂和自杀”）。

应该如何处理？

如果抑郁不严重的话，在亲友的支持和帮助下，症状会自行消失。

但如果你需要治疗的话，治疗的效果总会很好。如果感觉情绪持续低落，需尽快咨询医生。医生会安排你进行血液检测，以明确你的精力不足是否是由生理疾病引起的。心理评估（见 343 页）也很重要，这样可以确定你的抑郁是否是由其他心理健康问题引起的。

如果抑郁症确诊的话，可服用药物，或进行认知行为疗法（见 623 页），或双管齐下。在极少数的情况下，严重的患者需进行电休克治疗。

药物治疗 医生常会给患者开一个疗程的抗抑郁药物（见 592 页），抗抑郁药有不同的种类，医生会选择最适合你的那一种。虽然有的药物有副作用，但是有的副作用却是有益的。起缓慢镇定作用的抗抑郁药，会缓解失眠问题。服用 2 ～ 4 周的抗抑郁药后，心情会有所改善，而有的症状缓解得更快。若 1 个月后症状没有明显的改善，或出现令人不适的副作用，医生会对药量进行调整，或开另一种药物。抑郁的症状消失后，需按医嘱再服用一段时间的抗抑郁药。治疗通常要持续 6 个月的时间，治疗时间的长短，取决于抑郁症的严重程度，及过去是否有过抑郁症。如果很快停止服用抗抑郁药的话，病情可能会反复。

心理治疗 医生或其他心理专家的治疗和支持，对于抑郁症患者十分重要，医生会安排你进行认知行为疗法（见 623 页），以改变你消极的思维方式，或进行基于精神分析的心理治疗（见 622 页），以找出你抑郁的原因。一对一或以小组为单位的心理咨询（见 624 页），会帮助你对自己的情绪进行有效的调节。

电休克疗法 电休克疗法（ECT）被用于治疗严重的抑郁症（并不常用）。治疗中，经过全身麻醉后，两个置于头部的电极引发的电刺激，使脑部出现暂时的发作。在 1 个月左右的时间内，进行 6 ～ 12 次的电休克治疗。用电休克疗法治疗伴有妄想的抑郁，效果尤其显著。治疗后，需要服用至少几个月的抗抑郁药物，以防止病情复发。

预后如何？

抗抑郁药物对 3/4 的抑郁患者是有效的。当药物治疗与心理治疗联合使用时，抑郁的症状通常会在 2 ～ 3 个月后完全缓解。少数接受电休克疗法治疗的患者，10 人中大约有 9 人可以完全康复。但是，有些患者的抑郁可以持续数年，有些患者的抑郁可以在没有明显触发因素的情况下复发。

自杀未遂和自杀

试图结束自己的生命（可能死亡，或可能经抢救挽回生命）

- 年轻人试图自杀的概率更高，但成年人因此而死亡的比例更高
- 女性更容易试图自杀，但更多的男性因此而死亡
- 自杀或自杀未遂的家族史，会增加自杀的危险
- 缺少社交活动、居住在市区是自杀未遂和自杀的危险因素

试图自杀的人多数是青少年及年龄稍大的人，其中有的人确实有要死亡的意愿，而有的人试图用自杀来表明自己绝望的心情，却并不是真的要自杀。超过半数的自杀行为与药物的过量服用（见 185 页“药物过量与误服”）有关，最常见的是止痛药物（见 589 页），如扑热息痛。

英国人的自杀率，男性是十万分之十七，女性是十万分之五。2007 年发生了大约 5370 起自杀事件，但准确的自杀数据是未知的，因为其中有些被记录成其他死亡原因。据估计，每年至少有 14 万人试图自杀，其中女性的自杀尝试是男性的 3 倍，但男性的自杀死亡人数是女性的 4 倍，因为男性常使用更易导致死亡的自杀方式，如上吊。

由哪些原因引起？

各个年龄段中，大多数的自杀者存在心理健康问题，大约半数自杀行为是抑郁症（见 343 页）或双相情感障碍（见本页）的结果。

青年人的自杀行为常常是由于冲动造成的，可能是与家里人吵架或与恋人分手的结果。这些自杀行为很少意味着真的想死，足以致命的药量可能只是误服。上了年纪的人自杀，常是因丧失亲友或孤独导致抑郁的结果。对于 65 岁以上患有不治之症的人群，每 5 个人中大约就有 1 人寻短见。

其他常会导致自杀的心理疾病，包括精神分裂症（见 346 页）、药物依赖（见 349 页）和酒精依赖（见 350 页）。

应该如何处理？

如果出现自杀的倾向，那么住院检查治疗是十分必要的。在服用过量药物的情况下，要尽可能地从自杀者体内清除已服用的药物，以防止被吸收。如果服用的药物可以辨别的话，解药是必要的。自杀行为对身体的任何影响（如腕部的伤口）都需要给予适当治疗。

为防止患者未来自杀的想法，对其心理问题的治疗尤为重要。患者可进行药物治疗，如服用抗抑郁药物（见 592 页），心理疗法和心理咨询（见 622 ～ 624 页“心理疗法”）也十分必要。需要查明任何引起自杀意图的问题，如果可能的话对其进行解决。在第一次自杀后，患者未来的自杀行为可能会增加。

如何预防？

有些人在试图自杀前，曾与别人讨论自杀的想法，这种危险信号需要认真对待，家人、朋友需移除一切可被用于自杀的物品，并尽快寻求专业人员的帮助。如果患者自杀的危险性极高，不论本人是否同意，都有必要将其送至医院。

在患者的自杀行为过后，对其潜在的心理健康问题的治疗，以及家人的支持和监护，会预防患者未来的自杀行为。然而有强烈自杀意图的人，会在自杀时防止被他人发现，并更容易选择致命性的自杀方法。

双相情感障碍

情绪极端波动的心理疾病

- 最常见于20多岁的人群
- 通常有家族聚集现象
- 生活中的某一事件是发病的危险因素
- 性别对本病的影响不明显

在英国，每 1000 个人中大约有 8 人患有双相情感障碍（又称躁狂抑郁症）。兴高采烈、非正常的精力充沛状态（躁狂期）与心情低落、无精打采的状态（抑郁期）会交替进行。超过半数的双相情感障碍患者会反复发作。虽然人生的重大事件（如离婚、亲友死亡）会引发躁狂抑郁症，但是引起躁狂抑郁发作的因素还尚不为人所知。双相情感障碍通常发生于 20 岁出头的年轻人，并且有家族聚集倾向，但这种疾病是以何种方式遗传的，还不清楚。

有哪些症状？

躁狂与抑郁的症状交替出现，每一种症状持续的时间并不固定。在躁狂、

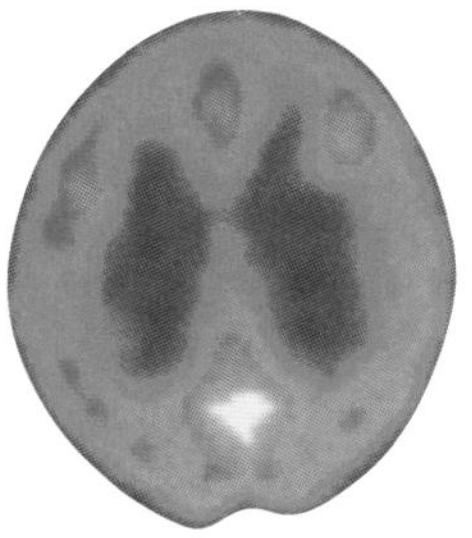

正常状态的大脑

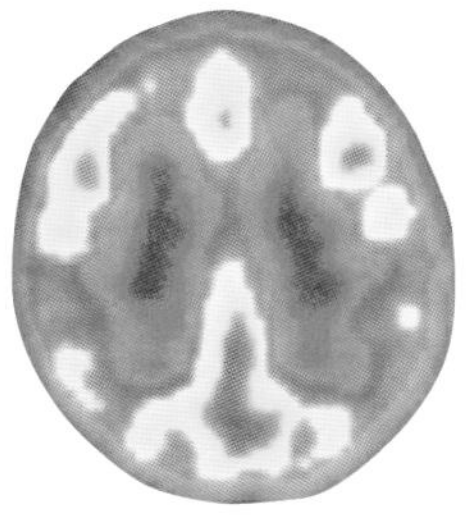

躁狂期的大脑

双相情感障碍患者脑部的活动增强
这两幅双相情感障碍患者脑部的正电子发射计算机断层扫描图对比显示，在躁狂期患者的脑部活动增强。

抑郁之间的时间里，患者的情绪和行为大体上是正常的。但是偶尔躁狂期可能会紧随抑郁期，有时躁狂或抑郁两者之一占据主导，以致情绪极端变化的形式并不明显。有时，躁狂与抑郁的症状会同时发生。躁狂发作时的症状包括：

- 高度兴奋。
- 有时易怒。
- 膨胀的自尊感，导致妄想自己拥有巨大的财富、成就，及超凡的创造力和权力。
- 精力充沛，睡眠需求减少。
- 容易分心，注意力分散。
- 社会约束力丧失。
- 放纵的性行为。
- 将大量金钱花费在奢侈品和度假方面。

因为患者说话速度极快、常常变换话题，因此在与其交流时很难跟上其谈话的内容。有时患者变得有攻击性、有暴力倾向，而且不注意饮食和个人卫生。

抑郁发作的主要症状有：

- 感到情绪低落。
- 对生活失去兴趣。
- 精力不足。
- 自尊感降低。
- 对未来失去希望。

抑郁严重时，患者对自己的生死不在乎。约 10% 的双相情感障碍患者最终会选择自杀（见 344 页“自杀未遂和自杀”）。

如果双相情感障碍严重的话，躁狂期的权力妄想会因幻觉的出现而加重。躁狂期时，患者出现有人赞扬其品质的幻听；抑郁期时，可幻听到有人描述其失败。在这种情况下，双相情感性障碍与精神分裂症（见 346 页）十分相像。

应该如何处理？

在躁狂期的时候，患者无法认清自己的情况，可能意识不到自己生病了。通常来说，患者的家属会首先注意到患者的不稳定的情绪，并寻求专业的指导。对双相情感障碍的诊断需基于患者全部的症状，对其采取的治疗取决于患者是处于躁狂期还是抑郁期。处于抑郁期的患者需要服用抗抑郁药物（见 592 页），并要对疗效进行监测，以防促发躁狂期。在躁狂期的头几天或头几个星期里，先使用抗精神病药物（见 592 页）控制病情。在两个时期都需要长时间服用情绪稳定药物（见 593 页）如锂，以控制症状。在躁狂期和严重的抑郁期，有的患者需要住院检查和治疗。在躁狂时，患者感到自己有创造力、精力充沛，并不愿接受长期治疗，因为那样会让他们感到“无聊”。

多数双相情感障碍患者会康复，但是复发也很常见。在躁狂抑郁症初期的治疗中，增加锂的药量，并需要持续服用以防复发。如果锂的疗效不明显，可以服用其他药物，如抗惊厥药物（见 590 页）。若病情严重且药物的疗效不好，可使用电休克疗法（ECT），即在全身麻醉的前提下，通过诱导脑部暂时的癫痫发作，以缓解症状。

患者的症状得到控制后，还需要进行定期的检查，以观察其情绪是否稳定。一定的心理治疗（见 622 ～ 624 页“心理疗法”）不仅会帮助患者深入了解自己的病情，还会帮助其减少生活中可能诱发病情的压力因素。

身体疾病引发的心理问题

生理疾病引起的一种或多种疾病

- 家庭境况或经济状况不稳定是发病的危险因素
- 年龄、性别和遗传对本病的影响不明显

生理疾病很容易引起心理上的波动，严重的生理疾病会导致焦虑（见 341 页“焦虑障碍”）、抑郁（见 343 页“抑郁症”）、易怒和对疾病的逃避。通常来说，这些反应是暂时的，并会在患者适应身体疾病后消失。然而，致命性的疾病、需长期治疗或可造成长期不能自理的慢性病，可能会导致持续的心理问题。有心理疾病史和额外心理压力（如家庭生活不稳定、有经济问题或很难解决的生活困难）的人更易产生心理问题。心理问题有时是生理疾病的外在表象，例如，焦虑是激素失调疾病——甲状腺功能亢进症（见 432 页）的症状，抑郁常与脑卒中（见 329 页）、多发性硬化（见 334 页）、帕金森病和帕金森综合征（见 333 页）有关。

有哪些症状？

生理疾病引起的心理症状有：

- 焦虑感（从轻度恐惧到害怕以至恐慌）。
- 抑郁感（感到无助、生命没有意义）。
- 易怒。

在极端的病例中，会出现社交逃避、滥用药物和酒精的情况。

应该如何处理？

如果医生认为你很可能会因疾病而产生心理问题的话，会为你提供心理上的支持和心理咨询（见 624 页），以帮助你调整心态。如果你出现不愿面对自己疾病的迹象，医生会鼓励你提问题，并说出自己的焦虑。医生可能会询问你家庭和工作的情况，还会了解你是否有抑郁症和焦虑障碍史。

因身体疾病而产生心理问题的人，可能不会意识到自己的情况，需要亲朋好友替患者先向医生咨询。医生会开抗抑郁药物（见 592 页），偶尔还会要求患者短时间服用抗焦虑药物（见 591 页）；心理咨询师会帮助患者寻求解决问题的方法，将注意力集中在如何解决问题，而不是问题本身如何棘手。

生理疾病引发的心理问题的治疗效果，取决于患者适应自己疾病的能力。只要给予一定的帮助，大部分患者会正确地面对，并解决自己的心理问题，心理问题的症状也会因此逐渐消失。

孟乔森综合征

为不存在的、自己臆想出来的症状反复寻求治疗

- 多发于成年早期
- 男性更常见
- 从事与健康有关系的职业是发病的危险因素
- 遗传对本病的影响不明显

孟乔森综合征比较罕见，患者认定自己患有某一疾病，甚至模仿疾病的症状（如肚子痛、短暂性眼前昏黑、发烧），并到多家医院寻求救治。最严重的患者则会伤害自己，使自己表现出来的症状更符合自己所描述的疾病。这种不可解释的、想成为“病人”的欲望，是在逃避日常生活，并渴望被人照顾、保护。

孟乔森综合征多发于成年早期，且男性的发病率高于女性。患者通常在与健康有关的单位工作，而因此具备一定的症状表现和治疗过程的知识。因此，直到测试结果显示为阴性或在探查性手术中并未发现患者有病后，其妄称有病的行为才会被重视。孟乔森综合征患者通常掩盖个人信息，并超乎寻常地描述自己的“病情”，如果遭到质疑，患者会指责医生的专业水平不够，并离开医院。

在孟乔森综合征的变体——伪病症中，患者使自己已经存在的病情进

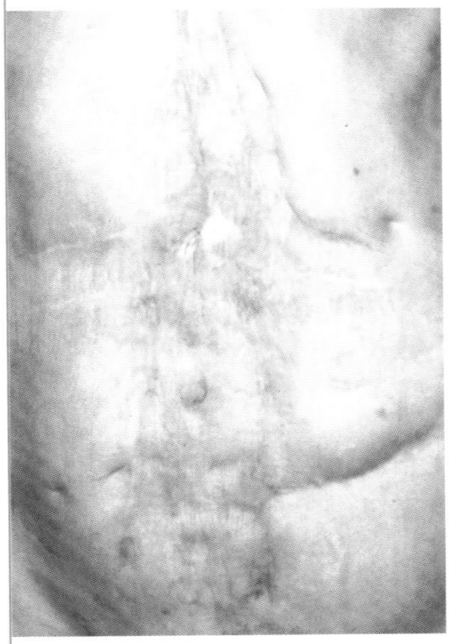

孟乔森综合征导致的瘢痕
孟乔森综合征患者腹部的多道瘢痕，是患者为了调查伪病症，而多次在医院进行手术的结果。

一步恶化，或进行故意的自我伤害。疾病的症状最常见于专业医护人员；作为孩子的代理人——父母（通常是母亲）的孟乔森综合征，表现为反复声称自己的孩子生病了，并为孩子寻求救治。

有哪些症状？

孟乔森综合征和伪病症具有相同的典型行为模式，其中包括：

- 对症状和病史的强烈渲染。
- 对医生强烈的反驳。
- 掌握大量的医学术语和医学治疗过程的知识。

有迹象表明，孟乔森综合征患者可能做过多次手术，如腹部大量的瘢痕。患者要求服用强效的止痛药，可能因其对药物成瘾。在“代理人”的孟乔森综合征中，父母伪造孩子生病的迹象，并给出虚假的症状描述。患者的孩子被反复地送到医院进行不必要的检查和治疗。

应该如何处理？

对孟乔森综合征的治疗十分困难，因为一旦医生怀疑患者的症状是假的，患者就会离开医院，并不被人发现。孟乔森综合征只有在过后才能确诊。

因为“欺骗”是该病的特点，所以通常很难对孟乔森综合征及其相关症状进行治疗。医生可以通过与患者建立帮助性的关系，来防止患者在将来进行不必要的检查和治疗。在“代理人”的孟乔森综合征的情况中，医生需要警惕患者的孩子是否真的需要治疗。

躯体化障碍

心理问题表现为躯体的某种症状

- 多发于青年期和成年早期
- 女性更常见
- 压力大是发病的危险因素
- 遗传对本病的影响不明显

躯体化障碍是心理问题表现为单个或一系列的生理症状的疾病。虽然这些生理症状不是捏造的，但要被认定为是某种慢性且致命疾病的标志的话，会令患者产生恐慌。该病与疑病症相似，疑病症的症状是患者总无谓地担心自己微不足道的毛病是由严重的疾病引起的。但不同的是，在躯体化障碍中，心理问题带来了真正身体上的变化，进而使身体进一步衰弱。

躯体化障碍患者常找医生要求对其症状进行检查，并要求治疗。当检测结果显示一切正常，并得到保证说没有任何疾病时，患者仍不放心，还会咨询其他的医生查找其症状的原因。在极端的躯体化障碍病例中，患者的生活被持续不断的预约看病打乱，患者的健康也会因一些身体侵入性检查而受到损害。

有些心理问题可能与躯体化障碍有关系，如焦虑障碍（见 341 页）和抑郁症（见 343 页），有些人无法表达自己的情感，便会用身体上的症状和疾病来表达自己的情绪状态。躯体化障碍常发病于青年期和成年早期，并可能成为终身问题。该病女性的发病率较高，且与压力大有关。

有哪些症状？

躯体化障碍患者，有长期而变化的身体不适，其病情时好时坏，且查不出具体的病因。因心理问题引起的症状包括：

- 头痛。
- 胸痛，常伴有呼吸急促、心悸（能够意识到的异常的快速心跳）。
- 腹部疼痛，呕吐。
- 疲乏。
- 皮肤瘙痒。
- 四肢局部无力。
- 吞咽困难。

除此之外，还可能出现焦虑障碍、抑郁症、药物滥用等心理问题的症状，病情严重的患者会试图自杀（见 344 页“自杀未遂和自杀”）。

应该如何处理？

医生首先会为患者进行身体检查，并会安排血液检查和尿液检查，以排除生理疾病的可能。患者的健康记录，会让医生了解其过去的身体健康状况及就诊情况。

躯体化障碍很难治疗，因为尽管检查结果正常，患者仍坚信自己的身体有病。医生可根据患者的症状给予治疗，如针对头痛，让患者服用止痛药物（见 589 页）。通过向患者保证，其身体的任何症状都被给予高度重视，对患者说明其身体的不适是由心理问题引起的，以避免患者做更多的检查。

医生会建议患者进行心理评估（见 343 页），以检查其是否有心理健康问题，但这可能会遭到患者的拒绝。认知行为疗法（见 623 页）和行为疗法（见 622 页）对部分患者来说，尤其有帮助。

如果躯体化障碍是由抑郁引起的，患者需服用抗抑郁药物（见 592 页），并接受心理治疗（见 622 ～ 624 页“心理疗法”）。心理治疗根据患者的人格特点、心理社会问题和和临床特点采用相应的方法，如暗示、支持、行为矫正等。

疑病症

对自己健康状况的病态猜疑

- 最常见于20～30岁的人群
- 儿时有长期患病的经历，与重病患者有接触，压力大是发病的危险因素
- 性别和遗传对本病的影响不明显

疑病症患者总为自己的健康状况担忧，把非常不起眼的症状解读为重病的征兆。患者会对自己的某一症状（如头痛）或是一系列症状尤为关心。

患者常常到医院进行检查，即使检查结果正常，疑病症患者仍坚持认为自己患有严重疾病。患者会拒绝医生的检查，并表现出极大的失望和敌意。患者对自己健康状况的焦虑，通常会影响到其人际关系、工作以及日常生活。

该病与躯体化障碍（见本页）相似，躯体化障碍是心理问题表现在生理上。

疑病症多发于 20 ～ 30 岁，可能是其他心理问题，如抑郁（见 343 页“抑郁症”）、焦虑（见 341 页“焦虑障碍”）的并发症。病因常常不清楚，但儿时有患重病的经历，或与慢性病患者长期接触的人，更容易患疑病症。压力大会增加患病的风险。

应该如何处理？

医生会首先检查病人是否有潜在的心理问题，并给予治疗。例如，给抑郁症患者服用抗抑郁药物（见 592 页）。医生通过向患者保证其没有严重疾病，以防止其进行不必要的检查；并向患者解释，一些正常的生理反应，如运动后的心跳加速，并不是患者认为的身患重病的征兆。对有些患者来说，认知行为疗法（见 623 页）和行为疗法（见 622 页）很有帮助。

精神分裂症

情绪波动、思维无序、无法进行正常社交活动的严重精神问题

- 男性多发于15～20岁，女性多发于25～35岁
- 有时有家族聚集现象
- 压力大是发病的危险因素
- 性别对本病的影响不明显

精神分裂症是全球范围内严重的破坏性精神疾病，在全世界，每 100 个人中有 1 人患有此病。尽管“精神分裂症”有时被误用来指代“人格分裂”，但前者是个人真实感的缺陷，会导致非理性行为和不安情绪反应。精神分裂症患者则会出现幻听，这源于患者奇怪的行为。此外，患者可能无法正常工作或维持正常的人际关系。

如果得不到适当的支持和治疗，精神分裂症患者可能会寻短见或者自残。10% 的患者会自杀（见 344 页“自杀未遂和自杀”）。

由哪些原因引起？

目前，尚未发现精神分裂症有某一具体的致病原因，但遗传因素被认为在其中起到了重要作用。与患有精神分裂症的患者有密切关系的人，会有增加自己患病的危险。此外，生活中令人充满压力的事件，如身患重病、丧失亲友，会促发精神分裂症。脑部结构畸形也可能是发病原因之一，如颅内积水且颅腔增大，表明脑部组织的缺失。

有哪些症状？

对男性来说，精神分裂症常发病于青少年期或二十多岁时，而女性的发病会推迟 10 ～ 20 年。病情逐步发展，患者无精打采，没有奋斗目标，在数月乃至数年内变得越来越沉默寡言。有时，精神分裂症是突发性的，可能源于巨大的压力。有些病人发病期有明确的时间段，而发病的间歇期则完全正常。还有些患者其症状是持续性的。精神分裂症的症状包括：

- 幻听。
- 出现非理性的想法，尤其认为自己的想法和行动被外力控制。
- 妄想被别人迫害，坚信微不足道的物体和事件有深远的影响。
- 常听见空中或脑内有评论自己行为的声音，听见对话，或听见把自己

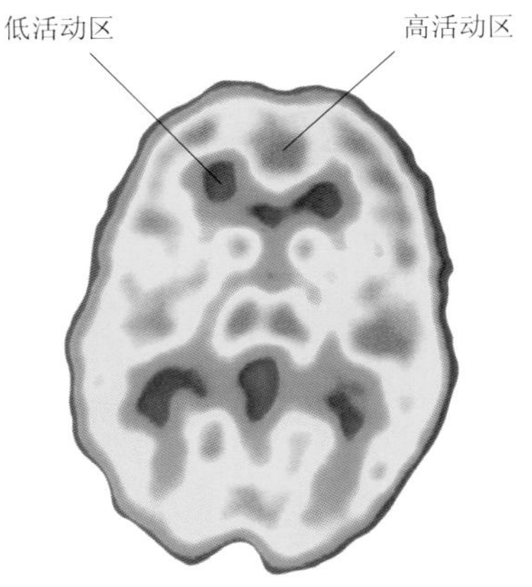

正常人的脑部

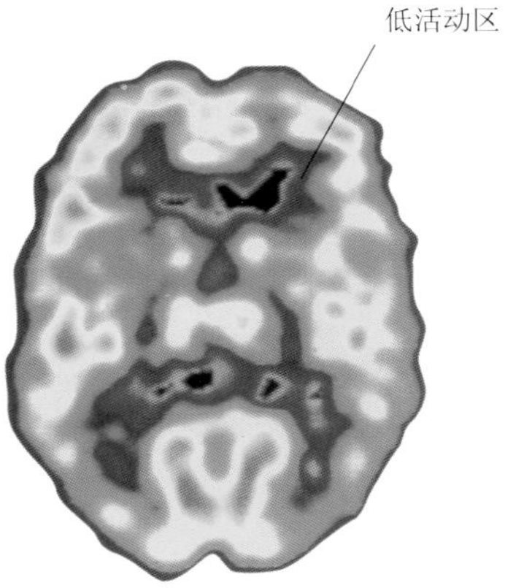

精神分裂症患者的脑部

精神分裂症患者的脑部活动
这两幅正电子发射计算机断层扫描图显示，与正常人相比，精神分裂症患者的脑部有明显的大面积的低活动区。

的思想说出来的声音。
- 出现不正常的情绪，如听到不好的消息时大笑。
- 话题由一个迅速变成另一个，不知所云。
- 情感迟钝，或情感与当时处境不协调。
- 注意力不集中。
- 思维混乱。
- 躁动不安。

精神分裂症患者可能抑郁、呆滞、沉默寡言，疏于对自己的照顾，而与社会脱离。有时，会出现过量饮酒和滥用药物的情况。

如何诊断?

如果你担心自己的朋友或亲属患有精神分裂症，那么你需要联系医生。通常，在确诊之前，医生会确认患者是否有数月的与现实严重分裂、情绪紊乱，以及奇怪想法的情况。患者需进行全面的身体检查和血液检查、尿液检查，以排除异常行为的可能原因，如过量饮酒、滥用药物。医生会安排患者进行脑部的CT扫描（见132页）或磁共振成像（见133页），以排除身体疾病的可能，如脑部肿瘤（见327页）。

如何治疗?

如果怀疑患有精神分裂症，让患者住院进行进一步的检查治疗十分必要。服用抗精神病药物（见592页）可以使患者镇定，并可控制幻觉和妄想等症状。至少需要6周的时间来减少患者的明显的症状。有些药物会引发严重的副作用（如颤抖），这时需减少药量或更换药物，以减少这些副作用。在症状缓解后，仍需服用适当药量。

检查治疗后，精神分裂症患者通常被送回家去。但要给予患者一定的帮助，平静并让人感到安全的家庭环境对患者十分重要。患者需远离让人有压力感的场合，因为焦虑会引发症状的出现。患者需经常且有规律地与社区心理健康服务人员进行联系，他们会对患者疾病的进展和健康状况进行监测。

既要对病人，也要对患者家属提供心理咨询（见624页）。患者的亲人，需要观察患者是否有复发，或陷入冷漠及自暴自弃的迹象。

预后如何?

对多数精神分裂症患者来说，该病是慢性病。但其中有20%的患者，在一次突然发作后痊愈，并过上了正常的生活。绝大多数人常会有严重的发病期，并因此而住院治疗，发作期间可完全正常。药物使患者的情况有所好转，但周到的社区照料及支持，对防止病情的复发很重要。对于发病年龄较早的精神分裂症患者来说，预后会更差。

妄想症

单个或多个持续的认为自己被人迫害或遭人嫉妒的妄想

- 最常见于40岁以上人群
- 女性更常见
- 压力大是发病的危险因素
- 遗传对本病的影响不明显

妄想症（又称妄想性障碍）是一种罕见的疾病，在世界范围内，每1万个人中大约有3人患有妄想症。妄想症的主要特征是，其荒谬的想法与其他生理疾病或心理疾病（见346页“精神分裂症”）无关。无论如何向患者合理地解释或证明事实并不是像其所想的那样，患者的妄想仍然存在。除了与妄想有关的行为，患者的表现良好，其工作和人际关系基本不会受到影响。

妄想症有几种不同的类型，其中最常见的是迫害妄想。这种类型的患者坚信自己遭到某人的迫害，或有人要伤害他。极端的嫉妒妄想，即毫无根据地认为自己的配偶不忠，也是一种常见的形式。

生活中发生的重大事件，如搬到其他的国家居住、长期的压力因素，如贫困，可能是导致妄想形成的原因。偏执型人格障碍（见本页）患者和酒精依赖者（见350页）比较容易产生妄想。

妄想症常常不知不觉地产生，常于中年及晚年发病，且女性的发病率通常高于男性。

应该如何处理?

妄想症患者常常对于他人的帮助表示怀疑或拒绝。患者很少与人谈及他的想法，并无法意识到自己的妄想是失去理性的。患者的家属常代替患者向医生进行咨询。

医生通常会检查患者是否有其他的症状，以避免其妄想是由其他心理问题（如精神分裂症）引起的。医生会试着查出患者妄想的严重程度，评估患者是否会将自己的妄想付诸行动。如果患者有暴力及自残行为的倾向，则不论本人是否同意，需接受住院治疗。

通常来说，医生会让患者使用抗精神病药物（见592页）来减少妄想的程度，心理咨询（见624页）会给患者带来预期中的变化。总的来说，妄想症比较顽固，但不会带来重大的不便，但嫉妒妄想可能会使患者对其配偶实施暴力行为。

人格障碍

习惯性的思维及行为模式引发终身心理问题的疾病

- 多发于青年期和成年早期
- 性别、遗传和生活方式是与本病类型相关的危险因素

人格障碍是人格在其发展和结构上明显偏离正常，以致不能适应正常社会生活的人格异常现象。又称精神病态人格、病态人格或变态人格。患者通常意识不到自己的人格是非正常的，但很多人的“有个性”和人格障碍是两码事。患有人格障碍的人适应力差。

人格障碍常开始于人的童年期和青少年期，并持续发展至成年或终生，是一种根深蒂固的适应不良的行为模式。大部分这些心理问题的原因尚不可知，但基因的影响和儿时的经历被认为起一定的作用。

有哪些类型?

人格障碍有3种类型：情绪化型、怪癖型、忧虑型。每一类型都有其特殊的思维和行为模式，但有时可能会发生重叠。

情绪化型 这种人格障碍又分为4个不同的类型：反社会型、边缘型、表演型和自恋型。

反社会型人格障碍是以无视他人情感和权利的冲动而充满暴力的行为为特征的人格障碍。具有这种人格的人没有负罪感、不能忍受挫折、处理不好人际关系，还可能经常触犯法律。

边缘型人格障碍的多重障碍包括：对个人身份的不确定、无法建立稳定的人际关系、空虚感、沉溺于淫乱、挥霍无度、物质滥用，患者可能进行自我伤害或试图自杀。

表演型人格障碍患者的情感十分夸张，但很浅显。他们以自我为中心、不替别人着想、容易变得无聊、反复寻求别人的肯定。

自恋型人格障碍患者认为自己独一无二、无人能比。他们总想引起别人的关注和崇拜，却对别人的问题毫不关心。

怪癖型 这一组的人格障碍可分为3种类型：偏执型、精神分裂样和精神分裂型。

偏执型人格障碍患者多疑、好嫉妒、以自我为中心，并认为他人的行为带有敌意、感到自己总遭到别人粗暴的回绝。

精神分裂样人格障碍患者情感上冷淡、对别人不关心。患者易沉迷于幻想、与别人在一起时感到拘束。该障碍与精神疾病——精神分裂症（见346页）没有关系。

精神分裂型人格障碍患者表现出奇怪而多疑的行为，常常伴有奇怪的想法，如相信魔法和心灵感应。患者可能蓬头垢面、说话方式抽象而模糊、自言自语。

忧虑型 忧虑型人格障碍又分为4个类型：回避型、被动－攻击型、强迫型和依赖型。

回避型人格障碍患者缺乏自信、对于反对过于敏感、对全新的经历和责任小心谨慎、在公众场合通常感到

不自在。

被动－攻击型人格障碍患者，对于别人对自己提出的任何要求总是有异议，且固执己见，总是拖延工作和生活上的任务，并故意降低工作效率、对上级不满。

强迫型人格障碍患者过分谨小慎微，不断追求完美，却不怎么在乎别人的感受。通常来说，这种人在生活和工作中总是按部就班，没有灵活性，属于学究式的人，过于勤奋。

依赖型人格障碍患者优柔寡断、听话顺从，表现为无助感、自理能力不强、将决策权留给他人。

应该如何处理？

人格障碍患者能意识到自己不合群，常常通过其家人联系医生。医生会首先评估患者的行为和对他人的影响，然后寻找发病的原因。如果跟药物或酒精依赖有关，则需向患者提出建议，以克服这些问题。

无法处理好人际关系和自尊感不强的患者，可通过心理疗法（见622～624页）得到很好的效果。少数病情严重的患者，可在专门的社区接受治疗，在那里，患者可以学习如何处理日常事务。

总的来说，人格障碍一旦形成很难纠正，因此应以预防为主。对已经形成人格障碍的患者，应训练他们适应环境，做有益于社会的事，懂得尊重他人；告诉周围的人不歧视他们，以减少矛盾冲突。

通常，人格障碍会随着患者年龄的增大，而逐渐好转。

秽语综合征

以反复、不自主地发出污秽言语为主要特征的心理疾病

- 最常见于7～12岁的人群
- 男性更常见
- 通常有家族聚集现象
- 生活方式对本病的影响不明显

秽语综合征的全称为抽动秽语综合征，是一种罕见的心理疾病，患者有不自主的动作和／或不自主地发出声音。患有秽语综合征的准确人数还不清楚，但据估计高达1%的人患有此病。秽语综合征常在儿童时期发病，且男孩儿的发病率高于女孩儿。病因尚不清楚，但多数病例是遗传的，因此可能跟基因因素有关（但目前尚未发现具体的异常基因）。

有哪些症状？

通常来说，秽语综合征常发病于7～12岁，其症状有：

- 反复的、非自主性的身体抽筋，被称作动作型抽筋，例如面部痉挛，眨眼，嘴部、头部和足部的活动。
- 反复的、非自主性的声音抽筋，被称为声语型抽筋，如咳嗽、清嗓子、喷鼻息、咕哝。

在有些病例中，患者会不断地说脏话（秽语癖）、重复别人的话（仿语症）、重复别人的动作（动作模仿）或重复同一话语（病态性语言重复）。患者还可能会重复某一复杂动作，如弯腰、跳跃、触摸、拍打人或物体。

一般情况下，压力和无聊会使病情加剧，但专注于某一任务、放松、做一项令人愉快的工作，会使症状缓解，甚至暂时消失。

各种其他的症状，也可能与秽语综合征有关，如强迫症（见342页）、注意缺陷［伴多动］（见554页）、抑郁症（见343页）和自残行为。

应该如何处理？

病情不严重的患者在不接受治疗的情况下，可以学着控制自己的病症，家人和自助团体的帮助，在这个过程中起到良好的作用。但多数患者需要依靠药物治疗和／或心理治疗（见622页“行为疗法”）来进行康复。药物的服用需根据患者的个人情况，如抗精神病药氟哌啶醇可缓解或消除抽搐。除了治疗师以外，其他的专家也会参与到治疗当中，如儿童心理专家、神经科专家。在少数对治疗无反应的成年患者中，曾有人做过脑部手术，但效果只是暂时的。

如果患者还有其他相关的症状，如强迫症或注意缺陷［伴多动］，也需给予相应的治疗。

预后如何？

对多数患者来说，虽然秽语综合征是终身性的，但是超过半数患者的症状并不严重。大部分人的症状会随着时间的推移而消失。

神经性厌食症

对体型和体重的过度关注，导致长期不吃饭，使体重严重下降

- 多发于青少年早期
- 女性更常见
- 有时有家族聚集现象
- 因社交或职业需要保持体型是发病的危险因素

神经性厌食症是一种原因还未完全查明的精神障碍。患有神经性厌食症的人对自己的体型和体重尤为关心，他们的身材明明已经很瘦，却仍坚信自己很胖。他们通过多种方式故意减轻体重，包括节食、过度锻炼、呕吐、服用泻药。他们通常想尽办法掩饰自己的减肥方法，不让别人知道他们在减轻体重。

神经性厌食症患者的特征是为使身材瘦削而长期过分节食或拒食，以致体重锐减、营养缺乏、代谢和内分泌功能紊乱，严重时可危及生命。多见于青少年，女性患病率远高于男性。

神经性厌食症在发达国家居多，常发病于女孩儿及年轻的女性，但各个年龄段的人都可能发病。近年来，在低龄儿童，特别是在男孩儿、男性成年人中越来越普遍。神经性厌食症可能有家族遗传，并可能与食紊乱症（见349页“贪食症”）有关。

由哪些原因引起？

神经性厌食症常由正常的减肥节食发展而来。在西方文化中，对苗条身材的看重，导致许多正常身材的人进行不必要的节食，尤其是当他们缺乏自信的时候。有时，这种情况是由于压力（见31页）或抑郁引起的。

有的家庭对孩子过度强调成就，在这种压力下生活的年轻人，有时会通过绝食来达到控制生活某一方面的目的。在这种情况下很容易患神经性厌食症。这种病症还会成为某些人（如模特、体操运动员、芭蕾舞演员等）的职业病，这些人需要保持苗条的身材，以期在事业中有所成就。

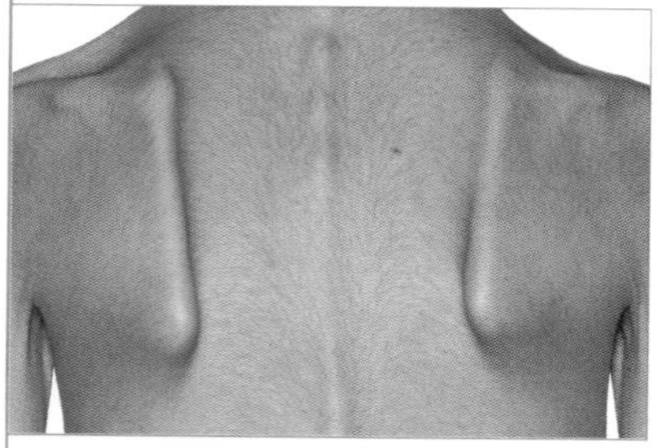

神经性厌食症的影响
患者明显突出的肩胛骨和脊椎，是体重严重减少的征象。

有哪些症状？

几乎每个人都有过减肥的经历，特别是青少年，更希望通过减肥有一个苗条的身材。但是，应该把正常的节食和神经性厌食症区分开来，后者是体重正常或偏轻的人仍长期节食。厌食症早期明显的症状和行为模式有：

- 拒绝吃东西，尤其是高热量的食物。
- 对有关食物的话题尤其感兴趣。
- 对体重和体型格外关注。
- 通过穿松垮的衣服掩饰自己的体重减轻。
- 坚信自己超重。
- 服用食欲抑制剂和泻药。
- 过度地锻炼。

抑郁可能会成为并发症，并促使患者自残和自杀（见344页“自杀未遂和自杀”）。在数周或数月内，身体上的症状逐渐发展，并随着病情的发展越来越明显，甚至走向极端，其中主要包括：

- 体重严重下降。
- 肌肉消失。
- 脚踝肿胀。
- 躯干和四肢的体毛细。
- 女性的月经消失（见471页“闭经”）。

如果在青春期之前或刚开始的时期出现神经性厌食症，患者的激素水平会受到影响，进而影响到他在青少年时期的成长，导致成人性征的发育会延迟或停止（见474页“女性青春期异常”）。

如果患者长期拒绝吃饭，体重的大量下降会导致并发症的出现，如血液成分失衡、营养缺乏（见399页）、骨密度低（见217页“骨质疏松症”）、慢性心力衰竭（见247页），并最终导致死亡。

如何诊断？

根据患者特征性的表现，诊断一般不难。神经性厌食症患者通常不愿意承认自己有病，常常是患者的父母和朋友先向医生进行咨询。医生会对患者进行检查，以评估体重损失的程度，排除其他导致体重下降的疾病（如消化障碍和癌症）；通过血液检查来察看患者的血液成分是否平衡；医生还会检查患者是否患有心理疾病，如抑郁症。

如何治疗？

由于患者拒绝承认自己的病情，因此治疗通常很困难。有些患者的体重很轻，甚至有些患者有自残行为，则需要住院治疗。如果患者的情况不是那么严重，可以在医生的监督下，在家中进行治疗。首先，医生会针对患者给出一个健康的体重数值，并每周对其体重的增加进行监控。同时，还有营养学家会告诉患者营养对于身体健康的重要性，并为患者设计一个健康平衡的饮食方案。在医院，神经性厌食症患者的饮食被严格地监控和调节，直到患者达到预期的体重。在患者的家中，家人和朋友需严格地监督患者的饮食。

神经性厌食症患者通常需要接受心理治疗，专家会建议通过认知行为疗法（见 623 页），来帮助患者更清醒地认识自我和自己的行为（见 622 页）。如果患者的病因是由家庭因素引起的，则需进行家庭治疗。如果患者有抑郁的症状，则需服用抗抑郁药物（见 592 页）。

预后如何？

经过治疗，20% 的患者会痊愈，20% 的患者病情仍然没有好转。虽然患者到达了预期的体重目标，但仍需专业的指导以保持体重。

对于其他 60% 的患者来说，症状会持续，病情的严重程度还会有所波动。有的人达到了正常的体重，但仍保持着异常的饮食习惯。当患者面临压力时，症状可能会复发。有的患者在首次被诊断出神经性厌食症之后的 5 年，开始持续贪食症。

1/20 的神经性厌食症患者，死于由营养缺乏引起的并发症，或严重的抑郁导致的自杀。

贪食症

暴食期过后试图减肥以避免体重增加的心理疾病

- 多发于成年早期
- 女性更常见
- 压力大是发病的危险因素
- 遗传对本病的影响不明显

贪食症（医学上又称为神经性贪食症）表现为一种发作性的、无法自己控制的大量进食。贪食症患者对自己的体重、身材、自我形象过度担忧。他们会在短时间内暴食大量的高热量食物，如冰淇淋或巧克力；然后意识到自己的饮食失去了控制。暴食后，患者常出现担心与焦虑，主要是担心发胖，他们会采取各种方法，如自导性呕吐、服用泻药（见 597 页）、过度锻炼，来减轻自己的体重。

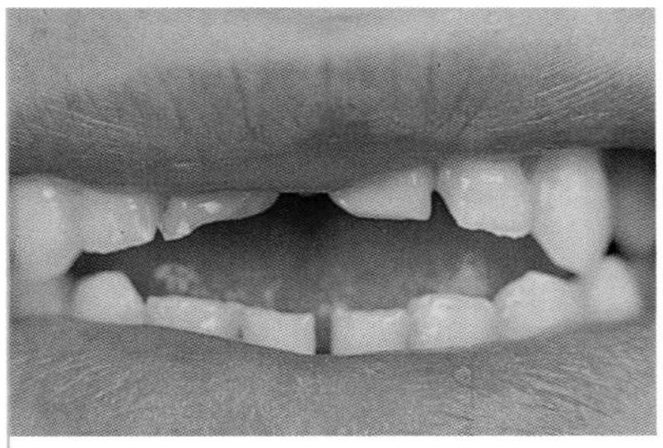

贪食症的影响

患者经常的自导性呕吐，使牙釉质被胃酸腐蚀，并最终导致门牙的掉落。

通常，贪食症患者的体重正常，而且暴食、呕吐、使用泻药使肠泻清等行为都是悄悄进行的。患者可能过去患有神经性厌食症（见 348 页），或在两种病症之间转换。贪食症在女性中更常见，且多发病于 18 ～ 30 岁的年轻人，患者的自控力不强、自尊感较低，可能会沉迷于物质滥用。压力过大也可能导致贪食症发作。

有哪些症状？

暴食后的呕吐，一天中可能出现一次或多次。患者会慢慢出现心理和生理上的症状。心理症状有：

- 总想吃东西。
- 自己偷偷地吃而引发的孤独感。
- 暴食后的负罪感和厌恶感。

还可能会出现抑郁（见 343 页“抑郁症”）和焦虑（见 341 页“焦虑障碍”）的症状。由反复的暴食和呕吐引发的生理症状包括：

- 暴食后马上出现的腹部疼痛和肿胀。
- 身体无力。
- 在呕吐中，胃酸对牙釉质的腐蚀。
- 用手指引导呕吐，给指关节造成损伤。
- 由呕吐造成的食道内壁损伤出血。

贪食症与神经性厌食症不同，因为它很少会导致体重的丧失。然而反复过度的呕吐可能会导致脱水，还有血液成分的不平衡。这些身体机能的失衡，有时会导致心律不齐（见 249 页“心律失常”），在极少数的情况下，会导致患者的猝死。

应该如何处理？

贪食症患者被自己的行为所困扰，会主动寻求医生的帮助，或是在家属和朋友的鼓励下，去看医生。医生会通过询问患者对食物的态度，了解症状的严重性。医生会寻找患者的心理疾病，如抑郁、焦虑、物质滥用的征兆，并安排患者进行血液测试，以检测血液成分是否平衡。

医生会推荐心理疗法，如认知行为疗法（见 623 页），并安排一名专门负责治疗饮食紊乱的理疗师。治疗的目的是增强患者的自尊感，帮助患者养成合理而规律的饮食习惯。即使患者在不感到抑郁时，使用抗抑郁药物（见 592 页）也会有很好的疗效。

预后如何？

贪食症很少能自行痊愈，在很多情况下，在治疗结束的数周或数月后，患者会有复发的危险。但在 80% 的病例中，暴食发作的频率会随着治疗而逐渐减少。

药物依赖

强迫性地使用药物，一旦停止使用，便会复发

- 多发于青少年
- 男性更常见
- 遗传可能是主要因素
- 压力和社会因素是发病的危险因素

药物依赖或药物上瘾，是指为了控制某种精神症状，而强迫、过量地服用某种药物。通常，需要不断增加药量以达到想要的效果。如果终止服药或推迟服药，会使症状加剧。

有的药物，如二乙基麦角酰胺（LSD），不会造成生理上的上瘾，但会产生心理上的服用渴望（见 26 页“药物与健康”）。

药物依赖，包括那些通过非法渠道获得的药物，如海洛因、可卡因，以及遵医嘱服用的药物，如苯二氮䓬类药物（见 591 页“催眠药物”）、止痛药物（见 589 页）等。尼古丁依赖（见 25 页“烟草与健康”）和酒精依赖（见 350 页）是其他两种常见类型的依赖。前者很少会影响患者的工作和社会生活，但是后者会有很大的伤害性。药物上瘾会导致欠债、失业及亲密关系的破裂。

由哪些原因引起？

开始阶段，患者服用药物是因为药物所产生的精神“亢奋感”，会缓解焦虑（见 341 页“焦虑障碍”）、失眠（见 343 页）等症状。难于处理生活压力的人，或父母中有一人滥用酒精或药物的人，更易患药物依赖。有证据显示，基因的因素在药物依赖中起一定的作用。

药物依赖多发于男性。对于青少年来说，来自同龄人的压力和非法药物的易于获取，使年轻人尤其容易患病。患者对药物依赖程度的大小，因药而定。例如，只服用少剂量的海洛因就会使人产生依赖。

有哪些症状？

不同的药物，使患者产生的症状不同，但是大部分使人产生依赖的药物，会改变患者的某些行为。药物依赖的症状通常包括：

- 情绪波动。
- 注意力有时不集中。
- 精力状态不稳定。
- 说话速度时快时慢。
- 食欲增加或降低。

通常来说，服用药物后的 12 小时内，症状会复发。症状的程度不等，包括：

- 焦虑不安。
- 时而发热出汗，时而发冷颤抖。
- 神志不清、产生幻觉。
- 肌肉疼痛、腹部绞痛。
- 腹泻呕吐。
- 某些疾病发作。

在极少数情况下，中断服用鸦片类药物，如海洛因，可能会导致昏迷（见 323 页）。如果药物是注射的话，共用针头可能会传染疾病，如艾滋病病毒感染（见 169 页“艾滋病病毒感染与艾滋病”）、乙型肝炎或丙型肝炎（见 408 页“急性肝炎”）。药物依赖还常常导致抑郁症（见 343 页）。

应该如何处理？

药物依赖者可能不认为自己需要帮助，通常其家属或朋友代替他们向医生进行咨询。医生会询问患者服用的是哪种药物，及服用的时间长短和方法。

一旦依赖者准备接受治疗，对药物依赖的脱离便开始了。如果依赖者

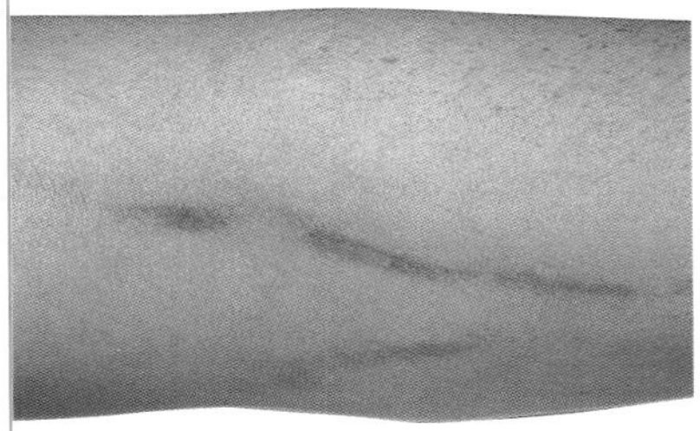

药物注射的痕迹

患有药物依赖的人反复注射药物，其血管会受到损伤。图中，胳膊内侧留下的针刺痕迹，对其身体造成的损伤是可见的。

戒断症状较严重，或过去有戒断失败的经历，则需要到医院或康复中心进行治疗。如果在家中的话，戒断过程需要受到严格的监督，戒断出现的症状可用不太会引起依赖的代替药物进行治疗。美沙酮可以用来替代和治疗由戒用海洛因引起的症状。医生在给患者长期的心理咨询中，会为其提供支持和专门的药物服用建议。

预后如何？

对药物依赖的治疗通常很困难，且效果不好。有时在脱离依赖之前，会有多次的药物成瘾发作。药物依赖者本人坚定的意志和来自家人、朋友以及咨询服务的帮助，会增加治愈的可能性。加入支持小组也会增加克服依赖的可能性。

酒精依赖

强迫、规律性地摄入酒精，停止后会促发戒断综合征

- 最常见于20～40岁的人群
- 男性更常见
- 有时有家族聚集现象
- 压力大，从事与交际应酬、喝酒有关的工作是发病的危险因素

酒精依赖者不能控制自己喝酒的欲望，并把喝酒当成人生的头等大事。酒精依赖和酒精滥用是不同的概念，前者表现为患者对喝酒非常渴望及酒精中断后出现戒断综合征；后者表现为经常过度饮酒（见 24 页“**酒精与健康**”）。在英国，大约 500 万人有酒精滥用或酒精依赖。酗酒对男性来说更为普遍，尤其多发于 20 ～ 40 岁。酗酒除了对依赖者的肝脏和脑部造成伤害，还会损伤他们的心理健康，并可能破坏其家庭、事业及社交生活。

由哪些原因引起？

酒精依赖是由多种因素共同引起的。酒精依赖会在家族遗传，部分原因是依赖者儿时在酗酒的环境中成长，还有部分原因是依赖者的性情受遗传的影响。性格内向、焦虑，有社交恐惧症（见 341 页“**恐惧症**”）、抑郁症（见 343 页）的人，更容易产生严重的酒精依赖。从事与交际应酬、喝酒有关的工作，会增加患病的危险。产生巨大压力的事件，可能会使饮酒适度的人变成酒精依赖者。

有哪些症状？

多年的适度或重度饮酒，可能会导致酒精依赖，症状包括：

- 无法控制喝酒的欲望，饮酒过量导致失控。
- 酒量大导致饮用更多的酒，以达到预期的效果。
- 饮酒几个小时后，出现戒断综合征的症状，如呕吐、出汗、颤抖。

在严重的病例中，患者停止饮酒后，便会出现戒断性的发作。停止摄入酒精后的两天左右，患者会出现发热、颤抖、癫痫发作、迷失方向、幻觉等症状。这些症状会持续 3 ～ 4 天，接着便长时间昏迷不醒。在极端的病例中，患者会出现休克（见 248 页），这可能是致命的。

有哪些并发症？

酒精会影响身体健康，并会引发多种疾病。长期的酒精依赖是严重肝病的最常见的原因（见 409 页“**酒精相关性肝病**”），并会对消化系统产生损害，引发消化性溃疡（见 406 页）。

严重的酗酒者通常没有良好的饮食习惯，会导致维生素 B_1（硫胺素）缺乏，最终可能引发痴呆（见 331 页）。在极少的情况下，维生素 B_1 的缺乏会导致韦尼克－柯萨可夫综合征（见 332 页），该病是严重的脑部疾病，会导致神志不清、健忘症，进而引发昏迷。长期过量饮酒，对人体关键器官的损害是致命的。

与酒精依赖相关的心理疾病有焦虑障碍（见 341 页）、抑郁症、妄想症（见 347 页）和自杀行为（见 344 页“**自杀未遂和自杀**”）。通常，严重酗酒的人以自我为中心，对家人朋友缺乏关心。

如何诊断？

在医生确诊之前，需要说服酒精依赖者接受治疗。医生会了解酒精依赖者酗酒的程度，并寻找其酒精依赖的迹象。通过血液检查，评估酒精依赖者的肝脏及其他器官的受损情况。

如何治疗？

逐步减少酒精的摄入，或限制应酬饮酒，几乎是不可行的，酒精依赖者需要完全戒酒。在不太严重的病例中，只要患者能够得到充分的支持，戒酒可以在家中进行。可以给酒精依赖者服用短期的抗焦虑药物（见 591 页），如苯二氮草类药物，来缓解不安和戒酒的其他生理反应。

过度饮酒突然停止后，会引发戒断发作或震颤性谵妄。震颤性谵妄的症状可能会危及生命，这时患者需要住院或到戒酒所治疗。通常使用抗焦虑药物来缓解戒断的症状。

针对长期酒精依赖而产生的生理问题，可使用促进溃疡愈合的药物（见 596 页）治疗消化性溃疡；注射维生素 B_1，可治疗维生素 B_1 缺乏。

当度过戒断症状治疗期后，医生会让戒断者服用抑制饮酒欲望的药，或治疗一经饮酒就会产生不良反应的药。医生需给予戒断者帮助与支持，以防止症状复发。单独的心理咨询（见 624 页）或团队疗法（见 623 页），有助于戒断者解决由酒精依赖引起的问题。

预后如何？

承认自己存在问题，与在戒酒期间接受情感支持，会大大提高戒断者康复的可能性。参加自助团体，如嗜酒者互诫协会，会减少症状复发的危险。但是长时间的酒精依赖，使戒断者在完全戒酒前需要进行多次的努力。20% 戒断者的震颤性谵妄如果没有接受治疗，会有生命危险。

病理性赌博

频繁的赌博占据了生活的大部分时间

- 多发于25岁以前
- 男性更常见
- 青少年时期在赌博的环境中成长是发病的危险因素
- 遗传对本病的影响不明显

在病理性赌博（又称强迫性赌博）时，赌博者沉迷于赌博，并将赌博看成生命中的头等大事。控制不住自己的赌博者不断地增加赌资，以达到他们想要的兴奋的效果。他们欠下了巨额的赌债，并通过说谎、偷窃、欺骗来继续赌博。赌博者不顾及家庭和对社会的影响，他们的这种行为严重影响了工作及人际关系。

病理性赌博在男性较普遍，且常发病于 25 岁以前。据统计，父母一方是病理性赌博者或酒精依赖者，会使孩子未来患强迫性赌博的概率增加。青少年期赌博，会大大增加未来出现赌博问题的危险。病理性赌博者常常看上去十分乐观、信心十足，但是，这可能与情绪失常有关，如焦虑（见 341 页“**焦虑障碍**”）、抑郁（见 343 页“**抑郁症**”）、社交性人格障碍（见 347 页）。

应该如何处理？

如果某人有过度赌博的行为，那么，其家人或朋友要咨询医生。医生会对赌博者潜在的心理疾病，如焦虑、抑郁等进行评估并治疗。很多自助团体都会提供有效的支持和鼓励，很多的小组还会为强迫性赌博者的家人和朋友提供帮助。

一旦赌博者戒赌超过 3 个月以上，那么心理治疗（见 622 ～ 624 页）就会有很好的作用。通常，赌博者已经在戒赌方面取得一定进展后，心理治疗的效果是最好的。

眼与视觉

人类的眼睛是一个很了不起的器官，而我们的视觉功能，是所有生物体中最复杂的功能之一。我们可以很好地判断速度和距离，从而接住快速运动的球。我们可以看清细枝末节，使穿针引线或阅读小字成为可能。我们可以分辨种类繁多的颜色，并且当我们迅速从看近物转为看远物，或从强光移至弱光下时，眼睛会自动调节。眼睛由眼睑和泪液保护，泪液可以冲刷掉微尘和异物。

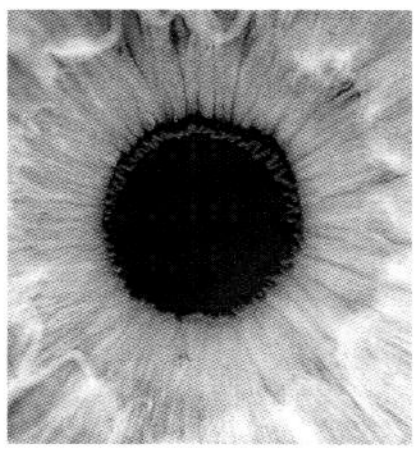

虹膜细节图
虹膜的颜色取决于它的色素含量。

对大多数人来说，从出生起视觉就主导着他们的意识知觉。视觉与其他感觉协同作用，并常掩盖其他感觉，它为我们提供关于周围环境的海量信息，使我们能够与周围的环境和人互动。

眼睛像一台高度精密复杂的生物摄像机，聚焦来自于我们周围一切事物的光线，并在光敏底片——眼睛后部的视网膜上形成清晰图像。视网膜内的细胞将图像转化为电信号——神经冲动，并沿视神经传导至大脑。

视觉的形成，不仅依赖眼睛捕捉事物的图像，还依赖大脑内高度复杂的分析处理过程。在大脑皮质（大脑的外层）的特定区域，来自双眼的信号被会集形成三维视觉。同样在大脑内，来自眼睛的信号与其他信息（比如记忆和来自其他感觉的神经冲动）整合，赋予视觉世界空间感和现实意义。

图像的形成

为了保证视物清晰，进入眼内的光线必须精确聚焦于视网膜。眼睛聚焦光线的第一部分是角膜，即眼球前端的透明部分。随后晶状体通过自动调节其聚焦能力使光线良好聚焦，以产生近物和远物的清晰图像。视网膜上形成的图像是倒置的，但经过大脑对倒置图像的分析解释，我们看到的世界才是正置的。

当光线落在视网膜上，称为视杆细胞和视锥细胞的光敏细胞会产生与视觉图像相对应模式的微弱电冲动。每一个视锥细胞负责识别一种光线的主要颜色（红、绿或蓝），这些细胞共同作用使我们能看到缤纷的色彩。

我们的视敏度（分辨细节的能力）由视网膜内光敏细胞的密度决定。与其他动物相比，人类的视敏度非常好。但猛禽类拥有更高的视锥和视杆细胞密度，因而拥有更好的视敏度。例如，一只鹰能够在5千米处识别物体，而人类仅能在1千米距离处勉强看见。

来自视网膜内所有细胞的电冲动形成视觉信号，并沿视神经从眼睛传导至大脑。视觉信号被传导至大脑后部，称为枕叶或视皮质的部分，并在此处被整合生成完整的视野。

眼睛的保护

眼睛由眼睑和泪液保护。眼睑位于眼球的前方，它的闭合功能可以防止有害物质进入眼内；而由泪腺分泌的泪液遍布眼球前部的表面，通过冲洗掉可能损伤眼睛的潜在危险物质来防止感染。泪液中还含有天然抗菌剂。

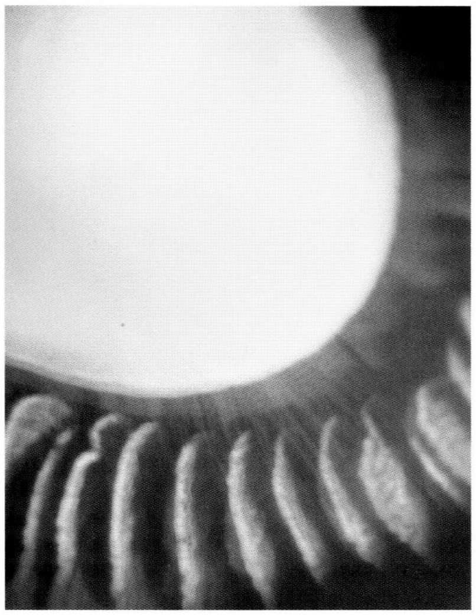

远眺时眼内部
这张放大的眼部图像，显示了支持弹性晶状体的精细纤维。

功能

泪器

泪液由位于每侧眼球上方的泪腺产生。泪腺持续性分泌小量盐性液体，并通过眨眼使其分布于眼球表面再引流至鼻部。泪液形成润滑眼睛的保护膜，并冲刷掉灰尘和污物。泪液中还含有抗菌成分。哭泣或眼睛受到化学物质或异物刺激时，泪液产生会增加。

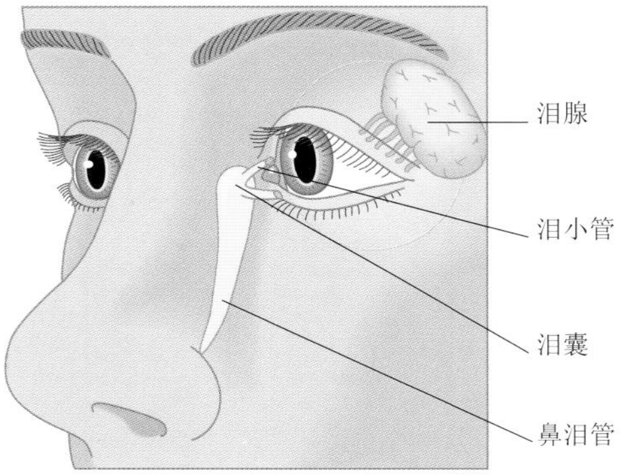

泪液引流
泪液通过泪小管进入泪囊，而后通过鼻泪管进入鼻腔。

本章包括如下内容

结构

眼部结构

眼球近似球体，直径约 2.5 厘米，位于颅骨的保护性骨性陷窝中。眼球有一层坚韧的外膜，称为巩膜，它维持眼球的形状。脉络膜为眼睛提供营养物质，位于巩膜内侧。眼球最内层的视网膜含有两种类型的光敏细胞：负责弱光下视觉的视杆细胞和负责识别颜色的视锥细胞。

视网膜图像

血管和神经纤维通过称为视盘的区域离开视网膜。负责最精细视觉的视网膜区域为黄斑。

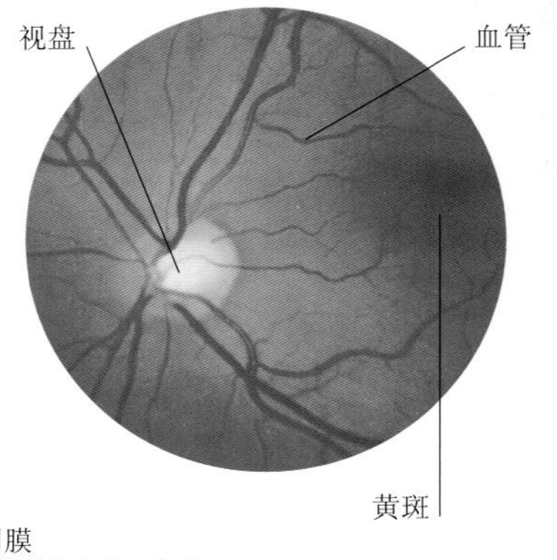

视盘
血管
黄斑

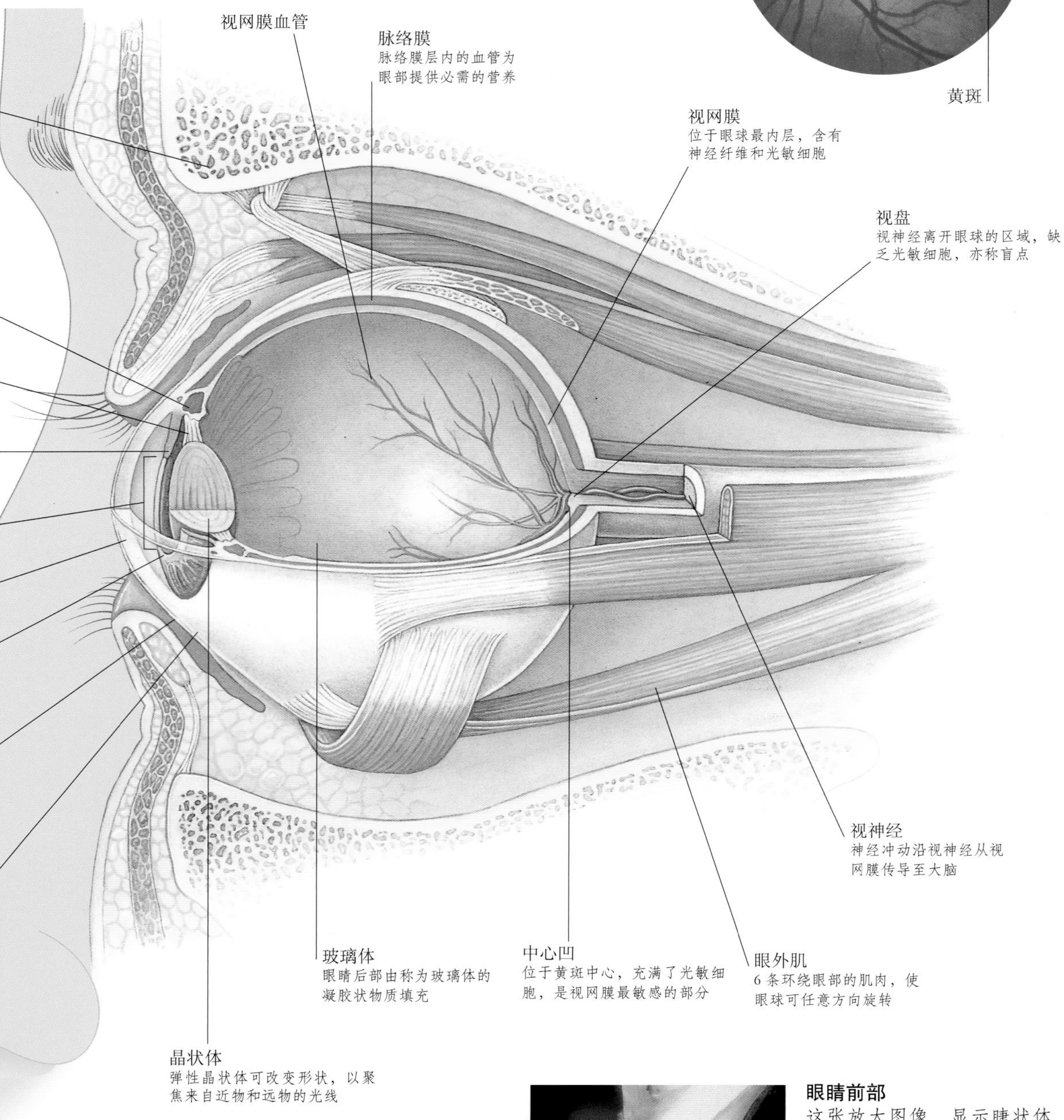

颅骨
颅骨的骨性眼眶保护眼球
睫状体
调节晶状体厚度，以正确聚焦光线，同时分泌房水
悬韧带
悬韧带纤维将晶体附着于睫状体
虹膜
有色虹膜含有控制瞳孔大小的肌肉
瞳孔
有色虹膜中心的开口，光线由此进入眼后部
角膜
眼前端的透明角膜在聚焦光线中起重要作用
房水
睫状体产生的水样液体，充满位于晶状体和角膜之间的前房
结膜
覆盖白眼球和形成眼睑内衬的薄层透明膜
巩膜
坚韧的巩膜即白眼球部分，形成眼球的外膜
视网膜血管
脉络膜
脉络膜层内的血管为眼部提供必需的营养
视网膜
位于眼球最内层，含有神经纤维和光敏细胞
视盘
视神经离开眼球的区域，缺乏光敏细胞，亦称盲点
视神经
神经冲动沿视神经从视网膜传导至大脑
玻璃体
眼睛后部由称为玻璃体的凝胶状物质填充
中心凹
位于黄斑中心，充满了光敏细胞，是视网膜最敏感的部分
眼外肌
6 条环绕眼部的肌肉，使眼球可任意方向旋转
晶状体
弹性晶状体可改变形状，以聚焦来自近物和远物的光线

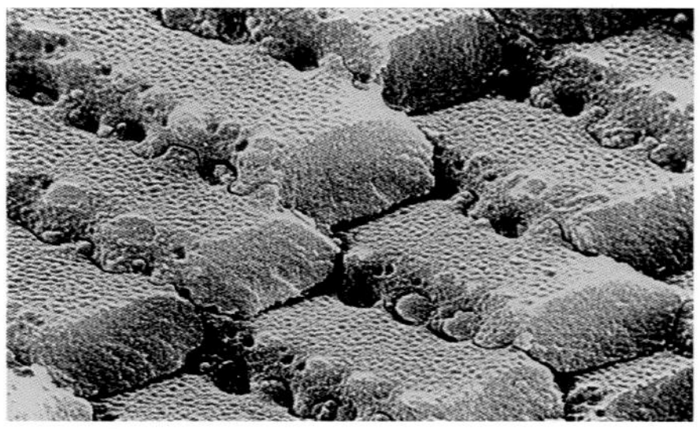

晶状体的结构

这张高度放大的图像，显示了组成晶状体的纤维样细胞的精确排列。这些细胞无细胞核，这一特点使得晶状体透明。

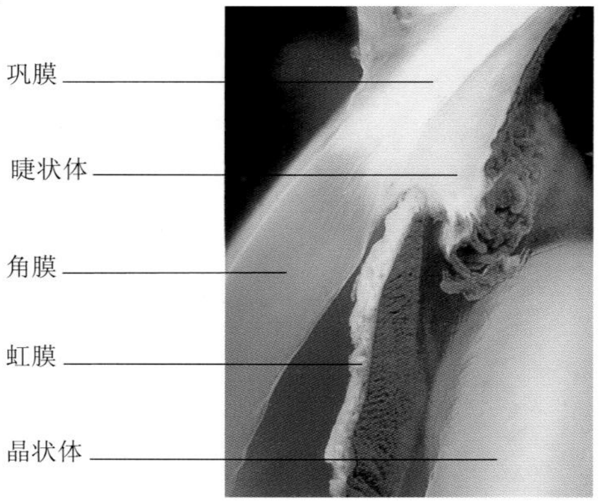

巩膜
睫状体
角膜
虹膜
晶状体

眼睛前部

这张放大图像，显示睫状体和眼睛前部其他精细结构的细节。睫状体可调节晶状体形状，使来自近物和远物的光线均可准确聚焦。

结构和功能

眼睛是如何工作的

当你注视一件物体时，由它反射的光线进入眼睛前部的透明角膜。光线被部分聚焦并通过瞳孔，瞳孔可根据光线情况扩大或缩小。晶状体根据近物或远物改变聚焦能力，使光线良好聚焦，以在中心凹上产生清晰图像，中心凹即眼睛后部光敏性视网膜上最敏感的区域。

视觉机制

由角膜和晶状体聚焦的光线在视网膜上形成倒像。视网膜内激活的细胞产生的电信号沿着视神经传导至大脑，此处图像被解释为正像。

瞳孔的作用

光线微弱时，瞳孔扩大以允许最大量的光线到达光敏性视网膜。光线强烈时，瞳孔收缩。有色虹膜内的两组肌肉控制这些过程。

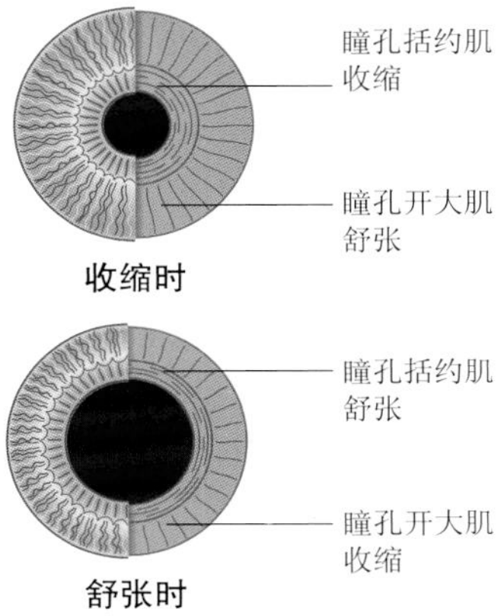
瞳孔括约肌
收缩
瞳孔开大肌
舒张
收缩时
瞳孔括约肌
舒张
瞳孔开大肌
收缩
舒张时

瞳孔大小的改变

瞳孔括约肌收缩使瞳孔缩小，瞳孔开大肌收缩使瞳孔扩大。

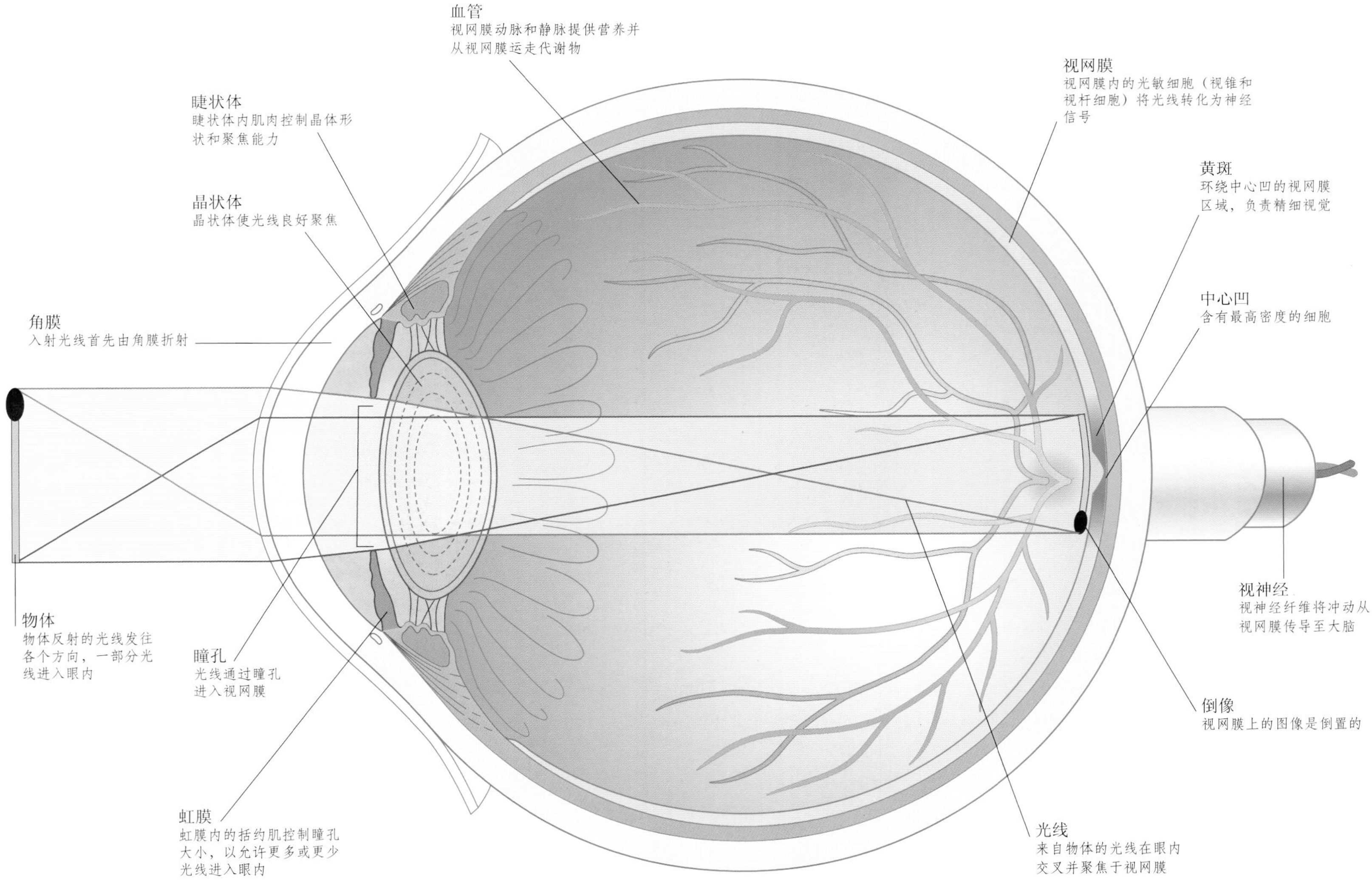
血管
视网膜动脉和静脉提供营养并从视网膜运走代谢物
视网膜
视网膜内的光敏细胞（视锥和视杆细胞）将光线转化为神经信号
睫状体
睫状体内肌肉控制晶体形状和聚焦能力
晶状体
晶状体使光线良好聚焦
黄斑
环绕中心凹的视网膜区域，负责精细视觉
角膜
入射光线首先由角膜折射
中心凹
含有最高密度的细胞
视神经
视神经纤维将冲动从视网膜传导至大脑
物体
物体反射的光线发往各个方向，一部分光线进入眼内
瞳孔
光线通过瞳孔进入视网膜
倒像
视网膜上的图像是倒置的
虹膜
虹膜内的括约肌控制瞳孔大小，以允许更多或更少光线进入眼内
光线
来自物体的光线在眼内交叉并聚焦于视网膜

调节

眼睛通过改变晶状体形状对近视力和远视力进行调节。调节改变了进入眼内光线的折射程度。为了在视网膜上形成清晰的图像，来自近物的光线必须比来自远物的光线折射程度大，此过程称为调节。

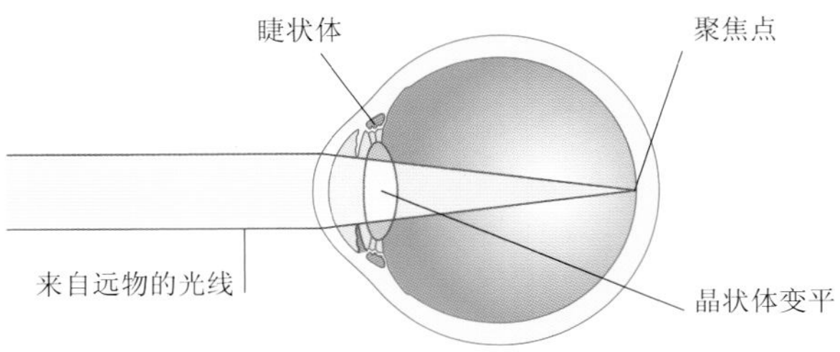
睫状体
聚焦点
来自远物的光线
晶状体变平

远物的聚焦

当注视远物时，睫状体内肌肉舒张，晶状体形状变平。

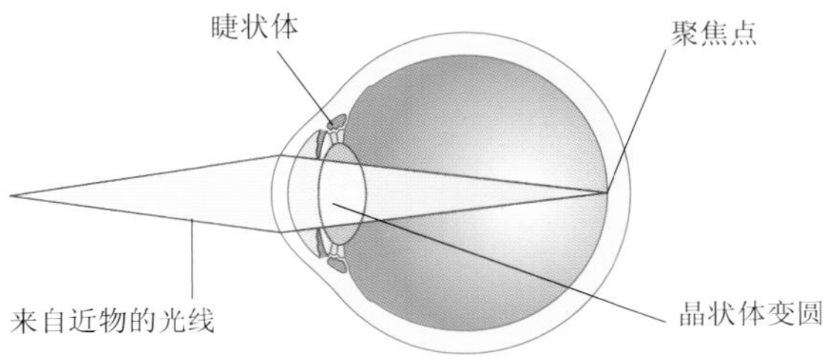
睫状体
聚焦点
来自近物的光线
晶状体变圆

近物的聚焦

当你注视近处物体时，睫状体内肌肉收缩，使弹性晶状体变得更接近球形。

结构和功能

视路

来自双眼视网膜的电信号沿视神经传导，并在称为视交叉处会集。一半来自左眼的神经纤维在此处交叉至右侧，反之亦然。而后，神经纤维继续沿视路传导至大脑。来自双眼视网膜右半部分的信息传导至右侧视皮质，来自双眼视网膜左半部分的信息传导至左侧视皮质。大脑随后将这些信息整合成为完整的视觉图像。

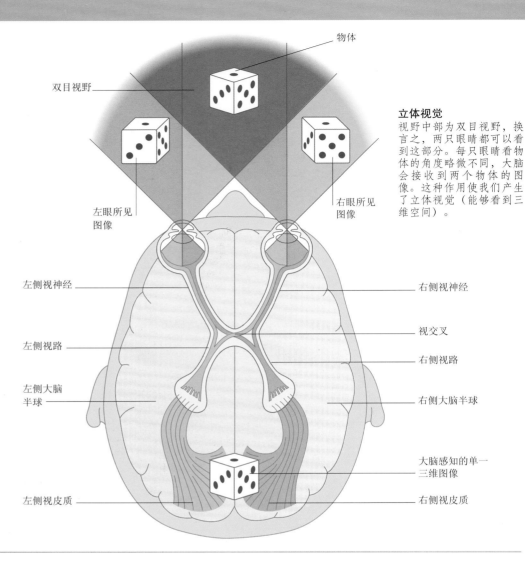

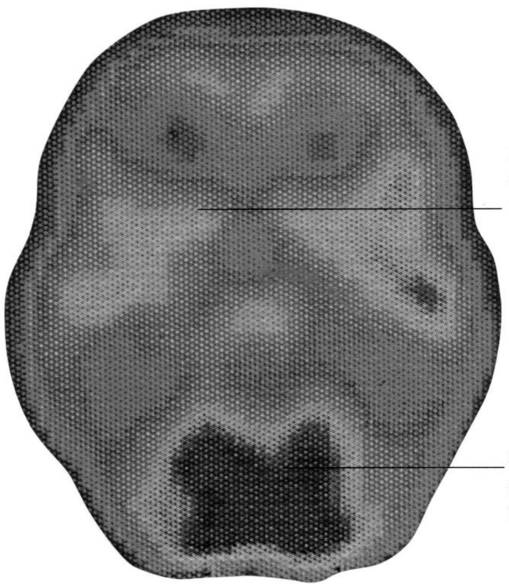

视觉刺激时的大脑图像
当观察精细彩色图像时，位于大脑后部的视皮质与大脑其他部分相比活动性增高。

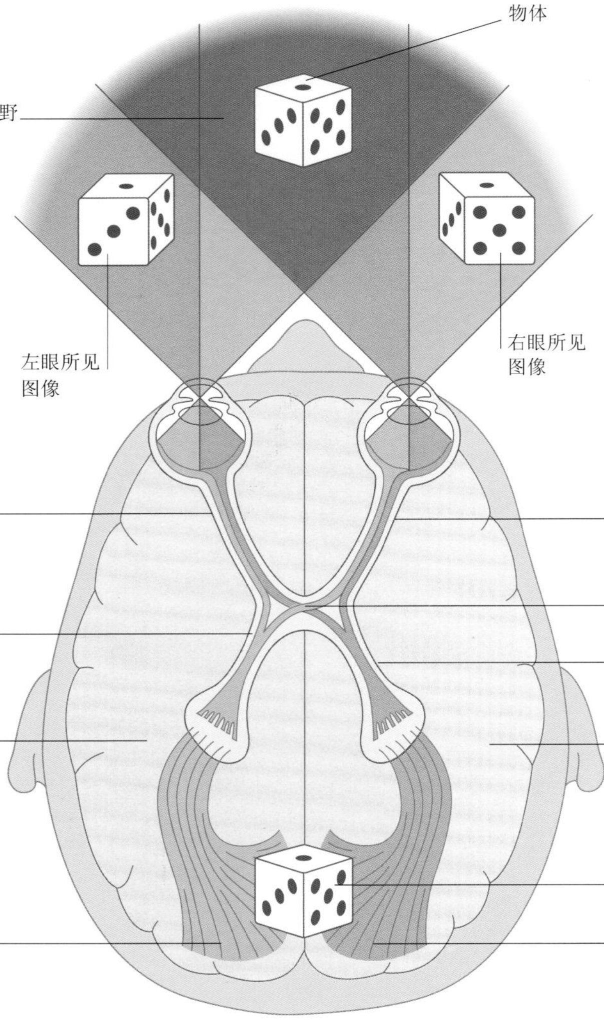

立体视觉
视野中部为双目视野，换言之，两只眼睛都可以看到这部分。每只眼睛看物体的角度略微不同，大脑会接收到两个物体的图像。这种作用使我们产生了立体视觉（能够看到三维空间）。

视杆细胞和视锥细胞

视网膜内有两种类型的光敏细胞：视杆细胞和视锥细胞。数量多达1.2亿个的视杆细胞遍布于视网膜。尽管视杆细胞对所有可见光敏感，它们仅含一种类型的色素，无法区分颜色。因此视杆细胞主要负责夜视。与此相反，6500万个视锥细胞为我们提供精细视觉和色觉。每一个视锥细胞对红、绿或蓝光反应，但仅在光线强时工作。视锥细胞在视网膜中央部分即中心凹最为集中。

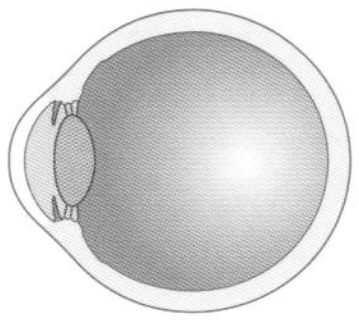

位置

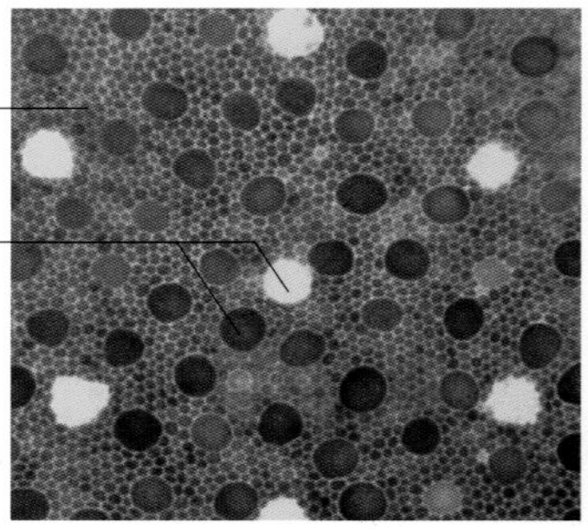

视杆细胞和视锥细胞
这张放大的视网膜图像显示，视杆细胞的数量远多于视锥细胞。此处视锥细胞以双色显示。

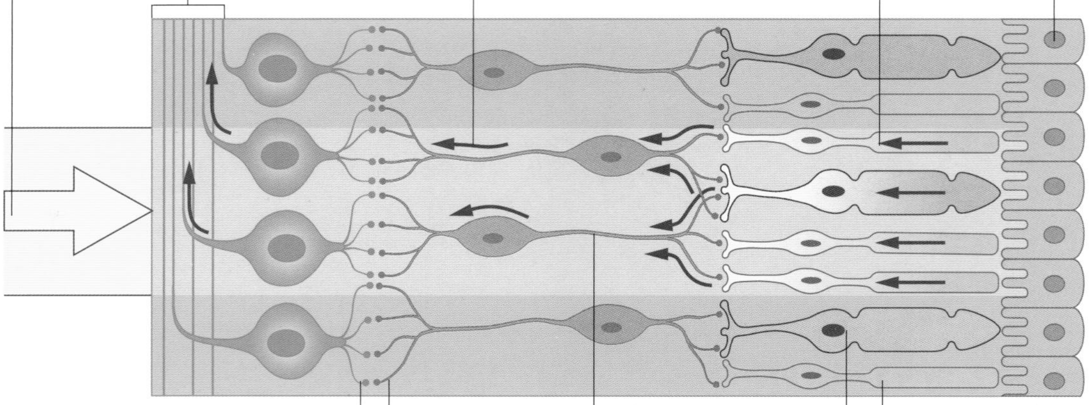

视网膜如何对光反应
当光线落在视网膜上，视杆细胞和视锥细胞产生电信号，并进一步激发与其连接的神经细胞产生冲动。这些信号沿着视神经传导至大脑。视杆细胞和视锥细胞后部的色素细胞吸收光线，并防止光线在眼内反射。

眼部疾病

眼睛是由许多特定功能的元件组成的复杂的器官。很多眼部疾病并不威胁视力，但一些严重疾病可能损伤眼睛的组成元件，并导致视力丧失。眼部疾病十分常见，早期诊断常常可以成功治疗。

这一节的内容包括由于其他疾病、眼结构异常或眼睛受伤而引起的眼部疾病。首先描述的是累及眼表（结膜和角膜）的疾病，随后描述影响前房和前房内结构，包括虹膜和晶状体的疾病。

接下来的文章讨论眼睛后部光敏性视网膜的疾病和累及从视网膜传导神经信号至大脑的视神经的疾病。最后的文章讨论眼睛以某种方式错位或损伤的疾病。发生于健康眼睛或由严重基础疾病引起的视力受损（见365～369页“视力障碍”）、眼睑和泪液系统疾病（见363～365页），以及通常见于或仅见于儿童的眼部疾病将分别描述。这些疾病包括先天性盲（见555页）、视网膜肿瘤（见556页“视网膜母细胞瘤”）和眼睛注视失调（见555页“斜视”）。

在过去，最终导致为失明的许多主要眼部疾病，现在如果早期发现的话都能够成功治疗。例如，现在通常使用激光手术治疗糖尿病视网膜病变，以防止进一步视力丧失。因此常规眼部检查十分重要，尤其对于40岁以上人群。

重要的解剖结构

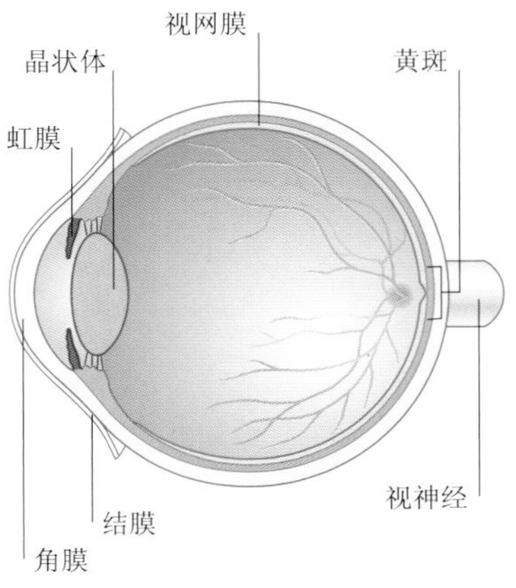

有关眼部的结构和功能的更多信息，请参阅351～354页。

结膜炎

结膜即覆盖白眼球和眼睑内侧的膜，结膜炎是结膜的炎症反应

佩戴角膜接触镜和使用眼部化妆品或眼药水是发病的危险因素

遗传是与本病类型相关的危险因素

年龄和性别对本病的影响不明显

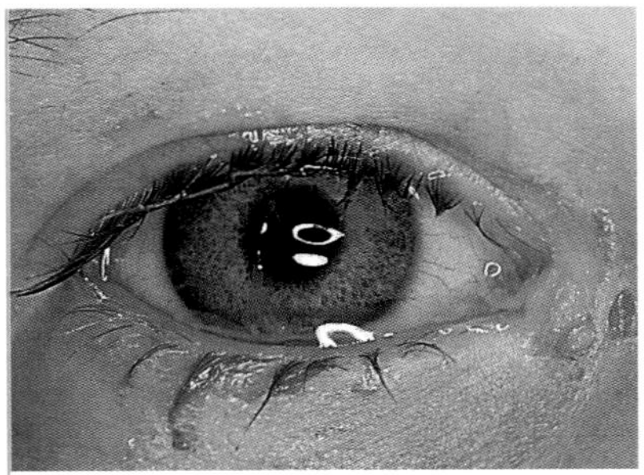

结膜炎
图中显示了结膜炎的体征，包括眼睑水肿、分泌物和白眼球发红。

结膜炎，又称红眼病，是覆盖白眼球和眼睑内衬的透明膜——结膜发生炎症的一种常见疾病。感染的眼睛发红并伴疼痛，可能看上去很可怕，但实际上往往并不严重。结膜炎可单眼或双眼受累，有时可始发于一侧眼，随后波及另一侧眼。

由哪些原因引起？

结膜炎可由细菌或病毒感染、过敏反应，或由结膜受到刺激导致，比如结膜受到烟尘、污染或紫外线刺激。

细菌性结膜炎比较常见，并可由多种类型的细菌引起。病毒性结膜炎可由引起普通感冒（见164页）的某种病毒引发流行。病毒性结膜炎的一种类型，称为疱疹性角膜结膜炎，即由一种单纯疱疹病毒感染导致（见166页）。由细菌或病毒导致的结膜炎可通过手-眼接触传播，具有高度传染性。新生儿有时会发生结膜炎。在分娩过程中，感染经母亲的阴道传播至婴儿的眼内时即可发生。这种结膜炎通常由引起某些性传播感染的微生物所致，包括衣原体感染（见492页）、淋病（见491页）和生殖器疱疹（见493页）。

过敏性结膜炎是花粉症和对粉尘、花粉，以及其他空气中物质过敏的常见特征（见283页“过敏性鼻炎”）。过敏性结膜炎也可由眼药水、化妆品或角膜接触镜护理液中的化学物质诱发。过敏性结膜炎常有家族聚集现象。

有哪些症状？

结膜炎的症状通常在数小时内进展，并常在晨间醒来首先被发现。症状一般包括：

- 白眼球发红。
- 眼内异物感和不适感。
- 眼睑水肿和发痒。
- 黄色浓稠或稀薄水性分泌物。

分泌物可能在睡眠时干燥，并在睫毛和睑缘结成硬痂。因此，晨间醒来时眼睑有时会粘在一起。

我该怎么办？

如果你认为自己可能发生了细菌性结膜炎，非处方药氯霉素眼药水和氯霉素眼药膏，可用于治疗2岁以上患者。为避免感染扩散，接触眼部后应洗手，并避免共用毛巾。结膜炎一旦消除，视力很少受到影响。

如果你属于过敏性结膜炎易感人群，应避免暴露于诱发物质中。可使用抗过敏眼药水消除症状（见594页“治疗眼部疾病的药物”）。如果结膜炎在自行治疗下并未消除，或眼部疼痛发红，应咨询医生。

医生会如何处理？

医生可依据症状作出诊断。如果怀疑感染，他可能会对分泌物取样检查，以明确感染原因。

细菌性结膜炎可使用抗生素眼药水或眼膏治疗，症状通常在48小时内消失。但即使症状改善，也应遵照医嘱持续治疗，以确保根除感染。

由疱疹病毒感染导致的病毒性结膜炎，可使用含抗病毒药物的眼药水治疗（见573页）。尽管其他类型的病毒性结膜炎无法治疗，其症状通常会在2～3周内消失。如果患有过敏性结膜炎，医生可能会开口服抗过敏药或眼药水的处方。

球结膜下出血

白眼球和结膜之间的出血，结膜即覆盖白眼球和眼睑内衬的膜

年龄、性别、遗传和生活方式是与本病病因相关的危险因素

结膜内的血管破裂导致了球结膜下出血，结膜即覆盖白眼球和眼睑内衬的透明膜。因为结膜内血管很容易受到损伤，这种称为球结膜下出血的疾病很常见。出血导致白眼球上出现红色区域。

这种疾病可由轻微眼部损伤（见363页）、打喷嚏、咳嗽或少见的出血性疾病（见274页）导致。更常见情况下，球结膜下出血是自发的，尤其是在老年人中。尽管出血看起来很可怕，但它一般是无痛性的，并且通常无需治疗，在2～3周内消除。如果眼部疼痛或发红持续，应咨询医生。

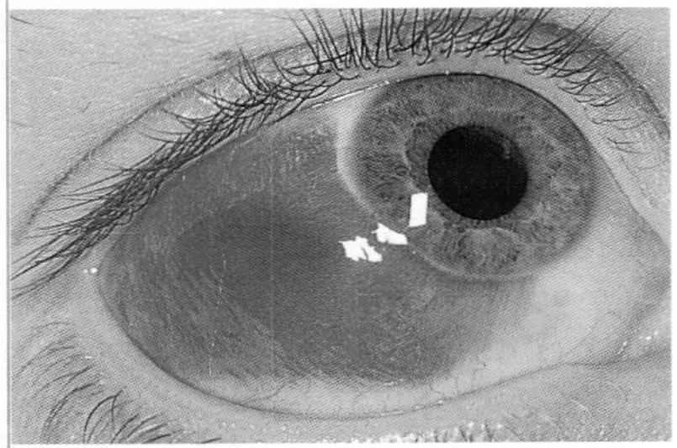

球结膜下出血
图中所示眼中的红色区域由球结膜下出血导致。

角膜擦伤

角膜表面的擦伤，角膜即眼睛最前面的透明部分

佩戴角膜接触镜是发病的危险因素

年龄、性别和遗传对本病的影响不明显

位于眼睛前部的角膜，易受到轻微损伤。例如，如果角膜被报纸边缘或诸如灰尘颗粒等异物刮擦，就可能发生角膜擦伤。佩戴软性角膜接触镜，并过度揉眼者的损伤风险特别高，因为微小颗粒可以附着在镜片上，并擦伤角膜表面。

有哪些症状？

角膜擦伤的症状通常突然发生。它们包括：

- 眼内疼痛，尤其是眼球转动时疼痛

加剧。
■ 眼睛发红和泪溢。
■ 视物模糊。
■ 畏惧强光。
■ 频繁眨眼。
角膜擦伤通常并不严重。但存在擦伤后感染，并发生角膜溃疡（见本页）的风险。

应该如何处理？
止痛药物（见589页）可以减轻擦伤的不适感，但你应该咨询医生或急诊科治疗。医生会在你的眼内滴入含有荧光素染料的眼药水，并用称为裂隙灯（见358页）的仪器进行检查。如果角膜有被荧光素染色的区域，医生会开抗生素眼药水，并建议你使用眼罩，以防止感染和溃疡（见594页“治疗眼部疾病的药物”）。角膜擦伤通常在数日内痊愈。

角膜溃疡
角膜的深部侵蚀，角膜即眼睛的透明前部

佩戴角膜接触镜是发病的危险因素

年龄、性别和遗传对本病的影响不明显

角膜内的侵蚀区域被称为角膜溃疡，角膜即覆盖在眼睛最前面的透明部分。溃疡可以非常疼痛，未经治疗的溃疡可能引起瘢痕并导致永久性视力损伤、失明（见369页），甚至眼球摘除。佩戴角膜接触镜者，患角膜溃疡的风险会增加。

由哪些原因引起？
角膜溃疡可由眼部损伤、感染或二者联合导致。相对较小的损伤，例如角膜擦伤（见355页），如果损伤区域发生感染，也可以发展为角膜溃疡。更为严重的损伤，例如由腐蚀性化学物质导致的损伤，可以无感染而引起溃疡。但感染性溃疡可扩大，并发展至角膜更深的部分。极少数情况下，感染可在无损伤的情况下导致角膜溃疡。最常见的这类感染，为带状疱疹（见166页）和单纯疱疹病毒感染（见166页）。

有哪些症状？
如果你发生了角膜溃疡，可能体验到如下症状：
■ 眼内剧烈疼痛。
■ 眼红，有分泌物。
■ 视物模糊。

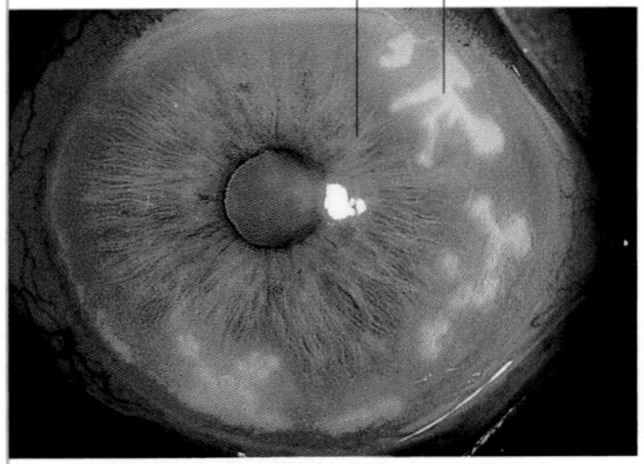

角膜溃疡
眼内滴入荧光素眼药水显示了角膜溃疡。这些溃疡由单纯疱疹病毒感染导致。

■ 光敏感性增加。
如果感染性溃疡未经治疗，感染可能会扩散，并永久性损害视力，引起眼部损伤。当你出现眼内疼痛、眼红伴随视物模糊时，应立即咨询医生。

应该如何处理？
医生可能会在受累眼内滴入荧光素眼药水，并在裂隙灯（见358页）的蓝光下进行检查。他可能同时用棉签拭子取样以查明病因。如果荧光素染料显示溃疡，你将接受抗生素或抗病毒眼药水治疗（见594页“治疗眼部疾病的药物”）。即使严重溃疡，通常也会在治疗1～2周内消退，但会遗留影响视力的永久性瘢痕。

前房积血
透明角膜后部的前房内血液积聚

参与可能导致眼部受击打的运动是发病的危险因素

年龄、性别和遗传对本病的影响不明显

前房积血是眼球受到钝器击打后产生的损伤。眼部受击可使虹膜（眼睛的有色部分）内血管破裂。损伤的血管出血流入晶状体和角膜（眼睛的透明前部）之间充满房水的腔隙内，形成前房的血液积聚。最初，血液与角膜后的清澈房水混合，导致严重视物模糊，但数小时之内，血细胞沉积至前房底部，视力恢复正常。

如果发生眼部损伤，你需要立刻咨询医生或者去医院就诊。前房积血通常在一周内消散。限制活动可以防止进一步出血。如果出血复发，眼内压可以升高，并导致急性青光眼（见358页），这是一种需要紧急治疗的严重疾病。发生前房积血时，患者应卧床休息，可以取半坐位，使血液沉积在前房下方，不致遮住瞳孔。

沙眼
一种导致角膜（眼睛的透明前部）损伤的持续性眼部感染

最常见于儿童

生活在水源供应受限和卫生条件差的地区是发病的危险因素

性别和遗传对本病的影响不明显

沙眼是一种导致永久性角膜（眼睛的透明前部）瘢痕的严重的、持续性的眼部感染。因其在睑结膜表面形成粗糙不平的外观，形似沙粒，因此被称为沙眼。虽然在发达国家罕见，但沙眼仍是世界范围内主要致盲因素之一。该病累及全球约4亿人，其中约600万人失明。

沙眼是由沙眼衣原体引起的致病微生物通过被污染的手，或苍蝇传播至眼部。沙眼在世界贫穷地区很常见，尤其是在卫生条件差，水源供应受限的炎热、干旱国家。人群过度聚集可以促进沙眼感染的传播。

为避免在高危地区受到感染，应该经常洗手洗脸，并避免用脏手接触眼睛。

有哪些症状？
最初，沙眼导致结膜的炎症，结膜即覆盖白眼球和眼睑内衬的膜（见355页“结膜炎”）。后继症状包括：
■ 受累眼内有浓稠分泌物。
■ 白眼球发红。
■ 眼内异物感。
随着时间进展，反复沙眼发作可导致眼睑内侧瘢痕形成。瘢痕可向内牵拉眼睑，并导致睫毛摩擦脆弱的角膜（见364页“睑内翻”）。未经治疗的沙眼可以致盲。

如何治疗？
早期沙眼可使用抗生素眼药水或药膏治疗（见594页“治疗眼部疾病的药物”）。如果沙眼已导致了眼睑内翻，需要手术以防止睫毛摩擦角膜。如果角膜已有瘢痕，可通过称为角膜移植的手术来恢复视力，术中使用来自捐赠者的角膜，替代原有瘢痕角膜。

圆锥角膜
角膜（眼睛的透明前部）形状进展性改变导致视物模糊

常在青春期前后发生

有时有家族聚集现象；亚裔人群更常见

性别和生活方式对本病的影响不明显

角膜位于眼球前面，质地透明，表面光滑无血管，直接与外界接触，易受到损伤和感染。发生圆锥角膜时，角膜的中心部分生长异常，变成圆锥形并变薄。圆锥角膜是一种有时会遗传的少见疾病，亚裔人种更常见。它通常在青春期始发，可单眼或双眼发病。随着角膜形状的改变可出现散光（见366页）和视物模糊。随着角膜变形进展，症状加重，在有些情况下进展十分迅速。

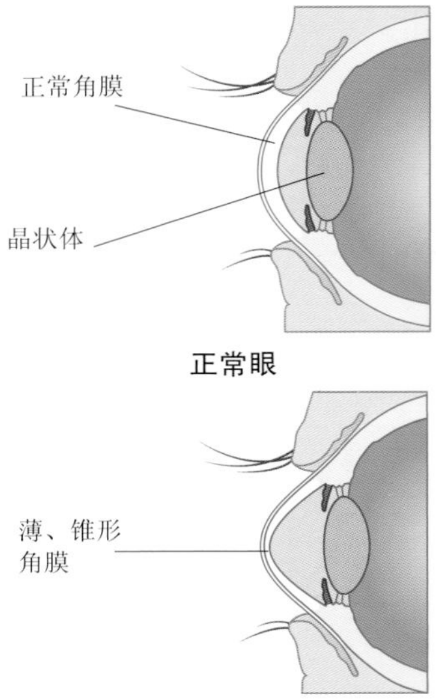

圆锥角膜的影响
正常角膜拥有规则的球面曲率。圆锥角膜导致角膜生长异常，角膜变薄并凸起成锥形。

应该如何处理？
医生会使用裂隙灯（见358页）检查你的眼睛，并运用称为角膜地形图的技术，对角膜形状进行测量。如果发现早期圆锥角膜，可通过佩戴框架眼镜或硬性角膜接触镜矫正视力（见366页“框架眼镜和角膜接触镜”）。但如果你的视力已经严重恶化，医生可能会建议进行角膜移植，这是一种用捐赠者的健康角膜置换异常角膜的手术。这种手术通常可以使患者永久性恢复正常视力。

白内障

导致视力丧失的晶状体浑浊

- 最常见于75岁以上人群，但也可能出生时即发生
- 有时可能是染色体异常所致
- 搏击运动和频繁暴露于阳光下是发病的危险因素
- 性别对本病的影响不明显

发生白内障时，正常情况下透明的晶状体，由于其内的蛋白纤维发生改变而变得混浊。混浊影响了进入眼内光线的传递和聚焦，使视物的清晰度下降。

如果白内障出生即存在，可能导致视力完全丧失（见555页“先天性盲”）。但白内障不常见于儿童或青少年。大多数75岁以上者会有白内障形成，而视力丧失通常很少，因为仅有晶状体外缘受累。

白内障通常双眼发病，但一般一侧眼睛更重。晶状体中央部分的白内障，或累及整个晶状体的白内障，可导致视力清晰度和敏锐度丧失。但患眼仍有光感，并可分辨形状。

由哪些原因引起？

所有白内障，都由晶状体内蛋白纤维的结构改变导致，这些改变使晶状体部分或全部变得混浊。

蛋白纤维的改变，是随年龄增长发生的自然变化，但发生于青少年的白内障可能是眼部损伤（见363页）或长期暴露于阳光的结果，也可能由糖尿病（见437页）、葡萄膜炎（见本页）或者长期使用皮质类固醇药物（见600页）导致。在染色体病唐氏综合征患者中，白内障是常见疾病（见533页）。

有哪些症状？

白内障通常在数月或数年内发展。在大多数情况下，白内障是无痛性的，并且通常仅导致视觉症状，例如：

- 视物模糊或变形。
- 强光下星状散光，尤其在夜晚。
- 色觉改变，视物发红或发黄。
- 远视人群可发生近视的暂时性改善。

严重的白内障可导致眼部瞳孔看起来混浊。

应该如何处理？

医生会使用裂隙灯（见358页）和检眼镜（见360页）检查你的眼睛。如果你的视力已受到显著影响，他可能建议手术，去除白内障并在眼内放置人工晶体（见本页“白内障手术”）。如果无其他导致视力恶化的原因，手术后视力会显著改善。但是，术后你可能仍需佩戴框架眼镜。

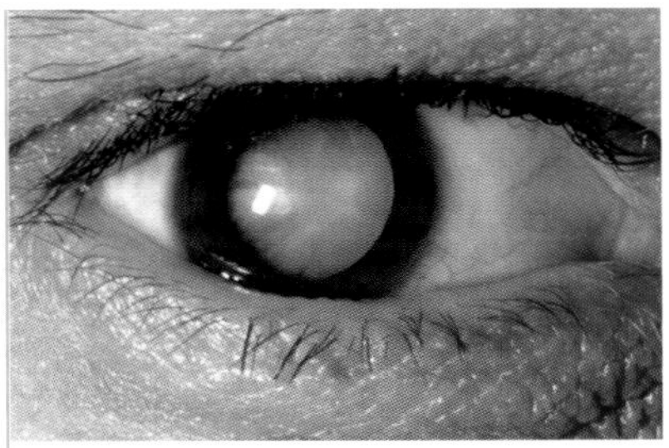

严重白内障

图中显示的白内障，看上去是位于瞳孔后的混浊区域，累及晶状体的很大一部分，导致视力受损。

巩膜炎

巩膜发生的炎症，巩膜即眼球外表面覆盖的坚韧、白色的膜

- 女性更常见
- 与类风湿关节炎相关的巩膜炎可有家族聚集现象
- 年龄和生活方式对本病的影响不明显

巩膜炎是一种少见的严重疾病，由巩膜（眼球的白色外被）发生炎症导致。巩膜炎更常见于女性，并常与类风湿关节炎（见222页）等免疫疾病相关。巩膜炎可以影响一侧或双侧眼睛。其主要症状为眼内剧烈疼痛，白眼球发红和过度流泪。与类风湿关节炎相关的巩膜炎可反复发作。少见的严重巩膜炎可导致巩膜穿孔和失明（见369页）。

如果你发生任何以上症状，应立即联系医生。轻微病例可能仅需抗炎眼药水治疗（见594页“治疗眼部疾病的药物”），但如果类风湿关节炎是基础病因，使用关节炎药物治疗，可同时改善两种疾病病情。

治疗

白内障手术

白内障是晶状体的混浊区域，可导致视力丧失。在白内障手术中，受累晶状体被去除，并用人工晶体替代。手术通常在局部麻醉下进行，患者在手术当天即可回家。此处显示的手术图中，首先晶状体通过超声探头被乳化，然后乳化的组织被吸除，并置入新晶体。

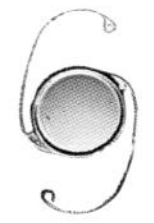

人工晶体（实际尺寸）

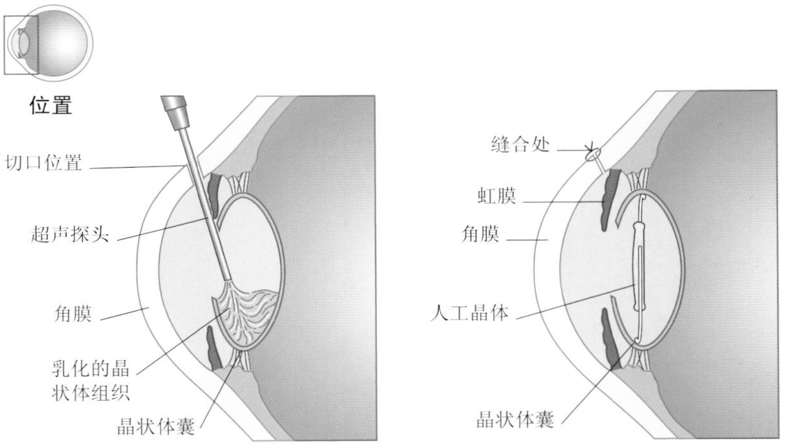

1 超声探头通过角膜上的小切口插入晶状体。探头通过发射声波乳化晶状体，乳化的组织随后被吸出。

2 原有晶状体囊后壁被留于原位，其内部置入人工晶体。角膜切口可通过外科缝合闭合，或不缝合待其自愈。

葡萄膜炎

葡萄膜任何部分的炎症，葡萄膜即眼内的一组相连结构

- 年龄、性别、遗传和生活方式是与本病病因相关的危险因素

葡萄膜由许多相连结构组成：虹膜（眼睛的有色部分）、睫状体（虹膜后的环形肌）和脉络膜（对光敏性视网膜起支持作用的一层组织）。葡萄膜任何部分的炎症都称为葡萄膜炎。葡萄膜炎可涉及虹膜和/或睫状体（前葡萄膜炎或虹膜炎）或脉络膜（后葡萄膜炎）。如果葡萄膜炎未经治疗，可导致视力严重受损。

由哪些原因引起？

葡萄膜炎最常由抗体作用于自身组织的自身免疫病导致，例如幼年型慢性关节炎（见541页）。它可能与一些炎症性疾病有联系，例如结节病（见304页）、强直性脊柱炎（见223页）、克罗恩病（见417页）和溃疡性结肠炎（见417页）。某些感染性疾病，包括结核（见300页）也可能引发葡萄膜炎。

有哪些症状？

前葡萄膜炎和后葡萄膜炎均可单眼受累。患前葡萄膜炎时，下述症状可在数小时或数日内逐渐发展：

- 眼睛发红和泪溢。
- 畏光，视物模糊。
- 眼内疼痛。
- 瞳孔缩小，形状不规则。

后葡萄膜炎症状发展迅速，包括：

- 视物模糊。
- 视野暗点或模糊。

如果你的眼睛发红和疼痛，或发生视物模糊，请立即咨询医生。

前葡萄膜炎的主要危险，在于发炎的虹膜可能与晶体粘连。阻止房水通过瞳孔正常引流，使眼内压增加（见358页“急性青光眼”）。如果眼压升高未及时处理，可导致失明（见369页）。这种情况也使白内障的患病风险增加。前葡萄膜炎反复发作可导致虹膜永久性损害和视力恶化。

有时后葡萄膜炎可能引起部分视网膜受到不可逆性损伤，导致受累眼的视力部分或完全丧失。

应该如何处理？

怀疑发生葡萄膜炎时，你可能会接受裂隙灯（见358页）和检眼镜（见360页）的检查，以查明眼内情况。如果是首次发生葡萄膜炎，你可能需

检查

裂隙灯

裂隙灯常用于检查眼睛前部的结构：覆盖眼睛前部的透明角膜、有色虹膜、晶状体和位于角膜与晶体之间的前房。裂隙灯可产生聚焦于眼部的明亮细长光带。虽然这一检查是无痛的，但用于散瞳的眼药水可能会使你在随后数小时内视物模糊。眼科医师有时会同时使用裂隙灯和置于眼前部的特殊透镜，观察眼睛后部的结构，如视网膜。

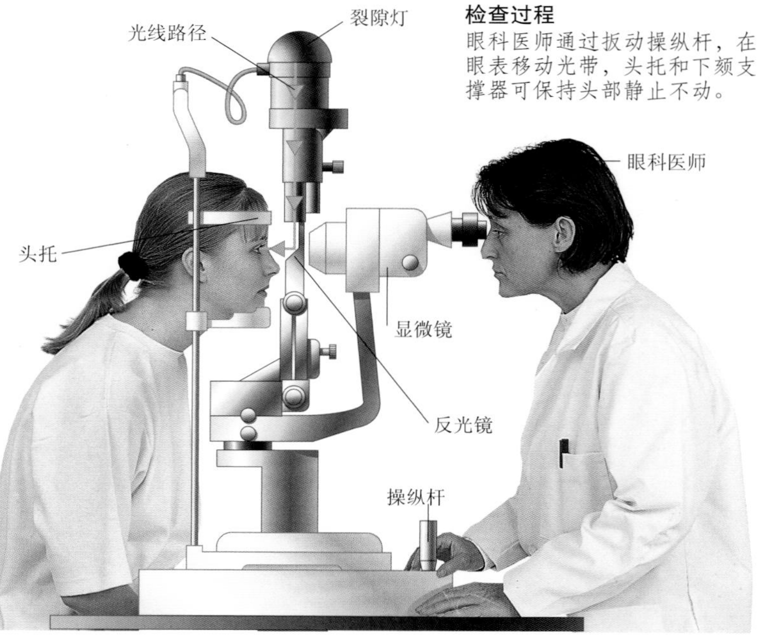

检查过程
眼科医师通过扳动操纵杆，在眼表移动光带，头托和下颏支撑器可保持头部静止不动。

要接受其他诊断实验，以查明致病原因。医生可能会开散瞳眼药水，以防止虹膜晶状体粘连，或开皮质类固醇类眼药水以减轻炎症（见594页“治疗眼部疾病的药物”）。葡萄膜炎的治疗通常是有效的，但有复发的倾向。

青光眼

眼内房水的异常高压

- 40岁以下少见，最常见于60岁以上人群
- 有些类型有家族聚集现象
- 性别和生活方式对本病的影响不明显

房水持续流入、流出眼内，以营养眼部组织和维持眼球形状。青光眼时，房水流出受阻，眼内压升高。这种高压力可以永久性损伤光敏性视网膜和视神经纤维。随着年龄增长，青光眼更为常见，主要累及60岁以上的人群。如果未经治疗，青光眼可以致盲。

有哪些类型？

青光眼有两种常见类型（急性青光眼和慢性青光眼）和两种少见类型（继发性青光眼和先天性青光眼）。急性青光眼（见本页）突然发生，可导致视力迅速下降和严重眼部疼痛。相反，慢性青光眼（见359页）病情进展缓慢，多无疼痛。直至眼部已受到严重损害时，慢性青光眼患者都可能无自觉症状。这两种类型的青光眼均可有家族聚集现象。

继发性青光眼是眼部其他疾病的结果，例如视网膜静脉阻塞（见360页）、葡萄膜炎（见357页）或由于使用某些药物，如皮质类固醇类眼药水（见594页“治疗眼部疾病的药物”）导致。继发性青光眼可以致盲。先天性青光眼由眼部房水引流系统缺陷引起。该病从出生起即存在，并可以导致失明（见555页“先天性盲”）。

青光眼通过使用眼压测量仪，测量眼内压来诊断（见本页“测量眼压”）。一经确认需要立即治疗。首先使用眼药水降低眼内压（见594页“治疗青光眼的药物”）。在有些情况下，需要进行手术，增加房水引流，阻止眼内压力升高（见359页“激光虹膜切开术”和“小梁切除术”）。正确的治疗，通常可以使进一步的视力丧失最小化。

急性青光眼

眼部房水引流系统突然阻塞，导致房水压力迅速升高，眼部疼痛

- 40岁以下少见，最常见于60岁以上人群
- 女性更常见
- 有时有家族聚集现象；亚裔人群更常见
- 生活方式对本病的影响不明显

急性青光眼又称闭角型青光眼。正常情况下，分泌至眼睛前部以维持眼球形状，并营养组织的房水持续性引流排出。但发生急性青光眼时，引流系统突然发生阻塞，房水无法流出，使眼内房水压力迅速升高，影响了视网膜及视神经的功能，而视网膜及视神经对视力的好坏具有极大的影响作用。急性青光眼是需要立即治疗的医学急症。如果不经过治疗，眼睛会迅速受损，并可以导致永久性的视力减退。

由哪些原因引起？

眼睛前部的房水，由位于有色虹膜后部的，称为睫状体的环形组织持续性产生。正常情况下，房水经瞳孔流出，并通过环绕虹膜的小梁网引流。筛状的小梁网位于房角深部，虹膜外缘和角膜缘之间。急性青光眼时，虹膜向前凸出使房角关闭，房水滞留于眼内。随着更多的房水分泌，眼内压升高。随着压力升高，可损伤光敏性视网膜内和视神经内的神经纤维（视神经从视网膜传导神经信号至大脑），导致视力受损。

小眼球是远视的常见原因（见366页“远视”），同时也增加了急性青光眼的患病风险。急性青光眼在老年人中更为常见，因为晶体一生都在生长，并可能最终压迫虹膜，房水在虹膜后聚集，虹膜可向前凸出并阻塞房角。

当光线很暗使瞳孔扩大时，虹膜变厚，房角可被阻塞，从而诱发急性青光眼。急性青光眼有时可有家族聚集现象，在女性和亚裔人群中更为常见。

有哪些症状？

急性青光眼大发作之前数周，可有小发作。小发作通常发生于夜间。症状包括眼痛和虹视；这些症状可通过睡眠缓解。如果出现这些症状，应立即咨询医生。急性青光眼大发作时，同

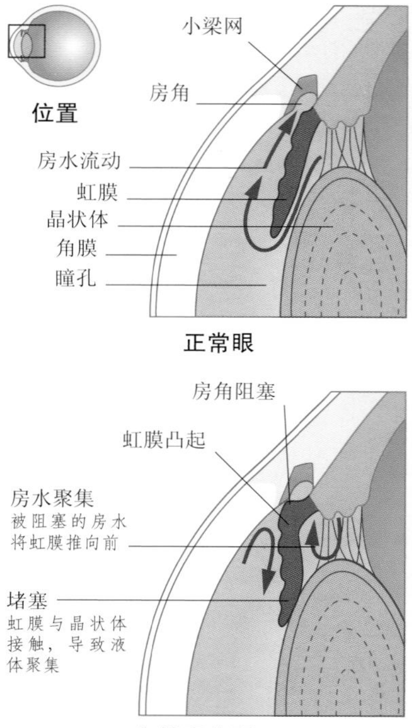

急性青光眼的发病机制
正常情况下，眼睛内的液体经由瞳孔流入位于房角深部的小梁网，进入机体。如果虹膜与晶状体接触，液体便被阻流，使得虹膜向前凸出。这样便阻断了房角的功能，从而导致急性青光眼的发生。

检查

测量眼压

存在眼内压升高的眼部疾病青光眼，可使用称为眼压测量仪的仪器检测。首先将麻醉药水滴入眼内，随后将眼压测量仪轻柔置于角膜（眼睛的透明前部）前，然后测量使角膜平复需要的力量大小。这一检查是无痛的，仅需数秒。常规眼部检查可使用一种更简单的眼压测量仪（称为非接触性眼压测量仪）。测量时将一股气流吹向眼睛，以你的眼睛对气流的抵抗力为基础，计算眼内压。

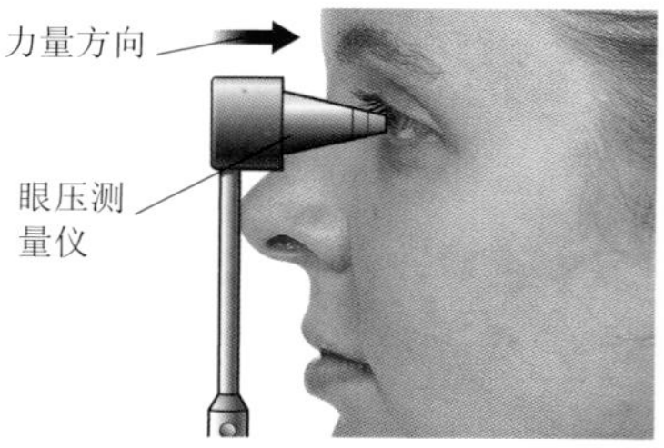

接触性眼压测量仪
眼压测量仪被置于角膜前。随着眼内压力的测量，施于你的眼睛的压力会使你的眼压略微增加。

治疗

激光虹膜切开术

激光虹膜切开术用于治疗由于房水外流受阻，导致眼内压突然升高的急性青光眼。首先使用眼药水，静脉输液，或有时使用口服药物降低眼压，随后在眼内滴入眼表麻醉药水，将角膜接触镜置于眼前，以聚焦激光束至虹膜上。激光在虹膜上切割一个小孔，使后方的房水流向前房。随后虹膜变平坦，房角开放，并使聚集的房水流出。这一小孔始终存留在眼内而无致病作用。

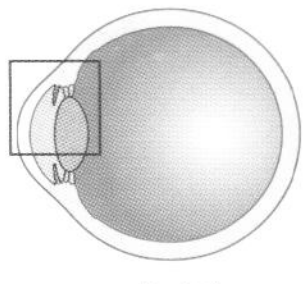

位置

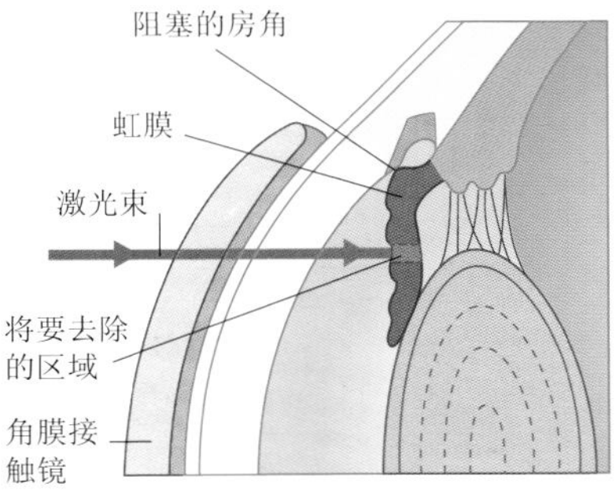

1 角膜接触镜被置于眼前部，激光束通过它聚焦至虹膜。激光随后切割出一个穿透虹膜的小孔。

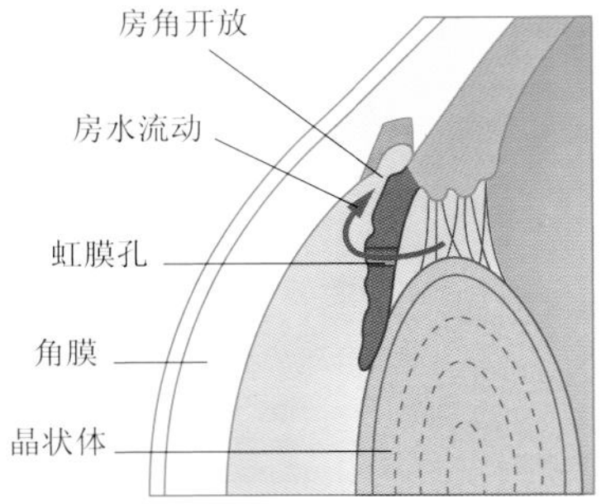

2 聚集在虹膜后的房水通过小孔流出。虹膜恢复其正常形状，房角开放，使得眼部引流正常。

样的症状会出现，但这些症状会持续不退，并逐渐恶化。急性青光眼大发作发生迅速，症状包括：

- 视力急剧下降。
- 剧烈眼痛。
- 眼红和泪溢。
- 畏光。
- 虹视。
- 恶心和呕吐。

如果你出现眼痛或视力突然下降，应去急诊就医或立即咨询医生。

应该如何处理？

可以使用眼压测量仪测量眼压（见358页）。如果发现急性青光眼，你可能会立即接受如眼药水玻璃体腔内注射，或同时口服药物的治疗，以降低眼内压（见594页“治疗青光眼的药物”）。一旦眼压下降，可立即进行激光虹膜切开术（见本页），术中使用激光在虹膜上打出一个小孔，使房水得以释放。未受累的眼也需接受预防性治疗。

手术后大多数患者症状消失，但可能遗留一些外周视力丧失。患者需要长期药物治疗，或做第二次手术阻止视力丧失。

慢性青光眼

眼内房水压力无痛性逐渐升高

- 40岁以下少见，最常见于60岁以上人群
- 有时有家族聚集现象；亚裔人群更常见
- 性别和生活方式对本病的影响不明显

慢性青光眼又称开角型青光眼。这种疾病由于眼内房水压力渐进性升高（常在数年时间内），可导致视力逐渐下降。慢性青光眼不像急性青光眼，如果不作眼部检查，慢性青光眼经常是无法察觉的。这是因为慢性青光眼的引流系统及眼内压力的蓄积进行得非常缓慢的缘故。通常疾病晚期才出现症状，但视力丧失已成为永久性。这种疾病可导致完全失明（见369页），但早期治疗可防止视力损害。通常双眼发病，但单眼病情可能更严重。

由哪些原因引起？

房水持续性分泌至眼睛前部，以营养眼部组织和维持眼球形状。正常时房水由小梁网引流，小梁网是位于虹膜和角膜缘之间称为房角的后部的筛状结构。

慢性青光眼时小梁网逐渐发生阻塞。尽管房角保持开放，房水也无法正常引流，眼内压会逐渐升高。增高的房水压力，渐进性损伤眼睛后部的光敏性视网膜内和视神经内的神经纤维（视神经从视网膜传导神经信号至大脑），使视力丧失。

房水引流系统发生问题的基础原因迄今不明。可能涉及遗传因素。这种疾病有时会有家族聚集现象，在亚裔人群中也更为常见。严重的近视（见365页）患慢性青光眼的风险也会增加。

有哪些症状？

慢性青光眼是逐渐缓慢发展的，早期的症状极为不明显，以致患者无法察觉它的存在。慢性青光眼常常进展到了一定程度时，才会出现一些明显症状，如轻度眼胀、视力疲劳和头痛，而此时视力可能已受到永久性影响。疾病晚期的症状还包括：

- 由于外周视力丧失而撞到周围物体。
- 看正前方物体逐渐模糊。
- 早期出现老视或比相应年龄的老视度数加深。

如果发现视力改变，应立即咨询医生。由于中年后慢性青光眼患病风险增加，因此40岁以上人群每2年应进行一次筛查。如果你属于高危人群，无论任何年龄都应该进行规律检查。

如何诊断？

慢性青光眼可在常规眼部检查中被早期发现。眼科医师通常使用称为眼压测量仪的仪器测量眼压（见358页），同时使用检眼镜（见360页）对视网膜进行检查。这种方法可以发现由于眼内高压导致的视神经损害。眼科医师同时还会进行视野测试(见369页)，以检测外周视力的丧失情况。

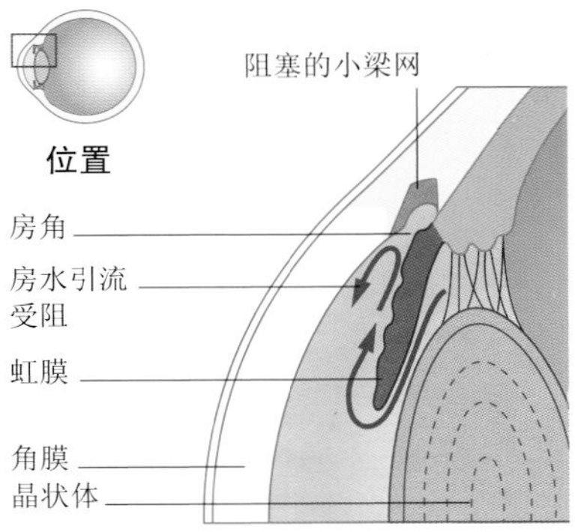

慢性青光眼的房水流动
正常情况下，房水通过环绕虹膜的小梁网引流出眼。慢性青光眼时，小梁网阻塞，眼内压升高。

如何治疗？

如果早期诊断慢性青光眼，医生可能会开出降低眼内压的眼药水处方（见594页“治疗青光眼的药物”）。需要终身持续使用这些眼药水。

如果慢性青光眼有进展，或眼药水不足以有效降压，需要通过手术在白眼球上做引流通道（见本页“小梁切除术”）。另外一种称为激光小梁

治疗

小梁切除术

这种手术方法用于治疗慢性青光眼。慢性青光眼是由于眼内负责液体流通的小梁网堵塞，导致的眼内压力逐渐上升。小梁切除术在全身麻醉或局部麻醉下进行，通常切掉一部分堵塞的小梁网，从而使得液体可以自由地流出。医生可能会建议你，在眼睛恢复期内佩戴眼睛防护罩。在手术后的几个星期内也要避免剧烈活动。

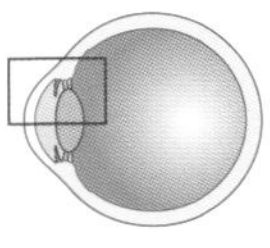

位置

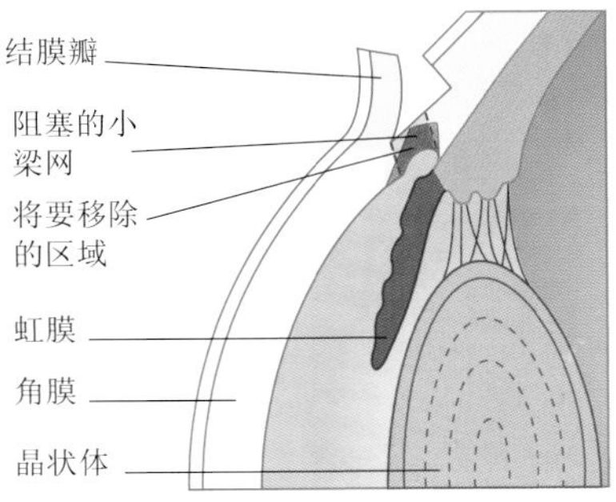

1 在房水正常引流部位上方的白眼球做一切口。结膜瓣被拉起以暴露小梁网，一部分阻塞的小梁网被切除。

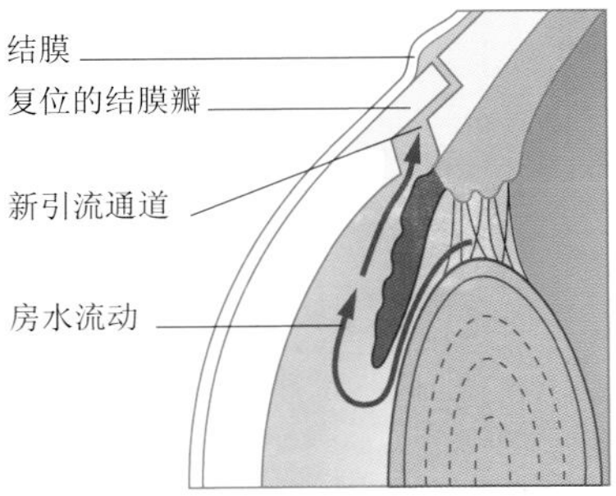

2 白眼球上的结膜瓣被复位。房水可以通过结膜瓣边缘和覆盖白眼球的透明结膜下引流。眼内压随后下降。

网切除术的手术，使房水得到引流。这两种手术均可降低眼内压，并减少进一步视力丧失。如果仅单眼发病，对侧眼可能最终也需要治疗。

眼前漂浮物

眼前漂浮移动的暗点

年龄、性别、遗传和生活方式对本病的影响不明显

在视野中，称为眼前漂浮物的小点十分常见。尽管眼前漂浮物似乎位于眼前，它们实际是填充于眼后部的凝胶状玻璃体的组织碎片。这些碎片在眼睛后部光敏性视网膜上投下阴影。这些碎片会随着任何眼球运动而快速移动，但当眼球静止时，它们也会缓慢漂移。

大多数发生眼前漂浮物的病因不明。它们极少影响视力，但当眼前漂浮物数量突然增多或干扰视力时，应立即咨询医生。眼前漂浮物数量突然增多，可能预示着需要紧急治疗的严重眼部疾病，例如视网膜与其下组织分离（见本页“**视网膜脱离**”），或血液渗入玻璃体腔（见本页“**玻璃体积血**”）。

玻璃体积血

由于血管破裂导致的出血进入玻璃体内。玻璃体即填充眼睛后部的凝胶状物质

参与可能导致眼部受击打的运动是发病的危险因素

年龄、性别和遗传对本病的影响不明显

如果眼睛后部光敏性视网膜的血管发生破裂，那么血液就会流入并积聚于凝胶状玻璃体内。这种出血，称为玻璃体积血。血管破裂可能由于眼部受击打，视网膜静脉阻塞（见本页）或其他疾病，如糖尿病视网膜病变（见361页）引起的异常脆弱的血管生长导致。

如果玻璃体积血量小，仅有的症状可能是突然出现大量似乎漂浮在眼前的暗点（见本页“**眼前漂浮物**”）。突然出现的大量玻璃体积血，使眼压升高，可引起并发症，如青光眼。更严重的出血可以导致视力突然丧失。少见情况下，玻璃体内的血液发生凝集，形成纤维条索。在很长一段时间内，新血管可能沿着这些条索生长，并牵拉视网膜，导致视网膜脱离（见本页）和失明（见369页）。

如果出现视力突然丧失或大量的眼前漂浮物，应立刻联系医生。他将使用检眼镜（见本页）检查眼睛。轻微病例中，眼前漂浮物会在数日内消失，但大量积血可能需要数周才能消失，严重时，需要手术以清除感染的玻璃体及封闭出血血管。

检查

检眼镜

在这项检查中，称为检眼镜的仪器被用于检查眼内情况。当仪器发出的光束进入你的眼内时，眼科医师要求你注视远处的物品。通过检眼镜内的透镜，眼科医师可以检查感光的视网膜、视网膜血管、将神经信号从眼睛传导至大脑的视神经乳头和填充眼睛后部的凝胶状玻璃体。检眼镜检查是无痛的，但如果使用散瞳眼药水，可出现暂时性视物模糊。裂隙灯（见358页）有时可替代检眼镜，用于检查视网膜等的结构。

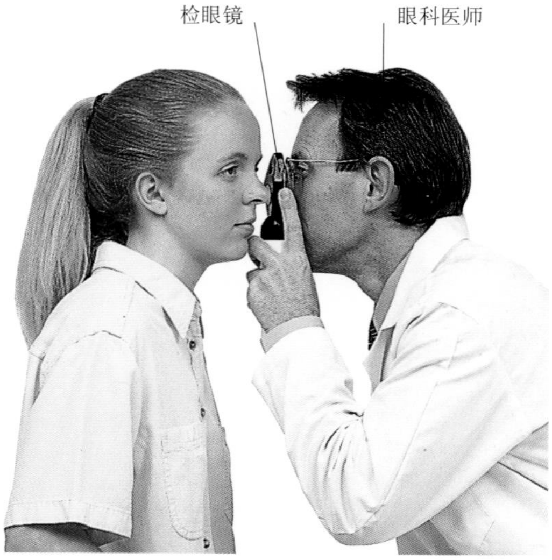

检查过程
眼科医师通过检眼镜的透镜，检查眼内结构。

视网膜静脉阻塞

眼睛后部光敏性视网膜内的静脉阻塞

50岁以上人群随年龄增长更常见

性别、遗传和生活方式对本病的影响不明显

视网膜静脉阻塞（眼光敏性视网膜内的静脉阻塞）通常由阻碍血液从视网膜引流的静脉内血栓引起。这可以导致静脉爆裂，或由于升高的压力而导致视网膜出血。小静脉阻塞可无症状，但如果大静脉受累，视力可在数小时内恶化。

视网膜静脉阻塞多发于患动脉粥样硬化（见241页）的老年人。患有青光眼（见358页）、高血压（见242页）或使血液凝固性增高的疾病（见275页“**血液高凝状态**”）的人群，视网膜静脉阻塞也更为常见。

定期的眼科检查对于发现视网膜静脉阻塞的早期征象很有必要。使用检眼镜（见本页）进行常规眼科检查常可发现小静脉阻塞，但如果视力突然恶化，应立刻联系医生就诊。大多数情况下，这一疾病本身无特殊的治疗方法，但治疗基础疾病可防止其复发。小的视网膜静脉阻塞，有时可通过注射称为抗血管内皮生长因子制剂的药物治疗，这可以使一些人恢复视力。同时需要视网膜激光治疗以防止或治疗继发性青光眼。

视网膜脱离

眼睛后部光敏性视网膜与其下方的支持性组织发生分离

最常见于50岁以上人群

有时有家族聚集现象

参与可能导致眼部受击打的运动是发病的危险因素

性别对本病的影响不明显

光敏性视网膜正常情况下附着于其下的组织，视网膜脱离时，部分视网膜从这一组织上剥离。这种疾病通常仅累及单眼，但如果不采取迅速治疗，可导致部分或完全失明（见369页）。

视网膜脱离通常从视网膜小撕裂开始。液体随后可从撕裂口通过，并将视网膜与其下的支持组织分离。撕裂也可由疾病导致，例如严重近视（见365页）或眼部损伤。在一些患者中，撕裂由玻璃体积血（见本页）吸收后的瘢痕所致。视网膜脱离有时可有家族聚集现象。

有哪些症状？

视网膜脱离是无痛性的，其视觉症状可包括：

- 眼角闪光感。
- 视野大量细小暗点（见本页“**眼前漂浮物**”）。

如果视网膜大区域脱离，可出现视野暗环或黑影。如果出现任何上述症状，应立刻去急诊就医或联系医生。

应该如何处理？

视网膜脱离通过使用特殊的头盔式检眼镜，检查眼内结构来诊断。如果仅视网膜的小部分脱离，撕裂口可用激光治疗（见613页）或冷冻封闭。但如果大部分区域发生脱离需要手术治疗。如果早期治疗，可恢复正常视力，晚期治疗的效果下降。

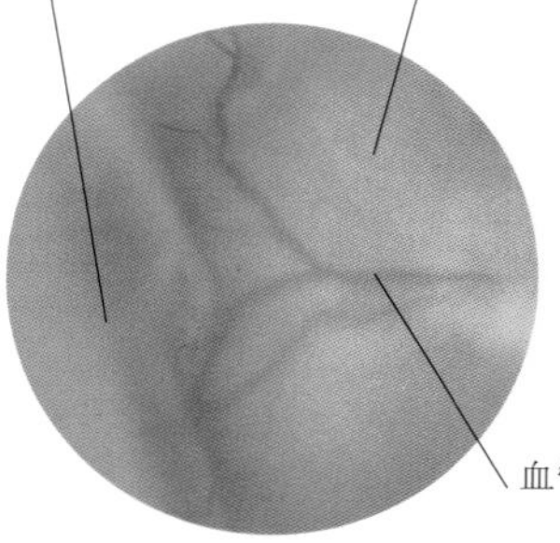

脱离的视网膜
这张检眼镜所示图中，可以清楚地区分视网膜脱离区域和正常视网膜组织区域。

视网膜病

视网膜内的小血管损伤。视网膜即位于眼睛后部的感光膜

年龄、性别、遗传和生活方式是与本病病因相关的危险因素

有些长期疾病可损伤全身小血管。如果视网膜（位于眼睛后部的感光膜）内血管受累，这种损伤即称为视网膜病。视网膜损伤因基础疾病不同而异，可包括损伤血管的血液渗漏，某些区

域无血流灌注及异常新生血管形成。视网膜病可导致视力丧失。

视网膜病最常见的病因之一为糖尿病（见本页“**糖尿病视网膜病变**”）。高血压（见242页）也可导致这种疾病，但视力通常不受影响。在少数情况下，视网膜病可由艾滋病病毒（见169页“**艾滋病病毒感染与艾滋病**”）、早产儿氧疗（见530页“**早产儿疾病**”），或镰状细胞病（见272页）导致。通常情况下，仅对基础疾病进行治疗。但在发生糖尿病视网膜病变时，视网膜的激光治疗（见本页“**视网膜病变激光手术**”）可挽救视力。

糖尿病视网膜病变

由糖尿病导致的视网膜血管损伤

- 常发生于有多年糖尿病史的成人
- 有时有家族聚集现象
- 血糖控制差和吸烟是发病的危险因素
- 性别对本病的影响不明显

如果你患有糖尿病（见437页），视网膜病变的患病风险会增加。糖尿病可导致全身小血管异常。如果血管损伤累及视网膜（眼睛后部的感光膜）血管，即发生糖尿病视网膜病变。这种病通常双眼受累。首先，视网膜小血管发生渗漏。随后，脆弱的新生血管可长入凝胶状玻璃体内，即发生了增殖性视网膜病变。如果视网膜病变未经治疗，可导致视力丧失，并最终失明（见369页）。

糖尿病患者中，约半数患视网膜病变，其发病与糖尿病病程长短和控制效果有关。糖尿病的病程越长，病情控制越差，糖尿病视网膜病变的患病风险越高。仅有一些1型糖尿病患者，在糖尿病确诊后最初的10年内，发生视网膜病变，但其视网膜病变一旦确立，病情进展迅速。这种情况在2型糖尿病患者发现糖尿病之后，也有一定程度存在。

有哪些症状？

尽管可有视物模糊区域，糖尿病视网膜病变的症状，直至严重视网膜损害前可毫无察觉。随着疾病进展，由于脆弱的视网膜内新生血管破裂（见360页“**玻璃体积血**”），或视网膜与其下组织分离（见360页“**视网膜脱离**”），可导致单眼视力突然丧失。如果发生视力突然丧失，应立即咨询医生。

所有11岁以上的糖尿病患者均应到当地糖尿病视网膜病变中心登记，该中心可为每位患者安排常规视网膜照相检查。这些图像将用于视网膜病变体征检查，以利于确诊和尽快治疗。

应该如何处理？

使用检眼镜（见360页）检查视网膜，可以诊断出已经形成的糖尿病视网膜病变。如果医生怀疑早期糖尿病视网膜病变，他可能会安排荧光素血管造影（见本页）检查，造影时会注射染料至循环系统，以详细显示视网膜血管。

有些情况下，医生可能会利用称为光学相干断层扫描（OCT）的成像技术进行诊断。这一技术快速无痛，操作过程中，将光线射入眼内，随后利用眼底反射以产生视网膜的横截面图像，与超声扫描使用回声产生图像的方法类似。

如果糖尿病视网膜病变能够早期发现，医生会建议进行常规监测而无需治疗。到了疾病晚期，医生可能会推荐激光手术（见本页“**视网膜病变激光手术**”），尤其是当发生增殖性视网膜病变时。已发生的由糖尿病视网膜病变导致的任何视力丧失，通常是永久性的。激光手术可防止进一步视力丧失，但有时可能需要重复激光治疗。

糖尿病视网膜病变可以复发，但在反复治疗下，患者的视力通常都能保住。

治疗

视网膜病变激光手术

激光手术用于治疗糖尿病视网膜病变，可以减少异常血管，并防止新的异常血管形成。治疗通常在局部麻醉下进行，常需数次治疗。激光可对破坏部分的视网膜造成微小灼伤，使异常血管消退，并阻止新的异常血管形成。虽然激光手术可导致一些视力丧失，但防止了失明。

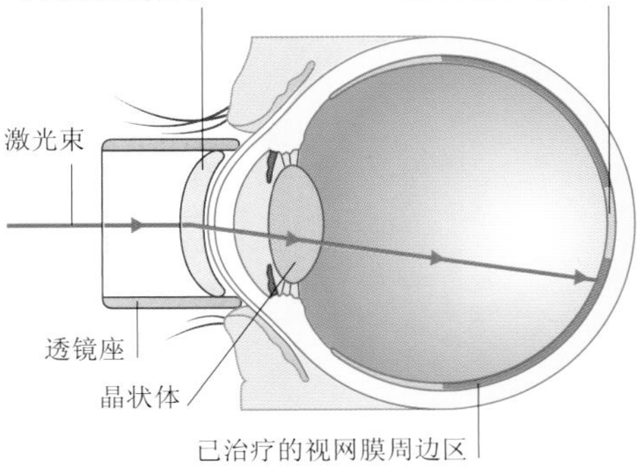

手术过程
一片特殊透镜被置于眼前，以聚焦激光束。治疗是无痛的，但当激光打在视网膜上时可有闪光感。

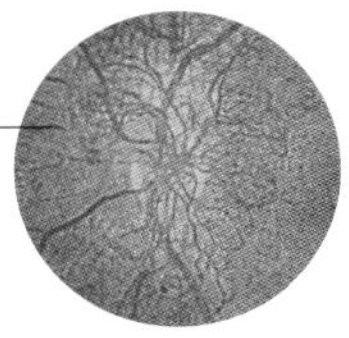

手术前

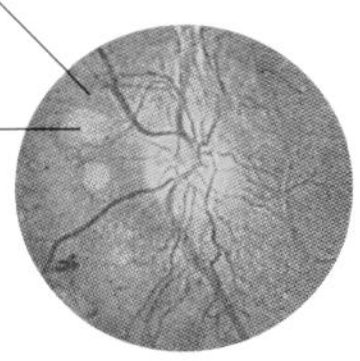

手术后

激光治疗结果
激光手术前，可见在光敏性视网膜表面形成的异常新生血管。手术后，这些异常血管消退，视网膜外周区域变得更苍白了。

检查

荧光素血管造影

这一技术用于检查眼部光敏性视网膜内的血管。一种染料（荧光素）通过手臂静脉被注入循环系统。随着染料通过视网膜血管，截取一系列图像（荧光素血管造影）以检测任何潜在异常。眼科医师随后可评估眼底损害程度。这项检查是无措性的，但患者的皮肤和尿液可能变成深黄色，直至所有染料被排出。

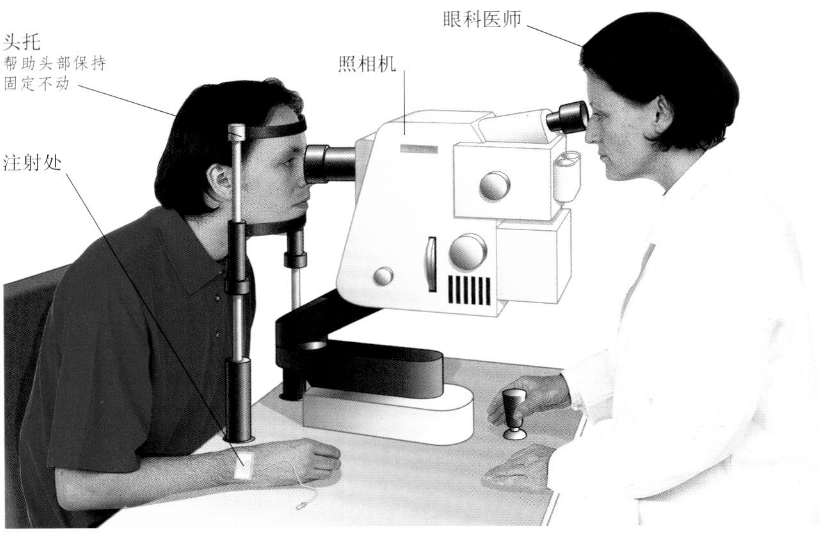

检查过程
使用眼药水散瞳，荧光素染料被注入手臂静脉中。染料随后在血液中循环。当染料到达眼部，并通过视网膜血管时，可摄取一系列图像。

镜下所见

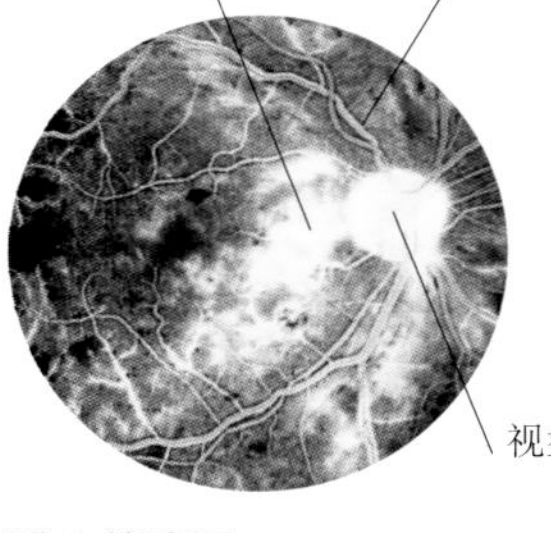

视网膜血管渗漏
这幅荧光素造影图像，显示了一片荧光素染料渗漏区，染料由受损血管渗漏至视网膜组织。

黄斑变性

黄斑的进展性损伤。黄斑即接近光敏性视网膜中心，负责精细视觉的区域

- 随年龄增加更常见，尤其是70岁以上的人群
- 女性更常见
- 有时有家族聚集现象
- 抽烟和过度暴露于阳光下是发病的危险因素

眼睛后部光敏性视网膜上最敏感的区域——黄斑逐渐退化，即称为黄斑变性。有些老年人的眼部小血管会收缩、变窄以及硬化，结果造成需要大量血液的黄斑无法获得足够的血液供应。缺血造成黄斑变性，导致中心视力和精细视觉进展性丧失。受累者变得无法阅读或识别人脸，但外周视力可保持清晰。黄斑变性通常会影响两只眼睛。有时是双眼同时受影响，有时是先后受到影响。

黄斑变性在女性中更常见，有时有家族聚集现象。黄斑变性通常70岁以后发生，也有些罕见类型累及年轻人。吸烟和过度暴露在阳光下，可增加黄斑变性的患病风险。

有哪些类型？

黄斑变性有两种主要类型，但病因尚不清楚。干性黄斑变性时，黄斑内的感光细胞和其下的支持层细胞死亡。湿性黄斑变性时，脆弱的新生血管在黄斑下生长。由于血管渗液或出血，黄斑内的感光细胞受到损伤。

有哪些症状？

黄斑变性通常是逐渐发生的，不会疼痛。因此，患者可能不会察觉自己已发生了这种疾病，特别是在发病的早期，更不容易发觉。

黄斑变性可导致视力在数月内进行性丧失。症状可能包括：

- 阅读、看电视和识别人脸困难。
- 视物变形——所视物体较正常增大或缩小，或视直线为波浪形。

湿性黄斑变性有时可因异常血管破裂而导致中心视力突然丧失。受损黄斑可发生瘢痕化，导致永久性视力损害。任何人一旦出现上述症状，应立即咨询医生，尤其是突然发生视物变形时。

应该如何处理？

黄斑变性可通过视力检查（见367页）和视网膜检眼镜（见360页）检查诊断。如果有湿性黄斑变性的可能，应进行荧光素血管造影（见361页）以检查是否有异常血管。

干性黄斑变性无需治疗，但有限的表明摄入大剂量维生素A、C、E和微量元素锌、铜可延缓疾病进程。吸烟者应同时戒烟。

湿性黄斑变性早期可通过注射称为抗血管内皮生长因子制剂（抗VEGF制剂）的药物治疗，这种药物可抑制黄斑下新生血管生长。药物注射至眼内，每月注射一次，直至第18个月。除此之外，这种疾病也可采用光动力疗法治疗。治疗时，向手臂静脉注射一种感光染料，染料通过血流到达眼部。在眼部，染料被一种激光激发从而破坏异常血管。光动力治疗可能需要重复进行。以上的各种治疗方法可有效阻止视力恶化，但已丧失的视力无法恢复。

视网膜色素变性

视网膜的遗传性、进行性变性，视网膜即位于眼睛后部的感光膜

- 最常见于10～30岁的人群
- 男性更常见
- 继承来自父母双方或一方的异常基因所致
- 生活方式对本病的影响不明显

视网膜色素变性是光敏性视网膜内细胞进行性丢失的一种罕见疾病。视网膜上形成暗色素斑，导致视力恶化。这种疾病在男性中较为常见，症状通常在10～30岁首发，但有时会更早或直至中年才出现。发病年龄愈小病情就愈重，直至中年时几乎失明。视网膜色素变性可通过常染色体显性、常染色体隐性或性连锁方式遗传（见151页“基因异常性疾病”），这取决于其涉及的异常基因。双眼为同等程度受累，但个体之间疾病的严重程度有很大不同。

如果你患有视网膜色素变性，可能注意到的第一个症状是夜盲。随后外周视力丧失，并由外周向内进行性恶化，直至仅存留中心视力的小区域，这种情况即为管视。较少情况下，管视可致盲（见369页）。视网膜色素变性通过使用检眼镜（见360页）检查视网膜来诊断。目前视网膜色素变性无治疗方法，可长期使用血管扩张药和维生素类药支持治疗。管视时可佩戴特殊框架眼镜，以帮助增大视野。患者如果计划生育孩子，应进行遗传咨询（见151页）。

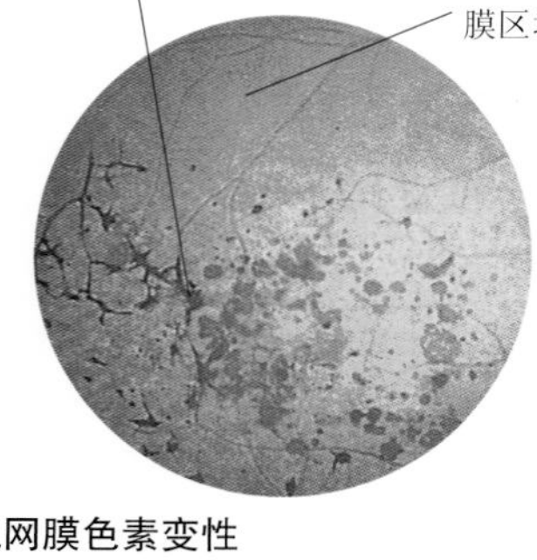

视网膜色素变性
这张检眼镜所示图中，部分视网膜上可见由视网膜色素变性导致的色素沉着区域。疾病导致了视力丧失。

视神经炎

视神经的炎症。视神经经光敏性视网膜传递信号至大脑

- 主要累及青少年
- 女性发病率为男性的3倍
- 有时有家族聚集现象
- 生活方式对本病的影响不明显

视神经从眼睛后部光敏性视网膜传递信号至大脑。视神经炎时，视神经发生炎症，导致疼痛和视物模糊。通常单眼受累。

视神经炎常常由包绕视神经纤维的保护性髓鞘变性所致。这称为脱髓鞘的过程，可由包括多发性硬化（见334页）在内的多种疾病导致。视神经炎也可由化学物质，如铅或甲醇中毒，或某些病毒感染，如水痘（见165页）病毒感染导致。疾病也可无明显诱因，最常见于少年晚期或20岁左右的女性。

有哪些症状？

视神经炎通常导致视力在数小时或数日内恶化。可有多种症状，包括：

- 精细视觉丧失，阅读或识别人脸困难。
- 中心视力丧失。
- 随眼球运动而加重的眼睛后部疼痛。

如果发现视力迅速恶化，应立即咨询医生。

应该如何处理？

医生将使用检眼镜（见360页）检查眼睛，同时进行视力检查（见367页），并对视神经和神经系统的其他部分，进行多发性硬化的体征检查（见335页“视觉诱发电位”），因为视神经炎可能是这种疾病的首发征象。

如果你患有视神经炎，可以口服皮质类固醇药物（见600页），以减轻炎症，视力常在3～6周内改善。视神经炎常常复发，视力损害可能是永久性的。约半数以上视神经炎患者在5年内发生多发性硬化。

视乳头水肿

视盘水肿。视盘即光敏性视网膜上视神经进入眼内的区域

- 年龄、性别、遗传和生活方式是与本病病因相关的危险因素

当眼睛向大脑发出信号时，信号沿着视神经传导。光敏性视网膜上视神经进入眼内的点即视盘。如果颅内压升高，视盘即可发生水肿。这种疾病就称为视乳头水肿或视盘水肿。病因有多种，包括血压升高（见242页“高血压”）、头部损伤（见322页）、脑部肿瘤（见327页）或脑膜炎（见325页）。疾病本身并不导致疼痛，但颅内血压升高常常导致头痛和呕吐。早期视乳头水肿病人可视力正常。长期视乳头水肿可引起视神经萎缩，视力减退甚至丧失。

视乳头水肿可通过使用检眼镜（见360页）检查来诊断。可通过磁共振成像（见133页）或CT扫描（见132页）检测疾病的潜在病因。同时可给予渗透性利尿剂降低颅内压，并防止其持续损害视神经。

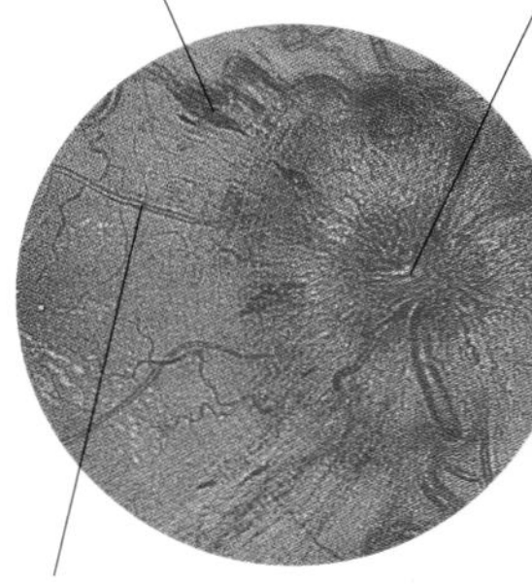

视乳头水肿
这幅检眼镜下图像显示，水肿的视盘（视乳头水肿）和颅内压升高导致的扩张的视网膜血管。

突眼症

看上去异常突出的单眼或双眼眼球

女性更常见

年龄、遗传和生活方式对本病的影响不明显

如果眼眶内组织肿胀，眼球向前凸起，导致凝视样外观，即称为突眼症（有时也称为突眼）。这种疾病通常累及双眼，在女性中更常见。它常与甲状腺活性增高（见 432 页“甲状腺功能亢进症”）相关。少数情况下，可由眼后出血或感染、肿瘤或囊肿导致。在这些情况下，通常仅单眼受累。

严重突眼症可因眼压升高而导致视物模糊。异常眼球运动可导致眼球位置改变，引起复视（见 368 页）。突眼症可妨碍眼睑正常闭合，引起眼表干燥，增加了角膜损伤风险。

如何治疗？

突眼症可以通过治疗基础疾病，例如通过抗生素（见 572 页）治疗细菌感染而得到纠正。但如果突眼由甲状腺功能亢进导致，基础疾病治疗后，突眼通常仍然存在。但这种原因引起的突眼症，如果及早加以治疗，可以使视力恢复正常。

如果突眼症持续存在，可能需要手术移除部分眼眶的脂肪组织，来为眼球腾出部分空间。

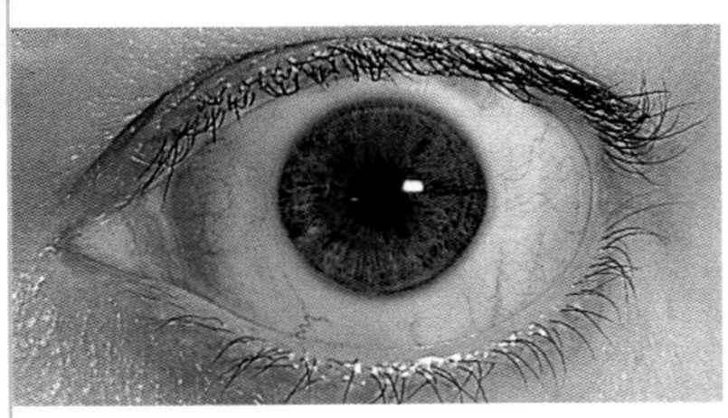

突眼症
这只眼的凝视样外观，由眼眶内组织肿胀所致，使得眼球向前凸起（突眼症）。

眼外伤

眼部结构的物理损伤

从事特定职业或运动是发病的危险因素

年龄、性别和遗传对本病的影响不明显

闭眼反射和眼周的骨性眼眶，帮助保护眼睛防止损伤。但眼外伤仍然常见，某些情况下，如果不及时治疗甚至可以导致失明。

最常见的眼外伤，即由眼内异物导致的透明角膜擦伤（见 355 页）。除非发生感染，且未经治疗，此类轻微损伤很少能永久性损害视力。但穿通伤，即眼球被快速运动的细小异物，如机器迸射的金属碎屑等刺入，可导致视力完全丧失。钝挫伤，例如由拳头或球类击打所致的损伤，也可能危及视力。使用腐蚀性化学物质或直视太阳，也可能导致眼损伤。

大部分眼外伤，可通过在进行危险机器或化学物质作业，及参加竞技运动时使用保护性眼罩而避免。即使佩戴太阳镜也应避免直视太阳。

有哪些症状？

眼外伤的症状因损伤类型和严重性而异，可包括：

- 疼痛和泪溢。
- 无法睁眼。
- 眼球前表面下出血（见 355 页“球结膜下出血”）。
- 眼周皮肤瘀青及肿胀。
- 受累眼视力下降。

如果发生任何眼外伤，应该立即寻求医疗帮助，因为所有眼外伤都具有潜在的严重性。如果损伤由眼部受击打导致，或有异物刺入，导致了视力下降，必须确保不能触碰或压迫眼部，应该立即去最近的医院急诊就医。

应该如何处理？

医生可能会通过检眼镜（见 360 页）和裂隙灯（见 358 页）检查评估眼部情况。也可能同时使用超声扫描（见 135 页）寻找眼内异物，并评估损伤程度。

尽管有些眼外伤需要在全身麻醉下手术治疗，但大多数可在局部麻醉下治疗。化学损伤可使用皮质类固醇类（见 594 页“治疗眼部疾病的药物”）药物治疗。

大多数眼外伤，如果及时治疗可痊愈。有时角膜损伤会遗留瘢痕，如果晶状体受到损伤，部分晶状体可发生混浊（见 357 页“白内障”）。阳光可导致视网膜永久性损伤。眼部受到重击，可导致视网膜与其下支持层分离（见 360 页“视网膜脱离”），需要紧急治疗以防止视力丧失。严重的眼外伤可导致永久性失明。

眼睑和泪液系统疾病

眼睑与泪液协同作用保护眼睛，防止损伤。眼睑像一扇百叶窗可以闭合，以防止异物进入眼内。泪液保持眼球表面湿润，帮助防止感染。眼睑或泪液系统疾病可损伤眼睛，如果早期发现，大多数疾病很容易治疗。

上眼睑和下眼睑为眼睛提供重要保护。如果有任何物体快速接近眼部或脸部，眼睑会几乎同时发生反射性闭合。每侧眼睑有 2 或 3 排睫毛，有利于防止小颗粒进入眼内。

泪液是眼部防御屏障的另一重要部分。泪液由位于上眼睑外上方的泪腺所分泌的盐性液体组成。它可以润滑暴露的眼表面，并冲洗掉潜在的有害物质，如灰尘和化学物质。泪液还含有一种天然抗菌剂，可保护眼睛，避免感染。

本节首先重点介绍累及眼睑的疾病，包括眼睑感染和改变眼睑物理形状的疾病。随后讨论累及泪液系统的疾病，包括泪液引流管道阻塞和泪液生成问题。影响眼球本身生理结构的疾病，在其他节中述及（见 355 ～ 363 页“眼部疾病”）。

重要的解剖结构

有关眼部的结构和功能的更多信息，请参阅 351 ～ 354 页。

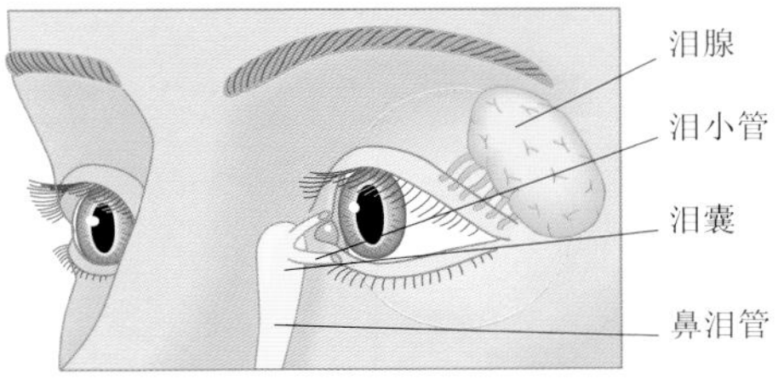

睑腺炎

由细菌感染导致的睫毛根部痛性、脓性肿胀

可发生于任何年龄，儿童更常见

佩戴角膜接触镜和使用眼部化妆品是发病的危险因素

性别和遗传对本病的影响不明显

睫毛根部的感染可导致称为睑腺炎的脓性肿胀形成。大部分睑腺炎由金黄色葡萄球菌导致，这种细菌存在于许多健康人的皮肤表面。儿童较成人更易发生睑腺炎，但使用眼部化妆品或佩戴角膜接触镜者患病风险增高。

睑腺炎开始时是位于眼睑边缘的红色肿块。大约第二天，眼睑会变得肿胀，肿胀中心可形成黄色脓点。睑腺炎很痛，形成几天之内，它会溃破，疼痛减轻，睫毛脱落。

如何治疗？

睑腺炎通常无需治疗而在数日内自行破裂、引流并愈合。可每日 4 次，每次 20 分钟使用干净的热湿布敷于患处来加速这一过程。为避免感染他人或自身重复感染，接触感染的眼睑后应洗手，并应避免共用或重复使用毛巾和洗脸帕等物品。

如果睑腺炎数日未愈或肿胀加重，应咨询医生。他可能会开出直接用于睑腺炎及其周围皮肤的局部抗生素处方（见 594 页“治疗眼部疾病的药物”）。如果睑腺炎持续，可能需要同时使用口服抗生素（见 572 页）。使用抗生素后，睑腺炎应在 2 ～ 3 周内消退。睑腺炎不会引起长期损害，但在有些易感人群中有复发倾向。

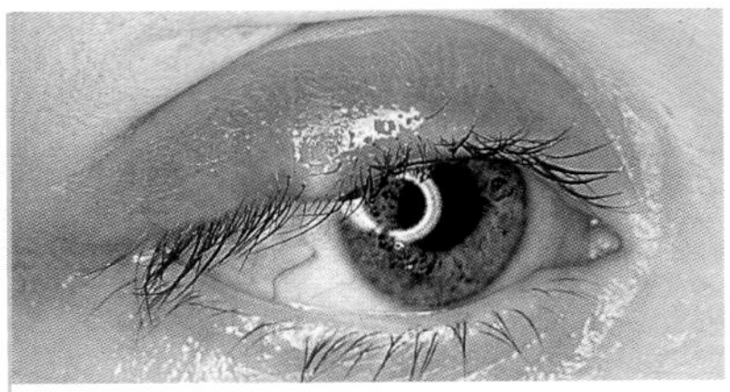

上眼睑睑腺炎
图示眼睑的红肿，由睑腺炎引起，睑腺炎由睫毛根部的化脓性感染导致。

睑缘炎

上眼睑和/或下眼睑边缘的炎症

年龄、性别、遗传和生活方式对本病的影响不明显

睑缘炎，即上眼睑和/或下眼睑边缘发生的炎症，常常与皮肤疾病如脂溢性皮炎（见194页）和玫瑰痤疮（见198页）有关。睑缘炎也可由细菌感染或化妆品过敏导致。

如果发生睑缘炎，眼睑会肿胀、发红、发痒。眼睑边缘可被柔软的脂性鳞屑覆盖，鳞屑可干燥结成硬皮，将睫毛粘在一起。有些情况下，睫毛根部发生感染，导致小溃疡或睑腺炎（见363页）形成。严重的睑缘炎会使睫毛脱落。

如何治疗？

可使用洁净的热湿布敷于眼睑以缓解症状。每日两次使用与水对半稀释的婴儿香波，轻柔地清洁眼睑，可加速治愈。如果患有脂溢性皮炎，使用含有抗真菌药的去屑香波，也有助于睑缘炎的治愈。如果睑缘炎反复发作，应就诊，医生可能会开出局部抗生素（见594页“治疗眼部疾病的药物”）或皮质类固醇类药物（见600页）的处方。疾病一般治疗2周后即可消除，但可能复发。如果避免接触诱发物质，过敏性睑缘炎常可自行好转。

睑板腺囊肿

无痛性的眼睑肿胀

年龄、性别、遗传和生活方式对本病的影响不明显

如果眼睑内睑板腺排出管阻塞，引起腺体扩大，称为睑板腺囊肿。睑板腺囊肿最初看起来可能像睑腺炎（见363页），但与睑腺炎不同的是，它并非位于眼睑边缘。通常与睑板腺囊肿相关的疼痛和发红会在数日后消退。小的睑板腺囊肿通常没有症状，无需治疗，大的囊肿使眼睑有沉重感，可行手术切除。但如果肿胀很大，可导致长期不适感，引起的眼表压力增加可能干扰视力。

应该如何处理？

如果医生已诊断睑板腺囊肿，他可能会在安排治疗前等待数周，因为睑板腺囊肿可自行消失。如果睑板腺囊肿

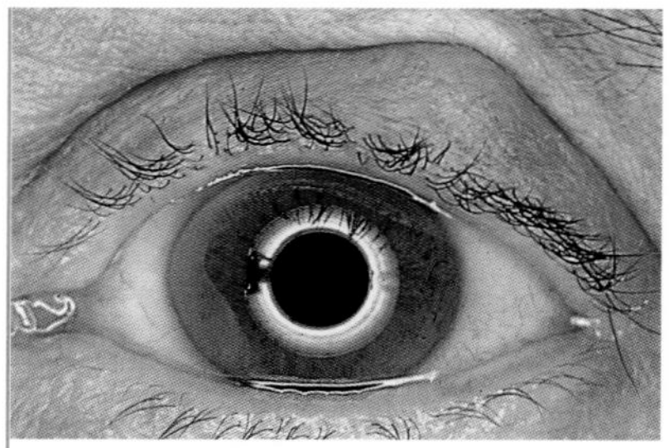

睑板腺囊肿
图示眼睛上眼睑内的肿块，即睑板腺囊肿，由睑板腺排出管阻塞导致。

引起疼痛或刺激感，使用洁净的热湿布敷于眼睑可缓解症状。持续性睑板腺囊肿可通过简单手术治疗，手术在眼睑内睑结膜表面做一小切口，清除囊肿内容物。手术在局部麻醉下进行。

上睑下垂

单侧或双侧上眼睑的异常下垂

年龄、性别、遗传和生活方式是与本病病因相关的危险因素

提上睑肌无力导致的上眼睑下垂，称为上睑下垂。这种情况可由控制眼睑的肌肉或神经疾病导致。下垂的眼睑可部分或完全闭合眼睛。疾病可单眼或双眼受累。

上睑下垂有时出生就存在。如果婴儿的上睑下垂并遮盖瞳孔，他的视力可能发育不正常（见556页“弱视”），因此早期治疗至关重要。

成人上睑下垂可为老化过程的一部分，或为重症肌无力（见339页）导致进行性肌无力的症状。突然发生的上睑下垂可能由大脑肿瘤或脑部血管缺陷导致（见327页）。如果发生上睑下垂，应就医以排除严重的潜在疾病。

如何治疗？

婴儿上睑下垂可通过手术拉紧提上睑肌进行矫正。如果治疗进行较早，儿童的视力可正常发展。

对于成人，仅在排除了任何可能的严重潜在疾病后，方可进行上睑下垂的手术治疗。手术对于年龄增长导致的上睑下垂是十分有效的。

睑内翻

上眼睑、下眼睑或二者的睑缘向内翻转

更常见于老年人

性别、遗传和生活方式对本病的影响不明显

睑内翻时，眼睑（通常是下眼睑）向内翻转，睫毛摩擦角膜（眼睛的透明前部）和结膜（覆盖白眼球的部分）。这种不断的摩擦会造成刺激，导致结膜发炎或角膜溃疡。而位于眼睑内衬的结膜区域不受累。疾病的典型症状为眼部疼痛，泪溢（见本页）和摩擦感。未经过治疗的睑内翻可致角膜损伤（见356页“角膜溃疡”），视力丧失。

在发达国家，睑内翻是由于随年龄增加，环绕眼睑的肌肉力量自然减弱而引起的，因此主要累及老年人。在发展中国家，累及上眼睑的睑内翻，常常由沙眼（见356页）导致，沙眼可导致眼睑内表面形成瘢痕。最终瘢痕组织收缩，使得眼睑向内翻转。

可以通过小手术来重置眼睑位置。手术可矫正睑内翻，并阻止眼部的进一步损伤。

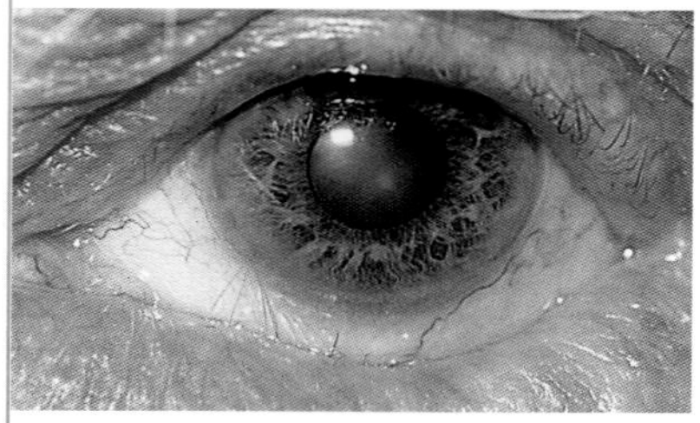

睑内翻
图示眼的下眼睑向内翻转，导致睫毛摩擦眼睛。这种情况称为睑内翻。

睑外翻

下眼睑的睑缘向外翻转

更常见于老年人

性别、遗传和生活方式对本病的影响不明显

如果下眼睑的睑缘向外翻转，眼睑离开眼球，暴露的眼睑内表面变得干燥、疼痛，这种疾病称为睑外翻。同时，睑外翻还可以阻止保持眼睛前面润滑的泪液进入从眼部通至鼻部的鼻泪管，导致持续性流泪。由于眼睑无法完全闭合，眼睛前部的透明角膜持续暴露在外，可发生角膜永久性的损伤（见356页“角膜溃疡”）或重复感染。

随着年龄增长，下眼睑肌肉变得衰弱，无力将眼睑拉紧贴住眼球，因此这种疾病最常累及老年人，通常双眼受累。睑外翻也可由眼睑或颊部瘢痕收缩，或由引起眼周肌肉和受累侧其他面肌瘫痪的面神经麻痹（见339页）导致。在这种情况下，睑外翻可能发生在任何年龄，通常仅单眼受累。

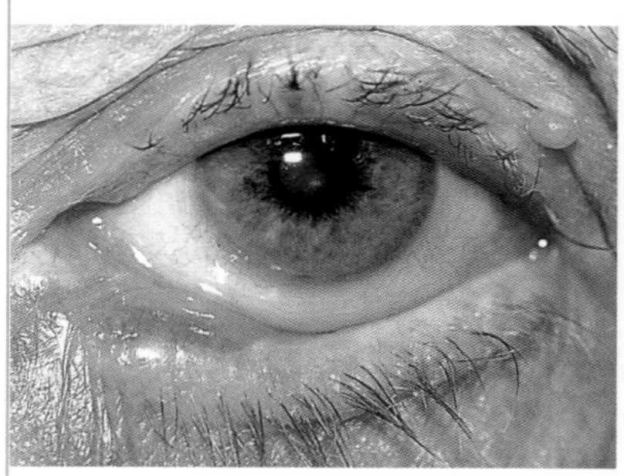

睑外翻
图示眼的下眼睑向外翻转（睑外翻），暴露了眼睑内表面，并妨碍泪液引流。

如何治疗？

睑外翻很少会自动消失，因此如果你认为自己发生了睑外翻，应立即咨询医生，因为疾病的早期治疗是最有效的。医生可能会建议直接进行外科手术，手术在局部麻醉下进行。在手术过程中，将缩紧眼周皮肤和肌肉。但在有些情况下可能需要更复杂的整形手术。

泪溢

由于泪液产生过多或引流受限导致的流泪增多

更常见于婴儿和老年人

性别、遗传和生活方式对本病的影响不明显

泪溢可由灰尘颗粒等异物引起的眼部刺激所致。老年人泪溢常由引起睫毛摩擦眼部的睑内翻（见本页），或妨碍泪液正常引流的睑外翻（见本页）导致。刺激物移除后或基础疾病治愈后，泪溢通常会停止。泪溢也可由眼内感染引起的鼻泪管系统（引流泪液的泪道）阻塞导致。

婴儿由于鼻泪管系统发育不健全可发生泪溢。轻柔按摩眼角与鼻部之间的区域可改善症状。6个月后泪溢常自行好转。任何年龄发生的鼻泪管持续性阻塞均应立刻由医生治疗，医生可通过插入细小探针来清洗泪道。

泪囊炎

泪囊痛性肿胀，泪液从眼表引流至泪囊

更常见于婴儿和老年人

性别、遗传和生活方式对本病的影响不明显

正常情况下，来自眼睛的泪液引流至鼻部两侧的泪囊。泪囊发生感染即称为泪囊炎。它常由细菌感染引起，最常由鼻泪管阻塞导致（正常时鼻泪管将泪液由泪囊引流至鼻部）。婴儿鼻泪管阻塞很常见，因为出生后一年鼻泪管才能完全发育。老年人可无明显原因发生鼻泪管阻塞，而这可能由先前的损伤或炎症导致。

泪囊炎是常见的疾病，始发症状常为眼红和泪溢。鼻旁眼睛下方区域随后发红和肿胀。可有脓性或黏液性分泌物，是鼻泪管阻塞后泪液和细菌滞留在泪囊所致。泪囊炎每次发作常为单眼受累，但对侧眼可复发。

应该如何处理？

对于成年人，热敷和口服抗生素（见572页）可促进感染消除。如果疾病持续，需要做旁路手术，绕开阻塞的鼻泪管。对于婴儿，轻柔按摩泪囊可促进疾病消除，可同时使用抗生素。在有些情况下，可以通过插入细探针解除鼻泪管阻塞。

干燥性角结膜炎

由于泪液产生不足，导致的眼部持续干燥，亦称干眼症

最常见于35岁以上的人群

女性更常见

遗传和生活方式对本病的影响不明显

泪液产生不足即称为干燥性角结膜炎或干眼症，由泪腺损伤导致，可导致眼部摩擦感，并常引起眼部感染（见355页“结膜炎”）。有些情况下可引起角膜溃疡（见356页）。干燥性角结膜炎常累及女性，且35岁以上更常见。它可能与机体攻击自身组织的自身免疫病相关，如干燥综合征（见281页）。

医生可能开出人工泪液处方，以恢复眼睛湿润。人工泪液需要每日多次使用。医生可能同时检查和治疗基础疾病。有时需进行手术栓塞泪液正常引流的管道，以增加眼部泪液。

干眼病

由于饮食缺乏维生素A导致的眼部干燥

可发生于任何年龄，但儿童更常见

由饮食中缺乏维生素A引起

性别和遗传对本病的影响不明显

干眼病主要发生于发展中国家，指的是眼部干燥。这种疾病是由饮食中缺乏维生素A造成的（见399页“营养缺乏”）。

未经治疗的干眼病可导致慢性（长期）感染及眼睛前部的透明角膜软化、穿孔。感染随后可扩散至眼内，并引起失明（见369页）。人工泪液可以减轻干燥，但主要的治疗方法是补充维生素A。

视力障碍

视力障碍十分常见，大多数人生活中会出现视力问题。最常见的视力障碍为近视、远视和散光，均属屈光（聚焦）不正的种类。大多数屈光不正，可通过佩戴框架眼镜或角膜接触镜等矫正，或通过外科手术矫正。

本节开始的文章讨论屈光不正，以及眼球的大小和形状变异如何导致视物变形。同时描述屈光不正的检查和治疗方法。但儿童视力的特殊检查在书中其他章节论述（见555页“儿童视力检查”）。随年龄增长发生的视力恶化即老视，将随后述及。

随后的文章介绍了色盲，一种男性更常见的疾病，以及包括复视和部分或完全失明在内的严重视力障碍。

累及眼部结构的疾病（见355～363页“眼部疾病”）如青光眼，在其他节中介绍。出生时即失明（见555页“先天性盲”），以及两种主要累及儿童的疾病：斜视（见555页）和眼部结构正常情况下的视力异常（见556页“弱视”），在本书的其他章节分别论述。

重要的解剖结构

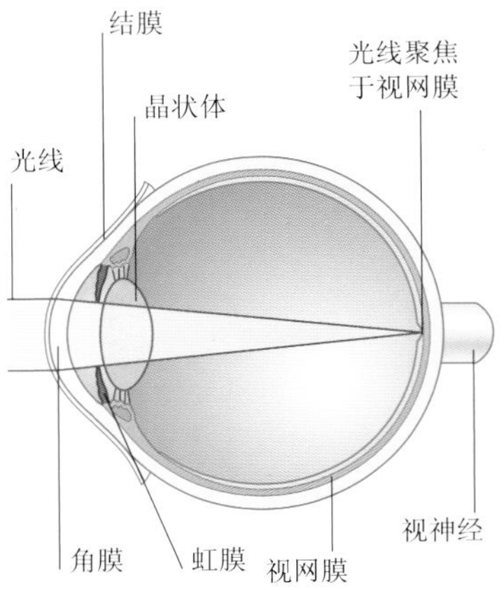

有关眼部的结构和功能的更多信息，请参阅351～354页。

近视

无法清晰地看到远处的物体称为近视

常在青春期变得明显

有时有家族聚集现象

性别和生活方式对本病的影响不明显

为了保证视物清晰，光线需要经过眼睛前部的透明角膜和晶状体聚焦，才能在眼睛后部光敏性视网膜上形成清晰图像。近视人群中，眼球相对于角膜和晶状体的联合聚焦能力要长。因此从远处物体发出的光线过度折射并聚焦于视网膜前，导致视物模糊。近视十分常见，通常在12岁左右发生，在25岁左右之前逐渐恶化，有时有家族聚集现象，近视通常可被矫正。

有哪些症状？

近视的症状常在青春期前后变得明显，但可能在数年前就已开始发生。近视发生越早，可能变得越严重。但近视通常在成年早期发育停止时不再进展。主要症状为：

- 视远困难增加。
- 儿童可由视物不清导致作业质量下降。

近视严重时，眼部疾病如视网膜脱离（见360页）、慢性青光眼（见359页）和黄斑变性（见362页）的易感性增加。这些疾病均可对视力造成严重损害。如果你的远视力出现问题，应咨询验光师。

应该如何处理？

验光师会进行视力检查（见367页）以检测是否存在近视。近视可通过佩戴凹透镜矫正，大龄儿童和成人可通过佩戴角膜接触镜矫正。轻度至中度近视，可通过手术改变角膜形状矫正视力（见368页“屈光不正手术”）。

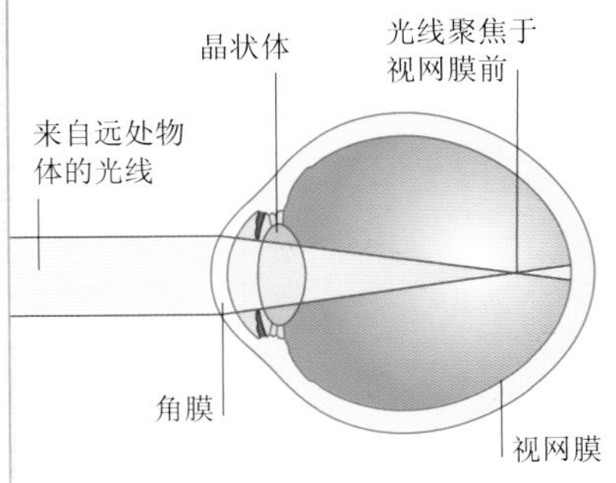

近视

近视时，眼球相对于角膜和晶状体的聚焦能力过长。从远处物体发出的光线聚焦于视网膜前，形成模糊图像。

治疗

框架眼镜和角膜接触镜

大多数屈光不正可通过佩戴框架眼镜矫正，大龄儿童和成人也可通过佩戴角膜接触镜矫正。框架眼镜适用于大多数屈光不正，佩戴舒适且不引起并发症。角膜接触镜同样适用于很多类型的屈光不正，但对于近视（见365页）和远视（见本页）最有效。非一次性角膜接触镜，需要仔细清洁，以降低感染概率。

透镜是如何工作的

框架眼镜和角膜接触镜，通过在光线到达角膜表面（眼睛前部透明部分）前，改变其角度来矫正眼屈光不正。眼睛前部的角膜和晶状体随后可正确将光线聚焦于视网膜。凹透镜使光线发散，凸透镜使光线汇聚。

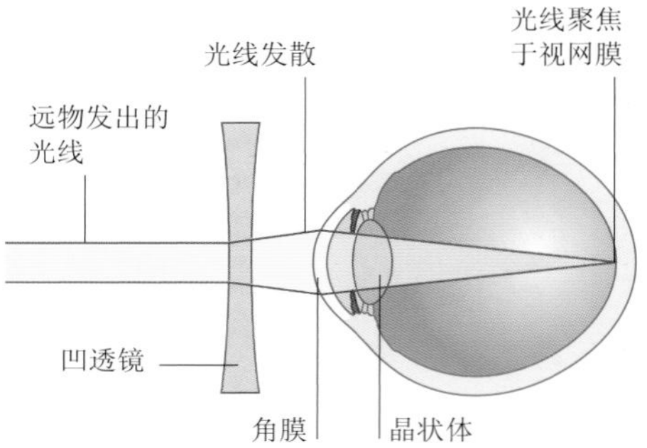

矫正近视的透镜

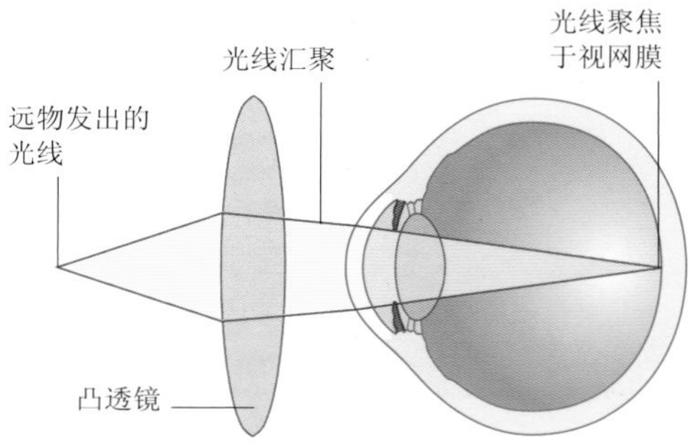

矫正远视的透镜

近视和远视

近视可以通过佩戴凹透镜矫正，凹透镜使得光线发散，并聚焦于视网膜上，而非视网膜前。远视需要佩戴凸透镜，使光线汇聚并聚焦于视网膜上，而非视网膜后。

角膜接触镜

角膜接触镜主要有3种类型：硬镜、透氧性镜和软镜。软镜使用最为广泛，硬镜使用最少。软镜可为一次性使用或使用数日更换。非一次性角膜接触镜如果非长期佩戴（通常不建议）应每日消毒。如果眼睛发红或疼痛，应停止佩戴，并立即咨询配镜师。

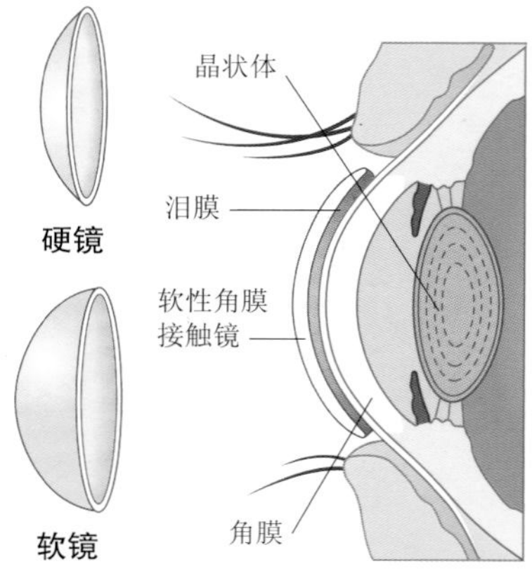

硬镜和软镜

角膜接触镜浮于眼前部的泪膜上。软镜覆盖全部角膜；硬镜和透氧性镜仅覆盖角膜中央部分。

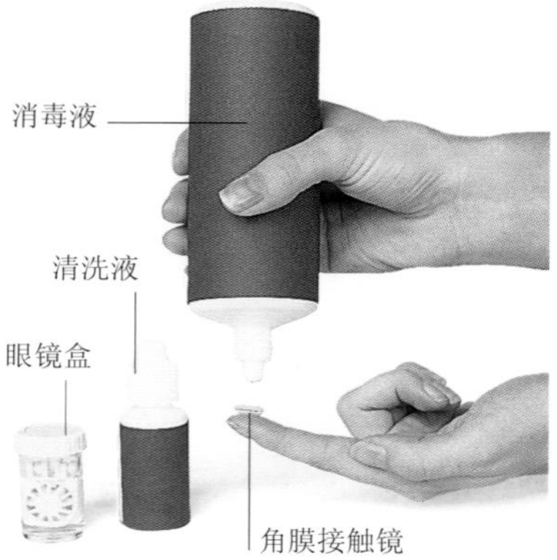

角膜接触镜的护理

良好的角膜接触镜的卫生情况可防止眼部感染。非一次性角膜接触镜使用前后均应仔细清洗，并浸泡于消毒液中过夜。

远视

无法清晰地看到近处物体，通常称为远视

常在约5岁时发现，可直至中年才引起症状

有时有家族聚集现象

性别和生活方式对本病的影响不明显

正常情况下，透明的角膜和晶状体协同聚焦光线，并在眼睛后部光敏性视网膜上产生清晰图像。如果眼球的前后距离（眼轴）相对短于角膜和晶状体联合聚焦的距离，即可发生远视。当图像落在视网膜后面时，可导致视物模糊，视近处的物体更模糊。由于晶状体具有弹性，易于改变焦点，远视的青年人往往视远清楚，但随着年龄增长，晶状体调焦能力逐渐减弱，视远同样受到影响。

有哪些症状？

由于晶状体调焦可起补偿作用，青年人的轻度和中度远视不会影响视力，但远视越严重，症状出现得越早。轻度远视的人毫无症状，其他远视的人会有眼睛疲劳（疼痛或不适）的症状，这是因为他们经常使用睫状肌肉，以便看得更清楚的缘故。中度或严重远视的人，其视力会经常模糊不清，而且会有眼疲劳症状。严重远视的症状，在婴儿期即很明显，包括：

- 对小物体缺乏兴趣。
- 阅读或看图画书困难。

如果双眼不是同等程度受累，双眼对于同一物体可能无法同时聚焦。这种情况下，未经早期治疗的幼儿，可产生斜视（见555页），并最终导致一侧眼视力丧失（见556页“弱视”）。如果发现孩子出现此处描述的任何症状，应立即带其就医。如果视近、阅读或进行近距离工作困难，应立即去验光师处，进行视力检查（见367页）。这些问题可能预示了存在老视（见367页），大多数远视患者发生老视的时间更早。

应该如何处理？

如果你有视力模糊和/或眼疲劳症状，你应该去咨询验光师。验光师会检查你的视敏度和精细视觉，随后评估远视的严重程度。远视有时可在学校常规视力检查时发现，所有具有严重远视家族史的儿童应在3岁前接受检查，因为远视的早期治疗十分重要。

远视可通过配置凸透镜的角膜接触镜或框架眼镜矫正（见本页“框架眼镜和角膜接触镜”）。这种眼镜能加强你眼角膜及晶状体的聚焦能力，使你能看得更清楚一些。随着年龄的增长，眼调焦能力逐渐减弱，因此，每隔几年，配镜的处方就需要规律更新。远视人群可从增加角膜聚焦能力的激光治疗中获益（见368页“屈光不正手术”）。

远视不引起并发症，但远视人群更易发生急性青光眼（见358页），这是一种需要立即治疗的疾病。因此，青光眼的常见的筛查性检查(见14页)尤为重要。

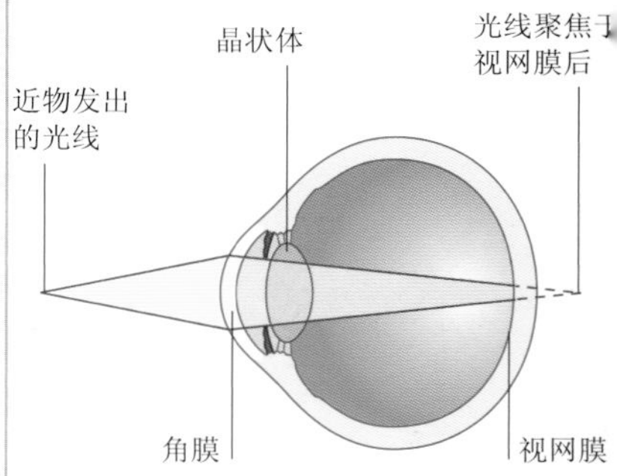

远视

远视时，眼球相对短于角膜和晶状体的联合聚焦能力。光线聚焦于视网膜后，导致视物模糊。

散光

由于眼睛前部透明角膜曲率不齐导致的视物变形

有时有家族聚集现象

年龄、性别和生活方式对本病的影响不明显

在有散光的人群中，眼睛前部的透明角膜曲率不齐，将入射于角膜不同部位的光线折射成不同角度。因此眼睛的晶状体无法将所有光线聚焦于眼睛后部的光敏性视网膜，导致了视物模糊。散光可有家族聚集现象，并常与近视（见365页）或远视（见本页）一起发生。

由哪些原因引起？

散光最常见的类型从出生时就存在，不会随着年龄的增长而变得恶化。这种类型的散光由双眼角膜弯曲异常导致。角膜的形状并非足球那样为正圆形，而是像橄榄球，一个方向的曲率大而另一方向曲率小。这种类型的散光随年龄增长会慢慢恶化。很少情况下，散光可由眼部疾病，如圆锥角膜（见356页）或由引起角膜溃疡（见

▶ 检查

视力检查

每两年应该进行一次视力检查，尤其是40岁以上者。最常见的视力检查会评估远视力的敏锐度（清晰度）和近物聚焦能力。需要配镜时，视力检查还会为所需的矫正透镜类型提供依据。根据年龄和病史，可能还需进行特殊眼部疾病，如青光眼（见358页）的附加检查。

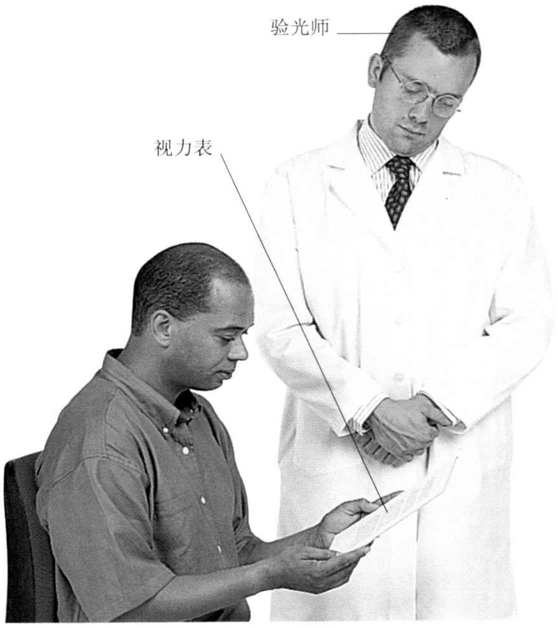

近视力检查
检查时，你将会被要求读出置于正常阅读距离的视力表上的小字，日常佩戴框架眼镜或角膜接触镜者带镜接受检查。这项检查检测近物聚焦能力。

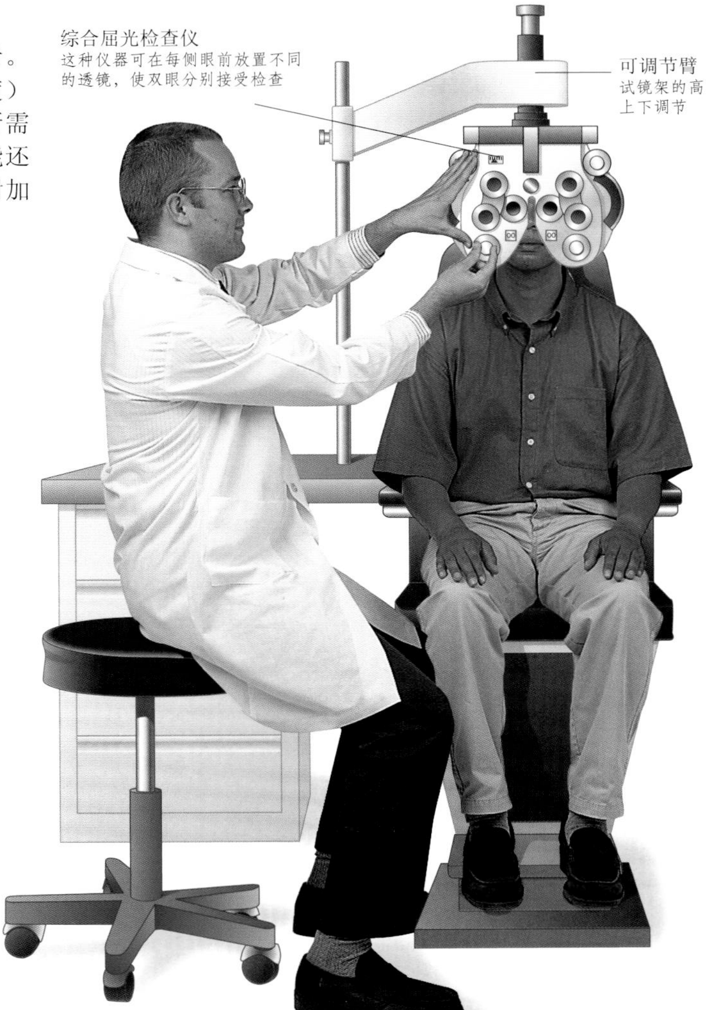

进行视力检查
综合屈光检查仪上的透镜不断变化，直至你可以准确读出视力表底部附近的字母。综合屈光检查仪帮助验光师为矫正视力的透镜开出合适的配镜处方。

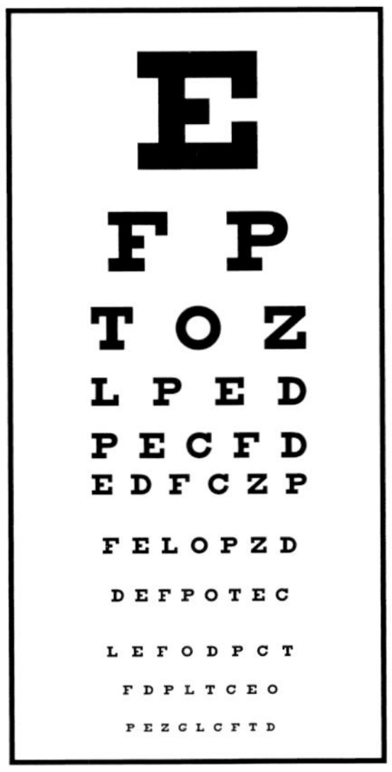

视力表
对每侧眼的远视力敏锐度分别进行检查。检查方法为将你能辨认出的最小字母所在行的标号记录下来。

356页）的损伤导致。

有哪些症状？

大多数人均有轻微程度的散光。如果散光轻微，可能不会注意到视力受影响。但更为严重的散光可导致严重视力问题。

散光可通过多种不同方式影响视力。可包括如下症状：

- 看小字模糊，使阅读变得困难。
- 视近和视远同时不清。

如果发现任何距离下视物都不清晰，应立即去验光师处进行视力检查（见本页）是十分重要的。

如何治疗？

有散光的人可通过佩戴框架眼镜，来矫正视力。这种框架眼镜是具有补偿形状不规则角膜功能的特殊透镜。硬性角膜接触镜同样有效，因为硬镜可平滑角膜表面。传统的软性角膜接触镜适应于角膜形状，通常仅能矫正轻微散光。一种名为复曲面透镜的特殊软性角膜接触镜可用于矫正散光。这两种用于矫正散光的眼镜，都能使你正常视物。

在有些人中，可通过改变角膜形状的激光手术永久性矫正散光。手术仅遗留轻微瘢痕（见368页“屈光不正手术”）。

老视

与年龄相关的眼近物聚焦能力逐渐丧失

最常见于40岁以上的人群

性别、遗传和生活方式对本病的影响不明显

人在约40岁以后，由于发生老视，几乎所有人都开始发现阅读小字困难增加。正常视力者视近清晰是由于眼弹性晶状体可以调节，聚焦于近物时晶状体可变得更厚、曲率更大。变厚的晶状体，可以使从近物发出的光线清晰聚焦于眼睛后部的光敏性视网膜上，这一过程称为调节。随着年龄增加，眼的晶状体弹性减退，调节能力下降。最终，从近物发出的光线无法聚焦于视网膜上，视物变得模糊。这种晶状体伸缩弹性的恶化现象，就是我们常说的老视。

有哪些症状？

由于老视发展十分缓慢，大多数人在老视最初阶段无法觉察。但在40～50岁时，症状通常变得可觉察。远视者（见366页“远视”）可在更早年龄出现明显症状。老视的常见症状包括：

- 为阅读需要，将报纸或书籍置于一个半臂的距离处。
- 弱光下近物聚焦困难增加。
- 远视者（见365页）为视近清晰需摘下框架眼镜。

如果发生上述任何症状，应咨询验光师。

如何治疗？

老视可通过佩戴凸透镜（向外弯曲）的框架眼镜矫正，它可使从近物发出的光线聚焦于视网膜上。如果同时存在远视、近视或散光（见366页），可能需要佩戴多曲率透镜。例如，双焦镜片的上部透镜用于矫正远视力，下部透镜用于矫正老视。从上部至下部聚焦能力逐渐改变的变焦镜片，同样有效。老视有时也可通过佩戴角膜接触镜矫正，但阅读时仍需佩戴框架眼镜。

随年龄增长，老视有严重趋势，你可能需要每两年更新一次配镜处方。应定期到验光师处进行视力检查。老视在60岁左右会最终稳定，此时自然聚焦能力几乎完全丧失。这一时期，大多数聚焦将通过框架眼镜而非眼睛来完成。

复视

注视单一物体时出现两个分离的双像而非单一像

年龄、性别、遗传和生活方式是与本病病因相关的危险因素

复视者在每一只眼单独视物时都没问题，而双眼注视单一物体就会出现双重图像。这两个图像是分离的，通常均聚焦清晰。复视可有多种病因，并通常在一侧眼睛闭合时消失。如果开始发现复视，应立即咨询医生，因为复视可能预示严重的潜在疾病。

由哪些原因引起？

复视最常见的病因，是一条或多条控制一侧眼球运动的肌肉出现无力或瘫痪。受累眼球的运动功能受损，导致斜视（见 555 页）。斜视是两眼视轴不能同时注视同一目标，仅一眼视轴指向目标，而另一眼视轴偏向目标一侧的现象。视觉系统会接收同一物体的两个不同图像，而大脑无法将接收的两个不同的图像加以整合，倾斜或转动头部可以简单解决问题。但并不是所有斜视均导致复视。

许多累及大脑和神经系统的严重疾病，可导致眼球运动功能受损，进而引起复视。潜在病因包括：多发性硬化（见 334 页）、头部损伤（见 322 页）、脑肿瘤（见 327 页）和由血管壁无力引起的颅内动脉扩张（动脉瘤）。在老年人中，引起复视的眼球运动功能受损，可能与糖尿病（见 437 页）有关，在少见情况下与动脉粥样硬化（见 241 页）和血压升高（见 242 页“高血压”）有关。更少见情况下，复视可由一侧眼后部的肿瘤或血栓导致，它们使受累眼的运动受到影响。

如何诊断？

医生可能会要求你一次闭合一侧眼，以观察复视是否消失。他可能会同时要求你描述复视影像、询问双像是否并排出现、是否一个影像位于另一影像顶部或是否其中一个影像是倾斜的。医生可能会仔细观察眼球运动，以确定是否存在眼外肌无力或瘫痪。他可能会同时进行特殊视力检查，以确诊眼球运动无力。

如果突然出现复视，或没有找到明显的引起复视的原因，应该紧急进行 CT 扫描（见 132 页）或磁共振成像（见 133 页）来检查是否有眼眶内或脑内的病变引起眼的对位异常，医生还会对你进行神经系统检查。

如何治疗？

复视的治疗主要以治疗基础疾病为目标。严重的基础疾病，如动脉瘤可能需要住院治疗。由糖尿病导致的复视常随时间自行消失。如果复视无法消失，你可能会被建议单眼使用眼罩，以消除第二个图像。如果复视已存在一段时间，调整眼部肌肉的手术是有益的。有些情况下，向过度松弛的眼部肌肉注射肉毒素，可通过暂时使肌肉瘫痪而减轻复视。

▶ 治疗

屈光不正手术

手术可对角膜重新塑形，以永久性矫正某些屈光不正。主要的手术技术为：激光原位角膜磨削术（LASIK）、激光上皮瓣下角膜磨削术（LASEK）和激光屈光性角膜切削术（PRK）。激光原位角膜磨削术手术中，在角膜上做一切口以制作角膜瓣，随后使用激光对角膜中层重新塑形，最后复位角膜瓣。激光上皮瓣下角膜磨削术与激光原位角膜磨削术相似，但角膜切口更浅。激光屈光性角膜切削术手术中，使用激光直接切削角膜表面区域以改变角膜形状。

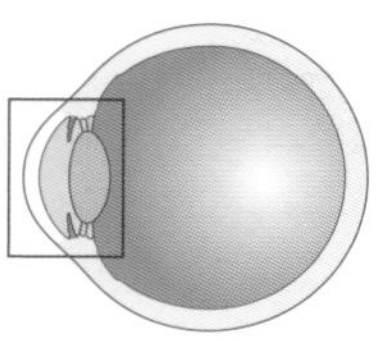

位置

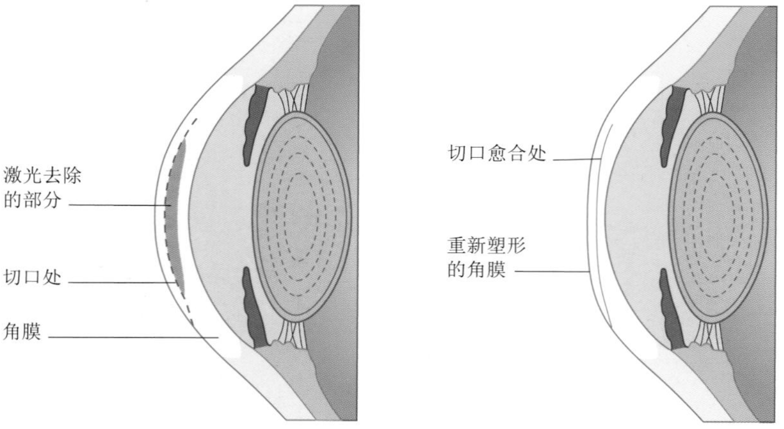

近视的激光原位角膜磨削术治疗

角膜瓣制好后，一束由电脑引导的激光将部分角膜磨削去除。随后复位角膜瓣。重新塑形的角膜更加平展，使光线能聚焦形成清晰图像。激光原位角膜磨削术会遗留非常轻微的瘢痕。

视野缺损

单眼或双眼视野正常区域的部分缺失

年龄、性别、遗传和生活方式是与本病病因相关的危险因素

当眼球固定不动，注视正前方时，所能感受到的空间范围，则称为视野。视野缺损可有从视力外缘区域（外周视力）缺失或小盲点，到视野的大部分区域缺失等不同形式。如果发现视野缺损，应寻求紧急的医学救治，因为这种情况有时预示着严重的基础疾病。由于视野缺损发展缓慢，且不易被觉察，因此常规视力检查（见 367 页）很重要。

由哪些原因引起？

视野缺损可由眼睛后部光敏性视网膜损伤（从视网膜传导神经信号至大脑的视神经损伤），或与视觉相关的大脑其他部分损伤所致。

严重眼部疾病可导致典型形式的视野缺损。例如，眼部房水压力逐渐增加（见 359 页“慢性青光眼”）可损害视网膜内的视神经，导致外周视力丧失。如果青光眼不进行治疗，仅中心视力的狭窄区域可存留（管状视野）。视神经的炎症（见 362 页“视神经炎”）通常导致中心视力丧失，而垂体瘤（见 430 页）通常导致每侧眼视野的外半部缺损。由脑卒中（见 329 页）或肿瘤（见 327 页“脑肿瘤”）引起的大脑损伤可导致双眼右半或左半视野缺损。周期性偏头痛（见 320 页）可导致暂时性视野缺损。

有哪些症状？

视野缺损通常逐渐显现，常不被觉察。其他情况下，其症状取决于缺损类型，可包括：

- 走路时撞上一侧的物体。
- 阅读时无法看到文章全部。
- 仅能看到正前方（管状视野）。

大部分视野缺损可在常规视力检查中发现。如果发现视野变化，应立即就医。

应该如何处理？

医生可能会进行视野测试（见 369 页），以评估视野缺损的范围和程度。

视野缺损的治疗取决于基础疾病。例如，如果存在慢性青光眼，医生可能会给予降低眼内压的药物治疗（见 594 页“治疗青光眼的药物”）。已存在的视野缺损通常是永久性的，但治疗基础疾病可防止其进一步恶化。

许多视野缺损者已经对这种情况习以为常，但这会影响他们的生活方式或职业选择。例如，出现管状视野的人无法驾驶车辆。

视疲劳

眼内或眼周的暂时性不适或疼痛

年龄、性别、遗传和生活方式对本病的影响不明显

视疲劳既不是医学术语也不是一个诊断结果。与普遍认为的不同，在恶劣条件下用眼，比如在弱光下阅读小字或佩戴错误度数的框架眼镜，并不能损害你的眼睛或使其疲劳。尽管疼痛和不适通常被归因于视疲劳，但实际上它们常由皱眉或眯眼引起的眼周肌肉紧张或疲劳所导致的头痛。

视疲劳引起的症状通常无需治疗就会自行消失，但如果症状恶化或持续，应该咨询医生。

▶ 检查

视野测试

视野测试用于检查每侧眼所能看到的全部区域，即视野。视野内发生盲区可由多种基础疾病导致（见 368 页“**视野缺损**”）。许多眼部疾病会导致不被觉察的典型性视野缺损。视野测试使得早期检出和治疗这些疾病成为可能。

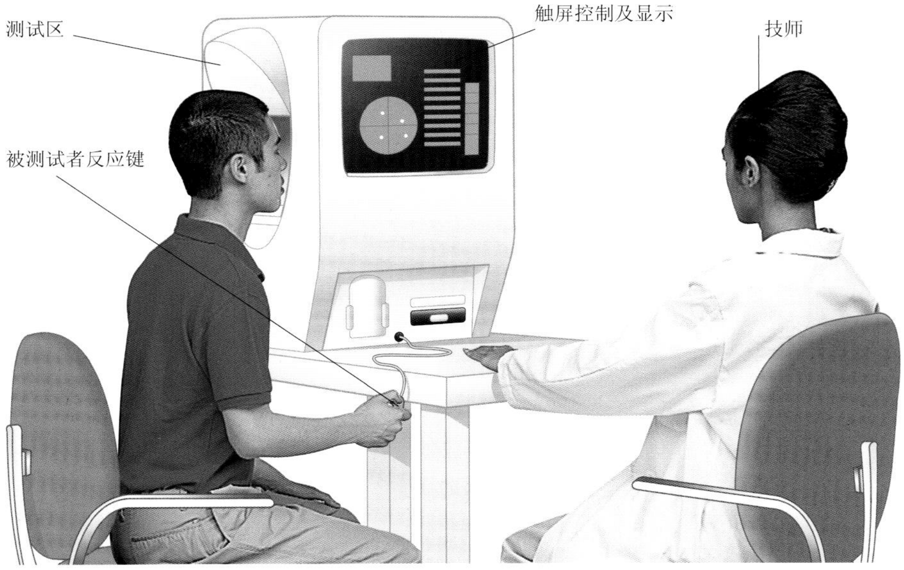

测试过程
遮挡单眼，注视测试区内的中心靶点。当你看到视野不同部分闪光时，按下反应键。

结果

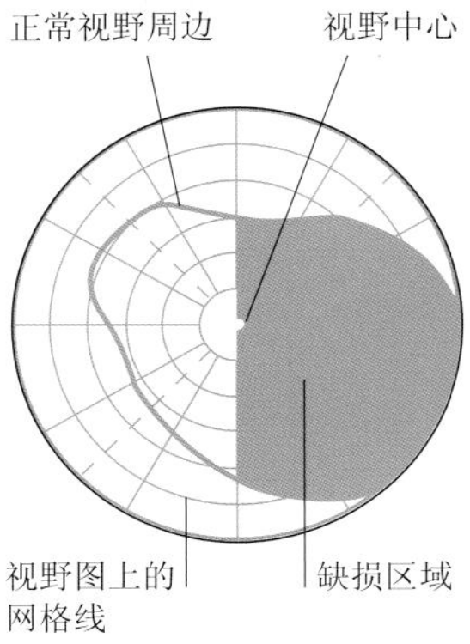

视野图
上面的蓝色区域代表正常视野的缺损区域。

色盲

区分颜色的能力低于正常水平

- 通常出生时即存在
- 男性更常见
- 通常是继承来自母亲的异常基因所致
- 生活方式对本病的影响不明显

色盲即区分某些颜色的能力降低。而将每种东西看成是灰色的，则是极为罕见的真正色盲。色盲由视锥细胞缺陷导致，视锥细胞是眼睛后部光敏性视网膜内的特殊分化细胞。视锥细胞有 3 种类型，分别对蓝光、绿光和红光敏感。如果一种或多种细胞出现缺陷就会导致色盲。这种疾病通常是遗传病。

有哪些类型？

色盲最常见的类型为红－绿色盲，它累及的男性远多于女性，可表现为一种或两种形式。一种形式的患者无法区分浅红色、绿色、橘色和棕色。另一种形式使红色看起来黯淡和模糊。红－绿色盲由 X 染色体上的异常基因导致，它主要累及男性，因为女性有两条 X 染色体，可以遮盖异常基因的影响（见 151 页“**基因异常性疾病**”），但女性可将异常基因传递给子代。

另外一种更少见的色盲形式表现为区分蓝色和黄色困难。这种形式的色盲可以遗传，但由于它不与 X 染色体连锁，可同等数量地累及男性和女性。黄斑变性（见 362 页）和其他眼部疾病可导致色盲。有些药物的毒性作用，包括氯喹（见 574 页“**抗疟药物**”）也可导致色盲。

应该如何处理？

色盲通常在儿童期的常规视力检查中被发现（见 555 页“**儿童视力检查**”）。色盲也可能在要求色觉正常的职业，比如飞行员的医学检查中被检出。色盲检查是测试你识别以彩色圆点组成的字母的能力。

色盲并非严重问题，通常不会严重影响日常生活。遗传型色盲无法治疗，但由眼部疾病或药物导致的色盲，有时可以治疗其基础疾病。

失明

无法用矫正镜片矫正的视力完全丧失

- 年龄、性别、遗传和生活方式是与本病病因相关的危险因素

视力丧失或几乎完全丧失，通常称为失明，累及全球范围内至少 4000 万人。尽管这种疾病累及的大多数患者来自发展中国家，但英国也有超过 19 万例登记在案的失明者，并且还有更多的人有视觉障碍。失明的风险随年龄增长而增加，但这种疾病可以从出生即出现（见 555 页“**先天性盲**”）。

由哪些原因引起？

失明可由眼睛、连接眼与大脑的神经或处理视觉信息的大脑区域的疾病导致。

在发达国家，失明最常由黄斑变性（见 362 页）、糖尿病视网膜病变（见 361 页）引起的视网膜受损，青光眼（见 358 页）引起的眼内防水压力升高，或白内障（见 357 页）引起的晶状体混浊所致。在发展中国家，白内障、沙眼（见 356 页）及维生素 A 缺乏（见 365 页“**干眼病**”）也是常见病因。

应该如何处理？

早期诊断，可使一些引起失明的基础疾病得到治疗，以保留视力。例如，如果你患有青光眼，将会接受降低眼内压的药物（见 594 页“**治疗青光眼的药物**”）治疗。

如果你是登记在案的失明或视觉障碍患者，将有资格享受特殊福利和服务。使用助视器，比如放大镜，可以使一些日常工作更容易进行。

耳、听觉和平衡

耳朵使我们拥有两种非常不同，但同样重要的感觉：听觉和平衡觉。耳朵的听觉功能，使我们获得周围环境的重要信息，也使我们得以进行更高层面的活动，比如对话和听音乐。此外，耳朵还与我们的平衡感觉相关，这种平衡觉使我们在基本无意识的情况下弄清身体的空间定位，使我们能够保持直立的姿势，及在进行各种活动时不会轻易跌倒。

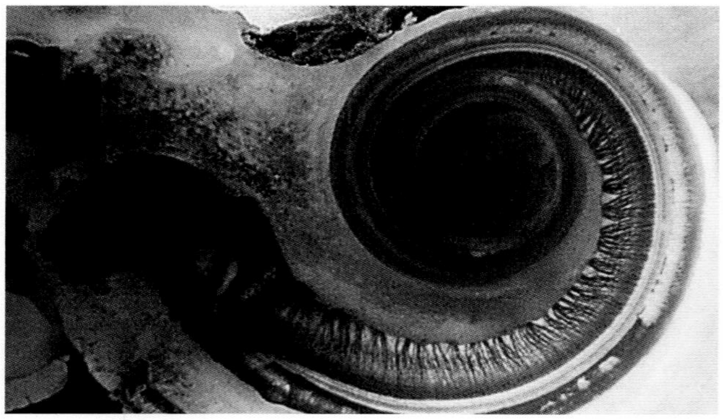

内耳的耳蜗
内耳的耳蜗像蜗牛壳一样，是个盘曲的管状结构。耳蜗的中央管里有螺旋器，又称科尔蒂器，即听觉感受器。

人类的耳朵含有独立的听觉和平衡觉器官，可以感知我们周围环境里的声音并能探知我们的姿势及运动的内部信息。我们耳朵里的感觉结构能够将不同形式的信息转化为神经冲动，沿神经传导至大脑的不同部位，在大脑里对这些信息进行分析。我们对声音的解释能力和对平衡信息的使用能力在婴幼儿时期就开始发育、发展。

声音的音色

实际上，声音是我们周围空气中的分子振动产生的。音调（声音的高低）取决于声波的一种称作频率的特性。频率是每分钟振动的次数，频率的计量单位是赫兹（Hz）。频率越高，音调就越高。

声音的响度或强度取决于声波的强度，声波强度的计量单位是分贝（dB）。声音每增大 10 分贝，我们的耳朵就感觉到声音的强度会增加两倍，所以 90 分贝的声音听起来要比 80 分贝的声音响两倍。通常我们对话的声音是 60 分贝，汽车的声音通常是大约 80 分贝。即使是短期暴露于 120 分贝的噪声环境中，也会对听力造成损伤。

每个人的听觉敏感度（能够被听到的最小的声音）和对复杂的声音，如音乐的分析处理能力都不同。年轻人通常能听到 20 ～ 20000 赫兹频率的声音，但我们能听到高频率声音的能力会随年龄的增加而降低。一些动物，如蝙蝠和狗，可以听到超出人类正常听力范围的高频率声音。

平衡和运动

与平衡有关的内耳结构有两种功能：意识到头的位置觉（空间感）和察觉到头部转动及向不同方向运动时的感知力。大脑将来自耳朵和肌肉、肌腱、关节的位置感受器的信息与来自眼睛的视觉信息综合起来，这些信息能使我们在向不同方向运动时不失去平衡。

本章包括如下内容

结构

连接通道

尽管耳看起来像个独立的结构，其实它们与鼻和喉都直接相通。耳的可见部分即耳廓，它与耳道相连，直通鼓膜。鼓膜后即中耳，是一个通过咽鼓管向后与鼻腔和喉相通的含气腔。咽鼓管使鼓膜两侧的气压平衡。内耳在颅骨的深处，包括听觉和平衡器官。

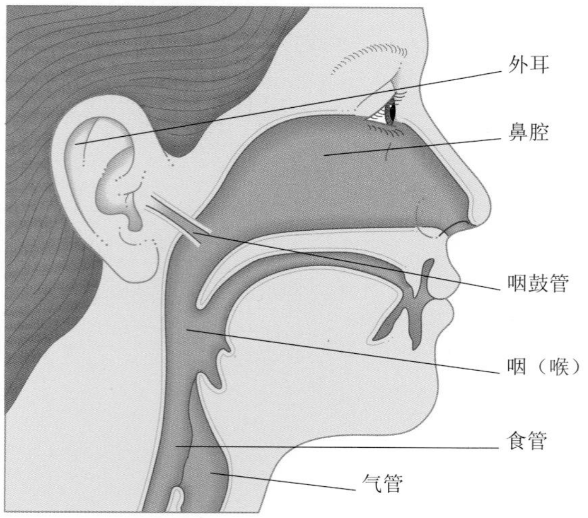

耳、鼻、喉的连接
咽鼓管沟通耳、鼻腔和喉，保持鼓膜两侧的气压平衡。

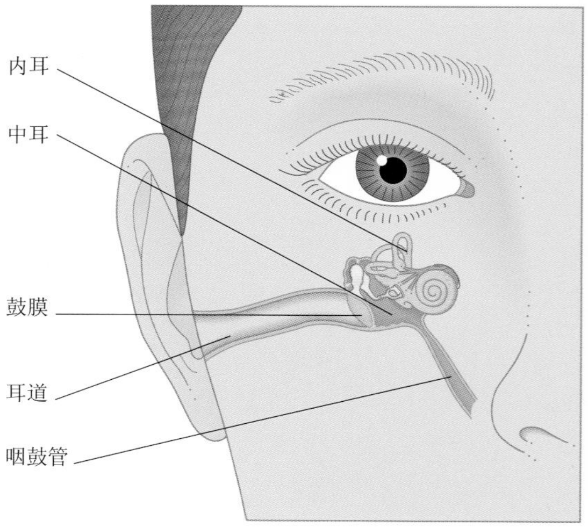

耳的内部结构
耳道位于颅骨中，从外耳延伸至中耳。

结构

耳的组成

耳由外耳、中耳和内耳 3 部分构成。外耳包括外在可见的耳廓和耳道。中空的耳道通向鼓膜，声音可振动鼓膜。鼓膜内部即中耳，是一个含气腔，其内有 3 块很小的听骨，即锤骨、砧骨和镫骨。这些骨将鼓膜传来的振动传导至卵圆窗膜。卵圆窗膜是中耳和内耳的分界处。充满液体的内耳即耳蜗，包括听觉感受器和其他感知运动和平衡的结构。

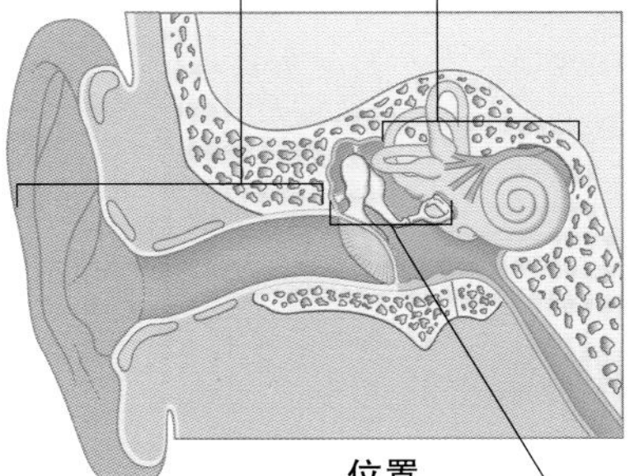
外耳
耳廓和耳道是外耳的一部分
内耳
包括耳蜗和半规管
中耳
听小骨跨越这个空间传送声音

位置

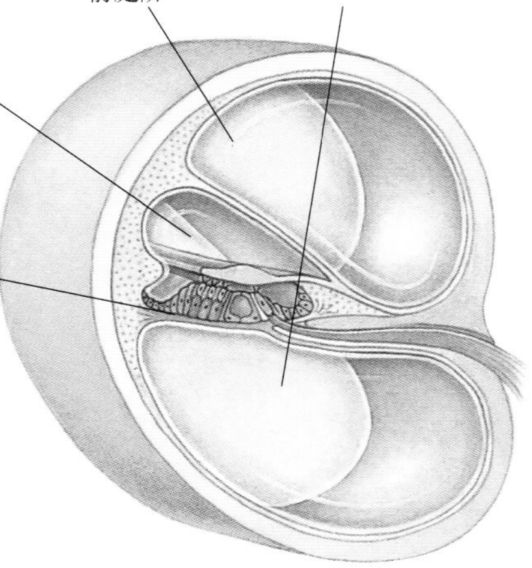
前庭阶
鼓阶
蜗管
科尔蒂器（听觉感受器）

耳蜗
这一螺旋结构分为 3 部分，位于中央的蜗管包含听觉感受器，即科尔蒂器。

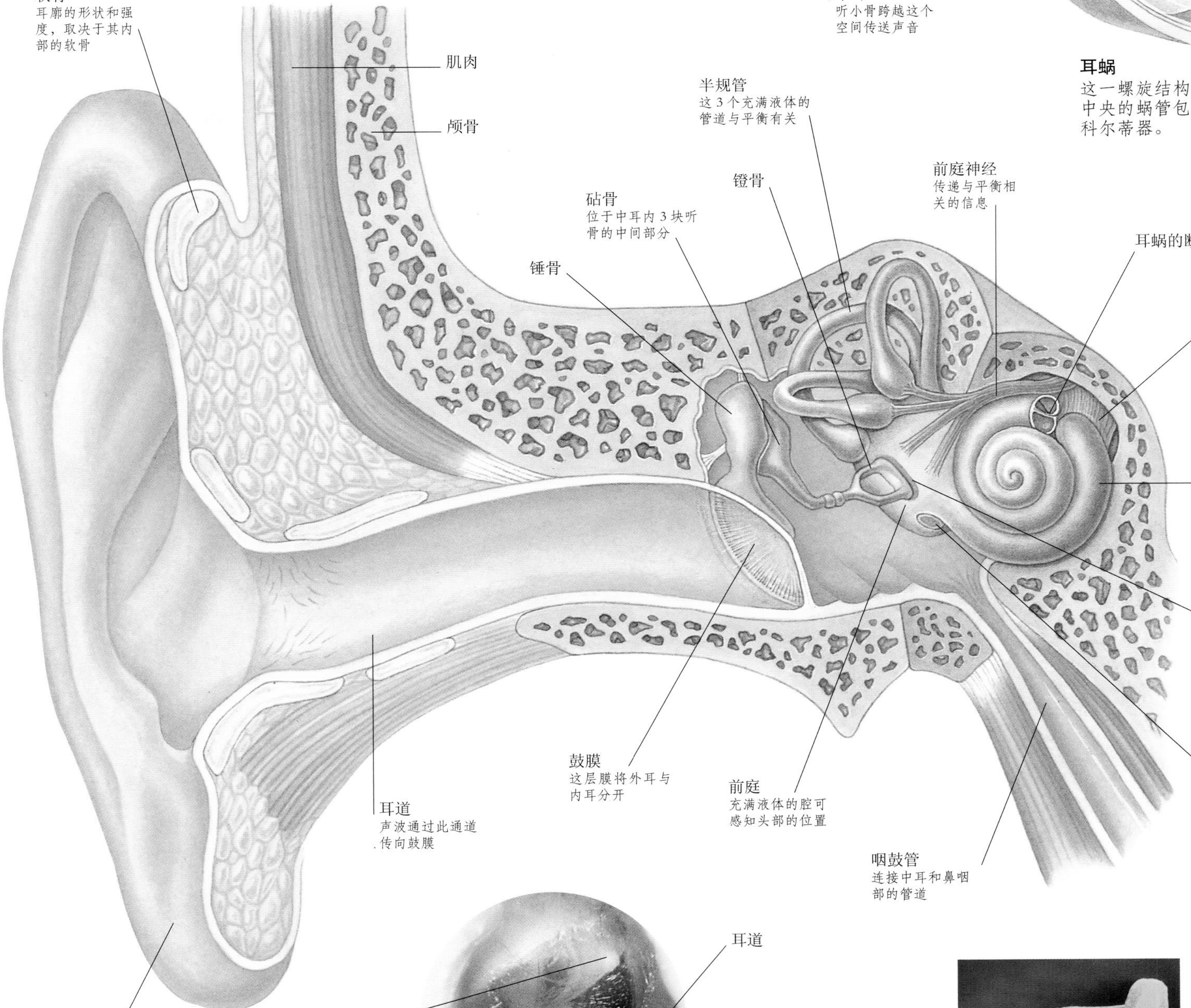
软骨
耳廓的形状和强度，取决于其内部的软骨
肌肉
颅骨
半规管
这 3 个充满液体的管道与平衡有关
镫骨
前庭神经
传递与平衡相关的信息
砧骨
位于中耳内 3 块听骨的中间部分
锤骨
耳蜗的断面
蜗神经
科尔蒂器产生的电冲动经此神经传入大脑
耳蜗
与听觉相关的感受器位于耳蜗内
卵圆窗
振动通过这层膜传到内耳
圆窗
振动通过这层膜离开耳蜗和内耳
鼓膜
这层膜将外耳与内耳分开
前庭
充满液体的腔可感知头部的位置
耳道
声波通过此通道传向鼓膜
咽鼓管
连接中耳和鼻咽部的管道
耳廓
耳廓的形状利于收集声波传入耳道

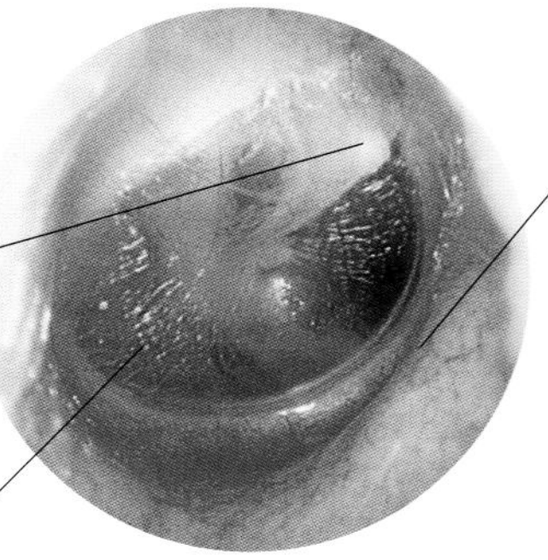
耳道
锤骨
可透过鼓膜看到
鼓膜

鼓膜
声音导致此膜振动。这些振动传递给中耳内的一块听小骨，即锤骨。

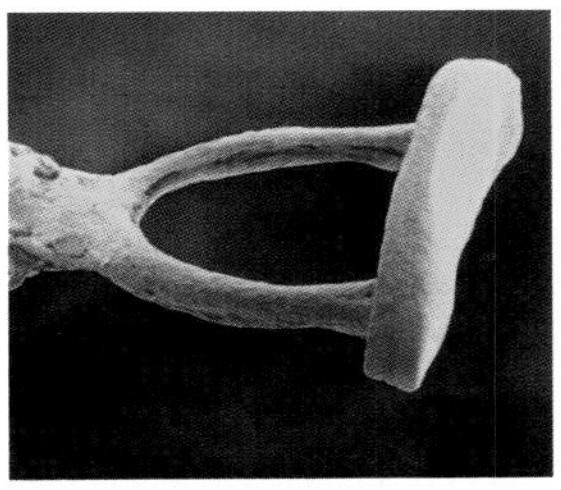

镫骨
这个马镫子形的骨头是中耳 3 块听小骨中的一块，也是全身最小的骨头。

结构和功能

听觉机制

我们之所以能够听到声音，这取决于耳内发生的一系列复杂的活动。空气中的声波以振动的方式通过一系列的结构传导至听觉感受器——位于内耳的科尔蒂器，在科尔蒂器内，感觉毛细胞会感受到这种物理振动并将其转换为电信号。神经将这些信号传入大脑，在大脑中对这些信号进行分析和解释。不同频率的声音会刺激科尔蒂器中不同位置的毛细胞，使我们可以感知各种美妙的声音，如语言和音乐。

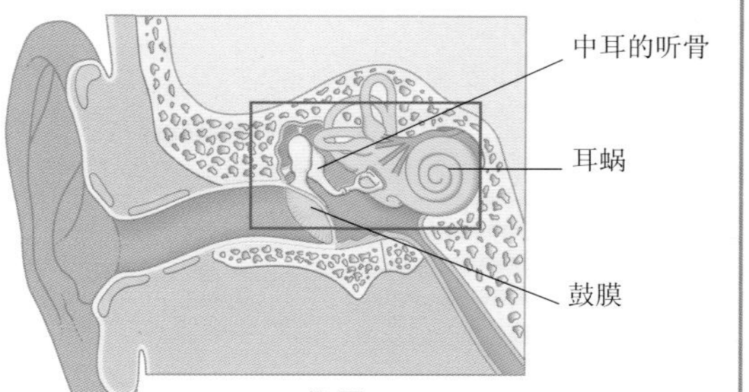
中耳的听骨
耳蜗
鼓膜
位置

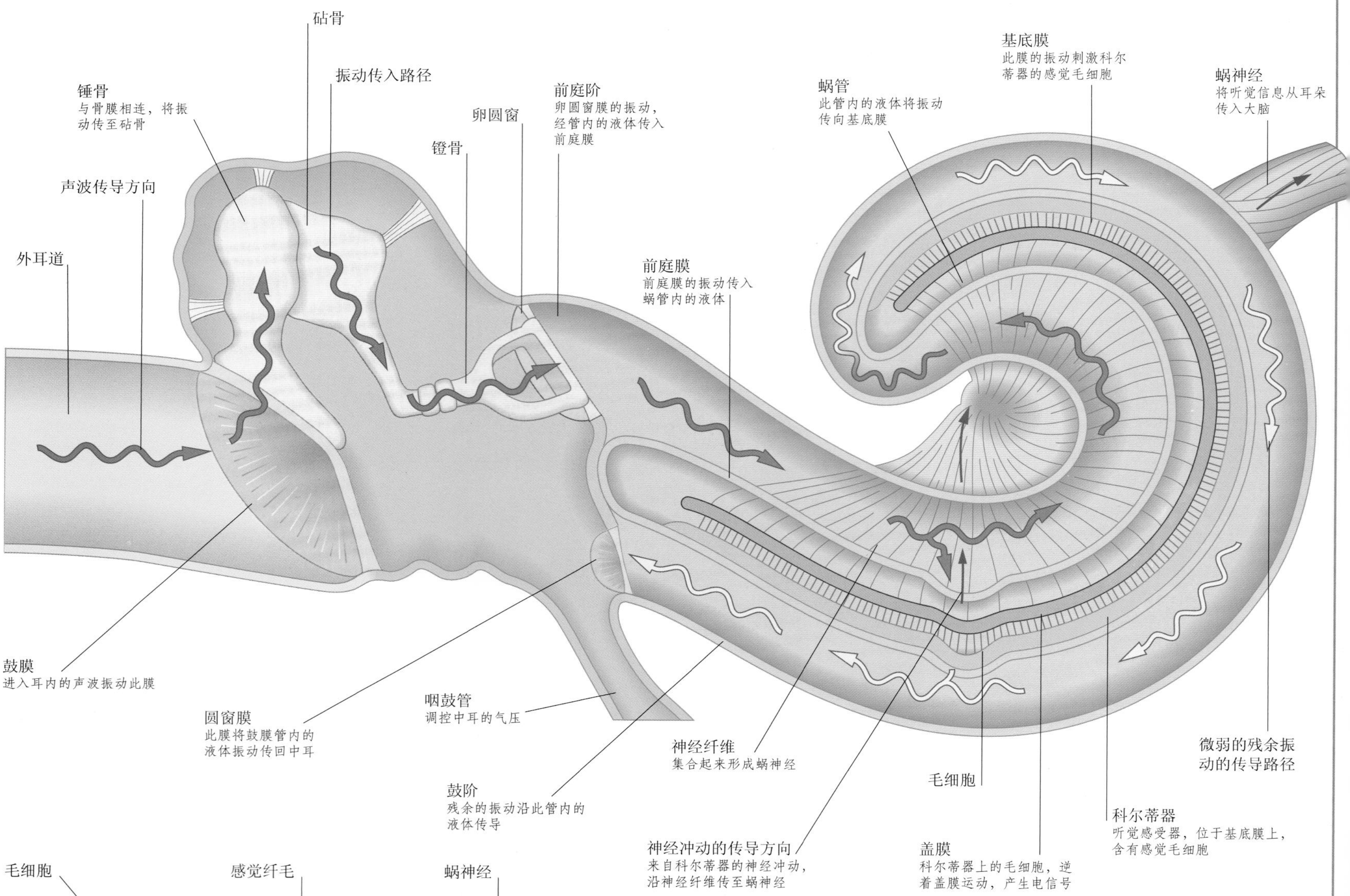
砧骨
振动传入路径
锤骨
与骨膜相连，将振动传至砧骨
卵圆窗
前庭阶
卵圆窗膜的振动，经管内的液体传入前庭膜
镫骨
声波传导方向
外耳道
前庭膜
前庭膜的振动传入蜗管内的液体
蜗管
此管内的液体将振动传向基底膜
基底膜
此膜的振动刺激科尔蒂器的感觉毛细胞
蜗神经
将听觉信息从耳朵传入大脑
鼓膜
进入耳内的声波振动此膜
圆窗膜
此膜将鼓膜管内的液体振动传回中耳
咽鼓管
调控中耳的气压
鼓阶
残余的振动沿此管内的液体传导
神经纤维
集合起来形成蜗神经
神经冲动的传导方向
来自科尔蒂器的神经冲动，沿神经纤维传至蜗神经
毛细胞
盖膜
科尔蒂器上的毛细胞，逆着盖膜运动，产生电信号
微弱的残余振动的传导路径
科尔蒂器
听觉感受器，位于基底膜上，含有感觉毛细胞

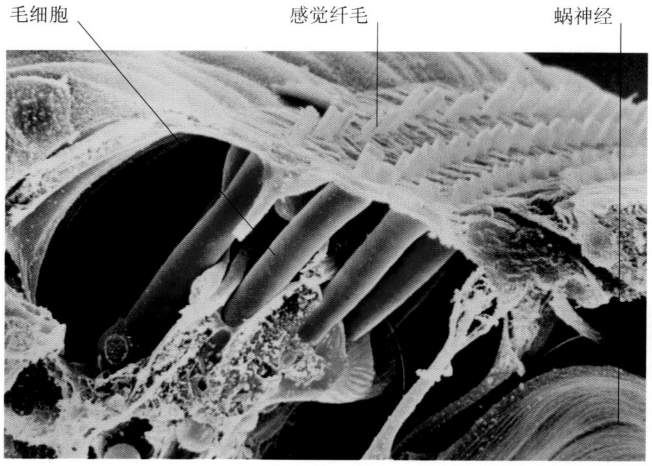
毛细胞
感觉纤毛
蜗神经

科尔蒂器中的毛细胞
这幅高倍放大的断层扫描图显示科尔蒂器中的毛细胞。毛细胞产生的电信号沿蜗神经传入大脑。

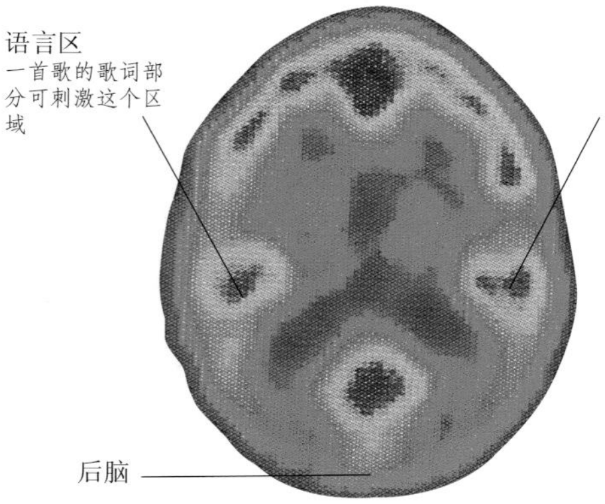
语言区
一首歌的歌词部分可刺激这个区域
音乐区
音乐可以刺激这个区域
后脑

受到听觉刺激的大脑
声音经过位于大脑两侧的听觉区域加工处理，而语言的理解主要位于大脑的左侧。这幅正电子发射断层（PET）扫描图记录到的是人在听歌曲时，大脑两侧的刺激活动。

结构和功能

平衡觉

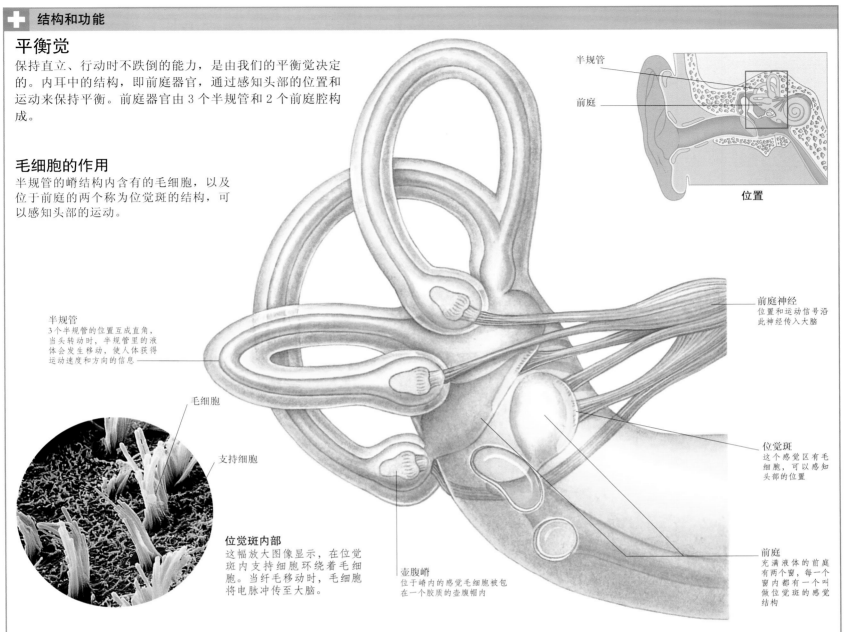

保持直立、行动时不跌倒的能力，是由我们的平衡觉决定的。内耳中的结构，即前庭器官，通过感知头部的位置和运动来保持平衡。前庭器官由 3 个半规管和 2 个前庭腔构成。

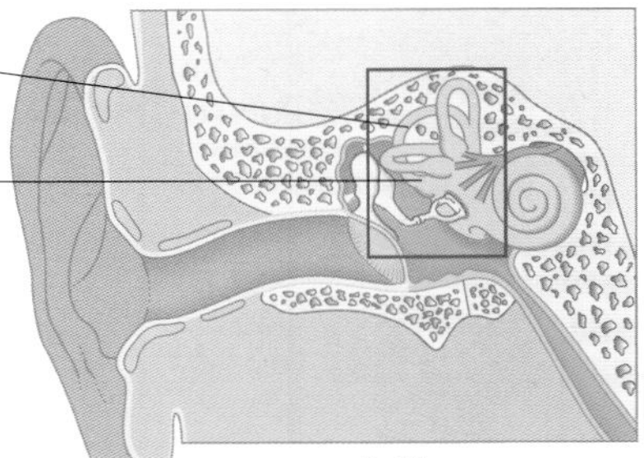

位置

毛细胞的作用

半规管的嵴结构内含有的毛细胞，以及位于前庭的两个称为位觉斑的结构，可以感知头部的运动。

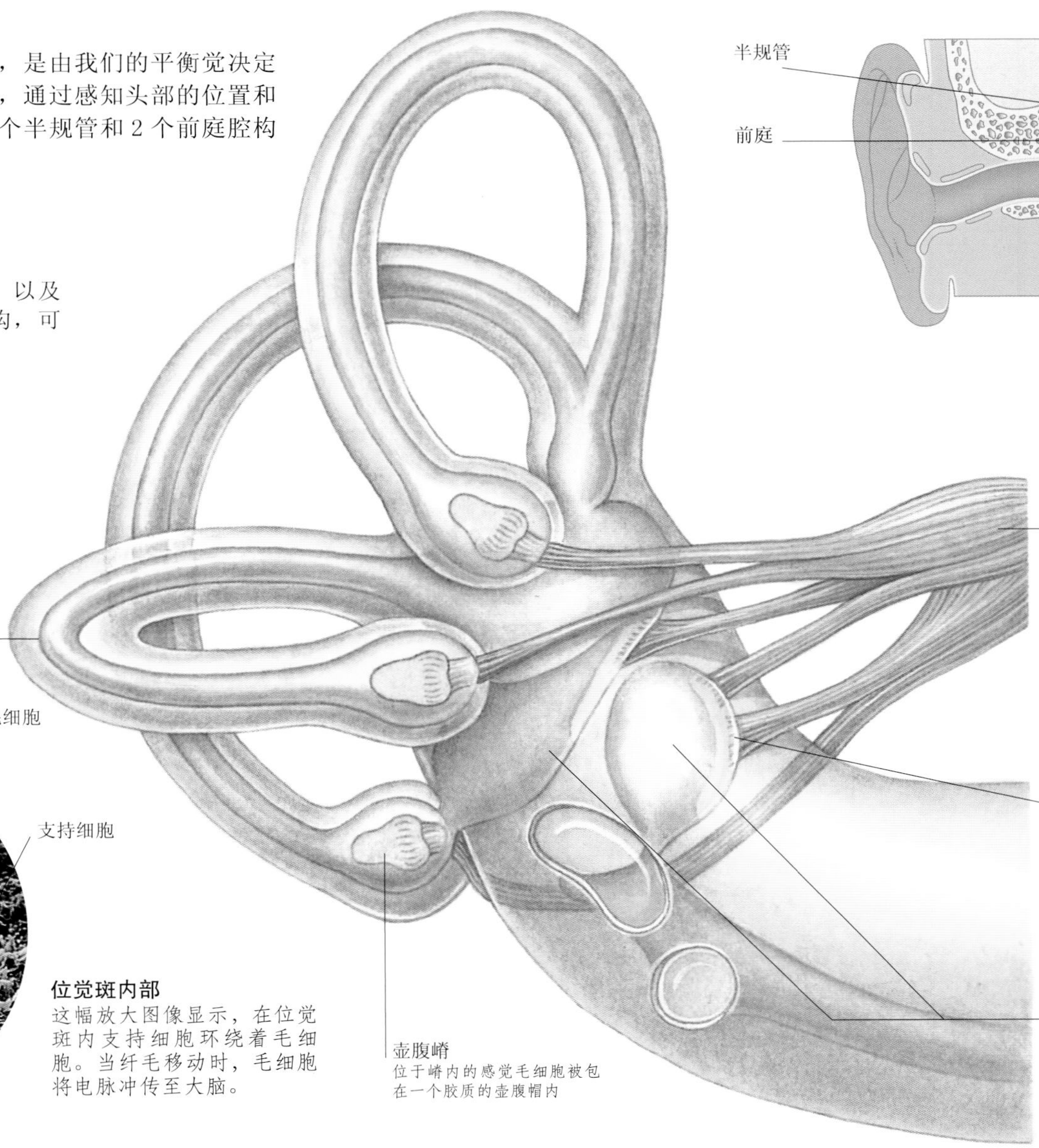

3个半规管的位置互成直角，当头转动时，半规管里的液体会发生移动，使人体获得运动速度和方向的信息
前庭神经
位置和运动信号沿此神经传入大脑

位觉斑内部
这幅放大图像显示，在位觉斑内支持细胞环绕着毛细胞。当纤毛移动时，毛细胞将电脉冲传至大脑。

直线运动和静态姿势

内耳前庭内的两个位觉斑可感知直线运动，例如乘车或坐电梯时的直线运动，也可以感知头相对于重力方向的定位，例如我们在潜水的时候，通过感知头相对于重力方向的位置就可以立即知道哪个方向是向上的。

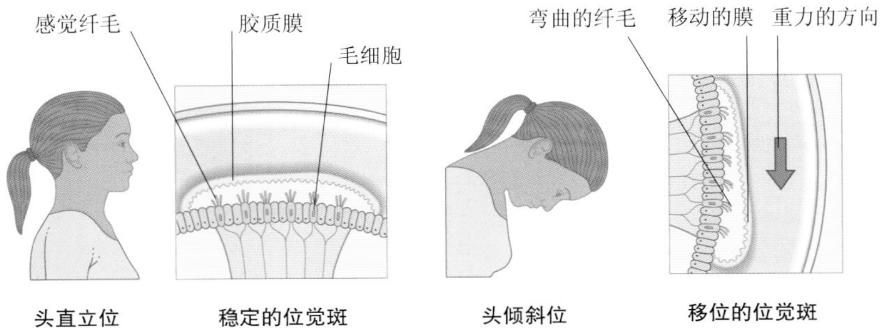

弯曲的纤毛
移动的膜
重力的方向
头直立位
稳定的位觉斑
头倾斜位
移位的位觉斑

头部直立位
当头部直立时，位觉斑上的胶质膜是稳定的，毛细胞的纤毛位置向上。

头部倾斜位
当头部倾斜时，重力使胶质膜移位。嵌入胶质膜中的纤毛弯曲，诱导毛细胞产生电信号。

旋转运动

在有液体的半规管里的壶腹嵴可感知头部的旋转运动。3个半规管的位置互成直角，这样至少有一个半规管能够感知头部转动的方向。在头部运动时，可以利用相关的信息来维持平衡并保持视觉的稳定。

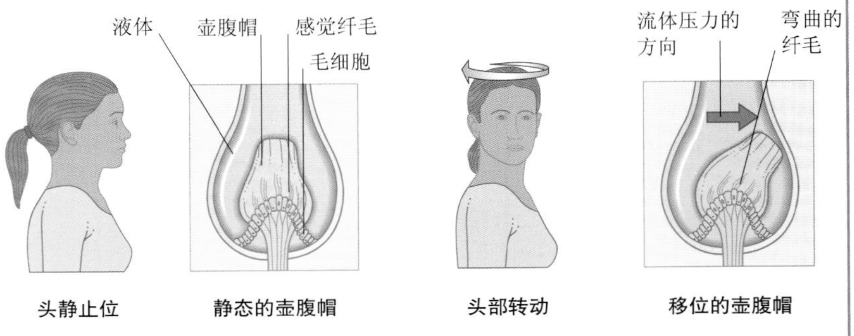

移位的壶腹帽

头部静止时
半规管中的液体处于静止状态，壶腹帽向上，壶腹嵴上的毛细胞没有受到刺激。

这个感觉区有毛细胞，可以感知头部的位置

位于嵴内的感觉毛细胞被包在一个胶质的壶腹帽内

充满液体的前庭有两个窗，每一个窗内都有一个叫做位觉斑的感觉结构

流体压力的方向
弯曲的纤毛
头静止位
静态的壶腹帽

头部转动时
转动头部时，半规管内的液体压力使壶腹帽移动，使感觉纤毛弯曲，产生电冲动。

外耳和中耳疾病

外耳由我们可以看见的由皮肤和软骨构成的耳廓，以及通向鼓膜的外耳道组成。鼓膜后方是含气的中耳，中耳腔内有 3 块非常小的精细的听小骨。中耳直接通过咽鼓管与呼吸系统相连，咽鼓管是连接耳、鼻和咽喉部的通道。

这一节的内容主要介绍耳廓和耳道的疾病及鼓膜和中耳病变。引起外耳和中耳病变的原因很多，包括外伤、感染、堵塞、气压变化引起的损伤和遗传疾病等。这些疾病的症状包括刺激症状、不适、疼痛等，在一些患者还可造成部分听力丧失。

绝大多数外耳和中耳疾病相对于内耳疾病来说，在治疗上要简单一些，而且造成永久性听力丧失的可能性也较小。多数导致耳聋的病因（见 376 ～ 380 页“听力和内耳疾病”）及某些常见于儿童的中耳疾病（见 557 页“儿童急性中耳炎”；见 557 页“慢性分泌性中耳炎”）在本书的其他章节介绍。

重要的解剖结构

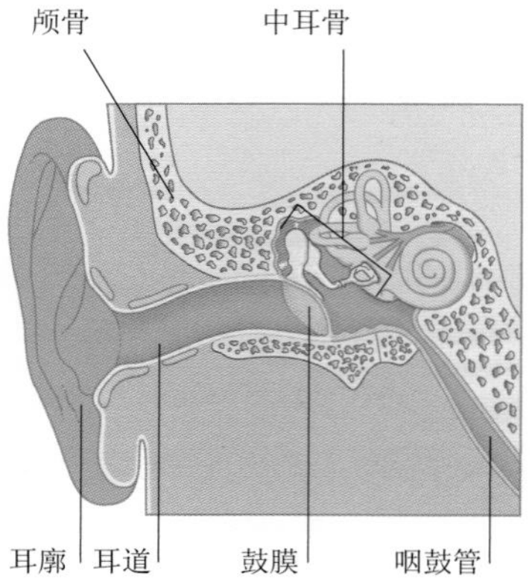

有关耳的结构和功能的更多信息，请参阅 370 ～ 373 页。

外耳损伤

耳的损伤有时可导致耳廓畸形

进行身体接触性运动是发病的危险因素

年龄、性别和遗传对本病的影响不明显

耳廓受伤时，在耳廓皮肤和软骨之间会形成血肿，导致耳廓疼痛和肿胀。血肿可导致供应耳廓软骨的血流受阻甚至血供中断，最终血肿会逐渐被瘢痕组织替代。严重或反复外伤会造成耳廓呈菜花样畸形，这种畸形有时见于拳击和其他运动项目的运动员。

在耳部敷冰袋可减轻耳部受伤后的不适，如果耳廓肿胀严重，应该去看医生。医生可在局部麻醉下将血引流出去，或给耳廓加压包扎来减轻肿胀。可能还需要整形手术来纠正耳廓畸形。

在做身体接触性运动时，应该佩戴头盔来保护耳朵（见 22 页“安全锻炼”）。

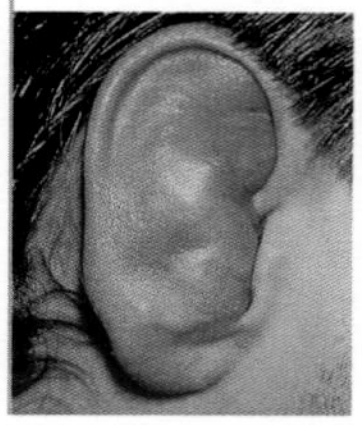

外耳损伤
由于血液聚集在皮下，因此造成耳朵的可见部分肿胀并变形。这种外伤是由于耳朵遭受打击造成的。

外耳道炎

外耳道发炎，即我们常说的“游泳耳”

游泳或佩戴助听器、耳塞是发病的危险因素

年龄、性别和遗传对本病的影响不明显

患外耳道炎时，外耳道出现炎症，通常是由细菌、病毒或真菌感染所致。外耳道炎通常会在游泳后出现，因为耳道的持续性潮湿会增加发生感染的危险。生活在湿热环境下或佩戴助听器、耳塞的人也容易发生外耳道炎症。用棉签或指甲挖耳道也是引起外耳道炎的常见原因。在少见的情况下，对某些化学物质，如滴耳液或染发剂发生的反应也可以导致外耳道炎。

有哪些症状？

外耳道炎的症状常出现于感染 1 ～ 2 天以后，主要包括：

- 发生病变的一侧外耳道病变区域出现瘙痒和 / 或疼痛。
- 耳朵流脓。

如果脓液堵塞了外耳道，不要试图自己去除脓液，最好请医生来处理。

应该如何处理？

医生用耳镜检查你的耳朵（见本页“耳镜检查”）。如果有脓，说明有感染，医生会用棉签拭子来鉴定引起感染的微生物，然后用吸引器来清除耳道内的脓液。医生会给你开含抗生素或抗真菌和 / 或激素类药物的滴耳液（见 595 页“治疗耳部疾病的药物”）。也可口服止痛药物（见 589 页）缓解不适症状。

如果感染严重，医生会开口服抗生素（见 572 页）。大多数病毒感染使用止痛药物即可，但如果炎症由疱疹病毒引起，则需口服抗病毒药物（见 573 页），有时还需同时使用激素，症状通常几天后缓解。

耵聍栓塞

耵聍堵塞外耳道，常会引起耳朵闷胀感和耳内的刺激症状

年龄、性别、遗传和生活方式对本病的影响不明显

耵聍是由外耳道内的腺体产生的，起清洁和湿润外耳道的作用。产生的耵聍量一般较小，可自行经耳道排出。但如果外耳道被耵聍堵塞，可导致耳的闷胀感及不适，有时还会造成听力丧失。耵聍栓塞的常见原因是患者自己将棉签或手指伸入耳道，试图将耵聍取出造成的，这样会将耵聍推向耳道的深处。耵聍的过度分泌也会导致耳道栓塞。

可用非处方滴耳液来治疗耵聍栓塞，滴耳液通常会在 4 ～ 10 天后将耵聍溶解。如果耵聍栓塞仍未解除，那么你就应该去医院就诊。医生可能会用一种仪器检查耳道（见本页“耳镜检查”），然后用注射器将温水注入耳道，将耵聍轻轻地冲洗出来。如果冲洗无效，医生再用吸引器将耵聍吸出。耵聍栓塞有时会复发。

中耳炎

中耳的炎症，常由细菌或病毒感染导致

见于任何年龄，但儿童更常见

性别、遗传和生活方式对本病的影响不明显

中耳炎是中耳组织发生炎症反应，脓液积聚在中耳腔内，引起疼痛和部分听力丧失。中耳炎常见于病毒感染，如普通感冒（见 164 页）、流行性感冒（见 164 页）病毒感染，或从喉部扩散至中耳的细菌感染，感染可导致鼓膜穿孔（见 375 页）。咽鼓管是连接鼻后部与咽喉部，并向中耳充气的通道，由于儿童的咽鼓管发育不成熟，容易被其他组织，如腺样体堵塞（见

检查

耳镜检查

可使用耳镜来直接检查外耳道和鼓膜，耳镜是一种检查仪器，有照明系统，能放大耳内的结构，以便于观察。可以用耳镜来诊断耳朵的疾病，如中耳炎和鼓膜穿孔等。

镜下所见

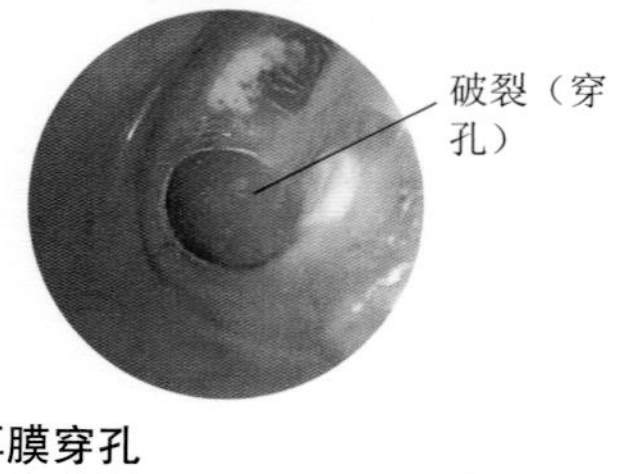

耳膜穿孔
由于中耳内长期细菌感染，导致耳膜破裂、穿孔。

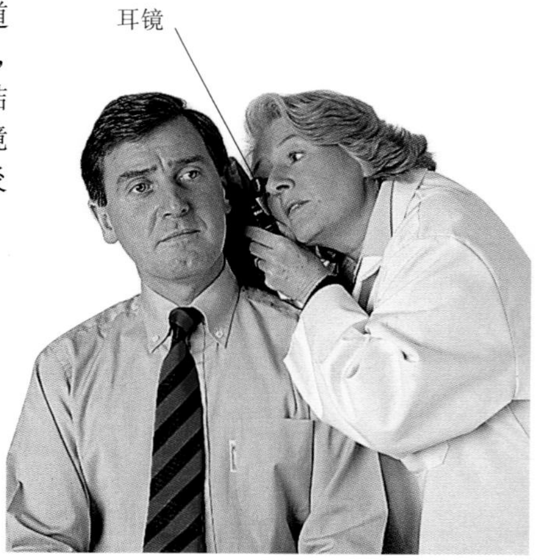

耳镜检查
医生将耳朵向上向后拉，以便于拉直耳道，然后轻轻将耳镜伸入其中，以观察耳朵内部。

557 页“儿童急性中耳炎”），因此中耳炎更常见于儿童。有时持续有黏性的液体在中耳内蓄积，损伤听力（见 557 页“慢性分泌性中耳炎”）。

有哪些症状？

中耳炎的症状常在数小时内出现，包括：

- 耳痛，有时可能很严重。
- 部分听力丧失。
- 发热。

如果发生鼓膜穿孔，可能有血性液体从耳内流出，但耳痛症状减轻。如果不进行治疗，中耳炎可发展为慢性感染，耳朵会长期流脓。发展为胆脂瘤者罕见，胆脂瘤是指上皮细胞和组织在中耳内堆积。胆脂瘤这一并发症会损害中耳，在极少数情况下会损伤内耳，导致永久性的听力丧失。

应该如何处理？

医生会用耳镜检查你的耳朵（见 374 页“耳镜检查”），看是否存在鼓膜发炎、中耳积脓。医生可能会给你开口服抗生素（见 572 页）和止痛药物（见 589 页）。大多数患者的耳痛可在几天后缓解，但轻度的听力丧失，有时会持续 1～2 周。如果存在胆脂瘤，通常需手术治疗。

鼓膜穿孔

位于中耳和外耳之间的鼓膜发生破裂或出现小孔

年龄和生活方式是与本病病因相关的危险因素

性别和遗传对本病的影响不明显

鼓膜穿孔最常见的原因是中耳的急性细菌性感染（见 374 页“中耳炎”）。中耳内感染所产生的脓液在中耳内积聚，最终穿出鼓膜。由棉签或发卡戳破鼓膜而引起的鼓膜穿孔者很少见。有时，因为中耳和外耳的气压不均衡使鼓膜突然穿孔。这种耳部不同部位之间的压力不平衡常常由打击、爆炸以及头部损伤（见 322 页）或飞行和潜水造成的（见本页“气压伤”）。

有哪些症状？

鼓膜穿孔的症状通常仅持续数小时，包括：

- 发生穿孔的一侧耳朵突然出血疼痛，有时疼痛很剧烈。
- 耳内流出血性分泌物。
- 部分听力丧失。

如果怀疑有鼓膜穿孔，应保持患耳干燥，并尽快就诊。

应该如何处理？

医生会检查你的耳朵（见 374 页“耳镜检查”）。鼓膜穿孔常在 1 个月内愈合。可针对感染应用抗生素（见 572 页）治疗。少数感染导致的鼓膜穿孔需要用组织修补鼓膜。

气压伤

压力改变造成的中耳损伤或疼痛

飞行或潜水是发病的危险因素

年龄、性别和遗传对本病的影响不明显

如果鼓膜外侧的气压高于鼓膜内侧的气压，可导致中耳的损伤或疼痛，这就是气压伤。在飞行或潜水时，外界气压的改变很常见，这可能会造成耳痛或耳部闷胀感。如果你进行吞咽动作或捏住鼻子、闭上嘴巴呼气，连接鼻、喉和耳的咽鼓管就会开放，气体能够进入中耳，使鼓膜两侧的气压相等。如果没有足够的气体进入中耳，就会造成气压伤。当感冒或耳部感染导致咽鼓管阻塞时，更容易发生气压伤（见 374 页“中耳炎”）。较小的气压改变可能导致耳痛和暂时性耳鸣（见 378 页“耳鸣”）。极端的鼓膜两侧气压不平衡可导致鼓膜穿孔（见本页），中耳出血，甚至内耳损伤，这会造成听力丧失和眩晕（见 379 页）。

如果几小时后症状仍未缓解，建议就诊。感冒和耳部感染时，应避免飞行或潜水。如飞行不能避免，则应用血管收缩药物（见 587 页），保持咽鼓管通畅。

耳硬化症

中耳和内耳间异常的骨质增生，常导致听力丧失

最常见于20～30岁的人群

女性发病率是男性的2倍

通常有家族聚集现象

生活方式对本病的影响不明显

耳硬化症是中耳的 3 块听小骨中最里面的一块——镫骨底部周围的骨质增生。镫骨逐渐固定，使声音振动无法传入内耳，造成渐进性听力下降。通常双耳都会发生类似病变，但程度不等。随着病情进展，内耳的神经也会发生损伤。

在英国，耳硬化症的发病率为 1%～2%。患者常在 20～30 岁时，才第一次出现症状。女性的发病率为男性的两倍，怀孕、服用避孕药或进行激素替代治疗可加快耳硬化症的进展速度。在 10 位耳硬化症的患者中就有 6 人有家族发病的情况，这与遗传了异常基因有关。其他患者的发病原因尚不清楚。

有哪些症状？

耳硬化症的症状逐渐发展，包括：

- 在声音不太清楚的时候会出现听力丧失，但如果存在背景噪声，听力会有所改善。
- 耳鸣（见 378 页）。

有些严重病例可出现头晕和平衡障碍（见 379 页“眩晕”）。

应该如何处理？

医生可根据听力测试（见 377 页）结果和家族史诊断耳硬化症。

如果仅有轻度听力丧失，可继续观察，直至需要佩戴助听器或进行手术更换镫骨（见本页“**镫骨切除术**”）。轻中度听力丧失，佩戴助听器效果较好，重度听力丧失佩戴助听器的效果不佳。镫骨切除术通常能成功恢复听力，但手术本身有使手术一侧耳的听力进一步下降的危险，尽管危险性很小。因此，通常在听力丧失较严重时，才建议进行手术治疗。

治疗

镫骨切除术

这项手术用以治疗耳硬化症（见本页）。耳硬化症是位于中耳的镫骨因骨质增生而固定，导致听力丧失。在局部麻醉或全身麻醉下切除部分镫骨，用假体更换。镫骨切除术通常效果良好，但存在进一步损伤残余听力的风险。

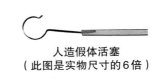

人造假体活塞
（此图是实物尺寸的6倍）

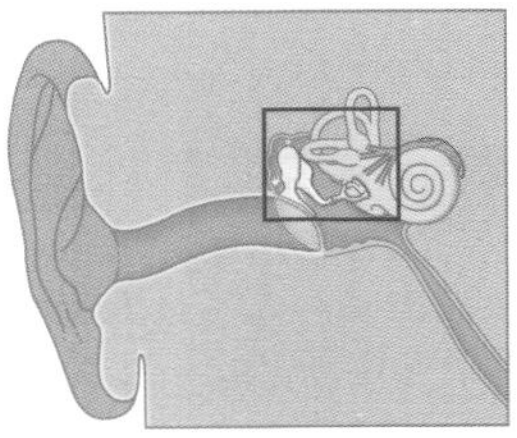

位置

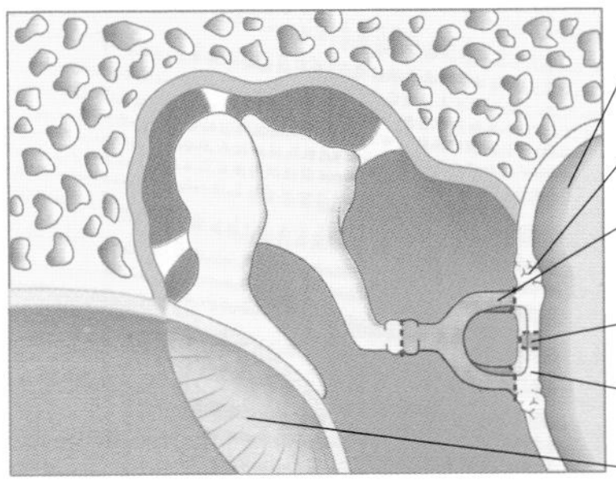

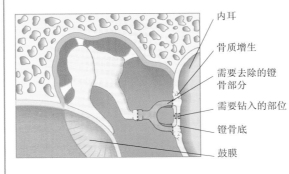

手术前
由于镫骨底周围骨质增生，导致镫骨被固定，从而不能将声音振动传至内耳。手术过程中，镫骨体被去除，并在镫骨底周围的骨性区域内钻一个小洞。

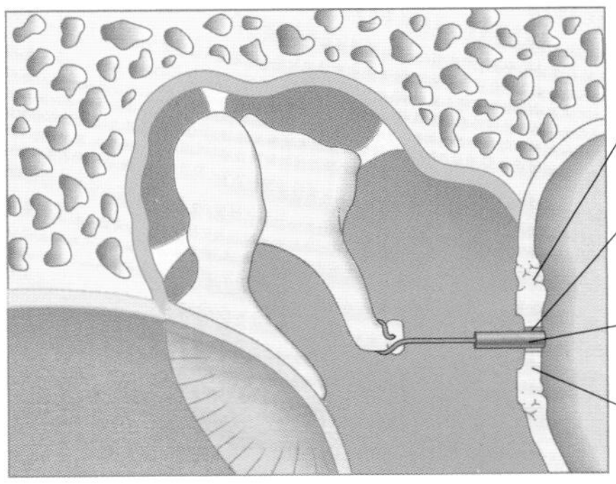

手术后
镫骨体被人造假体活塞取代，活塞可以在骨性区域周围自由出入，将声波传至内耳。

听力和内耳疾病

听力障碍性疾病很常见，在严重情况下，会影响交流，导致明显的功能丧失。一些患者的听力丧失是由耳道或中耳的疾病引起的，但是内耳疾病也可以引起听力问题。内耳还含有前庭器官，可以维持身体的平衡。因此内耳疾病也可以引起其他症状，如头晕。

本节首先讨论各种类型的听力丧失，包括从部分丧失到完全性耳聋。之后详细讨论内耳疾病引起的听力缺陷，包括噪声性耳聋和耳鸣（在没有外界声源的情况下，单耳或双耳听到的各种声音）。

引起听力损伤或耳聋的耳的其他部位疾病，在其他节中讲解（见 374 ～ 375 页“外耳和中耳疾病”）。出生时即出现的听力丧失或耳聋（见 556 页“先天性聋”）将在本书的其他章节介绍。

内耳疾病不仅影响听力，如果前庭器官受到影响，还会干扰平衡。本节讨论 3 种常见的影响平衡的内耳疾病：晕动病、迷路炎及梅尼埃病。以上疾病都可以引起眩晕及呕吐的症状。梅尼埃病还可以引起听力丧失。本节最后部分讨论听神经瘤，一种常见的影响连接内耳及大脑的前庭蜗神经的非恶性肿瘤。

重要的解剖结构

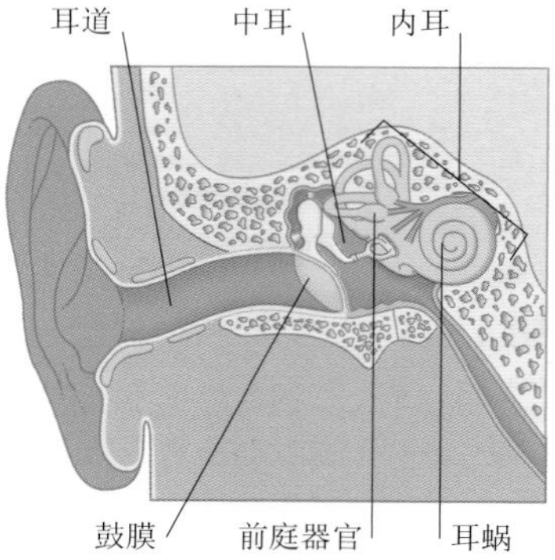

有关耳的结构和功能的更多信息，请参阅 370 ～ 373 页。

听力丧失

单耳或双耳听力的部分或全部丧失

年龄、性别、遗传和生活方式是与本疾病因相关的危险因素

听力的部分或完全丧失可严重影响患者的社交活动，导致患者孤立及抑郁。听力丧失即耳聋，可能是由疾病或创伤引起的，随年龄增长，多数人会出现听力下降（见本页“老年性聋”）。听力缺陷可能在出生时即已存在，每 1000 个婴儿在出生时大约有 2 人会有不同程度的听力丧失（见 556 页“先天性聋”）。

有哪些类型？

耳聋有两种类型：传导性耳聋和感觉神经性耳聋。传导性耳聋是由于外耳道或中耳不能将声音传导至内耳所致，通常是暂时性的。感觉神经性耳聋常常是永久性的，可能是由耳蜗（内耳中能够探测声音的部分）疾病引起，另外前庭蜗神经（连接内耳及大脑的神经）或者大脑中与听力相关部位的疾病都会引起感觉神经性耳聋。

传导性耳聋 儿童最常见的引起传导性耳聋的疾病为慢性分泌性中耳炎（见 557 页），是感染导致的中耳内充满液体的一种疾病。成人常由耳道堵塞所致（见 374 页“耵聍栓塞”）。也可能是鼓膜穿孔（见 375 页）引起的，或者是气压的突然改变所致（见 375 页“气压伤”）。少数情况是由耳硬化症（见 375 页）引起。

感觉神经性耳聋 这种类型的听力丧失是由老龄所致的耳蜗退化引起的，主要发生在 70 岁以上老人。但也可能是因为过强的噪声导致的耳蜗损伤（见 378 页“噪声性耳聋”）或者内耳疾病，如梅尼埃病（见 380 页）引起的。由脑部的肿瘤或者前庭蜗神经的肿瘤（见 380 页“听神经瘤”）造成的听力损伤较少见。某些药物具有损伤内耳的毒性，可导致听力丧失，如庆大霉素类抗生素、铂类化疗药物等。

应该如何处理？

医生会使用耳镜，辅助观察耳内情况（见 374 页“耳镜检查”）。之后通过听力测试（见 377 页），确定听力丧失的类型和程度。如果怀疑前庭蜗神经肿瘤，医生会安排磁共振成像（见 133 页）检查神经系统。

如果是传导性耳聋，治疗基础疾病可能会使听力恢复正常。尽管佩戴助听器可能对听力有帮助，但感觉神经性耳聋常常是永久性的。对于严重的感觉神经性耳聋的患者，可以进行耳蜗植入手术，利用外科手术将电极植入耳蜗，可以听到如讲话的声音。

老年性耳聋

逐渐出现的听力下降，是人变老的自然过程的一部分

最常见于50岁以上的人群

男性更常见

有时有家族聚集现象

曾患有其他中耳或内耳疾病，以及过度地暴露于噪声之下，都会使症状加重

许多 50 岁以上的人会注意到他们难以听到较轻的或高声调的声音，有时不容易听懂对方的话，尤其是当有背景噪声的时候，比如音乐。在数年后，对各种音调的声音都变得难以听清。这种听力的进行性下降，就是老年性耳聋，是人正常老化过程中的常见表现。老年性耳聋的发生率，50 ～ 60 岁的人群为 1/5，60 ～ 70 岁为 1/3，70 岁以上为 1/2。男性的发生率更高，而且有一定的家族性。

由哪些原因引起？

听力感受器位于内耳的耳蜗，与毛细胞排列在一起，随着年龄增长，毛细胞逐渐退化、死亡，就会发生老年性耳聋。那些曾受过高水平的噪声损伤（见 378 页“噪声性耳聋”）或者有过中耳或内耳疾病，如鼓膜穿孔的人，老年性耳聋的病情可能会更严重。

有哪些症状？

老年性耳聋的症状逐渐发生，包括：

- 听力丧失，最初对高声调的声音有听力障碍，以后逐渐发展为对低声调的声音也有听力障碍。
- 听别人说话有困难，尤其是有背景噪声存在的情况下更明显。
- 对声音清晰度的分辨能力下降，因此即使别人大声说话也听不明白。

治疗

助听器

助听器能扩大音量，改善多数类型的听力丧失患者的听力。这种设备有一个很小的麦克风、放大器和扬声器，由电池供能。助听器可以根据每个听力受损伤的患者的听力丧失特点来调整声音放大的范围。

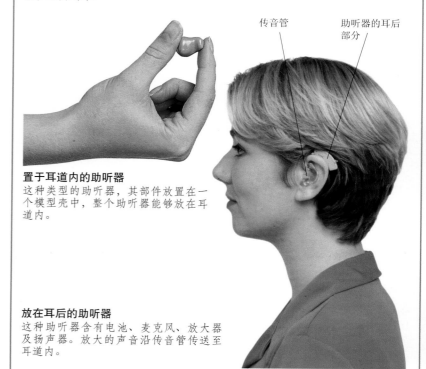

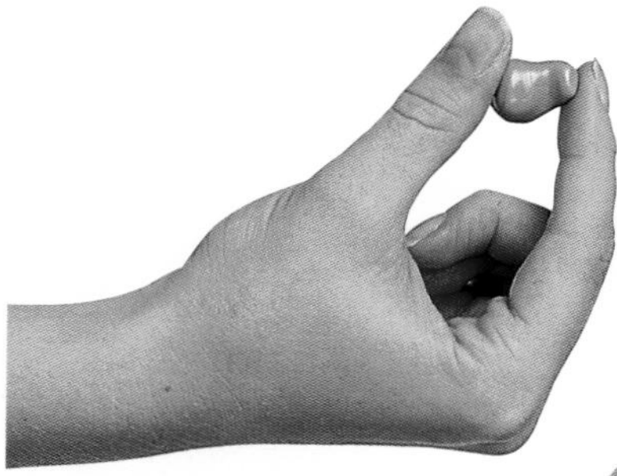

置于耳道内的助听器
这种类型的助听器，其部件放置在一个模型壳中，整个助听器能够放在耳道内。

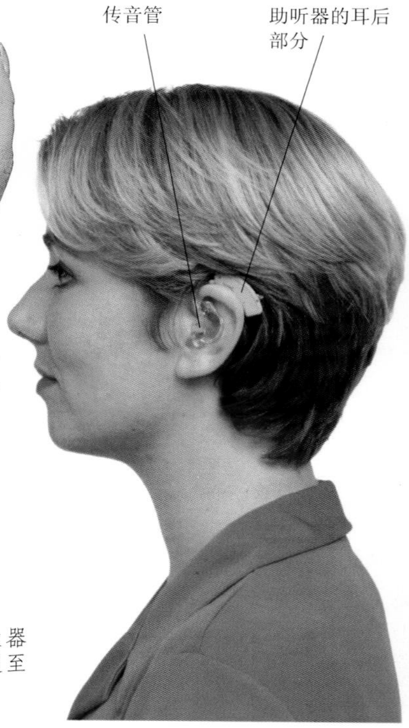

放在耳后的助听器
这种助听器含有电池、麦克风、放大器及扬声器。放大的声音沿传音管传送至耳道内。

检查

听力测试

如果你听别人说话有障碍或者在嘈杂的环境中工作，医生会建议你做听力测试。医生在门诊进行初步的检查后，将你转诊给听力学专家做进一步的检查。有些测试可以判定听力丧失的类型，而另一些测试可以评估你对不同频率和音量的声音的听力情况。婴儿在出生后不久将会进行听力筛查测试，儿童期会有进一步的听力检测，这是发育评估中常规检查的一部分，而且在任何怀疑有听力障碍的时候都应该进行相关的检查（见 557 页“儿童听力测试”）。

初步测试

用音叉来区分传导性耳聋和感觉神经性耳聋。传导性耳聋是由外耳道或中耳疾病所致；感觉神经性耳聋是由于内耳疾病或将听觉信号传导至大脑的神经疾病引起的。

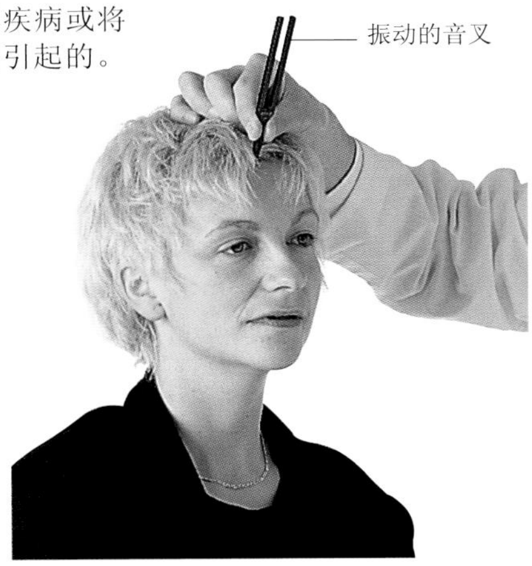

韦伯试验

在前额处放置振动的音叉，如果你患的是传导性耳聋，受损伤一侧的耳朵听到的声音更大一些。患感觉神经性耳聋时，没有受损伤一侧的耳朵听到的声音更大一些。

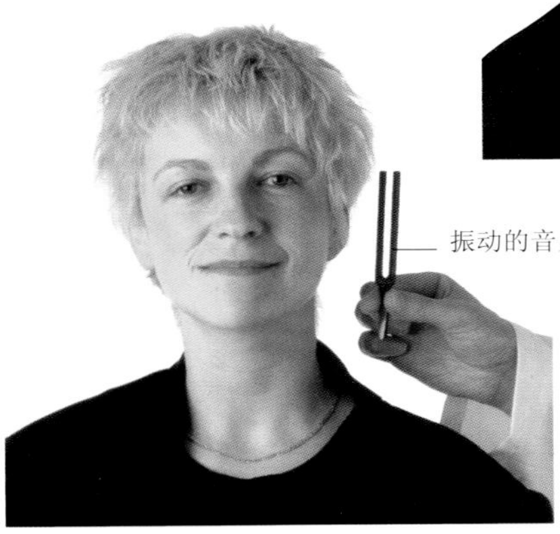

林纳试验

将振动的音叉放在接近耳朵处，而后再将其放于耳后的骨头处。如果感觉后者的声音大于前者，你患的是传导性耳聋；如果前者的声音大于后者，那么你的听力可能是健康的，或者你可能是感觉神经性耳聋。

鼓室图检查

通过鼓室图检查来获得耳膜以及中耳听小骨在感音过程中的详细运动情况。这项检查可用于明确引起传导性耳聋的原因，常常应用于儿童，因为这项检查不依赖于受检者的反应。

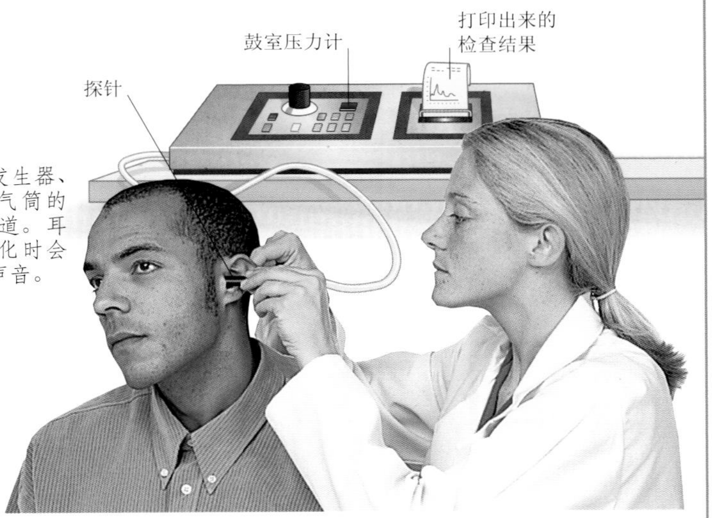

检查过程

将含有音频发生器、麦克风及打气筒的探针放入耳道。耳道内气压变化时会发出不同的声音。

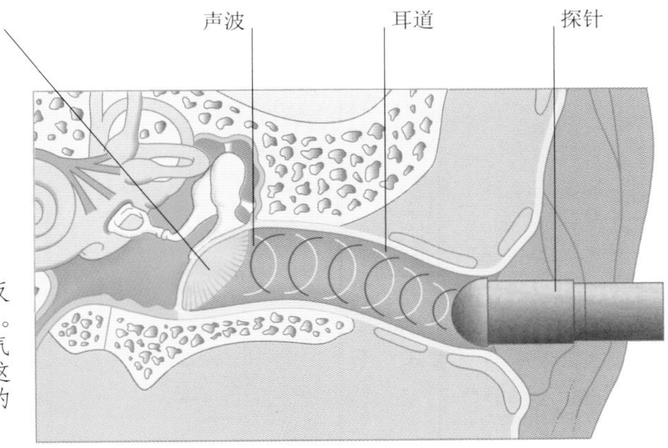

检查原理

声音遇到鼓膜后反弹，由麦克风接收到。反射声音的模式因气压的不同而各异，这样就可以发现鼓膜的运动是否正常。

听力测验

这个测验可以检测一个声音在你听来有多大。不同频率的声音经耳机传到一侧耳内。每个频率的声音都是逐渐增大的，直到你听到为止。将扬声器放在耳后的骨头上重复进行以上测试。

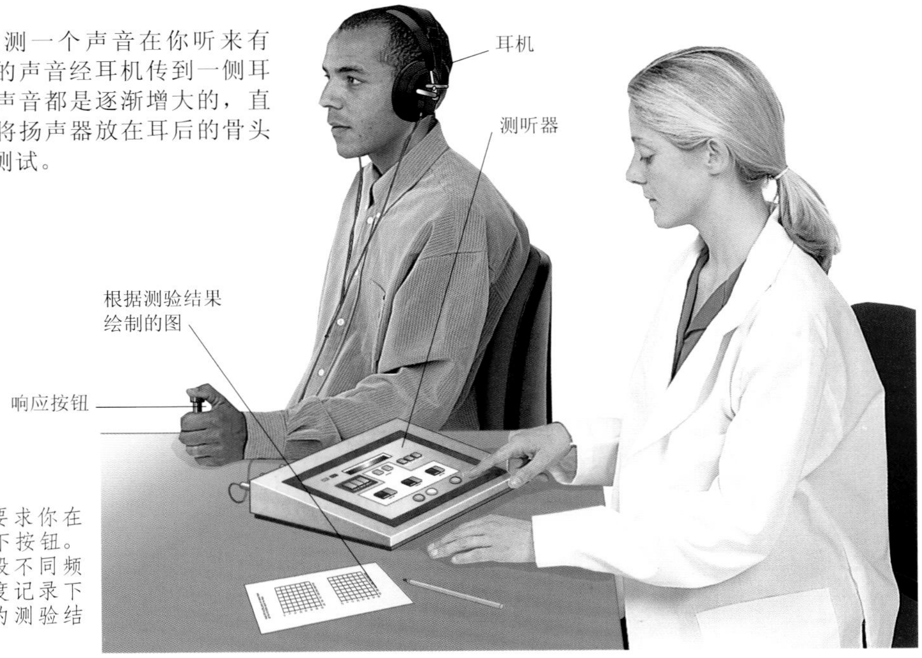

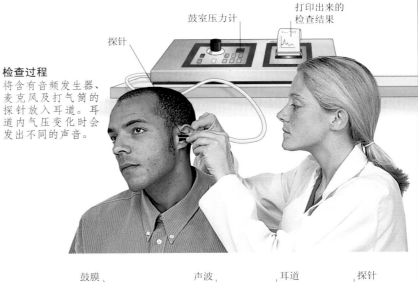

测验过程

在测验时，医生要求你在听到声音后就按下按钮。将你能听到的每段不同频率声音的最小响度记录下来，就形成了你的测验结果图。

结果

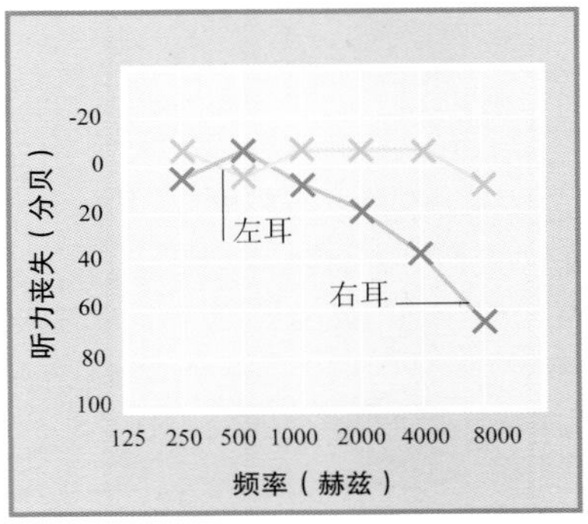

测听器绘制的检查结果图

这幅结果图来自一个左耳听力正常而右耳发生了感觉神经性耳聋的患者。在高频段，右耳仅能听到明显高于正常声音的声音。

多数情况下双耳会有不同程度的受累，听力丧失的严重程度及进展情况因人而异。严重的听力丧失，有时会导致老年人表现出与世隔绝的孤独感和心情抑郁。

医生将使用耳镜辅助检查患者的耳内情况（见374页“耳镜检查”）。也会安排患者做一系列不同的听力测试，以明确患者听力丧失的类型及级别（见377页“听力测试”）。老年性耳聋没有好的治疗方法。但是助听器（见376页）可能会使老年性耳聋患者的听力有所提高，进而有助于其与外界的沟通。

噪声性耳聋

因长期、反复接受噪声刺激，或短期接触高强度噪声所引起的听力损伤

嘈杂的工作环境和使用便携式音乐播放器是发病的危险因素

年龄、性别和遗传因素对本病的影响不明显

长期持续或反复暴露在很大的噪声中，或一次接触高强度的噪声都会造成位于内耳的精细的声音感受器中的毛细胞损伤，会引起暂时的或永久性的听力丧失。

不同的人对噪声的耐受力是不相同的，因此设立一个能够适用于每个人的绝对安全的噪声阈值是不可能的。另外，噪声性耳聋还与暴露于噪声的时间长短有关。在一般情况下，突然暴露于非常响的噪声（130分贝以上），如爆炸声中，会导致立即出现永久性听力丧失，甚至还可能导致鼓膜穿孔（见375页）。比较常见的噪声性耳聋是由于长期和/或反复暴露于85～130分贝的相对较低水平的噪声环境中引起的。

几种简单的方法，如使用耳塞（见379页“保护听力”），可降低噪声性耳聋的风险。

有哪些症状？

接接触非常大的噪声会立即引起症状，通常双耳都会受到影响，出现的症状包括：

- 听力下降，特别是高频听力下降。
- 耳鸣（见本页）。
- 接触高强度的噪声后可引起耳痛。

噪声性耳聋引起的即时症状几乎是暂时的，随着噪声水平的减弱，受损的听力可在数小时或数日后恢复正常。但是，一次暴露于很大的噪声或长期接触过强的噪声，都会引起永久性的听力丧失。

诱发噪声性耳聋的危险因素

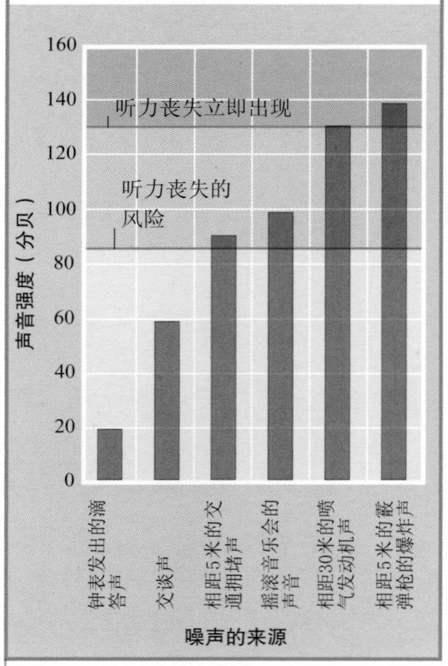

噪声水平及对听力的损害
声音的强度用分贝（dB）来测量。每增加10分贝，声音的强度增加一倍。因此，90分贝的声音强度是80分贝的2倍。长期和/或反复暴露于85～130分贝的噪声环境下，可以导致听力丧失。高于130分贝的声音可以立即导致听力丧失。

如果你的症状持续存在，或在嘈杂的环境中工作，或是经常听嘈杂的音乐，当你注意到听力有所变化时，你应该立即就医。

应该如何处理？

医生会给你做听力测试（见377页），并且可能会为你安排进一步的检查来评估听力丧失的类型。虽然使用助听器（见376页）可以使你在与别人交谈时听清对方的谈话，使沟通变得更加容易，但是噪声性耳聋通常是无法治愈的。

耳鸣

在没有外界声音的条件下，单耳或双耳却可以听到声音的状态

最常见于60以上的老年人

既往过度地暴露于噪声中是发病的危险因素

性别、遗传对本病的影响不明显

耳鸣患者可以听到来自耳朵本身的声音，常感到耳内有铃声、嗡嗡声、哨声、轰鸣声或嘶嘶声等，这些声音不停地变化，可以是间断性、持续性或搏动性的（与心跳同步）。对于一些人而言，耳鸣是短暂的，但对另外一些人来说耳鸣却是永久性的。

在许多情况下，耳鸣常伴有耳聋，如果你以前曾经暴露于噪声中，那么出现耳鸣的风险会增加。耳鸣多见于老年人，在60岁以上的老年人中，其发病率大约为30%。

绝大多数患有耳鸣的人只有在仔细聆听时才会发现有声音，但一些人的耳鸣会对他们造成一定的干扰，导致注意力难以集中、入睡困难（见343页“失眠”），在这种情况下会导致抑郁症（见343页）和焦虑障碍（见341页）。

由哪些原因引起？

引起耳鸣的原因可能并不清楚，但往往与一些耳部疾病有关，如梅尼埃病（见380页）、老年性耳聋（见376页）及噪声性耳聋（见本页）。在某些情况下，耳鸣可能由携带氧的血红蛋白缺乏（见271页“贫血”）或甲状腺功能亢进（见432页“甲状腺功能亢进症”）所引起。其他引起耳鸣的原因有头部损伤（见322页），和多种药物的使用，如阿司匹林（见589页“止痛药物”）和某些抗生素（见572页）。

只发生在一侧耳朵的耳鸣可能是累及前庭蜗神经肿瘤的一个临床症状，前庭蜗神经将内耳感受到的声音信息传递到大脑（见380页“听神经瘤”）。如果出现耳鸣，特别是单侧耳鸣，应及时就医。

应该如何处理？

医生将进行耳镜检查（见374页）、听力测试（见377页）以及其他相关检查，以查明潜在的病因。这些检查包括：血常规检查以排除贫血的可能，CT扫描（见132页）或磁共振成像（见133页）以排除肿瘤的可能。

对查出的潜在病因，进行积极有效的治疗，耳鸣会有所改善。如果耳鸣持续不缓解，医生可能会推荐你佩戴耳鸣掩蔽器。耳鸣掩蔽器是放在耳内或耳后的装置，与助听器类似，可以发出声音以分散患者对耳鸣的注意力。如果耳鸣伴有听力下降，可以通过佩戴助听器来缓解症状（见376页），助听器通过增加你对背景噪声的意识，来掩盖耳内的声音。许多耳鸣患

治疗

人工耳蜗植入

人工耳蜗植入用于治疗使用助听器无效的重度及重度以上耳聋患者。人工耳蜗采用手术的方法将非常小的微电极植入内耳深处的耳蜗内，同时将一个接收器包埋在位于耳后上方的颅骨内，人工耳蜗就是由植入的微电极和接收器组成的。患者佩戴的外置装置包括一个麦克风、声音处理器和发射器。人工耳蜗植入并不能重建正常的听力，但它能够使你听到不同类型的声音。结合唇读，人工耳蜗可以帮助患者理解别人的讲话。

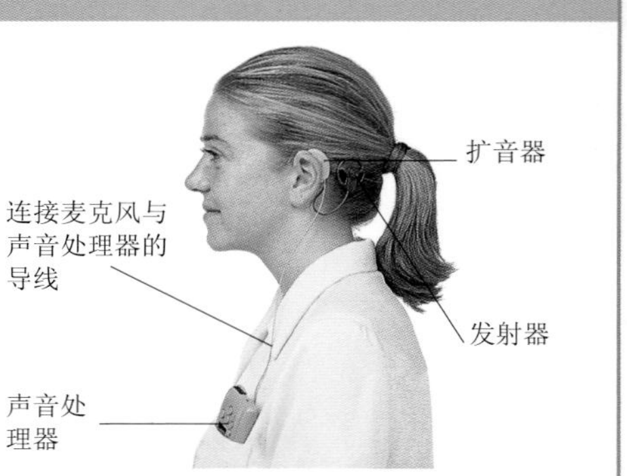

外部元件
麦克风将检测到的声音转换成电信号，电信号传送到声音处理器，经过声音处理器选择的信号反馈到耳后的发射器，然后传送到植入耳蜗内的微电极。

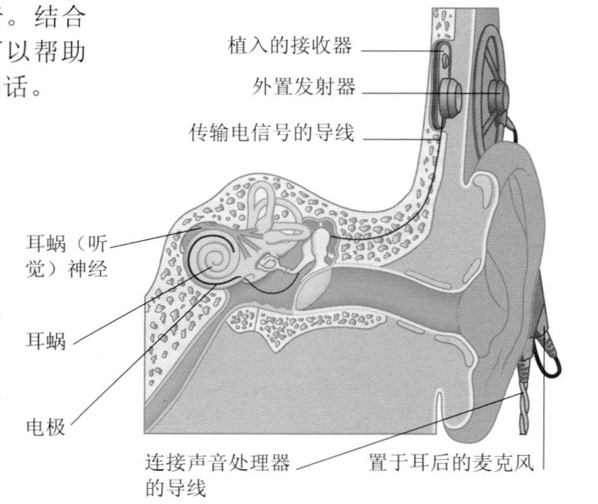

耳的内部
在耳内，由植入的接收器将检测到的信号沿导线传送到耳蜗，传入的电信号激活植入的电极，并刺激耳蜗神经向大脑发送脉冲信号。

者发现背景噪声如播放音乐，可以降低他们对耳朵内部声音的意识。

耳鸣引起的烦躁不安，甚至是抑郁和焦虑等心理问题，可以通过心理咨询（见624页）、放松练习（见32页）以及加入自助团体得到改善。

眩晕

一种运动错觉，常伴随恶心和呕吐

年龄、遗传及生活方式是与本病病因相关的危险因素

性别对本病的影响不明显

眩晕的患者会感到自身或外界环境在运动，这种错觉常常伴有天旋地转的感觉，可能会伴有恶心，有时会伴有剧烈的呕吐。眩晕是由于内耳的平衡感受器（前庭器官）功能障碍、连接内耳与大脑之间的前庭蜗神经及大脑内与平衡有关的区域的功能紊乱所致。在罕见的情况下，眩晕可能是一些潜在的严重疾病的临床表现，需要紧急治疗。

眩晕常常是突然发病，持续数秒至数天，发作可以是间歇性的，也可以是经常性的。眩晕发作时患者会非常痛苦，在严重的情况下甚至无法站立、行走。在大多数情况下，眩晕可自行缓解、消失，或是在对引起眩晕的原发病进行治疗后缓解消失。

由哪些原因引起？

眩晕常常与颈部的关节炎有关（见222页“颈椎病”），颈椎病是一种主要发生于老年人的疾病。当颈椎病的患者头部转动或倾斜时，会压迫向大脑平衡控制中枢部位供血的血管，引起眩晕。

另一种常见的引起眩晕的原因是前庭器官的感染（见380页“迷路炎”）。感染通常是由上呼吸道病毒感染引起的，如普通感冒（见164页）或流行性感冒（见164页），比较少见的是中耳细菌感染（见374页“中耳炎”）。这种类型的眩晕通常起病突然，持续1～2周。

反复发作性眩晕伴听力丧失，以及单侧或双侧耳鸣（见378页），可能是由于内耳疾病——梅尼埃病（见380页）引起的。眩晕也可能是由于一些抗生素（见572页）的副作用引起的，也可以是由于过量饮酒，也可能是食物中毒（见398页）或中暑的临床表现（见185页“热衰竭和中暑”）。眩晕有时可能是因为钙化的物质在内耳中移动所致，当头部运动时便会引起眩晕。上述症状往往在持续数周或数月后自行缓解。

眩晕的罕见病因包括发生在连接内耳与大脑之间的神经的肿瘤（见380页“听神经瘤”）、脑卒中（见329页）、头部损伤（见322页）及多发性硬化症（见334页）。这些严重的疾病也会引起其他症状，如言语障碍、视力下降以及肢体无力等症状。如果眩晕伴有上述症状的话，你应该立即就医。

我该怎么办？

你可以通过静卧、避免突然运动来缓解眩晕的症状。如果你出现了呕吐，可以每隔10分钟喝一小口水以避免脱水，直到症状逐渐消退。如果眩晕持续超过数分钟，或者反复发作，你应该及时去就医。

应该如何处理？

医生会对你的耳朵、神经系统以及眼球运动方面进行检查，以查找引起眩晕的原因。医生为你进行的检查包括冷热试验，即通过向耳内吹入不同温度的空气来检查前庭器官的功能状况。可以进行颈部X线检查（见131页）来判断你是否患有颈椎病。如果你有耳鸣，还需要做CT扫描（见132页）或磁共振成像（见133页）检查，来排除颅内肿瘤压迫造成的眩晕。

医生会给你开一些药物以减轻眩晕的症状（见595页“止吐药物”；见585页“抗组胺药物”）。如果眩晕是因为使用抗生素的副作用所致，医生可以为你换用其他抗生素。其他治疗应该针对引起眩晕的原发病。例如，由于前庭器官细菌感染引起的眩晕，可以用抗生素来治疗。

自助措施

保护听力

过度的噪声会损害内耳，导致听力下降。因此你应该尽量避免暴露在强噪声中。例如，不要听声音很大的音乐，尤其是在使用便携式媒体播放器（随身听）时。如果你的工作环境不能避免强噪声，应该采取相应的防护措施，如佩戴耳罩或用耳塞来预防听力丧失，同时你要定期进行听力检查，以判断你的听力是否受到损伤。

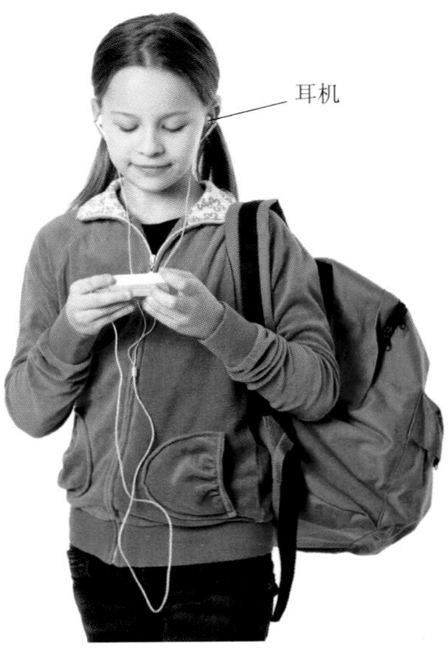

使用随身听
使用随身听听音乐时，将音量调到能听到别人讲话的音量为宜。

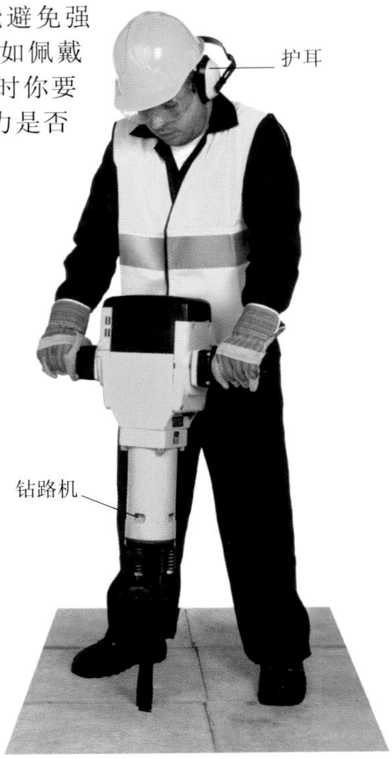

工作噪声
如果你在高噪声环境中工作，应该使用适当的听力保护装置，以预防噪声性耳聋。

晕动病

由于乘车、坐船或坐飞机所引起的机体一系列不适症状，一般情况下多表现为恶心

可出现于任何年龄，最常见于3～12岁的儿童

性别、遗传和生活方式对本病的影响不明显

大多数人在一生中都会经历一定程度的晕动病，晕动病在儿童中尤为常见。当脑部接收到来自位于内耳的平衡器官的信息与来自双眼的信息发生冲突时，便会出现晕动病。例如，当你乘车出游时，内耳会感受到运动，但当你注视自己所乘坐的车的内部时，你的眼睛会觉得车是处于静止的。当脑部接收到来自内耳和眼睛的互相冲突的信息时，便可能会导致一种恶心的感觉。

有哪些症状？

程度最轻的晕动病可能仅会引起一种不舒服的感觉。但晕动病的初始症状通常包括：

- 恶心。
- 头痛、头晕。
- 嗜睡和疲劳。

如果在出现晕动病的症状后还继续运动，那么晕动病的初始症状便会加重并会出现其他的症状，如皮肤苍白、多汗、打哈欠、过度换气（非正常的深而快速的呼吸），甚至会出现呕吐。交通工具内通风较差时会使得这些症状加重。

我该怎么办？

出游前，你应该只吃少量食物，不要饮酒。在旅行时，尽量坐在一个凉爽、通风好的位置，不要阅读或注视身边的物体，要尽量注视地平线或车辆行进方向上位置较远的物体。司机因为要把注意力放在前方道路上，因此通常不会发生晕动病。

现在有许多能够预防或治疗晕动病的药物，一些是处方药，另一些是非处方药（见595页“止吐药物”；见585页“抗组胺药物”）。为了预防症状出现，要在出游前服药，但是，如果你要开车，那么你就应该避免服用一些可以导致嗜睡的药物。许多这类药物也会增强酒精的作用。

临床研究表明，以姜科植物的茎为原料制成的治疗晕动病的药物，可以有效预防恶心，此类药物可在保健品－食品商店买到。

迷路炎

内耳迷路的炎症，迷路里含有平衡器官和听觉感受器

年龄、性别、遗传和生活方式对本病的影响不明显

内耳迷路由感受平衡的前庭器官和感受听觉的耳蜗构成。前庭器官由与平衡功能相关的器官组成，耳蜗内含有听觉感受器。因此迷路的炎症，称为迷路炎，会影响平衡功能和听觉功能。迷路炎可以很轻，但多数情况下患者感到非常痛苦。迷路炎造成的疼痛感并不明显，很少造成严重后果。

由哪些原因引起？

最常见的引起迷路炎的原因是病毒感染。病毒性迷路炎可以由上呼吸道病毒感染引起，如普通感冒（见 164 页）或流行性感冒（见 164 页）。其他引起迷路炎的少见原因有细菌感染，细菌感染通常是中耳感染的并发症之一（见 374 页“**中耳炎**”），在极少数情况下，迷路炎是由身体其他部位的感染引起的。

有哪些症状？

通常迷路炎的临床症状发展迅速，并且在起病的第一个 24 小时内最为严重。临床症状包括：

- 眩晕和不能保持平衡（见 379 页“**眩晕**”）。
- 恶心和 / 或呕吐。
- 耳朵内出现响铃声和轰鸣声，即耳鸣（见 378 页）。

随着大脑对前庭功能紊乱的代偿，这些症状会逐渐减轻，但如果你出现了迷路炎的症状，就应该立即去就医。如果得不到及时治疗，迷路的细菌感染会引起耳蜗的严重损害，可能导致永久性的听力丧失，感染还有可能蔓延扩散到覆盖脑的膜即脑膜，引起脑膜炎（见 325 页）。

应该如何处理？

根据症状就可以诊断迷路炎。医生会为你开止吐药物（见 595 页），以缓解恶心症状。医生还可能会建议你在黑暗的房间里闭目静卧。对于病毒性迷路炎，通常不需要特殊的治疗就可以自行恢复正常；但是如果你患的是细菌性迷路炎，医生会为你开抗生素（见 572 页）。迷路炎通常需要数周才能完全恢复正常。

梅尼埃病

一种内耳疾病，会出现突然的严重的眩晕、恶心和听力下降

最常见于20～60岁的人群

有时有家族聚集现象

高盐饮食会增加本病发作的频率

性别对本病的影响不明显

梅尼埃病是一种病因不明的罕见疾病，尽管发病可能与内耳中淋巴液压力过高有关。梅尼埃病会突然发作，出现听力异常和眩晕，病情严重的时候患者可能会跌倒在地上。

梅尼埃病通常只有单耳受累，但有时双耳可能同时受累。梅尼埃病在 20 ～ 60 岁的人群中最常见，有时具有家族遗传性。梅尼埃病可能会导致永久性听力丧失。

有哪些症状？

梅尼埃病的发作很突然，会持续数分钟至数天，然后症状逐渐消失。临床症状包括：

- 突然出现的严重眩晕和不能保持平衡（见 379 页“**眩晕**”）。
- 恶心和 / 或呕吐。
- 异常的、震颤性眼球运动。
- 发生病变的耳出现耳鸣（见 378 页）。
- 听力下降，尤其是低频听力下降。
- 出现病变的耳闷胀、疼痛。

梅尼埃病发作的间隔时间从数天到数年不等。耳鸣可以是持久性的，也可以只在发作期间出现。在发作间歇期，眩晕、恶心会缓解，听力也有可能会提高。经常反复的发作会导致听力进行性下降。

如何诊断？

医生会为你做听力测试（见 377 页），以评估你的听力丧失程度。医生还会为你安排冷热试验，即将不同温度的空气或水注入耳部来检查平衡器官的功能。连接耳部与大脑的神经发生肿瘤（见本页“**听神经瘤**”），有时会引起与梅尼埃病相似的症状。需要做进一步检查，如 CT 扫描（见 132 页）或磁共振成像（见 133 页）检查来排除肿瘤的可能性。

如何治疗？

医生会为你开止吐药物（见 595 页“**止吐药物**”）来减轻恶心。医生也会推荐你使用抗组胺药物（见 585 页）来进一步减轻恶心和眩晕，同时减少发作的频率。有时医生还会为你开利尿剂（见 583 页）来预防再次发作。

如果你患有梅尼埃病，你可以采取一些措施来缓解症状。在发作期间，闭目静卧，避免噪声刺激，这可以通过戴耳塞来做到。在发作间歇期，尽量避免压力。放松的方法技巧也可能是有益的。

对于有持续性严重眩晕以及听力已经严重受损的患者，可以采取多种其他的措施。其中的一种措施是向中耳内注射庆大霉素。更具创伤性的治疗措施包括前庭神经切断术（前庭神经是将位置觉和运动信息传向大脑的神经）或手术破坏耳内的迷路结构。

预后如何？

梅尼埃病的症状通常在药物治疗后可以得到改善。发作的频率和严重程度往往会经过数年后减轻。但是，随着疾病的连续发作，听力通常会逐步丧失；虽然通常不会导致全聋，但听力丧失可能是永久性的。

听神经瘤

一种发生在与大脑相连接的前庭蜗（听）神经上的非恶性肿瘤

最常见于40～60岁的人群

Ⅰ型听神经瘤病有家族遗传性

性别和生活方式对本病的影响不明显

听神经瘤是一种累及前庭蜗（听）神经的罕见肿瘤。前庭蜗神经将内耳中的部分结构感受到的听觉和平衡信息传送至大脑。听神经瘤，通常仅累及一侧的前庭蜗神经，但有可能出现双侧的前庭蜗神经瘤。听神经瘤是良性肿瘤，但可能会导致严重的神经和脑损伤。如果早期发现，可以进行手术切除。

听神经瘤形成的原因还不清楚，如果双侧的听神经都发生听神经瘤的话，那么听神经瘤就可能与神经纤维瘤病（见 536 页）有关，神经纤维瘤病是一种遗传病，从神经周围的神经鞘里长出多个肿瘤。听神经瘤最常见于 40 ～ 60 岁的人群。

有哪些症状？

听神经瘤的症状通常是逐渐出现的，几乎总是一侧耳发生病变，临床症状包括：

- 渐进性听力丧失。
- 耳鸣（见 378 页）。
- 头痛和耳内疼痛。
- 头晕和平衡失调（见 379 页“**眩晕**”）。

听神经瘤生长缓慢，但是随着其不断长大，会压迫相应部位的大脑，导致身体动作不协调。听神经瘤可能会压迫支配面部肌肉的面神经，造成面部肌肉无力和疼痛（见 339 页“**面神经麻痹**”）。如果不进行治疗，听神经瘤可能会造成永久性的神经损伤。

应该如何处理？

如果你出现了听神经瘤的症状，医生会为你安排影像学检查，如磁共振成像（见 133 页）来寻找肿瘤，并进行听力测试（见 377 页）以评估听力丧失的严重程度。

可以通过手术切除听神经瘤。手术切除肿瘤可以成功地消除许多临床症状，而且如果肿瘤较小的话，发生听神经瘤一侧耳的听力可能会恢复正常。但是，如果肿瘤较大，在切除这种大肿瘤后可能会损坏听神经或面神经，导致发生治疗一侧的耳朵出现永久性的听力丧失和患侧面部麻木、无力或部分面部麻痹。其他的治疗听神经瘤的方法有放射治疗，或是使用一种称为立体定向放射手术技术（有时也称为伽玛刀）来治疗，这种技术可以将剂量非常精确的射线传到肿瘤，对其进行放疗。

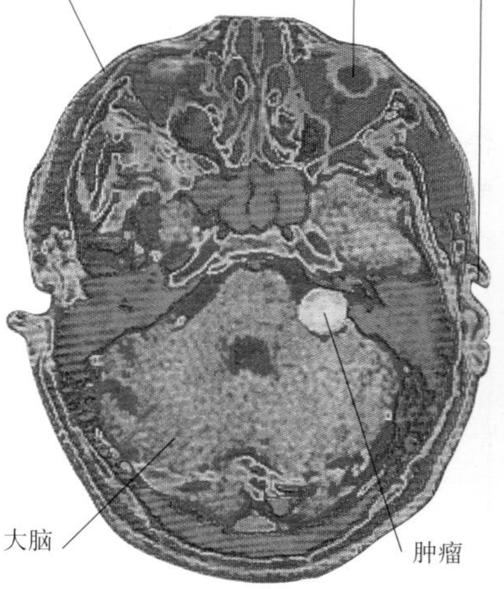

听神经瘤
这幅头部的磁共振成像扫描图显示，听神经瘤位于连接耳与大脑之间的听神经上。

牙齿和牙龈

牙齿的主要功能是切碎和磨碎食物使其能被消化。牙齿还有助于我们能够清晰地发音，并支撑我们的面部形状和轮廓。我们每个人在一生中会有两副牙齿，第二副牙齿会逐渐替代在儿童期首先出现的第一副牙齿。牙龈能够使牙齿稳固在颌骨上，并保护牙根不会被腐蚀。牙齿和牙龈容易发生牙菌斑堆积（一种由细菌、唾液和食物残渣组成的黏性混合物），这种牙菌斑会导致龋齿和牙周疾病。

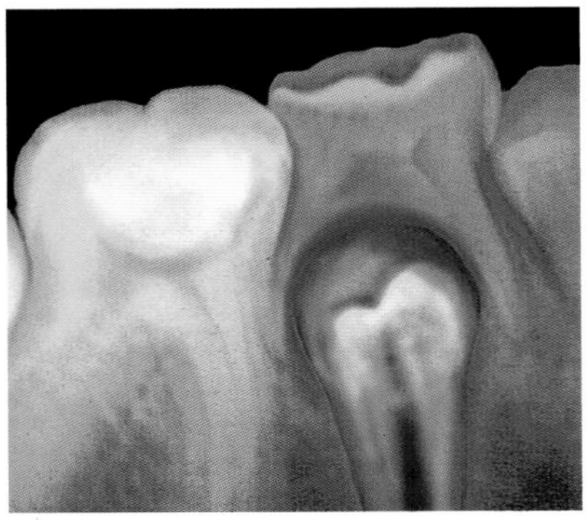

牙齿萌出
在这张儿童下颌骨的彩色增强X线片上可以看到，在乳牙下方有恒牙，但还没有萌出。

本章包括如下内容

20世纪初，人们在60岁时因龋齿和牙周疾病而失去满口牙齿是很常见的。但如今，由于牙齿保健方面的进展、营养状况的改善、氟化水的广泛使用，使越来越多的人的第二副牙齿可以受用终身。

牙齿的结构

突出于牙龈缘以上部分的牙齿称为牙冠；牙龈缘以下的未暴露部分称为牙根。牙冠表面覆盖着一层具有保护作用的牙釉质，牙釉质是人体内最坚硬的物质。它是由柱状的钙磷灰石晶体组成的，不能自我更新。因此，牙釉质可能因为磨损而被损坏，也可能由于食物或饮料中的酸性成分，以及菌斑中的细菌产生的酸性物质而受到破坏。如果牙釉质被完全损坏，形成龋洞时，可以通过牙科充填治疗来修复。

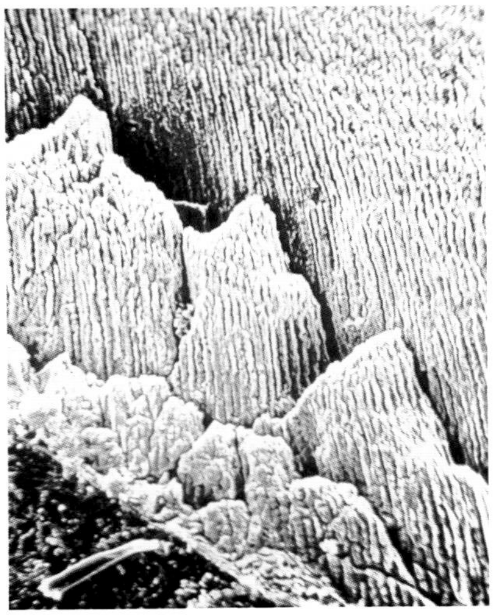

牙釉质
这张牙釉质的放大图像，显示了许多微小的钙化结晶，与牙齿表面垂直。

牙釉质下面是牙本质，是一层质硬、象牙样物质，包绕着牙髓腔。牙髓腔里含有神经和血管，这些神经和血管通过非常小的管道进入牙本质，使牙本质对冷、热和疼痛感觉敏感。

牙齿的2/3是牙根，埋在牙龈缘以下，嵌在下颌骨深部的牙槽内。每个牙齿的牙根都通过牙周韧带附着在下颌骨上，使牙齿在研磨食物时，可以在牙根与其牙槽间形成一个缓冲带。

牙齿的形状、大小各异，这样能确保牙齿有效地固定、切割、撕裂和咀嚼食物。例如，为了有效地研磨食物，上下列相应的牙齿在咀嚼时相互接触，而且它们的形状也相似。上下颌骨控制牙齿的活动，在四组强大肌肉的帮助下，牙齿产生很强的咬合力，咬合力可高达500千克/平方厘米。

牙龈的作用

下颌骨和支持牙齿的牙周韧带，都受到一层被称为牙龈组织的保护。健康的牙龈是粉红色或棕色的，质地坚韧。牙龈在牙齿颈部形成一个紧实的密封结构，阻止食物残渣和牙菌斑侵入牙齿深部组织和牙根。

结构

牙齿的发育

我们的第一副牙齿有20颗，在6个月到3岁之间萌出。众所周知，这些牙齿被称为初牙、会脱落的牙或者乳牙。随着颌骨的生长，第二副的32颗牙齿（称为成人牙或恒牙）在6～21岁间萌出，随着第二副牙齿的萌出，乳牙被逐渐替代，一般到13岁时，几乎所有乳牙就被恒牙替换掉了。有些时候被称为智齿的第三磨牙不能萌出。

牙齿的萌出方式
乳牙和恒牙通常按特定的顺序萌出。

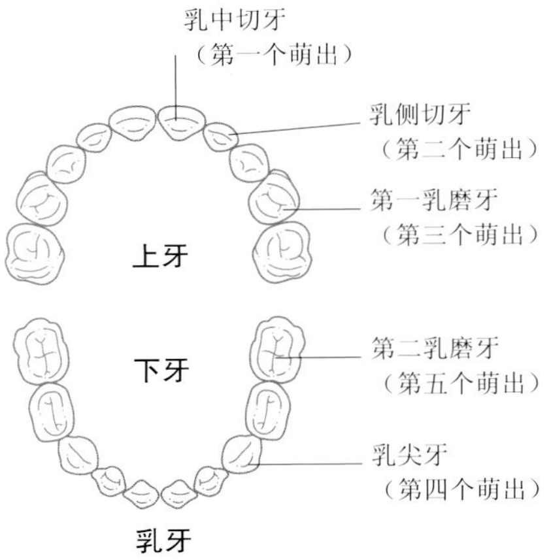

乳牙

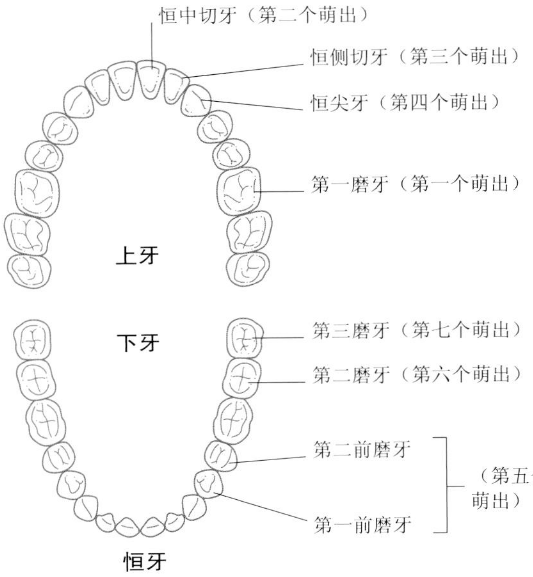

恒牙

结构

牙齿和牙龈

虽然牙齿的形状和大小不同，但都具有相同的结构。每一颗牙齿都是由一个坚硬的“壳”和被其包绕着的牙髓腔构成的。牙冠（暴露部分的“壳”）最外面包覆着一层致密坚硬的牙釉质，牙釉质下方是一层类似象牙的淡黄色物质，称为牙本质。牙本质和牙髓共同形成一个长而尖的牙根，一直延伸到下颌骨内，被一层坚韧的肉质软组织覆盖，即牙龈。

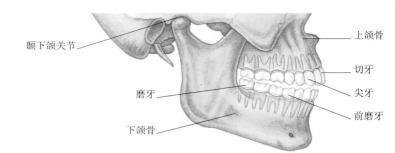

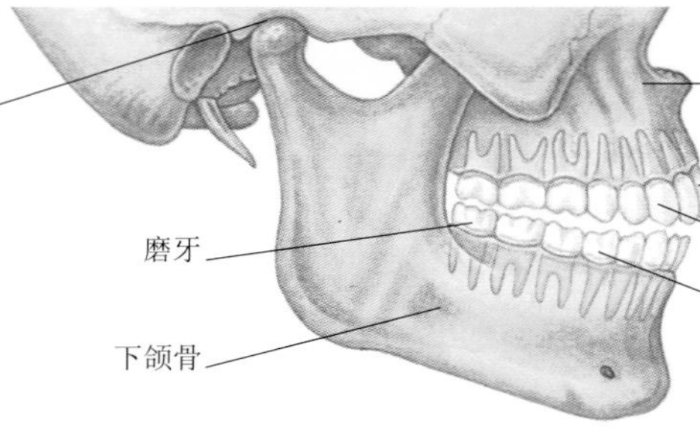

上颌骨

颌骨和牙齿侧面观

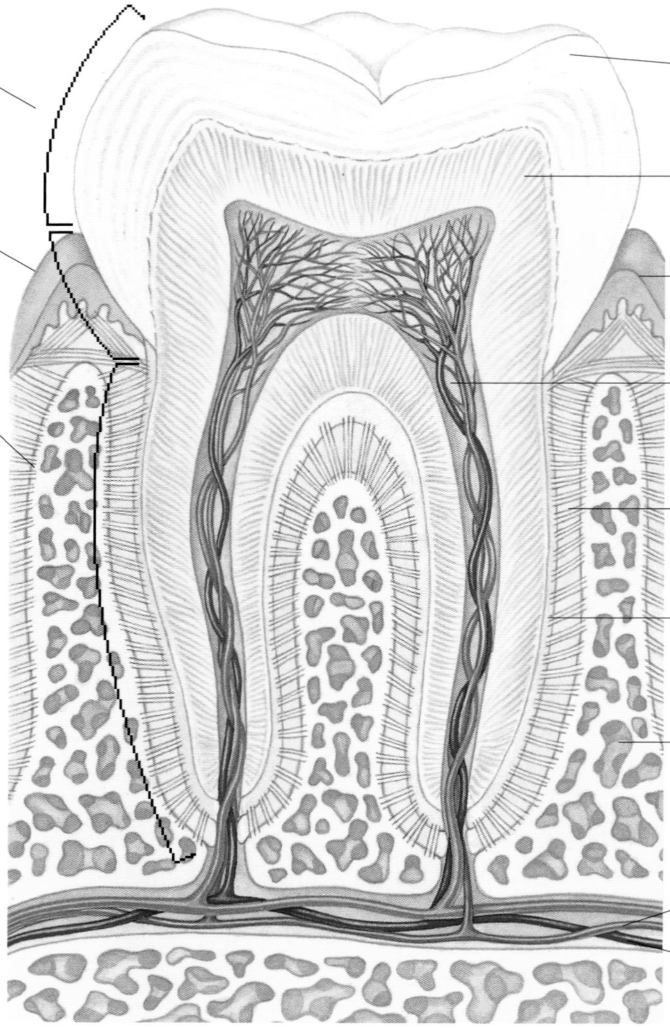

暴露于牙龈以上的牙齿部分
牙颈部
牙龈以上略缩窄的牙齿部分

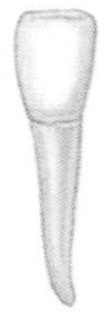

包围和支持牙根的部分
神经纤维
神经支配牙周韧带、牙髓、牙龈及颌骨
血管
为牙髓、颌骨和牙龈供血

切牙

切牙锋利呈凿状，位于牙弓的最前面，用于切割和固定食物。

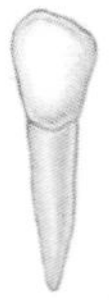

尖牙

尖牙比切牙更长更尖锐，用来撕裂食物。

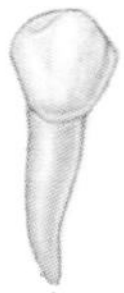

前磨牙

咬合面有两个凸起（尖端），用于磨碎食物。

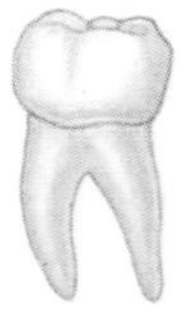

磨牙

磨牙是最大的牙齿，咬合面有4～5个凸起，用于磨细食物。

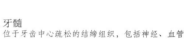

功能

颌骨的作用

咬合和咀嚼活动，是由颞下颌关节复杂而灵活的铰链关节运动和滑动关节运动共同完成的。

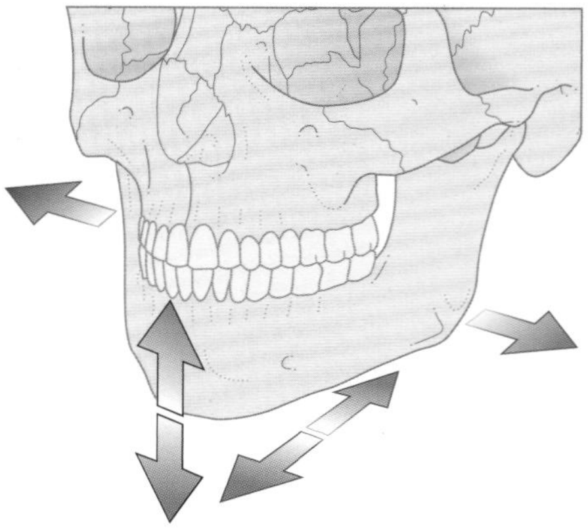

下颌骨的运动

下颌骨可以向上下、前后、左右6个方向运动，这种运动对于咬合和咀嚼是必不可少的。

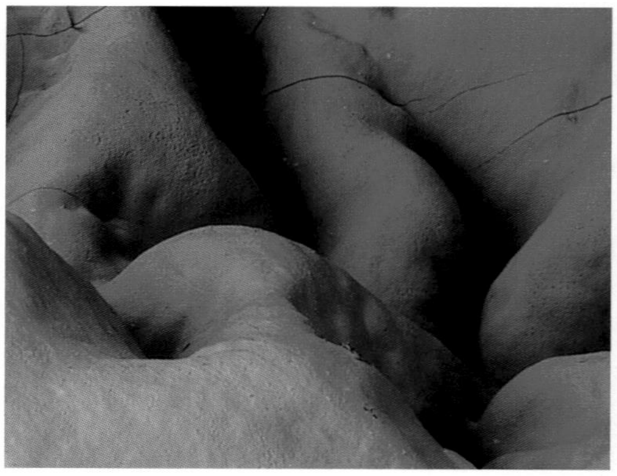

上颌磨牙的咬合面

包被在下颌骨内的长而尖的牙齿部分。切齿和尖牙都只有1个牙根，前磨牙有1个或2个牙根，磨牙有3个或4个牙根

覆于牙冠表面，是人体中钙化程度最高的组织

包绕牙髓里的血管和神经的淡黄色的坚韧组织

包绕和覆盖在牙颈部和牙根表面的组织

位于牙齿中心疏松的结缔组织，包括神经、血管
牙周韧带
位于牙根和牙槽骨之间
牙骨质
使牙周韧带固定在牙根上的一层硬组织

这张放大的图像显示了磨牙咬合面凸凹不平。

牙齿疾病

牙齿能够把食物切碎磨细使其更容易消化。每一个人一生中有两副牙齿：乳牙形成于婴儿时期，在童年后恒牙逐步替换乳牙。这两副牙齿都被覆盖在牙冠上坚硬的牙釉质和覆盖在牙根部的牙龈保护起来，免于受到损坏和形成龋齿。

保持良好的口腔卫生是十分重要的，因为不规律刷牙、不使用牙线清洁牙齿和齿龈，会造成龋齿和牙龈疾病。如今，在世界范围内通过提高口腔保健水平和饮用氟化水，使得牙齿患龋率较上个世纪大大减少了。

本节的第一篇文章，我们会谈到由于忽视口腔卫生造成的牙齿疾病，如牙痛和龋齿。如果不及时治疗，龋齿可能会向牙齿中央部位播散，引起牙髓炎，感染引起牙根部炎症聚集，最终在牙根部形成积脓，引起牙槽脓肿。不良的口腔卫生还会引起牙齿变色。接下来讲述的是由于牙齿生长不均匀，或过度拥挤造成的牙齿咬合不正。有时外伤会导致牙齿缺损、断裂或缺失。颞下颌关节异常将在本节最后的文章中讨论。乳牙问题（见 532 页）将在儿童疾病部分讨论。

重要的解剖结构

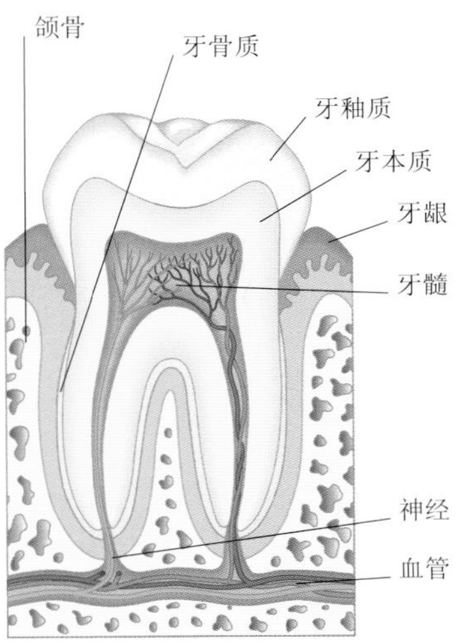

有关牙齿的结构和功能的更多信息，请参阅 381 ～ 382 页。

检查

牙科检查

为了保护牙齿和牙龈健康，你应该定期进行牙科检查。医生会在检查后根据你牙齿存在的问题及风险，建议你多久检查一次牙齿，时间一般是 3 ～ 24 个月。在进行牙科检查时，医生会仔细检查你牙齿的龋损程度，并寻找有无牙龈疾病的征象。如果你有一段时间没有看牙医了，医生可能还要为你拍摄 X 线片，以查找牙齿与牙齿之间，以及牙齿与旧的充填物之间是否有龋坏的情况。牙医会清洁和抛光你的牙齿，并建议你保持良好的口腔卫生。

检查牙齿和牙龈

当你躺在强光下的牙科治疗椅上时，医生会检查你的牙齿和牙龈。牙医也会检查所有的牙齿是否都存在、排列是否良好，以及正在萌出的牙齿是否出现萌出受阻。

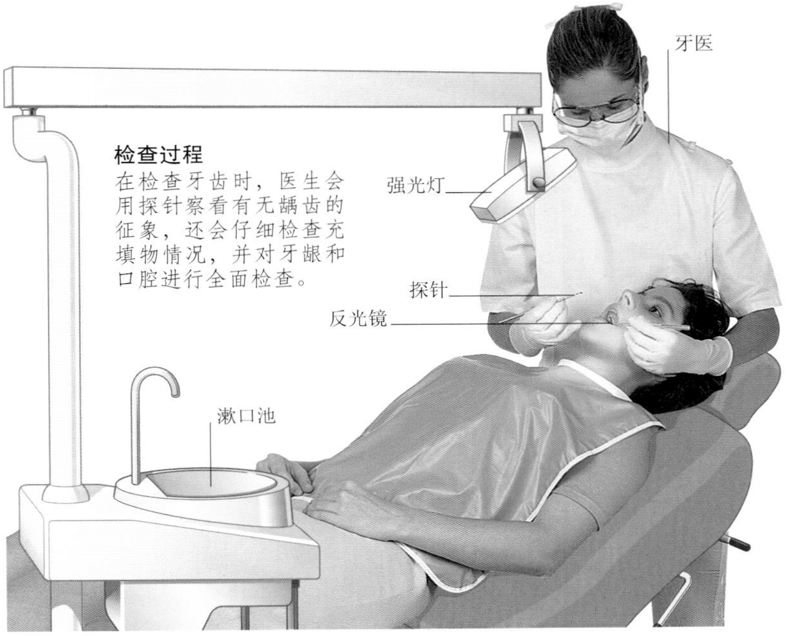

检查过程
在检查牙齿时，医生会用探针察看有无龋齿的征象，还会仔细检查充填物情况，并对牙龈和口腔进行全面检查。

咬合翼片X线检查

咬合翼片X线检查是用于牙齿龋损情况的一种检查方法。将X线机放在你脸颊的一侧，胶片放在胶片盒内，胶片盒放在你牙齿之间。

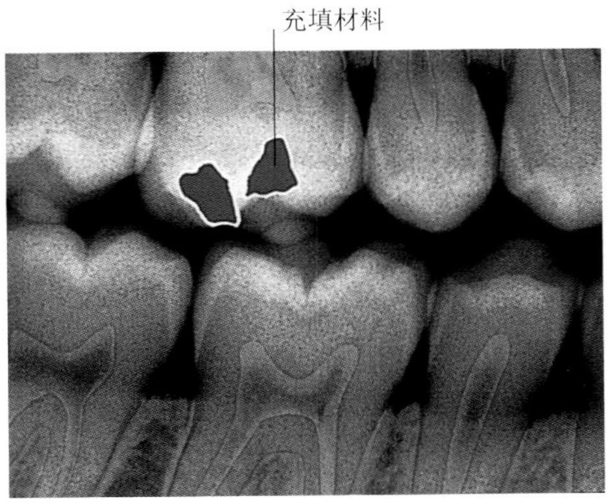

X 线咬合翼片
这幅彩色增强 X 线咬合翼片显示，有两个充填物的上磨牙没有发生龋损现象。

牙痛

一颗或多颗牙齿或牙龈的疼痛与不适

口腔卫生不良、饮食中含糖量高是发病的危险因素

年龄、性别和遗传对本病的影响不明显

一颗或多颗牙齿疼痛通常是潜在的牙齿或牙龈疾病的症状，根据引起牙痛的疾病不同，牙痛的程度从钝痛到严重的搏动性疼痛不等，牙痛可以只持续数分钟，也可以是连续的。

由哪些原因引起？

在进食和饮用冷、热或甜的食物及饮料时，出现剧烈的牙痛，可能是早期龋齿的症状（见 384 页“龋齿”）。牙齿折断（见 387 页）、牙龈退缩（见 390 页）或晚期牙龈疾病（见 389 页“牙周炎”）都会引起牙痛。在咀嚼时出现的牙齿隐痛，可能是牙菌斑聚集（食物残渣、唾液、细菌沉积所致）引起的牙龈炎（见 389 页）所致，牙痛也可能是牙齿间食物嵌塞引起的。

持续、剧烈的搏动性疼痛，通常是由于严重的龋齿引起的（见 385 页“牙髓炎”）。在发生牙髓炎时，位于牙齿中央部位含有神经和血管的牙髓组织发生了感染。如果轻微的触碰就会引起患牙疼痛加剧，这可能就是牙髓炎在牙根部已经发展成牙槽脓肿（见 385 页）的征象，并已经出现了牙髓组织的感染和坏死。感染还会播散到周围组织，并伴有面部肿胀，有时会引起发热。颈部淋巴结也有可能肿大。

口腔后部的疼痛和压痛，可能是由于智齿生长引起的。如果智齿不能完全萌出（见 386 页“阻生牙”），其周围的牙龈也会发炎或感染，引起十分剧烈的疼痛。

在某些情况下，身体其他部位的疾病也可以引起牙痛，如鼻窦炎（见 290 页）、耳部感染（见 374 页“中耳炎”），或者下颌与颅骨之间的关节疾病（见 388 页“颞下颌关节紊乱病”）。

我该怎么办？

如果你出现了牙痛，应该尽快去看牙医，如果除了牙痛外，还出现了发热和 / 或面部肿痛，你应该立即就诊。

当你等候预约牙医的时候，你可以服用止痛药物（见 589 页），例如扑热息痛，来帮助你减轻牙痛。用温盐水漱口也能减轻症状。然而，对于牙痛永久性的治疗，只有通过牙医去除牙齿的感染才能解决。

应该如何处理？

牙医会询问你的症状，并检查你的牙齿和牙龈的情况。医生也许还需要为你拍摄口腔的 X 线片，来查找是否有龋齿。

如果牙痛是由于龋齿引起的，那么牙医会去除发生龋损部分的牙组

织，用充填材料填补充龋损部分，以防止出现进一步的龋变（见385页“牙齿充填”）。如果龋损严重并出现了牙髓炎或牙槽脓肿，你需要进行根管治疗（见386页），将牙齿中腐败的牙髓组织清除出去，然后消毒牙髓腔，最后对根管和龋损部位进行永久充填。如果你患有牙龈炎或者牙周炎，牙医可能会去除引起牙龈炎的牙菌斑和牙石。对于损坏严重或龋损明显的牙齿，可能需要拔除。同样，疼痛的阻生智齿也可能需要拔除。如果有感染，牙医会为你开抗生素（见572页）。如果你的牙痛是由于其他疾病，如上颌窦炎或者耳部的感染引起的，那么你应该找相关的医生进行必要的治疗。为了预防牙痛，你应该规律刷牙并使用牙线，还要避免吃甜食、喝甜的饮料（见本页“保护你的牙齿和牙龈”），而且你还应该定期去看牙医，进行牙科检查（见383页）。

龋齿

指一颗或多颗牙齿进行性腐蚀，导致龋齿形成

- 最常见于25岁以下的人群
- 口腔卫生差和饮食含糖量高是发病的危险因素
- 性别和遗传对本病的影响不明显

逐渐出现的、进行性的牙齿龋损形成了大家都知道的龋齿。这一过程通常是从牙釉质（牙齿外层的、坚硬的保护性组织）上的小龋洞开始的。如果不进行治疗，龋损会穿透釉质的外层，侵害到牙本质（组成大部分牙齿的、质地较软的组织）。随着龋损的进展，最终会侵害到牙髓（见385页“牙髓炎”）。如果龋损侵害到牙髓，并发生了感染，那么牙髓会坏死。

绝大多数人在一生中都会发生龋齿。在年轻人中，龋损最常发生在牙齿咬合面和相邻的两牙之间的光滑面上。在老年人中，龋损更常发生于牙龈边缘，即在牙齿和牙龈交界处。在发达国家，近年来因龋齿造成的牙齿缺失的人数已经大幅度减少，在儿童中这种变化尤为明显。这种变化的一部分原因是在一些地区的饮用水中添加氟化物，以及广泛使用含氟牙膏，因为这两项措施都可以使牙齿变得更坚硬，更能抵抗龋损。

由哪些原因引起？

牙齿龋损通常是由于牙菌斑（由食物残渣、唾液和细菌组成的混合物逐渐沉积而成）在牙齿表面堆积引起的。牙菌斑里的细菌会分解食物中的糖，而产生酸性物质，腐蚀牙釉质。如果经常吃含糖的食物，而又不能及时而彻底地清洁牙齿，那么最终就可能会形成龋洞。

这种情况特别容易在儿童、青少年和年轻成人中发生，因为他们喜欢高糖饮食，而又不能规律清洁牙齿。经常白天喝瓶装牛奶或果珍，在夜晚叼着奶瓶睡觉的婴幼儿，也容易发生严重的牙齿龋坏。

有哪些症状？

龋齿早期是没有症状的，但随着龋齿的进展，会逐渐出现症状，这些症状可能包括：

- 在进食冷、热或甜的食物时，牙齿会出现持续的，或者剧烈的刀割样疼痛。
- 上颌或下颌出现持续跳痛，有时会向耳面部发散，咀嚼时会加重。
- 呼吸时带有臭味。

牙痛可以有几种不同形式。疼痛可能是持续性的、反复出现的，或者是在冷、热刺激或受到挤压后出现的。

如果是第一次出现牙痛，你应该立即去看牙医，如果疼痛突然消失的话，也应当尽快去就医，因为这表明

自助措施

保护你的牙齿和牙龈

对牙齿的日常护理与定期检查同等重要。如果你长期规律刷牙和使用牙线，那么你就可以阻止食物残渣和细菌在牙齿表面堆积，从而降低发生龋齿和牙龈疾病的危险。如果你在两餐之间无法清洁牙齿，那么咀嚼无糖口香糖可以对你有帮助。你应该避免食用和饮用含糖的食物和饮料，因为这些都会造成龋齿。如果你饮用的水中不含有能够坚固牙齿的氟化物，那么你应该咨询牙医，是否需要服用氟化物片剂或者滴剂。

刷牙

你每天至少要刷两次牙，每次刷5分钟。如果可能的话，每餐后刷一次牙，用柔软的小头牙刷和含氟牙膏。每次刷牙时要确保每一颗牙的表面都能被刷到，特别是和牙龈的交界处。此外，你应该每2～3个月更换一次牙刷。

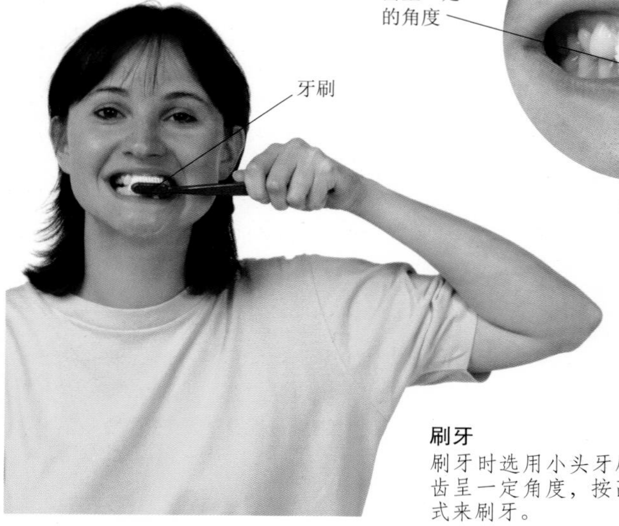

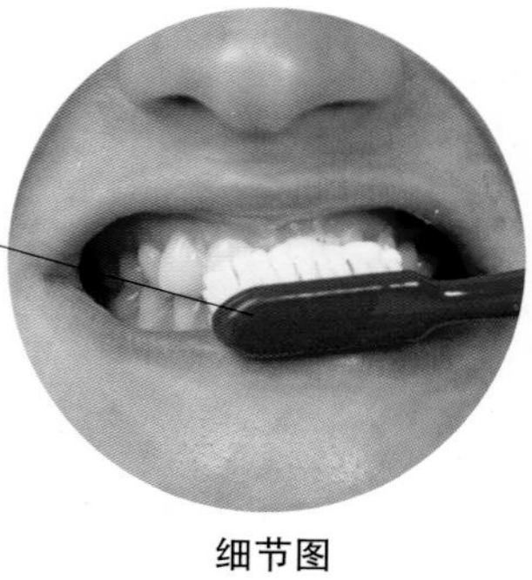

细节图

刷牙
刷牙时选用小头牙刷，牙刷与牙齿呈一定角度，按画小圆圈的方式来刷牙。

清洁牙缝

通常用牙线或者牙带清除牙缝中的食物残渣和细菌，这些区域用牙刷不容易清洁到。你也可以使用牙签或者小的专门清洁牙的牙刷，清洁时要有规律地逐颗清洁，以防有牙齿漏过。

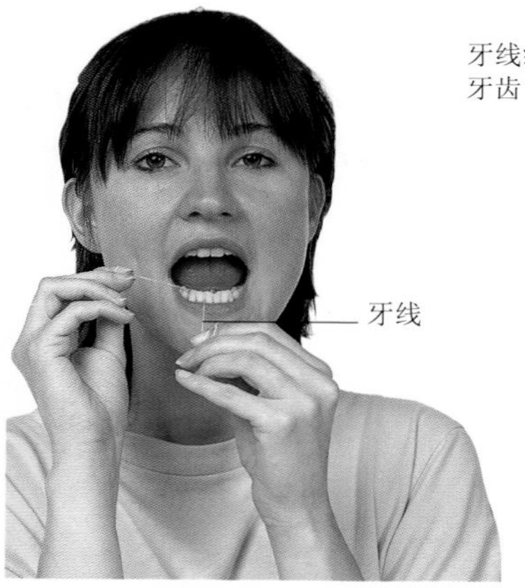

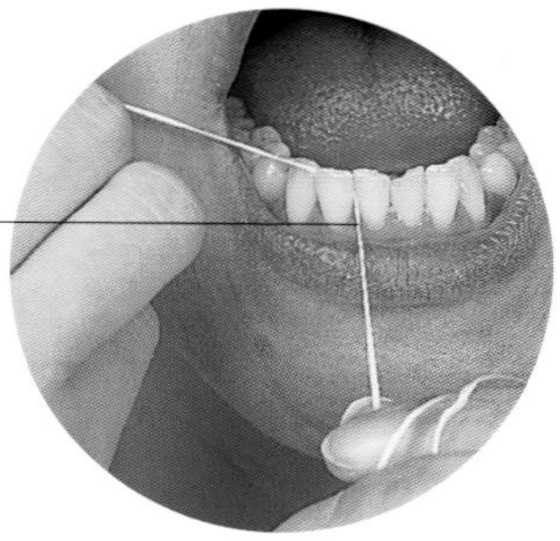

细节图

剔牙
将放入牙齿间的牙线保持紧绷，轻轻拉动，从牙龈向牙切端方向刮除菌斑。

食物和饮料

你应该避免食用和饮用含糖量高的食物和饮料，如甜食和可乐，特别是在进食完这些食物和饮料后不能立即刷牙时，你可以咀嚼无糖口香糖。

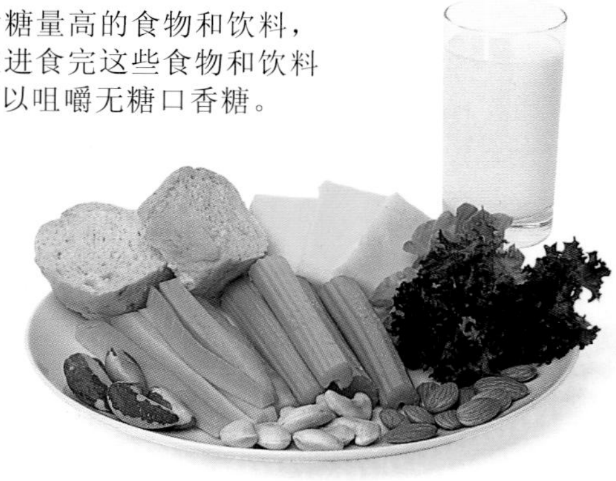

无糖食物
吃一些像坚果、芹菜、胡萝卜和奶酪这样的食物，比吃含糖的食物对你的牙齿会更好。

治疗

牙齿充填

对龋齿进行充填或修复是治疗的常用方法。通常使用复合牙科材料充填前牙龋洞，这些材料也常用于后牙，但有时仍然会使用汞合金（银、锡和汞的混合物）材料来修复。通常在局部麻醉牙齿和牙龈后，将龋损的区域去除，并将龋损造成的洞修整成可以进行安全充填的形状；通常需要在洞的周围涂抹一层物质来保护牙髓，然后将软的糊状充填材料填入洞内。如果使用的是复合充填材料，还需要一种特殊的光才能使充填物变硬，银汞充填物会在数小时内自然变硬。

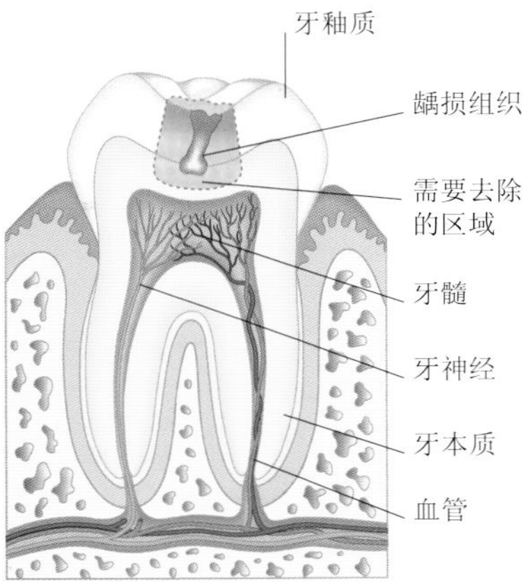

治疗前
龋损穿透覆盖牙齿的牙釉质，已经侵入牙本质，牙本质是较软的组成大部分牙齿的物质。

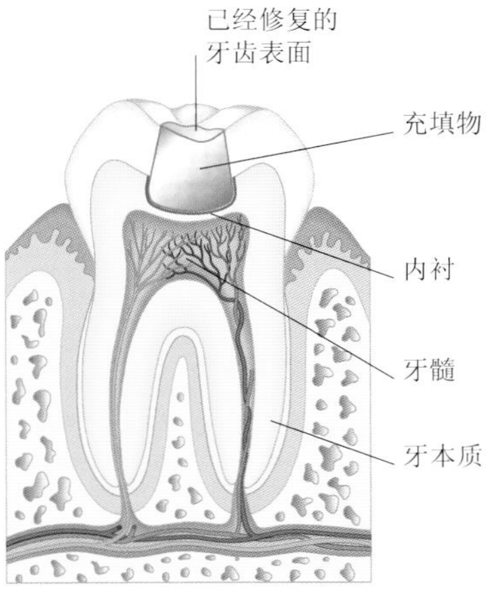

治疗后
去除了龋损组织，并将洞修整成可以进行充填的形状。向洞里垫一层保护性物质，然后进行充填。

牙齿的神经和血管可能已经死亡了。如果不及时就医还可能会引起感染播散，最终形成脓肿（见本页“牙槽脓肿”）。

应该如何处理？

牙医会用探针和口镜来检查你的牙齿，寻找有无龋损的部位。你还可能需要拍摄 X 线片，来发现在牙齿表面下方出现的龋损（见 383 页“牙科检查”）。

如果你的龋损仅限于牙釉质表面，牙医只会在发生龋损的区域涂上氟，并叮嘱你注意口腔卫生。

如果龋损已经穿通了牙釉质，并且造成了牙本质龋损，牙医可能需要对龋损的牙齿进行充填治疗（见本页“牙齿充填”）。通常在局部注射麻醉药物，使患牙和周围的牙龈组织麻木，以避免疼痛。当这一区域出现麻木后，医生会将牙齿中的龋损组织钻出、清除，然后将窝洞消毒后进行填补，以预防发生进一步的龋损。如果你出现了牙髓炎，而牙髓也不能保留的时候，则需要进行根管治疗（见 386 页）。

如何预防？

你应当规律刷牙，并使用牙线来保持牙齿和牙龈的清洁（见 384 页“保护你的牙齿和牙龈”）。避免食用和饮用甜食和含糖的饮料，来预防龋齿的发生。

牙髓炎

牙齿的活性中心发生的炎症

口腔卫生差和饮食含糖量高是发病的危险因素

年龄、性别和遗传对本病的影响不明显

牙齿的软性中心（牙髓）含有血管和神经。牙髓发炎可能是由于严重的龋损侵犯牙髓引起的（见 384 页“龋齿”）。如果牙齿折断造成牙髓暴露，也会引起牙髓炎（见 387 页）。有些人在睡觉时磨牙，也会引起牙髓炎。

牙髓炎分为可逆性和不可逆性两种。可逆性牙髓炎的龋损，并不影响整个牙髓，剩余牙髓组织中的神经和血管还可以保留。如果不进行治疗，可逆的牙髓炎最终可以转变成不可逆的牙髓炎。在不可逆性牙髓炎时，龋损非常严重，剩余的牙髓、神经和血管都已经坏死。最终牙齿的颜色也会发生异常（见 386 页“牙齿变色”）。

牙髓炎的主要症状是牙痛。如果疼痛只在进食或饮水时出现，牙髓炎通常是可逆的。在不可逆性牙髓炎中，疼痛会持续存在，直到牙髓坏死。如果你用手敲打牙齿也会引起疼痛，如果不进行治疗，会形成牙槽脓肿。

应该如何处理？

牙科医生通过检查你的牙齿以及拍摄 X 线片来检查是否有龋损（见 383 页“牙科检查”）。为了治疗可逆性牙髓炎，牙科医生会清除龋损组织，并填补龋齿来避免牙齿的进一步损坏（见本页“牙齿充填”）。如果是不可逆性牙髓炎，你需要进行根管治疗（见 386 页），治疗需要去除牙髓，并且进行根管充填。

牙槽脓肿

在牙根里或牙根周围出现充满脓液的囊

口腔卫生差和饮食含糖量高是发病的危险因素

年龄、性别和遗传对本病的影响不明显

牙槽脓肿是在牙根周围发生的脓肿。脓肿通常是龋齿（见 384 页）的并发症之一，龋齿首先破坏牙齿最外面的釉质层，然后是里面的牙本质层，随后细菌侵入到牙齿的柔软中心——牙髓（见本页“牙髓炎”），最终形成牙槽脓肿。牙齿因口腔外伤（见 387 页“牙齿折断”）受到损伤的话，也会引起牙髓感染。

一些牙龈疾病（见 389 页“牙周炎”）也会引起牙槽脓肿。牙周炎通常是牙菌斑（食物残渣、唾液和细菌形成的沉积物）聚集的结果，牙菌斑通常沉积在牙齿和牙龈之间形成的牙周袋内。

牙槽脓肿可以引起剧烈的疼痛，并且还会导致患牙松动。

有哪些症状？

牙槽脓肿的主要症状是逐渐出现的，包括：

- 患牙有严重的触痛以及咬合痛。
- 发生牙槽脓肿的牙齿松动。
- 牙根周围的牙龈出现红、肿及疼痛。
- 脓液进入口腔。

如果不进行治疗，感染使牙齿和牙龈表面形成窦道，并出现疼痛性肿胀，即牙槽脓肿。如果脓肿破溃，会有难闻气味的脓液流出，疼痛就会缓解。在一些患者中，瘘道会持续存在，形成慢性的（长期存在的）脓肿，会定期排出脓液。

如果感染扩散，面部会出现肿胀和疼痛，而且还可能出现发热。如果你怀疑自己有牙槽脓肿，应当尽快找口腔科医生就诊。

我该怎么办？

在就诊前，你可以服用止痛药物（见 589 页），如扑热息痛，来缓解疼痛。用温盐水漱口也有助于你减轻疼痛，并促进牙龈脓肿破溃。如果脓肿破溃，你应该用更多的温盐水来将脓液彻底清洗干净。

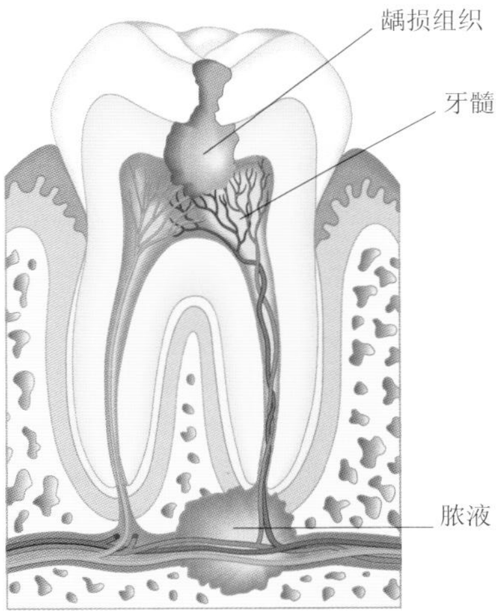

牙槽脓肿
牙齿龋坏蔓延到牙髓，感染扩散到牙根尖，脓液在此聚集。如果不进行治疗，最终牙齿可能需要拔除。

牙科医生会如何处理？

牙医会询问你的症状，并检查你的牙齿和牙龈，可能还需要拍摄口腔 X 线片来帮助确诊（见 383 页“牙科检查”）。

如果是龋齿引起的牙槽脓肿，牙科医生会尽力保留你的牙齿。在局部麻醉下，医生会从牙齿的顶端向下钻一个洞，把脓液排出来，以缓解疼痛。如果脓肿已经形成，需要切一个小口来引流脓液，然后用消毒液冲洗脓腔，医生还会为你开抗生素（见 572 页）。一旦感染得到控制，你还需要做根管治疗（见 386 页）。如果没有保留牙齿的可能，医生会将患牙拔除。

为了治疗牙龈疾病引起的牙槽脓肿，牙科医生会使用刮牙器，刮除在病变牙齿和牙龈之间的牙周袋内形成的菌斑。然后用消毒液冲洗牙周袋。在严重的情况下，需要拔除发生病变的牙齿。

预后如何？

治疗通常会取得成功，但小范围的感染可能会持续存在，需要进一步的治疗。

牙齿变色

牙齿的颜色出现异常，可能是由多种因素造成的

随着年龄的增长发病率逐步增加

口腔卫生差、吸烟、喝咖啡和喝茶是发病的危险因素

性别、遗传对本病的影响不明显

牙齿的颜色因人而异，恒牙往往比乳牙的颜色要深。随着年龄的增长牙齿的颜色也会略微变暗。但是，牙齿的颜色异常，有时是因为牙齿本身的变化引起的。

由哪些原因引起？

牙齿变色的一个常见原因是牙齿表面的牙菌斑（食物残渣、唾液、细菌的沉积物）逐渐聚集。被牙菌斑“染色”的牙齿通常呈棕黄色。但是，儿童的牙齿表现为黑色，甚至为绿色。长期喝茶、咖啡，以及吸烟或咀嚼烟叶，也可以使牙齿的表面着色，此外，一些含铁的液体药物也可以使牙齿着色。

牙齿变色也可能是由于系统性（全身性）疾病引起的，如严重的疾病，在牙齿发育的时候出现的全身性疾病会引起牙齿颜色异常。如果给那些恒牙正在发育过程中的儿童服用一些药物，如四环素（见 572 页“抗生素”）可引起牙齿变黄；如果给孕妇服用这些药物，那么她宝宝的牙齿，也可能会发生颜色异常。

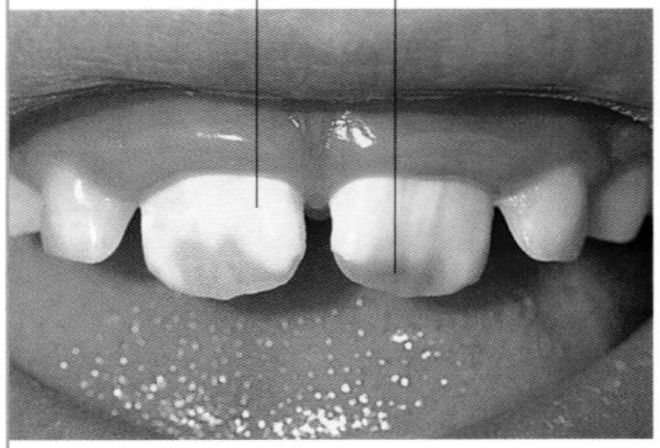

牙齿变色
这个儿童由于摄入了过量的氟，导致两颗前牙着色，这种情况称为氟斑牙。

氟斑牙的牙齿表现为片状颜色异常，是由于一些地区的饮用水中的含氟量超标引起的，这些水中的含氟量是自然超标。在水中添加氟可以预防龋齿，由于氟浓度非常低，不会引起氟斑牙。如果给予儿童高剂量的氟滴剂，或含高氟的药物也会出现氟斑牙。

发生不可逆性牙髓炎（见 385 页）的牙齿，也会比正常的牙齿黑，因为牙髓发生了坏死。做根管治疗（见本页）时，如果采用的充填材料是深色的，也可以使牙齿变黑。

应该如何处理？

牙科医生或口腔保健员，通过刮除和抛光来去除牙齿表面的染色。如果牙齿着色严重，可能需要做牙齿漂白。如果由于牙髓炎或相应的根管治疗导致的单个牙齿变色，可以采用陶瓷或塑料贴面来修复位于口腔前面的牙齿，或用义齿冠来代替天然牙的顶部（见 388 页“牙冠与替代牙齿”）。

规律刷牙、用牙线清洁牙齿和牙龈，可以预防绝大部分的牙齿变色（见 384 页“保护你的牙齿和牙龈）。

▶ 治疗

根管治疗

有时，龋损累及牙齿中央的牙髓，这时就需要进行根管治疗。在进行根管治疗时，去除牙髓，以及神经和血管，然后使用消毒液对残留的牙髓腔进行消毒。如果牙齿内的感染严重，在再次对牙髓腔进行清洗前可以进行临时填充。随后，将根管和牙齿的龋损部位进行填充。

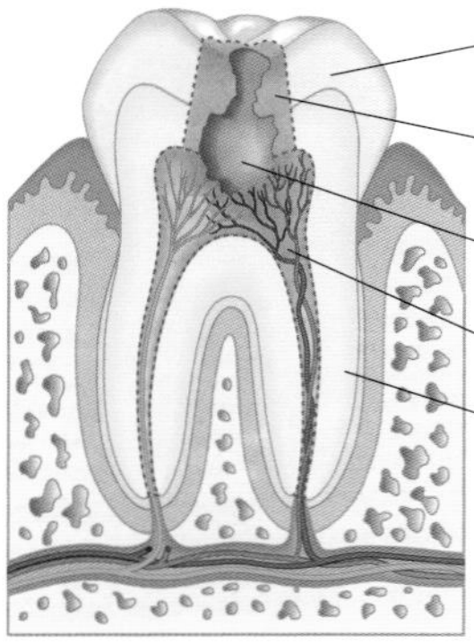

治疗前
龋齿已经渗透到牙釉质和牙本质，并到达了牙髓，牙髓是含有血管和神经的牙齿的核心区域。

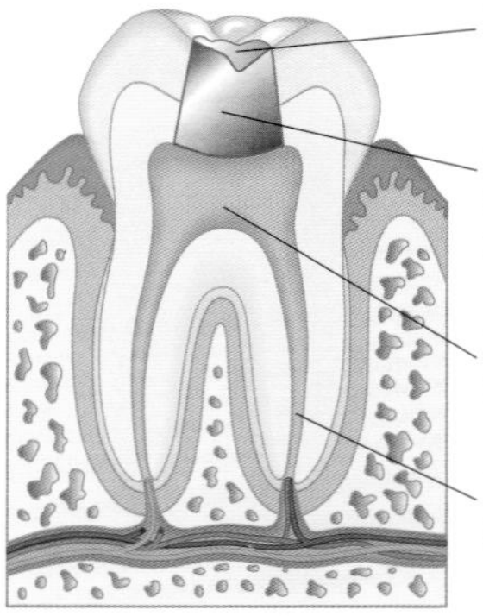

治疗后
牙齿的龋损区和牙髓已经被去除，牙髓腔已经进行了彻底消毒，对龋损区、牙髓腔和根管都已进行了充填。

阻生牙

缺少萌出空间导致的不能从牙龈中完全萌出到正常位置的牙齿

最常见于25岁以下的人群

性别、遗传和生活方式对本病的影响不明显

当口腔内没有足够的空间使牙齿萌出到正常的位置时，牙齿通常会发生阻生。阻生牙有时被完全埋在颌骨内，有时仅仅有部分萌出牙龈。阻生牙引起的症状很少，或不引起症状。如果牙齿萌出的方向异常，会推挤其他牙齿或颌骨，牙齿也可被阻生。

智齿是最容易发生阻生的牙齿，其次是上列尖牙。智齿和上列尖牙比其他牙萌出晚，口腔内经常没有足够的空间允许它们正常萌出。牙齿还在萌出阶段的青少年和年轻人，最容易出现阻生牙。

阻生牙会引起疼痛和炎症。部分萌出的阻生牙上会有牙龈瓣覆盖，在其下方会聚集牙菌斑（食物残渣、唾液、细菌组成的黏性沉积物），导致牙龈炎症，并逐渐导致龋损（见 384 页“龋齿”）。

应该如何处理？

每次就诊的时候，牙科医生都会检查正在萌生的牙齿是否有可能成为阻生牙（见 383 页“牙科检查”）。医生也可能会为你拍摄 X 线片来观察有没有萌出的牙齿。需要拔除一颗或多颗牙齿来为其他牙的萌出提供空间。你也可能需要进行正畸治疗（见 387 页）来让牙齿长正。

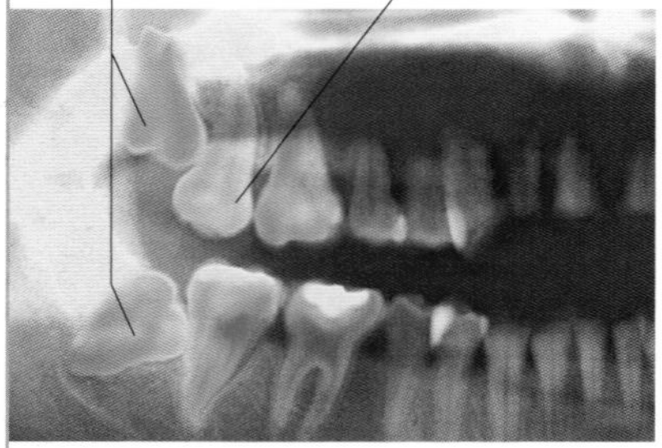

阻生牙
这张颜色增强的 X 线片显示，有两颗智齿被相邻磨牙的牙根阻挡，不能萌出。

除非阻生的智齿经常引起感染或者出现其他问题，按常规阻生的智齿是不需要拔除的。如果尖牙发生了阻生，可以通过切除牙龈组织来将其完全暴露出来，然后使用正畸矫治器，引导牙齿在正常位置生长。

错殆畸形

上下两列牙齿接触不良

最常见于6～14岁的人群

通常有家族聚集现象

口腔卫生差和6岁以上还有吮指习惯是发病的危险因素

性别对本病的影响不明显

在理想情况下，上列前牙应该稍微覆盖下列前牙，上、下磨牙应该正好相互接触上。但是，理想的牙齿位置非常少，绝大部分人的一些牙齿不在应有的位置上。除非严重影响外貌，或咀嚼时发生困难，牙齿位置不理想一般不是紧急问题。

当牙齿拥挤并与其他牙齿重叠造成畸形，或上列前牙超出下列前牙太多时，会引起错殆畸形。下列牙齿超出上列前牙引起的反殆情况较少见。有时，后牙阻止前牙不能正确咬合，即是开殆。

由哪些原因引起？

错殆畸形经常有家族聚集性。通常发生在牙齿和颌骨还在生长的儿童时期，一般是由于牙齿的数目和大小与颌骨不匹配造成的。儿童上列前牙过于突出，也可能是在 6 岁后仍吮拇指造成的。

如果由于龋损（见 384 页“龋齿”）导致乳牙过早脱落（在 9 岁或 10 岁前），那么已经在位的第二磨牙可能前移，占据一部分预留给前牙的空间，这样新长出来的牙齿会发生拥挤和排列不齐。

有哪些症状？

大约从 6 岁起，症状会逐渐出现，可能包括：

■ 牙齿排列不齐、牙齿过于拥挤或牙

齿间隙异常。

- 与下列前牙相比，上列前牙过度前突，或下颌前突。
- 前牙不能正确咬合。

一些儿童的症状轻微，而且这些症状经常是暂时的，是由于生长速度过快引起的。严重的错殆畸形还会影响到说话和咀嚼功能。咬合异常可能会引起疼痛，也可能会影响外观，特别是面部下颌的侧面观。在罕见的情况下，还可以引起颞下颌关节炎（见 388 页“颞下颌关节紊乱病”）。

应该如何处理？

作为牙科检查（见 383 页）的一部分，牙科医生会检查是否存在错殆畸形。如有发现，正畸医师会为你制取牙齿模型，然后详细地研究牙齿的咬合关系。正畸医师也可能会给你拍摄 X 线片，特别是在一些牙齿还没有萌出时。

通常只有当错殆畸形严重到引起进食、说话困难或影响外观时，才有必要进行治疗。如果牙齿过度拥挤，可能需要拔除个别牙齿。如果需要，使用正畸装置（见本页“正畸治疗”），可以使牙齿排列整齐。只有在极少数情况下，才需要进行手术治疗。

最好在牙齿和颌骨仍处于发育阶段的儿童时期治疗错殆畸形，但是，如果错殆畸形是由于颌骨与牙齿的大小严重不匹配造成的，则需要手术治疗，治疗可以推迟到成年后进行。

治疗

正畸治疗

正畸治疗可以矫治牙齿拥挤和牙间隙异常。正畸治疗通常是在牙齿处于生长发育期，并且年龄较大的儿童和青少年中进行的，但成年人也可以从中获益。在牙齿上安装正畸矫治装置或矫治器，可以逐渐移动牙齿的位置，或逐渐牵拉牙齿。在某些情况下，正畸治疗需要拔除一颗或多颗牙齿为其他牙齿提供空间。正畸治疗通常需要数月甚至数年才能完成，患者需要定期就诊。

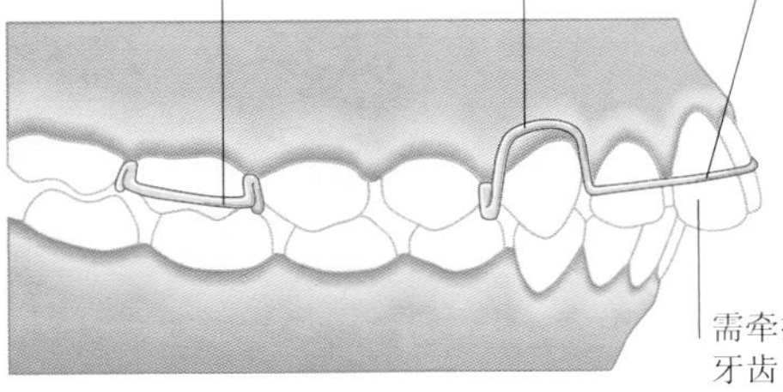

可摘式矫治器
由一个适合腭盖形状的塑料基托和卡在牙齿上的固位卡组成。弹簧弓与弓丝可向牙齿施力。为增强施加给牙齿的力量，还可以在睡觉时把可摘式矫治器连接在头套上。

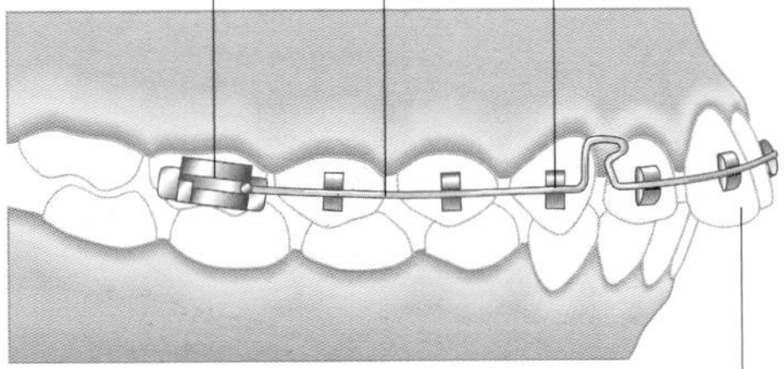

固定矫治器
由矫治弓丝、弹簧和通过黏合剂固定在牙齿上的托槽组成。这种矫治器产生的力量要大于可摘式矫治器，能使牙齿产生更加复杂的移动。

正畸治疗
这两幅照片显示正畸治疗前后牙齿的对比情况。通过治疗牙齿排列整齐了。

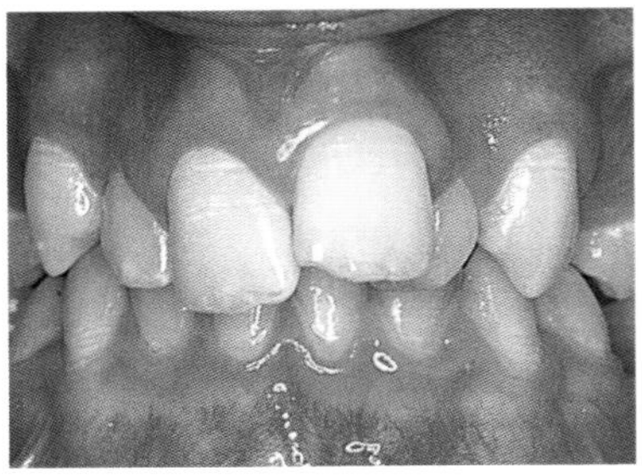
治疗前

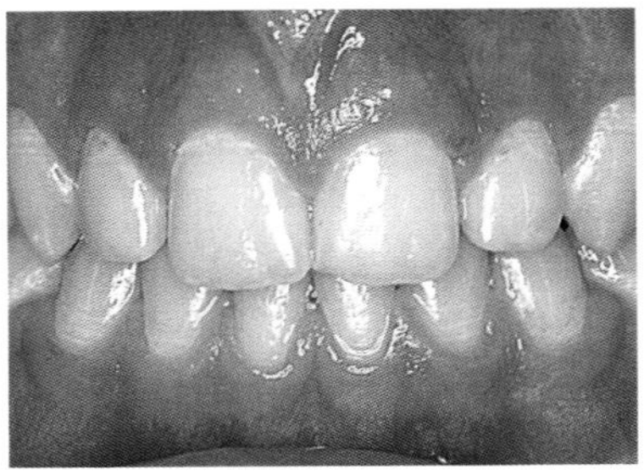
治疗后

牙齿折断

因嘴部受到撞击引起的牙齿隐裂、缺损或折断

- 最常见于30岁以下的人群
- 男性更常见
- 进行身体接触性运动是发病的危险因素
- 遗传对本病的影响不明显

严重的嘴部撞击是引起牙齿断裂的最常见的原因。由于年轻人参加身体接触性运动的可能性较大，所以他们的牙齿更容易以这种方式受到伤害，突出的前牙或被大部分充填的牙齿，更容易发生牙齿折损。

牙釉质是覆盖在牙冠外面的硬质结构，最容易受到损坏，但通常不产生任何症状。如果釉质下面的牙本质受到损伤，牙齿会对冷、热刺激过敏，并产生疼痛。疼痛和出血表明含有神经和血管的牙髓受到破坏。如果受损的牙齿出现由于牙髓感染引起的过敏或出血，并且在牙根处形成脓肿（见 385 页“牙髓炎”），你应该在 24 小时内就诊。

应该如何处理？

根据牙齿损伤的严重程度，采取的治疗措施有所不同。牙釉质缺损只有为了美观才需要治疗。大面积的牙齿破损需要进行充填（见 385 页“牙齿充填”）或做牙冠修复（见 388 页“牙冠与替代牙齿”）。多处的牙齿断裂可以利用邻近的牙齿做“夹板”来固定 1 ～ 2 周。如果牙髓感染或坏死，你可能需要做根管治疗（见 386 页）。破坏严重的牙齿必须拔除。

牙齿缺失

一颗或多颗恒牙缺失

- 随着年龄的增加更常见
- 男性更常见
- 在某些情况下遗传是主要病因
- 口腔卫生差和进行身体接触性运动是发病的危险因素

大部分或全部恒牙缺失的现象很罕见，一颗或多颗牙齿未发育较常见。在所有的牙齿中，智齿缺失最常见，这对于降低牙齿阻生（见 386 页“阻生牙”）的风险是有益的。化学药物治疗（见 157 页）、放射治疗（见 158 页）可以使一些牙齿的萌出延迟，患有唐氏综合征（见 533 页）或其他遗传性疾病的人，部分牙齿的萌出也会延迟。延迟萌出还可能是由牙齿过度拥挤造成的。

外伤（见本页“牙齿脱位”）或不注意口腔卫生，都可以使恒牙发生龋坏（见 384 页“龋齿”），进而造成牙齿缺失。男性发生牙齿缺失的危险较高，因为他们参加身体接触性运动，如拳击和橄榄球的机会更多一些。如果出现了恒牙缺失，邻近的牙齿会向缺隙倾斜，导致牙列不齐或错殆畸形（见 386 页）。

应该如何处理？

牙科医生在每次体检时都会检查儿童的牙齿情况，以确保所有牙齿都萌出了。如果有一个或多个牙齿缺失，牙科医生会为你拍摄 X 线咬合翼片，来确定牙齿是缺失，还是仍在颌骨内（见 383 页“牙科检查”）。如果你掉了一颗牙齿，你应该立即去牙科或去急诊科就医。

治疗措施取决于牙齿缺失数量和哪个牙齿缺失。如果牙列拥挤导致牙齿阻生或萌出延迟，可以拔除 1 ～ 2 颗牙齿为其他牙齿腾出空间。采用矫治器将牙齿推移到正常位置，或放置缺隙保持器直至缺失牙齿萌出、建𬌗（见本页“正畸治疗”）。如果牙齿没有萌出，或有牙齿缺失，缺失的牙齿可以被替换（见 388 页“牙冠与替代牙齿”）。智齿缺失不需要替换。

牙齿脱位

作用在颌骨上的强大外力，导致牙齿部分或完全脱离牙槽窝

- 最常见于儿童
- 男性更常见
- 进行身体接触性运动是发病的危险因素
- 遗传对本病的影响不明显

尽管儿童时期的意外事故会导致牙齿缺失，但这几乎不成问题，只有恒牙缺失才会成为问题，因为乳牙最终会被恒牙所取代。男性更容易发生牙齿脱位，因为男性参加身体接触性运动的机会更多。前牙发生牙齿脱位的机会最多。如果你参加身体接触性运动，可以要求牙医为你做一个塑料的牙齿保护器，在运动时佩戴以保护牙齿。

▶ 治疗

牙冠与替代牙齿

如果一颗牙齿受损，但其牙根和牙体大部分组织健康，可以用人造牙冠对牙齿进行重建。人造牙冠就是一个牙齿形状的盖子，能够覆盖住天然牙。牙冠可以加强和保护牙齿，并且与相邻的牙齿颜色匹配。如果一颗或多颗牙齿缺失，可以有多种类型的人造牙代替缺失的牙齿。使用的替代牙齿（义齿）的类型主要取决于缺失牙齿的数量和患者本人的口腔健康情况。

牙冠

修复一个牙冠可能需要就诊2～3次。陶瓷冠通常用在口腔前部，用于口腔后部的牙冠材料包括强化陶瓷、复合材料、金属合金。

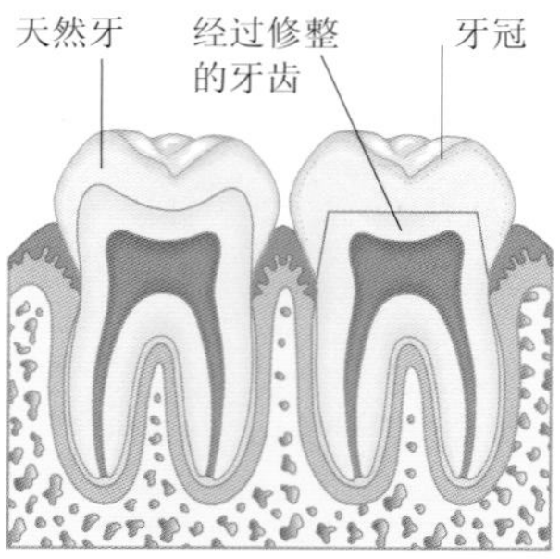

佩戴合适的牙冠

在对牙齿的形状进行修整并取印模后，在制作永久性牙冠的同时，需要制作一个符合修饰后牙齿形状的临时牙冠。最后将制作完成的永久冠粘在需要做牙冠的牙齿上。

替代牙齿

如果你有一颗或多颗牙齿缺失或被拔除，可以用下述3种不同类型的人造牙齿来替代：固定桥、种植牙和活动义齿。固定桥和种植牙可以永久性地固定、修复，但每次只能修复1～2颗牙齿。活动义齿可以随时摘戴，能够同时修复多颗缺失牙。

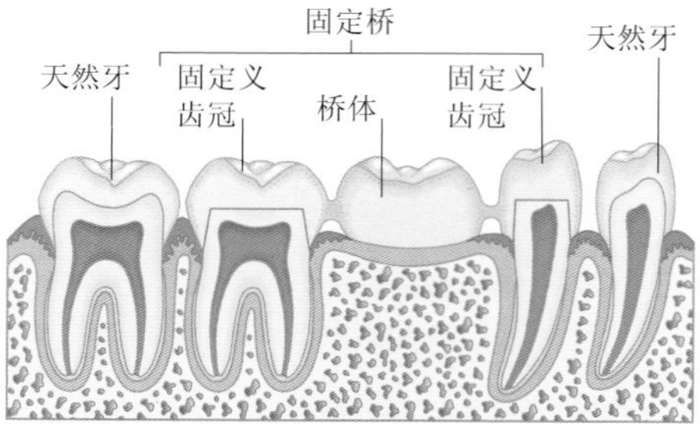

固定桥

固定桥是在缺隙两侧的牙齿（桥基）上安置牙冠，来支撑人造牙齿（桥体）。固定桥可以永久替代一颗或两颗牙齿。

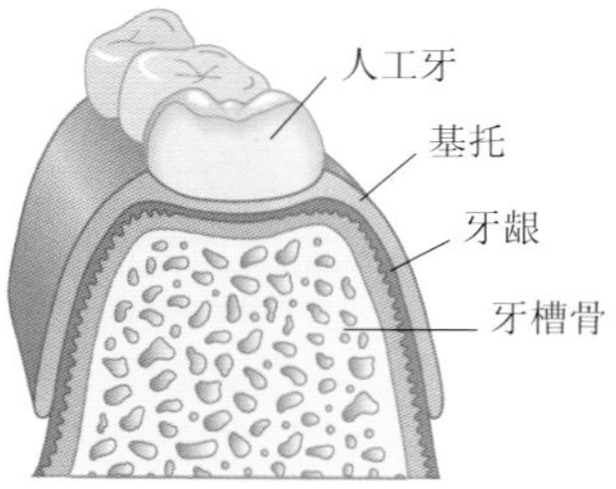

全口义齿的横断面

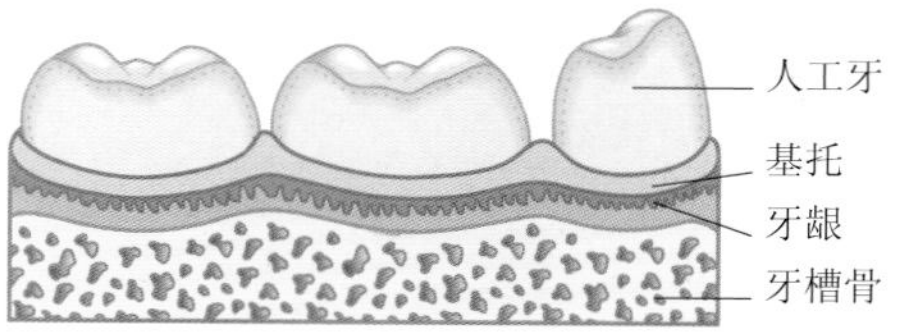

全口义齿的纵断面

义齿

活动义齿可以摘戴，并可以替代任何数量的牙齿。全口义齿靠安置在牙龈嵴上的基托固定；局部义齿可以通过牙卡环与剩余的天然牙固定在一起。

种植牙

种植牙是一种可以永久性替代单颗缺失牙的方法。在牙齿缺失的牙槽骨上钻一个孔，将钛种植体植入孔中。种植体必须在愈合4～6个月后，才能将人工牙连接到种植体上。

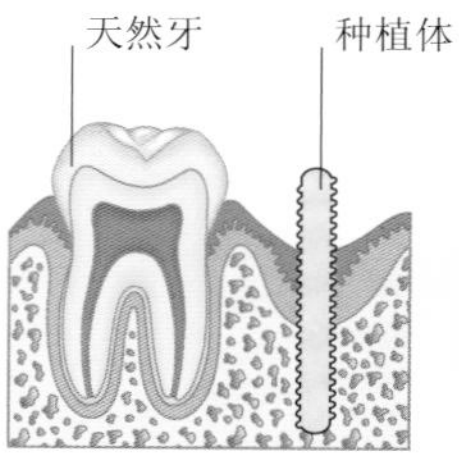

种植体的植入位置

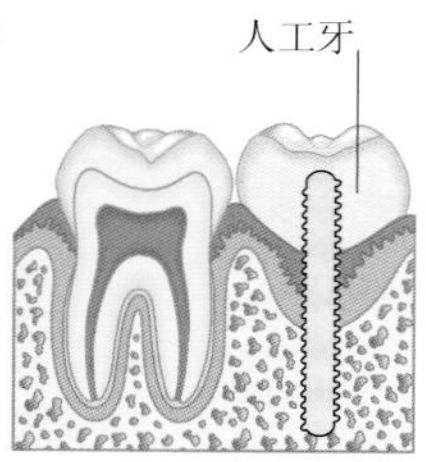

人工牙的位置

如果你的牙齿因为外伤而造成松动或脱位，你应该立即去急诊科或者牙科就医。如果你出现牙齿完全脱位，应避免用手触摸牙根部分。如果脱位的牙齿被污染，可以用牛奶或隐形眼镜清洗液冲洗，不要使用清水或者消毒液，而且要避免牙齿干燥。将清洗后的牙齿用力向后推，使其复位到牙槽窝，然后咬住一条干净的手绢尽快去看牙医。如果你自己无法将牙齿推回到牙槽窝，理想的情况是将牙齿含在嘴里（在无吞咽牙齿风险的前提下），因为口腔里的唾液可以保护牙齿；也可以将牙齿浸泡在牛奶或隐形眼镜清洗液中保存。如果牙齿受外力打击脱落后30分钟内能够复位，那么10位牙齿脱位的患者中有9人的牙齿可以重新自行附着在下颌骨上。

应该如何处理？

牙医给外伤牙复位，并将其他牙当做夹板固定牙齿10～14天。外伤牙完全脱位时常会造成牙髓坏死，因此在复位的过程中应同时进行根管治疗。

如果你出现了牙齿缺失，并有可能将牙齿吞下时，应该拍一张胸部X线片来确定牙齿没有误入气管或肺部。脱失或受损的牙齿可以使用人工牙来替代（见本页“牙冠与替代牙齿”）。

颞下颌关节紊乱病

下颌骨与颅骨之间的关节出现问题，造成头部或面部疼痛

- 女性更常见
- 精神压力是发病的危险因素
- 年龄和遗传对本病的影响不明显

颞下颌关节是连接下颌骨与颅骨的被称为颞骨部分的关节，这个关节可以使下颌骨向各方向运动，这样牙齿才能有效地切咬和咀嚼食物。在出现颞下颌关节紊乱时，控制关节的肌肉和韧带不能协调地配合，因此会引起关节疼痛。女性发生颞下颌关节紊乱病的概率比男性高三倍。

颞下颌关节紊乱病最常见的病因是咀嚼肌痉挛，通常是由于下颌骨咬合过紧或磨牙引起的，精神紧张会加重下颌咬合过紧和磨牙。咬合功能差（见386页“错𬌗畸形”）会对肌肉产生压力，也可能会导致颞下颌关节疾病，关节疾病可能是头颅、下颌或颈部损伤引起的关节错位。在罕见的情况下，关节炎（见220页）也可以引起颞下颌关节紊乱病。

有哪些症状？

如果你患上了颞下颌关节紊乱病，那么你可能会出现下列症状：

- 下颌部肌肉疼痛。
- 面部酸痛。
- 耳朵周围剧烈疼痛。

有些患者，可能在咀嚼或者打哈欠，嘴巴张得太大时感到疼痛，患者会出现张嘴困难、下颌绞索、开闭口时关节出现弹响等症状。

如何治疗？

首先牙医会为你拍摄口腔和颌骨的全景X线片，也可能会为你做特殊部位的X线检查或者关节的磁共振成像检查（见133页）。

颞下颌关节紊乱治疗的目的是去除肌肉痉挛、降低肌肉的张力及减轻疼痛。有许多措施你可以自己进行，包括用热的湿毛巾敷面部、按摩面部肌肉、只进食软食、夜间佩戴合适的牙垫防止咬牙或磨牙。服用止痛药物（见589页）如扑热息痛等，也会有帮助。如果咀嚼肌张力很高，医生会为你开肌肉松弛剂（见579页）；如果精神压力是主要病因，那么放松练习（见32页）有助于缓解压力。如果你需要调整咬合的话，牙医会推荐你佩戴一段时间的固定或可摘式矫治器（见387页“正畸治疗”）。

预后如何？

在4位患有颞下颌关节紊乱病的人中有3人的症状会在治疗3个月内减轻。但一部分症状没有改善的患者，可能需要做手术来修复颞下颌关节紊乱病。

牙龈疾病

牙龈在每个牙齿底部形成一层保护组织并覆盖部分颌骨。健康的牙龈在牙齿的牙冠周围形成严密的封闭层，保护牙冠下方的敏感组织免受细菌的感染。如果牙龈组织受损，牙齿就会失去支持、脱落。良好的口腔卫生习惯可以预防绝大多数的牙周疾病。

大多数成年人或多或少会受到牙龈疾病的困扰，如果不及时治疗牙齿就会脱落。良好的口腔卫生习惯是预防牙龈疾病所必需的。在常规的牙齿检查中，牙医和口腔保健员会在刷牙方式、如何使用牙线，以及基本的口腔保健知识方面对你进行指导。

首先我们将介绍不良的口腔卫生习惯引起的牙龈炎、牙周炎等牙龈疾病。牙齿清理不佳会导致牙菌斑（一种由食物残渣、唾液、细菌组成的沉积物）在牙齿表面积聚。不及时去除牙菌斑会引起牙龈炎症。一些严重的牙龈炎患者还会出现牙齿松动或牙齿伸长，这是因为牙周组织发炎与牙齿分离所致，也可能是因为牙龈退缩使牙根暴露后导致龋齿。本节的最后将介绍拔牙后牙槽窝的感染性疾病，即干槽症。

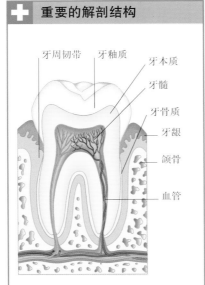

重要的解剖结构

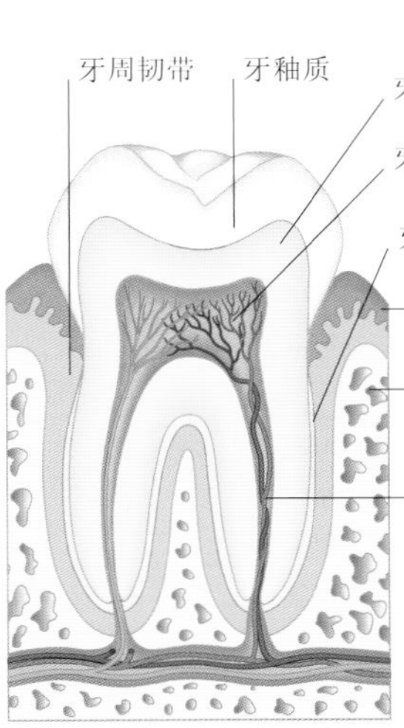

有关牙龈的结构和功能的更多信息，请参阅 381 ～ 382 页。

牙龈炎

牙龈的炎症性疾病，通常是由于口腔卫生差引起的

- 女性更常见
- 口腔卫生不良是发病的危险因素
- 年龄和遗传对本病的影响不明显

轻度的牙龈炎是一种很常见的疾病，在成年人中的发病率可达 90% 左右。健康的牙龈呈粉色或棕色，且质地坚韧。发生炎症时，牙龈会呈现紫红色，且变软、发亮，此时的牙龈容易出血，尤其在刷牙时。这种情况主要是由于牙菌斑（一种由食物残渣、唾液和细菌组成的沉积物）堆积在牙龈与牙齿的交界处造成的。牙菌斑会摄取唾液中的矿物质，变硬，形成众所周知的牙石。而牙石只能由牙医或口腔保健员进行清除。

服用一些药物会加重牙龈炎，如苯妥英钠（见 590 页“抗惊厥药物”）、免疫抑制剂（见 585 页）和一些降压药物（见 580 页）等。这些药物会引起牙龈增生，使牙菌斑的清除更加困难。一些避孕药也会加重牙龈炎的症状。由于怀孕期间激素水平发生显著变化，因此怀孕的妇女更容易发生牙龈炎。

急性坏死溃疡性龈炎（ANUG），又名战壕口炎，是一种罕见但极为严重的牙龈炎。发病者多为青少年和年轻成人。有时，这种疾病是由于慢性牙龈炎伴口腔正常菌群的异常增生而形成的。急性坏死溃疡龈炎多见于压力大的人群以及艾滋病患者（见 169 页“艾滋病病毒感染与艾滋病”）。

由哪些症状引起？

牙龈炎的症状通常是逐渐出现的，主要包括：

- 牙龈呈紫红色，且柔软、发亮、肿胀。
- 刷牙时牙龈极易出血。

如果牙龈炎不进行治疗，不仅牙龈受到感染，连接牙龈和牙齿的纤维也会受到破坏（见本页“牙周炎”）。这样，牙龈与牙齿间的牙周袋中就会聚集更多的牙菌斑和牙石，从而对牙齿产生更进一步的破坏。牙龈感染还会使支持牙齿的骨组织遭到破坏。牙龈发生退缩使牙根暴露，最终导致牙齿松动或脱落。

急性坏死溃疡性龈炎的症状通常在 1 ～ 2 天内出现，主要包括：

- 亮红色的牙龈被灰色的沉积物所覆盖。
- 牙龈的火山口样溃疡。
- 牙龈容易出血。
- 呼吸时口腔内有难闻的金属异味。
- 牙龈疼痛。

随着急性坏死溃疡性龈炎的发展，颈部淋巴结肿大，可能会引起发热。

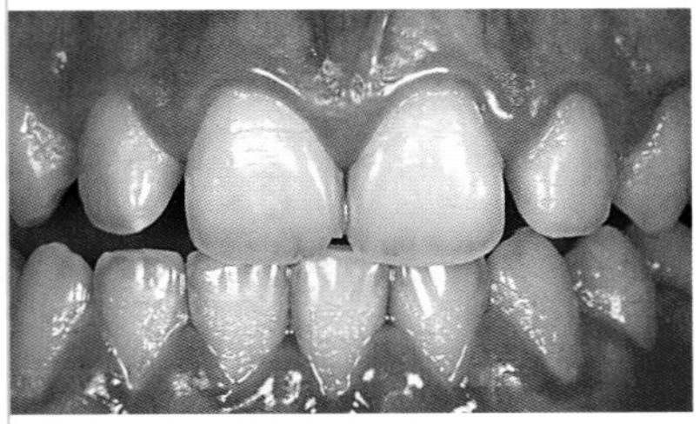

牙龈炎
牙龈缘附近的牙面上堆积牙菌斑引发牙龈炎，导致牙龈容易出血。

如何治疗？

如果你患有牙龈炎，牙医会对你的牙齿进行清理，刮去牙菌斑和牙石（硬的牙菌斑）。这种治疗包括使用超声洁治器来去除牙石，在有阻力的部位使用手动工具来去除牙石，然后将牙齿抛光。为了检测你的牙龈恢复情况，牙医需要对你进行定期的复查，他还会推荐你使用含有双氧水的漱口液，以防止牙菌斑的堆积。

如果你患有急性坏死溃疡性龈炎，牙医会为你仔细清理所有的牙齿，并开抗生素（见 572 页）和抗菌漱口水。如果需要的话，还会开止痛药物（见 589 页）。在牙齿被全面系统地刮治和清洁之后，牙龈会逐渐恢复正常。

你可以通过形成良好的口腔卫生习惯来防止牙龈炎的发生（见 384 页“保护你的牙齿和牙龈”）。

牙周炎

牙齿的支持组织发生的炎症

- 最常见于55岁以上的人群
- 在罕见的情况下遗传是主要病因
- 口腔卫生差和吸烟是发病的危险因素
- 性别对本病的影响不明显

许多 55 岁以上的人患有牙周炎，是引起牙齿脱落的主要原因。患有牙周炎的人，牙龈发生炎症，连接牙龈和牙齿的纤维（牙周组织）被破坏，牙齿出现松动，最终会脱落。牙周炎造成的破坏是不可逆的，但治疗和改善口腔卫生习惯可以防止进一步的炎症（见 384 页“保护你的牙齿和牙龈”）。有证据显示如果牙周炎不治疗的话，还会诱发心血管疾病。

由哪些原因引起？

牙周炎最常见的类型是慢性成人牙周炎，这种疾病通常是牙龈炎（见本页）的并发症，牙龈炎是由于口腔卫生差和/或吸烟引起的，如果不重视刷牙，牙菌斑（一种由食物残渣、唾液、细菌组成的沉积物）和牙石（硬化的牙菌斑）的不断堆积，不仅会引起牙龈炎症，而且还会使牙周组织发生炎症并逐渐被破坏。这样，牙龈与牙面之间形成的牙周袋里就会聚集更多的牙菌斑和牙石，导致炎症进一步加重和更多的组织破坏。炎症过程还能够引起支持牙齿的骨组织丢失，造成牙齿脱落。

由龋齿（见 384 页）引起的根尖周炎是另一种形式的牙周炎，往往由于口腔卫生较差引起。如果不对龋齿进行治疗，覆盖牙齿的坚硬的牙釉质和其下方的牙本质最终都会受到破坏，这样细菌就可以进入到牙髓（见 385 页“牙髓炎”）。

一些罕见的牙周疾病是遗传来的，例如青少年型牙周炎，发生在儿童和年轻人，通常很严重。

有哪些症状？

早期牙周炎可能没有症状，慢性牙周炎的症状有：

- 牙龈红肿、变软、光亮，容易出血，并可能会出现牙龈萎缩。
- 呼吸气味不良，并有令人不愉快的气味。
- 进食冷、热或甜的食物时牙齿疼痛。

在慢性牙周炎晚期可能会出现牙齿松动。

根尖周炎的症状包括：

- 特定部位的牙痛，尤其在咬东西时疼痛更严重。
- 牙齿松动。
- 上颌或下颌肿胀。

一些患者还会出现牙槽脓肿（见 385 页）。如果出现以上症状，请立即去就医。

应该如何处理？

牙医会检查你的牙齿和牙龈，并用一种特制的探针检查牙周袋的深度。医生还可能会为你拍摄 X 线片（见 383

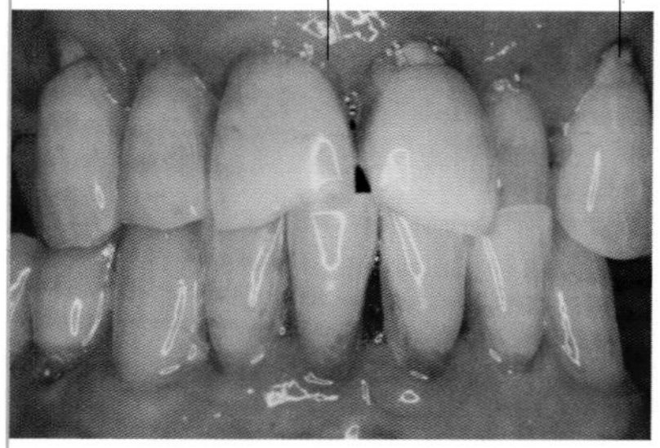

牙周炎
牙龈和对牙齿起保护作用的周围组织发生炎症，牙龈出血退缩，造成牙齿失去支持。这种情况称为牙周炎。

页“**牙科检查**”）来确定牙齿周围骨性支持的丧失程度。

慢性牙周炎的治疗方法就是去除牙齿表面的牙菌斑和牙石，这种治疗称为洗牙。有些患者则需要进行牙龈切除术（外科方法修剪牙龈）来缩小牙周袋的深度。必须去除牙周袋内病变的组织，以使健康的牙周组织附着于牙齿的表面。

手术后，医生会为你开抗菌漱口水，你应该规律使用这种漱口水。如果牙周炎严重，牙医会给你开一个疗程的抗生素（见 572 页），可能包括抗生素软膏或含抗生素的小丸。将这种抗生素小丸推入牙齿与牙龈之间的牙周袋深部，可以把松动的牙齿固定在其他牙齿上，使这些牙齿变稳固。

根尖周炎的治疗方法则是去除牙齿的细菌，并进行根管治疗（见 386 页）。无法挽救的牙齿则需拔除。

治疗后，牙医会建议你每天至少刷牙和使用牙线两次以上，以防止牙菌斑和牙石的进一步聚集。如果你吸烟的话，戒烟将有助于防止炎症的进一步发展。

预后如何？

如果你患有慢性牙周炎，改善口腔卫生状况和戒烟，有助于防止牙龈进一步退缩以及牙齿松动。这也能降低发生并发症的危险。根尖周炎则需要进行根管治疗。10 位牙周炎患者中，有 1 人是牙周炎的快速进展型，可导致 50 岁左右发生牙齿丢失。

牙龈退缩

牙龈从牙齿周围退缩，导致牙根部分暴露

- 最常见于55岁以上的人群
- 口腔卫生差、刷牙造成牙龈擦伤是发病的危险因素
- 性别和遗传对本病的影响不明显

健康的牙龈在牙冠和牙根间形成良好的封闭层。牙龈退缩是由于牙齿周围的牙槽骨和牙龈被损坏的结果。当牙龈退缩严重的时候，没有足够的牙槽骨和软组织能够支持牙齿。最终，牙齿会出现松动，在严重的情况下，牙医必须把牙齿拔掉。

如果牙根暴露出来，那么牙齿就可能会对热、冷或者甜的食物敏感。由于牙根比牙冠上的牙釉质软，因此牙根更容易发生龋损（见 384 页“**龋齿**”）。

由哪些原因引起？

严重的牙龈退缩通常是牙周炎（见 389 页）的症状之一。牙周炎通常是由于口腔卫生不良引起的，导致在牙颈部和牙龈之间形成牙菌斑（一种由食物残渣、唾液、细菌组成的沉积物）和牙石。

最终牙龈发炎、退缩，使牙根暴露。在牙龈缘处过度用力刷牙，尤其是使用硬毛牙刷横向刷牙都会引起牙龈退缩。

应该如何处理？

如果你的牙龈出现了退缩，那么改善口腔卫生（见 384 页“**保护你的牙齿和牙龈**”）并且戒烟，可以防止牙龈进一步退缩。

牙医可能会通过使用一种称为洗牙的方法，去除你牙齿表面的牙菌斑和牙石。洗牙可以帮助你防止牙龈进一步退缩。牙医还会教你使用牙刷和牙线的技巧，避免进一步损害已经暴露的牙根。牙医还可能建议你使用脱敏牙膏或者含氟漱口水，这将减少患龋齿的风险。

如果你的牙齿很敏感，那么牙医可能会使用脱敏剂，或者具有黏附力的材料来充填牙齿。在很罕见的情况下，可以使用有助于覆盖暴露牙根的移植技术。如果是因牙龈退缩严重引起的牙齿松动，有时可以把这些松动的牙齿固定在那些牢固地根植于颌骨里的牙齿上。

牙龈增生

由于多种原因引起的牙龈肥大和肿胀

- 口腔卫生差是发病的危险因素
- 年龄、性别和遗传对本病的影响不明显

牙龈肥大且肿胀，称为牙龈增生，最常见的是由牙龈炎（见 389 页）引起的。这种情况的原因通常是口腔卫生差，口腔卫生差可以造成牙菌斑（一种由食物残渣、唾液、细菌组成的沉积物）和牙石在牙龈和牙齿的交界处聚集。牙龈发生炎症，而且容易出血，尤其是刷牙时更容易出血。

牙龈增生也可以由一些药物的副作用引起，如降压药物（见 580 页）、抗惊厥药物（见 590 页）和一些免疫抑制剂（见 585 页）。怀孕期间，一些激素水平的变化也会引起牙龈增生。其他少见的引起牙龈增生的原因包括急性白血病（见 276 页）和维生素 C 缺乏症引起的坏血病。

医生通过清除牙菌斑来治疗牙龈增生，并建议你规律刷牙和使用牙线（见 384 页“**保护你的牙齿和牙龈**”）。有些患者的牙龈增生可以通过外科手术去除。如果是由于服用某些药物引起的牙龈增生，可以换用其他药物。如果引起牙龈增生的潜在疾病是可以治疗的，如急性白血病，经过对原发病的治疗，牙龈增生可能会有所改善。由于怀孕导致的牙龈增生，在分娩后随着激素水平的恢复而消失。

干槽症

拔牙后，因牙槽窝炎症导致的创面不能愈合

- 吸烟和口服避孕药是发病的危险因素
- 年龄、性别和遗传对本病的影响不明显

牙齿在拔除后，牙槽窝内充满了血液，这些血液凝结成血块，有助于牙槽窝的正常愈合。如果因为某些原因，如过度用力漱口、感染导致血凝块脱落，那么牙槽窝内壁的骨板就会发炎，这种情况称为干槽症或拔牙术后牙槽炎。在每 25 例拔牙术后就会发生 1 例干槽症，常见于下颌复杂的磨牙拔除术后，这种情况也更多见于吸烟者和口服避孕药的女性。

干槽症的症状包括：在拔牙 2～4 天后，有放射到耳后的剧烈的搏动性疼痛、口内有难闻的气味，以及呼吸时气味不佳。牙槽窝只有部分能够愈合，偶尔会在牙槽窝里出现小块的碎骨片。

应该如何处理？

拔牙后牙医会为你开抗生素（见 572 页），抗生素有助于防止牙槽窝感染。如果数天后牙槽窝没有愈合或者你仍然感觉疼痛，你应该尽快去就医。在等待预约期间，你可以服用非处方止痛药物（见 589 页），如扑热息痛来缓解疼痛。

牙医为了治疗干槽症，最初会用温盐水或者稀释的消毒液清洗牙槽窝。然后牙医会在牙槽窝里填放抗菌涂剂，在牙槽窝开始愈合前的每 2～3 天重复一次上述治疗。牙医还会建议你在家里用温盐水漱口来减轻炎症。牙槽窝会在几天之内开始愈合，在几周内会完全愈合。

消化系统

消化系统把食物分解为可被人体细胞吸收的简单的化合物，同时排出剩余的废物。通过消化道的肌肉收缩，推动食物向前蠕动，消化道是一个长的管状结构，从口腔一直到肛门。消化过程开始于口腔，在口腔里唾液湿润并溶解食物，牙齿的咀嚼和舌的运动能够分解大的食物颗粒，当营养物质（食物中的有用部分）被吸收入血液，并将废物从肛门排出后，整个消化过程就结束了。机体利用营养物质来产生能量、利用营养物质生长，并进行组织修复。

本章包括如下内容

消化系统由一段长的、弯曲的、从口腔延伸到肛门的肌性管道，以及数个其他消化器官组成，这些相关的消化器官包括唾液腺、肝脏、胆和胰腺。消化管道由一系列中空器官组成，包括胃、小肠和大肠。

消化系统的功能是摄取并分解食物，吸收其中的有用成分或营养物质，并将剩余的废物以粪便的形式排出。食物需要经过数小时才能通过消化道。但是，食道和胃可以使我们在短时间内吞食大量食物，然后再慢慢消化。一般来说，在人的一生中，消化系统加工、处理近30000千克的食物。消化系统可以处理多种食物，从典型的以肉食为主的西方饮食，到以米饭和鱼为主的日式饮食。

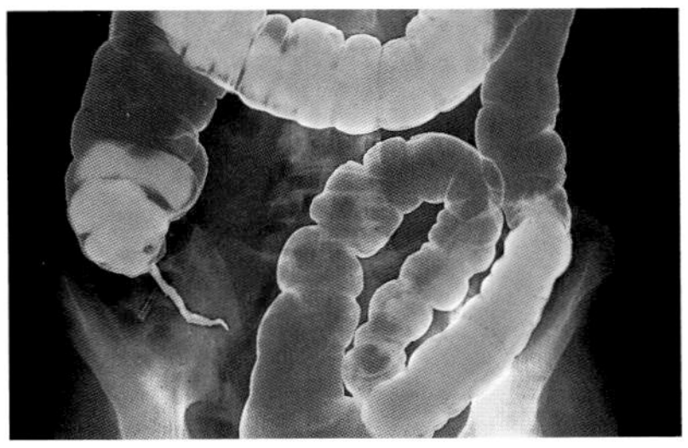

结肠
结肠是一个大约1.3米长的管状结构，是大肠的主要组成部分。

食物分解

大部分食物的分子较大，不能直接通过细胞膜，因此食物必须经过分解才能被吸收。消化系统的器官可以分泌包含酶（加速化学反应的蛋白）和酸的消化液来帮助把大分子物质转化为可吸收的小分子物质。

咀嚼通过物理方式把食物分解为小颗粒，为酶提供一个大的作用表面。食物在胃里与消化液一起搅拌，形成食糜，食糜是一种半流质混合物。

吸收

当食物到达小肠末端时，绝大部分的大分子营养物质已被分解为较小的分子。这些小分子营养物质，通过在小肠壁上呈指状凸起的小肠绒毛的微细小孔被吸收入血。血液将营养物质运输到肝脏，然后再运送到身体的每个细胞。食物中难以消化的物质进入大肠。剩余的食物以粪便的形式，从肛门排出体外之前，一些水分在大肠中被吸收。

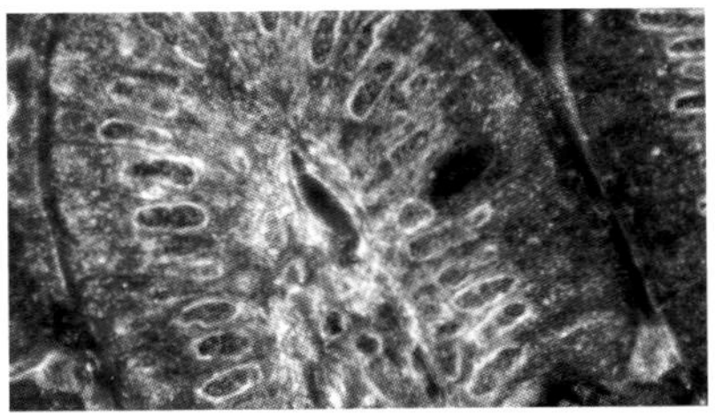

绒毛
小肠绒毛是附着在小肠壁上的微小的指状凸起。

消化道的调节

神经系统和内分泌系统协同作用，以保证消化液在恰当的时机，在消化道的不同部位分泌。例如，当食物进入胃或小肠时，局部腺体就会释放激素来激活消化液的分泌。神经系统和内分泌系统还能控制消化道管壁肌肉的运动。

过程

饥饿与食欲

我们饮食的数量和次数是由饥饿和食欲共同决定的。当身体需要食物或者到了规律的用餐时间时，神经系统和内分泌系统就会引起胃的收缩，产生饥饿感。食欲是一种由于口腔和胃分泌消化液而引起的一种愉快的感觉。

刺激饥饿感和食欲
机体对食物的需要或者规律的用餐时间会激发饥饿感。预期的食物会刺激食欲。饥饿感和食欲会共同触发进食的欲望。

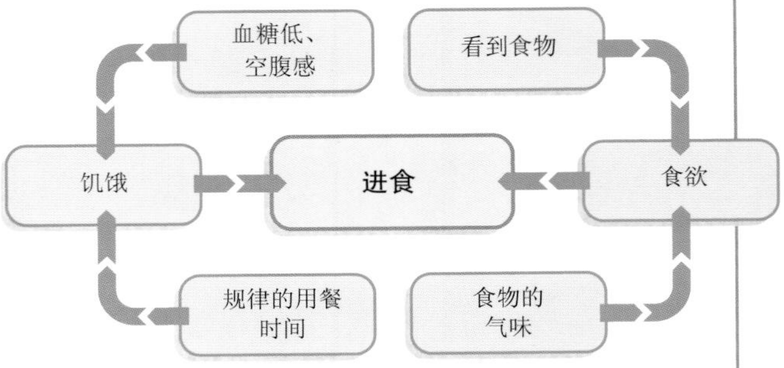

结构和功能

消化系统

消化系统由消化道及其相关器官组成。消化道是一个长约 7 米的管状结构，食物经过消化道并在其中被消化。消化道由口腔、咽（嗓子）、食道、胃、小肠、大肠和肛门组成。与消化道相关的器官包括 3 对唾液腺、肝脏、胰腺和胆囊。

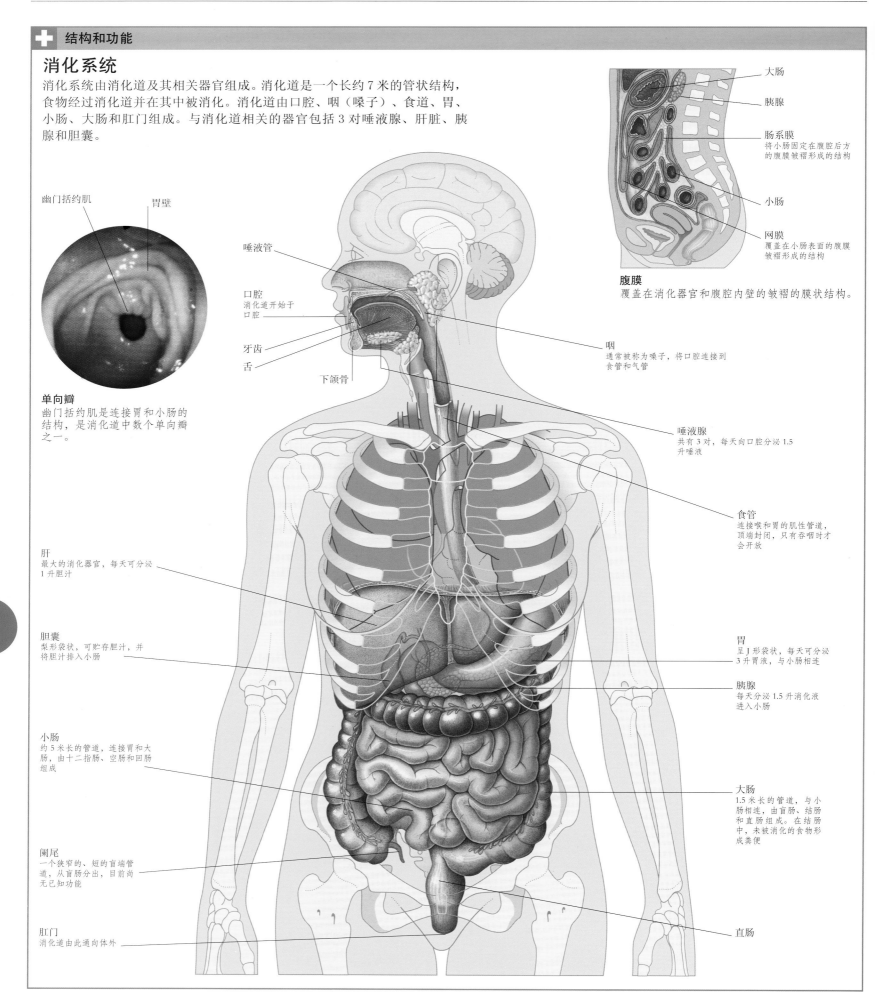

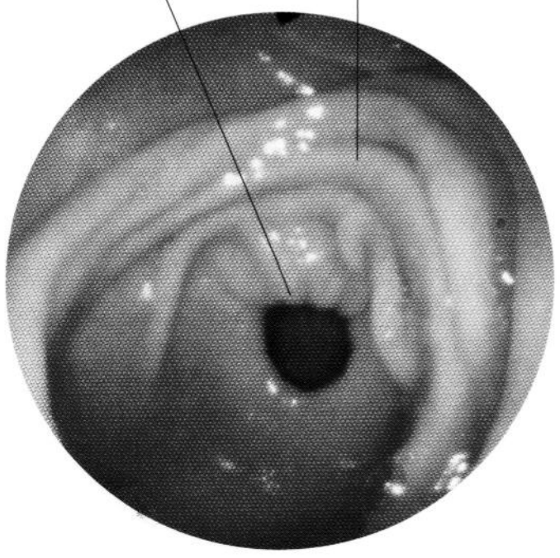

幽门括约肌
胃壁

单向瓣

幽门括约肌是连接胃和小肠的结构，是消化道中数个单向瓣之一。

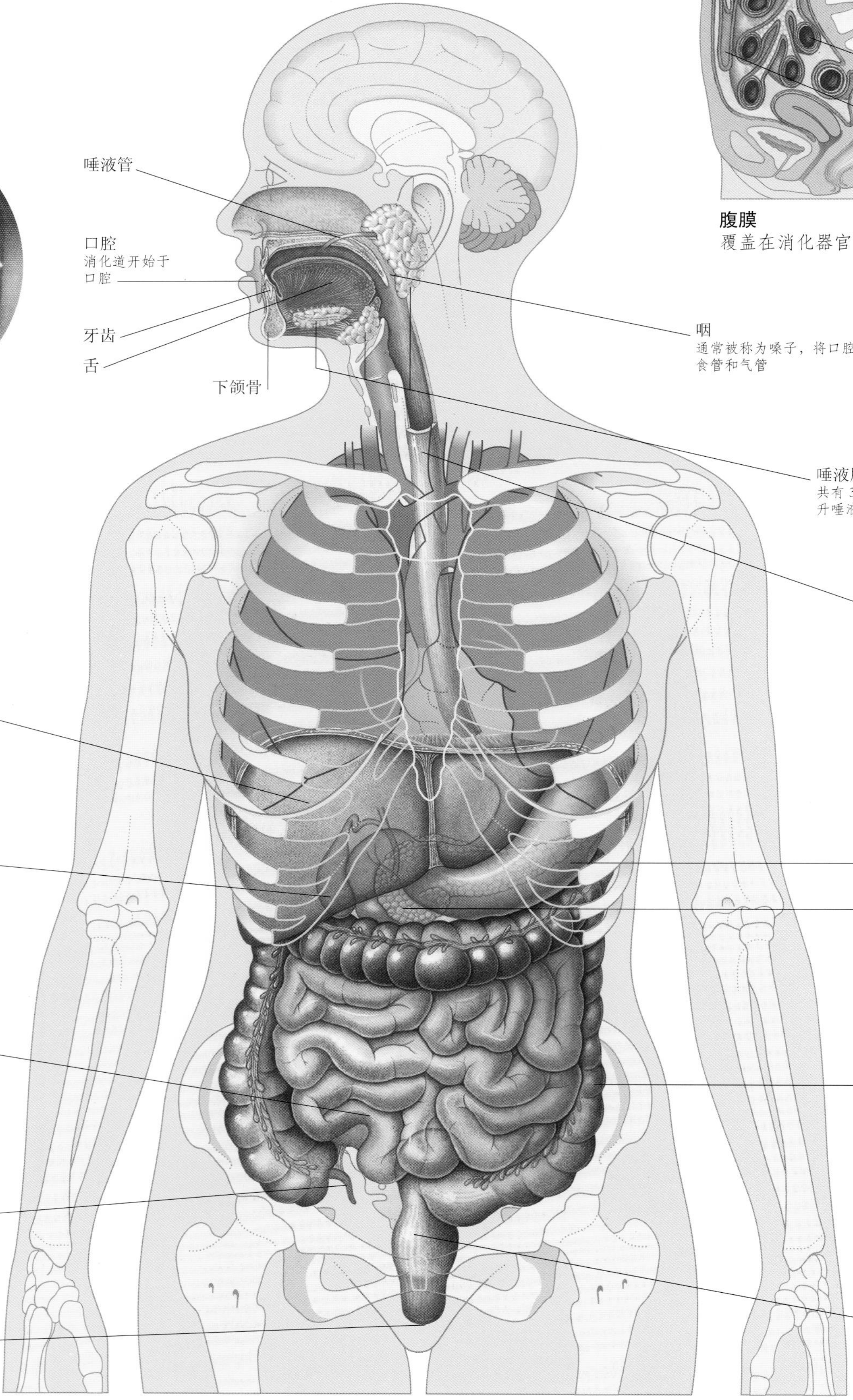

唾液管
口腔
消化道开始于口腔
牙齿
舌
下颌骨
咽
通常被称为嗓子，将口腔连接到食管和气管
唾液腺
共有 3 对，每天向口腔分泌 1.5 升唾液
食管
连接喉和胃的肌性管道，顶端封闭，只有吞咽时才会开放
肝
最大的消化器官，每天可分泌 1 升胆汁
胆囊
梨形袋状，可贮存胆汁，并将胆汁排入小肠
胃
呈 J 形袋状，每天可分泌 3 升胃液，与小肠相连
胰腺
每天分泌 1.5 升消化液进入小肠
小肠
约 5 米长的管道，连接胃和大肠，由十二指肠、空肠和回肠组成
大肠
1.5 米长的管道，与小肠相连，由盲肠、结肠和直肠组成。在结肠中，未被消化的食物形成粪便
阑尾
一个狭窄的、短的盲端管道，从盲肠分出，目前尚无已知功能
直肠
肛门
消化道由此通向体外

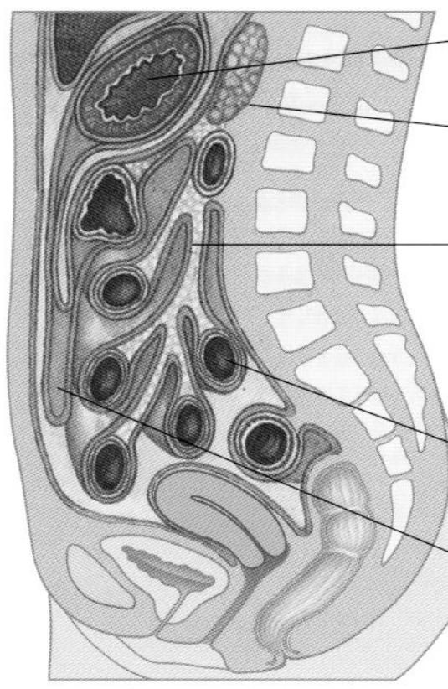

大肠
胰腺
肠系膜
将小肠固定在腹腔后方的腹膜皱褶形成的结构
小肠
网膜
覆盖在小肠表面的腹膜皱褶形成的结构

腹膜

覆盖在消化器官和腹腔内壁的皱褶的膜状结构。

结构和功能

消化道

消化道由一系列中空器官——口腔、食道、胃、小肠、大肠和肛门组成，这些中空器官顺序连接，形成一个长的肌性管道。消化道肌壁的节律性收缩，使食物沿着消化道被推进（见394页“蠕动”），同时将食物分解并与消化液充分混合。肠道肌肉的活动受到一个广泛分布在肠道内的神经网络的控制。肠道内有数个肌肉瓣，可以控制食物的通过，防止食物倒流。

口

舌、牙齿和唾液的协调作用，启动消化过程并帮助吞咽。牙齿切割并磨碎食物，增加唾液与消化酶作用的表面积。唾液可以软化食物，有助于舌头把食物塑造成食团，以便于吞咽。

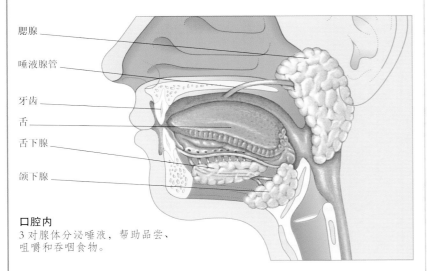

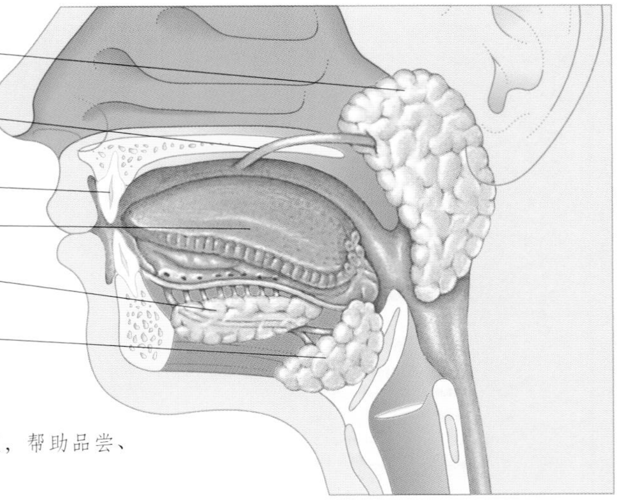

口腔内
3对腺体分泌唾液，帮助品尝、咀嚼和吞咽食物。

功能

吞咽

当我们用舌把食团推入食道时，即开始了吞咽过程。吞咽过程触发了两个不随意动作：软腭（位于口腔顶部的后半部，由结缔组织和肌肉构成）上升封闭鼻腔通道；会厌（帽舌状软骨）向下倾斜封闭气管。

1 通常情况下，软腭和会厌的位置允许空气经由鼻腔进入气管。

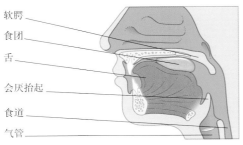

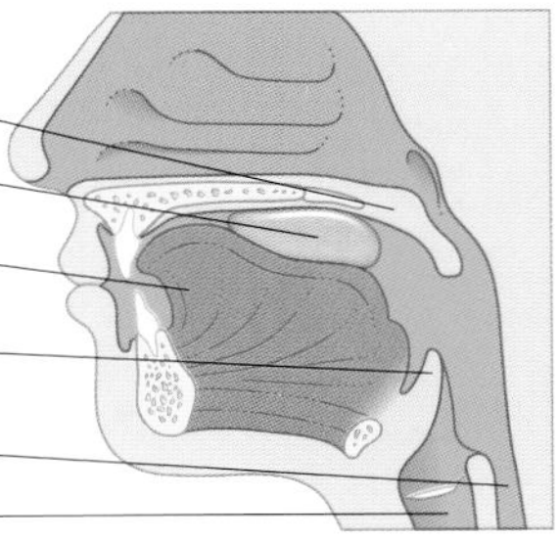

2 吞咽时，会厌下降封闭气管，软腭上抬封闭鼻腔，食团进入食道。

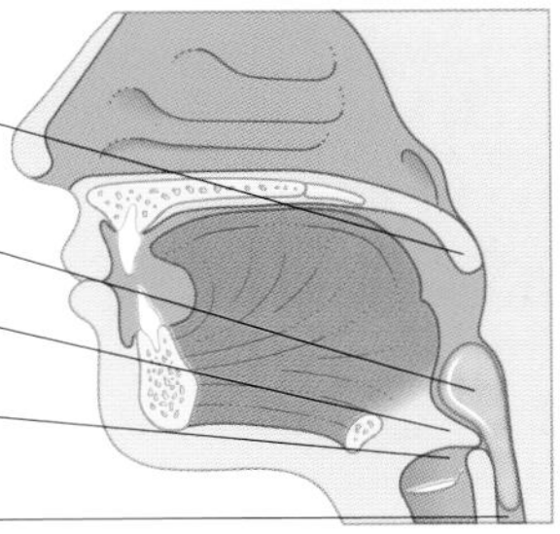

食道和胃

咽部向下与食道相连，食道是一个肌肉管道，可以将食物向胃的方向蠕动。在胃内，将固体食物搅拌成浆，并与胃液充分混合成为食糜，这个过程大概需要5个小时，之后这些食糜被运送至小肠。液体食物从嘴部到进入小肠大约需要几分钟。

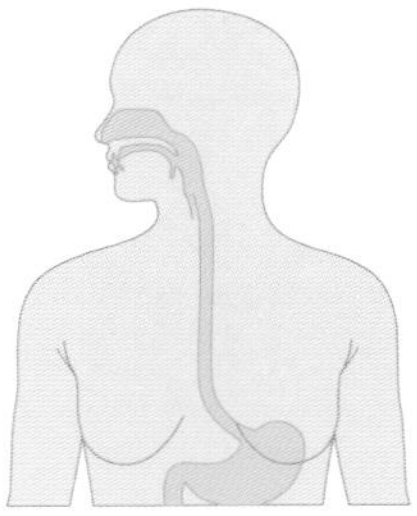

位置

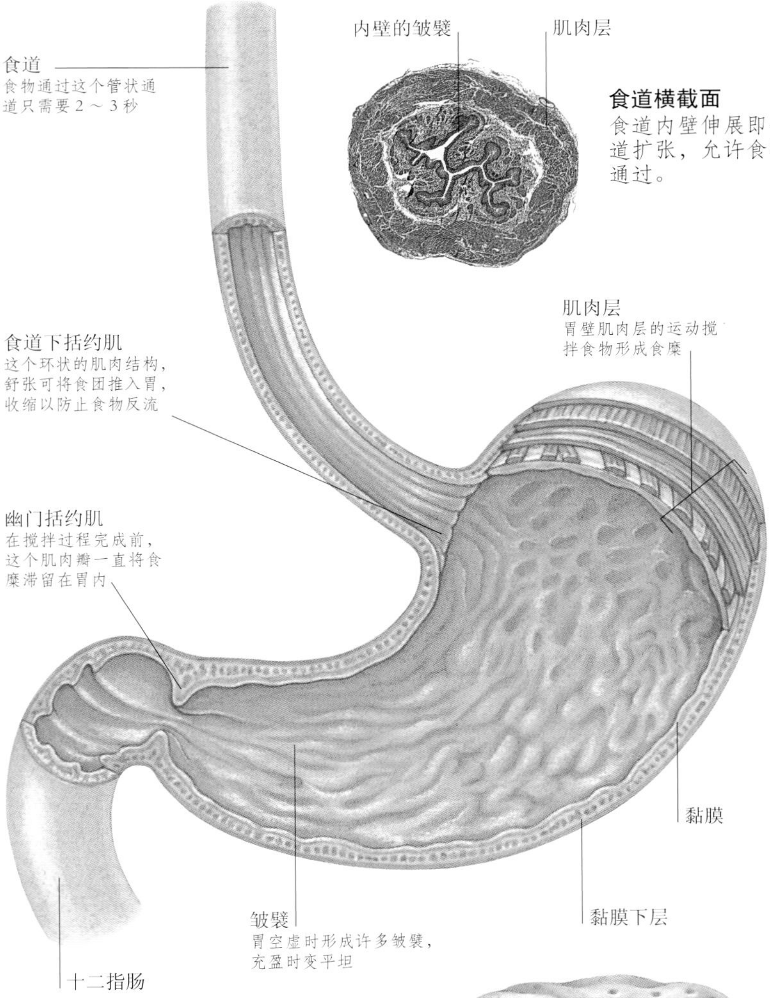

食道横截面
食道内壁伸展即食道扩张，允许食物通过。

胃壁的截面
胃的内表面覆盖一层黏膜，可分泌黏液，保护胃壁不被自我消化。

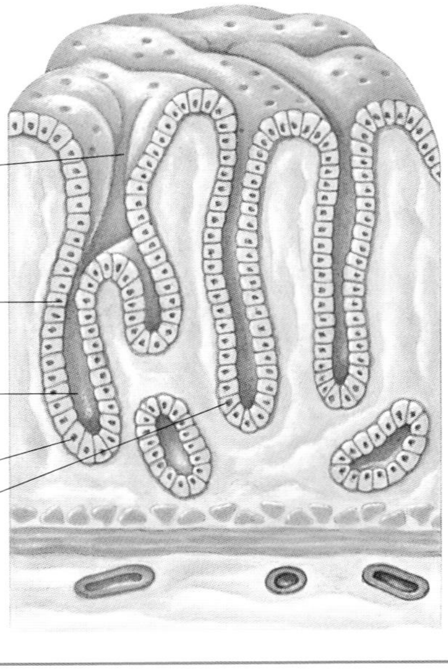

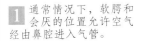

结构和功能

消化道（续）

小肠和大肠

肠道是消化道最长的一段，约6.5米长。小肠由十二指肠、空肠、回肠组成。在小肠中，食物与消化液充分混合，营养物质和水在小肠被吸收入血。大肠可分为盲肠、结肠和直肠，粪便形成后由肛门排出。

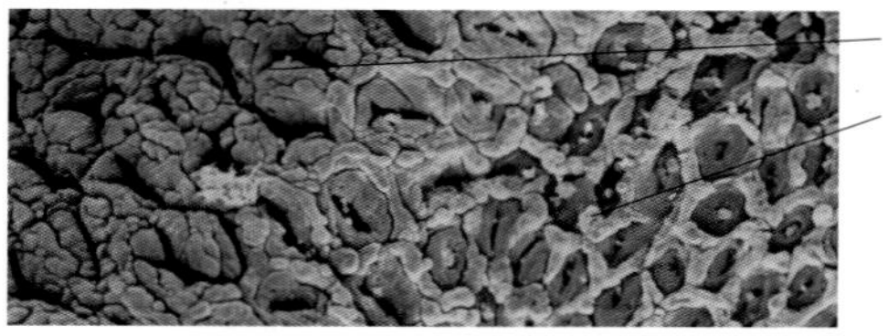

小肠内壁
大肠内壁

肠道交界处
小肠折叠的内壁，有利于营养物质的吸收；而大肠的内壁则较平整。

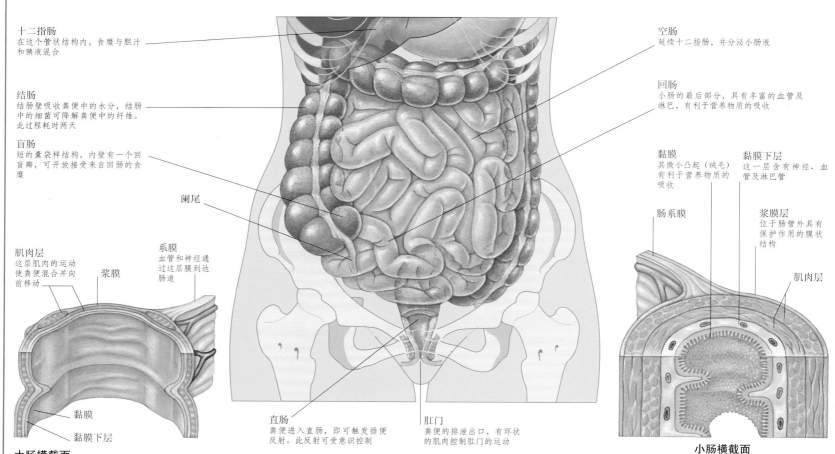

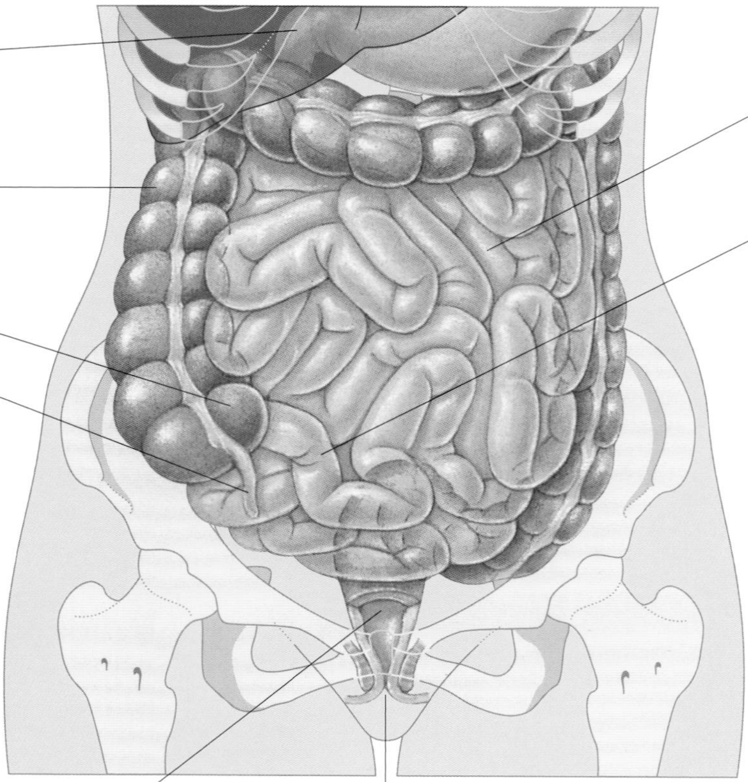

在这个管状结构内，食糜与胆汁和胰液混合

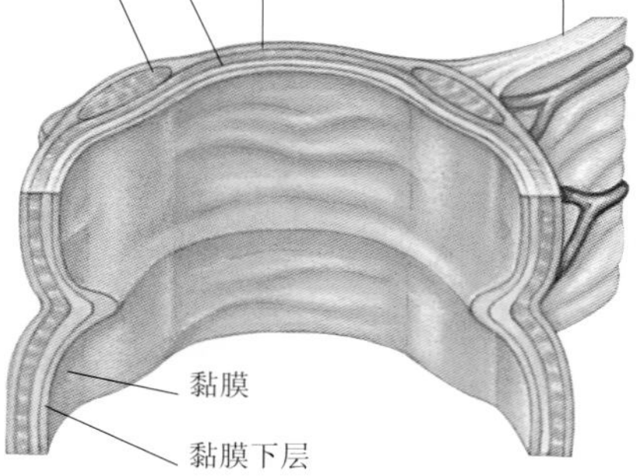

这层肌肉的运动使粪便混合并向前移动
浆膜
系膜
血管和神经通过这层膜到达肠道

黏膜下层

大肠横截面
大肠的管径比小肠的粗，大肠壁的肌肉层不如小肠的发达。

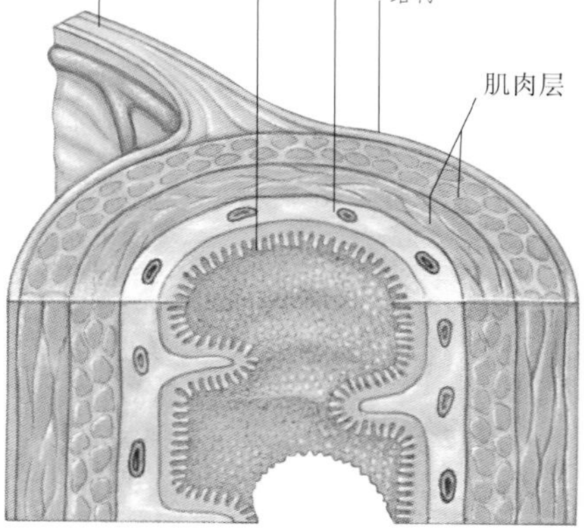

其微小凸起（绒毛）有利于营养物质的吸收
黏膜下层
这一层含有神经、血管及淋巴管
肠系膜
浆膜层
位于肠管外具有保护作用的膜状结构

小肠横截面

功能

蠕动

肠管肌肉通过系列收缩即蠕动，将食物沿消化道向前推进。肠道壁的肌肉收缩挤压食物，将其推送到消化道的下一段，此段管壁肌肉放松。消化道肌肉其他形式的运动，表现为在胃中进行的食物搅拌以及在结肠中粪便的形成。

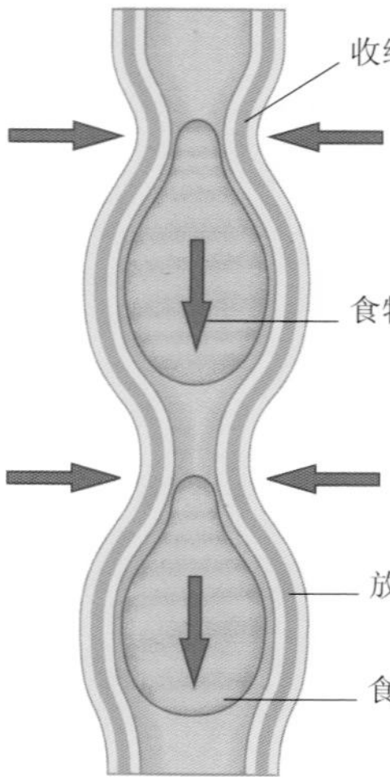

收缩的肌肉
食物的运送方向
放松的肌肉
食团

蠕动波
消化道的肌肉以一种称为蠕动波的动作方式，将食物持续向前推。

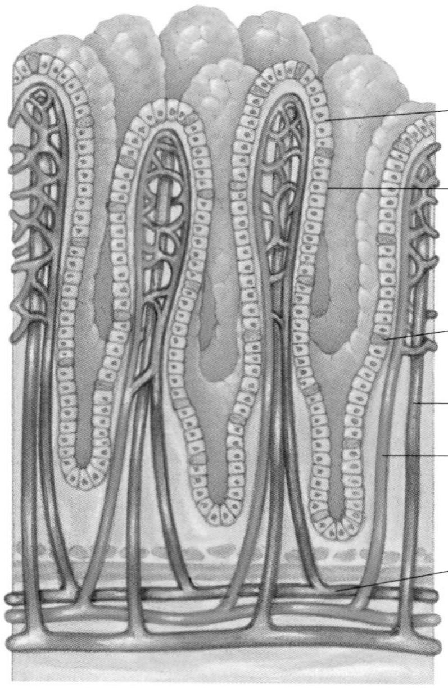

产酶细胞
这些细胞排列在空肠绒毛上

每个绒毛都覆盖有数百个称为微绒毛结构的凸起
产生黏液的细胞
淋巴管
这些管状结构转运脂肪的消化产物
动脉
静脉
吸收的营养物质经静脉运至全身

小肠壁截面

结肠壁吸收粪便中的水分，结肠中的细菌可降解粪便中的纤维。此过程耗时两天

短的囊袋样结构，内壁有一个回盲瓣，可开放接受来自回肠的食糜
阑尾

延续十二指肠，并分泌小肠液

小肠的最后部分，具有丰富的血管及淋巴，有利于营养物质的吸收

粪便进入直肠，即可触发排便反射。此反射可受意识控制

粪便的排泄出口，有环状的肌肉控制肛门的运动

小肠绒毛
小肠内表面的黏膜有成千上万个指状凸起，称为小肠绒毛，每个绒毛细胞表面又被更小的微绒毛的凸起所覆盖。这些叶子样结构形成一个像网球场一样大小的表面积，有利于营养物质的吸收。

结构

肝脏、胆囊和胰腺

肝脏、胆囊、胰腺都是通过分泌消化液，分解食物分子来参与消化过程的。肝脏合成绿色的消化液，称为胆汁，胆汁储存在囊状的胆囊里。胰腺分泌作用强大的消化液——胰液。当食物从胃到达十二指肠时，十二指肠内膜释放激素，刺激胆囊和胰腺分别释放胆汁和胰液。

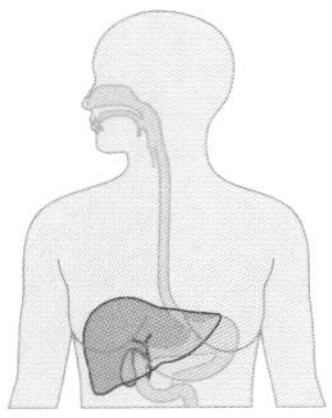

位置

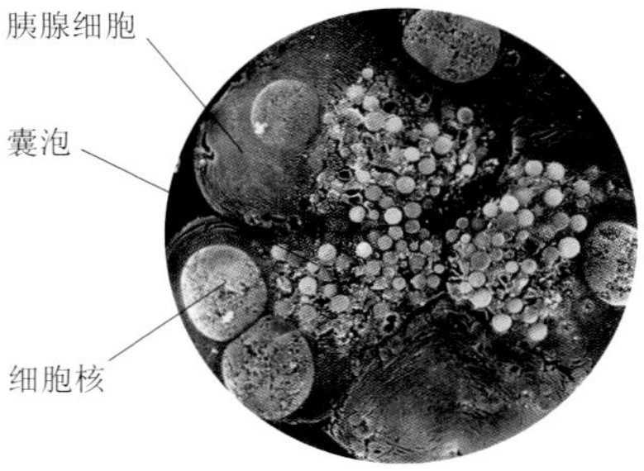

细胞核

胰酶
这张放大的图片显示了胰腺细胞中含有胰酶的囊泡。

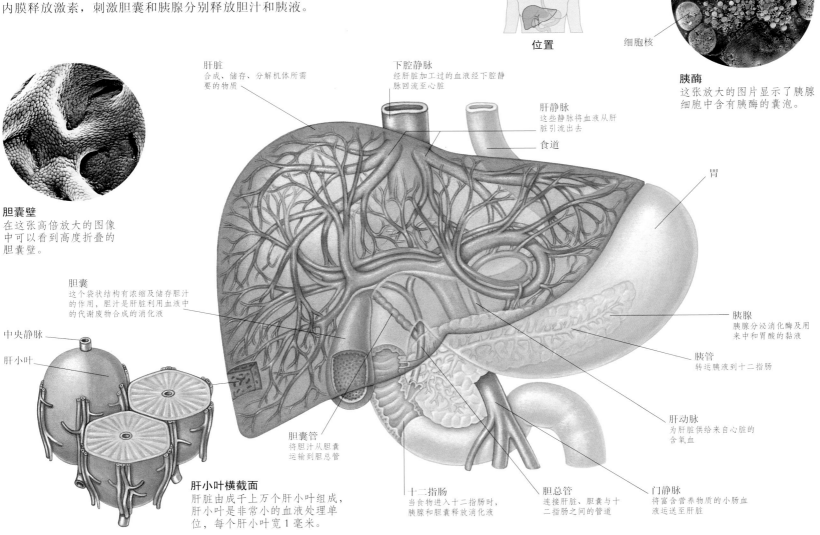

胆囊壁
在这张高倍放大的图像中可以看到高度折叠的胆囊壁。

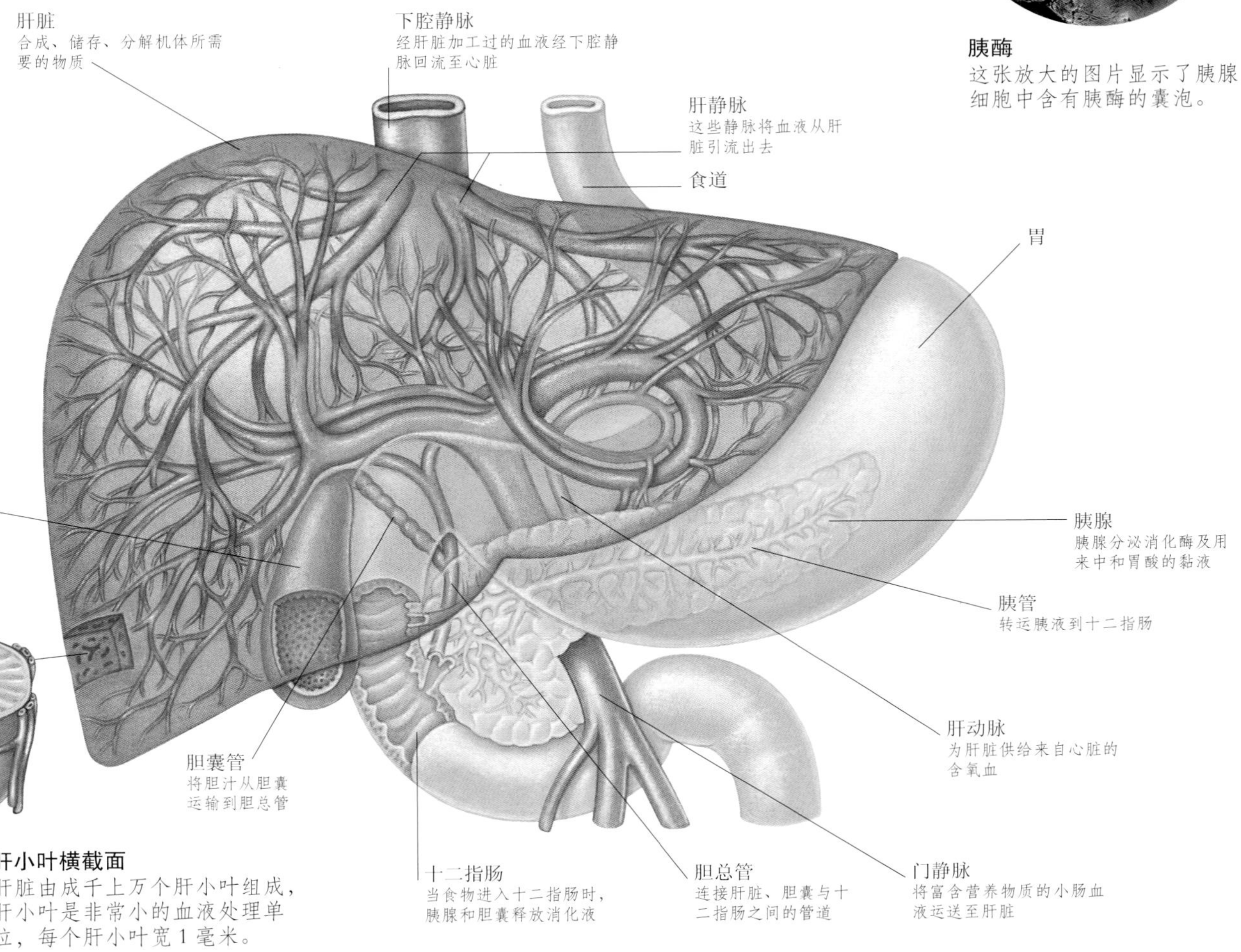

合成、储存、分解机体所需要的物质
下腔静脉
经肝脏加工过的血液经下腔静脉回流至心脏
肝静脉
这些静脉将血液从肝脏引流出去
食道

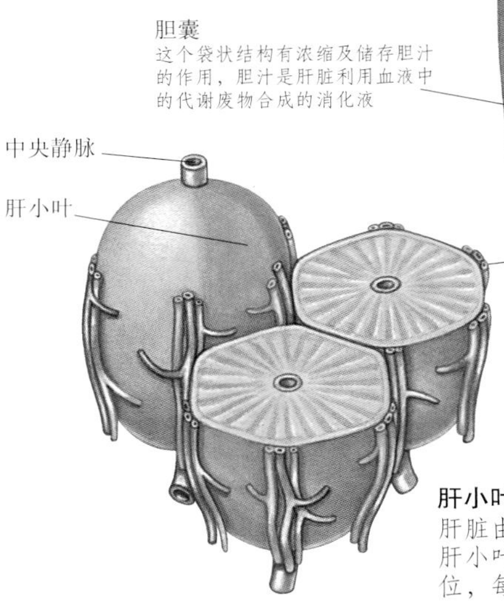

将富含营养物质的小肠血液运送至肝脏

肝小叶横截面
肝脏由成千上万个肝小叶组成，肝小叶是非常小的血液处理单位，每个肝小叶宽1毫米。

肝脏的功能

肝脏是机体的化工厂，可以把分子转化成机体需要的更简单或更复杂的形式。例如，营养物质经肝脏加工后，储存在肝脏或分布至全身；而有毒物质如酒精，则被分解为毒性较小的物质。肝脏还可以合成胆汁。

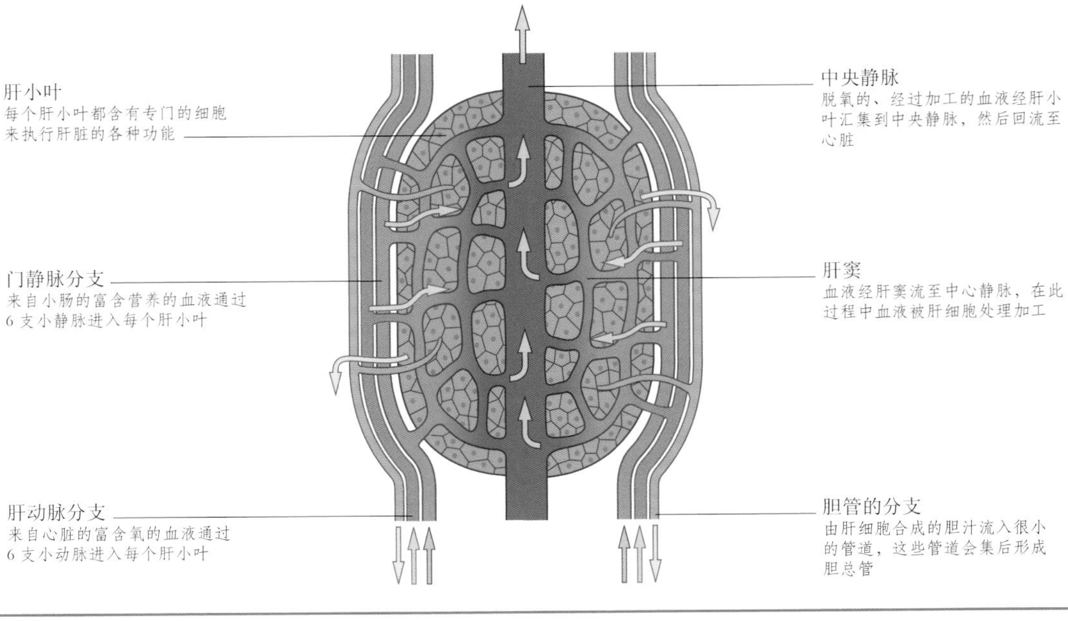

这个袋状结构有浓缩及储存胆汁的作用，胆汁是肝脏利用血液中的代谢废物合成的消化液

胰腺分泌消化酶及用来中和胃酸的黏液
胰管
转运胰液到十二指肠

为肝脏供给来自心脏的含氧血
胆囊管
将胆汁从胆囊运输到胆总管

当食物进入十二指肠时，胰腺和胆囊释放消化液
胆总管
连接肝脏、胆囊与十二指肠之间的管道

每个肝小叶都含有专门的细胞来执行肝脏的各种功能

脱氧的、经过加工的血液经肝小叶汇集到中央静脉，然后回流至心脏
门静脉分支
来自小肠的富含营养的血液通过6支小静脉进入每个肝小叶
肝窦
血液经肝窦流至中心静脉，在此过程中血液被肝细胞处理加工
肝动脉分支
来自心脏的富含氧的血液通过6支小动脉进入每个肝小叶

由肝细胞合成的胆汁流入很小的管道，这些管道会集后形成胆总管

肝小叶的内部结构
门静脉、肝动脉和胆管的分支包绕着每一个肝小叶。每个肝小叶有一个中央静脉将血液运送至心脏。

过程

化学分解过程

食物主要含有水及 3 种主要的营养物质——蛋白质、碳水化合物和脂肪，这是人体存活所必需的。在这些营养物质可以被利用之前，其大分子必须被消化系统分解成机体可以吸收的小分子物质。吸收主要发生在小肠（十二指肠、空肠、回肠）和结肠。维生素和矿物质也是身体必需的营养物质，这些物质由非常小的，不需分解就能直接吸收的分子组成。

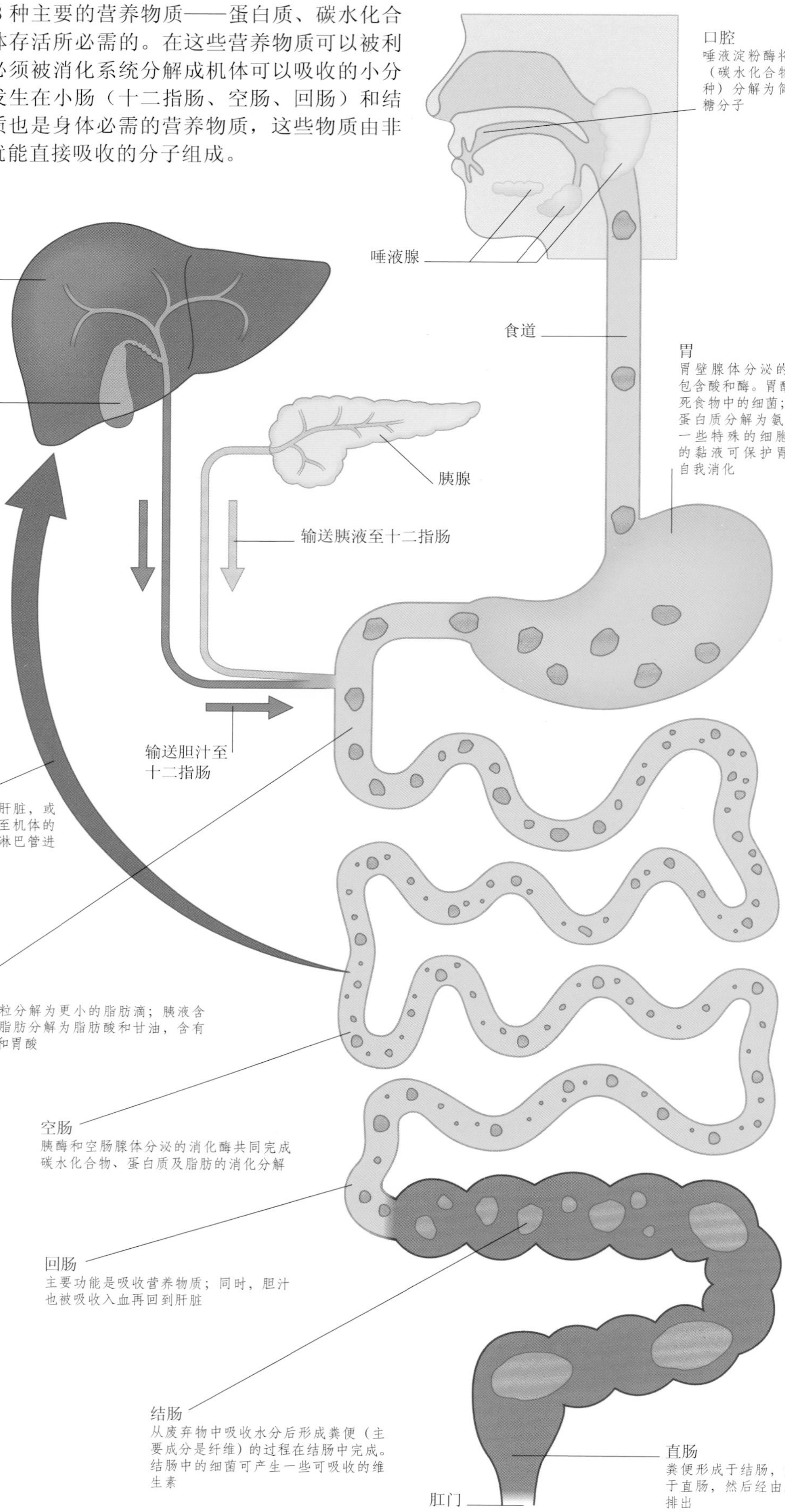
口腔
唾液淀粉酶将淀粉（碳水化合物的一种）分解为简单的糖分子
唾液腺
肝脏（产生胆汁）
食道
胃
胃壁腺体分泌的胃液包含酸和酶。胃酸可杀死食物中的细菌；酶使蛋白质分解为氨基酸。一些特殊的细胞分泌的黏液可保护胃不被自我消化
胆囊（储存胆汁）
胰腺
输送胰液至十二指肠
输送胆汁至十二指肠
营养物质被运送至肝脏
吸收的营养物质被血液转运至肝脏，或被加工，或被储存，或被分布至机体的其他部位。部分脂肪分子通过淋巴管进入血液
十二指肠
胆汁可使脂肪颗粒分解为更小的脂肪滴；胰液含有脂肪酶，可将脂肪分解为脂肪酸和甘油，含有的碳酸氢钠可中和胃酸
空肠
胰酶和空肠腺体分泌的消化酶共同完成碳水化合物、蛋白质及脂肪的消化分解
回肠
主要功能是吸收营养物质；同时，胆汁也被吸收入血再回到肝脏
结肠
从废弃物中吸收水分后形成粪便（主要成分是纤维）的过程在结肠中完成。结肠中的细菌可产生一些可吸收的维生素
直肠
粪便形成于结肠，贮集于直肠，然后经由肛门排出
肛门

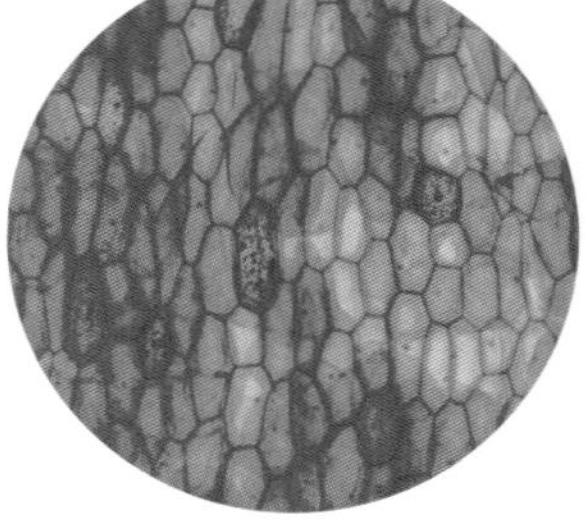

不能被消化的纤维
这张放大的图片显示了纤维细胞，这是一种不能被消化的植物物质，是日常饮食中的重要组成部分。纤维可以增加粪便的体积，帮助粪便保持一些水分，使粪便更容易排出体外。

消化酶

食物分子太大以至于无法穿过消化道壁进入血液和淋巴管，因此必须将食物分子分解成小一些的分子。消化酶可以将蛋白质分解为氨基酸，将脂肪分解为脂肪酸和甘油，将淀粉（一种复杂的碳水化合物）分解为单糖。

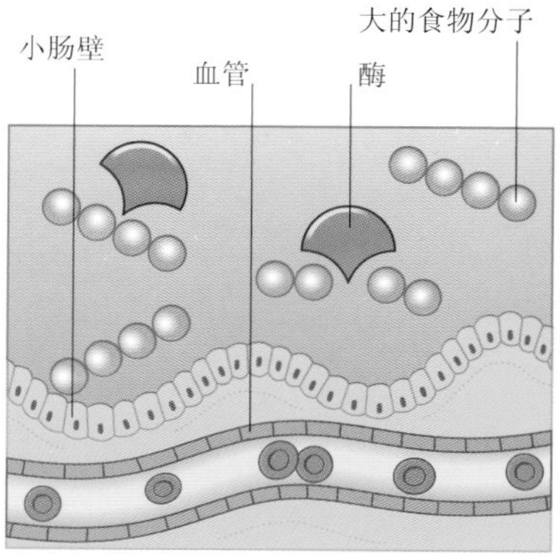
大的食物分子
小肠壁
血管
酶

1 特定的酶与食物大分子如蛋白质结合，酶可以将大分子分解为两个或更多个小分子。

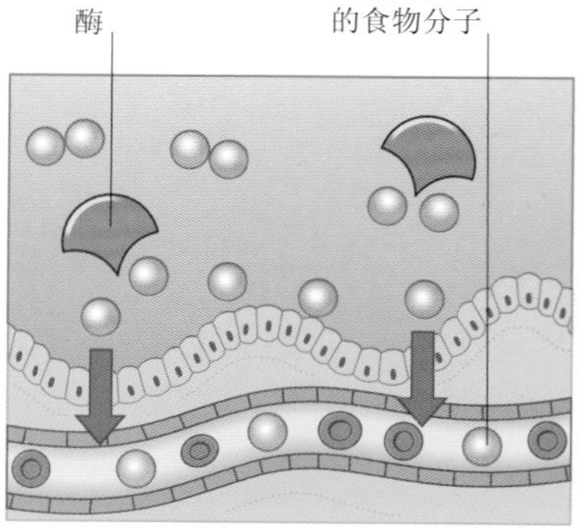
血管内很小的食物分子
酶

2 经过酶分解后的、很小的分子可以通过消化道的管壁进入血流，而这些酶分子本身并不发生改变。

常见的消化系统疾病和营养问题

大多数常见的消化系统疾病可引起短期症状，例如消化不良、腹泻和便秘等。但是，长期存在的消化系统症状，可能反映出有更严重的潜在疾病。

本节的第一篇文章涉及消化不良和大多数人有时会感觉到的上腹部不适。有时，这种不适感会更加模糊和持久，但找不到明确病因，这种情况称为非溃疡性消化不良，在本节的第二篇文章中介绍。接下来的两篇文章论及腹泻和便秘。通常腹泻和便秘可自愈，但如果症状持续存在，你就应该就医，此时可能存在潜在的疾病，需要专业治疗。腹泻可能是胃肠炎或者食物中毒引起的，对于老年人和幼儿来说，胃肠炎和食物中毒都是比较严重的。

接下来讨论的是消化道出血，消化道出血往往提示有严重的疾病。在过去的 30 年里，新技术的发展使绝大多数消化道出血能够得到诊断，并且可以用非手术方法进行治疗。

最后论述营养缺乏问题以及困扰英国 1/4 成年人的肥胖问题。

重要的解剖结构

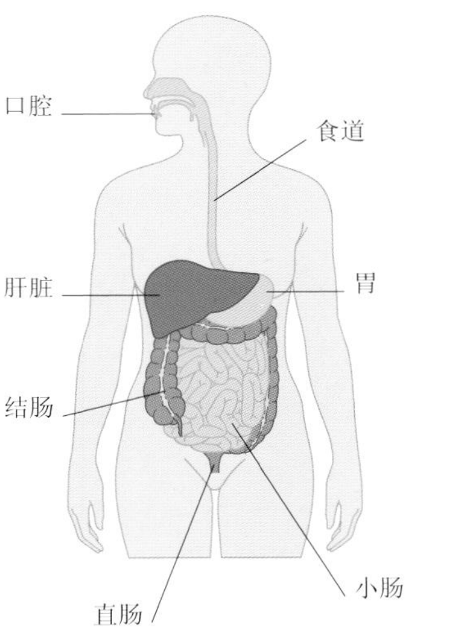

有关消化系统的结构和功能的更多信息，请参阅 391 ～ 396 页。

消化不良

上腹部疼痛或不适，通常发生在进食后，可以由多种原因引起

最常见于成年人

压力、身体超重、吸烟和一些饮食习惯是发病的危险因素

性别和遗传对本病的影响不明显

大多数人都有过与饮食相关的上腹部不适，通常称为消化不良，消化不良更多见于成年人，吸烟和身体超重会增加发生消化不良的危险。绝大多数患者的病情并不严重。

消化不良通常在进食后发生，尤其在进食了油腻或口味重的食物后更易出现。暴饮暴食、摄入过多的酒精或咖啡、进食速度太快，以及压力和某些刺激消化道的药物等，也会引起腹部不适。如果消化不良持续或加重，或开始出现呕吐、食欲不振或者体重下降，应及时就医。因为这些可能是胃食管反流性疾病（见 403 页）、消化性溃疡（见 406 页）以及胃癌（见 406 页）等疾病的表现。通常抗酸药物（见 596 页）可缓解轻度的消化不良。自助措施可以避免消化不良的再次发生（见本页“预防消化不良”）。

非溃疡性消化不良

上腹部疼痛或不适，不伴有器质性异常

最常见于成年人

男性更常见

压力、身体超重、吸烟和一些饮食习惯是发病的危险因素

遗传对本病的影响不明显

非溃疡性消化不良是反复发作的持续性消化不良（见本页），这种消化不良通常没有明确的病因，或因消化道结构异常，常见于成年人，尤其男性，压力、身体超重、吸烟，以及进食丰盛、油腻的食物会使病情加重。

该病症状包括上腹部疼痛，通常在进食后加重，其他症状还有恶心，尤其在早晨更明显。患有非溃疡性消化不良的患者通常会在一周内产生数次上述症状，且会持续数月。如果持续出现这些症状，就应该及时就医，因为这些症状可能是更严重的、潜在疾病的表现，例如消化性溃疡（见 406 页）或者胃癌（见 406 页）。

应该如何处理？

医生可能会为你做一些检查来排除其他疾病。例如，大便检查可以检测是否存在胃内膜的幽门螺杆菌感染（见 405 页）。另外，上消化道内镜检查（见 407 页）可用来发现消化道的异常；超声扫描（见 135 页）可用于检查有无胆结石（见 412 页）。如果没有发现潜在疾病，医生会诊断为非溃疡性消化不良。

你可以采取一些措施来降低症状的发作频率或减轻症状（见本页“预防消化不良”）。如果这些措施不能解决问题，医生可能会为你开能够中和或抑制胃酸的合成药物（见 596 页“抗酸药物”；见 596 页“促进溃疡愈合的药物”），以及帮助胃有效排空的药物，比如甲氧氯普胺（见 598 页“解痉药和促胃肠动力药物”）。

自助措施

预防消化不良

为预防或减少消化不良的发生频率，可以尝试以下措施：

- 在规律的时间间隔内，吃少量的食物，进食不要太快，也别吃得过饱。
- 在睡前 3 小时内不要进餐。
- 减少酒精、咖啡及茶的摄入，或彻底戒除这些物质。
- 不进食丰盛和油腻的食物。
- 记录食物日记，来发现引起消化不良的食物。
- 学习如何克服压力，压力是常见的诱发因素（见 32 页“放松练习”）。
- 努力减少多余的体重，避免穿紧身的衣服。
- 如果可能的话，避免服用对消化道有刺激的药物，例如阿司匹林及其他非甾体类抗炎药物（见 578 页）。

腹泻

指排出稀便或水样便，以及排便次数增多

饮食不卫生是发病的危险因素

年龄、性别和遗传对本病的影响不明显

腹泻是相对于每个个体而言出现的粪便含水量、排便次数及粪便量增多的情况。虽然腹泻本身不是疾病，但可能是潜在疾病的表现。

一些情况下，腹泻可伴有腹痛、腹胀、食欲不振和呕吐。严重的腹泻还会导致脱水，危及生命，尤其是婴幼儿（见 559 页“呕吐及腹泻”）和老年人更容易发生生命危险。短时间的腹泻，尤其是伴有呕吐的腹泻常常是由于胃肠炎（见 398 页）或者食物中毒（见 398 页）引起的。持续超过 3 ～ 4 周的腹泻，通常提示有肠道疾病，需要及时就医。

由哪些原因引起？

平时健康的人突然出现腹泻通常是进食了被污染的食物或饮用了被污染的水引起的，可持续数小时到 10 天。这种腹泻往往发生在到发展中国家旅游期间，因为这些国家的食品卫生和环境卫生条件较差。腹泻也可以由病毒感染引起，通过密切接触来传播。例如，感染性胃肠炎是引起婴幼儿腹泻的常见原因。

免疫力下降的人，例如艾滋病患者（见 169 页“艾滋病病毒感染与艾滋病”），更容易发生感染性胃肠炎，而且这些患者的病情往往较重。口服药物如抗生素（见 572 页）可能会导致结肠的菌群失调，引起急性腹泻。

持续性腹泻可能是由于肠道疾病引起的慢性炎症所致，如溃疡性结肠炎（见 417 页）或克罗恩病（见 417 页），也可能是由于其他一些疾病引起的，如小肠不能吸收营养物质（见 415 页“吸收不良”）。乳糖不耐受（见

自助措施

预防脱水

为了维持机体的正常功能，机体内的水和盐的含量必须保持在一定水平。在腹泻或呕吐发作时，机体可能会因为大量的体液和盐分的丢失而发生脱水。婴幼儿和老年人尤其容易发生脱水，以下简单的措施可以预防或逆转脱水：

- 症状持续期间，每隔 1 ～ 2 小时摄入足量的液体。可选择稀释的橙汁、微甜的茶水或者补液盐，补液盐可以从药店买回粉剂后，自行配制成液体饮用。
- 不要给发生腹泻的幼儿喝牛奶，因为牛奶会使腹泻持续。但是，如果是正值母乳哺育的婴儿发生了腹泻，则应该继续进行母乳喂养，并给婴儿额外补充液体。
- 不要晒太阳，并尽量控制体温，以防体液经汗液进一步丢失。

416 页），是指因乳糖（一种在牛奶中天然存在的糖）不能被分解和吸收而引起腹泻的一种疾病。

寄生原虫感染，如贾第鞭毛虫病（见 176 页）和阿米巴病（见 175 页），可引起持续性腹泻。肠易激综合征（见 415 页）也可引起肠道的异常收缩，从而导致腹泻和便秘的交替发作。

应该如何处理？

在大多数情况下，腹泻可以在 1 ～ 2 天后消失。腹泻的其他伴随症状如头疼、乏力和嗜睡，通常是因为脱水而引起的。一旦补足了丢失的体液和无机盐，脱水症状就会立即消失（见 397 页“预防脱水”）。

如果腹泻持续超过 3 ～ 4 天，你就应该及时就医，医生可能会要求你留取大便样本进行检查，来寻找感染的证据。如果腹泻持续超过 3 ～ 4 周或者大便中带血，医生可能会为你安排一些检查，如肠道的对比 X 线（见 132 页）、乙状结肠镜或者结肠镜（见 418 页）检查。

针对腹泻的治疗取决于引起腹泻的病因。如果你需要快速缓解腹泻的症状，医生可能会为你开止泻药物（见 597 页），如洛哌丁胺。但是，如果你的腹泻是由感染引起的，你应该尽量避免使用止泻药，因为这些药物可能会延长感染的持续时间。抗生素仅限用于治疗细菌引起的持续性腹泻。

便秘

排便困难、次数减少，排出的粪便干结且量少

- 最常见于儿童和老年人
- 女性更常见
- 纤维含量低的膳食是发病的危险因素
- 遗传是与本病病因相关的危险因素

如果你排出的粪便量少而且质硬，或排便时费力，那么你很有可能发生了便秘。排便次数相对来说是次要的，因为健康人的排便间隔差异较大，通常排便次数可以从每天 3 次到每周 3 次不等。大多数人可以形成规律的排便习惯，规律排便会使肠道功能达到最佳状态。

间断便秘很常见，且对身体无害，但是有时候，这可能会是存在其他疾病的表现。如果你最近出现了严重的便秘，或便秘持续超过两周，特别是 45 岁后第一次发生便秘，或出现便中带血，你就应该去看医生。长期便秘可能会导致粪便嵌塞在直肠里，在这种情况下，硬的粪便会滞留在直肠里。液体粪便有可能从部分梗阻的部位周围泄漏出来，导致腹泻（见 397 页）。

自助措施

预防便秘

你可以采取一些简单的方法来预防或减轻便秘的严重程度：

- 增加每日的纤维摄入量。富含纤维的食物包括：麦麸、全麦面包、麦片、水果、叶类蔬菜、土豆皮、豆类及干豌豆。
- 减少精细粮食和加工食品的摄入量，如奶酪和白面包。
- 增加每日的液体摄入量，但避免饮用含有咖啡因或酒精的饮料。
- 不要长期使用刺激性泻药（见 597 页），否则会造成肠道对药物的依赖性。
- 不要忽略排便的冲动，粪便在肠道停留的时间越长，就会变得越干硬。
- 养成在每天的同一时间如厕的习惯。

由哪些原因引起？

饮食中的纤维和水含量低是引起便秘的最常见的病因。饮酒过多或喝含有咖啡因的饮料可以引起脱水，因此也可以使粪便变硬，难以排出。其他引起排便次数减少的因素，包括很少运动或长时间不运动。多种疾病，例如代谢疾病——甲状腺功能减退症（见 432 页）以及抑郁症（见 343 页），也可以引起便秘。此外，腹泻还会伴有大肠疾病，比如憩室病（见 420 页）。

腹部术后恢复以及患有肛门疾病，如痔（见 422 页）或肛裂（见 423 页）的病人，排便时会感到疼痛，然后出现便秘。某些药物，包括一些抗抑郁药物（见 592 页）和含有铝剂的抗酸药物（见 596 页），以及碳酸钙都会导致便秘。

对婴儿如厕的训练不到位（见 560 页“儿童便秘”）以及老年人的活动量减少，使便秘在这两个年龄段的人群中极易发生。女性更容易发生便秘，但原因不明。

应该如何处理？

如果便秘与你的生活方式有关，你可以采取几项措施来缓解便秘的症状，并预防便秘复发（见本页“预防便秘”）。如果即便采取了这些自助预防措施，但便秘仍然持续存在，你就应该及时就医，医生可能会为你进行多种检查，寻找引起便秘的病因。医生首先会对腹部进行检查，并用戴手套的手指插入肛门进行检查。医生还会要求你提供大便样本，检查大便中是否有血。

如果经上述检查没有发现引起便秘的原因，你需要进行内镜大肠检查（见 418 页“结肠镜”），或者拍摄腹部对比 X 线（见 132 页），检查有无肠道异常。如果发现了潜在的病因，医生会采取相应的治疗措施以缓解便秘。如果是因为某种特定药物引起的便秘，医生会为你开相应的替代药物。

可以采取灌肠治疗。用一个管子将液体灌入直肠，刺激肠道蠕动。经灌肠治疗后，你应该改变饮食结构，例如增加膳食纤维的摄入。

与肛门疼痛性疾病相关的便秘，可以使用软膏或者栓剂来缓解。

胃肠炎

胃黏膜和肠黏膜的炎症，通常是由感染引起的

- 可以发生在任何年龄，但更常见于婴幼儿
- 饮食或生活环境不卫生是发病的危险因素
- 性别和遗传对本病的影响不明显

胃肠炎通常突然发病，出现呕吐、腹泻（见 397 页）、发热等症状。常在家庭成员和密切接触人群，如学生中爆发流行。大多数人可以完全恢复，不遗留任何问题，但是婴幼儿和老年人的胃肠炎可以很严重（见 559 页“呕吐及腹泻”），因为老年人和婴幼儿有发生脱水的危险。在发展中国家，胃肠炎是造成婴幼儿和老年人死亡的常见原因。

由哪些原因引起？

胃肠炎通常是由于病毒或细菌感染，刺激胃和肠道黏膜所致。感染可能来自于受污染的食物和水（见本页“食物中毒”），或者由密切接触传播所致，尤其是在卫生条件较差的情况下。

病毒性胃肠炎通常由轮状病毒或星状病毒引起，尤其容易发生于幼儿。诺罗克病毒引起的病毒性胃肠炎容易发生于青少年及成年人。大多数人在成年后可获得对这些病毒的免疫力。引起胃肠炎的细菌包括沙门氏菌、螺旋杆菌和大肠杆菌。

有哪些症状？

胃肠炎的症状通常在 1 ～ 2 小时内快速出现，严重程度不等。胃肠炎的症状包括：

- 恶心和呕吐。
- 痉挛性腹痛。
- 腹泻。

对于某些人，尤其是婴幼儿和老年人，呕吐或腹泻可能会导致脱水，且不易被察觉。婴幼儿的脱水可表现为精神萎靡和哭声无力，而老年人则表现为神志恍惚。如果你无法控制体液流失或超过 6 小时没有排尿，特别是同时患有慢性病，如糖尿病（见 437 页）或肾病，应该及时就医。如果不进行相应的治疗，脱水可能会危及生命。

应该如何处理？

轻度的胃肠炎通常可以自愈，不需要治疗，但是你应该采取一些自助措施，每隔数小时补充足够的水分（见 397 页“预防脱水”）。尽管非处方止泻药有缓解症状的作用，但是应尽量避免使用，因为止泻可以使致病菌滞留在肠道内，导致胃肠炎的病程延长。

如果症状严重或长期未好转，你应该及时就医。医生可能需要你留大便样本做常规检查，来检查是否存在感染。在鉴定出感染的细菌之前，应慎用抗生素。严重的脱水需要住院急救，静脉补充水分和盐分。

预后如何？

大多数人可以从胃肠炎中快速恢复，没有长期后遗症。有时，肠道的短期损伤可能会影响肠道内乳糖（牛奶中天然存在的糖）的消化（见 416 页“乳糖不耐受”），这种疾病尤其常见于婴儿，通常是由于持续数天或数周的腹泻引起的。在罕见的情况下，胃肠炎可能会触发肠易激综合征（见 415 页）。

食物中毒

由于食用了被有毒物质或传染性生物污染的食物或饮料而引起的突发性疾病

- 食品卫生差是发病的危险因素
- 年龄、性别和遗传对本病的影响不明显

食物中毒一词是用来描述一种由于食用了被有毒物质或传染性生物污染，但味道可能还正常的食物或饮料而引起的突发性疾病的专业术语。

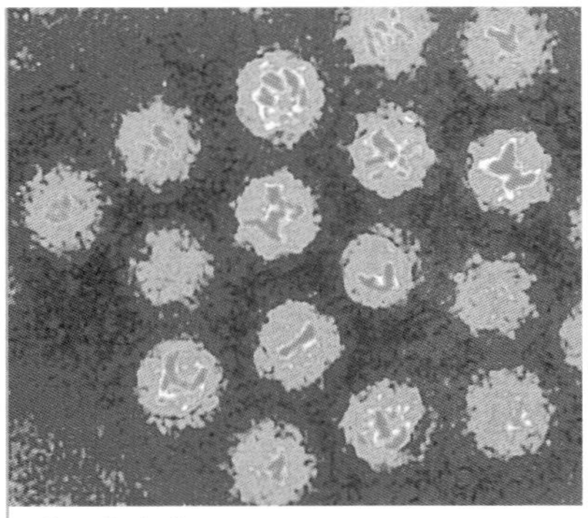

诺沃克病毒
这张放大的图像显示的是诺沃克病毒颗粒，这种病毒常常污染贝类，引起食物中毒。

如果一群人在吃了同样的食物或饮用了同样的水后都出现了同样的症状，通常表现为呕吐和腹泻，那么就可以诊断为食物中毒。症状可以在食用不洁食物或饮用不洁的水后，数小时或数天内出现。

通常情况下，症状仅局限于消化道。但是，一些食物中毒可能会引起更广泛的症状。例如，肉毒杆菌会导致肌肉无力和瘫痪（见172页“肉毒中毒”）；利斯特菌病（见172页）可能会引起感冒样症状，并导致脑膜炎（见325页）。

食物中毒很常见，据估计英国每年有85万例。但是，通常可以通过严格的食物挑选、储存和烹饪而避免发生食物中毒（见33页“食品卫生”）。

由哪些原因引起？

大多数食物中毒是饮用水或食物受到细菌、病毒污染引起的，少数情况是由寄生原虫污染引起的。食品灭菌不彻底会导致微生物繁殖。某些细菌性食物中毒，并不是细菌本身引起的中毒，而是由细菌产生的毒素引起的。

如果吃了被传染性微生物污染的食物，这些微生物会在消化道内繁殖。如果食物中毒是由细菌毒素引起的，那么毒素可能在被吃入之前，就已经由细菌产生了。

大多数类型的食物中毒都会引起腹泻和/或呕吐，常伴腹痛。症状的严重程度、发生的快速程度，以及病程都取决于引起食物中毒的原因。

葡萄球菌 一些食物，如家禽、鸡蛋、香肠以及预先制作的三明治等都可能受到葡萄球菌的感染。这些细菌产生的毒素会随着食物一起被吃下去。这些毒素通常在4小时内引起腹泻和/或呕吐。在大多数情况下，症状会在24小时内消失。

大肠埃希氏菌 一些类型的大肠杆菌可能污染肉类和水，并产生不同毒力的毒素。大肠杆菌通常与旅行者腹泻有关，症状往往比较轻。但是，一些类型的大肠杆菌（如被称为0157菌株的大肠杆菌）会导致严重的疾病，因为这些大肠杆菌会产生一种毒力很强的毒素，破坏血细胞，导致肾功能衰竭（见450页）。

沙门氏菌 英国每年有多达50万人发生沙门氏菌感染，主要是食用感染沙门氏菌的鸡蛋或家禽。典型的症状有呕吐、轻度发烧、严重腹泻等，可能还会造成血源性感染。症状通常在吃了受污染的食物后12～72小时出现，可以持续1～3天。

螺旋杆菌 这些细菌是引起腹泻最常见的原因之一。它们可能会污染肉类，在罕见的情况下还会污染水或未经高温消毒的牛奶。通常在食用了受污染的食物后2～5天出现症状，症状有严重的水样腹泻。在腹泻物里可能有血和/或黏液。在大多数情况下，症状会在2～3天内消失，但感染5周后粪便中仍然有细菌存在。

其他感染 病毒感染可能来自受到污染的食物或水。贝类是常见的感染源，尤其是被诺沃克病毒污染的贝类。症状往往在吃了受到污染的食物后突然出现，但康复通常也很快。寄生虫感染可能来自受到污染的食物或水，寄生虫包括隐孢子虫病（见176页）、阿米巴病（见175页）和贾第鞭毛虫病（见176页）。隐孢子虫病引起的症状，包括呕吐和不成形的水样腹泻等症状，症状常常在吃了受到污染的食物一周左右后出现。阿米巴病的症状可能包括水样腹泻，往往是血性的水样便，腹泻持续数天或数周。贾第鞭毛虫病的症状有腹泻、腹胀和胀气，通常会持续超过一个多星期。

非感染性原因 在一些情况下，食物中毒可能是由于毒蘑菇，或被高浓度农药污染的水果和蔬菜引起的。症状包括呕吐和腹泻。

应该如何处理？

通常情况下，食物中毒不经治疗也会好转。如果症状轻微，可采取自助措施来预防脱水（见397页）。如果症状严重或持续时间超过3～4天，你就应该去看医生。如果老年人或儿童发生了食物中毒，应立即就医。除了粪便样本外，还应保留剩余的食物样本，用于测试是否存在感染性微生物。如果引起中毒的原因是非感染性的，如毒蘑菇，你可能需要急诊治疗，以去除体内的毒素。

食物中毒的治疗目标，通常是为了预防脱水。在严重的情况下，可住院进行静脉补液和补充盐分。只有在发现特异的细菌后，才可给予抗生素治疗（见572页）。通常在发生食物中毒后可以迅速恢复，很少出现持续存在的后遗症。

在罕见的情况下，如果细菌播散到血液，可能会有发生败血症（见171页）的危险。脱水及败血症可导致休克（见248页），休克是可以致命的。

消化道出血

消化道内失血，有时会导致血便或呕血

年龄、性别、遗传和生活方式是与本病病因相关的危险因素

消化道的任何部分都可能发生出血，应查明原因，因为有可能是一种严重的疾病。某些情况下，在相当长的时间内只丢失了少量的血，因此没有引起注意。在其他情况下，严重的突然出现的消化道出血，可能会导致呕血或排出血便。如果你发现有任何的出血情况，都应该就医。

由哪些原因引起？

引起消化道出血的原因包括肠道黏膜的炎症或损伤以及肿瘤。

上消化道包括食道、胃和十二指肠，如果胃酸损害了黏膜，可能会发生上消化道出血。上消化道出血是胃食管反流性疾病（见403页）和消化性溃疡（见406页）的常见并发症。严重的出血有时是由于食道静脉曲张造成的，食道静脉曲张可能是慢性肝病的并发症（见410页“门静脉高压和静脉曲张”）。

下消化道包括结肠、直肠和肛门，绝大多数的下消化道出血是由一些较轻的疾病引起的，如痔（见422页）或用力排便造成的肛裂（见423页）。但是，出血也可能是结肠直肠癌（见421页）的一个症状。结肠息室病（见420页）和其他结肠疾病也可导致大便带血。

有哪些症状？

消化道出血的症状取决于出血的部位和严重程度。如果是轻微的出血，往往会被忽视，但最终可能引起缺铁性贫血（见271页）的症状，如皮肤苍白、气短。食道、胃或十二指肠严重出血可能会引起以下症状：

- 呕吐鲜红色血液或咖啡样物质。
- 头晕。
- 黑色、柏油样便。

如果下消化道出血量大，可能会在大便里见到血。当消化道的任何部位有严重出血时，都有可能出现休克（见248页）。休克引起的症状包括昏厥、出汗和意识模糊，需要立即住院治疗。

应该如何处理？

只有在检查贫血原因，或进行结肠直肠癌筛查时才会发现轻微的出血。如果出血严重，你可能需要接受静脉输液治疗及输血（见272页），来补充丢失的血液。医生会对你进行检查来寻找发生出血的位置，通常使用经口腔的内镜检查（见407页“**上消化道内镜检查**”）或经肛门的内镜检查（见418页“**结肠镜**”）。

消化道出血的治疗方法取决于引起出血的原因。例如，消化性溃疡可以用抗生素（见572页）和促进溃疡愈合的药物（见596页）治疗，但结肠直肠癌则需要手术治疗。内镜下治疗可以止血。如果发现了出血的原因并及早进行了治疗，通常可以成功止血。

营养缺乏

维持正常身体功能所必需的一种或多种营养成分缺乏

最常见于儿童

酒精依赖和过度减肥是发病的危险因素

性别和遗传对本病的影响不明显

当人体缺乏从食物中获取的基本营养成分时，就会发生营养缺乏。在发展中国家，这种营养缺乏通常是由于贫困和食物供应不足引起的。在英国，营养缺乏主要是由营养物质吸收障碍性疾病，或自我限制饮食引起的。当营养需求增加时，营养缺乏就会突显出来，比如在儿童快速生长时期。

有哪些类型？

有两种主要类型的营养缺乏：一种是普通的缺乏热量和所有营养物质，另一种是缺乏某种特定的营养物质。普通的营养物质缺乏可能是由于严重疾病，或手术导致的饮食摄入不足引起的，也可能是由于过度节食或故意饥饿造成的，还可能是进食障碍性疾病——神经性厌食症（见348页）引

起的。有些人则可能是因为其他心理问题而忽视自己的饮食，如酒精依赖（见 350 页）。所有的营养物质缺乏可能都是由于小肠吸收不良（见 415 页“吸收不良”）引起的。所有的营养物质缺乏的症状可能包括体重减轻、肌肉无力和疲倦。

特殊的营养物质缺乏可能是因某种信仰而限制饮食引起的。在某些情况下，吸收不良会导致某种特殊营养物质缺乏。例如一种肠道疾病，克罗恩病（见 417 页）会影响小肠的末端，导致维生素 B_{12} 缺乏，因为维生素 B_{12} 通过末端小肠吸收。特殊的营养物质缺乏会导致多种疾病，包括缺铁性贫血（见 271 页）和骨骼疾病，如骨软化症和佝偻病（见 217 页），这些都是因为钙或维生素 D 缺乏引起的。

应该如何处理？

如果医生怀疑你患有营养缺乏症，他会给你称体重，并对你的饮食进行全面评估，医生还可能就你的问题咨询营养师。你可能需要进行血液检查，以检查是否有贫血，并测定一些特殊营养物质的水平。另外一些检查，如胃肠道对比 X 线（见 132 页）可用来检查潜在的消化道疾病。

如果营养物质缺乏严重，你需要住院进行治疗，并通过使用鼻胃管或静脉滴注来补充营养物质。

如果营养缺乏是因为可治疗的身体疾病引起的，那么在治好疾病后，营养缺乏就会改善。如果营养缺乏是因为进食差引起的，那么改变进食习惯可以消除营养缺乏。精神障碍也需要进行治疗。在一些情况下，如克罗恩病，可能需要进行长时间的维生素和矿物质补充治疗。

成人肥胖

指成人极度超重，通常是由于吃得太多且运动太少引起的

- 随着年龄的增长越来越常见
- 女性稍多见
- 有一定的家族聚集性
- 饮食过多和长期静坐的生活方式是发病的危险因素

一个人的体重是否合适，还是过轻或超重，可以通过一个称为体重指数（BMI）的指标来衡量。虽然体重指数并不直接测量体内脂肪，但可以提示肥胖程度。一个人的体重指数是由其身高（米）的平方除以体重（千克）计算出来的。对于绝大多数 60 岁以下的健康成年人来说，体重指数超过 30 就被归于肥胖（见 19 页“你的体重健康吗？”和“控制你的体重”）。对于儿童来说，肥胖的定义是不同的（见 552 页“儿童肥胖”）。在英国，每 4 个成年人中就有 1 人属于肥胖。近年来成年肥胖者越来越多，儿童也是如此。

实际上，肥胖对身体的几乎所有部分都可以产生不利影响，因此能够导致多种健康问题，例如，背部、臀部、膝盖疼痛以及气短等。肥胖增加了患一些严重疾病的危险，如冠状动脉疾病（见 243 页）、脑卒中（见 329 页）、高血压（见 242 页）、2 型糖尿病（见 437 页）和一些肿瘤。肥胖还可能导致心理问题，包括抑郁症（见 343 页）。

由哪些原因引起？

当机体摄入食物的能量，超过了机体消耗的能量时便会出现肥胖。主要的原因是进食过多和静坐的生活方式造成的。肥胖有家族聚集性，除了遗传因素外，还有可能是相似的饮食习惯。在极少数的情况下，肥胖也可能是激素异常性疾病的症状，如甲状腺功能减退症（见 432 页）。一些药物，特别是皮质类固醇药物（见 600 页）也可以引起肥胖。有时，潜在的心理问题也可能导致肥胖。

有哪些并发症？

肥胖能增加患多种慢性疾病的危险。例如，肥胖的人血液中胆固醇水平升高（见 440 页“高胆固醇血症”）的情况更容易发生。高胆固醇会造成脂肪沉积在动脉内膜上，增加动脉粥样硬化（见 241 页）的风险。动脉粥样硬化可导致高血压、冠状动脉疾病和脑卒中。肥胖的人发生动脉血栓形成和栓塞（见 259 页）的概率更高，这是由血凝块堵塞血管引起的。肥胖的人患胆结石（见 412 页）的危险更大，更容易患 2 型糖尿病。某些肿瘤，如乳腺癌（见 486 页）、子宫内膜癌（见 479 页）和结肠癌（见 421 页“结肠直肠癌”）也多见于肥胖的人。

肥胖的人多余的体重，会对关节产生压力。肥胖的人中骨关节炎（见 221 页）很常见，尤其是在臀部和膝盖。睡眠呼吸暂停（见 292 页）是一种呼吸系统疾病，也与肥胖相关。

应该如何处理？

医生可能会测量你的身高和体重（用以计算体重指数），并与你讨论饮食（见 16 页“健康的饮食”），以及运动量（见 20 ～ 23 页“锻炼与健康”）的情况。他还会安排你检测血糖（用以寻找有无糖尿病）和胆固醇水平。在极少数情况下，你可能还需要验血，以确定是否存在激素异常性疾病。

最常用的治疗肥胖的方法，是按减肥食谱进食，并增加运动。每天热量的摄入通常要减少到 500 ～ 1000 卡路里，这个水平低于与你同等年龄、性别和身高的人群（见 19 页“控制你的体重”）的平均摄入量。这种类型的饮食计划可以达到缓慢，且持久的体重减轻。医生或营养师可能会帮助你制订饮食计划，你也可以选择加入自助团体。中等运动量的规律运动是减肥所必需的。饮食和生活方式的改变，需要保持终身。来自家人、医生和自助团体的支持，也可以帮助你按照计划成功减肥。

现在已经有帮助减肥的药物了，但通常只用于那些肥胖且通过饮食和锻炼没能成功减肥的人。这些药物可能会引起不良反应，不应该长期使用；药物应该与饮食和锻炼相结合。

奥利司他（赛尼可）可以是处方药，也可以是非处方药，它能够抑制从消化道吸收脂肪。赛尼可可能会引起头痛、肠胃胀气、里急后重感和油性直肠分泌物等。增加粪便体积的药物，如甲基纤维素膨胀剂也是非处方药，这种药物会让有你饱腹感，但也可能会导致腹部胀气。

在极少数情况下，可通过手术治疗肥胖，但通常这只是一种不得已而为之的方法，因为手术有发生严重并发症的危险。多种外科手术可达到治疗肥胖的目的，包括胃束带手术和短路（小肠旷置）手术。胃束带减容术是在胃周围放置一个束带，形成上下两个胃袋。上胃袋囊小，这样你在少量进食后就会感到饱了，食物会慢慢地进入到下胃袋进行正常的消化。短路手术是直接将胃和下端小肠连接，因此绕过了上部的小肠。也可以切除部分胃以减少胃容量。短路手术可以减少从食物中吸收营养物质的量，因此有发生吸收不良（见 415 页）和营养缺乏的危险。

口腔、舌和食道疾病

食物消化从口腔就已经开始了，牙齿咀嚼食物，通过舌头搅拌把食物与口腔腺体分泌的唾液混合在一起。吞咽动作迫使食物进入食道，通过协调的肌肉收缩运动，将食物送到胃中。口腔、舌和食道经常暴露在刺激物中，易受到来自食物和空气颗粒的感染。

本节的前半部分涉及的是口腔和舌的疾病。这些疾病从常见且相对较轻的口腔溃疡，到严重的口腔癌不等。此外，还包括一些炎症性疾病，如舌炎和引起口腔白色斑块性疾病，如口腔白斑。

接下来介绍的是累及唾液腺的两种疾病。唾液腺结石是很疼的，但通常可以成功切除。大多数唾液腺肿瘤不发生癌变，预后一般较好，但可能会复发。

本节的最后部分主要介绍食道的一些疾病，包括最常见的胃食管反流性疾病、贲门失弛缓症及食管癌。

累及牙齿和牙龈的疾病，详见 381 ～ 390 页。

重要的解剖结构

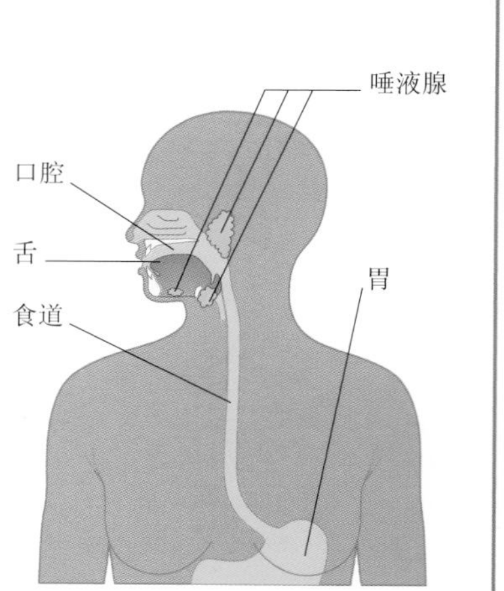

有关口腔、舌和食道的更多信息，请参阅 391 ～ 396 页。

口腔溃疡

口腔内膜的疼痛性溃疡，又叫阿弗他溃疡或痛性溃疡

- 最常见于青少年和年轻成人
- 女性稍多见
- 有一定的家族聚集性
- 精神压力、疾病和整体健康状况不良是发病的危险因素

口腔溃疡通常为中心灰白、外围呈红色边缘的浅表凹陷。可引起疼痛，尤其在吃辛辣、烫或酸的食物时，疼痛会更加明显。口腔溃疡很常见，可以单发或成簇出现于口腔中的任何部位。口腔溃疡可在一年中数次复发，通常不经治疗也会在两周内自愈。

引起口腔溃疡的病因尚不清楚，但整体身体健康情况下降、生病或女性月经前期都容易出现。口腔溃疡往往与压力有关。不合适的假牙、粗糙的牙面、刷牙不小心等都可以造成口腔内黏膜的损伤，引起口腔溃疡。

有时，复发性口腔溃疡是贫血（见271 页）、维生素 B_{12} 和 / 或叶酸缺乏、胃肠道疾病，如克罗恩病（见 417 页）或乳糜泻（见 416 页）引起的。在罕见的情况下，口腔溃疡是由于自身免疫性疾病，如白塞综合征（见 283 页）引起的。

溃疡也可能是由一些特殊感染引起的，如单纯疱疹病毒感染（见 166 页）。缓慢扩大的、经久不愈的溃疡可能是口腔癌（见 402 页），但很罕见。

如果你容易发生口腔溃疡，应该尽量避免刺激口腔黏膜的物质，如辛辣食物，并使用具有消毒或镇痛作用的漱口水。含有皮质类固醇的非处方药物可以缓解炎症，含有麻醉药物的非处方药物可缓解症状。如果你的溃疡在 3 个星期内仍然没有消失，应该就医。

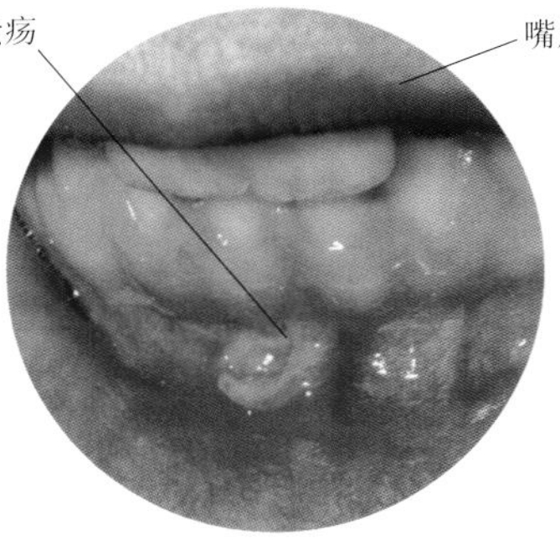

口腔溃疡
上图显示的是下唇内侧出现的口腔溃疡，呈典型的灰白色凹陷。

口炎

口腔内膜的炎症，可以轻微，也可以很严重

- 可以发生在任何年龄，但更常见于儿童和老年人
- 口腔卫生差、吸烟和食物中铁含量不足是发病的危险因素
- 性别和遗传对本病的影响不明显

口炎是口腔内膜的一般性炎症，可以累及舌。通常是由感染引起的。如果炎症累及舌，则称为舌炎（见本页）；如果发生在牙龈，则称为牙龈炎（见 389 页）；口腔溃疡（见本页）是另外一种形式的口炎。无论是口腔中的哪个部分受累，口炎通常为一种短期的疾病，虽然会引起疼痛，但通常不会导致严重的问题。

由哪些原因引起？

引起口炎的最常见病因是病毒、细菌、真菌感染，饮食不良和吸烟也会引起口炎。

病毒性口炎主要是由单纯疱疹病毒（见 166 页“单纯疱疹病毒感染”）和柯萨奇病毒引起的，最常见于儿童。

细菌性口炎，尤其是牙龈炎，往往是因为被忽视的牙科问题、口腔卫生不良引起的，如刷牙不彻底等。此外，在唾液量减少的情况下也会发生口腔细菌感染，如干燥综合征（见 281 页）。

口炎也可能是由念珠菌感染引起的，念珠菌是一种正常情况下也定植在口腔中的真菌，这种真菌一旦过度生长就会引发炎症。念珠菌感染最常见于婴儿、老年人、戴假牙的人和孕妇。免疫力低下的人，如糖尿病（见 437 页）和艾滋病（见 169 页“艾滋病病毒感染与艾滋病”）患者，也容易发生念珠菌感染。正在接受抗生素治疗（见 572 页）的患者、采用吸入皮质类固醇治疗支气管哮喘（见 588 页“治疗呼吸系统疾病的皮质类固醇药物”），以及在吸入皮质类固醇后没有彻底冲洗口腔的患者，也容易发生念珠菌感染。

最常见的引起口炎的原因是铁摄入不足，铁摄入不足还会引起贫血（见 271 页“缺铁性贫血”）。饮食中维生素 B_{12} 或叶酸缺乏也会导致口炎。

有哪些症状？

口炎的症状轻重不一，包括：

- 口腔疼痛。
- 呼吸时气味不佳。
- 有些人会出现口腔溃疡。

患牙龈炎时，牙龈会出现疼痛、肿胀，在刷牙时会出血。慢性牙龈炎和口腔卫生差，最终将导致牙齿松动、脱落。

应该如何处理？

如果医生根据你的症状不能立即作出诊断，医生会在口腔的病变部位刮取样本，送实验室检验。如果口炎是因为感染引起的，医生会为你开抗生素或抗真菌药物（见 574 页）。绝大部分的病毒感染可以自愈，治疗的目的通常是缓解症状，如止痛等。有时医生还会为你开抗病毒药物(见573 页)。

为缓解症状，你可以定期用盐水漱口来清洁口腔。如果进食和进水时疼痛加重，医生可能会为你开能够止痛的漱口水，或在吃饭前用含有局部麻醉药物的凝胶涂在患处。如果孩子出现进水困难，则需要住院治疗，给予静脉输液以防止脱水。

保持良好的口腔卫生（见 384 页“保护你的牙齿和牙龈”）能够预防牙龈炎。一旦发生了牙龈炎，牙科医生或牙科洁治师，会为你进行更积极的治疗，以控制病情的进展。

舌炎

舌的炎症，可造成舌面红肿、舌苔脱落

- 酗酒和吸烟是发病的危险因素
- 年龄、性别和遗传对本病的影响不明显

舌炎通常持续时间短，经治疗很快愈合。最常见的引起舌炎的病因是舌损伤，可能是因为假牙不合适、牙面粗糙和热水烫伤引起。吸烟、吃辛辣的食物和饮酒过量，都可能会导致对舌的轻度刺激和引起舌的炎症。舌炎也可能是真菌感染（见 177 页“念珠菌病”）和病毒感染，如单纯疱疹病毒

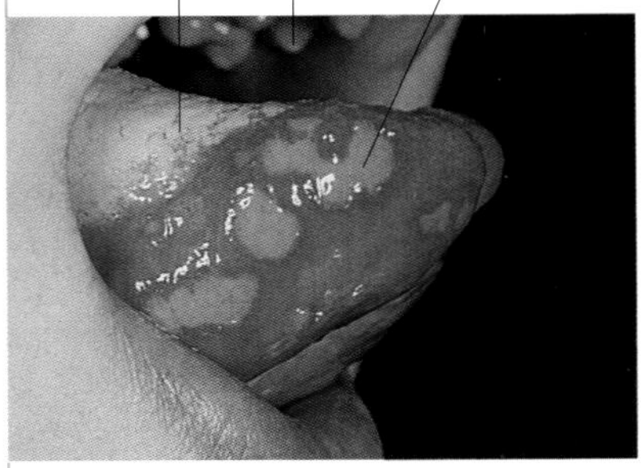

舌炎
舌部炎症（舌炎），伴有厚重的绒毛样改变和溃疡，这是由单纯疱疹病毒感染引起的。

感染（见 166 页）的主要症状。在一些情况下，由于饮食中缺乏铁、维生素 B_{12} 或叶酸而导致舌炎。在罕见情况下，有人发现口腔清洁用品如漱口水、口气清新剂和牙膏可能会引起口腔的过敏反应，导致舌炎。

有哪些症状？

在很多情况下，舌炎的症状是逐渐出现的。随着时间变化，舌可变得：

- 疼痛、肿胀和压痛。
- 舌面光、发红。
- 舌的表面形成绒毛样的区域。
- 舌背上有多个点状溃疡。
- 舌面出现裂痕。

因热水烫伤、病毒感染和过敏反应引起的舌体损伤造成的舌炎，症状通常快速出现。吞咽和说话时都可能引起疼痛。除舌头肿胀外，根据引起舌炎的病因不同，还会出现其他的症状。例如，如果你患有单纯疱疹病毒感染时，你可能会有舌面溃疡；当你发生念珠菌感染时，舌体可能会有奶黄或奶白色的痛性疮面。

应该如何处理？

医生可能会刮取创面拭子来分离、鉴定感染原。需要抽血来明确有无矿物质或维生素缺乏。

不论是什么病因，你都可以使用具有消毒、止痛作用的漱口水来清洁口腔，缓解不适。这种措施还能帮助你戒烟、避免酸性和辛辣食物引起的疼痛加重现象。在大多数情况下，在尚没有明确病因之前症状就消失了。但是，一旦明确了诊断，针对性的抗感染治疗通常是很有效的。例如，如果你患有念珠菌感染，医生会为你开抗真菌药物（见 574 页），如咪康唑口腔凝胶。

口腔扁平苔藓

口腔内的白色斑块，有时会伴有瘙痒性皮疹

- 最常见于30～60岁的人群
- 女性更常见
- 遗传和生活方式对本病的影响不明显

口腔扁平苔藓是一种罕见疾病，在颊黏膜内侧，有时也可以在口腔的其他部位出现小的白色斑块。斑块通常有花边样的边界。对于大多数患者来说，这些白色的斑块是无痛的，但有时，这些白色斑块会发展为持续存在的溃

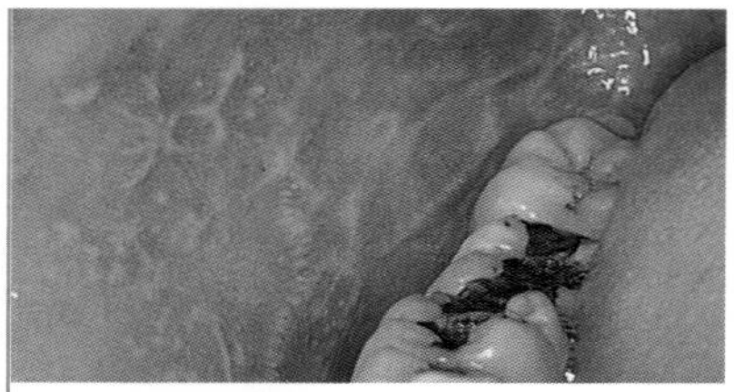

口腔扁平苔藓
可以清楚地看到在脸颊内侧的黏膜上的口腔扁平苔藓，有花边形边缘。

疡，引起剧烈疼痛。口腔扁平苔藓通常呈发作性，每次发作可以持续数月甚至数年，并在治疗后频繁复发。疾病最常发生于30～60岁之间的人群，女性发病多于男性。少数口腔扁平苔藓的患者会发展为皮肤的扁平苔藓（见195页），这时可以在皮肤上持续伴有瘙痒的皮疹，最常受累的部位是手腕。在极罕见的情况下，口腔扁平苔藓会发展成口腔癌（见本页）。

由哪些原因引起？

免疫功能异常会引起口腔扁平苔藓，一些其他免疫系统疾病也会引起口腔扁平苔藓，如系统性红斑狼疮（见281页）。口腔扁平苔藓有时也可能是一些药物的不良反应，如汞合金牙齿填充物、含金的抗风湿药物（见579页）和一些用于治疗糖尿病的药物（见437页）。压力有时会触发口腔扁平苔藓的发作。

应该如何处理？

如果你的口腔出现超过3周的白斑，你就应该就医。医生根据你的临床症状可以作出诊断，但为了明确诊断并排除其他疾病，通常需要在局部麻醉下，从受累区域取病变组织进行活检，在显微镜下观察。

如果只有轻微的症状，不需要治疗。可以选用一些用于口腔的皮质类固醇软膏涂抹在患处来止痛。口腔扁平苔藓有时可以在数年后自动消失。

口腔白斑

口腔内膜或舌面上出现的小的、厚的、白色斑块

- 几乎发生在40岁以上人群
- 吸烟、咀嚼烟草和酗酒是发病的危险因素
- 性别和遗传对本病的影响不明显

口腔白斑是在口腔内膜或舌面上出现的、厚的白色斑块。斑块是缓慢出现的，而且是无痛的，常从舌的两侧长起。与鹅口疮不同的是，口腔白斑不能被刮去。有时这些斑块会变硬，表面出现裂纹。

由哪些原因引起？

有时口腔白斑是由于口腔内同一区域反复轻度损伤引起的，如粗糙的牙面摩擦口腔内膜，但通常口腔白斑的病因不明。如果没有明确病因，口腔白斑有可能发展成口腔癌（见本页）。如果白斑发生在口腔的底部或白斑发生了溃疡，那么发生癌症的危险就会更高一些。在吸烟和咀嚼烟草的人群中，更容易发生口腔白斑。如果酗酒，口腔白斑发病的危险就会更高。几乎所有的患者都在40岁以上。

毛状白斑是口腔白斑的一种类型，多发于免疫力低下的人群，尤其是艾滋病患者。这些白斑往往发生在舌的两侧，表面粗糙或呈瓦楞纸样。毛状白斑通常不会癌变。

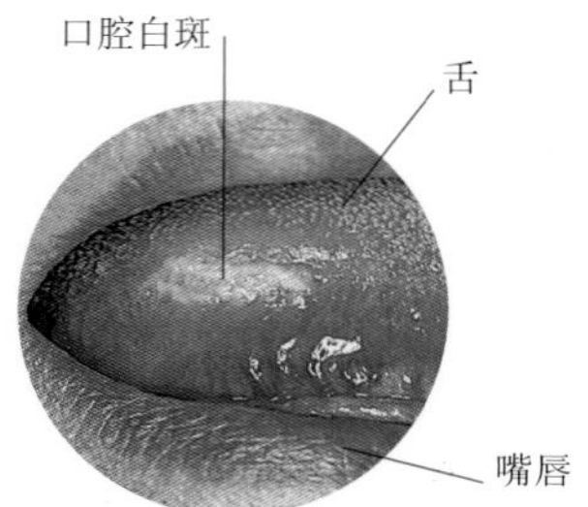

口腔白斑
增厚的口腔白斑通常发生在舌的侧面，白斑通常较硬，并有裂纹。

应该如何处理？

有明显病因的斑块经治疗后可以消失。如果没有找到明确的病因或口腔白斑持续存在，医生或牙医可能需要从你的口腔里取组织样本活检来排除口腔癌。可以采用外科手术或激光手术（见613页）来去除持续存在的斑块，但即使治疗后，口腔白斑也可能复发，因此需要定期监测。

口腔癌

唇、舌及口腔内膜的癌肿

- 最常见于60岁以上人群；40岁以下的人群罕见
- 男性发病率是女性的两倍
- 吸烟、咀嚼烟草、酗酒和在阳光下过度暴晒是发病的危险因素
- 遗传对本病的影响不明显

大约一半的口腔癌发生在舌或下唇，牙龈、颊内侧、口腔底部和腭部较少受累。

在发达国家，口腔癌大约占所有新发癌症的2%。在发展中国家，如印度，那里的人们经常嚼食烟叶、槟榔叶和坚果，因此口腔癌更多见。在世界范围内，男性的患病人数是女性的2倍，但是女性的发病率也在逐渐升高。口腔癌最常见于60岁以上人群，40岁以下人群罕见。

唇癌的预后较好，通常其他类型的口腔癌的预后比较差，但早期诊断能够改善预后。

由哪些原因引起？

有些人虽然患了口腔癌，但并没有明确的原因。但是许多危险因素却能增加口腔癌的患病概率，主要的危险因素包括使用烟草（不论是吸烟还是嚼食烟草）；大量饮酒，尤其是同时使用烟草；嚼食槟榔叶或坚果；人乳头状瘤病毒（HPV）感染；有口腔白斑（见本页）。反复出现的、无保护的日光暴晒会增加发生唇癌的危险。此外，其他增加发生口腔癌的危险因素，包括饮食差和免疫系统受到抑制。

有哪些症状？

如果你患有口腔癌，可能会有以下症状：

- 发生在口腔内膜或舌的溃疡，经久不愈。
- 口腔或咽喉的白色或红色斑块经久不消除。
- 持续的疼痛或口腔不适。
- 在口腔内侧和唇的任何地方都会出现肿胀。
- 吞咽痛。

如果不进行治疗，口腔癌通常会从口腔向周围近邻组织扩散，并从这里向身体的其他部位转移。

如何诊断口腔癌？

口腔内的癌肿通常在牙医检查时可以早期发现。当医生怀疑一个团块或长时间不愈合的溃疡是肿瘤的话，应该取一块组织样本进行活检。如果发现是癌，应该做进一步检查以明确肿瘤的转移情况（见157页“**肿瘤分期**”）。

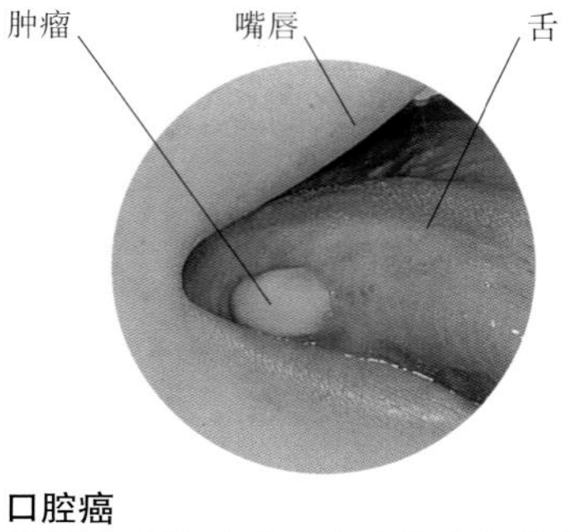

口腔癌
从图上可以看到一个小的白色块状恶性肿瘤，肿瘤生长在舌的右侧。

如何治疗？

早期发现的小癌肿能够通过外科手术或激光手术（见613页）将其去除；在10位患者中大约有8人可以通过手术成功切除癌，并不会再度复发。如果肿瘤较大的话，在外科切除后可能需要整形手术（见614页）来重建正常的面容。在手术后，可以进行放射治疗（见158页）来保证消灭所有的肿瘤细胞，而且不会再复发。如果肿瘤已经播散了，在进行放疗的同时需联合使用化疗。

预后怎样？

早期发现的、在口腔中容易切除的部位生长的肿瘤，通常能够成功治疗。唇癌的预后最好，因为唇部是最容易切除的部位。对于口腔内的肿瘤，5年生存率不到半数。

唾液腺结石

在唾液腺导管内形成的结石

- 最常见于40岁以上的人群
- 男性发病率是女性的两倍
- 遗传和生活方式对本病的影响不明显

口腔内有3对唾液腺，唾液腺管是唾液进入口腔的管道，有时会被结石堵塞。结石主要由钙盐构成，大小不一。结石可以阻塞部分管道，但极少完全阻塞唾液腺管。导管被结石阻塞后，唾液不能从腺体进入口腔，会引起唾液腺肿胀，并在进食时出现疼痛。在大多数情况下，找不到引起唾液腺结石的病因。男性结石的发病率是女性的两倍，最常见于40岁以上的人群。

有哪些症状？

在绝大多数情况下，唾液腺结石的症状包括：

- 肉眼可见的口腔外肿胀，或在口腔内感觉有包块。
- 由于被结石堵塞的唾液腺管内有唾液聚集，因此在进餐时或进餐后会出现疼痛。

被阻塞的唾液腺导管容易发生感染，导致导管发红、发生炎症，并可能会有脓液流到口腔内。

应该如何处理？

为了确诊唾液腺结石，你需要进行影

像学检查，如X线（见131页）、CT扫描（见132页）、磁共振成像（见133页）或超声扫描（见135页）。如果结石的位置不明确，你需要做唾液腺管造影的检查，将造影剂注入阻塞的唾液腺管内，并对这个部位拍摄X线片。医生还可以用一种纤细的钝性器械将结石取出。另外，也可以用唾液腺管内镜来治疗。在局部麻醉下，将纤细的内镜插入唾液腺管，并用沿管道送入的器械取出结石。有时，需要借助外科手术取出结石。在罕见情况下，采用超声冲击波打碎结石，使碎石可以被冲出来。在治疗后唾液腺结石还可能复发。

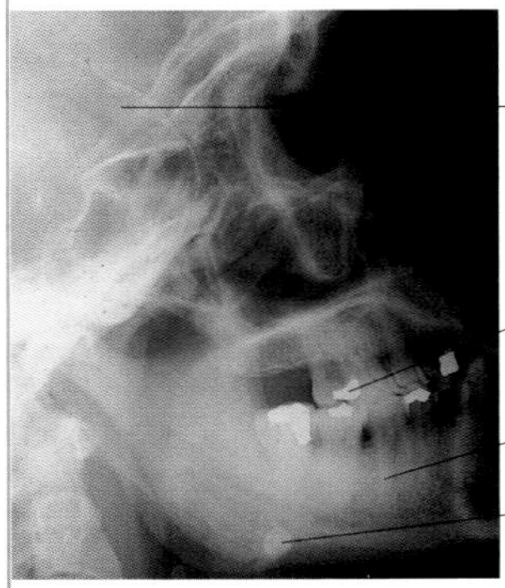

唾液腺结石
在这张X线片上，唾液腺结石表现为一个白色的团块影。结石堵塞了颌骨下方的唾液腺导管。

唾液腺肿瘤

唾液腺的良性或恶性肿瘤

最常见于45岁以上的人群

性别、遗传和生活方式对本病的影响不明显

累及唾液腺的肿瘤十分罕见，特别是45以下人群。3/4的肿瘤发生在两个腮腺中的一个，腮腺位于下颌角的后方。仅有1/5的唾液腺肿瘤是恶性的。

唾液腺肿瘤的症状取决于肿瘤是否是恶性的。但是，无论恶性与否，几乎所有的患者都会长出突出的包块，或在口腔内或在面部。通常，良性肿瘤是无痛、有弹性的，在触摸时可以移动。这些良性肿瘤通常生长缓慢。

唾液腺的恶性肿瘤通常生长较快，感觉质地硬，有时会有疼痛。随着肿瘤的发展，穿过腺体的面部神经也会受到影响，导致面部部分瘫痪（见339页“面神经麻痹”）。如果不进行治疗，肿瘤会播散到附近的颈部淋巴结，并从那里播散到身体的其他部位，例如胸腔和肝脏。

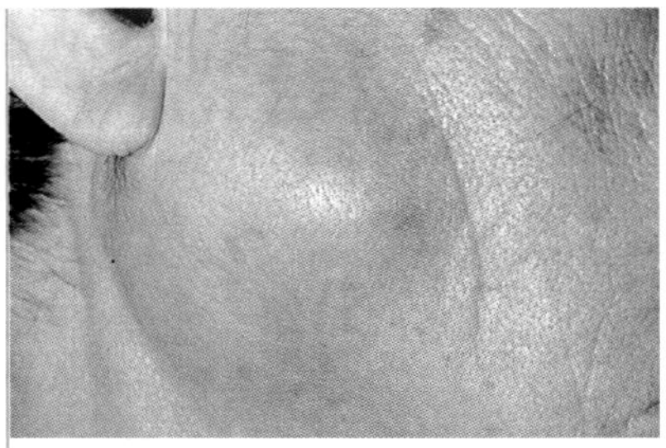

唾液腺肿瘤
肿物邻近耳朵，位于下颌骨角的上方，是唾液腺的良性肿瘤。

如何治疗？

通过手术可以切除腮腺良性肿瘤病变的腺体。这是一种非常精细的手术，而且有损伤面神经的危险。如果发生了面神经损伤，可造成嘴角下垂。神经损伤有时会恢复，但大多数情况下损伤是永久性的。

如果肿瘤是恶性的，整个病变腺体将被切除。如果肿瘤已经转移到颈部淋巴结，那也需要清除这些颈部的淋巴结。在手术后，还有必要进行放射治疗（见158页），来破坏残存的肿瘤细胞。

预后如何？

良性肿瘤通常可以通过手术被成功切除，但有时会复发。如果不切除肿瘤，在罕见的情况下，良性肿瘤也可能会恶变。恶性肿瘤患者的预后取决于受累的腺体和肿瘤的发展阶段。在发生转移前，就得到早期治疗的、小的腮腺癌患者，10人中有将近8人可以存活至少10年。但是，对于晚期的腮腺癌，已经发生了扩散转移，并侵犯了面神经的患者，10人中只有1人能够存活5年以上。其他唾液腺恶性肿瘤的预后通常是好的。

胃食管反流性疾病

指胃酸反流入食管，引起上腹部和胸腔的疼痛性疾病

肥胖、脂肪含量高的饮食、喝太多的咖啡或酒，以及吸烟是发病的危险因素

年龄、性别和遗传对本病的影响不明显

胃食管反流性疾病（GORD）俗称反酸，可能是引起消化不良（见397页）的最常见病因。不适感是由于酸液从胃反流到食管（连接咽和胃的管道结构）引起的。食管内膜因不能够抵御胃酸的侵蚀破坏作用，从而引起炎症和烧灼性疼痛，俗称烧心。

胃食管反流性疾病的发作通常持续时间较短，程度相对较轻，但是如果长期反复发作，食管内膜可能会被永久性地破坏或出现瘢痕。在一些情况下，胃食管反流性疾病会引起消化道出血（见399页）。

由哪些原因引起？

机体通过双重保护机制来防止胃内容物进入食管。机制一是食管下端的括约肌通常情况下呈关闭状态，起屏障作用；机制二是食管通过膈肌的狭窄开口——食管裂孔，膈肌对食管起作用，这些机制形成了一个有效的单向瓣膜。

胃食管反流性疾病是由多种因素共同作用导致的瓣膜作用减弱造成的。这些因素包括食管下括约肌的张力差；妊娠导致的腹压增高；肥胖；食管裂孔作用减弱导致的部分胃滑入胸腔，即裂孔疝。许多人在食用某种食物或饮料，特别是在进食腌菜、油炸食品或高脂食品、碳酸软饮料、酒精或咖啡后，会发生轻度的胃食管反流，吸烟也会使症状加重。

有哪些症状？

胃食管反流性疾病的一些症状在吃完一顿大餐后或者弯腰时最为明显。主要症状包括：

- 胸骨后烧灼痛或不适感，俗称烧心。
- 由于胃酸反流至咽部和口腔，患者会感到口里有酸味。
- 长期咳嗽。
- 呃逆（打嗝）。
- 呕血或便血。

自助措施

胃食管反流性疾病的管理

以下措施可以缓解胃食管反流性疾病的症状，或者能够预防该病复发：

- 服用抗酸药物（见596页）来中和胃酸。
- 避免辛辣、酸性、以番茄为主的食物和脂肪含量高的食物，如巧克力和奶油制品。
- 尽量不饮用酒、可乐和咖啡。
- 戒烟。
- 减掉多余的体重。
- 少量进食，不要吃得过饱，太晚的时候不要吃东西。
- 饭后不要立即运动或平躺，因为这两种做法都会引起食物反流。
- 晚上睡觉时将床头抬高或垫高枕头，使头的位置高于脚。

持续多年的胃食管反流性疾病会导致食管形成瘢痕，最终严重的瘢痕会引起食管狭窄。狭窄导致吞咽困难，并引起体重下降。长期的胃食管反流性疾病会导致巴雷特食管形成，即食管的黏膜部分由胃黏膜所替代。出现巴雷特食管的患者发生食管癌（见404页）的危险会增高。

如果你近期发生胸部正中疼痛，而且似乎与进食或饮水无关，你应该立即去就诊，因为更严重的疾病——心绞痛（见244页）有时会被误以为是严重的烧心。

应该如何处理？

自助措施可以使胃食管反流性疾病（见本页“**胃食管反流性疾病的管理**”）的很多症状得到缓解。但是，如果你持续烧心，应该就医。

医生会为你安排对比X线检查，用来寻找有无食管异常（见404页“**吞钡造影**”）。也可以通过内镜（见138页）来观察食管黏膜。在进行内镜检查时，可以取小块组织做活检，在显微镜下观察。在探查是否存在巴雷特食管或是否存在食管炎症和溃疡时，内镜检查比食管吞钡造影检查更敏感。

如果采取了自助措施还不能缓解症状，医生会为你开能够减少胃酸分泌的药物（见596页“**促进溃疡愈合的药物**”）。一些药物如甲氧氯普胺（见598页“**解痉药和促胃肠动力药物**”）可以加快胃排空，使胃食管反流性疾病发生的可能性降低。经过治疗，症状通常可以消失。如果症状没有消失，可能需要手术将胃恢复到其正常的位置，并加强食管下括约肌的张力。手术可以通过腹腔镜（见476页）完成，腹腔镜属于内镜手术（见612页）的一种。

贲门失弛缓症

由于食管的肌肉疾病，导致吞咽困难

最常见于20～40岁的人群；儿童罕见

性别、遗传和生活方式对本病的影响不明显

贲门失弛缓症患者，食物和液体经食管进入胃的过程延迟或者根本不能进入胃内。这种疾病主要是由于食管下括约肌（食管末端的肌肉环）不能正常地松弛，导致在吞咽过程中食物不能进入胃里。食管平滑肌协调性差也

▶ 检查

吞钡造影

吞钡造影（钡餐）是一种用于观察食道（连接口腔和胃的管道）的检查方法。这种检查可以发现食道的疾病或异常。钡剂可以在X线下显像，以此来持续监测钡剂流动区域的情况。钡剂可能会引起一过性便秘。

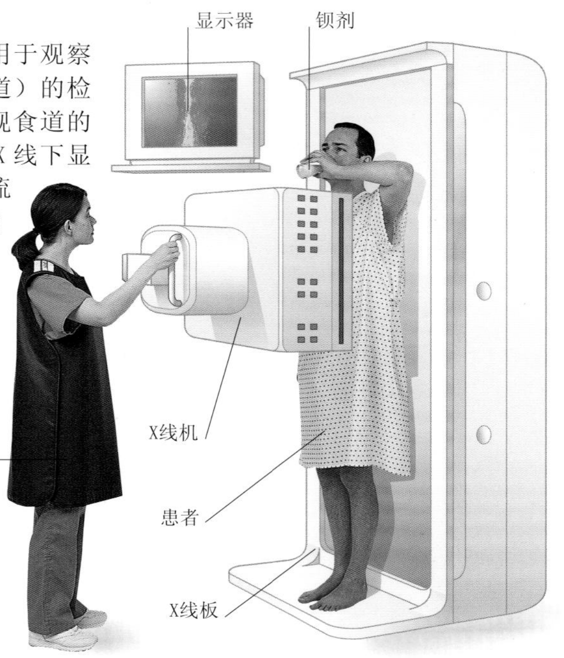

检查过程
患者站在X线机前时，放射技师会要求你吞咽钡剂，同时拍摄一系列的X线片。整个检查过程耗时约15分钟。

结果

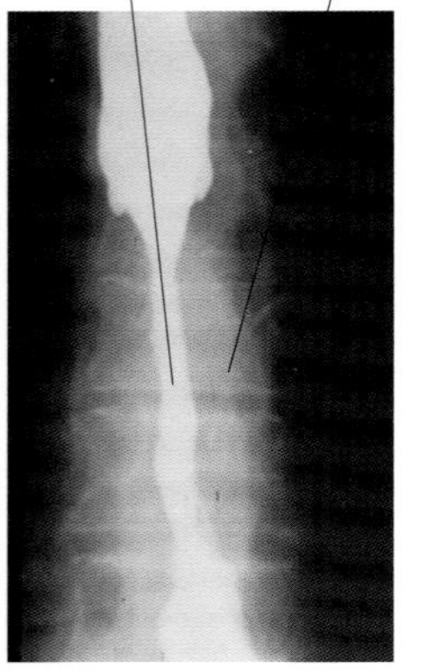

食管狭窄
这种对比X线显示的是食管下段一个缩窄区域，称为狭窄。

可以导致贲门失弛缓症。这种情况会引起食管下部在数月或数年内出现进行性扭曲、扩张，使吞咽越来越困难。贲门失弛缓症更多见于20～40岁的人群。

有哪些症状？

贲门失弛缓症的症状通常是缓慢出现的，症状包括：

- 吞咽困难。
- 胸痛或胸骨后不适感，可能与进食有关。
- 饭间或饭后几个小时，尤其夜里有未消化的食物反流到食管。
- 最终会出现体重下降。

如果不及时治疗贲门失弛缓症，最终发展为食管癌（见本页）的危险会略有增加。

如何诊断？

如果医生怀疑你患有贲门失弛缓症，他会为你安排胸部X线检查（见300页），看是否存在食道扩张和扭曲。通过食道吞钡造影（见本页）能够得到明确诊断。医生可能会使用可弯曲式内镜（见138页）来探查食管以明确诊断，并排除其他可能的疾病，比如食管癌。食管测压结果被认为是最可靠的检查指标。在进行食管测压时，将一根软管插入食管来检测压力。在正常情况下，这项检查可以显示食管平滑肌的交替收缩和松弛引起的压力变化。在出现贲门失弛缓症时，这种压力的变化消失，由于平滑肌不能完全松弛，导致食管的整体压力增高。

如何治疗？

有数种不同的治疗贲门失弛缓症的有效方法。治疗方法的选择除取决于症状的严重程度和持续时间外，还取决于患者的年龄、身体的一般健康状况。

最简单的治疗是医生为你开钙通道阻滞剂（见582页），这可以暂时使食管下括约肌松弛。但是，为了长期缓解症状，最常用的治疗方法是球囊扩张术，即将一个小气囊放到食管下括约肌的位置，注入空气或水，牵拉括约肌，之后取出气囊。这种治疗方法，能够在至少一半的贲门失弛缓症患者中取得成功。但是，对于一小部分患者，需要在6个月到几年中重复治疗。

另一种治疗是将肉毒毒素注射到食管下括约肌。小剂量的毒素可以使有病变的括约肌麻痹，变松弛，从而可以让食物和液体通过食管。在典型的情况下这种作用效果可持续一年以上，但可能需要重复进行。

如果上述治疗方法都没有成功，那么可以选择腹腔镜手术（见476页）。这种治疗是将腹腔镜通过腹部的小切口送入体内，切断食管下端的一些肌肉，使食物通过并进入到胃。在10位患者中，大概有1人在进行这种手术后，还会发生胃食管反流，这种情况也需要治疗（见403页**“胃食管反流性疾病”**）。

食管癌

食管组织发生的恶性肿瘤

- 40岁以下的人罕见；随年龄增长患病的危险增加
- 男性发病率是女性的两倍
- 吸烟和酗酒是发病的危险因素
- 遗传对本病的影响不明显

在英国，食管癌位于十大常见癌症中的第九位，2006年有超过7800例新发病例。在其他一些国家，如伊朗和中国，食管癌更常见。在英国，食管癌的男性患病率约是女性的两倍，但是，食管癌的死亡率相对较高，因为在出现症状前肿瘤已经存在了一些时间。因此在很多情况下，当患者就诊时肿瘤已经发生了转移。

由哪些原因引起？

引起食管癌的确切病因尚不清楚，但吸烟和过度饮酒，是已经证实的能够增加发生肿瘤的危险因素。在中国，食物中的真菌毒素被认为与食管癌的高发有关。患有特殊的食管疾病，如胃食管反流和巴雷特食管（食管黏膜组织部分被胃黏膜组织替代），也会使发生食管癌的危险增加。患慢性食管疾病的患者也应该定期做胃镜（见138页），来寻找癌肿组织生长的早期证据。

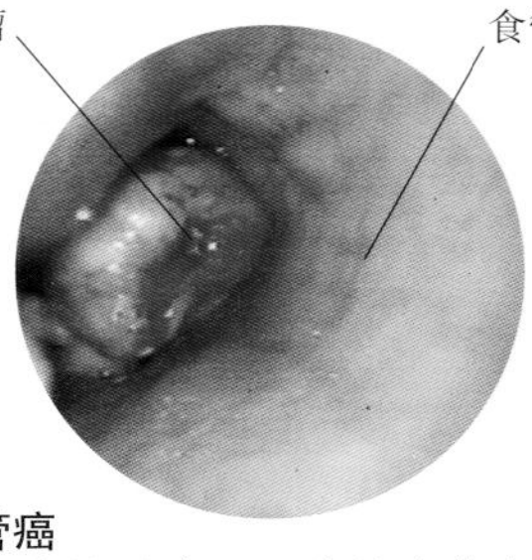

食管癌
这幅内镜照片显示的是食管内膜的恶性肿瘤。

有哪些症状？

疾病的早期通常没有症状。临床症状是在几周或几个月内，随着食管出现梗阻而缓慢出现的，症状可能包括：

- 吞咽固体食物困难。
- 随着食管的进一步狭窄，会出现吞咽液体食物困难。
- 近期出现食物反流。
- 食物不能正确地被吞咽，误入肺内，引起咳嗽。
- 食欲下降和体重减轻。

如果肿瘤播散并累及气管，会出现气短和咯血。

如何诊断

医生会为你安排内镜检查。检查时，将一根可弯曲的管子插入食道观察（见407页**“上消化道内镜检查”**），同时在内镜下取组织样本进行病理检查。食管吞钡造影（见本页）可用来发现食管的梗阻情况。一旦明确了诊断，其他检查，如CT扫描（见132页）可以帮助判断肿瘤是否已经发生了转移。超声内镜也可以帮助明确肿瘤的转移情况，在行超声内镜检查时，将一个特殊的探头送入食管进行检查。

如何治疗？

治疗取决于癌症是否仅局限于食管，还是已经发生了转移。局限的食管癌可以行手术切除，但是手术难度比较大，只有一小部分患者能够在足够早的时候得到诊断，值得做手术。如果要进行手术治疗，在手术前应该先给予化学药物治疗（见157页）或者放射治疗（见158页），最大限度地提高治愈的机会。

如果癌症已经扩散转移，或者患者的全身状况较差不能承受手术，那么应该首先给予姑息治疗，以缓解症状。向食管的狭窄处放置一个钢性管（称为支架）来缓解吞咽困难（见159页**“肿瘤的姑息性手术”**）。治疗同样也包括放疗和化疗。大约1/3的食管癌患者在诊断后至少生存1年以上，但只有大约。1/12的患者能够存活5年以上。

胃和十二指肠疾病

胃、十二指肠（小肠的第一部分）容易受到多种潜在的有害物质的损伤，包括胃里产生的能帮助消化食物的胃酸、酒精及刺激性食物，如辣椒。胃、十二指肠都有天然的防御机制，可以保护胃和十二指肠免受损害，但有时这些防御机制会失效，从而导致疾病。

本节的第一篇文章讨论幽门螺杆菌感染，这种细菌是在19世纪80年代早期被发现的。据估计，目前全世界有一半人口感染了幽门螺杆菌。大多数感染幽门螺杆菌的人，并没有出现任何症状。但是，已知幽门螺杆菌与在本节中讨论的胃和十二指肠的疾病相关，包括胃炎，即胃黏膜的炎症、消化性溃疡，即胃或十二指肠的黏膜被胃酸侵蚀导致的溃疡以及胃癌。胃炎和消化性溃疡是消化系统的常见疾病，在英国，每年有数千人患这些疾病。但是，无论这些疾病的发生是否与幽门螺杆菌的感染相关，通常都可以用药物治疗。本节的最后一篇文章介绍胃癌。目前在许多发达国家胃癌已经非常罕见。累及胃或上消化道的其他疾病（见397页“消化不良”；见397页“非溃疡性消化不良”；见403页“胃食管反流性疾病”）将在其他节中涉及。

重要的解剖结构

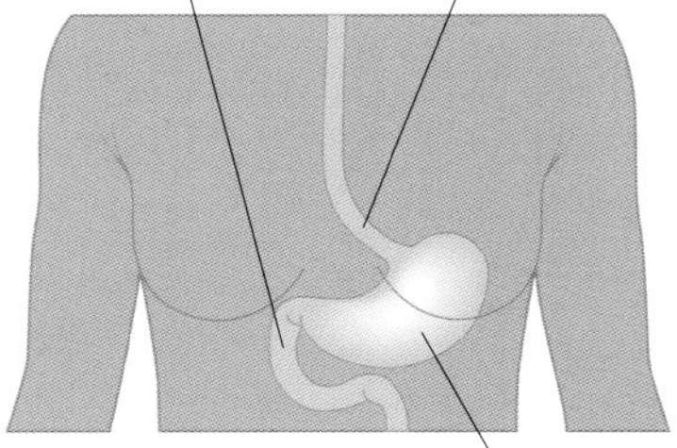

有关胃和十二指肠的结构和功能的更多信息，请参阅391～396页。

幽门螺杆菌感染

一种常见的细菌感染，会引起上消化道的炎症或溃疡

- 通常在童年时感染，但多在成年时才出现症状
- 男性更常见
- 居住条件拥挤、环境卫生差是发病的危险因素
- 遗传对本病的影响不明显

幽门螺杆菌发现于20世纪80年代早期。从那时开始的研究显示，全世界大概有一半人感染了幽门螺杆菌。感染通常是在少年时期发生的，但大多数患者并不会出现任何症状，尽管这时胃黏膜层可能已经发生了幽门螺杆菌感染相关的炎症（见本页“胃炎”）。但是，在一些人中，幽门螺杆菌感染可能会导致消化性溃疡（见406页），这意味着胃或十二指肠黏膜，因酸性消化液的侵蚀，而受到损害。

当幽门螺杆菌损害了胃或十二指肠的黏膜层时，就会引起消化性溃疡或胃炎。在正常情况下，胃的黏液通常可保护胃和十二指肠的黏膜，免受酸性消化液的侵蚀，因此当黏膜层受到损伤后，就会发炎或糜烂。长时间的幽门螺杆菌感染，还会增加发生胃癌的危险（见406页）。

关于幽门螺杆菌的传播途径，目前尚不清楚。但现多认为粪便和唾液可能携带幽门螺杆菌，而且这种杆菌很容易在与他人密切接触时传播，尤其是在那些居住条件拥挤、卫生环境差的人群中。感染在男性中更为常见。

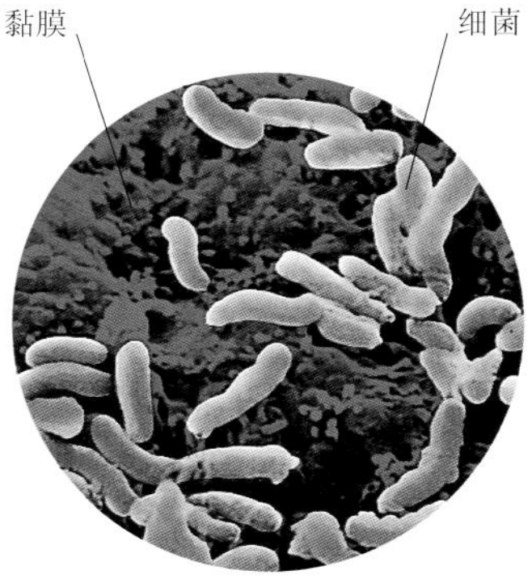

幽门螺杆菌
从在这张放大的图中可以看到，在胃黏膜中有许多幽门螺杆菌。

如何诊断？

如果你有上腹不适或疼痛，医生可能怀疑你患有胃炎或消化性溃疡。他可能会给你安排一些检查，来确认是否有幽门螺杆菌感染。最常见的检查，是检测大便中是否存在幽门螺杆菌的蛋白。你也可能要接受血液中幽门螺杆菌抗体的检测或呼气实验。呼气实验要求你喝下一种可被幽门螺杆菌分解的物质。如果身体内有幽门螺杆菌，喝下的这种化学物质会变成一种可以被呼气分析仪检测到的化学成分。另外你也可能需要接受上消化道内镜检查（见407页），即用一种可弯曲的具有可视功能的管子，检查胃和十二指肠。在检查过程中，通常会取一小块胃黏膜组织在显微镜下进行检查。

如何治疗？

只有当幽门螺杆菌感染，引起了胃炎或消化性溃疡时，才需要对其进行治疗。医生会开多种抗生素（见572页）来治疗幽门螺杆菌感染，同时使用其他药物来抑制胃酸的分泌（见596页“促进溃疡愈合的药物”）。

治疗幽门螺杆菌感染的成功率大约为90%，但一小部分患者，幽门螺杆菌感染可能会复发。

胃炎

胃黏膜的炎症性疾病，可能由刺激或感染引起

- 最常见于50岁以上的人群；在儿童中罕见
- 有一定的家族聚集性
- 酗酒和吸烟是发病的危险因素
- 性别对本病的影响不明显

胃炎，即胃黏膜的炎症，是一种常见的疾病。年龄超过50岁的人中有一半以上患有胃炎，但有些患者没有症状。胃炎可以是急性的，突然起病，但更多地表现为慢性病程，在数月或数年内逐渐出现。该病最常见的症状为上腹不适。胃炎可能合并胃出血。

一些类型的胃炎，具有家族聚集现象。但是，20世纪80年代发现的幽门螺杆菌感染（见本页），是引起慢性胃炎的主要病因。这一发现使得许多患有这种疾病的患者，得到了有效的治疗。

由哪些原因引起？

当因过量饮酒、服用阿司匹林或其他非甾体类抗炎药物（见578页），如布洛芬等导致胃黏膜损伤时，就可能发生急性胃炎。急性胃炎也可发生在严重的疾病后，例如血液中毒（见171页“败血症”）。

慢性胃炎通常是由幽门螺杆菌感染引起的，在大约一半人群的胃黏膜中，可以找到这种细菌。细菌会破坏保护胃黏膜免受消化液侵蚀的黏液层，从而导致胃酸直接侵蚀黏膜层。慢性胃炎也可见于克罗恩病（见417页），这种病会引起消化道的炎症。长期饮酒、吸烟和非甾体类抗炎药物（见578页），例如阿司匹林的使用，也会引起慢性胃炎。

慢性胃炎中的一种类型，称为萎缩性或自身免疫性胃炎，是由于免疫系统的异常反应，产生能够攻击胃黏膜组织的抗体。

有哪些症状？

慢性胃炎通常不会引起任何症状，但会逐渐引起胃黏膜损伤，最终引起与急性胃炎相似的症状。急性胃炎症状的出现更快、更严重。这两种类型的胃炎引起的症状如下：

- 胃部的不适或疼痛，多发生于餐后。
- 恶心和呕吐。
- 食欲减退。

胃黏膜出血在引起缺铁性贫血（见271页）之前，可能并不会引起注意，缺铁性贫血会引起身体疲倦和皮肤苍白。如果出血严重，可能会呕血或排出黑色柏油样大便（见399页“消化道出血”）。

萎缩性胃炎通常是无痛的，其唯一的症状，可能是由于维生素B_{12}缺乏造成的恶性贫血。萎缩性胃炎会造成胃的损伤使其不能产生内因子，而内因子对于维生素B_{12}的吸收是必需的。患有慢性胃炎，尤其是萎缩性胃炎的人，发生胃癌（见406页）的危险通常是增加的。

我该怎么办？

轻度胃炎的症状，可以使用非处方抗酸药物（见596页）来治疗，这些药物可以中和胃里的胃酸。另外，你还可以通过改变生活方式，如少量且规律进食、减少饮酒量、戒烟等，缓解胃炎的症状。但如果你的症状持续存在或变得愈加严重，或你出现体重下降，应该就医。

应该如何处理？

医生可能会询问你有关吸烟、饮酒、饮食习惯和使用药物等方面的情况。他可能会安排你做大便、血液化验或呼气实验，来寻找幽门螺杆菌感染的证据。你还需要做有关贫血的血液检查，看是否有胃黏膜出血。医生还可能会为你做胃镜（见407页“上消化道内镜检查”），来检查胃黏膜的情况，以明确你的胃壁是否存在病变。

如果确定幽门螺杆菌感染，需要联合使用抗生素（见572页）和促进溃疡愈合的药物（见596页）来治疗。如果你患有胃炎，仍需要服用阿司匹林或其他非甾体类抗炎药物治疗一段时间。医生还会建议你服用一种质子泵抑制剂，如奥美拉唑。质子泵抑制剂可以减少胃酸的产生，有助于保护胃黏膜。

减少饮酒量通常会缓解胃炎的症状。如果慢性胃炎由幽门螺杆菌感染引起，那么在经过抗生素和促进溃疡愈合的药物治疗后，胃炎通常可以完全恢复。但是，有时幽门螺杆菌感染会复发，需要进一步治疗。

消化性溃疡

胃或十二指肠黏膜出现缺损的疾病，十二指肠是小肠的第一部分

- 胃溃疡最常见于50岁以上的人群；而十二指肠溃疡最常见于20～60岁的人群
- 胃溃疡多见于女性
- 有时有家族聚集现象
- 服用阿司匹林和其他非甾体类抗炎药物、过量饮酒、吸烟和环境卫生差是发病的危险因素

胃和十二指肠的黏膜有一层黏液屏障，保护其免受酸性消化液的侵蚀。如果这个屏障遭到破坏，胃酸会使黏膜发生炎症和侵蚀。受到侵蚀的黏膜区域则被称为消化性溃疡，消化性溃疡包括两种类型：十二指肠溃疡和胃溃疡。在20～60岁的人中，十二指肠溃疡较胃溃疡更为常见，在50岁以上的人中，胃溃疡比十二指肠溃疡更常见。消化性溃疡很常见，据估计，在英国每10人中大概有1人，在一生中的某个时间会发生溃疡。

由哪些原因引起？

消化性溃疡最常与幽门螺杆菌感染（见405页）相关。目前认为这种细菌在居住卫生条件差的人群中更容易传播，而且这种细菌还释放一些能够削弱黏膜层的抵御能力的化学物质。然后酸性的消化液能够腐蚀胃和十二指肠黏膜保护层，进而导致消化性溃疡的发生。

消化性溃疡有时是由于长期使用非甾体类抗炎药物（见578页），例如布洛芬或阿司匹林引起的，这些药物会损伤胃黏膜。其他可能导致消化性溃疡的因素包括吸烟和酗酒。一些患者有很强的消化性溃疡的家族史，表明遗传因素可能在消化性溃疡的发病中起一定的作用。过去认为应激可能会导致消化性溃疡，但是现在已不再认为这是一个重要的致病因素。

有哪些症状？

许多患有消化性溃疡的人，并没有典型的症状，他们常把自己的不适归结为消化不良（见397页）。那些症状持续存在的人可能会出现：

- 感到上腹部疼痛或不适。
- 食欲减退和体重下降。
- 腹部饱胀感。
- 恶心，有时甚至会呕吐。

疼痛通常会持续数周，然后消失数月甚至数年。十二指肠溃疡引起的疼痛一般在餐前会更严重一些，因为这时胃里没有食物。而且这种疼痛在进食后很快会缓解，但在此后数小时会再次出现。相反，胃溃疡引起的疼痛则通常会因为进食而加重。

有哪些并发症？

消化性溃疡最常见的并发症是因为溃疡逐渐加深、侵蚀至附近的血管而引起的出血（见399页“消化道出血”）。消化道的少量出血除了具有与缺铁性贫血（见271页）相关的症状，例如皮肤苍白、疲倦和头晕外，并不会引起任何症状。消化道出血也可能会导致呕血。另外，消化道的出血会导致黑色的柏油样大便。在一些患者，溃疡会穿透整个胃或十二指肠的肠壁，引起消化道穿孔，胃酸通过穿孔处进入腹腔，引起严重的腹痛（见421页“腹膜炎”）。胃或十二指肠的出血、穿孔可能会危及生命，需要立即就医。

在罕见的情况下，胃溃疡会使胃至十二指肠出口狭窄，导致胃的排空障碍。这时患者会出现一些相关症状，包括餐后饱胀感、进食数小时后呕吐出未消化的食物，以及体重减轻。

应该如何处理？

如果医生怀疑你有消化性溃疡，他会安排你进行内镜检查（见407页“上消化道内镜检查”），来观察胃和十二指肠。在做胃镜检查时，可以取一小块胃壁组织来寻找幽门螺杆菌感染的证据，并排除胃癌（见本页），因胃癌通常与胃溃疡有相似的症状。医生也可能会安排你进行大便、血液和呼气实验检测，来寻找有无幽门螺杆菌感染，另外还需要做血液检查来寻找贫血的证据。

消化性溃疡的治疗目标是促进溃疡愈合，并防止溃疡复发。医生会建议你改变生活方式，如戒烟和减少饮酒量。

如果发现了幽门螺杆菌，则需要使用抗生素（见572页）和促进溃疡愈合的药物联合治疗。即使幽门螺杆菌检查是阴性，通常也会给予抗溃疡药物，这样可以最大限度地治愈溃疡。

如果是因为长期服用阿司匹林或其他的非甾体类抗炎药物引起的溃疡，医生可能会采用其他替代药物或添加质子泵抑制剂，如奥美拉唑来保护胃和十二指肠黏膜。

溃疡导致的消化道出血或穿孔是急诊收入医院治疗的指征。如果消化道出血量中等，通过使用静脉药物可以得到控制。如果消化道出血严重，则可能需要输血治疗（见272页）。内镜可用于观察胃黏膜，还可以在检查的同时，实施内镜下封闭血管止血。但是如果出血严重或发生了消化道穿孔，则必须进行外科手术治疗。

经过治疗，每20个消化性溃疡的患者中，大约有19人可以在数月内彻底治愈。但是，如果不改变生活方式或者继续服用非甾体类抗炎药物，或者再次发生幽门螺杆菌感染，那么消化性溃疡可能会复发。

胃癌

胃壁黏膜发生的癌肿

- 最常见于55岁以上的人群
- 男性发病率是女性的两倍
- A型血型的人更容易发生胃癌；有时有家族聚集现象
- 进食某些食物、吸烟和大量饮酒是发病的危险因素

在世界范围内，胃癌是最常见的癌症之一，约占每年新发癌症病例的1/10。尤其在中国和日本更常见，这可能与饮食有关。但是，在大多数国家，胃癌越来越少见。在英国，胃癌的发病率在过去30年里降低了一半，2006年大约有7700例新发病例。在55岁以前，胃癌非常罕见，但是随着年龄的增长，发病率会逐渐增加。男性胃癌的发生率大约是女性的两倍。另外A型血的人群更容易发生胃癌，并且有家族聚集现象，表明胃癌的发生有遗传因素参与。

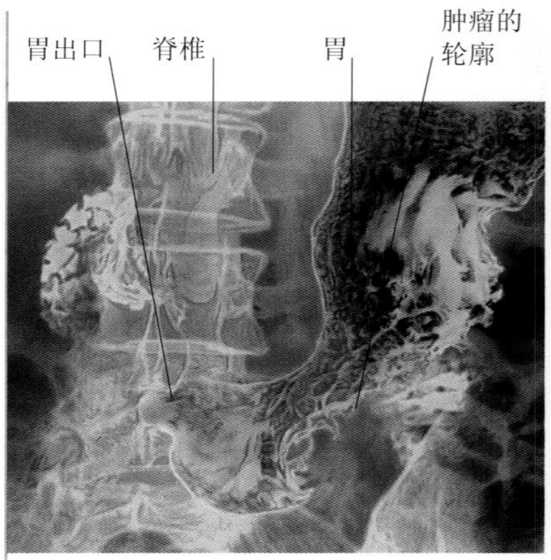

胃下部的癌肿

在这张X线片上，钡剂勾勒出了胃的轮廓。胃壁轮廓不规则的地方是一个较大的肿瘤。

在大多数患者中，胃癌起源于胃壁的黏膜细胞。胃癌会迅速扩散至身体的其他部位。由于胃癌的症状通常比较隐匿，因此胃癌的早期诊断非常罕见，等到患者就医时，肿瘤通常已发生了播散。

由哪些原因引起？

胃癌的病因目前还不完全清楚，但是已知有多种因素与其相关。幽门螺杆菌感染（见405页）会增加发生胃癌的危险。一些含盐量高的饮食、腌熏和腌制食品，也会使发生胃癌的危险增加。一些不良的生活方式，如新鲜水果和绿色蔬菜摄入量少、吸烟和大量饮酒也是发生胃癌的危险因素。

有哪些症状？

胃癌的早期症状通常比较轻而隐匿，许多人不会注意到。这些症状包括：

- 上腹部不适。
- 餐后胃痛。
- 食欲减退和体重下降。
- 恶心和呕吐。

在许多人中，由于胃黏膜的少量出血会引起缺铁性贫血（见271页）。之后，会感觉上腹部胀满。

如何诊断？

医生可能会为你进行上消化道内镜检查（见407页），在检查时，利用一个柔性管来察看胃黏膜，并取胃黏膜的组织样本以明确是否有癌细胞。你也可以进行吞钡检查（见132页“对比X线”），即吞咽液体钡的混合物，再通过X线显示胃壁的形态。医生还会安排血液检查，明确是否有贫血，这可以提示是否有胃壁出血。

如果胃癌的诊断明确，那么还需要做进一步的检查，如CT扫描（见132页）和血液检查，用以检查肿瘤

检查和治疗

上消化道内镜检查

这项技术是将一根柔软的可视管形镜，通过口腔送入食道、胃、十二指肠（小肠的第一部分）寻找疾病的证据，如消化性溃疡。还可以通过透热疗法（一种热疗）或激光治疗，或注射药物进行止血。

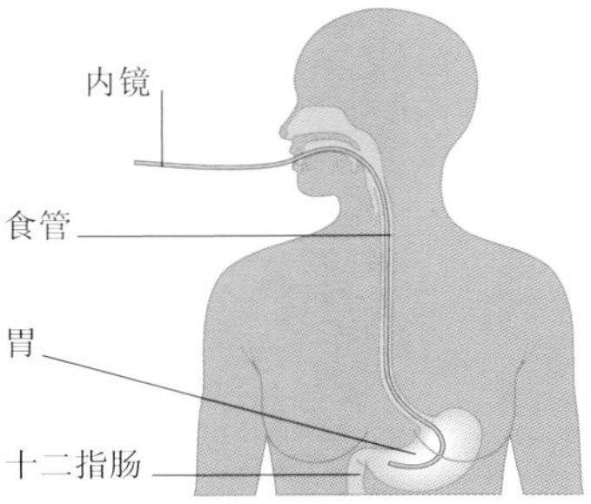

内镜路径

操作过程

需要在咽部进行局部麻醉喷雾和／或静脉注射镇静剂下做内镜检查。通过吞咽下的内镜，医生可以观察上消化道。整个检查过程耗时约 15 分钟。

镜下所见

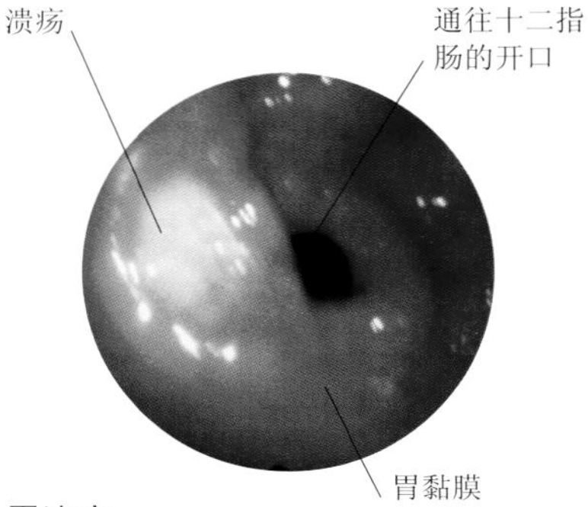

胃溃疡

通过内镜观察，可以清楚地看到胃黏膜上的溃疡。与溃疡部位毗邻的是胃到十二指肠的开口。

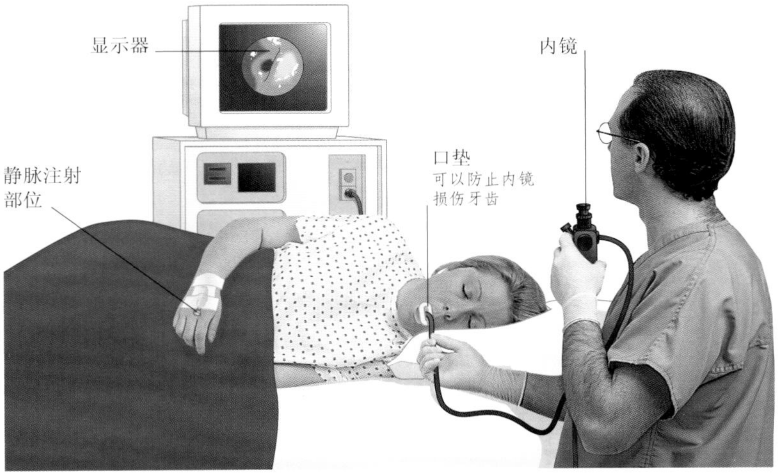

是否已经播散到其他器官（见 157 页“肿瘤分期”）。另外，超声内镜通过将探头送入胃内，可以探查肿瘤的播散情况。

如何治疗？

治疗胃癌的唯一有效方法是在早期手术切除肿瘤。但是，约 80% 胃癌患者的癌肿已经广泛播散转移，不能进行手术治疗。手术包括全胃切除术或部分胃切除术。周围的淋巴结也应该清扫，因为这是肿瘤播散的可能部位。在一些患者，肿瘤已经发生了远处转移，这时手术可能有助于延长预期寿命，但是在其他情况下，手术的目的是缓解症状而不是永久治愈。如果肿瘤已经无法进行手术，可以采用化学药物治疗（见 157 页）来减缓疾病的进展和症状，手术后化疗可以降低癌症复发的危险。放疗通常不用于治疗胃癌，但有时也可以用来使肿瘤缩小，或者帮助缓解症状。强效止痛药物（见 589 页）也可以用来缓解剧烈疼痛。

预后如何？

如果早期发现、早期治疗，胃癌的治愈率较高。一些胃癌高发国家，如日本，通过有效的筛查方案，可以早期发现肿瘤，因此在日本约 90% 的患者自诊断后可以存活 5 年。在英国，胃癌的诊断一般较晚，生存率较低。但是，近 30 年来，英国胃癌患者的生存率稳步上升，现在大约 35% 的患者自诊断后可以存活 1 年以上，大约 15% 的患者可以存活 5 年以上。

肝脏、胆囊和胰腺疾病

肝脏和胰腺的主要功能之一是帮助消化食物。肝脏可以生成消化液——胆汁，胆汁储存于胆囊。胰腺合成消化酶。这些器官同时还有其他重要的功能。肝脏可以利用消化的产物来合成新的物质，如蛋白质和脂肪，胰腺可以分泌胰岛素来控制血液中的血糖水平。

皮肤和眼睛变黄就是我们大家所熟知的黄疸，黄疸是肝脏疾病的表现之一，但也可以由其他原因引起。黄疸的相关内容将在本节的第一篇文章里介绍。接下来的两篇文章将介绍病毒性肝炎和其他类型的肝炎。病毒感染是最常见的引起肝脏疾病的病因，在西方国家过度饮酒是主要原因。另外三篇文章是关于酒精性肝病及其并发症，包括肝硬化、门静脉高压和静脉曲张的内容。接下来描述的肝癌可分为两类：原发肝癌和继发肝癌。原发肝癌起源于肝脏，继发肝癌则由其他器官的肿瘤转移到肝脏（肝转移）。在西方国家，后者较前者多见。接下来介绍的是肝功能衰竭，除非进行肝移植治疗，否则会危及生命。

在接下来的文章中描述胆结石，此病通常不引起症状，可以不用治疗，但能引起胆囊的炎症，称作胆囊炎。此后的文章介绍炎症性疾病，即急性和慢性胰腺炎。最后一篇文章介绍的胰腺癌在英国相对少见。

重要的解剖结构

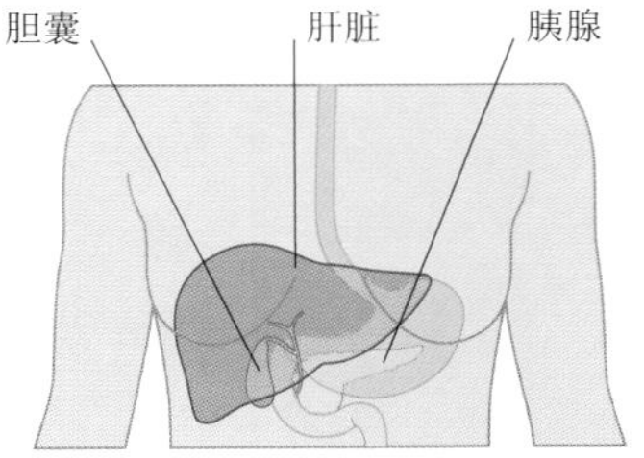

有关肝脏、胆囊和胰腺的结构和功能的更多信息，请参阅 391 ～ 396 页。

黄疸

皮肤和眼睛的巩膜发生黄染

年龄、性别、遗传和生活方式是与本病病因相关的危险因素

黄疸，即皮肤和巩膜颜色变黄，是肝脏、胆囊以及胰腺疾病的症状，也可以由一些血液疾病引起。血液中一种称为胆红素的色素水平过高引起黄疸，胆红素是红细胞分解的产物，在肝脏里进行加工处理，然后作为胆汁的成分之一，被分泌到消化道内。

因为引起黄疸的疾病可能很严重，所以一旦出现黄疸，就需要进行检查。很多出生几天的婴儿会发生黄疸，但通常是生理性的，无害且很快会消失（见 531 页“新生儿黄疸”）。

由哪些原因引起？

如果胆红素量过大，超过了肝脏的处理能力时，血液中的胆红素水平就会增高。肝细胞受损或胆管梗阻也可以导致血液中的胆红素水平增高，胆总管负责将肝脏分泌的胆汁输送到胆囊和小肠。

红细胞过度破坏分解 健康人的红细胞的寿命约为 120 天，衰老的红细胞在脾脏内被分解形成胆红素，然后胆红素被运送到肝脏。如果被破坏分解的红细胞的数目高于正常，肝脏不能处理大量的胆红素。这种情况称为溶血性黄疸，可能由一些疾病如溶血性贫血（见 273 页）等引起。发生溶血性贫血时的红细胞寿命要比正常红细胞的寿命短，同时还可能伴随其他症状，如疲倦。

肝细胞损伤 如果肝细胞受损，肝脏

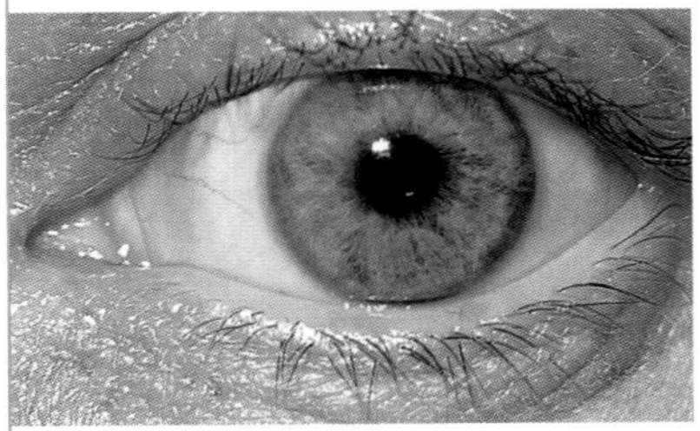

黄疸

皮肤和眼睛的巩膜变成黄色，这种症状称为黄疸。黄疸可以由多种疾病引起，包括肝脏疾病。

处理胆红素的能力就会下降。肝细胞损伤的可能原因包括感染（见本页“急性肝炎”；见409页“慢性肝炎”）、酗酒（见409页“酒精相关性肝病”），以及一些药物的不良反应。肝细胞损伤引起的黄疸有时会伴随恶心、呕吐、腹痛、腹胀。

胆管梗阻 胆管是输送胆汁离开肝脏的管道，如果胆管发生了梗阻就会引起黄疸。胆管梗阻可能是由一些疾病引起的，如胰腺癌（见414页）或胆结石（见412页）。如果胆管被阻塞，胆汁淤积于肝脏，胆红素就会返流入血。这种类型的黄疸会伴有瘙痒、深色尿及大便颜色变浅等。

应该如何处理？

医生会为你安排血液检查，检测肝脏功能情况，并寻找红细胞过度破坏的证据，以及病毒性肝炎或者其他影响肝脏功能的疾病的证据。可以进行肝和胆囊的超声扫描（见135页），有时还需要进行更精准的影像学检查，如CT扫描（见132页）、磁共振成像（见133页）、经内镜逆行胰胆管造影（见414页），或者超声内镜检查（超声探头附着在可视管道上一同进入体内）。还可以进行肝组织活检，来检查是否有引起黄疸的肝脏疾病（见410页“肝活检”）。

如果引起黄疸的潜在病因能够治疗，黄疸就有可能消失。如果病因不能被治愈，如晚期胰腺癌，只能缓解黄疸的伴发症状，如瘙痒的治疗。

急性肝炎

突然出现且持续时间短的肝脏炎症，可由多种原因引起

生活方式是与本病病因相关的危险因素

年龄、性别和遗传对本病的影响不明显

肝脏的短期炎症称为急性肝炎。多种原因会引起急性肝炎，通常突然起病。绝大多数急性肝炎患者可在1～2个月内恢复健康，但是有些患者的肝脏炎症会持续数月甚至数年（见409页“慢性肝炎”），或者进展为肝功能衰竭（见411页）。

由哪些原因引起？

急性肝炎最常见的病因是感染了几种肝炎病毒中的任何一种。到19世纪80年代后期，我们仅发现了两种肝炎病毒：甲型和乙型肝炎病毒。目前已经知道另外3种病毒，包括丙型、丁

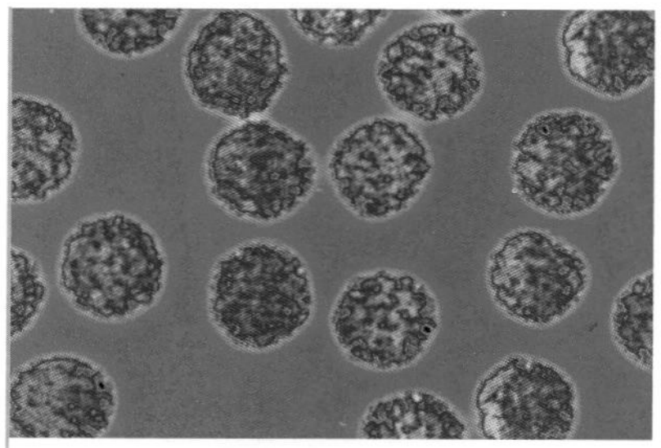

乙型肝炎病毒
这张高倍放大的图像显示了球状的乙型肝炎病毒。这些病毒的感染是引起急性肝炎的原因之一。

型和戊型肝炎病毒。几乎可以肯定，还有其他肝炎病毒有待于我们去发现。已知的5种肝炎病毒都可以引起急性肝炎，尽管这些病毒的传播途径和长期影响有所不同，但它们之间的共同点有很多。感染某些细菌、非肝炎病毒以及某些寄生虫也可以引起急性肝炎。而且一些非感染性因素如某些药物、毒物，包括酒精也可以导致急性肝炎（见409页“酒精相关性肝病”）。

甲型肝炎病毒 常见于欧洲南部和东部以及非洲和亚洲的部分地区，但在英国很少见。然而实际上，有很多病例是没有报道的，因为甲型病毒感染通常不引起症状或症状轻微，以至于感染在没有被察觉的情况下就过去了。可以在被感染者的尿液和粪便中检测到病毒。甲型肝炎病毒通过污染的食物和水进行传播。

乙型肝炎病毒 据估计，世界上约4亿人感染过乙型肝炎病毒。在英国，每1000人中就有1人感染过乙型肝炎病毒，大多数被感染者属于高危人群，比如来自乙型肝炎高发国家的移民、共用注射器针头的吸毒者等。乙型肝炎病毒是经体液传播的，因此可以通过性接触或被污染的针头来传播。1991年英国引入了对血液制品的乙型和丙型肝炎病毒的筛查系统，因此使用血液制品不会存在被感染肝炎病毒的危险。在发展中国家，乙型肝炎病毒最常见的是在婴儿出生时由母亲传染给婴儿的。以前，血库对血液不进行乙型肝炎病毒的常规筛查，因此输血是感染的途径之一，有许多血友病患者（见274页“血友病与克雷司马斯病”）都因此患上了乙型肝炎。

丙型肝炎病毒 据估计，世界上有2.1亿人携带丙型肝炎病毒。虽然英国没有感染丙型肝炎病毒的确切人数，但是感染者主要是因为在过去使用了没有经过筛查的血液制品（从1991年开始，英国开始对血液制品进行乙型肝炎病毒和丙型肝炎病毒的筛查）或者共用被污染的针头。母亲把病毒传染给婴儿的危险性较小，通常是在分娩时发生。异性之间的性传播也是可能的，但并不常见。男性同性之间的性接触传播的可能性较大。

丁型肝炎病毒和戊型肝炎病毒 丁型肝炎病毒的感染仅发生在已经感染了乙型肝炎病毒的人。通过被感染者的体液来传播。在发达国家，由戊型肝炎病毒引起的肝炎很罕见。病毒随被感染者的粪便排出体外，其传播途径与甲型肝炎病毒基本相同。

其他传染性原因 急性肝炎也可以由其他的病毒引起，例如巨细胞病毒（见167页“巨细胞病毒感染”）和EB病毒，EB病毒是引起传染性单核细胞增多症（见166页）的病因。一些细菌感染性疾病，如钩端螺旋体病（见173页）和伤寒（见172页）也可以引起急性肝炎。寄生虫感染也会引起急性肝炎，包括疟原虫感染，疟原虫是引起疟疾的病因（见175页）。

发达国家中，过度饮酒是急性肝炎最常见的非感染性病因之一。其他毒物也可以引起急性肝炎，例如有毒的真菌毒素。某些药物也可导致急性肝炎，如麻醉性气体氟烷和过量服用一些抗惊厥药物（见590页）和对乙酰氨基酚（见589页“止痛药物”）。有时，妊娠期间也可发生急性肝炎，但病因还不完全清楚。

有哪些症状？

一些人在感染了肝炎病毒后没有任何症状，或症状非常轻微没有引起注意。在其他情况下，急性肝炎有可能是致命的。如果是病毒性肝炎，根据感染的病毒类型不同，其潜伏期长短不一。甲型肝炎病毒的潜伏期最短，约6周；乙型肝炎病毒的潜伏期最长，约6个月。没有症状的被感染者可能会成为病毒携带者，如果出现症状，最初可能表现为：

- 疲劳，感觉健康状况差。
- 食欲差。
- 恶心、呕吐。
- 发热。
- 右上腹不适。

一些患者在最初症状出现几天后，巩膜和皮肤出现黄染，这种情况称为黄疸（见407页）。通常情况下，一旦出现黄疸，最初的症状就会有所改善。这时粪便的颜色变浅、全身瘙痒。由乙型肝炎病毒引起的急性肝炎也会造成关节痛。

严重的急性肝炎可能会引起肝功能衰竭，导致精神异常、癫痫发作，有时昏迷（见323页）。服用超剂量止痛药对乙酰氨基酚引起的肝功能衰竭相对常见，但某些类型的肝炎则很少引起肝功能衰竭，如甲型肝炎病毒引起的急性肝炎。

如何诊断？

如果医生怀疑你患有肝炎，他会为你安排血液检查来评估肝功能，并寻找引起症状的可能原因。医生还可能会为你重复进行血液检查，来帮助监测你的肝脏恢复情况。如果诊断仍不明确，你可能还需要进行肝脏的超声扫描（见135页）和肝活检（见410页），在进行肝活检时，取一小块肝组织在显微镜下观察。

如何治疗？

对于绝大多数急性肝炎患者没有特殊的治疗措施，医生通常建议患者休息。在服用任何药物之前都应该咨询医生，如止痛药，因为药物都有发生副作用的危险。如果你患有病毒性肝炎，需要采取预防措施来防止疾病的传播，包括安全的性行为（见27页）。在患病期间及病愈后至少3个月内，应该避免饮酒。但是，如果肝炎的病因与酒精相关，那么医生会建议你永久性戒酒。

预后如何？

大多数急性肝炎患者在发病4～6周后会感觉好一些，3个月后恢复健康。但是，60%～80%感染丙型病毒、约5%感染乙型病毒，或同时感染乙型和丁型病毒的肝炎患者会发展为慢性肝炎。由非病毒感染引起的急性肝炎患者，一旦感染被清除后，通常会痊愈。因酒精、药物及其他毒物引起的急性肝炎的恢复情况，取决于肝脏的损伤程度。将来必须避免接触导致急性肝炎的物质。

在罕见情况下，肝炎会进展为严重的肝功能衰竭，此时需要进行肝移植（见412页）。

如何预防？

养成良好的个人卫生习惯，如在接触食物前一定要彻底洗手，可以预防甲型和戊型肝炎病毒感染。感染乙型、丙型和丁型肝炎病毒的危险可以通过安全的性行为、不共用针头，以及避免接触其他可能被感染者体液污染的物品来预防。甲型和乙型肝炎病毒引起的急性肝炎患者病愈后可以获得相应病毒的终身免疫能力。但是，有几种不同的丙型肝炎病毒亚株，所以未来可能会再次发生丙型肝炎病毒感染。

免疫接种会保护人们不发生甲型和乙型肝炎病毒感染，尤其可以保护那些容易发生感染的高危人群，例如旅行者（见 35 页“旅行免疫接种”）。

为了预防输血传播肝炎的发生，血库常规对所有血制品进行乙型和丙型肝炎病毒的筛查。

慢性肝炎

由多种原因引起的肝脏炎症，持续时间在 6 个月以上

性别、遗传和生活方式是与本病病因相关的危险因素

年龄对本病的影响不明显

慢性肝炎指的是肝脏持续 6 个月以上，甚至持续数年的慢性炎症。虽然慢性肝炎通常病情较轻，有时没有症状，但可以逐渐造成肝脏损伤，引起肝硬化（见 410 页），在发生肝硬化时，正常的肝组织被纤维瘢痕组织所取代。

最终会导致肝功能衰竭（见 411 页）。与正常人相比，患有慢性肝炎和肝硬化的人发展成肝癌（见 411 页）的危险更高。

由哪些原因引起？

许多原因会导致慢性肝炎，包括病毒感染、自身免疫反应时免疫系统损伤自身的肝细胞、某些药物、酗酒以及一些代谢病。

一些引起急性肝炎（见 408 页）的病毒更容易引起持续性肝脏损害。最常导致慢性肝炎的是丙型肝炎病毒，其次是乙型和丁型肝炎病毒，而甲型和戊型肝炎病毒则不会导致慢性肝炎。在慢性肝炎的症状出现之前，有些患者可能并不知道他们曾经发生过急性病毒感染。

引起自身免疫性肝炎的病因不明，但女性比男性更常见。

在罕见的情况下，某些药物，例如异烟肼（见 573 页“抗结核药物”）也可引起慢性肝炎。长期的酒精摄入过量也会引起慢性肝炎（见本页“酒精相关性肝病”）。

此外，一些少见的代谢病也可导致慢性肝炎，肝脏炎症由过多的矿物质在体内蓄积引起，例如在一些遗传性血色病（见 440 页）中，异常高水平的铁在血液和组织中蓄积。

有哪些症状？

有时，慢性肝炎不会引起症状。如果出现了症状，严重程度会有差异，但通常会较轻。这些症状包括：

- 食欲不振、体重减轻。
- 乏力。
- 皮肤和巩膜黄染（见 407 页“黄疸”）。
- 腹胀。
- 腹部不适。

当持续的慢性炎症导致肝硬化时，连接消化道和肝脏的血管内的压力就会增加。这种压力会导致消化道出血（见 410 页“门静脉高压和静脉曲张”）。在一些患者，肝硬化会导致肝功能衰竭，危及生命。

应该如何处理？

医生会为你进行体格检查，并安排抽血化验，来检测你的肝功能并寻找引起症状的原因。为了确诊，你还需要进行影像学检查，如超声扫描（见 135 页）。肝活检（见 410 页），是取一小块肝脏组织在显微镜下检查，这项检查有助于判定肝脏损害的性质和严重程度。

抗病毒药物（见 573 页）对由乙型或丙型肝炎病毒引起的慢性肝炎是有效的。但是，如果有持续性肝脏损伤的可能，则需要注射一个疗程的干扰素（见 586 页），对于乙型肝炎病毒感染，推荐长期使用特异的口服抗病毒药物，如拉米夫定、阿德福韦、泰诺福韦和恩替卡韦来治疗。对于大多数丙型肝炎病毒感染者来说，注射干扰素，联合口服利巴韦林（一种抗病毒药物）可以成功清除病毒。但是，这些抗病毒药物，尤其是干扰素，有严重的副作用，因此在使用过程中需要密切监测。

自身免疫反应导致的慢性肝炎，通常需要无限期的皮质类固醇药物（见 600 页）治疗，还可以联合使用其他免疫抑制药物（见 585 页）。如果是药物引起的肝损伤，一旦停药，肝脏功能可以逐渐恢复。如果是代谢病引起的慢性肝炎，治疗原发病会延缓肝脏损伤的发生。

预后如何？

慢性肝炎的预后与病因有关。慢性病毒性肝炎通常进展缓慢，需要数十年才会出现其他情况，如进展为肝硬化和肝功能衰竭。慢性肝炎患者发生肝癌的危险增加，尤其是由乙型和丙型肝炎病毒引起的感染。

如果不经过治疗，超过 50% 的自身免疫性慢性肝炎患者，在 5 年后会发展为肝功能衰竭。

因代谢病引起的肝炎会越来越重，通常死于肝功能衰竭。在发生肝功能衰竭后，需要进行肝移植（见 412 页）。

酒精相关性肝病

因酗酒引起的短期或进展性肝脏损伤

最常见于30岁以上的人群

男性比女性更常见

长期过度饮酒是发病的危险因素

遗传对本病的影响不明显

在发达国家，酗酒是引起严重慢性肝病的最常见原因（见 24 页“酒精与健康”；见 350 页“酒精依赖”）。此病男性更多见，因为男性大量饮酒者要多于女性。由于男性和女性对酒精代谢的方式不同，因此女性更易发生肝损伤。酗酒时间越长，发生肝脏疾病的可能性就越大。慢性酒精相关性肝病也会增加患肝癌（见 411 页）的风险。

有哪些类型？

酒精会引起 3 种类型的肝脏损伤：脂肪肝、酒精性肝炎和肝硬化（见 410 页）。通常，这些病变依次发生，但也有例外。大多数酗酒者在几年内出现脂肪肝，即肝细胞内出现脂肪滴。如果患者继续饮酒，可发生肝炎，还继续饮酒会发生肝硬化。在发生肝硬化时，因酒精损伤的肝细胞被纤维瘢痕组织所取代，肝脏损伤通常就不可逆了。一些酗酒者会发生肝炎甚至肝硬化，而有些酗酒者却不会，其中的原因尚不清楚。

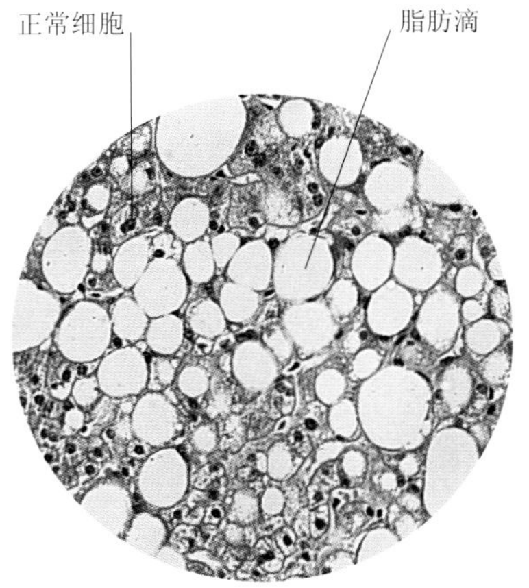

脂肪肝
酗酒会引起肝脏损伤，肝细胞内脂肪滴形成，如这张放大的图片所示。

有哪些症状？

许多患者，脂肪肝并不引起症状，通常没有被诊断。但是，在 3 位患有脂肪肝的人中有 1 人会出现肝脏增大，引起右上腹不适。

酒精性肝炎起初没有症状，但男性在大量饮酒 10 年后通常会出现症状，而女性可能在更短的时间内就会出现症状。这些症状包括：

- 恶心，偶尔会有呕吐。
- 右上腹不适。
- 体重减轻。
- 发热。
- 皮肤和巩膜黄染（见 407 页“黄疸”）。
- 腹胀。

肝硬化通常数年内没有症状，或仅有轻微症状，包括：

- 食欲减退和体重减轻。
- 恶心。
- 肌肉萎缩。

在一些患者，严重的肝硬化可引起一些严重的问题，如食道壁出现异常的血管扩张，导致消化道出血（见 410 页“门静脉高压和静脉曲张”）。严重的酒精性肝炎和肝硬化会导致肝功能衰竭（见 411 页），肝功能衰竭会导致昏迷（见 323 页）和死亡。

如何诊断？

酗酒者的病史是诊断酒精相关性肝病所必需的。重要的是你要诚实、准确地告诉医生你的饮酒量。但是，许多酗酒的人却不愿这样做。医生会为你安排血液检查，对肝脏功能进行评估。可能还需要进行肝活检（见 410 页），在进行肝活检时，将一根中空的穿刺针插入肝脏来获取肝组织样本，放在显微镜下观察有无异常的肝细胞。

如何治疗？

酒精相关性肝病的患者必须戒酒。许多患者需要在专业人士的帮助下才能戒酒。如果患者继续饮酒，疾病就会进展，甚至致命。戒酒会改善患者的预后。

戒酒后 3～6 个月，患者的脂肪肝就可能消失。一些患有酒精相关性肝病的患者在戒酒后会完全恢复。但是，大多数的肝脏损伤是不可逆的，并且会进展为肝硬化。重度的酒精导致的肝硬化会引起许多严重的并发症，其中一些并发症是致命的。大约一半的肝硬化患者会在 5 年内死于肝功能衰竭。超过 10% 的肝硬化患者会进展为肝癌。患有酒精相关性肝病的患者，如果没有其他严重的健康问题，并且已经设法戒酒的话，可进行肝移

▶ 检查

肝活检

从肝脏取一小块肝组织样本，送到实验室进行显微镜检查，就可以诊断多种肝脏疾病，包括肝硬化、肝炎以及肿瘤。肝活检是在局部麻醉下进行的。在肝活检后，你需要卧床 6 小时以上，最初要采取右侧卧位以防止出血。活检部位会有持续数天的疼痛。

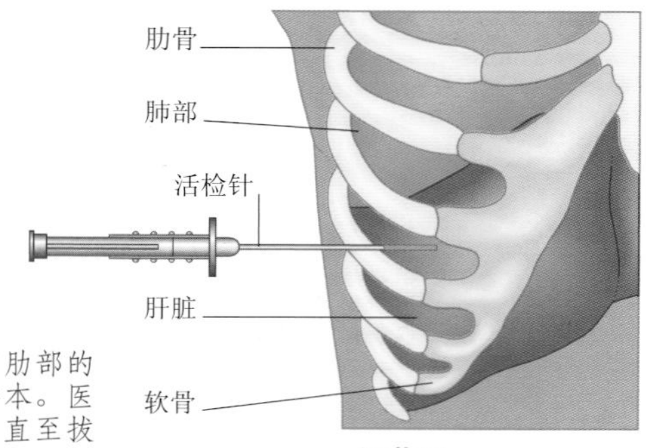

细节图

操作过程
将一根中空的活检针，通过右下肋部的小切口插入肝脏，收集肝组织样本。医生会要求你吸气，并屏住呼吸，直至拔出活检针。

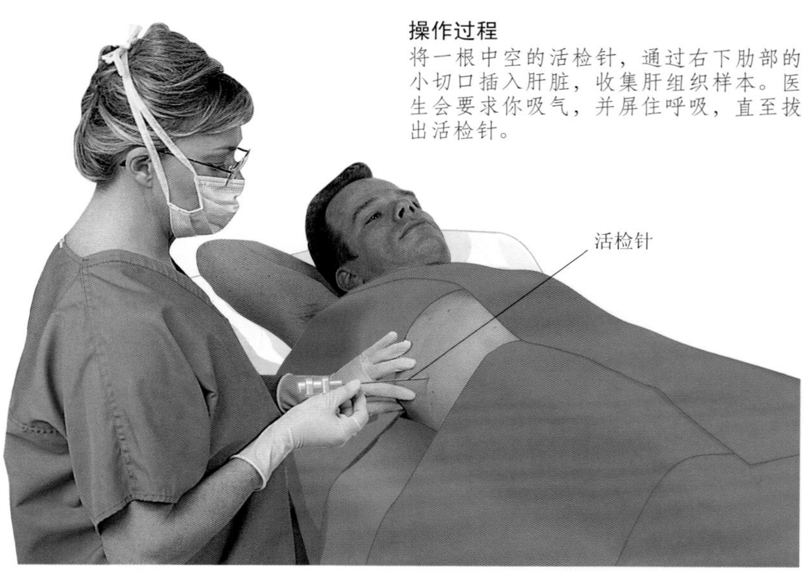

结果

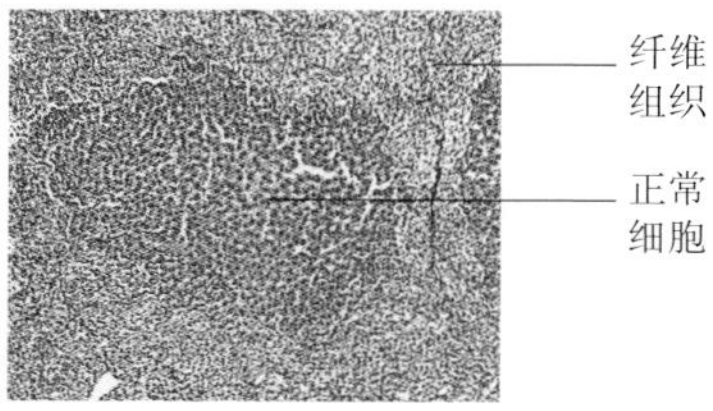

肝硬化
这张放大的肝组织样本图片，显示正常的肝细胞被纤维瘢痕组织包围。这是肝硬化的典型表现。

植（见 412 页）。

酒精相关性肝病的许多症状和一些并发症是可以成功治疗的。例如，由于液体在腹腔内积聚引起的腹水，可以通过口服利尿剂（见 583 页）并采用低盐饮食来消除。口服止吐药物（见 595 页）通常可以缓解恶心和呕吐。

肝硬化

肝脏瘢痕形成，发生于多种肝病的晚期

- 最常见于40岁以上的人群
- 男性比女性更常见
- 在一些情况下，遗传是根本原因
- 长期酗酒是发病的危险因素

肝硬化时，正常的肝组织遭到破坏并被纤维瘢痕组织所取代。肝硬化可以由几种不同的肝脏损伤引起，包括病毒感染和酗酒。肝脏损伤导致肝脏功能异常，通常不可逆。一些患者虽然肝脏损伤严重，但仍可以在数年内没有不适的症状。但是随着时间的推移，他们会出现一些并发症，例如肝功能衰竭（见 411 页）和肝癌（见 411 页）。

在发达国家，肝硬化是 45 ～ 65 岁人群的第三大常见死因，仅次于动脉硬化和癌症。在英国，男性肝硬化比女性更常见，每年约有 3000 人死于肝硬化。

由哪些原因引起？

引起肝硬化的病因众多。在世界上，肝硬化最常见的病因是肝炎病毒感染，尤其是乙型和丙型肝炎病毒感染（见 409 页**“慢性肝炎”**）。但是，在发达国家，引起肝硬化最常见的原因是酗酒（见 409 页**“酒精相关性肝病”**）。此外的病因是自身免疫性疾病——原发性胆汁性肝硬化，在女性中更常见。胆汁是由肝脏分泌，帮助消化的液体，在正常情况下通过胆道系统排出肝脏。在原发性胆汁性肝硬化时，胆管发生炎症，阻止了胆汁从肝脏排出。这会引起胆汁蓄积并损伤肝组织。肝硬化还可能是由硬化性胆管炎引起的，该病是一种肝内胆管发生的炎症。硬化性胆管炎的病因不详，但可能与炎症性肠病，如溃疡性结肠炎（见 417 页）和克罗恩病（见 417 页）有关。肝硬化还可发生在胆道手术后，或者由胆结石（见 412 页）造成的胆道梗阻引起。此外，一些遗传性疾病，例如血色病（见 440 页），也可引起肝硬化。

有哪些症状？

通常肝硬化是没有症状的，一般是在因为其他疾病而进行常规检查时发现的。如果出现症状，可能包括：

- 食欲减退，体重减轻。
- 恶心。
- 皮肤和巩膜黄染（见 407 页**“黄疸”**）。

在患肝硬化一段时间后，会出现致命的并发症。例如，肝硬化会引起食道静脉高压，导致这些血管的脆性增加，容易出血（见本页**“门静脉高压和静脉曲张”**）。由于不能吸收脂肪和一些维生素，患者会出现营养缺乏。最终，肝硬化会发展为肝癌或肝功能衰竭。肝功能衰竭的症状包括腹胀、腹水，以及在皮肤上看见蜘蛛样的毛细血管扩张，称为蜘蛛痣。随着肝功能衰竭会引起异常出血和瘀斑。这是由于肝脏合成的凝血因子减少引起的。

应该如何处理？

如果医生根据症状怀疑你患有肝硬化，你需要抽血化验肝脏功能，并寻找肝炎病毒感染的证据。你可能还需要进行超声扫描（见 135 页）、CT 扫描（见 132 页）或磁共振成像（见 133 页）检查，来评估肝脏功能。为了确诊，可能还需要进行肝活检（见本页），即取一小块肝组织样本，在显微镜下进行检查。

肝硬化引起的肝脏损伤通常不可逆。但是，如果病因能够治疗，那么就可以防止肝硬化的进展。无论是什么原因引起的肝硬化，你都应该戒酒。营养缺乏可以通过饮食补充，以及改变饮食习惯来纠正。如果病情恶化，而你的身体状况还好，你适合进行肝移植（见 412 页）。

预后如何？

肝硬化的预后差异非常大，取决于肝脏损害的程度、是否出现并发症，以及能否预防进一步的损害。如果病情轻，那么患者可存活多年。大约 90% 的患者在肝移植后可以存活 1 年以上。

门静脉高压和静脉曲张

将血液输送到肝脏的静脉压力增高，导致静脉曲张，尤其是食道静脉内压力升高最明显

- 最常见于成年人，尤其是40岁以上的人群
- 男性比女性更常见
- 酗酒是发病的危险因素
- 遗传对本病的影响不明显

由疾病引起的肝损伤，会造成正常的肝脏血流受阻。这种梗阻会导致将血液从消化道输送到肝脏的大静脉——门静脉产生高压。高压迫使血液从消化道其他的小静脉回流，导致静脉出现曲张以及脆性增加，这就是所谓的静脉曲张。

大多数患者的静脉曲张发生在食道下段。这些血管容易发生破裂，从而出现致命性的大出血。一些患者的静脉曲张会发生在身体的其他部位，例如腹壁和直肠。

门静脉高压主要发生于成人，男性尤为多见。常由于酗酒引起（见 24 页**“酒精与健康”**）。

由哪些原因引起？

在西方国家，大约 80% 的门静脉高压与肝硬化相关，肝硬化通常是由慢性肝炎（见 409 页）或者长期酗酒（见 409 页**“酒精相关性肝病”**）造成的。血栓会阻塞门静脉，血吸虫病（见 179 页）以及一些罕见的疾病、先天性肝脏疾病也可导致门静脉高压。

有哪些症状？

门静脉高压通常在发生并发症之前没

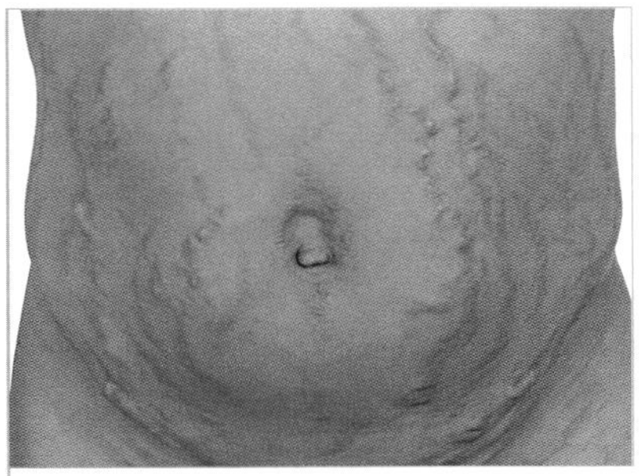

门静脉高压造成的影响
门静脉是将来自消化道的血液输送到肝脏的血管，门静脉内的压力升高时引起腹壁的静脉曲张，如这张图所示。

有症状。如果出现症状，可能包括：

- 腹腔内液体积聚（腹水）引起腹胀。
- 在腹壁皮肤上可以看到曲张的静脉，有时在脐周也会出现。

有大约1/3的静脉曲张发生在食道，这些静脉最终可能会发生破裂、出血。出血常突然发生，而且出血量大，导致呕血，随后排出黑色的柏油样粪便，原因是粪便里含有被部分消化的血液（见399页“消化道出血”）。大量失血会导致休克（见248页）。如果不及时治疗，休克会造成其他内脏损伤，导致其他疾病，例如急性肾功能衰竭（见450页）和肝功能衰竭。

应该如何处理？

如果你有慢性肝炎病史，医生会检查有无门静脉高压的征象。超声扫描（见135页）或CT扫描（见132页）可用于检测曲张的静脉。你可能还需要做内镜检查，通过内镜可以观察曲张的静脉（见407页“上消化道内镜检查”）。

通常，一旦发生了门静脉高压和胃食道静脉曲张，肝脏的损伤通常就不可逆，但是β-受体阻滞剂（见581页）可以用来降低门静脉的压力，并且降低曲张静脉发生出血的危险。

一旦发生曲张的静脉破裂，就需要急诊入院，进行静脉输液、输血（见272页）治疗，以补充丢失的血液。可以使用内镜来寻找出血的源头。如果情况允许的话，可以通过内镜向曲张的静脉内注射化学物质，使静脉闭合止血。另外，在进行内镜检查时，也可以在出血的静脉周围放置结扎环，进行套扎止血。血管加压素、特利加压素、奥曲肽也可以帮助止血。

如果这些方法都无法止血，还可以经口腔向食道内放置一种带球囊的导管。向球囊内充气可以压迫曲张的静脉止血，在出血停止前一直放置在食道内。有时，还需要进行一种使消化道的血液通过旁路进入肝脏的手术：在X线引导下插入导管，直接将门静脉接入肝静脉，在正常情况下，血液是经过肝静脉离开肝脏的。

预后如何？

预后取决于是否出现静脉曲张、是否发生出血及其严重程度。大约7/10的人在发生曲张静脉出血后可以存活，但超过半数的患者还会发生反复出血。

肝癌

起源于肝细胞的恶性肿瘤

- 随着年龄的增长越来越常见
- 男性发病率是女性的4倍
- 酗酒和静脉注射毒品是发病的危险因素
- 遗传对本病的影响不明显

原发性肝癌是起源于肝组织本身的恶性肿瘤，起源于身体其他部位的肝脏恶性肿瘤，称为继发性肝癌或肝转移（见本页）。

在世界范围内，肝癌是最常见的恶性肿瘤之一，几乎占癌症的一半。但是，在发达国家，肝癌要少见一些，绝大多数是在长期酗酒导致的肝硬化（见410页）的基础上发生的。

在发展中国家，肝癌与病毒性肝炎密切相关，尤其是乙型和丙型肝炎（见409页“慢性肝炎”），约占肝癌患者的70%。血色病（见440页）是一种铁在肝脏内蓄积的疾病，该病的患者也是发生肝癌的高危人群。

肝癌的另外一个病因是食物被致癌物（能够导致癌症的物质）污染，例如黄曲霉，是一种在储存的谷物和花生中生长的一种真菌产生的毒素。有时肝癌是由于某种肝脏吸虫（一种寄生蠕虫）感染引起的，这种寄生虫感染常见于远东地区，在工作场所接触一些化学物质也会引起肝癌。

有哪些症状？

肝癌患者会出现如下症状：

- 消瘦、发热。
- 右上腹疼痛。
- 皮肤和巩膜黄染（见407页“黄疸”）。

随着疾病的进展，腹腔内液体积聚（腹水）可以出现腹胀。

应该如何处理？

如果你患有肝硬化，医生会根据症状怀疑你患有肝癌。医生会为你安排血液检查来寻找肿瘤的征象，并对肝脏的功能情况进行评估。影像学检查，例如超声扫描（见135页）或者磁共振成像（见133页）可以用于确诊。你可能还需要进行肝活检（见410页），即取一小块肝脏组织来检查有无癌细胞。

治疗方法取决于很多因素，例如你的一般健康状况以及肝癌的分期。如果肝癌还没有到晚期，可以进行外科手术，切除肿瘤组织或者肝移植（见412页）。对一些患者，可以进行化学药物治疗（见157页），或者局部治疗以缩小肿瘤的体积，例如化疗药物栓塞，这种方法可以阻断肿瘤的供血血管，导致肿瘤缩小。

预后如何？

通常肝癌在诊断时就已经到了晚期，患者的预后很差。即使少数患者通过手术切除肿瘤或移植肝脏，也只有约1/5的患者在治疗5年后仍存活。

肝转移

来自身体其他脏器的恶性肿瘤播散到肝脏形成的肿瘤

- 随着年龄的增长越来越常见
- 性别、遗传和生活方式对本病的影响不明显

肝转移是来自身体其他脏器，通常是从肺、乳腺、结肠、胰腺或胃的肿瘤播散而来。其他类型的癌症，如白血病（见276页）和淋巴瘤（见279页）也会播散到肝脏。当癌细胞从原发肿瘤上分离，进入血液循环并定植在肝脏，且在肝脏内增殖就可以形成肝转移。可以形成大小各异的多个转移灶。在发达国家，肝转移比原发肝癌（见本页）更常见。肝转移多见于老年人。

有哪些症状？

由于存在原发肿瘤，因此患者可能已有症状，但有时原发肿瘤并不明显。肝转移的症状，可能是唯一的、疾病的警示表现。这些症状包括：

- 食欲减退，体重减轻。
- 发热。
- 右上腹疼痛。
- 皮肤和巩膜黄染（见407页“黄疸”）。

随着疾病的进展，会出现因肝脏肿大或者腹水引起的腹胀。

应该如何处理？

任何被诊断为癌症的患者，都需要进行检查，例如超声扫描（见135页）、

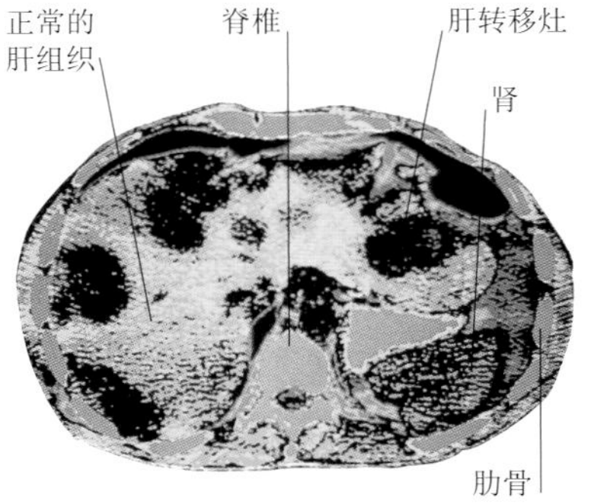

肝转移
在这张CT扫描图上显示的肝脏的黑色部分是转移灶，由身体其他部位的恶性肿瘤转移而来。

CT扫描（见132页）或磁共振成像（见133页），以检查肝脏是否受累。为了确诊，需要取小块肝脏组织在显微镜下进行检查（见410页“肝活检”）。大多数治疗的目标是维持肝功能、缓解症状。医生会为你开止痛药物（见589页）来缓解疼痛，你还可能需要进行化学药物治疗（见157页）或放射治疗（见158页）使肿瘤缩小。当仅有一个孤立的转移灶时，可以考虑进行外科手术治疗。

预后如何？

绝大多数肝转移患者的预后很差，因为此时癌症已经到了晚期。只有极少数患者能存活1年以上。

肝功能衰竭

严重的肝功能受损，可以是突然发生，也可以是慢性肝病的终末阶段

- 酗酒是发病的危险因素
- 年龄是与本病病因相关的危险因素
- 性别和遗传对本病的影响不明显

肝脏在人体中发挥重要的生理功能，例如降解血液中的有毒物质。肝功能衰竭导致有毒物质水平升高，影响脑和其他脏器的功能。在急性肝功能衰竭时，肝功能会突然迅速恶化。而慢性肝功能衰竭，通常会经历数月或者数年。

急性肝功能衰竭可能是由于一些疾病引起的，如急性肝炎（见408页）或者药物损伤，例如扑热息痛过量。慢性肝功能衰竭通常是由于存在基础疾病引起的，例如酒精相关性肝病（见409页）或者慢性肝炎（见409页）。

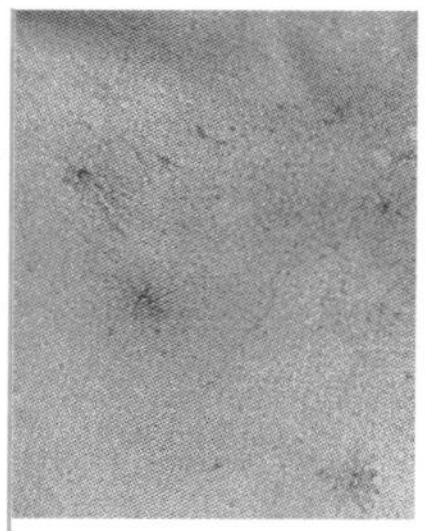

蜘蛛痣
肝功能衰竭的患者在皮肤上会出现许多蜘蛛样的血管扩张，称为蜘蛛痣，多分布于胸部。

有哪些症状？

急性肝功能衰竭的症状通常在数小时或数日内出现，这些症状是由于毒素对大脑的损害造成的，主要包括：

- 记忆力减退。
- 意识模糊、躁动。
- 嗜睡。

随着急性肝功能衰竭的进展，其他的重要脏器，包括肾脏和肺也出现功能逐渐下降的情况。通常最终会导致昏迷（见 323 页），甚至死亡。

慢性肝功能衰竭可以在数月甚至数年内没有症状。当症状开始出现时，通常也是缓慢的，症状可能包括：

- 皮肤和巩膜黄染（见 407 页“**黄疸**”）。
- 瘙痒。
- 容易出现皮肤瘀斑和出血。
- 腹胀。
- 指甲形状异常。
- 皮肤上出现许多小的蜘蛛样的血管，称为蜘蛛痣。
- 手掌发红。
- 手掌的组织变厚（见 231 页“**掌腱膜挛缩**”）。
- 男性的乳房增大、睾丸缩小。

食道壁的静脉扩张导致消化道出血（见 410 页“**门静脉高压和静脉曲张**”）。有时，慢性肝功能衰竭会突然恶化，出现急性肝功能衰竭的表现。

应该如何处理？

突然恶化的肝功能衰竭需要急诊入院治疗，通常收治在重症监护病房（见 618 页）。可以使用抗生素（见 572 页）降低肠道内细菌的数量，这些细菌产生的毒素聚集在血液中，会对脑和其他器官造成不良影响。

如果你患有慢性肝功能衰竭，医生会为你安排血液检查，评估肝脏的损伤程度。你应该进食蛋白含量低的饮食，来减少肝脏的负担，以尽量减少有毒物质的聚集。医生还会建议你减少盐的摄入量，并为你开利尿剂（见 583 页）以减轻腹胀。你应该立即停止饮酒，并且永久戒酒。目前尚没有能够修复肝脏损伤的方法。

预后如何？

绝大多数严重肝功能衰竭的患者需要肝移植（见本页）。如果不进行肝移植，仅有不到 10% 的急性肝功能衰竭的患者能够存活。存活下来的患者，肝脏通常可以完全恢复。对于慢性肝功能衰竭的患者，其预后很大程度上取决于病因。许多慢性肝功能衰竭的患者可以正常生活许多年。

▶ 治疗

肝移植

手术是将最近死亡的捐赠者的健康肝脏，移植给肝病患者。有时，也可以由亲属提供部分活体肝组织。供者和受者必须是同样的血型。在进行移植手术后，肝移植患者需要在重症监护病房严密监测数日，然后在普通病房观察 4 周以上。大多数肝移植手术是成功的，如果新移植的肝脏没有成活，可能需要再次移植。

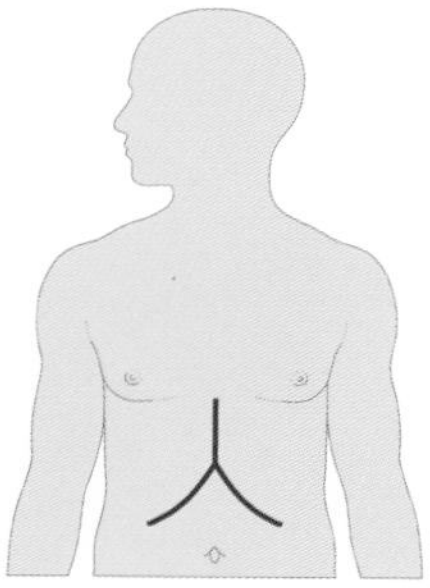

切口位置

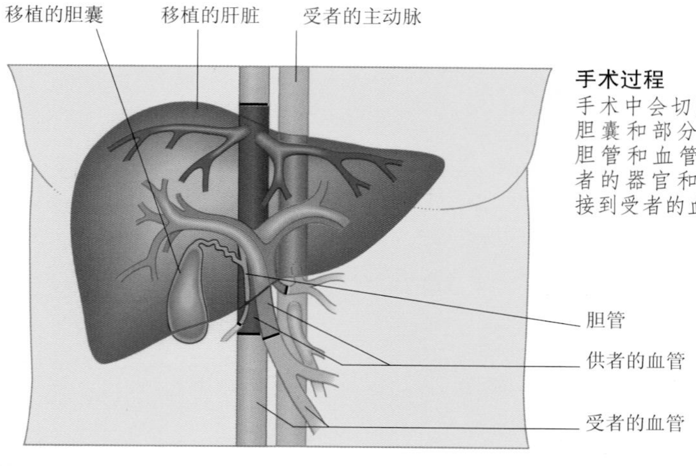

手术过程
手术中会切除肝脏、胆囊和部分连接的胆管和血管。将供者的器官和血管连接到受者的血管上。

胆结石

在胆囊内形成大小和成分不同的石头

- 最常见于40岁以上的人群；儿童少见
- 女性发病率是男性的2倍
- 有时有家族聚集现象；亚裔和欧洲白人更多见
- 体重超重和饮食中脂肪含量高是发病的危险因素

每 10 个 40 岁以上的人中大概有 1 人患有胆结石，女性的发病率是男性的 2 倍。结石通常发生在胆囊，而且大多数患者没有症状。胆结石是由胆汁形成的，胆汁是一种能帮助消化的液体，由肝脏产生后储存在胆囊中。胆汁主要由脂肪物质组成，其主要成分是胆固醇、胆色素以及多种盐类。胆汁成分的改变可能会触发结石的形成。绝大多数结石都是由胆固醇、钙盐以及色素混合组成。在大约 5 名患者中，有 1 人的结石仅由胆固醇构成；在 20 名患者中，有 1 人的结石仅由胆色素组成。通常，胆囊内可以形成多个结石，有些结石可以长到高尔夫球大小。胆结石有家族聚集倾向，在亚裔和欧洲白种人中更常见，这其中原因不明。

由哪些原因引起？

通常引起胆结石的病因不明。但是，胆固醇结石更常见于肥胖的人（见 400 页“**成人肥胖**”），与正常人相比，饮食中脂肪含量高的人患结石的危险也要高于正常人。

红细胞过度破坏，例如溶血性贫血（见 273 页）以及镰状细胞病（见 272 页），容易形成色素性结石。胆道狭窄引起的胆囊内胆汁排空不全，也会增加发生胆结石的危险。

有哪些症状？

胆结石通常不会引起症状。但是，如果有一个或多个结石阻塞了胆囊管（从胆囊排出胆汁的管道）或胆总管（连接肝脏和十二指肠的主胆管）就会引起症状。如果结石部分或完全阻塞了胆汁的流动，将会引起胆绞痛的发作，其症状包括：

- 轻度到重度的上腹痛。
- 恶心和呕吐。

胆绞痛发作通常持续时间短，典型的情况是在进食脂肪餐后发作，原因是脂肪类食物引起胆囊收缩。

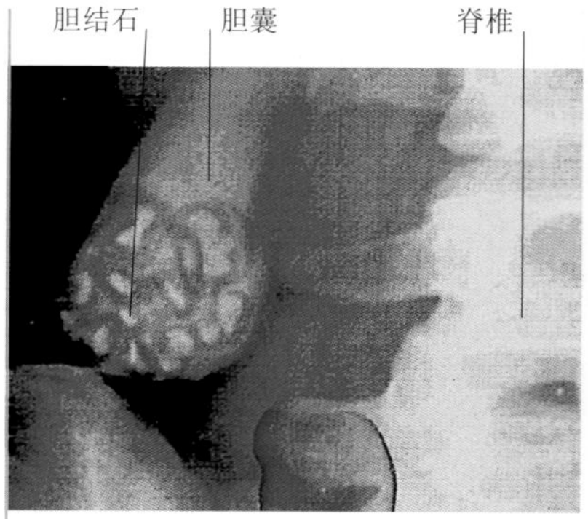

胆结石
在这张彩色增强 X 线片上可以看到一个充满结石的胆囊。一些患者通常是因其他目的行 X 线检查时无意间发现的。

有哪些并发症？

嵌顿在胆道的结石会阻塞胆汁的排泄，这可以引起严重的炎症或者胆囊感染（见 413 页“**胆囊炎**”）。胆道梗阻会引起黄疸（见 407 页），即皮肤和巩膜出现黄染。除黄疸之外，胆总管梗阻还可以引起胰腺炎（见 413 页“**急性胰腺炎**”）。

如何诊断？

大多数人是在检查不相关的疾病时，偶然发现胆结石的，但是，如果医生根据症状怀疑你有胆结石，他会安排你做血液检查，来检测红细胞计数和胆固醇水平。你还需要进行影像学检查，如超声扫描（见 135 页）。如果胆管发生了阻塞，需要一种特殊的检查——经内镜逆行胰胆管造影（见 414 页）来确定结石的位置。经内镜逆行胰胆管造影检查时，在进行 X 线检查或磁共振成像检查（见 133 页）前，通过内镜（可视性管道）向胆道注入一种特殊的造影剂。

如何治疗？

没有症状的胆结石不需要治疗。如果你的症状轻微或者很少发生，可以摄入低脂饮食，这样可以避免症状的进展。但是，如果症状持续或加重，你可以通过常规的外科手术或微创手术切除胆囊（见 612 页“**微创手术**”）。切除胆囊通常可以彻底治愈胆结石。然而，在很罕见的情况下，可出现结石复发，需要开腹手术或经内镜逆行胰胆管造影摘除结石。胆囊切除通常不会引起健康问题，胆汁还会持续排到小肠。

目前已有可以溶解单纯胆固醇结石的药物，但需要数月或数年，结石才能完全溶解。有时，需要进行超声碎石（见 448 页“碎石术”），即利用超声波将结石粉碎，使这些小碎石在无痛的情况下进入小肠，然后随粪便排出。使用药物和超声碎石可以避免手术治疗。但是由于胆囊仍然存在，因此有再次形成胆结石的危险。

胆囊炎

胆囊发生的炎症，通常与胆结石阻塞胆汁的流动有关

- 最常见于40岁以上的人群，儿童少见
- 女性发病率是男性的2倍
- 有时有家族聚集现象
- 身体超重和饮食中脂肪含量高是发病的危险因素

胆囊炎，即胆囊壁发炎。它通常发生在胆囊的出口部位，这个出口是释放胆汁的部位，胆汁具有消化功能，在被胆结石（见 412 页）阻塞后就可能发生胆囊炎。胆汁淤积在胆囊内，淤滞的胆汁发生了细菌感染，引起胆囊壁的炎症。在较罕见的情况下，即使没有胆结石存在，也会发生胆囊炎。

任何患有胆结石的人都有发生胆囊炎的危险。在 40 岁以上的人中胆结石更常见，女性更多见，有时还有家族聚集倾向。胆结石与肥胖（见 400 页）、饮食中脂肪含量高，以及一些血液疾病，如镰状细胞病（见 272 页）有关。

有哪些症状？

胆囊炎症状的严重程度有所不同，通常在数小时内出现，可能包括：

- 右侧腹部持续疼痛，疼痛部位在肋骨下方。
- 右侧肩部疼痛。
- 恶心和呕吐。
- 发热和寒战。

有时，黄疸（见 407 页）会引起皮肤和巩膜黄染。通常症状在数日内可以改善，在大约一个星期后会消失。但是，有一些患者的症状会逐渐加重，需要紧急治疗。

在极少数的情况下，细菌感染会引起胆囊穿孔，这会造成具有刺激性的胆汁泄漏到腹腔，造成腹膜炎（见 421 页），这是一种严重的疾病，即腹膜（衬在腹壁的膜）发生了炎症。胆囊炎也可能会伴发急性胰腺炎（见本页）。

应该如何处理？

医生根据你的症状和对你进行查体后，会怀疑你发生了胆囊炎，如果是这样，他会为你安排行超声扫描（见 135 页）或 CT 扫描（见 132 页）来确定诊断，并对胆囊的结石进行定位。

如何治疗？

如果你的症状轻微，医生会为你开抗生素（见 572 页）和止痛药物（见 589 页）；如果你的症状严重，你需要住院接受静脉输液、止痛药和抗生素治疗。可能还需要将一根管子通过鼻子插入你的胃部，吸除胃里的内容物。这种治疗措施可以阻止消化液进入十二指肠，消化液进入十二指肠会刺激胆囊收缩。

虽然在使用抗生素治疗后，胆囊炎会消失，但通常需要手术切除胆囊来防止胆囊炎复发。如果出现了并发症，如胆囊穿孔，那么手术是必需的。

预后如何？

在胆囊炎发生时或发生几个星期后切除胆囊，可以防止此病的复发。没有胆囊不会对消化系统产生长期的不良影响。

急性胰腺炎

胰腺突然发生的炎症，是由于胰腺被自身的酶破坏引起的

- 几乎只影响成年人
- 酗酒是发病的危险因素
- 性别和遗传对本病的影响不明显

在急性胰腺炎时，胰腺突然发生炎症，引起剧烈的腹痛。急性胰腺炎是一种严重的疾病，如果不及时治疗可能会危及生命。胰腺的主要功能是分泌一种含消化酶的液体，此外，胰腺还能分泌胰岛素和胰高血糖素，控制血液中糖的水平。

由哪些原因引起？

通常，引起急性胰腺炎的原因不清楚。如果有原因的话，可能是胆结石（见 412 页）阻塞了胆总管（将胆汁从肝脏运送到十二指肠的管道）。胆结石阻塞了消化液从胰腺流出，导致消化液中的酶遗漏到胰腺组织，引起严重的炎症。

长期酗酒也会导致急性胰腺炎，但是，对酒精如何引起胰腺炎症的机制尚不完全清楚，在典型的情况下，急性胰腺炎通常发生在大量饮酒后的 12 ～ 24 小时。

一些药物，如免疫抑制剂（见 585 页）和噻嗪类利尿剂（见 583 页）可以引起胰腺炎。较少见的原因包括胰腺的病毒感染、血液中的脂肪类物质水平高（见 440 页“遗传性高脂血症”）。

有哪些症状？

急性胰腺炎会引起一系列的症状，这些症状是突然发生的，并可能很严重。这些症状可能包括：

- 剧烈的上腹部疼痛，通常会蔓延到背部，并在活动后加重。
- 恶心和呕吐。
- 腹部周围皮肤出现瘀斑样改变。
- 发热。

严重急性胰腺炎患者的炎症会影响到整个腹部，使腹部变硬、疼痛加重（见 421 页“腹膜炎”），也有发生休克（见 248 页）的危险。休克是一种可能致命的情况，休克时血压下降到非常低的水平。

如何诊断？

如果医生怀疑你患有急性胰腺炎，他会将你收入医院进行治疗。你将在医院内做血液检查，检测渗漏到血液中的胰酶。你还可能需要进行影像学检查，如 CT 扫描（见 132 页）、超声扫描（见 135 页）或磁共振成像（见 133 页），寻找是否有胆结石阻塞了胆总管，影像学检查也可显示由于炎症引起的胰腺肿大。

如何治疗？

如果你发生了急性胰腺炎，而且病情很严重，你可能需要在重症监护病房（见 618 页）里持续监测治疗。胃部需要保持排空状态，以避免刺激胰腺产生更多的酶。将一根管子从你的鼻子插入胃中，通过引流排出胃的内容物，同时你还需要静脉滴注液体。如果影像学检查发现有胆结石，可以经内镜逆行胰胆管造影（见 414 页），来更准确地找到结石，并将其取出。在极少数情况下，受损的胰腺组织受到感染，需要进行引流。如果胰腺炎是由胆结石引起的，建议一旦恢复，就进行胆囊切除。

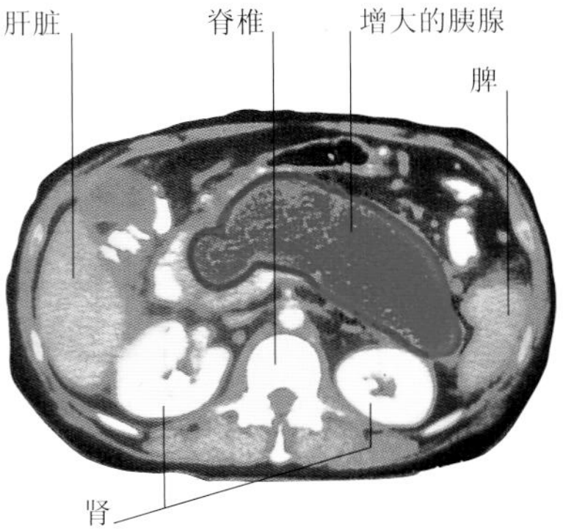

急性胰腺炎

通过这幅腹部的 CT 扫描图像，可以看到增大的胰腺。胰腺增大是由急性胰腺炎症性疾病引起的。

预后如何？

大约 90% 的急性胰腺炎患者能够存活，但由于胰腺受到损伤，不能产生足够数量的酶，你可能需要使用酵素来补充。胰腺激素分泌部位受到严重损害会影响胰岛素的产生，导致糖尿病（见 437 页），需要依靠胰岛素治疗来控制血糖水平。一次急性胰腺炎发作不会造成永久性的损害，只有在病情复发时才需要进行长期治疗。如果你因胆结石而切除了胆囊，应该不会对你产生长期的不良影响。

慢性胰腺炎

胰腺的长期炎症，导致胰腺功能进行性丧失

- 最常见于35～45岁的人群
- 酗酒是发病的危险因素
- 性别和遗传对本病的影响不明显

慢性胰腺炎是一种进行性疾病，胰腺的炎症持续存在。胰腺的功能之一是分泌含有消化酶的液体，这种液体进入肠道后与肠道内容物混合。胰腺还分泌胰岛素和胰高血糖素，这些激素被释放到血液中控制血糖水平。患慢性胰腺炎时，正常的胰腺组织受到损坏并被瘢痕组织取代，胰腺功能被逐渐损害。这种状况可能会引起并发症，胰腺的损害通常是不可逆的。

由哪些原因引起？

在 10 位慢性胰腺炎的患者中大概有 7 人的病因是长期酗酒，但在绝大多数情况下，引起慢性胰腺炎的原因不明。在极少数情况下，慢性胰腺炎会伴有囊性纤维化（见 535 页）或与一些罕见的遗传疾病有关。

有哪些症状？

慢性胰腺炎的症状通常是在数年内出现的，症状的严重程度取决于胰腺的受损程度。大多数患者在疾病的早期阶段可能没有症状，但是，随着疾病的发展，患者会发生一些症状，包括：

检查

经内镜逆行胰胆管造影

经内镜逆行胰胆管造影（ERCP）可用来寻找或治疗胆总管和胰管的梗阻或其他异常。通过口腔进入到十二指肠的内镜将造影剂注入胆管。内镜下的图像可以显示在显示器上。造影剂的流动情况可以通过 X 线摄像显示在另一显示器上。进行经内镜逆行胰胆管造影的患者需要住院，造影在镇静剂作用下进行，整个检查过程耗时大约 1 小时。

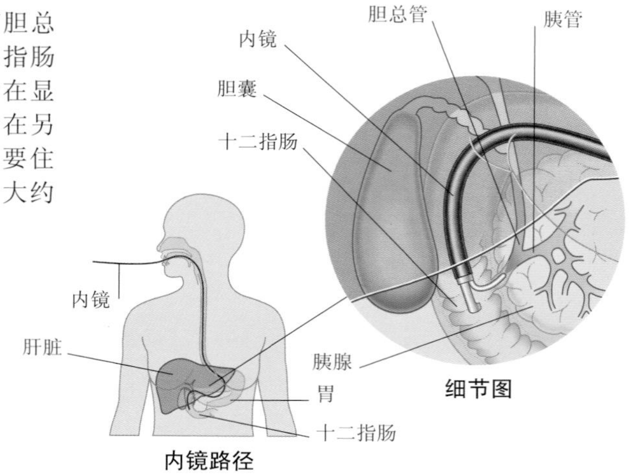

细节图

内镜路径

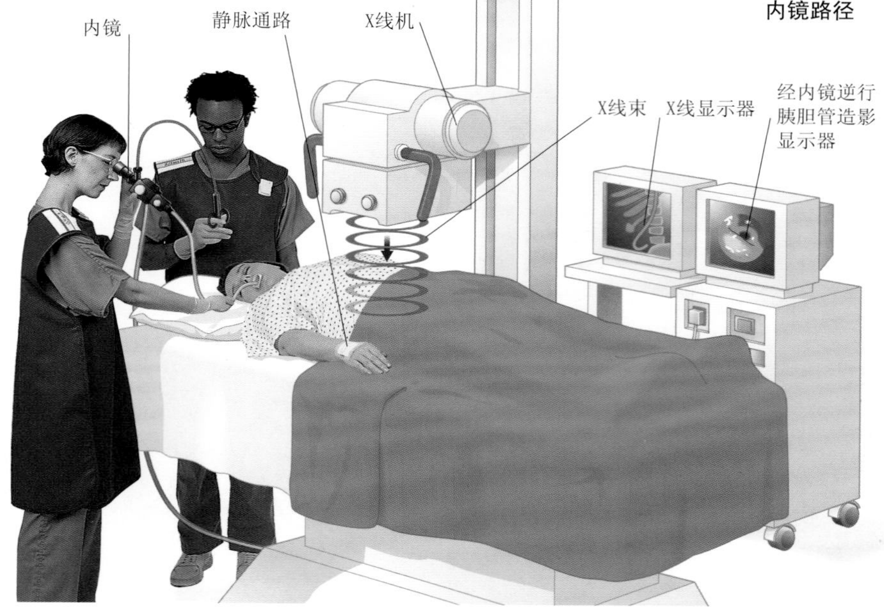

操作过程
内镜通过咽部进入十二指肠，并将造影剂注入胆管。整个过程是无痛的。

结果

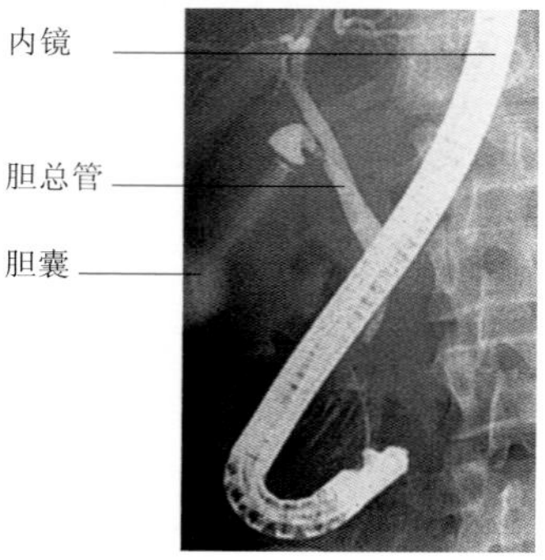

对比 X 线
在经内镜注射造影剂后，可以清晰地看到胆总管和胆囊，在这张图上，胆总管和胆囊是正常的。

- 持续性的上腹部疼痛，通常会放射到背部。
- 恶心和呕吐。
- 食欲丧失。

并发症主要是由于酶和激素的合成减少引起的。胰酶水平降低会导致患者吸收不良（见 415 页），继而排出有脂肪的大便，且大便量多，还会导致维生素缺乏、体重下降。如果胰岛素合成减少就会引起糖尿病（见 437 页）。

如何诊断？

没有简单的检查能够诊断慢性胰腺炎。医生可能会为你安排 X 线检查（见 131 页）、超声扫描（见 135 页）或磁共振成像（见 133 页），寻找胰腺内是否有钙质沉积，这是胰腺曾经有过炎症的征象。其他检查可能包括经内镜逆行胰胆管造影（见本页），在经内镜逆行胰胆管造影时，通过内镜的管状仪器，将造影剂注入胰腺导管来寻找异常表现。你可能还需要做超声扫描，也可以行内镜超声检查来寻找胆结石。此外，血液检查用来测定血糖水平。

如何治疗？

医生会建议你避免摄入酒精和高脂食物，你可能需要用药物来替代本来应该由胰腺合成的激素和酶，在每一餐前可以服用片剂或粉末状的酶来帮助消化。可能还需要定期注射胰岛素来控制血糖水平，这可能需要终身使用；如果疼痛剧烈，可以给予强阿片类止痛药物（见 589 页）。在一些情况下，可以采用神经阻滞来缓解疼痛。此方法是通过注射来破坏将胰腺的疼痛感觉传到脊髓的神经。

预后如何？

慢性胰腺炎的症状可能会随时间的推移而减轻，但在一些情况下疾病可能会恶化，症状会更严重。患有慢性胰腺炎的患者更有可能发展成胰腺癌。

胰腺癌

胰腺的癌肿，在早期阶段通常不引起症状

- 更常见于60岁以上的人群
- 女性稍多见
- 在极少数情况下有家族聚集现象
- 吸烟、摄入脂肪含量高的食物、酗酒是发病的危险因素

胰腺癌是一种比较罕见的疾病。在英国每年大约有 7000 人被诊断患有胰腺癌。胰腺癌主要发生在 60 岁以上的人群中，女性稍多于男性。在英国，胰腺癌几乎都是致命的，而且是最常见的、造成死亡的十大癌症之一。

胰腺癌通常在转移到身体其他部位之前是没有症状的，最常见的转移部位是腹部淋巴结和肝脏。

对胰腺癌的病因了解甚少，但胰腺癌与饮食，尤其是脂肪含量高的食物和过多的饮酒量相关。在少数情况下，胰腺癌有家族聚集倾向，这表明遗传因素可能参与了发病，吸烟和患有慢性胰腺炎（见 413 页）的患者发生胰腺癌的危险更高。

有哪些症状？

胰腺癌的症状通常是在数月内逐渐出现的，这些症状包括：

- 上腹部疼痛，疼痛可以放射到后背。
- 体重下降。
- 食欲降低。

许多胰腺肿瘤会引起胆管梗阻，胆管是输送具有消化功能的胆汁离开肝脏的管道。胆管梗阻会导致黄疸（见 407 页），使患者的皮肤和巩膜变成黄色。黄疸可伴有瘙痒、深色尿，以及粪便的颜色比正常的颜色浅。

如何诊断？

影像学检查，如超声扫描（见 135 页）、CT 扫描（见 132 页）或磁共振成像（见 133 页），通常可以用来诊断胰腺癌。此外，还有一些特殊的影像学技术，如经内镜逆行胰胆管造影（见本页）和经内镜超声扫描，都可以用来寻找胆管和胰腺导管异常。为了确定诊断，可以获取胰腺组织样本进行显微镜检查。

如何治疗？

利用外科手术切除部分或全部胰腺，是治愈的唯一手段。但是，通常在确诊时，肿瘤已经扩散，在这种情况下，治疗的目的是缓解症状，延缓疾病的发展。例如，癌症造成胆管梗阻，可以植入支架管，或插入线圈来保持胆管通畅。这种治疗措施通常是在进行经内镜逆行胰胆管造影检查时完成的，可以帮助减轻黄疸。此外一些治疗手段，如化学药物治疗（见 157 页）和放射治疗（见 158 页）可以用来减缓疾病的进展。

止痛药物通常可以缓解疼痛（见 589 页）。如果疼痛剧烈，可以进行神经阻滞来止痛，神经阻滞就是通过注射化学物质灭活供应胰腺的神经。

预后如何？

在许多情况下，胰腺癌直到晚期才得到诊断，预后会很差，只有不到 1/20 的胰腺癌患者能存活 5 年以上。即使进行了外科手术，也只有 1/10 的患者能存活 5 年以上。绝大多数患者存活时间不到 1 年。

肠道、直肠和肛门疾病

肠道、直肠和肛门是暴露在传染性病原体及食物所含毒素中的，由于这些因素造成的疾病很常见。这些疾病可能与饮食有关，但在其他很多情况下引起这些器官疾病的原因不明。许多疾病会引起粪便性状和排便次数的变化。

本节中的第一篇文章讲述的是肠易激综合征，一种极其常见的疾病，20%的人会患这种疾病。接下来讲述的是影响机体吸收食物中营养成分能力的疾病，如吸收不良和乳糖不耐受。接下来的两篇文章讲述的是炎性肠道疾病：克罗恩病和溃疡性结肠炎。然后讲述的是影响到肠内容物运动的疾病，如疝。这一节还讲述了阑尾炎和结肠直肠癌，结肠直肠癌是英国癌症患者中常见的死亡原因。最后讲述的是直肠和肛门疾病。

在涉及常见的消化系统疾病和营养问题部分讲述腹泻（见 397 页）和便秘（见 398 页）。肠道感染（见 160 ～ 180 页“**感染和传染性疾病**”）及儿童肠道疾病（见 524 ～ 565 页“**婴儿和儿童**”）将在其他章节中介绍。

重要的解剖结构

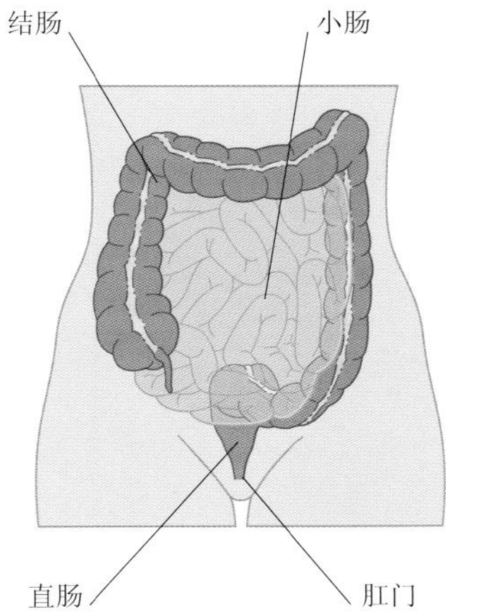

有关肠道、直肠和肛门的结构和功能的更多信息，请参阅 391 ～ 396 页。

肠易激综合征

引起间断腹痛、便秘和 / 或腹泻等一组症状的疾病

- 最常见于20～30岁的人群
- 女性发病率是男性的2倍
- 有时有家族聚集现象
- 精神压力和一些食物可能会加重症状

在向胃肠科医生转诊的患者中，患肠易激综合征的病人是最多的，但其中的许多人是从来没有看过医生的。这种疾病在 20 ～ 30 岁之间的人群中最常见，女性的患病率是男性的 2 倍。在 10 人中有 2 人会在其一生中的某个时间，出现肠易激综合征的症状。肠易激综合征的症状包括腹痛、便秘和 / 或腹泻，这些往往是间歇性的，但通常会持续很多年。虽然肠易激综合征很令人烦恼，但不会引起严重的并发症。

由哪些原因引起？

肠易激综合征的确切原因目前尚不清楚。可能是由于肠壁肌肉收缩异常引起的。某些食物，如水果、山梨糖醇（一种人造甜味剂）、脂肪也会增加肠道的敏感性。有时在发生胃肠道感染后会出现肠易激综合征（见 398 页“**胃肠炎**”）。这种疾病有家族聚集现象，表明遗传因素参与了发病。精神紧张、焦虑和抑郁症也会使症状加重。

有哪些症状？

通常这些症状是间歇性的，但会在多年内复发，经常会持续到老年时期。不同患者之间症状会有很大差异，主要症状包括：

- 腹胀，伴有排气增多。
- 腹痛，通常在腹部的左下方，排便或排气后腹痛会减轻。
- 腹泻，在醒来时最重，有时会与便秘交替出现，便秘时排出的粪便是像兔子粪一样的硬粪便。
- 排便不尽的感觉。
- 粪便中有黏液。
- 恶心和呕吐。
- 食欲下降。

很多人会产生与消化道无关的症状，如疲劳、头痛、背部疼痛，以及排尿次数增多。在女性患者，可以出现性交痛，还可能在月经周期之前出现症状加重的情况。

如果你的症状严重、持续或反复发作，或者你并没有刻意减肥，却出现了体重下降时，你就应该就医。如果在第一次出现这些症状时，你的年龄已经超过了 40 岁，那么你应该去看医生，以排除一些能够引起相似症状的严重疾病，如结肠直肠癌（见 421 页）。

如何诊断？

不可能只依据单独的一项检查就能够诊断出肠易激综合征，需要根据症状、病史、常规检查来排除其他可能的疾病后，才可以作出诊断。用于疾病检查的项目类型和数量，往往取决于你的年龄。

如果你的症状提示你可能患有炎性肠病，如克罗恩病（见 417 页），且年龄超过 40 岁，医生可能会对你的症状做进一步的检查。你可能需要进行血液检查，来寻找克罗恩病存在的证据。如果检查结果呈阳性，或者医生怀疑你患有结肠直肠癌，你可能还需要行对比 X 线（见 132 页）或结肠镜（见 418 页）检查。你可能还需要做一些检查，来排除食物不耐受（见 416 页）和乳糖不耐受（见 416 页），这些问题会引起与肠易激综合征相似的症状。

自助措施

应对肠易激综合征

一些人学会了通过改变饮食结构和生活方式来控制肠易激综合征的症状。如果你遵循纤维含量高而脂肪含量低的饮食方式（见 16 页“**饮食与健康**”），你的症状就会有改善。你可能需要尝试数种不同的方法，才能找到一种对你有用的方法。你可以尝试下列几种方法：

- 写饮食日记。设法不进食任何能够引起肠易激综合征发作的食物或饮料。
- 尽量不吃得太饱；尽量不吃辛辣、油炸、脂肪含量高的食物和奶制品。
- 如果你有便秘，尝试逐渐增加纤维的摄入量。如果腹胀和腹泻特别明显，你可以减少一些纤维的摄入量。
- 戒除或少饮用茶、咖啡、牛奶、可乐和啤酒等饮品。
- 定时进餐。
- 戒烟。
- 做放松练习（见 32 页）来减轻精神压力，通常精神压力与肠易激综合征的发病有关。

如何治疗？

虽然肠易激综合征的症状很令人烦恼，但它却不是一种严重的疾病。你可以通过改变饮食结构与放松相结合的方式，来控制症状的变化（见本页“**应对肠易激综合征**”）。但是，如果症状严重到干扰了你的日常工作，你就应该就医。医生会为你开解痉药物来放松消化系统的肌肉收缩，以减轻腹痛（见 598 页“**解痉药和促胃肠动力药物**”）。医生还可能为你开止泻药物（见 597 页）来减轻腹泻，特别是你会因为腹泻而醒来。如果你定期出现便秘，那么泻药（见 597 页）可能对你有所帮助。

如果你有急躁、焦虑或抑郁的心理症状，医生可能会推荐你去看心理治疗师。肠易激综合征往往是一个长期性的疾病，通常会持续到老年，但是，随着时间的推移，肠易激综合征的发作次数会越来越少。

吸收不良

小肠对营养物质的吸收功能障碍

- 有时有家族聚集现象
- 年龄、性别和生活方式是与本病病因相关的危险因素

如果小肠不能从食物中吸收养分，就会发生吸收不良。这种疾病会引起多种症状，包括腹泻和体重减轻。如果不治疗吸收不良，就会出现营养缺乏（见 399 页），这可能会导致进一步的问题，如贫血（见 271 页）或神经损伤（见 337 页“**营养性神经病变**”）。

由哪些原因引起？

吸收不良是由于在消化过程中食物的降解不充分、小肠黏膜受损，或小肠壁的肌肉层不能收缩而产生的小肠动力障碍导致的。

在一些情况下，因为消化酶和消化液缺乏或不足，造成小肠内的食物不能被充分降解，例如影响胰腺功能的疾病，可导致合成消化液减少，从而阻止食物的降解。这些疾病包括慢性胰腺炎（见 413 页）和囊性纤维化（见 535 页）。有时，是小肠对某一特定养分的降解障碍。例如，乳糖不耐受（见 416 页）的患者，就是因为肠腔内缺乏一种能够分解牛奶中乳糖的酶。

肠黏膜可能会因为一些疾病造成

的炎症而受到损害，这些疾病包括乳糜泻（见本页）或克罗恩病（见417页），以及一些感染，如贾第鞭毛虫病（见176页）。因为肠黏膜受到了损害，因此营养物质就不能通过肠黏膜进入血液。自身免疫性疾病，如硬皮病（见281页），肠壁结构的变化影响到肠道的蠕动，导致营养物质吸收不良。糖尿病（见437页）会破坏供应肠壁肌肉的神经，引起肠道运动异常和吸收不良。

有哪些症状？

吸收不良最常见的症状包括：

- 粪便颜色较白且恶臭的腹泻，通常排便量较多。
- 排气多和腹胀。
- 体重下降。
- 痉挛性腹痛。
- 虚弱和疲劳。

如果不进行治疗，吸收不良会引起维生素B_{12}和铁缺乏，这可以导致贫血，贫血的症状包括面色苍白和气短，维生素B_{12}缺乏还会影响脊髓和周围神经，造成手和脚的麻木和刺痛。

如何诊断？

医生可能会为你安排多种血液检查来寻找贫血、维生素缺乏和吸收不良的其他迹象。如果医生怀疑你的胰腺受损，他可能会安排更多的检查来评估你的胰腺功能。可以通过检查来确认引起乳糖不耐受的酶缺乏。

进一步的检查能够发现小肠的其他疾病。你可能需要进行血液检查来寻找在乳糜泻中出现的抗体。其中一种特殊的X线检查可用来观察小肠内膜疾病（见132页“**对比X线**”），其目标的是寻找由克罗恩病引起的消化道损害。你可能还需要进行内镜检查（见138页），获取肠组织样本来进行显微镜下的病理检查。

如何治疗？

如果可能的话，应该治疗引起吸收不良的潜在疾病。乳糜泻通常可以用一种特殊的饮食来治疗；克罗恩病采用皮质类固醇或美沙拉嗪（见596页“**氨基水杨酸类药物**”）治疗通常有效。如果是由贾第鞭毛虫病引起的吸收不良，可以使用抗原虫药物（见574页）来治疗。特殊的营养成分缺乏可通过服用维生素和补充矿物质（见598页“**维生素**”；见599页“**矿物质**”）来纠正。

如果你有严重的营养缺乏，可能需要在医院进行治疗，医生会为你进行静脉输入营养物质，或使用特殊的液体食物补充剂。

绝大多数引起吸收不良的疾病能够得到有效治疗，而且大部分发生营养缺乏的人可以完全康复。

食物不耐受

在吃特定的食物时产生的相关症状

年龄、性别、遗传和生活方式对本病的影响不明显

如果你每次吃完一种特定的食物都会出现一些症状如胃痛，那么你可能发生了食物不耐受。引起食物不耐受的原因通常不清楚。在某些情况下有明确的异常，例如酶缺乏症（见本页“**乳糖不耐受**”）。食物不耐受与食物过敏（见284页）不同，食物过敏是免疫系统对某种特殊的食物产生不恰当的反应。

有哪些症状？

每个人发生食物不耐受的症状各不相同。症状通常与某种特定的食物有关，如牛奶或小麦面粉。这些症状可能会在吃了这种食物的数分钟或数小时后出现，主要包括：

- 恶心和呕吐。
- 腹痛。
- 腹泻。

除上述症状外，有些人还会出现其他一些症状，如肌肉酸痛或头痛。

应该如何处理？

在绝大多数情况下，医生是根据你的症状来作出食物不耐受的诊断的。然后医生会为你进行检查来排除其他可能的疾病。在一些情况下，医生需要通过内镜对消化道进行观察（见407页“**上消化道内镜检查**”），寻找引起肠道疾病的证据，如乳糜泻（见本页）。在检查过程中，医生从肠壁取一些组织样本，在显微镜下进行检查。

通常，诊断食物不耐受的唯一方法，是从你的饮食中去除可疑食物一段时间后，看你的症状是否有所改善。再次摄入这种食物后，监测你的症状是否会加重。去除某一成分的饮食，尤其是对于孩子，应该在医生和营养师的监护下进行，因为限制饮食可能会引起维生素和矿物质缺乏。

一旦确定了引起食物不耐受的原因，你就应该避免进食问题食物。你可能需要咨询营养师，营养师会对你提出饮食建议，推荐你食用含有你所需要的所有营养成分的饮食。

乳糖不耐受

无法消化牛奶中天然存在的乳糖

最常见的是从青春期开始逐渐出现

某些种族的人群更多见

性别和生活方式对本病的影响不明显

乳糖是一种天然存在于牛奶和奶制品中的糖。有乳糖不耐受的人是无法消化乳糖的，没有被消化的乳糖存留在肠道内，即使少量的乳糖也会引起腹痛和腹泻。乳糖不耐受通常在青春期或成年期出现，婴儿很少出现这种情况。在世界上，每10个非洲、美洲土著、亚洲和犹太血统的人中大概有8个人不能消化食物中的乳糖。

由哪些原因引起？

在正常情况下，在肠道内的乳糖酶会把乳糖分解成葡萄糖和半乳糖，半乳糖很容易被肠壁吸收。如果乳糖酶缺乏，那么没有被吸收的乳糖会在大肠中发酵，引起疼痛症状。虽然乳糖酶水平在出生时是高的，但在许多人种中随着年龄的增长，乳糖酶的水平会下降，在青春期时乳糖酶的水平会非常低，造成乳糖不能被消化。

在儿童和婴儿中，有时会在发生胃肠炎（见398页）时一过性地出现乳糖不耐受，胃肠炎会引起短期的肠道内膜损伤。

有哪些症状？

乳糖不耐受的症状通常在进食，或饮用含有牛奶的食物或饮料后数小时出现。症状可能包括：

- 腹胀和腹部痉挛性疼痛。
- 腹泻。
- 呕吐。

症状的严重程度取决于乳糖酶缺乏的程度。有的人只有在喝了几杯牛奶后才会出现症状，但有人可能在进食很少量乳制品后就会感到不适。

应该如何处理？

医生根据你的症状就可以诊断乳糖不耐受。他可能会要求你记录有关吃的所有食物和出现的症状的日记。然后，你会接受一项特殊的检查来确定乳糖不耐受的诊断。另外，医生还可能会要求你在数日内禁止进食所有乳制品，如果你的症状改善，但在重新摄入乳制品后症状又出现，就可以确诊为乳糖不耐受。

成年人的乳糖不耐受通常是永久性的。但是，去除饮食中的乳糖，症状就可以完全缓解。为此，你应该避免所有的乳制品，如牛奶、酸奶、奶酪、奶油和黄油，记住这一点是很重要的。现在已有经过特殊处理的，使乳糖分解的奶制品出售，可以食用。此外，医生还可能建议你使用液体或胶囊形式的乳糖酶补充剂。因胃肠炎引起的乳糖不耐受的婴儿，情况通常会在几天内得到改善，在此期间可以继续食用牛奶。

乳糜泻

面筋蛋白引起的肠道受损而导致的吸收不良。面筋蛋白是一种存在于许多食物中的蛋白质

通常在出生后的第一年出现，但也可发生于任何年龄

女性更常见

有时有家族聚集现象

生活方式对本病的影响不明显

乳糜泻，通常是一种由于面筋蛋白引起的疾病。小麦、黑麦、大麦中都有面筋蛋白，燕麦中也有一定数量的面筋蛋白。患有乳糜泻的人，小肠内膜遭到破坏，使食物不能正常吸收（见415页“**吸收不良**”）。面筋蛋白造成肠道内膜损伤的确切机制还不肯定，但似乎是由于异常的免疫反应引起的，机体产生针对面筋蛋白的抗体，造成吸收不良，导致许多营养物质缺乏，包括对身体健康至关重要的维生素和矿物质。乳糜泻有家族聚集现象，表明有遗传因素参与发病。

在英国，每300人中大概有1人会出现乳糜泻，但在非洲和亚洲这种疾病非常罕见。

有哪些症状？

在婴儿，第一次出现乳糜泻的症状是在饮食中加入麦片后不久，通常在3或4个月大小的时候。在成年人中，症状通常是逐渐出现的，包括：

- 不成形的恶臭粪便，大便量多。
- 腹胀及排气。
- 无力、疲倦，体重下降。
- 有时在膝盖、臀部、手肘和肩膀处会出现持续、发痒的皮疹（见194页“**大疱性疾病**”）。

在婴儿和儿童，还会出现以下症状：

- 腹泻。
- 体重和身高不增长。

■ 肌肉萎缩，尤其是臀部肌肉。

维生素和矿物质缺乏可能会导致一些疾病，如缺铁性贫血（见 271 页）和骨软化（见 217 页“**骨软化症和佝偻病**”）。骨软化是由于维生素 D 和钙缺乏引起的。如果不治疗，乳糜泻会增加发生癌症的危险，尤其是发生小肠肿瘤的危险会增加。

如何诊断？

医生根据你的症状怀疑你患有乳糜泻的可能，特别是在出现了如前所述的特征性皮疹时。一项抗体检查会有助于确诊。如果婴儿在添加固体食物后不久即出现症状，医生也会怀疑婴儿患有该病。但是，在许多情况下，乳糜泻是在检查其他疾病时被发现的。

诊断需要从小肠黏膜上取一小块组织作为样本进行检查。取样需要借助内镜，通过口腔进入体内（见 407 页“**上消化道内镜检查**”）。当在显微镜下观察组织时会发现，小肠黏膜是扁平的。你也可以通过血液检查来寻找贫血的证据。

如何治疗？

通常去除饮食中的面筋蛋白可以治疗乳糜泻。你应该避免食用含有小麦、黑麦和大麦的食物。在谷物中只有大米、玉米，以及燕麦是合适的食物。不建议吃芥末、意大利面条、沙拉酱和一些人造黄油类食物，因为这些食物都含有小麦或小麦提取物。另外，你应该避免喝啤酒。你还需要补充维生素（见 598 页）和矿物质（见 599 页）。

去除饮食中的面筋蛋白后，症状往往会很快改善，最终所有的症状都会完全消失。但是，乳糜泻是一种终身性疾病，如果再次摄入面筋蛋白会导致复发。由于乳糜泻有时有家族性，所以乳糜泻患者的亲属可以通过检测血液中的抗体来筛查这种疾病。

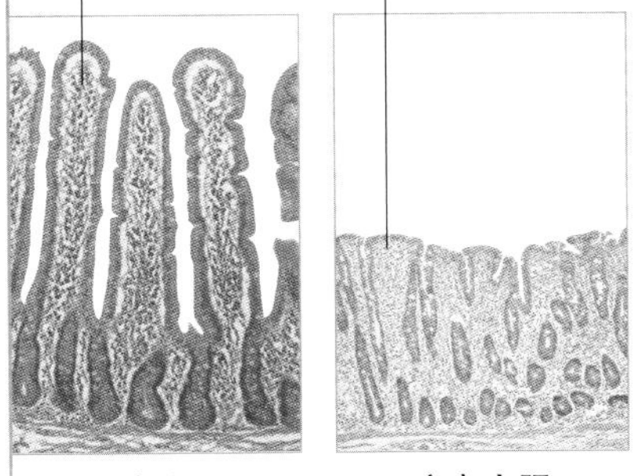

乳糜泻患者的小肠
这两幅放大的小肠图像，显示了乳糜泻对小肠黏膜的影响。乳糜泻时，小肠黏膜用以吸收营养物质的手指状凸起消失了。

克罗恩病

一种终身性的炎症性疾病，能够累及消化道的任何部位

- 最常见于15～30岁的人群
- 有时有家族聚集现象；在某些种族中更常见
- 吸烟是发病的危险因素
- 性别对本病的影响不明显

克罗恩病是一种终身性疾病，通常在青壮年时起病，在一生中会引起严重的健康问题。消化道的炎症可以导致一系列症状，包括腹泻、腹痛和体重减轻。这种疾病可发生在从口腔到肛门的整个消化道的任何部位。但是，最常受累的部位是回肠（小肠的最后一部分）和结肠（大肠的主要部分）。炎症经常发生在消化道的一个以上部位，在两个炎症部位之间是正常组织或轻微感染的组织。

克罗恩病是一种相对不常见的疾病，在英国大约有 6 万人患有此病。在欧洲和北美，这种疾病最常见于白种人，尤其是犹太裔，而且症状通常出现在 15～30 岁。尽管经过治疗，但克罗恩病的症状有复发的倾向，而且这种病是终身的。

克罗恩病的确切病因不明，但是目前认为可能是由于肠道的免疫系统的异常反应引起的。至少在一些患者中，遗传因素可能与这种异常的免疫反应有关，因为大约 1/10 的克罗恩病患者的一名或多名亲属患有这种疾病或者其他的炎性肠病。环境因素，尤其是吸烟，也可能与这种疾病的发病有关；吸烟者患该病的可能性是不吸烟者的 3 倍。

有哪些症状？

克罗恩病的症状有很明显的个体差异。这种疾病会在患者一生中间歇性复发。发作时症状可以很严重，持续数周或数月，然后症状会逐渐缓解或消失一段时间。症状包括：

■ 腹泻。

■ 腹痛。

■ 发热。

■ 体重减轻。

■ 一般的身体不适的感觉。

如果结肠受累，出现的症状还可能有：

■ 腹泻，通常会有血便。

■ 直肠出血。

1/10 的克罗恩病患者会出现其他与克罗恩病相关的疾病。这些其他疾病可以发生在轻度克罗恩病患者身上，其中包括关节炎（见 223 页“**强直性脊柱炎**”）、眼病（见 357 页“**葡萄膜炎**”）、肾结石（见 447 页）、胆结石（见 412 页）和皮疹（见 202 页“**结节性红斑**”）。

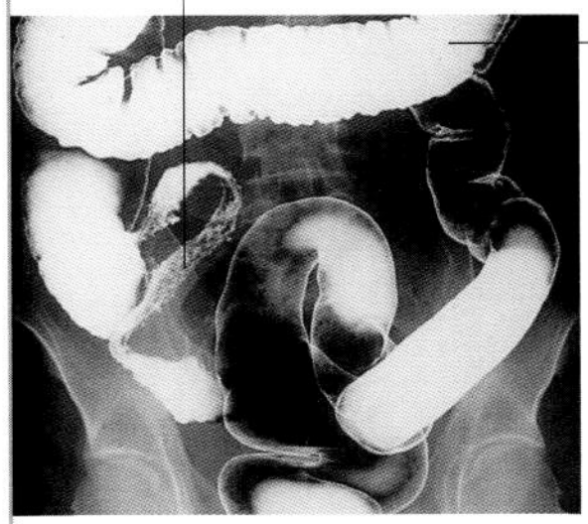

克罗恩病
这张对比 X 线片，显示了正常的结肠和在克罗恩病时，其中一段小肠发生了炎症和溃疡。

有哪些并发症？

克罗恩病的并发症有肛门附近出现的脓腔（见 423 页“**肛周脓肿**”）。这些脓腔可在肛门和肛门附近的皮肤之间形成异常的通道，称为肛瘘。

由于肠壁增厚引起的梗阻是克罗恩病非常常见的并发症。小肠受损后会影响营养成分的吸收（见 415 页“**吸收不良**”），引起贫血（见 271 页）或维生素缺乏。长期的结肠炎症还可以增加发生结肠直肠癌（见 421 页）的危险。

如何诊断？

如果医生怀疑你患有克罗恩病，他会安排你接受内镜检查，检查你的上段肠道和下段肠道（见 418 页“**结肠镜**”）。在检查的过程中，从炎症部位取下一块组织进行显微镜检查。你还可能做一项称为小肠灌肠造影的小肠对比 X 线（见 132 页）检查，或者进行 CT 扫描（见 132 页）和磁共振成像（见 133 页），来检查小肠的异常情况。血液检测可以用来检查贫血，并对小肠炎症的严重程度进行评估。如果医生怀疑你患有胆结石或肾结石，你可能还需要做一些影像学检查，如超声扫描（见 135 页）。

如何治疗？

治疗轻症发作可以使用止泻药物（见 597 页）和止痛药物（见 589 页）。对于急性发作，医生会为患者开口服皮质类固醇药物（见 600 页）。一旦症状消失，减少药物的剂量以避免发生药物副作用的危险。如果你的症状非常严重，你可能需要住院静脉注射皮质类固醇。对所有患者，一旦皮质类固醇剂量减少，医生将会建议你口服柳氮磺吡啶或美沙拉嗪（见 596 页“**氨基水杨酸类药物**”）来降低发作的频率。免疫抑制药物（见 585 页），如硫唑嘌呤，也可以用来降低发作的频率。如果经过皮质类固醇药物的治疗，你的症状没有改善，医生会使用生物治疗。这包括注射或静脉输注可以阻断参与肠壁炎症反应的特殊蛋白的药物（生物制剂）。

你可能需要进行饮食补充治疗，如额外补充蛋白和维生素（见 598 页）来纠正吸收不良。在严重发作时，必须静脉输注营养物质。

许多克罗恩病患者在疾病的某些阶段需要手术治疗。手术包括切除病变部分的小肠，并将健康的小肠末端吻合（见 421 页“**结肠切除术**”）。但是，手术只有在绝对必要时才能进行，因为剩余的小肠还有可能发生病变。

预后如何？

克罗恩病是一种终身性疾病，其症状会周期性复发。绝大部分患者能够合理地安排生活，但是，大约 7/10 的患者最终需要手术治疗。并发症和反复的手术，有时会降低患者的预期寿命。由于这种疾病可以增加患结肠直肠癌的危险，所以医生会建议你定期检查，包括结肠镜检查。

溃疡性结肠炎

一种终身性疾病，结肠和直肠间断性出现炎症和溃疡

- 最常见于15～35岁的人群
- 有时有家族聚集现象；在白种人和某些人种中更常见
- 不吸烟者和既往吸烟者更容易发病
- 性别对本病的影响不明显

溃疡性结肠炎是一种炎症性疾病，具有终身性和间断性的特点，常见于年轻人。这种疾病会引起直肠和结肠（大肠的主要部分）溃疡，也可以只累及直肠（见 422 页“**直肠炎**”），或从直肠延伸到结肠。有些患者，他们的溃疡性结肠炎可以累及整个结肠。

溃疡性结肠炎的发病率大概是千分之一，在白种人中最常见，尤其是犹太裔。吸烟可以在某种程度上保护机体不发生这种疾病。

由哪些原因引起？

引起溃疡性结肠炎的确切病因尚不清楚。但是，有一些证据表明遗传因素

检查和治疗

结肠镜

在进行检查时，用一根可以弯曲的称为结肠镜的管子来观察结肠，以寻找类似于息肉这样的疾病。在结肠镜检查的前一天，需要给予泻药清肠。在操作之前，医生会为你使用镇静剂，整个检查过程需要 15 ～ 60 分钟，通常是无痛的。可以通过结肠镜进行组织样本取样检查或进行一些治疗。另外一种相似的直视技术为乙状结肠镜，是用来检查直肠和下段结肠的。

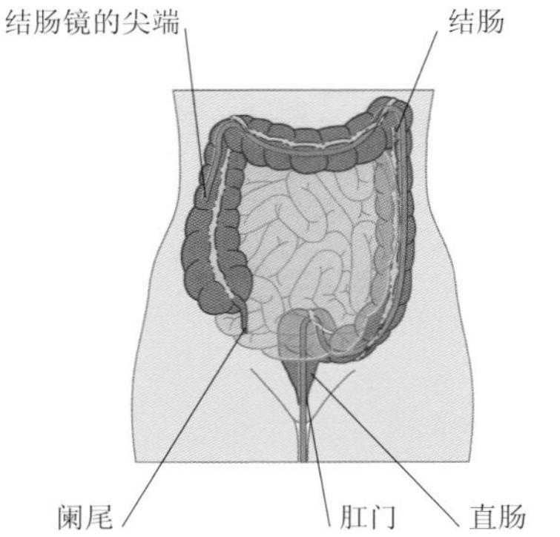

操作过程

将结肠镜经肛门和直肠进入结肠。一旦结肠镜进入体内，你就感觉不到它的移动了。

镜下所见

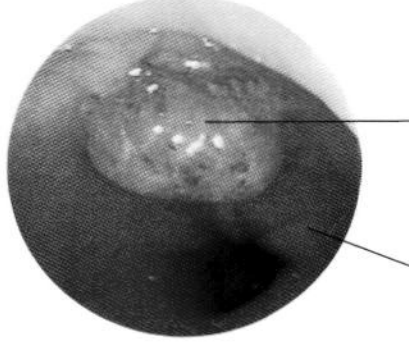

肠息肉

通过结肠镜可以看到附着在结肠壁上的息肉，小的息肉通常可以在进行结肠镜检查时切除，通常是无痛的。

参与了发病，因为大约 1/10 的患者有近亲患这种疾病。也有一些患者有小肠道疾病的家族史，如克罗恩病（见 417 页）和过敏性疾病，如湿疹（见 193 页）。

有哪些症状？

溃疡性结肠炎的症状通常是间断性的，可以在几个月或几年内少有症状甚至没有症状。在发作较轻的时候，症状通常会在数天内出现，可以包括：

- 腹泻，有时粪便中有黏液和血液。
- 腹部痉挛。
- 疲劳。
- 食欲丧失。

在发作严重时，症状会突然出现，可在数小时内进展。这些症状包括：

- 严重的腹泻，每天 6 次以上。
- 从肛门排出血液和黏液。
- 腹痛和腹胀。

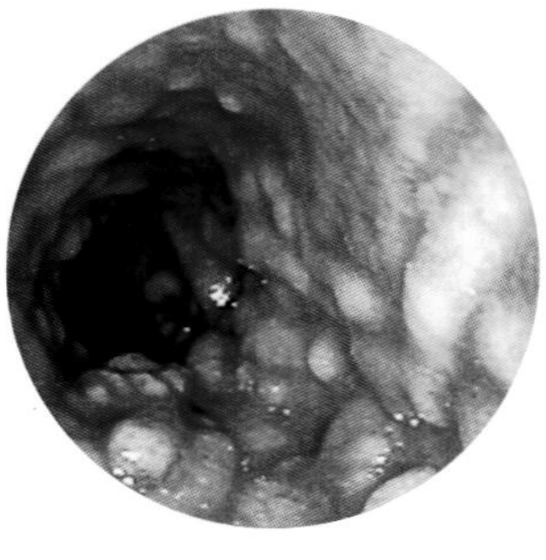

溃疡性结肠炎

在这个内镜视野中可见，溃疡性结肠炎患者的肠道内膜形成了广泛溃疡。

- 发热。
- 体重下降。

患有溃疡性结肠炎的病人，经常伴有其他的相关疾病，包括关节和脊柱疼痛（见 220 页“关节炎”；见 223 页“强直性脊柱炎”）、眼部炎症（见 357 页“葡萄膜炎”）和皮肤结节性红斑（见 202 页）。

有哪些并发症？

在很罕见的情况下，溃疡性结肠炎的突发、严重发作会引起中毒性巨结肠。在这种疾病中，发生炎症的结肠极度肿胀，最终结肠壁穿孔，使含有细菌的肠内容物漏入腹腔，引发一种致命性疾病——腹膜炎（见 421 页）。

溃疡性结肠炎的患者发生结肠直肠癌（见 421 页）的危险也很高。如果结肠炎面积广泛、严重，而且持续时间较长，那么会进一步增加患结肠直肠癌的危险。

如何诊断？

如果你的症状非常轻，那么医生很可能会要求你留取粪便样本进行检查，来排除感染的可能性。诊断溃疡性结肠炎的可靠检查，是用内镜直接检查结肠。因此你可能需要进行结肠镜（见本页）检查，在进行结肠内镜检查时，从结肠或直肠黏膜上取一小块组织进行显微镜下检查。你也可以通过血液检查来寻找贫血（见 271 页）的证据，并对结肠炎症的严重程度进行评估。

如何治疗？

溃疡性结肠炎通常是使用药物治疗。如果患者经常出现严重的发作或出现了并发症，那么手术治疗也是必要的。

药物 医生会为你开抗炎药物美沙拉嗪（见 596 页“氨基水杨酸类药物”）来防止溃疡性结肠炎的发作，也可以用于治疗轻症发作。如果炎症仅局限于直肠或下段结肠，医生会开局部使用氨基水杨酸类药物（以栓剂或灌肠剂的形式），你可以自己使用。如果溃疡性结肠炎累及大部结肠，医生会给你开口服药物。在一些患者，医生会同时开局部使用和口服的氨基水杨酸类药物。

如果你出现了突然且严重的发作，医生很可能会为你开口服皮质类固醇药物（见 600 页）或者是使用皮质类固醇灌肠。长期使用皮质类固醇会引起多种副作用，如体重增加、满月脸和骨质变薄（见 217 页“骨质疏松症”）。正是由于这个原因，一旦你的症状开始减轻，医生就会降低用药剂量，并尽快停止使用皮质类固醇。

如果这些治疗无效，医生就会建议你使用免疫调节药物（如硫唑嘌呤）来治疗。这些药物通过抑制免疫系统来减轻肠道的炎症。但是，它们也会引起潜在的严重的副作用，所以在治疗过程中需要定期进行检测。

手术 对于那些经过药物治疗，症状仍持续存在的患者需要手术治疗。手术治疗同样适用于那些突然严重发作，但药物治疗无效，以及可能发生中毒性巨结肠的患者。此外，对于那些有患结肠直肠癌危险的患者，也建议进行手术治疗。手术治疗通常要切除病变的结肠和直肠（见 421 页“结肠切除术”），并在腹壁上造一个口，通过这个开口排出粪便（见 422 页“结肠造瘘术”）。一种称为储袋手术的新疗法适用于部分患者。这种手术把部分小肠做成袋子来连接小肠和肛门，这就避免了在腹壁上造口，但是小肠储袋可能会发生炎症，而且排便次数通常也会增加。

预后如何？

有些人仅有一次溃疡性结肠炎发作，但是绝大多数患者会反复发作。大约 1/5 的患者需要手术治疗。结肠直肠癌是最大的长期存在的危险，在整个直肠和结肠受累 25 年以上的人中，有 1/6 的患者最终会发展成结肠直肠癌。如果你长期患有广泛性的溃疡性结肠炎而没有进行手术治疗，你应该定期接受结肠镜检查，发现结肠直肠癌早期病变的迹象。

结肠息肉

大肠内的良性新生物，通常不会引起症状

- 最常见于60岁以上的人群，某些类型也会发生于儿童
- 在某些情况下，本病是由于基因异常引起的
- 性别和生活方式对本病的影响不明显

结肠息肉在发达国家很常见，在 60 岁以上的人群中，至少有 1/3 的人患有这种疾病。但是，绝大部分人可能并没有意识到自己患有此病，因为这种病通常不会引起任何症状。

息肉是缓慢生长的新生物，从大肠内膜向肠腔内突出。一些息肉较小，呈球形，直接附着于肠壁上；另一些长度超过 2.5 厘米，通过一个蒂附着在肠壁上。息肉既可以单发，也可以多发。直径超过 1 厘米的息肉发生癌变（见 421 页“结肠直肠癌”）的危险增加，所以必须要及早治疗。

由哪些原因引起？

绝大多数结肠息肉的病因不清楚。在罕见的情况下，息肉与遗传因素相关，如家族性腺瘤性息肉病（FAP），这是一种常染色体显性遗传病（见 151 页“遗传病”），患者的大肠内有成百上千个息肉，覆盖大肠黏膜。

有哪些症状？

绝大多数患者的肠息肉并不会引起症状。如果有症状出现，可以表现为：

- 腹泻。
- 便血或肛门出血，有时伴有黏液。

一些患者由于失血还会出现贫血（见 271 页），引起疲劳和气短。在极少数病例中，息肉会从肛门向外突出。

应该如何处理？

许多没有症状的患者，都是在常规的结肠直肠癌筛查时发现有息肉的，或者是因为其他的原因进行检查时，发现结肠息肉。如果你有症状，医生会安排你接受结肠镜（见本页）检查。绝大多数息肉都可以在做结肠镜的过程中切除，而且是无痛的，但是较大的息肉需要手术切除。切除的息肉需要在显微镜下检查是否有癌前细胞。如果你被检查出有癌前病变的息肉，那么你需要每 3 ～ 5 年做一次结肠镜，检查是否有新的息肉形成。

如果你患有家族性腺瘤性息肉病，那么你的息肉多得以致不可能逐个切除。家族性腺瘤性息肉病患者患

结肠直肠癌的危险很高，因此，医生很可能建议你全结肠切除（见421页“结肠切除术”）。如果你的近亲患有家族性腺瘤性息肉病，医生会建议你定期做结肠镜（见418页）检查，看是否有息肉形成。在一些患者，可以检测家族性腺瘤性息肉病的异常基因。如果你到40岁时还没有息肉形成，那么你几乎不可能患上这种疾病。

预后如何？

虽然不引起症状的结肠息肉一般难以发现，但有时会在筛查结肠直肠癌进行大便潜血检查时被发现。有症状的结肠息肉几乎可以得到成功治疗，但是仍有复发的可能。经治疗后，结肠息肉是可以得到控制的，而且，可以把发生结肠直肠癌的危险降到最低。

疝

人体内脏器官的一部分通过薄弱的部位突出出来，突出的内脏通常是肠道

肥胖和搬重物是发病的危险因素

性别和年龄是与本病类型相关的危险因素

遗传对本病的影响不明显

疝，又称疝气，最常发生于腹壁肌肉比较薄弱的部位。在抓举重物、慢性咳嗽或用力排便时，腹腔的压力增高，使腹壁薄弱部位的肌肉受到牵拉，从而在腹部可以看到一个凸起的“肿块”，肿块里含有脂肪组织或是部分肠管。腹壁疝常见于从事体力劳动的男性。

在平卧位时，腹壁上的疝通常消失，但是有时部分肠管可能会发生嵌顿而不易复位。如果被嵌顿的肠管发生扭转，则会使这部分肠管的血供中断，这就是所谓的“绞窄性疝”。绞窄性疝可以引起进行性加重的疼痛、恶心以及呕吐等症状，这是一种急诊情况。

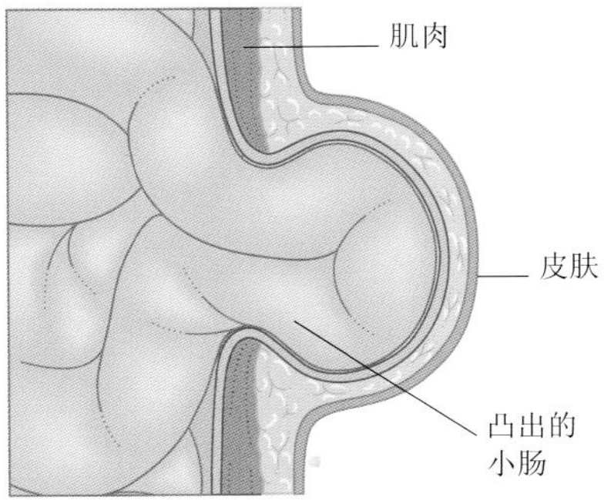

疝是如何发生的
部分小肠通过腹壁肌肉的薄弱部位向外突出，引起腹壁表面可见的包块。

疝也可以发生于人体的其他部位。膈疝是指部分胃组织通过膈肌（位于肺下方的薄片状肌肉，参与呼吸运动）的薄弱部位突入于胸腔内，膈疝通常合并有胃食管反流性疾病（见403页）。

有哪些类型？

疝的发生部位很多，通常根据发生的部位进行分类。一些类型的疝常见于男性；而另一些类型的疝则更多见于女性。

腹股沟疝 疝最多发生于腹部，尤其是腹股沟部最常见。当部分肠壁通过腹壁的薄弱处或缺损处进入腹股沟管时，就形成了这种类型的疝。腹股沟疝是在腹股沟或者阴囊处出现突出的包块。最常见于男性，虽然女性少见，但也有可能发生。

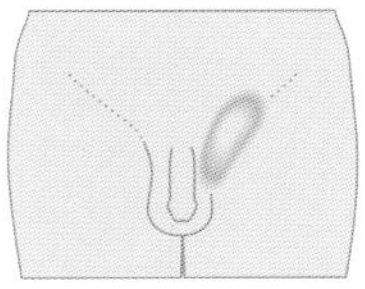

股疝 这种疝是指腹股沟区股静脉和股动脉从下腹部进入大腿的部位发生的疝。肥胖或多次妊娠的女性因其腹壁肌肉薄弱，发生这种疝的危险性较高。

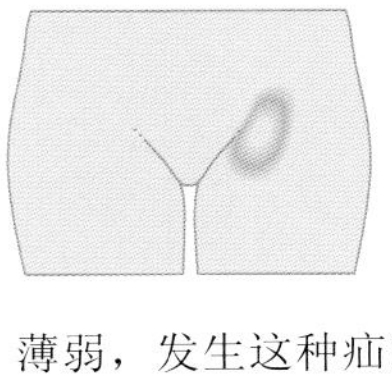

脐疝 新生儿在出生时，可能会发生脐疝，脐疝是由于腹壁肌肉薄弱导致在肚脐处形成的疝。在肚脐周围形成的疝，称为脐旁疝，最常见于肥胖或是多次妊娠的女性。

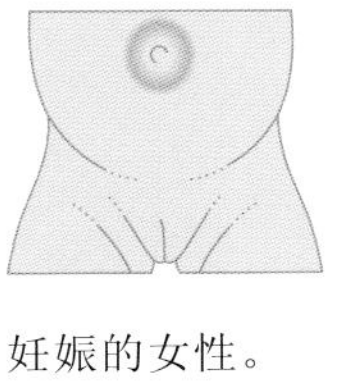

其他类型的疝 上腹疝位于脐和胸骨之间，男性发病率为女性的3倍。切口疝是腹部手术后瘢痕周围组织薄弱所致。发生切口疝的高危因素包括：体重超重、在同一切口进行过多次手术等。

有哪些症状？

非绞窄性疝的症状通常是在数周或数月内出现，但也有部分患者的临床症状会突然发生。疝的症状如下：

- 腹部或者腹股沟区出现的包块，在平卧位时可自然消失，在咳嗽或是用力排便时会再次出现。
- 腹部或者腹股沟处出现疼痛或牵拉的感觉。

当你怀疑自己发生了疝的时候，即使没有疼痛也应该去医院就诊，因为有部分患者需要手术来防止绞窄性疝或是肠梗阻的发生。

绞窄性疝的症状通常是突然发生的，可能包括：

- 持续性、进行性加重的疼痛。
- 恶心、呕吐。
- 疝周红肿。
- 触摸疝时有疼痛。
- 通常疝不能通过腹壁回纳。

如果你怀疑自己出现了绞窄性疝，你应该立即去医院就诊。绞窄性疝是需要急诊手术处理的急症，急诊手术可以防止肠道发生坏疽。

应该如何处理？

医生检查腹部和腹股沟时可能会发现疝。即便是小的疝，最终也需要修复（见本页“疝修补术”），如果不进行治疗，也可能进展为绞窄性疝。绞窄性疝需要急诊手术修复，手术的类型主要取决于疝的大小、年龄以及整体的健康状况。一些修补术可以在局部麻醉下，在日间门诊进行即可，而有些则需要在全身麻醉下进行。婴儿因为经常啼哭，使腹内压上升，可引起脐疝。婴儿的脐疝大多无需处理，在3～4岁时会自然消失。对于疝的手术治疗，效果通常较好，但是，有可能在同一部位或是其他部位复发。采取一些措施有助于预防疝的复发，例如减掉过多的体重、进行舒缓的运动、避免便秘等。

肠梗阻

由于肠管堵塞或是肠壁肌肉麻痹导致部分食物不能通过肠道

年龄、性别、遗传和生活方式是与本病类型相关的危险因素

某段肠管部分或是完全阻塞而引起的肠梗阻，称为机械性肠梗阻；由于肠壁肌肉停止运动而引起的肠梗阻，称为功能性肠梗阻。在这两种类型的肠梗阻中，肠内容物均无法正常通过消化系统。如果不治疗，疾病进展将危及生命。

由哪些原因引起？

多种疾病会引起机械性肠梗阻。例如，生长在肠道内的肿瘤，或者其他脏器肿物的外压，都可以造成肠腔阻塞。梗阻也可能是由于肠道炎症所致的肠腔狭窄引起，例如克罗恩病（见417页）或绞窄性疝（见本页“疝”）。腹部手术后，小肠袢之间会形成瘢痕组织，并在数月或数年后可能引起肠梗阻。

治疗

疝修补术

腹股沟疝的修补比较简单，经常作为日间手术实施。局部麻醉和全身麻醉都可以使用，这取决于疝的位置、大小以及病人的健康状况和年龄。可以采取开放性方式进行疝修补，皮肤切口约5～7厘米，也可以采用内镜（锁孔）手术的方式（见612页）。无论采用何种方式，都是将疝内容物复位和对疝上方的肌肉缺陷进行修补。在大多数情况下，使用合成网进行修补，这样显著减少了复发的机会。手术后，医生会鼓励患者尽早恢复正常活动，但在刚开始的几天会有不适感。同时外科医生还会给出何时能够安全地进行剧烈运动，如举重物的建议。

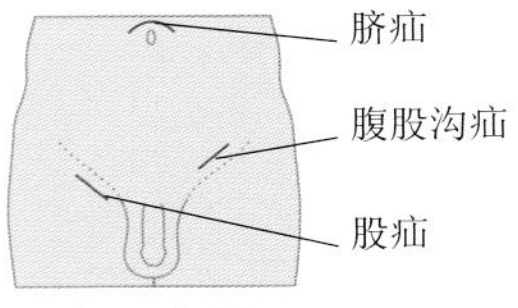

切口位置

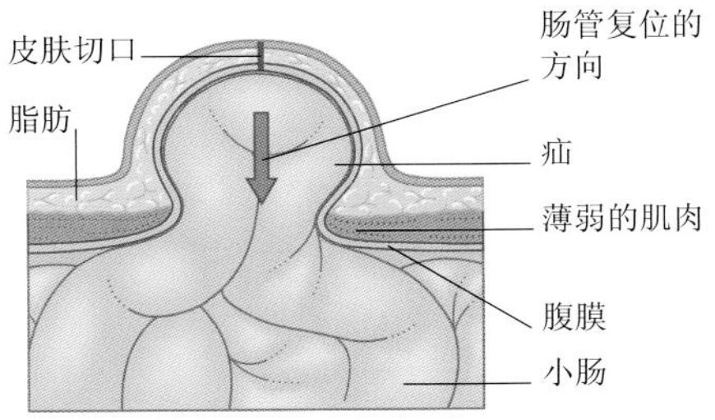

1 切开腹壁的皮肤和脂肪层暴露疝。然后将肠复位到腹腔内。

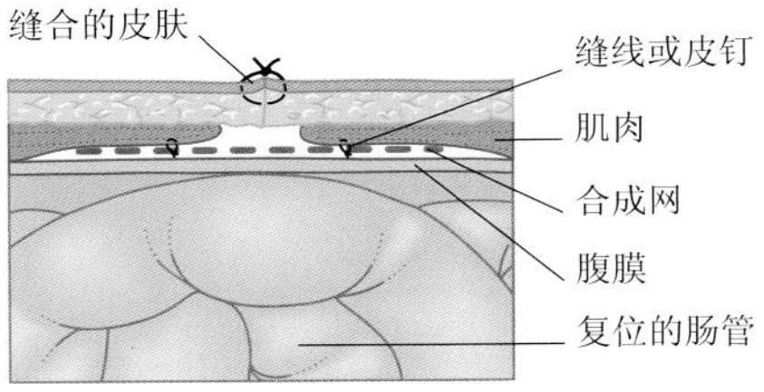

2 将一片合成网放在肌肉的上方或下方（如图所示），用皮钉或缝线固定。最终，组织生长爬过合成网，使修复的组织更健壮。

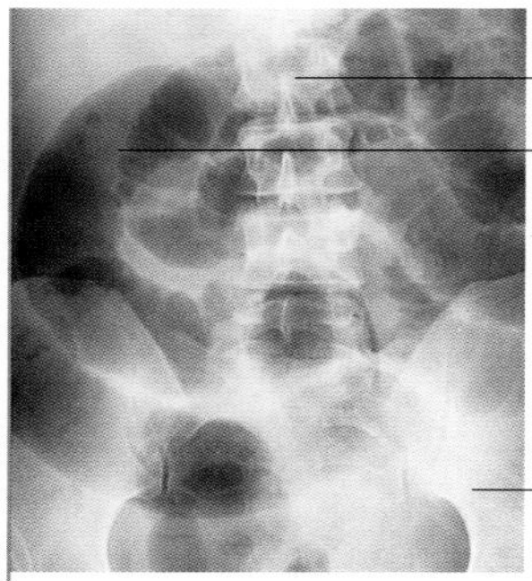

肠梗阻
这张腹部X线片显示，由于结肠梗阻，造成充满气体的、扩张的小肠袢。

发生功能性肠梗阻时，肠壁的肌肉不能正常收缩，这可能是一些疾病的并发症，比如腹膜炎（见421页），可能是在大手术后发生的并发症。

有哪些症状？

肠梗阻的症状可能包括：

- 呕吐黄绿色或是棕色有粪臭味的液体。
- 严重的便秘。
- 腹胀。
- 疼痛，通常是阵发性的，但后来会发展为持续性的。
- 停止排气。

反复的呕吐会引起脱水。由于肠内压增高造成肠管破裂，肠内容物漏到腹腔，引起腹膜炎。

应该如何处理？

当怀疑发生肠梗阻时，你应该立即去医院就诊。腹部X线检查（见131页）可以进一步确诊肠梗阻，并确认肠梗阻的位置及性质。向胃内置入胃管将胃液引流出来，并防止呕吐。你可能还需要进行静脉输液来防止进一步脱水。通常需要手术来解除肠梗阻。如果是克罗恩病或是腹膜炎导致的肠梗阻，抗炎治疗就能解除梗阻。如果是手术后发生的肠梗阻，通常会在数天后肠管就能恢复正常的收缩。

憩室病

在结肠壁上出现的小袋状结构，称为憩室

- 最常见于50岁以上的人群
- 膳食中纤维含量低是发病的危险因素
- 性别和遗传对本病的影响不明显

憩室病是豌豆或葡萄大小的袋状结构（憩室），从大肠壁向外突出，通常发生在离直肠最近的结肠部分。当肠壁的薄弱部位向外凸出时就形成了憩室，这些部位通常位于动脉的附近。在许多情况下，由于长期便秘（见398页）会伴有肠壁膨出，当患者在用力排便时，肠内压力增大，会使肠管壁向外凸出形成憩室。有时，一个或多个憩室发生炎症时，就发生了憩室炎。

大约每3个人中就有1人会在50～60岁之间发生憩室病，在60岁以后发病就更普遍了。但是，有超过3/4的患者是没有症状的。憩室病与饮食中纤维含量低有关，因为低纤维饮食常引发便秘。在发展中国家憩室病罕见，因为在这些地区，饮食中的大部分成分是纤维。

有哪些症状？

憩室本身并不会致病，大部分有憩室的人没有症状，因此，其中的大部分人并不知道自己有肠憩室。一旦出现了症状，通常可以表现为：

- 发作性腹痛，尤其是在左下腹，在排便或是排气后腹痛缓解。
- 便秘和腹泻交替发作。
- 有时直肠内有鲜血，但可以是无痛性的。

憩室病有时很难与肠易激综合征（见415页）鉴别，因为二者症状相似。如果发生了憩室炎，症状会加重，并且会有如下表现：

- 剧烈的下腹痛和压痛。
- 发热。
- 恶心、呕吐。

如果你发现自己的排便习惯发生改变，或是发现便中带血的情况，应该及时去医院就诊，因为这些症状提示可能有潜在的更严重的疾病，如结肠直肠癌（见421页）等。

有哪些并发症？

如果有炎症的憩室破裂，粪便和细菌就会泄漏到腹腔，从而会在结肠附近形成脓肿，还会引起腹膜炎（见421页），腹膜炎是在腹腔的内膜层发生的炎症。腹膜炎是一种能够危及生命的疾病。

在憩室和膀胱之间形成的异常通道，称为瘘。憩室膀胱瘘会引起疼痛、尿急尿频，或是反复发作的膀胱炎（见453页）。一些女性患者，可以在憩室和阴道之间形成瘘管，导致粪便从阴道流出。憩室炎还会引起肠梗阻（见419页）。

如何诊断？

如果医生怀疑你有憩室病，他会为你

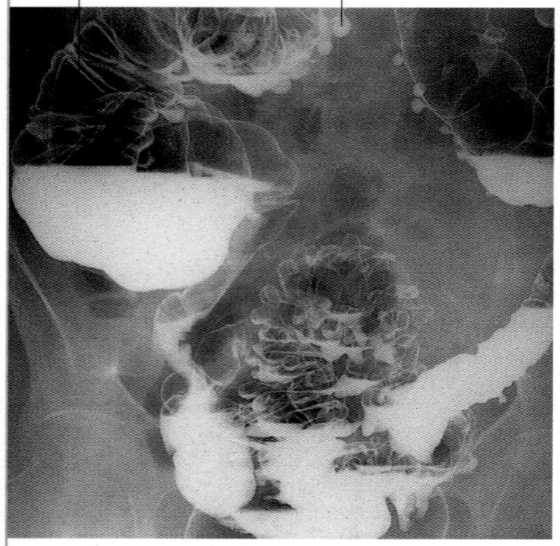

憩室病
在这张特殊的X线片上，对比显影剂显示大肠壁上有许多小的袋状凸起（憩室）。

安排做对比X线检查（见132页），在进行这种检查时，使用钡剂灌肠来显示肠管的形状。如果有便血症状，你还需要做结肠镜（见418页）检查，以除外结肠直肠癌。有时，憩室病是在检查其他疾病时被发现的。

如果你的症状是突然出现的，那么你会被收入院进行检查。你可能需要拍摄X线片和做结肠镜检查。此外，还可能需要做CT扫描（见132页）或超声扫描（见135页）。

如何治疗？

憩室病的治疗，通常只需要进食含纤维量高的食物和摄入足够的水。如果你有腹痛的话，可以同时服用解痉药（见598页“解痉药和促胃肠动力药物”）。

如果你发生了严重的憩室炎，则需要住院给予静脉输液和抗生素（见572页）来治疗细菌感染。对绝大多数患者来说，这些治疗措施可以改善病情，且不需要进一步治疗。但是，如果出现严重的直肠出血、脓肿或有瘘管形成，可能需要手术治疗。在几年内发生2～3次憩室炎的患者也需要手术治疗。最常见的手术是结肠切除术（见421页）。结肠的病变部分被切除，将剩余的正常肠道的切缘吻合。同时，需要通过结肠造瘘术（见422页）造一个口。

预后如何？

憩室病的预后一般较好。如果尽早进食纤维含量高的饮食，病情一般不会继续进展。在3位憩室病患者中，有2人只有一次发作，但其余出现复发的患者需要手术治疗。在10个发生过出血，但没有进行手术治疗的患者中，大约有2人会在随后的几个月到一年内复发。

阑尾炎

阑尾发生的炎症，可以引起剧烈的腹痛

- 最常见于40岁以下的人群，主要发生于青年人
- 男性发病率略高于女性
- 膳食中纤维含量低是发病的危险因素
- 遗传对本病的影响不明显

阑尾炎是发生在阑尾的炎症。阑尾是附着在大肠起始部位的小的盲端管道结构。阑尾炎属于常见病，特别常见于青年人，在英国，每年每500个人中大概就有1个人会患阑尾炎。阑尾炎是突发剧烈腹痛的常见原因，而且阑尾切除是最常见的急诊手术之一。在发达国家，阑尾炎最常见，因为这些国家的饮食中纤维含量低。

绝大多数阑尾炎找不到明确的病因，但是在一些情况下是由于阑尾腔被阻塞引起的。阑尾阻塞有时是因为一小块粪便从大肠进入阑尾腔发生嵌顿引起的。被梗阻的阑尾的盲端继发细菌感染，导致阑尾的炎症。

有哪些症状？

阑尾炎的症状因人而异。阑尾炎的早期症状通常在几个小时内逐渐出现，包括：

- 突然发作的间歇性疼痛，开始感觉到上腹部疼痛或脐周痛。
- 恶心，伴或不伴呕吐。

较少见的症状有：

- 腹泻。
- 低热。
- 食欲下降。
- 尿频。

数小时后，疼痛转移到右下腹部。如果不及时治疗，阑尾可能会发生穿孔，含有大量细菌的肠内容物进入腹腔，导致腹膜炎（见421页），腹膜炎是腹腔内膜的炎症，是一种严重的疾病。如果阑尾发生穿孔，腹痛会蔓延至整个腹部，并会更加剧烈。

应该如何处理？

根据上腹部和脐部周围疼痛，数小时后疼痛转移到右下腹的典型表现，一般较容易诊断。首先医生会询问症状的发展过程。然后他会检查你的腹部，也可能进行直肠指诊来判断阑尾周围区域是否有触痛。你还需要抽血检测白细胞计数，血液的白细胞计数升高是炎症的征象。如果医生怀疑你患有阑尾炎，他会立即将你收入院进行影

像学检查，如超声扫描（见 135 页）或 CT 扫描（见 132 页）来明确诊断。

通常的治疗方法是采用微创手术（见 612 页“内镜手术”）或传统的开放手术来切除阑尾。手术相对简单，在全身麻醉下进行。无论是微创手术还是开放手术，通常都不会引起长期后遗症，并且恢复通常只需要 3 ～ 4 天。

腹膜炎

腹膜的炎症，腹膜为腹部的内衬黏膜层

男性更常见

年龄、遗传和生活方式对本病的影响不明显

腹膜是包裹腹腔器官，并被覆腹腔的膜状结构，腹膜炎即腹膜的炎症。男性的发病率较女性更多。腹膜炎通常是另一种腹部疾病的并发症，例如阑尾炎（见 420 页）。严重的腹膜炎如果不及时治疗会有生命危险。

由哪些原因引起？

腹膜炎的最常见原因是从腹部其他部位播散至腹腔的细菌感染。例如，在肠穿孔时来自肠道的细菌就会进入腹腔。引起肠穿孔的可能原因包括慢性炎症性疾病的突然严重发作，例如溃疡性结肠炎（见 417 页）、肠梗阻（见 419 页）、外伤，如刀刺伤（见 184 页）或手术。

腹膜炎另一个较少见的原因是腹膜的刺激。例如，当消化性溃疡（见 406 页）发生胃或十二指肠（小肠的第一部分）壁穿孔时，胃酸泄漏到腹腔导致腹膜刺激。如果胆囊炎（见 413 页）导致胆汁泄漏至腹腔，也会引起腹膜炎。有时，腹膜炎是因为急性胰腺炎（见 413 页）导致消化酶泄漏至腹腔引起的。

有哪些症状？

腹膜炎的症状通常迅速出现，包括：

- 严重的持续性腹痛。
- 发热。
- 腹胀。
- 恶心和呕吐。

严重的患者可能发生脱水和休克（见 248 页）。在罕见的情况下，腹膜炎发生后，由于肠管之间瘢痕组织的生长，会引起腹腔的粘连。腹腔粘连可能在腹膜炎发生数月后出现，引起腹痛。另一个并发症是肠梗阻。

如果你认为自己可能患了腹膜炎，应该立即就医，不要耽搁。

应该如何处理？

重要的是，应该尽快明确腹膜炎的诊断并及时治疗。如果医生怀疑你患有腹膜炎，他会立即将你收入院。住院后，医生将会检查你的腹部是否有疼痛和压痛，并安排你进行腹部 X 线检查（见 131 页）。此外，你还可能需要进行腹腔镜（见 476 页）检查，这项检查可以明确腹腔有无异常。

如果腹膜炎是由细菌感染引起的，你需要接受抗生素（见 572 页）治疗。你还可能需要静脉输液来补充液体，治疗脱水和休克。医生还会针对引起腹膜炎的潜在原因进行治疗。例如，修补消化性溃疡引起的穿孔，或者切除破溃的阑尾。

如果腹膜炎治疗及时，通常会很快恢复，长期的问题如粘连等，则极少发生。

治疗

结肠切除术

结肠切除术是在全身麻醉下进行的，手术中切除部分或全部大肠（结肠和直肠）。通常用于治疗一些炎症性疾病，如克罗恩病或结肠的癌肿。在大多数情况下，一旦病变的结肠被切除后，会将切除后的大肠断端进行吻合，但有时需要行结肠造瘘术（见 422 页）。手术后你需要继续住院一周以上，手术后住院时间的长短取决于手术的范围大小。

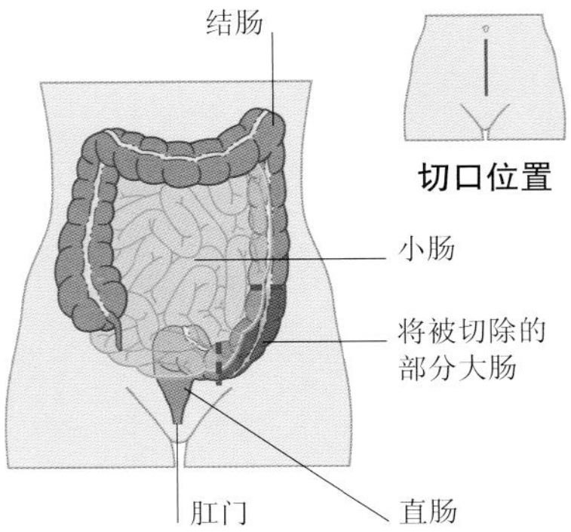

结肠部分切除术

在手术中，病变的结肠被切除，剩下的正常的结肠断端被重新吻合。只有在少数结肠部分切除术中会进行结肠造瘘术。

结肠直肠癌

结肠或直肠内膜的恶性肿瘤

40岁以下罕见；40岁以上越来越常见

直肠癌男性更常见；结肠癌男女发病率基本相同

在某些情况下，本病由遗传引起

脂肪含量高、纤维含量低的饮食，酗酒以及肥胖是发病的危险因素

结肠直肠癌是英国最常见的癌症之一，其死亡率（因癌症导致的死亡）位于第二（第一位是肺癌）。但是，结肠直肠癌是少数能够对高危人群进行早期筛查的癌症之一（见 13 页“筛查”；见 418 页“结肠镜”），而且如果发现得足够早，通过手术可以成功治疗。

结肠直肠癌在 40 岁以下罕见，多发生于 60 岁以上的人群。直肠癌在男性更多见，结肠癌男女发病比例大致相同。癌症可发生在结肠或直肠的任何部位，但是 10 例肿瘤中大约 6 例发生在结肠靠近直肠的 1/3 段。

由哪些原因引起？

在不太富裕的国家，人们的传统饮食是纤维含量高的膳食，主要是谷物、水果和蔬菜，因此结肠直肠癌罕见。但是，典型的西方饮食，肉类和动物脂肪含量高，而纤维含量低，这些似乎都能增加发生结肠直肠癌的危险。目前尚不清楚膳食中的纤维是如何降低患病风险的。一个可能的解释是膳食纤维能够缩短肠道内的废物通过肠道的时间。因此，食物中潜在的致癌物质被以更快的速度排出体外。其他的生活方式因素，如酗酒、缺乏锻炼可能也会增加发生结肠直肠癌的风险。然而由这些因素导致的患病风险增加的原因目前尚不清楚。

大约 1/8 的结肠直肠癌是遗传来的。这些患者中绝大多数是因为遗传了一个异常的基因引起的。一些基因异常会增加患某种特定类型肿瘤的危险，已知遗传性非息肉样结肠直肠癌就是由遗传到异常的基因引起的。在罕见的情况下，结肠直肠癌可能是由家族性腺瘤性息肉病（FAP）引起的，这种疾病患者的大肠内可见多发息肉（即组织增生形成的新生物）形成（见 418 页“结肠息肉”）。家族性腺瘤性息肉病患者在 40 岁以前息肉发生癌变的概率是 9/10。

发生在大肠的炎症性疾病，例如溃疡性结肠炎（见 417 页）或克罗恩病（见 417 页），如果疾病持续时间长、大部分大肠发生了病变，那么发生结肠直肠癌的危险也是升高的。

有哪些症状？

结肠直肠癌的症状依肿瘤发生的部位不同，差异较大。这些症状包括：

- 大便次数或一般性状发生改变。
- 腹痛。
- 便中带血。
- 直肠不适感或直肠排便不尽感。
- 食欲下降。

结肠直肠癌的症状可能会被误认为是较轻的疾病，例如痔（见 422 页）。如果直肠出血较严重则会发生缺铁性贫血（见 271 页），这会导致皮肤苍白、头痛和疲倦等症状。随着肿瘤逐渐长大，最终会导致肠梗阻（见 419 页）。

如果你注意到你的大便中带血或出现无法解释的排便习惯改变（如大便次数增加、大便不成形或腹泻）时，应该立即就医，尤其是你的年龄超过了 50 岁。如不及时治疗，结肠直肠癌最终会经血流播散至淋巴结、肝脏以及身体的其他器官。

如何诊断？

在出现症状之前通过筛查就可以诊断结肠直肠癌。如果你有症状，医生会检查你的腹部来明确有无肿物，同时还会进行直肠指检（将戴有指套的手指插入直肠来感觉是否有肿瘤）。还需要对粪便样本进行检查，明确有无大便带血，另外，还需要进行血液检查来寻找贫血的证据。

可以通过一个可视仪器插入肛门进行检查。医生可能会安排你接受结肠镜检查。活检，即在做结肠镜检查时取一小块肠道组织在显微镜下进行组织学检查。你也可能需要进行一种“仿真结肠镜”检查，它是通过 CT 扫描（见 132 页）形成结肠或直肠的三维图像，来发现有无异常的区域。另外，利用一种相对较少应用的检查对比 X 线检查（见 132 页），即钡剂灌肠来达到上述目的。如果发现了癌肿，你还可能需要进行 CT 扫描来明

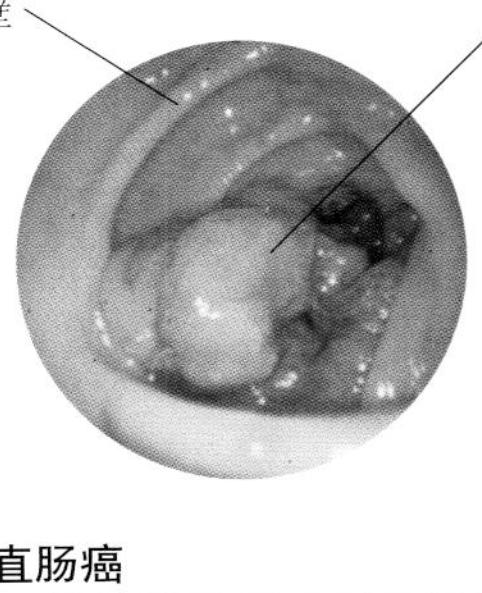

结肠直肠癌

这是一幅结肠镜下看到的图像，图中可以看到从结肠壁长出的肿瘤。

▶ 治疗

结肠造瘘术

手术中，部分结肠被切除，其断端移至腹壁，通过腹壁的切口，形成人造肛门。粪便从人造肛门排出到一次性的粪便袋中。结肠造瘘通常在结肠肿瘤切除后进行，可能是暂时的，也可能是永久的。如果是部分结肠切除，暂时性结肠造瘘可以防止粪便通过手术部位，有利于结肠断端愈合。如果直肠和肛门连同结肠一起被切除，则需要永久性结肠造瘘。

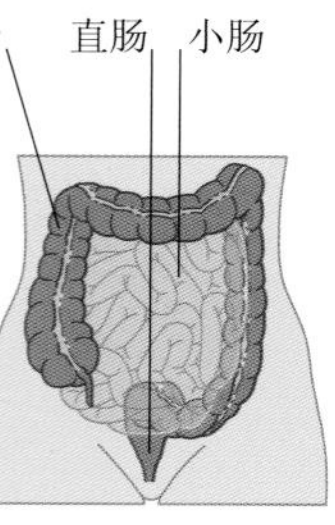

位置

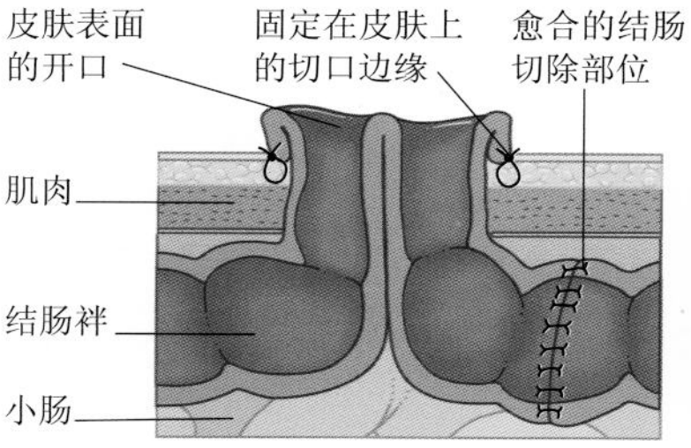

暂时性结肠造瘘术
在结肠袢上做一个切口，将结肠袢的切口端固定在皮肤表面。当结肠切除部位愈合时，关闭结肠切口，然后将结肠回纳到皮下。

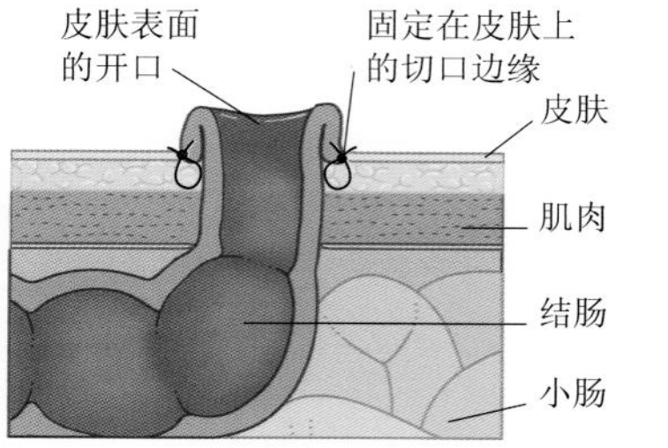

永久性结肠造瘘术
将结肠切口断端通过腹壁，固定在皮肤表面形成一个永久性的人造肛门。正常的排便已经不再可能。

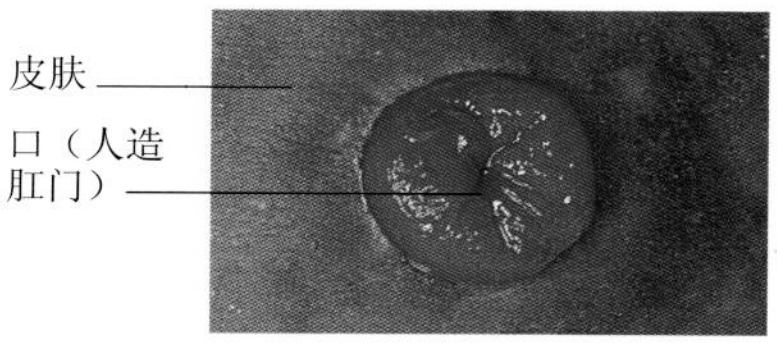

永久性人造肛门
可以看到腹壁上的一个人工开口，来自肠道的粪便被收集到连接人造肛门的一次性粪便袋中。

确癌肿是否已经播散至腹腔内的淋巴结或肝脏以及肺。有时也需要进行磁共振成像扫描（见133页）来辅助制订手术计划。

在英国，有针对老年人群和高危人群进行的便潜血筛查，以早期发现结肠直肠癌。

如何治疗?

结肠直肠癌的治疗取决于肿瘤所在的位置。绝大多数早期结肠直肠癌可以将出现病变的肠段切除，并将断端吻合（见421页“结肠切除术”）。在少数患者，如果大部分结肠被切除了，就需要进行永久性的结肠造瘘术（见本页）。永久性的结肠造瘘术是在腹部表面造一个口来排出粪便。在一些肿瘤较小且处于早期的患者，可通过腹腔镜手术来切除病变的结肠。如果肿瘤已经无法治愈，治疗的目的是缓解症状。例如，可以进行手术切除引起梗阻肠道的肿瘤。如果肿瘤已经扩散到身体的其他部位，可以进行化学药物治疗（见157页）或放射治疗（见158页），或二者同时进行。在手术之前进行化疗和/或放疗可以使大的肿瘤缩小。

接受早期治疗的结肠直肠癌患者存活5年以上的概率是90%。在疾病的较晚期，采取手术切除病变组织后，患者存活5年以上的概率是75%。如果癌症已经扩散转移，预后会更差。

直肠炎

直肠的炎症，绝大多数是由于溃疡性结肠炎引起的

- 儿童罕见
- 性别和生活方式是与本病病因相关的危险因素
- 遗传对本病的影响不明显

患结肠炎时，肛门和直肠的内膜发生炎症。直肠炎是溃疡性结肠炎（见417页）的一部分。溃疡性结肠炎可以局限于直肠，也可以比较广泛，累及结肠。

直肠黏膜的感染也可以引起直肠炎。没有保护措施的肛交增加了发生性传播感染（STI）的风险，比如单纯疱疹病毒感染（见166页）或淋病（见491页）。因为肛交会造成直肠的物理性损伤，从而引起结肠炎。直肠炎更常见于男性同性恋者。其他引起结肠炎的病因，包括阿米巴痢疾（见175页“阿米巴病”）引起的胃肠道感染，以及用于治疗直肠附近肿瘤，如前列腺癌（见464页）的放射治疗。

有哪些症状?

绝大多数直肠炎患者的症状包括：

- 粪便中出现血液、黏液或脓液。
- 肛门、直肠不适和疼痛，排便时疼痛和不适加重。
- 腹泻或便秘。
- 里急后重。

由性传播感染引起的炎症会伴随发热和盆腔痛。如果直肠有炎症，患者发生感染或性传播感染的危险是增加的，例如艾滋病病毒就可以通过没有保护措施的肛交性行为来传播。

有些患者的直肠炎会伴发肛裂（见423页）或肛周脓肿（见423页）。

如何诊断?

医生会采集大便样本或直肠拭子，经过实验室检测，检查是否存在感染。医生还可以通过直肠镜探查，判断直肠炎症的程度，同时可以做直肠活检。

如何治疗?

直肠炎的治疗取决于引起直肠炎的病因。但是，无论何种病因，都可以使用止痛药物（见589页）和泻药（见597页）来缓解疼痛和炎症。如果病因是溃疡性结肠炎，通常使用美沙拉嗪（见596页“氨基水杨酸类药物”）或皮质类固醇药物（见600页）来减轻炎症。抗生素（见572页）通常用于治疗细菌性性传播感染。避免肛交有助于加快直肠损伤的愈合。抗生素也可以用来治疗阿米巴痢疾，放疗引起的直肠炎通常使用皮质类固醇来治疗。治疗通常是有效的。

直肠脱垂

直肠黏膜脱出到肛门外

- 最常见于幼儿和老人
- 男性更常见
- 膳食中纤维含量低是发病的危险因素
- 遗传对本病的影响不明显

直肠脱垂时直肠黏膜从肛门突出体外，是一种少见的疾病。通常与饮食中纤维含量低和便秘（见398页）有关。直肠脱垂更常见于男性和老人，盆底肌肉薄弱的人也容易复发。此外，有时年龄很小的儿童，在进行如厕训练时也会暂时出现直肠脱垂。

有哪些症状?

如果你患有直肠脱垂，在用力排便后可能会出现如下症状：

- 从肛门排出血便或黏液。
- 排便时出现疼痛或不适。
- 肛门有肿物突出的感觉。

如果脱垂物很大，可能会引起一定程度的便失禁。

应该如何处理?

医生可能会用戴着指套的手指插入肛门来检查是否有脱垂，并轻轻地将直肠推回原位。进一步的治疗是针对直肠脱垂的潜在病因，比如食用高纤维食物来缓解便秘。如果直肠脱垂复发而且还有长期便秘，医生会为你安排一些检查，比如结肠镜（见418页）或者对比X线（见132页）检查，来寻找潜在的引起直肠脱垂的病因，如结肠直肠癌（见421页）。

如果采取了防止便秘的措施，通常儿童的直肠脱垂就会消失。老年人可能需要手术来永久地固定直肠。

痔

直肠内和肛门周围的静脉曲张

- 最常见于成年人
- 更常见于妊娠期和分娩后的女性
- 身体超重和膳食中纤维含量低是发病的危险因素
- 遗传对本病的影响不明显

痔是一种常见疾病，多达一半的人在一生中的某段时间会出现痔。这种疾病是肛周软组织和直肠下段内的静脉瘀血曲张。肛周静脉曲张叫做外痔，而直肠内的静脉曲张叫做内痔。内痔从肛门脱出叫做脱垂痔。

痔经常会引起便血、肛门瘙痒和不适。但是，这些症状通常是间歇性的。痔本身并不危险，但却会使人很苦恼，很不舒服。

由哪些原因引起?

痔最常见的发病原因是便秘，当排便费力时会引起痔。用力排便导致腹腔内压力增大，引起直肠周围瘀血。便秘通常是因为饮食中纤维含量低。身

体过重增加血管的压力，因此增加了发生痔的危险。在妊娠期间，不断增大的胎儿会产生同样的作用，经常引发孕妇的痔。

有哪些症状？

痔的临床症状通常会在便秘之后出现。可能包括：

- 排便后，厕纸上或便池中会有鲜血。
- 排便不适感。
- 有黏液从肛门内排出，有时会引起瘙痒。
- 肉眼可见肛周肿物。
- 有排便不尽的感觉。

在排便后，脱垂的痔可能会突出肛门，但随后可以自行回缩或者用手指推回至肛门内。某些患者，在突出的痔内可能会形成血凝块（血栓），引起剧烈疼痛的和肉眼可见的、有压痛感的、蓝色的葡萄大小的曲张静脉团。

如果发生肛门出血，应立即去医院就诊，特别是当年龄超过 40 岁时。因为这种症状提示可能存在更严重的疾病，例如结肠直肠癌（见 421 页）。

应该如何处理？

医生可能会将戴有手套的手指插入直肠进行检查，而且，如果有肛门出血，提示可能存在其他的严重疾病，医生还会为你安排结肠镜(见418页)检查，以观察出血的地方。

小的痔通常不需要治疗。由于妊娠引起的痔通常会在分娩不久后消失。纤维含量高的膳食有利于预防便秘，泻药（见 597 页）有助于排便。非处方类外用皮质类固醇药物（见 600 页）和皮质类固醇栓剂可以减轻水肿和瘙痒，麻醉喷雾剂会缓解疼痛。如果在几天之内这些措施都没有效果，你应该及时就医，医生可能会建议进行手术治疗。

小的内痔可以使用硬化疗法，即向病变的区域内注射可引起静脉萎缩的液体。另外，还可用线结扎内痔的基底部，使其萎缩、脱落（见本页“痔疮套扎术”）。

长期疼痛且出血的痔可以通过电烧、激光切除、红外线热疗或手术切除。这些方法通常可以成功治愈，但是可能会复发。

肛周脓肿

肛门或直肠周围组织出现的感染性、充满脓液的腔

- 男性更常见
- 肛交是发病的危险因素
- 年龄和遗传对本病的影响不明显

肛周脓肿是指细菌侵入肛门或直肠的分泌黏液的腺体并繁殖，形成一个充满脓液的腔。可能会在直肠或肛门附近较深的位置形成脓肿。

结肠的炎症性疾病，如克罗恩病（见 417 页），也可能伴发肛周脓肿。肛交也会增加患病风险。

如果肛周出现红肿或排便时出现搏动性疼痛时，应该去看医生。如果肛周感染扩散，还会出现发热和全身不适。

通过体格检查可以诊断肛周脓肿。治疗包括在局部麻醉下切开脓肿、引流，深部脓肿或较大的脓肿可能需要在全身麻醉下进行。医生会为你开口服抗生素（见 572 页），并建议你每天用温水坐浴 3 ～ 4 次。脓肿通常需要数周才能愈合。

肛裂

肛门内膜的撕裂，通常是由于便秘引起的

- 膳食中纤维含量低是发病的危险因素
- 年龄和性别对本病的影响不明显

引起肛裂的最常见原因是便秘（见 398 页）时排出大量、质硬的粪便。这种粪便会撕裂肛门的内膜，造成以后排便时的剧烈疼痛。有时在粪便表面或厕纸上，发现鲜红的血液。

通常，根据症状就可以诊断肛裂，但在一些情况下，医生需要使用一种称为直肠镜的可视仪器来检查肛门内膜。

采用减轻便秘的自助措施，如使用泻药（见 597 页）和进食纤维含量高的膳食，有利于肛裂的愈合。此外，能够松弛肛门括约肌（肛门周围的肌肉环）的胶体或者麻醉性胶体都会有帮助。在严重的情况下，医生会建议手术扩张或切开肛门括约肌。

肛门瘙痒

肛门内的刺痒感，但更多发生在肛门周围

- 年龄、性别和生活方式是与本病病因相关的危险因素
- 遗传对本病的影响不明显

肛门瘙痒基本都很轻，但会让人感到很尴尬，而且很难治疗。瘙痒可能只局限在肛周或者是全身瘙痒的一部分（见 196 页“瘙痒”）。年龄较大的人情况会更严重，因为他们的皮肤较干燥、弹性较差，且更容易受到刺激。

局限在肛门的瘙痒，可能是因为个人卫生状况差引起的，痔（见 422 页）或者蛲虫感染（见 178 页）也会引起肛周瘙痒。肛门部位的广泛性瘙痒可能是皮肤病的症状之一，例如银屑病（见 192 页）或者湿疹（见 193 页），或者由于对某种物质，如洗涤剂或肥皂的过敏反应所致。

你可以采取一些措施来缓解肛门瘙痒。保持肛门部位的清洁很重要，排便后用水清洗肛门周围并仔细擦干。不使用能够刺激皮肤的肥皂，尽量不要搔抓，因为搔抓会加重瘙痒。

睡前温水洗浴或淋浴可减轻夜间瘙痒。天然纤维质的宽松内衣较人工合成材质的内衣刺激性要小。非处方的外用皮质类固醇软膏，可以缓解症状。当瘙痒持续超过3天时就应该就医。

医生会检查你的肛门并安排其他检查，以寻找引起瘙痒的病因，并采取相应的治疗，例如，可能需要切除痔疮。

肛门癌

肛门或肛管的癌症，可能会引起疼痛或出血

- 随着年龄的增长越来越常见
- 男性更常见
- 遗传和生活方式对本病的影响不明显

肛门癌或肛管（直肠通向体外的通道）癌十分罕见。尽管病因不明，肛门癌与人乳头状瘤病毒之间可能存在一定的联系，人乳头状瘤病毒会引起生殖器疣（见 493 页）而且还与宫颈癌有关（见 481 页）。

有哪些症状？

肛门癌的症状通常逐渐出现，包括：

- 肛门出血。
- 肛门部位瘙痒或不适。
- 便意频繁。
- 肛门内或肛门周围出现肿块。

如果出现上述症状中的任何一种，你都应该就医，查找原因。如果不进行治疗，肛门癌可能会播散到周围组织，最终转移至身体的其他部位。

应该如何处理？

医生首先检查肛门，然后将戴有指套的手指插入直肠来感觉是否有肿块。医生还会在局部麻醉下从肛管取一块组织样本，在显微镜下观察。如果确诊了肛门癌，你需要做进一步检查来探查癌是否发生了转移，这些检查包括血液检查、腹部和盆腔的CT扫描（见 132 页）和磁共振成像（见 133 页）。

常用的治疗方法是化学药物治疗（见 157 页）联合放射治疗（见 158 页），这种治疗可以使肿瘤缩小，从而避免手术。对于绝大多数患者这种治疗是有效的。但是，极少数患者需要手术切除肛门和部分直肠。

如果肿瘤已经转移到身体的其他部位，预后会较差。但是，手术联合放疗可以缓解症状、延长生命。

治疗

痔疮套扎术

可以采用套扎的方法成功地治疗大的痔或脱垂痔，在进行套扎时，将一根橡皮带套扎在痔疮的基底部，在数天内使痔疮逐渐缩小，最后脱落。在进行痔疮套扎之前需要先服用泻药来清理直肠。痔疮套扎术可以在医生的诊室进行，通常无痛。手术后数天治疗部位会出现酸痛的感觉。

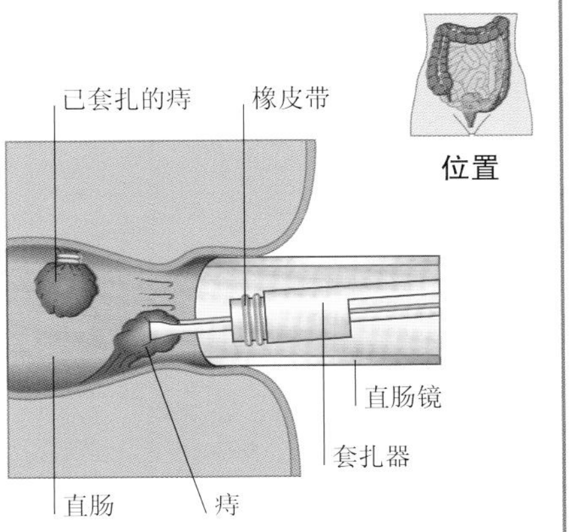

操作过程

使用一种称为直肠镜的短的管子，医生首先使用钳子将痔钳住，然后用套扎器将橡皮带环扎在痔的基底部。

激素与代谢

“激素”一词源自希腊语，意思是“兴奋”或“激发”。激素是可以改变靶细胞的活性或使靶细胞“兴奋”的化学信使。激素是由遍布在身体里多种特殊的腺体和细胞产生的，并通过血流转运到特定的作用部位。激素参与调节许多重要的生命过程和功能，包括生长、生殖和代谢，代谢是身体里所有生物化学反应的总称。

激素是由许多不同的腺体和细胞产生的，这些腺体和细胞统称为内分泌系统。主要的内分泌腺体——如脑垂体、甲状腺、甲状旁腺、肾上腺、胰腺、卵巢和睾丸——这些器官的主要功能就是分泌各种激素。但是，身体里的其他器官，除了有其自身的主要功能外，还含有一些能够分泌激素的细胞。例如，肾脏的主要功能是过滤血液，但肾脏还含有分泌激素的内分泌细胞。

激素通过血液被转运到它们作用的靶组织，激素刺激这些靶组织以连锁反应的方式合成其他激素。例如，垂体合成促甲状腺激素（TSH），促甲状腺激素被转运到甲状腺，刺激甲状腺合成甲状腺激素。

激素还参与调节血液中一些物质的平衡。如果一种物质过多或过少，通过反馈机制调节就会使其恢复正常水平。脑垂体是一个豌豆大小的腺体，部分受到大脑中称为下丘脑的脑组织的调节，下丘脑对绝大部分激素起着总体调控作用。

有些激素作用于全身的细胞。例如，甲状腺激素会影响代谢的速度；而另一些激素，作用于特异的靶细胞，例如血管加压素作用于肾脏的特异细胞，调节尿的浓度。

当我们处于压力或兴奋状态时，两个肾上腺会增加能够影响血压、循环和呼吸的激素的合成，使我们处于一种紧张状态，参与我们在面对危险时产生的“战斗或逃跑”反应。

在我们的一生中，激素水平会有起伏变化。例如，在青春期时，性激素迅速升高，在绝经后，女性的性激素水平迅速下降。

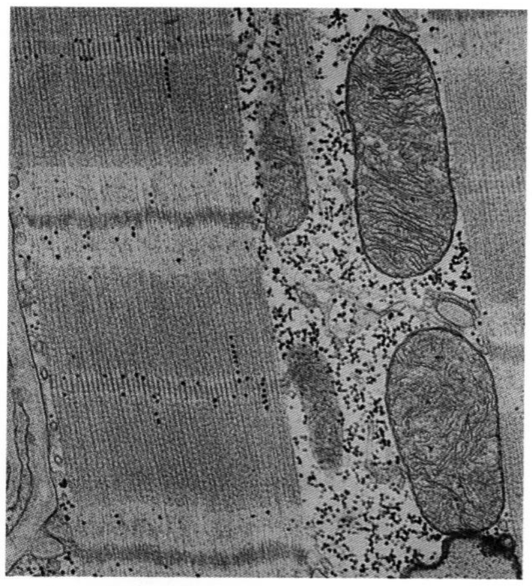

肌肉中的糖原
储备的糖原，如本图呈现的肌肉细胞中的黑点，可以降解为葡萄糖来提供能量。

本章包括如下内容

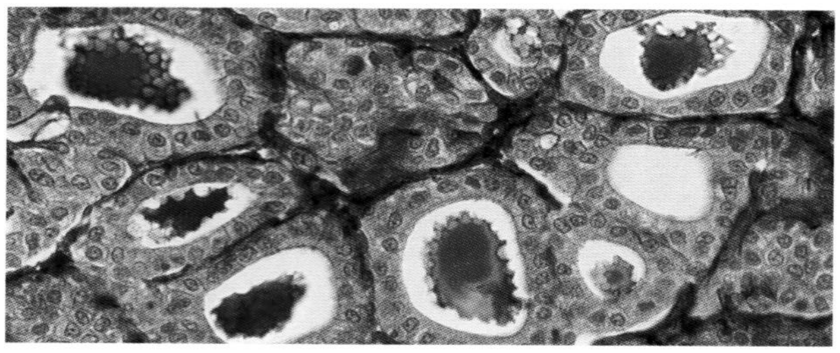

甲状腺组织
这幅图片显示的是甲状腺中分泌激素的甲状腺细胞。红色区域是储存的激素。

过程

反馈机制

激素的分泌受到反馈机制的调节，这样可以使血液中的激素维持在恰当的水平。例如，血液中钙水平的下降，可以刺激甲状旁腺激素（PTH）的分泌，甲状旁腺激素作用于体内不同部位，可以使血钙水平升高。当血钙水平达到正常水平时，甲状旁腺激素的分泌就会减少。

血钙水平的维持
甲状旁腺通过检测血钙的水平，分泌适量的甲状旁腺激素，维持血钙的正常水平。

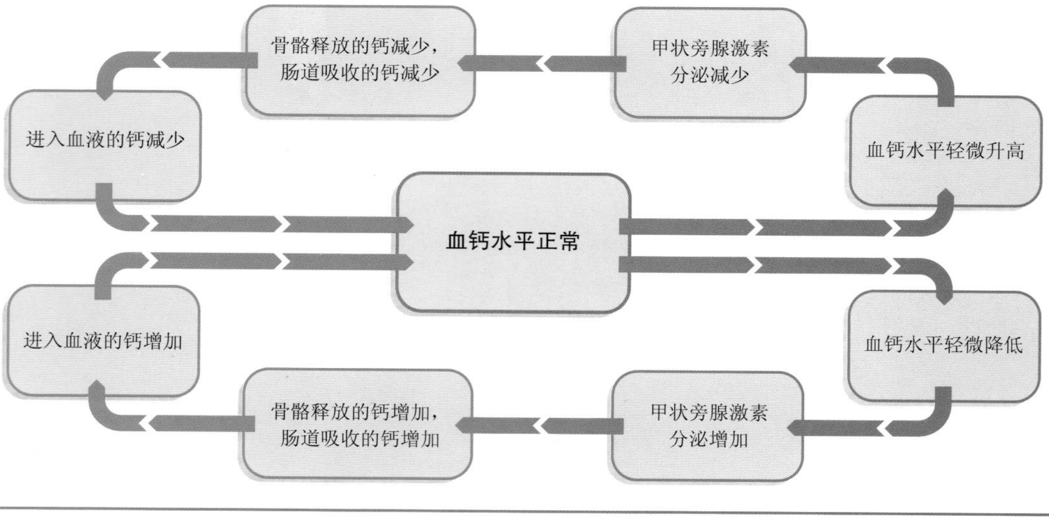

结构和功能

分泌激素的腺体和细胞

大部分内分泌细胞聚集在器官里，如脑垂体、甲状腺、肾上腺，这些腺体的唯一功能就是合成激素。但是，激素的分泌细胞也存在于有其他主要功能的组织中。例如，肾脏分泌能够刺激红细胞增殖的激素，但肾脏的主要功能是过滤血液。某些有激素作用的新化学物质仍有待发现，这些化学物质在人体中的作用仍需进一步明确。

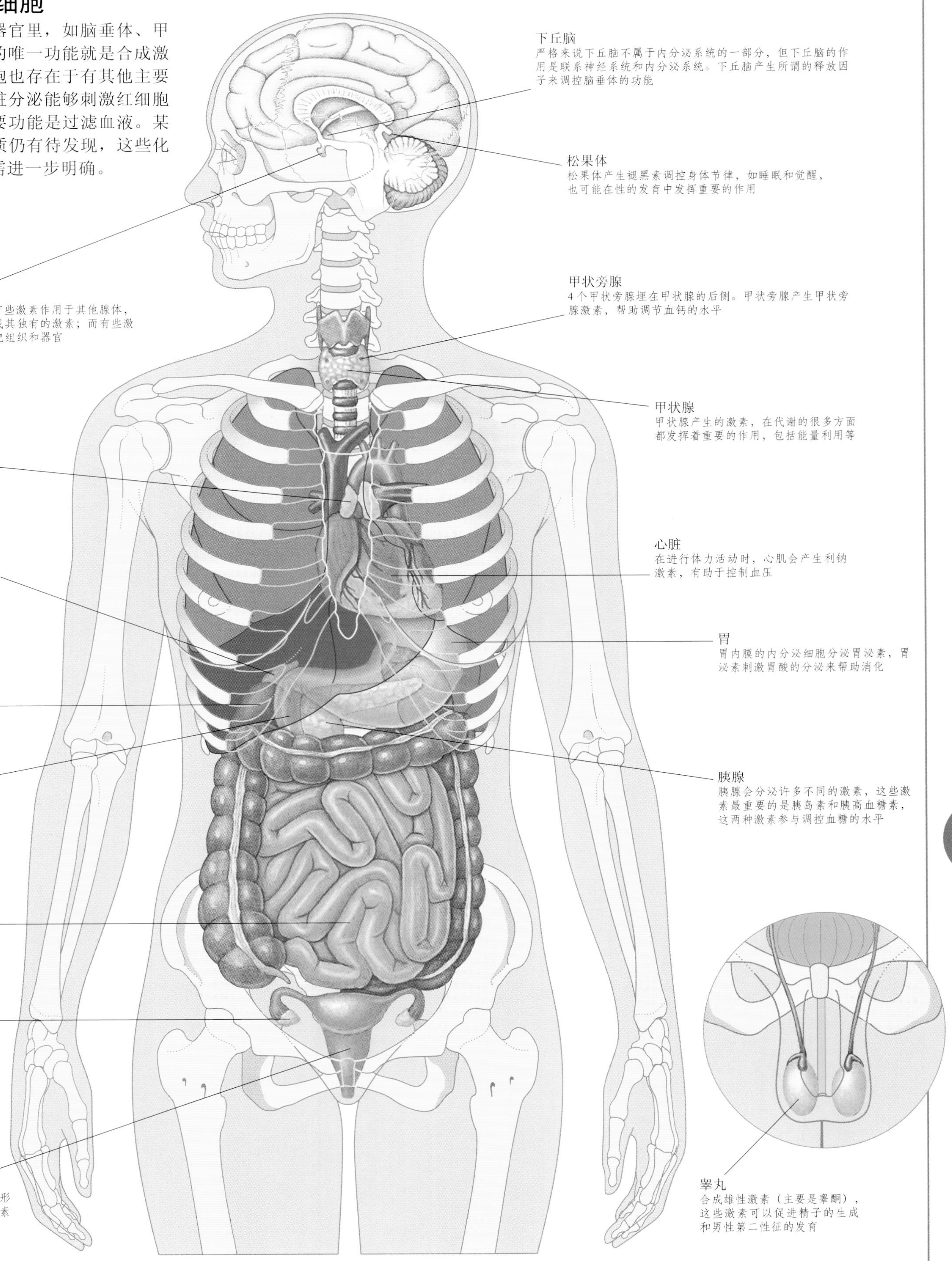

下丘脑
严格来说下丘脑不属于内分泌系统的一部分，但下丘脑的作用是联系神经系统和内分泌系统。下丘脑产生所谓的释放因子来调控脑垂体的功能
松果体
松果体产生褪黑素调控身体节律，如睡眠和觉醒，也可能在性的发育中发挥重要的作用
脑垂体
分泌多种激素。有些激素作用于其他腺体，促使这些腺体生成其独有的激素；而有些激素则直接作用于靶组织和器官
甲状旁腺
4个甲状旁腺埋在甲状腺的后侧。甲状旁腺产生甲状旁腺激素，帮助调节血钙的水平
甲状腺
甲状腺产生的激素，在代谢的很多方面都发挥着重要的作用，包括能量利用等
胸腺
免疫系统的一部分，但也能分泌激素。这种激素可以调控一组称为T细胞的白细胞的生成
肾上腺
能产生控制代谢的激素和参与人体应激反应的激素
心脏
在进行体力活动时，心肌会产生利钠激素，有助于控制血压
胃
胃内膜的内分泌细胞分泌胃泌素，胃泌素刺激胃酸的分泌来帮助消化
肾脏
主要功能是过滤血液，但肾脏仍可产生促红细胞生成素，刺激红细胞的生成
胰腺
胰腺会分泌许多不同的激素，这些激素最重要的是胰岛素和胰高血糖素，这两种激素参与调控血糖的水平
十二指肠
分泌作用于其他消化器官(如胆囊)的激素
小肠
位于小肠内膜的内分泌细胞分泌多种参与消化的激素
卵巢
合成孕酮和雌二醇，这两种激素参与月经周期的调控。雌二醇还在女性第二性征发育过程中发挥部分作用
胎盘
妊娠过程中，子宫里形成的胎盘产生某些激素促进胎儿的生长发育
睾丸
合成雄性激素（主要是睾酮），这些激素可以促进精子的生成和男性第二性征的发育

结构和功能

脑垂体

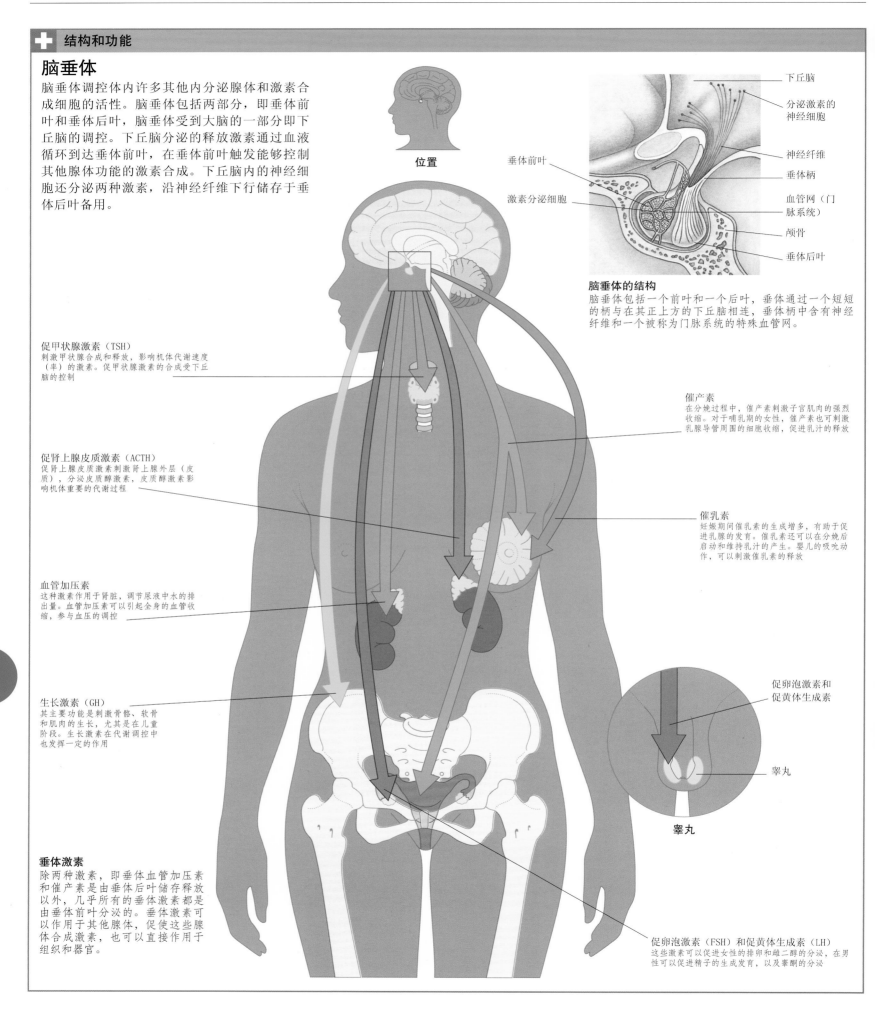

脑垂体调控体内许多其他内分泌腺体和激素合成细胞的活性。脑垂体包括两部分，即垂体前叶和垂体后叶，脑垂体受到大脑的一部分即下丘脑的调控。下丘脑分泌的释放激素通过血液循环到达垂体前叶，在垂体前叶触发能够控制其他腺体功能的激素合成。下丘脑内的神经细胞还分泌两种激素，沿神经纤维下行储存于垂体后叶备用。

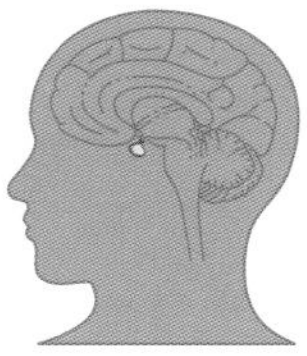

位置

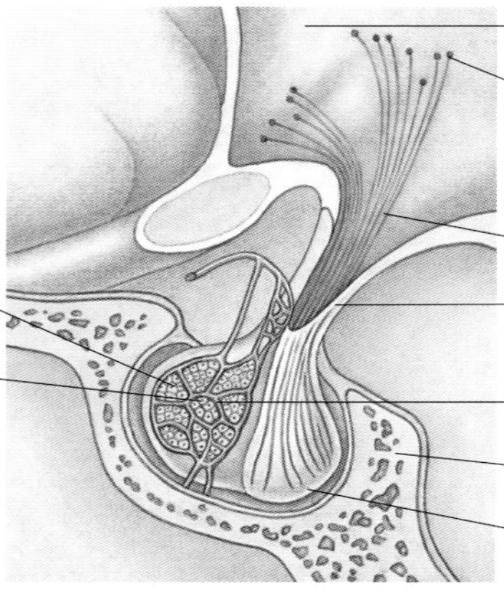

脑垂体的结构

脑垂体包括一个前叶和一个后叶，垂体通过一个短短的柄与在其正上方的下丘脑相连，垂体柄中含有神经纤维和一个被称为门脉系统的特殊血管网。

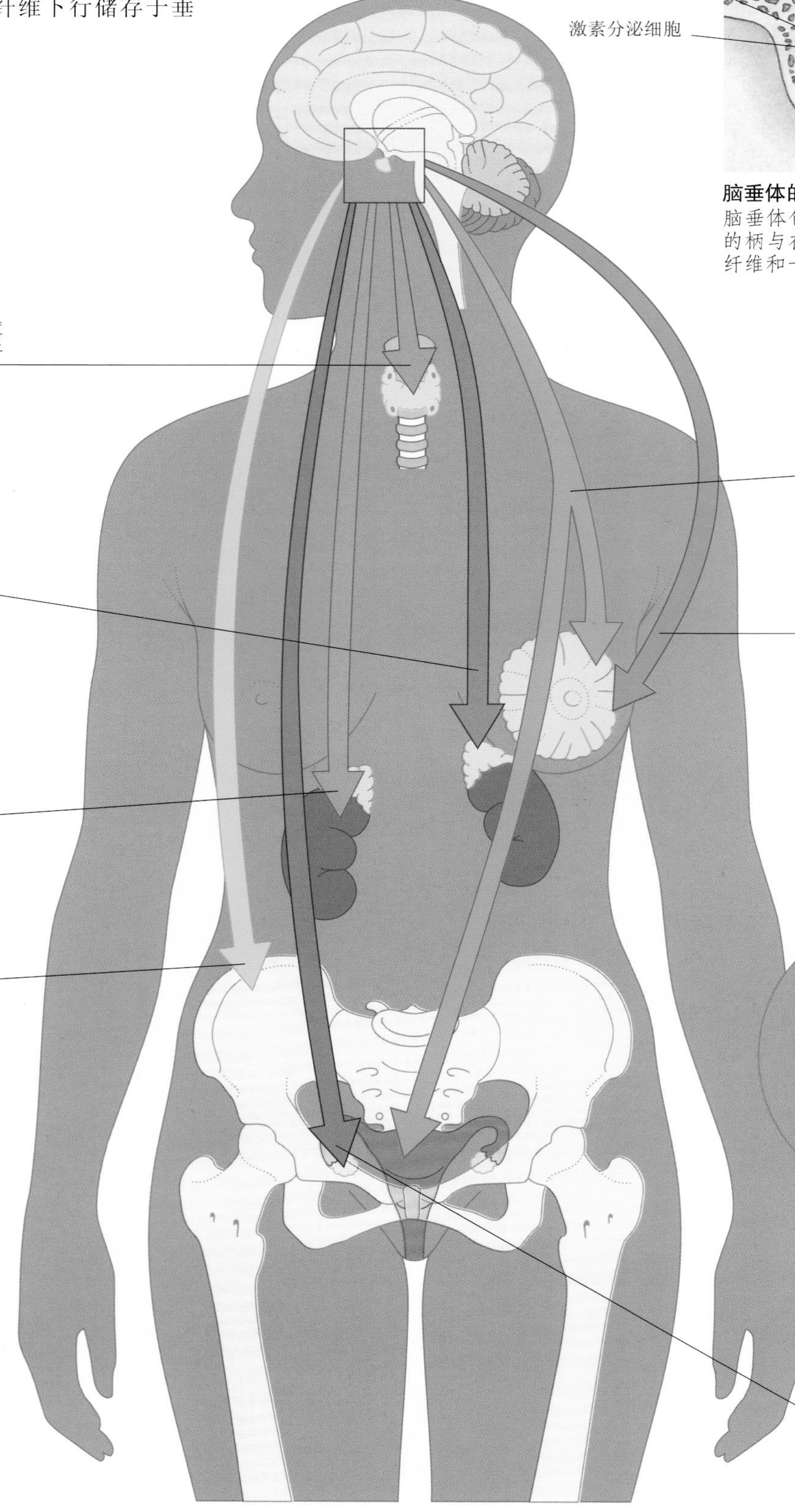

促甲状腺激素（TSH）
刺激甲状腺合成和释放，影响机体代谢速度（率）的激素。促甲状腺激素的合成受下丘脑的控制

催产素
在分娩过程中，催产素刺激子宫肌肉的强烈收缩。对于哺乳期的女性，催产素也可刺激乳腺导管周围的细胞收缩，促进乳汁的释放

促肾上腺皮质激素（ACTH）
促肾上腺皮质激素刺激肾上腺外层（皮质），分泌皮质醇激素，皮质醇激素影响机体重要的代谢过程

催乳素
妊娠期间催乳素的生成增多，有助于促进乳腺的发育。催乳素还可以在分娩后启动和维持乳汁的产生。婴儿的吸吮动作，可以刺激催乳素的释放

血管加压素
这种激素作用于肾脏，调节尿液中水的排出量。血管加压素可以引起全身的血管收缩，参与血压的调控

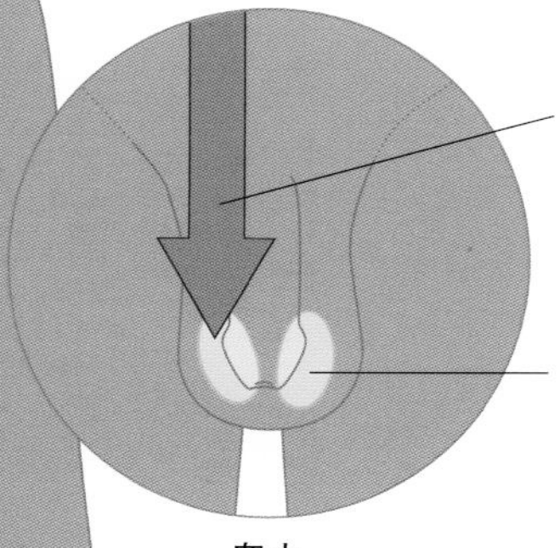

睾丸

生长激素（GH）
其主要功能是刺激骨骼、软骨和肌肉的生长，尤其是在儿童阶段。生长激素在代谢调控中也发挥一定的作用

垂体激素

除两种激素，即垂体血管加压素和催产素是由垂体后叶储存释放以外，几乎所有的垂体激素都是由垂体前叶分泌的。垂体激素可以作用于其他腺体，促使这些腺体合成激素，也可以直接作用于组织和器官。

促卵泡激素（FSH）和促黄体生成素（LH）
这些激素可以促进女性的排卵和雌二醇的分泌，在男性可以促进精子的生成发育，以及睾酮的分泌

结构和功能

甲状腺与甲状旁腺

甲状腺与甲状旁腺位于颈前部，相互毗邻。甲状腺生成甲状腺激素（T_4）及其活性形式3，5，3′-三碘甲腺原氨酸（T_3），3，5，3′-三碘甲腺原氨酸（T_3）作用于体细胞，参与代谢调节（这种生物化学反应在人体中持续存在）。一些甲状腺细胞分泌降钙素，降钙素可以降低血钙水平。甲状旁腺生成的甲状旁腺激素（PTH）是调节血钙的主要物质。

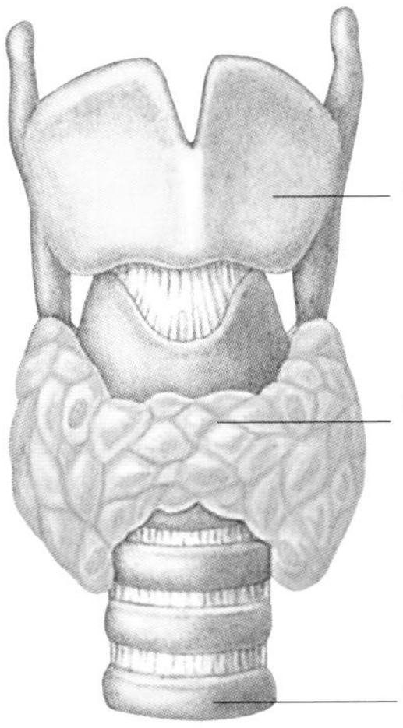

甲状软骨
甲状腺
气管

前面观

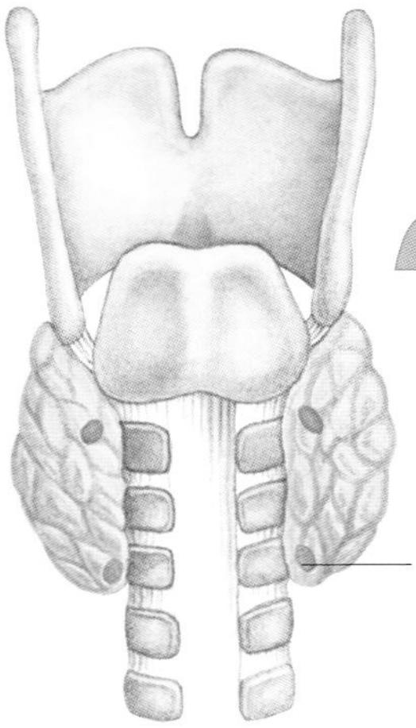

甲状旁腺

后面观

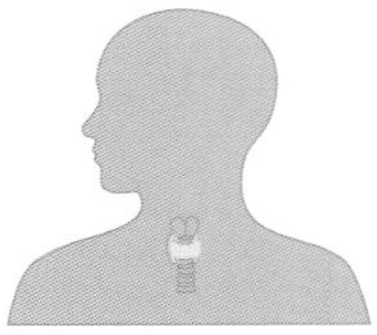

位置

甲状腺与甲状旁腺的结构

甲状腺包绕在气管的前方。4个甲状旁腺位于甲状腺的后部。

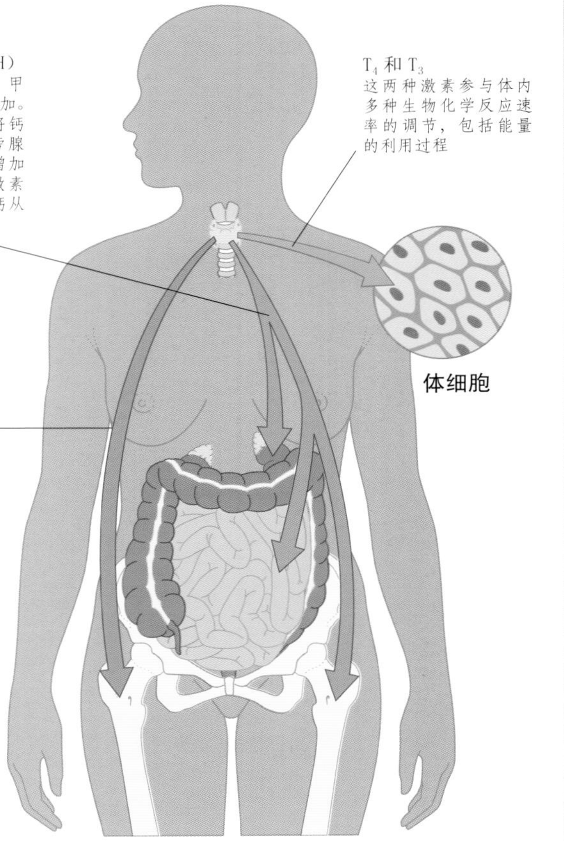

甲状旁腺激素（PTH）
如果血钙水平较低，甲状旁腺激素分泌会增加。激素作用于骨骼，将钙释放入血液；甲状旁腺激素还作用于肠道增加食物中钙的吸收；激素作用于肾脏会减少钙从尿液中丢失
T_4和T_3
这两种激素参与体内多种生物化学反应速率的调节，包括能量的利用过程
体细胞
降钙素
如果血钙水平升高，这种激素会抑制钙从骨骼中的释放

甲状腺与甲状旁腺激素

食物中的碘被用于合成T_4和T_3，这些激素是由甲状腺合成的，参与调节机体的代谢。甲状旁腺激素（PTH）和降钙素可以调节血钙和血磷水平，但降钙素在其中起的作用要小一些。

结构和功能

肾上腺

肾上腺有两部分。皮质（外层）受垂体的调控，可以合成多种皮质类固醇激素，这些激素最重要的作用是影响代谢和血压。肾上腺皮质也会分泌少量的男性性激素（雄激素）。肾上腺髓质（内层）通过释放肾上腺素和去甲肾上腺素影响自主神经系统，在兴奋和应激时，肾上腺素和去甲肾上腺素可以增强心脏的活性和血流量。

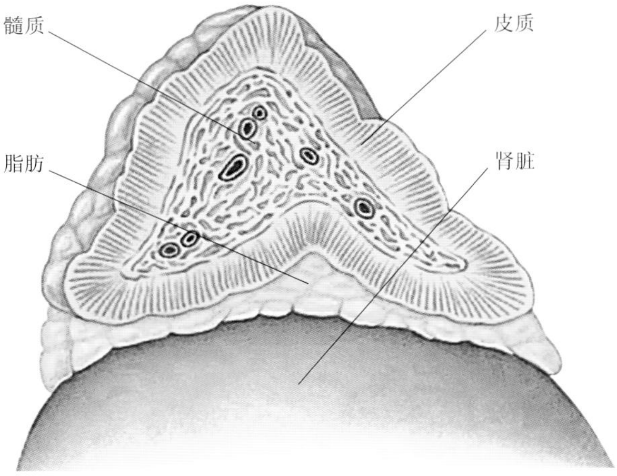

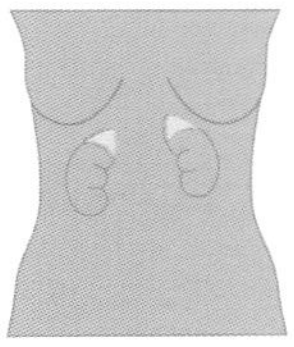

位置

肾上腺的结构

肾上腺位于肾脏上方的脂肪垫上，每个肾上腺都有位于外层的皮质和内层的髓质，其中皮质占肾上腺总重量的90%。

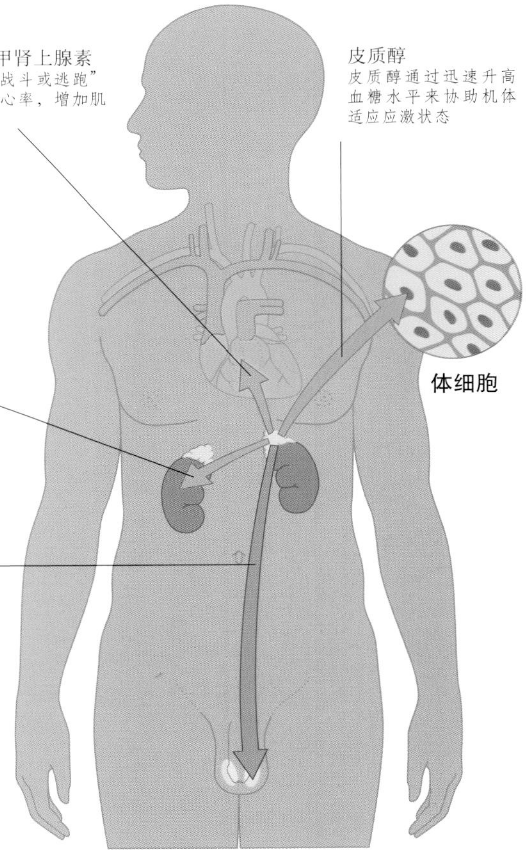

肾上腺素和去甲肾上腺素
这些激素触发“战斗或逃跑”反应，可以增加心率，增加肌肉的血流量
皮质醇
皮质醇通过迅速升高血糖水平来协助机体适应应激状态
醛固酮
醛固酮作用于肾脏，协助调节盐的分泌，维持血压稳定
体细胞
性激素
皮质雄激素促进男性第二性征的发育

肾上腺激素

肾上腺皮质可以分泌皮质类固醇激素，包括皮质醇、醛固酮和少量的雄激素。髓质分泌肾上腺素和去甲肾上腺素。

结构和功能

胰腺

胰腺有两种功能。胰腺通过胰腺导管释放能够分解脂肪、淀粉和蛋白质的酶进入肠道，在消化功能中起重要作用。胰腺还含有成簇的朗格汉斯胰岛细胞，这些细胞可以直接将激素释放入血。这些细胞能够分泌胰岛素和胰高血糖素，这两种激素在调节机体的血糖水平中发挥作用，朗格汉斯胰岛细胞还分泌其他激素。

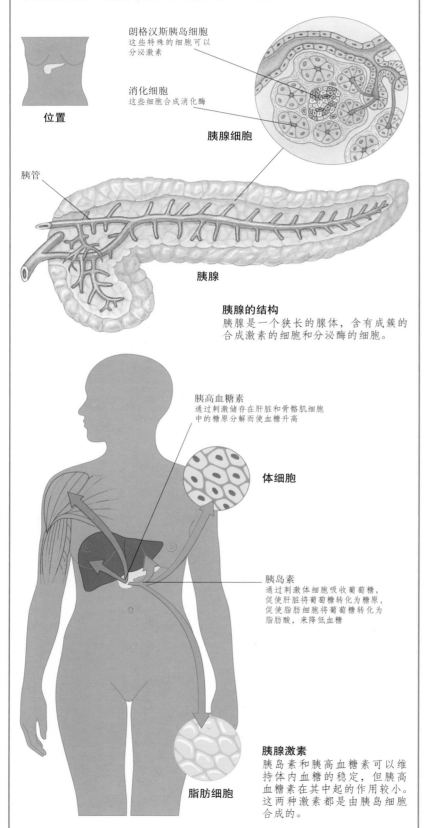

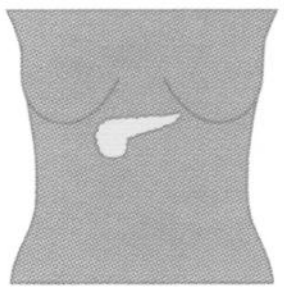

位置

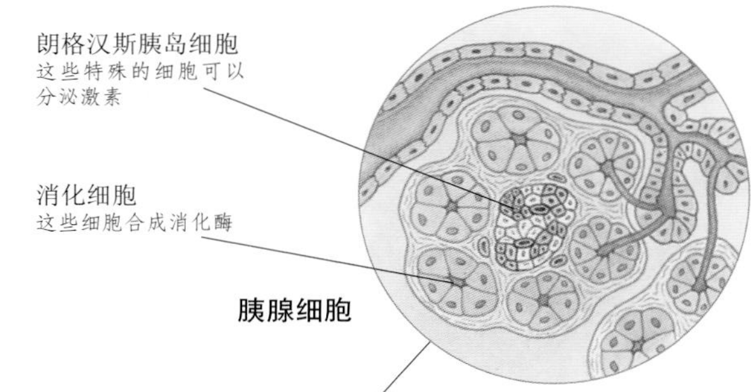
朗格汉斯胰岛细胞
这些特殊的细胞可以分泌激素
消化细胞
这些细胞合成消化酶
胰腺细胞

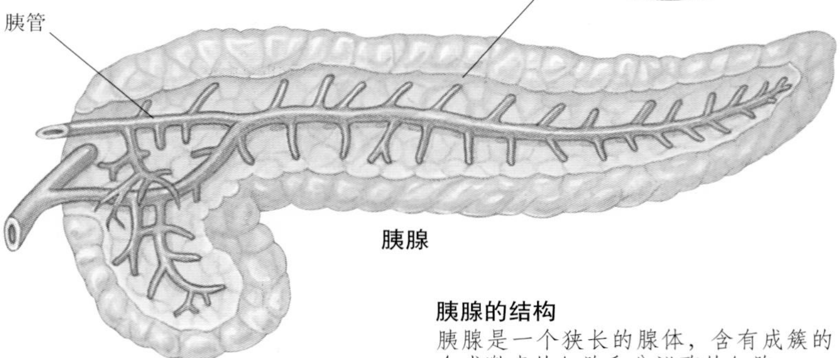
胰管
胰腺

胰腺的结构
胰腺是一个狭长的腺体，含有成簇的合成激素的细胞和分泌酶的细胞。

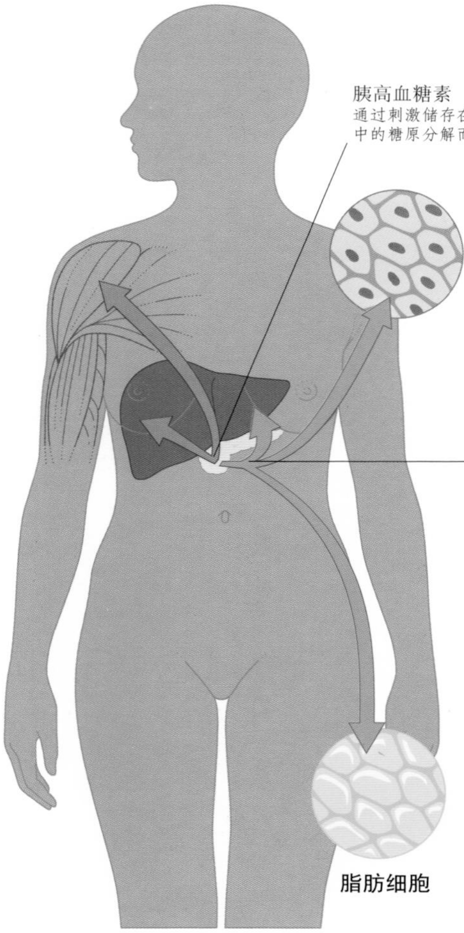
胰高血糖素
通过刺激储存在肝脏和骨骼肌细胞中的糖原分解而使血糖升高
体细胞
胰岛素
通过刺激体细胞吸收葡萄糖，促使肝脏将葡萄糖转化为糖原，促使脂肪细胞将葡萄糖转化为脂肪酸，来降低血糖
脂肪细胞

胰腺激素
胰岛素和胰高血糖素可以维持体内血糖的稳定，但胰高血糖素在其中起的作用较小。这两种激素都是由胰岛细胞合成的。

过程

代谢

体细胞内持续发生成千上万的生物化学反应和转换过程，以维持机体的活性和健康状态，并产生能量。代谢是所有这些化学过程的统称。代谢过程的原材料来源于食物中的营养物质，这些营养物质在消化过程中分解为简单的分子物质。这些分子可以再循环，并用于修复或形成新细胞（合成代谢）的新的复杂分子，也可以进一步分解而释放能量（分解代谢）。

合成代谢和分解代谢

在合成代谢过程中，体细胞被合成和修复，或从简单的物质合成复杂的物质。在分解代谢过程中，复杂的分子分解为简单的小分子，如葡萄糖和氨基酸，这些小分子分解后，可向细胞提供能量和细胞结构更新所需要的物质。

代谢活性
合成代谢和分解代谢的过程在体内同时进行，以合成复杂的分子并提供能量。

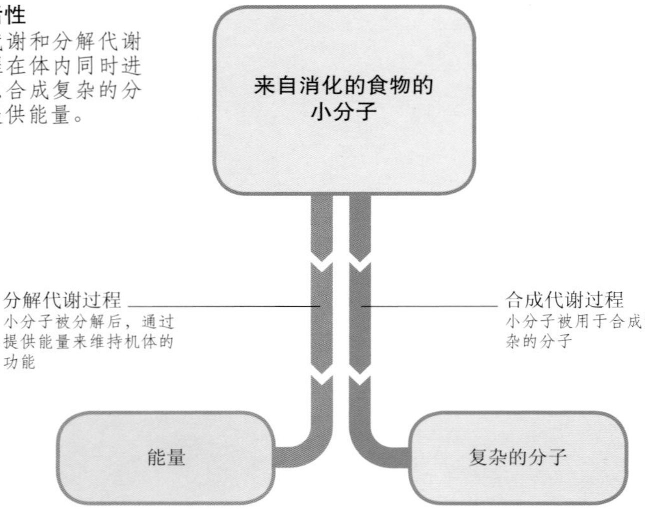
来自消化的食物的小分子
分解代谢过程
小分子被分解后，通过提供能量来维持机体的功能
合成代谢过程
小分子被用于合成复杂的分子
能量
复杂的分子

基础代谢率

人体为了维持必要的功能，如保持体温、心跳和呼吸，在单位时间内的能量消耗称为基础代谢率（BMR）。基础代谢率会随着年龄的增长而自然降低，但在妊娠、哺乳、月经及患某些疾病期间的基础代谢率可以升高。任何形式的运动，都能提高基础代谢率。

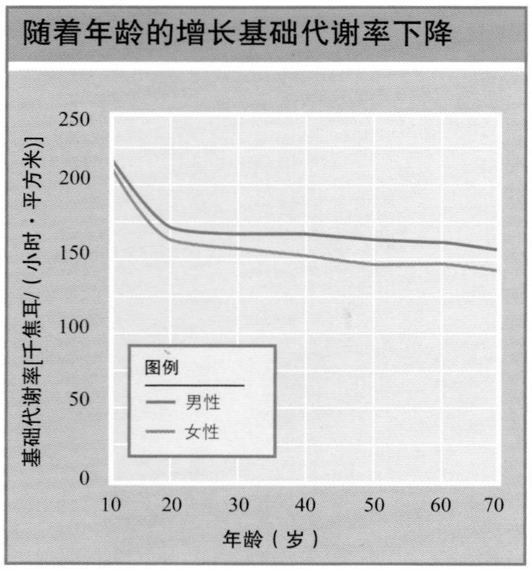
随着年龄的增长基础代谢率下降
基础代谢率[千焦耳/（小时·平方米）]
250
200
150
100
50
0
10
20
30
40
50
60
70
年龄（岁）
图例
男性
女性

基础代谢率
从大约10岁开始，基础代谢率随着年龄的增长而降低。女性的基础代谢率低于男性。基础代谢率是人在休息时测定的，以千焦耳每小时平方米体表面积为单位来表示（1千焦耳约等于4千卡）。

机体是如何利用食物的

每一个活体细胞都需要食物中的营养物质。在消化过程中，碳水化合物、蛋白质和脂肪都会转化为葡萄糖、氨基酸和脂肪酸。这些分子进入淋巴系统和血流中，并在肝脏和所有体细胞中转化为可以利用的形式。葡萄糖用于产生能量，在葡萄糖不足时脂肪酸也可用于产生能量，氨基酸用于合成细胞形成和修复所必需的复杂蛋白质。

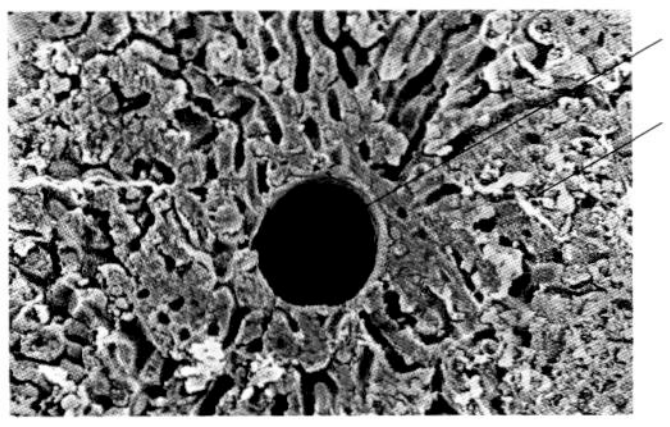

肝脏组织
肝脏的血流丰富，这幅肝脏组织的放大图，显示了被大量肝细胞包绕的一根血管。

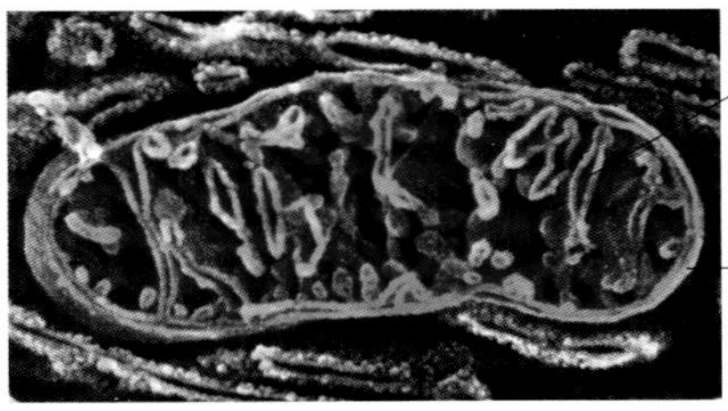

线粒体
每个体细胞都包含许多线粒体，线粒体是细胞的能量工厂，在这张放大的图片上，显示了线粒体的褶皱（嵴）结构，这里是发生能量反应的场所。

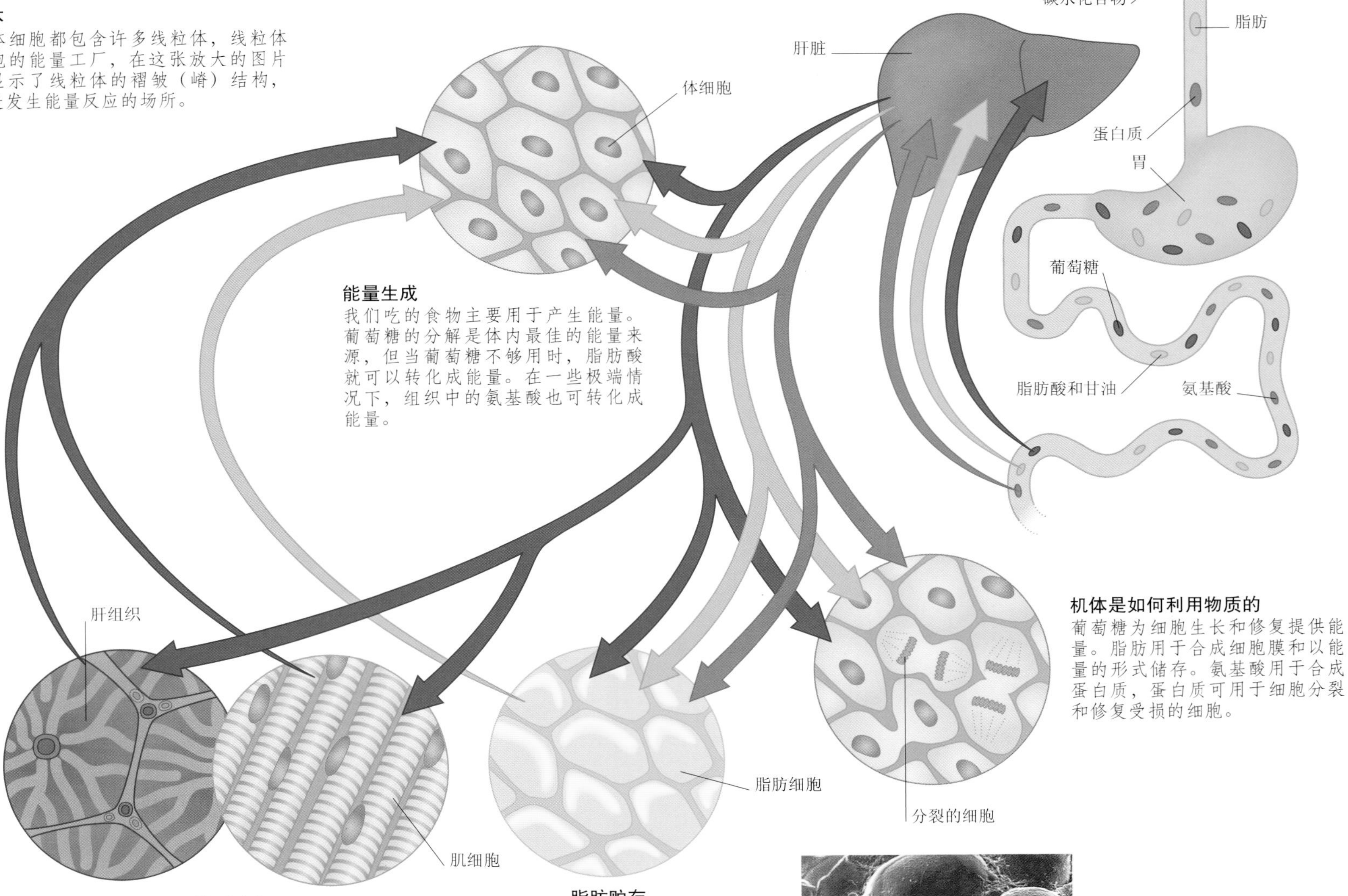

消化
在消化过程中，复杂的碳水化合物转化为简单的糖类，如葡萄糖；脂肪和油被分解成脂肪酸和甘油；蛋白质被分解为氨基酸。血流将这些营养成分运送到肝脏（体内的主要代谢器官），然后再送至所有的体细胞。

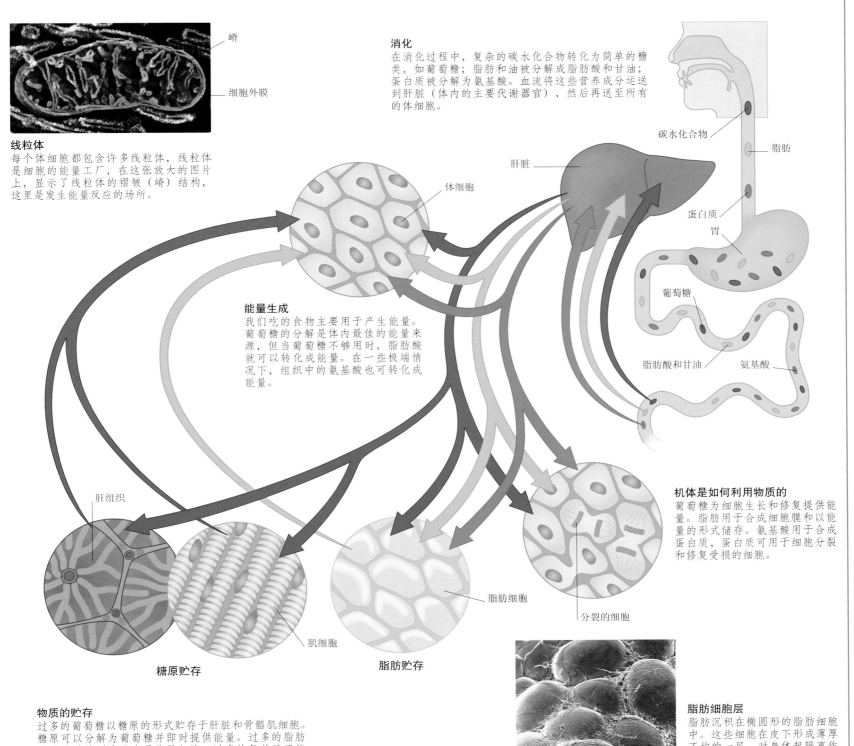

能量生成
我们吃的食物主要用于产生能量。葡萄糖的分解是体内最佳的能量来源，但当葡萄糖不够用时，脂肪酸就可以转化成能量。在一些极端情况下，组织中的氨基酸也可转化成能量。

机体是如何利用物质的
葡萄糖为细胞生长和修复提供能量。脂肪用于合成细胞膜和以能量的形式储存。氨基酸用于合成蛋白质，蛋白质可用于细胞分裂和修复受损的细胞。

物质的贮存
过多的葡萄糖以糖原的形式贮存于肝脏和骨骼肌细胞。糖原可以分解为葡萄糖并即时提供能量。过多的脂肪以脂肪酸的形式贮存于脂肪细胞。过多的氨基酸不能被贮存，但可以转化为脂肪酸贮存于脂肪细胞中。在糖原储备充分时，过多的葡萄糖就会转化为脂肪酸贮存起来。

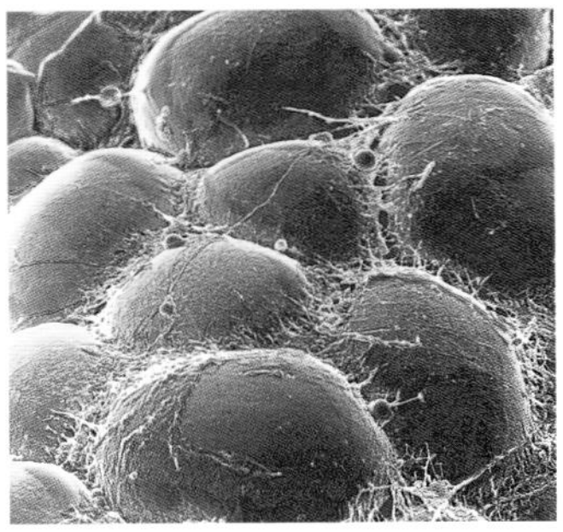

脂肪细胞层
脂肪沉积在椭圆形的脂肪细胞中。这些细胞在皮下形成薄厚不均的一层，对身体起隔离作用。在心脏、肾脏和其他脆弱的内脏器官周围都包绕着一层薄的脂肪组织。

脑垂体疾病

脑垂体是位于大脑底部的一个小腺体，可以产生大量的激素，包括一些能够控制其他靶腺（如甲状腺）分泌激素的激素，这些激素控制身体生长、性发育和体内水的平衡。绝大部分垂体疾病是由肿瘤引起的，这些肿瘤会改变某些特定的垂体激素的分泌释放。

本节首先讨论脑垂体的多种肿瘤。一些类型的肿瘤会引起特殊激素的分泌不足，而另一些类型的肿瘤则会引起激素分泌过量。异常的激素水平可以在身体的其他部位引起不良作用，这些作用将在下面的文章中进行讨论。

特殊的垂体激素会影响机体内其他分泌激素的腺体，因此脑垂体疾病可导致其他腺体的疾病（见 432 ～ 435 页“**甲状腺和甲状旁腺疾病**”；见 435 ～ 436 页“**肾上腺疾病**”）。由垂体疾病引起的性激素类疾病（见 465 ～ 466 页“**男性性激素失调**”；见 471 ～ 475 页“**月经、绝经和激素的相关问题**”）在其他章节介绍。由垂体疾病引起的儿童生长异常（见 563 页“**生长异常性疾病**”），也在其他章节中讨论。

重要的解剖结构

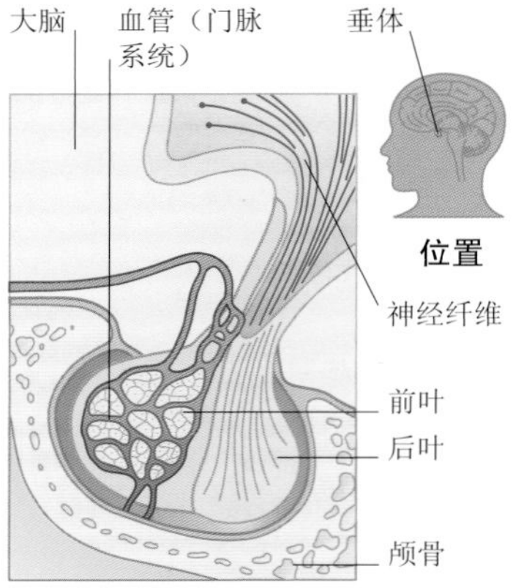

有关脑垂体的结构和功能的更多信息，请参阅 424 ～ 429 页。

垂体瘤

脑垂体细胞的异常增长，可能会引起激素分泌紊乱

年龄、性别、遗传和生活方式是与本病类型相关的危险因素

脑垂体位于大脑底部，其分泌的激素可以直接影响机体，也可以影响其他分泌激素的腺体。正是由于这个原因，垂体的异常可以影响体内多个系统。一些垂体瘤，可以产生过量的激素；而另一些垂体瘤本身不会分泌激素，但可以扰乱邻近细胞激素的分泌。

垂体瘤比较少见。通常垂体前叶的肿瘤是良性的。绝大多数垂体瘤的病因不明，但很少部分的垂体瘤可能与遗传性多发性内分泌腺瘤病（见 434 页）伴发。

有哪些类型？

近一半的能分泌激素的垂体瘤会合成过多的催乳素。催乳素水平升高会引起女性不孕和男性的勃起功能障碍（见本页“**催乳素瘤**”）。有些垂体瘤会分泌生长激素，导致机体某些部位增大（见本页“**肢端肥大症**”）。其他垂体瘤能分泌可以过度刺激肾上腺的激素，引起体内的生化改变和外貌改变（见 435 页“**库欣综合征**”）。

随着垂体瘤的生长，任何一种垂体瘤都可能压迫位于垂体上方的视神经。这种压迫会引起头痛和视野的部分缺失（见 368 页“**视野缺损**”）。逐渐长大的垂体瘤也会破坏周围的细胞，从而减少一种或多种垂体激素的分泌（见 431 页“**垂体功能减退症**”）。如促甲状腺激素（TSH）的分泌减少可能会导致甲状腺功能减退症（见 432 页）。压迫垂体柄的肿瘤会引起血管加压素的分泌减少，血管加压素可控制体内水平衡（见 431 页“尿崩症”）。

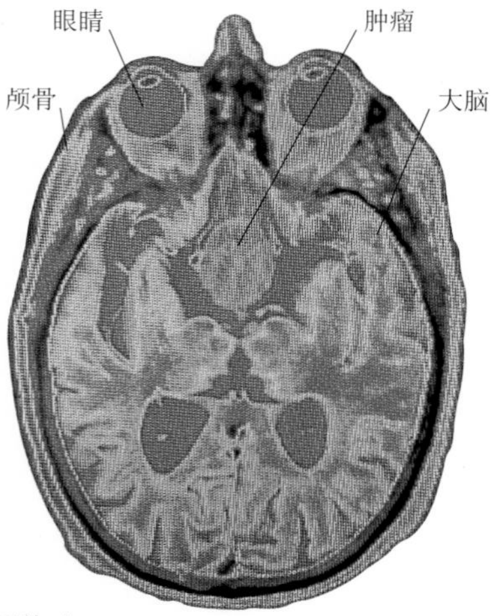

垂体瘤
这幅头颅的磁共振扫描图，显示了一个大的垂体瘤，这可能会影响视力，引起头痛。

应该如何处理？

你可能需要做多项血液检查来检测是否出现了垂体激素的水平异常。你还可能需要进行磁共振成像（见 133 页）或 CT 扫描（见 132 页），寻找肿瘤的证据；进行视野检查（见 369 页），明确是否出现了盲区。

有些患者的垂体瘤是在检查其他疾病时发现的，在这种情况下，除非出现了症状，可以只对肿瘤进行监测，而不需要治疗。

有些肿瘤可通过药物来治疗（见 603 页“**治疗垂体疾病的药物**”）。另一些肿瘤就必须进行外科手术切除。如果不能将肿瘤全部切除，可以进行放射治疗（见 158 页）来防止异常组织的进一步生长。这些治疗措施会引起垂体功能减退症，这可能需要终身的激素替代治疗。

催乳素瘤

一种引起催乳素分泌过多的垂体瘤，催乳素是影响生育和乳汁分泌的激素

女性更常见

年龄、遗传和生活方式对本病的影响不明显

催乳素瘤是一种良性垂体瘤。催乳素瘤会引起催乳素的分泌过多，催乳素在女性的乳腺发育和乳汁分泌中是必需的。虽然女性的催乳素水平在妊娠期间升高是正常的，但过高的催乳素水平在男性和女性都会引起一些不良反应。催乳素瘤多发于女性，其病因尚不明确。

有哪些症状？

催乳素瘤通常在几年内逐渐出现，症状也是逐渐出现的。只影响到女性的症状有：

- 月经不规律或闭经（见 471 页）。
- 不孕。

只影响到男性的症状有：

- 勃起功能障碍。
- 乳房增大。

有些症状男性和女性都会出现，包括：

- 乳头分泌乳汁。
- 性欲减退。

不进行治疗的肿瘤，可以长大到压迫周围的脑组织。对脑组织的压迫会引起头痛、视野缺失（见 368 页“**视野缺损**”）或垂体功能减退症（见 431 页）。

应该如何处理？

如果医生怀疑你患有催乳素瘤，首先要排除你是否怀孕或者正在服用药物，如一些抗精神病药物（见 592 页），这些药物都可以提高催乳素的水平，而与是否出现催乳素瘤无关。你可能需要进行血液检查，来测定激素的水平。如果催乳素水平升高，你可能需要行影像学检查，如 CT 扫描（见 132 页）或磁共振成像（见 133 页）来寻找垂体瘤的证据。如果发现了肿瘤，可以服用药物来降低催乳素的分泌（见 603 页“**治疗垂体疾病的药物**”）。如果药物治疗无效，可能需要行手术切除治疗或进行放射治疗（见 158 页）来破坏肿瘤。

预后如何？

对于 3/4 以上的患者药物治疗是有效的。其他患者进行手术或放射治疗通常有效。在少数患者，肿瘤可能会复发而需要重复治疗。如果女性在治疗催乳素瘤后妊娠，在妊娠期间需要密切观察，因为激素水平的变化可能引起肿瘤复发。在妊娠期间要停止使用降低催乳素的药物。

肢端肥大症

由于脑垂体分泌了过多的生长激素造成身体的部分组织过度生长

可发病于任何年龄

有时有家族聚集现象

性别和生活方式对本病的影响不明显

肢端肥大症是由于垂体分泌过多的生长激素所导致的罕见疾病。生长激素的过多分泌会引起一些骨骼增大，尤其是颜面部和手、足的骨骼增大。也可以引起内脏以及软组织，如舌头肥大增生。

肢端肥大症可发生于任何年龄。如果在儿童时期生长激素分泌过多，可引起骨骼的过度生长，导致身高过高，称为巨人症（见 563 页“**生长异常性疾病**”）。

肢端肥大症通常是由垂体瘤（见本页）引起的。在罕见的情况下，肢端肥大症是多发性内分泌腺瘤病（见 434 页）的一部分，多发性内分泌腺瘤病是一种遗传性疾病，体内多个内分泌腺体均发生肿瘤。

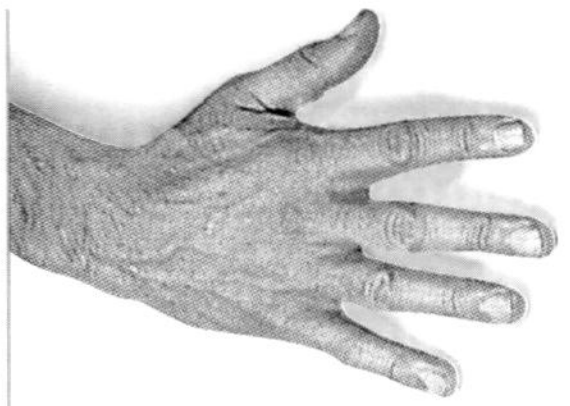

正常

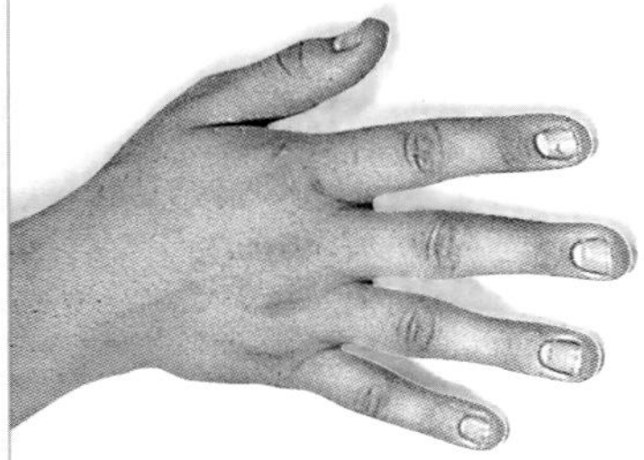

肢端肥大症

肢端肥大症患者的大手

肢端肥大症会导致手部异常增大。图中所示的是体格相似的正常男性和患有肢端肥大症的男性的手部对比。

有哪些症状？

如果垂体瘤发生在成年，在数年内会不知不觉地引起容貌的变化，即肢端肥大症。有时这种变化是在与老照片比较时发现的。以下症状可能会比较明显：

- 脸形改变，如下腭增大。
- 手、足粗大，手套或鞋子尺码增大。
- 声音低沉。
- 舌头肥大。
- 手、足刺痛。
- 出汗过多。
- 体毛增粗、增多。

除了肢端肥大症的症状外，逐渐长大的垂体瘤会压迫大脑，引起头痛和视野缺损（见 368 页）。如果不及时治疗，肢端肥大症会导致严重的疾病，如糖尿病（见 437 页）、心脏扩大（见 257 页“**扩张型心肌病**”）。心脏扩大会引起慢性心力衰竭（见 247 页）。

应该如何处理？

医生可能会为你安排一些血液检查。如果检查结果发现生长激素水平高，那么你还需要进一步的影像学检查，如磁共振成像（见 133 页）或 CT 扫描（见 132 页）来寻找垂体瘤。

小的垂体瘤通常可以通过手术完全切除。如果肿瘤较大或不能完全切除，可以进行放射治疗（见 158 页）来破坏剩余的肿瘤细胞，或者可给予药物，来减少生长激素的分泌（见 603 页“**治疗垂体疾病的药物**”）。

治疗通常是有效的，并且能防止出现威胁生命的并发症。软组织会逐渐缩小，但骨骼大小的变化是无法逆转的。

垂体功能减退症

部分或所有垂体激素分泌不足

年龄、性别、遗传和生活方式对本病的影响不明显

垂体功能减退症是一种罕见疾病，由一种或多种垂体激素分泌不足引起的。在一些情况下，疾病是逐渐进展的，最终导致全部垂体激素分泌不足。

垂体功能减退症通常是由于垂体瘤生长损害了腺体的正常组织引起的，也可能是由于其他因素损坏了垂体或位于垂体上方的下丘脑造成的，这些因素包括垂体瘤或其他头部肿瘤的手术治疗或放射治疗（见 158 页）、头部损伤（见 322 页）或重度失血导致的腺体缺氧。

有哪些症状？

症状可以突然出现，但大部分症状发展缓慢且可在数月乃至数年内隐匿发展。症状包括：

- 性欲丧失。
- 女性出现闭经。
- 男性胡须脱落和睾丸萎缩。
- 腋毛及阴毛脱落。
- 头晕、恶心、呕吐。
- 皮肤苍白。
- 疲倦、便秘、体重增加和怕冷。

如不进行治疗，垂体功能减退症可导致昏迷和死亡。这是因为在一些应激情况下，患者无法增加分泌如发生伤害或感染时所需的激素量。

应该如何处理？

如果医生怀疑你出现垂体功能减退症，会安排你进行血液检查，检测你体内的激素水平。你还需要住院接受功能检查，以明确机体在多种不同的化学刺激时的激素合成情况，可能还需要接受磁共振成像（见 133 页）或 CT 扫描（见 132 页）检查，来寻找垂体瘤。

如果发现了肿瘤，可以手术切除肿瘤，接下来再进行放疗，以防止肿瘤复发。垂体功能减退症可能需要终身激素替代治疗。这些药物通常不能替代垂体合成分泌的激素，但可以替代一些由垂体刺激的其他腺体产生的激素，如甲状腺激素和皮质类固醇等。

在受伤或生病时，你可能需要增加皮质类固醇药物(见 600 页)的剂量。最重要的是，你应该随身携带标明你患有这种疾病以及你所使用药物的信息的卡片，以便在出现紧急情况时向他人提供你的这些信息。

尿崩症

参与调控体内水平衡的垂体激素分泌不足

年龄、性别、遗传和生活方式是与本病类型相关的危险因素

尿崩症是一种罕见的疾病，患尿崩症时，肾脏会产生大量的稀释的尿液。虽然尿崩症和糖尿病都会引起口渴和尿量增加，但这两种疾病却没有关系（见 437 页。）

尿崩症患者体内缺乏血管加压素或不能完全对血管加压素产生反应。血管加压素由下丘脑产生，存储于垂体并由垂体分泌，这也是它通常被认为是垂体分泌的激素的原因。血管加压素通过调控尿液生成而保持体内水分平衡。

有哪些类型？

尿崩症通常有两种形式：一种是较常见的中枢性尿崩症，还有一种是大家都知道的肾性尿崩症。

中枢性尿崩症是由于血管加压素分泌减少造成的。造成这种情况的可能原因，包括下丘脑肿瘤、垂体瘤（见 430 页）及其手术、放射治疗（见 158 页）或头部损伤（见 322 页）。在某些情况下，引起尿崩症的原因不明确。

肾性尿崩症时，肾脏无法对正常水平的血管加压素产生反应。一些患者的这种情况是出生时就存在的，而且是永久性的。男性更容易出现这种情况，因为这种情况是由 X 染色体上携带的隐性基因遗传而来的（见 151 页“**基因性疾病**”）。肾性尿崩症也可能是由于慢性肾功能衰竭（见 451 页）或某些药物所致的肾损伤引起的，如某些抗生素（见 572 页）或锂剂，锂剂是一类能够稳定情绪的药物（见 593 页）。这些药物引起的肾性尿崩症可能是可逆的。

有哪些症状？

这两种类型的尿崩症引起的症状通常会在数日或数周内出现，但在脑垂体受到损伤时，症状可能会突然出现。这些症状有：

- 排尿量增多。
- 烦渴。
- 因为频繁排尿，导致夜间睡眠障碍。

如果体内丢失的水分得不到补充，就会发生脱水。严重脱水的患者需要立即住院给予静脉补液治疗。

应该如何处理？

如果医生怀疑你患有尿崩症，他会测量你在 24 小时内排出的尿量。此外，还需要测量你在限水数小时后的排尿量。如果你有尿崩症，你在限水后还会继续排出大量的尿液。然后医生会检测你对合成血管加压素的反应。如果血管加压素能够减少尿量，那么你可能患有中枢性尿崩症；如果尿量仍然很多，那么可能患有肾性尿崩症。如果怀疑肿瘤是引起中枢性尿崩症的原因，你还需要进行影像学检查，如磁共振成像（见 133 页）。

中枢性尿崩症最常用的治疗方法是使用合成的血管加压素（见 603 页“**治疗垂体疾病的药物**”）。如果有引起中枢性尿崩症的潜在原因，如垂体瘤，可以进行针对性的治疗。

遗传的肾性尿崩症，通常可以采用低钠饮食和使用噻嗪类利尿剂（见 583 页）来治疗，这看起来矛盾的疗法可以减少尿量，但必须终身治疗。由于肾脏损害引起的尿崩症，会随着肾脏的恢复而恢复，否则需要进行药物治疗。如果你有尿崩症，应该随身携带标明你患有这种疾病的卡片，以便在紧急情况下，及时向他人提供信息。

甲状腺和甲状旁腺疾病

甲状腺和甲状旁腺位于颈部，它们能分泌激素到血液中。人体有两种甲状腺激素，可以帮助控制人体的代谢率（机体持续的生物化学反应）。4 个小的甲状旁腺能产生激素控制血钙水平。

甲状腺疾病是常见疾病，但发病过程是渐进的，通常需要数月乃至数年才能发现或诊断。新生儿甲状腺激素水平低下会影响大脑发育，因此新生儿血液甲状腺激素水平是需要率先检测的项目之一（见 561 页“**血液斑点筛查试验**”）。本节先讨论甲状腺功能亢进症和甲状腺功能减退症这两种最常见的甲状腺疾病，继而讨论甲状腺肿和甲状腺生长异常疾病，再讨论甲状旁腺功能亢进症和甲状旁腺功能减退症。

最后介绍多发性内分泌腺瘤病，一种罕见的遗传性疾病，是发生在包括甲状腺及甲状旁腺在内的多个内分泌腺体的肿瘤病。

重要的解剖结构

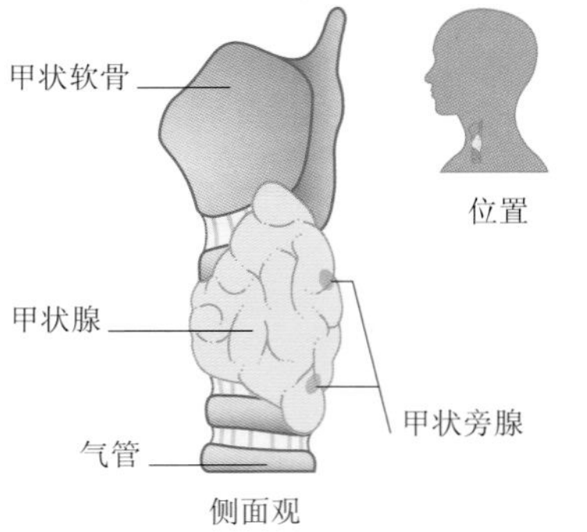

有关甲状腺和甲状旁腺的结构和功能的更多信息，请参阅 424 ～ 429 页。

甲状腺功能亢进症

甲状腺激素产生过多，造成机体的许多代谢加快

- 最常见于20～50岁的人群
- 女性更常见
- 有时有家族聚集现象
- 生活方式对本病的影响不明显

甲状腺产生过多的甲状腺激素，能刺激人体的许多功能，并且导致代谢加快。这种情况被称为甲状腺功能亢进症，是一种最常见的内分泌疾病。甲状腺功能亢进症多见于女性，发病率为男性的 7 ～ 10 倍，通常发病年龄为 20 ～ 50 岁之间。

约 3/4 的甲状腺功能亢进症是由格雷夫斯病引起的，格雷夫斯病是免疫系统产生抗体而攻击甲状腺的自身免疫疾病，导致甲状腺激素分泌过多。格雷夫斯病往往有家族聚集倾向，一般认为有一定的遗传基础。

在某些罕见的情况下，甲状腺功能亢进症与其他自身免疫性疾病并存，尤其是白癜风（见 198 页）和恶性贫血（见 272 页）。在某些情况下，甲状腺结节（见 433 页）分泌过多激素可能是甲状腺功能亢进的原因。甲状腺炎症（见 433 页“**甲状腺炎**”），可能会暂时引起甲状腺功能亢进症的症状。

有哪些症状？

在大多数情况下，甲状腺功能亢进症的症状可能在数周内逐渐进展，可能包括：

- 食欲增加，进食增多，但体重下降。
- 心跳加速，有时不规则。
- 手震颤（持久性颤抖）。
- 皮肤湿暖。
- 出汗增多。
- 怕热。
- 焦虑。
- 失眠。
- 频繁排便。
- 甲状腺肿大导致颈部肿胀（见 433 页“**甲状腺肿**”）。
- 肌肉无力。
- 女性出现月经不调。

格雷夫斯病导致的甲状腺功能亢进症可能出现突眼（见 363 页“**突眼症**”）的症状。

如何诊断？

如果医生怀疑你有甲状腺功能亢进症，你的血液中可检测出过高的甲状腺激素水平和甲状腺抗体，也会检查出因腺体肿大所致的颈部肿大。如果肿胀是因甲状腺导致的，可进行放射性核素扫描（见 135 页），明确甲状腺功能亢进症的原因。

如何治疗？

可应用 β－受体阻滞剂（见 581 页），初步缓解甲状腺功能亢进症的症状，这可以减轻震颤、焦虑，但并不影响甲状腺激素水平。减少甲状腺激素合成的治疗主要有 3 种：最常见的是使用抗甲状腺药物（见 602 页“**治疗甲状腺功能亢进症的药物**”），主要用于抑制甲状腺激素的产生，可用来治疗格雷夫斯病所致的甲状腺功能亢进。这类药物需每天服用，连续治疗 12 ～ 18 个月，甲状腺功能往往正常。放射性碘治疗的方法包括口服放射性碘胶囊，放射性碘被机体吸收并聚积在甲状腺，破坏部分甲状腺。手术切除部分甲状腺，也是可以选择的治疗方法。

预后如何？

很多患者经治疗可痊愈。但是，甲状腺功能亢进症可能会复发，尤其是格雷夫斯病患者。接受外科手术或放射性碘治疗的患者，其残余的甲状腺可能无法产生足够的甲状腺激素（见本页“**甲状腺功能减退症**”）。因此治疗后，定期监测甲状腺激素水平十分重要，有必要的话，可以给予激素替代治疗。

甲状腺功能减退症

甲状腺激素产生减少，造成机体许多功能降低

- 可能从出生时就存在，但最常见于40岁以上的人群
- 女性更常见
- 有时有家族聚集现象
- 发展中国家的人饮食中缺碘是发病的危险因素

甲状腺功能减退症是由于甲状腺不能产生足够的甲状腺激素造成的。这些激素在机体代谢（机体内不断发生的生物化学反应）中发挥重要作用。甲状腺激素缺乏可导致身体的机能减慢。这种情况可能从出生就有，在没有出现症状前就需要治疗，甲状腺功能减退症更多见于 40 岁以上的人群，尤其是女性。

由哪些原因引起？

先天性甲状腺功能减退的病因目前不清楚。成人甲状腺功能减退的常见原因是甲状腺炎（见 433 页）。甲状腺功能减退最常见的原因是一种自身免疫性甲状腺炎，称为桥本甲状腺炎，有家族聚集性。桥本甲状腺炎患者体内产生攻击甲状腺的抗体，造成甲状腺的永久破坏。其他类型的甲状腺炎可能导致暂时性或永久性甲状腺功能减退。应用放射性碘或外科手术治疗甲状腺功能亢进症（见本页）可导致永久性的甲状腺功能减退。

在极少数情况下，甲状腺功能减退是由于垂体分泌的促甲状腺激素（TSH）减少引起的，常见原因为垂体瘤（见 430 页）。促甲状腺激素可刺激甲状腺分泌甲状腺激素。碘是甲状腺激素合成必需的元素，膳食中的碘含量不足也可能导致甲状腺功能减退。

有哪些症状？

甲状腺功能减退症的症状取决于其严重程度，通常缓慢进展数月或数年。症状可能包括：

- 极度疲倦。
- 体重增加。
- 便秘。
- 声音嘶哑。
- 怕冷。
- 脸肿、眼睛浮肿和皮肤干燥、增厚。
- 头发稀疏。
- 女性月经增多。

有些患者由于甲状腺增大，导致颈部肿大（见 433 页“**甲状腺肿**”）。

应该如何处理？

诊断甲状腺功能减退症，需检测血液中甲状腺激素和甲状腺抗体水平。在英国，所有新生儿在出生后不久，均需要进行甲状腺功能减退症的筛查（见 561 页“**血液斑点筛查试验**”）。

甲状腺功能减退的婴儿，应及时进行合成甲状腺素治疗，这种治疗是终身性的（见 601 页“**治疗甲状腺功能减退症的药物**”）。确诊永久性甲状腺功能减退的成人，也需要终身使用甲状腺激素治疗，替代治疗约 3 个星期后症状开始改善。激素替代治疗必须定期监测甲状腺功能，以确保维持治疗的剂量是合适的。

如果甲状腺功能减退症是由垂体功能障碍引起的，需要进行检查和治疗。

暂时性甲状腺功能减退通常不需要接受治疗。碘缺乏者可以补充碘剂。

甲状腺肿

由于甲状腺肿大造成的颈部肿胀

年龄、性别、遗传和生活方式是与本病病因相关的危险因素

如果甲状腺发生肿大，会导致颈部肿胀，这种肿胀称为甲状腺肿。甲状腺肿的大小可以从不明显的肿块到柚子大小。在极少见情况下，颈部非常大的甲状腺肿可以压迫食道和气管，导致吞咽困难和呼吸困难。

由哪些原因引起？

有些时候甲状腺肿大并不会引起甲状腺功能障碍，尤其是在青春期和妊娠期。与甲状腺肿相关的疾病包括甲状腺功能亢进症（见 432 页）、甲状腺功能减退症（见 432 页）、甲状腺结节（见本页），以及某些类型的甲状腺炎（见本页）。甲状腺肿有时是药物的副作用引起的，如用来治疗双相情感障碍（见 344 页）的锂剂（见 593 页“情绪稳定药物”）。碘缺乏也可能是甲状腺肿的一个原因，这在发达国家是极其罕见的。甲状腺肿由甲状腺癌（见 434 页）引起也较罕见。

应该如何处理？

医生会检查你的颈部来评估甲状腺的大小和形状。采集血液样本检测甲状腺激素的水平，还需要行超声扫描（见 135 页）或放射性核素扫描（见 135 页）检查甲状腺。甲状腺针吸穿刺（见本页）可以得到更精确的诊断。

手术、放射性碘治疗或抗甲状腺药物治疗（见 602 页“治疗甲状腺功能亢进症的药物”）可以减小甲状腺肿。如果呼吸或吞咽受阻，或怀疑是甲状腺癌，则需手术治疗。对甲状腺功能无影响的小的甲状腺肿可能不需要治疗，随着时间的推移可能会缩小或恢复正常。

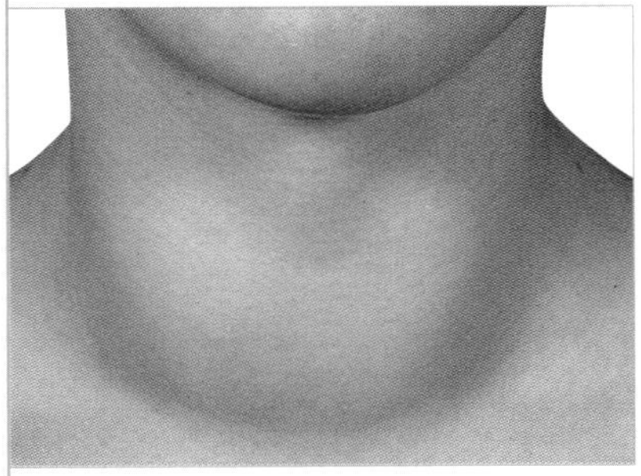

甲状腺肿

这种颈部的肿大称为甲状腺肿，是由于甲状腺肿大造成的。绝大多数甲状腺肿是无痛的。

甲状腺炎

甲状腺的炎症，可以造成甲状腺暂时或持续的损害

成人更常见，儿童较少见

性别和遗传是与本病病因相关的危险因素

生活方式对本病的影响不明显

甲状腺的炎症称为甲状腺炎。这种疾病可以影响甲状腺功能，造成甲状腺功能减退症（见 432 页）或甲状腺功能亢进症（见 432 页）。这种甲状腺激素的合成过多或不足通常是暂时性的，但也可以是永久性的。

有哪些类型？

甲状腺炎因病因不同可以表现为不同的形式。下面描述的是最常见的 3 种类型的甲状腺炎。

桥本甲状腺炎　桥本甲状腺炎是最常见的甲状腺炎类型，是一种自身免疫性疾病，是由于产生了攻击甲状腺的抗体。这种类型的甲状腺炎往往会造成甲状腺功能减退症（见 432 页），有时由于甲状腺肿导致颈部肿胀（见 433 页“甲状腺肿”）。

桥本甲状腺炎常不被察觉，可在查体时偶然发现，或出现甲状腺功能减退症状时就诊发现。桥本甲状腺炎病程比较长，甲状腺呈现弥漫性肿大、质地硬韧、无痛或轻压痛、表面光滑，局部压迫和全身症状不明显，偶然会有咽部不适，甲状腺功能正常或异常。桥本甲状腺炎多见于女性，女性发病率是男性的 8 倍，并且有时有家族聚集倾向。桥本甲状腺炎可能会伴发其他自身免疫性疾病，如白癜风（见 198 页）或恶性贫血（见 272 页“巨幼细胞贫血”）。

病毒性甲状腺炎　这种类型的甲状腺炎有时被误诊为咽喉感染，因为它会导致吞咽疼痛，也有可能引起颌骨或耳朵疼痛、发热和体重减轻等。病毒性甲状腺炎可以引起甲状腺功能先亢进后减退。

产后甲状腺炎　约 10% 的女性在分娩后数月内出现产后甲状腺炎。据认为这种类型的甲状腺炎可能与女性在妊娠期间的免疫系统发生了一些变化有关。产后甲状腺炎的症状不常见，但可能包括甲状腺功能先亢进后减退。产后甲状腺炎通常在数月内痊愈，但在下一次妊娠时可能会复发。

应该如何处理？

医生可能安排你做血液检查，检测血液中甲状腺激素水平和特异性甲状腺抗体水平。也可能行放射性核素扫描（见 135 页），评估甲状腺功能。

如果你患有桥本甲状腺炎导致的甲状腺功能减退症，通常需要终身服用合成甲状腺素（见 601 页“治疗甲状腺功能减退症的药物”）。重症病毒性甲状腺炎患者，可使用皮质类固醇药物（见 600 页）或阿司匹林减轻炎症。产后甲状腺炎通常是暂时的。

甲状腺结节

甲状腺的结节，通常是良性的

最常见于40～60岁的人群

女性更常见

遗传和生活方式对本病的影响不明显

甲状腺结节是甲状腺的异常增生。结节一般较小，可为单发或多发的实性肿块或囊肿。一些结节会产生过量的甲状腺激素（见 432 页“甲状腺功能亢进症”）。所有类型的甲状腺结节都常见于 40 ～ 60 岁之间的人群，女性发病率是男性的 3 倍。

有哪些症状？

结节可能不引起任何症状，但有些人可能会有以下情况：

- 颈部出现肿块或肿胀。
- 吞咽困难或呼吸困难。

如果结节引起甲状腺功能亢进，可能会出现心跳加速和 / 或体重减轻。

应该如何处理？

甲状腺的影像学检查，如超声（见 135 页）或核素扫描（见 135 页）是诊断甲状腺结节所必需的。甲状腺针吸穿刺（见本页）可用来鉴别结节是实体肿块或囊肿或发生了癌变。如果结节发生了癌变，需行做进一步的检

检查

甲状腺针吸穿刺

甲状腺针吸穿刺可用来判断引起甲状腺肿块的原因，如果肿块是囊肿，可以给予引流。在穿刺过程中，使用带有注射器的、细的中空针，来吸取部分异常组织的细胞。如无法接触到肿块，可使用超声引导下的穿刺，获取的样本送往实验室来检测是否有癌细胞。这种穿刺是安全的，几乎无痛的，可以在门诊进行。

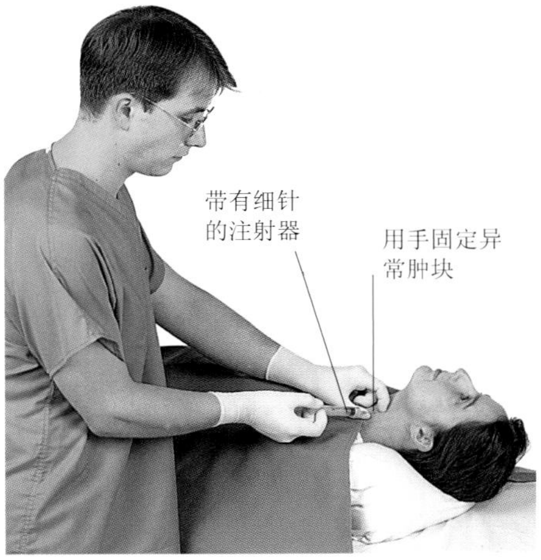

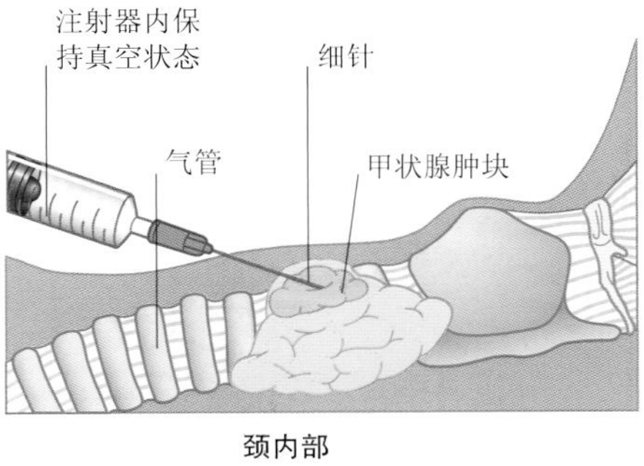

采集样本

将枕头放在颈下，垫高甲状腺区域，医生使用细针注射器来获取异常组织的细胞。

结果

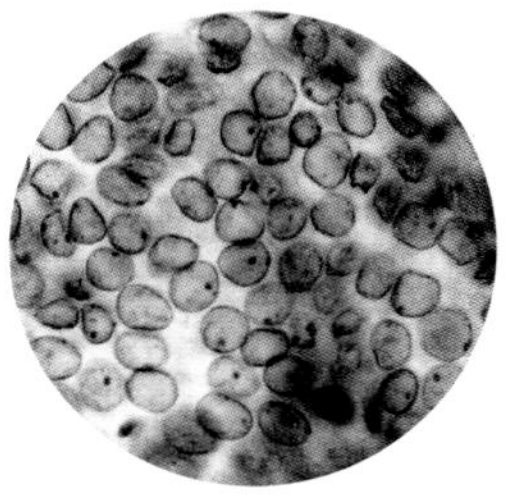

恶性甲状腺细胞

在实验室里，专家通过显微镜来观察用细针穿刺抽吸得到的异常甲状腺细胞。图中所示的这些细胞是从异常肿块吸取的癌变细胞。

查和治疗（见 434 页“**甲状腺癌**”）。

不引起症状的良性甲状腺结节不需要治疗，但需要定期监测。放射性碘可用于治疗分泌过多甲状腺激素的结节（见 602 页“**治疗甲状腺功能亢进症的药物**”）。

甲状腺癌

发生于甲状腺的罕见的恶性肿瘤

常见于40岁以上人群

女性更常见

颈部曾暴露于射线是发病的危险因素

遗传是与本病类型相关的危险因素

甲状腺异常增生有时可能是恶性的。甲状腺癌很少见，仅占全部癌症的1%，但女性发病率是男性的两倍。通常发生在 40 岁以上的人。有证据表明，颈部既往暴露于辐射可能增加甲状腺癌的患病风险。在所有癌症中，大多数类型的甲状腺癌的治愈率是最高的。

有哪些类型？

甲状腺癌主要有 3 种类型，分别起源于 3 种不同的腺体细胞：乳头状、滤泡样、髓样细胞。约 70% 的甲状腺癌为乳头状癌，这种类型的甲状腺癌细胞最常播散到淋巴结。暴露于辐射可增加发生乳头状癌的风险。甲状腺滤泡癌较少见，并可能会扩散到肺部或骨骼。甲状腺髓样癌更罕见，通常伴发于多发性内分泌腺瘤病（见 434 页），是一种遗传性疾病。

有哪些症状？

症状取决于甲状腺癌的类型，但它们通常包括：

- 颈部出现无痛、质硬的肿块。
- 困难吞咽。
- 声音嘶哑。

甲状腺乳头状癌的首发症状，可能是因颈部一侧淋巴结肿大而引起的颈部包块。

应该如何处理？

如果你颈部有肿块，医生会对你进行查体并为你安排血液检查来检测甲状腺激素水平。可以使用影像学检查，如超声扫描（见 135 页）或放射性核素扫描（见 135 页），来观察甲状腺的情况。可以进行甲状腺针吸穿刺（见 433 页）获取肿块的细胞来检查是否为恶性肿块。

通常情况下，甲状腺癌可以通过外科手术切除整个甲状腺来进行治疗。进一步的治疗通常为口服一定剂量的放射性碘剂。放射性碘会聚积于残余的甲状腺组织，破坏仍然存在的癌细胞。在治疗后，患者需要终身服用甲状腺激素（见 601 页“**治疗甲状腺功能减退症的药物**”）。如果甲状腺癌能够在早期诊断和治疗，5 年生存率会高达 95%。

甲状旁腺功能亢进症

甲状旁腺激素产生过多，导致血液中钙的水平升高

常见于50岁以上的人群

女性更常见

在某些情况下，本病可以遗传

生活方式对本病的影响不明显

甲状旁腺激素（PTH）是由被包埋在甲状腺组织中的 4 个豌豆大小的甲状旁腺产生的，协助调节人体的钙水平。甲状旁腺激素产生过多被称为甲状旁腺功能亢进，可导致血钙水平升高。甲状旁腺功能亢进多发生在 50 岁以上的人群中，女性最常见。

由哪些原因引起？

引起甲状旁腺功能亢进最常见的原因，是在 4 个甲状旁腺中有一个或多个发生肿瘤。在一些情况下，甲状旁腺肿瘤会与一种遗传性疾病——多发性内分泌腺瘤病（见本页）伴发，在患这种疾病时，体内多个内分泌腺体发生肿瘤。甲状旁腺肿瘤极少为恶性的。

机体在试图代偿一些引起血液中钙水平降低的疾病，如慢性肾功能衰竭（见 451 页）时，会导致甲状旁腺增大，这些情况称为继发性甲状旁腺功能亢进。

有哪些症状？

因甲状旁腺功能亢进导致的血钙水平轻微升高不会引起明显的症状。但是，血钙水平非常高的人可能会出现以下症状：

- 腹部疼痛。
- 恶心和呕吐。
- 便秘。
- 口渴、多尿。
- 抑郁症。

血液中钙水平的异常增高还可能引起脱水、意识模糊和意识丧失，可危及生命。甲状旁腺功能亢进症的严重并发症包括由于钙积聚形成的肾结石（见 447 页），以及由于钙逐渐从骨骼释放到血液后引起的病理性骨折（见 232 页）。

应该如何处理？

如果你出现了甲状旁腺功能亢进症的症状，医生可能会为你安排血液检查来评估你的肾脏功能，并检测血钙水平是否升高，以及血液中甲状旁腺素的水平。如果你没有出现症状，甲状旁腺功能亢进通常是在常规查体时发现的，有时是在寻找引起肾结石的原因时发现的。

如果你的血钙水平只是轻微升高，那么你可能不需要治疗。但是，你需要每年监测血钙水平和肾脏功能情况。如果你的血钙水平非常高，那么你需要住院进行静脉补液治疗和注射药物来降低血钙水平。

如果甲状旁腺肿瘤伴有高钙血症，应该行外科手术来切除发生病变的甲状旁腺。在手术后你可能需要立即补充钙剂，但机体的钙水平通常会在几天后才能够恢复正常。如果可能的话，应该治疗引起继发性甲状旁腺功能亢进的基础疾病。另外，可以通过手术来切除部分甲状旁腺。

甲状旁腺功能减退症

甲状旁腺激素产生不足，可能会导致血液中钙的水平降低

女性更常见

有时有家族聚集现象

年龄和生活方式对本病的影响不明显

甲状旁腺包埋在甲状腺内，当甲状旁腺合成的甲状旁腺素（PTH）不足时会引起甲状旁腺功能减退。甲状旁腺素调节机体内钙的含量。甲状旁腺素不足导致血液中钙的水平异常低下，引起肌肉和神经的疾病，因为肌肉和神经都需要钙才能行使正常的功能。在很少见的情况下，甲状旁腺功能减退是出生时就有的。女性发病率是男性的两倍，并且有时有家族聚集倾向。

有哪些原因引起？

甲状腺手术导致的甲状旁腺受损是引起甲状旁腺功能减退最常见的原因。在这种情况下，甲状旁腺功能减退往往是突然出现的。在很少见的情况下，甲状旁腺功能减退与自身免疫性疾病伴发。

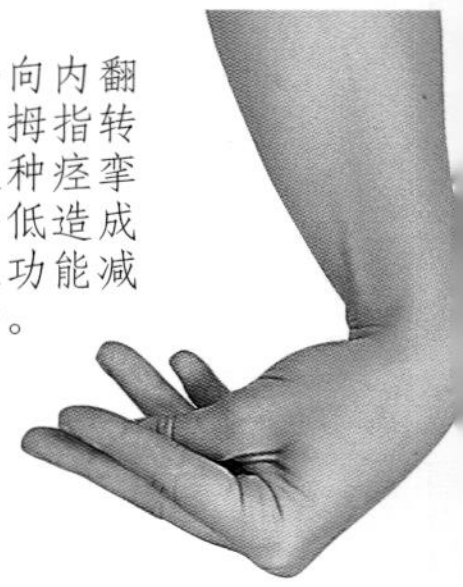

肌肉痉挛
肌肉痉挛引起手向内翻转，手指弯曲，拇指转向整个手掌。这种痉挛是由于血钙水平低造成的，是甲状旁腺功能减退的症状之一。

有哪些症状？

如果在甲状腺手术后出现的甲状旁腺功能减退，症状在数小时内出现。在其他情况下，症状通常是逐渐出现的，且不太严重。在这两种情况中的任何一种情况下，患者表现出的症状都是由钙的水平低下造成的，包括：

- 手足搐搦症（肌肉痉挛），有时喉咙出现肌肉痉挛。
- 双手、足、口周刺痛和麻木。
- 癫痫发作。

如果治疗不及时，可能出现长期并发症，如白内障（见 357 页）及颅内钙化。

应该如何处理？

如果医生怀疑你有甲状旁腺功能减退，他可能为你安排血液检查来检测血钙和甲状旁腺激素的水平。如果症状严重，你可能需要紧急住院治疗，包括静脉注射钙以缓解肌肉痉挛。可能需要终身在饮食中添加钙剂（见 599 页“**矿物质**”）和维生素 D（见 598 页“**维生素**”），并需要定期进行血液检查来监测血钙的水平。

多发性内分泌腺瘤病

一种罕见的遗传性疾病，多个内分泌腺体发生肿瘤

继承来自父母一方的一个异常基因所致

年龄、性别和生活方式对本病的影响不明显

多发性内分泌腺瘤病（MEN）是一种罕见疾病，机体的多个内分泌腺体发生肿瘤。疾病有多种不同的形式，每一种形式都是由不同的基因异常导致。每一位患者的这个异常基因都是以常染色体显性遗传的方式遗传的，这就意味着疾病可以从双亲中的任何一方遗传（见 151 页“**基因疾病**”）。患者的孩子遗传该病的异常基因的概率为 50%，疾病可以在任何年龄发生。

多个内分泌腺体可能同时或在数年内不同时间发生肿瘤。多发性内分泌腺瘤病Ⅰ型是最常见的疾病类型，肿瘤发生于胰腺、甲状旁腺和/或垂体（见430页“垂体瘤”）。多发性内分泌腺瘤病Ⅱ型是一种少见的变异类型，肿瘤见于肾上腺（见436页“嗜铬细胞瘤”）和/或甲状腺。甲状腺瘤可能是恶性的（见434页“甲状腺癌”），但发生在其他内分泌腺体的肿瘤通常为非恶性的。受累的腺体会产生过多的激素。

应该如何处理？

如果医生发现你的一个内分泌腺体有异常，他会为你安排血液检测来检查其他内分泌腺体的功能。如果确诊为多发性内分泌腺瘤病，你的家庭成员也应该进行异常基因的筛查。对于携带有异常基因的家庭成员应该进行监测，以便能够早期发现肿瘤。

通常可采用手术切除肿瘤。在治疗后，还需要定期监测是否有内分泌异常。如果能够早期诊断出内分泌肿瘤，通常可以成功地治疗。

肾上腺疾病

人体有两个肾上腺，分别位于两个肾脏的上方。由肾上腺产生的激素对于控制机体的生物化学反应是至关重要的。如果肾上腺激素水平失衡，这些激素的作用会对整个机体产生不良影响，这些影响通常是严重的，甚至会危及生命。但是，肾上腺疾病是罕见的。

肾上腺疾病可导致肾上腺激素产生过多或过少。本节首先讨论肾上腺皮质激素产生过多引起的疾病。肾上腺激素产生过多的最常见原因是肾上腺肿瘤。这些肿瘤通常是非恶性的，并且通常可以通过外科手术切除。

最后一篇文章讨论的艾迪生病，是肾上腺激素合成不足引起的一种疾病。肾上腺激素缺乏通常是由导致腺体损害的自身免疫性疾病引起的。艾迪生病可以通过应用人工合成激素替代治疗。

肾上腺疾病有时是由于垂体产生的激素水平变化引起的（见430～431页“脑垂体疾病”）。还有一个极为罕见的肾上腺疾病，是由遗传缺陷（见561页“类固醇21-羟化酶缺乏症”）引起的。由于肾上腺分泌的性激素合成异常导致的疾病将在本书的其他章节描述（见465～466页“男性性激素失调”；见471～475页“月经、绝经和激素的相关问题”）。

重要的解剖结构

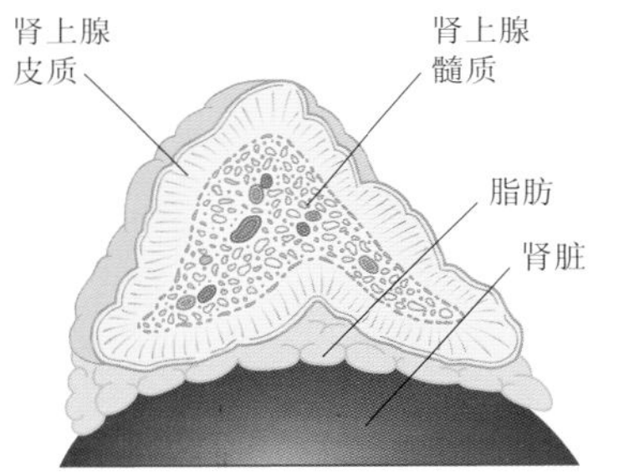

有关肾上腺的结构和功能的更多信息，请参阅424～429页。

肾上腺肿瘤

肾上腺肿瘤通常为良性，可能会产生过多的肾上腺激素

年龄、性别、遗传和生活方式是与本病类型相关的危险因素

肾上腺肿瘤很罕见，90%是非恶性肿瘤。几乎所有患者的肿瘤只发生在一侧的肾上腺，其影响取决于肾上腺的哪个部分发生了病变。

绝大多数肾上腺肿瘤会分泌过量的一种或多种肾上腺激素，这些激素扰乱机体的代谢（不断发生在体内的生物化学反应）和水平衡，并且可能会改变身体对应激（如发生损伤时）的反应。

有哪些类型？

肾上腺肿瘤可以发生在肾上腺的皮质（外层）或髓质（中心）。

肾上腺皮质肿瘤可分泌皮质类固醇激素、醛固酮、雄激素（男性荷尔蒙）。皮质类固醇激素产生过量导致机体外貌和机体内的生化改变（见本页“库欣综合征”），并且可能会导致严重的并发症。醛固酮分泌过量，会导致一种称为醛固酮增多症（见436页）的疾病，扰乱机体的水和盐的代谢平衡，是引起高血压（见242页）的一种病因。女性的雄激素水平过高会使女性出现男性的特征（见474页“男性化”）；男性的雄激素水平过高却往往被忽视。

肾上腺髓质发生的肿瘤称为嗜铬细胞瘤（见436页）。这些肿瘤会产生大量的肾上腺素和/或去甲肾上腺素，过多的肾上腺素或去甲肾上腺素会引起出汗、高血压和心悸（能够意识到的异常的快速心跳）。

应该如何处理？

检测到血液中肾上腺激素水平异常，通常就可以作出肾上腺疾病的诊断。还需要进行影像学检查，如磁共振成像（见133页）和CT扫描（见132页）来寻找肾上腺的异常。

绝大多数肿瘤可以手术切除。在极少数情况下，肿瘤为恶性的，则还需要进行化学药物治疗（见157页）或放射治疗（见158页）。

库欣综合征

过多的皮质类固醇激素导致的机体的生化改变和外貌改变

女性更常见

年龄、遗传和生活方式对本病的影响不明显

皮质类固醇激素参与代谢调控，并且在控制水和盐的平衡及血压中发挥部分作用。库欣综合征是皮质类固醇激素分泌过量，导致这些调控机制发生紊乱：身体周围的脂肪分布出现异常，体毛生长受到影响，导致身体的外貌发生重大变化；还可能出现抑郁和其他心理问题。女性库欣综合征的发病要多于男性。

由哪些原因引起？

库欣综合征最常见的原因是长期口服皮质类固醇药物（见600页）。这些药物模拟肾上腺产生的天然激素的作用。较少见的情况下，库欣综合征是由于肾上腺产生过量的皮质类固醇激素引起的。这可能是由于肾上腺有分泌激素的肿瘤（见本页“肾上腺肿瘤”），或由垂体瘤（见430页）产生过多能刺激肾上腺合成类固醇激素的促肾上腺皮质激素导致的。

一些癌肿，如原发性肺癌（见307页），能产生类垂体激素的激素，因此可以导致库欣综合征。

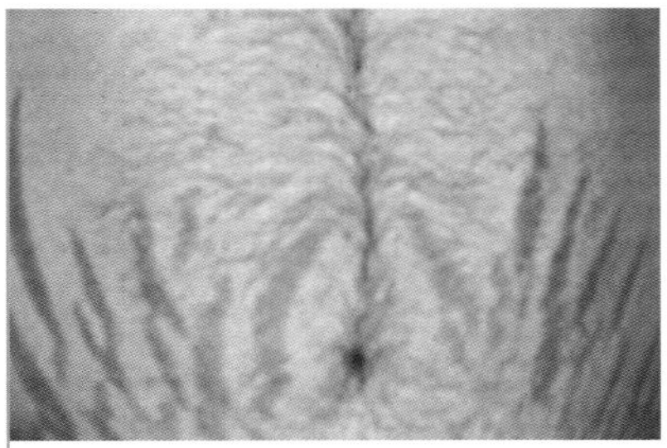

库欣综合征患者的皮纹
常见于库欣综合征患者的躯干，特别是腹部的宽大的紫红色皮肤条纹。

有哪些症状？

库欣综合征的症状是逐渐出现的，会在数周或数月内逐渐明显。可能有以下症状：

- 脸的外观发生改变，脸部会变红、变圆。
- 体重增加，主要集中在胸部和腹部。
- 面部或身体的毛发过多（女性更明显）。
- 女性会出现月经不调，最终会出现闭经。
- 腹部、大腿和手臂出现紫红色的皮肤条纹。
- 在颈根部和锁骨之间出现脂肪垫。
- 由于腿部的肌肉萎缩和无力造成患者爬楼梯困难，同时手臂也会受到影响。
- 皮肤容易出现瘀伤，尤其是四肢。
- 痤疮（见197页）。
- 性欲减退或丧失，男性还可能出现勃起功能障碍（见494页）。
- 抑郁。
- 情绪波动。

如果不进行治疗，库欣综合征最终会导致以下并发症的发生，如高血压（见242页）、骨质疏松症（见217页）、糖尿病（见437页）或慢性心力衰竭（见247页）。

如何诊断？

如果你在服用大剂量的皮质类固醇药物，医生可能根据你的症状，就能诊断库欣综合征。否则，可能需要对你的血液或尿液进行检查，寻找是否有机体分泌的内源性皮质类固醇水平升高的情况。

皮质类固醇水平异常升高表明你患有肾上腺肿瘤，或你的肾上腺受到了过度的刺激。

一旦确诊，就必须寻找病因。你可能需要住院进行检查，来区分激素水平升高是由于垂体瘤还是肾上腺肿瘤，或是其他部位肿瘤，如肺癌引起的。可能还需要进行肾上腺磁共振成像（见133页）或CT扫描（见132页）。

如何治疗？

库欣综合征的治疗取决于引起库欣综合征的病因。如果你长期服用皮质类固醇药物，医生会降低你的激素剂量，如果可能的话，停用这类药物。但是，你应该在咨询医生后再停止服用皮质类固醇药物。

如果引起库欣综合征的病因是肾上腺肿瘤，医生最初会给你开能够降低皮质类固醇水平的药物。在这之后，可能有必要通过手术来切除发生病变的肾上腺。

如果肾上腺受到垂体瘤的过度刺激，可以手术切除垂体的肿瘤。在绝大多数情况下，手术是成功的，但有时需要辅助放射治疗（见 158 页）或药物治疗，来破坏剩余的异常细胞。

手术后的数月里你需要服用小剂量的皮质类固醇药物，直到你的肾上腺能够适应，并能够分泌正常数量的激素。然后库欣综合征的症状会逐渐改善。

在罕见的情况下，如果两个肾上腺均被切除了，你需要终身服用皮质类固醇药物。

醛固酮增多症

醛固酮激素过量导致的体内化学变化

常见于30岁以上人群

女性更常见

遗传和生活方式对本病的影响不明显

醛固酮是肾上腺外层皮质产生的一种激素，能作用于肾脏，调节盐的平衡和血压。单侧或双侧肾上腺分泌过多的醛固酮，称为醛固酮增多症，这种疾病可以导致体内盐的水平升高和过多的矿物质钾从尿液中丢失。盐的水平升高会导致高血压（见 242 页），但只有不到 1% 的高血压病人患有醛固酮增多症。

原发性醛固酮增多症通常由于肾上腺皮质的非恶性肿瘤引起，也可能是由其他原因，如慢性心力衰竭（见 247 页）、肝硬化（见 410 页）和肾病综合征（见 447 页）引起的继发性醛固酮增多症。由肾上腺肿瘤引起的原发性醛固酮增多症，更多见于 30 岁以上的女性。

有哪些症状？

醛固酮增多症并非都引起明显的症状。如果出现症状，这些症状有：

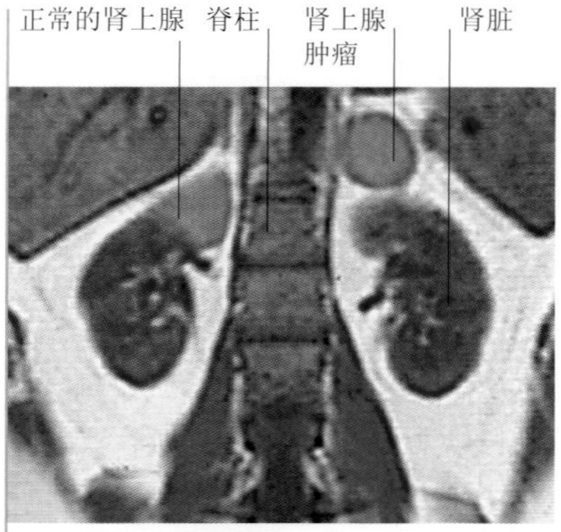

产生醛固酮的肿瘤

这张上腹部的垂直 CT 扫描图，显示了肾上腺肿瘤。这种肿瘤可能会引起醛固酮增多症。

- 肌肉无力和痉挛。
- 尿频，尿量增多并伴有口渴，常并发尿路感染。

醛固酮增多症也可导致高血压。高血压很少产生明显的症状，但可能在常规体检中发现。

应该如何处理？

医生可能为你安排血液检查来检测盐、钾和醛固酮水平，还会行 CT 扫描（见 132 页）寻找肿瘤。如果发现了肿瘤，可以手术切除肾上腺。治疗包括使用可阻断过多醛固酮作用的药物和控制血压的药物（见 580 页“降压药物”）。

嗜铬细胞瘤

肾上腺中心（髓质）的肿瘤，能够产生过多的肾上腺激素

最常见于30～60岁的人群，但可能发生于任何年龄的人群

有时有家族聚集现象

性别和生活方式对本病的影响不明显

嗜铬细胞瘤是一种多发于一侧肾上腺髓质的肿瘤。嗜铬细胞瘤产生过量的肾上腺素和去甲肾上腺素，肾上腺素和去甲肾上腺素是为机体运动或机体应激作准备的。嗜铬细胞瘤较罕见，只有 10% 的嗜铬细胞瘤是恶性的。这种肿瘤可能是多发性内分泌腺瘤病（见 434 页）的一部分，多发性内分泌腺瘤病是一种多个内分泌腺体发生肿瘤的遗传性疾病。

有哪些症状？

运动、情绪变化，甚至体位改变都可能触发肿瘤将激素释放到血液。当发生这种情况时，患者会出现下列症状：

- 心悸（能够意识到的异常的快速心跳）。
- 脸色苍白、皮肤发凉和大量出汗。
- 恶心和呕吐，头痛。
- 强烈的焦虑感。

肾上腺素和去甲肾上腺素的水平升高还会导致血压升高（见 242 页“高血压”）。

应该如何处理？

如果医生怀疑你患有嗜铬细胞瘤，他可能会让你收集 24 小时的尿液来进行检查。尿液中的化学物质，可以提供体内肾上腺素和去甲肾上腺素水平的相关信息。如果这些激素的水平高于正常值，你还需要行磁共振成像（见 133 页）或 CT 扫描（见 132 页）来寻找肿瘤。

先用药物降低血压，做好充分的术前准备，然后手术切除肿瘤。那些患有非恶性嗜铬细胞瘤的患者，在切除肿瘤后通常可以痊愈。但是，恶性肿瘤很容易复发。

艾迪生病

由于血液中皮质类固醇激素水平不足引起的体内的化学变化，即肾上腺皮质功能减退症

女性发病率为男性的两倍

有时有家族聚集现象

年龄和生活方式对本病的影响不明显

皮质类固醇激素是参与机体代谢的肾上腺激素。这些激素还可以协助机体调节血压和体内水、盐的平衡。艾迪生病较为罕见，是皮质类固醇激素减少导致体内发生生物化学变化。女性发病率为男性的两倍，有时有家族聚集倾向。

艾迪生病的常见病因是自身免疫性疾病（见 280 页）造成的肾上腺损伤，自身免疫性疾病是一种机体产生抗体攻击自身组织的疾病。其他一些少见的病因，包括艾滋病病毒感染、结核（见 300 页）、肾上腺癌或突发的严重低血压（见 248 页“休克”）。

还有继发于下丘脑、垂体的病变导致促肾上腺皮质激素减少，肾上腺缺乏垂体激素的刺激（见 431 页“垂体功能减退症”）而出现继发性肾上腺皮质功能减退症。

因为其他疾病而长期口服皮质激素类药物，会抑制自身皮质类固醇激素的分泌，如果你突然停止服用这类药物，在接受手术治疗或生病时，机体分泌的内源性皮质类固醇水平就会非常低，会出现继发性肾上腺皮质功能减退甚至危象。

有哪些症状？

艾迪生病的症状是逐渐出现的，但在数周或数月的时间内会越来越明显。你可能会出现：

- 隐约感觉到自己的身体情况不佳。
- 疲倦和虚弱。
- 食欲逐渐减退。
- 体重减轻。
- 皮肤色素沉着，类似于被日光晒过的皮肤颜色，特别是在手掌和手指关节、肘关节、膝盖的皮肤皱褶处。

患有艾迪生病的患者通常会出现低血压（见 248 页）。如果你患有严重的疾病或有持续的损伤，那么你体内的皮质类固醇水平就不能满足机体的需求，这可能会导致一种称为艾迪生病危象的情况。在发生艾迪生病危象时，过多的盐和水的丢失导致脱水、极度虚弱、腹痛、呕吐和意识模糊。如果不进行治疗，艾迪生病危象可能会导致昏迷（见 323 页），甚至死亡。

如何诊断？

如果你突然停止服用皮质类固醇药物，根据症状，医生很容易就能诊断艾迪生病。否则，如果医生怀疑你患有艾迪生病，会为你安排血液检查来检测钠和钾的水平。进一步的检查，包括血液检查来检测皮质类固醇激素水平，或评估你对注射一些物质所作出的反应，这些物质在正常情况下是能够刺激肾上腺功能的。

如何治疗？

如果可能的话，应该对引起艾迪生病的基础疾病进行治疗。此外，患有艾迪生病的患者通常需要长期口服皮质类固醇药物（见 600 页）来治疗。

在生病或有应激情况时，都应该增加皮质激素类药物的剂量。如果你在长期服用皮质激素类药物时出现了感染，你应加大这些药物的剂量，并咨询医生。如果你出现了呕吐或无法口服药物时，你需要注射皮质类固醇激素。在发生艾迪生病危象时，需紧急注射皮质类固醇，并静脉输入盐水和葡萄糖。如果你长期服用皮质类固醇药物，你应该随身携带一张标记这些信息的卡片。

代谢病

在体内发生的生物化学反应统称为代谢。这些反应在很大程度上是受激素调控的，一种特定激素产生的过多或过少，都可以对人体内部的生物化学反应产生广泛的影响。一些调节代谢的主要器官，如肝脏和肾脏的疾病，也会引起代谢病。

一组重要的代谢病是由于代谢通路发生故障或被阻断引起的，这会导致通常应该从体内排出的化学物质在体内聚集。这些化学物质的不断聚集，会对大脑或肝脏等器官造成损害。许多这类疾病，如血色病是由于遗传缺陷造成的，其中一些往往有家族聚集倾向。如果你的近亲中，有人患有这类疾病中的一种，那么你自己患代谢病的危险就会增加（见150页“**遗传性疾病**”）。

绝大多数代谢病可以通过检测血液或尿液中特定的化学物质或激素水平作出诊断。如果早期发现了疾病，有时可以通过改变饮食或替代缺失的激素，或应用其他化学物质来治疗。治疗开始得越早，疾病的预后就越好，疾病对机体造成的永久性伤害也就越少。

本节首先介绍最常见的代谢病——糖尿病。接下来探讨低血糖，低血糖有时与糖尿病的治疗有关。最后探讨的是一些特殊物质在体内异常聚集所致的疾病，包括淀粉样变性。

一些代谢病也是某些特定内分泌腺体的疾病引起的，这些疾病在本章的其他节中介绍（见430～431页“**脑垂体疾病**”；见432～435页“**甲状腺和甲状旁腺疾病**”；见435～436页“**肾上腺疾病**”）。

糖尿病

一种由于机体的胰岛素数量不够，或机体对胰岛素的敏感性丧失，导致机体无法利用葡萄糖的疾病

有时有家族聚集现象

年龄、性别和生活方式是与本病类型相关的危险因素

在英国，糖尿病是最常见的慢性疾病之一，每100人中大约有4人患糖尿病。糖尿病是因为胰腺分泌的胰岛素数量不足，或机体细胞对胰岛素的作用产生抵抗造成的。

通常情况下胰岛素是由胰腺产生的，胰岛素使体细胞能够从血液中吸收利用葡萄糖（机体主要的能源物质）。在糖尿病患者中，细胞必须利用其他能量来源，从而导致有毒代谢物质在体内积聚。不能被使用的葡萄糖积聚在血液和尿液中，引起症状，如多尿和口渴。

治疗的目的是控制血糖水平。在所有糖尿病患者中，约15%的患者（1型糖尿病）在确诊后需要自我注射胰岛素治疗。其余的糖尿病患者（2型糖尿病等）需要精心的饮食管理，通常需要口服药物，有时需要使用胰岛素。这些治疗措施可以使大部分患者恢复正常的生活。然而，很多患者，尤其是那些血糖和血压控制不太好的患者，最终会发生糖尿病的并发症。糖尿病的并发症包括眼部病变、肾脏病变、心血管疾病和神经系统疾病。糖尿病也削弱了机体免疫系统的功能，因此增加了糖尿病患者发生感染的危险，如膀胱炎（见453页）。糖尿病通常为终身性的，目前还没有治愈的办法。

有哪些类型？

糖尿病有两种主要类型：1型糖尿病和2型糖尿病。

1型糖尿病　当胰腺分泌的胰岛素太少或根本不分泌胰岛素时就容易发生1型糖尿病。通常在儿童时代或青春期突然发生。虽然控制膳食是重要的措施，但必须注射胰岛素进行治疗。在英国大约有37万人患这种类型的糖尿病。

2型糖尿病　2型糖尿病是目前为止最常见的糖尿病类型，在英国大约有200万人患有这种类型的糖尿病。2型糖尿病患者，虽然他们的胰腺仍然继续分泌胰岛素，但机体细胞对胰岛素的作用产生了抵抗。患有2型糖尿病的患者通常在40岁以上，但随着糖尿病患者日趋年轻化，现在甚至有些儿童也会患2型糖尿病。2型糖尿病病情进展缓慢，通常发病数年都没有引起注意。在发病初期，饮食措施可以控制病情，但随着疾病的发展，则需要口服药物，有时还需要注射胰岛素。

有时在妊娠期间可以发生糖尿病（见509页“**妊娠糖尿病**”），这种情况称为妊娠糖尿病，可能需要使用胰岛素治疗，以维持母亲和婴儿的身体健康。妊娠糖尿病通常在分娩后会消失；但患有妊娠糖尿病的女性将来患2型糖尿病的危险增加。

由哪些原因引起？

1型糖尿病通常是由于机体的免疫反应异常引起的，机体的免疫系统破坏了胰腺的胰岛素分泌细胞（朗格汉斯岛的β细胞，通常简称为胰岛细胞）。引起这种异常免疫反应的原因尚不清楚，但可能是由病毒感染诱发的。有些患者在患胰腺炎后会发生分泌胰岛素的胰腺组织破坏（见413页“**急性胰腺炎**”）。

遗传在发病中也可能起一定的作用，但是遗传的模式很复杂。1型糖尿病患者的孩子，患同一种类型糖尿病的危险要大得多，但大多数1型糖尿病患儿的父母并没有糖尿病。

我们对于引起2型糖尿病的病因了解更少，但遗传和肥胖是重要的病因。大约1/3的糖尿病患者的亲属患有相同类型的糖尿病。2型糖尿病是发达国家的重大健康问题，在一些发展中国家，也正在成为严重的健康问题。随着食物的摄入增加，越来越多的人，身体超重，因此2型糖尿病患病率也在增加。

对糖尿病易感的人群，使用皮质激素类药物（见600页）或机体分泌的皮质激素水平高（见435页“**库欣综合征**”）可以触发糖尿病，因为这类激素具有拮抗胰岛素的作用。

有哪些症状？

虽然两种类型的糖尿病的症状是相似的，但1型糖尿病进展更迅速而且病情会更严重。2型糖尿病的症状可能不是很明显，可能一直没有引起注意，在常规体检时才被发现。两种类型糖尿病的主要症状包括：

- 尿量异常增加。
- 口渴、多饮。
- 夜尿增多导致睡眠不足。
- 体力不足。
- 视物模糊。

1型糖尿病也会引起体重下降。一些患者的首发症状是酮症酸中毒，酮症酸中毒是由于一种被称为酮体的有毒化学物质，在血液中聚积引起的。当胰岛素不足，机体组织不能从血液中吸收利用葡萄糖，而必须利用脂肪来提供能量时，就会产生这些化学物质。如果正在使用胰岛素治疗的1型糖尿病患者数次漏用了胰岛素或者出现了其他疾病（任何形式的疾病都会增加身体对胰岛素的需求），也可以诱发酮症酸中毒。酮症酸中毒症状可能有：

- 恶心和呕吐，有时会有腹痛。
- 深重的呼吸。
- 呼吸有丙酮的气味（像指甲卸妆油或烂苹果的味道）。
- 意识模糊。

出现这些症状是一种医学急症，需要急救，因为如果不进行紧急治疗可能会导致严重的脱水和昏迷(见323页)。酮症酸中毒的紧急治疗包括静脉输液，纠正脱水和恢复血液的化学平衡，以及注射胰岛素，使人体细胞能从血液中吸收利用葡萄糖。

有哪些并发症？

糖尿病会引起急性并发症，通常很容易控制。但糖尿病引起的慢性并发症很难治疗，而且会导致患者过早死亡。

急性并发症　控制不佳或没有进行治疗的1型糖尿病可能会引起酮症酸中毒，其症状已在上文中描述。

两种类型的糖尿病患者，使用胰岛素治疗的一个常见并发症是低血糖（见440页）。低血糖是指血糖水平低于正常水平。低血糖通常是由于食物的摄入量和胰岛素使用剂量不平衡导致的。低血糖更常见于1型糖尿病患者，但也可能会发生在使用磺脲类药物或注射胰岛素的2型糖尿病患者（见601页“**治疗糖尿病的药物**”）。如果不及时治疗，低血糖会导致昏迷和抽搐。

慢性并发症　一些慢性并发症可能会严重威胁到糖尿病患者的健康，最终，即使是血糖控制较好的糖尿病患者也会出现这些并发症。严格控制血糖和血压可以降低发生并发症的危险，早期发现这些并发症有助于更好地控制病情。出于这些原因，所有有糖尿病并发症的患者，每年至少就诊两次（见438页“**应对糖尿病**”）。2型糖尿病通常是在发病多年后才被确诊，因此患者在诊断的时候可能就已经出现了并发症。

糖尿病患者患心血管疾病的危险是增加的（见260页“**糖尿病血管病变**”）。动脉粥样硬化（见241页）会损坏大的血管，是引起冠状动脉疾病（见243页）和脑卒中（见329页）

自助措施

应对糖尿病

患有糖尿病的人可以过正常的生活，他们可以继续锻炼，并享受绝大多数食物。但是，保持健康的饮食习惯和保持身体的健康状态是非常重要的，如果必要的话，应该减轻体重。随着时间的推移，健康的生活方式有助于将发生并发症的危险降到最低，这些并发症包括心脏疾病、循环系统疾病和肾功能衰竭。

健康的饮食

对于一些糖尿病患者来说，健康的饮食和减轻体重就足以使血糖维持在正常水平。糖尿病患者的饮食中应该富含复合碳水化合物，如米饭、面食和粗粮，还应该降低脂肪含量，特别是动物脂肪。

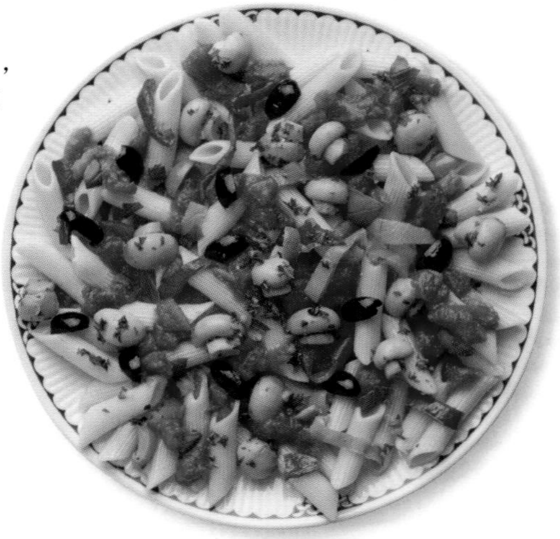

复合碳水化合物
米饭、面食、粗粮，及其他复合碳水化合物是健康饮食的基础。

饮酒与吸烟

适量的酒精对大多数人来说是安全的，但过多饮酒可能会降低血糖水平。此外，酒精含的热量高，因此会导致体重增加。吸烟是非常有害的，因为吸烟会大大增加发生慢性并发症的危险，如心脏疾病和脑卒中等。

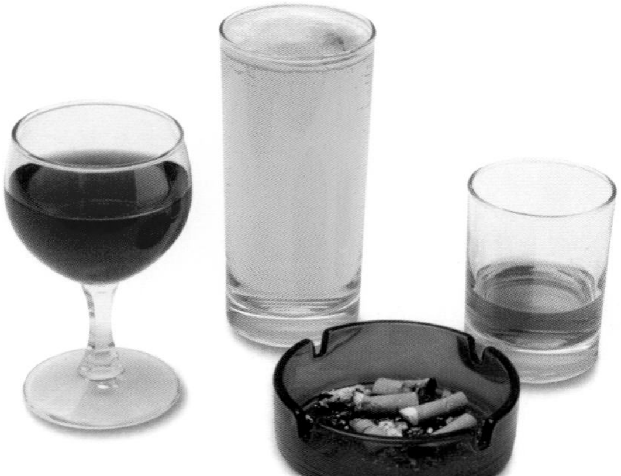

香烟与酒精
如果你有糖尿病，那么你应该戒烟。你可以继续饮酒，但必须确保饮酒量是中等的。

对脚的特殊护理

糖尿病会增加发生足部皮肤感染和溃疡的危险。你可以通过穿舒适的鞋，定期到足科专科医生那里检查，不赤脚走路和剪短脚趾甲，减少发生这些并发症的危险。你应该每天检查并清洁你的脚，如果足部出现了溃疡就应该及时就医。

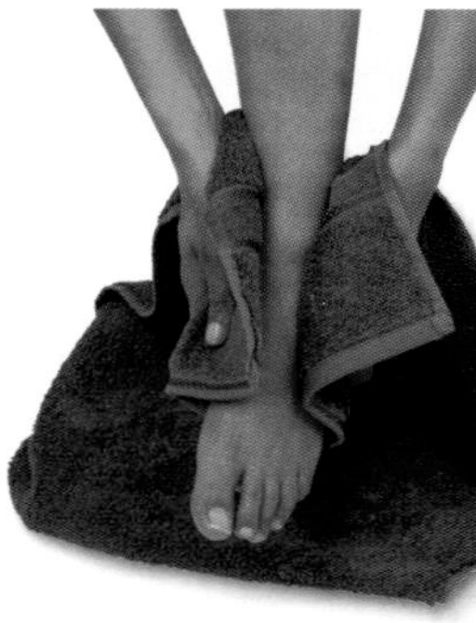

足部护理
仔细洗净并擦干你的脚。如果皮肤干燥，应该每天使用润肤剂。

锻炼和运动

规律的运动会使你感觉更健康，能降低你发生心脏病、脑卒中和高血压的危险，还能帮助你减轻体重。如果你患有1型糖尿病，你可能需要监测运动前、运动期间和运动后的血糖水平，以确定运动量对胰岛素和进食量产生的影响。

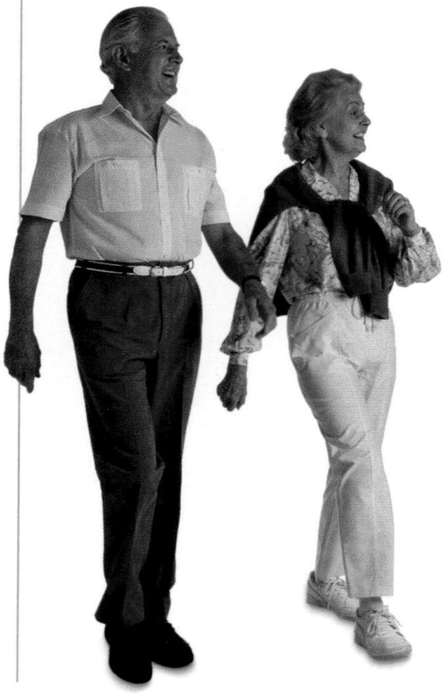

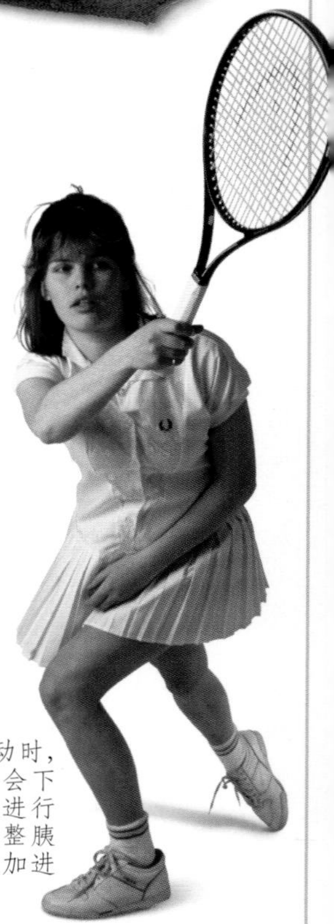

剧烈的运动
在进行剧烈运动时，血糖水平通常会下降。你需要在进行剧烈运动前调整胰岛素剂量或增加进食量。

适度的运动
规律的适度运动，可以降低发生冠状动脉疾病的机会，而且还有助于控制糖尿病。

体检

当你刚刚被确诊为糖尿病的时候，你需要进行全面的体检，包括检测血糖、血胆固醇水平和测量血压、身高和体重，还需要检查眼睛和足部，以及对血液和尿液进行检查，以此来了解肾脏、甲状腺和肝脏功能的情况。之后的每一年，你都需要重复一次这些检查，来评估你的血糖控制情况，同时寻找并发症的征象。

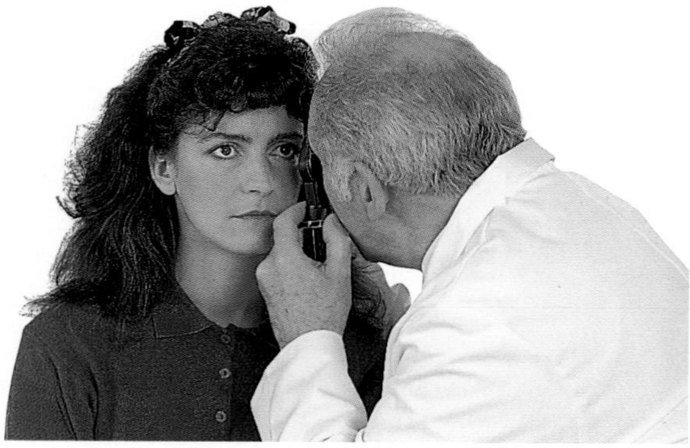

眼科检查
检查视网膜（眼后部的感光膜）可以发现由糖尿病引起的视网膜病变。

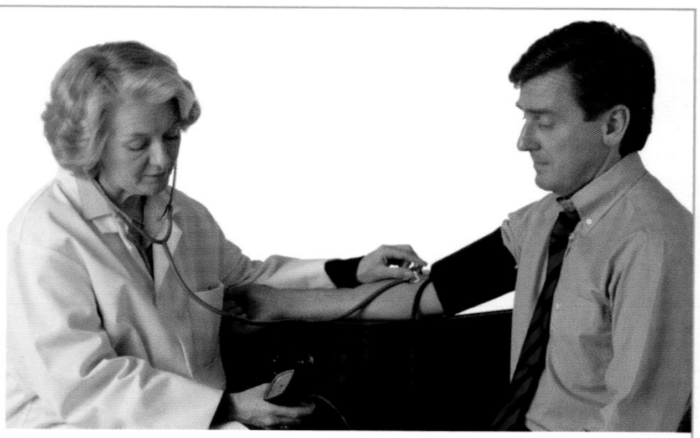

测量血压
糖尿病患者患高血压的危险增加，因此定期监测血压非常重要。

▶ 自助措施

注射胰岛素

如果你需要定期注射胰岛素，应该学习如何自己注射胰岛素。你可以使用一个带针头的注射器，但许多人更喜欢用胰岛素笔，因为胰岛素笔使用起来更方便且更容易分辨。胰岛素可以注入任何有脂肪组织的部位，如上臂、腹部或大腿。将针头迅速刺入捏起的皮肤，然后慢慢地注入胰岛素。每次都应尽量在不相同的部位进行注射。

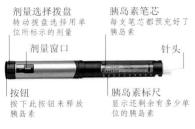

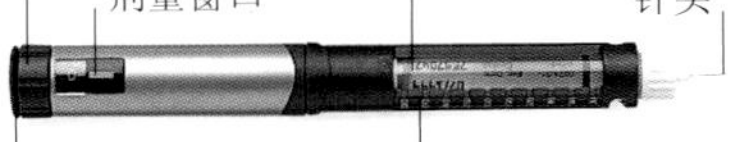

剂量选择拨盘
转动拨盘选择用单位所标示的剂量

按下此按钮来释放胰岛素
胰岛素标尺
显示还剩余有多少单位的胰岛素

胰岛素笔
这种可以携带和注射胰岛素的装置，含有胰岛素笔芯和可让你设定所需剂量的刻度。笔的另一端有一次性针头。

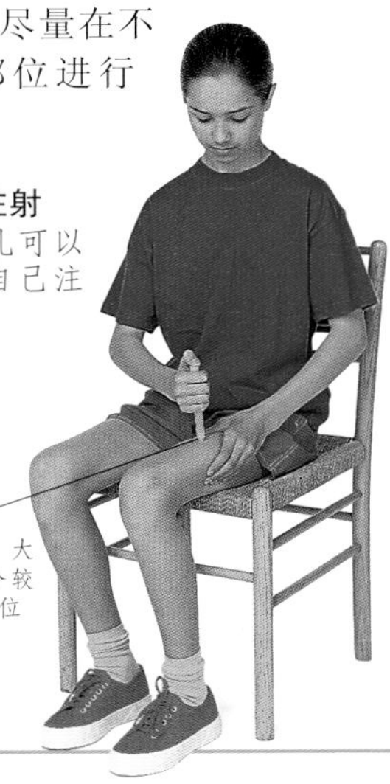

注射部位
对儿童而言，大腿通常是一个较容易的注射部位

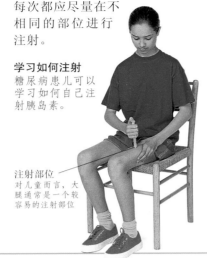

学习如何注射
糖尿病患儿可以学习如何自己注射胰岛素。

▶ 检查

监测你的血糖

你可以使用数字血糖仪来监测你的血糖水平。不同类型的血糖仪使用方法各不相同，所以你应该按照说明书来操作。但是，大多数的血糖仪在使用时，是将一滴血滴到试纸上，这种试纸含有能与血糖发生反应的化学物质。你应该至少每天监测一次血糖，或按照医生或护士的建议来监测，这样你可以检测你的治疗效果，以确保治疗是有效的。必要时，需要依据血糖检测结果来修改治疗方案。

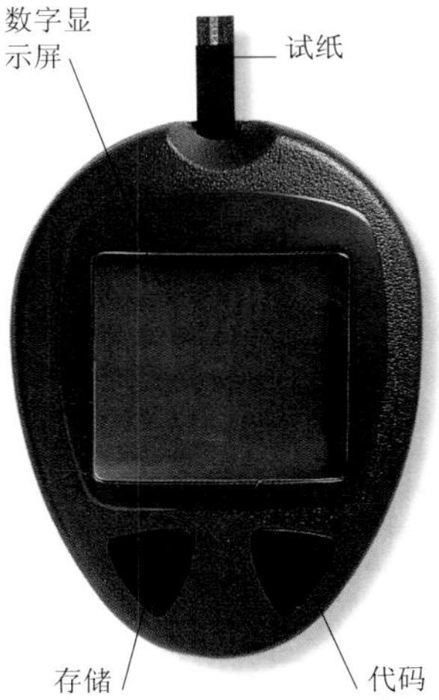

存储按钮

典型的血糖仪
血糖仪种类很多，有各自不同的功能和使用方法。大多数血糖仪有显示血糖值的数字显示屏，存储检测结果的内存。许多血糖仪还有用来校准血糖仪的代码按钮。

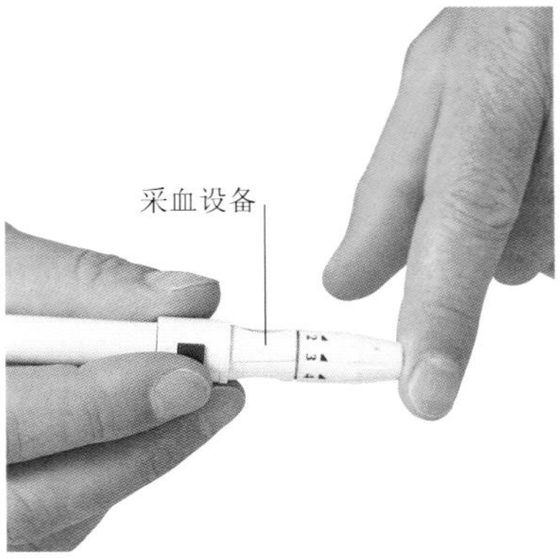

1 如果有必要，在测血糖之前检测或校准血糖仪。洗净并擦干你的双手，然后使用一个装有弹簧的采血设备，在手指的一侧采血。

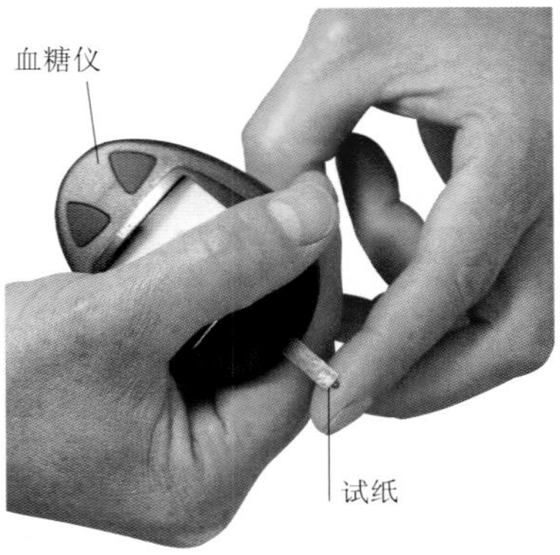

2 将血液滴在试纸的末端，血糖仪会对血液进行分析，并快速读取血糖的检测结果（通常5～45秒）。

的重要原因。糖尿病患者中高胆固醇血症更常见，高胆固醇血症可以加速动脉粥样硬化的发展（见 440 页“**高胆固醇血症**”）。糖尿病还与另一种心血管疾病——高血压（见 242 页）相关。

其他慢性并发症是由于全身的小血管受到损坏导致的。眼底感光的视网膜的血管病变，称为糖尿病视网膜病变（见 361 页）。糖尿病也会增加患白内障（见 357 页）的风险。糖尿病患者应该每年检查眼睛。

如果糖尿病累及供应神经的血管，会导致神经损伤（见 336 页“**糖尿病性周围神经疾病**”）。患者会感到逐渐丧失感觉或出现刺痛感，通常从手或足开始，有时这种感觉会逐渐向上延伸至四肢。还可能出现站立时头晕，男性患者还可以出现勃起功能障碍（见 494 页）。感觉丧失加上血液循环差，导致腿更容易发生溃疡（见 203 页“**腿部溃疡**”）和坏疽（见 262 页）。

肾脏小血管的损害（见 450 页“**糖尿病肾病**”）可能会导致慢性肾功能衰竭（见 451 页）或终末期肾功能衰竭（见 452 页），需要终身透析（见 451 页）或肾移植（见 452 页）。

如何诊断？

医生首先会让你提供尿液样本来检测尿中是否有葡萄糖。如果血液检查发现葡萄糖水平升高就可以确诊糖尿病。如果血糖在边缘水平，你需要空腹进行另一系列的血液检查，这种检查称为糖耐量试验。你还需要进行糖化血红蛋白水平检查，糖化血红蛋白是红细胞内血红蛋白与血糖结合的产物，当血糖水平升高时，糖化血红蛋白的浓度会升高。

如何治疗？

对于任何一位糖尿病患者来说，治疗的目标都是使血糖水平维持在正常范围内并不出现明显的波动，最主要的治疗是控制饮食和规律运动，这可以显著减少并发症的发生。除了饮食和运动外，治疗还包括注射胰岛素或服用能够降低血糖的药物。治疗通常是终身的，你应该担负起调整自己的饮食和药物的责任。

1 型糖尿病 这种类型的糖尿病通常需要注射胰岛素治疗，单纯的口服药物治疗是无效的。胰岛素有多种不同的形式，包括短效、长效和两种胰岛素的混合制剂（见 601 页“**治疗糖尿病的药物**”）。治疗方案因人而异，包括注射胰岛素和口服药物。医生或护士会询问你的需求，并教你如何自己注射胰岛素（见本页）。你也应该按照下文所述来控制饮食和监测血糖。如果糖尿病很难控制，你可能需要使用胰岛素泵，通过插入皮肤的导管注入胰岛素。

治愈 1 型糖尿病的唯一方法是进行胰腺移植，或移植分泌胰岛素的胰岛细胞，但这种手术不是常规进行的，因为不仅身体会排斥移植的组织，而且移植后还需要终身使用免疫抑制剂治疗（见 585 页）。在一些情况下，糖尿病患者可在进行肾移植的同时进行胰腺移植。

2 型糖尿病 许多患有 2 型糖尿病的患者，通过规律的锻炼和健康的饮食，保持理想体重，从而达到控制血糖的目的。

你应该遵循健康饮食的准则（见 16 ～ 20 页“**饮食与健康**”），必要时遵循营养师的建议。你应该尽量保持低的脂肪摄入量，从复合碳水化合物（如面包和米饭）中获取能量，减少血糖水平的波动。你的饮食应该含有固定的卡路里。蛋白质、碳水化合物和脂肪的比例必须基本稳定，以保证摄入的食物量和药物之间的平衡。

医生还会建议你定期监测血糖水平（见本页“**监测你的血糖**”）。如果血糖水平高于或低于推荐水平，你可能需要在医生的帮助下改变饮食，调整胰岛素或药物的剂量。如果你出现了其他疾病，如流感，有效的血糖监测就显得尤为重要，因为即使你不进食，生病也会引起血糖升高。在进行剧烈运动和计划吃一顿比平时丰盛的饭时，监测血糖也很重要。

当控制膳食已不能有效地控制血糖时，医生会为你开一种或多种药物（见 601 页“**治疗糖尿病的药物**”）进行治疗。开始时，你可以使用口服药物，如二甲双胍，这种药对于身体超重的糖尿病患者非常有效。其他用于控制血糖的口服药物还包括能刺激胰腺增加胰岛素分泌的药物，如磺脲类药物和瑞格列奈等。还可以联合使用这些药物。如果口服药物治疗无效，你需要注射胰岛素。

将血胆固醇和血压维持在正常水平或略低于正常水平非常重要，因此医生会为你开他汀类药物（见 603 页“**降脂药物**”）和降压药物（见 580 页），以维持正常的血压和血胆固醇水平。

预后如何？

每支笔芯都预充好了胰岛素
剂量窗口

糖尿病不能治愈，但血糖监测技术的

进步加上健康的生活方式，使控制血糖变得更容易。血糖监测结合血压和血胆固醇监测很重要，因为控制好这些指标，会使糖尿病患者拥有相对正常的生活。糖尿病患儿应该尽快学会应对糖尿病，这样他们可以参加体育活动，并能参与所有的社交活动。

低血糖

血液中葡萄糖水平过低，机体细胞缺乏葡萄糖

年龄、性别、遗传和生活方式是与本病病因相关的危险因素

在发生低血糖时，机体细胞因缺乏主要的能量来源——葡萄糖，引起出汗、恶心和饥饿感等症状。这种情况通常是暂时的，最常见的是使用胰岛素治疗 1 型糖尿病（见 437 页）的副作用。2 型糖尿病发生低血糖者较少见，没有糖尿病的人罕见。由低血糖伴发的头晕或恶心，通常是由于其他疾病、劳累或压力（见 31 页）引起的。

由哪些原因引起？

1 型糖尿病患者的低血糖，通常是由于与食物摄入量相比，胰岛素剂量过多导致的血糖水平过低。胰岛素的剂量必须与食物摄入量及体力活动量相平衡，食物的摄取会升高血糖，而体力活动可以降低血糖。如果这个平衡被打破，血糖水平会就下降，从而引发低血糖。

2 型糖尿病合并肾功能不全的患者，由于血液中降糖药物逐渐聚积会引起低血糖（见 601 页“治疗糖尿病的药物”）

没有糖尿病的人发生低血糖者罕见，通常是由于严重的疾病，如肝脏疾病、肾上腺功能不全或少见的分泌胰岛素的胰腺肿瘤引起的。对于婴儿，特别是新生儿，因为肝脏没有储存足够的葡萄糖，因此可能会出现低血糖。

有哪些症状？

当血糖水平降低时，低血糖的警示症状可能会迅速出现，包括：

- 出汗、恶心、饥饿感和焦虑。
- 快速、有力的心跳。

如果血糖持续下降，可能出现更多的症状，包括：

- 意识模糊。
- 言语不清和类似醉态的动作不稳。
- 抽搐（尤其是儿童）。

低血糖可能会导致意识丧失。如果不及时治疗，会造成永久性的脑损伤或死亡。

如何治疗？

如果你患有糖尿病，并且出现了上述症状，应立即进食或喝含糖的饮料。随身携带糖果或饼干，并且携带有糖尿病提示信息的标签，以告知别人你患有糖尿病。如果你发生了低血糖并出现了意识丧失，需要立即注射胰高血糖素，这是一种可以通过升高血糖水平来恢复意识的激素。如果治疗无效或没有胰高糖素，你需要紧急静脉注射葡萄糖。

高胆固醇血症

血液中胆固醇水平升高，会增加患心血管疾病的危险

随着年龄的增长越来越常见

男性更常见

有时有家族聚集现象

饮食中饱和脂肪含量高、肥胖和缺乏运动是发病的危险因素

在英国，据估计有大约 2/3 的成人患高胆固醇血症。胆固醇水平升高，会增加发生因动脉粥样硬化（见 241 页）所致的冠状动脉疾病（见 243 页）和脑卒中（见 329 页）的危险。

胆固醇是一种脂肪类物质。胆固醇用于合成细胞膜、生成胆汁酸和重要的类固醇激素。肝脏产生人体的大部分胆固醇，但有些胆固醇是来自食物的，如蛋、肉和贝类。饮食（见 16 页“饮食与健康”）和其他生活方式等因素会影响胆固醇水平。

血液中的胆固醇是以脂蛋白颗粒的形式存在的，这种颗粒被称为脂蛋白。有两种主要类型的脂蛋白：低密度脂蛋白（LDLs）和高密度脂蛋白（HDLs）。低密度脂蛋白携带的胆固醇比高密度脂蛋白多，并储存于全身的组织中。低密度脂蛋白水平升高会增加发生动脉疾病的危险。过量的低密度脂蛋白会沉积在动脉壁上。随着这种脂肪堆积的增加，会限制血液流动，并形成能够阻塞血管的斑块。高密度脂蛋白从组织和动脉粥样硬化斑块中吸附胆固醇分子，并将它们运送到肝脏进行分解。因此高水平的高密度脂蛋白对动脉起保护作用。

由哪些原因引起？

胆固醇水平是由遗传和生活方式等因素共同决定的。胆固醇水平高与饮食中脂肪含量高，尤其是饱和脂肪含量高、身体超重和缺乏锻炼有关。虽然高胆固醇血症常常有家族聚集倾向，但有些人会有特殊的遗传性高脂血症（见本页），这会导致血液中胆固醇的水平极高。高胆固醇血症在导致另一种疾病发生之前，如冠状动脉疾病，通常不引起任何症状。

如何诊断？

建议有高胆固醇、心脏病或脑卒中家族史的人，从年轻的时候就开始定期检测血胆固醇水平。对 40 岁以上的人群，也应该把检查血胆固醇水平作为普通健康体检的一部分。高胆固醇血症通常是在常规体检中首次被诊断的。中年人最佳的总胆固醇水平是 5mmol/L 以下。如果总胆固醇水平超过 5mmol/L，医生可能会为你做进一步的血液检查，检测你的低密度脂蛋白和高密度脂蛋白水平。

如何治疗？

高胆固醇血症是否需要治疗，取决于你的血胆固醇水平有多高，以及你是否有发生冠状动脉疾病的其他危险因素，如高血压（见 242 页）或吸烟。如果你有心脏疾病或有发生动脉粥样硬化的危险因素，即使你的胆固醇水平在正常范围内，也需要给予降脂治疗。如果发现你的胆固醇水平过高，医生会建议你首先改变饮食和运动习惯来降低血胆固醇。如果这些措施未能有效降低血胆固醇水平，医生就会为你开一些药物（见 603 页“降脂药物”），这些药物可能需要终身服用。

遗传性高脂血症

一种血液中胆固醇和/或甘油三酯水平异常升高的遗传性疾病

出生时就存在，但通常在年轻时才有明显的表现

继承来自父母双方或一方的异常基因所致

饮食中脂肪含量高和缺乏运动会导致病情加重

性别对本病的影响不明显

很多人血液中的胆固醇水平高（见本页“高胆固醇血症”）。在这些患者中，有些患者的高水平的胆固醇和甘油三酯是由遗传性疾病高脂血症引起的。这种疾病会导致血液中的脂蛋白（脂质蛋白颗粒）水平升高，而且症状比其他高胆固醇血症出现得更早。高血脂（尤其是胆固醇）会增加发生动脉粥样硬化（见 241 页）并发症的风险，如冠状动脉疾病（见 243 页）。

遗传性高脂血症有几种类型。最常见的遗传性高脂血症类型累及大约 1/500 的欧洲裔。这些人会遗传一个异常基因的拷贝，他们的血胆固醇水平较正常人高 2 ～ 3 倍。人们从父母双方遗传到这种异常基因的概率是一百万分之一。如果遗传到两个异常基因拷贝，那么血胆固醇水平就会较正常高 6 ～ 8 倍。受累的患者发生心肌梗死（见 245 页）的可能性非常大，甚至在童年就会发生心肌梗死。

有哪些症状？

由遗传性高脂血症导致的胆固醇水平极高的患者可能出现以下症状，这些症状会在数年内逐渐出现，包括：

- 手背的皮肤出现黄色的肿块（黄色瘤）。
- 踝关节和腕关节周围的肌腱肿胀。
- 眼睑皮肤出现黄色肿块（黄色瘤）。
- 虹膜（眼睛有颜色的部分）周围出现白环。

甘油三酯水平升高通常不引起任何症状，但会增加发生急性胰腺炎（见 413 页）的危险。患有这些疾病的男性在 20 ～ 30 岁的时候就会出现冠状动脉疾病的症状，如胸痛（见 244 页“心绞痛”）。女性在绝经前，雌激素通常会对冠状动脉疾病起保护作用。

应该如何处理？

遗传性高脂血症无法治愈，但可以采用运动、低胆固醇和低饱和脂肪酸的饮食，以及降脂药物（见 603 页）来治疗。患者预后的差异较大，但早期进行降脂治疗可以大大降低发生心肌梗死的危险。患者的亲属应进行这种疾病的筛查。

血色病

铁在体内过度聚集导致的疾病

年龄、性别、遗传和生活方式是与本病病因相关的危险因素

血色病患者体内的铁水平过高。多余的铁逐渐在一些器官内聚集，如心脏和肝脏，最终导致器官损害。男性比女性更容易出现症状，因为女性在月经期会丢失体内的铁。

由哪些原因引起？

血色病可能是由于基因异常（原发性或遗传性血色病）引起的，也可以由其他疾病或其他因素（继发性血色病）导致的。

数个基因异常可能会引起原发性血色病，但90%的血色病都是由已知的血色病基因异常引起的。这种基因是以常染色体隐性遗传的方式来遗传的，也就是说一个人必须从父母双方都遗传到一个片段的基因才能患病（见151页“基因异常性疾病”）。如果只遗传了一个片段的基因，他只是一个携带者，不会出现症状。

很多潜在的原因会导致继发性血色病，这些原因包括大量输血，这可能会在治疗其他一些疾病时发生，如地中海贫血（见273页）或镰状细胞病（见272页）；食用过多的铁（通常是由于服用铁剂，或大量饮用了在铁罐里酿造的啤酒）或注射铁剂；慢性肝病和长期进行透析治疗的患者。

有哪些症状？

血色病的症状是逐渐出现的，且通常较轻微。原发性血色病的症状通常在40岁以后才出现。任何年龄的成年人都可以表现出继发性血色病的症状。最初的症状可能有：

- 乏力和精神不振。
- 腹部疼痛。
- 男性出现睾丸萎缩和勃起功能障碍。
- 女性出现月经次数减少或闭经。
- 关节疼痛和僵硬，尤其是手关节。
- 皮肤呈古铜色。

随着血色病的发展，器官损害可能会导致慢性心力衰竭（见247页）、糖尿病（见437页）和肝硬化（见410页）。

应该如何处理？

通过检测到血液中铁的水平升高，就可以诊断血色病。可以进行CT扫描（见132页）或超声扫描（见135页）来检查是否出现了肝脏损害。也可以做肝活检（见410页）来检查肝脏中是否有铁的聚集。患者的亲属需要咨询医生，是否需要进行这种疾病的筛查。

治疗通过每星期放掉500毫升血，来达到从体内清除过多的铁的目的。在少数情况下，引起血色病的病因很容易纠正，因此不需要做进一步治疗。例如，如果引起血色病的原因是膳食中的铁过多，那么限制铁的摄入量就可以了。即便如此，通常还是需要定期做放血治疗，但频率会低于每周一次。患有血色病的患者也可以通过服用一种能与体内铁结合，并能将铁排出体外的药物来治疗。

避免饮酒以及摄入含铁丰富的食物和铁剂是非常重要的。减少维生素C的摄入量也会有帮助，因为维生素C会增加铁在肠道内的吸收。

预后如何？

早期治疗，血色病是不会影响患者的预期寿命的。但是，如果已经出现了脏器损害，那么患者的寿命可能会缩短，在严重情况下，甚至需要进行器官移植。

淀粉样变性

由于异常蛋白质在内脏器官聚集引起的一组疾病

- 老年人更常见
- 男性更常见
- 在某些情况下，本病可以遗传
- 生活方式对本病的影响不明显

淀粉样变性是一类罕见疾病，当被称为淀粉样蛋白的异常蛋白质在器官内聚积，并扰乱器官的功能时，就称为淀粉样变性，有多种形式的淀粉样变性，每一种分别由不同类型的淀粉样蛋白引起。淀粉样变性主要发生在老年人，男性多于女性。淀粉样变性可以由异常基因引起，也可以没有明显原因，这种情况称为原发淀粉样变性。更常见的是由其他疾病引起的并发症，因此被称为继发性淀粉样变性。能引起淀粉样变性的疾病包括类风湿关节炎（见222页）、长期的感染性疾病，以及骨髓恶性肿瘤——多发性骨髓瘤（见277页）。

有哪些症状？

淀粉样变性早期通常没有任何症状。经过数月或数年，疾病的多种症状逐渐出现，这些症状取决于受累的器官和组织。出现病变的器官有肾脏、心脏、肝脏和神经，这些发生病变的器官往往增大，并且不能行使正常的功能。淀粉样变性引起的并发症包括慢性肾功能衰竭（见451页）、慢性心力衰竭（见247页）、慢性肝功能衰竭（见411页）或神经损坏（见336页“周围神经疾病”）。如果淀粉样蛋白沉积在大脑，会引起阿尔茨海默病（见331页）。

应该如何处理？

从发生病变的器官取组织样本在显微镜下检查，发现有淀粉样蛋白沉积就可以确定淀粉样变性的诊断。在继发性淀粉样变性时，治疗引起淀粉样变性的基础疾病，可能会阻止甚至逆转淀粉样变性的发展。多发性骨髓瘤引起的淀粉样变性通常进展很快，并且预后较差。治疗原发性淀粉样变性，可能使用在治疗肿瘤时更常用到的免疫抑制剂（见586页“抗癌药物”）。如果淀粉样变性已经引起了器官功能衰竭，可选择进行器官移植，如果淀粉样变性的病情没有得到控制，那么移植的器官还会发生淀粉样变性。

卟啉病

一种称为卟啉的化学物质，在身体组织中聚积导致的一类罕见疾病

- 有些类型可以遗传
- 过量饮酒是发病的危险因素
- 年龄和性别对本病的影响不明显

人体在合成血红蛋白时，会产生一种称为卟啉的化学物质。在正常情况下，卟啉会转化为血红蛋白，但是在发生卟啉病时这种转化被阻断，导致卟啉在机体内聚集。卟啉病有多种类型，多数类型是由于基因异常引起的。最常见的类型是通过常染色体显性遗传（见151页“遗传性疾病”）的方式来遗传的。一些类型的卟啉病与日光照射、肝脏疾病、过度饮酒或艾滋病（见169页“艾滋病病毒感染与艾滋病”）有关。在易感人群中，卟啉病可能是由一些药物的副作用引起的。

有哪些症状？

每种类型的卟啉病，其发病原因都是不同的。一些类型的卟啉病的症状会持续存在；而另一些类型的症状呈间歇性发作。症状可能包括：

- 暗紫色的尿液。
- 暴露于阳光的皮肤出现皮疹或水疱。
- 腹部疼痛，手臂或腿部疼痛或无力。

严重的间歇性卟啉病会引起精神症状，如谵妄。

应该如何处理？

通过检测血液、粪便或尿中的卟啉水平就可以诊断卟啉病。卟啉病是没有办法治愈的，但避免诱发因素可减少发作的频率。对于一些类型的卟啉病，静脉注射葡萄糖可能有助于防止发作或降低发作的严重程度。

泌尿系统

泌尿系统，又称泌尿道，负责过滤身体里的血液，将代谢的废物和多余的水分，以尿液的形式排出体外。泌尿系统由一对肾脏和将肾脏连接到膀胱的输尿管、膀胱以及将尿液从膀胱排出体外的尿道组成。泌尿系统在对血液进行滤过时，可以调节机体的水含量，维持体液平衡。肾脏也分泌激素，其中的一种激素可以协助调节血压。每天，人体的所有血液会流经肾脏 300 次以上，每次流量约 1700 升。

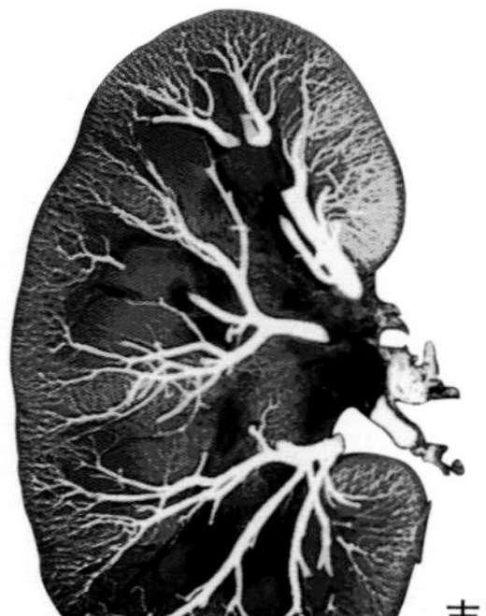

丰富的血液供应
非常多的血管向肾脏供血。

本章包括如下内容

我们日常生活中的每一个动作，从进食、呼吸到走路与奔跑，都是因为有机体细胞的化学反应才成为可能。这些反应产生的废物会聚集在血液里。为了保持健康，机体必须将这些代谢废物过滤出去，并清除出体外，这就是泌尿系统的主要功能。肾脏与从心脏直接发出的主要动脉——主动脉相连，当身体处于静息状态时，肾脏大约接收心脏泵血量的 1/4，经肾脏过滤的血液再经过人体最大的静脉——下腔静脉返回到心脏。

血液的滤过

每个肾脏含有约 100 万个肾单位，肾单位是微型的滤过单位，由称作肾小球的毛细血管簇和称为肾小管的细长管道组成。肾小球上的孔只允许血液中的一些分子通过，能否通过肾小球上的孔，取决于分子的大小和形状。例如，红细胞和蛋白由于体积过大而不能通过这些孔，因此不能进入到滤过液中，更小的分子可以通过并进入肾小管，在肾小管里有用的物质，如葡萄糖，被重新吸收入血。留在肾小管腔里的液体称为尿液，是代谢废物，诸如尿素、多余的水分和盐组成的混合物，及其他机体不需要的物质。

血液的持续过滤不仅可以清除机体的有害物质，还可以帮助调节机体内水的含量。例如当你喝的水超过了机体的需要，过多的水会通过泌尿系统排出。但是，当机体需要保持水分时，肾脏可以通过对尿液进行浓缩，来尽可能减少水分的排出。此外，如果血液过酸或过碱，肾脏可以通过改变尿液的酸度来重建正常的酸碱平衡。

激素的合成

肾脏可以合成几种激素，每种激素都具有不同的作用。这些激素的功能包括刺激红细胞的形成，以及通过调控流经动脉血管的血流来控制血压。

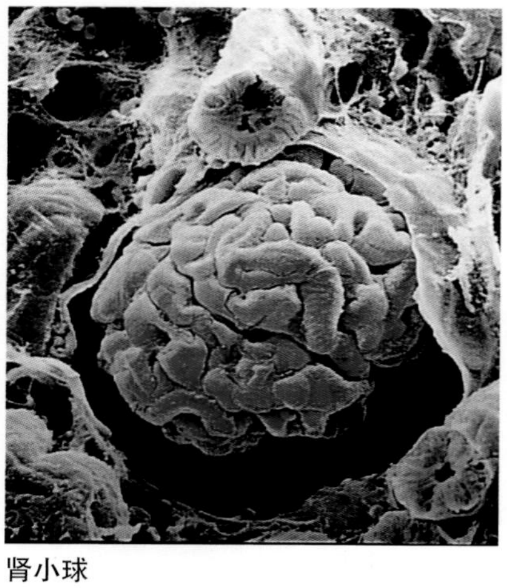

肾小球
这个毛细血管形成的“簇”就是肾小球，是肾脏滤过血液的器官。

结构

性别差异

男性和女性的下尿路有所不同，男性尿道自膀胱经前列腺，输送尿液和／或精液，开口在阴茎顶端。女性膀胱位于子宫下方，尿道输送尿液，开口于阴道的前方。无论是男性还是女性，尿液的排出都是由膀胱颈部的肌肉来控制的。

尿道的长度
男性尿道通常长约 20 厘米；女性的尿道长约 4 厘米。

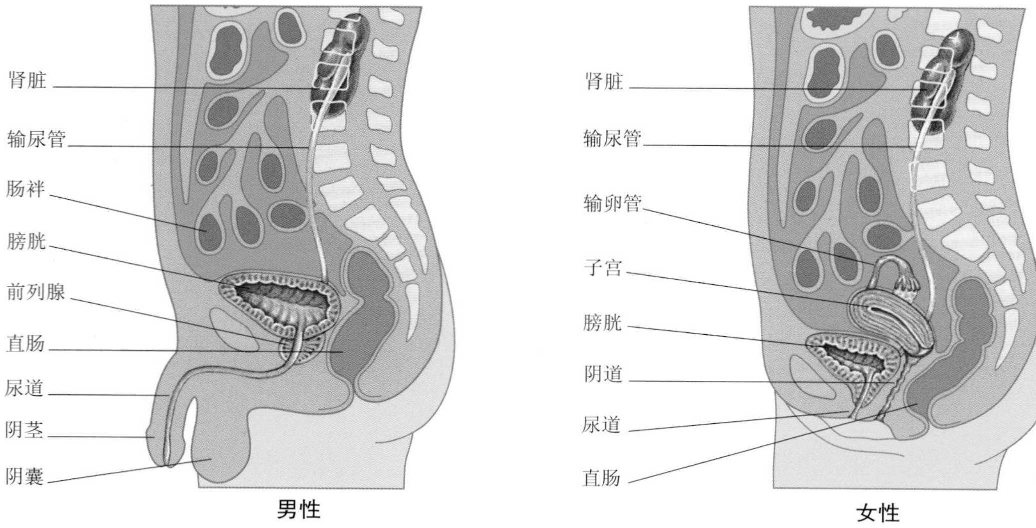

结构

泌尿系统

泌尿系统由两个肾脏、连接两肾至膀胱的输尿管、膀胱及与体外相通的尿道组成。肾脏在腹腔后方，分别位于脊柱的两旁。肾脏的外观呈红棕色，蚕豆状，约 10 ～ 12.5 厘米长，5 ～ 7.5 厘米宽。输尿管是长约 25 ～ 30 厘米的纤细肌性管道，膀胱是位于盆腔内的中空、肌性器官。膀胱底部的开口处，由肌肉包绕着，这些肌肉帮助控制尿液进入尿道。

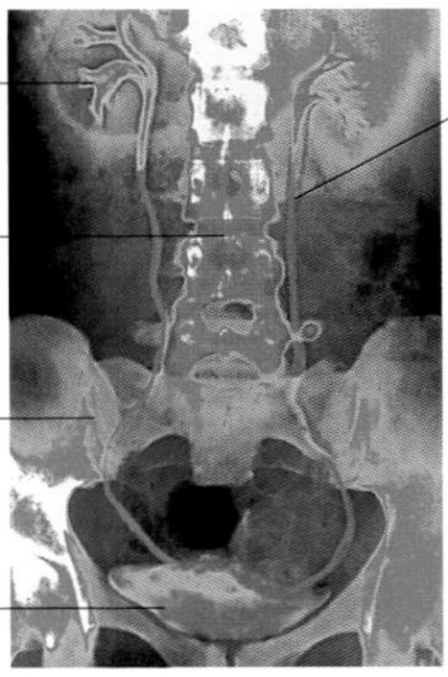

泌尿系统的 X 线影像
这是一张特殊的 X 线影像，称为静脉尿路造影术（IVU），可用于显示泌尿系统的结构。图像清晰地显示了部分肾脏，分列于脊柱的两侧的输尿管，以及膀胱。

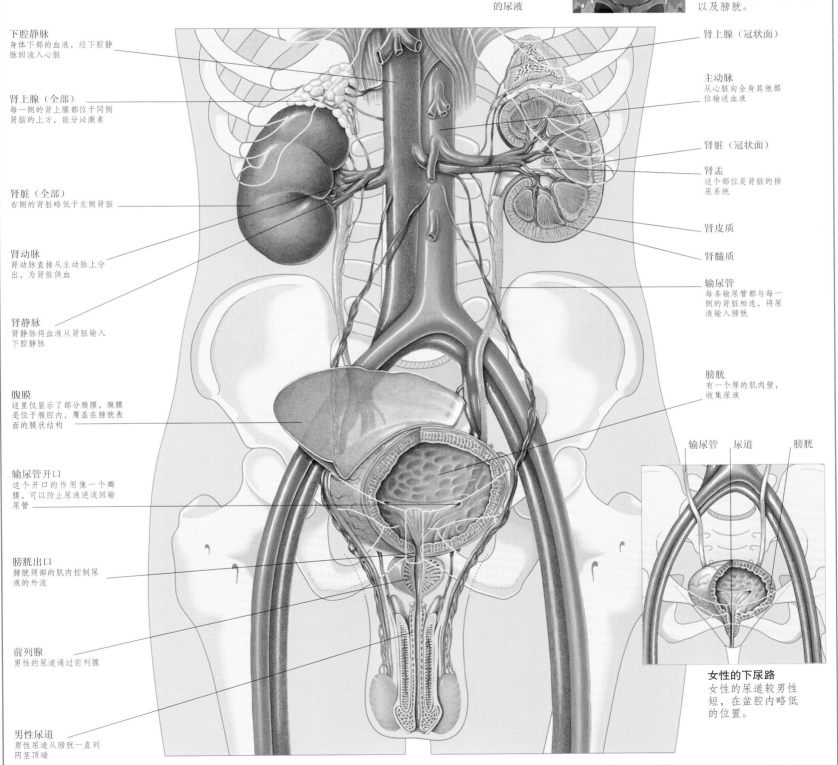

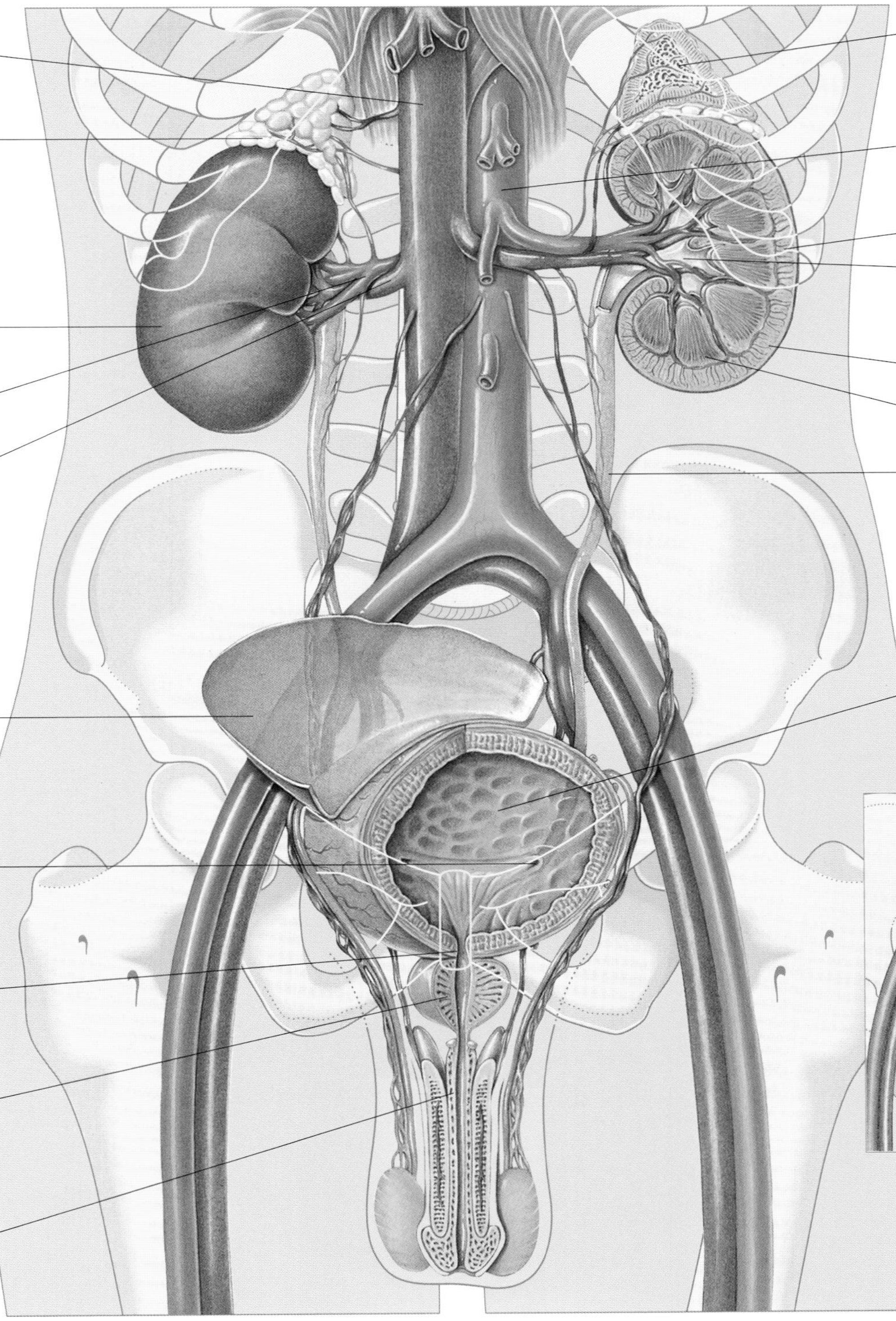

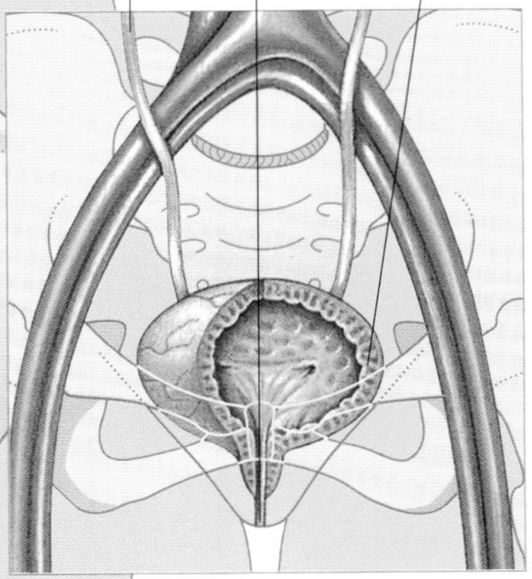

膀胱内
的尿液

下腔静脉
身体下部的血液，经下腔静脉回流入心脏
肾上腺（全部）
每一侧的肾上腺都位于同侧肾脏的上方，能分泌激素
肾脏（全部）
右侧的肾脏略低于左侧肾脏
肾动脉
肾动脉直接从主动脉上分出，为肾脏供血
肾静脉
肾静脉将血液从肾脏输入下腔静脉
腹膜
这里仅显示了部分腹膜，腹膜是位于腹腔内，覆盖在膀胱表面的膜状结构
输尿管开口
这个开口的作用像一个瓣膜，可以防止尿液逆流回输尿管
膀胱出口
膀胱颈部的肌肉控制尿液的外流
前列腺
男性的尿道通过前列腺
男性尿道
男性尿道从膀胱一直到阴茎顶端
肾上腺（冠状面）
主动脉
从心脏向全身其他部位输送血液
肾脏（冠状面）
肾盂
这个部位是肾脏的排尿系统
肾皮质
肾髓质

每条输尿管都与每一侧的肾脏相连，将尿液输入膀胱

有一个厚的肌肉壁，收集尿液

女性的下尿路
女性的尿道较男性短，在盆腔内略低的位置。

结构

肾脏

肾脏分为三部分：皮质、髓质和肾盂。位于最外层的是皮质，含有肾脏的滤过单位——肾单位，每个肾单位由一个肾小球和一套肾小管组成。位于中间的是髓质，由呈锥形的集合管组成。最内层为肾盂，肾盂分支成肾大盏和肾小盏的腔。髓质的尿液由其相应的每一个肾小盏收集，进而汇入肾大盏并进入输尿管。

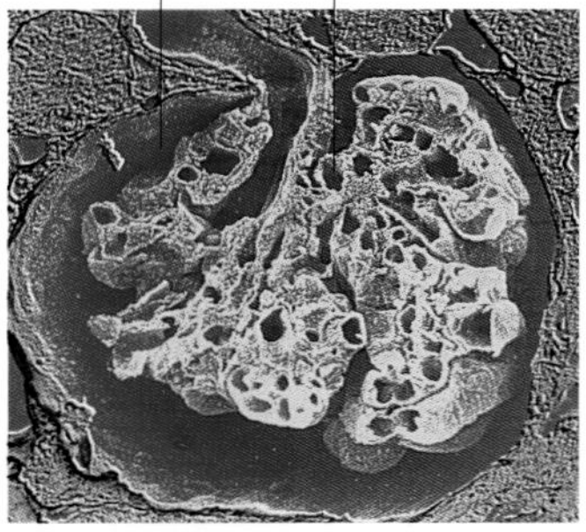
肾小球囊
毛细血管簇

滤过单位
在称为肾小球的毛细血管簇内进行血液滤过过程，滤液进入肾小球囊内。

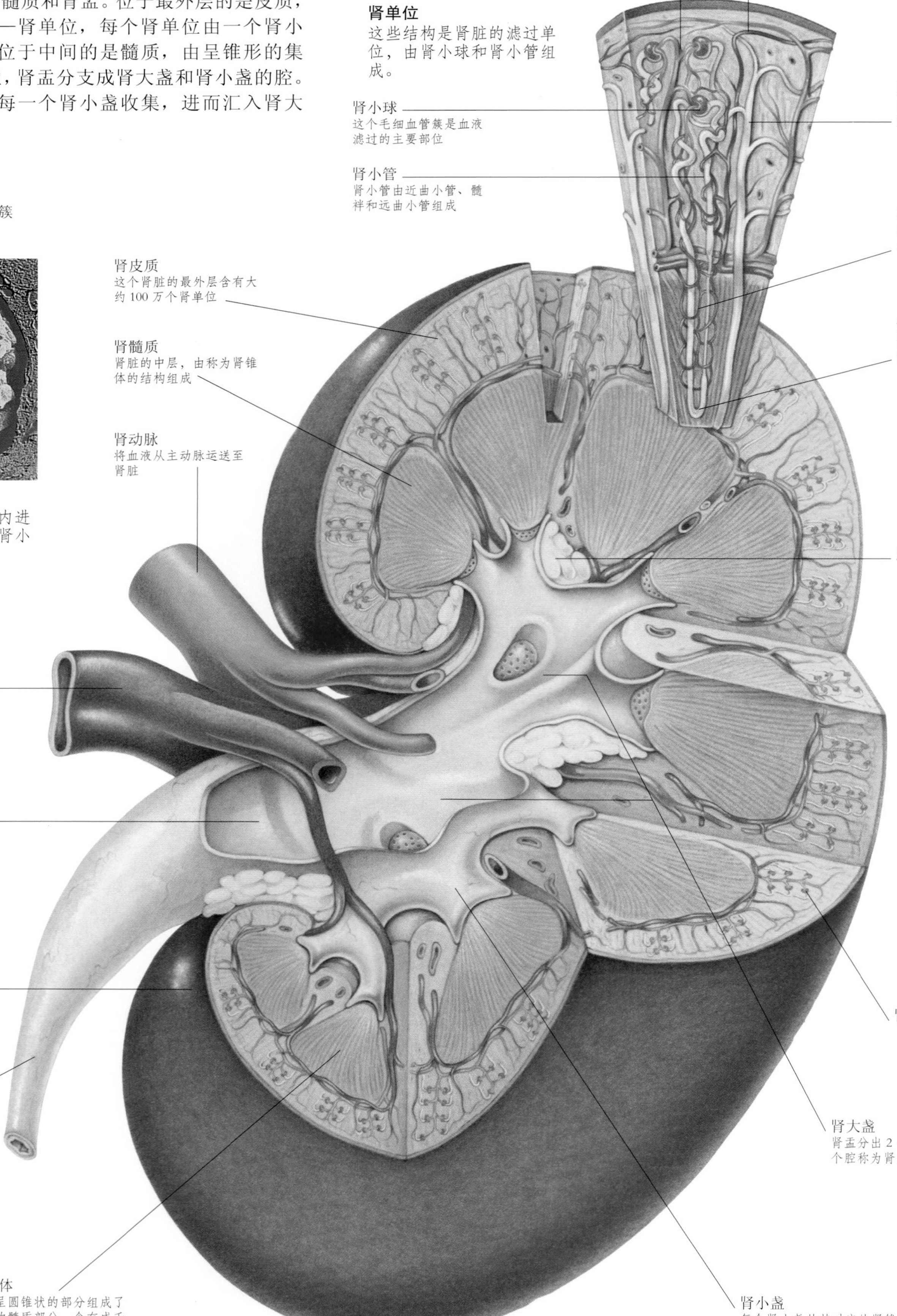
动脉
静脉
肾单位
这些结构是肾脏的滤过单位，由肾小球和肾小管组成。
肾小球
这个毛细血管簇是血液滤过的主要部位
肾小管
肾小管由近曲小管、髓袢和远曲小管组成
尿集合管
把尿液从肾单位输送至肾盂
毛细血管
这些血管包绕在肾小管周围
髓袢
这个回环渗入到肾髓质内
肾皮质
这个肾脏的最外层含有大约 100 万个肾单位
肾髓质
肾脏的中层，由称为肾锥体的结构组成
肾动脉
将血液从主动脉运送至肾脏
脂肪
肾静脉
将经肾脏过滤的血液回输至下腔静脉
肾盂
呈漏斗状的管道，收集来自肾盏的尿液
肾包膜
肾脏外被覆的一层保护膜
肾单位
输尿管
将尿液输送至膀胱
肾大盏
肾盂分出 2 ～ 3 个腔，每个腔称为肾大盏
肾锥体
这些呈圆锥状的部分组成了肾脏的髓质部分，含有成千上万的集合管
肾小盏
每个肾小盏从其对应的肾锥体收集尿液，然后将尿液引流至肾大盏

功能

尿液的形成与排泄

尿液由机体不需要的物质组成，这些物质是由肾脏的功能单位——肾单位从血液中滤除的。在肾脏形成的尿液，经输尿管后，暂时储存在膀胱中。通常在自主控制下，尿液从膀胱经尿道排出体外。一个健康的成人，每日排泄的尿液量为 0.5 ～ 2 升。

肾单位是如何形成尿液的

进入肾单位的血液，经称作肾小球的毛细血管簇滤过后，滤液进入肾小管，在肾小管中产生复杂的分泌和重吸收过程。葡萄糖等有用的物质在肾小管被重吸收；血液的酸度在此得到调控；机体的含水量在此得到调整，最终形成的液体，称为尿液。

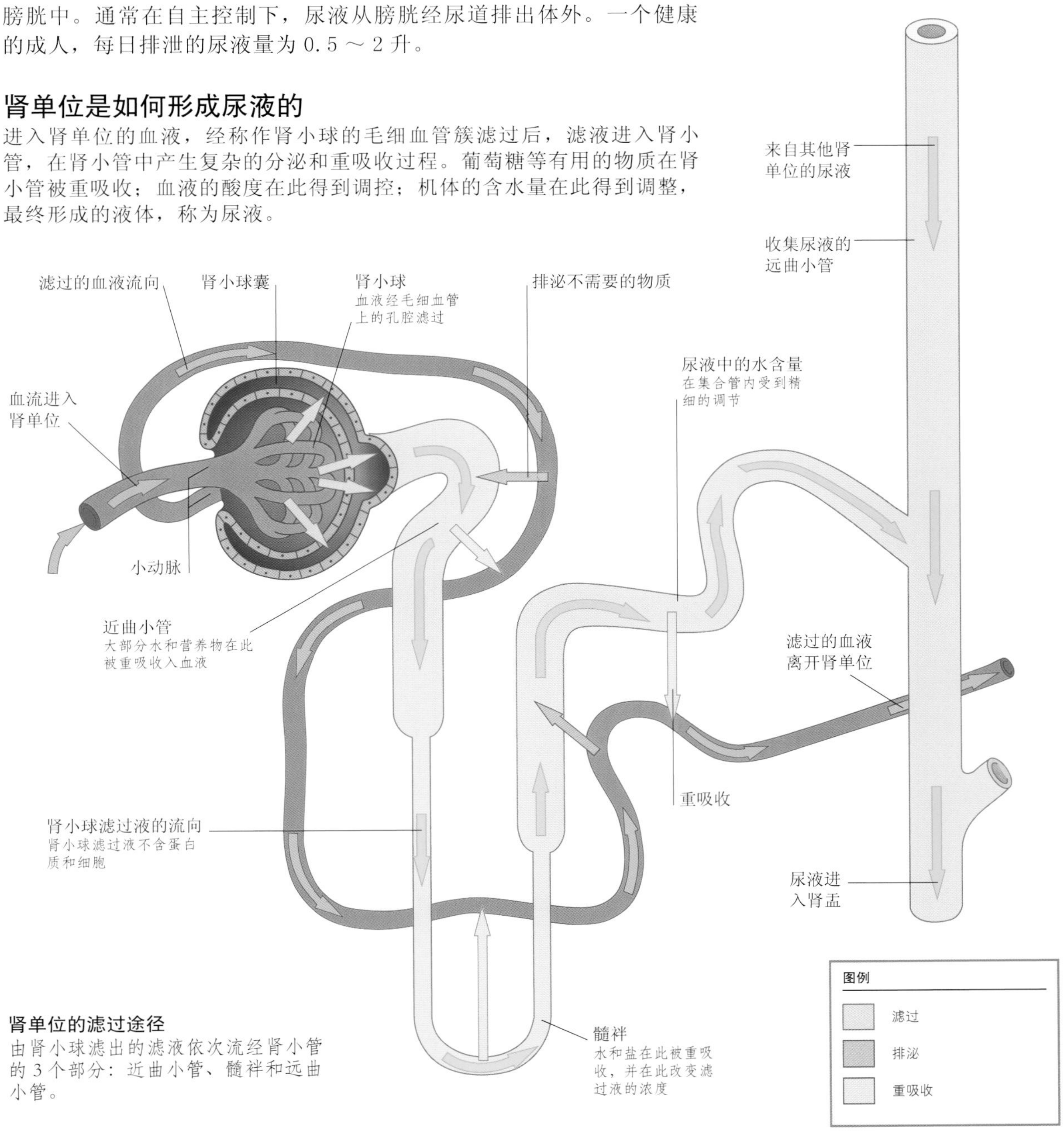

肾单位的滤过途径
由肾小球滤出的滤液依次流经肾小管的 3 个部分：近曲小管、髓袢和远曲小管。

人体如何控制排尿

当膀胱充盈时，膀胱壁里的神经向脊髓发送信号，随后信号从脊髓传至膀胱，使膀胱收缩并排出尿液。年龄较大的儿童和成人，由于排尿过程受大脑的控制，因此排尿的时间是可以调控的。婴儿由于缺乏这种控制，因此膀胱一旦充盈就会立即排尿。

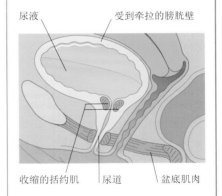

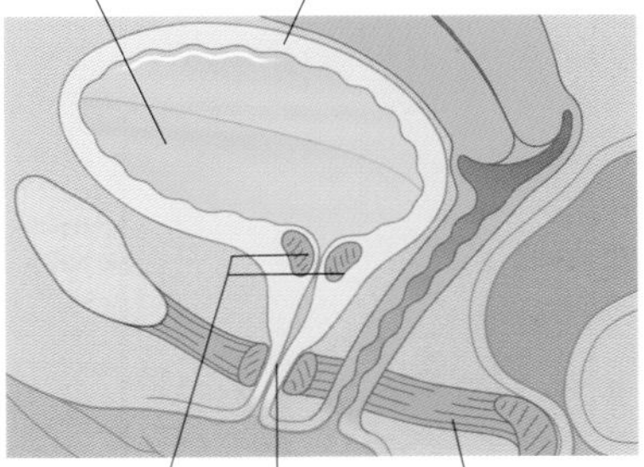

充盈的膀胱

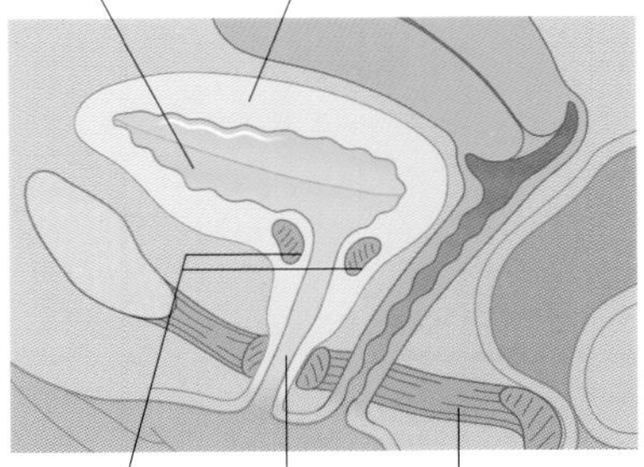

排空的膀胱

膀胱排空
为了排空膀胱，膀胱壁的肌肉收缩，尿道括约肌松弛，使尿液排出膀胱并向下进入尿道。

尿液是由什么组成的

尿液主要是由代谢产生的废物和其他一些物质混合而成。这种混合物保持一定的平衡，使机体能够维持内环境的稳定。尿液中水的含量主要取决于机体内水分的多少。

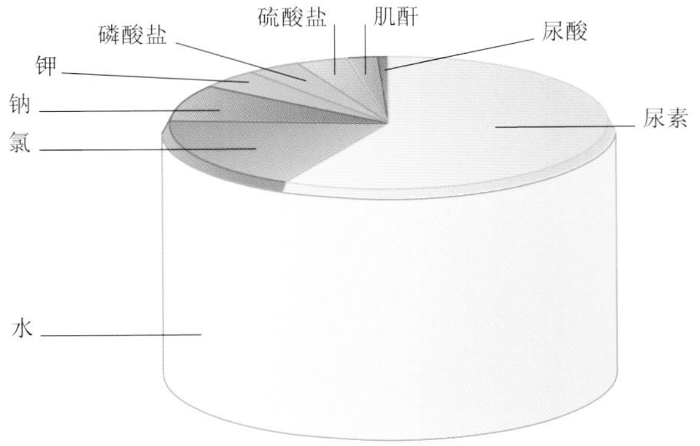

主要成分
尿液中约 95% 的成分是水，剩下的是废物和机体不需要的物质。

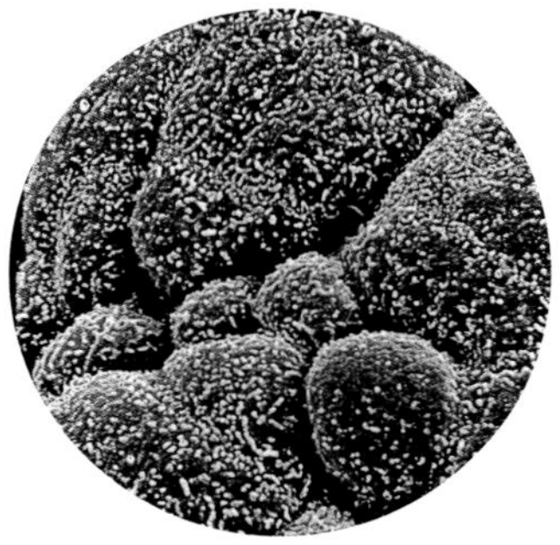

膀胱内
这张高倍放大的图像显示了膀胱的内壁。当膀胱充盈时，膀胱壁上的皱褶就会伸展开。

肾脏疾病

肾脏通过清除废物和多余的水分来保持机体的化学平衡，肾脏还参与血压的调节和促进红细胞的生成。人体只需要有一个正常的肾脏就可以维持机体的健康，但很多疾病往往会影响到双侧的肾脏，因此及时治疗肾脏疾病是非常重要的。

本节首先介绍肾盂肾炎，肾盂肾炎是一种常见的疾病，在发生肾盂肾炎时肾脏组织出现炎症，通常是由于细菌感染引起的。其次讲述肾小球肾炎，当炎症造成肾小球（肾脏的滤过单位）损伤时就会引起肾小球肾炎。这种疾病几乎都是由于肾脏组织对免疫系统发生的反应引起的。

接下来讨论肾脏的结石与肾囊肿。通常采用碎石术来治疗肾结石。肾囊肿通常不会对肾脏造成损害，但由基因异常引起的多囊肾会引起肾功能衰竭。最后将介绍肾脏的肿瘤和肾功能衰竭。肾功能衰竭可以是突然发生的，尤其是当肾脏的血液灌注减少时，但在更多情况下，由慢性疾病，如糖尿病等造成的肾功能损害是逐渐发生的。儿童的泌尿生殖系统疾病（见563～565页），以及肾恶性肿瘤的一种罕见类型——肾母细胞瘤将在婴儿与儿童疾病部分讨论。

重要的解剖结构

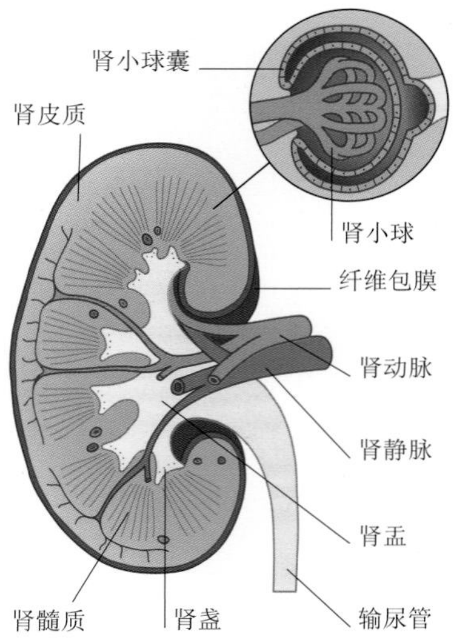

有关肾脏的结构和功能的更多信息，请参阅442～445页。

肾盂肾炎

通常是由细菌感染导致的单侧或双侧肾脏的炎症

- 最常见于16～45岁的人群
- 女性更常见
- 在某些情况下，本病可以遗传
- 女性发病可能与性生活有关

肾盂肾炎是最常见的肾脏疾病之一，尤其在年轻人和中年人中最常见。在发生肾盂肾炎时，一侧或双侧肾脏出现炎症，通常是由于细菌感染引起的。在成年人中，肾盂肾炎会导致腰部剧烈疼痛。这种疾病通常会迅速被确诊并得到治疗，因此，很少会造成肾脏的永久性损害。但是，儿童的肾盂肾炎的症状可能并不明显，因此，儿童的肾盂肾炎可能容易被忽视并导致将来发生严重的肾脏损害（见564页“**儿童泌尿系统感染**”），甚至会在将来发生肾功能衰竭。

由哪些原因引起？

肾盂肾炎可能是由从尿道（连接膀胱至体外的通道）进入尿路系统的细菌感染引起的。细菌通常从膀胱的感染灶经输尿管上行进入肾脏（见453页“**膀胱炎**”）。由于女性的尿道较男性的短，并且尿道的开口更靠近肛门，因此，泌尿系统感染以及肾盂肾炎在女性中比男性要常见得多。在性生活过程中，或者排便后自后向前擦拭，肛周的细菌有可能进入尿道。患有糖尿病（见437页）的人更容易发生泌尿系统感染，这是由于尿液中的葡萄糖可促进细菌的生长。

无论是女性还是男性，如果在尿道的任何部位存在物理性梗阻，妨碍正常的尿液流通时，都更容易发生肾盂肾炎。在这种情形下，如果细菌已经污染了尿液，那么细菌就不能正常地被尿流冲刷掉，细菌会在滞留的尿液中繁殖。尿流的梗阻可能是由于尿路受压引起的，引起梗阻的常见原因，包括怀孕女性不断长大的子宫和男性增大的前列腺（见463页“**前列腺肥大**”）。膀胱肿瘤（见456页）或肾结石（见447页）也可以引起尿流梗阻。此外，肾结石可能会允许细菌滋生，因此更容易导致尿路感染。所有这些因素都会导致肾盂肾炎复发。

膀胱置管术（见455页）是将导管经尿道插入膀胱，引流尿液的一种治疗措施，在进行这种操作时，细菌也会进入膀胱。此外，细菌还可能通过血流从身体其他部位被带到肾脏。

有哪些症状？

肾盂肾炎的临床症状可能会突然出现，通常会在数小时内出现，这些症状有：

- 剧烈疼痛开始于腰部以上的背部，随后转移到腰的一侧和腹股沟区。
- 38℃以上的发热，伴有寒战和头痛。
- 尿频、尿痛。
- 尿液浑浊、带血、偶有腐臭味。
- 恶心和呕吐。

如果你出现了这些症状，请立即就诊。

如何诊断？

如果医生怀疑你患了肾盂肾炎，他可能会检查你的尿液样本中是否含有细菌。如果存在感染的证据，尿液样本会被送到实验室作进一步分析，确定引起感染的细菌种类。男性与儿童在第一次发病后，需要进一步检查，明确潜在的病因。女性患肾盂肾炎更多见，因此，只有反复发作肾盂肾炎，或医生怀疑存在引起肾盂肾炎的潜在病因时，才需要进行更多的检查。

进一步的检查包括血液检查，测定肾脏的功能情况。影像学检查，如超声扫描（见135页）、CT扫描（见132页）或静脉尿路造影术（见447页）可用于发现肾损害的征象或肾结石一类的疾病。

如何治疗？

肾盂肾炎通常使用口服抗生素（见572页）治疗一个疗程，通常在治疗两天内症状就会有改善。当抗生素治疗的疗程结束后，需进一步行尿液检查，明确感染已经被清除。但是，如果你出现了呕吐、疼痛或病情严重的情况，你可能需要住院，并进行静脉输液和抗生素治疗。

如果你出现反复发作的肾盂肾炎，医生会建议你反复服用小剂量抗生素6个月至2年，以减少发作的频率。如果你有引起肾盂肾炎的潜在疾病，如肾结石，应进行治疗。

预后如何？

对于大多数患者来说，及时治疗可以有效地治愈肾盂肾炎，不会对肾脏造成永久性的损伤。肾盂肾炎的频繁发作，会导致肾脏瘢痕形成，引起肾脏不可逆的损伤（见452页“**终末期肾功能衰竭**”），尽管这种情况很罕见，但也不能忽视。

肾小球肾炎

肾小球的炎症，肾小球是微小的肾脏滤过单位

- 最常见于儿童和年轻人
- 男性更常见
- 遗传和生活方式对本病的影响不明显

肾小球是肾脏的微小滤过单位，肾小球肾炎是一种不常见的肾小球的炎症性疾病。炎症会导致肾脏不能行使其正常的清除废物和将多余的水分排出体外的功能，在正常情况下，能够留在血液中的血细胞和蛋白质，会通过肾小球漏出到尿液中。

肾小球肾炎可以是短期（急性）的，也可以是长期（慢性）的疾病。症状突然出现的急性发病，通常会完全恢复，但在严重的情况下，会伴有肾小球永久性的损害。有时候慢性肾小球肾炎，会继发于急性肾小球肾炎。由于持续存在的炎症，会在数月或数年间，出现进行性的肾脏损害。大多数发生肾小球肾炎的患者，此前并没有肾脏疾病的历史。

尽管肾小球肾炎会影响到双侧肾脏，但不是所有肾小球的病变程度都一样。

由哪些原因引起？

急性肾小球肾炎有时是一些感染性疾病的并发症。免疫系统产生抵抗感染发作的抗体，会攻击肾脏的肾小球，导致肾脏的炎症和损伤。引起急性肾小球肾炎的最常见原因（儿童患者尤其常见咽喉部的细菌感染），如链球菌感染。有时急性肾小球肾炎继发于病毒感染，例如传染性单核细胞增多症（见166页）。在发展中国家，肾小球肾炎还可能是寄生虫感染引起的，如疟疾（见175页）。

慢性肾小球肾炎通常是由于免疫反应造成的，免疫系统产生的一些免疫球蛋白，如免疫球蛋白A会沉积在肾组织，引起肾小球的炎症。慢性肾小球肾炎也可能与累及全身多个器官的自身免疫病伴发，如系统性红斑狼疮（见281页）。

有哪些症状？

急性肾小球肾炎的临床症状可在数天

▶ 检查

静脉尿路造影术

静脉尿路造影术（IVU）是一种可以清晰显示泌尿系统结构的 X 线检查技术。操作时，向手臂的静脉中注射对比剂（又称造影剂，一种能在 X 线下显影的物质）。对比剂随血流至泌尿系统，然后经肾脏滤过后，随尿液进入输尿管和膀胱，并随尿液排出体外。在一定的时间间隔内拍摄的 X 线片，可以显示出肾脏、输尿管和膀胱的轮廓。静脉尿路造影术可以发现一些异常表现，如肿瘤、梗阻，以及一些肾脏疾病的征象。

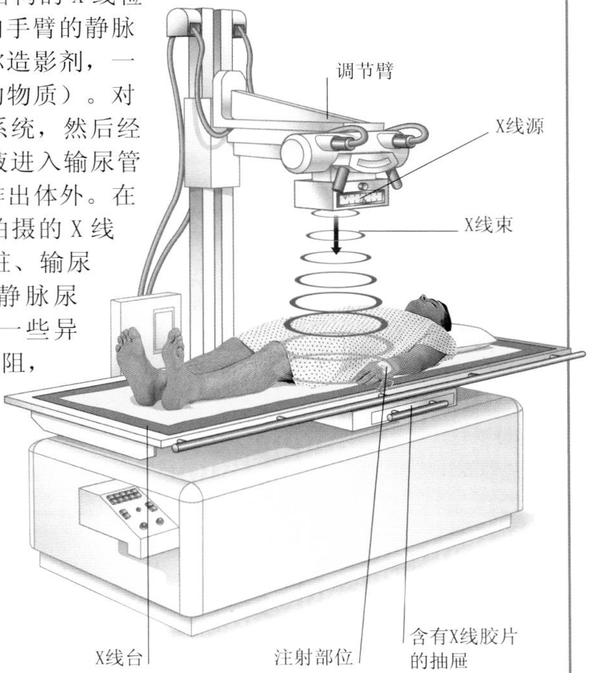

进行静脉尿路造影术
当你躺在 X 线台上时，从你的手臂静脉注入对比剂，这时你可能会感觉到轻微的发热，在此后的 30 分钟内每间隔一定的时间拍摄一张 X 线片。

内迅速出现。相比之下，慢性肾小球肾炎的首发症状是缓慢出现的，并且在肾脏出现了严重的损害时，才会出现明显的症状。这两种类型的肾小球肾炎都可以出现以下症状：

- 排尿次数频繁。
- 尿中出现泡沫或尿液混浊、血尿。
- 面部浮肿，尤其是早晨眼部周围出现浮肿。
- 傍晚出现脚和腿部肿胀。
- 气短、食欲丧失。

高血压（见 242 页）是肾小球肾炎的严重并发症，高血压会对肾脏造成进一步的损害。

如何诊断？

慢性肾小球肾炎的初期可能没有症状，只是在进行常规的筛查或因为其他疾病进行检查时才被诊断。如果你出现了急性或慢性肾小球肾炎的症状，医生会检测你的尿中是否含有红细胞和蛋白。为了评估肾脏的功能还需要进行尿液和血液的进一步检查。此外，医生可能还会安排你做影像学检查，来评估肾脏的大小，因为在急性肾小球肾炎时，肾脏往往会增大，而慢性肾小球肾炎的肾脏可能会缩小。影像学检查通常包括 X 线检查（见 131 页）或超声扫描（见 135 页），以及静脉尿路造影术（见本页），后者是一种通过使用对比剂来显示尿路的 X 线检查方法。但是，怀疑有严重肾脏疾病的患者，应该避免使用这种造影剂。可能需要进行肾活检（见 449 页）来确定引起肾损害的原因。

如何治疗？

治疗取决于疾病的严重程度，以及引起肾小球肾炎的病因。一些患者的病情轻微，因此不需要治疗，只需定期监测即可。如果肾小球肾炎是继发于细菌感染的，需要应用抗生素（见 572 页）治疗，有时还需要使用皮质类固醇药物（见 600 页）。由自身免疫功能异常引起的肾小球肾炎，通常需要使用免疫抑制剂（见 585 页）和皮质类固醇来治疗。如果同时伴有高血压，使用降压药物（见 580 页）控制血压，对于保护肾脏功能也是至关重要的。

预后如何？

大多数情况下，急性肾小球肾炎的症状在 6 ～ 8 周后会逐渐消失。但是，患者的预后是多变的。一些人的肾功能会有所下降，但并不会进一步恶化，而另一些人可能会发展为慢性肾功能衰竭（见 451 页），并最终发展为终末期肾功能衰竭（见 452 页）。终末期肾功能衰竭时，肾功能的丧失是不可逆损伤，如果没有及时发现和及时治疗，终末期肾功能衰竭是致命的。

肾病综合征

由于肾脏损害引起的一组症状，导致蛋白质随尿液丢失和机体组织水肿

最常见于儿童，但任何年龄均可发病

性别、遗传和生活方式对本病的影响不明显

由于蛋白的分子大，不能穿过肾小球，因此健康人群的尿液中，在正常情况下不含有蛋白质。但是，如果结构精细的肾小球受到损伤，大量的蛋白质可以从血液漏出到尿液中。最终这种蛋白质的大量漏出，会导致血液中蛋白的水平降低，液体积聚在机体组织中，引起全身水肿。

由哪些原因引起？

多种肾脏疾病可以引起肾病综合征，最常见的有肾小球肾炎（见 446 页）和糖尿病肾病（见 450 页）。肾病综合征还可能是身体其他部位感染的并发症，如乙型肝炎病毒感染（见 408 页“急性肝炎”）。罕见的情况下，肾病综合征是由淀粉样变性（见 441 页）引起的。其他可能的原因还有对药物、化学物质的反应，以及一些自身免疫性疾病，如系统性红斑狼疮（见 281 页）等。

有哪些症状？

肾病综合征的症状是在数日或数周内逐渐出现的，你会注意到如下症状：

- 尿中出现泡沫、尿量减少。
- 面部浮肿，清晨时眼睛周围浮肿。
- 傍晚时腿和脚出现浮肿、气促。
- 食欲下降和体重减轻、腹部胀满感。

如果你出现了以上症状，应该立即到医院就诊。

应该如何处理？

如果医生怀疑你有肾病综合征，首先会做尿液检查，看尿中是否有蛋白，还可能要求你收集 24 小时的尿液来测定每日的蛋白丢失量。你还需要进行血液检查，测量血液中的蛋白水平，对你的肾功能进行评估。一些患者还需要进行肾活检（见 449 页），寻找引起肾病综合征的原因。

医生会开利尿剂（见 583 页），以清除体内多余的水分，并推荐你进食含盐量低的饮食，以避免体液的进一步蓄积。如果你的症状严重，需要住院治疗，医生会给你静脉注射利尿剂，还可能输注蛋白质含量丰富的液体，你还有可能需要使用皮质类固醇药物（见 600 页）和免疫抑制剂（见 585 页）来治疗。对引起肾病综合征的潜在疾病，也需要进行相应的治疗。

预后如何？

肾病综合征患者的预后取决于肾脏损伤的程度。儿童对皮质类固醇的治疗反应通常较好，因此通常会完全恢复，但成年人可能会出现复发。严重的患者，可能会发展成慢性肾功能衰竭（见 451 页），最终成为终末期肾功能衰竭（见 452 页），这是一种不可逆的肾功能丧失。

肾结石

肾脏内形成的不同大小的晶体沉积物

最常见于30～50岁的人群

男性更多见

在某些情况下，本病可以遗传

某些饮食或生活在炎热的气候环境中是发病的危险因素

在正常情况下，机体的化学过程产生的代谢废物，通过尿液经泌尿系统排出体外。当尿液中的废物达到饱和状态，析出结晶形成石头样结构时，以及在正常状况下，防止这种结晶形成的物质流失时，就会形成肾结石。通常需要多年才能形成肾结石。如果结石较小，可以从肾脏掉下来，沿尿路运行，最终随尿液排出体外。体积较大的结石通常会滞留在肾脏，但有时会移动到输尿管（从肾脏向膀胱输送尿液的管道），当结石滞留在输尿管中时，会引起剧烈的疼痛。大的肾结石通常不会引起疼痛，但会增加发生泌尿系感染的危险。

由哪些原因引起？

当尿液中溶解的物质浓度很高时，肾脏形成结石的危险最大。液体摄入不足也会增加发生肾结石的危险。当身体内的水分太少，肾脏以减少尿液的形成来保持机体的水分，结果形成高度浓缩的尿液。在气候炎热地区生活的人，如果不能饮用足够的水，来补足因出汗而丢失的液体，就容易发生肾结石。从尿液中析出的代谢废物的结晶不同，形成的肾结石的类型不同。绝大多数肾结石由钙盐组成，这些结石可能与富含钙质的食物，或食物中含有一种叫做草酸的物质有关。如果身体产生了过多的甲状旁腺素（见 434 页“甲状旁腺功能亢进症”），

也会形成肾结石。甲状旁腺功能亢进症会引起血液中钙水平升高。少部分肾结石含有尿酸，患有痛风（见224页）的人会形成这种类型的肾结石。

肾结石也可以继发于长期的尿路感染，在这种情况下，形成的结石会呈鹿角状，并占满肾脏中央的腔隙。罕有胱氨酸形成的结石，患有遗传性胱氨酸尿的人，体内胱氨酸水平会异常增高，因此这些患者容易形成胱氨酸结石。肾结石也与一些药物的应用有关，如用于治疗艾滋病病毒感染的茚地那韦（见 573 页“**治疗艾滋病病毒感染和艾滋病的药物**”）。

有哪些症状？

很小的肾结石可以在毫无察觉的情况下随尿液排出，更大一些的结石或结石的小碎片，在通过输尿管时会引起输尿管壁的痉挛性疼痛。通常是突然发生的，可能会有如下症状：

- 自背部开始，并蔓延至腹部与腹股沟的剧烈疼痛，在外阴也可能感觉到这种剧烈的疼痛。
- 尿频、尿痛、血尿。
- 恶心、呕吐。

当结石随尿液排出后，疼痛会迅速消失。但是，如果结石滞留在输尿管中，则会引起尿液的蓄积，继而导致肾脏增大（见本页“**肾积水**”）。

如何诊断？

如果医生怀疑你有肾结石，他会检查尿液中是否有红细胞、结晶，并寻找潜在感染的证据。收集从尿液排出的结石，并进行分析以判定其组成成分。普通的 X 线片（见 131 页）可用于检测含钙的结石；其他种类的结石，可用一种专门显示泌尿道的 X 线片来检测（见 447 页“**静脉尿路造影术**”），还需要进行超声扫描（见 135 页），或 CT 扫描（见 132 页）检查。你还需要进行血液检查，来评价肾脏的功能，并测量血液中的钙离子、尿酸和其他一些物质的水平。总体来说，这些检查可以帮助医生确定是否存在肾结石以及结石的成分。

如何治疗？

如果结石较小并在肾脏内，医生会建议你服用止痛药物（见 589 页），并大量饮水，把结石冲至尿液中。对于需要治疗的结石，常用的方法是碎石术（见本页）。在进行碎石时，使用冲击波，将结石击碎成能够随尿液排出的小体积石头。另一个方法是经皮肾镜取石术，将内镜通过皮肤的小切口插入肾脏，将结石击碎取出。只有在结石十分巨大时才需要进行外科开放手术治疗。在罕见的情况下，如巨大的鹿角状结石，则需要切除整个肾脏。如果结石进入输尿管，结石通常会引起持续数小时的剧烈疼痛。你可能需要去医院就诊，使用强效止痛药，还需要进行静脉输液以增加尿液，这有助于将结石冲刷出输尿管。如果结石滞留在输尿管，可以将其粉碎，或在膀胱镜（见 456 页）检查时通过特殊的仪器去除结石。操作时，将一根可视的管子，经尿道和膀胱插入输尿管。为防止再次形成结石，需要对引起结石的潜在病因进行治疗。医生可能会建议你每日饮水 2 ～ 3 升，并避免食用可能会促进结石形成的食物（见本页“**预防肾结石**”）。

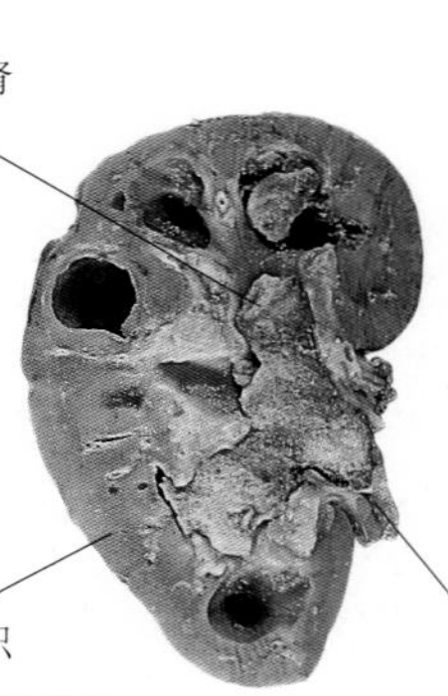

鹿角状肾结石
这个鹿角状肾结石是根据形状而得名的，它需要经过许多年，才能逐渐增大到填满整个肾脏的中心部分。

预后如何？

超过半数以上的肾结石患者在治疗后 7 年内，会再次出现肾结石。本页的自助措施能够降低结石复发的危险。肾结石极少引起肾脏的永久性损伤。

肾积水

由于尿路梗阻造成的肾脏肿胀

最常见于幼儿与老年人

性别、遗传和生活方式对本病的影响不明显

肾积水是由于尿路发生梗阻，阻碍了尿液的正常排出引起的。因尿液充积使肾内的压力增大造成肾脏增大，这会妨碍肾脏行使其正常的功能。肾积水可以发生在一侧肾脏，也可以发生双侧肾脏，可突然发生，也可以缓慢出现。

由哪些原因引起？

引起肾积水的梗阻，可能是由于出生时就存在的泌尿道异常或输尿管（从肾脏引流尿液的管道）狭窄。输尿管狭窄可能是外来压力压迫输尿管造成的，如肿瘤或怀孕期间不断长大的子宫。肾结石（见 447 页）向膀胱移动的过程中，阻塞了输尿管也会引起肾积水。

此外，尿道（从膀胱开口连接到体外的通路）的梗阻，也可能会造成肾积水，尿道梗阻通常是由于尿道狭窄（见 455 页）或前列腺肥大（见 463 页）造成的。

有哪些症状？

如果肾积水是由于尿路突然发生梗阻造成的，可能会产生以下症状：

- 剧烈腹痛、急性腰痛。
- 恶心、呕吐。

但是，在较长时间逐渐形成的慢性肾积水，通常不会引起上述症状。在这些患者，慢性肾功能衰竭（见 451 页）可能是发现肾积水时的第一个表现。由于尿液排出不畅，因此细菌容易在尿中繁殖，所有肾积水的患者，发生泌尿系感染的危险是增加的。

如何诊断？

如果医生怀疑你患有肾积水，他可能会为你安排血液和尿液检查，来评价肾脏功能的状况。

自助措施

预防肾结石

如果你有肾结石，这些饮食方面的注意事项可以帮助你防止结石复发：

- 每日饮水 2 ～ 3 升。
- 睡前饮水，以保证夜间也能持续生成尿液。
- 在天气炎热或剧烈运动后，或在发烧的时候多饮水。
- 根据你的结石种类，向医生或营养师咨询，是否需要调整饮食。
- 为防止草酸盐结石，避免食用富含草酸的食物，如大黄、菠菜和芦笋。

治疗

碎石术

碎石术通常是在医院里进行的。碎石术使用高能的冲击波击碎肾脏、输尿管或膀胱内的结石。石头的碎片随尿液排出，避免了手术取石。由于可能会造成一些不适，因此术前会给患者使用止痛药物；儿童通常会在全麻下进行这种治疗。碎石术后数天，你可能会有血尿，进行碎石治疗的部位会出现瘀斑和疼痛，但是，严重的并发症很少见。

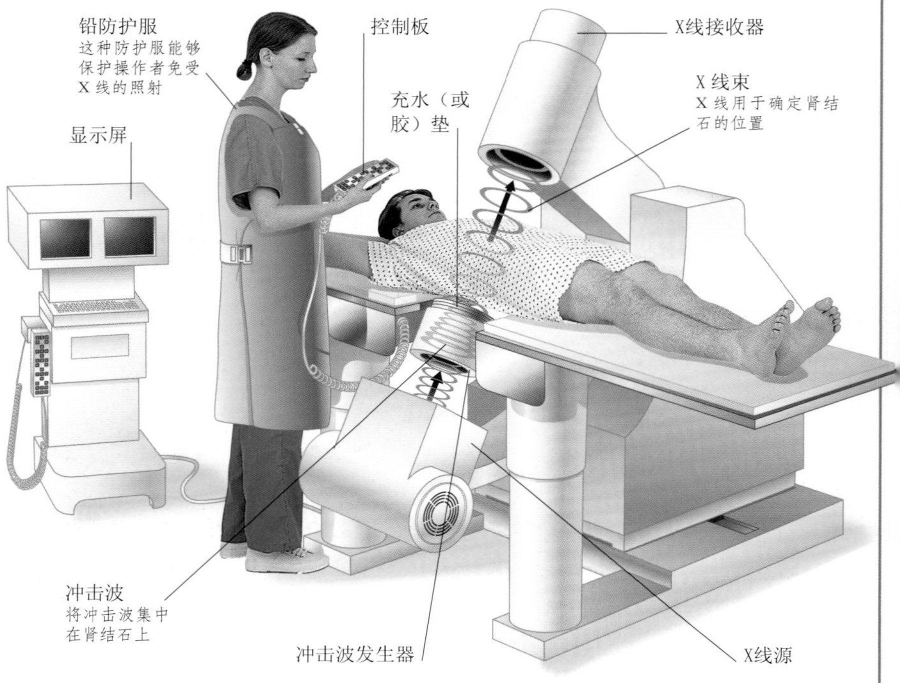

进行碎石术
首先用 X 线对结石进行定位。然后用一台称为碎石机的机器，将高能量超声冲击波通过放在背部下方的充水垫或胶体垫，集中到结石所在的部位。

医生还会为你安排一些影像学检查，包括超声扫描（见135页）和静脉尿路造影术（见447页），这些检查可以帮助确定尿路梗阻的位置，以及引起梗阻的原因。在一些情况下，肾积水是在对其他一些疾病，如前列腺肥大进行检查时，偶然发现的。

如何治疗？

治疗的首要目标是尽快减缓由于尿液聚积在肾脏内所形成的压力，以防止肾脏发生永久性损伤。如果是尿道出现了梗阻，向膀胱内插入一根管子来引流尿液（见455页“膀胱置管术”）。如果梗阻在上段尿路，可以直接将导管插入受累的肾脏来引流尿液。一旦肾脏的压力得到缓解，就可以针对引起梗阻的原因进行治疗。

与怀孕相关的肾积水，通常程度较轻，因此不需要治疗，在分娩后肾积水会自行缓解。

预后如何？

如果早期发现肾积水，并治疗了引起积水的病因，肾组织就会恢复正常。但是，肾积水也可能导致永久性的肾损伤，如果双侧肾脏都发生了损伤，则会发展成慢性肾功能衰竭。

▶ 检查

肾活检

肾活检可以用于明确肾脏损害的性质和程度。肾活检可以在门诊做，也可以住院做。在进行活检时，取一小块肾组织，然后将肾组织样本送至实验室在显微镜下检查。为了减小发生肾脏出血的危险，建议你在肾活检后休息2小时。

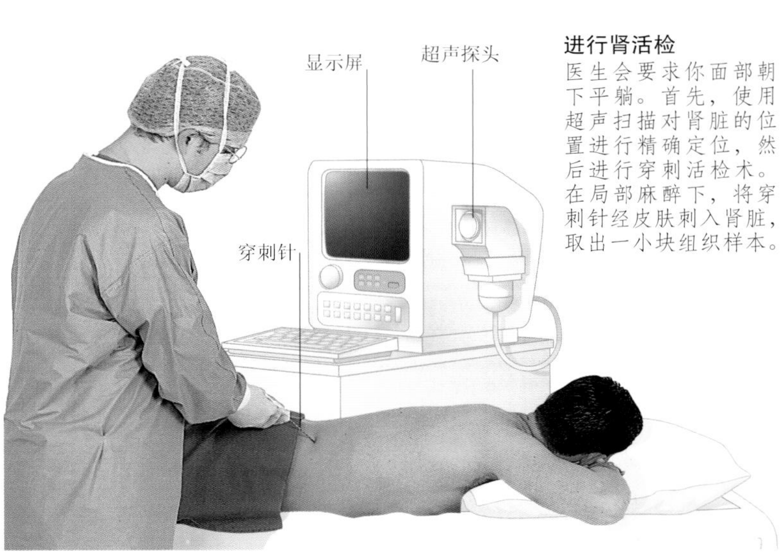

进行肾活检
医生会要求你面部朝下平躺。首先，使用超声扫描对肾脏的位置进行精确定位，然后进行穿刺活检术。在局部麻醉下，将穿刺针经皮肤刺入肾脏，取出一小块组织样本。

肾囊肿

肾脏的外层——肾皮质内充满液体的包块

更常见于50岁以上的人群

性别、遗传和生活方式对本病的影响不明显

肾囊肿是在肾皮质内形成的。肾囊肿通常是单发的，但可能会出现3～4个囊肿。肾囊肿非常常见，大约半数50岁以上的人，会有一个以上的肾囊肿，但他们自己并不知道。引起肾囊肿的原因目前还不清楚。

与多囊肾的多发囊肿不同，肾囊肿不会影响肾功能，通常对人体是无害的。在绝大多数患者中，肾囊肿并不引起任何症状。但在罕见的情况下，囊肿会大到引起背痛的程度，甚至会出血，引起尿中带血。

应该如何处理？

肾囊肿常常是因为其他疾病进行超声扫描（见135页）、CT扫描（见132页）或静脉尿路造影术（见447页）时偶然发现的。在极少数情况下，需要用空心针从囊肿中获取液体样本，检查囊液中是否有癌细胞，这种检查是在局部麻醉的方式下，使用超声引导，对囊肿定位后进行的。除非出现症状，单个囊肿并不需要治疗。但是，如果囊肿引起了疼痛，医生会用带有注射器的穿刺针，抽出囊腔内的液体。另外，还可以手术切除囊肿。

多囊肾

一种遗传性疾病，双侧肾脏的组织，逐渐被多个充满液体的囊肿取代

婴儿型通常在出生时就已经很明显；成人型通常到45岁以后才明显

继承来自父母一方或双方的异常基因所致

性别和生活方式对本病的影响不明显

多囊肾是一种遗传性疾病，由于出现多个充满液体的囊肿，使肾脏的外观看起来像蜂窝。囊肿逐渐取代原有的正常组织，造成肾脏体积变大，并使肾脏越来越不能行使正常的功能，最终肾脏完全丧失功能（见452页“终末期肾功能衰竭”）。多囊肾与单纯性肾囊肿（见本页）不同，后者通常是无害的。

多囊肾可以发生在成人，在罕见的情况下会出现在婴儿。成人的多囊肾往往到45岁以后，才会变得明显，尽管症状可能早在20岁时就会出现。在儿童，这种疾病又称为婴儿型多囊肾，有时是致命的。

由哪些原因引起？

多囊肾是由异常的基因引起的。患成人型多囊肾时，这种基因是以常染色体显性方式遗传的。因此，疾病可以从父母中的一方遗传（见151页“遗传疾病”）而来。父母中有一方携带这种异常基因的子女，他们每个人都有50%的概率，在成年时发生多囊肾病。婴儿型多囊肾是以常染色体隐性方式遗传的，父母双方的异常基因都遗传给孩子才会造成孩子发病。当一对夫妇各自携带一个异常基因时，他们的每个子女发生这种疾病的概率都是25%。

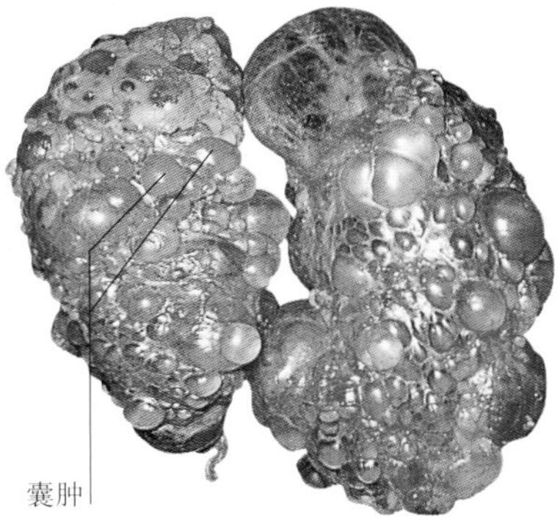

多囊肾
双侧肾脏的正常组织被多个充满液体的囊肿取代，导致肾脏体积变得很大，而且形状不规则。

如何预防？

目前，已经确定了导致成人型多囊肾的基因，对于有这种疾病家族史的人，可以就这种疾病进行遗传咨询（见151页）。可能成为父母的人，如果知道自己是婴儿型多囊肾基因的携带者，他们在怀孕前需要进行相关咨询。使用超声扫描可以检查胎儿的肾脏是否有多囊肾的征象（见512页“孕期超声扫描”）。如果超声检查显示胎儿患有多囊肾，父母可以与医生一起讨论可供选择的方案。

有哪些症状？

成人型多囊肾可能很多年都没有症状。出现的主要症状有：

- 腹部不适感或下背部疼痛。
- 腹部或下背部突然出现的剧烈疼痛。
- 尿中带血。

患有婴儿型多囊肾的婴儿，会因为增大的肾脏而导致腹部明显膨隆。

在成人，随着疾病的进展，可能会出现高血压（见242页），高血压会造成进一步的肾损害。有时，一个或多个囊肿会发生感染，导致疼痛与发热。有时其他的器官也会发生囊肿，如胰腺或肝脏。

如果你出现了腹痛，并注意到尿中有血，你应该尽快就医。

应该如何处理？

成人型多囊肾常常是在进行常规身体检查时发现的。当已经有亲属患多囊肾时，其他的家庭成员在进行筛查时也可能会发现患有这种疾病。可以进行血液和尿液检查，来评估肾脏的功能情况，超声扫描（见135页）或CT扫描（见132页）可用于明确诊断。通常建议多囊肾患者的健康子女，在20岁左右时进行超声扫描，检查是否出现了这种疾病。

如果在胎儿时没有发现多囊肾，那么在出生时婴儿型多囊肾的症状会比较明显，因为婴儿的腹部会膨隆得非常大。可以通过超声扫描来确定诊断，超声下可见到肿大的、有囊肿的肾脏。

目前没有防止囊肿形成的有效办法，但控制血压可以减慢肾损害的速度。如果囊腔内的液体发生了感染，可以使用抗生素（见572页）治疗。如果出现了终末期肾功能衰竭，则需要透析（见451页）或肾移植（见452页）。

预后如何？

成人型多囊肾的进展差异非常大。但

同一家庭中患病成员的结局很相似。7/10 的多囊肾患者在 65 岁时会出现肾功能衰竭。患有多囊肾的儿童，肾脏会失去功能，最终需要透析或肾移植。婴儿患者可能会在出生后短短几个月，因肾功能衰竭死亡。

肾恶性肿瘤

起源于肾脏或从身体其他部位播散而来的恶性肿瘤

年龄、性别、遗传和生活方式是与本病病因相关的危险因素

大多数肾恶性肿瘤患者，肿瘤是源于肾脏自身组织的，由身体其他器官的肿瘤转移到肾脏者罕见。

肾恶性肿瘤有三种主要类型。第一种也是最常见的类型是肾腺癌，发生于组成肾脏主要部分的细胞。第二种是较为罕见的类型，称为移行细胞癌，来源于肾脏集合系统、膀胱和输尿管（将尿液从肾脏引流至膀胱的管道）的内衬细胞。这种类型的肾恶性肿瘤在吸烟的人群中更为常见，这是因为烟草中含有致癌物。暴露于其他致癌物，如化学染料，甚至是多年前暴露于致癌物的人，也会发生这种类型的肾恶性肿瘤。第三种类型的肾恶性肿瘤，称肾母细胞瘤（见 565 页），通常在出生时或出生后的 5 年内发生。

有哪些症状？

肾恶性肿瘤早期常常没有症状，如果出现症状的话，可能有：

- 尿痛、尿频、尿中带血。
- 后背部或两侧腰部疼痛。
- 体重下降。

如果你注意到尿液中带血（尿液呈红色、粉红色或烟色），请立即就医。

应该如何处理？

如果医生怀疑你有肾恶性肿瘤，医生会用超声扫描（见 135 页）、CT 扫描（见 132 页）或静脉尿路造影术（见 447 页）来观察肾脏的情况。通常会手术切除患癌的肾脏（另一侧肾脏通常会进行代偿）。如果癌瘤已经发生了转移，你可能需要进行抗癌药物治疗（见 587 页）。一些患者使用孕酮（见 602 页“性激素和相关药物”）和抗癌药物（见 586 页），如 α 干扰素治疗，会有一定的帮助。

即使瘤体较大，在切除肿瘤后的 10 位肾恶性肿瘤患者中大概有 7 人能

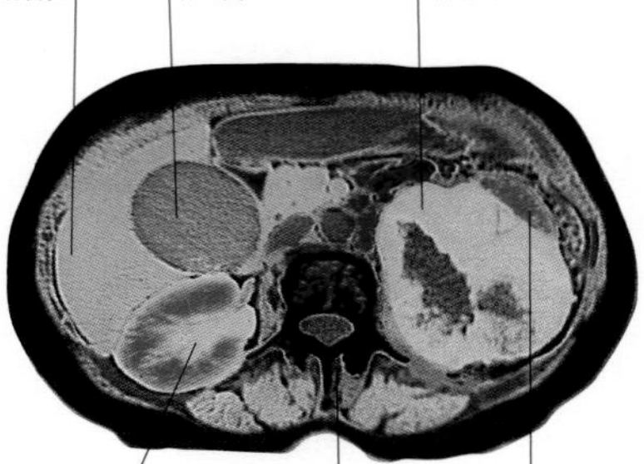

肾恶性肿瘤
这张腹部 CT 扫描图，显示有一个巨大的肾脏癌瘤，已经取代了大部分的正常肾组织。

存活 5 年以上。如果肾恶性肿瘤在确诊前就已经转移到其他器官，那么患者的存活时间就会缩短。但是，抗癌药物治疗（见 587 页）等治疗方法能延缓癌瘤的转移。

糖尿病肾病

在糖尿病患者中发生的肾脏滤过单位的损害

通常发生在患有多年糖尿病的成年人

有时有家族聚集现象

血糖控制不佳是发病的危险因素

性别对本病的影响不明显

长期患糖尿病（见 437 页）会对机体的多个器官造成损害。糖尿病引起的肾脏损害被称为糖尿病肾病。在 10 名病程超过 15 年的糖尿病患者中，大概有 4 人会出现糖尿病肾病。

糖尿病会影响到肾小球（肾脏的滤过单位）的小血管。由于这些血管的损伤，导致蛋白漏出到尿液中，降低了肾脏从身体清除废物和排出多余水分的能力。

通常在肾脏受到严重损害时，才会出现明显的症状，这些症状包括嗜睡、呕吐和呼吸急促（见 451 页“慢性肾功能衰竭”）。大多数糖尿病患者还同时合并高血压（见 242 页），高血压会对肾脏造成进一步的损害。

应该如何处理？

医生会定期对糖尿病患者进行监测，以便能够早期发现如肾脏损害等一些并发症。医生会检查尿液中的蛋白质，来寻找糖尿病肾病的最早期表现，血液检查则用于判断肾脏的功能如何。一旦诊断了糖尿病肾病，治疗的主要目标是控制疾病恶化，延缓肾功能衰竭发展的速度。控制好血糖和血压对于减缓肾功能的恶化是至关重要的。然而，即使糖尿病得到了良好的控制，糖尿病肾病依然可能会发展。

血管紧张素转化酶抑制剂（见 582 页）类药物能够有效地减缓糖尿病肾病的发展。但无论怎样，糖尿病肾病最终都会发展至终末期肾功能衰竭（见 452 页），这时双侧肾脏的功能完全丧失。

由糖尿病肾病导致的终末期肾功能衰竭，通常可以通过透析（见 451 页）或肾移植（见 452 页）来进行治疗。有时可以进行胰腺和肾脏联合移植，这样可以同时治疗肾功能衰竭和糖尿病。但是，这种治疗的手术过程复杂，只有部分专科治疗中心才能做这种手术。

肾功能衰竭

由于多种原因导致的双肾丧失了正常的功能

年龄、性别、遗传和生活方式是与本病病因相关的危险因素

肾功能衰竭是肾脏不能行使其正常的功能，代谢废物和多余水分在体内聚积，扰乱血液中的化学平衡。肾功能衰竭可以表现为三种形式：急性肾功能衰竭、慢性肾功能衰竭（见 451 页）或终末期肾功能衰竭（见 452 页）。

急性肾功能衰竭是突然丧失了肾功能，如不及时进行治疗，可以致死。慢性肾功能衰竭是肾功能在数月或数年间逐渐丧失。一些患者可能患有慢性肾脏功能衰竭数年却不知道。终末期肾功能衰竭是肾功能的永久性完全丧失，如果不经治疗，也是致命性的。

肾功能衰竭的治疗包括逆转或延缓肾脏的损伤、重建血液的化学平衡，以及治疗潜在的引起肾功能衰竭的疾病。肾功能衰竭的治疗方法，包括药物、透析（见 451 页）或肾移植（见 452 页）。

急性肾功能衰竭

双肾功能突然丧失，有潜在致命的危险

年龄、性别、遗传和生活方式是与本病病因相关的危险因素

当双侧肾脏功能突然减退时，就会发生急性肾功能衰竭。急性肾功能衰竭造成肾脏不能有效地过滤废物，并不能将多余的水分排出体外。代谢废物在体内蓄积到危险的水平，血液的化学平衡就被打乱，这种情况危及生命，需要立即住院治疗。

由哪些原因引起？

引起急性肾功能衰竭的最常见原因是肾脏的血液供应减少，这种血供减少的情况下可能是由于休克造成的血压下降所致（见 248 页“低血压”），如严重失血、重症感染或心肌梗死（见 245 页）。急性肾功能衰竭也可由肾小球肾炎（见 446 页）、有毒的化学物质、药物或尿路的梗阻（见 448 页“肾积水”）所致。

有哪些症状？

急性肾功能衰竭的症状是快速出现的，有时是在数小时内出现的，这些症状有：

- 尿量明显减少。
- 恶心和呕吐。
- 嗜睡、头痛、背痛。

如果你出现了这些症状，应该立即就医。如果不进行治疗，急性肾功能衰竭的患者可在数日内死亡。

如何诊断？

如果医生怀疑你患有急性肾功能衰竭，他会立即将你收入医院进行急救，并需要做一些检查，以明确引起急性肾功能衰竭的病因。一些患者存在明确的病因，如严重的失血，而其他一些患者，需要做超声扫描（见 135 页）、CT 扫描（见 132 页）来寻找是否存在尿路梗阻。肾活检（见 449 页）可以用于确定引起急性肾功能衰竭的原因。

如何治疗？

如果你患有急性肾功能衰竭，需要立即进行疾病本身及其伴发情况的治疗。你可能需要在重症监护病房（见 618 页）进行治疗。在医生进行检查，以确定引起肾功能衰竭的原因的同时，需要进行短期的透析（见 451 页）治疗，以从血液中清除代谢废物和多余水分。如果存在大量失血的情况，还需要进行输血治疗（见 272 页），来恢复正常的血容量。当发现引起急性肾功能衰竭潜在的病因时，需要对其进行相应的药物治疗。如果尿路系统的某个部位发生了梗阻，你可能需要相应的手术治疗来解除梗阻。

预后如何？

如果你的肾脏损伤不是不可逆的，那

么肾功能完全恢复的可能性较大，这可能需要6个星期的时间。但是，一些患者的肾脏损伤不是完全可逆的，那么这种情况就会发展为慢性肾功能衰竭（见451页）。如果慢性肾功能衰竭最终进展至终末期肾功能衰竭（见452页），出现肾功能的永久性的完全丧失，你就需要长期透析或肾移植（见452页）。

慢性肾功能衰竭

双侧肾脏功能逐渐进行性丧失

一些原因引起的慢性肾功能衰竭会随着年龄的增长越来越普遍

性别、遗传和生活方式是与本病病因相关的危险因素

生活方式对本病的影响不明显

在发生慢性肾功能衰竭时，进行性的肾脏损害，使肾脏从血液中清除多余水分和废物的能力逐渐下降，导致废物开始在体内蓄积。在医生能够检查到废物在体内蓄积前，许多患者的肾功能已经减退了60%以上；从这个时候起，通常在数月，甚至数年后，肾脏的损害已经不可逆转。因此，需要透析（见本页）或肾移植（见452页）。

由哪些原因引起？

慢性肾功能衰竭是由一些造成肾组织进行性损伤的疾病引起的，如多囊肾（见449页）或肾小球肾炎（见446页）。慢性肾功能衰竭也可能是由全身性疾病，如糖尿病（见437页）和/或高血压（见242页）导致的肾损害引起的。患有镰状细胞病（见272页）的患者，如果异常的血细胞阻塞了向肾脏供应血液的血管，也容易发生此病。慢性肾功能衰竭也可能继发于长期的尿路梗阻，如由增大的前列腺（见463页“前列腺肥大”）引起的尿路梗阻。

有哪些症状？

慢性肾功能衰竭的初始症状不明显，会在数周或者数月间逐渐出现，通常症状模糊，可有乏力、食欲降低等。随着病情进展，会出现其他一些症状：

- 频繁地排尿，尤其在夜间。
- 皮肤苍白、瘙痒并容易出现瘀斑。
- 气短。
- 顽固性呃逆，恶心和呕吐。
- 肌肉抽搐，下肢痉挛。
- 针刺感。

慢性肾功能衰竭会出现多种合并症，如高血压，高血压既是肾功能衰竭的结果，也是引起慢性肾功能衰竭的原

▶ 治疗

透析

透析可以从血液中清除肾功能衰竭患者体内蓄积的废物和过多的水。透析可以用于急性肾功能衰竭（见450页）的暂时性治疗，也可以用于终末期肾功能衰竭（见452页）的长期治疗。透析有两种形式：一种是腹膜透析，即利用腹腔内的腹膜作为过滤器对血液进行透析。另一种是血液透析，这种透析是使用透析机来过滤血液。

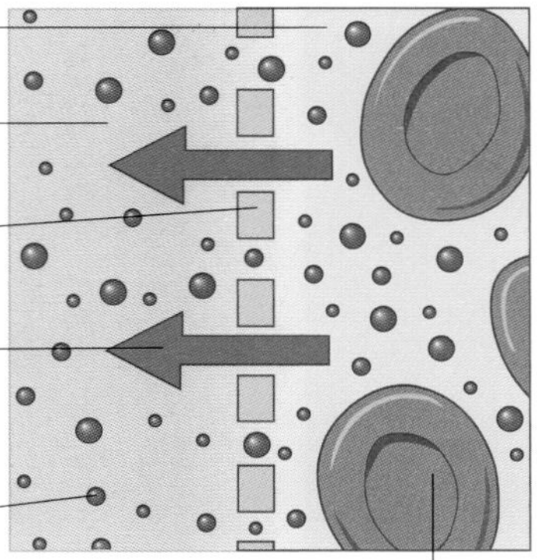

透析的工作原理
在进行透析时，多余的水分和代谢废物经滤过膜从血液进入透析液中，透析液随后被丢弃。

腹膜透析

在进行腹膜透析时，用腹膜代替肾脏对血液进行滤过，腹膜是包绕腹部器官的膜性结构。患者可以每天在家里进行4次被称为置换的治疗。在进行置换时，提前4～6小时将透析液注入腹腔，然后透析液经腹膜透析管引流出腹腔，引流液体后再次注入新的液体，然后断开连接的仪器，你就可以进行正常的活动。在置换之间，代谢废物和多余的水分从腹腔的血管进入透析液中。

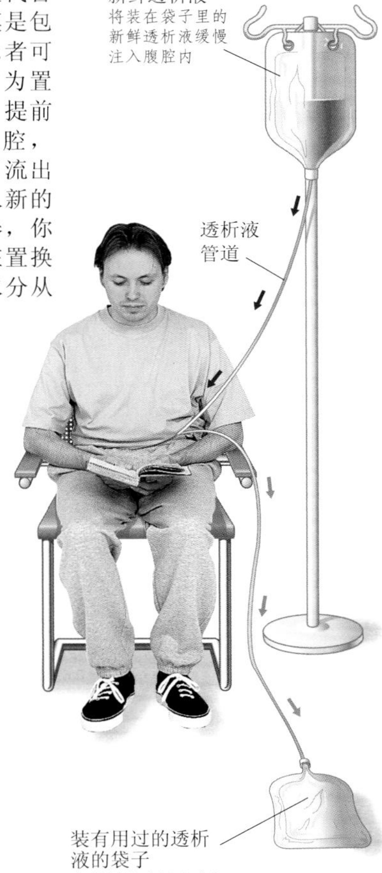

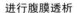

进行腹膜透析
进行腹膜透析时，需定期更换透析液，但要始终保持腹腔内有透析液存在。当液体完成交换，就可以断开透析液袋和透析管，你就可以自由活动了。

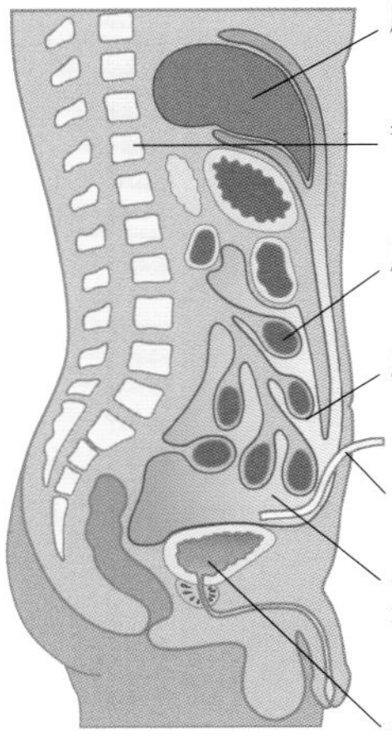

使用腹膜作为过滤器
腹腔器官被覆一层富含血管的腹膜。在进行腹膜透析时，代谢产物和水分从血液经腹膜进入腹腔内的透析液中。

血液透析

在进行血液透析时，由透析机将血液泵入安装在机器侧面的血液滤过器里。在滤过器内，血液流过膜的一侧，透析液流经膜的另一侧。代谢废物和水分从血液经透析膜进入透析液中，滤过的血液又回流入体内。通常每周需要进行3次治疗，每次治疗需要3～4个小时。

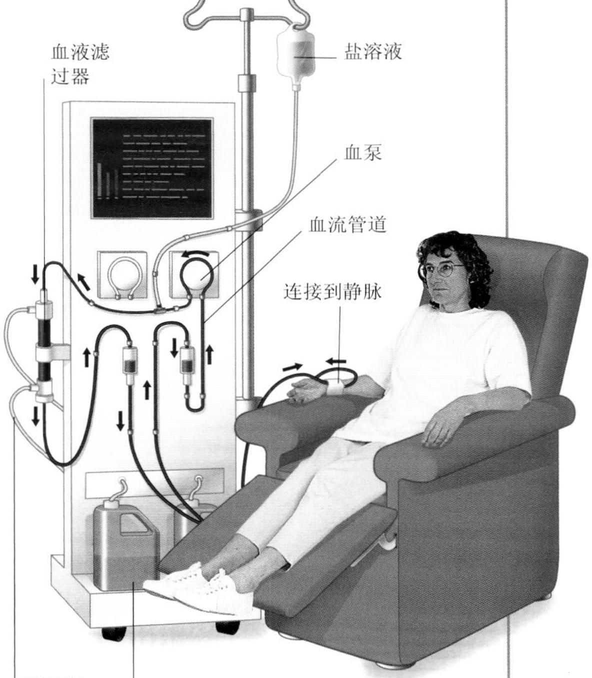

进行血液透析
进行血液透析时，患者需要与透析机相连数小时，在这期间，代谢废物和水分从血液中清除。血液透析通常在门诊的透析中心进行，但一些患者可以在家里进行这种治疗。

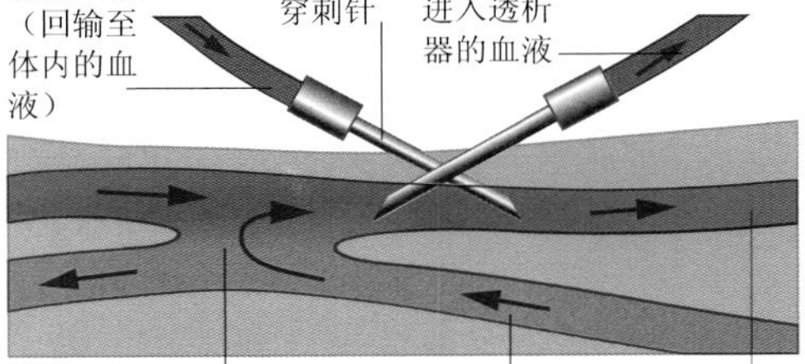

血流入口
血液透析需要快速的血流。通过外科手术在体表皮肤处将静脉和动脉连在一起，形成动静脉瘘，这样静脉内流动的是高压的血液，这条静脉可以用做进入循环系统的入口。

治疗

肾移植

患终末期肾功能衰竭的患者可进行肾移植，移植肾可以替代患病的肾脏行使功能。移植肾可以由健在的亲属或配偶提供，或由同意死后捐献器官的人提供。移植肾位于盆腔，而原有患病的肾脏，通常是留在原来的位置。肾脏成功移植后，患者不再需要透析，可以回归正常的生活。

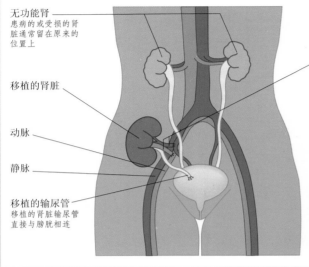

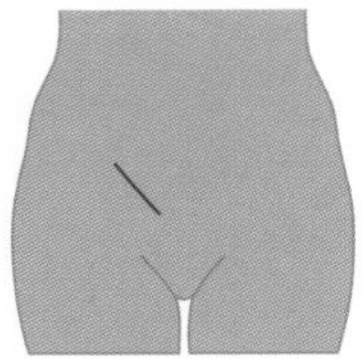

切口位置

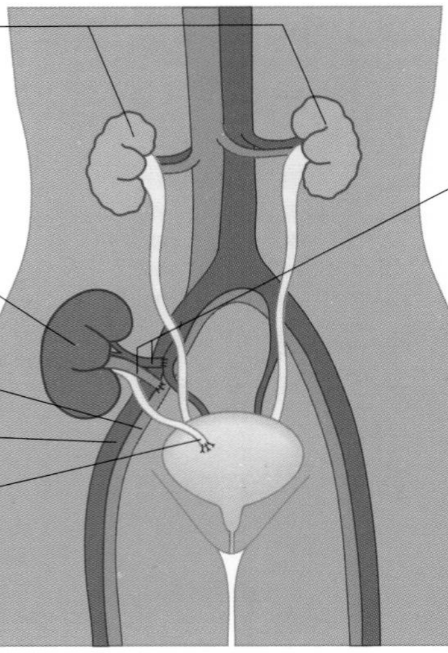

移植手术
通过腹部切口，将移植的肾脏放置在盆腔内，移植肾的位置是经过仔细选择的，这样移植肾可以很容易与附近的静脉、动脉和膀胱相连。

因；其他合并症还有骨质疏松症（见217页）、甲状旁腺功能亢进症（见434页）和贫血（见271页），在发生贫血时，血液的携氧能力降低。

如何诊断？

如果你出现了慢性肾功能衰竭的症状，医生会安排你进行血液和尿液检查，你还需要进行超声扫描（见135页）、放射性核素扫描（见135页）或CT扫描（见132页）来评估双肾的大小，异常缩小的肾脏通常是慢性肾功能衰竭的表现之一。此外，你还需要进行肾活检（见449页），肾活检时，取出一小块肾组织，在显微镜下进行检查，以确定肾脏损害的性质。

如何治疗？

针对引起慢性肾功能衰竭的潜在病因进行治疗。一些类型的肾小球肾炎可能需要用皮质类固醇药物（见600页）来治疗。无论高血压是慢性肾脏疾病的原因还是结果，都应该进行降压治疗（见580页**“降压药物”**）。如果存在尿路梗阻，你可能还需要行手术来解除梗阻。此外，医生会定期监测疾病的进展情况，并在常规检查时监测治疗的效果。

预后如何？

慢性肾功能衰竭的预后，取决于引起肾损害的病因和严重程度。如果医生能够对病因进行治疗并防止肾脏的进一步损伤，你可能不需要进行透析治疗。但是，多数情况下，治疗只能延缓肾脏功能恶化的速度。数月或数年后，慢性肾功能衰竭可能会发展为终末期肾功能衰竭（见本页），此时，肾脏的损害是不可逆的。在终末期肾功能衰竭阶段，透析或肾移植是可供选择的治疗方法。

终末期肾功能衰竭

双侧肾脏功能的不可逆性丧失，危及生命

年龄、性别、遗传和生活方式是与本病病因相关的危险因素

当永久性的肾功能丧失超过90%时，即发生了终末期肾功能衰竭。在终末期肾功能衰竭时，肾脏不能以尿液的形式排出血液中滤过的代谢废物和多余的水分。终末期肾功能衰竭常常是从慢性肾功能衰竭（见451页）进展而来。如果不能及时采取措施，替代已经衰竭的肾脏功能，如透析（见451页）或肾移植（见本页），终末期肾功能衰竭会导致患者死亡。

有哪些症状？

终末期肾功能衰竭的主要症状有：

- 颜面、四肢，甚至腹部水肿。
- 极度乏力。
- 体重下降。
- 头痛和呕吐。
- 舌苔厚腻。
- 严重的皮肤瘙痒。

许多患有终末期肾功能衰竭的患者，呼吸时有氨味，这种味道与家用漂白剂的味道相似。

如何诊断？

如果医生怀疑你患有终末期肾功能衰竭，他会安排你进行尿液和血液的检查，来确定体内代谢废物水平是否存在异常。如果还没有发现导致肾功能衰竭的原因，你还可能需要进行影像学检查，如超声扫描（见135页）、CT扫描（见132页）或放射性核素扫描（见135页）来检查有无肾脏异常。

如何治疗？

透析是治疗终末期肾功能衰竭的常用措施，透析可以代替肾脏，滤除血液中的有害废物并清除多余的水分。但是，长期的透析可能会导致一些并发症，如骨骼逐渐变弱（见217页**“骨质疏松症”**）、甲状旁腺功能亢进症（见434页）和贫血（见271页），在出现贫血时，血液携带氧气的能力降低。贫血的发生也可能是由于缺乏促红细胞生成素引起的，促红细胞生成素是由肾脏合成的，能够刺激红细胞生成。注射促红细胞生成素可用于治疗贫血。

肾移植是患者能够回归正常生活的最大希望。肾移植的主要不足是，为了防止免疫系统对供者器官产生排异反应，需要终身服用免疫抑制剂（见585页）。有时候，第一次移植的肾停止行使功能，还需要进行二次移植。如果没有进行肾移植，你的余生均需要进行透析治疗。

膀胱和尿道疾病

下尿路疾病十分常见。症状可能包括尿频、遗尿、血尿、排尿时和排尿后疼痛。这些症状常常会干扰日常的生活起居。但是，绝大多数膀胱和尿道（将尿液从膀胱排出体外的管道）疾病都是可以治愈的，或至少通过治疗能够得到控制。

本节的第一篇文章介绍膀胱炎，膀胱炎是一种膀胱的炎症性疾病。通常是由来自肛门周围皮肤的细菌感染所致。因为女性的尿道较短，并且邻近肛门，细菌更容易进入尿道，因此女性更容易发生膀胱炎。在男性，膀胱感染通常与尿路梗阻相关，而增大的前列腺，通常是引起尿路梗阻的最常见原因。

接下来的文章涉及尿失禁、尿路结构性疾病、膀胱肿瘤。首先介绍的尿失禁有多种类型，在女性以及老年人中更为常见。其次描述尿路结构性疾病，这些疾病包括膀胱内形成的结石，以及输尿管狭窄，这些疾病都会引起排尿困难。最后讲述膀胱肿瘤。

影响男性尿道的性传播感染（见491～493页），将在本书的其他章节介绍。儿童的泌尿生殖系统疾病（见563～565页）则在婴儿与儿童部分讲述。

重要的解剖结构

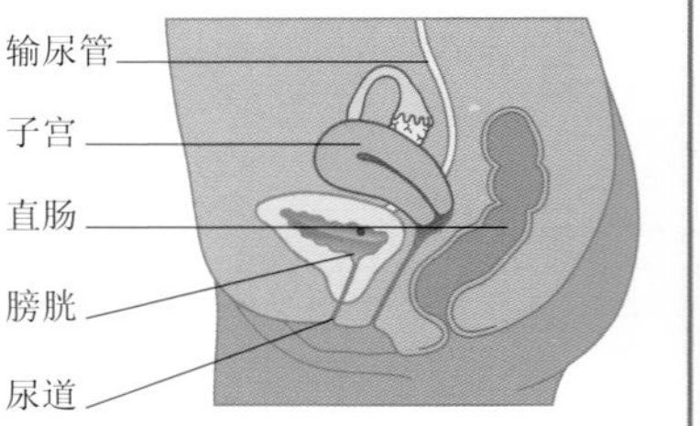

女性

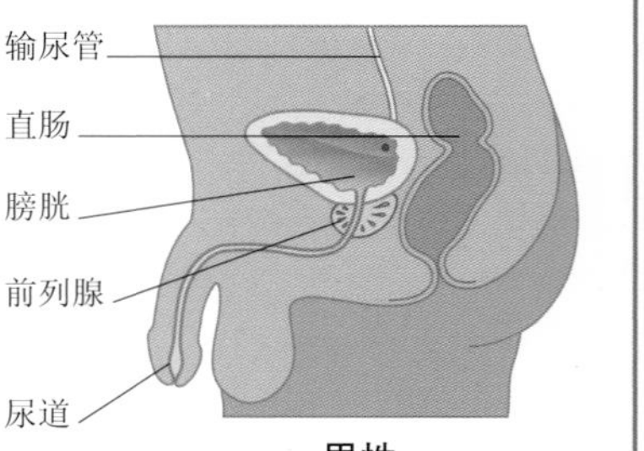

男性

有关膀胱和尿道的结构和功能的更多信息，请参阅442～445页。

膀胱炎

膀胱内膜的炎症，引起排尿疼痛和尿频

儿童罕见；青少年期的女孩和各年龄段的女性常见

女性的发病率比男性高得多

性交可引起一些女性的膀胱炎发作

遗传对本病的影响不明显

膀胱炎是膀胱内膜发生的炎症，导致频繁地排尿和排尿疼痛。在多数情况下，膀胱炎是由细菌感染引起的。

女性膀胱炎的发病率远远大于男性。大约有一半的女性，在一生中至少发生过一次细菌性膀胱炎，一些女性会反复发生膀胱炎。男性膀胱炎很罕见，通常与尿路疾病伴发。儿童的膀胱炎，可能是由于膀胱解剖异常或结构异常引起的，并可能对肾脏造成损害（见564页“儿童泌尿系统感染”）。

有哪些类型？

膀胱炎有多种类型。最常见的是细菌性膀胱炎，通常由大肠杆菌引起，大肠杆菌是正常定植在肠道中的杆菌。当细菌从肛门或阴道区域通过尿道进入膀胱时，就会引起膀胱炎，这通常会在性交时，或是在排便后擦拭肛门时发生。因为女性的尿道比男性短，女性尿道的开口离肛门更近，因此女性发生膀胱炎的危险比男性要大得多。如果膀胱不能彻底排空，就会增加发生细菌性膀胱炎的危险。由于膀胱不能完全排空，造成尿液在膀胱内滞留，细菌可以在潴留的尿液中繁殖。绝经后的女性由于雌激素水平降低，导致尿路的黏膜更脆弱，尤其容易患膀胱炎。使用阴道隔膜和杀精药物避孕的女性，发生膀胱炎的危险会增加，因为阴道隔膜通常要留置数小时，这妨碍了膀胱的彻底排空，而杀精剂则会刺激阴道内细菌的生长。糖尿病（见437页）患者由于多种原因也容易发生膀胱炎，原因包括：患者尿液中的葡萄糖可促进细菌的生长；患者对细菌的免疫力降低；患者继发的神经病变可导致膀胱不能完全排空。其他能够妨碍膀胱完全排空的疾病，包括前列腺肥大（见463页）和尿道狭窄（见455页），这些疾病都会引起尿道变窄。

间质性膀胱炎是一种罕见的膀胱内膜和膀胱组织的非细菌性慢性炎症，可导致膀胱内膜破溃。引起间质性膀胱炎的病因不明，一些女性发现一些食物或饮品可以触发或加重症状。这种类型的膀胱炎可以造成慢性盆腔疼痛和尿频，经抗感染治疗无效，尤其在女性患者中更是如此。

放射性膀胱炎是对前列腺癌（见464页）、膀胱肿瘤（见456页）或宫颈癌（见481页）进行放射治疗（见158页）时导致的膀胱内膜损伤引起的膀胱炎症。

有哪些症状？

所有类型膀胱炎的主要症状都是相同的，主要有：

- 排尿时的烧灼痛，尿不尽感。
- 尿频和尿急，但每次的排尿量都较少。

如果是细菌感染引起的膀胱炎，症状可能还会有：

- 下腹部疼痛，有时后腰部感到疼痛。
- 发热和寒战。

膀胱感染可向上播散至肾脏，引起背部疼痛（见446页“肾盂肾炎”）。一些严重的膀胱炎患者，由于膀胱壁肌肉的刺激，导致对膀胱功能控制的部分或全部丧失（见454页“急迫性尿失禁”）。

应该如何处理？

如果你出现了膀胱炎的症状，应该去就诊。连续4小时，每小时饮用500毫升的液体，能够缓解症状。饮用蔓越莓汁能缓解排尿时的烧灼感，止痛药物（见589页）可以减轻不适的症状。采取自助措施能预防膀胱炎复发（见本页“预防细菌性膀胱炎”）。

医生会安排你进行尿液检查，来寻找感染的证据。在等待结果的同时，医生会为你开抗生素（见572页）。一个疗程的抗生素几乎可以治愈所有的细菌性膀胱炎发作。女性反复发作膀胱炎，或男性单次发作膀胱炎，都需要做进一步的检查，如特殊的尿路

自助措施

预防细菌性膀胱炎

如果你曾经患有细菌性膀胱炎，下面的措施能够帮助你避免再次发作：

- 每日饮2～3升水，天气炎热时增加饮水量。
- 经常并彻底排空膀胱。
- 注意个人卫生。在排便后从前向后擦拭肛门，防止肛周的细菌进入尿道。
- 性生活前清洗会阴部。确保你的性伴侣在性交前也清洗外阴。
- 性交后尽快去排尿。
- 使用没有香味的洗浴用品，并避免使用阴道除臭剂。
- 不要使用阴道隔膜或杀精剂避孕。

检查

尿流动力学测定

尿流动力学测定用于检查膀胱的控制障碍，包括尿失禁和尿流不畅。在进行这些检查时，将探头插入膀胱和直肠或阴道来检测膀胱在充盈或排空时的压力变化。在对一些患者进行检查时，可以使用X线造影剂（一种对比剂，能在X线下显影的物质）来充盈膀胱，这样可以使医生在X线显示屏上观察到膀胱的形状。在膀胱充盈时，医生会让患者咳嗽，此时如果存在压力性尿失禁，会有尿液漏出。

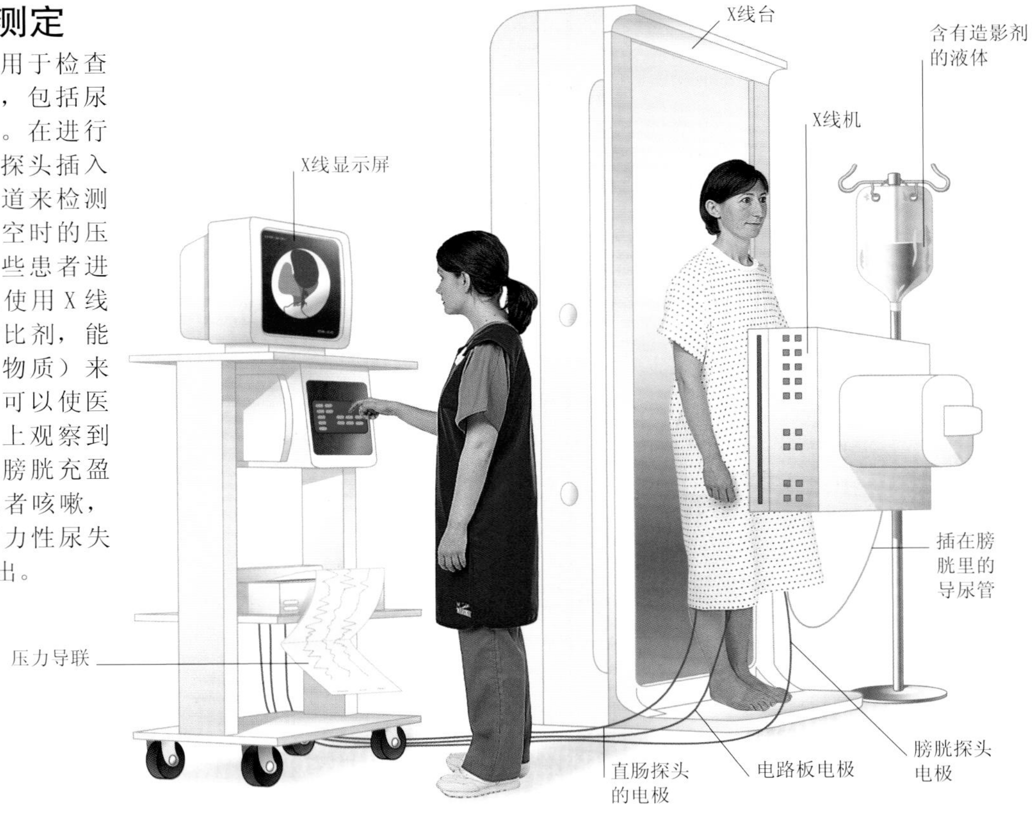

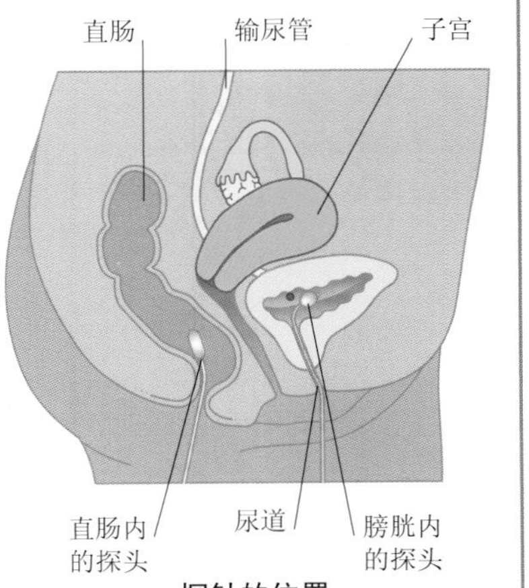

探针的位置

X线监测

在进行检查时，患者背对X线台站立，进行连续的X线录像监测，记录膀胱内压力的变化，同时观察尿道和膀胱的功能变化。

X线片（见447页**“静脉尿路造影术”**）、泌尿道的超声扫描（见135页），有时需要进行膀胱镜（见456页）检查。如果没有发现疾病的证据，但仍然有膀胱炎反复发作，医生会开长疗程、小剂量的抗生素进行治疗。女性患者在性生活后或出现第一个症状时可以服用单次大剂量的抗生素来治疗。

如果尿液检查显示不存在感染，但你却又反复发生尿频、尿痛等症状，医生会怀疑你患有间质性膀胱炎。但有时候也可能是因为细菌难以检测，因此即使没有找到感染的证据，医生也可能为你开抗生素进行治疗，还会建议你采取一些自助措施，包括避免一些能诱发症状的食物或饮品。有些绝经后的女性发现，含有雌激素的乳膏也有助于缓解症状。

医生还可能为你做膀胱镜检查，观察膀胱内部情况，并取膀胱组织样本进行检查。如果检查发现有间质性膀胱炎，医生会建议你进行下述治疗中的一种，包括口服一个疗程的皮质类固醇药物（见600页），或采取向膀胱内注入水扩张膀胱的治疗措施。后一种治疗是在全身麻醉下进行，可以帮助减轻症状。

尿失禁

膀胱自主控制排尿能力的完全或部分丧失

随着年龄的增长越来越常见

女性更常见

遗传和生活方式是与本病病因相关的危险因素

在正常情况下，膀胱的肌肉收缩将尿液挤出膀胱，而膀胱颈部和尿道的肌肉控制膀胱的出口，并闭合膀胱的开口。任何累及这些肌肉或支配其神经的疾病，都可导致膀胱功能的部分或完全失控。

尿失禁会随年龄的增加而越来越多见。女性发病较男性常见。有时会与痴呆（见331页）或脑卒中（见329页）相伴发。

有哪些类型？

尿失禁主要有4种类型：压力性、急迫性、充溢性和完全性尿失禁。每一种尿失禁的症状和治疗方法都不同。

最常见的尿失禁类型是压力性尿失禁（见本页），表现为不自主地排出少量的尿液。

由于膀胱的不自主收缩，患有急迫性尿失禁（见本页）的患者会有突发的、十分急迫的排尿需求，导致突然出现的、不受控制的大量尿液排出。

在充溢性尿失禁中，由于膀胱颈或尿道的阻塞或膀胱肌肉无力，导致膀胱不能排空。尿液在膀胱内逐渐蓄积，导致间断或连续性的尿液滴出。尿液的滴出也可能因尿道的一部分异常狭窄导致（见455页**“尿道狭窄”**），而男性的前列腺肥大（见463页）是造成尿道狭窄的原因。膀胱肌肉的无力可能是由于梗阻、糖尿病（见437页）或盆腔手术造成的。

在完全性尿失禁，患者对膀胱完全失去了自主控制。症状通常是由于神经系统疾病造成的，如痴呆或脊椎损伤（见323页）。治疗盆腔肿瘤的手术，也可能损伤支配膀胱的神经，从而导致完全性尿失禁。

应该如何处理？

尿流动力学测定（见453页）能够明确尿失禁的类型。可以使用吸收尿液的垫子保护衣物。盆底肌肉锻炼（见455页）和物理治疗（见620页）可以帮助加强膀胱肌张力。因膀胱不能完全排空导致的尿失禁，可通过间断留置尿管引流尿液来缓解症状，对于残疾的患者，可以在膀胱内永久留置尿管来缓解症状。

压力性尿失禁

在运动、咳嗽或打喷嚏时，尿液不自主地流出

随着年龄的增长越来越常见

几乎只发生在女性

遗传和生活方式对本病的影响不明显

压力性尿失禁是由于尿道和盆底肌肉的无力所致。这些肌肉对膀胱起支撑作用，并且在排尿时协助控制膀胱出口的开放与关闭；肌肉的无力导致膀胱颈部下垂。当腹腔内压力升高时，即会发生不自主的尿液外流。

在轻度的压力性尿失禁中，剧烈活动如跑步时，会有少量尿液漏出膀胱。严重的病例，在进行能引起膀胱压力增加的活动，如咳嗽或提重物时，会引起尿液流出。压力性尿失禁是最常见的尿失禁类型，并且几乎都发生在女性。

在怀孕、盆腔部位手术后，或更年期时，最容易出现压力性尿失禁，这些情况都是由于雌激素水平降低，导致盆腔肌肉的弹性减弱，这种疾病随着年龄的增长会越来越常见。也可能与子宫和阴道脱垂（见479页）、直肠脱垂（见422页）或膀胱脱垂伴发。如果你持续咳嗽，更易发生此病。在少见的情况下，男性在前列腺手术后，也会发生压力性尿失禁。

如何诊断？

医生在询问有关液体摄入量、排尿次数、排尿量和漏尿多少的情况后，能作出压力性尿失禁的诊断。医生会为你做盆腔检查，判断盆底肌肉的张力，以及你是否有子宫脱垂。医生可能会建议你做尿流动力学测定（见453页），来评估膀胱的功能。

如何治疗？

医生会建议你进行盆底肌肉锻炼（见455页），来加强盆底肌肉的力量；无论引起压力性尿失禁的原因如何，这种方法对压力性尿失禁都是有效的。如果是在产后发生的尿失禁，肌肉的张力会逐步恢复，但盆底肌肉锻炼可以加快肌力的复原。除了盆底肌肉锻炼外，医生还会建议你尝试其他加强盆腔肌肉的方法，如电刺激或使用阴道锥体。电刺激疗法使用一种特殊的电极装置来刺激收缩盆底肌肉。阴道锥体是一个置于阴道内的小型塑料锥体，每日置入阴道两次，每次15分钟；你需要运用盆底肌肉的力量以保持锥体在阴道内。有不同重量的锥体可供选择，从最轻的开始，当你能够舒适地将锥体保持在其应在的位置时，可以继续增加锥体的重量。对于身体超重的患者，医生会建议你控制饮食，来减轻体重（见19页**“控制你的体重”**）。

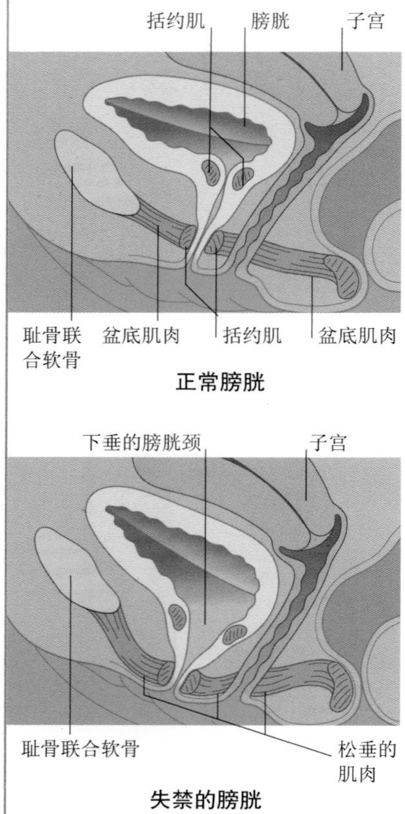

引起压力性尿失禁的原因

在发生压力性尿失禁时，盆底肌肉不能有效支撑膀胱，膀胱颈部下垂，导致膀胱括约肌不能保持关闭状态。

如果采取上述措施，尿失禁并无改善，那么除了盆底肌肉锻炼外，医生可能会为你开一种叫做度洛西汀的药物。如果锻炼和药物都不奏效，那么医生会建议你做手术，来加强对膀胱的支撑，或将膀胱抬高，使其回到正确的位置，这通常可以恢复正常或接近正常的膀胱控制功能。

急迫性尿失禁

在突然出现的、需要紧急排空膀胱的冲动之后，出现反复发生的尿液不自主流出

随着年龄的增长越来越常见

女性更常见

遗传和生活方式对本病的影响不明显

患急迫性尿失禁的患者，有一种突然出现的、迫切想要排空膀胱的冲动，随之出现尿液不自主地流出。这种情况的严重程度变化很大。病情最轻的患者，常常在膀胱开始排空之前，能够到达卫生间。但在严重的情况下，一旦膀胱开始排空，就不能阻止尿液的外流。

由哪些原因引起？

引起急迫性尿失禁的最常见的原因是膀胱肌肉受到了刺激。当受到刺激时，膀胱的肌肉会发生不自主的收缩，并导致膀胱排空。对膀胱肌肉的刺激，可能是由于膀胱内膜的感染或炎症等原因引起的（见453页**“膀胱炎”**）。

急迫性尿失禁也可以由膀胱结石（见456页）引起。其他原因还有神经系统的疾病，如脑卒中（见329页）、多发性硬化（见334页）或脊髓损伤（见323页），也可导致急迫性尿失禁。一些患者可能还与焦虑有关。

应该如何处理？

医生会要求你记录排尿的频率，每次的排尿量和饮用的液体量。你可能还需提供尿液样本，查找感染的证据。此外，医生还会对你进行体格检查来寻找可能存在的潜在疾病，医生还会建议你住院进一步检查。

首先应该治疗引起急迫性尿失禁的潜在病因。如果没有发现引起急迫性尿失禁的原因，你可以尝试多种自助措施。例如，你可以通过延长两次排尿之间的时间间隔，学习控制膀胱的功能。盆底肌肉锻炼（见本页），可以加强控制膀胱出口的肌肉力量。医生也会建议你避免饮用含有咖啡因和酒精的饮品。此外，医生可能会给你开抗胆碱药物，如奥昔布宁，这种药物有松弛膀胱壁肌肉的作用，从而增加膀胱的容量，并降低排尿的急迫性（见 606 页“作用于膀胱的药物”）。

自助措施

盆底肌肉锻炼

可以通过锻炼来加强盆腔底部肌肉的力量，这些肌肉支撑着膀胱、子宫和直肠。如果规律进行这种练习，盆底肌肉锻炼不仅可以帮助治疗尿失禁，还能防止尿失禁的发生。

你可以在坐着、站着或躺下的时候都进行盆底肌肉锻炼。尽可能多地进行这种锻炼，理想的情况是每天每小时锻炼 5 分钟。

找到盆底肌肉的方法是，想象一下你在排尿时突然停止排尿的动作，这时你感到在阴道、尿道和直肠周围发紧的肌肉就是盆底肌肉。为了加强这些肌肉的力量，应该进行一下练习：

- 收缩盆底肌肉并坚持 10 秒钟。
- 然后慢慢放松这些肌肉。
- 尽你自己的所能，重复进行 5 ～ 10 分钟。

尿潴留

不能排空膀胱或完全丧失排空膀胱中尿液的能力

- 更常见于50岁以后
- 男性更常见
- 遗传和生活方式对本病的影响不明显

尿潴留可以是急性的，也可以是慢性的。在急性尿潴留时，尽管患者有十分急迫的排尿意愿，但膀胱不能完全排空，造成突然的尿量增加，常伴有疼痛。在慢性尿潴留时，可以费力的排出一些尿液，但膀胱不能完全排空，导致尿液的逐渐蓄积，但不伴疼痛感。两种类型尿潴留在男性中更常见。

由哪些原因引起？

任何对尿道（连接膀胱至体外的管道）产生压力的因素都会限制尿流，导致急性或慢性尿潴留。在男性最常见的原因是前列腺肥大（见 463 页）。有时，尿流受限是尿道狭窄（见本页）以及阴茎的包皮过紧（见 461 页“包茎”）。女性在怀孕早期由于增大的子宫压迫尿道也会引起尿潴留，但随着子宫上升进入腹腔后，症状就会消失。不管是男性还是女性，都会因为便秘引起尿潴留，因为直肠内的粪便会压迫尿道。罕见的情况下，一些引起膀胱颈部阻塞的疾病，可以造成尿液流出受限，如膀胱结石（见 456 页）或膀胱肿瘤（见 456 页）。

支配膀胱肌肉的神经损伤也会引起尿潴留，在一些疾病如多发性硬化（见 334 页）、糖尿病（见 437 页）或脊髓损伤（见 323 页）会引起神经损伤。

一些患者的慢性尿潴留可能因尿量的突然增加，转化为急性尿潴留，可以由一些药物，如利尿剂（见 583 页）、天气寒冷或饮酒等触发。其他一些患者，急性尿潴留是一些药物的副作用，如抗抑郁药物（见 592 页）、治疗帕金森病的药物（见 333 页“帕金森病和帕金森综合征”），以及抗感冒和抗流感的药物（见 588 页）。

有哪些症状？

急性尿潴留的症状会在数小时内出现，包括如下：

- 腹痛。
- 急迫的排尿意念、伴疼痛，但不能排出尿液。

与急性尿潴留相反，慢性尿潴留几乎不会引起疼痛，但会引起患者的不适。症状的出现更为缓慢，包括：

- 频繁出现急切的排尿冲动。
- 腹胀。
- 排尿困难。
- 尿流缓慢、淋漓不尽。一些患者可能会有不自主的尿液滴出。

如不能从肾脏排出尿液，尿潴留能引起肾脏损害（见 448 页“肾积水”）。

应该如何处理？

如果你发生了急性尿潴留，可能需要到医院去将膀胱中的尿液排空（见本页“膀胱置管术”）。医生会为你进行直肠或盆腔检查，可能还会为你进行特殊的检查（见 453 页“尿流动力学测定”；见 456 页“膀胱镜”），来明确潜在的病因。

如果常规检查发现你的膀胱增大，那么医生会怀疑你有慢性尿潴留。诊断检查与急性尿潴留相同。如果引起尿潴留的病因是可以治疗的，大多数患者的膀胱功能可以恢复正常。如果是由于神经损伤引起的尿潴留，可能需要行长期或间断留置尿管来引流尿液，医生可能会指导你如何自己放置尿管。

怀孕期间发生的尿潴留，常在增大的子宫从盆腔进入腹腔后，尿道的压力得到缓解使尿潴留消失。

治疗

膀胱置管术

在进行膀胱置管术时，经尿道将导尿管插入膀胱（尿道置管），或通过腹壁的切口插入导尿管（经耻骨上置入尿管）。在机体不能排尿、发生了尿失禁或为了诊断需要测量尿的流量时，导尿管可以将尿液引流出体外。可以用一个小的充满水的气囊固定导尿管。医生会教一些患者每天自己插入导尿管数次来引流尿液。

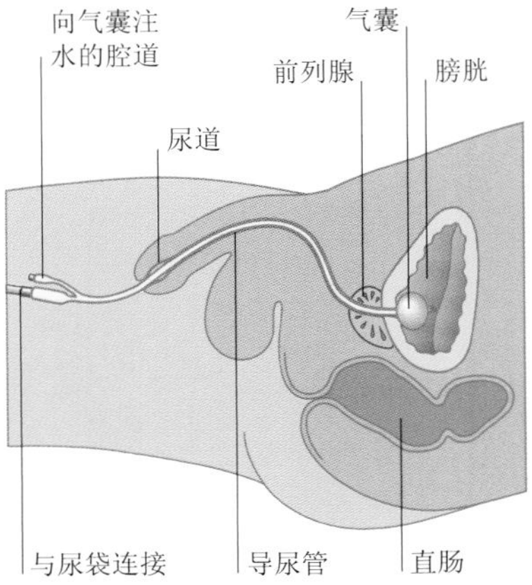

经尿道尿管置入术

经尿道将导尿管插入膀胱。尿液经过导尿管进入固定在大腿周围的尿袋内。

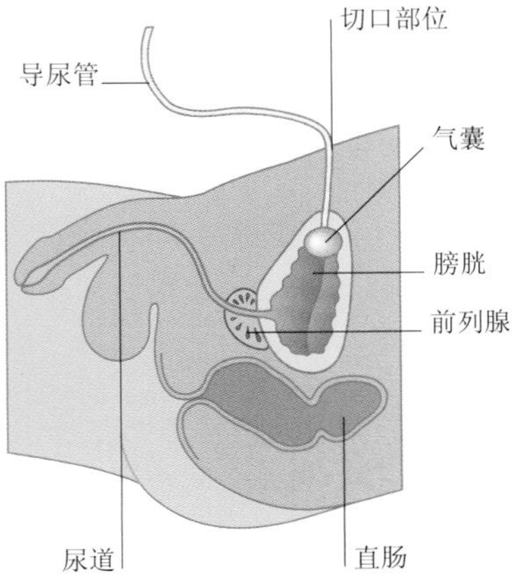

经耻骨上尿管置入术

在尿道出现梗阻时，导尿管可以引流尿液。导尿管通过腹壁的切口进入膀胱，尿液收集在尿袋内。

尿道狭窄

尿道是连接膀胱至体外的通道，尿道狭窄是指这部分管道异常狭窄

- 可累及任何年龄段的成人，但最常见于50岁以上的人群
- 几乎发生于男性
- 在没有采取保护措施的情况下与多人发生性关系是发病的危险因素
- 遗传对本病的影响不明显

在发生尿道狭窄时，尿道管壁内的瘢痕组织会导致尿道狭窄和排尿困难。在发达国家，瘢痕组织常常是由医疗操作意外对尿道造成的损伤引起的，如膀胱置管术（见本页）、膀胱镜（见 456 页）或前列腺切除术（见 464 页），这些操作引起的瘢痕，通常发生在 50 岁以上的人。在全世界，最常见的尿道瘢痕形成的原因，是性传播感染引起的持续尿道炎，如淋病（见 491 页）或非淋球菌性尿道炎（见 491 页），以及因盆腔骨折等导致的会阴部意外损伤等。

有哪些症状？

尿道狭窄的症状会随时间逐渐加重，可能会出现：

- 排尿困难，尿流无力。
- 排尿后淋漓不尽。
- 排尿不尽感。
- 尿频。

如果不进行治疗，狭窄会阻止尿液从膀胱流出，导致尿潴留（见本页）。膀胱的不完全排空会导致膀胱炎（见 453 页）。在少数情况下，膀胱的不完全排空，会导致尿路系统内的压力异常升高，引起肾脏损害（见 448 页“肾积水”）。

应该如何处理？

医生会为你进行体格检查来明确是否有膀胱增大。然后医生会为你安排特殊的尿路系统 X 线检查，来明确你在排尿时膀胱是否能够完全排空，同时还可以发现是否有膀胱异常。如果 X 线检查发现膀胱排空减慢，并有异常多的尿液残留，那么医生会怀疑存在尿道狭窄。进一步的检查（见 453 页“尿

流动力学测定”）可以显示是否存在尿道狭窄，还需要用膀胱镜和影像学检查来确定狭窄的部位。

如果发现有尿道狭窄，治疗方案取决于狭窄的部位以及患者的年龄。最简单的治疗是尿道扩张术。尿道扩张术是在局部麻醉下进行的，向尿道内插入一根细的可以弯曲的器械，轻轻扩张尿道的狭窄部位。这种治疗需要在数月内重复进行多次。

对于更为严重的狭窄，可以通过经尿道手术切除瘢痕组织。如果瘢痕过大，直接切除狭窄的部分，用整形手术重建尿道。

膀胱结石

化合物质沉积在膀胱内，逐渐形成的球状物体，大小不一

- 可累及任何年龄段的成年人，但常见于45岁以上的人群
- 男性更常见
- 遗传和生活方式对本病的影响不明显

如果代谢废物在尿液中形成结晶，就可能在膀胱内形成结石。大约 8/10 的结石是由钙组成的，钙主要来源于尿液中过多的盐。大多数结石的直径在 2 毫米到 2 厘米之间，但部分结石可以长得更大。男性患膀胱结石是女性的 3 倍，45 岁以上的人更常见。

如果膀胱不能完全排空，导致尿液在膀胱内滞留，就可能形成膀胱结石（见 455 页“尿潴留”）。患有反复发作或持续的尿路感染的患者，更容易出现膀胱结石（见 453 页“膀胱炎”）。一些代谢病，如痛风（见 224 页），也会增加尿中代谢废物的浓度，从而促进膀胱的结石形成。

有哪些症状？

小的膀胱结石不引起任何症状。但是，当结石体积增大时，会刺激膀胱内壁，出现部分或全部下述症状：

- 排尿困难和排尿疼痛。
- 尿频，有时有尿急。
- 血尿。

如果你出现了上述任何一种症状，你都应该尽快去就医。如果不进行治疗，结石可能会刺激膀胱黏膜，引起急迫性尿失禁（见 454 页）。当结石阻塞膀胱出口时，会引起尿潴留或膀胱炎，膀胱炎会引起剧烈的疼痛。

应该如何处理？

如果医生怀疑你有膀胱结石，他会建议你去医院进行检查，比如腹部 X 线（见 131 页）检查，或拍摄特殊的泌尿道 X 线片（见 447 页“静脉尿路造影术”）等检查。你还需要进行血液和尿液检查来寻找感染的证据，并排除潜在的代谢病如痛风等。此外，可能还需要做膀胱镜（见本页），检查膀胱内的情况。

在进行膀胱镜检查时常常可以将膀胱结石粉碎，并将其冲洗出去。此外，一种形式的超声波（见 448 页“碎石术”），可以将结石粉碎，粉碎后的结石，在膀胱镜检查术后即随尿液排出。如果结石很大，则需要手术取出结石。

膀胱结石经常会复发。约 3/5 成功治愈的膀胱结石患者，在 7 年内还会再次复发。

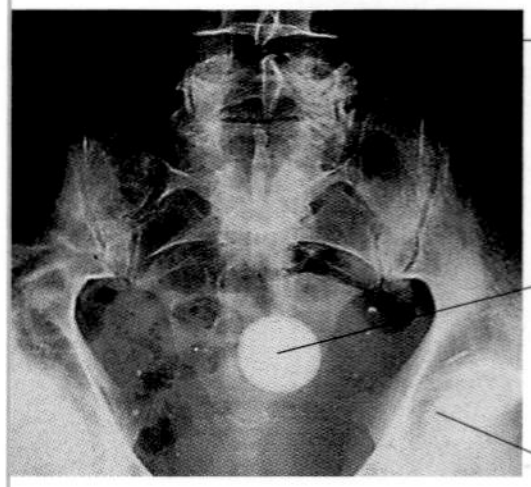

膀胱结石
在这张 X 线片上，可以看到一个大的膀胱结石。这么大的结石可以造成排尿疼痛和排尿困难。

膀胱肿瘤

膀胱内膜出现的恶性新生物

- 少见于50岁以下的人群；随着年龄的增长越来越常见
- 男性更常见
- 遗传可能是病因之一
- 吸烟和一些接触化学物质的职业是发病的危险因素

所有膀胱的肿瘤都按照癌瘤来治疗。大部分肿瘤一开始时是浅表的、疣状的新生物，称作乳头状瘤，从膀胱内膜长出突出至膀胱腔内。男性膀胱肿瘤的发生率是女性的 3 倍。

由哪些原因引起？

一半以上的膀胱肿瘤发生在吸烟的人。大约 1/6 的膀胱肿瘤发生在从事橡胶制造业，或在工作中接触工业染料或溶剂的人。由于接触致癌物（导致肿瘤的物质），因此更容易发生肿瘤。在致癌物被接触者吸收入体内，然后随尿液排出体外的过程中，致癌物直接与膀胱内膜接触，并在膀胱里促进异常组织的生长。引起膀胱肿瘤的潜在病因还不清楚，但目前正在研究膀胱肿瘤与遗传之间的相关性。

在热带地区，引起膀胱肿瘤的常见原因是血吸虫病（见 179 页）。

有哪些症状？

膀胱肿瘤一开始并不引起症状，但随着时间的进展可能会出现以下症状：

- 血尿。
- 下腹部钝痛。
- 排尿困难。

如果尿流受限，可能会发生尿液滞留，导致泌尿系统感染（见 453 页“膀胱炎”）。体积较大的肿瘤可能会堵塞膀胱出口，导致尿潴留（见 455 页）。如不进行治疗，癌瘤会转移至附近的区域，肿瘤细胞也可从瘤体脱落，并在体内随血液转移到身体的其他部位。

应该如何处理？

医生会在实验室对你的尿液进行检查，看尿中是否有血液和癌细胞。超声扫描（见 135 页）、静脉尿路造影术（见 447 页）、CT 扫描（见 132 页）或磁共振成像（见 133 页）都可显示膀胱的影像，以及发现膀胱的异常情况。医生会安排你接受膀胱镜（见本页）检查，通过显示屏来观察膀胱内膜。如果发现了肿瘤，可以通过膀胱镜将手术器械插入膀胱，留取组织样本、切除肿瘤，或使用热疗来破坏肿瘤。也可以通过导管直接将药物灌注到膀胱内来治疗肿瘤。如果肿瘤很大并已经扩散到膀胱深部组织，可能需要经腹腔的手术，切除肿瘤以及部分或全部膀胱。如果必须切除整个膀胱，可以通过腹壁上的皮肤切口，使尿液改道至由一段肠管重新做成的通道。放射治疗（见 158 页）和化学药物治疗（见 157 页），可用于治疗膀胱镜或手术难以治疗的肿瘤，以及病情很重或体质太差，不能耐受手术的肿瘤患者。

预后如何？

早期诊断的膀胱肿瘤，常可以成功治疗。但是，由于肿瘤可能会复发，因此仍需进行终身监测。即使出现了更多的乳头状瘤，在肿瘤恶化前，仍能得到及时的治疗。

对于吸烟的患者，戒烟可大大减少发生膀胱肿瘤的危险。戒烟还会在治疗后降低肿瘤复发的危险。如果你的工作需要接触或者你曾经接触过高危化学物质，你应该定期到医院进行检查，因为肿瘤可以在接触致癌物许多年后发生。

检查和治疗

膀胱镜

在做膀胱镜检查时，将膀胱镜的镜鞘插入尿道，然后检查窥镜进入膀胱，观察尿道和膀胱的肿瘤及其他异常。膀胱镜可以是硬性的，也可以是能弯曲的。可以通过膀胱镜插入器械，切取组织样本、破碎或切除结石或肿瘤。可以在局部麻醉或全身麻醉下进行膀胱镜检查。

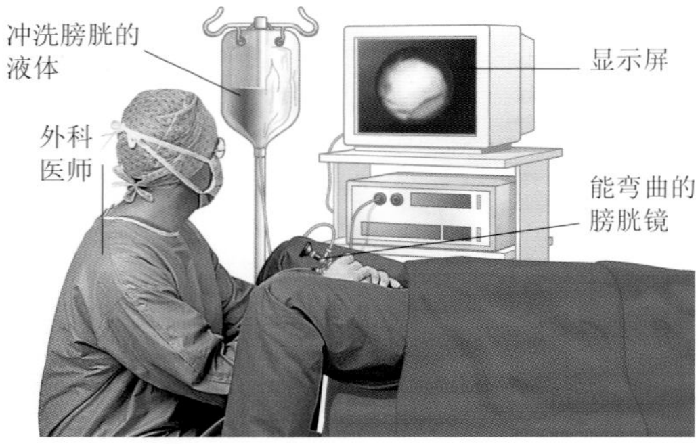

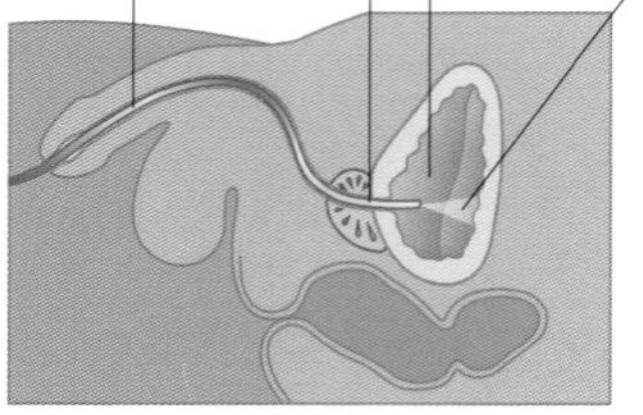

矢状截面

进行膀胱镜检查
这张放大的图像是通过膀胱镜传输，显示在显示屏上的被灯光照亮的膀胱内膜。

镜下所见

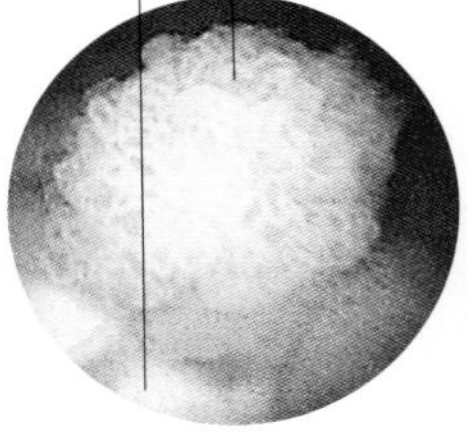

膀胱内膜
这张通过膀胱镜显示的放大图像，显示在膀胱内膜上有一个新生物。将从这个新生物上获取的组织样本，在显微镜下进行检查，来查找肿瘤细胞。

男性生殖系统

男性在进入青春期后不久的 16 ～ 18 岁达到性高峰，因为从青春期开始，他们就能不断地产生精子，且保持生育能力的时间比女性长，因此有些男性在 70 岁或以上的年纪还可以做父亲。精子由睾丸产生，在性交时，通过阴茎将它们送至女性生殖系统。男性生殖系统还产生性激素，其对精子的产生和青春期性发育都是必不可少的。

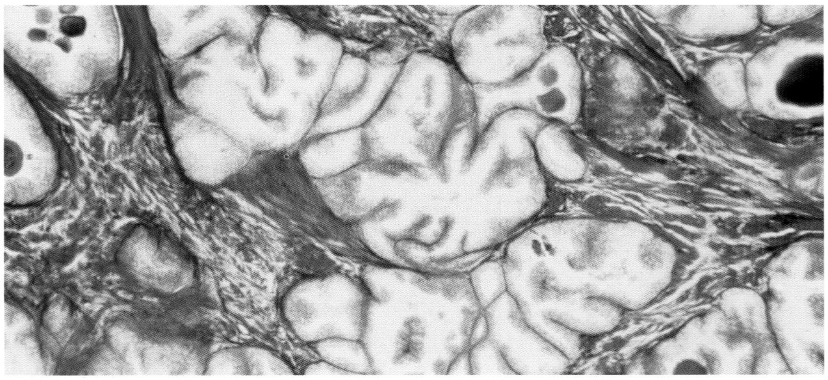

前列腺
前列腺分泌乳状的液体，有助于精子游动。

生殖系统是分泌性激素及繁衍后代的器官系统。男性生殖系统在男婴诞生之前就开始发育。在男性体外仅能见到的部分是阴茎和阴囊，但在其身体内部，有一个由导管、腺体和其他结构组成的复杂系统，它们一起使精子的产生和输送成为可能。

精子的产生

一旦进入青春期，精子将在 2 个睾丸内，以每天大约 1.25 亿个的速度连续产生。男性在 40 多岁后，生精能力下降，但生精能力可持续至高龄。由于在正常体温下产生的精子是无效的，所以精子被暂留在体外一个叫阴囊的腔内，以保持凉爽。成熟的精子通过附睾（位于睾丸上后方的盘曲小管）离开睾丸，在到达输精管（连接附睾和射精管）之前，储存在附睾内，并在此成熟。在性活动中，每侧输精管收缩并将精子推向尿道（连接膀胱和体外）。精子在性活动时被射出或被身体重新吸收，一些精液通过输精管末端进入尿道后被尿液冲走。

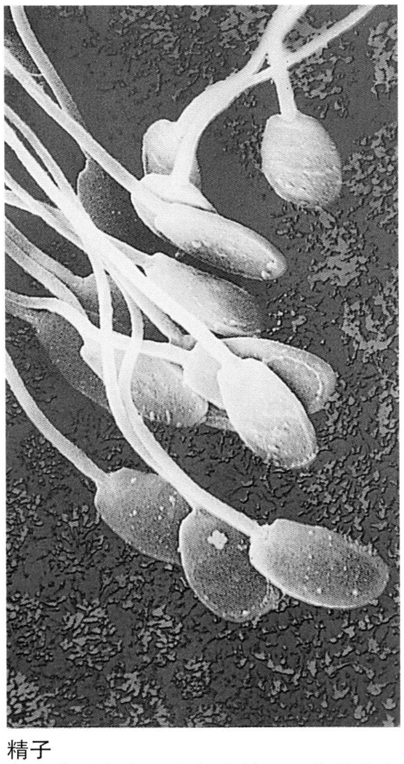

精子
每个精子都有一个长的尾巴，使得它们能在女性生殖道内游动。

精子被各种腺体分泌的液状物体携带着，大多数分泌物由精囊腺产生，可以促使精子离开输精管。前列腺也能产生部分液体，这些液体除了帮助精子游动外，还提供养分，使精子保持健康。这些分泌物和精子一起组成精液，每毫升精液中包含 5000 万个精子。

为了繁殖，精子必须进入女性生殖系统（见 489 ～ 490 页“性与生殖”）。在性唤起时，阴茎增大并坚硬。在性高潮时，阴茎底部肌肉收缩，迫使精子通过男性尿道射入女性阴道。

雄性激素

睾酮作为主要的男性性激素，可以终身产生。睾酮不但可以促进男孩内、外生殖器的生长发育，而且对骨骼、肌肉、第二性征的发育，以及造血功能等均有促进作用。在青春期，睾酮水平迅速上升，触发了生殖器的发育和男性第二性征的形成，如身体和面部长毛发、喉结凸起、声音低沉和肌肉发达。

过程

青春期

青春期是性发育的过程。男性青春期通常发生在 12 ～ 15 岁，可持续 3 ～ 4 年。垂体激素分泌促使男性睾酮水平上升，促进生殖器与第二性征的生长发育。

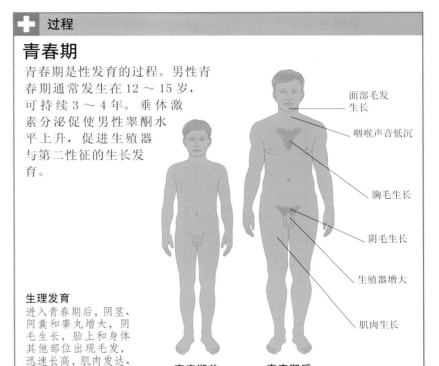

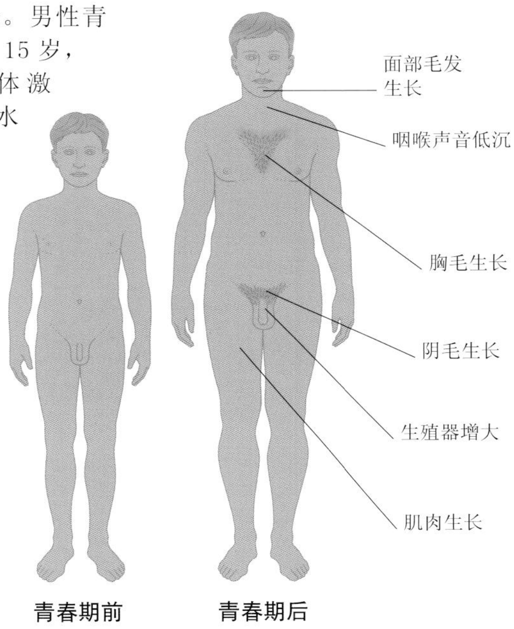

生理发育
进入青春期后，阴茎、阴囊和睾丸增大，阴毛生长，脸上和身体其他部位出现毛发，迅速长高，肌肉发达、声音低沉。

本章包括如下内容

结构

男性生殖系统

男性生殖器包括阴茎、阴囊和悬挂在两侧阴囊内的睾丸。睾丸的上面与后面是附睾，其盘曲小管延伸连接另一个管道即输精管。每侧输精管的上端并入了一条引流精囊腺排出物的导管，此管和输精管共同形成射精管。两条射精管穿过前列腺进入尿道，尿道穿过阴茎到达体外。

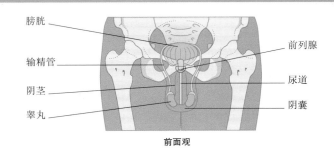

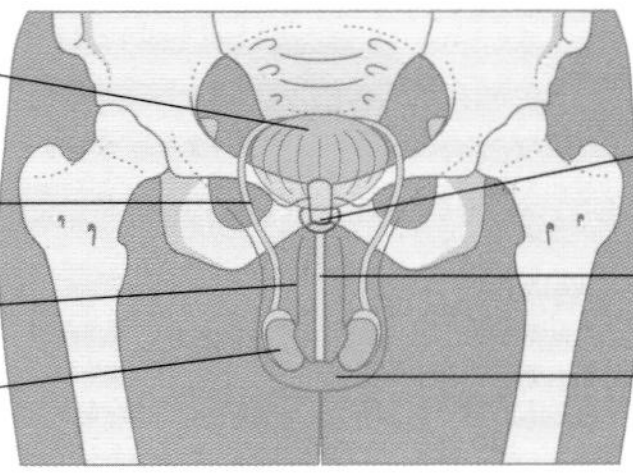

前面观

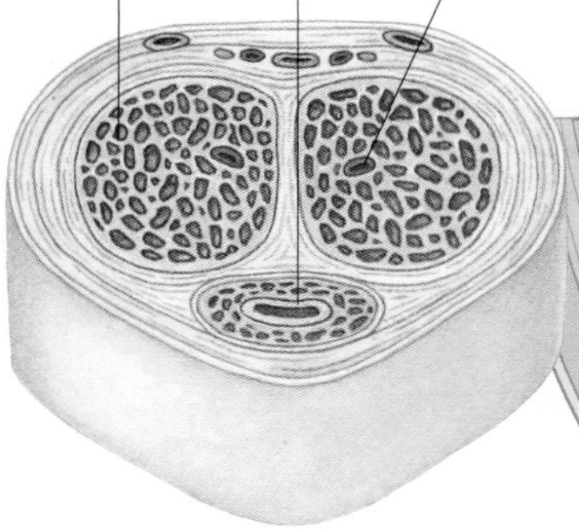

阴茎内部
包含3列海绵状组织和许多血管。

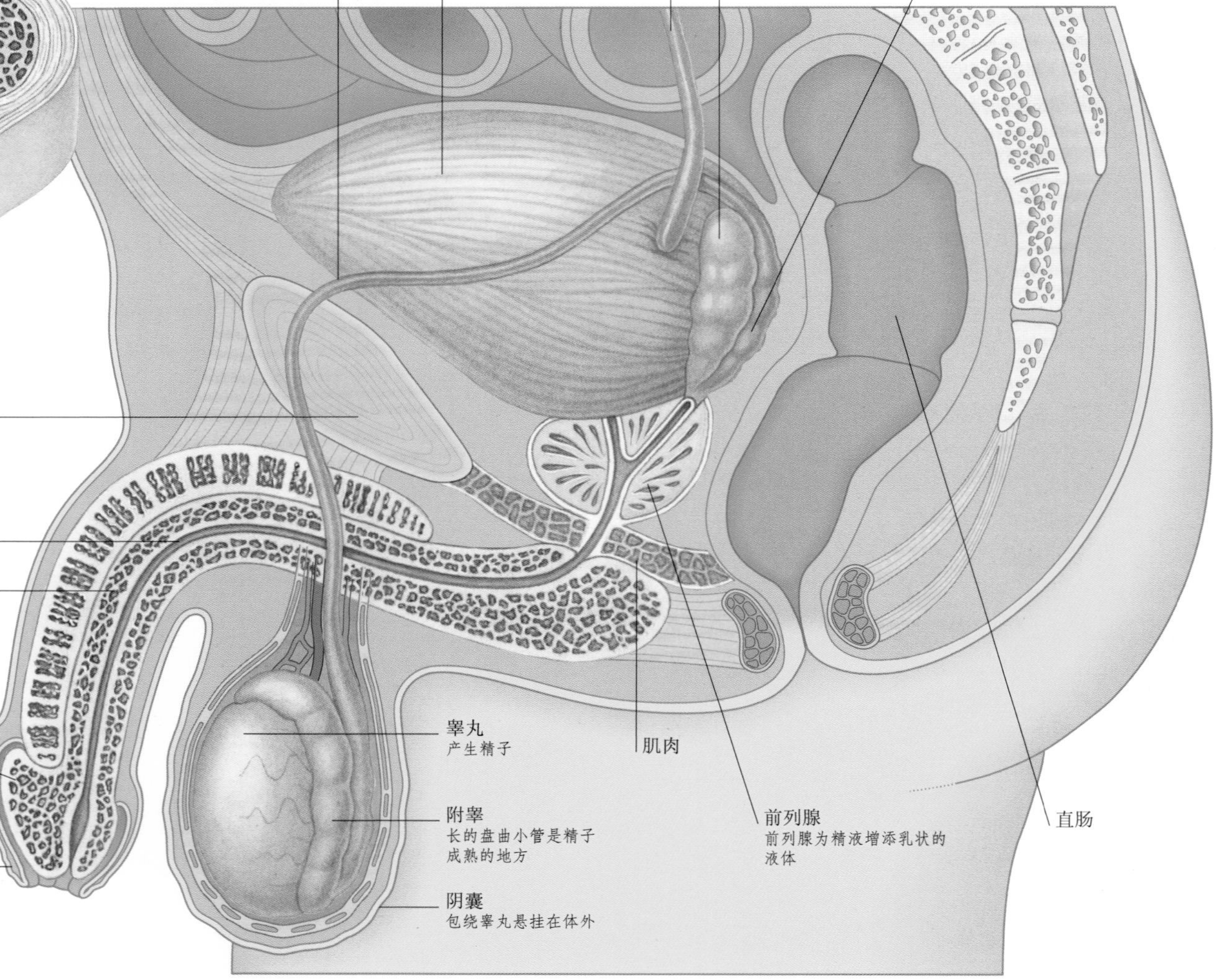

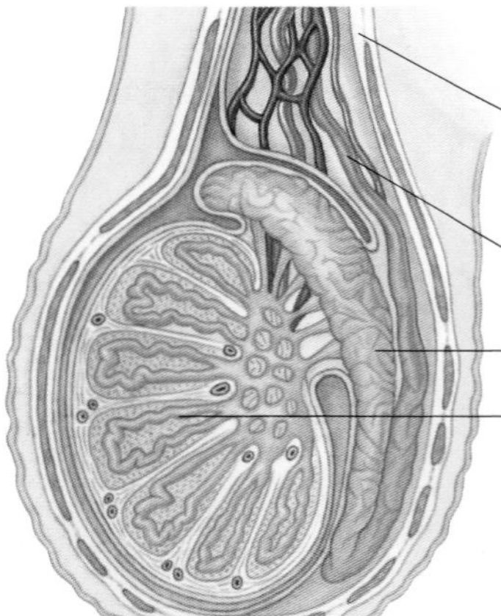

睾丸横截面
每个睾丸都挤满了能产生精子的曲精小管，还包含了可以产生性激素——睾酮的睾丸间质细胞。

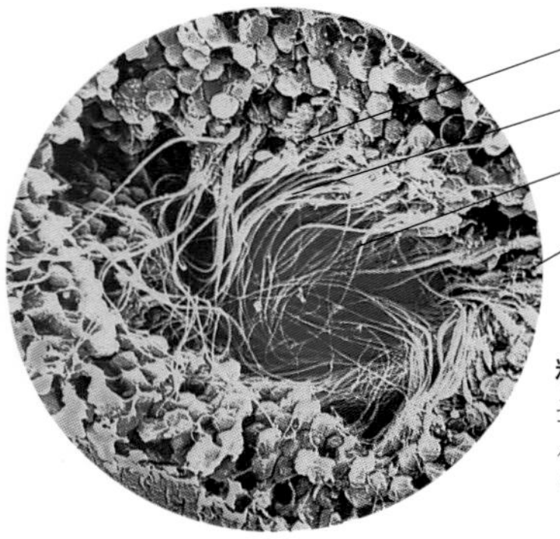

精子产生
这幅放大的图像显示的是曲精小管内正在发育的精子。发育中的精子尾巴靠近中心。

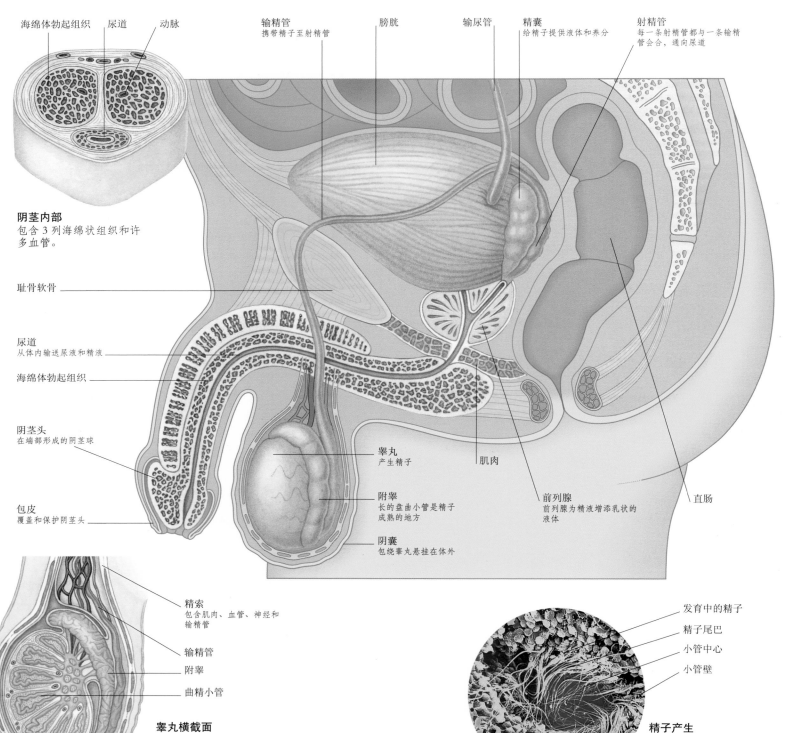

睾丸、阴囊和阴茎疾病

大多数男性的生殖器官——阴茎、阴囊和睾丸位于腹腔外。因此，这些器官的疾病症状，在早期阶段通常是很明显的。这些症状不应因尴尬而被忽视，因为大多数生殖器官的疾病，经过及时治疗是可以痊愈的。

这一节首先介绍附睾（携带精子离开睾丸的盘曲小管）和睾丸疾病，这些疾病包括从良性的附睾囊肿到睾丸癌。

接下来讨论阴囊疾病。阴囊是悬挂睾丸的皮肤囊，与其相关的疾病通常不严重，包括静脉曲张，称为精索静脉曲张；鞘膜积液，其液体聚集在睾丸周围。

接着讨论的是阴茎和包皮炎症引起的疾病。紧接着讲阴茎的两种勃起功能异常。本节最后一篇文章讨论阴茎癌，这是一种较罕见，但令人痛苦的疾病，如果早期诊断，对治疗的反应较好。

皮肤病对阴茎和阴囊的影响，在本书的其他章节讨论［见 189 ～ 210 页“皮肤、毛发和指（趾）甲”］。男性性激素失调（见 465 ～ 466 页）如青春期异常，性问题（见 494 ～ 496 页）如勃起功能障碍、不孕不育（见 497 ～ 499 页），以及性传播感染（见 491 ～ 493 页）也将在其他章节讲述。儿童期男性生殖器发育疾病，在泌尿生殖系统疾病部分讲述（见 524 ～ 529 页“婴儿和儿童”）。

重要的解剖结构

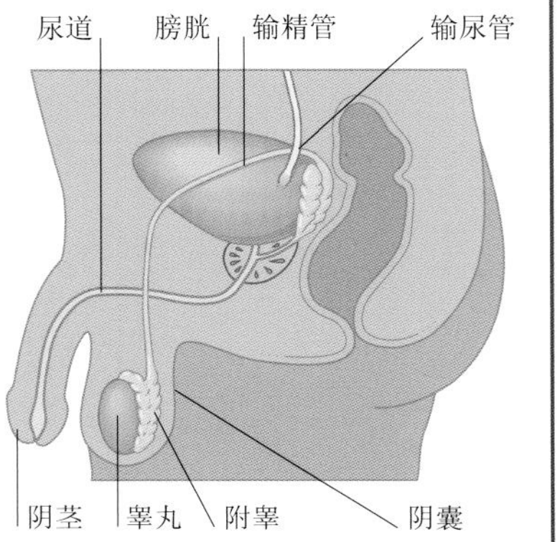

有关睾丸、阴囊和阴茎的结构和功能的更多信息，请参阅 457 ～ 458 页。

附睾囊肿

附睾（储存和输送精子的盘曲小管）形成的小囊

最常见于40岁以上的人群

遗传和生活方式对本病的影响不明显

附睾囊肿，又称精液囊肿。附睾能储存和运送精子，有时精子从睾丸通往附睾的管腔会出现充满液体的囊。虽然由于精子聚积，会使这些囊变大，但它们是无害的。小囊肿很常见，特别是 40 岁以上的男子。囊肿发展很慢，通常无痛。

多数情况下，会有多个囊肿，它们是一些能被触及到的、大小不同且无痛的肿物，就像一小串葡萄位于睾丸的后上方。双侧睾丸的附睾管道可能同时受到这些囊肿的影响。

如果你发现阴囊一侧或两侧肿胀，应该咨询医生，以排除严重的疾病，如睾丸癌（见 460 页）。医生通过体格检查，能作出诊断，但进一步的检查，如超声扫描（见 135 页）可能是必要的。

附睾囊肿通常很小，不需要治疗。但在少数情况下，它们会变大而引起不适，此时需要切除。

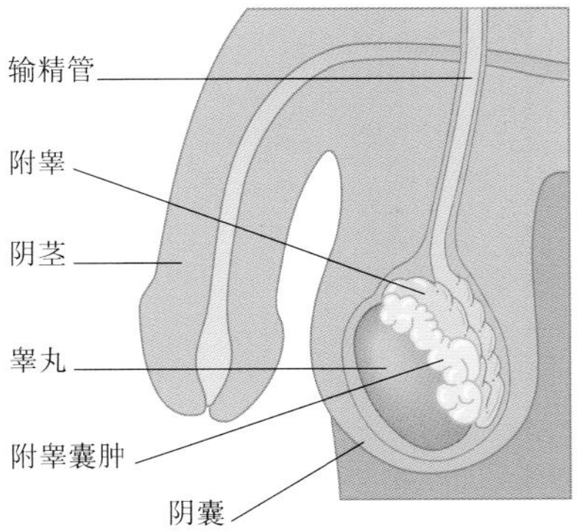

附睾囊肿
在附睾上形成的充满液体的囊，紧邻睾丸被称为附睾囊肿，通常是无痛的。

附睾睾丸炎

附睾（储存和运输精子的盘曲小管）的炎症与睾丸炎

青春期前较少见

遗传和生活方式对本病的影响不明显

睾丸和附睾（储存和从睾丸运送精子的盘曲小管）因感染而导致的炎症，称为附睾睾丸炎，这种疾病通常引起睾丸的肿胀性疼痛，且有触痛，还可能伴随发热。

由哪些原因引起？

附睾睾丸炎通常是由来自泌尿道的细菌沿着输精管到达附睾引起的，35 岁以下的男性最常见的原因是性传播感染（性传播感染性疾病），如非淋球菌性尿道炎（见 491 页）。尿路感染、前列腺炎（见 463 页）、近期曾插过尿管（见 455 页“膀胱置管术”）都是老年人发病的可能原因。通过血液传播的感染，如结核（见 300 页）也可以引起睾丸炎，但很少见。

在男孩和年轻男子，最常见的原因是流行性腮腺炎（见 167 页）所引起的感染，随着免疫接种的广泛开展，这种情况现在已很少见了。

有哪些症状？

附睾睾丸炎的症状通常在几个小时内出现，可能包括：

- 阴囊肿胀、发红，患侧阴囊有压痛，且非常疼痛。
- 在严重的情况下，阴囊极端疼痛，伴发热、寒战。也可能有一些潜在疾病的症状，如泌尿道感染时尿痛、尿频。

附睾睾丸炎的症状与睾丸扭转（见本页）类似，如果你出现任何的上述症状，都应该去咨询医生。

应该如何处理？

为了检测感染，医生会让你提供尿样，如果医生怀疑你有性病，他将从你的尿道采集拭子检测感染。如果诊断不明确，你需要去医院急诊科就诊，以排除睾丸扭转。在某些情况下，探查性手术是很有必要的。医生可能会开一些抗生素（见 572 页），但是由流行性腮腺炎病毒感染引起的炎症，抗生素是无效的。

你的性伴侣也需要接受治疗，因为这种感染可以由性接触而传播。接受治疗，可以使你与你的性伴侣不会继续罹患感染或慢性炎症。

医生会建议你卧床休息、喝大量的水。服用止痛药物（见 589 页）可以缓解不适，使用冰袋冷敷可以减少阴囊肿胀和疼痛。还可以佩戴运动护身，以支撑阴囊。在罕见的情况下，特别是在罹患严重或慢性附睾炎的情况下，医生可能会建议实施外科手术来治疗。

阴囊疼痛通常可以在 1 ～ 2 天内得到缓解，但阴囊肿胀可能需要几个星期才能消退。

睾丸扭转

睾丸在阴囊内扭转，引起严重疼痛

最常见于12～18岁的人群，但任何年龄均可发生

遗传和生活方式对本病的影响不明显

两个睾丸分别悬挂在各自阴囊的精索上。精索内包含输精管和为睾丸供应血液的血管，如果精索发生扭曲，血液流动受到限制，可造成严重的阴囊肿胀和疼痛。

睾丸扭转通常只影响一侧睾丸。它有时发生在重体力劳动，或剧烈运动后，但也可能没有明显的原因，甚至可能在睡觉时发生。睾丸扭转最常发生在青春期，但也可以发生在任何年龄。

有哪些症状？

睾丸扭转的症状通常很明显。症状可能包括：

- 突然发生的阴囊疼痛，往往越来越严重。
- 腹股沟和下腹部疼痛。
- 患侧阴囊发红和明显触痛。

严重的疼痛常可引起恶心、呕吐，如果你出现如上任何症状，都应该立即就医。

应该如何处理？

医生可能会为你安排阴囊的超声扫描（见 135 页），以除外其他引起相似症状的疾病，比如附睾睾丸炎（见本页）。如果你发生了睾丸扭转，需要进行手术复位。还应同时做睾丸固定术，即将两个睾丸固定在阴囊上，以防止复发。如果尽早诊断并且及时手术，睾丸通常无碍。然而，如果一侧睾丸的损害不可逆转，就应将其摘除。

在许多病例中，睾丸扭转会自行复位，当出现这种情形时，阴囊肿胀和疼痛可能会立即消失，即便如此，

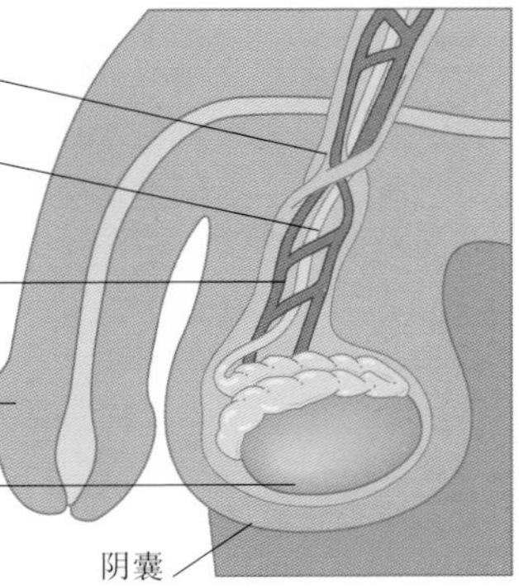

睾丸扭转
精索将睾丸悬挂在阴囊内。精索发生扭转，将限制睾丸的血液进出。

你也应该咨询医生，以防止复发。如果睾丸在扭转后未能自行复位，你又没有及时去看医生，可能会受到永久性损坏。

预后如何？

如果精索在 6 小时内复位，对睾丸通常无损害。一个睾丸可以产生足够的精子，因此摘除一侧睾丸不会影响生育。为了美观，睾丸可以人工移植。

睾丸癌

睾丸的恶性肿物

最常见于20～40岁的人群

有时有家族聚集现象

生活方式对本病的影响不明显

虽然睾丸发生癌变的情形很少见，但睾丸癌却是 20 ～ 40 岁的男性最常见的恶性肿瘤之一，如若早期发现和治疗，这也是最容易治愈的恶性肿瘤之一。睾丸癌如果不及时治疗，可能扩散到淋巴结，以至身体的其他部位，最终可能导致死亡。由于两个睾丸之间并无淋巴管直接连接，因此一个睾丸发生癌变，并不会扩散到另一个睾丸上去。所以，这就是此病通常只影响一个睾丸的原因。

大多数睾丸肿瘤发生在睾丸的生精细胞，有 4 种类型的肿瘤：精原细胞瘤、胚胎癌、畸胎瘤和绒毛膜癌。其中，精原细胞瘤是最常见的睾丸肿瘤，它们通常发生于 35 ～ 45 岁的男性。

由哪些原因引起？

睾丸癌的病因目前还不清楚，但某些因素会增加发生睾丸癌的风险，如有家族病史或隐睾（见 564 页）。睾丸未降是出生后睾丸未降至阴囊内的疾病。睾丸未降者患睾丸癌的风险会大大增加。

有哪些症状？

除非你定期检查你的睾丸（见本页“检查你的睾丸”），否则你可能不会注意到一些症状。症状可能包括：

- 患侧睾丸有质硬、无痛性肿块。
- 大小和重量改变。
- 阴囊隐痛。
- 患侧睾丸罕见、突然地发生剧痛。

在某些情况下，液体会积聚在阴囊，造成阴囊明显肿胀（见本页“鞘膜积液”）。如果你发现自己出现上述任何变化，应该尽快咨询医生。

如何诊断？

医生会检查患侧睾丸，并且可能为你做睾丸的超声扫描（见 135 页），还会进行特殊的血液检测，以寻找癌症的迹象。如果发现了肿瘤，将会进行进一步的血液检查、CT 扫描（见 132 页）和磁共振成像（见 133 页），以确定癌症是否已扩散到身体其他部位。

如何治疗？

如果睾丸癌已经确诊，患侧睾丸应手术切除。如果癌症没有蔓延到睾丸周围，则不需要进一步治疗。即使睾丸已被摘除，也应每 6 个月抽血化验一次肿瘤标志物水平，以确定癌症有无扩散。

如果癌症已经扩散到睾丸周围，你可能需要做进一步的治疗，包括手术治疗、放射治疗（见 158 页）和化学药物治疗（见 157 页）。如果癌症已经扩散至腹部淋巴结，可能需要手术摘除受影响的淋巴结。在 4 种类型的睾丸肿瘤中，精原细胞瘤是经手术和放疗最易治愈的。

预后如何？

预后取决于癌症的类型和确诊的时间，只要及早察觉并加以治疗，睾丸癌有一定的治愈率。大多数睾丸肿瘤是可以获得较成功的治疗，甚至包括那些扩散至睾丸以外的人。

对于正常的男性，手术摘除一侧睾丸，不会影响功能和生育能力，但放疗、化疗可以减少精子的产生，生育会受到暂时或永久的影响。由于这个原因，一些男性选择在治疗前冷冻正常的精子。

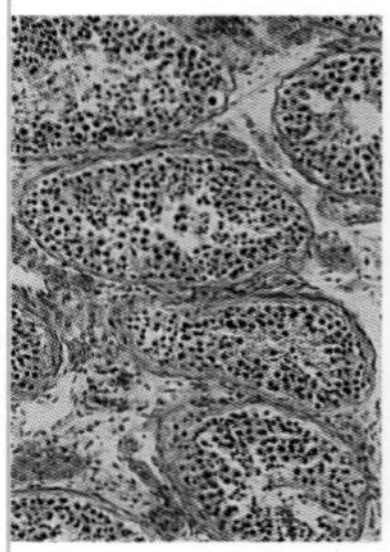

正常

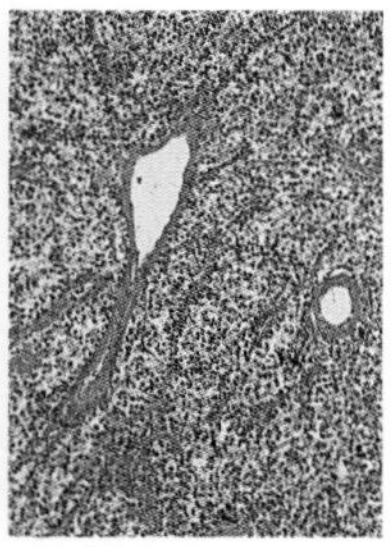

异常

睾丸癌
这两个睾丸组织样品对健康睾丸的正常组织结构和睾丸癌的异常组织结构做了比较。

自助措施

检查你的睾丸

如果在早期得到确诊，睾丸癌是一种最容易治愈的癌症。因此，所有的男性都应该定期自行检查，以发现睾丸的肿块或异常。早期的恶性肿瘤通常可以感到有硬肿块突出睾丸表面，肿物按压时通常无痛，软的肿胀可能是无害的囊肿，痛性肿胀常常是由感染引起。你也应该检查阴囊皮肤的变化。如果发现睾丸和阴囊的外观或质地出现任何变化，应尽快咨询医生。

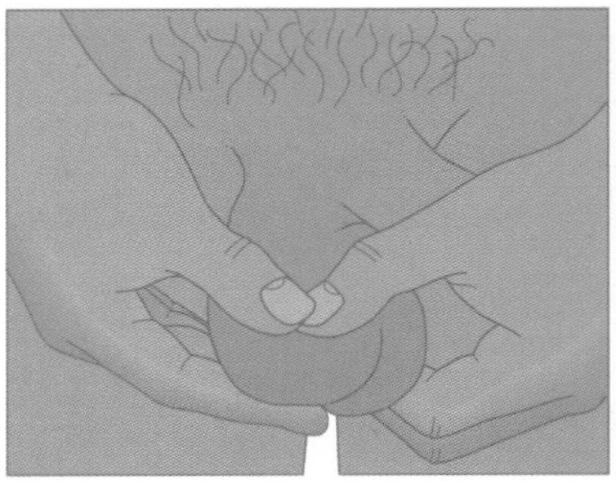

如何检查睾丸
在洗澡后，此时阴囊皮肤松弛，慢慢地用拇指和其他手指在每个睾丸上滑动，仔细感受每个睾丸的表面。

精索静脉曲张

阴囊的静脉扩张、迂曲成团

年龄、遗传和生活方式对本病的影响不明显

精索静脉曲张是指给睾丸供血的静脉发生扩张迂曲。该病是由于睾丸静脉瓣不健全，使静脉血液回流受阻造成的。多达 1/7 的男性受此病影响。静脉瓣缺陷通常没有明确的原因，但少数情况下，精索静脉曲张是由肾盂部位静脉压力增高阻止了睾丸血液的有效回流引起的。肾脏肿瘤是引起精索静脉曲张的原因之一（见 450 页“肾恶性肿瘤”），精索静脉曲张最常发生在左侧阴囊。

如果你患有精索静脉曲张，可能会感觉阴囊肿胀、下坠、疼痛、不适，患侧阴囊比正常的低，肿胀处感觉像有一袋蠕虫。

应该如何处理？

当你由站立变为平卧时，医生通过检查你的阴囊可能会作出诊断。如果肿胀是由精索静脉曲张引起的，你在平躺时肿胀会消失。但有时也会随之发生一种非常令人难受的牵扯痛。当天气炎热或在你运动之后，这种疼痛会更加严重。

轻的、无痛的精索静脉曲张不需要治疗，因为通常没有其他的症状，且经常会自行消失。穿着运动护身或贴身内衣，可缓解轻度不适。如果精索静脉曲张是由肾脏肿瘤引起的，需手术切除全部或部分肾脏。精索静脉曲张可降低生育能力，但性功能不会受到影响。如果检验表明你的精子计数低或有持续性不适，可能需要手术分离和结扎曲张的静脉。精索静脉曲张有时会复发。

鞘膜积液

液体在睾丸鞘膜腔内异常聚集

最常见于婴儿和老年人

遗传和生活方式对本病的影响不明显

每个睾丸的鞘膜腔内都有少量的液体。如果过量的液体积聚在腔内引起肿胀时，则称为睾丸鞘膜积液。这是一种常见病，最常发生在婴儿和老年人。多数情况下，鞘膜积液没有明确的原因，可能与感染、炎症或睾丸损伤有关。少数情况下，发生于成人的鞘膜积液，是由睾丸肿瘤引起（见本页“睾丸癌”）。

睾丸鞘膜积液通常会形成明显的阴囊肿胀，由于睾丸体积增大，会有明显的阴囊下坠感，但通常不痛。先天性鞘膜积液在平卧时，由于积液可回流至腹腔内，阴囊肿胀可迅速消失。

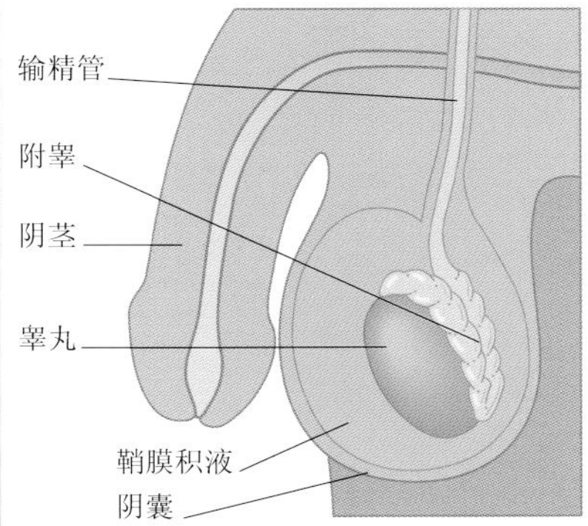

鞘膜积液
过量液体积聚在睾丸周围的鞘膜腔内，使阴囊肿胀形成鞘膜积液。

应该如何处理？

如果你怀疑有鞘膜积液，应该及时去就医。医生首先会做透光试验检查，对疾病进行诊断。用手电筒照射患侧睾丸来鉴别鞘膜积液，如果肿胀是由过多液体引起的，则会有光透过。阴囊超声扫描（见135页）也可用于证实诊断或排除潜在的其他睾丸疾病，如肿瘤。

婴幼儿时期的少量鞘膜积液，通常于6个月大时可自行消失，无需治疗。但如果鞘膜积液量逐渐增加，且引起不适或疼痛，则可能需要做一个小手术来治疗，手术可以排出过多的液体。另外，也可以用一个中空的针头对阴囊进行穿刺，抽出液体，然后再注射硬化剂（一种可以将两层膜粘连在一起的刺激性物质），以防止鞘膜积液的复发。

如果睾丸鞘膜积液是由于感染引起的，可以使用抗生素（见572页）治疗。如果发现有肿瘤，医生会给你转诊，做进一步的检查和治疗。

包茎

包皮很紧或开口非常小，阻止阴茎头显露

最常见于儿童，但任何年龄均可发病

遗传和生活方式对本病的影响不明显

包茎是指包皮太紧或开口太窄，使阴茎头（龟头）不能显露。这通常是先天性发育过程中，表现出来的生理和病理现象。包茎时，阴茎头很难彻底清理，因此，包皮、阴茎头可能会发生感染（见本页“龟头炎”）。在某些情况下，此病也会干扰正常的排尿。后天的包茎是包皮过长，因外伤、感染和粘连引起包皮口狭窄，不能完整显露阴茎头。

由哪些原因引起？

大多数情况下，包茎在出生时即存在，或在儿童期变得明显。它也可以发生在任何年龄。

男孩在12个月大时，包皮可能会退缩；如果到了5岁时，男孩的龟头还没有从包皮中显露，他可能是包茎，需要治疗。婴儿和年幼的儿童，患这种疾病的原因不清楚，但年龄较大的儿童，可能是由于龟头炎反复发作引起粘连造成的。

有哪些症状？

包茎唯一的症状可能是包皮不能回缩，但可能伴随以下症状：

- 尿流细弱。
- 尿液排出时包皮呈气球样。
- 勃起疼痛。

如果细菌聚集在包皮内，可能发生龟头炎和经常性尿路感染。

一个称为嵌顿包茎的并发症可能会出现。在这种情况下，已退缩的包皮不可能再向前滑动。这种情况需要立即就医，因为它阻碍了阴茎头的血液循环，可引起该区域的肿胀和极度痛苦。

应该如何处理？

5岁以下的男孩可能不需要治疗，因为此病可自行改善。如果包茎导致尿路感染或排尿困难，或者发生在青春期或成年男子，医生会建议手术切除包皮（见462页“包皮环切术”）。

包茎嵌顿需要立即治疗，医生可采用手法复位，即先冰敷阴茎，缓解包皮水肿，然后轻轻推挤阴茎头。如果手法复位失败，医生可以在包皮上切一个小口，将包皮复位。通常情况下需要采取包皮环切术，以防止复发。

龟头炎

阴茎头和包皮的炎症

最常见于儿童

没有切除过长的包皮是发病的危险因素

遗传对本病的影响不明显

龟头炎是包皮以及包皮下的阴茎头（龟头）炎症的通称。发生龟头炎时，阴茎头（龟头）和包皮发痒、疼痛以及发红。此外，可能有分泌物和发生皮疹，这种疾病可由细菌感染、真菌感染，如鹅口疮（见177页“念珠菌病”）或者过敏反应引起。也可能由性传播疾病引起，如滴虫病（见492页）。包皮紧（见本页“包茎”）影响龟头的有效清洗，从而增加感染的风险。患糖尿病（见437页）的男性最容易患龟头炎，因为他们的尿液糖浓度很高，这有助于微生物繁殖，容易引起尿道（从膀胱到体外的管道）口感染。过度使用抗生素（见572页）会增加真菌感染的风险。儿童特别容易发生龟头炎。

这种疾病也可能因为阴茎对某些化学物品过敏引起，如避孕套、避孕膏、洗涤剂和洗衣粉，以及衣物里所含的化学物质。

应该如何处理？

如果龟头或包皮发炎，你应该去就医。医生将检查发生炎症的区域，可能通过拭子寻找感染证据。医生还会测试你的尿糖。

龟头炎的治疗取决于病因。如果你有细菌感染，医生可能会给你开抗生素。在敷用和/或服用抗生素后，炎症可以消除。如果感染是由包皮过紧引起的，可以外科手术将包皮放松，或进行包皮环切术（见462页），以防止龟头炎复发。如果龟头炎由性传播疾病引起，你的伴侣也应该进行相关检查，以寻找感染的证据，必要时应治疗，以防止疾病复发（见491页“预防性传播感染”）。如果对化学物品过敏，应该确定原因，并尽量避免接触它。

发炎的部位应保持清洁、干燥和无刺激。大多数情况下，一旦病因明确，并将致病原因排除后，龟头炎就可以治愈。

阴茎异常勃起

与性欲无关的阴茎持续勃起

最常见于年轻男性

遗传和生活方式对本病的影响不明显

阴茎异常勃起是在有或没有性唤起的情况下，阴茎持续勃起4小时或更长的时间，患者非常痛苦，往往需要立即住院治疗，以避免阴茎勃起组织的永久性损伤。

如果血液不能从阴茎的海绵体排出，就会发生阴茎异常勃起，此病的原因包括：控制阴茎血液供应的神经受损，血液疾病如镰状细胞病（见272页）、白血病（见276页）、红细胞增多症（见278页），以及某些情况下性交时间过长。阴茎异常勃起，也可能是抗精神病药物（见592页）的副作用引起的。

▶ 治疗

输精管结扎术

输精管结扎术是一种男性绝育方法。手术前的咨询应确保男子和他的伴侣不希望将来要孩子。该手术对性冲动或射精没有任何影响，但精液不再携带精子，而被睾丸吸收。手术后仍需要采取额外的避孕措施，直到12～16周后，经测试精液中不再含有精子。大多数的输精管结扎术是成功的，手术失败率约为1‰。

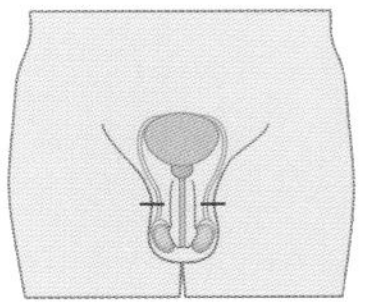

切口位置

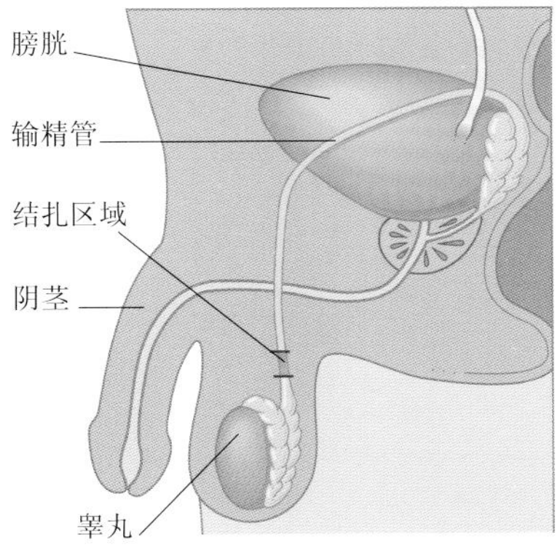

手术过程
通过每侧阴囊的小切口将输精管的一小部分（输精管）切除。

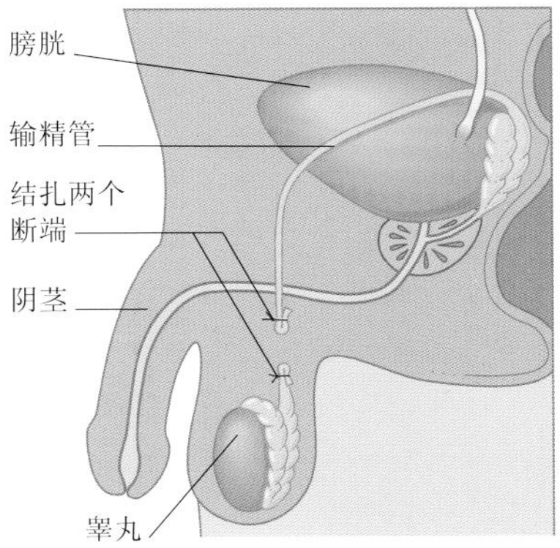

手术后
将输精管的两个断端结扎，以防止它们复通。

治疗

包皮环切术

包皮环切术是切除覆盖在阴茎头（龟头）上皮肤的手术。有时，出于宗教原因，环切术在婴幼儿期进行。过去，因为信仰的原因，经常给童年期的男孩实施环切术，以改善他们的卫生状况，但这种做法已不再推荐。大男孩和成年男子，如果包皮太紧不能使阴茎头回缩（见 461 页“包茎”），则需要做环切术，婴儿的环切术只需局部麻醉，但男孩或成年男子通常需要全身麻醉。

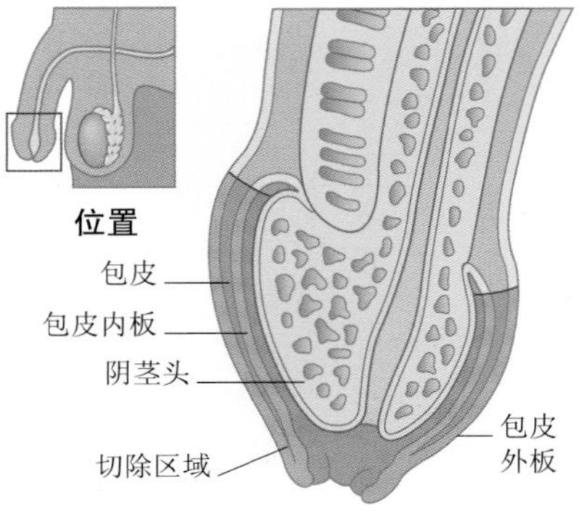

手术过程
包皮覆盖着阴茎头，包括内板和外板，手术时两层都需要切除。

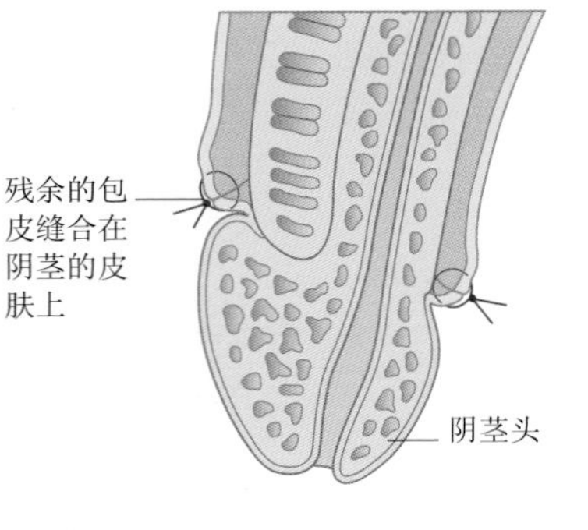

手术后
残余的包皮与阴茎头上方的皮肤缝合，使得阴茎头暴露，这些线头几天后溶解或者脱落。

药物治疗勃起功能障碍（见 494 页），无论是口服药西地那非，还是向阴茎注射药物，都很少导致阴茎异常勃起。

应该如何处理？

如果阴茎异常勃起令你很痛苦或持续时间很长，特别是在并没有受到性刺激的情况下，你必须立即咨询医生，或到最近的医院急诊科就诊。多数情况下，使用针头和注射器排出勃起组织的血液，可以很快缓解症状。

如果阴茎异常勃起由潜在的疾病引起，进一步治疗将取决于病因，在所有情况下，阴茎异常勃起都可能引起永久损伤，对将来产生不利影响。

阴茎硬结症

阴茎海绵体瘢痕导致阴茎勃起时弯曲成一定角度

- 最常见于40岁以上的男性
- 有时有家族聚集现象
- 生活方式对本病的影响不明显

阴茎硬结症，又称阴茎纤维性海绵体炎。发病时，阴茎纤维组织增厚，导致勃起时弯曲。当阴茎弯曲明显时，可以造成性交困难和勃起疼痛，该病发生率为 3% ～ 9%，最常见于 40 岁以上的男性。

大多数情况下，阴茎硬结症没有明显的病因，但以往的损伤可能是一个危险因素。阴茎硬结症也与掌腱膜挛缩（见 231 页）有关，这是一种手掌纤维组织增厚变短的疾病。阴茎硬结症有时有家族史，表明有遗传因素参与。

有哪些症状？

阴茎硬结症的症状可逐渐进展，可能包括：

- 勃起时阴茎弯向一侧。
- 阴茎勃起痛苦。
- 当阴茎松弛时，通常可在阴茎上触及结节状物。

最终，增厚的部分延伸到勃起组织，可能导致勃起功能障碍（见 494 页）。

如何治疗？

阴茎硬结症有时无需任何治疗可以自行改善，疾病较轻时，并不引起性功能障碍，这种情况往往无需治疗。但在其他情况下，如果不及时治疗，疾病会加重。

如果病情严重，阴茎需要做伸直手术。如果疾病导致勃起功能障碍，可以将永久植入物植入阴茎，来矫正畸形和恢复勃起功能。

局部注射维拉帕米或强效皮质类固醇激素可能有效。

阴茎癌

阴茎头部的恶性肿瘤

- 最常见于40岁以上的男性
- 吸烟和没有进行包皮环切是发病的危险因素
- 遗传对本病的影响不明显

阴茎癌是一种少见的，在阴茎上生长恶性赘生物的疾病，该病病因不明，但与包皮下常年存储污垢有关。发病的男性几乎全部未进行过环切，特别是那些包皮不能回缩的人（见 461 页“包茎”）。多见于 40 岁以上男性，人乳头状瘤病毒感染导致的生殖器疣（见 493 页）增加了癌症发生的风险，吸烟也是一个危险因素。

肿瘤通常发生在阴茎头（龟头），像肉疣般或扁平状生长，包皮下潜藏着无痛性溃疡，有时，新生物可能流血或产生难闻的气味，阴茎癌通常生长很慢，但若不治疗会扩散至腹股沟或身体其他部位的淋巴结。

阴茎区域的疼痛，应该立即去医院，请医生做检查。

应该如何处理？

医生会进行体格检查或取拭子，以检测引起类似症状的感染，也可能安排取新生物样本，在显微镜下寻找癌的证据。

如果早期发现，阴茎肿瘤往往可以通过手术、放射治疗（见 158 页），或两者结合得到成功治疗。手术方式包括阴茎部分或完全切除，在某些情况下，切除后可进行阴茎重建。放疗被推荐为首选的治疗方法，因为它为患者提供了治疗癌症，却不损失阴茎的机会。

预后取决于治疗前癌症的期别。接受治疗的患者，约 90% 可以存活 5 年甚至更长时间而不发生扩散。如果癌症仅扩散到腹股沟淋巴结，治疗后，约 60% 的患者可以存活 5 年或更长。如果癌症已蔓延到腹股沟淋巴结以外，经治疗，只有 20% 的患者可存活 5 年或以上。

前列腺疾病

前列腺是一个前后稍扁平、呈栗子形状、质韧的球形器官，它围绕在男性尿道（尿液从膀胱排空的管道）的起始部位，位于膀胱的下面、直肠的前面，并与直肠紧邻。前列腺所产生的分泌物是精液的一部分，精液中含有精子。

影响前列腺的疾病较常见，尤其是 30 岁以上男性。前列腺炎即前列腺发炎，是本节首先要讨论的。接下来讨论前列腺肥大，50 岁以上的男性会发生某种程度的前列腺增大，这种情况被认为是衰老的自然现象。本节的最后讨论前列腺癌。大多数情况下，前列腺癌不会危及生命，高龄男性可能不需要治疗，因为肿瘤往往生长缓慢，可能不会影响寿命。然而，年轻男子的前列腺癌可能很快蔓延到身体其他部位，并危及生命。因此，目前的研究旨在研发一些在症状出现前就能检测出前列腺癌的标志物。虽然通过这些标志物可以在早期阶段确定前列腺癌，但并不能确定何种癌更容易播散和需要早期治疗。

重要的解剖结构

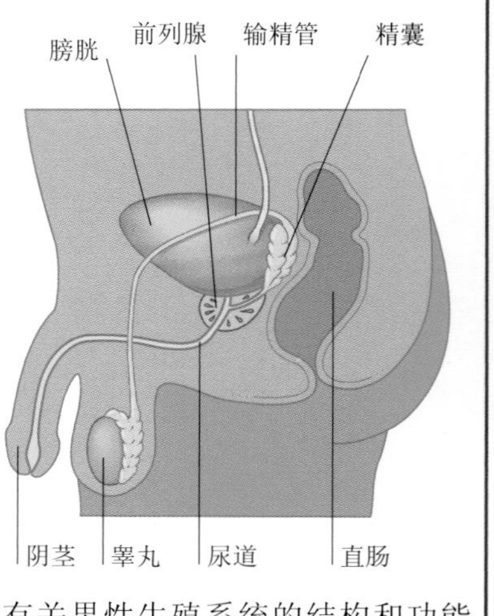

有关男性生殖系统的结构和功能的更多信息，请参阅 457 ～ 458 页。

前列腺炎

前列腺的炎症，有时是由感染引起的

最常见于30～50岁的男性

与多个性伴侣进行无保护的性行为是发病的危险因素

遗传对本病的影响不明显

各种原因导致的前列腺部位发炎，称为前列腺炎，是一种常见的外科疾病，可以是急性的，也可以是慢性的。急性前列腺炎很少见，往往突然产生，症状严重，诊断后需迅速处理；相反，慢性前列腺炎，通常症状轻微，但持续存在，很难治疗。这两种类型的前列腺炎常见于 30 ～ 50 岁性行为活跃的男性。

由哪些原因引起？

大多数情况下，急性或慢性前列腺炎的确切病因不明，但急性前列腺炎往往是细菌感染的结果，而慢性前列腺炎一般由非细菌感染引起，前列腺炎也可能与性传播感染（见 491 ～ 493 页）相关。

有哪些症状？

急性前列腺炎的发生突然，通常症状很严重，可能包括：

- 发热和发冷。
- 阴茎根部疼痛。
- 腰痛。
- 排便疼痛。
- 尿频、尿急、尿痛。

急性前列腺炎可以引起尿潴留（见 455 页），睾丸疼痛、肿胀或形成前列腺脓肿。

慢性前列腺炎可能不产生症状，如果有症状，也是逐渐发展的，可能包括：

- 阴茎根部、睾丸、腹股沟、盆腔或背部疼痛或压痛。
- 射精疼痛。
- 精液带血。
- 尿频、尿痛。

如果你怀疑有急性或慢性前列腺炎，应该立即咨询你的医生。

如何诊断？

医生采用直肠指检，即将戴手套的手指插入直肠去触摸前列腺，不仅可以确定前列腺是否有肿胀及触痛，还能检查其大小、形状和质地。医生还会要求你提供尿样或通过直肠按摩前列腺，取得前列腺液和收集尿道分泌物，以检查尿样和前列腺液中存在的致病微生物，还会做超声扫描（见 135 页）来检查前列腺脓肿。

如何治疗？

如果是细菌感染引起的前列腺炎，医生会开抗生素（见 572 页），治愈感染可能会花费几个月的时间。医生也会推荐一些止痛药物（见 589 页）和泻药（见 597 页），使排便更加顺畅。非细菌性前列腺炎用止痛药和松弛膀胱括约肌的药物可以缓解症状（见 605 页“**治疗前列腺疾病的药物**”）。尽管多数患者可以完全康复，但这两种类型的前列腺炎均可能复发。

生活方式对疾病的发生和治疗有重要影响。一些不良的生活习惯可增加患病风险，如过度饮酒等。

前列腺肥大

前列腺的非癌性增生，可引起排尿困难

40岁以下很少见；50岁以后越来越常见

遗传和生活方式对本病的影响不明显

前列腺肥大是老年性疾病。几乎所有年龄超过 50 岁的男性，都有程度不等的前列腺肥大，这种情况称为良性前列腺增生。这种疾病是非癌性的，与前列腺癌（见 464 页）无关。轻微的前列腺肥大，是正常前列腺组织的无害性过度生长，被认为是衰老的自然结果，即使前列腺变得相当肿大，也可能不会出现问题。前列腺肥大的病因不明，目前认为可能与性激素的平衡失调有关。

有哪些症状？

由于前列腺增长会阻碍尿道（从膀胱通向体外的管道）。起初，前列腺肥大不会引起任何症状。但是，如果继续肥大，可能引起排尿困难，出现下列症状：

- 尿频、夜尿增多。
- 排尿延迟，尤其是在夜间或膀胱充盈时。
- 尿流细弱或间断。
- 排尿结束时，尿滴沥。
- 膀胱不能完全排空。

这些症状可能在天气寒冷、饮用大量

治疗

前列腺部分切除术

治疗前列腺肥大有多种手术方式，最常见的是经尿道前列腺部分切除术，此手术只切除前列腺的增生部，手术在全身麻醉或局部麻醉下进行，需要住院治疗。由于腺体还会继续肥大增生，症状可能复发，需要再次手术。大约 8/10 的人手术后会发生不育，原因是射精时精子进入膀胱，但不影响性高潮的出现。经尿道前列腺切除术还可能导致勃起功能障碍。

1 一个用于专门观察、治疗的仪器称为经尿道膀胱电切镜，可直达前列腺。高频电流通过此镜引导切除增生的前列腺组织，从而扩大尿道。

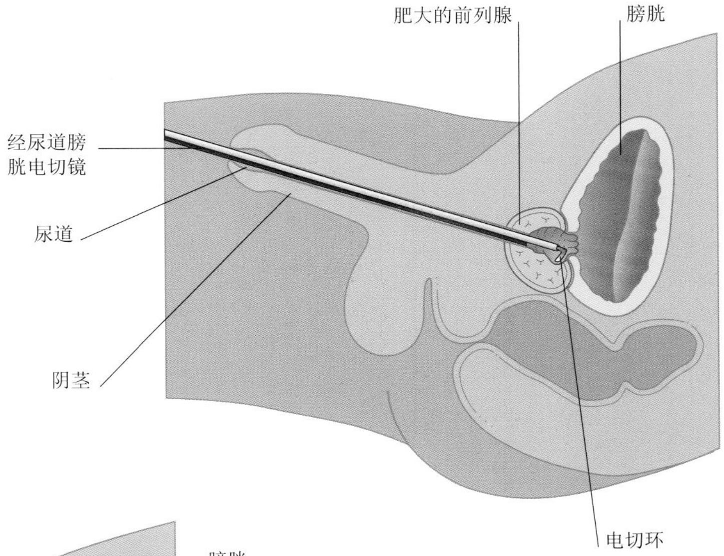

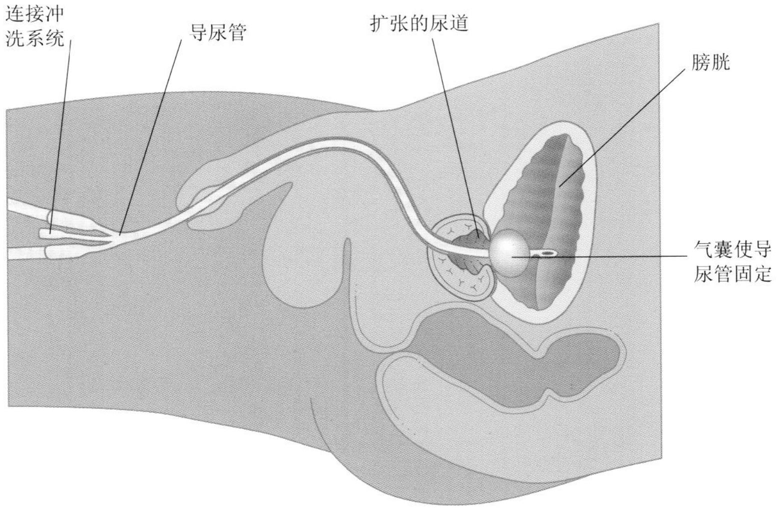

2 手术后，电切环和经尿道膀胱电切镜将退回，导尿管放入膀胱以助排尿，冲洗系统连接在导尿管上，用于冲洗膀胱，以阻止血块的形成，导尿管需放置2～3天。

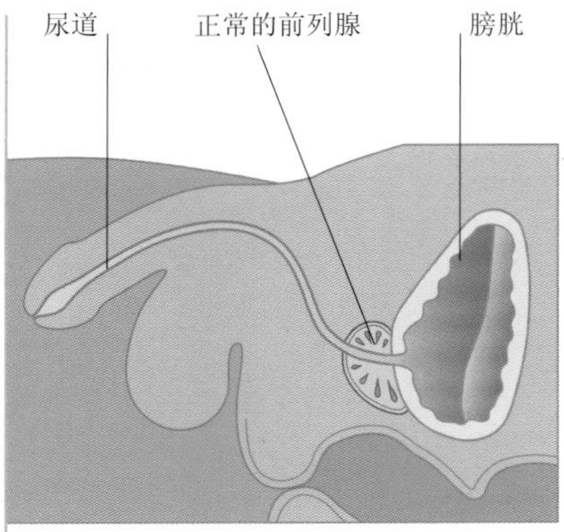

正常的前列腺

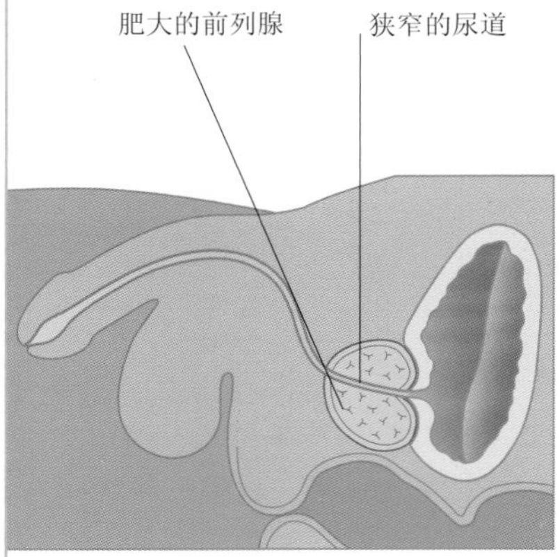

增生的前列腺

前列腺增生
前列腺包绕着上部尿道。肥大的前列腺导致尿道狭窄，造成排尿困难、膀胱不能完全排空。

的液体（特别是酒精）、服用使尿液增加的药物，如利尿剂（见583页），或服用使尿潴留的药物，如解痉药（见598页**“解痉和运动兴奋剂”**）时会加重。

如果膀胱不能完全排空，扩充的膀胱使腹部明显鼓胀，膀胱内尿液就会残留。如果治疗不及时，可能引起尿路感染（见453页**“膀胱炎”**），并且增加发生膀胱结石（见456页）的风险。残余的尿液增多可产生从膀胱到肾脏逆流的压力，导致肾脏损害（见448页**“肾积水”**）和肾功能衰竭（见450页）。有时，前列腺肥大可能导致突然不能排尿（见455页**“尿潴留”**），且局部疼痛难忍，这时需要紧急处理。

如何诊断？

医生会做直肠指检。指检是将戴手套的手指插入直肠来触摸前列腺。医生也会安排血液检测，来评估肾功能和排除前列腺癌，尿液检测可用来寻找感染的证据。有时还需要做尿流动力学检查（见453页**“尿流动力学测定”**）。超声扫描（见135页）用来检测排尿后膀胱残余尿量，以及检测肾脏是否积水。

如何治疗？

治疗前列腺增生的方法取决于患者的年龄、一般健康状况、前列腺增生程度，以及对膀胱和肾脏的影响。治疗会影响性功能，你应该和医生讨论治疗的方式。

如果你的症状轻微，可能不需要特殊治疗。医生可能会建议你不要在傍晚多喝水，以减少夜间排尿次数。并建议你平日禁止饮酒、少吃辣椒、防止便秘、注意保暖，以及不要过度劳累；如果症状持续，药物、手术或导尿等治疗手段都是必要的。

α-受体阻滞剂常用于治疗前列腺肥大，在一些情况下可以缓解症状（见605页**“治疗前列腺疾病的药物”**）。如果你的症状很严重，医生可能建议你行经尿道前列腺手术，切除部分前列腺（见463页**“前列腺部分切除术”**）。手术仅将阻塞尿道的前列腺组织切除，如果前列腺很大不能行经尿道手术，就必须做开放式手术切除，这一过程可能导致不育，以及勃起功能障碍（见494页）。激光手术和微波可使前列腺缩小，也是目前可用的手术方式。

如果因为年龄太大或健康状况不佳难以耐受手术，那么导尿或尿道内永久性植入支架（在尿道内放入支架，以扩张尿道），可以帮助排尿（见455页**“膀胱置管术”**）。

预后如何？

预后差异很大，较轻的病例可以通过药物改善，但前列腺部分切除手术对严重的病例更有效，大约有1/7的患者在8～10年后需要再次手术。

前列腺癌

发生在前列腺腺体组织的恶性肿瘤

- 40岁以下很少见；65岁以后越来越常见
- 有时有家族聚集现象；某些人群更常见
- 生活方式对本病的影响不明显

在英国，前列腺癌是男性最常见的癌症，约1/10的男性在一生中的某个时段会发病。前列腺癌在北欧人和黑人中较常见，在亚洲男子中却非常少见。该病多发生在50岁以上，发病率随年龄而增长。

从20世纪70年代开始，英国前列腺癌的确诊人数不断增加，不仅在老年人中常见，也发生在40～50岁的男性中。近几年来，由于公众意识的增强和筛查方法的简便、实用，使前列腺癌的确诊率大大增加。通过检测一种前列腺分泌的特异性抗原水平，就可以筛查该病。在英国，尽管前列腺癌每年可导致大约1万人死亡，但由于许多患者的肿瘤生长缓慢，尤其是中老年男性患者，可能并不引起症状。对于年轻男性患者的治疗可能更必要。

由哪些原因引起？

尽管睾丸分泌的睾酮会影响肿瘤的生长和扩散，而前列腺癌的确切病因并不清楚。大约5%～10%的前列腺癌是由遗传基因异常引起，这些病例可能更倾向于60岁前发病。虽然有人认为输精管结扎术（见461页）增加了患前列腺癌的风险，但没有确切的证据支持这一观点。

有哪些症状？

前列腺癌可能不引起任何症状，尤其是老年患者。如果出现了症状，可能是因为肿瘤阻塞了尿道，症状可能包括：

- 尿流细弱或无法排尿。
- 经常尿急，尤其在晚上。
- 罕见血尿。

检查

前列腺活检

前列腺活检用来诊断前列腺癌。最常见的形式是超声探头插入直肠以显示前列腺，用空心针头通过探头穿入前列腺数次，取出部分组织进行检查。活组织检查后，可能会出现暂时的血尿和血精（精液带血）。

结果

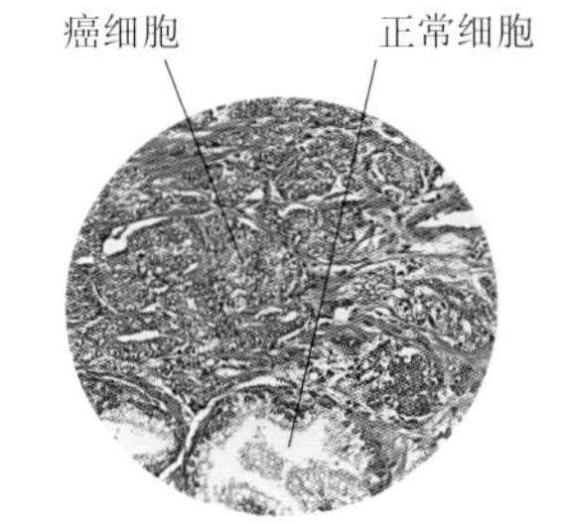

前列腺癌
这个前列腺组织样本显示的是正常的和癌变的细胞。

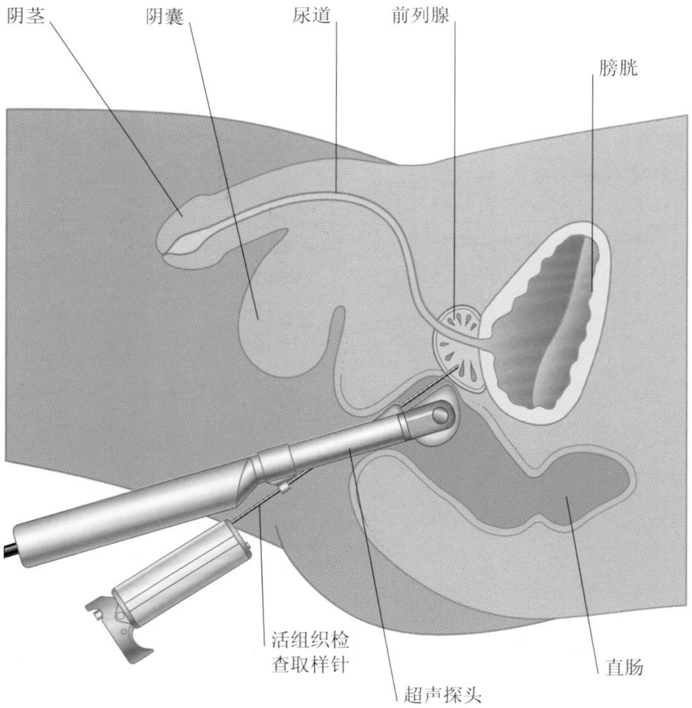

操作过程
每次取活组织检查样本，都会使患者产生轻微的刺痛感。多数情况下，穿刺前需进行局部麻醉。

在一些患者，前列腺癌的最初症状是由于癌症转移（扩散）至身体其他部位引起的，最常见于骨和淋巴结。在这种情况下，出现的症状可能包括背痛、淋巴结肿大、呼吸困难和体重明显减轻。

如何诊断？

如果你有前列腺癌的症状，或家人患有此病，你应该咨询医生。医生会为你进行直肠指诊，即用戴着手套的手指插入直肠，诊查前列腺，他也可能安排血液化验，来检测前列腺特异抗原水平。

医生还可能建议你做超声扫描（见 135 页），即将探头插入直肠来观察前列腺，这项检查可以评估腺体大小和发现腺体异常。在超声扫描过程中，也可以进行前列腺活检（见 464 页）。活组织检查是将一些组织从异常腺体中取出，在显微镜下检查。如果前列腺癌被确诊，可能需要影像学检查，如使用磁共振成像（见 133 页）和放射性核素扫描（见 135 页），来检查前列腺癌是否已经扩散到身体其他部位。

如何治疗？

治疗前列腺癌的方法取决于你的年龄、健康状况，以及癌症是否已扩散到身体其他部位。如果癌症局限于前列腺，且你的身体健康状况良好，医生可能建议手术切除整个前列腺，以及周围的一些组织（见本页“前列腺癌根治术”）。另外，也可做放射治疗（见 158 页）。这种治疗方法包括在前列腺植入具有放射性的粒子，或者进行几周的外照射。对于癌症只局限于前列腺的老年人，不需要立即治疗，但必须密切随诊。

如果癌细胞已侵犯到前列腺外，治愈是不可能的。但是，用激素阻断的方法可以明显延缓疾病的进展。在治疗中，用一些阻止睾酮释放的药物，抑制激素对癌症的作用（见 605 页“治疗前列腺疾病的药物”）。某些情况下，采取双侧睾丸切除来阻止睾酮的产生，药物阻止睾酮的产生，很少会造成勃起功能障碍（见 494 页）和性欲丧失。

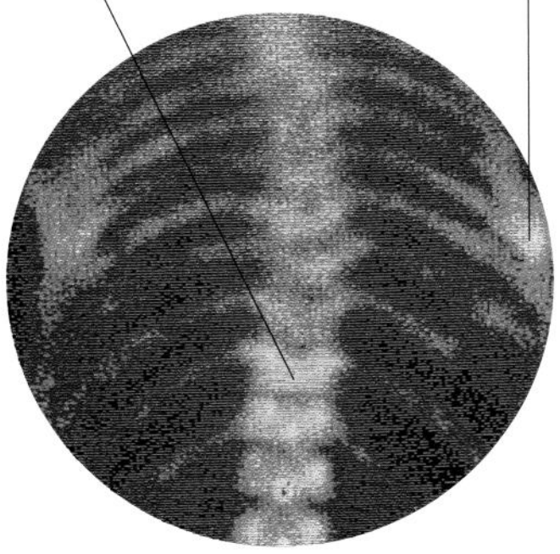

转移癌
这幅胸部核素骨扫描图显示了来源于前列腺癌扩散的脊柱和肩胛骨的异常浓聚病灶。

预后如何？

前列腺癌的确诊并不一定意味着癌症会引起症状，或者危及生命。有时最好的措施，尤其对于老年男子，是监测疾病，等待治疗的时机。某些类型的小肿瘤不需要治疗，且在死于其他疾病前有可能无症状存活数年。那些肿瘤局限于前列腺的患者需手术治疗，且预后较好，诊断后约 9/10 的人可存活至少 5 年。手术可能导致勃起功能障碍和尿失禁。

癌已扩散至前列腺外是不可能完全治愈的，但激素阻断治疗往往能控制症状很多年。

治疗

前列腺癌根治术

前列腺癌根治术用来治疗局限的前列腺癌，这一手术在全身麻醉下进行，通常需要住院 3 ～ 5 天。该手术适合大多数前列腺癌患者，术后约一半的患者出现勃起功能障碍，有一些患者会有一定程度的尿失禁。

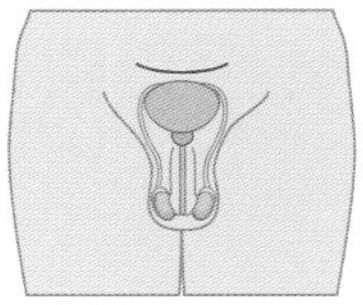

切口位置

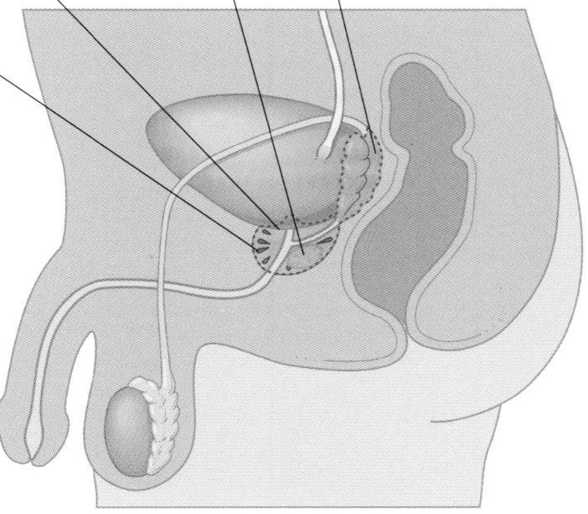

手术过程
肿瘤、整个前列腺、精囊和膀胱颈被切除。

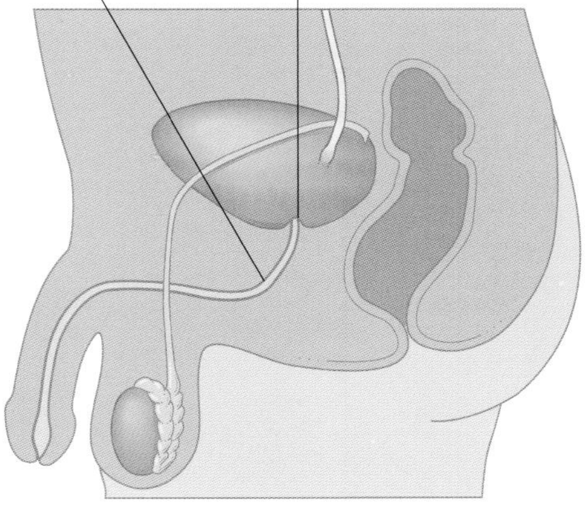

手术后
膀胱颈重建和尿道吻合在一起（从膀胱通向体外的管道）。

男性性激素失调

睾酮是最重要的男性性激素，它可以影响精子的产生、发育和性冲动，也可以促进青春期第二性征的形成。男性性激素产生得过多或过少，均由多种原因引起，包括遗传性疾病、长期患病、肿瘤或生活方式因素。

男性性激素（或雄激素），主要由睾丸产生，肾上腺也可少量产生，其由脑垂体分泌的激素控制，脑垂体受下丘脑的控制，青春期发生的改变由性激素控制。

本节首先讨论男孩青春期发育过早或过晚的问题。这个问题可能是由于男性性激素产生过多或者不足引起的。接下来讨论男性性腺功能减退，即男性性激素产生不足。此病可以抑制男孩的性发育，对于成年男性，可以降低精子产生和生育能力。

这一节的最后，讨论男性乳房发育。处于青春期的近一半的男孩会发生此类情况。

男性性激素失调可以导致性问题（见 494 ～ 496 页）和不育（见 498 页“男性不育”）。

重要的解剖结构

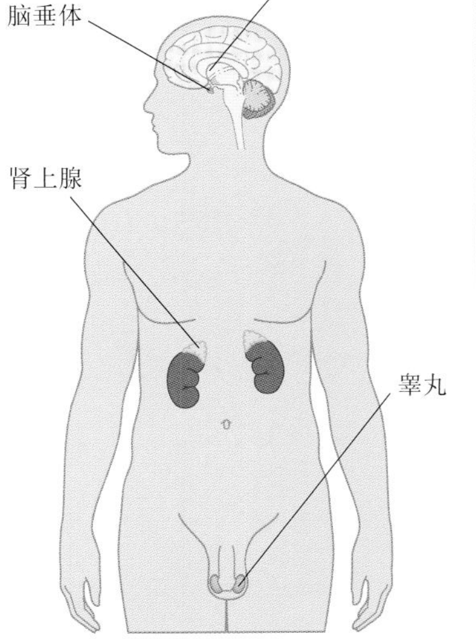

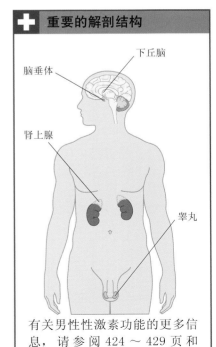

有关男性性激素功能的更多信息，请参阅 424 ～ 429 页和 457 ～ 458 页。

男性青春期异常

青春期过早或过晚，通常由激素失衡引起

发生在正常青春期的年龄之前或之后

有时有家族聚集现象；很少由染色体异常引起

过度锻炼和不良饮食习惯是发病的危险因素

青春期（见 457 页）是从儿童发育到成人的过渡时期。在此期间，一个人经历了性发育和性成熟的自然过程。青春期的开始与结束因人而异，差别很大，一般是从大约 10 岁开始到大约 20 岁为止。

男孩青春期的特征是生殖器增大；脸上、腋下和会阴区长毛；爆发式生长，包括身高突增、肌肉迅速发育；声音变得低沉。通常情况下，男孩青春期的开始时间为 10 ～ 14 岁，青春期异常包括青春期开始的时间比正常的提前（早熟）或者错后（青春期延迟）。

性早熟是比较罕见的，通常表明有潜在的激素紊乱迹象。青春期延迟比较常见，很少表明有严重的潜在疾病。

由哪些原因引起？

男孩的青春期是由睾丸和肾上腺产生的男性性激素控制的。这些激素的产生受垂体和下丘脑（大脑的一部分，调控脑垂体）调节，这些器官的疾病可以引起青春期提前和延迟。

性早熟的原因是由于小男孩的男性性激素产生过多。例如，类固醇 21- 羟化酶缺乏症（见 561 页），其中肾上腺分泌过多的男性性激素，可能导致性早熟。

青春期延迟的男孩，通常发育都很晚，这往往有一定的家族倾向，但也可能与男性性激素产生过少有关。在极少数情况下，可由更严重的潜在病因引起，如脑肿瘤压迫下丘脑，或垂体、染色体异常，如先天性睾丸发育不全症（见 534 页），这种疾病可导致性器官不能正常发育。一些慢性疾病，如克罗恩病（见 417 页）、肾功能衰竭（见 450 页）、囊性纤维化（见 535 页）和糖尿病（见 437 页），也是造成青春期和生长发育延迟的原因。某些生活方式因素，如过度锻炼和饮食不足，可以导致青春期延迟。在极少数情况下，垂体瘤（见 430 页）可能会引起青春期早熟或延迟。

应该如何处理？

青春期提前或延迟，应该由医生来判断。医生需要通过体格检查，来确定青春期是否已经开始，以及开始了多久。还需要做血液化验，来检查激素水平及有无染色体异常。手腕和手的 X 线检查（见 131 页），可以用来评估骨骼成熟度；睾丸和肾上腺的超声扫描（见 135 页），被用来查找病变；如果怀疑垂体瘤，还需要做磁共振成像（见 133 页）或 CT 扫描（见 132 页）的检查。

如果经过检查，确定了青春期异常的潜在原因，就可以进行治疗。例如，性早熟可以使用药物抑制男性性激素的产生或作用，这些药物可以通过注射、皮肤下埋置或者鼻喷的方式使用。如果青春期延迟有家族聚集性，则不需要治疗。在大多数情况下，注射睾酮（见 602 页“性激素和相关药物”）可诱发青春期。一些受青春期异常影响的男孩，可通过咨询引起青春期异常的相关心理问题，而得到帮助。

青春期异常往往是可治的，但可能需要终身治疗。将来的生育问题取决于病因。

男性性腺功能减退

睾丸功能减退导致性激素睾酮水平减低，精子产生受损

有时由染色体异常引起

酗酒是发病的危险因素

年龄对本病的影响不明显

睾丸功能减低称为性腺功能减退，其导致男性性激素产生减少，精子生成受损。对于那些没有进入青春期的男孩，性腺功能减退可能会使他们的睾丸生长和第二性征发育（如面部、腋窝、阴部的毛发生长，肌肉发育，嗓音低沉）延迟或停止。性腺功能减退不常见。

染色体异常以及一些其他疾病是引起性腺功能减退的原因。病因包括：染色体异常，如先天性睾丸发育不全症（见 534 页）引起的睾丸发育异常；垂体功能衰竭使激素产生不足；垂体瘤（见 430 页）；睾丸损伤性疾病，如睾丸扭转（见 459 页）、流行性腮腺炎（见 167 页）导致的睾丸炎，以及机械刺激、放射线等所致睾丸损伤；生活方式因素和治疗产生的影响，如过度饮酒、化疗、放疗等。

有哪些症状？

如果性腺功能减退发生在青春期结束后，唯一的影响可能是由于精子产生减少所引起的不育（见 498 页“男性不育”）。但是，也可出现下列明显症状：

- 勃起功能障碍。
- 生殖器缩小。
- 性欲降低。
- 面部、腋下和阴部的毛发生长减少。
- 肌肉力量减少。
- 体力和精力减退。

性腺功能减退在青春期开始前发生，可能导致青春期发育延迟（见本页“男性青春期异常”）。

应该如何处理？

医生会通过体格检查来确定生殖器和第二性征是否发育正常，血液化验检查睾酮和其他激素水平，并寻找染色体异常。

针对潜在的病因进行治疗，例如，男性合成激素（见 602 页“性激素和相关药物”）可用于治疗睾丸疾病；如果病因是垂体功能衰退，可考虑给予垂体激素（见 603 页“治疗垂体疾病的药物”）；垂体瘤可以手术切除。激素治疗，在男孩可以刺激诱发青春期，包括生长和性发育；在成年男性，可以促进面部毛发生长、肌肉发达及增强性欲。激素治疗的副作用可能包括出现暂时的乳房发育（见本页“男性乳房发育”）和痤疮。

如果生殖器正常，治疗可以改善性功能和生育能力。如果性腺功能减退是由于睾丸疾病引起的，生育能力很少能恢复。

男性乳房发育

男性一侧或双侧乳房非恶性增生

最常见于新生儿期和青春期

滥用酒精和超重是发病的危险因素

遗传对本病的影响不明显

所有男性都可以产生少量的雌性激素。如果雌激素产生太多，就会引起乳房增大，这种情况称为男性乳房发育，一侧或双侧乳房都可能受到影响。此病常见于新生儿及青春期男性。青春期男性乳房发育通常是暂时现象。老年男性也会发生男性乳房发育。

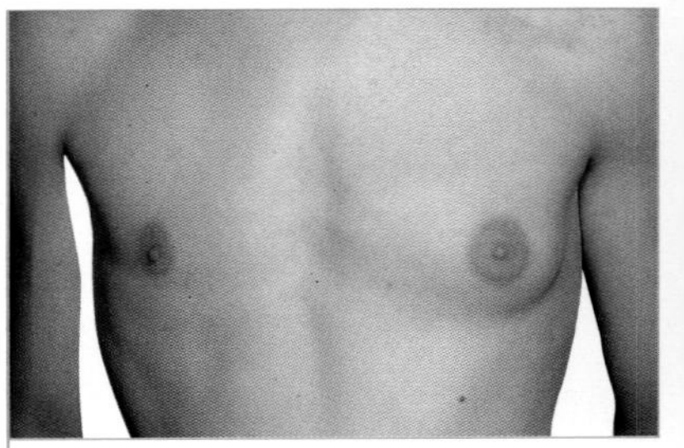

男性乳房发育
如图所示，男性血液中雌激素过多，可以引起一侧或双侧乳房增大。

由哪些原因引起？

当胎儿在子宫内接触母体的雌激素时，就会发生新生儿乳房发育，导致乳腺增大；青春期的男性乳房发育也很常见；在成人，酒精滥用和超重是男性乳房发育的最常见原因。

影响雌激素水平的药物，如螺内酯（见 583 页“利尿剂”）和皮质类固醇药物（见 600 页），可以导致乳房增大，一些治疗前列腺癌的药物（见 605 页“治疗前列腺疾病的药物”）也有相同的作用。

有哪些症状？

男性乳房发育的症状可能包括：

- 乳房压痛或肿胀。
- 乳头下坚实或橡皮样组织。
- 乳头有分泌物。

当一侧乳房增大超过另一侧，且出现上述症状时，应该进行乳房检查，以排除乳腺癌（见 486 页）的可能。

应该如何处理？

新生儿乳房发育不需要治疗，通常在几周内消失。青年人患此病不经治疗，也可在 18 周内消失。对于老人，医生可能会询问一些有关生活方式方面的问题，还需要进行体格检查，他可能安排一些化验来检测激素水平，以寻找乳腺癌的证据。治疗和预后取决于潜在的病因，但如果男性乳房发育持续存在，可以手术切除过多的组织。

女性生殖系统

卵巢在女性生殖系统中执行着主要功能，包括产生含有遗传物质的称为卵子或卵细胞的生殖细胞。当卵子与男性生殖细胞——精子融合时，就具有了发育为胎儿的潜能。同时，卵巢还分泌女性激素，控制女性特征的发育以及月经周期。乳房在性兴奋方面发挥着部分作用，并且它还在产后产生乳汁。

本章包括如下内容

女性生殖系统唯一可以看见的部位是外阴。皱褶的皮肤形成阴唇，保护阴道的入口，阴道内壁细胞能够分泌弱酸性液体，可以预防感染。阴道使身体外部与子宫相通，子宫是个厚壁器官，胎儿在其中发育。两侧的输卵管连接子宫与卵巢，卵巢储存卵子。

女性生育能力

女性新生儿出生时，体内含有15万个不成熟卵子，这些卵子在其出生之前就已存在于卵巢。卵子储存于卵巢内，只有到青春期时，体内女性激素水平上升，引起每月一次的月经周期之后，卵子才开始发育成熟。

每个月，一个卵子在卵泡内经14天发育成熟，然后从卵巢释放至输卵管，这个过程称为排卵。排卵后，卵子可以存活24小时，只有在这段时间内与精子结合，才能完成受精。

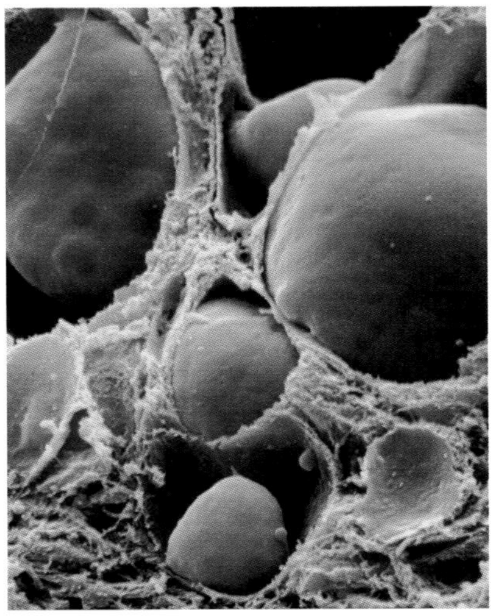

发育中的卵泡
在卵巢内，卵子在含有液体的卵泡中发育成熟。该放大图片显示了不同发育阶段的卵泡。

无论是否受精，卵子通过输卵管达到子宫的时间约为5～6天。排卵后子宫内膜增厚，为受精卵着床做准备，若卵子受精，受精卵最终在该处着床，此后发育成胚胎。若卵子未受精，则随子宫内膜排出阴道，这种出血称为月经。

卵子成熟、排卵和月经期出血是周期性的，生育年龄的女性平均每隔28天一次。绝经期一般发生在45～55岁之间，此时卵子不再发育成熟，也不能从卵巢排出。月经停止来潮，女性一生中的生育阶段至此结束。

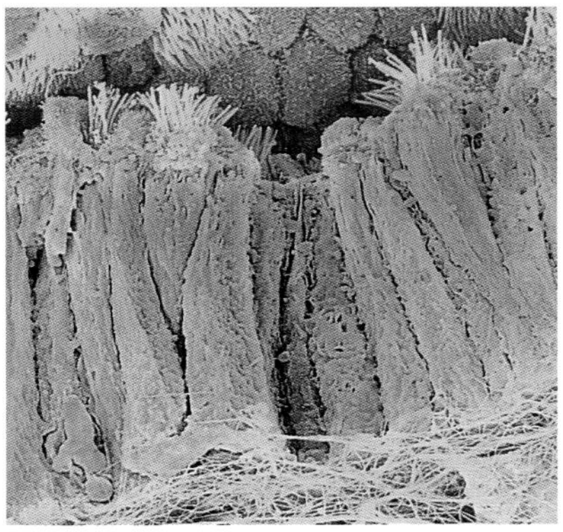

输卵管内部
输卵管内毛发样凸起（纤毛）推动卵子游向子宫。

女性激素

卵巢产生的激素分为雌激素和孕激素两种，这些激素的分泌是受腺垂体（腺垂体是大脑下方的一个微小结构）分泌的促卵泡激素（FSH）和促黄体生成素（LH）控制的。性激素控制青春期的性发育、月经周期和女性生育能力。雌激素还能刺激脂肪分布，形成女性的圆润体形。月经期和绝经期激素水平的变化可以影响人的情绪和行为。

过程

青春期

青春期是一段特定的时期，在此期间可见性征的发育和性器官的成熟。女孩的青春期常常开始于10～14岁，一般持续3～4年。黑种人女孩的青春期可以提早2年开始，而且女孩一般比男孩早1～2年进入青春期。

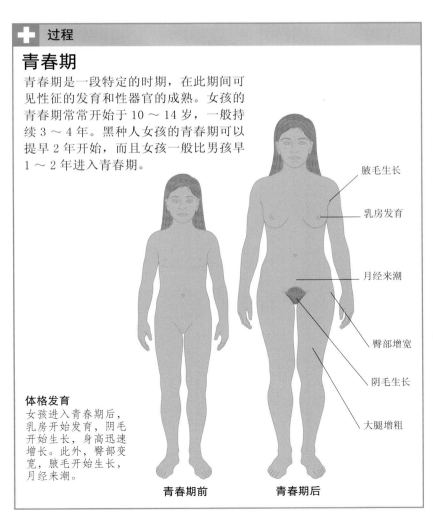

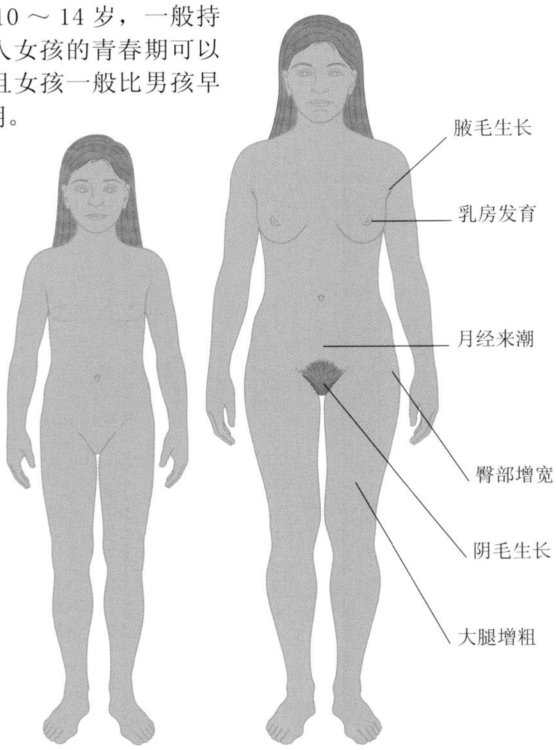

体格发育
女孩进入青春期后，乳房开始发育，阴毛开始生长，身高迅速增长。此外，臀部变宽，腋毛开始生长，月经来潮。

结构

女性生殖系统

女性的内生殖器官位于腹部的下 1/3 处，卵巢储备和释放卵子，卵子经输卵管进入子宫。阴道连接子宫与身体外部。可见的外生殖器总称为外阴，主要包括性感觉器官——阴蒂及阴唇，阴唇是皮肤的皱褶，包绕阴蒂，保护阴道口和尿道口。阴道口的两侧各有一个前庭大腺，其分泌物在性生活时起润滑作用。

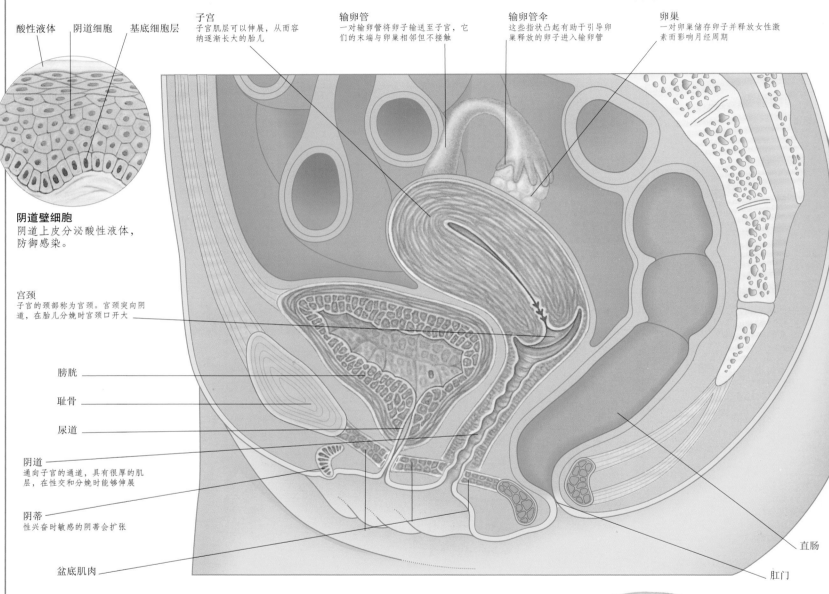

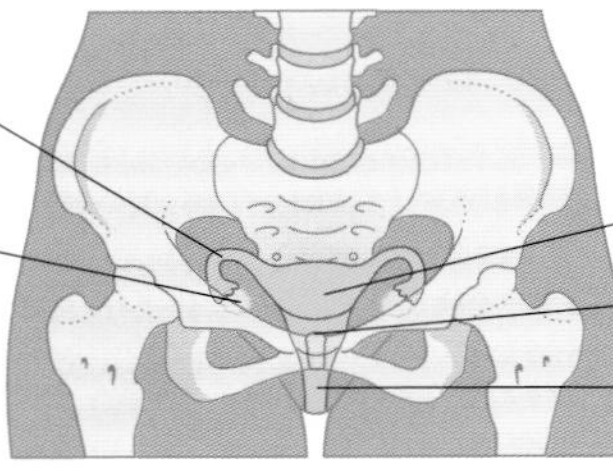

输卵管
卵巢
子宫
宫颈
阴道

正面观

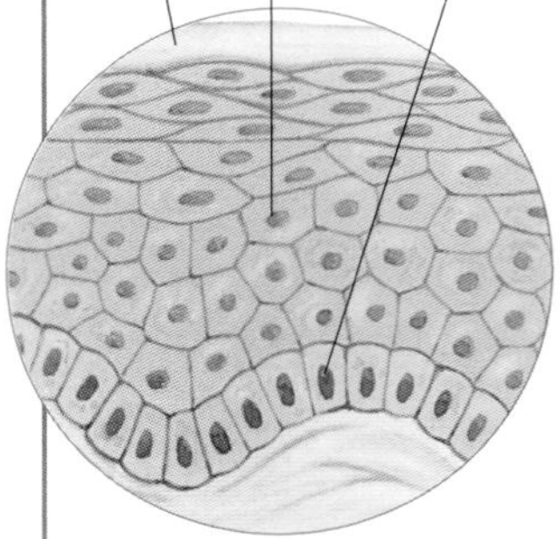

酸性液体
阴道细胞
基底细胞层

阴道壁细胞
阴道上皮分泌酸性液体，防御感染。

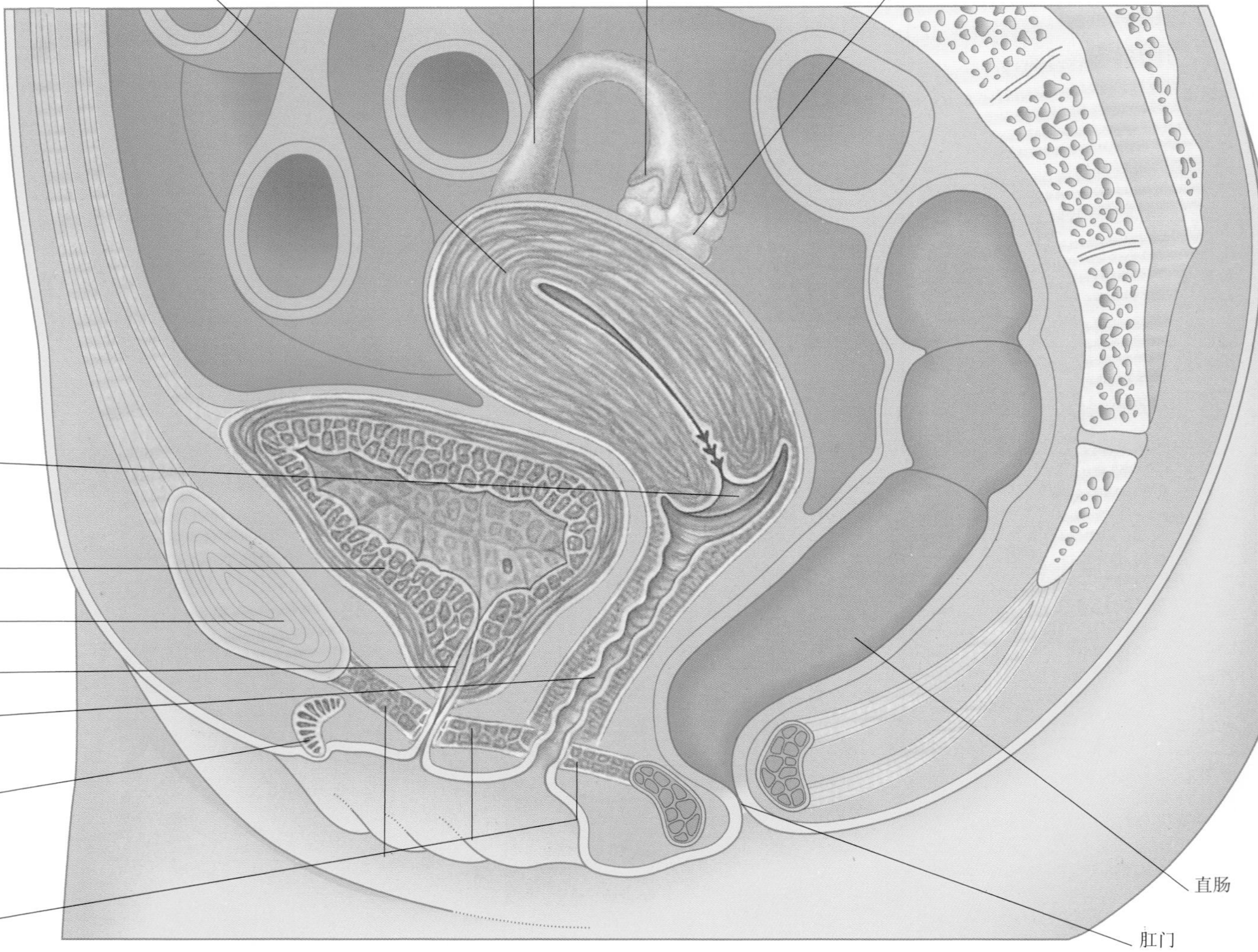

子宫
子宫肌层可以伸展，从而容纳逐渐长大的胎儿
输卵管
一对输卵管将卵子输送至子宫，它们的末端与卵巢相邻但不接触
输卵管伞
这些指状凸起有助于引导卵巢释放的卵子进入输卵管
卵巢
一对卵巢储存卵子并释放女性激素而影响月经周期
宫颈
子宫的颈部称为宫颈。宫颈突向阴道，在胎儿分娩时宫颈口开大
膀胱
耻骨
尿道
阴道
通向子宫的通道，具有很厚的肌层，在性交和分娩时能够伸展
阴蒂
性兴奋时敏感的阴蒂会扩张
盆底肌肉
直肠
肛门

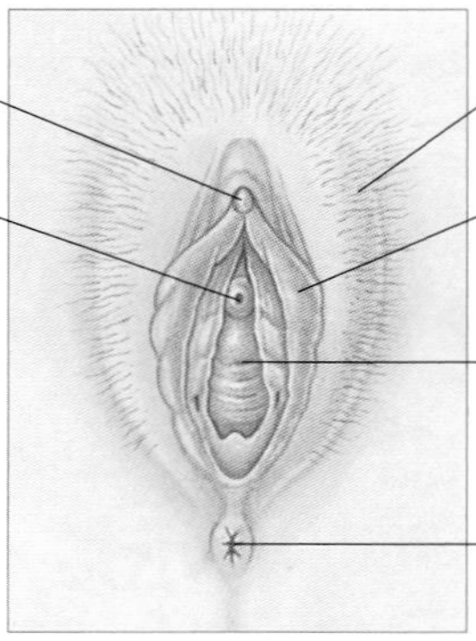

阴蒂
尿道
大阴唇
小阴唇
阴道
肛门

外阴
阴唇可防止脆弱的阴蒂组织受到损伤，并保护阴道口和尿道口。

卵巢横截面
该图显示卵巢内含有不同发育阶段的卵泡。

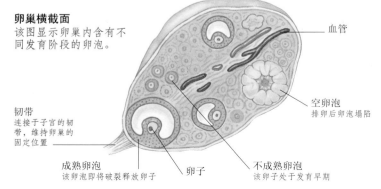

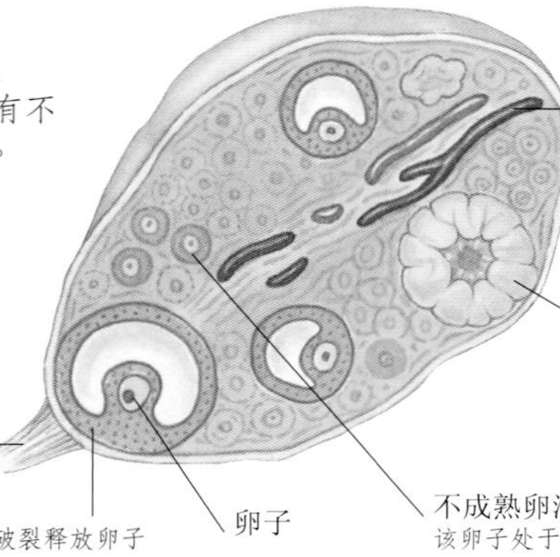

血管
空卵泡
排卵后卵泡塌陷
韧带
连接于子宫的韧带，维持卵巢的固定位置
成熟卵泡
该卵泡即将破裂释放卵子
卵子
不成熟卵泡
该卵子处于发育早期

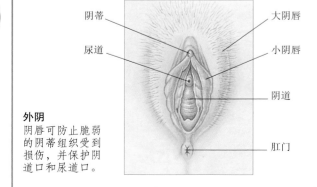

过程

月经周期

从青春期开始至绝经期前的每个月，女性的身体都要经历一个月经周期，为受孕和妊娠做准备。当发育成熟的卵子从卵巢排出时，子宫内膜增厚，为受精卵着床做准备。如果卵子没有受精，将随月经排出体外。一个月经周期大致持续28天，但是每个周期的长短并不完全一致，而且不同的人，其月经周期也是不一样的。月经周期受4种性激素调控，这4种激素之间可进行复杂的相互作用。其中，促卵泡激素（FSH）和促黄体生成素（LH）是由腺垂体分泌的，而雌激素和孕激素是由卵巢分泌的。

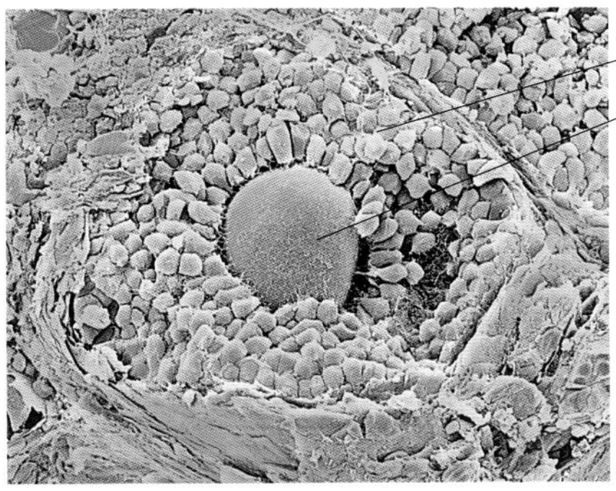

卵泡中的营养细胞
不成熟卵子

发育中的卵泡
不成熟的卵子通过吸收卵泡内细胞中的营养，不断地发育、生长直至成熟。

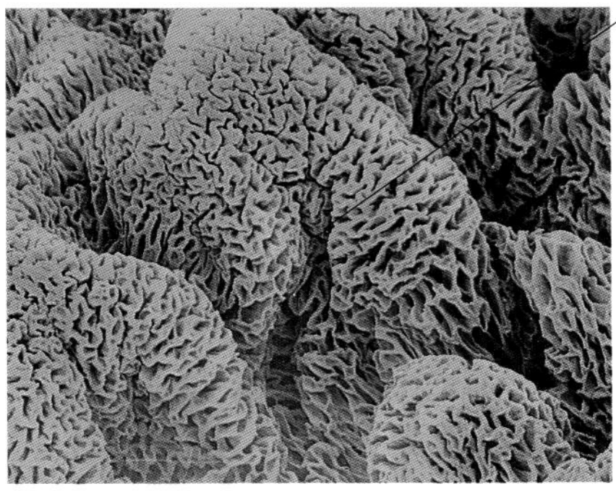

增厚的子宫内膜组织的皱褶

子宫内膜
排卵后，外观似海绵的子宫内膜组织增厚，已经做好接纳受精卵的准备。

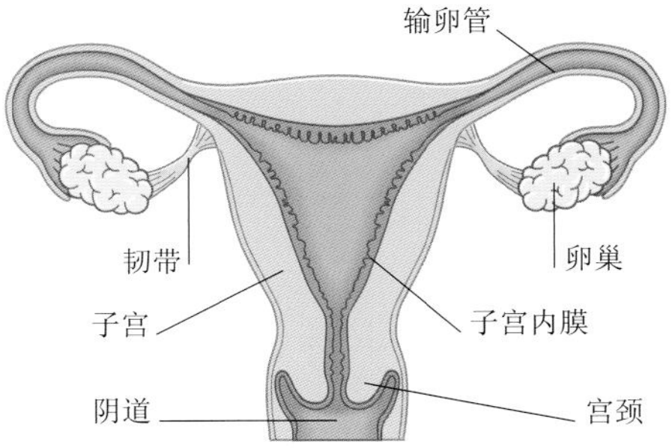

输卵管
韧带
卵巢
子宫
子宫内膜
阴道
宫颈

女性生殖系统

月经周期中的变化

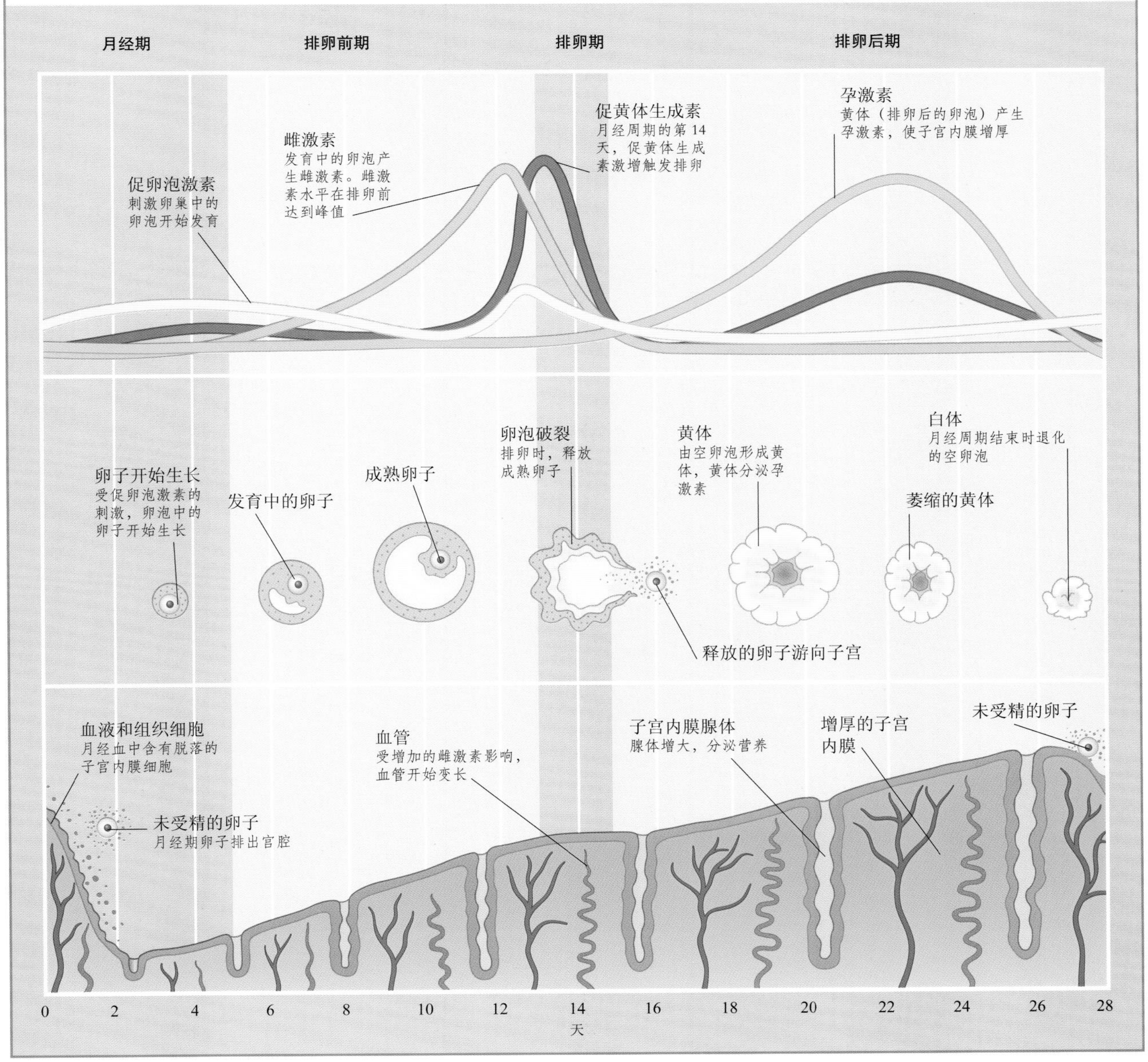

月经期
排卵前期
排卵期
排卵后期
促卵泡激素
刺激卵巢中的卵泡开始发育
雌激素
发育中的卵泡产生雌激素。雌激素水平在排卵前达到峰值
促黄体生成素
月经周期的第14天，促黄体生成素激增触发排卵
孕激素
黄体（排卵后的卵泡）产生孕激素，使子宫内膜增厚
卵子开始生长
受促卵泡激素的刺激，卵泡中的卵子开始生长
发育中的卵子
成熟卵子
卵泡破裂
排卵时，释放成熟卵子
释放的卵子游向子宫
黄体
由空卵泡形成黄体，黄体分泌孕激素
萎缩的黄体
白体
月经周期结束时退化的空卵泡
血液和组织细胞
月经血中含有脱落的子宫内膜细胞
未受精的卵子
月经期卵子排出宫腔
血管
受增加的雌激素影响，血管开始变长
子宫内膜腺体
腺体增大，分泌营养
增厚的子宫内膜
未受精的卵子
0
2
4
6
8
10
12
14
天
16
18
20
22
24
26
28

激素
每个月，促卵泡激素使一个卵子发育成熟，黄体生成素诱发成熟卵子排出。排卵前，雌激素水平达到高峰。孕激素水平的升高引起子宫内膜的增厚。

卵巢内
卵巢周期起始于卵泡的发育。成熟卵子释放至输卵管，卵巢内留下的空卵泡称为黄体。

子宫内膜
激素引起子宫内膜的双倍增厚，达6毫米。如果没有发生受精，一些子宫内膜组织随未受精的卵子一起从经血中排出。

功能

绝经期的变化

绝经一般发生于 45 ～ 55 岁，此时，卵巢不再对促卵泡激素（FSH）作出反应，产生的女性激素——雌激素和孕激素水平下降。激素水平的下降导致排卵和月经的终止。绝经的前后几年内，激素的变化引起一系列的身体不适，如潮热、阴道干涩及盗汗等。绝经同时也伴有慢性的身体改变，如骨质疏松。

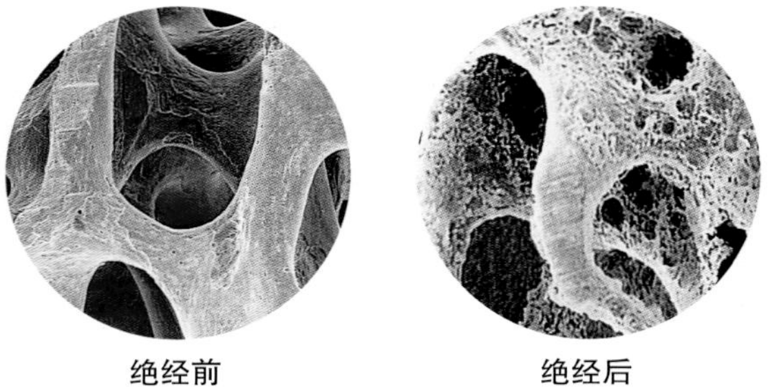

绝经前
绝经后

骨质疏松
骨强度需要雌激素来维持。绝经后，雌激素水平低下，可引发骨质疏松。该显微镜下图片提示：骨密度减低，骨质变薄、变脆。

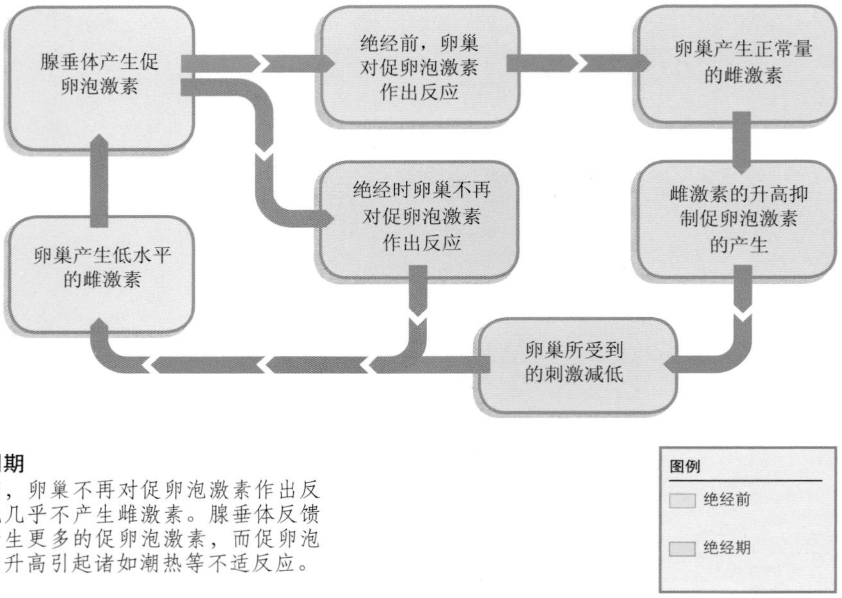

腺垂体产生促卵泡激素
绝经前，卵巢对促卵泡激素作出反应
卵巢产生正常量的雌激素
雌激素的升高抑制促卵泡激素的产生
绝经时卵巢不再对促卵泡激素作出反应
卵巢所受到的刺激减低
卵巢产生低水平的雌激素
图例
绝经前
绝经期

激素周期
绝经期，卵巢不再对促卵泡激素作出反应，也几乎不产生雌激素。腺垂体反馈性地产生更多的促卵泡激素，而促卵泡激素的升高引起诸如潮热等不适反应。

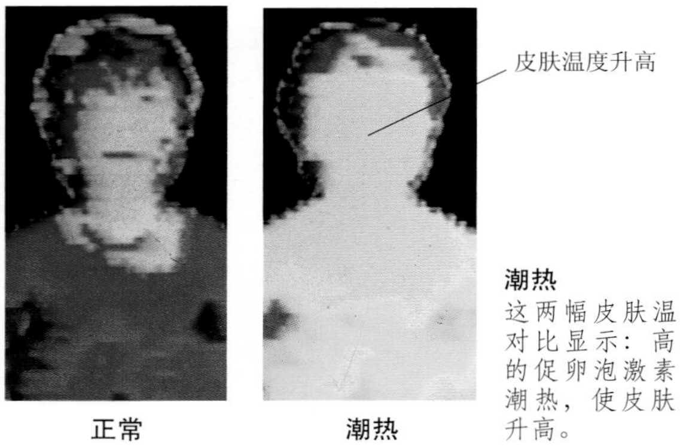

皮肤温度升高
正常
潮热

潮热
这两幅皮肤温度图对比显示：高水平的促卵泡激素引起潮热，使皮肤温度升高。

功能

乳房的作用

乳房在性兴奋中起着一定的作用，但它最主要的功能是产生和分泌乳汁，为新生儿哺乳。怀孕晚期，激素的改变刺激乳腺小叶产生乳汁，乳腺小叶与导管相连，导管集中开口于乳头表面。乳房其余部分主要为脂肪，还有少量结缔组织，支持乳房。乳房的大小和形状由遗传因素、脂肪含量以及肌肉紧张度决定。

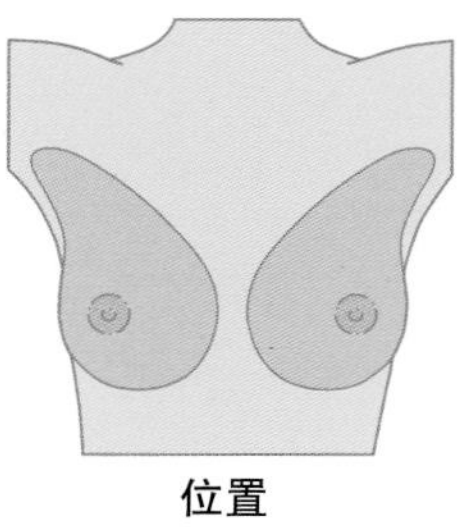

位置

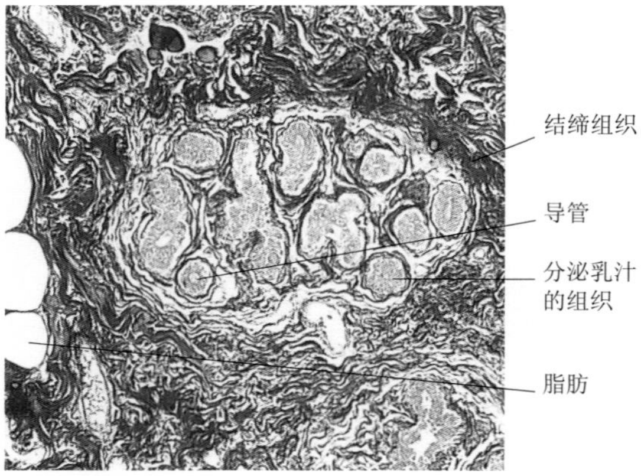

结缔组织
导管
分泌乳汁的组织
脂肪

乳房组织
此图显示产生乳汁的乳腺小叶以及排出乳汁的导管，每个小叶周围都包绕着脂肪和结缔组织。

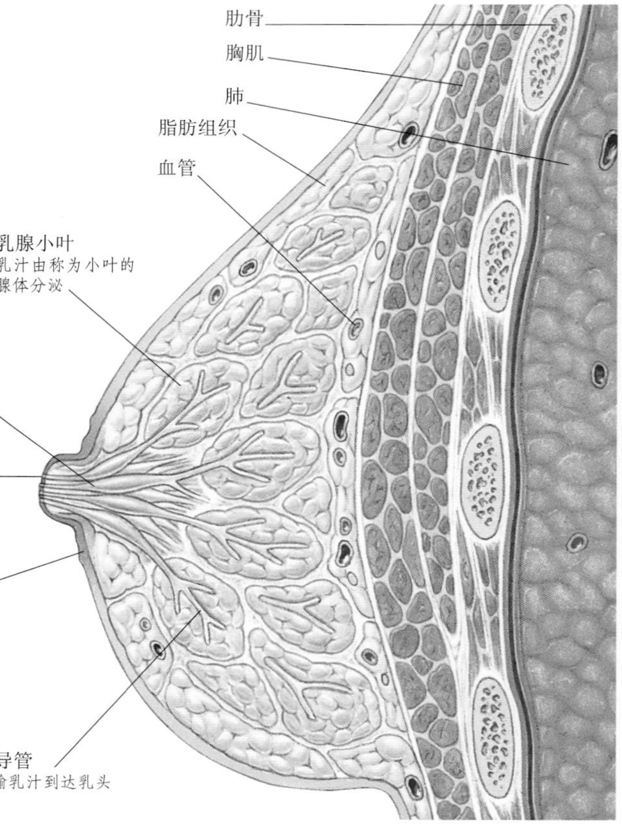

肋骨
胸肌
肺
脂肪组织
血管
乳腺小叶
乳汁由称为小叶的腺体分泌
壶腹部
紧邻乳头后部，每个导管都扩大，形成乳汁集合的壶腹
乳头
乳汁从乳头中布满的小孔中流出
乳晕
乳头周围黑褐色的区域称为乳晕
乳导管
运输乳汁到达乳头

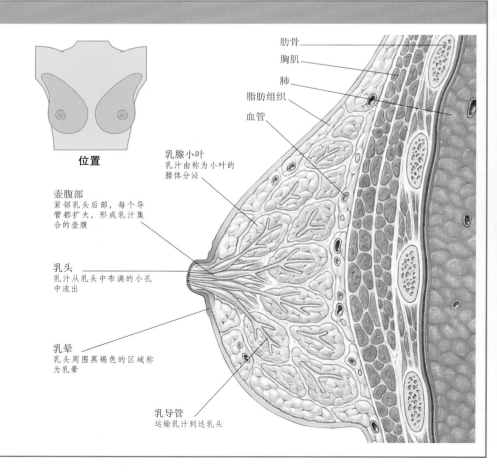

月经、绝经和激素的相关问题

月经通常开始于青春期，停止于绝经期。女性一生中的这两个阶段是由体内女性激素水平决定的。月经周期本身受多种激素的调控，这些激素在整个月经周期中产生的量是不同的。许多情况和疾病都可能影响这些激素的平衡。

这一节首先讨论常见的与月经有关的疾病——月经周期紊乱。虽然其中的一些病因尚未完全明了，但是，随着检查技术的进步，使得诊断更为容易，现代的手术方法也使得治疗效果得到改善。接下来讨论与绝经相关的健康问题，以及因激素平衡失调引起的其他问题。激素治疗的广泛使用有助于缓解多种疾病。

影响女性生殖系统的相关疾病，以及涉及性激素以外的其他激素的疾病，都在其他章节里讨论（见 475 ～ 483 页“女性生殖器官功能紊乱”；见 489 ～ 499 页“性与生殖”；见 424 ～ 441 页“激素与代谢”）。

重要的解剖结构

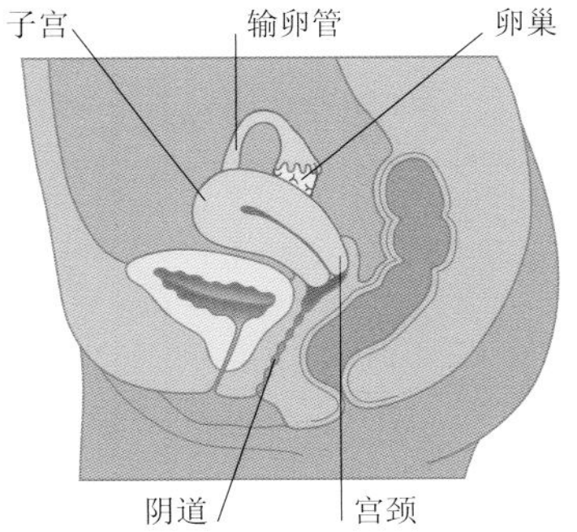

有关女性生殖系统的结构和功能的更多信息，请参阅 467 ～ 470 页。

月经紊乱

月经周期的间隔时间长短变化很大

最常见于青春期后和绝经期前

压力、运动过度、体重超重或过低是发病的危险因素

遗传对本病的影响不明显

月经从青春期开始，持续至绝经期结束。月经周期的时间平均为 28 天，但是也可以短至 24 天，或者长至 35 天或以上。青春期后，大多数女性可以建立规律的月经周期，两次月经的间隔时间相对固定。但是，有些女性的月经却不规律。正常的月经出血时间应该持续 2 ～ 7 天，平均为 5 天。

由哪些原因引起？

月经周期长短的变化，常常是由暂时的激素分泌失调引起的。青春期激素水平的波动，决定了月经初始阶段的不规律。在分娩后的最初几个月，以及临近绝经期的一段时间内，女性的月经期出现较大范围的变化，也是很正常的。

其他阶段的激素分泌失调可以由压力、抑郁、严重或者慢性的躯体疾病引起。过度运动、体重的严重减低（见 348 页“神经性厌食症”），或者显著的体重增长，都是激素分泌紊乱的常见原因，这些因素都会导致月经不规律。

有时候，月经异常是卵巢或者子宫疾病的一种表现。比如多囊卵巢综合征（见 477 页），在伴有性激素分泌失调，以及子宫内膜异位症（见 475 页）时，子宫内膜组织碎片常常生长于盆腔的其他部位，这也会扰乱月经周期。

在一些情况下，意外妊娠引起的不规律出血容易被误认为是月经。一次推迟的大出血可能是流产（见 511 页）的表现。如果月经期推迟，并且伴有严重的腹部疼痛，应该立即就医，因为这可能是一次异位妊娠（见 511 页）。有时候，月经紊乱的原因并不是很清楚。

应该如何处理？

在青春期或产后，激素的正常波动所导致的月经紊乱，可以随着时间的推移而逐渐变得有规律。临近绝经期的女性，她们不规律的月经，也会在绝经后停止。以上的这些情况一般不需要治疗。但是，如果症状持续，并影响日常生活，可以通过服用药物，如口服避孕药来帮助调整月经周期。体重急剧变化、过度运动、压力和抑郁等引起的月经紊乱，在克服这些原因后，就可以变得规律。

如果月经紊乱的原因不清楚，以及月经期出血不规律，医生可能会安排你做一些检查，以发现可能存在的问题。检查可能包括：妊娠试验、血激素水平检测，以及盆腔超声检查卵巢和子宫。

如果发现了月经紊乱的潜在原因，在疾病得到治疗后，多数月经可以变得有规律。

闭经

有规律月经的女性，其月经停止至少 3 个月

发生在青春期至绝经前

在某些情况下，由染色体异常引起

压力、运动过度、体重过低是发病的危险因素

众所周知，暂时或永久性的月经停止，在医学术语上叫做闭经。闭经分为两种类型：原发性和继发性。女性直到 16 岁时，尚未月经来潮，称为原发性闭经。一旦青春期已经出现月经，在妊娠、产后几个月、哺乳期、停止口服避孕药的短时间内发生暂时性闭经，以及绝经后月经的永久性停止，都属于正常。其他情况下，月经规律的女性，发生月经停止的情况至少 3 个月，称为继发性闭经。

由哪些原因引起？

闭经常常是由于压力或者情绪等因素引起的雌激素分泌紊乱所致。过度运动、体重严重或者急剧降低（见 348 页“神经性厌食症”），同样可以引起激素的紊乱，这些是运动员、体操教练和芭蕾舞演员等闭经的常见原因。激素分泌的紊乱可以导致原发性或者继发性闭经，二者区别在于发生时间的早晚。

原发性闭经是青春期延迟的特征之一（见 474 页“女性青春期异常”），可以由染色体异常引起。无孔处女膜（阴道口覆盖的一层薄膜）导致经血不能流出体外，也可以表现为青春期无月经来潮。罕见的情况下，女孩在出生时没有子宫，因此在青春期也就不会产生月经了。

继发性闭经可能由腺垂体的疾病引起，如垂体瘤（见 430 页“催乳素瘤”）。有些女性可能会在 35 岁之前过早绝经。刚刚停止服用口服避孕药的妇女，也可能会出现继发性闭经，这种情况可能会持续几个月。其他可能的原因包括：由于卵巢疾病影响排卵而造成的闭经，如多囊卵巢综合征（见 477 页），以及一些对卵巢功能有损害的治疗，如放射治疗（见 158 页）和化学药物治疗（见 157 页）等。

应该如何处理？

如果闭经是发生在停止口服避孕药的最初几个月，或是怀孕期间或产后哺乳期，则不需要治疗。如果产后不哺乳，月经则会在几个月后来潮，或者停止哺乳一个月后，月经也将会复潮，绝经后的闭经是永久性的。

其他时间内发生的闭经需要查明原因。医生会给你做体格检查，并进行妊娠试验。你还需要检查血液的性激素水平，超声扫描（见 135 页）用以检查卵巢子宫，头颅的 CT 扫描（见 132 页）用以检查腺垂体。

大多数情况下，基础疾病治疗后就可以使月经复潮，如果病因无法治疗，可以使用激素来诱导月经。压力、体重减轻或者过度运动引起的闭经，在克服了这些问题后，月经将会来潮。

月经过多

月经期出血量比正常多

最常见于40岁以上的女性

超重是发病的危险因素

遗传对本病的影响不明显

有些女性月经期出血多于一般人。月经过多是指出血量大，需要经常更换卫生巾或者卫生棉，并常伴有血块。有时候出血过多，卫生巾或者卫生棉无法吸收而导致经血溢出。月经过多时可伴有下腹部的坠痛。月经周期也会紊乱（见本页“月经紊乱”）。严重的月经出血过多会导致缺铁性贫血（见 271 页）。大约 1/20 的女性有规律性的月经过多。在临近绝经期的女性中更为常见。

由哪些原因引起？

月经出血量大或者月经期延长可能是子宫疾病的表现，如子宫肌瘤（见 477 页）、子宫息肉（见 478 页）、子宫内膜异位症（见 475 页）和持续

性盆腔感染，或者是相对少见的子宫内膜癌（见 479 页）。月经过多可以是使用宫内节育器（IUD）的副作用。一次月经周期推后出现的月经过多，可能就是流产（见 511 页）。月经过多也可能是激素紊乱引起的，如甲状腺功能减退症（见 432 页）。月经过多在超重的女性中更为常见。

有时月经过多的病因并不清楚。如果月经一直都很多，可能不需要关注。当月经过多影响生活时，则需要就医，检查是否存在疾病。

如何诊断？

医生给你做体格检查，安排你做血激素水平检测，并且筛查是否贫血。更进一步的检查，如超声扫描（见 135 页）可能是必要的，以检查子宫肌瘤或子宫息肉。可能还需要做宫腔镜（见 478 页）检查，取少量的子宫内膜做分析（见 473 页“子宫内膜活检”）。

如何治疗？

治疗方法取决于引起月经过多的原因、你的年龄以及出血的严重程度。任何基础疾病都需要治疗。如果没有发现明显的原因，首先需要药物治疗，以减少出血量。如果使用了宫内节育器，可以考虑更换避孕方法。如果是超重人群，减肥可能会有帮助。对有些患者，医生会建议她们使用宫内单纯孕激素系统（见 29 页），这是一种可以减少出血的避孕方法。

如果初始治疗无效或者严重的月经过多，可以选择子宫内膜剥除，使用激光或者热疗破坏子宫内膜，或者手术摘除子宫（见 479 页“子宫切除术”）。这些治疗都是不可逆的，因此，仅推荐无生育要求的女性采用。子宫内膜剥除术是小手术，但如果残留少量子宫内膜，则存在一定复发风险。子宫切除术是大手术，但可以保证不再发生月经过多。

痛经

月经前或者月经期间，下腹疼痛或不适

年龄、遗传和生活方式是与本病类型相关的危险因素

月经期腹痛，特别是经期的痉挛性腹痛，叫做痛经。超过 3/4 的女性，有时会发生月经期腹痛。其中大约 1/5 的女性痛经严重，并且严重影响她们的日常生活和正常工作。疼痛常常发生于经期前的 24 小时，或者经期的前两天。

有哪些类型？

痛经分两种类型：没有明显原因的原发性痛经和生殖器官疾病引起的继发性痛经。

原发性痛经　此种类型的痛经多开始于十几岁，与卵巢每个月排卵时产生的激素相关。痛经常在月经来潮后的 1～2 年，卵巢开始排卵后出现。排卵后几天，体内一种称为前列腺素的激素样物质水平升高，可引起子宫收缩。这种收缩干扰子宫的血液供应，从而引起周期性疼痛。这种类型的痛经在 25 岁之后就会有所减轻，常在 30 岁之后消失，并且在生育后常常明显减轻，这可能是由于子宫血供增多的缘故。

继发性痛经　原先没有痛经，或者仅有轻微疼痛的女性发生的痛经，称为继发性痛经。这种类型的痛经通常发生在 20～40 岁的女性。可能造成痛经的原因，包括子宫内膜异位症（见 475 页），即正常位置的子宫内膜碎片异位生长于盆腔器官，或子宫疾病，如子宫肌瘤（见 477 页）。生殖器官的持续性感染（见 475 页“盆腔炎症性疾病”），以及宫内节育器（IUD）都可能引起痛经。

有哪些症状？

痛经出现于月经即将来潮或刚刚开始时，月经出血量最多时，疼痛最重。疼痛可能符合以下两点中的一点或二者兼有：

- 下腹部阵发性、痉挛性疼痛，放射至后背部或双下肢。
- 盆腔坠痛。

疼痛可以伴随经前期综合征（见本页）的任何一种症状，如头痛。恶心及呕吐等症状较为罕见。

痛经很常见，但大多数的病例都很轻微，不需要治疗。痛经的本身不会危害到健康，但是，它也可能是一种较严重疾病的症状。

我该怎么办？

服用一些非处方止痛药物（见 589 页），如布洛芬，可以减轻疼痛。洗个热水澡放松一下，或者将一个小热水袋放在腹部，也可以减轻疼痛。但是，第一次出现疼痛或疼痛加重时，需要向医生咨询。

医生会如何处理？

医生会给你做检查，尤其是继发性痛经。你可能还会接受多项检查，包括阴道拭子筛查感染、下腹部超声扫描（见 135 页）或者是宫腔镜检查子宫（见 478 页“宫腔镜”）。

治疗取决于痛经的类型。如果是原发性痛经，医生会给你开止痛药，如扑热息痛、可待因，或非甾体类抗炎药物（见 578 页）。对有些病例，医生会开口服避孕药，通过抑制排卵而减轻疼痛，并减少月经期出血量。排卵抑制后，原发性痛经将改善，但是停药后疼痛会再次出现。继发性痛经在基础疾病得到治疗后，往往会消失。

经前期综合征

在月经来潮前几天，出现影响女性的多种不适症状

常发生在青春期的后期；可以发生在所有有月经的女性

压力以及某些食物可加重症状

遗传对本病的影响不明显

多达 1/3 的女性在月经快来潮时，会发生经前期综合征（PMS）。在 1/20 的女性中，这些症状会严重影响日常活动。

经前期综合征的原因并不清楚，但是，有人认为这些症状是由月经前的女性激素的作用所诱发的，尤其是孕激素。压力、食用过多巧克力，或者饮用含有咖啡因的饮料，如咖啡和可乐，都可以使症状加重。

有哪些症状？

经前期综合征的症状因人而异，并且不同月经周期的状态也不尽相同。症状可以在月经来潮前的几个小时出现，但也可以早至月经前 14 天开始。大多数女性的症状会持续至月经结束，或月经结束后的几天。这些症状包括：

- 乳房触痛，或乳房弥漫性结节。
- 液体潴留引起的腹部胀满感。
- 下腹痛。
- 情绪变化，包括紧张、易怒、抑郁和焦虑。
- 疲劳。
- 注意力难以集中，不易作出日常决定。
- 头疼，包括偏头痛。
- 背痛、肌肉僵直。
- 正常睡眠状态的改变。
- 异食癖。

也有一些不常见的症状，包括恶心、呕吐、冷汗、眩晕和潮热等。

自助措施

预防经前期综合征

以下一些自助措施有助于预防或减轻经前期综合征。如果以下方法无效，症状持续，则需要咨询医生。

- 在月经期前或者容易发生经前期综合征的时间内尽量放松，努力避免压力。
- 尝试一些运动量小的放松运动，如瑜伽。
- 洗温水澡。
- 少食多餐，保证食物中含有足够的碳水化合物以及纤维素。
- 尝试降低盐的摄入。
- 避免食用过量的巧克力。
- 避免饮用含有较多咖啡因的饮料，如咖啡、茶和可乐。
- 适量补充维生素 B_6，但过量是有害的。

应该如何处理？

根据症状出现的时间，不难作出经前期综合征的诊断。医生可能会要求你将症状记录下来，以确定与经期是否相关。

有一些自助措施可以预防经前期综合征（见本页“预防经前期综合征”）。如果这些自助措施无效，或症状十分明显，则需要医学帮助。医生会给你开一些非甾体类抗炎药物（见 578 页），如布洛芬，可以有助于减轻头痛、背痛和肌肉僵直。利尿剂（见 583 页）可以有助于减轻液体潴留，从而减轻腹部胀满感和乳房触痛。医生可能会推荐激素类药物治疗，如复方口服避孕药等。如果有持续的精神症状，如抑郁，可以服用抗抑郁药物（见 592 页）。尽管没有有效的治疗方法，但是症状通常可以得到改善。

阴道异常出血

非月经期的阴道出血

年龄和生活方式是与本病病因相关的危险因素

遗传对本病的影响不明显

正常情况下，阴道出血仅仅发生在月经期。除此之外，月经期以外的阴道出血，都是不正常的。35 岁以下女性的阴道异常出血，通常为服用口服避孕药，或者应用宫内节育器（IUD）的结果。

在35岁以上的女性，生殖器官疾病引起的异常出血更为常见。

由哪些原因引起？

在开始服用口服避孕药的前几个周期中，或者更换避孕药的种类时，月经间隔期的少量出血常见，此种少量出血称为点滴出血，常常是身体对于激素水平变化的一种适应性表现，但同时这种点滴出血也可能与使用宫内节育器有关。

性交后的异常出血，尤其是在性交后短时间内发生的，可能提示有宫颈病变，如宫颈柱状上皮移位（见480页）或者宫颈癌（见481页），后者较少见。一些病例中，盆腔炎症性疾病（见475页）也可以导致性交后出血，这类疾病同时也可以引起与性交不相关的阴道异常出血。在老年妇女，绝经后阴道壁变薄、脆性增加，性生活可能会损伤阴道壁而引起出血。

与性交或避孕不相关的阴道异常出血常可能是由某些疾病引起，如子宫肌瘤（见477页）。子宫出血可以发生在妊娠早期，提示流产（见511页）或异位妊娠（见511页）。女性生殖器官的多种疾病可以导致绝经后出血（见本页），如子宫内膜癌（见479页）。

一旦出现异常子宫出血，应该立即就医，以查明出血原因。

应该如何处理？

医生根据出血的时间以及体格检查结果，而作出异常阴道出血的诊断。你还需要做宫颈涂片检查（见480页），以筛查宫颈病变；超声扫描（见135页）用于检查子宫；内镜检查可以观察子宫腔（见478页“宫腔镜”）；子宫内膜活检（见本页）可以获取少量子宫内膜组织在显微镜下进行观察。

阴道异常出血的治疗方法因出血的原因而异。口服避孕药引起的点滴出血可以自行停止，如果有持续点滴出血情况，需要通过更换避孕药的剂量或类型得到改善。老年妇女可能需要补充激素以恢复阴道壁的弹性。更为严重的基础疾病需要进行手术治疗。大多数阴道异常出血在基础疾病得到治疗后会消失。

绝经相关问题

女性生育期结束，因身体发生正常改变，所出现的相关症状

最常见于45～55岁的女性

通常有一定的家族聚集性

吸烟可能导致绝经年龄提前

绝经是指女性正常结束月经周期（包括排卵及月经在内），是衰老过程的正常环节，并不是疾病的征象。在围绝经期（绝经前后的一段时期被称为围绝经期）中，约有3/4的女性会出现症状，通常持续2年左右的时间，而另外1/4的女性，其症状会持续更长时间。

绝经的开始年龄通常为45～55岁，甚至会延迟到60岁。但是有些女性会在这个年龄段之前或之后出现症状。吸烟可能导致绝经发生的年龄提前。当一个女性至少6个月不来月经，并且没有其他的潜在原因时，就可以认为是绝经了。绝经时间的早晚有一定的家族倾向性。

由哪些原因引起？

在女性衰老的过程中，卵巢活性逐渐下降，分泌的雌激素量也逐渐减低。绝经是雌激素水平下降的结果。当体内雌激素水平下降时，腺垂体开始分泌更多的促卵泡激素（FSH），以试图刺激卵巢。绝经相关的大多数症状是由雌激素水平下降，或促卵泡激素水平升高引起的。当提前绝经或者突然发生绝经时，绝经相关症状更为严重。突然的绝经可能是由手术摘除卵巢或者损伤卵巢的抗癌治疗如化学药物治疗（见157页）和放射治疗（见158页）所引起的。

有哪些症状？

绝经相关症状可能在月经停止前的5年前就开始，一般会持续1～2年，许多女性发现的最早症状之一就是月经紊乱。月经期出血量可能也会增加（见471页“月经过多”）。体内高水平促卵泡激素会引起多种其他的常见症状。包括：

- 潮热，即头、胸和手臂等处皮肤变红，有热感，持续几分钟到1小时。
- 多汗，尤其夜间出汗令人烦躁。
- 焦虑、惊恐或抑郁，当绝经伴有一些压力性事件时，如成年子女离开家庭，症状会更为严重。

雌激素水平下降所引起的慢性症状，主要包括：

- 皮肤干燥，从而引起皮肤皱纹增多。
- 阴道壁变薄导致阴道干涩，使性交产生不适。
- 尿道黏膜变薄引起的泌尿系感染。

绝经期之后的雌激素水平下降，也可以增加其他慢性病的风险，如冠状动脉疾病（见243页），以及与年龄相关的骨质变薄（见217页“骨质疏松症”）。

应该如何处理？

激素替代治疗（HRT）（见605页），可以有助于减轻很多绝经相关症状。但是，激素替代治疗仅推荐围绝经期内短期使用，不常规推荐长期使用，也不再推荐作为治疗骨质疏松的方法，因为激素补充治疗会增加诸如乳腺癌（见486页）及血栓栓塞（见259页“血栓形成和栓塞”）等疾病的发生风险。

其他的一些治疗，可以选择雌激素软膏和可乐定等药物。雌激素软膏用以控制阴道干涩和不适；可乐定可以缓解潮热。辅助治疗对有些女性也有帮助。

采取一些自助措施，也会有助于缓解绝经的常见症状。例如，经常运动及摄取富含钙质的食物，可防止骨质疏松。如果有潮热或多汗症状可以穿吸汗的棉质衣服。如果出现性交时阴道疼痛，可使用润滑剂来缓解。

绝经的过程一般持续1～5年，此后症状通常会完全消失。

绝经后出血

月经停止至少6个月后发生的子宫出血

发生于绝经后

遗传和生活方式对本病的影响不明显

月经期出血在绝经后应该停止。仅在使用激素替代治疗（见605页）的某些情况下，绝经后妇女发生每月一次的撤药性出血才属于正常情况。其他任何的绝经后出血都可能提示存在严重的疾病，需要即刻去看医生，尽快检查是否存在生殖器官的肿瘤。绝经后出血的程度不尽相同，可以表现为轻微的点滴出血直至阴道大出血，但通常是无痛性的。

由哪些原因引起？

绝经后出血可能是外阴、阴道、宫颈、子宫、输卵管或者卵巢多种部位疾病的表现。最为常见且最不严重的原因是萎缩性阴道炎。萎缩性阴道炎最常

检查

子宫内膜活检

子宫内膜活检时，从子宫腔获取少量内膜，以进一步检查阴道大量出血的原因，排除子宫内膜癌。获得的内膜将在显微镜下观察是否存在异常。该项操作可能会带来轻微的不适，但仅持续几分钟，并不需要麻醉。

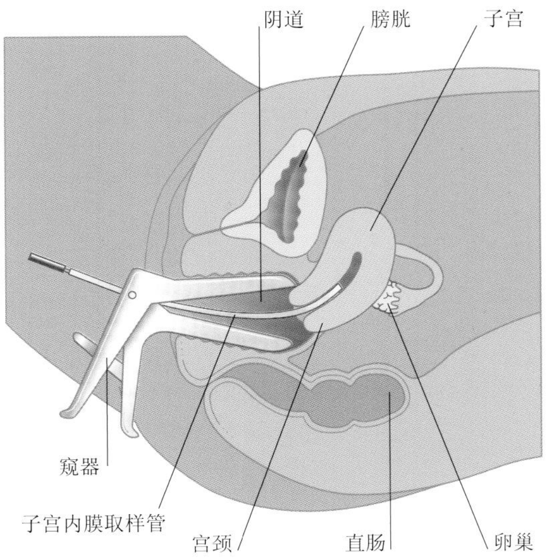

操作过程

用一种称为窥器的仪器打开阴道，将一根可弯曲的细管插入宫腔，真空抽吸，有少许组织被吸进细管中。

结果

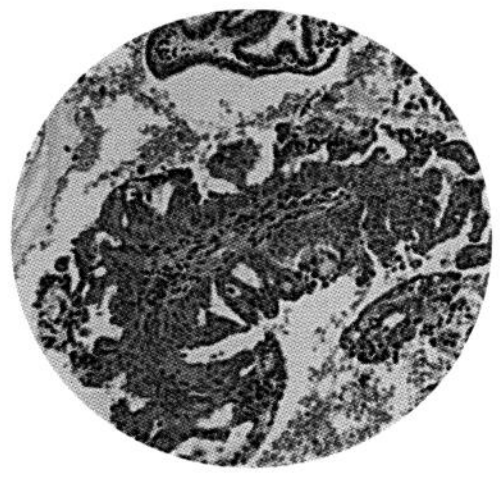

子宫内膜组织

该内膜组织样本显示了异常细胞，提示存在子宫内膜癌。

见于绝经后的老年妇女，因卵巢功能衰退，雌激素水平下降，引起的阴道壁变薄所致（见 482 页“外阴阴道炎”）。

绝经后出血可能是由于某种宫颈病变引起的，如宫颈柱状上皮移位（见 480 页）或宫颈癌（见 481 页），因这些原因引起的出血常常发生在性交后。绝经后出血可能是子宫内膜增厚的结果，或者是子宫内膜癌前病变或者是子宫内膜癌（见 479 页）。尽管外阴和阴道的恶性肿瘤（见 483 页）很罕见，但这些肿瘤也可以引起绝经后阴道出血。

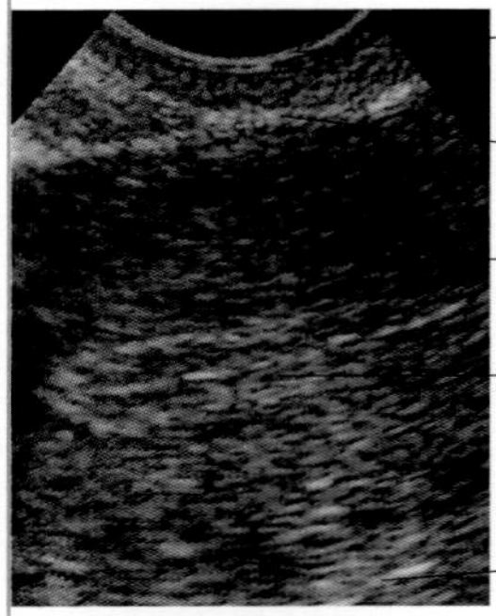

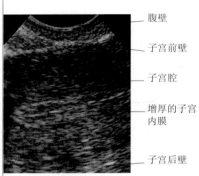

增厚的子宫内膜
这幅子宫的超声图像显示子宫内膜增厚。这可能是绝经后出血的一个原因。

应该如何处理？

医生可以通过体格检查发现阴道和宫颈的病变，如果肉眼观察阴道有异常，则会取少许组织在显微镜下进行检查。医生也会做宫颈涂片检查（见 480 页），以检查宫颈中有无异常细胞。一些病例中，可能还会取子宫内膜组织进行检查分析（见 473 页“子宫内膜活检”）。

超声扫描（见 135 页）可以观察子宫的形态并可测量内膜的厚度。子宫内的情况也可以做检查（见 478 页“宫腔镜”）。

绝经后阴道出血的治疗，取决于出血的原因。阴道内使用雌激素软膏，可以缓解萎缩性阴道炎的症状。肿瘤样生长则需要手术切除。宫颈和子宫的病变（如子宫内膜增厚），有时也需要手术治疗。在基础疾病得到治疗后，绝经后阴道出血应该可以得到纠正。

女性性腺功能减退

卵巢活力低下、发育不全或缺失，导致体内女性激素水平低下

部分病例是染色体异常所致

年龄和生活方式是与本病病因相关的危险因素

女性激素控制性发育和月经周期。卵巢活力低下，称为性腺功能低下，导致体内这些激素水平低下。体内激素水平在绝经后自然下降，但其他阶段激素水平的降低，可能提示基础疾病的存在。性腺功能减退可能会导致令人苦恼的症状，但通常是可以治疗的。

有哪些类型？

性腺功能减退分原发和继发两种类型。这两种类型的性腺功能减退可以发生在任何年龄。原发性性腺功能减退常因卵巢疾病或衰竭引起，可能是染色体异常造成的，如先天性卵巢发育不全症（见 534 页）。也可以是手术切除卵巢的结果。大多数情况下，原发性性腺功能减退是绝经的自然表现。

继发性性腺功能减退通常为腺垂体或下丘脑（大脑的一部分）异常，使具有卵巢刺激功能的激素分泌减低所致。这些异常包括垂体瘤（见 430 页）或罕见的头部损伤（见 322 页），或病毒性脑炎（见 326 页）等感染性疾病导致的腺垂体或下丘脑损伤。有时，也可能是过度运动或者体重突然减低造成的。

有哪些症状？

症状取决于性腺功能发生时的年龄，以及体内性激素的量。如果性腺功能减退发生在青春期前，则会导致青春期异常（见本页）。如果发生在青春期以后，则可以有如下表现：

- 月经量减少或闭经（见 471 页）。
- 生育能力减低。
- 潮热、多汗、焦虑，以及其他绝经相关症状（见 473 页“绝经相关问题”）。
- 阴毛减少和乳房变小的情况比较少见。

应该如何处理？

医生会安排你做性激素水平的检测，也可能做头颅的 CT 扫描（见 132 页），了解有无垂体异常，或做卵巢的超声扫描（见 135 页）。

性腺功能减退的治疗取决于病因，如垂体瘤可能需要手术切除。如果是体重减少引起的，那么增加体重可能会有帮助。对有些病例可以进行激素治疗，以诱导青春期。对于过早绝经（40 岁之前绝经）的女性，医生也会建议使用激素替代治疗（见 605 页），用药直至 50 岁，以减轻症状，并且预防与低水平性激素相关的疾病，如骨质疏松症（见 217 页）。通常，50 岁以下的女性采用激素替代治疗导致的健康危险低于一般人群。

女性青春期异常

青春期的提前或推后，常常是激素失调造成的

发生在青春期正常年龄范围之前或之后

在某些情况下是染色体异常所致

过度运动和体重减轻是发病的危险因素

青春期是性发育开始的阶段（见 457 页“青春期”）。女孩的青春期特征包括：迅速增长、腋毛和阴毛开始生长、乳房和生殖器官发育以及月经来潮。尽管青春期开始的年龄不尽相同，但是，女孩青春期开始的年龄一般为 10 ～ 14 岁，早于正常年龄（性早熟）和晚于正常年龄（推迟）开始的青春期都被认为是异常青春期。女孩性早熟表现为 8 岁前乳房发育或 10 岁前月经初潮。在个别极端的病例，青春期可开始于 4 岁。16 岁时月经尚未来潮（见 471 页“闭经”）或 14 岁时乳房尚未发育都称为青春期推迟。

青春期提前并不常见，可能是激素紊乱所致。青春期推迟较为常见。尽管可能存在一些基础疾病导致青春期推迟，但 16 岁时尚无月经来潮的大多数女孩，通常仅仅是因为月经来潮晚，这往往有一定的家族倾向性。

异常青春期常常会给女孩和她的家人带来困扰，因为她的体格和性发育与同龄人不相符。一旦怀疑有青春期异常，就应该寻求医学建议。

由哪些原因引起？

女性青春期受卵巢分泌的性激素调控。卵巢的这些激素受大脑中腺垂体和下丘脑（大脑的一部分，调节腺垂体的功能）等分泌的激素控制。以上几个器官中任何一个异常都会导致青春期的提前或推后。

青春期提前可能是由引起激素过早分泌的疾病所致。如儿童期的卵巢囊肿（见 476 页）可以产生性激素，从而引起过早的性发育；下丘脑的肿瘤以及头部损伤（见 322 页）或脑膜炎（见 325 页）等感染性疾病导致的腺垂体损伤，也可以引起性早熟。

青春期的推迟可能是某种染色体疾病所致，如先天性卵巢发育不全症（见 534 页），少见的原因有垂体瘤（见 430 页）。过度的体重下降或者运动都可以造成暂时的激素失调，从而导致青春期推迟。

很多青春期异常的病例并没有清楚的原因。

应该如何处理？

医生通过体格检查，来评估青春期是否已经开始或青春期已经发育的程度。可以抽血进行激素水平的检测，以及染色体异常的筛查。医生可能还会安排做头颅的磁共振成像（见 133 页）或 CT 扫描（见 132 页）以筛查垂体瘤，或超声扫描（见 135 页）筛查卵巢囊肿。

如果存在基础疾病，则需要进行治疗。如卵巢囊肿可以手术切除。可以应用激素治疗，暂时中止性早熟，如果青春期延迟，也可以采用激素治疗促进性发育。在一些病例中，青春期的延迟伴有不孕（见 497 页“女性不孕”），以及如果一个青春期延迟的女性有生育要求，则需要进一步的检查和治疗。

对于有些人，青春期仅仅是单纯性延迟，这种就不需要治疗了。如果青春期延迟是因为体重下降或运动所致，那么增加体重或减少紧张的活动可能会有帮助。

男性化

激素失调导致女性发生男性特征的发育

可在出生时即出现，但大多数是在日后表现出来的

在某些情况下，遗传是主要病因

生活方式对本病的影响不明显

正常情况下，女性体内有低水平的雄激素，这些激素由肾上腺和卵巢分泌。但是，如果分泌的量显著增多，将会表现出多种男性特性，称为男性化。

男性化最常发生在成人，表现为声音变粗、面部和身体的体毛增多（称为毛发过多），以及鬓角、额头的细毛过多。

这些症状常会产生心理困扰。在罕见的情况下，这些症状在出生时就有。如果出生时就存在男性化体征，这往往是由引起激素水平异常的遗传性疾病所致（见561页“类固醇21-羟化酶缺乏症”）。

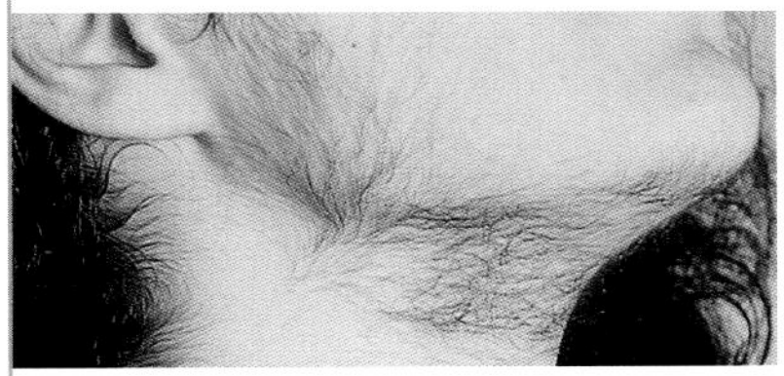

过多的面部体毛
图中的年轻女性面部体毛过多（多毛），这是男性化的一个常见表现，由体内产生的过多的雄激素引起。

由哪些原因引起?

后天男性化发生的原因包括：卵巢疾病，如多种卵巢囊肿（见476页）、卵巢癌（见477页）和多囊卵巢综合征（见477页）。肾上腺肿瘤（见435页）以及运动员服用某些含有雄激素的补品等，也可以引起激素水平的升高。

有哪些症状?

在少见的病例中，男性化表现在出生时即有，最明显的特征是生殖器官难以辨认。在其他病例中，症状随雄激素水平的升高而逐渐表现出来。包括：

- 面部和身体体毛的过度生长。
- 月经量减少或闭经（见471页“闭经”）。
- 乳房减小，罕见情况下，可见乳房不发育。
- 阴蒂增大。
- 不可逆的喉头增大（亚当喉结），导致嗓音变得深沉。
- 鬓角和额头长出细毛（见209页“男性型秃发”）。

激素失调会导致肌肉发育增加，从而表现为男性体型。

应该如何处理?

医生通过体格检查和一些其他检查，来查明引起症状的原因。检查项目包括：抽血化验激素水平；磁共振成像（见133页）或CT扫描（见132页），可以筛查肾上腺肿瘤；超声扫描（见135）用来检查卵巢。治疗原发病，如切除肿瘤，可能可以扭转一些变化。如果查不出原因，服用复方口服避孕药，可以抑制卵巢的激素分泌，从而降低雄激素水平。还可以采取一些处理多毛的方法，比如电蚀除毛或者打蜡。心理咨询（见624页）通常也会很有帮助。

女性生殖器官功能紊乱

女性生殖器官包括：卵巢、输卵管、宫颈、子宫、阴道和外阴。这些器官最原始的功能就是生殖，影响这些器官的疾病会导致不孕，应尽早治疗，尤其对于有生育计划的女性。这些疾病可能是由感染、物理损伤或激素失调引起。

本节的前两篇文章主要讨论盆腔炎症性疾病和子宫内膜异位症，这两种疾病常常累及多个器官。之后的篇幅主要讨论卵巢、子宫和宫颈的病变。阴道和外阴的疾病将在最后介绍。

尽管影响女性生殖器官的疾病常见，但是大多数疾病是很容易治疗的。影响月经、绝经和性发育的疾病在其他章节讨论（见471～475页“月经、绝经和激素的相关问题”）。男性和女性都相关的性疾病，也在其他章节讨论（见491～493页“性传播感染”；见497～499页“不孕不育”；见494～496页“性问题”）。

重要的解剖结构

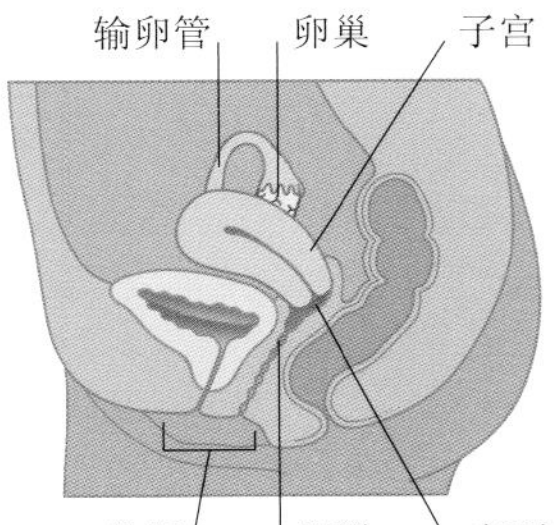

有关女性生殖器官的结构和功能的更多信息，请参阅467～470页。

盆腔炎症性疾病

女性生殖器官的炎症性疾病，绝大多数与性传播感染相关

- 最常见于15～24岁的人群，很少发生在青春期前
- 生活方式是与本病病因相关的危险因素
- 遗传对本病的影响不明显

盆腔炎症性疾病（PID）是女性盆腔疼痛的常见原因。这种情况通常是因感染导致女性的某些生殖器官发炎。年轻及性活跃的女性更容易患盆腔炎症性疾病。该疾病通常没有明显的症状，有些妇女直到若干年后，因不孕进行检查时，才发现自己曾经患过盆腔炎症性疾病（见497页“女性不孕”）。

盆腔炎症性疾病常常由性传播感染引起，比如淋病（见491页）或盆腔衣原体感染（见492页）。盆腔炎也可以由终止妊娠（见510页）或者产后感染引起。罕见的一些病例是由结核感染引起，或者因肠道的严重感染扩散所致。

感染从阴道向上扩散至子宫和输卵管。卵巢也可以受到感染。如果在植入宫内节育器时就存在感染，那么感染很可能伴随宫内节育器扩散。当怀疑有感染时，常需要做检查，以便及时接受治疗，从而防止盆腔炎的进一步发展。在不孕检查期间发现的盆腔炎，其初始病因常不清楚。

有哪些症状?

盆腔炎通常没有明显的表现，尤其是因衣原体感染引起的。如果有症状，可能有以下表现：

- 盆腔痛。
- 发热。
- 阴道分泌物异常。
- 月经量增多或经期延长（见471页“月经过多”）。
- 性交痛。
- 疲乏。

如果盆腔炎发病迅速，则常会有严重的疼痛、恶心、呕吐，需要去医院急诊就医。

如果没有及时治疗，则输卵管会受累，感染还会扩散至盆腹腔的其他器官。

应该如何处理?

如果医生怀疑你患有盆腔炎，则会为你安排盆腔检查。从阴道和宫颈刮取分泌物做病原学的检测。可能需要做盆腔超声检查。如果症状严重，则会收住院，也可能需要进行腹腔镜（见476页）检查，以观察盆腹腔的情况。

医生可能会开一些抗生素（见572页），有些情况下，可能需要静脉输液用药。也可能还需要口服止痛药物（见589页）。

在完全康复之前应禁止性生活。性伴侣也需要接受检查，看是否存在性传播感染。如果有必要，性伴侣要同时接受治疗，以防止再次感染（见491页“预防性传播感染”）。如果使用宫内节育器避孕，则建议更换避孕方式。

如果盆腔炎能够得到早期诊断和治疗，是可以痊愈的。如果盆腔炎没有进行治疗，其对输卵管的损伤会增加异位妊娠（见511页）的危险，并可能导致不孕。

子宫内膜异位症

正常应该生长于宫腔内的子宫内膜组织，移位生长于腹腔其他部位

- 最常发生于30～45岁的女性
- 有时有家族聚集现象
- 不生育是发病的危险因素

正常情况下，子宫内膜在每个月都会增长，并且充血，在每月一次的月经中脱落，然后再重新生长。发生子宫内膜异位症时，子宫内膜碎片生长于腹腔的其他器官中，如卵巢，或偶尔在输卵管内、阴道或下段肠管。这些子宫内膜组织碎片对月经周期中的激素作出反应，并在月经期出血。如果出血不能经阴道排出体外，就会对周围组织产生刺激，造成腹痛，最后形成瘢痕。对卵巢的刺激可以形成含有血液的卵巢囊肿。

子宫内膜异位症是比较常见的疾病，约1/5的育龄期妇女受累。30岁尚未生育以及无子女的女性，更容易患此病。轻度的子宫内膜异位很常见。只有在少数情况下，这种疾病才会严重到需要治疗的程度。严重的子宫内膜异位症常会引起生育相关问题（见497页“女性不孕”）。

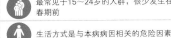

检查和治疗

腹腔镜

在进行腹腔镜检查时，通过腹部的小切口，放置一个质硬的腹腔镜镜头，可观察盆腹腔内的脏器。腹腔镜可以用来观察女性生殖器官的疾病，如子宫内膜异位症，还可以检查腹部疾病，如阑尾炎。也可以在腹腔镜下做一些手术，如女性绝育术（见本页）、子宫内膜异位症、宫外孕手术等。腹腔镜检查或手术常在全身麻醉下进行。由于切口小，腹腔镜手术的恢复要快于开腹手术。

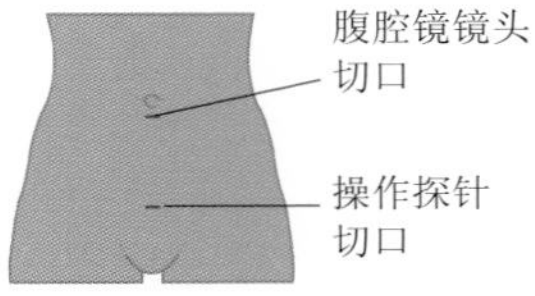

切口位置

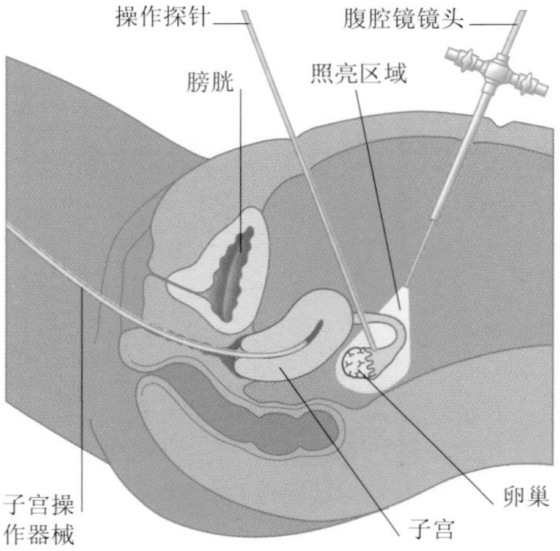

操作过程

将腹腔镜镜头和操作工具经腹部切口插入腹腔内。通过腹腔镜向腹腔内充入气体，以便能清晰地看到并分开盆腹腔内的各个脏器。对于女性，也可以通过阴道放置子宫操作器械。

镜下所见

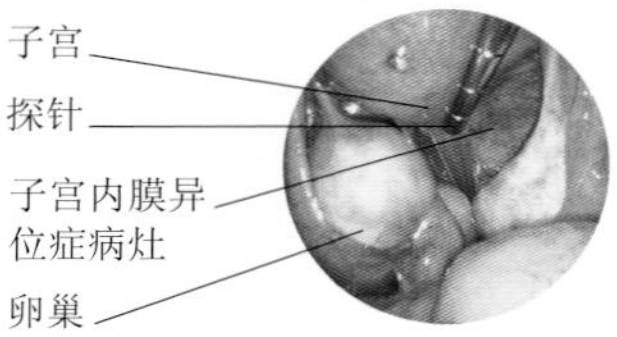

子宫内膜异位症

这是一幅在腹腔镜下观察到的，邻近子宫的盆腔内子宫内膜异位症的图像，同时还可以看到用于操作的探针头部和其中一侧卵巢。

子宫内膜异位症的确切病因尚不完全清楚，但是有很多理论。其中一个理论认为，月经期脱落的子宫内膜碎片不经阴道排出体外，而是沿输卵管游走至盆腔邻近器官的表面，并在此生长。

有哪些症状？

在大多数情况下，子宫内膜异位症可以不引起症状。即使有症状，一般也很轻微，不会引起症状。如果有症状，其严重程度也会因人而异。症状因异位病灶累及的部位不同而不同。可能包括：

- 下腹部疼痛，疼痛可在经期前及经期加重（见 472 页“**痛经**”）。
- 背痛。
- 月经期出血量增加。
- 性交痛。

如果异位的子宫内膜生长于肠道下段，则会引起腹泻或者便秘，肠蠕动时会有疼痛感，更为罕见的病例中，月经期直肠会出血。

应该如何处理？

对于没有出现症状的女性，有时在进行不孕检查时，才疑诊有子宫内膜异位症。为了有助于明确诊断，需要进行盆腔检查。超声扫描（见 135 页）可进一步明确诊断。如果超声扫描仍不能明确，则需要行腹腔镜（见本页）检查。

如何治疗？

子宫内膜异位症的治疗有多种方法，应该根据患者年龄、异位病灶累及的部位、症状的严重程度，以及日后的生育计划来选择。可以采用激素治疗或手术治疗的方法，而对于轻度子宫内膜异位症的患者，治疗可能不是必需的。

如果症状扰乱了日常生活，可以选择多种不同的激素药物，以暂时阻止月经来潮。这些激素包括人工合成的促性腺激素释放激素（见 602 页“**性激素和相关药物**”），可以抑制雌激素的分泌，并停止月经来潮。还可以服用 6 个月的复方口服避孕药，或者单纯孕激素类药物，用药期间，症状可有所缓解。如果病情复发，那么症状将会较前减轻。对激素治疗不敏感的，子宫内膜组织的小碎片，可以在腹腔镜手术下被破坏掉。但是，手术后，子宫内膜异位症常会复发，复发后仍需要进行手术治疗。

如果子宫内膜异位症病情严重，并且未来没有生育要求，医生可能会建议你做子宫切除术（见 479 页）。当子宫内膜异位症累及其他脏器时，在切除子宫内膜异位灶的同时也可切除双侧卵巢。如果卵巢在自然绝经之前被切除，则会表现出绝经相关症状。可以使用激素替代治疗（见 605 页）来缓解这些症状。

预后如何？

尽管治疗常常有效，但子宫内膜异位症在绝经前还是有复发可能的。卵巢切除的患者，一般不会复发。

治疗

女性绝育术

绝育指输卵管结扎，是无生育要求或不宜再生育女性的一种避孕方式。该操作可以通过腹部的两个小切口（腹腔镜下绝育术）或者耻骨上的一个小切口（小切口开腹术）完成。手术过程中，通常用夹钳夹住输卵管或切断输卵管，并结扎断端以封闭输卵管。这样，精子就不能通过输卵管，从而避免卵子受精。该操作被认为是永久性绝育，但女性绝育术的避孕失败率为 3‰。

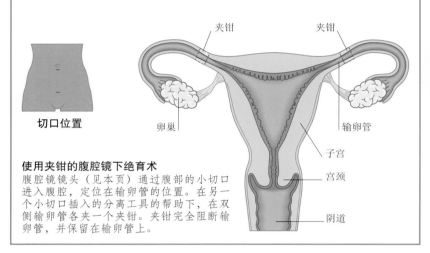

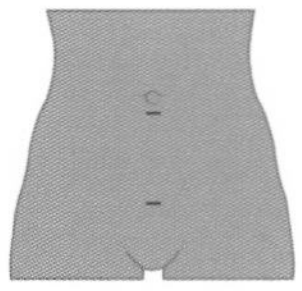

切口位置

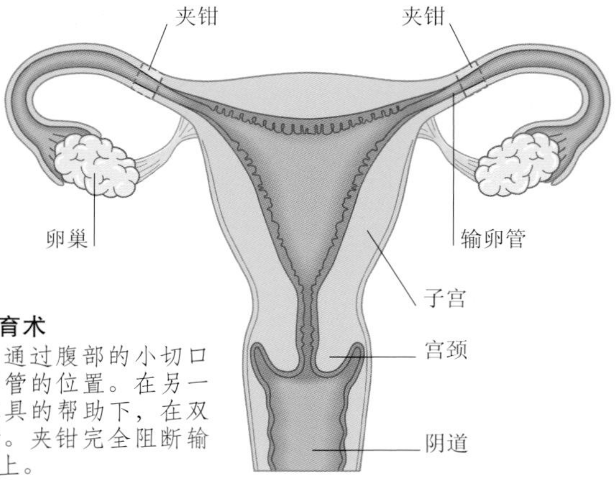

使用夹钳的腹腔镜下绝育术

腹腔镜镜头（见本页）通过腹部的小切口进入腹腔，定位在输卵管的位置。在另一个小切口插入的分离工具的帮助下，在双侧输卵管各夹一个夹钳。夹钳完全阻断输卵管，并保留在输卵管上。

卵巢囊肿

单侧或双侧卵巢内部或表面生长的内含液体的肿物

最常见于35～45岁的女性

遗传和生活方式对本病的影响不明显

卵巢囊肿是充满液体的小囊，生长于卵巢表面或内部。绝大多数卵巢囊肿是良性和无害的，但部分囊肿会转化为恶性肿瘤（见 477 页“**卵巢癌**”）。恶性肿瘤常发生在40 岁以上的女性。

有哪些类型？

卵巢囊肿有多种类型。最常见的囊肿类型为滤泡囊肿，滤泡是卵子发育、生长的场所，其内含有液体。这种囊肿可以长大到直径 5 厘米，常为一侧单发。卵巢内多发的小囊肿是由激素失调引起的，这种情况称为多囊卵巢综合征（见 477 页）。

相对少见的情况是，囊肿发生于黄体（排卵后卵泡发育而来的黄色组织）内，这种类型的囊肿内常充满血液，直径可达 6 厘米。皮样囊肿含有在人体其他组织中正常存在的细胞，如皮肤和毛发。囊腺瘤是由卵巢组织中的一类细胞发展而来。罕见的病例中，囊腺瘤可以占据整个腹腔。

有哪些症状？

卵巢囊肿通常不引起症状，但是若有，可能为下列表现：

- 腹部不适。
- 性交痛。
- 月经规律改变。

大的囊肿可以压迫膀胱导致尿潴留（见 455 页）或者尿频。

有哪些并发症？

卵巢囊肿破裂或扭转，会引起腹部剧烈的疼痛、恶心和发热。囊肿生长过大会导致腹部膨隆。罕见的病例中，卵巢囊肿分泌雌激素，如果发生在青春期前，则会导致性早熟（见474页“女性青春期异常”）。有些卵巢囊肿分泌雄性激素，会导致男性性征发育，如面部长毛（见474页“男性化”）。

应该如何处理？

有些卵巢囊肿是在常规体检中做盆腔检查时被偶然发现的。如果囊肿引起

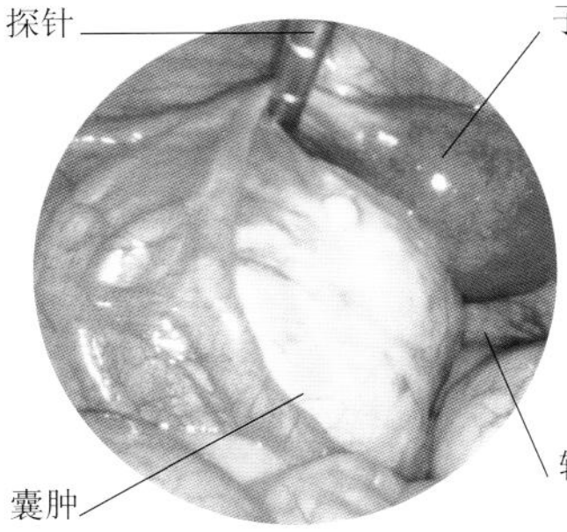

卵巢囊肿
这张腹腔镜下图像显示了子宫旁的一个大卵巢囊肿。大多数卵巢囊肿是良性的。

症状，需要进行盆腔检查。另外，可能需要做超声检查（见135页）或腹腔镜（见476页）检查，以确定诊断，并且明确囊肿的位置和大小。可能还需要进行血液检测，以辅助诊断囊肿的良性或恶性。

可以通过超声扫描定期观察囊肿的大小，但有些囊肿不治疗也可以自行消失。大的或持续存在的囊肿需要穿刺排液或手术切除。如果囊肿有恶性变的可能，则需要手术摘除。如有可能，可保留卵巢和输卵管。如果卵巢没有被切除，囊肿有可能会复发。

多囊卵巢综合征

卵巢内多发、小的，内含液体的囊肿，与性激素失调有关

可影响育龄期的女性

有时有家族聚集现象

生活方式对本病的影响不明显

很多女性（约1/4）的卵巢内有多个充满液体的囊肿，但是大部分女性没有多囊卵巢综合征（PCOS）。多囊卵巢综合征中，卵巢多发液性囊肿与性激素失调有关，并且具有其他一些特征，如痤疮、体毛过重（见474页“男性化”）和月经不规律。某些性激素失调，包括睾酮（一种男性性激素）的水平高于正常，可以抑制排卵，从而降低生育能力（见497页“女性不孕”）。

多囊卵巢综合征的基本原因尚未完全明了，但机体对胰岛素的抵抗是一个重要特征，被认为在发病中起重要作用。为代偿胰岛素抵抗，胰腺分泌过量的胰岛素，反过来，又增加了睾酮的过度分泌，高水平的睾酮扰乱了卵巢的正常功能。多囊卵巢综合征有时有家族倾向性。

有哪些症状？

根据性激素失调的程度不同，多囊卵巢综合征的严重程度也会有差异。多囊卵巢综合征可能会被忽略，往往在做不孕检查时才被发现。可以有以下症状：

- 月经少见或闭经（见471页“闭经”）。
- 肥胖。
- 面部、乳头周围和/或下腹部体毛过多。
- 头发变得很细。
- 长时间的痤疮。

多囊卵巢综合征的女性患糖尿病（见437页）、高血压（见242页）、冠状动脉疾病（见243页）和子宫内膜癌（见479页）的风险增加。

应该如何处理？

疑诊多囊卵巢综合征时，需要采血化验性激素水平，还需要做超声检查（见135页）看是否有卵巢囊肿。

治疗取决于症状的严重程度以及是否有生育要求。可以使用药物治疗不孕，如氯米芬（见604页“治疗不孕不育的药物”）。如果药物治疗无效，则需要进行腹腔镜（见476页）下治疗。如果有必要，可以考虑辅助受孕（见498页）。如果不打算生育，可以用复合的口服避孕药治疗月经周期不规律。

必要时，为降低发展为糖尿病的风险，可以使用降糖药（见601页“治疗糖尿病的药物”），来治疗胰岛素抵抗，如二甲双胍。该药还可以恢复排卵和正常月经。如果超重，减轻体重有助于缓解症状。多毛可以采用电蚀除毛术治疗。

卵巢癌

卵巢的恶性肿瘤，可以发生在单侧或双侧

最常见于50～70岁的女性；很少发生于40岁以下的女性

有时有家族聚集现象

不生育是发病的危险因素

卵巢癌是英国女性的第五大癌症，每年约有4300名女性死于卵巢癌，死亡人数超过女性的其他任何一种生殖道肿瘤。造成死亡率高的原因在于，卵巢癌在早期很难被察觉出来，通常到了晚期才有症状，因此延误了诊断和治疗的时机。

卵巢癌是生长在卵巢上的恶性肿瘤，与其他所有的癌症一样都有转移或扩散的倾向。卵巢癌的病因并不清楚，但卵巢癌有时是由卵巢囊肿（见476页）发展而来的。激素和遗传因素，可能是肿瘤发生的危险因素。不生育和绝经晚的女性更容易患卵巢癌。50岁以下卵巢癌患者的近亲，患病风险也会增加。

有哪些症状？

早期卵巢癌通常没有症状，但可能会有类似于卵巢囊肿的症状，如月经紊乱。大多数情况下，只有当卵巢癌播散到其他器官时，才出现症状。可能包括：

- 下腹痛。
- 腹腔积液过多，导致腹部膨隆，这种情况称为腹水。
- 尿频。
- 罕见的有阴道异常出血。

还可以有恶性肿瘤引起的全身症状，如体重减轻、恶心、呕吐。如果不治疗，肿瘤可扩散至身体其他部位的器官，如肝或肺等。

如何诊断？

如果有近亲罹患卵巢癌，则需要向医生咨询，如何检查自己是否患卵巢癌。检查可以在症状出现前发现肿瘤性改变，从而获得早期治疗的机会。可以做经阴道或腹部的超声检查（见135页），检查是否存在肿瘤，或者抽血检测肿瘤分泌的特异性蛋白。

如果有症状，疑诊卵巢癌，则需要检查腹部是否存在肿块。还需要做超声检查卵巢，有条件的话，可做腹腔镜（见476页）检查。其他如磁共振成像（见133页）和/或CT扫描（见132页），检查是否有肺或者肝等部

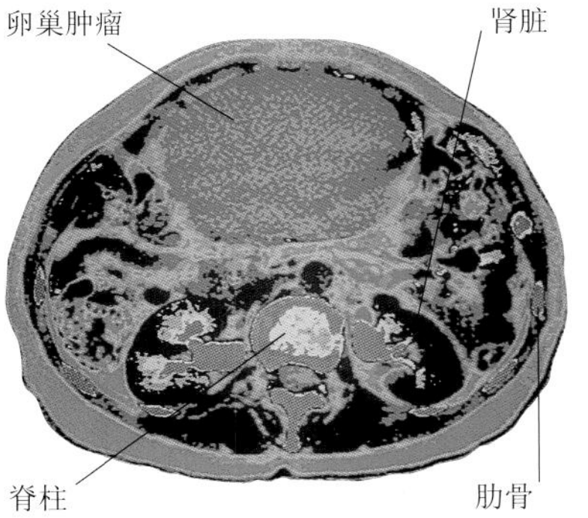

卵巢癌
这张彩色增强CT扫描图像显示了巨大的卵巢肿瘤占据了大部分腹腔。

位的转移。遗憾的是，目前还没有有效的人群卵巢癌筛查方法。

如何治疗？

手术方式要根据肿瘤的具体分型和期别而定，但对有生育要求的患者，条件允许的话，可以仅切除患侧卵巢和输卵管。如果肿瘤侵犯生殖道其他部位或者患者无生育要求，则行全子宫切除术，同时切除双侧卵巢和输卵管。术后给予化学药物治疗（见157页），以杀死残余的肿瘤细胞。如果肿瘤已经转移到其他器官，则也可以行放射治疗（见158页）。治疗后，患者需要定期进行血液检查和体格检查，以监测癌的复发。

预后如何？

卵巢癌的预后取决于诊断时的期别。只有得到早期诊断和早期治疗的女性，才有可能获得治愈。但是，3/4的卵巢癌患者在诊断时，已经发生肿瘤扩散，对这部分病人，化疗可以阻止肿瘤进一步扩散。虽然化疗有时可以维持数年，但很少能完全清除肿瘤。

子宫肌瘤

常见的、生长缓慢的、子宫肌层的良性肿瘤

最常见于35～55岁的女性

黑人女性更容易患病

生活方式对本病的影响不明显

子宫肌瘤是生长于子宫，含有平滑肌和结缔组织的非恶性肿瘤。在英国育龄期妇女中，约有1/3患子宫肌瘤，在黑人女性中发病更多。子宫肌瘤可以为单发或多发，可以小到豌豆，大至葡萄柚。小的肌瘤不引起任何症状，

但是大的肌瘤会影响月经或生育（见 497 页“女性不孕”）。

女性在 20 岁以前很少会患子宫肌瘤，30 岁以上的女性，大约有 20% 患此病，而 35 ～ 45 岁的女性患病人数最多。但是这些患者只有少部分人需要接受治疗。

由哪些原因引起？

子宫肌瘤的原因尚不清楚，但是认为与子宫对雌激素的异常反应有关。子宫肌瘤在青春期前不发病，而且常在绝经后停止生长。口服复方避孕药或者进行激素替代治疗（见 605 页）时，肌瘤的大小似乎不受影响，但体内雌激素增多时，如妊娠期，子宫肌瘤会随之增大。

有哪些症状？

多数小的子宫肌瘤不引起症状，大的子宫肌瘤引起的常见症状如下：

- 月经期出血时间延长。
- 经期腹痛（见 472 页“痛经”）。
- 月经期出血量增多（见 471 页“月经过多”）。

月经期出血过多会引起贫血（见 271 页），导致皮肤苍白和全身乏力。大的肌瘤会使子宫变形，有时可引起不孕和习惯性流产（见 511 页）。妊娠期，大肌瘤可引起胎位异常（见 517 页“胎先露异常”）。肌瘤会压迫膀胱导致尿频，或者压迫直肠以及导致背痛。个别病例，肌瘤会扭转而突发下腹痛。

如何诊断？

进行腹部检查和盆腔内诊可以了解是否存在子宫肌瘤。可以做超声检查（见 135 页）和宫腔镜（见本页）检查。宫腔镜检查时从宫颈插入一个内镜镜头到宫腔内进行观察。宫腔镜检查时可以摘除肌瘤的部分组织，进行检查，以确定其良性或恶性。有时候，肌瘤可以在其他原因进行 X 线检查时被偶然发现。

如何治疗？

小的子宫肌瘤一般不需要处理，但是要定期检查，以确定其是否长大。如果需要处理一个小的肌瘤，可以选择宫腔镜（见本页）或者腹腔镜（见 476 页）下手术切除，腹腔镜手术时需要全身麻醉。大的或者引起症状的子宫肌瘤需要切除。手术前，可以服用激素，以抑制雌激素的产生，从而缩小瘤体，利于手术。如果肌瘤较大且持续存在，且无生育要求的患者，可以考虑做子宫切除术（见 479 页）。

剔除子宫肌瘤常可重获生育能力，但是，大约 1/10 的女性会有肌瘤复发。绝经后，体内雌激素水平下降，肌瘤往往开始萎缩。

子宫息肉

附着于子宫体或宫颈内的非恶性新生物

最常见于30～50岁的女性

不生育是发病的危险因素

遗传对本病的影响不明显

子宫息肉是附着于宫颈或生长于子宫腔内的无痛性新生物。息肉可以是单发或多发，息肉长度不等，最长可达 3 厘米。息肉常为无害性的，但极个别情况下可以发生恶性病变。子宫内膜息肉是很常见的，特别是 30 岁以上的绝经前女性。

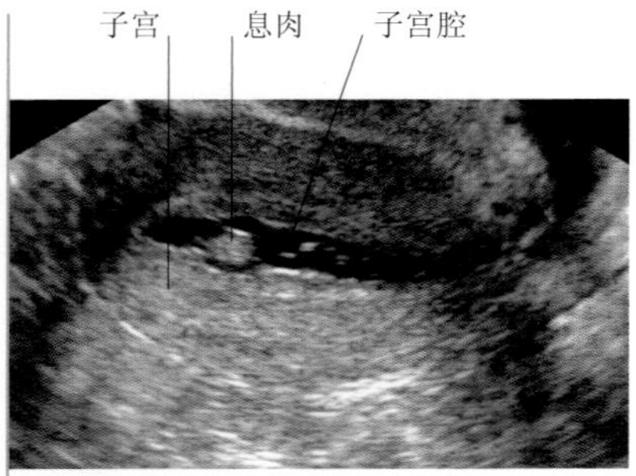

子宫息肉
这张盆腔超声检查图显示了宫腔内生长于子宫内膜的一个单发息肉。

子宫息肉形成的原因尚不清楚。但是宫颈柱状上皮移位（见 480 页）时，宫颈表面的细胞相比于正常宫颈更为娇嫩，可以发生宫颈息肉。有时，息肉也可以发生于感染的宫颈表面。没有生育过的女性更容易发生子宫内膜息肉。

子宫息肉的症状包括：水样、血性白带和性交后、经间期或绝经后出血。这种类型的出血也可能是更为严重疾病的一个特征，如宫颈癌（见 481 页）。

应该如何处理？

当用窥器打开阴道时，医生可以看到宫颈的息肉。如果疑诊子宫内膜息肉，则需要进一步的检查，如超声检查或宫腔镜（见本页）检查。在进行宫腔镜检查时，从宫颈插入一个观察镜头至宫腔内，以观察子宫腔内部情况。

息肉的治疗通常简单、耗时短。宫颈口的息肉可以在窥器检查时手术摘除，子宫内膜息肉可以在宫腔镜检查时摘除。术后会有几天轻微的疼痛以及少量的阴道出血。摘除的息肉组织送病理检查，以确定没有恶性病变。息肉治疗后可能复发，复发时需要再次手术。

子宫后倾

子宫体倒向后方，常常是一种无害性的状态

生育是发病的危险因素

年龄和遗传对本病的影响不明显

在正常的情况下，女性的子宫是向上、向前倾斜的，但是，大约 1/10 的女性的子宫体是倒向后方，接近直肠的，这种情况称为子宫后倾，是子宫的一种正常位置的无害性变异。尽管子宫后倾可以发生于产后或者因为卵巢囊肿（见 476 页）将子宫推向后方，但子宫后倾的原因常不清楚。子宫后倾还可能是由盆腔炎症性疾病（见 475 页）或者子宫内膜异位症（见 475 页）引起，在这些情况下，子宫粘连于后盆腔。

子宫后倾一般不引起症状，患者本人可能不知道。它不影响生育能力、妊娠和分娩。

应该如何处理？

医生做盆腔检查时可以感觉出子宫后倾。如果考虑有导致子宫后倾的基础疾病，则需要进行腹腔镜（见 476 页）检查，如果存在基础疾病，如卵巢囊肿，则需要处理，以恢复子宫的正常位置。

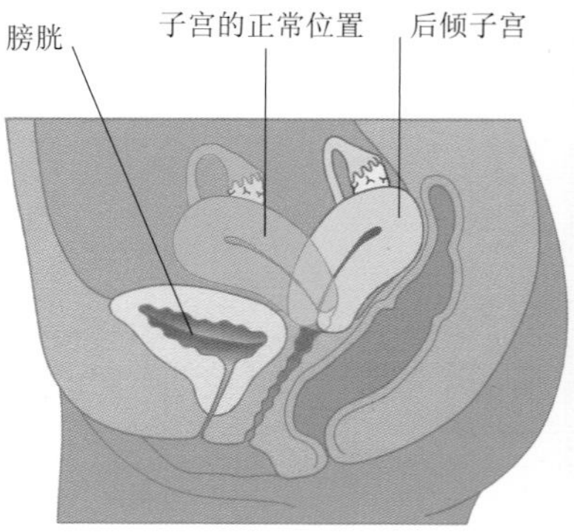

子宫后倾
子宫通常是前倾的，紧邻膀胱上方。后倾子宫则倒向后方而紧邻直肠。

检查和治疗

宫腔镜

宫腔镜是用来观察宫腔的器械。宫腔镜检查可以在门诊进行，在全身麻醉或局部麻醉下，用以诊断如子宫肌瘤等疾病。宫腔镜检查的同时也可进行较小的手术，如子宫肌瘤剔除术。手术持续时间通常不超过 15 分钟。

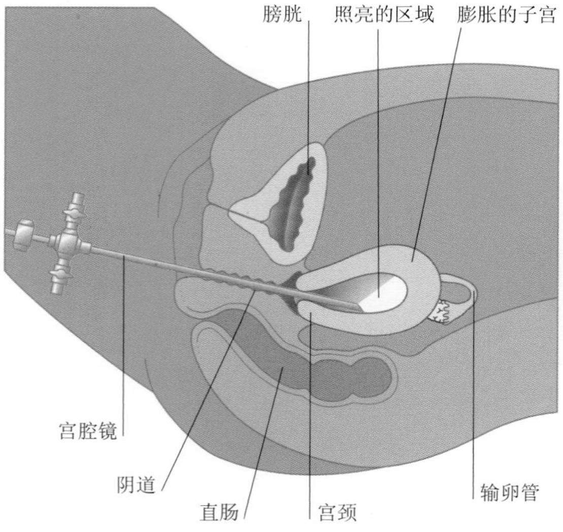

操作过程
从阴道插入宫腔镜镜头后，通过宫腔镜注入气体或液体使子宫膨胀，这样便于观察宫腔。光源提供了清晰的视野。

镜下所见

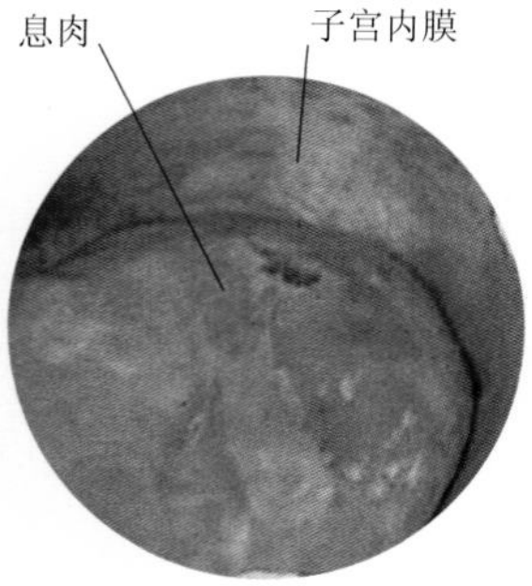

子宫息肉
这幅宫腔镜下的子宫图像显示了一个子宫内膜息肉。

子宫和阴道脱垂

子宫和/或阴道壁的位置下移

最常见于绝经后的女性

超重和生育是发病的危险因素

遗传对本病的影响不明显

盆腔内韧带和肌肉将子宫和阴道，以及其他下腹部器官维持在其应有的位置上。如果这些肌肉和韧带变得极度松弛或被伸长，那么子宫和/或阴道壁将下移。这种情况称为脱垂，常常发生在绝经后，此时雌激素水平降低，韧带强度减弱。当盆腔韧带和肌肉受到额外的压力，如肥胖、慢性咳嗽、用力排便等时，子宫和/或阴道壁的脱垂风险增加。

轻度脱垂很常见，特别是在分娩后及老年时，妇女常会有轻度的子宫脱垂或阴道脱垂。但通常不会对健康造成危害。

有哪些类型?

子宫脱垂时，子宫向下移向阴道。下移的程度从子宫轻度移位至阴道内到突出到阴道外不等。

阴道脱垂主要分为两种类型：膀胱膨出和直肠膨出。膀胱膨出时，膀胱压向薄弱的阴道前壁。直肠膨出时，直肠突向薄弱的阴道后壁。这两种阴道脱垂都可以伴有或者不伴有子宫脱垂。

有哪些症状?

子宫或阴道脱垂可以有如下症状：

- 阴道发胀感。
- 肿物突向甚至突出于阴道外。
- 后背下部牵拉感或轻微疼痛。
- 排尿或排便困难。如果用力排便，会造成阴道壁进一步脱垂，使问题更加严重。
- 尿频。

膀胱膨出患者，在大笑或咳嗽时，会有尿液溢出（见454页“压力性尿失禁”），同时由于膀胱不能适时排空，会增加膀胱感染的机会（见453页“膀胱炎”）。

如何诊断?

在使用窥器打开阴道时，医生通过观察子宫和阴道的位置就可以作出脱垂的诊断，医生可能会要求你咳嗽或者用力，从而评估脱垂的程度，另外还需要送检尿液，以检查是否有感染。

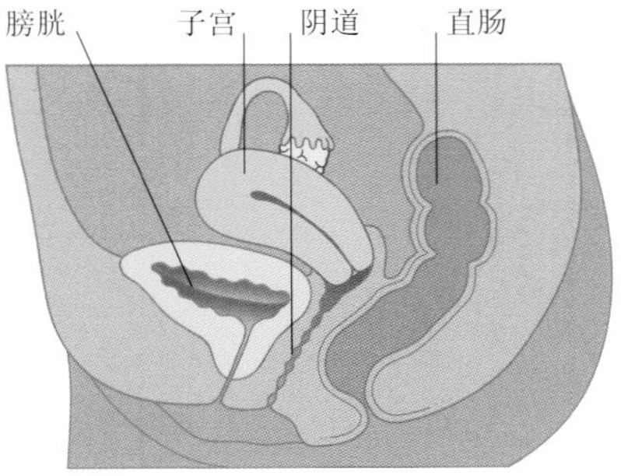

正常盆腔

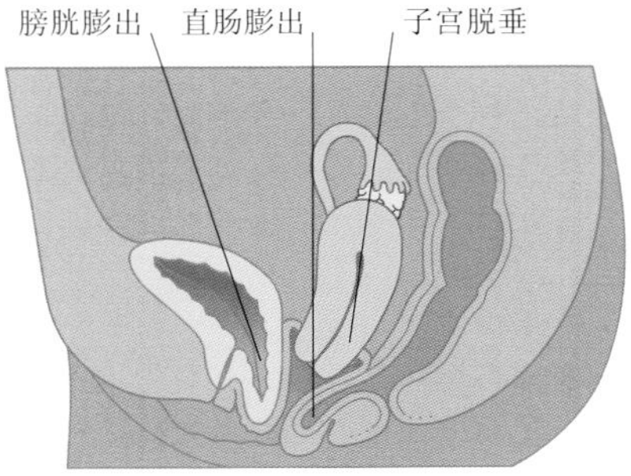

器官脱垂的盆腔

子宫和阴道脱垂

这张图片显示了脱垂的子宫，膀胱突向子宫前壁（膀胱脱垂），直肠突向子宫后壁（直肠脱垂）。

应该如何处理?

盆底肌肉锻炼（见455页）可以增加支持肌肉的强度，从而预防疾病发生，应该坚持不定期地进行。采取控制体重、避免便秘（排便时避免用力）及戒烟（减少咳嗽）等措施，都可以降低脱垂发生的可能性。在阴道内放置一个环形的塑料子宫托，有助于将子宫维持在正常位置，该子宫托需要每6个月更换一次。也可以采用手术治疗脱垂。手术的目的是恢复子宫和/或阴道的正常位置。但是，如果子宫脱垂非常严重，则手术难以恢复解剖结构，就需要做子宫切除术（见本页），完全切除子宫。

治疗

子宫切除术

子宫切除术是一项切除子宫的手术。主要有两种类型：一种是切除子宫和宫颈的全子宫切除术，另一种是仅切除子宫体的次全子宫切除术。有些情况下，也会同时切除卵巢和输卵管。两种类型的手术都在全身麻醉下进行。手术可以从腹部（经腹子宫切除术）或者阴道（经阴道子宫切除术）进行。少数情况下，也可以采用腹腔镜进行子宫切除术。在腹腔镜操作中，正常情况下，手术医生通过腹部的几个小切口进行手术操作。子宫切除术后，可能有阴道出血和一些疼痛。需要住院观察几天，依据个人的健康状况，术后恢复可能需要6～8周。

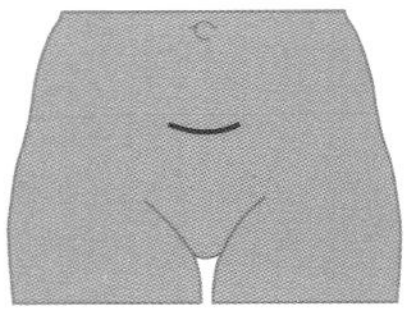

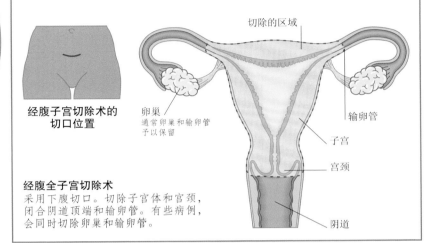

经腹子宫切除术的切口位置

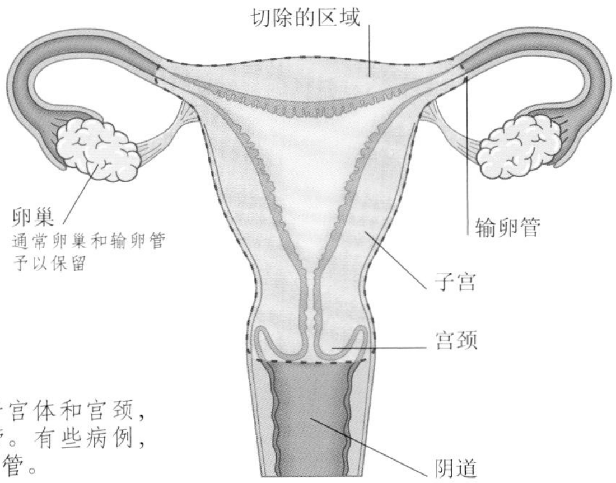

经腹全子宫切除术

采用下腹切口。切除子宫体和宫颈，闭合阴道顶端和输卵管。有些病例，会同时切除卵巢和输卵管。

子宫内膜癌

生长于子宫内膜的恶性肿瘤

最常见于55～65岁的女性

超重和不生育是发病的危险因素

遗传对本病的影响不明显

子宫内膜癌是发生于子宫内膜的一组上皮恶性肿瘤，好发于围绝经期和绝经后女性。子宫内膜癌是英国女性常见的生殖道肿瘤之一，2005年新诊断病例约有6900例，绝大多数子宫癌起源于子宫内膜。一些罕见的病例起源于子宫肌层。

由哪些原因引起?

子宫内膜癌的病因不十分清楚。该疾病更常见于55～65岁的女性，伴有或曾经伴有雌激素水平异常增高。雌激素的增高可能是由于肥胖或者其他一些疾病所致，如多囊卵巢综合征（见477页）等。子宫内膜癌也多见于晚绝经（绝经晚于52岁）或者未生育的女性。

有哪些症状?

极早期患者可无明显症状，仅在妇科检查时偶然发现。子宫内膜癌因其发生在绝经前后的不同时间而具有不同的症状，主要包括：

- 绝经前的女性，出现月经量增多（见471页“月经过多”）或者经间期或性交后出血。
- 绝经后的女性，出现阴道出血，表现为点状出血到大量出血不等。
- 下腹痛。

子宫内膜癌不治疗，会扩散至输卵管、卵巢以及其他器官，包括肺，有时也可转移至肝。

如何诊断?

当医生怀疑是子宫内膜癌时，他会进行盆腔检查。检查时，刮取少量子宫内膜组织进行检验，看是否有癌细胞的存在（见473页“子宫内膜活检”）。医生还会进行超声扫描（见135页），以测量子宫内膜的厚度，因为增厚的子宫内膜提示有内膜癌的可能。

如果以上检查不能作出诊断，则需要进行宫腔镜（见478页）检查，以获取更多的子宫内膜组织。刮取的子宫内膜组织需要进行显微镜检查，以判定是否存在癌细胞。宫腔镜检查时，可以直接观察到子宫腔内有无明显的异常。

如果确诊为子宫内膜癌，则需要进一步评估肿瘤是否有扩散。如进行胸部X线检查（见300页）或盆腔、腹腔的磁共振（见133页）检查，并抽血检测肝功能。

如何治疗?

子宫内膜癌的治疗方法取决于诊断时的期别，以及是否有身体其他部位的转移。

对于大多数女性可以通过子宫切除术（见本页）来治疗，手术过程中将切除子宫、卵巢和输卵管。另外，一般还会切除邻近的盆腔淋巴结，在显微镜下检查，以明确肿瘤是否有扩散，如果发现有扩散，是否需要采取进一步的治疗。手术后常需要放射治疗（见158页），以破坏可能残余的肿瘤细胞。

如果在淋巴结中发现肿瘤细胞，则需要进行化学药物治疗（见 157 页）和孕激素治疗（见 602 页“性激素和相关药物”），这些治疗可以有效减缓肿瘤的生长速度。治疗后，患者还需要定期随诊，以早期发现盆腔肿瘤的复发征兆。

子宫内膜癌的预后，取决于是否在肿瘤转移前就已经获得早期诊断与早期治疗。在每 5 位得到早期治疗的女性中，大约有 4 人可以获得 5 年或以上生存期。

绒毛膜癌

起源于妊娠后的胎盘组织的恶性肿瘤

可影响育龄期的女性

遗传和生活方式对本病的影响不明显

绒毛膜癌是一种罕见的恶性肿瘤，每 2 万次妊娠中，会有一例发生绒毛膜癌。肿瘤起源于胎盘组织，常由一种称为葡萄胎（见 510 页）的非恶性肿瘤发展而来。绒毛膜癌也可以发生于异位妊娠（见 511 页）之后，甚至可以发生于分娩或者终止妊娠（见 510 页）之后残余的少量胎盘细胞。有时候，肿瘤可以发生于妊娠以后的数月甚至数年。主要症状为持续性阴道出血。如果不治疗，肿瘤生长迅速，首先扩散至子宫壁，而后转移至肝等其他器官。

应该如何处理？

绒毛膜癌的诊断常依据血液或者尿液中人绒毛膜促性腺激素（HCG）的水平。妊娠时，胎盘可以产生人绒毛膜促性腺激素，但是绒毛膜癌患者的人绒毛膜促性腺激素水平异常升高。患有葡萄胎的女性发生绒毛膜癌的风险较大，因此需要定期监测人绒毛膜促性腺激素的水平。分娩、终止妊娠或异位妊娠后，持续出血的女性也需要监测人绒毛膜促性腺激素水平。如果有人绒毛膜促性腺激素的升高，则需要做超声检查（见 135 页），看是否存在肿瘤。确诊绒毛膜癌后需要进一步检查，如腹部 CT 扫描（见 132 页）和血液肝功能检测，这些检查可以判断肿瘤是否有转移。

不管是否有其他部位的转移，通常选择化学药物治疗（见 157 页）。少数情况下，可能需要进行子宫切除术（见 479 页）。多数女性可以获得成功治疗。

宫颈柱状上皮移位

正常生长于宫颈管或者子宫腔的细胞延伸至宫颈表面

最常见于青春期后

长期口服避孕药是发病的危险因素

遗传对本病的影响不明显

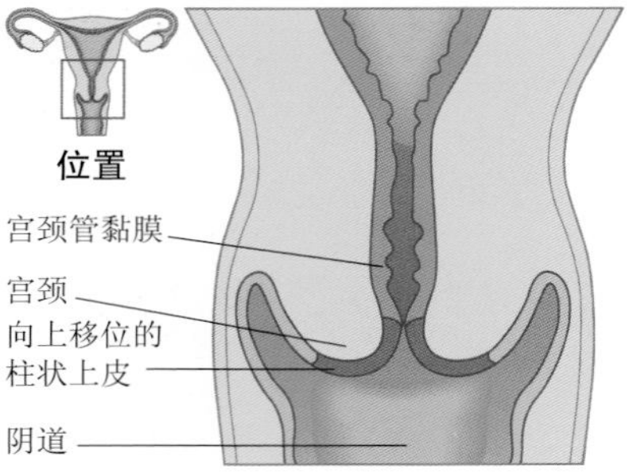

宫颈柱状上皮移位
宫颈柱状上皮移位时，宫颈管或子宫内膜的娇嫩的细胞延伸至宫颈表面。

发生宫颈柱状上皮移位（旧称宫颈糜烂）时，宫颈管或者子宫腔的娇嫩细胞生长于宫颈的外表面，并常常由更为强壮的组织所覆盖，由于宫颈外口覆盖有娇嫩的组织，所以更容易受到损伤，并且有出血倾向。

大多数情况下，宫颈柱状上皮移位没有明显的原因，但与长期口服避孕药或者分娩时宫颈裂伤有关。大多数病例，并不引起任何明显的症状。但是，少数女性会有阴道分泌物增多、经间期出血，以及性交后出血和无异味的分泌物。如果出现以上几种症状，应该去医院就诊。

应该如何处理？

宫颈柱状上皮移位常在进行宫颈涂片检查（见本页）时发现。一般不需要治疗。如果经医生检查确诊为轻度宫颈外翻，并排除了宫颈恶性病变，可通过阴道上药进行宫颈局部治疗。如果伴有令人痛苦的症状，可以使用冷冻技术破坏异常细胞。也可以采取电疗或者激光手术（见 613 页）。以上的治疗，一次可以治愈，术中通常无特殊不适。治疗后，可能会有 2 ～ 3 周的阴道分泌物，这期间应该禁止性生活。治疗后，宫颈细胞可恢复正常，通常不再复发。

宫颈上皮内瘤样病变

宫颈的上皮细胞可能发生恶性改变

最常见于25～35岁的女性

无保护的过早性行为、与多个性伴侣性交以及吸烟是发病的危险因素

遗传对本病的影响不明显

一些女性的宫颈上皮细胞会逐渐由正常向恶性转变。细胞介于正常细胞和肿瘤细胞之间的，具有恶性转变潜能的状态，称作宫颈上皮内瘤样病变（CIN，有时也称为异型增生）。根据异常细胞改变的严重程度，可将宫颈上皮内瘤样病变分为三级：轻度（CIN1）、中度（CIN2）和重度（CIN3）。轻度宫颈上皮内瘤样病变常可自行恢复正常，而中重度宫颈上皮内瘤样病变如不治疗则可以进展为宫颈癌（见 481 页）。

诸如英国等许多发达国家，已经建立了一套包括宫颈涂片检查在内的宫颈上皮内瘤样病变（见本页）筛查体系。定期检测宫颈异常细胞，有助于在异常细胞转变为癌细胞之前得到诊断和治疗（据推测，转变为宫颈癌的平均时间约为 13 年）。

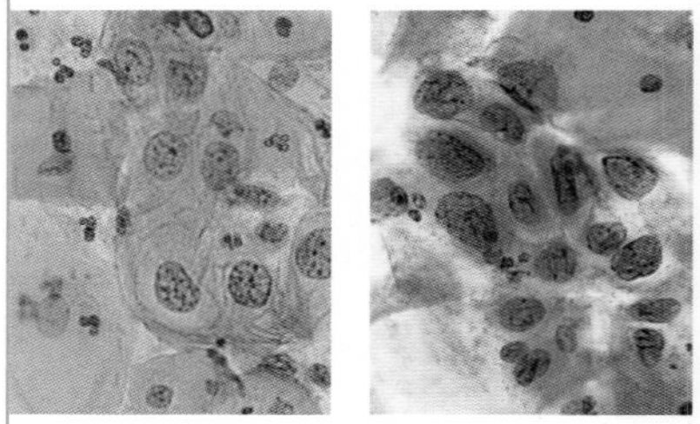

轻度宫颈上皮内瘤样病变　　重度宫颈上皮内瘤样病变

宫颈上皮内瘤样病变
这张高倍镜下的宫颈细胞图像显示了轻度和重度宫颈上皮内瘤样病变中异常细胞的程度。

由哪些原因引起？

宫颈上皮内瘤样病变的确切病因不明，但已明确一些高危因素。如果感染某些类型的人乳头状瘤病毒（HPV），发生宫颈上皮内瘤样病变的风险增加。该病发生的其他一些危险因素，包括过早的无保护性性交和多个性伴侣。因为这样的性交会增加获得性人乳头状瘤病毒感染的风险。吸烟也会增加发生宫颈上皮内瘤样病变的风险。

如何诊断？

宫颈上皮内瘤样病变不引起症状。一般情况下，仅在宫颈涂片检查后才得以诊断。如果发现有异常细胞，则需要进行阴道镜（见 481 页）检查，在阴道镜检查时，通过一个具有放大作用的仪器，检查子宫颈的异常外观区域。同时获取少许宫颈组织进行显微镜下检查。

如何治疗？

诊断宫颈上皮内瘤样病变之后的治疗，取决于细胞的异常程度。轻度宫颈上皮内瘤样病变通常不需要治疗，因为在多数病例中，这些异常细胞可

检查

宫颈涂片检查

宫颈涂片检查是一种无痛性的宫颈异常细胞的筛查操作。用刷子收集宫颈细胞后送镜检。建议女性定期进行检查，时间根据年龄的不同而有所区别。如果发现异常细胞，则需要增加检查频率。一些宫颈异常的早期治疗有助于防止宫颈癌的发生（见 481 页“宫颈上皮内瘤样病变的治疗”）。

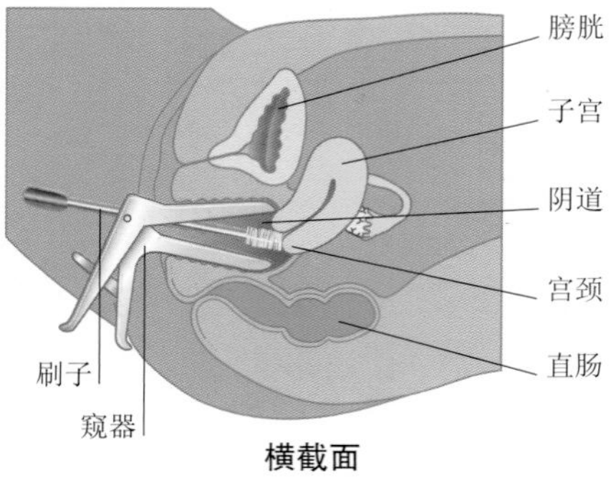

横截面

结果

正常宫颈细胞
这张高倍镜下图像显示了宫颈细胞的正常形态及大小。此种类型的细胞说明宫颈涂片结果是正常的。

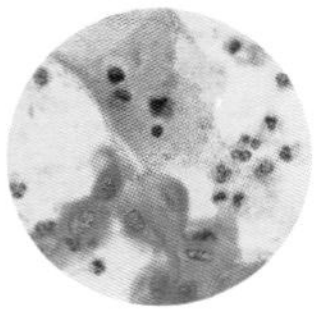

▶ 检查和治疗

阴道镜

阴道镜是一个双目镜，用于放大宫颈以便于检查。宫颈涂片检查发现有异常细胞后，通常需要进行阴道镜检查，以检查有无宫颈上皮内瘤样病变。该检查是无痛的，一般持续 15 ～ 30 分钟。检查时，医生会在宫颈上涂抹溶液，以突出异常区域。检查过程中，可能会进行宫颈组织取样或者宫颈异常区域的治疗（见本页“宫颈上皮内瘤样病变的治疗”）。

操作过程
将下肢分开放于腿托上，医生用窥器打开阴道，以便可以用阴道镜看到宫颈。

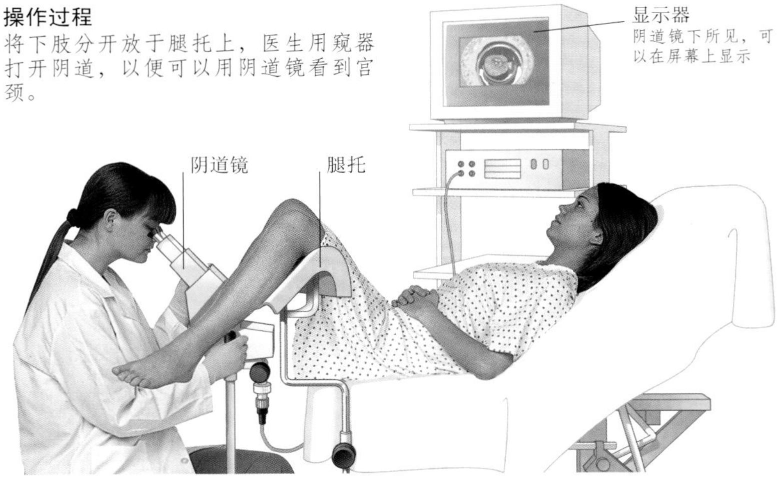

镜下所见

宫颈图像
从这张宫颈图像上，可以看见正常和异常的区域。靠近宫颈中心的异常区域为中度宫颈上皮内瘤样病变（CIN2）。

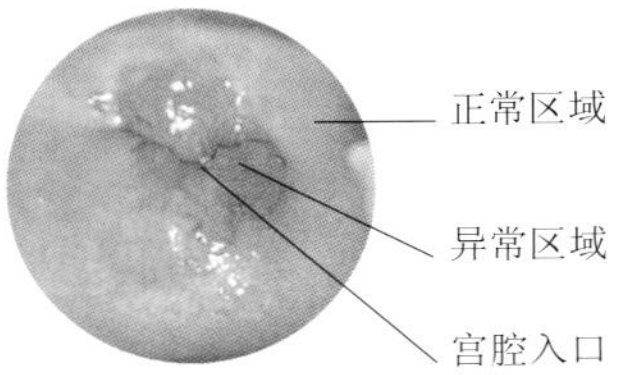

▶ 治疗

宫颈上皮内瘤样病变的治疗

轻度宫颈上皮内瘤样病变可以不治疗，但是中重度宫颈上皮内瘤样病变或是持续性轻度宫颈上皮内瘤样病变则需要治疗，方法是破坏或切除异常组织区（转化带）。主要的方法有宫颈转化区环形切除术（LLETZ）以及宫颈锥形切除术。这些操作都是经阴道施行的，术后可能会有几天的阴道少量出血或者排液。

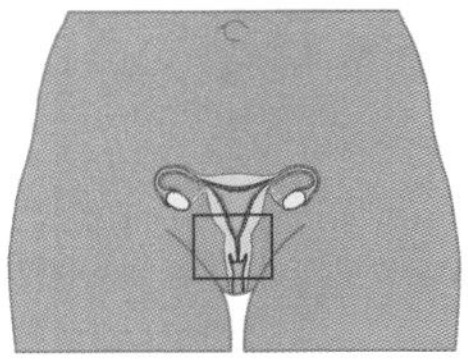

位置

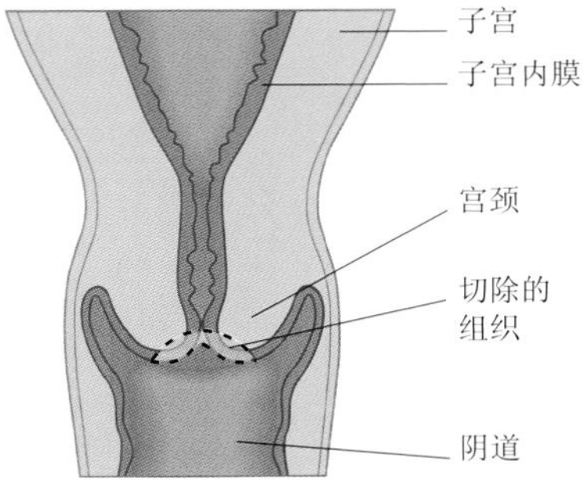

转化区环形切除术（LLETZ）
该方法更多应用于病变位于宫颈开口处，采用一个加热的线圈将病变组织切除，一般采用局部麻醉。

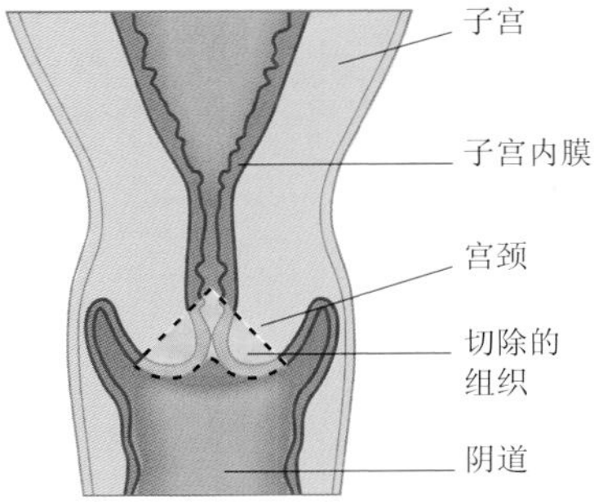

锥形切除术
该方法更多应用于病变延伸至子宫方向的患者。操作时，采用局部或者全身麻醉，切除更大的一块锥形的宫颈组织。

以转变为正常细胞。对于这部分病例，需要每隔 6 个月进行一次宫颈涂片检查。如果为持续性宫颈上皮内瘤样病变或者病变有进展，则需要破坏或者去除这些异常细胞（见本页“宫颈上皮内瘤样病变的治疗”）。主要的治疗方法有宫颈转化区环形切除术（LLETZ），以及宫颈锥形切除术。治疗后，还应定期检查，以确保没有异常细胞的进一步进展。

宫颈癌

发生于宫颈下段的癌变

最常见于45～65岁的女性

无保护的过早性行为、与多个性伴侣性交，以及吸烟是发病的危险因素

遗传对本病的影响不明显

宫颈癌位于女性常见恶性肿瘤的第 12 位，2006 年英国有 2900 例新诊断病例。这是一种少有的，在症状出现前通过筛查（见 13 页）就能够极大限度地得到预防的肿瘤之一。人乳头状瘤病毒疫苗也有助于预防该疾病。

宫颈癌常发展缓慢。在癌前病变阶段，细胞逐渐从轻微病变向重度异常发展，这个过程称为宫颈上皮内瘤样病变（见 480 页）。宫颈涂片检查（见 480 页）可以发现宫颈细胞的这些改变，从而可以在发生宫颈癌之前给予治疗。

由哪些原因引起？

宫颈癌的病因不完全清楚，但部分病例与人乳头状瘤病毒感染有关。该病毒可以通过无保护的性生活传播，如果早年有无保护措施的性交或者是多个性伴侣，那么罹患宫颈癌的风险是增加的。

患有宫颈不典型增生而未经治疗的女性，最常罹患宫颈癌。如果不对宫颈癌进行治疗，癌就会扩散到宫颈的深部组织、子宫的淋巴结以及子宫里面去。

吸烟也是宫颈癌发病的危险因素之一。免疫力低下或者接受免疫抑制剂（见 585 页）治疗的女性，发生宫颈癌的危险性也会增加。

有哪些症状？

宫颈癌不一定引起症状。但是，有些女性会有阴道异常出血，尤其是在两次月经之间、性交之后。肿瘤进展时，可有如下表现：

- 伴有异味的水样血性阴道分泌物。
- 盆腔痛。
- 腰背痛。

若不治疗，宫颈癌会扩散至子宫体以及盆腔淋巴结，甚至可以转移至身体的其他部位，如肝和肾。

如何诊断？

如果根据症状怀疑宫颈癌时，需要进行宫颈涂片以及阴道镜（见本页）检查。在阴道镜检查时，通过放大的仪器观察宫颈，并检查宫颈的异常区域，可能的情况下，取宫颈组织进行显微镜下检查，以寻找恶性细胞。

确诊宫颈癌后，需要进一步检查，评估是否有身体其他部位的转移，可通过胸部 X 线（见 300 页）或胸部磁共振成像（见 133 页）检查肺部，以及血液检测和腹部 CT 扫描（见 132 页）等手段评估肝功能。

如何治疗？

宫颈癌的治疗方法取决于疾病的程度和个体的状况。

如果肿瘤局限于宫颈，并且又有生育计划，可以仅切除宫颈受累的部分。如果肿瘤累及子宫体或者盆腔，则需要切除子宫、输卵管、卵巢、阴道上段以及临近的淋巴结。在绝经前的女性中，如有可能，尽量保留卵巢，因为她们的卵巢还能够分泌激素，切除卵巢可能会引起过早绝经。如果肿瘤转移至其他器官，则需要进行放射治疗（见 158 页），有时还需要化学药物治疗（见 157 页）。

预后如何？

如果宫颈癌在早期得到诊断和治疗，则大多数可以治愈。但是，当肿瘤存在转移时，死亡率是很高的。2007 年，

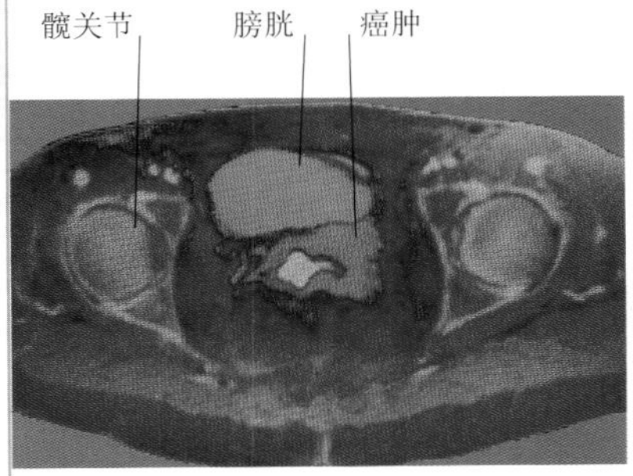

宫颈癌
这张盆腔的彩色增强磁共振成像显示膀胱后一个大的宫颈癌病灶。

英国有 900 多名女性死于宫颈癌。

如何预防？

常规的宫颈涂片检查可以早期诊断和

治疗宫颈异常细胞，从而降低宫颈癌的发病率。除了定期进行宫颈涂片检查外，还建议戒烟以及采用屏障避孕法（见 28 页）避孕，这些措施可以降低宫颈癌的患病风险。

疫苗可以预防引起多数宫颈癌的人乳头状瘤病毒感染，该疫苗常规使用人群为 12 ～ 18 岁的女孩。但是，该疫苗不能防止所有引起宫颈癌的人乳头状瘤病毒感染，因此，使用了疫苗的女孩，日后还需要常规进行宫颈涂片检查。

外阴阴道炎

外阴和阴道的炎症，可引起瘙痒和疼痛

- 年龄和生活方式是与本病病因相关的危险因素
- 遗传对本病的影响不明显

外阴阴道炎是一种常见的疾病，是因各种感染引起的阴道炎症。大多数女性在一生中的某个阶段都会发生。患外阴阴道炎时，外阴和阴道发炎，引起瘙痒和疼痛。性交时也会有疼痛，可以伴有阴道分泌物增多，且有异常气味。儿童因体内雌激素缺乏，阴道抵抗力弱，病原体易侵入，因此也可以患此病。

由哪些原因引起？

大多数情况下，外阴阴道炎是由感染引起的，可以是真菌，如白色念珠菌，该真菌可以引起霉菌性阴道炎（见本页），或者是原生动物，如阴道毛滴虫。阴道毛滴虫可通过性传播引起感染。患有糖尿病（见 437 页）的女性，患真菌性外阴阴道炎的风险是增加的。阴道内正常寄生的无害性细菌过度生长（见本页“**细菌性阴道病**”），也会导致外阴阴道炎。

在某些情况下，感染由熏香洗浴产品、洗洁剂、除臭剂或者避孕霜引起。绝经后，可能因为阴道壁变薄、干涩，并对一些刺激更为敏感而发生病变。当雌激素下降时，阴道组织会有以上改变。在极少数病例中，外阴阴道炎可能是外阴或者阴道的癌性病变所致（见 483 页“**外阴和阴道的恶性肿瘤**”）。

儿童外阴阴道炎的病因常不清楚。在有些情况下，阴道异物或者性虐待可能是原因。另外，病原体可能会通过患病的母亲、保育员等传播给儿童。

应该如何处理？

医生会从炎症部位取分泌物做涂片检查，以检查感染并确定感染的病原微生物。对于反复发作的真菌性外阴阴道炎，需要进行尿糖检测，以排除糖尿病。如果医生疑诊癌性病变时，需要取活体组织，在显微镜下检查，看是否存在异常细胞。

外阴阴道炎的治疗取决于引起炎症的原因。细菌性阴道炎应用抗生素（见 572 页）治疗；必要时需要对性伴侣进行治疗，以免重复感染。激素替代治疗（见 605 页）或者局部雌激素软膏，可以缓解绝经后雌激素下降引起的、外阴阴道炎的症状。如果外阴阴道炎是由洗浴用品、洗衣粉、去味剂或避孕霜等引起的，那么应该换用另外的一些产品。

在症状消失之前，医生将建议禁止性生活。大多数患者可以治愈，但有复发的可能。

霉菌性阴道炎

白色念珠菌感染引起的阴道炎症

- 最常见于育龄期的女性
- 压力可诱发感染
- 遗传对本病的影响不明显

霉菌性阴道炎是一种常见的阴道炎症。许多成年女性会感染霉菌性阴道炎，育龄期妇女尤为常见，更多见于孕妇、糖尿病患者、接受大量雌激素或长期应用广谱抗生素治疗，以及不洁性交者，并会经常复发。疾病由白色念珠菌感染引起，该菌常驻阴道，发病时生长速度明显快于健康时。霉菌性阴道炎病情不重，但会引起令人烦恼的外阴、阴道瘙痒和异常分泌物。念珠菌感染也可以发生于身体其他部位，如口部（见 559 页“**鹅口疮**”）及肛周。

由哪些原因引起？

大约 1/5 的女性阴道内存在念珠菌，但是一般不引起霉菌性阴道炎。霉菌的生长受免疫系统和阴道内正常细菌群的抑制。如果无害性细菌被抗生素或杀精剂破坏，霉菌则繁殖，并可能引起症状。阴道正常细菌群的破坏可能是女性激素水平变化的结果。这种水平的变化可以是在妊娠期、月经前期，或者是口服避孕药等影响激素水平的药物所引起的。与感染了念珠菌的性伴侣性交后，也会发生霉菌性阴道炎。

患有糖尿病（见 437 页）的女性更容易发生霉菌性阴道炎。有时，压力可以诱发疾病的产生。

有哪些症状？

症状可以在几天内逐渐出现，可有如下表现：

- 外阴、阴道强烈的刺激感和瘙痒症状（见本页“**外阴阴道炎**”）。
- 白色稠厚的奶酪样阴道分泌物。
- 有时可引起外阴浅表溃疡。

如果不治疗，可以导致外阴潮红甚至皲裂。

我该怎么办？

如果既往曾患过霉菌性阴道炎，根据症状，自己能确定是霉菌性阴道炎，可以自购药物治疗。可以选择阴道栓剂、霜，或者片剂的抗真菌药物（见 574 页）。

建议用药期间至症状消失前不要有性生活。性伴侣也需要同时治疗，以防止重复感染。

如果霉菌性阴道炎反复发作，可以采取一些简单的预防方法（见本页“**预防霉菌性阴道炎**”）。如果不能确定自己的症状是什么原因引起的，或者使用自购药物治疗无效，则需要就医。

医生会如何处理？

医生可以根据阴道分泌物作出霉菌性阴道炎的诊断。需要进行盆腔检查，取阴道分泌物，在显微镜下找到白色念珠菌菌丝及芽孢即可确诊。诊断霉菌性阴道炎后，医生会给出自助措施的建议，或者开抗真菌药物。尽管霉菌性阴道炎的治疗常是有效的，但该病易复发。

自助措施

预防霉菌性阴道炎

对于反复发作霉菌性阴道炎的女性，下面的自助措施可能有助于预防再次感染：

- 仅用清水清洗阴道。尽量避免使用沐浴产品、香皂、阴道清洗剂、冲洗液，不要洗阴道内部。
- 如果发现阴道有激惹症状，避免使用杀精子霜、润滑剂和橡胶避孕套。
- 避免使用有香味的卫生巾或卫生棉，并且要勤换。使用卫生棉者应尽可能地更换为卫生巾。
- 保持外阴部清洁干燥凉爽。尽量穿宽松的纯棉内裤。
- 如果霉菌性阴道炎的发生与压力相关，则要尽可能地避免让自己处于高压之下。

细菌性阴道炎

阴道的细菌感染，有时伴有分泌物的异常

- 可影响任何年龄段的性活跃的女性
- 与多个性伴侣的无保护性交是发病的危险因素
- 遗传对本病的影响不明显

细菌性阴道炎是由于阴道内常驻菌群的过度增长所引起的疾病，最常见的为阴道加德纳菌和人型支原体。患病时，阴道内原有的微生物平衡状态被打破。

细菌性阴道炎的发病原因不明，但是发病人群多为性活跃的女性，通常但不总是与性传播感染有关。阴道感染还可以是念珠菌（见本页“**霉菌性阴道炎**”）以及原生动物阴道毛滴虫（见 492 页“**滴虫病**”）过度生长引起。

有哪些症状？

细菌性阴道炎常常不引起症状。但是有些患者会出现一些症状，可有如下表现：

- 阴道分泌物增多。
- 分泌物呈灰白色，有鱼腥味或发霉气味。
- 外阴或阴道瘙痒或灼烧感。

细菌性阴道炎可引起盆腔炎症性疾病（见 475 页），造成部分生殖器官的炎症。

应该如何处理？

医生可以根据症状作出诊断，取分泌物检查以明确诊断。阴道炎常需要抗生素（见 572 页）治疗，可以是口服药，也可以是阴道内栓剂。性伴侣也需要检查，必要时需要进行治疗。一般治疗 2 天后症状就可以消失，但该病易复发。

前庭大腺炎

单侧或双侧前庭大腺开口和/或腺管的感染

最常见于青春期后

卫生条件差及与多个性伴侣的无保护性交是发病的危险因素

遗传对本病的影响不明显

前庭大腺是一对绿豆大小的腺体，导管开口于外阴。性交时，腺体分泌液体，润滑生殖道。前庭大腺炎时，单侧或双侧的腺体和/或导管发生感染。有些病例是因卫生条件差，由粪便中的细菌进入腺体引起的。性传播感染也可以引发该病。发病时，周围组织肿胀，可能会形成痛性脓肿。一侧或双侧的导管也可能会堵塞，引起无痛性肿胀，称为前庭大腺囊肿。

医生会开抗生素（见 572 页）以治疗前庭大腺炎，治疗几天后症状将会消失。止痛药物（见 589 页）有助于缓解不适。脓肿形成需要在局部麻醉下切开引流。前庭大腺囊肿一般不处理，除非囊肿很大或者引起不适。前庭大腺炎可以复发。

外阴和阴道的恶性肿瘤

生长于外阴和阴道的恶性肿瘤

最常见于60岁以上的女性

无保护的过早性行为、与多个性伴侣性交以及吸烟是发病的危险因素

遗传对本病的影响不明显

外阴和阴道的恶性肿瘤很罕见，常发生于 60 岁以上的女性。占女性生殖器官恶性肿瘤的 1/20。

外阴和阴道的恶性肿瘤一般不会同时发生，但是它们都与性传播人乳头状瘤病毒（HPV）的部分类型相关。吸烟可能是一个危险因素。如果不治疗，肿瘤可能转移至盆腔淋巴结和身体的其他部位。

外阴的恶性肿瘤会引起外阴瘙痒。在开始时，外阴的恶性肿瘤只是一个小硬块，然后发展成溃疡。这种溃疡的边缘厚实隆起，可能会溢液或出血，并会逐渐扩大。如果溃疡不治疗，则会引起伴有异味的血性分泌物。阴道的恶性肿瘤常不引起症状，晚期可引起性交后出血和疼痛。如果出现以上任何一种症状都应该就医。

应该如何处理?

医生可能会根据症状作出外阴和阴道恶性肿瘤的诊断。需要切除受累部位的组织送检，寻找肿瘤细胞。

外阴的恶性肿瘤通常需要手术治疗，切除受累区域。一般情况下，也需要切除邻近的淋巴结，以检查是否已经发生转移，以此决定是否需要进一步的治疗。阴道的恶性肿瘤常选择放射治疗（见 158 页）。但是，也可能需要切除部分阴道和邻近淋巴结。

这两种恶性肿瘤的预后都取决于是否有转移。早期诊断和治疗常可获得治愈。

乳腺疾病

乳房由脂肪组织、小叶和乳腺导管，以及其他一些组织组成。脂肪塑造乳房的大小和形状；小叶的主要功能是产后分泌乳汁；乳腺导管的作用则在哺乳时将乳汁排至乳头。乳头对抚摸敏感，在性兴奋中发挥作用。尽管乳腺癌发病越来越普遍，但乳房的大多数疾病都不严重。

在女性的一生中，乳房的大小和形状是伴随女性激素的变化而改变的。乳房通常在青春期、月经前期、妊娠期以及哺乳期增大，这几个时期的乳房增大可能伴有乳房疼痛以及弥漫性增生。

本节首先讲述造成乳房的生理性和病理性肿块的原因。很多女性将乳房肿块与乳腺癌联系起来，但事实上，乳房肿块大部分是良性的。

接下来的内容讨论两种最常见的良性乳房肿物——乳腺纤维腺瘤和乳腺囊肿。

以下的篇幅还将讨论乳房疼痛、乳房大小异常，以及乳头疾病等问题。鉴于早期诊断乳腺癌可以显著改善长期生存率，本节介绍乳腺癌的筛查手段，以及如何检查乳房，以尽早发现异常。

重要的解剖结构

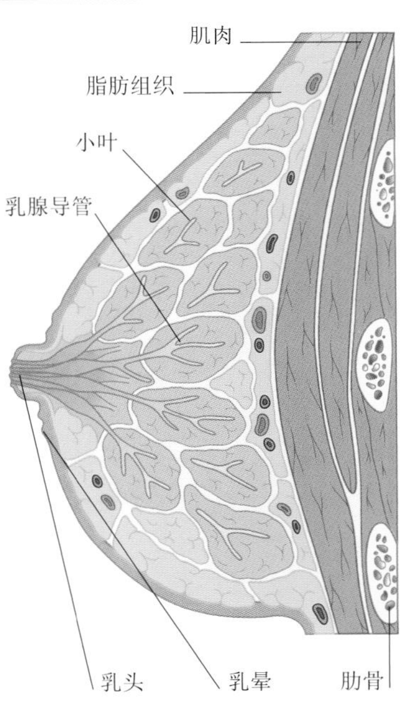

有关乳房的结构和功能的更多信息，请参阅 470 页。

乳房肿块

乳房组织中可以觉察到的任何肿块或凸起

年龄、遗传和生活方式是与本病病因相关的危险因素

乳房肿块是女性的常见疾病。许多女性有乳房的弥漫性增生，尤其是在青春期、妊娠期以及月经前期。乳房结节化是乳房正常发育的变异，并不增加患乳腺癌的风险。乳房的单个肿块需要引起重视，但仅有约 1/10 的乳房肿块是乳腺癌。

乳房内的肿块可能不会造成任何的不适。但有时候，乳房内的肿块会有触痛或疼痛。

由哪些原因引起?

乳房的弥漫性增生常伴随乳房疼痛，认为与月经周期中的激素变化有关。肿块常在月经前变大、加重，与乳房组织对性激素的过度敏感有关。

乳房单个肿块多为乳腺纤维腺瘤（见 484 页）。这是单个或多个乳腺小叶（产生乳汁的腺体）过度生长导致的一种良性疾病。乳腺囊肿（见 484 页）为乳腺组织中充满液体的小囊。囊肿可以为单个或多个，可以累及双侧乳房。有时，部分乳房肿块是由感染引起的脓肿。如果乳腺炎（见 523 页）不及时治疗，可能发展为乳腺脓肿，并可以伴有炎症和局部疼痛。乳房肿块也可以是乳腺癌的表现（见 486 页）。乳腺的恶性肿瘤可以扩散，并危及生命。

应该如何处理?

你需要熟悉自己乳房的外观和质感，定期自行检查自己的乳房非常重要，因为这样才能发现它的变化（见 484 页“乳房的自我检查”）。当发现新的肿块、原有肿块发生变化或发生下面文章所述的其他改变时，应当立即咨询医生。

医生会给你做体格检查，并推荐你到乳腺门诊。乳腺门诊常包含 3 部分检查：医生检查；乳房影像学检查，包括超声扫描（见 135 页）和/或乳腺 X 线照相检查（见 487 页）；以及乳腺组织病理检查。通过细针抽吸，可以获取组织细胞，在显微镜下观察是否有癌细胞。

乳腺弥漫性增生会在绝经后减少，但如果采取激素替代治疗（见 605 页），结节会持续存在。乳腺囊肿常需要引出液体，其余大多数良性肿块不需要治疗。现代筛查技术和治疗方法使得乳腺癌能在早期诊断，并获得成功治疗。如果发现乳腺肿瘤，需要制订进一步的治疗计划。

乳腺纤维腺瘤

乳房组织的实性的球形良性生长物

- 最常见于15～30岁的女性
- 黑人女性更容易患病
- 生活方式对本病的影响不明显

乳腺纤维腺瘤是乳腺小叶（产生乳汁的腺体）过度增生的结果，经病理检查可见周围有结缔组织包绕。乳腺纤维腺瘤的发病原因尚未完全明了，但认为与乳腺组织对女性激素的过度敏感相关。肿块在妊娠期生长更为迅速，这与妊娠期激素水平的升高有关。青春期患者在月经初潮后不久，肿块也可突然迅速增大，甚至充满全乳房。纤维腺瘤在 15 ～ 30 岁的女性，尤其黑人女性中更为常见。

纤维腺瘤通常是无痛性的。肿块可以生长在乳房的各个部位，其界线分明，表面光滑，质地坚韧而有弹性，在乳房内极易被推动。可以有多个纤维腺瘤生长，有时双侧乳房可同时受累。纤维腺瘤一般大小多在 1 ～ 3 厘米之间，最大可达 6 厘米。有些女性的纤维腺瘤可伴随有乳腺组织的整体增厚。

了解自己的乳房对于发现乳房的异常改变是很重要的（见本页“乳房的自我检查”）。纤维腺瘤是无害性的，但与炎性乳腺癌不易鉴别，所以当你发现新的肿块时，应该立即向医生咨询，以发现可能存在的乳腺癌（见 486 页）。

应该如何处理？

医生会给你做体格检查，并推荐你到乳腺门诊去进行诊治。乳腺门诊通常包含三部分检查：医生的检查；乳房的影像学检查，包括超声扫描（见 135 页）和／或乳腺 X 线照相检查（见 487 页）；以及乳房肿块穿刺（见本页）和／或乳腺组织活检。通过细针抽吸获取组织细胞，在显微镜下观察是否有癌细胞。

小的纤维腺瘤通常不需要治疗。约 1/3 的乳腺纤维腺瘤在 2 年内会缩小或消失。如果担心病情，或瘤体增大，那么建议行手术切除肿物。术后肿块需要作显微镜观察，以确定是否有癌细胞。大多数乳腺纤维腺瘤治疗后不复发。

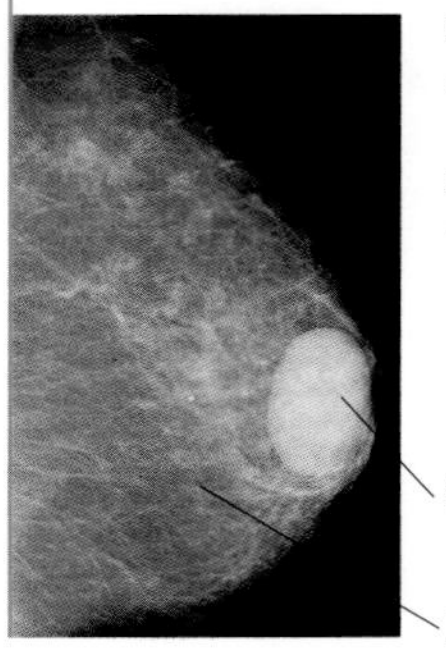

乳腺纤维腺瘤
在乳腺 X 线检查中，纤维腺瘤表现为一个大的白色区域。

乳腺囊肿

乳腺组织内实性、球形、含有液体的肿物

- 最常见于30～50岁的女性
- 遗传和生活方式对本病的影响不明显

乳腺囊肿是乳房组织内乳腺小叶（产生乳汁的腺体）实性的球形肿物，其内含有液体。囊肿的产生受女性激素水平的影响。乳腺囊肿最常发生于 30 ～ 50 岁的女性，尤其是接近绝经期的女性。

囊肿可以紧邻皮肤之下或位于乳腺组织的深层。一般来说是无痛性的，但有些病人可出现疼痛，且疼痛可以是突然发生的。

乳腺囊肿可单发，但约一半的囊肿多发于双侧乳房。有些女性还伴有乳房的弥漫性增生。

如果你发现了有一个包块，你应该去就医，检查这个包块是乳腺癌（见 486 页）的可能性有多大。在很少见的情况下，会在囊肿的壁上发现癌细胞。

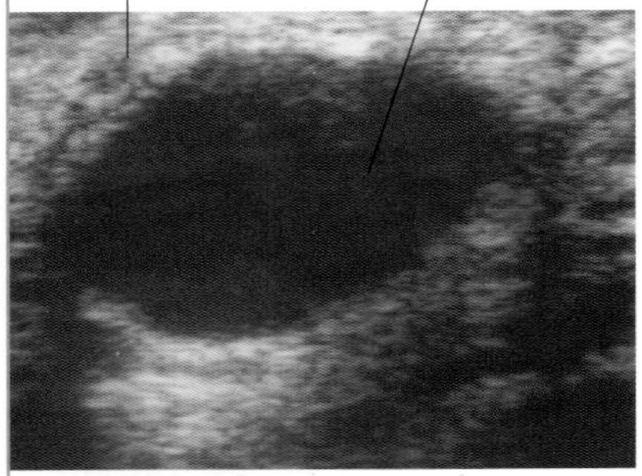

乳腺囊肿
这张乳腺超声扫描图片显示了乳腺组织内的一个液性的乳腺囊肿，即图中的黑色区域。

应该如何处理？

疑诊乳腺囊肿时，医生会推荐你去乳腺门诊，接受体格检查以及乳腺的影像学检查，包括超声扫描（见 135 页）或乳腺 X 线照相检查（见 487 页）。

一般的治疗方法是抽吸囊肿内的液体（见本页“乳房肿块穿刺”），同时可以进行癌细胞的检查。穿刺抽吸后囊肿通常会消失，但是可能复发。如果囊肿反复发作，则需要手术切除囊肿，一般情况下是不需要的。

自助措施

乳房的自我检查

女性需要熟悉自己的乳房外观，这样才能发现乳房的异常改变。乳房的外观和质地，在月经周期的不同时间，以及不同的年龄段都是有变化的。熟悉并搞清楚自身乳房的正常状态是非常重要的。乳房的大多数变化不严重，如果有任何的改变，都应当立即找医生检查，千万不要延误，因为这可能是乳腺癌的表现。以下的各种情况需要给予重视：

- 单侧乳房或腋窝内有肿物或增生，并与另一侧的不同。
- 乳房有形状或轮廓的改变，尤其是当手臂移动或上举时，乳房的改变。
- 乳房的皮肤出现凹陷或皱褶。
- 一侧乳房出现不同于平时的疼痛或不适。
- 乳头或乳头周围的皮肤上出现皮疹。
- 乳头出血或潮湿，且不易好转。
- 乳头位置的任何变化。
- 任何乳头分泌物（除哺乳期分泌的乳汁外）。

检查和治疗

乳房肿块穿刺

乳房肿块穿刺是检测乳腺癌的一种诊断手段，也可作为乳腺液性囊肿的治疗方法。如果穿刺抽吸时确定乳房肿块为实性组织，那么将获取组织细胞放至显微镜下观察，寻找癌细胞。如果肿块是囊性的，抽吸液体，则囊肿即可消失。如果囊肿不消失，也需要取组织细胞做检查。穿刺可能会带来不适，但操作一般几分钟就可以完成。

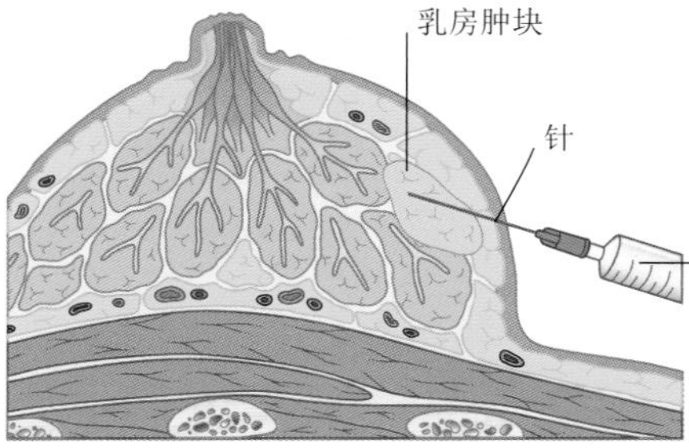

乳房横截面

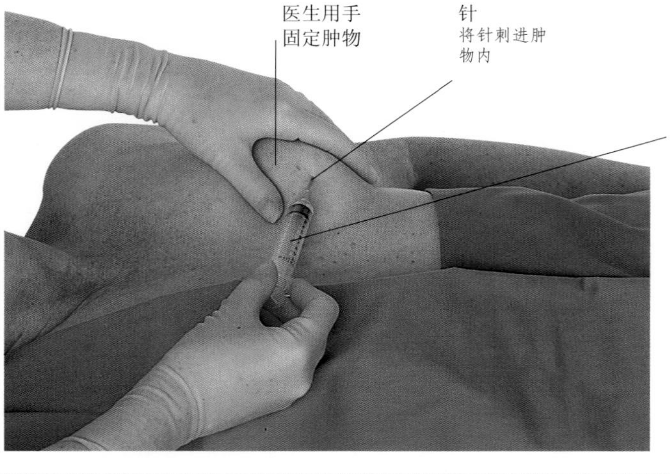

操作过程
医生用一只手固定乳房肿物，另一只手将连接有吸管的针头刺进肿物内。而后将从针孔抽取的一些细胞或组织进行化验。

结果

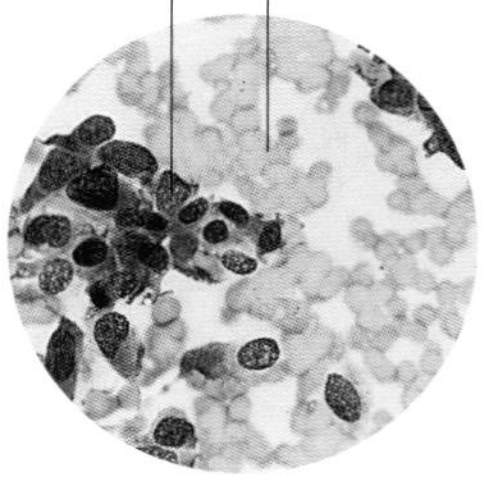

从乳房肿块内抽取的细胞
在该细胞样品中，可以同时见到正常细胞和癌细胞。癌细胞的细胞核大。

乳房疼痛

单侧或双侧乳房的疼痛或不适

最常见于15～50岁的女性

遗传和生活方式是与本病病因相关的危险因素

在女性中，乳房疼痛是相当常见的问题。大多数女性的乳房疼痛是周期性的，因月经周期中激素改变的反应性不同而严重程度不一。通常在月经期前，乳房的疼痛最为严重，而且往往会影响到双侧乳房。

多达一半的女性有乳房周期性疼痛，且这种疼痛多为长期性的。经常有周期性乳房疼痛的女性常伴有乳房的弥漫性增生，这在月经期前的一段时间会加剧。疼痛可由压力、饮料中的咖啡因，以及吸烟等因素诱发。

有一些女性的乳房疼痛与月经周期不相关。非周期性疼痛的一个原因是肌肉拉伤。在罕见的情况下，乳房疼痛是由乳腺囊肿（见484页）或乳腺癌（见486页）引起的。乳房疼痛也可能由一些急性病引起，如乳房组织感染引起的炎症（见523页“乳腺炎”）或者产后乳涨（见522页“乳房肿胀”）。有的乳房疼痛的原因不明。丰满的大乳房更易有周期性或者非周期性的疼痛。

医生会如何处理？

医生会询问你乳房疼痛的情况，以辨别疼痛的类型。医生还会检查你的乳房，来寻找基础疾病，如乳腺囊肿或者邻近肌肉的触痛。如果通过病史以及体格检查确定没有器质性疾病，医生则会要求你在乳房疼痛时做记录，以明确疼痛是否有周期性。如果医生怀疑是由基础疾病引起的乳房疼痛，则会安排你去乳腺门诊做乳腺X线照相检查（见487页）或者超声扫描（见135页），以了解乳腺组织是否存在异常。

轻度的周期性疼痛通常不需要治疗。但是1/10的女性乳房疼痛较为严重，影响日常生活。此时医生会开达那唑，一种降低女性激素对乳房作用的药物（见602页“性激素和相关药物”）。尽管该药可以缓解疼痛，但是有一定的副作用，如痤疮及体重增加。周期性疼痛倾向于在绝经后消失。如果采用激素替代治疗（见605页），则绝经后乳房疼痛将持续，但通常会在几个月后有所好转。

如果你乳房疼痛不是周期性的，必要时需要治疗诱发原因。囊肿常需要抽吸（见484页“乳房肿块穿刺”）。若为感染则需要抗生素（见572页）治疗。非甾体类抗炎药物（见578页）可以缓解肌肉疼痛。

我该怎么办？

穿合身的胸衣将会减轻乳房疼痛。如果乳房很重、疼痛严重，则夜间也需要穿胸衣。通过减少咖啡因的摄入、戒烟、做放松练习（见32页）来帮助控制压力；通过减肥减小乳房大小，这些措施都可以缓解乳房周期性疼痛。

有多种推荐的辅助治疗方法来缓解乳房周期性疼痛，但是到目前为止没有证据表明其有效性。

乳房大小异常

乳房异常地大、小或者不对称

最常见于青春期

遗传和生活方式对本病的影响不明显

女性不同个体间乳房大小的差异非常悬殊。每个女性自身两侧乳房轻微的差异也是常见的。但是乳房异常地大、小或者不对称会带来苦恼。较大的乳房常会伴有疼痛（见本页“乳房疼痛”）和不适。

异常肥大的乳房常在青春期迅速生长，这种情况被认为与乳房组织对女性激素的过度敏感有关。大乳房常常会导致背部、肩部和颈部的疼痛，在某些情况下，还会引起乳房部位的皮下感染。当跑步或做其他运动时，大乳房还会伴有不适感，并且这样的女性可能不太容易挑选到合身的衣服。

部分女性的乳房发育得极小。小乳房的女性可能会认为她的外观不够女人味。但是，小乳房不仅不引起任何身体的不适，也不会影响女性的哺乳能力。

偶尔有些女性左右侧乳房的大小相差很明显，这是因为在青春期，一个乳房较另一个乳房发育更为迅速，这种不对称会带来尴尬和焦虑。

应该如何处理？

大乳房的女性穿戴合适的具有支撑作用的胸衣可能会从中获益。在夜间睡觉时穿戴胸衣，会使其感觉更为舒适。如果这些措施不能缓解不适或摆脱烦恼，那么可以考虑选择手术的方法，

▶ 治疗

乳房缩小术

乳房缩小术用于缓解肥大而沉重的乳房带来的不适。手术在全身麻醉下进行，短期住院。手术中需要切除部分的皮肤和乳房组织，重新塑造乳房的外形。乳头和乳晕（乳头周围褐色的区域）将被提起并缩小。术后乳房会变小且更为结实。瘢痕很小，多位于乳房下方。但是乳头的感觉将会减弱，哺乳将不太可能。

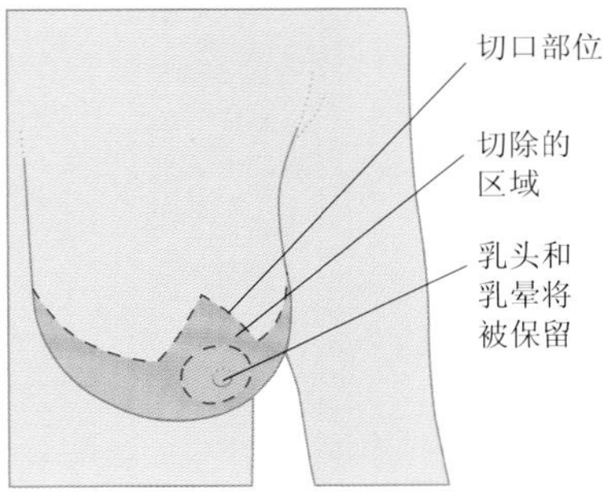

1 术中切除乳房低垂部位大量的皮肤和组织。保留乳头和乳晕以及这些区域的血管和神经。

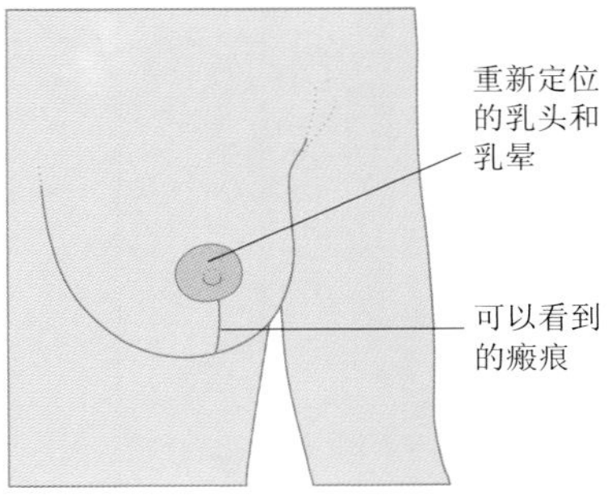

2 乳头和乳晕被悬吊至高一些的位置，V字形的切口在其下方缝合。剩余的皮肤在乳房下方缝合，将看不到瘢痕。

永久性地缩小乳房（见本页“乳房缩小术”）。

对于小乳房的女性，穿戴加垫的胸衣能改善其身体的外观。唯一能够永久性增大小乳房的方法，就是在乳房组织的后方植入移植体。乳房移植体是含有可塑形的硅树脂外壳，其可以是硅树脂凝胶，也可以是硅树脂盐溶液。更复杂的手术是从自身躯体的其他部位，通常是取腹部组织进行乳房重建。

一些乳房异常肥大、小或者不对称的女性，在获得心理咨询（见624页）后常会受益。

乳头异常

乳头或其周围组织（乳晕）外观的改变

年龄、遗传和生活方式是与本病病因相关的危险因素

乳头异常主要分为两种：乳头缩进乳房内（乳头内陷），以及乳头及其周围皮肤的异常。尽管这些状况可能是由于一些小的易于治疗的疾病所致，但乳头这些情况的出现都应当接受医学观察，因为在一些少见的病例中，这些情况提示乳腺癌（见486页）的可能。

由哪些原因引起？

成年女性乳头不能突出于乳晕皮肤之外，而凹陷于皮肤之下，称为乳头内陷。青春期的乳房发育不良会造成乳头内陷。这种内陷一般是无害性的，但也可能会导致日后的哺乳困难，且易使局部受到污染而产生炎症，还影响乳房的外观。乳头内陷可能是乳头后方的乳腺导管的炎症所致。这种情况常发生于吸烟的非哺乳期女性。年长的女性也可能会由衰老引起。乳房结构的改变也可使乳头缩进乳房内。成年人的乳头内陷是乳腺癌所致的情况不太常见。

许多女性会在哺乳的前几周发生乳头细小的皲裂和触痛（见523页“乳头皲裂”）。皲裂的原因常常是哺乳时，孩子没有把乳头全部含进口中所致。哺乳结束后没有把乳头擦干也是引起乳头疼痛和皲裂的原因。乳头皲裂常在孩子开始和结束吮吸时，伴有刺痛或烧灼性的疼痛，还容易造成感染，引起乳房组织的炎症（见523页“乳腺炎”）。

乳头及其周围皮肤的干燥及片状的斑点可能提示湿疹（见193页）。湿疹常伴有瘙痒，且常会在身体的多处部位发生。但是，有时乳头类似于湿疹样的改变是发生了乳头乳晕湿疹样癌，这是一种起源于乳腺导管的罕见的乳腺癌。湿疹样癌很少发生于双侧乳头，常难以愈合。此种类型的乳

腺癌常引起乳头的疼痛和出血。它还可以引起乳房肿块，但如早期诊断，则不太会在诊断时发现肿块。

应该如何处理？

医生会检查你的乳房，尤其会注意你的乳头。如果成年阶段发生与哺乳不相关的乳头内陷，医生会推荐你去乳腺门诊，接受超声扫描（见 135 页）或乳腺 X 线照相检查（见 487 页）。如果发现乳房肿块，则需要通过细针和吸管抽取乳房内部细胞或液体，进行癌细胞检查（见 484 页“**乳房肿块穿刺**”）。还会对皮肤组织进行癌细胞检查。

有些情况下，对于青春期出现的乳头内陷，用大拇指和食指将内翻的乳头轻轻向外牵拉，每天坚持，经过几个星期的牵拉可能会得到纠正。抽吸工具，如临时穿在内衣里的乳头罩，也可以帮助拽出乳头。

乳头皲裂可小心地进行清洁和干燥，使用保湿霜会有帮助。但要记住在哺乳前洗去保湿霜。不能贴塑料的乳房垫，以免乳房因潮湿而感染。感染需要抗生素（见 572 页）治疗；湿疹可以使用氢化可的松软膏（见 577 页“外用皮质类固醇药物”）。

如果发现乳腺癌，则需要进行更进一步的检查和治疗（见本页“乳腺癌”）。

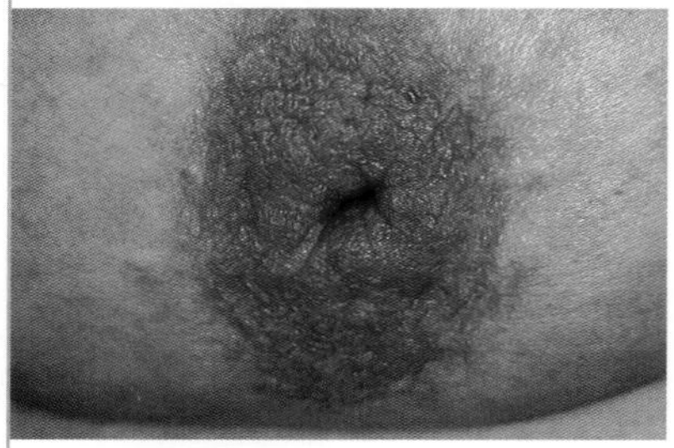

乳头内陷
图中所示的乳头被拉向乳房内侧（内翻），这可能与衰老过程中乳导管的缩短有关。

乳头溢液

单侧或双侧乳头排出液体

年龄、遗传和生活方式是与本病病因相关的危险因素

在妊娠晚期和哺乳期，乳头分泌乳汁是正常现象。除此之外，其他任何时候出现乳头分泌物，都可能与月经周期中的体内激素变化有关，或者是某种疾病的表现。由于乳头溢液可能提示某种更为严重的疾病，如乳腺癌（见本页），所以当出现乳头异常分泌物或者是血性分泌物，或者你对自己的乳房出现的一些的问题有疑虑时，需要去看医生。

由哪些原因引起？

乳头溢液的主要原因是激素的改变使乳腺导管增大、乳腺感染，或更为罕见的乳腺癌。乳头溢液的颜色和持续时间各不相同，有时临床表现并不能很好地提示是由哪些原因引起的。

激素改变　女性激素的改变可以引起乳头溢液，这种情况多发生在月经期前的双侧乳头。这种类型的分泌物常为透明水样。

女性非妊娠期、非哺乳期出现透明水样分泌物被称为溢乳，通常两侧乳房都会出现溢乳。可能是腺垂体分泌过多催乳素的结果。这也可能是由于腺垂体的良性肿瘤——催乳素瘤（见 430 页），或者是甲状腺功能亢进症（见 432 页）所致。某些药物，如一些抗精神病药物（见 592 页）可以引起溢乳的副作用。在服用一些避孕药时，会发生雌激素过多的现象，这也是溢乳的一个原因。

乳腺导管增大　这种情况医学上称之为乳腺导管扩张。一根或多根乳晕区的乳腺导管增大可能产生分泌物，常为血性分泌物。原因尚不清楚，但这种情况多发生于年长的女性，尤其是吸烟者。

乳腺感染　哺乳期的女性，乳腺导管堵塞引起感染，可使乳头产生脓性分泌物（见 523 页“**乳腺炎**”）。在非哺乳期的女性，吸烟可能与乳腺导管的炎症有关，可产生乳头脓性分泌物。这种情况在 40 岁以上女性更为常见。乳腺炎的发病可无明显诱因。

乳腺肿瘤　乳头水样分泌物可能与乳腺癌相关。血性分泌物也可能与乳腺癌有关，但更多情况下是与导管内形成的非恶性肿瘤——乳头状瘤有关。

应该如何处理？

医生会检查你的乳房，并且可能会取部分乳头分泌物，做感染或者癌细胞的检查。需要做乳腺 X 线照相检查（见 487 页），以及超声扫描（见 135 页），还会抽血进行激素水平检测。

大多数由乳腺导管增大引起的乳头溢液并不需要治疗。少数情况下，医生会建议你手术切除受累的导管，这通常可使溢液停止。与正常激素改变有关的溢液，常常是无害性的，并不需要治疗。

溢乳通常可通过服用药物获得成功治疗，如卡麦角林（见 603 页“治疗垂体疾病的药物”），可以减少腺垂体分泌催乳素。如果溢乳与垂体肿瘤相关，则需要手术和放射治疗（见 158 页）。脓性分泌物在使用抗生素（见 572 页）治疗后可以清除。与乳腺导管良性肿瘤相关的血性分泌物，常通过手术切除导管来治疗。如果溢乳是由于某些药物所致，停止服用这种药物，就可以消除溢乳症状。

如果最初的检查，提示乳头溢液与乳腺癌相关，则需要进一步检查和治疗。

乳腺癌

起源于乳腺的恶性肿瘤

随年龄增长发病风险增加

在某些情况下，与基因异常有关

肥胖、吸烟和晚育、不育是发病的危险因素

乳腺癌是英国最常见的肿瘤，每年有 4.6 万名女性被诊断为乳腺癌。尽管发生于男性的乳腺癌是罕见的，但英国每年大约有 300 例男性乳腺癌被诊断出来。

30 岁以下的人基本不发生乳腺癌。但随着年龄每增长 10 岁，乳腺癌的发病风险就会增加一倍。欧洲和北美每年确诊的乳腺癌病例数均略有增长。但是近年来，乳腺癌的死亡人数有所下降。大约 8/10 的女性在诊断后可至少生存 5 年。生存率的提高是与医疗技术的改进和将乳腺 X 线照相检查（见 487 页）应用于乳腺癌筛查相关的。筛查可以使乳腺癌得到早期诊断，而得到早期诊断的病例对治疗反应良好。早期治疗可以降低乳腺癌转移至骨、脊柱、肺或肝等身体其他部位的风险。筛查降低了 50 岁以上乳腺癌患者的死亡人数，降低比例为 4/10，即每年可挽救生活在英国的 1400 个女性的生命。在英国，50 ～ 70 岁的女性每 3 年进行一次乳腺 X 线照相检查。

由哪些原因引起？

大多数乳腺癌的病因不明，但是已确定部分危险因素。许多证据表明，雌激素是乳腺癌发病的一个重要因素。许多癌变的乳腺肿瘤对雌激素敏感，一旦肿瘤形成，雌激素将促进肿瘤生长。11 岁之前月经初潮或者绝经晚的女性，患乳腺癌的风险是增加的，这可能是因为她们的乳腺暴露于雌激素的时间较其他女性更长。同样，初次妊娠前的月经周期次数也对乳腺癌的发病风险有一定的影响。例如，一个从未生育过的女性，发生乳腺癌的风险，是 20 岁之前就已经生育过的女性的两倍。因为哺乳也是一个额外的保护因素。

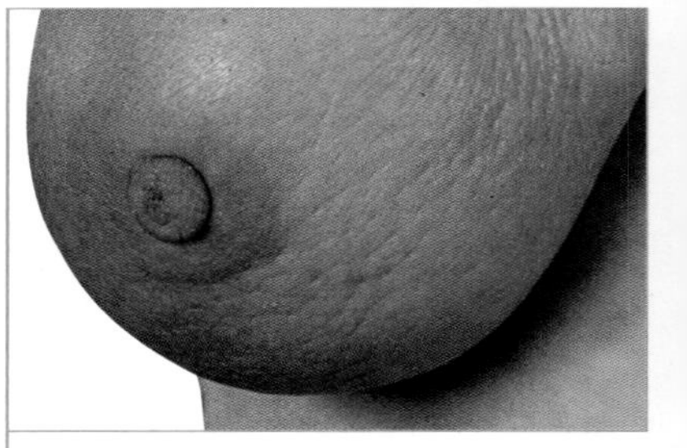

乳腺癌的皮肤外观
乳腺癌会使皮肤因含有液体而肿胀，形成“橘皮样”外观。

肥胖可增加乳腺癌的发病风险，因为过多的脂肪可引起体内雌激素水平的升高。某些含有人工雌激素的药物治疗也影响乳腺癌的易感性。复方口服避孕药可使乳腺癌的发病率略有增加。针对绝经的女性使用的激素替代治疗（见 605 页）使乳腺癌的发病风险显著增加，尤其对于持续治疗达 10 年以上的女性。

约 1/20 的乳腺癌与基因异常有关，导致乳腺癌的部分异常基因（特别是 BRCA1、BRCA2 和 TP53 基因）已被鉴定出来。与基因异常相关的乳腺癌常见于较年轻的，甚至 20 多岁的女性，也可以发生于男性。如果你的某位近亲在 40 岁之前就患上了乳腺癌，那么你有可能携带异常基因，需要做基因检测。如果你的多名家庭成员在 40 岁之前发生乳腺癌或卵巢癌，那么你患乳腺癌的风险将会增加（如果你的近亲患乳腺癌的年龄为 40 岁以后，那么你的发病风险仅略有增加）。但是，乳腺癌发病经常是没有家族史的。乳房良性肿块不增加乳腺癌的发病风险。

有哪些症状？

乳腺癌早期通常没有症状。如果有症状，一般累及一侧乳房，可以包括如下症状：

- 乳房局部发生的肿块，通常是无痛性的，可以位于乳房深部，也可以位于皮下。
- 肿块区域的皮肤凹陷或者水肿，呈现橘皮样外观。
- 乳头内陷。
- 乳头有血性分泌物。

乳头乳晕湿疹样癌是一种起源于乳腺导管的罕见的乳腺癌，该疾病唯一的

症状可能是乳头部位呈片状干燥，也可有乳头疼痛或出血（见485页“乳头异常”）。

尽管这些症状也可以由乳腺的良性疾病引起，但是出现异常后需要咨询医生。如果乳腺癌得不到早期治疗，将会转移至腋窝淋巴结及其他器官，如肺、肝或骨。

如何诊断？

你需要熟知自己的乳房情况，定期自我检查乳房，这样才能发现乳房的异常改变（见484页“乳房的自我检查”）。如果你的年龄超过50岁，或者你的家族成员中曾有多位女性患过乳腺癌，你一定要定期接受医生的检查。

乳腺X线照相检查，可以使乳腺癌在症状出现之前得到诊断。尽管这种方法很可信，但是也可能会有漏诊，因此在乳腺X线照相检查正常后，还应该继续关注自己的乳房。

如果你发现你的乳房有任何肿物或其他异常情况，无论是否是无痛性的，都应该去看医生。医生会检查你的乳房和腋窝淋巴结。如果医生发现肿块或其他提示乳腺癌的表现，他会推荐你到乳腺门诊，接受3项检查：体格检查；影像学检查，包括超声扫描（见135页）和/或乳腺X线照相检查（见本页），以及乳房肿块穿刺（见484页）获取组织样本进行病理检查。在显微镜下观察细胞或组织，寻找是否有癌细胞。

如果确诊乳腺癌，还需要做进一步检查，检查肿瘤是否对雌激素敏感，是否存在转移。通过胸部X线检查（见300页）和肝脏超声检查，或者CT扫描（见132页），了解是否有肺部或者肝脏的转移；进行骨扫描（见135页“放射性核素扫描”），可以了解是否有骨受累。乳房的磁共振成像（见133页）检查，可以更精确地了解肿瘤的范围，特别是年轻女性，由于其乳腺组织致密，难以通过乳腺X线照相检查得到充分评估。

如何治疗？

乳腺癌的生长范围、是否有其他部位的转移，以及肿瘤对雌激素是否敏感，是制订治疗方案主要的考虑因素。在作出全面的评估之后，医生会与你讨论选择何种治疗方案。乳腺癌的治疗包括手术、放疗、化疗、激素治疗，或者更为常见的是以上各种方法的联合治疗。在少数情况下，只要采取放疗，即可有效；但在大多数情况下，必须将肿瘤切除（可能是切除部分或全部乳房），然后再做放疗或化疗。如果患者已经年老，或是健康状况很差，医生可能会以激素疗法来代替手术治疗。

心理咨询可以帮助你面对癌症，增强战胜癌症的信心。一些辅助治疗也有助于你的恢复。在接受治疗期间，在你的治疗小组中，会有一位医务人员（通常为乳腺科护士）负责与你联系，并照顾你。

手术 手术通常是乳腺癌的首选治疗方法。有多种手术方式可用来治疗乳腺癌（见488页“乳腺癌手术”）。

如果肿瘤小，可以选择肿块切除术（也称为广泛的局部切除），术中切除肿瘤周围1厘米的范围。有些病例，如果第一次手术没有切除足够的组织，则需要再次手术。

在某些情况下，切除所有受累乳房的全部组织，称为乳房切除术。有些女性选择乳房切除术，在她们看来，这是唯一能够保证完全切除肿瘤的手术方式。但是研究表明，有些单个的、小的乳房肿瘤，并不需要进行全乳房切除。

对于某些乳腺癌，在手术前采用一种称为新辅助化疗的化疗方式。这种治疗的主要益处是使肿瘤缩小，可以保留乳房，而不需要切除乳房。但并不是所有类型的肿瘤都适合这种化疗。

手术中将同时切除受累乳房同侧的腋窝淋巴结，以检查是否有淋巴结转移。如果没发生淋巴结转移，肿瘤将不太可能转移至其他部位，也不需要进行更多的淋巴结切除。如果淋巴结有肿瘤转移证据，提示肿瘤开始扩散，则需要切除剩余的淋巴结，称为腋窝淋巴结清扫。

手术会影响乳房的外观。如果术后一个乳房变小，那么可以将另一个乳房减小至相同大小（见485页“乳房缩小术”）。接受乳房切除术的女性可以进行乳房重建。乳房重建可以在乳房切除术中进行，也可以在术后进行。

放疗 几乎所有乳腺癌的肿块，无论大小，在被切除后都会给予放射治疗（见158页）。如果肿瘤贴近深层肌肉或者皮肤、生长迅速或者淋巴结转移数目超过1～2个，在乳房切除术后也会给予放疗。放疗通常开始于术后1～2个月，每周放疗5天，共4～6周。放疗的目的是破坏手术后可能残留的癌细胞。

药物治疗 对雌激素敏感的肿瘤常对雌激素作用阻断药物有反应（内分泌治疗），而细胞毒性化学药物治疗（见137页）对其他类型的肿瘤有效。人工合成的单克隆抗体（生物治疗）可以对某些特殊类型的肿瘤有效。通常联合使用两种或以上药物治疗。

内分泌治疗阻断雌激素的作用，可以使对雌激素敏感的肿瘤缩小，或者不再迅速增长。他莫昔芬（见602页“性激素和相关药物”）是一种雌激素抑制剂，虽然一些绝经后的女性也可以使用，但主要用于绝经前女性，对于有高危因素的女性可以用来预防乳腺癌。药物服用时间通常为5年。芳香化酶抑制剂（如阿那曲唑）也可以抑制雌激素的产生，但仅仅对绝经后女性有效。

细胞毒性化疗通过使用多种药物迅速破坏分散的癌细胞。每次治疗间隔3～4周，共4～6个月。多数病例中，细胞毒性化疗是作为手术后的巩固治疗。这些药物同时也可以破坏正常细胞，引起诸如脱发和口腔溃疡等副作用。

生物治疗是抗癌药物治疗的一

检查

乳腺X线照相检查

乳腺X线照相检查（钼靶）是对乳房做X线的检查，以筛查乳腺癌或者观察肿块。乳腺X线照相检查可以显示良性、癌前和恶性病变，但是并不能检测出所有的乳腺癌。因此，需要定期检查乳腺。由于年龄增长会增加乳腺癌的发病率，故50岁以上的女性需要常规进行乳腺X线照相检查。该检查可能会令人感到不舒服，但是整个过程仅持续几分钟。每侧乳房拍摄2～3张图片。

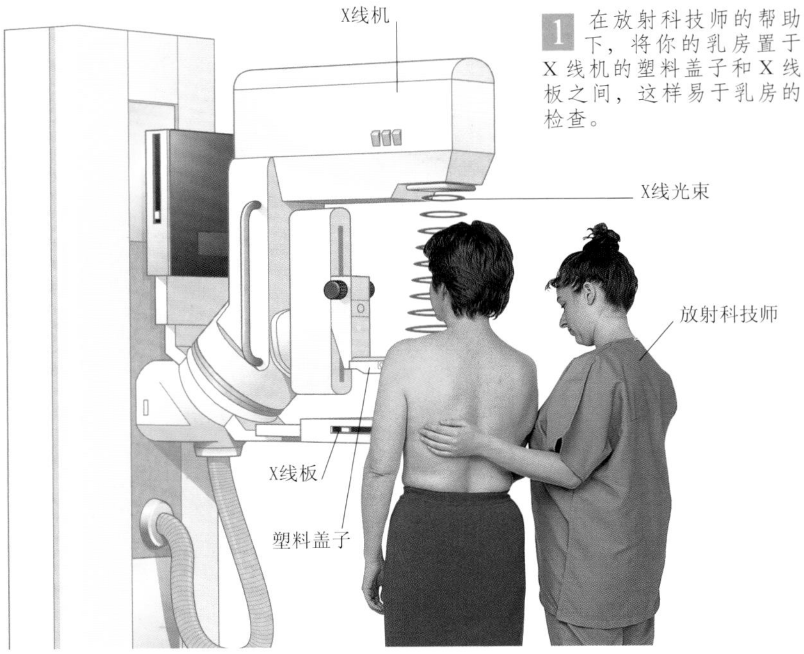

1 在放射科技师的帮助下，将你的乳房置于X线机的塑料盖子和X线板之间，这样易于乳房的检查。

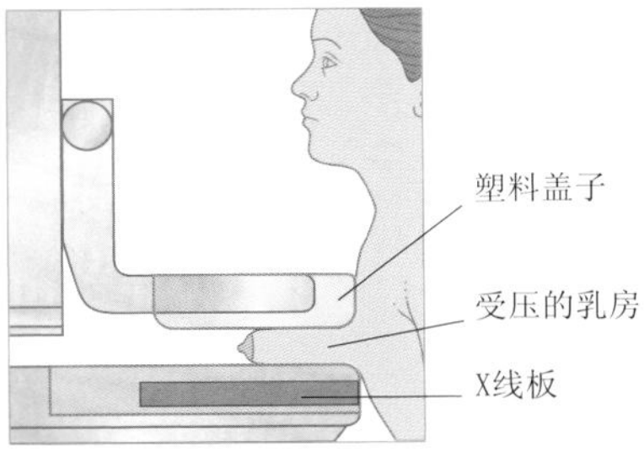

2 乳房被固定在塑料盖子和X线板之间，放射线从乳房穿过，到达X线板。

结果

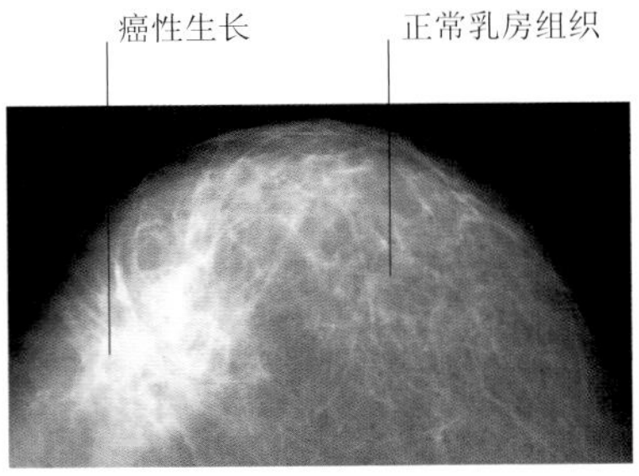

乳腺X线照相检查
在这张X线片上，显示了乳房内的一个肿瘤。因其密度大于正常组织，因此在X线片上为不透光的影像。

种，采用人工合成的单克隆抗体（如赫赛汀）提高人体对癌细胞的免疫反应。治疗至少持续一年，副作用一般小于其他抗癌药物。但是，它仅仅对一些特殊类型的癌细胞有效。对患有某些心脏或循环系统疾病的女性不适合。

辅助治疗 乳腺癌患者可以选用其他的治疗作为传统治疗的补充，如放松练习（见32页）、沉思冥想、顺势疗法或针灸等。但这些治疗不能替代传统治疗。如果想采用辅助治疗，需要向医生咨询。心理咨询（见624页）通过鼓励病人说出自己的感受，来帮助病人面对肿瘤。

预后如何？

如果在发生转移之前已诊断乳腺癌，那么治疗很有可能获得成功。联合多种治疗方法常会有最好的结局。近年来乳腺癌的治疗有了极大的改善。

在治疗后，乳腺癌患者需要到医院进行随诊，医生会安排患者每年做一次乳腺X线照相检查，以防止复发。大约有1/4的女性会在治疗后的5年内复发，其中多数是在诊断时就已处于较晚期的患者。肿瘤可以在原发肿瘤的邻近区域或者在其他部位复发，任何复发肿瘤都需要进一步治疗。对于复发的患者，医生可用药物及放疗来控制癌病发展，并可能实施进一步的手术。

在每10位接受治疗的乳腺癌患者中，大约有8人在疾病诊断后还可以存活5年。

治疗

乳腺癌手术

手术治疗的目的是切除所有的肿瘤组织。根据肿瘤的大小和位置的不同，手术方式也会不同。在此介绍两种主要的手术：乳房肿块切除术（也称广泛局部切除术），主要用来切除小的肿瘤；乳房切除术，有时被用来治疗较大或者多发的肿瘤。手术时会切除部分腋窝淋巴结，用以检查是否有肿瘤的转移。

乳房肿块切除术

手术中，切除含有肿瘤的小块的乳房组织，同时切除同侧的部分腋窝淋巴结。该操作在全身麻醉下进行。手术后乳房的外形基本没有改变。

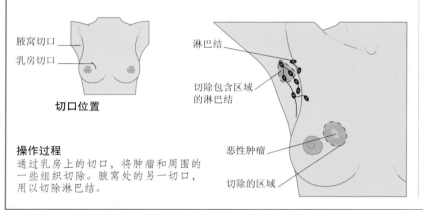

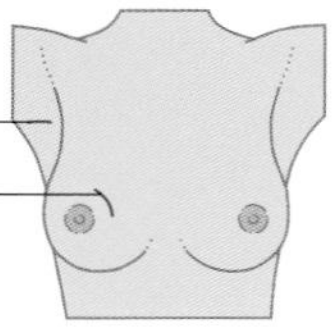

切口位置

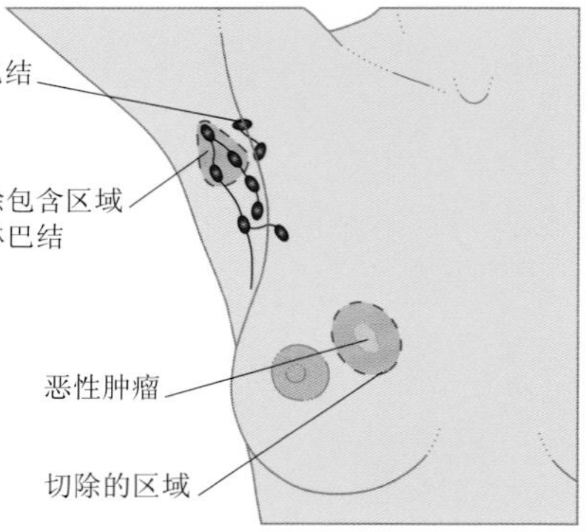

操作过程
通过乳房上的切口，将肿瘤和周围的一些组织切除。腋窝处的另一切口，用以切除淋巴结。

乳房切除术

进行乳房切除术时，切除全部的乳房组织。该手术用以治疗较大的乳房肿瘤或者多发肿瘤。手术在全身麻醉下进行，需要住院数日。可以通过整形手术来重建乳房，重建可以在乳房切除术的同时或者术后进行。

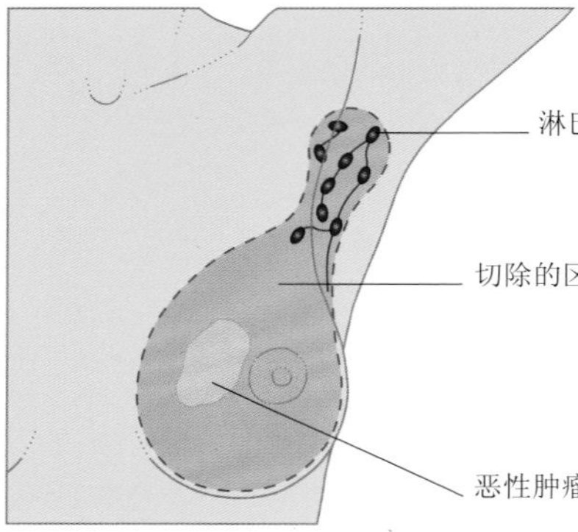

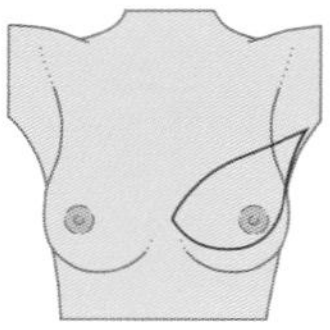

切口位置

操作过程
该手术只有一个切口，经此切口切除肿瘤及所有的乳房组织，必要时切除所有的腋窝淋巴结。胸部将会遗留一个斜行的瘢痕。

性与生殖

在生物界，生殖需求是最基本最强烈的动力之一。繁殖下一代，保证物种的连续性是人体的基本功能之一。但是，就人类而言，性交不仅仅是男女生殖的方式，还是表达情感的一种途径。性关系在建立和维系男女双方关系中发挥重要作用。

活的生物体通过生殖来维持种群的个体数量。一些简单的生物，如细菌，通过无性生殖——细胞分裂产生的后代，其遗传物质与亲本相同。

人类两性生殖的方式，涉及两种细胞——精子和卵子的融合。卵子由女性的卵巢产生，精子由男性的睾丸产生。这些细胞通过性交而结合。如果精子使卵子成功受精，则父母双方的DNA（遗传物质）就结合到一起，产生一个独一无二的个体。

两性生殖的结果使后代有无限可能的变异。唯一例外的是同卵双胞胎，由一个受精卵分裂为两个相同的部分，继而产生遗传物质组成完全相同的两个个体。

人类的性活动

许多动物的生殖需求很大程度上是一种本能。但人类，众多的社会和心理因素，很大程度地影响他们的性欲和生殖。近几十年来，性行为的社会观念的改变，使得男女都可以更加自由地表达他们对对方的性需求。

男女两性的性动力因人而异，可以表现为完全缺乏兴趣，也可以表现为有很强的需求。获得性兴奋的难易程度也存在个体差异。

除生殖需求外，人类可能是生物界中唯一可以从性交中获得愉悦的动物。大多数人偏爱异性的性伴侣（异性恋）；另一些人偏爱同性的性伴侣（同性恋）；还有一些人对同性或异性的性伴侣都有兴趣（双性恋）。

生育能力

生殖取决于卵子是否能够受精，并着床于女性的子宫。性行为和生殖能力直接影响这些事件的发生。如果一对有生育能力的男性和女性，在女性月经周期的易受孕期发生性行为（除外避孕的情况），则精子有1/5的可能与卵子受精。

随着医学的发展，生殖的过程可以越来越多地被控制。夫妻双方可以选择某种避孕方式来避孕。另外，不能自然受孕的夫妻可以选择多种不同的辅助生殖方法。

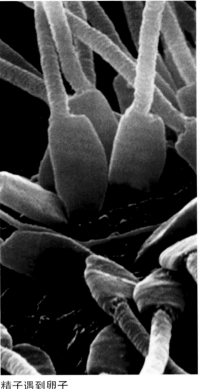

精子遇到卵子
很多的精子试图穿过卵子的表面使之受精。

本章包括如下内容

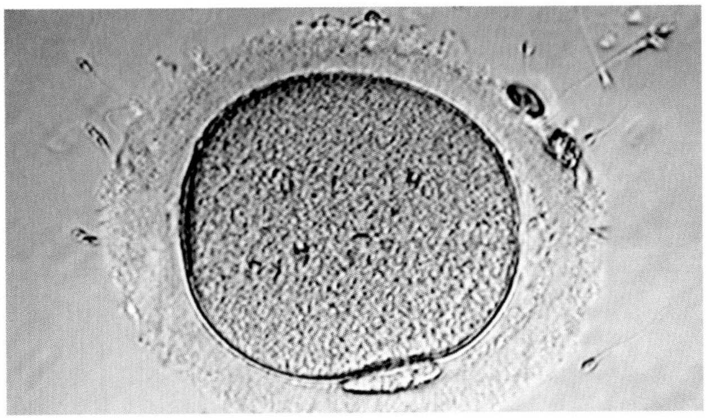

未受精的卵子
这张高倍放大的镜下图像显示，在受精前，人类的卵子周围被多个比卵子小得多的精子围绕着。

功能

性反应

性观念、性伴侣身体的视觉刺激以及前戏等都有助于性唤起。兴奋导致呼吸急促、心率增加以及血压升高。男性阴茎变硬并勃起。女性阴唇和阴蒂膨胀，阴道延长并变得湿润，乳房增大。男性与女性达到性兴奋的时间存在差异。

性兴奋的阶段
男性性兴奋很快达到一个平台，女性性兴奋常是一个渐进的过程。性兴奋在性高潮时达到高峰，消退期减弱。两性达到性高潮的时间并不一致。

男性和女性的性兴奋阶段

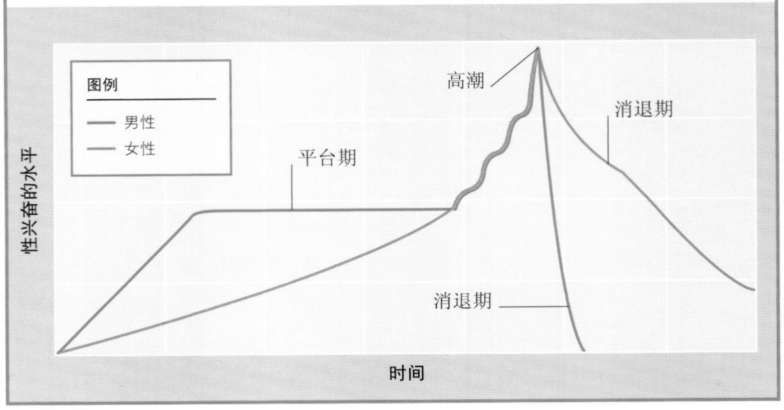

功能

性交

当夫妻双方达到性兴奋时（见 489 页“性反应”），男性的阴茎勃起、女性的阴道变得湿润。性交时，阴茎插入阴道，男性开始做向盆腔的插入运动。性高潮时，紧张和愉悦感播散至全身，双方可能同时达到或者先后不同时间达到高潮。此时女性的阴道壁有节奏地收缩，男性射精，释放出精子。

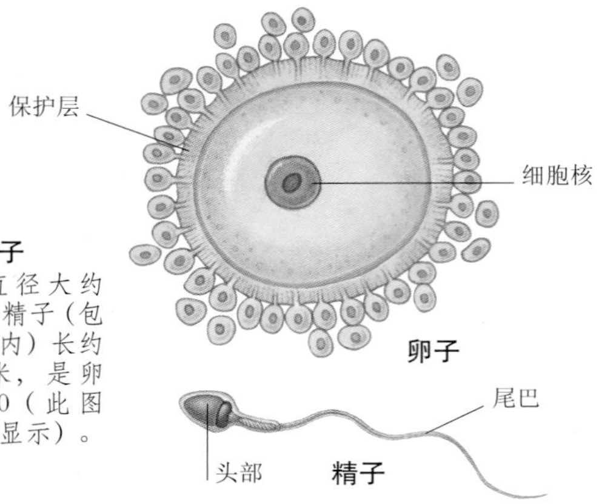

卵子和精子
卵子的直径大约0.1毫米。精子（包括尾巴在内）长约0.005毫米，是卵子的1/20（此图未按比例显示）。

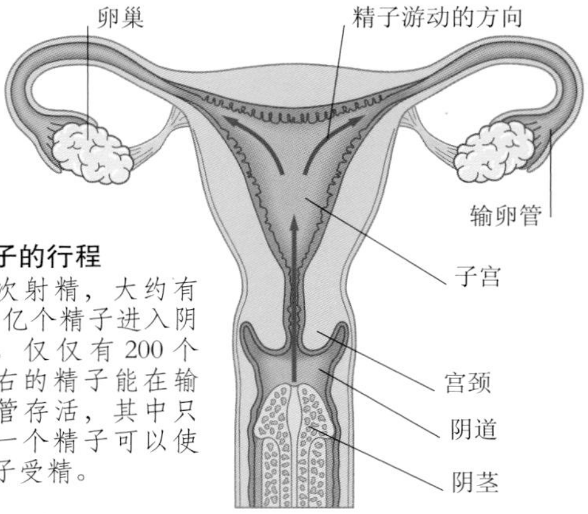

精子的行程
一次射精，大约有2.5亿个精子进入阴道。仅仅有200个左右的精子能在输卵管存活，其中只有一个精子可以使卵子受精。

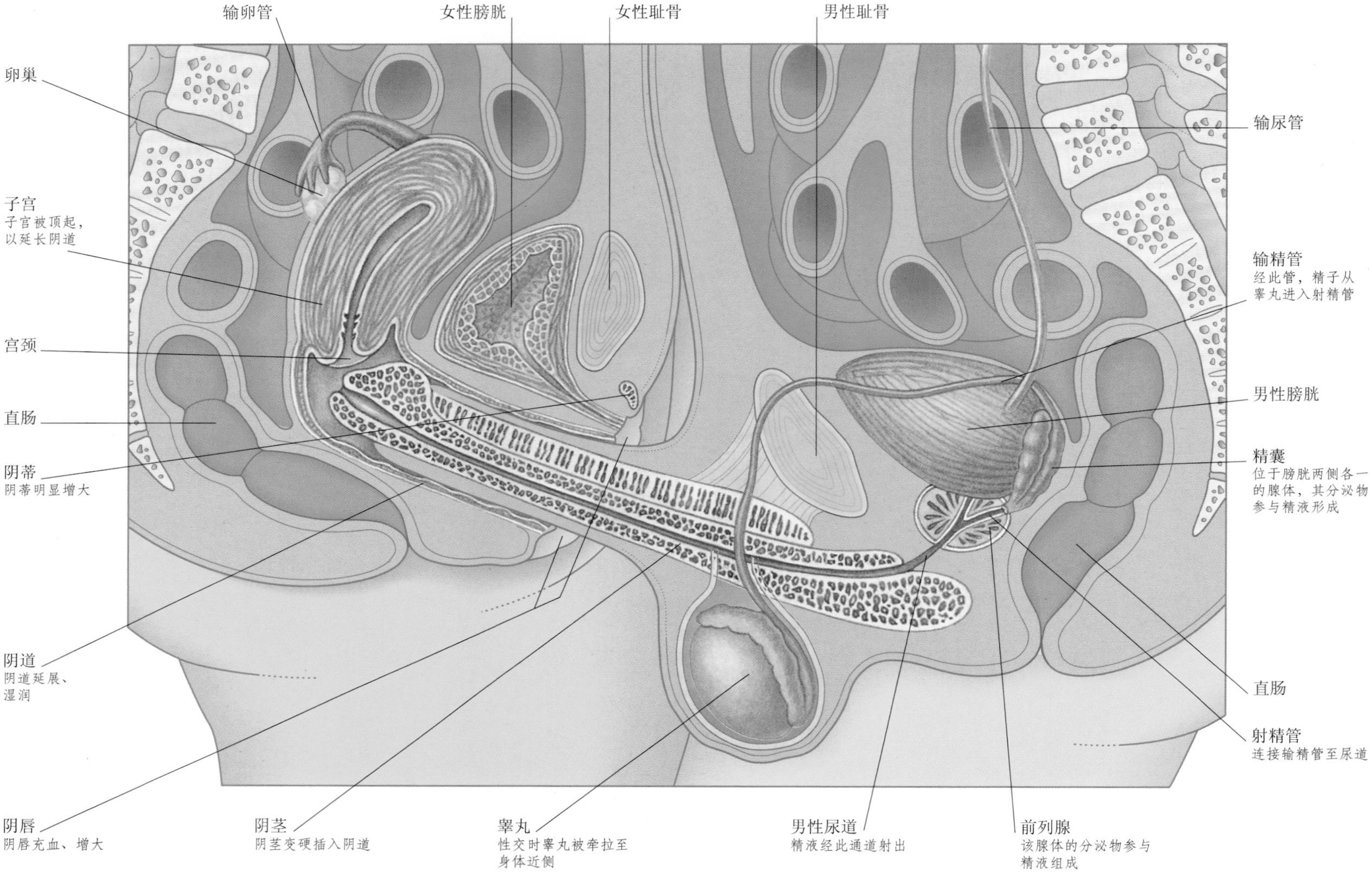

功能

受精

受精在一侧输卵管内进行。许多精子到达卵子周围并试图穿透卵子外围的覆盖层。若某一精子授精成功，它的头部钻进卵子内，尾巴脱落。此后卵子周围迅速形成一层膜，该屏障可以阻止其他精子的进入。受精发生在精子头部与卵子的细胞核融合时。

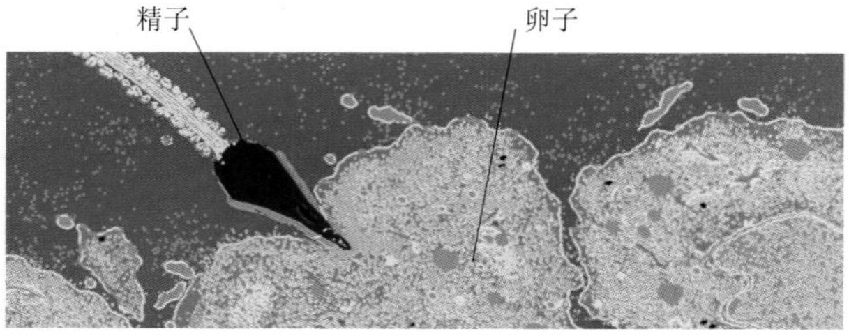

精子穿透卵子
精子的头部穿过卵子外层以到达细胞核。

性传播感染

性传播感染（STIs）是性活动时由一方传播给另一方的感染。许多患有性传播感染的病人因为尴尬而没有及时寻求医学帮助。但是，早期诊断常可预防并发症的发生。大多数性传播感染可以通过药物治愈。

本节所讨论的疾病是根据病原体分类的。前几部分讨论细菌感染，如淋病；之后，讨论原虫感染，如滴虫病；接着是病毒感染，如生殖器疣；最后，讲述寄生虫的感染，如阴虱。

早期治疗性传播感染是很重要的，因为诸如衣原体感染等疾病可引起不孕。性活跃的人在更换性伴侣的时候应该进行检查，因为一些性传播感染不引起症状，有些人并不知道自己患有性传播感染。梅毒是一种进展性疾病，曾经为致死性，现在早期治疗通常可以完全治愈。性传播感染，如生殖器疱疹和生殖器疣，较为常见。一些生殖器疣会增加宫颈癌的发病风险。妊娠期女性患有性传播感染时，应该认真遵循治疗方案，因为性传播感染可以在妊娠期或者分娩时经产道传染给胎儿。

艾滋病病毒感染与艾滋病（见169页）以及某些类型的肝炎（见408～409页）都是病毒感染，也可以通过性接触传播。

安全的性行为可以降低性传播感染的风险，相关内容在本节简单叙述，其他章节有详细描述（见27～30页“性与健康”）。

淋病

一种引起生殖道炎症和分泌物的细菌感染

- 可影响任何年龄段的性活跃人群
- 男性更常见
- 与多个性伴侣的无保护性交是发病的危险因素
- 遗传对本病的影响不明显

引起淋病的淋病奈瑟菌（淋球菌）可以通过多种形式的性接触传播，如阴道性交、口交和肛交等。感染常局限于细菌所进入体内的部位，如阴道或口腔，但是可以通过血流播散至身体的其他部位。在阴道分娩时，暴露于产道内受感染的婴儿可以发生新生儿结膜炎，这是一种可以导致失明的严重眼部感染。

在英国，从2002年起，淋病的发病率开始下降。2008年，大约有1.66万例新诊断的病例。尽管该病可以发生在任何年龄段的性活跃人群，但在年轻人中更为常见。男性比女性更易感染。

有哪些症状？

淋病常常不引起症状。如果有症状，常出现在与感染的性伙伴性交后的1～14天内。男性感染的表现有：

- 阴茎口流脓。
- 排尿痛。

不经治疗，症状会在2周后消失，但是仍处于感染状态。

大约一半受感染的女性会有症状，可能包括：

- 阴道黄绿色脓性分泌物。
- 排尿痛。
- 下腹痛。
- 不规则阴道出血。

无论是男性还是女性，因肛交感染的淋病，使肛门和直肠都会发生炎症（见422页“直肠炎”），但是常常没有症状。若感染发生于口交传染，则最初的症状是喉痛。

有哪些并发症？

男性淋病会引起睾丸和附睾（睾丸内精子的输出管道）的炎症，称为附睾睾丸炎（见459页）。淋病还可以导致前列腺（见463页“前列腺炎”）或膀胱（见453页“膀胱炎”）等部位的炎症。少数情况下，淋病会引起尿道狭窄（见455页）、瘢痕或堵塞，从而导致排尿困难。

女性的淋病感染会从阴道播散至输卵管，可引起盆腔炎症性疾病（见475页）。不治疗会增加异位妊娠（见511页）的风险，并可导致女性不孕（见497页）。

某些情况下，有时淋病会播散入血液，引起发热、皮疹，罕见病例可以导致关节感染（见225页“化脓性关节炎”）。

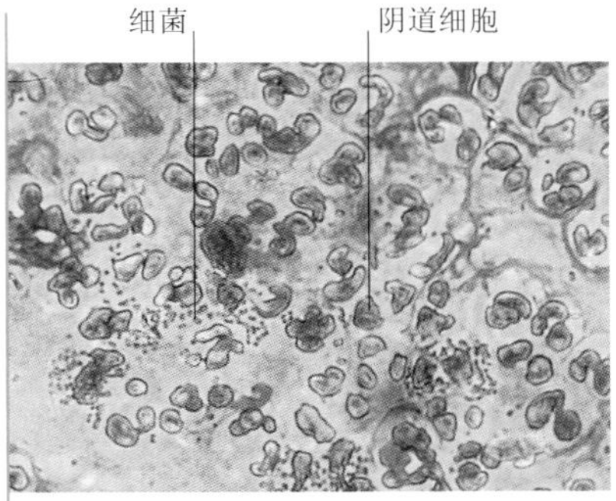

感染了淋球菌的细胞
这幅图片显示受到淋球菌感染的阴道细胞，该细菌可引起淋病。

应该如何处理？

如果你怀疑你的性伴侣患有淋病，应去性传播感染专科门诊就诊或咨询医生。为明确诊断，需要对疑似感染的部位行拭子，以检测细菌。还应该检查其他的性传播感染，如衣原体感染。淋病采用抗生素（见572页）治疗，一般症状可在3～4天内消除。如果细菌播散至全身，则需要住院，静脉用抗生素治疗。所有的性伴侣都需要接受检查和治疗。

如何预防？

你可以采取措施降低感染淋病的风险（见本页“预防性传播感染”）。如果感染了淋病，在你和性伴侣结束治疗并且医生宣布感染被清除之前，应当避免性生活。

自助措施

预防性传播感染

有一些安全的性行为方式值得遵循，以降低患性传播感染的风险：

- 避免多个性伴侣。
- 在一段新的性关系中，你或者你的性伴侣需要使用避孕套。
- 如果使用润滑剂，使用水溶性的；油性的润滑剂会损伤避孕套的橡胶。
- 避免性生活中损坏避孕套或者引起阴道或肛门皮肤的裂伤。

如果你怀疑自己或者你的性伴侣有性传播感染，则应该向你的医生以及性传播感染专科门诊咨询。完成治疗疗程，在医生确定你的感染已经治愈之前避免性生活（见27～30页“性与健康”）。

非淋球菌性尿道炎

多种不同的微生物引起的男性尿道的炎症

- 可发生在任何年龄段的性活跃的男性
- 影响男性，女性可以携带感染
- 与多个性伴侣的无保护性交是发病的危险因素
- 遗传对本病的影响不明显

与引起淋病（见本页）的细菌无关的男性尿道的炎症称为非淋球菌性尿道炎（NGU）。世界范围内，非淋球菌性尿道炎是男性最常见的性传播感染（STIs）之一。

由哪些原因引起？

约有一半的病例与一种称为沙眼衣原体的细菌有关，该细菌也可以感染女性生殖器官（见492页“盆腔衣原体感染”）。引起非淋球菌性尿道炎的病原体也可能是以下几种：细菌解脲支原体、原虫阴道毛滴虫（也可引起滴虫病），以及真菌白色念珠菌（也可引起念珠菌病）。引起生殖器疣（见493页）及生殖器疱疹（见493页）的病毒也可以导致非淋球菌性尿道炎。但是，非淋球菌性尿道炎常常不能找到原因。

有哪些症状？

感染非淋球菌性尿道炎后的1～6周，会出现以下症状：

- 排尿痛，尤其是晨尿时。
- 阴茎分泌物。
- 尿道口发红以及疼痛。

如果有以上任何一种症状，都应到性传播感染专科门诊就诊或咨询医生。

有哪些并发症？

非淋球菌性尿道炎可以有多种并发症，包括前列腺的炎症（见463页“前列腺炎”），其症状主要包括阴茎根部的疼痛以及尿频、尿痛。有时候，睾丸及附睾（睾丸内精子的输出管道）也会发炎（见459页“附睾睾丸炎”）。感染还会诱发免疫反应导致的关节的炎症（见224页“反应性关节炎”）。

应该如何处理？

医生会做一个尿道拭子，同时行尿检，以检查引起非淋球菌性尿道炎的病原体。可能同时还会做其他性传播感染的检查。

根据检查发现的病原体，医生可能会开抗生素（见572页）、抗真菌药物（见574页）或者抗病毒药物（见573页）。一般非淋球菌性尿道炎的症状会在治疗后的一周左右消失；但有些病例会复发，需要再次治疗。如果性伴侣患有此病，则存在再次感染的可能。鉴于女性感染此病会引起盆腔炎，从而导致不孕（见 497 页“女性不孕”），因此尽管没有症状，性伴侣也必须接受检查和治疗。

如何预防？

遵循安全的性行为可以降低感染非淋球菌性尿道炎的风险（见 491 页“预防性传播感染”）。为防止感染播散，在你和你的性伴侣结束治疗、医生宣布感染被清除之前，避免性生活是很重要的。

盆腔衣原体感染

女性生殖道的感染，常无症状

- 可发生于任何年龄段的性活跃的女性
- 女性发病，男性可以携带感染
- 与多个性伴侣的无保护性交是发病的危险因素
- 遗传对本病的影响不明显

沙眼衣原体是英国性传播感染（STI）中最常见的病原体，2008 年约有 12.3 万例新诊断病例。该细菌可以引起生殖器官的严重感染。女性最常见的感染部位是宫颈。衣原体感染是男性最常见的非淋球菌性尿道炎（见 491 页）的病因。分娩时暴露于衣原体感染的婴儿可以发生结膜炎（见 355 页），以及肺部感染，如肺炎（见 299 页）。

有哪些症状？

大多数被感染的女性没有症状，如果有症状，可能包括：

- 异常阴道分泌物。
- 经间期或性交后出血。
- 尿频。
- 下腹痛。
- 性交深部痛。

如果不进行治疗，感染可以从宫颈播散至输卵管（见 475 页“盆腔炎症性疾病”），是引起女性不孕的常见原因之一。感染有时会诱发一种关节炎（见 224 页“反应性关节炎”）。

应该如何处理？

如果不引起症状或者性伴侣没有接受性传播感染的检查，则一般不会怀疑感染衣原体。在做不孕检查时，也可能会考虑衣原体感染，因不孕可能是衣原体感染未治疗的并发症。因此，对存在高危因素的性活跃女性进行衣

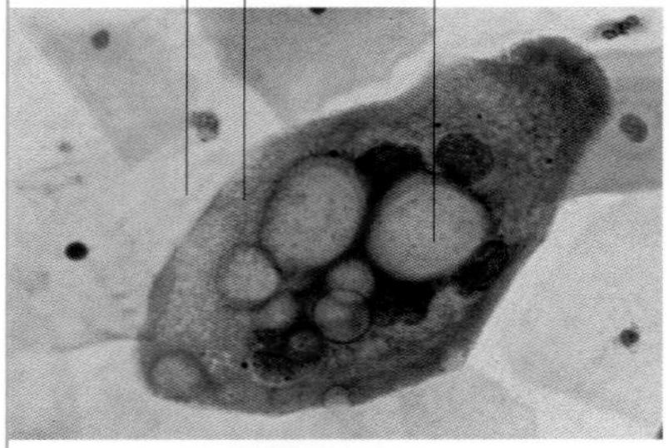

受到衣原体感染的宫颈细胞
这幅放大的图像显示了受到衣原体感染的宫颈细胞，衣原体被一层膜包裹。

原体感染的筛查尤为重要，包括那些曾经因性传播感染接受过治疗，或者有多个性伴侣的女性。

如果你怀疑自己或者性伴侣有衣原体感染，应该去性传播感染专科门诊就医。如果是女性，尿液检测或者宫颈、阴道拭子检查可以作为确诊衣原体感染的证据。治疗使用抗生素（见 572 页）。即使性伴侣没有症状，也应该做检查，如果需要，还应该进行治疗。

如何预防？

安全的性生活可以降低感染的风险（见 491 页“预防性传播感染”）。如果你和 / 或你的性伴侣受到感染，应在治疗结束前禁止性生活。

梅毒

一种细菌感染，最初影响生殖道，如果不治疗，在多年后可以影响身体的其他部位

- 可影响任何年龄段的性活跃人群
- 与多个性伴侣的无保护性交是发病的危险因素
- 性别和遗传对本病的影响不明显

梅毒是由梅毒螺旋体引起的。该病原体通过生殖道黏膜或者皮肤进入体内。如果不治疗，可以致死。

梅毒曾经在世界范围内广为传播，直至 20 世纪 40 年代青霉素的应用才使之减少。现今，梅毒发展为晚期很罕见。20 世纪 80 年代，出现的抗击艾滋病病毒感染的“安全的性行为”行动，使得 60 ～ 70 年代男同性恋者发病率上升的趋势有所逆转。梅毒的发病率曾降至很低，但其后又有所升高。

患有梅毒的孕妇可以将该病传染给胎儿，引起胎儿先天性梅毒（见 530 页“先天性感染”）。但是，现

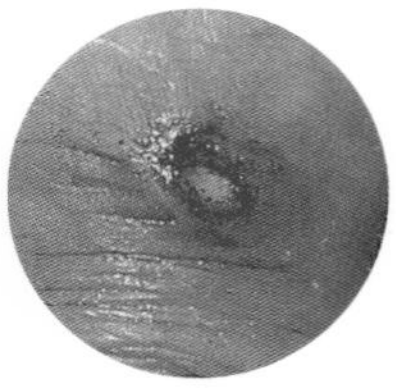

阴茎下疳
一期梅毒期间发生的硬性、无痛性的下疳。常发生于生殖器。

在通过孕期筛查使得先天性梅毒变得很罕见。

有哪些症状？

梅毒的症状分为三期。一期梅毒和二期梅毒均具有传染性，一般持续两年。三期梅毒无传染性。

一期梅毒 在感染后的 1 ～ 12 周内会产生以下症状：

- 硬性、无痛性且极具传染性的溃疡，称为下疳。下疳常发生于阴茎或者外阴，但口交或者肛交者，也可以发生于口腔或者直肠。
- 腹股沟或颈部淋巴结的无痛性增大。

下疳可能不太会引起重视，在 1 ～ 6 周后会自然消失。

二期梅毒 大约在下疳出现后的 6 ～ 24 周，可以有以下症状：

- 包括掌跖在内的全身无痒感的感染性红疹。
- 生殖器和肛门的皱褶皮肤上有灰色或粉色、增厚的湿润疣状斑片。
- 罕见病例会发生斑秃。
- 发热和疲劳。
- 头部和肌肉的疼痛。

这些症状大约 4 ～ 12 周后消失，疾病进入时间长短不等的无症状阶段。

三期梅毒 一些病人在其后仍然无进一步的症状。但是，如果不治疗，在初次感染后的 10 ～ 20 年会发生三期梅毒。三期梅毒的症状不一，包括人格改变、精神疾病、脑膜炎（见 325 页）、脊髓痨（脊髓的损坏）等，可以引起行走无力和困难，以及主动脉瘤（见 259 页）。

应该如何处理？

如果你怀疑自己或者性伴侣患有梅毒，应该去性传播感染专科门诊就医。在一期梅毒阶段，可以从下疳获取拭子进行镜下检查。对于一期和二期梅毒的确诊，都需要行血液检查。同时，还需要做其他性传播感染的检查。疑诊三期梅毒时，可以做腰椎穿刺（见 326 页），检查脑脊液中是否有细菌的抗体。

通过注射抗生素（见 572 页）来治疗梅毒。一期和二期梅毒经治疗，通常可以获得痊愈。三期梅毒造成的损害是永久性的。

如何预防？

感染梅毒的风险可以通过安全的性行为来降低（见 491 页“预防性传播感染”）。如果你或者你的性伴侣患有梅毒，在你们双方完成治疗，以及医生确诊感染被治愈前，应避免性接触。

滴虫病

可以引起女性生殖道炎症和分泌物的一种感染，男性不常见

- 可发生于任何年龄段的性活跃人群
- 与多个性伴侣的无保护性交是发病的危险因素
- 性别和遗传对本病的影响不明显

滴虫病是由阴道毛滴虫引起的感染。女性的感染可以引起外阴阴道炎（见 482 页）和膀胱炎（见 453 页），阴道内及其周围的炎症会产生大量的阴道分泌物。男性感染会引起尿道的轻度炎症（膀胱通向外界的管道），偶尔也会引起非淋球菌性尿道炎（见 491 页）。大多数病例是经性传播感染的。但是，滴虫感染的孕妇会将其传染给胎儿，导致早产和分娩低出生体重儿。阴道毛滴虫一般寄生在泌尿生殖系统。

有哪些症状？

有些患者的滴虫病，并不出现症状，通常是在常规宫颈涂片检查（见 480 页）时才被发现。如果有症状，可能包括：

- 大量黄色泡沫状阴道分泌物，异味重。
- 阴道疼痛性炎症。
- 外阴（阴道周围的皮肤）瘙痒和疼痛。
- 排尿时烧灼感。
- 性交不适。

男性感染常无症状，但也可以有以下表现：

- 排尿不适。
- 阴茎尿道口分泌物。

如果你或者你的性伴侣出现以上任何一种症状，都应该去性传播感染专科门诊就医。

应该如何处理？

首先在感染的区域做拭子检查，看是否有原虫。还可能同时进行其他性传播感染的检查。如果患有滴虫病，将采用抗生素（见 572 页）治疗。即使性伴侣无症状，也需要进行检查或治

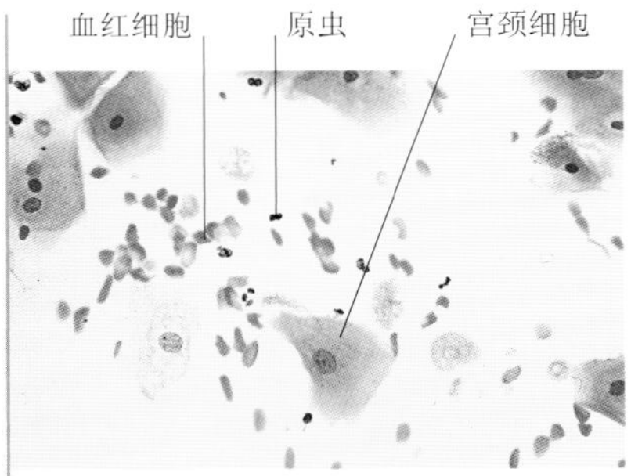

滴虫病
这幅宫颈处细胞的放大图片显示了阴道毛滴虫，该原虫可引起滴虫病。

疗。分娩时感染的婴儿常不需要治疗，感染可自行清除。

如何预防？

遵循安全的性行为可以降低感染滴虫病的风险（见 491 页“预防性传播感染”）。如果你或者你的性伴侣患有滴虫病，在你们双方完成治疗以及医生确诊感染被治愈前，应避免性接触。

生殖器疱疹

病毒感染引起的生殖器及其周围的疼痛性、复发性水疱

- 可发生于任何年龄段的性活跃人群
- 与多个性伴侣的无保护性交是发病的危险因素
- 性别和遗传对本病的影响不明显

生殖器疱疹是由单纯疱疹病毒引起的。单纯疱疹病毒有两种类型，Ⅰ型（HSV-1）和Ⅱ型（HSV-2）。生殖器疱疹主要是由Ⅱ型病毒引起的，Ⅰ型病毒主要引起口周的疱疹（见 205 页“唇疱疹”）。但是Ⅰ型病毒可以通过口交，从口部传染至生殖器，引起生殖器疱疹。

该病可以复发，尤其是在感染后的前几年内。女性常在月经期前的 5 ~ 12 天复发，几天后消除。后续的发作症状较前减轻，但是仍然具有传染性。感染生殖器疱疹的孕妇应将其病情告知助产士，因为尽管罕见，分娩时婴儿的感染会引起严重的疾病（见 530 页“先天性感染”）。

由哪些原因引起？

初次感染生殖器疱疹，症状一般会较重，常发生于接触感染者后的 5 天内。症状包括如下几点：

- 生殖器疼痛性、内含液体的疱疹。疱疹有时也可以发生在大腿和臀部，罕见的情况下，肛交或口交者还可能发生于口腔或者直肠。
- 感染部位有麻刺感、烧灼感、疼痛感以及红斑。
- 腹股沟淋巴结肿大疼痛。
- 排尿痛。
- 头痛、发热和肌肉痛。
- 女性阴道分泌物增多。

症状在出现 10 ~ 21 天后，可以自行消失。如果再次发作，症状相对减轻，且常发生在同一个部位。

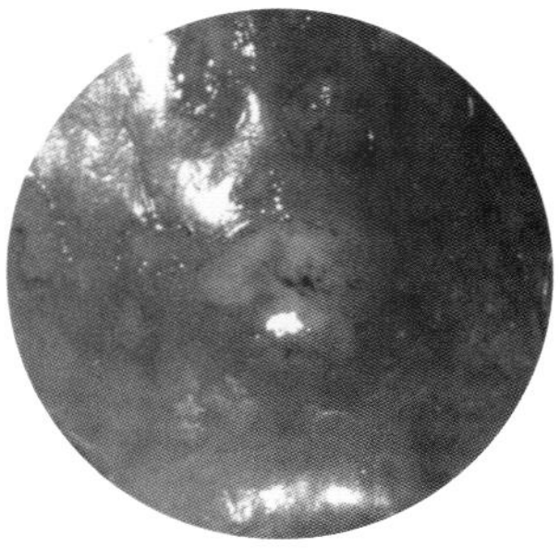

生殖器疱疹
这幅放大图像显示了阴茎上含有液体的疱疹，由生殖器疱疹病毒引起。

应该如何处理？

如果你怀疑自己或者性伴侣患有生殖器疱疹，应该去性传播感染专科门诊就医。医生根据症状和体格检查可以作出初步诊断。可以做疱疹部位拭子，检查是否有病毒存在。你可能还需要进行其他性传播感染的检查。即使性伴侣没有明显症状，也应该进行检查。

症状发作时，医生可能会开阿昔洛韦或其他抗病毒药的处方。早期服用阿昔洛韦可以减轻症状的严重程度，但是并不能清除体内的病毒。

预后如何？

大约 2/10 的感染者仅有一次发作。但是，病毒存留于体内，一年或数年后会有几次的再次发作。其后的发作往往要比第一次发作症状轻，发作的间隔时间也会延长。

如何预防？

遵循安全的性行为可以降低感染生殖器疱疹的风险（见 491 页“预防性传播感染”）。但是，生殖器周围的皮肤也可能有疱疹，或者症状不是很明显，故避孕套不一定能够完全避免感染。即使不存在疱疹，病毒也可以传播。感染后应在症状消失前避免性生活。

如果多次发作，医生会用抗病毒药物进行预防性治疗，以降低再次发作的风险。治疗一般不超过一年。

临近分娩期的孕妇，如果感染生殖器疱疹，则需要行剖宫产，以防止新生儿的感染。

生殖器疣

病毒感染引起的、生殖器及其周围肉质的无痛性生长物

- 可发生于任何年龄段的性活跃人群
- 与多个性伴侣的无保护性交是发病的危险因素
- 性别和遗传对本病的影响不明显

生殖器疣又称尖锐湿疣，是由人乳头状瘤病毒（HPV）感染引起的生殖器皮肤病变，多发于男女外生殖器及肛周。人乳头状瘤病毒有多种类型，可分别引起身体不同特定部位的病变。某些类型的病毒引起生殖器病变，可以通过性接触传播。其中一些人乳头状瘤病毒引起生殖器疣。其他一些累及生殖器的人乳头状瘤病毒亚型也与宫颈癌（见 481 页）的发病有关。

在英国，生殖器疣是最为常见的性传播感染之一。2008 年新诊断病例数约为 9.25 万例。据报道，男性发病率高于女性，这可能是因为男性的阴茎疣更容易被看到。即使没有症状，感染者也可以将病毒传染给性伴侣。

在感染后几周至 20 个月左右，患者的外生殖器会出现疣状物。这种疣状物多为表面粗糙的无痛性软质疣，少数表面质硬。生殖器疣生长迅速，有时会在某一区域成簇生长。

男性的疣可以生长于阴茎体、包皮、龟头（阴茎的头部）以及肛周。女性的疣可以生长于外阴（女性生殖道的外露部分）或者阴道内部、宫颈以及肛周。疣还可以经肛交传染生长至直肠。如果孕妇患有生殖器疣，必须告知助产士，因为分娩时可能会将感染传染给婴儿。

应该如何处理？

如果你或者你的性伴侣患有生殖器疣，或者曾经接触该感染，你应该去性传播感染专科门诊就医。经体格检查可以进行诊断。但还需要进行其他性传播感染的检查。

有多种方法可以治疗生殖器疣。含有咪喹莫特或者鬼臼毒素的乳膏，可直接涂抹于外生殖器的疣上。重复使用直至疣消失。其他方法包括冷冻疗法，即通过冷冻破坏疣；电疗，即将疣烧灼清除；激光治疗以及手术摘除。生殖器疣可以复发，但多数病例通过机体的免疫力可最终控制病情。

如何预防？

遵循安全的性行为可以降低感染生殖器疣的风险（见 491 页“预防性传播感染”）。当肉眼可以看到疣时，最好避免性生活。生殖器疣可以经感染了病毒却没有症状的携带者传播。为预防短期内疣的再次复发，治疗结束后的 12 周内需要使用避孕套。但是，避孕套不能覆盖所有的感染部位，所以并不能起到全面的防护作用。

阴虱

由一种小的无翼寄生虫引起的阴毛部位的感染

- 可发生于任何年龄段的性活跃人群
- 与多个性伴侣的无保护性交是发病的危险因素
- 性别和遗传对本病的影响不明显

阴虱又称蟹虱，通常经性接触传播。阴虱通常生长于阴毛处，偶尔也出现于身体其他部位的体毛中，但罕见于头皮部。成年虱长约 2 毫米，靠吸血生存及产卵。

最常见的症状就是感染部位的瘙痒（最常见于阴部和肛周），瘙痒在夜间尤为明显。有些人没有症状。一般的清洁不能去除虱卵。

如果你怀疑自己或者你的性伴侣感染阴虱，你应该去性传播感染专科门诊就医。

应该如何处理？

医生可能会开含有氯菊酯或者马拉硫磷的药物（见 577 页“治疗皮肤感染和皮肤传染病的药物”）。药物必须全身使用，包括头皮部位，小心不要让药物碰到眼睛。在第一个疗程治疗结束后，隔 7 天还需要进行第二个疗程的治疗，以清除可能新孵化出来的小阴虱。为防止小阴虱的传染，如有必要，性伴侣也应进行治疗。感染者穿过和使用过的衣服和床单，需要在热水中洗涤。

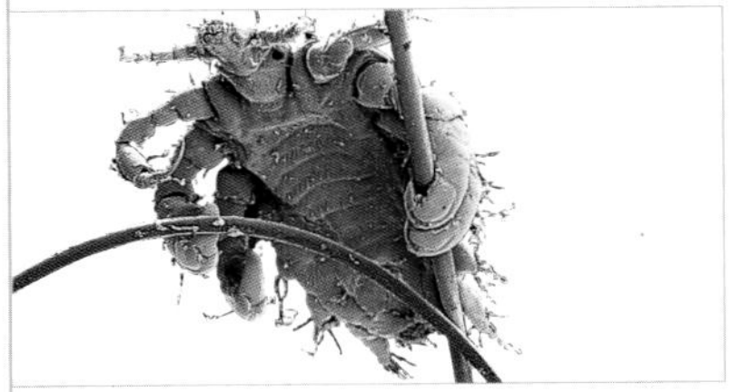

阴虱
这幅放大的图像显示了毛发上的一只阴虱，阴虱约 2 毫米长。

性问题

大多数男女会在一生中的某个时间经历性问题。有些问题，如性欲减低及性交痛等，男女双方都可以发生；然而有些问题，如勃起功能障碍和阴道痉挛，则分别是男性和女性特有的表现。性问题有许多原因，包括生理、心理方面的疾病，以及某些药物治疗时产生的问题。

最常见的男性和女性共有的性问题是性欲减低。尽管有很多其他的原因，但性欲减低，常常是激素水平改变的一种自然反应。其他常见的问题包括女性的性高潮缺乏，以及在大多数男性的一生中某个时间段发生的勃起功能障碍和早泄。

性问题可能是由某种身体疾病引起的，但常会伴随对性生活的焦虑。有时候，一方的性问题可以由对方的性问题引起。鉴于这些原因，医生和性治疗专家常建议男女双方共同参与探讨和治疗，以促进相互之间的理解和欣赏。医生及治疗师推荐的治疗，包括男女双方在家中共同练习的内容，这种治疗非常重要。

现在有多种针对性问题的治疗方法，还有许多医生和治疗师专门从事性问题的治疗。泌尿科医师、妇科医师、性治疗师，以及心理咨询师都可以给你专业的帮助。对于有些问题，精神科或心理科医师能够给你帮助。性问题的治疗常可以取得很高的成功率。

性欲减低

性兴趣的暂时或长期减低

- 随年龄的增长更常见
- 在罕见的情况下由于多一条染色体所致
- 身体和心理压力，以及使用某些药物是发病的危险因素
- 遗传对本病的影响不明显

性欲减低的人会对性失去兴趣，不对性有幻想，在性行为中很少或不能获得快感。一个人在一生中的某个时间段暂时失去性的动力或者欲望是很常见的。但是，如果长时间性欲减低，给自己或者性伴侣带来苦恼，就成为一个问题。

性欲减低可分为完全性性欲减低和境遇性性欲减低。大多数完全性性欲减低者每月仅性生活一次或不足一次，但在配偶要求性生活时被动服从；境遇性性欲减低只在某一特定环境或某一特定性伴侣的情况下发生。

性欲一定程度受性激素控制，性激素随年老而逐渐减少。因此，性欲随年老而自然减低。但是，男性与女性的性欲类型不同。男性性欲在十几至二十几岁时最为强烈，而女性更倾向于在30多岁时达到高峰。不同的人性欲及性活动水平各异。鉴于此，性欲减低的诊断仅仅是对比个体自身正常性欲和性活动来判断的，而不是与其他人相比。

由哪些原因引起？

许多女性在产后或是进行妇科手术后会发生暂时性的性欲减低，有的人在妊娠时也会发生性欲减低。绝经后的女性会因为激素水平的波动，以及绝经引起的不良情绪等而发生性欲减低。许多女性会在月经周期中经历性欲的规律性波动，这反映了激素水平的正常变化。

许多心理问题可导致男性和女性的性欲丧失。这些问题包括焦虑障碍（见341页）、抑郁症（见343页）、压力（见31页）以及男女关系的问题。

性欲减低可以是某些药物的副作用，包括避孕药、一些类型的抗抑郁药物（见592页），以及某些降压药物（见580页），如β-受体阻滞剂（见581页）。过量饮酒也可以使性欲减低。

其他的可能原因，包括疾病和劳累，以及一些少见的遗传性疾病，如先天性睾丸发育不全症（见534页），该病仅发生于男性，可导致激素水平下降。

我该怎么办？

你可能可以找出你性欲减低的原因。如果你怀疑压力或者过量饮酒是原因，那需要改变你的生活方式。如果你认为是你们男女双方的关系存在问题，那就要和你的性伴侣讨论这个问题（见495页"交流你的性需求"）。如果你的状况没能得到改善，就需要咨询医生。

医生会如何处理？

医生会与你讨论你的生活方式以及夫妻关系等方面的问题，以寻找可能的原因。如果医生怀疑你的性欲减低与身体状况有关，他会安排你进行检查，如血液检查，可以检测你的男性激素水平是否异常减低。如果性欲减低由某种药物引起，医生可能会给你更换药物。医生还会建议你改变生活方式，如降低压力或者减少酒精的摄入。如果由精神因素引起，那么医生可能会推荐你和你的性伴侣进行性治疗（见496页）。

大多数性欲减低问题在咨询医生后，可以获得成功治疗。

应该如何处理？

如果你或者性伴侣经常出现性高潮缺乏，共同讨论这个问题（见495页"交流你的性需求"）是很重要的。如果无法改善状况，则需要咨询医生。如果问题由心理因素或者性技巧缺乏引起，你可能需要咨询性治疗师（见496页"性治疗"）。如果问题由服用药物引起，医生可以给你更换药物。但是，如果你的神经受到了损伤，那将是永久性的，无法治疗。

性治疗对大多数人是有效的，但是如果你或者性伴侣有更深层次的原因，如儿童时期的性虐待，可能需要某些形式的心理治疗（见622～624页）。许多人的性高潮缺乏是可以得到成功治疗的。

性高潮缺乏

不能达到性兴奋的高峰

- 可发生于任何年龄段的性活跃人群
- 女性常见，男性罕见
- 压力、饮酒以及使用某些药物是发病的危险因素
- 遗传对本病的影响不明显

不能达到高潮（性兴奋的高峰）被称为性快感缺失。其原因多为心理性的。据报道，性快感缺失是女性最为常见的性问题，大约一半的女性会在一生中的某个时间段发生。据报道，低于1/10的男性不能达到性高潮。

由哪些原因引起？

能够抑制性高潮的心理因素，包括对性过程的焦虑、担心妊娠、不愉快的性经历、儿童时期身体或者精神受到过虐待，以及严格的性教育导致的禁欲。

一方或者双方的性技巧的缺乏，可以影响性高潮。女性常缺乏足够的时间以达到完全的性唤起。性技巧的缺乏常常发生于新的性伴侣之间，他们常不了解对方的性反应。问题也可能是性伴侣之间缺乏经验或者沟通所致。

包括糖尿病（见437页）在内的一些慢性病引起的神经系统损伤，可以导致性高潮缺乏。某些药物，如特殊的抗抑郁药物（见592页）和某些β-受体阻滞剂（见581页）等降压药物（见580页）可以引起性欲减低。过量饮酒也可导致性高潮缺乏。

勃起功能障碍

不能勃起或者不能维持勃起

- 随年龄的增长更常见
- 吸烟、饮酒、压力以及使用某些药物是发病的危险因素
- 遗传对本病的影响不明显

勃起功能障碍是指在企图性交时，阴茎勃起硬度不足以插入阴道，或阴茎勃起硬度维持时间不足以完成满意的性生活。勃起功能障碍的发病率占成年男性的50%左右。勃起障碍是最常见的男性性功能障碍。勃起功能障碍根据轻重程度可分为轻度、中度和重度勃起功能障碍。

大多数男性会在一生中的某个时候发生暂时性的不能勃起，或者不能维持勃起，这种偶尔的勃起障碍是正常的。长期的持续性勃起障碍，可能提示某种身体疾病，应该立即寻求医学建议。长期的勃起障碍会引起双方的苦恼，尽管如此，仅有1/10存在这种状况的男性寻求医学建议。

由哪些原因引起？

勃起障碍可能与身体或心理疾病有关，多数情况下两者皆有。焦虑障碍（见341页）和抑郁症（见343页）可以导致勃起障碍。勃起障碍可能是男性生活压力、性关系不良或者是对性失败担忧的反映。该状况可能由服用某些抗抑郁药物（见592页）和降压药物（见580页）引起。勃起障碍的发病风险因劳累、过量饮酒和吸烟等增加。

勃起障碍在中老年男性中更为常见，常提示身体疾病。最常见的原

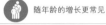

因是血管疾病，如动脉粥样硬化（见241页），减少了阴茎的血供。有时候，血供减少可能是盆腔损伤的结果。勃起障碍还可以因为手术引起的阴茎神经损伤，如前列腺手术（见463页“前列腺部分切除术”；见465页“前列腺癌根治术”），或者是多发性硬化（见334页）或糖尿病（见437）所致。罕见病例是由于睾酮水平的降低所致。

突然发作和间歇性的勃起功能障碍常常伴有心理问题，逐渐出现并呈持续性或者进展性的勃起功能障碍，主要是由身体疾病引起的。

应该如何处理？

如果你持续存在勃起功能障碍，就应该咨询医生。医生会询问你是否有完全性的清晨勃起。如果有勃起功能障碍，由心理因素引起的可能性最大。医生还会询问你的生活方式以及用药情况，看是否存在能够改变的影响因素。

医生会进行体格检查，可能会抽血检验是否有糖尿病，并检测睾酮的水平。还会推荐一位多普勒超声专家，评估阴茎的血流状况。

如果盆腔损伤中发生了阴茎的血管损伤，可以通过手术重建其血流，使阴茎能够重新勃起。如果是药物引起的勃起功能障碍，医生会给你更换药物。如果你患有糖尿病，医生需要确保病情得到很好的控制，以防神经进一步损伤。

另外，当医生怀疑你的生活方式造成了你的勃起功能障碍，他会给你一些建议，如你可以减低压力或减少酒精的摄入量。

如果勃起障碍与心理因素，或者夫妻关系不和谐有关，医生会建议你和性伴侣同时咨询性治疗师或心理咨询师（见496页“性治疗”）。

对于诱因无法治疗的病例，有一些药物和物理方法可以应用。

药物治疗 口服药西地那非（伟哥）、他达那非和伐地那非等药物在治疗勃起功能障碍中，对多数男性有效。这些药物放松阴茎的肌肉和阴茎供血动脉的血管壁。服药后，阴茎血流增多，更容易勃起。因为这些药物在某些男性可以引起严重的副作用，并且能与其他药物发生相互作用，所以服药前需要进行医学评估。

一种称为前列地尔的药物也可以帮助你获得勃起。该药可以注入尿道（将尿液和精液排出体外的管道），可以直接注射至阴茎。但是，前列腺素 E_1 有时会引起严重的副作用。少数睾酮水平低下的男性，注射睾酮是有效的。

物理治疗 有多种物理方法可以帮助你获得勃起和维持勃起。一种含有气缸的真空收缩装置，可以固定于阴茎外。通过一个手扶式泵，在气缸中制造一个真空空间，使阴茎充满血流后勃起，之后移走气缸，用一个特制的橡胶条固定于阴茎根部，以维持勃起。

另一种选择是阴茎修复术，通过手术向阴茎内植入假体。一种类型是植入一对小棒，可以用手调节阴茎的位置。但是，一旦植入小棒，阴茎的大小将不能改变。另一种装置是充气式的阴茎植入物，含有一对气缸和一个小泵。泵可以给气缸充气，从而举起阴茎达到勃起。如果不需要勃起时，移植物不影响勃起的消退。

该病的预后良好。许多男性的原因都是可以治疗的，但是如果不能治疗，药物和物理措施常常是有效的。

自助措施

交流你的性需求

很多人认为他们的性关系可以更好。改善性生活的关键是要与性伴侣交流并相互理解。当你和性伴侣讨论问题时，记住以下几点：

- 仔细斟酌你的语言，把握好时间，避免敌意和讽刺。
- 谈论你们性生活积极的方面。
- 提出你想做或者是希望花更多时间做的事情，认真观察对方的反应。
- 言辞坦率，给出积极的建议。
- 倾听对方。
- 共同制订行动计划，计划中要包括你们都想解决的问题。

早泄

阴茎插入前或者刚刚插入，因很小的刺激，即排出精液

最常见于年轻、无性经验的男性

在仓促中发生早期的性行为是发病的危险因素

遗传对本病的影响不明显

早泄是一种常见的性问题，尤其是年轻男性。如果在插入之前或者插入后极短的时间内发生极微小的刺激，就可以导致精液从阴茎射出，被视为早泄。多数性治疗师认为，早泄是性生活学习过程中正常的一部分，对于没有经验的男性，尤其是年轻人，早泄是正常的。在长期禁欲后，有性经验的男性在性交时也可以发生早泄。

反复发生早泄，不仅令人有挫败感，还可以引起男性对性表现的焦虑，以及可能导致勃起功能障碍（见494页）。如果多次发生早泄，需要寻求医学建议。

由哪些原因引起？

早泄的原因常为心理性的。问题可能包括对于性行为的焦虑，或者担心过早的性行为被发现。有些男性在射精前身体无知觉，因而不能控制高潮的时间。早泄在性关系的早期阶段更为常见，男女双方都缺乏自信，对性表现感到紧张。

罕见的情况下，早泄由身体疾病引起，如前列腺的炎症（见463页“前列腺炎”）或者脊髓损伤。

应该如何处理？

如果多次发生早泄，应该就医。医生会安排你做身体检查，看有哪些基础疾病可以治疗。

如果早泄不是由躯体疾病引起，治疗的目的就是教会你如何感知和控制性兴奋。医生可能会建议你去看性治疗师，他们可以教你做控制性兴奋的练习（见496页“性治疗”）。

练习包括开始与结束的技巧，需要由性伴侣刺激男性的阴茎。当男性感觉就要射精时，要求女方停止刺激。几分钟后，再次开始进行阴茎刺激，而后再停止。经过几周的时间，多次进行开始与结束的练习，可以帮助男性很好地控制。挤压技巧（见本页）可以和开始与结束的练习同时或者分开使用。

一些抗抑郁药物（见592页），如舍曲林，有延迟射精的作用。可以短期服用，治疗早泄，因为延迟射精能够提高自信，并且帮助解决问题。

如何预防？

早泄患者应了解一些性生活知识，掌握正常的性交方法和性反应过程，不宜过度节制性生活，因为性生活次数太少，不利于雄激素的释放。注意生活要有规律，加强体育锻炼，如游泳、散步、气功等，均有益于自我心身健康和精神调节。夫妻双方应相互体贴，并采用适当的行为疗法。

早泄预后极好，多数寻求帮助的男性可以极大地提高射精时间的控制能力。

自助措施

挤压技巧

挤压技巧可以用来防止早泄。在射精前，用拇指和食指紧紧挤压阴茎包皮。挤压会引起勃起部分消退，从而阻止射精。重复练习，可以很好地控制射精。

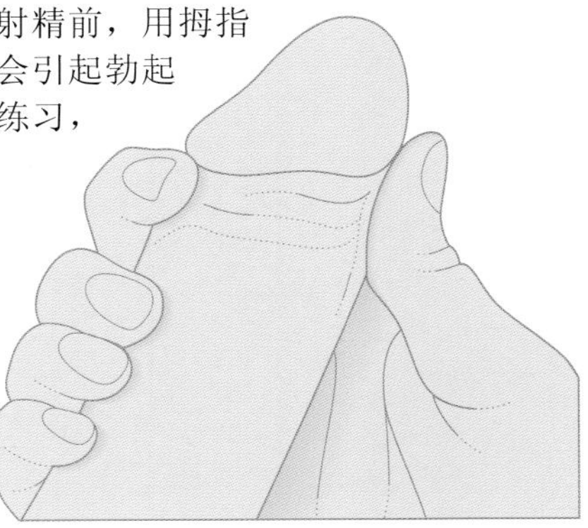

施加压力

拇指和食指在阴茎头部下方上下两面施加压力，可以阻断射精。

男性性交痛

性交时生殖器的疼痛

可发生于任何年龄段的性活跃的男性

无保护性交是发病的危险因素

遗传对本病的影响不明显

性交痛，也称为性交困难，在男性不常见。引起性交痛的原因很多，包括生殖器官和泌尿系统的各种疾病、先天性畸形，以及全身性疾病，如干燥综合征、糖尿病等。但也有部分病例是由心理因素造成的。性交时发生的阴茎疼痛，可能会伴随射精期间和射精后的阴茎烧灼感。

由哪些原因引起？

男性性交痛的最常见原因是生殖器、前列腺或者尿道（将尿和精子排出体

外的管道）的感染。包括生殖器疱疹（见493页）和非淋球菌性尿道炎（见491页），它们通常经无保护的性行为传播。性交时，阴茎部位的摩擦可以使感染的疼痛加重。引起性交痛的其他可能的原因包括阴茎头部的炎症（见461页“龟头炎”）以及前列腺的慢性炎症（见463页“前列腺炎”），这些可以导致射精疼痛。性交困难可能是因为阴茎硬结症（见462页），它表现为勃起时阴茎形状异常。另外，包皮过紧也可能是性交痛的原因（见461页“包茎”）。

有些患者，因对某些特定品牌的避孕套或者杀精剂过敏，引起皮肤刺激，导致阴茎插入后的不适。少见的情况是，从女性宫颈口伸出的宫内节育器的尾丝（见28页“使用避孕药具”），可能会引起插入时的刺痛。罕见的原因是心理因素，如儿童时期的性虐待经历。

应该如何处理？

如果你认为疼痛与避孕套或者杀精剂过敏相关，可以试试其他品牌。如果疼痛持续，请咨询医生。医生会给你做检查，取阴茎头部拭子检查是否存在感染。如果存在感染，医生会开抗生素（见572页）的处方，男女双方需要同服，以免再次发生相互传染；或者医生会推荐你去性传播感染专科门诊就医。

如果影响阴茎勃起的疾病引起疼痛，则需要手术治疗。如果因女方使用的宫内节育器引起你的不适，医生会修剪尾丝，使之不至于伸出宫颈过长。

如果没有查出躯体疾病，应以心理治疗为主。医生会推荐你去咨询性治疗师，他们会帮助你和你的性伴侣共同克服可能的心理问题（见本页“性治疗”）。男性性交痛常可获得成功治疗。

女性性交痛

性交时生殖道或者下腹部的疼痛

可发生于任何年龄段的性活跃的女性

无保护性交是发病的危险因素

遗传对本病的影响不明显

许多女性会在其一生中的某个时候经历性交痛，也称为性交困难。疼痛可以是表浅部位，在外阴和阴道，或者是盆腔深部。原因可以是躯体疾病也可以是心理问题。

由哪些原因引起？

许多女性的表浅性交痛可能是心理因素引起的，如焦虑障碍（见341页）、犯罪感，或者对性交的恐惧等，它们都可以引起阴道痉挛（见本页）。

有多种躯体疾病可以引起性交的浅表部位疼痛。最常见的原因是阴道干涩。这个问题可能由插入前的性兴奋不足引起，也可能由某些药物，如抗抑郁药物（见592页），或产后、绝经后（见473页“绝经相关问题”）激素的正常改变引起。许多女性会有一段时间的产后性交痛，尤其是分娩时会阴撕裂的女性。女性首次性交时疼痛很常见，尤其是处女膜完整者。

表浅的性交痛也可以由尿道、生殖道感染引起，包括膀胱炎（见453页）、滴虫病（见492页）和霉菌性阴道炎（见482页）。阴道畸形引起的性交痛较罕见。

性交时盆腔深部疼痛可能与盆腔或者盆腔脏器的疾病有关，如盆腔炎症性疾病（见475页）、子宫肌瘤（见477页）或子宫内膜异位症（见475页）。引起疼痛的其他可能原因有宫内节育器位置异常（见28页“使用避孕药具”）。

尽管某些体位会引起外阴、阴道或者盆腔深部的疼痛，但一般而言，大阴茎不会引起性交痛。

我该怎么办？

如果你认为阴道干涩是由于阴茎插入前的性兴奋不足所致，就应该与男方交流，花更多的时间在前戏上（见495页“交流你的性需求”）。使用润滑剂，尤其是在产后、绝经期及绝经后期。如果某种性交体位引起不适，应尝试更换其他的体位。

医生会如何处理？

如果你咨询医生，他会给你做阴道和宫颈的拭子，检查是否存在感染，并可能安排你做盆腔超声检查，看是否有盆腔异常。如果疼痛是由某种基础疾病引起的，将需要进行基础疾病的治疗。如果疼痛是由某种药物引起的阴道干涩，医生会给你更换药物。如果没有查出躯体疾病，医生将推荐你和你的性伴侣进行性治疗（见本页）。多数病例，经治疗后疼痛可以消失。

阴道痉挛

阴道入口周围的肌肉痉挛，造成性交疼痛或者性交不能

可影响任何年龄段的性活跃的女性

遗传和生活方式对本病的影响不明显

阴道痉挛时，盆底肌肉不随意的痛性痉挛，减小了阴道口扩张的大小，结果导致强烈的性交痛，使阴茎插入常常不能完成。不同女性的严重程度不一，有些女性严重到不能伸进一个手指或者放入一个棉球，以致妇科检查都需要在麻醉下进行。另外一些人可以忍受医生或者护士的阴道检查，但不能忍受性交。

由哪些原因引起？

阴道痉挛常常是由心理因素引起的，常发生于那些担心插入疼痛的女性。这种担心可能源于以前创伤性的性经历，如强奸或者儿童时期的性虐待。阴道痉挛的另外一个原因是担心怀孕。性焦虑或罪恶感也可以导致这种情况。

一些躯体疾病可以造成阴道痉挛，如阴道炎（见482页“外阴阴道炎”）可以导致性交疼痛，从而引起阴道痉挛。有些女性发生阴道痉挛，是因为她们认为产后会发生性交痛或者绝经期、绝经后（见473页“绝经相关问题”）会有性交困难。

应该如何处理？

医生会轻柔地给你进行检查，以找寻引起插入疼痛或者不能插入的躯体问题。如果发现了基础疾病，会给予相关的治疗。如果痉挛由心理因素引起，则需要心理治疗（见622～624页）或者推荐你咨询性治疗师（见本页“性治疗”）。性治疗师可能会向你解释，阴道壁是有弹性的，他会指导你进行放松练习。之后，他会向你演示：一个插入阴道的小扩张器，在阴道的扩张下，不断被加大。通过这个演示，你会逐渐消除对插入疼痛的担忧。在10位阴道痉挛的女性中，约有9人可以获得成功治疗。

治疗

性治疗

当性问题是由心理因素引起，而非躯体疾病所致时，性治疗常常有用。所采用的治疗方法取决于你存在的问题，但通常需要与性治疗师进行讨论。为克服存在的特殊问题，治疗师可能要求你自己，或与性伴侣一起在家中进行练习。

讨论部分

与一位训练有素的性治疗师或者心理咨询师的谈话，常常可以帮助夫妻双方很好地分析和理解夫妻之间的关系，并能使一方更清楚地了解另一方的性需求。夫妻双方共同参与该项讨论尤为重要。每次谈话约需要1个小时，并且有时需要多次谈话。

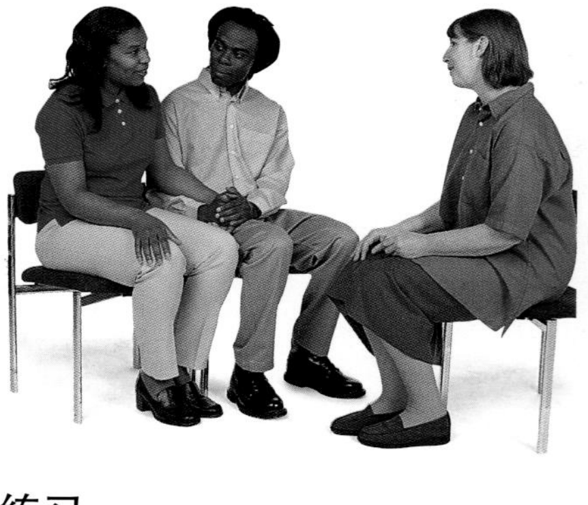

心理咨询
与心理咨询师谈话可以帮助你们理解双方的关系，并更好地处理性问题。

练习

性治疗师教给你在家中如何改善夫妻之间的交流。练习可能包括某些技巧，如发现性感觉部位的手法。性伴侣简单地通过触摸，可以找到性兴奋部位，这有助于解决因性生活紧张而造成的性问题。

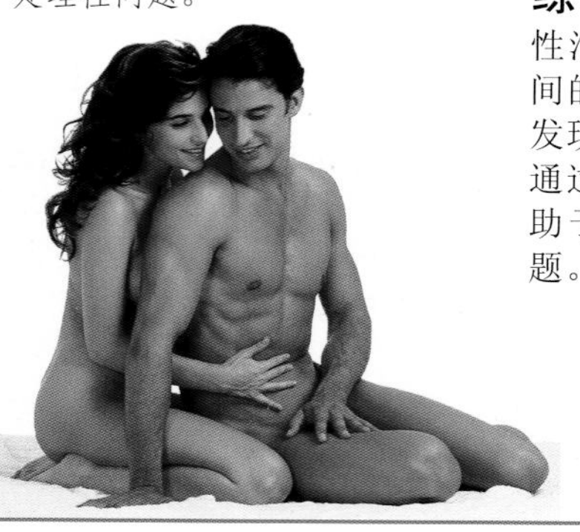

发现性感觉部位的手法
该手法通过触摸而非性交，发现你们夫妻双方各自身体上的感到愉悦的部位。

不孕不育

大约 1/10 想要孩子的夫妻面临不孕不育的问题。男女的生育能力在 25 ～ 30 岁之后都会有所下降，在发达国家，越来越多的夫妻在 30 岁以后才组建家庭，不孕不育的问题也逐渐变得普遍。如果不避孕，规律性生活后一年仍未受孕，则一方或者双方就可能存在生育问题。

每 10 对希望生育的夫妻，有 8 对可以在一年内怀孕，9 对在两年内怀孕，其余的可能有生育问题。有些问题是暂时性的，或者是可以治疗的，但是有些问题使有些夫妇不能拥有自己的小孩。不孕不育也可以发生于已经生育过的人群。

如果担心不能怀孕，则夫妻双方应当同时去咨询医生。怀孕困难的夫妇中，约一半问题在于女方，约 1/3 的问题在于男方，在有些夫妻中查不到原因。

本节中首先讲述医生可能给予生育困难夫妻的一些建议，接下来讲述女性和男性的一些具体的不孕不育问题。每篇文章中都描述了医生为查找不孕原因可能需要进行的检查，以及讨论这些具体问题的治疗方法。其他导致不孕的原因，会在本书中的另外章节讲述。如女性多囊卵巢综合征（见 477 页）以及子宫内膜异位症（见 475 页），男性精索静脉曲张（见 460 页）以及男性性腺功能减退（见 466 页）。

许多夫妇的不孕不育问题可以找出原因并获得治疗。如果不能找到具体的原因，或者不孕不育的原因不能治疗，将建议进行助孕。

本节还讨论现代辅助受孕技术，以及这些技术的近期发展。

受孕困难

指不避孕并且规律生活一年以上未受孕的情况

年龄、性别、遗传和生活方式是与本病病因相关的危险因素

试图怀孕的夫妻获得成功妊娠的平均时间为 6 个月，8/10 的夫妻会在一年内成功妊娠。如果在前几个月没有妊娠，夫妻感到焦虑是很常见的，但还是建议多数年轻夫妇继续尝试，一年后仍未怀孕才需要医学帮助。对于年纪稍大的夫妻，因为双方的生育能力都随年龄下降，所以可以早一些给予医学帮助。超过 35 岁的女性，怀孕是很困难的。

应该如何处理？

如果你受孕困难，需要和性伴侣共同咨询医生。医生会询问你们的性生活状况，是否存在性交方面的特殊困难（见 494 ～ 496 页“性问题”）。医生会辨别你们是否在女性月经周期的中期有性生活，因为这是最可能受孕的时期。

医生会询问你们夫妻双方的服药史，因为既往的疾病或者手术史可能与受孕相关；会询问你们的饮酒频率、饮酒量以及是否吸烟；会询问是否使用某些处方药或者调养药。还会进行包括生殖器在内的体格检查。

如果夫妻双方都相对年轻，医生会告诉你们采取哪些措施可以提高怀孕的可能（见本页“最大化你们的怀孕几率”），以及建议你们连续尝试。如果你没有进行过优生咨询，医生会与你讨论健康、饮食和生活方式等内容。

如果医生怀疑你们夫妻双方存在一些影响怀孕的疾病，他会推荐你们去专科门诊进行一系列的检查（见本页“女性不孕”；见 498 页“男性不育”）。

预后如何？

对于大多数夫妻来说，怀孕只是一个时间问题，9/10 的夫妻在 2 年内可以怀孕。

如果检查发现了问题，治疗和预后取决于病因。辅助受孕（见 498 页）或人工授精（见本页）适合那些没有检查出原因，或者病因不能获得成功治疗的夫妻。

自助措施

最大化你们的怀孕几率

男女双方的全面健康对于生殖能力有较为重要的影响。你会发现，以下的一些措施可以提高怀孕几率。

- 保证体重在正常范围内或者接近正常（见 19 页“你的体重健康吗？”）。
- 健康饮食。
- 戒烟。
- 减少酒精的摄入，因为酒精可以减少精子的数量，并且怀孕后会损伤胎儿。
- 在女性易受孕期，即月经周期的中间时段，每天进行性生活。
- 尝试放松，因为压力会降低你的生育能力。学习放松练习（见 32 页）以降低你的应激水平。
- 男性避免泡温泉或者洗桑拿。

治疗

人工授精

人工授精是将精子输入女性阴道或者子宫内的一种操作。通过一个吸管，从丈夫或者供精者处获得精子，并将其注射至女性阴道顶端，或者经宫颈注入子宫腔。该操作是无痛的，仅需要几分钟的时间，休息半小时就可以回家了。

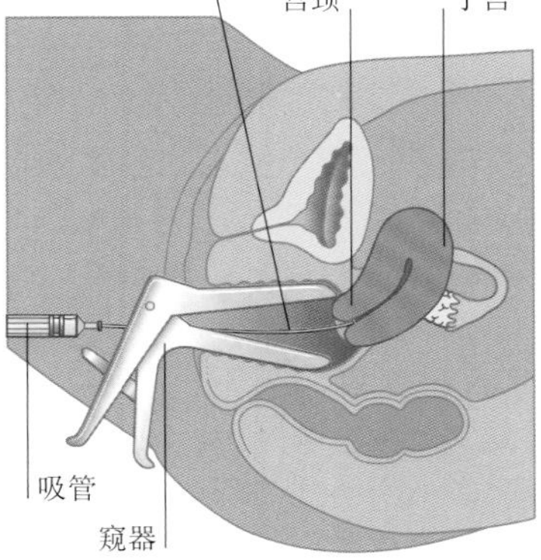

人工授精
用窥器打开阴道，以便精子能够注入阴道顶部或者子宫内。

女性不孕

丈夫正常，妻子不能怀孕

发生率随年龄增长而增加，最常见于35岁以上的女性

在罕见的情况下，可能由染色体异常引起

压力、过度运动以及低体重或超重是发病的危险因素

大约一半受孕困难的夫妇是因为女性不孕。女性的生育能力随年龄增加而下降，35 岁以后生育能力较低，使怀孕变得更为困难。

怀孕需要具备以下条件：排卵（卵巢产生并释放成熟的卵子）、卵子受精、受精卵经输卵管运输至子宫、受精卵定植于子宫内膜中。以上任何一个步骤没有发生或者受到干扰，都不会妊娠。

由哪些原因引起？

有多种不孕因素可以影响女性的一个或多个受孕环节。问题可以发生于受孕的不同阶段。

排卵问题 女性不孕常见的一个原因是每月不能释放出成熟的卵子。排卵受下丘脑（大脑的一部分）、腺垂体和卵巢释放的多种相互作用的激素调节。常见和可以治疗的女性不孕原因是多囊卵巢综合征（见 477 页），它可引起激素失调，从而导致不能排卵。罕见的病例中，甲状腺的疾病，如甲状腺功能减退症（见 432 页），也可以导致激素的失调，从而影响排卵的频率。腺垂体疾病，如良性的催乳素瘤（见 430 页），也可以引起类似的失调。有些女性并不是每个月经周期都有排卵，原因尚不清楚。有些多年服用口服避孕药的女性，在停药后，需要经过一段时间才能重建正常的激素周期。过度运动、压力、肥胖或者低体重，可能是影响激素水平的因素，可导致暂时性的不孕。

早绝经也导致不排卵。可以在无明显原因下发生或者由盆腔手术、化学药物治疗（见 157 页）或放射治疗（见 158 页）导致。一些罕见的病例是由于染色体的异常所致，卵巢不能正常发育，如先天性卵巢发育不全症（见 534 页）。

卵子的运输及受精问题 卵子从卵巢排至子宫的过程中，可以因一侧输卵管的损害而受阻。这种损害可能是盆

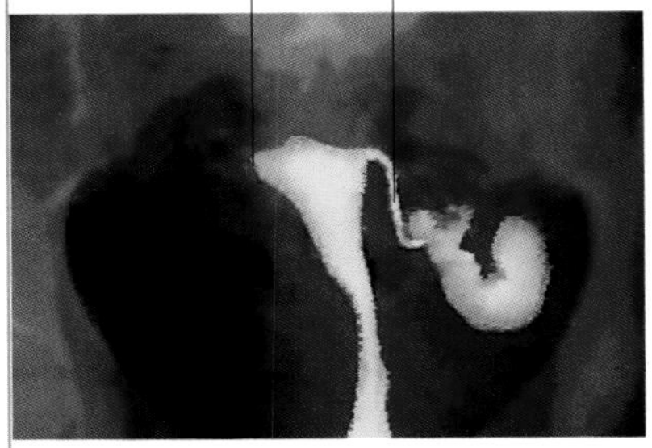

输卵管受损
这幅 X 线片通过造影剂显示女性的生殖器官，一个输卵管因堵塞不能显示，另一个输卵管狭窄扭曲。

腔感染（见 475 页“**盆腔炎症性疾病**”）引起，该病可能是性传播感染，如盆腔衣原体感染（见 492 页）等所致。这些疾病常常会无症状，直至受孕困难做检查时才被发现。

子宫内膜异位症（见 475 页），可以引起盆腔的瘢痕或囊肿的形成，从而阻止卵子的运输。

种植问题 如果子宫内膜因淋病（见 491 页）或结核等的感染而受到损伤，那么受精卵将不能种植。激素问题也可能会引起子宫内膜不能正常生长，致使种植不能成功。良性肿瘤可以扭曲子宫（见 477 页“**子宫肌瘤**”）。宫腔粘连也会干扰胚胎种植，而原因经常是医源性的，常有典型的治疗史，包括因月经过多、结束妊娠，或是产后出血而进行清宫操作所导致的术中和术后并发症。罕见的情况下，子宫先天畸形也会导致受精卵难以着床于子宫内膜。

应该如何处理？

在进行特殊检查和治疗之前，医生会询问你的全身健康状况、生活方式、用药史和月经史，以及性生活状况（包括性生活频率、有无性交痛和性功能障碍），尤其是有关月经周期性盆腔疼痛和以往妊娠结局的病史。

多数女性不孕可以通过检查找出原因。可以通过无需处方就可直接购买的排卵预测试剂盒，或记录每天的体温（见 28 页“**使用避孕药具**”）来监测是否有排卵；亦可在超声下监测卵泡的发育，来判定有无排卵，但超声监测排卵的方法不方便，且费用也高，通常情况下，医生不会推荐你常规使用。当医生怀疑你不能规律排卵时，会重复抽血，化验月经周期中血孕酮的水平，孕酮一般在排卵后有升高。

如果检查证明你没有排卵，你需要进一步抽血检查其他特定的激素，包括催乳素，并且需要服用促排卵药（见 604 页“**治疗不孕不育的药物**”）。但是，如果你有排卵，医生下一步的工作就是检查你的性伴侣是否能够产生足够的正常精子。可以通过显微镜检查精液（见 499 页“**精液分析**”）。

如果你排卵正常并且性伴侣的精液正常，医生会检查你是否存在阻碍受精的问题。需要检查是否有输卵管的堵塞，或者子宫的异常。可以采用腹腔镜（见 476 页）检查，通过腹部的小切口插入内镜观察，常常可以发现一些术前未预料的情况，如输卵管周围粘连以及子宫内膜异位症，这些病变会因为扭转了卵巢－输卵管之间的正常解剖关系而导致不育。子宫输卵管造影的检查可以用来检测输卵管和子宫是否正常，该操作从宫颈注入造影剂，在造影剂进入生殖器官后拍摄 X 线片。

治疗取决于病因。例如，输卵管堵塞时可以采用显微手术（见 613 页）进行纠正，子宫内膜异位症可以经药物治疗（见 602 页“**性激素和相关药物**”）或手术治疗，有些病例可以做宫腔镜或腹腔镜（见 476 页）下的手术治疗。

预后如何？

对女性不孕的治疗，很大程度上提高了妊娠的概率。成功率因引起不孕的因素，以及治疗的方法不同而存在差异。促排卵药物可以诱发 1/3 的女性排卵，但是增加了多胎妊娠的风险。微创手术可以纠正输卵管的堵塞，但会增加异位妊娠（见 511 页）的风险，造成子宫外妊娠，常常发生在输卵管。辅助受孕（见本页）的成功率在 15% ～ 30%。

男性不育

男性不能产生或者不能提供足够数目的正常精子，以实现授精

在罕见的情况下，可能由染色体异常引起

吸烟与饮酒是发病的危险因素

年龄对本病的影响不明显

在夫妻双方中，约 1/3 的不育因素在男方。男性的生殖能力一方面取决于能否产生足够的正常精子以保证其中之一能够与卵子受精，另一方面取决于在性交时将精子射入阴道内的能力。以上任一环节存在缺陷，都可以导致不育。

由哪些原因引起？

与女性不孕的因素相对容易诊断不同，男性的不育原因常很难判断。仅 1/3 的男性不育可以找出原因。

生精问题 精液量少或者精子异常可以有多种原因。一种是睾丸的温度升高。睾丸的正常温度比体温低 2℃。任何升高睾丸温度的原因都可以造成精液量的减少。

吸烟、饮酒、服用某些处方药或者调养药，以及喜欢穿紧身内衣等一些生活方式因素，都可以影响精子的产生。

某些慢性疾病会影响精子的产

治疗

辅助受孕

治疗不孕的方法包括在体外将卵子与精子混合，即体外受精（IVF）、配子输卵管内移植（GIFT）以及胞质内精子注射（ICSI，见本页“**男性不育**”）。体外受精也可以用来治疗某些遗传疾病，因为在植入前需要检测胚胎是否正常。

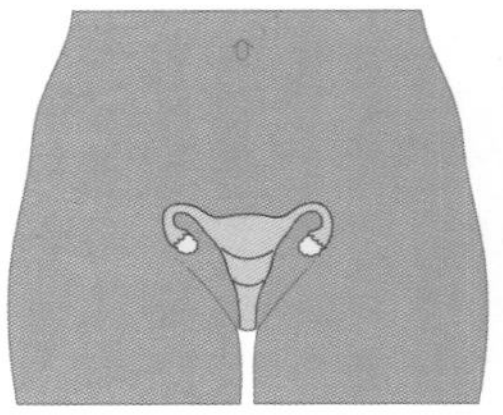

位置

体外受精

当不孕原因不明或不能治疗，以及输卵管堵塞时，可以采用体外受精。

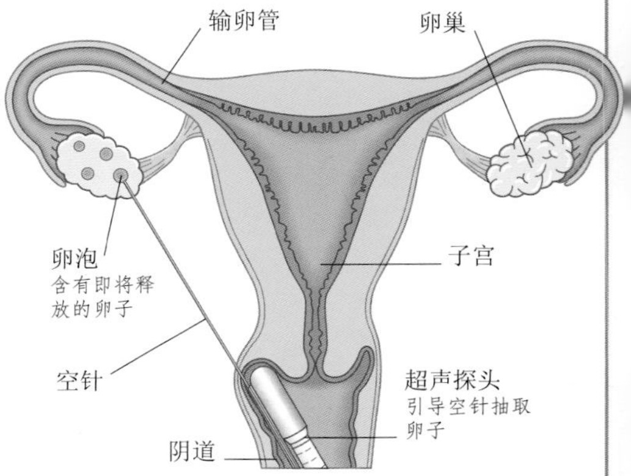

1 采用药物刺激卵巢产生多个成熟卵子。在超声监视下，从阴道壁插入针管收集卵子。

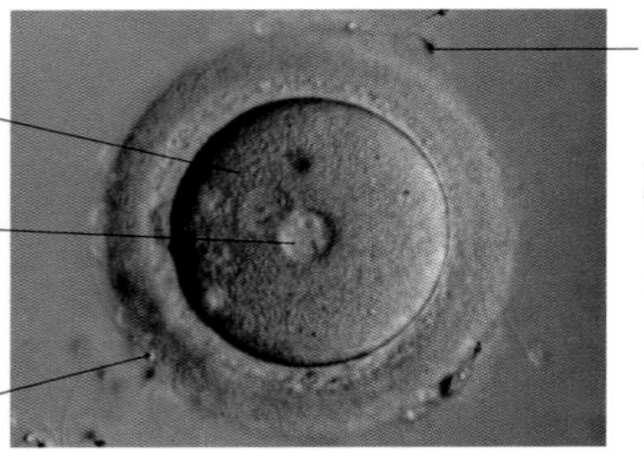

2 将女方性伴侣的精液与收集的女方卵子相混合，然后在正常体温（37℃）的条件下孵育48小时，以促进受精。

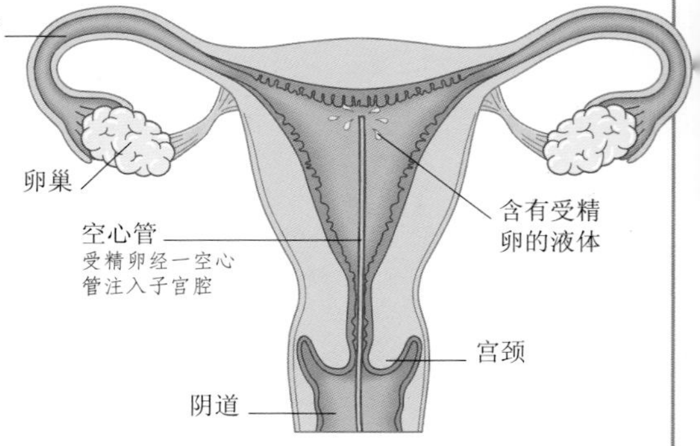

3 将受精卵注入子宫内。用一个固定在吸管上的空心管，经宫颈向宫腔注入最多3个受精卵。该操作需要约20分钟。如果能够移植入一个或者以上的受精卵，就有可能会受孕。

配子输卵管内移植

配子输卵管内移植（GIFT）有时用于治疗有生育问题的夫妇。在移植过程中，先收集卵子（方法同体外受精），使卵子与精子混合，之后移植入输卵管而不是子宫腔。

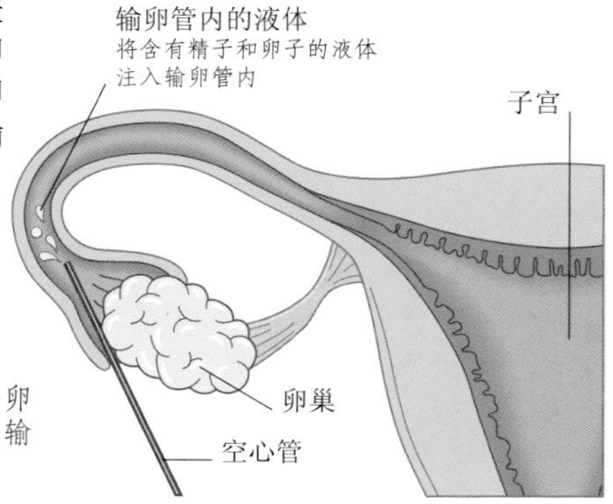

配子输卵管内移植的替代方法

在配子输卵管内移植中，在体外将卵子与精子混合，然后将混合物移回输卵管，期待受精发生。

▶ 检查

精液分析

对男性精液进行显微镜下检查，以寻找男性不育的原因。如果精子数量过少，或者多数形态异常，或者不能够适当地游动的话，生育力将会降低。精液量异常少也提示有生育问题。

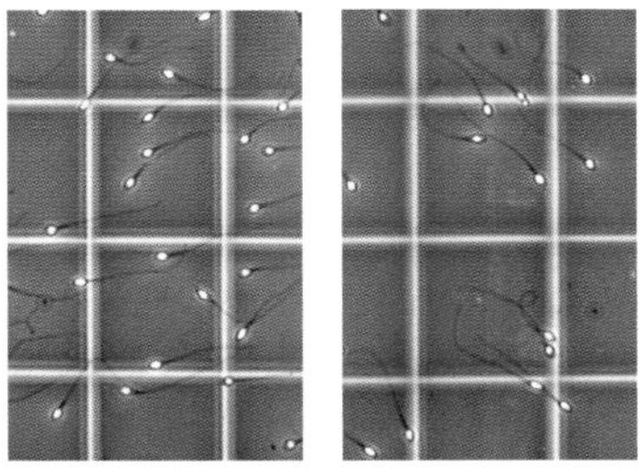

精子数量正常　　精子数量少

精子计数
正常精子计数为每毫升精液中含有2000多万个精子，约50%以上的精子能够有效地游动，30%以上的精子形态正常。

生，如慢性肾功能衰竭（见451页）和腮腺炎（见167页）。影响精囊的疾病，如精索静脉曲张（见460页）时，阴囊静脉曲张，也可以降低生育能力。另外，生育问题可以是因某些疾病，如睾丸癌（见460页）等接受的一些医学操作，如手术、化学药物治疗（见157页）或放射治疗（见158页）等引起的睾丸损伤所致。

精子产生数目不足也可能是激素缺乏引起的。睾丸产生的睾酮水平不足（见466页**“男性性腺功能减退”**）可引起精子数目不足。因为腺垂体调节睾酮的分泌，故腺垂体疾病，如肿瘤（见430页**“催乳素瘤”**）也会导致产生精子的数目下降。罕见的病例中，睾酮低水平是染色体异常所致，如先天性睾丸发育不全症（见534页）。精子量少的最常见原因是原发性少精子症，该病没有明确的原因，表现为精子量减少。

精子输送问题　许多因素可以防止精子输送至阴道。最容易诊断的问题是勃起功能障碍（见494页），男性不能勃起或者不能维持勃起。其他原因包括附睾、输精管（输送精子的管道）的损伤。这些损伤常常是性传播感染引起的，如淋病（见491页）。还可以是由逆向射精引起的，当膀胱颈部出口处的瓣膜不能很好地闭合时，精液会逆流至膀胱内。逆向射精也可发生于前列腺手术后（见463页**“前列腺部分切除术”**；见465页**“前列腺癌根治术”**）。

应该如何处理？

医生会询问你的健康状况、服药史以及性生活情况。会进行包括生殖器检查在内的体格检查。还需要留取精液样本（见本页**“精液分析”**）。如果精子数目低或者多数精子畸形，需要进一步检查血液中的激素水平。

如果可能，将会治疗基础疾病。例如，睾酮水平低，可以通过注射激素（见602页**“性激素和相关药物”**）治疗，来调整激素水平至正常。勃起功能障碍和射精功能障碍有多种方法可以治疗。附睾和输精管的损伤可以通过显微手术（见613页）进行纠正。如果基础疾病经过常规治疗不能改善的话，还有其他多种措施可以提高受孕概率。例如，人工授精（见497页）可用于药物治疗无效的勃起障碍。人工授精还可用于逆向射精，此时从尿液中收集精子。如果仅能产生少量的健康精子，那么将直接从附睾或者睾丸中获得单个精子，进行卵母细胞胞质内精子注射（ICSI），使卵子受精。该技术获取卵子的方法与体外受精相同，直接将单个精子注入卵子内，此后，将受精卵放回子宫。有些情况下，可能会考虑使用供精者的精子。

预后如何？

不孕不育是可以治疗的，如果得到治疗，不孕不育者恢复生育能力的概率还是很高的。人工授精在单次月经周期中的受孕率为10%～15%。根据技术水平的不同，每对夫妻接受辅助受孕（见498页）或者卵母细胞胞质内精子注射的成功率为15%～30%。

妊娠与分娩

从卵子受精的那一刻起，孕妇的体内就会发生一系列复杂的改变。父母双方的遗传物质融合到一起，形成一个新的、遗传物质不同的个体。在这段时间内，母体提供给胎儿赖以生长发育的营养和保护环境。胎儿出生后就可以在母体外生存，并开始独立的生活。

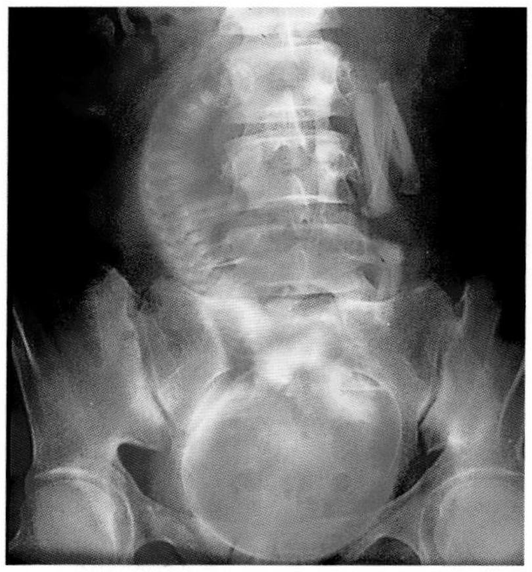

一个足月生长的胎儿
这张 X 线片显示了足月胎儿的骨骼。它的头部位于母亲盆腔的下部。

大约受精后一周，受精卵安全地定植于子宫内膜，此时开始被称为胚胎。8 周以后，胚胎成为一个可以辨认的个体，并开始发育出它的所有重要器官，包括心脏和大脑。从这时候起就开始称为胎儿。在 8 ～ 12 周的几个星期时间里，胎儿迅速生长，体重可增长 15 倍。新生儿的出生体重平均为 3 千克。

孕妇

母体内激素水平的变化可调节必要的身体改变，以适应健康的妊娠和分娩。

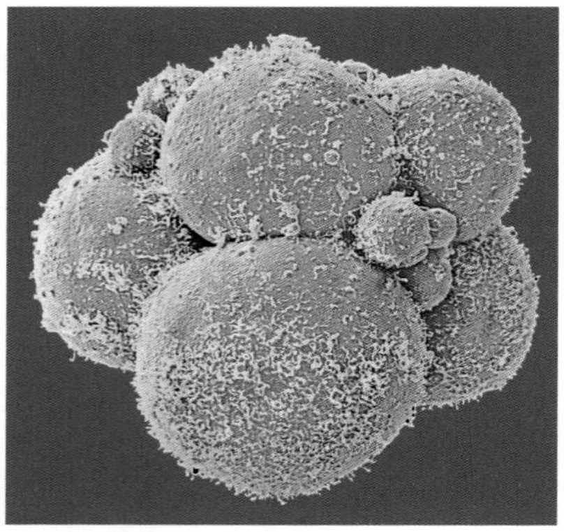

细胞分裂
受精之后，受精卵分裂形成一簇细胞，称为桑葚胚。

首先，每月一次的月经停止，其次，母体盆腔的韧带和关节变软，可变形性更好，为分娩作准备。另外，母亲的乳房增大，分泌乳汁的腺体数目增多，为新生儿母乳喂养作好准备。

每位孕妇的妊娠过程都有少许的不同。许多母亲在整个怀孕期间的感觉都很好，但是，也有一些母亲则会有不适的表现，如恶心、呕吐、烧心、消化不良和疲倦。这是伴随着胎儿在体内生长的生物学改变的结果，如胎儿对其周围器官的压迫，以及激素的改变。这些症状在妊娠的特定阶段发生。

分娩

36 周后，胎儿完全发育成形，并获得了可以在母体外独立生存的能力。40 周左右时，开始第一产程。新生儿出生后，母亲开始分泌乳汁，为哺乳作准备；母亲的身体逐渐恢复至未孕状态。

过程

卵子到胚胎

卵子受精后，妊娠就开始了。受精发生在一侧输卵管的外 1/3 处，此时，性交后的一个精子与一个卵子相遇并融合在一起。受精后的两天内，受精卵在输卵管肌肉的动力驱使下，开始游向子宫。在受精卵游动的过程中，细胞逐渐分裂，形成一簇细胞，称为桑葚胚。经过 5 ～ 7 天，桑葚胚游至子宫内，而后牢固地着床于子宫内膜。此刻标志着妊娠的开始，桑葚胚被称为胚胎。

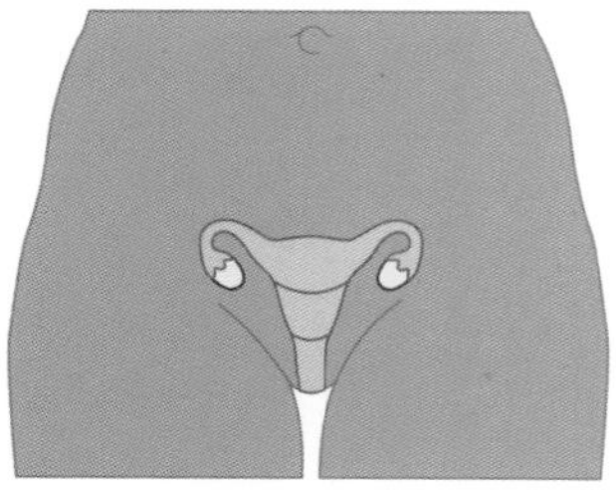

位置

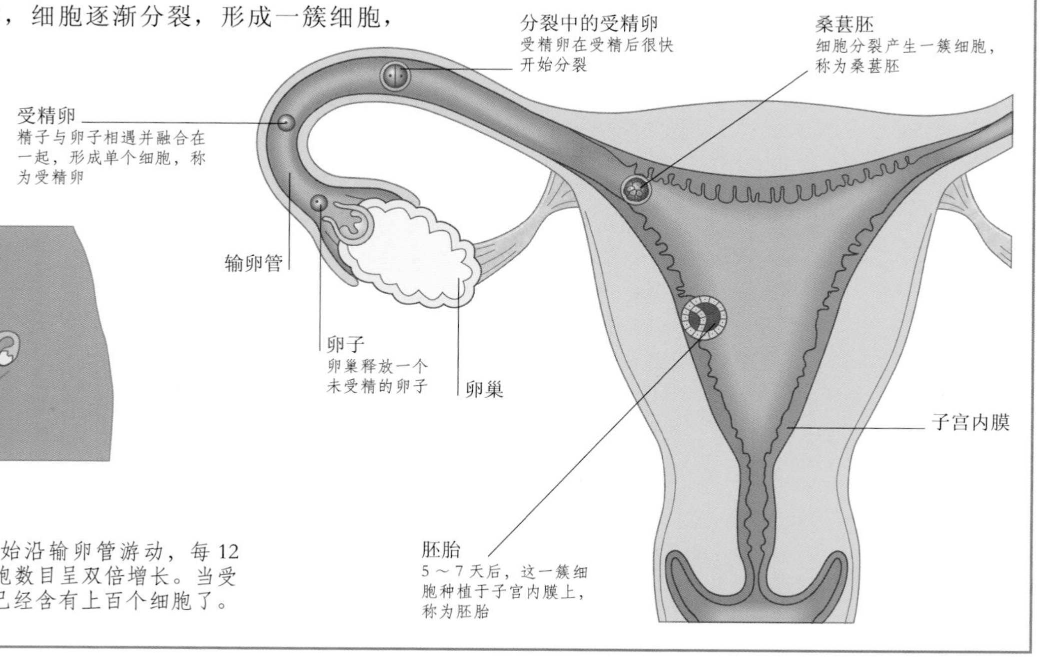
分裂中的受精卵
受精卵在受精后很快开始分裂
桑葚胚
细胞分裂产生一簇细胞，称为桑葚胚
受精卵
精子与卵子相遇并融合在一起，形成单个细胞，称为受精卵
输卵管
卵子
卵巢释放一个未受精的卵子
卵巢
子宫内膜
胚胎
5 ～ 7 天后，这一簇细胞种植于子宫内膜上，称为胚胎

生命的开始
受精后，受精卵开始沿输卵管游动，每 12 小时分裂一次，细胞数目呈双倍增长。当受精卵到达子宫时，已经含有上百个细胞了。

本章包括如下内容

结构和功能

妊娠

在子宫内，胚胎由一个具有保护性的、含有液体的、称为羊膜囊的袋子所包裹。胎盘提供营养，胎盘通过脐带将胎儿连于子宫壁。伴随着胎儿的生长，子宫的大小和重量也逐渐增大，扩展到母体的腹部。母体的多数器官，如膀胱、直肠被推移偏离原先的正常位置。妊娠末期，胎儿通常紧紧地蜷缩起来，头部朝下，靠向母体盆腔。

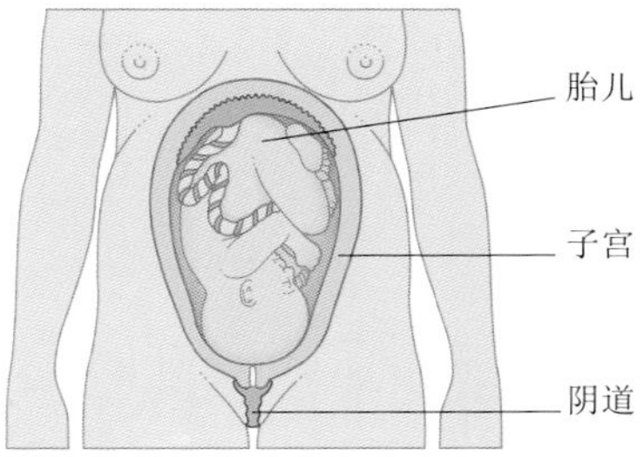

胎儿
子宫
阴道

位置

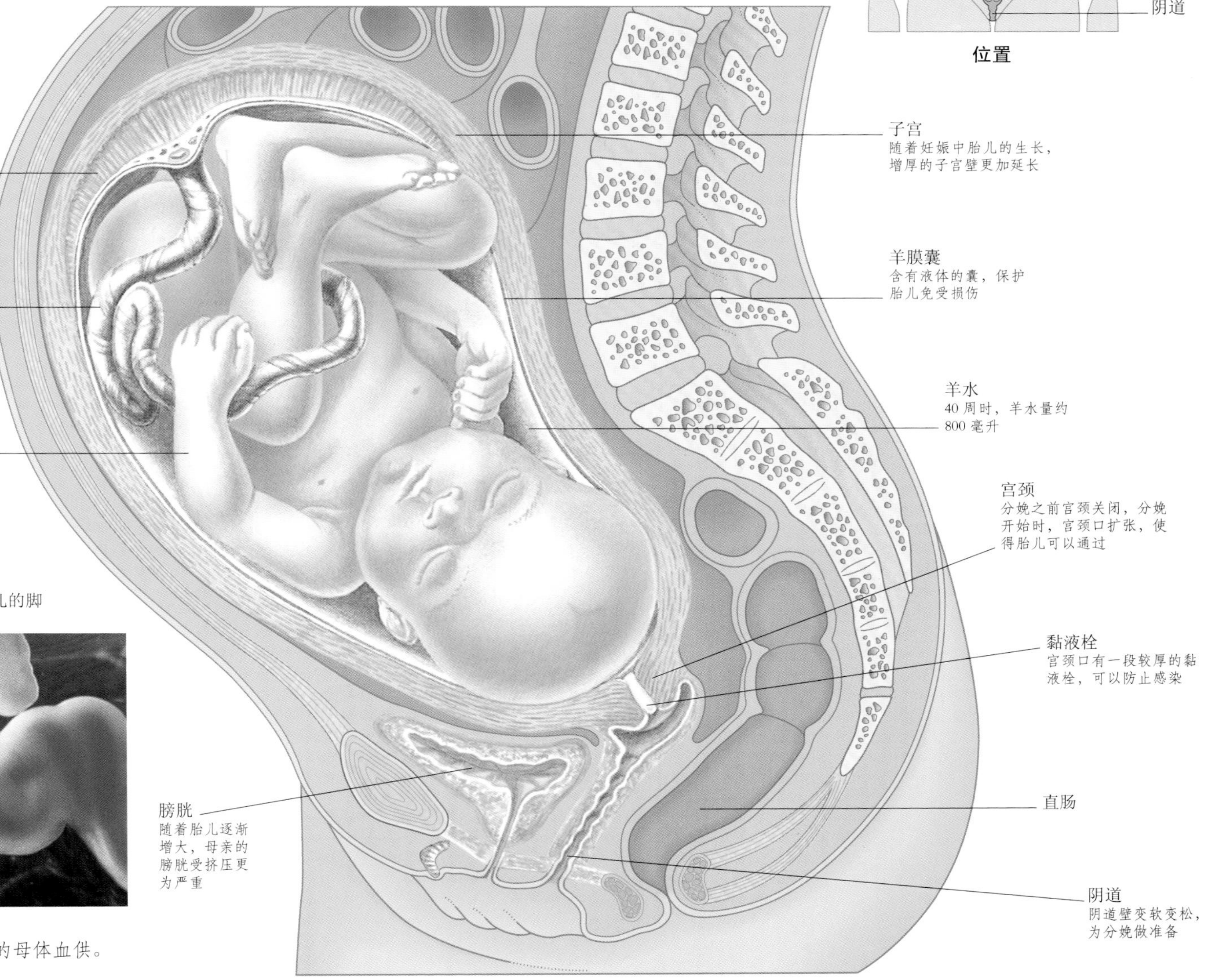

胎盘
通过胎盘和脐带，母亲将氧和营养输送给胎儿
脐带
脐带在胎儿和胎盘之间运输营养和胎儿血液中的代谢废物
40 周的胎儿
完全成熟的胎儿在子宫内不再能够自由移动，紧紧地蜷缩着
子宫
随着妊娠中胎儿的生长，增厚的子宫壁更加延长
羊膜囊
含有液体的囊，保护胎儿免受损伤
羊水
40 周时，羊水量约 800 毫升
宫颈
分娩之前宫颈关闭，分娩开始时，宫颈口扩张，使得胎儿可以通过
黏液栓
宫颈口有一段较厚的黏液栓，可以防止感染
直肠
膀胱
随着胎儿逐渐增大，母亲的膀胱受挤压更为严重
阴道
阴道壁变软变松，为分娩做准备

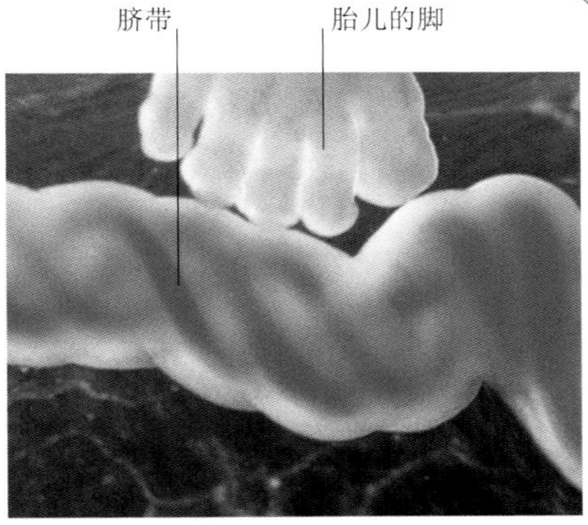

脐带
胎儿的脚

胎儿的营养
脐带连接胎盘和富含营养的母体血供。

过程

多胎妊娠

多数的多胎妊娠是双胞胎，三胎及以上者少见。多数双胎是意外发生的，多是由于一侧卵巢释放出两个卵子，并由两个独立的精子授精所致。双胞胎的性别可以相同或者不同。不太常见的是，一个成熟卵子正常受精，但是受精卵分裂形成两个遗传物质相同，性别也相同的胚胎。

子宫内的双胞胎
不是同一个卵子的双胞胎会在各自的羊膜囊内发育生长，并可能会有各自独立的胎盘。同一个卵子的双胞胎可能合用，或者各自拥有一个羊膜囊和胎盘。双胞胎可以躺在子宫的任何位置。

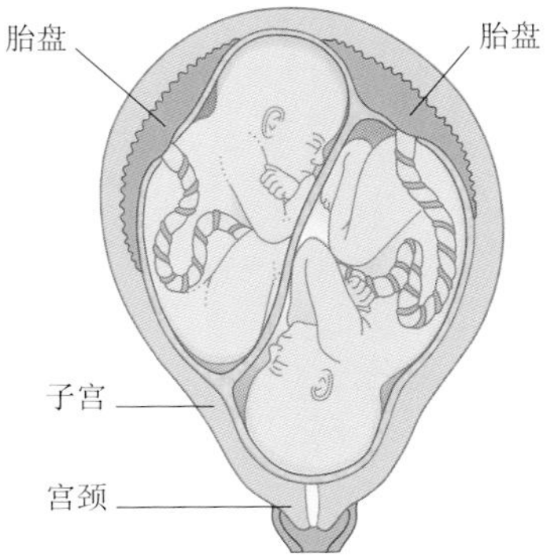

胎盘
胎盘
子宫
宫颈

双胞胎各自拥有一个胎盘

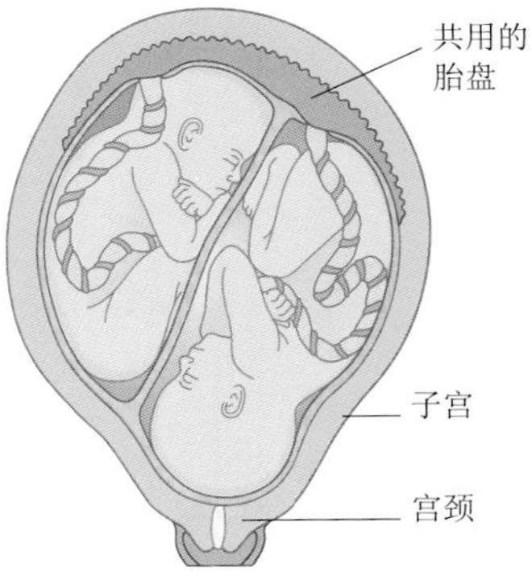

共用的胎盘
子宫
宫颈

双胞胎共用一个胎盘

过程

妊娠的阶段

妊娠可以分为 3 个阶段，每个阶段大约持续 3 个月。每个妊娠阶段，母体都会发生明显的变化，胎儿的生长发育循序渐进。妊娠的前 8 周，发育中的个体称为胚胎，8 周后开始称为胎儿。

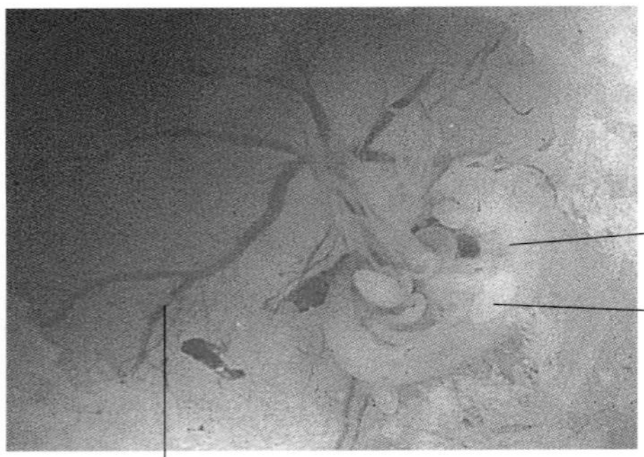

4 周的胚胎
1 个月大时，胚胎头部两侧凸出，此处眼睛正开始发育。

妊娠早期（1～12周）

在妊娠早期，几乎用肉眼观察不到母体的变化。但是，为增加血液循环，母亲的心率平均每分钟增长8次。胎儿最为重要的器官，如心脏和脑，在该阶段已经发育完全。

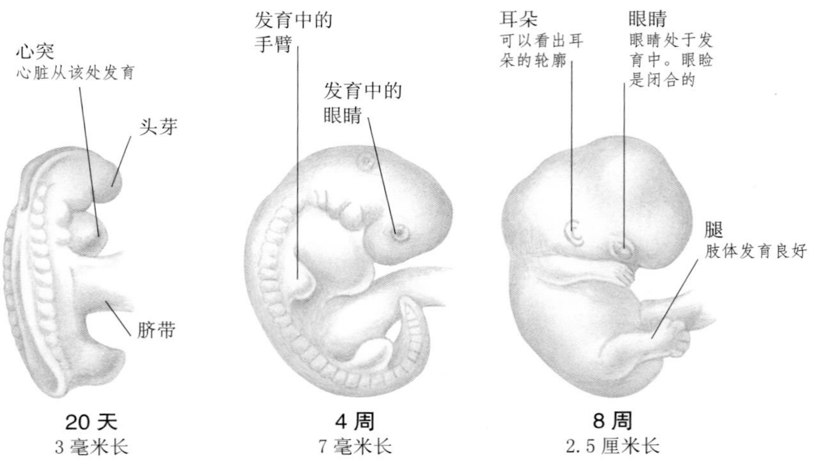

从胚胎到胎儿
妊娠早期是胎儿发育的重要阶段。受精后 8 周，胚胎的大部分器官已经发育，称为胎儿。第三个月，身长会增长 2 倍以上。

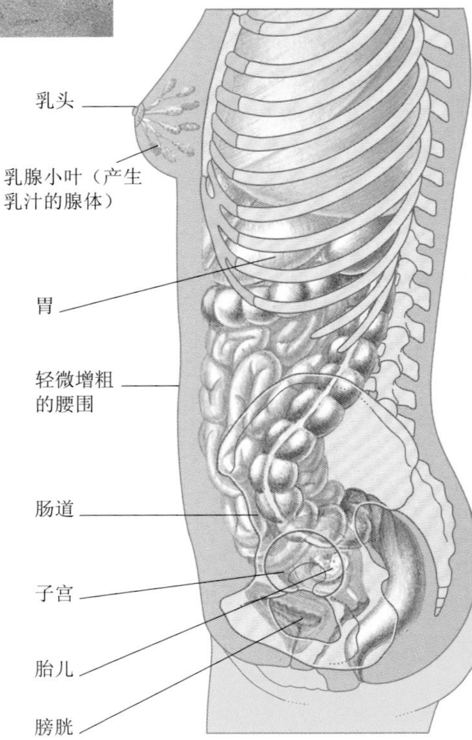

孕 12 周的孕妇
12 周时，母亲的腰围仅轻度变粗。乳房触痛，乳头周围的乳晕颜色变深。

妊娠中期（13～28周）

当胎儿体重增加时，孕妇会感觉背痛，食欲会增加。18～20周可以开始感受到胎儿的运动，母亲的腹部会有波动感。

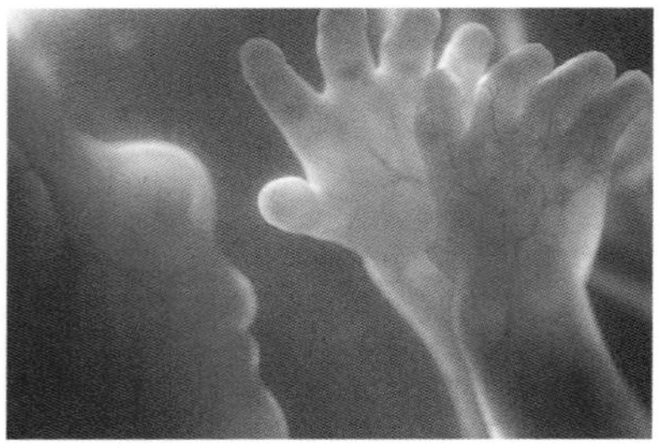

20 周的胎儿
该阶段的胎儿手发育良好，手指可以活动。这时候可以辨认胎儿的面部轮廓及器官，如前额、鼻子、嘴唇和下颏。

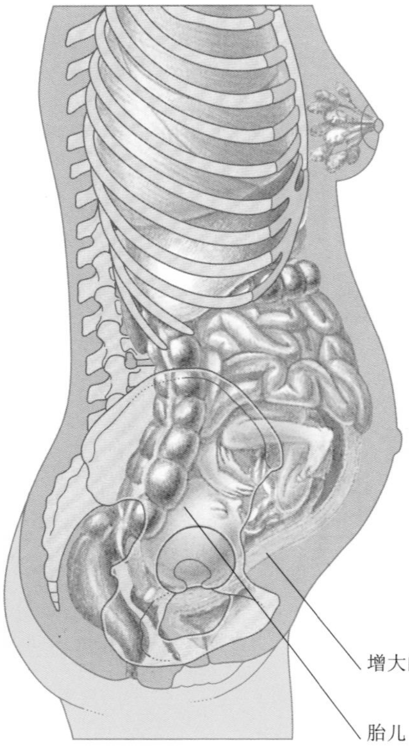

孕 24 周的孕妇
随胎儿的生长，母亲的腹部开始隆起。乳头可能会有分泌物，这是由乳腺小叶（产生乳汁的腺体）的增大引起的。

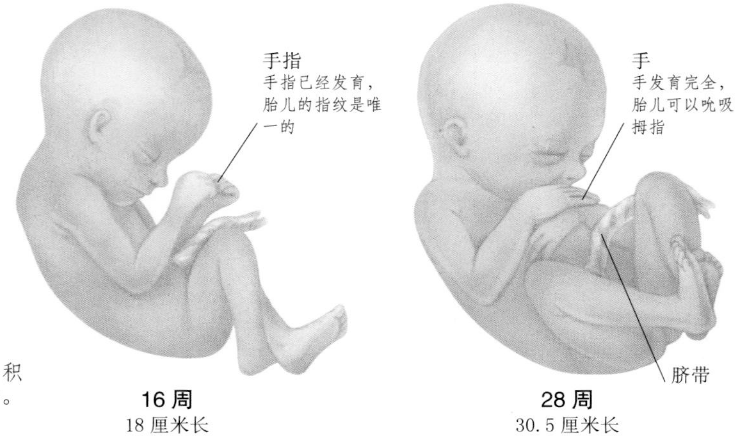

胎儿
胎儿的大小持续生长，外层积聚脂肪，内部器官更为复杂。听力开始发育。

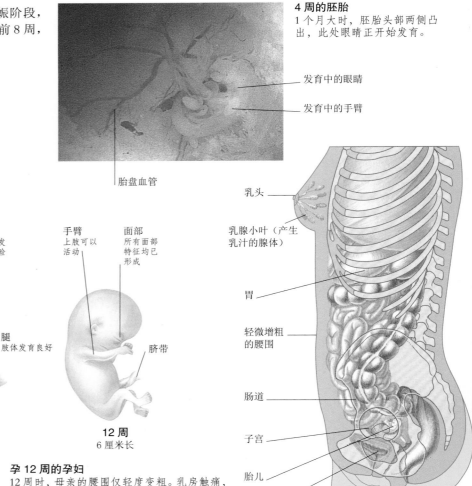

妊娠晚期（29～40周）

妊娠晚期，胎儿生长迅猛，母亲体重迅速增加。宫底升高至腹部，接近胸骨。这样会导致母亲的肺部受压，引起母亲轻度的呼吸困难。

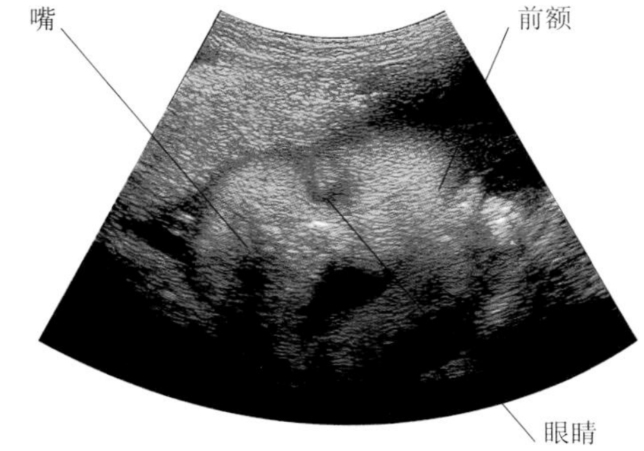
嘴
前额
眼睛

胎儿超声扫描
这张超声扫描图片可以很清楚地看到发育完全的胎儿面部。胎儿的头部侧躺，眼睛和嘴唇都是闭着的。

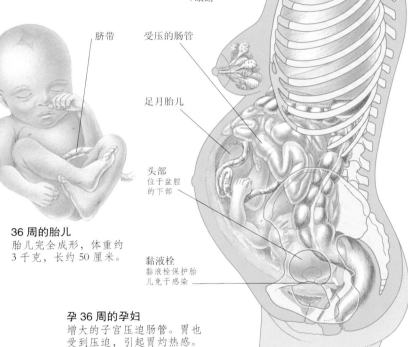

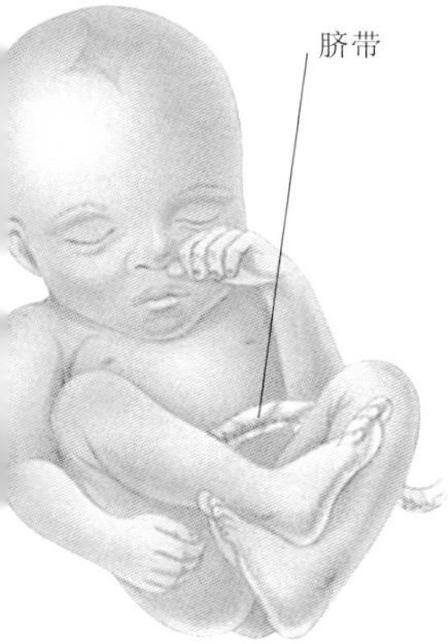
脐带

36 周的胎儿
胎儿完全成形，体重约 3 千克，长约 50 厘米。

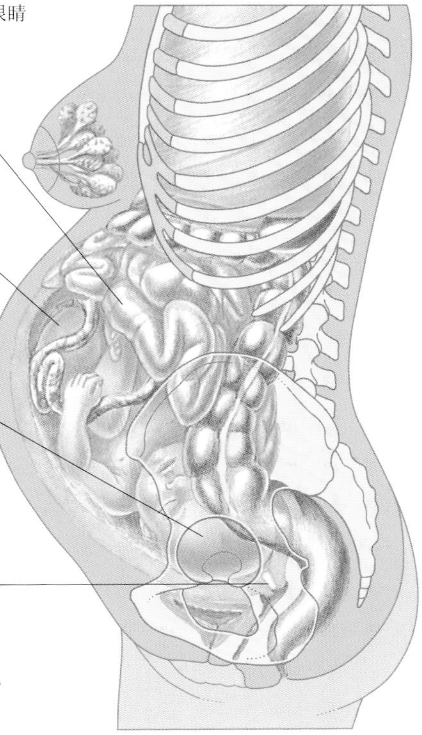
受压的肠管
足月胎儿
头部
位于盆腔的下部
黏液栓
黏液栓保护胎儿免于感染

孕 36 周的孕妇
增大的子宫压迫肠管。胃也受到压迫，引起胃灼热感。

过程

衔接

分娩开始前的几个星期，胎头移向下方，位于盆腔内。此时称为胎头衔接。经产妇在临产时出现胎头衔接。

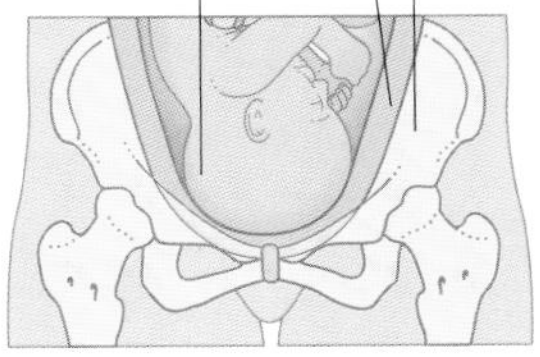
胎头
子宫
盆腔

衔接前

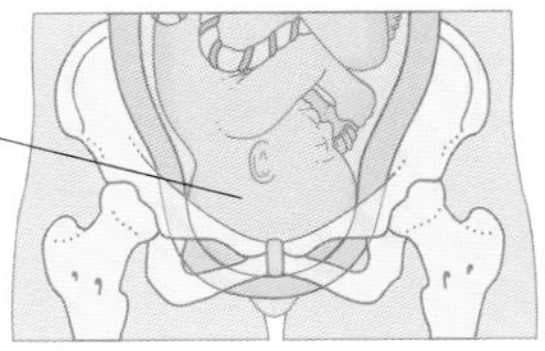
胎头位于盆腔内

衔接后

40 周的胎儿
为分娩做准备，胎儿下降至母体腹部的下段，这样胎头可以位于盆腔的更低位置。

过程

胎儿的营养

胎儿靠母体的营养和氧生存。这些营养物质经母血运送到胎盘内的胎儿血中，胎盘黏附于子宫，通过脐带与胎儿连接。每分钟有约 600 毫升的母血流经胎盘，连续地给胎儿输送营养。

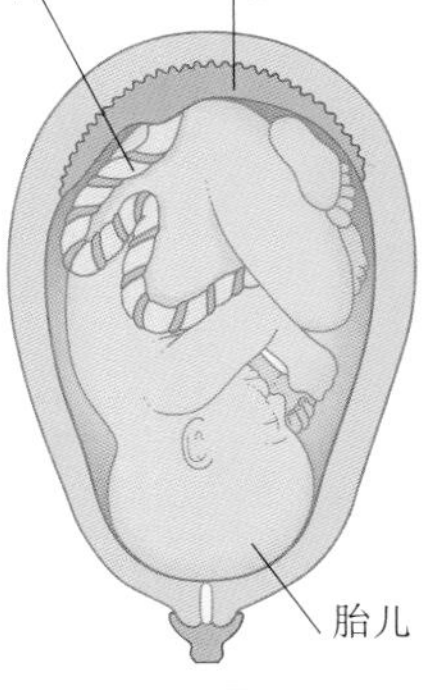
脐带
胎盘
胎儿

位置

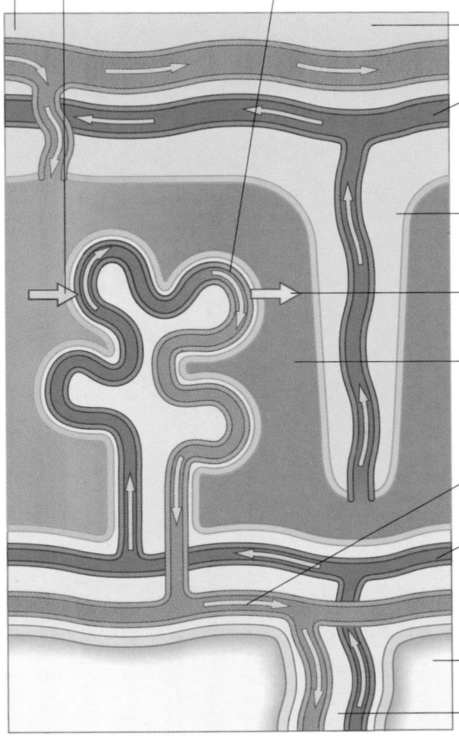
母体动脉
绒毛周围的动脉，含有胎儿生长所需的营养物质和氧
富含氧气和营养的血流
绒毛
称为绒毛的微小凸起形成一层薄膜，即绒毛膜，含有胎儿的血管
子宫壁
母体静脉
该静脉将胎儿的代谢废物排出
子宫内膜
代谢废物流向
母血池
脐静脉
通过该静脉向胎儿体内输送血液、氧和营养
脐动脉
该动脉将胎儿体内废物排出
羊水
脐带

胎盘内的血管
胎盘内，在绒毛膜界面上发生着母胎之间的多种物质交换。氧、营养和抗体从母体输送至胎儿，胎儿代谢产物反方向输出。

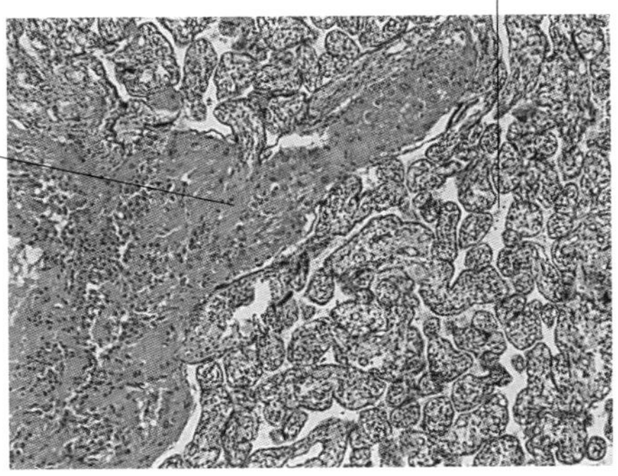
胎儿血管
胎儿血管周围围绕着母体的血管
子宫内膜
胎盘紧密地黏附于子宫内膜

胎盘组织
胎盘切片的放大图像显示，胎盘内含有母体和胎儿的组织。胎盘中，母胎的循环血液并不混合，但是却非常接近。

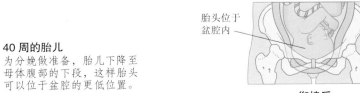

过程

分娩

胎儿的出生称为分娩，发生在妊娠 40 周左右。分娩可以分为 3 个明显的阶段，第一阶段即第一产程，子宫收缩、宫颈扩张；第二产程，胎儿娩出；第三产程，胎盘娩出。每个阶段所持续的时间长短，在各个产妇之间有所差异，与之前的分娩次数相关。

第一产程的表现

规律宫缩是分娩的开始。宫缩之前的10天内，宫颈黏液栓排出。第一产程之前或者过程中，胎儿外围的羊膜囊破裂。第一产程的平均时间为6～12小时。

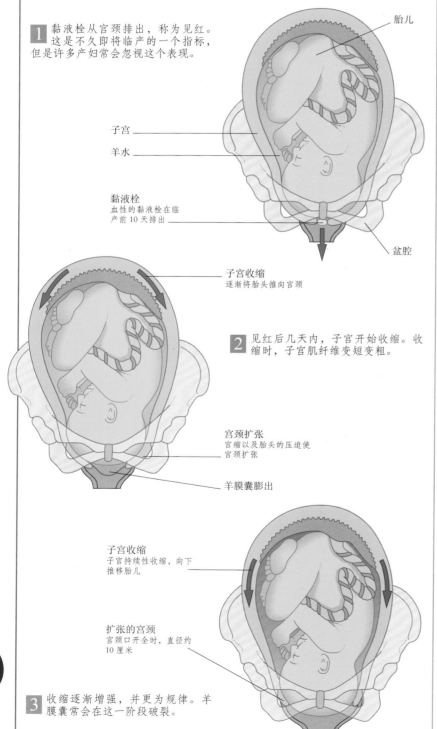

1 黏液栓从宫颈排出，称为见红。这是不久即将临产的一个指标，但是许多产妇常会忽视这个表现。

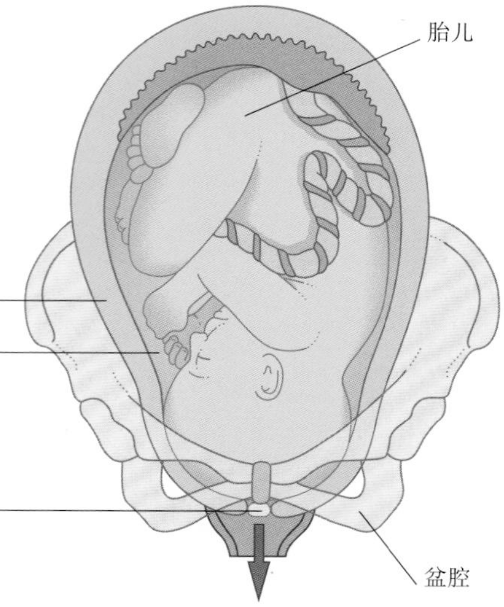
胎儿
子宫
羊水
黏液栓
血性的黏液栓在临产前 10 天排出
盆腔

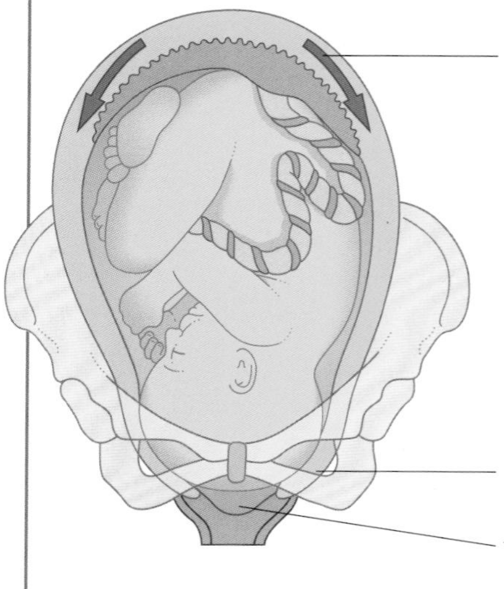
子宫收缩
逐渐将胎头推向宫颈
宫颈扩张
宫缩以及胎头的压迫使宫颈扩张
羊膜囊膨出

2 见红后几天内，子宫开始收缩。收缩时，子宫肌纤维变短变粗。

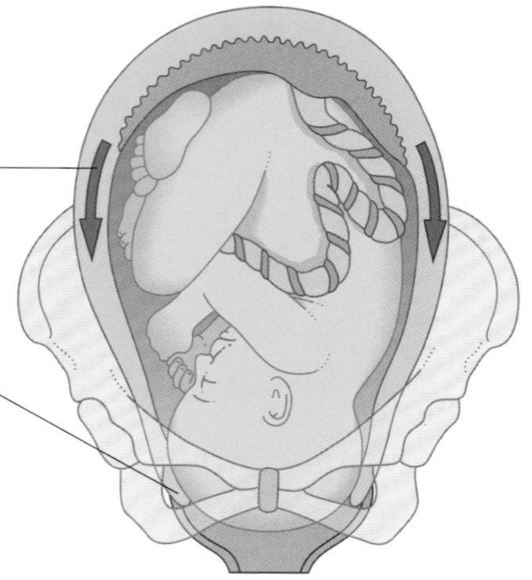
子宫收缩
子宫持续性收缩，向下推移胎儿
扩张的宫颈
宫颈口开全时，直径约 10 厘米

3 收缩逐渐增强，并更为规律。羊膜囊常会在这一阶段破裂。

胎儿娩出

分娩的过程中，胎儿从子宫移向阴道，之后娩出。这一阶段比第一产程要快很多，常持续1～2小时。宫颈完全扩张，子宫收缩强烈，常伴随疼痛。胎头压迫母亲的盆腔底，引起母亲向下极度用力，当从扩张的阴道口看到胎头时，胎儿即将娩出。

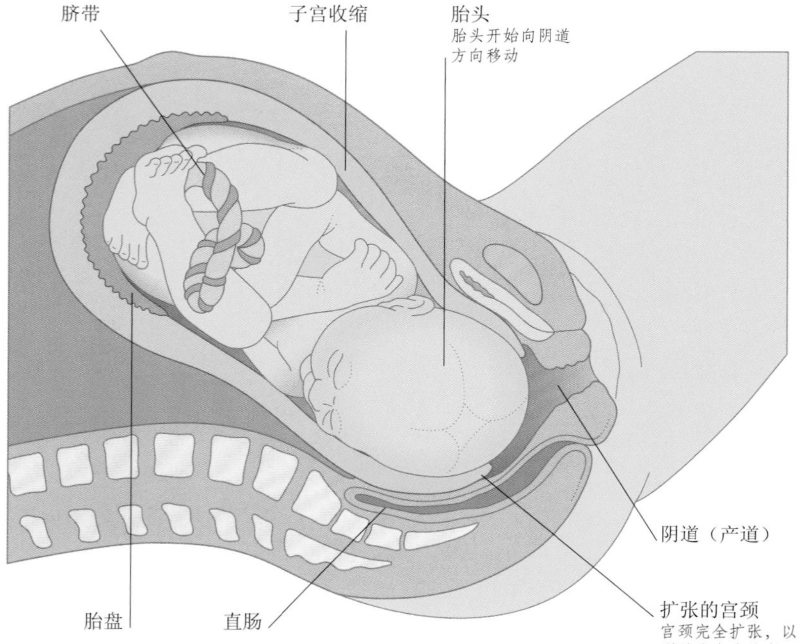
脐带
子宫收缩
胎头
胎头开始向阴道方向移动
阴道（产道）
扩张的宫颈
宫颈完全扩张，以利胎儿由此娩出
胎盘
直肠

1 在母亲向下用力时，胎儿转向母体背侧，开始移出子宫外，头部紧贴胸部。阴道，此时也称为产道，随着胎儿的下降而延展。

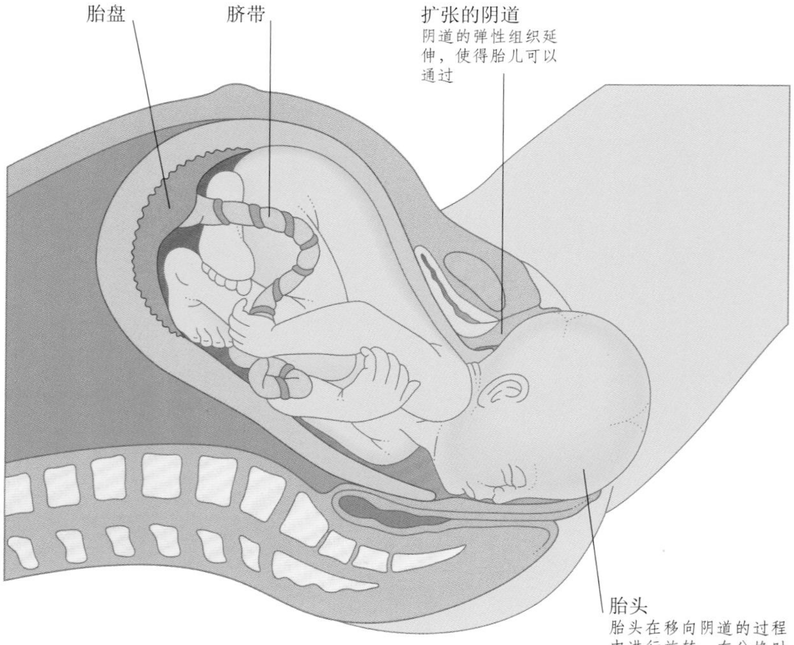
胎盘
脐带
扩张的阴道
阴道的弹性组织延伸，使得胎儿可以通过
胎头
胎头在移向阴道的过程中进行旋转，在分娩时首先露出阴道

2 胎儿娩出前，头部再次旋转。胎头旋转以适应阴道的弯曲。当胎儿离开阴道时，其面部通常是对着母亲的肛门。

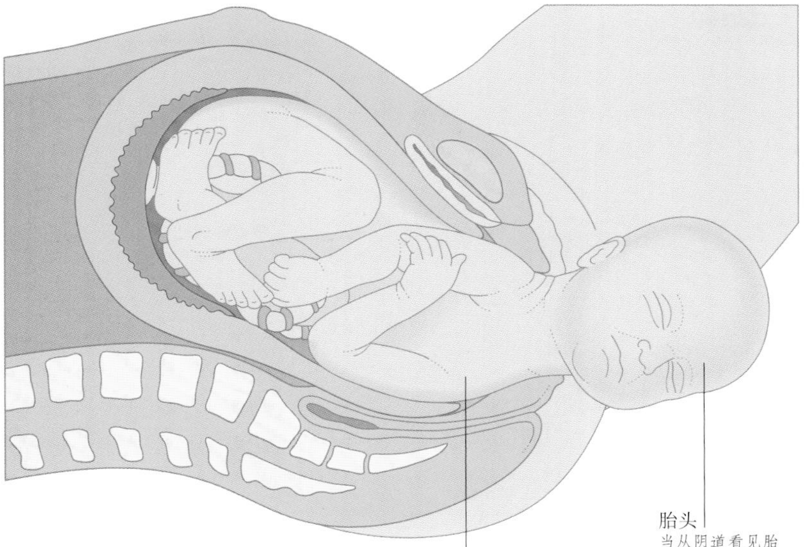
胎头
当从阴道看见胎头时，助产士或者医生会托住胎头
胎肩
头部娩出后，胎肩顺利地滑出

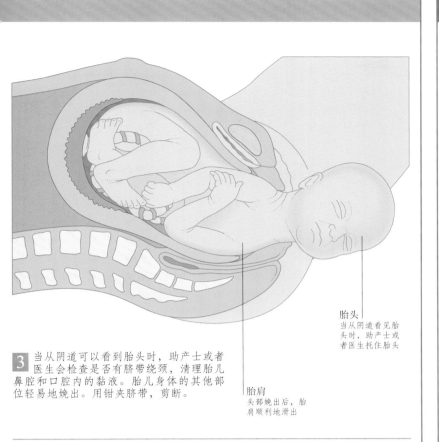

3 当从阴道可以看到胎头时，助产士或者医生会检查是否有脐带绕颈，清理胎儿鼻腔和口腔内的黏液。胎儿身体的其他部位轻易地娩出。用钳夹脐带，剪断。

胎盘娩出

第三产程时，胎盘从子宫内排出。胎盘从子宫内膜处剥离，通过阴道，排出体外。经常会给母体注射药物帮助子宫收缩，使胎盘附着部位停止出血。

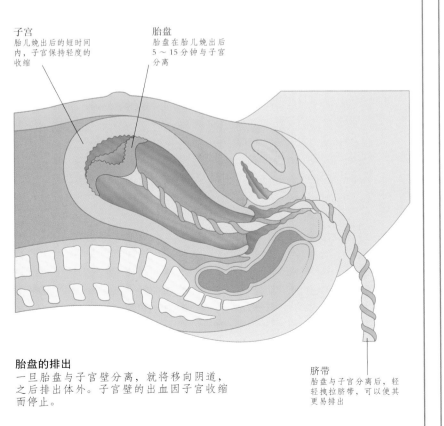

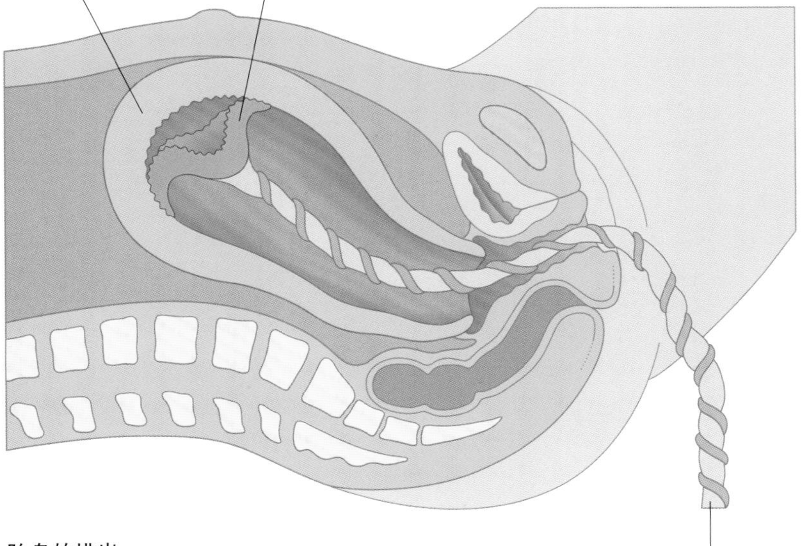
子宫
胎儿娩出后的短时间内，子宫保持轻度的收缩
胎盘
胎盘在胎儿娩出后5～15分钟与子宫分离
脐带
胎盘与子宫分离后，轻轻拽拉脐带，可以使其更易排出

胎盘的排出
一旦胎盘与子宫壁分离，就将移向阴道，之后排出体外。子宫壁的出血因子宫收缩而停止。

过程

产后

产后，母亲的乳房产生初乳。初乳是含有丰富营养和抗体的液体，在乳汁产生前即已分泌。母亲因妊娠增大的子宫、宫颈、阴道和腹部，开始逐渐恢复正常。

哺乳的准备

未孕时处于休眠状态的乳腺小叶（产生乳汁的腺体）在妊娠时逐渐成为可以产生乳汁的腺体，为新生儿提供营养做好准备。同时，它们的数量增加，以产生足够的乳汁。

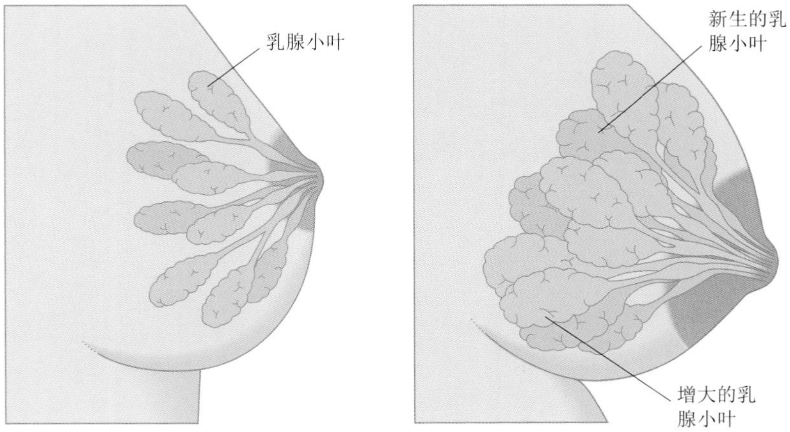
乳腺小叶
新生的乳腺小叶
增大的乳腺小叶
妊娠前
妊娠时

乳房的改变
妊娠时，乳房中乳腺小叶（产生乳汁的腺体）的数目增加。妊娠3个月时，乳腺小叶就能够产生初乳，孩子出生后，每天可以产生1升的乳汁。

子宫恢复至正常

在母体激素的作用下，产后子宫即刻开始收缩，之后的6～8周继续缩小。子宫回缩时，可能会有一些轻微的疼痛，但疼痛一般在产后几周会消失。

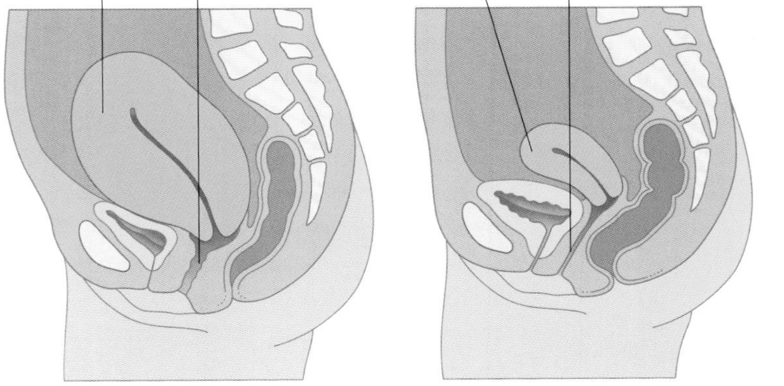
增厚的子宫
扩展的阴道
回缩的子宫
恢复正常状态的阴道

产后1周
在生产1周后，子宫的大小回缩至刚分娩时的一半。

产后6周
尽管子宫在生产6周后仍未恢复到最初的大小，但已缩小，且恢复至正常的位置。

妊娠相关问题

从怀孕到分娩，妊娠一般持续40周。在这段时间内，一个单个的受精卵逐渐发育成一个可以在子宫外生存的胎儿。在胎儿发育中，需要子宫的保护以及母体的营养。尽管这一过程多数可以顺利地进行，但有时也可能发生问题。

妊娠期间的问题可能使母亲、胎儿或者二者都受到影响。最常见的疾病，大多数是轻度和暂时的，但是，有些疾病也可以很严重，甚至威胁母亲或胎儿的生命安全。

本节首先讲述多数妊娠中的常见不适。这些不适常不严重，常常可以通过简单的自助措施就能解决。接下来讲述计划妊娠时，需要关注的高危妊娠和伴发疾病。之后，讨论妊娠不同阶段可能发生的种种问题。

在发达国家，妊娠对于多数女性已经不再是一个主要的健康威胁了。有些情况下，通过妊娠前和妊娠过程中良好的产前保健和健康的生活方式，可以避免一些妊娠问题。孕妇可以通过健康饮食和规律运动保持健康（见508页“孕期运动与放松”）。

重要的解剖结构

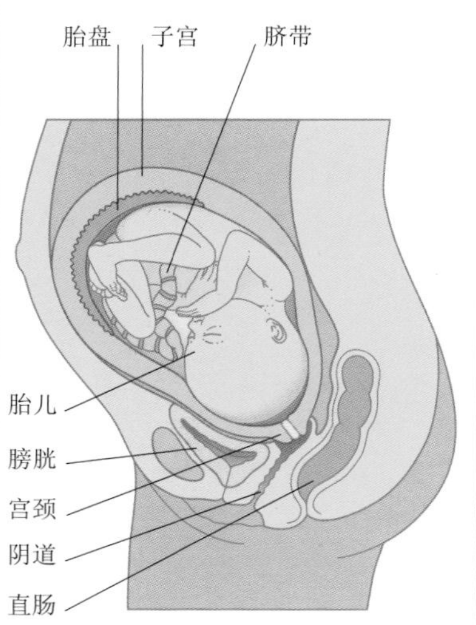

有关正常妊娠发育的更多信息，请参阅500～505页。

检查

常规产前检查

产前检查对于保证妊娠顺利进展是很重要的。以下的表格中列举了妊娠期间需要做的各项检查。但是，具体做哪些检查，还需要根据每个孕妇的具体情况而定。产前遗传检查（见509页）可以检查胎儿的基因或者染色体的异常。

常规检查
产前检查常在妊娠第10周开始。此后，为检查妊娠的进展情况，需要定期随访，直至分娩。

检查时间	检查内容	检查目的
首次检查（12周之前）	病史和体格检查	检查伴发的危险因素，如慢性病
	尿液检查	检查尿糖和尿蛋白，可以发现妊娠糖尿病（见509页），以及伴发的肾脏疾病
	血液检查	检测孕妇的血型和血红蛋白（见271页“贫血”）、风疹病毒抗体（见168页）、乙型肝炎病毒（见408页“急性肝炎”）、唐氏综合征（见533页）、镰状细胞病（见272页）、地中海贫血（见273页），以及经交谈后方可进行的艾滋病病毒检测。对于有遗传性疾病家族史或者是某种遗传病高危种族的夫妇，可以提供遗传咨询
	测量体重和血压	获取初始值，为日后作对比用
12～20周	超声检查（一次或多次）	确认胎龄，发现胎儿异常（见512页“孕期超声扫描”）
12周至分娩期间的定期随访	体重（对于正常体重的女性不作为常规）和腹围检查	评估胎儿的生长情况，了解胎儿在子宫内的相对位置
	尿液检查	检测糖尿病、子痫前期（见513页）及尿道感染
	血压	检测子痫前期
	血液检查（仅在其中几次检查中进行）	检查贫血。结合超声检查评估胎儿异常的风险，如神经管缺陷（见547页）或者唐氏综合征。同时需要对母亲做糖尿病筛查
	胎儿心脏检查	检查胎心搏动是否正常

正常妊娠的常见不适

孕妇在孕期中普遍经历的小问题

年龄、遗传和生活方式对本病的影响不明显

妊娠期的一些常见不适大多不严重，是妊娠过程中发生的身体正常改变的结果。有些问题是由母亲体内性激素水平变化引起的，其他一些是由体重增加，以及增大的胎儿对子宫周围脏器压迫引起的。尽管许多孕妇会有部分或全部的不适主诉，但有些孕妇仅有少数问题，有些甚至感觉比没有怀孕时更为健康。

有哪些症状？

有些症状是由母亲体内性激素水平变化引起的。这些症状常很早出现，包括：

- 乳房胀痛。
- 恶心，常会有呕吐（习称早孕反应）。
- 疲倦。
- 便秘（见398页）。
- 烧心（见403页“胃食管反流性疾病”）。
- 皮肤改变，如色素沉着及干燥。

增加的体重和增大的胎儿，及其周围的羊水产生的压力也可以引起症状。这些症状常常在妊娠晚期发生，包括：

- 尿频。
- 便秘加重，有时会引起痔（见422页）。
- 脚踝肿胀。
- 静脉曲张（见263页）。
- 皮肤生长纹（见203页）。
- 背痛。
- 坐骨神经痛（见338页）。
- 呼吸表浅。
- 不适引起入睡困难。

你可能还会感到非常疲乏，偶尔会头晕、头疼。

妊娠时发生几种不同的不适是正常的，同一个时间可能会有不止一种不适。如果对某种不适感到担忧，你应该寻求医学帮助。如果你剧烈呕吐、不能进食和饮水（见510页“妊娠剧吐”），则应该告诉医生或者助产士。如果排尿疼痛，或者尿液混浊，应该向医生或者助产士咨询，确认不是尿道感染，如膀胱炎（见453页）。

我该怎么办？

妊娠相关的某些症状可能没有办法缓解，比如乳房胀痛。但是，有一些症状可以通过多种自助措施（见507页“应对妊娠”）来缓解。例如，你可以在起床前吃点东西，来减轻早孕反应。少食多餐、睡觉时将枕头垫高，都可以减轻恶心与烧心。如果烧心严重，则需要服用抗酸药物（见596页）。

在你决定服用任何一种自购药，或者某种辅助治疗药物之前，都应当找医生或者助产士核对，因为有些药物会对胎儿生长有害，整个孕期都不应服用。

高危妊娠

妊娠中，母亲或胎儿的风险高于平均水平

最常见于15岁以下或35岁以上的女性

孕期吸烟、酗酒和吸毒是发病的危险因素

遗传是与本病病因相关的危险因素

大多数女性妊娠进展顺利，仅会有一些小的问题，如疲劳和脚踝肿胀（见本页“正常妊娠的常见不适”）。但是，妊娠并非都没有危险。尽管现在的孕妇和胎儿死亡率都很低，但是在某些

自助措施

应对妊娠

妊娠时有一些不舒服是正常的，这些不适常由妊娠时体内激素水平的改变，以及胎儿体重的增加引起。尽管这些症状会引起不适，但程度常不严重。许多症状可以通过自助措施来缓解，但是你在使用自购药物或者调理药物之前，应当咨询药剂师、医生或者助产士。当症状严重时应当就医。

消化道症状

孕期的健康饮食尤为重要。健康饮食不仅为胎儿提供生长所需的营养，而且可以预防母亲出现消化问题，如恶心、烧心、便秘等。避免食用辛辣食物以免引起烧心。身边要常备一些可以直接食用的简易食品，以便在你感觉到饿的时候有食物可以吃。

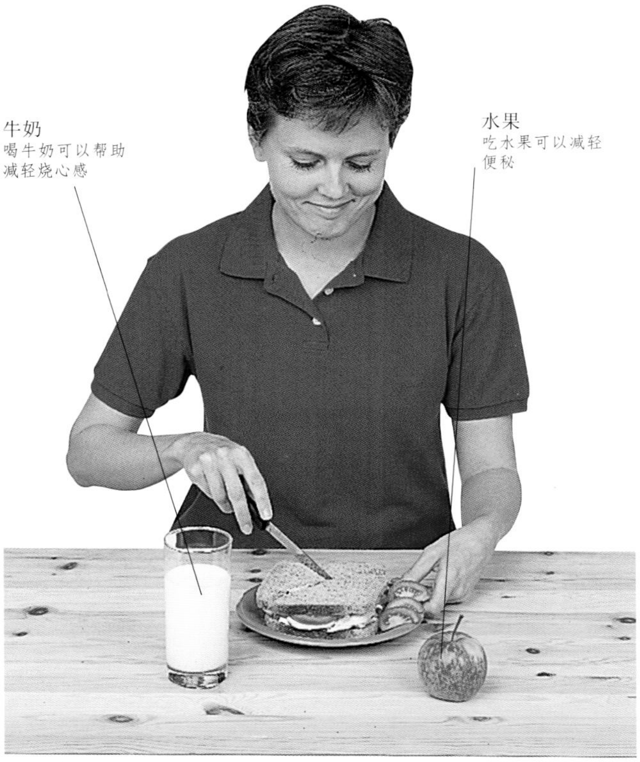

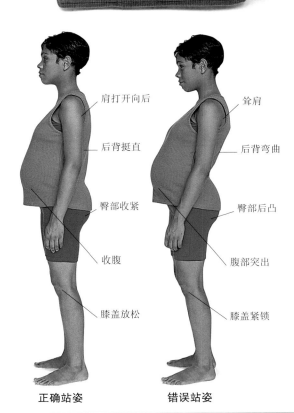

孕期饮食

少食多餐可以帮助减轻恶心。牛奶有助于减轻烧心。足够的水果、蔬菜和其他富含维生素的食物，有助于减轻便秘。

循环症状

盆腔血管所承受的压力增加会导致静脉曲张、脚踝肿胀，以及孕晚期的一过性头晕。为缓解这些症状，应该避免长时间地站着不动，当你感到头晕时，应该坐下或平躺。紧身裤可以帮助缓解静脉曲张。

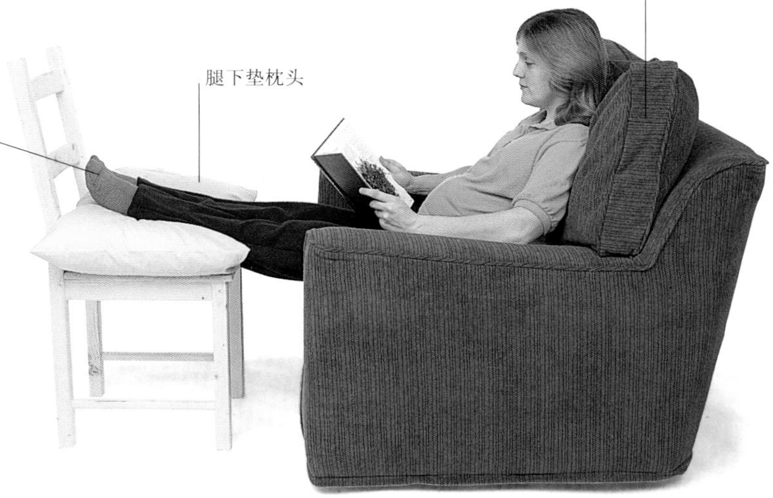

舒服的坐姿

方便的时候应当休息并抬高双腿。背后放一靠垫，尽可能让脚部抬高，高于臀部。

背痛及坐骨神经痛

背痛是随妊娠进展而不断增加的普遍问题，姿势不良将导致坐骨神经受压，引起一侧从臀部到腿的放射痛（坐骨神经痛）。采取正确的站立姿势、背后放置靠垫、睡硬板床以及穿平底鞋等，可以缓解这些症状。

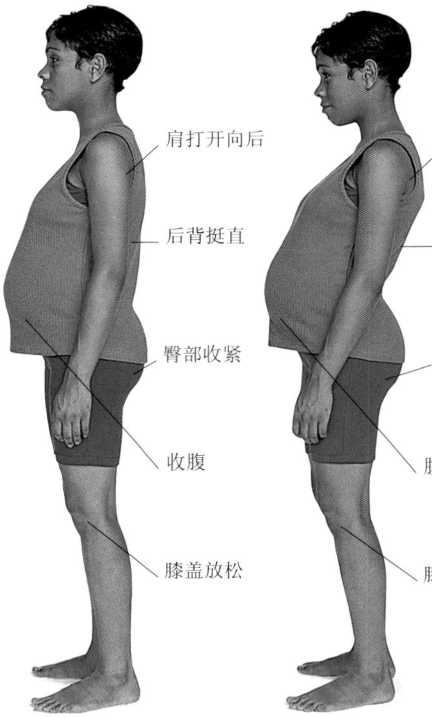

正确的站姿

站立时两脚分开，将身体的重力均匀分布于双脚。后背挺直，肩部向后。收紧臀部和腹部，放松膝盖。

疲劳和睡眠障碍

从孕早期开始，你可能就会感到疲劳。随着妊娠的进展以及腹部的增大，你在睡觉时可能不容易找到一个舒适的姿势。在上床前，尝试放松，洗一个温水浴、喝一杯牛奶、看电视、听广播或者阅读，直到你有睡意为止。

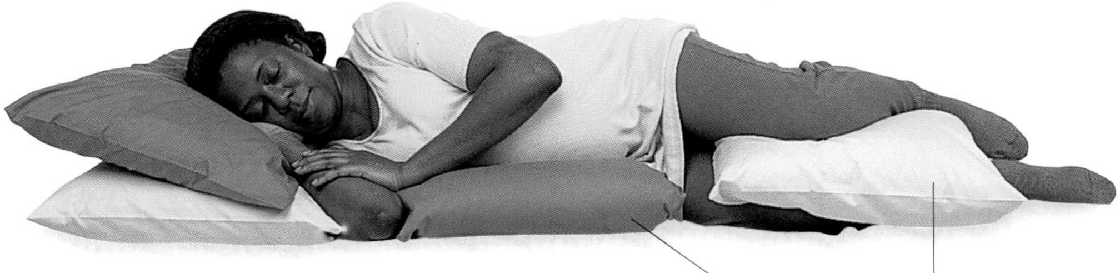

舒适的睡姿

尝试着侧身睡觉，将两腿之间放一个枕头。如果在腹部再放一个枕头，可能会感觉更舒服。

情况下，危险性是增加的。有些女性较其他女性具有较高的妊娠风险，常规产前检查（见 506 页）的作用之一就是筛查出这些高危孕妇，以便对其进行监测，必要时给予额外的治疗。

有哪些危险因素？

有许多危险因素可以导致高危妊娠。15 岁以下及 35 岁以上的女性，通常身材娇小或者体重超标的孕妇，她们在孕期内更容易发生问题。其他的妊娠危险因素包括：生活方式的因素，如吸烟、既往不良妊娠以及伴发的身体疾病。

年龄 15 岁以下怀孕的女性，常常会在胎儿足月之前提前分娩（见 515 页“早产”）。此外，这些女性还可能有发生某些妊娠并发症的危险，如发生血压升高的子痫前期和子痫（见 513 页）。

35 岁以上的女性容易伴发一些疾病，如子宫的良性肿瘤（见 477 页“子宫肌瘤”）或糖尿病（见 437 页）。她们在怀孕后也容易发生子痫前期或糖尿病（见 509 页“妊娠糖尿病”），这些问题会使妊娠风险增大。母亲年龄超过 35 岁，所怀胎儿发生染色体异常的风险增高，如唐氏综合征（见 533 页）。

身体因素 在分娩时，体格娇小以及盆腔较小的女性发生第一产程延长（见 517 页）的可能性增大，尤其是当她们所怀胎儿生长较大时，胎儿更不容易通过盆腔。

妊娠前体重低于 47.5 千克的女性，所怀胎儿容易偏小。相反，超重的女性容易发生妊娠糖尿病，从而增加了大胎儿的概率。超重的孕妇也容易发生高血压（见 242 页）。

生活方式 妊娠期间，孕妇营养缺乏、吸烟、酗酒以及滥用药物等不良的生活方式，都会影响胎儿的正常发育，增加妊娠期间的相关问题，如流产（见 511 页）、早产和宫内生长迟缓（见 514 页）。

以前妊娠中出现的问题 以前的妊娠中曾出现的各种问题，如早产或死胎（见 520 页）等，都可能增加本次妊娠的风险。如果孕妇以前分娩过低体重儿，本次分娩低体重儿的可能性很大。

合并症 任何在妊娠前已经发生的疾病（见本页“妊娠合并症”），如糖尿病、癫痫（见 324 页）或高血压，都可能会引起孕妇和胎儿的问题。在妊娠以前以及妊娠期间，母亲需要更换药物，母亲和胎儿都应该接受更多的监测。

应该如何处理？

第一次产前检查时，医生或者助产士会给你做检查、询问病史，以判断你是否有更多的危险因素。如果你的风险增加，你将需要接受额外的监测，并且可能被安排特殊的治疗。

如果你是高危妊娠，你很可能需要接受更多次的产前检查。如果你有孕育基因或染色体异常（见 509 页“产前遗传检查”）胎儿的高危因素，将需要进行额外的检查。可能需要更多次的抽血化验和超声检查，以检测合并症的情况和观察胎儿的生长状况（见 512 页“孕期超声扫描”）。可能会有多个医生和专家对你进行监督管理。

预后如何？

对孕妇的监测以及现代的分娩技术，使得多数妊娠问题都能得到成功的治疗。尽管高危妊娠更可能发生并发症，但是现代的治疗方法已经改善了它的预后。

妊娠合并症

慢性合并症，可能会影响妊娠进展或胎儿健康

最常见于35岁以上的女性

遗传和生活方式对本病的影响不明显

患有慢性疾病的孕妇，在整个妊娠期和分娩期，都需要接受特殊的监护。在 35 岁以上怀孕的女性中，合并症对妊娠或者胎儿的健康产生的负面影响更为常见。例如，这些女性更可能患有合并症，如子宫的良性肿瘤（见 477 页“子宫肌瘤”）或者糖尿病（见 437 页）以及心脏病，这些疾病可能会影响妊娠进展以及胎儿的正常发育。

慢性妊娠合并症及其治疗都可以影响妊娠的进展。例如，患有糖尿病（见 437 页）的女性更容易发生一些问题，如血压升高（见 242 页“高血压”）或者早产（见 515 页），尤其是当病情控制不利的情况下。妊娠期体内激素水平的变化，可以影响糖尿病，常常会加重病情。但是，患有轻度哮喘（见 295 页）的女性，在怀孕时症状会改善。

胎儿可能会受到母亲合并症的影响。一些母亲的疾病，如慢性高血压和肾功能衰竭（见 450 页），都可能会影响到胎盘的功能，导致胎儿营养不良，影响其发育和生长。例如，一个患有高血压的孕妇分娩低于平均体重的婴儿（见 514 页“宫内生长迟缓”）的风险是增加的。一个患有糖尿病的母亲，其所生的新生儿可能会发生低血糖。

如果你患有慢性疾病，并有生育计划，那么你需要在妊娠前向医生进行咨询。在整个孕期内，都需要对母

▶ 健康行动

孕期运动与放松

产前运动及其他轻柔的运动会使你保持健康，为分娩所需的体力做准备，加速产后恢复。放松练习有助于你释放思想和身体的压力，积蓄能量，使你更好地面对分娩。

运动

怀孕期间，你可以维持怀孕之前的运动水平，但是需要适当地调整一些练习，因为你在孕期可能更容易受伤。大量饮水以及尽力维持心率在每分钟140次以下。

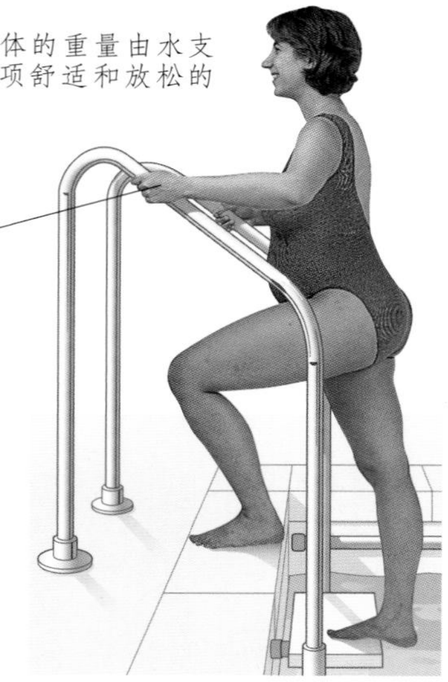

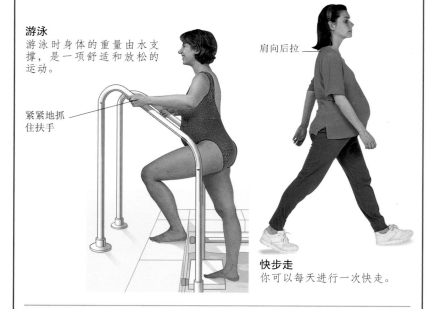

游泳
游泳时身体的重量由水支撑，是一项舒适和放松的运动。

快步走
你可以每天进行一次快走。

产前运动

产前运动有助于缓解妊娠期的不适，例如背痛。在大多数情况下，产前运动对母亲和胎儿都很有好处。例如，骨盆倾斜练习是一种很好的改善母亲姿势的运动方式。产前运动班可以教你安全地进行这项运动。

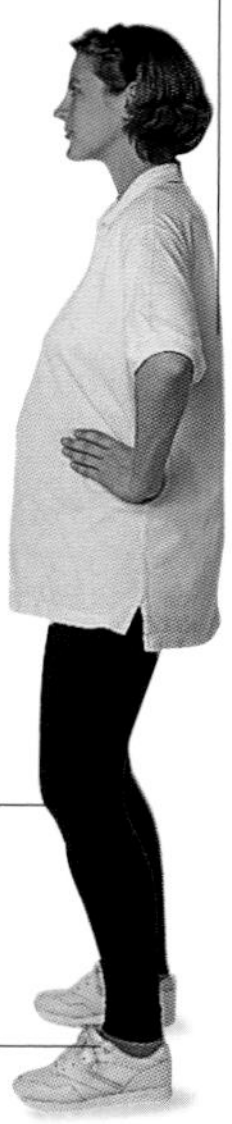

骨盆倾斜练习
收紧臀部，骨盆向下移动，然后放松臀部，将骨盆移回原位。重复多次，每天进行。

放松

一些呼吸和放松的技巧，如按摩，有助于更好地面对分娩。产前瑜伽班会教你如何收缩与放松全身的肌肉群（见32页“放松练习”）。

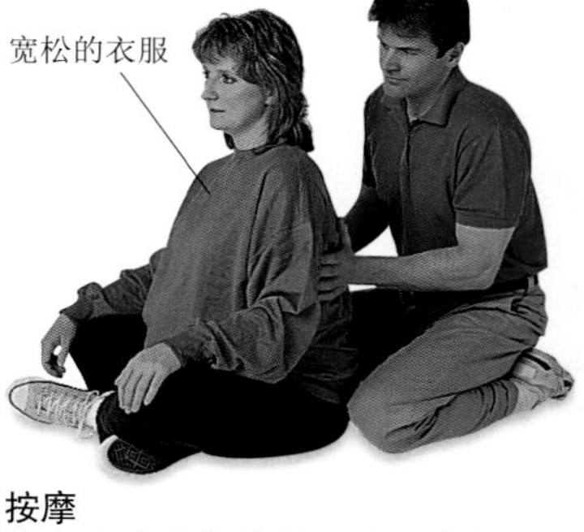

按摩
按摩有助于你放松，并能够减轻分娩早期的疼痛。

▶ 检查

产前遗传检查

你可能需要接受血液检查和/或超声检查，以评估你怀有遗传或者染色体疾病胎儿的风险。超声可以检测胎儿颈背组织（颈背半透明物）的厚度及鼻骨的缺失，这些提示染色体异常疾病，如唐氏综合征的风险。如果检查提示该疾病存在，则需要进行绒毛活检或者胎膜穿刺。

绒毛活检术

绒毛活检术常在妊娠第10～13周进行。获取胎盘边缘的组织（绒毛）进行分析，检查是否存在染色体或者遗传物质的异常。该项检查轻度增加流产的风险。

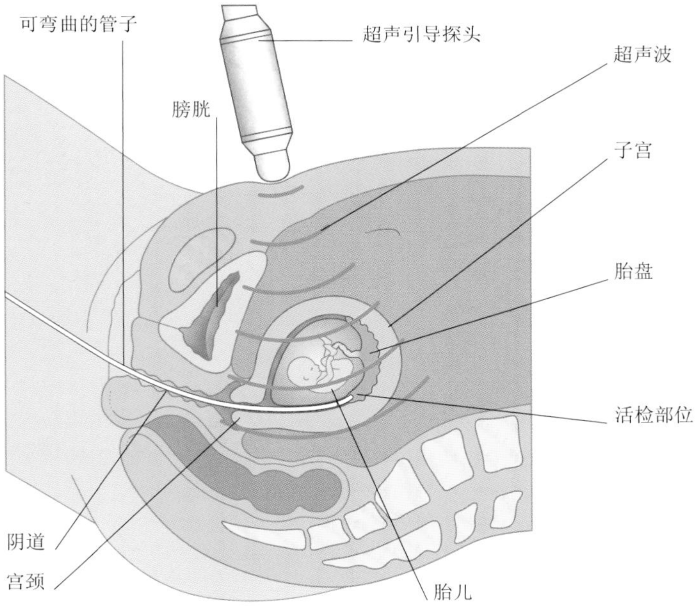

操作过程
可以通过腹壁经针管抽吸，或者如本图所示，从宫颈伸入一个可弯曲的管子，在超声引导下，轻轻抽取少量胎盘组织。

胎膜穿刺术

胎膜穿刺术常在妊娠的第15～20周进行。抽取胎儿周围的少量羊水进行分析，检查遗传异常。该操作引起的流产风险较小（大约为1%）。

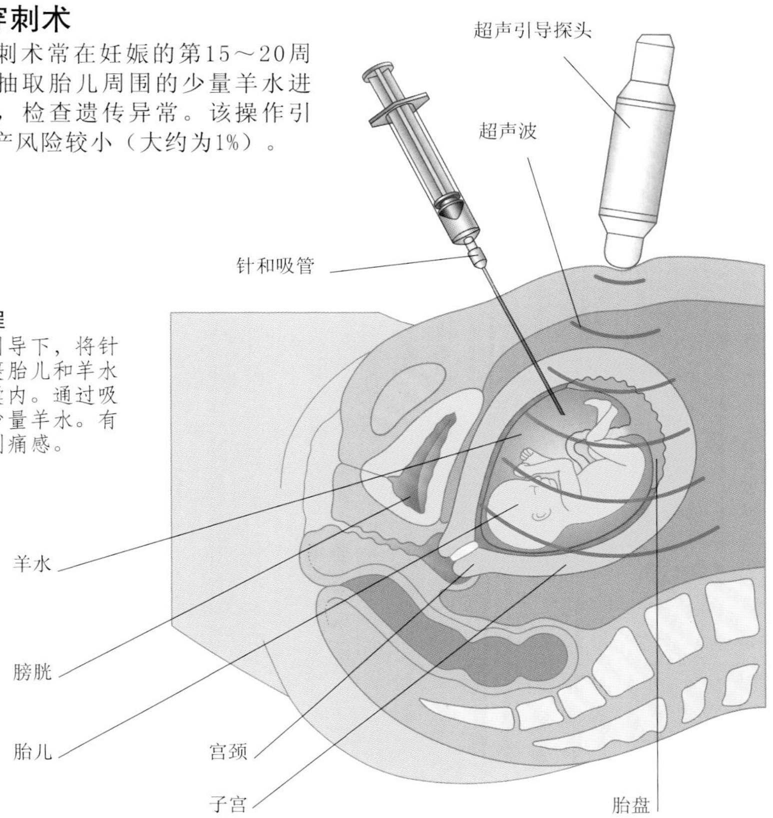

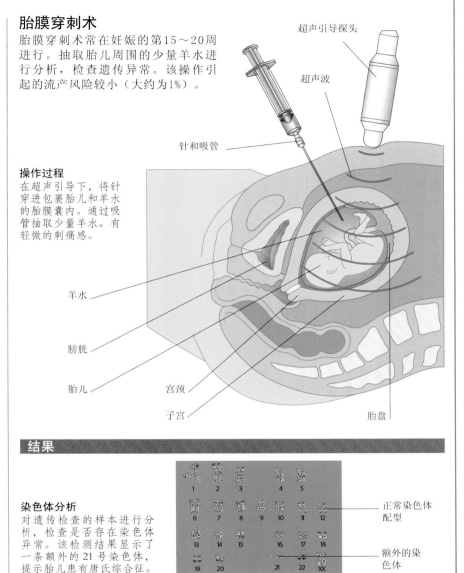

操作过程
在超声引导下，将针穿进包裹胎儿和羊水的胎膜囊内。通过吸管抽取少量羊水。有轻微的刺痛感。

结果

染色体分析
对遗传检查的样本进行分析，检查是否存在染色体异常。该检测结果显示了一条额外的21号染色体，提示胎儿患有唐氏综合征。

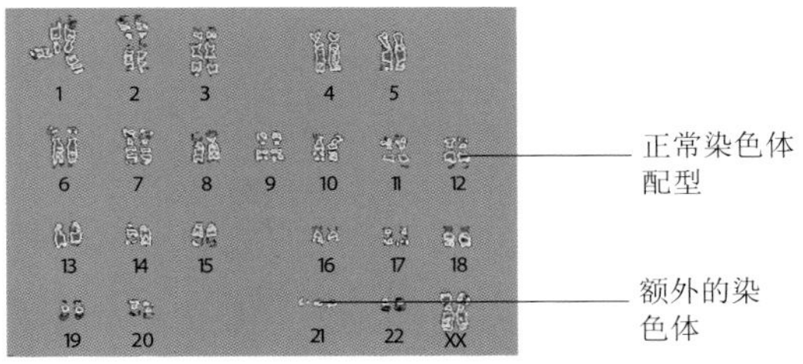

亲和胎儿的情况进行精心的监测。医生会与产科医生共同努力，以保证你和胎儿尽可能地健康，以及妊娠进展顺利。

应该如何处理？

如果你患有慢性疾病，在你怀孕前，医生会仔细检查你的情况，以保证疾病得到最好的控制。

如果你在怀孕期间，平时采取的一些治疗方法可能需要调整，因为有些药物可能会对胎儿产生不良影响。例如，如果你平时是服用药物来控制糖尿病的，那么你可能需要换成注射胰岛素（见601页“治疗糖尿病的药物”）。相同的治疗方案，药物的剂量可能也需要调整，可能还需要额外的措施去控制合并症。例如，患有癫痫（见324页）的女性需要服用抗惊厥药物（见590页）以预防抽搐。另外，还可能需要比平时更大剂量的叶酸，以减低药物引起胎儿神经管缺陷（见547页）的风险。胎儿神经管缺陷是指大脑和脊髓畸形，可以发生在妊娠期间。

你可能需要比正常人更高频率的产前检查，医生可能会为你推荐更擅长治疗你所患疾病的产科专家。你需要做一些额外的检查，包括额外的超声检查（见512页“孕期超声扫描”）。分娩时需要接受额外的监测，产后新生儿将会接受一系列的检查，以确保新生儿的健康。

预后如何？

妊娠前、妊娠期间以及分娩时，定期的检测和认真的治疗调整，都可以使妊娠合并症得到较好的控制，而且对母亲和胎儿几乎没有风险。一些由于妊娠引起的母亲状况的变化，常常在分娩后，可较快地得到改善。

妊娠糖尿病

在妊娠期发生的，由胰岛素缺乏引起的组织对血糖吸收能力的缺乏

- 最常见于30岁以上的女性
- 有糖尿病家族史是发病的危险因素
- 超重是发病的危险因素

大约1/50的女性会在怀孕期间发生暂时性糖尿病（见437页）。这种情况称为妊娠糖尿病。在正常情况下，胰腺产生胰岛素，使得体细胞可以从血流中吸收葡萄糖。妊娠期，胎盘分泌一些额外的激素，产生抗胰岛素作用。如果身体不能相应地产生足够的胰岛素中和这些作用，则会导致血液中葡萄糖水平升高和妊娠糖尿病。

30岁以上、身体超重、有糖尿病家族史、既往分娩过体重超过4千克的婴儿，以及既往有过死胎史的女性，更容易发生妊娠糖尿病。妊娠糖尿病通常可以通过特殊饮食得到控制。

在大多数病例中，妊娠糖尿病在产后就会消失，但通常在产后5年内，约1/3患妊娠糖尿病的女性会发生永久性的2型糖尿病。

有哪些症状？

许多患有妊娠糖尿病的妇女并没有症

状。但部分女性也可以有以下表现：

- 疲劳。
- 多饮、多食。
- 多尿。

如果妊娠糖尿病控制不利，则胎儿可能体重过大，难以通过母亲的骨盆，分娩将会特别困难（见 518 页“**分娩过程中的问题**”）。另外，糖尿病控制不良，胎儿也容易出现代谢问题，包括低血钙、高胆红素血症以及呼吸窘迫。糖尿病母亲所生的新生儿，在出生时容易发生低血糖。糖尿病没有得到控制的母亲发生死胎（见 520 页）的可能性增加。

如何诊断?

糖尿病常在尿液和／或血液检查时被发现。每次产前检查都要进行尿糖的检测。如果尿糖阳性，医生会给你进行糖耐量检测，喝下一份糖溶液后，抽血检查血糖。如果血糖高于正常水平，则可确诊妊娠糖尿病。如果有过死产史，或者生育过大于平均体重的孩子，医生也会建议你做糖耐量检测。由于有糖尿病家族史的女性发生妊娠糖尿病的风险增加，如果你有糖尿病家族史，则医生也会建议你接受糖尿病的筛查。但是，只有你的糖尿病是在孕期第一次被诊断，才能视为妊娠糖尿病，如果产后糖耐量异常的情况持续存在，则应视为你患有 2 型糖尿病。

如何治疗?

如果你患有妊娠糖尿病，医生会根据你的血糖水平和症状，给予相应的治疗建议，包括饮食控制、运动和使用胰岛素。通常建议你调整饮食，少进食一些糖，多摄入一些纤维素和含淀粉的碳水化合物。有些孕妇需要注射胰岛素。你可以在家里检测血糖水平（见 439 页“**监测你的血糖**”）。产前检查的次数较正常人更为频繁，可能需要接受额外的超声检查（见 512 页“**孕期超声扫描**”）。

大多数患有妊娠糖尿病的妇女，可以安全地妊娠到 40 周左右，阴道分娩也是可能的。但是，如果糖尿病难以控制，则需要早期引产（见 515 页）。如果胎儿过大，则需要剖宫产（见 518 页），以免经阴道难产。

分娩后，需要监测产妇和新生儿的血糖水平。如果新生儿血糖低，需要送至婴儿特殊护理病房（见 619 页）进行治疗。鉴于产后有发生永久性糖尿病的可能，产后 6 周需要进行糖耐量的检测。

▶ 治疗

终止妊娠

如果妊娠威胁母亲的身体或者心理健康，或者经检查表明胎儿有严重的疾病，则需要终止妊娠。所有终止妊娠的方法都会引起腹部几小时的疼痛，以及几天的血性分泌物。终止妊娠两周内应禁止性生活。

终止妊娠的方法

根据妊娠的不同阶段，有多种不同的方法。主要方法和应用的时间如下表。

方法	时间	操作过程
早期药物流产	妊娠 9 周内	采用两种药物引起早期流产。首先，口服米非司酮，48 小时后给予前列腺素，通常经阴道放置。这两种药物都可引起子宫收缩，从而迫使胚胎及胎盘排出，通常几小时内即可排出。
药物流产	妊娠 9 ～ 20 周	与早期药物流产相似。给予一个初始剂量的口服米非司酮，48 小时后给予前列腺素药物，通常是阴道给药。但是，有时需要多次使用前列腺素，才能促使子宫收缩，以及胚胎和胎盘排出。
人工吸引终止妊娠	妊娠 7 ～ 12 周。有时候可以在 7 周前或者 15 周内采用	宫颈扩张及用一个吸引器械将子宫内容物取出。可以采用局部麻醉或者全身麻醉。在操作前，需要给药以软化宫颈（例如，经阴道放置前列腺素栓剂）。
手术扩张宫颈及妊娠物清除术	妊娠 15 ～ 23 周末	宫颈扩张及将子宫内容物钳夹出来，剩余的宫腔内容物通过吸引器械吸出。该操作在全身麻醉下进行。

预后如何?

通常，产后的血糖水平会恢复正常，此时你的饮食也可以恢复正常。如果注射胰岛素，则可以停止。但是，存在下次妊娠发生糖尿病或者日后发生糖尿病的风险。

妊娠剧吐

妊娠早期的严重呕吐

- 压力可能导致病情加重
- 年龄和遗传对本病的影响不明显

妊娠剧吐是发生在妊娠早期的剧烈呕吐，以致不能进食水。症状要比正常的早孕反应严重（见 506 页“**正常妊娠的常见不适**”）。早孕反应中，恶心、呕吐也常发生在妊娠早期，是由体内激素的改变造成的，但是通常不严重，常可以通过一些简单的措施缓解。随妊娠的进展，发生早孕反应的孕妇也会有体重的稳定增长。相反，妊娠剧吐的孕妇则出现体重下降的情况。过度呕吐最终导致脱水，从而尿少、血电解质失衡。而且，呕吐可以长期、反复发作，并且十分严重。如果妊娠剧吐不治疗，脱水会威胁母亲和胎儿的生命安全。

妊娠剧吐的原因常不清楚，但认为与高水平或突然升高的人绒毛膜促性腺激素（HCG）相关，该激素由妊娠胎盘分泌，可能与母亲的过度恶心和呕吐相关。多胎妊娠时更可能出现高水平的人绒毛膜促性腺激素（见 512 页“**多胎妊娠及其相关问题**”）。少见的情况是，如果胎盘部位有肿瘤，则该激素水平就会很高（见本页“**葡萄胎**”）。偶尔，泌尿系感染也可能导致孕妇呕吐，且伴有发热和两侧腰痛。某些孕妇的心理因素，如感情上的压力，可以加重妊娠剧吐。

应该如何处理?

如果你不能进食或者饮水，则需要入院治疗。需要进行血液检查，以判断严重呕吐引起的脱水程度，化验尿液，检查尿路感染。可能还需要行超声检查（见 512 页“**孕期超声扫描**”），观察是否为多胎妊娠或葡萄胎妊娠。

通常，脱水需要住院行静脉输液治疗，纠正脱水、电解质的丢失和酸碱失衡，需要有适当的钠、钾、氯、乳酸或碳酸盐、葡萄糖和水，直至呕吐被控制。可能还会给予药物止吐（见 595 页“**止吐药物**”），减轻恶心和呕吐。如果尿液检查确诊有尿路感染，则可能需要接受抗生素治疗。

对于持续性呕吐，医生可能会给你进行相关的其他疾病的检查和治疗，如胃肠炎、胆囊炎、胰腺炎、肝炎、消化性溃疡、肾盂肾炎等。在某些情况下，社会和精神因素导致的呕吐，随着环境的改善，如住院治疗，可能会使病情明显好转，因此也应积极处理心理和社会问题。

一旦呕吐得到治疗，你可以开始进食食物和液体，可以开始进食少量清淡饮食，并逐渐恢复正常饮食。但是，呕吐常会反复，需要再次住院，采取措施，防止脱水。尽管在其后的妊娠阶段也可能复发，但妊娠剧吐一般在妊娠 14 周后消退。

葡萄胎

一种少见的情况，部分胎盘发展成为肿瘤

- 最常见于35岁以上的女性
- 亚洲女性更常见
- 生活方式对本病的影响不明显

大约每 2000 次妊娠中有一例的胎盘会发展为葡萄胎。因妊娠期滋养细胞过度增生，绒毛水肿形成成串水泡状物，如同葡萄而得名。尽管葡萄胎不是恶性肿瘤，但少数病例可以发展为恶性肿瘤（见 480 页“**绒毛膜癌**”）。正常妊娠时，由胎盘合成的人绒毛膜促性腺激素（HCG）在葡萄胎妊娠时，其水平极度升高。多数葡萄胎妊娠中，肿瘤阻止了胎儿的发育，但是偶尔也会有异常胎儿的发育。

在每 10 例葡萄胎妊娠中，有 1 例侵入子宫壁；约 3% 的葡萄胎变成恶性，并有扩散的可能。葡萄胎妊娠更常发生于 35 岁以上的女性中，亚洲女性更常见。确切病因尚不清楚。在多数病例中，葡萄胎是通过早孕期的常规超声检查（见 512 页“**孕期超声扫描**”）作出诊断的。

有哪些症状?

葡萄胎常使一些妊娠的反应更为严

重，如疲劳，可以有以下表现：
- 阴道出血，以及排出葡萄样物。
- 剧烈的恶心和呕吐（见 510 页“妊娠剧吐”）。

葡萄胎的生长速度超过正常胎儿，使子宫大于相应的正常孕周。随着妊娠的进展，会发生更多的问题，如子痫前期（见 513 页）及贫血（见 271 页）等。

应该如何处理？

如果剧烈的恶心呕吐，或者子宫明显大于正常的孕周，则医生会怀疑你患有葡萄胎。他会安排你做超声检查，寻找葡萄胎的证据，抽血化验人绒毛膜促性腺激素的水平。如果诊断了葡萄胎，则需要在全身麻醉下清除宫腔内的异常组织。

预后如何？

一旦葡萄胎清除后，多数女性可以完全恢复，不需要进一步的治疗。但是，有时候会发生癌变，需要进一步治疗，如化学药物治疗（见 157 页）。

对于葡萄胎妊娠的女性，需要进行至少两年的随访，定期检测尿的人绒毛膜促性腺激素水平，以确保早期诊断癌变。建议葡萄胎治疗后的 1 年内避孕，因为这段时间发生癌变的风险较大，且妊娠会影响人绒毛膜促性腺激素的监测（译者注：由于葡萄胎的癌变，98% 的发生在葡萄胎清宫后的半年内，且只要清宫后，人绒毛膜促性腺激素水平自然恢复正常，此后再发生癌变的概率不到 1%，因此，如果你有生育要求，自人绒毛膜促性腺激素水平恢复正常起半年后即可考虑妊娠）。1% 的女性再次妊娠时，会再度发生葡萄胎。

异位妊娠

子宫外的妊娠，常发生于输卵管

年龄、遗传和生活方式对本病的影响不明显

异位妊娠，俗称宫外孕，发生率为 1%。异位妊娠时，受精卵着床于子宫以外，而不是子宫腔内，之后开始发育为胚胎。多数异位妊娠中，受精卵着床于一侧的输卵管。罕见的病例中，受精卵着床于宫颈、一侧卵巢或者腹腔内。异位妊娠的胚胎不能正常生长，仅有极少数可以存活。

如果输卵管内的胎盘发育和胚胎生长，则可能引起输卵管破裂，导致母亲致命性的腹腔内大出血。鉴于对母体的潜在危害，异位妊娠诊断后需要尽早手术或药物治疗。

由哪些原因引起？

异位妊娠常发生在有损伤史的一侧输卵管。受损的输卵管阻碍了受精卵游向子宫，致使受精卵种植在卵管壁。输卵管的损伤可能是由不成功的绝育术，或者绝育术后的再通术（见 476 页“女性绝育术”），以及输卵管感染（见 475 页“盆腔炎症性疾病”）造成的。另外，受精卵本身发育不良，在到达子宫腔前不成熟植入，也可造成异位妊娠。

有哪些症状？

异位妊娠常在 6 ～ 7 周开始出现症状，有时甚至在意识到怀孕之前就有症状。但是，多数异位妊娠的女性在症状出现时会有停经史。异位妊娠的症状包括：
- 一侧下腹部疼痛。
- 不规则阴道出血，可能被误认为是月经。

如果异位妊娠未被发现就发生了输卵管破裂，则会有更多的症状：
- 突发、剧烈的疼痛，逐渐扩散至整个腹部。
- 肩痛（刺激膈肌引起的放射痛）。

输卵管破裂会导致突发的内出血，可引起休克（见 248 页）。休克时，患者大汗淋漓，并且感到眩晕。出现腹部疼痛或者阴道出血，以及可能怀孕时，需要看医生。如果疼痛剧烈或发生休克，则需要立即呼叫救护车。

应该如何处理？

如果你无法确定自己是否怀孕，可以进行妊娠检测。如果妊娠检测阳性，医生会安排你做超声检查，以找出胚胎的位置。你可能还需要检测血液中人绒毛膜促性腺激素（HCG）的水平，如果是异位妊娠，该水平低于正常妊娠。当超声检查不能明确胚胎的位置时，医生会建议动态检测人绒毛膜促性腺激素水平的变化，如 24 ～ 48 小时后，人绒毛膜促性腺激素的数值上升，而超声仍没有发现宫腔内有妊娠囊，则异位妊娠的可能性极大。为确诊，可能需要在全身麻醉下检查腹腔内部（见 476 页“腹腔镜”）。

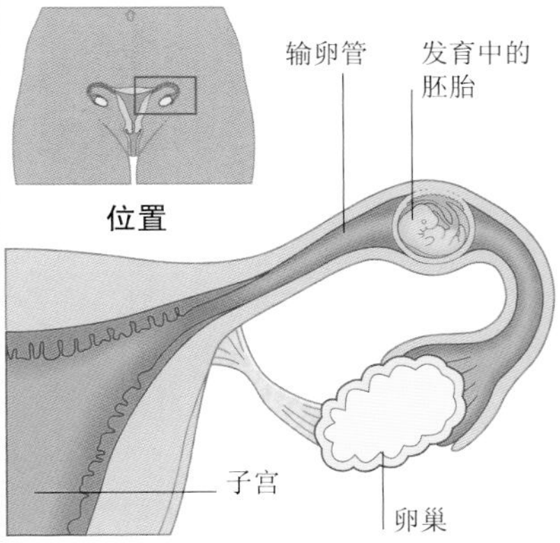

异位妊娠
多数异位妊娠发生在一侧输卵管，受精卵在输卵管内，而非子宫内开始着床发育。

确诊异位妊娠后，通常将胚胎及其周围的组织切除。这可以在腹腔镜下进行，也可以通过传统的手术进行。可能的话，常可对受损的输卵管行修补手术。但是，如果破坏严重，应切除该侧输卵管，以防止相同部位再次发生异位妊娠。如果异位妊娠得到早期诊断，则可以通过药物治疗，不需要手术。

预后如何？

即使已经切除了一侧输卵管，大约 1/10 的女性还会再次发生异位妊娠。如果双侧输卵管都已经受损伤，那么体外受精（见 498 页“辅助受孕”）可以帮助女性怀孕。

以后再次怀孕，在妊娠早期需要做超声检查（见 512 页“孕期超声扫描”），看胎儿是否生长在子宫内。

妊娠期阴道出血

妊娠期的任何时候出现的阴道出血

年龄、遗传和生活方式对本病的影响不明显

妊娠期一旦发生阴道出血，就应当立即向医生寻求建议。如果出血多，尤其是在晚孕期，需要叫救护车。严重的出血，对母亲和胎儿都是致命性的威胁，因此你需要紧急救护。

由哪些原因引起？

妊娠期间出血的原因，因妊娠阶段的不同而各异。

孕 14 周前的出血 孕早期的出血可能是由流产（见本页）引起，可伴随月经期样的痉挛性疼痛。孕 7 周前，少量至大量的出血，以及剧烈的疼痛可能子宫外妊娠的表现（见本页“异位妊娠”）。另外，阴道炎症、肿瘤或溃疡以及宫颈炎症、息肉或肿瘤也可引起点滴、少量或多量出血。

罕见的情况下，孕 14 周前持续存在少量的无痛性的阴道出血，即点滴出血，可能是胚胎植入有大量血管的蜕膜组织中时，血液流入宫腔，顺宫颈流出造成的。多数这样的病例可以继续妊娠。

孕 14 ~ 24 周的出血 孕 14 周以后的出血可能提示晚期流产，流产的原因可能是宫颈脆弱（见 513 页“宫颈功能不全”）。这段时间内与流产相关的出血可伴随疼痛。

孕 24 周以后的出血 孕 24 周后，伴有疼痛的少量至大量出血常是胎盘早剥（见 516 页）引起的。胎盘早剥时，胎盘与子宫部分剥离。24 周后的无痛性阴道出血可能与前置胎盘（见 516 页）有关，前置的胎盘可覆盖部分或者全部的宫颈口。

应该如何处理？

在晚孕期很少进行盆腔检查。因为如果胎盘位于子宫的下段，检查可能会损伤胎盘。用窥器打开阴道，通过观察宫颈，可以了解局部出血的原因。你可能还会接受超声检查（见 512 页“孕期超声扫描”），以及胎心监护（见 519 页“胎儿监护”）。

治疗方法取决于出血的原因、严重程度及妊娠阶段等。如果早孕期有轻至中度的出血，则医生会建议卧床休息。这种情况中多数可以继续妊娠。但是，在某些流产的情况下，或由异位妊娠引起的出血中，则可能需要手术治疗。如果是晚孕期发生的大量阴道出血，可能需要急诊剖宫产（见 518 页），娩出胎儿。如果失血量大，则需要输血（见 272 页）。

流产

妊娠 24 周前自发的妊娠终止

最常见于16岁以下及35岁以上的女性

在某些情况下流产与胚胎的遗传性疾病或染色体异常相关

妊娠期吸烟、酗酒和滥用药物是发病的危险因素

超过 1/4 的妊娠会发生自然流产，即在妊娠 24 周前胎儿丢失。多数自然流产发生于妊娠 14 周之前，有的流产发生得过早，以至于可能还没有发现自己已经怀孕。一般来说，流产时，女性会有阴道异常出血及腹部痉挛性疼痛。

由哪些原因引起？

发生于妊娠 14 周前的自然流产中，约 3/5 是由胚胎遗传性疾病或异常造成的。多胎妊娠（见 512 页“多胎妊娠及其相关问题”）更容易发生早期流产。

晚期流产（妊娠 14～24 周发生的流产）可能与宫颈脆弱相关（见 513 页“宫颈功能不全”），或者是由母亲的严重感染所致。子宫畸形或者子宫壁的良性肿瘤（见 477 页“子宫肌瘤”）也可能引起晚期流产。孕期吸烟、酗酒以及滥用药物也是危险因素。患有糖尿病（见 437 页）的孕妇发生晚期流产的风险增加。

以上原因也可以导致复发性流产。总体而言，流产更常见于 16 岁以下和 35 岁以上的女性。普遍的观点是压力或者轻度的外伤可以导致流产，但是尚无证据支持。

有哪些类型？

流产可以分为多种类型：先兆流产、难免流产和稽留流产。

先兆流产时，胎儿是存活的，宫颈口闭合。有一些阴道出血，多不伴有疼痛，但妊娠常可以持续至 40 周左右。但是，有时候先兆流产可以发展为难免流产。

难免流产时，胎儿往往已经死亡，宫颈口扩张。因为子宫收缩才能排出胎儿，所以难免流产常伴有疼痛，从轻度的月经样疼痛至剧烈疼痛不等，可以出现伴有血块的阴道大量出血。难免流产可能是完全流产（子宫妊娠物全部排出体外），也可以是不全流产（子宫内仍存留部分妊娠物）。

稽留流产时，胎儿死亡，但通常不伴有疼痛和出血。子宫不收缩，宫颈闭合，胎儿存留于子宫内。尽管妊娠的症状，如恶心等会因此而消失，但多数稽留流产直至常规超声检查时才能发现（见本页“孕期超声扫描”）。

如果孕期发生阴道出血或者腹痛，应该咨询医生。如果出血或疼痛严重，应该立即呼叫救护车。

如何诊断？

医生通过窥器检查宫颈。如果宫颈闭合，出血来自宫颈口，会做超声检查和血人绒毛膜促性腺激素水平的测定，如果胎儿存活，妊娠常可以继续。但是，如果宫颈扩张，阴道出血量增多，流产常常是不可避免的。需要做超声扫描，以检查子宫妊娠物是否完全排出体外。

医生会如何治疗？

先兆流产时，医生会建议你休息几天，直到阴道停止出血，或者一些可能的原因，如感染等得到治疗。如果发生难以避免的流产时，治疗取决于流产是否完全。一般情况下，完全流产不需要进行治疗，但是，如果需要可以给予止痛药物（见 589 页）。如果流产不完全，或阴道出血较多，从而确定胎儿确实已死亡时，则需要住院治疗，清除子宫内的妊娠物。这种操作也可以用于早期稽留流产。医生会开抗生素（见 572 页）预防感染。如果稽留流产发生于妊娠晚期，则需要引产（见 515 页）。

我该怎么办？

失去孩子是一件非常伤心的事情，你应该说出你的感受，并需要从悲伤中走出来。你可能希望与医生交流下一次妊娠的注意事项。如果你希望再次妊娠，最好避孕几个月，直到自己的完全恢复。

预后如何？

多数发生流产的女性在下次妊娠时没有问题。有些人可以再次流产，在有过一次自然流产的妇女中，下次妊娠时，约 20% 可再次发生自然流产；而在有过 3 次连续流产的妇女中，此比率可达 50%。造成这种情况的原因很多，但多数原因不明，如果进行专业的检查和治疗，成功妊娠还是有希望的。况且，大多数情况下，自然流产是不会重复发生的。

多胎妊娠及其相关问题

子宫内出现一个以上的胎儿，以及由此带来的问题

最常见于30岁以上的女性

有时有家族聚集现象

生活方式对本病的影响不明显

子宫内发育了一个以上的胎儿，称为多胎妊娠。尽管多数多胎妊娠可以顺利进展，但是，母亲和胎儿发生问题的风险增加。

如果两个或以上的卵子同时受精，将会形成不相同的胎儿，但是，如果胎儿由受精卵分裂而来，则可以形成两个或者多个相同的胎儿。胎儿可以共用一个胎盘，也可以各自拥有一个胎盘。

在英国，自然受孕的双胞胎发生率约为 15‰，三胞胎的发生率不到 0.3‰。自然受孕发生三胞胎以上的妊娠很罕见，但是，不孕治疗发生多胞胎的概率显著升高。

30 岁以上或者其母亲一方有多胞胎家族史的女性，更容易怀有不相同的双胞胎。但是，以上因素不增加怀有同卵双胎的概率。

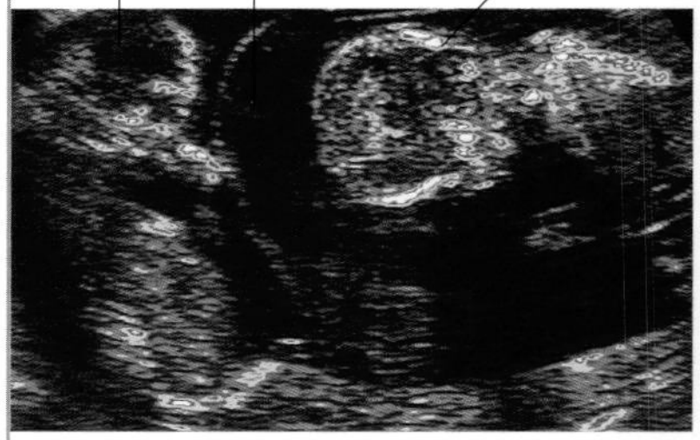

子宫内的双胞胎
从这张彩色增强超声扫描图像中可以看到，各自拥有一个胎膜囊的两个胎儿，其位置相互垂直。

由哪些原因引起？

多胎妊娠可以自然发生，但 2/3 的三胎及以上多胎妊娠常为不孕治疗所致

检查

孕期超声扫描

超声扫描利用超声波产生内脏器官的影像进行检查。该操作在妊娠期常规采用，以评估胎儿的健康状况、确定胎龄、测量胎儿的生长情况。该检查也可用来检查问题，例如阴道出血，以及胎儿异常的诊断。例如，胎儿神经管缺陷，有时也可以检测心脏问题。检查耗时 20～30 分钟，是无痛和安全的。多普勒超声扫描可以检测胎儿的血流。

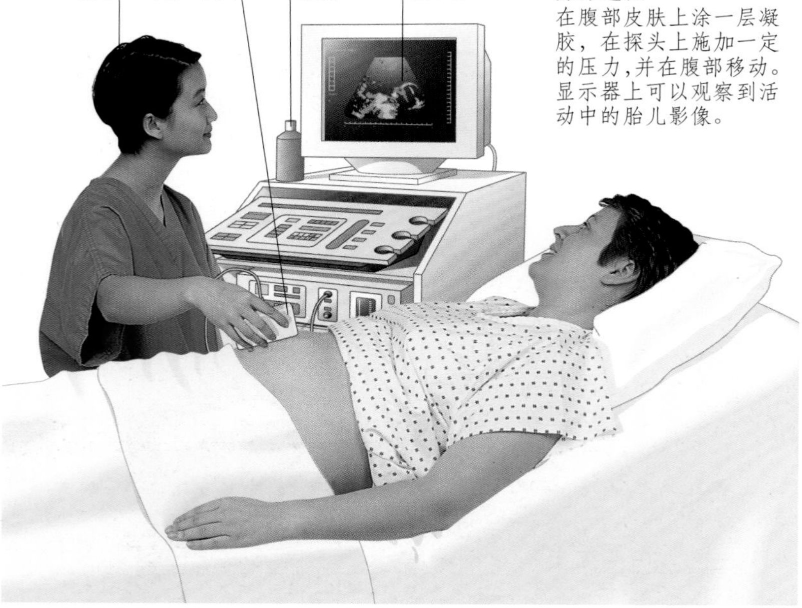

操作过程
在腹部皮肤上涂一层凝胶，在探头上施加一定的压力，并在腹部移动。显示器上可以观察到活动中的胎儿影像。

结果

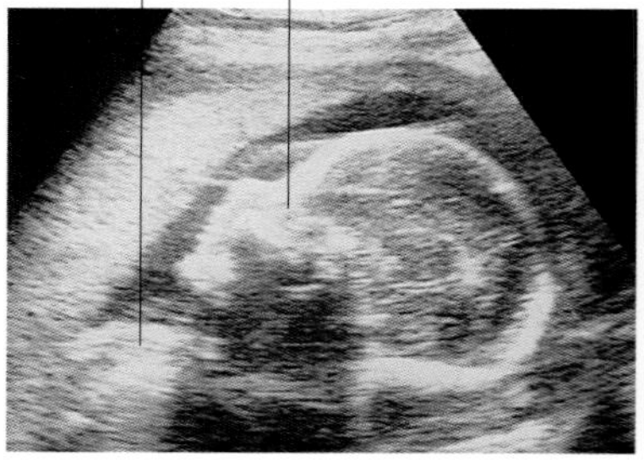

超声扫描

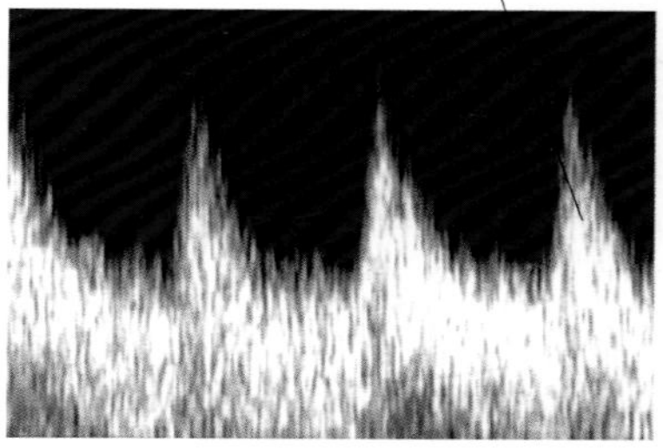

多普勒超声扫描

胎儿检查
上图显示了子宫内一个 24 周大的健康胎儿。下图显示了脐带动脉血的正常脉冲。

（见 498 页“辅助受孕”）。这是因为治疗不孕不育的药物（见 604 页）刺激卵巢在每个月释放一个以上的卵子；体外受精需要向宫腔内放入一个以上的受精卵。

有哪些问题？

在正常妊娠中出现的问题（见 506 页“正常妊娠的常见不适”），有时在多胎妊娠中更为严重。这其中一部分与子宫增大有关，一部分与胎盘产生更多的激素有关。

多胎妊娠的母亲容易发生以下问题，如妊娠期高血压（见 513 页“子痫前期和子痫”）。这些女性更容易发生妊娠早期的剧烈呕吐（见 510 页“妊娠剧吐”），胎儿周围的液体多于正常量（见 514 页“羊水过多”），以及胎盘低置（见 516 页“前置胎盘”）。由于母亲要给一个以上胎儿供应铁离子，所以更易发生缺铁性贫血（见 271 页）。

多胎妊娠更可能发生流产（见 511 页）或者早产（见 515 页）。多胎妊娠的胎儿常比单胎胎儿要小，但单胎胎位不正的可能性会增加（见 517 页“胎先露异常”）。多胎妊娠的胎儿还易发生如结构畸形，及双胎输血综合征等一系列特殊并发症，致死胎率增长。鉴于可能不止一个胎盘，所以多胎妊娠在产后可能会出现大量出血（见 521 页“产后出血”）。

应该如何处理？

如果你的腹围超过相应的孕周大小，那么医生或者助产士则会怀疑是多胎妊娠。常通过超声检查（见 512 页“孕期超声扫描”）来确诊。你需要每个月做一次超声检查；为了解每个胎儿是否都能得到足够的血液供应，可能还会每两周进行一次多普勒超声检查。有些医院有多胎妊娠的门诊。

如果发生了相关问题，可能会有额外的治疗。例如，贫血需要补充铁剂。特别是在28周以后，需要多休息，以降低发生早产的风险。多胎妊娠常需要在医院分娩，因为可能会有难产或者早产的情况发生。如果第一个胎儿是头先露，则可经阴道分娩。三胎及以上常需要进行剖宫产（见518页）。

鉴于胎儿往往早产或者体格小，所以通常需要进婴儿特殊护理病房（见 619 页）监护。

如果你是多胎妊娠，为减少胎儿数量，增加剩余胎儿的存活机会，医生会建议你选择性减胎。当然，在进行减胎术前，医生会向你及家人详细说明手术的利弊，并获得你们的同意。

宫颈功能不全

宫颈脆弱，可能导致晚期流产

年龄、遗传和生活方式对本病的影响不明显

分娩开始前，宫颈正常闭合。但是，如果宫颈功能不全，胎儿增长的体重和胎儿周围的羊水，可导致宫颈提前开口，随后胎膜破裂，导致流产（见 511 页）。在 14 周后发生的流产中，有 1/4 是因为宫颈功能不全。

之前的手术可能使宫颈变得脆弱，如宫颈锥切术（见 481 页“宫颈上皮内瘤样病变的治疗”），或者人工扩张宫颈的操作。例如，有过 3 次以上早孕期妊娠终止（见 510 页）的妇女，可能会发生宫颈功能不全。

在流产发生之前，宫颈功能不全常没有什么表现。在有宫颈功能不全时，母亲可能会感到下腹部坠胀或者阴道内有肿物感。

应该如何处理？

如果有在14周后发生流产的妊娠史，医生会安排你做超声检查(见135页)，以检查是否存在宫颈功能不全，并确定胎儿存活，排除明显的胎儿异常。该检查是经阴道检测宫颈的厚度，可以在下次妊娠的早期进行，也可以在计划妊娠时进行。如果你有宫颈功能不全的高危因素，如宫颈手术史，也需要在妊娠前或者妊娠早期进行宫颈功能不全的检查。

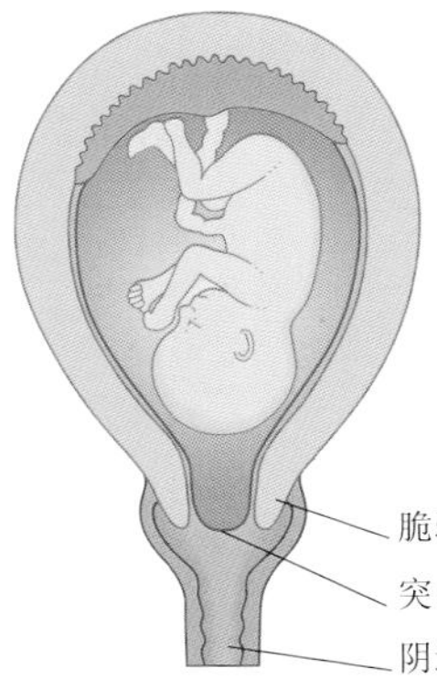

宫颈功能不全 脆弱的宫颈可能在妊娠时就张开。这种情况称为宫颈功能不全，常导致流产的发生。

如果宫颈是脆弱的，可以进行缝扎使其闭合，该操作在孕 12 ～ 16 周，在全身麻醉或硬膜外麻醉下进行，以便除外因其他原因导致的早期流产，究竟可以晚到何时进行没有一定之规，但妊娠时间越长，外科手术刺激越可能导致早产或胎膜破裂。常在 37 周分娩前去除缝线，若发现手术失败、紧急流产时，也会立即去除缝线。如果分娩开始时，缝线仍没有去除，则需要立即去除，以免宫颈撕裂或子宫破裂。如果缝扎不能阻止流产，那么下次妊娠时的高位缝扎可能会取得成功，有时候需要经腹部手术。

宫颈功能不全可能在下次妊娠时复发，因此每次妊娠都需要进行缝扎，以预防流产。

子痫前期和子痫

妊娠期发生的高血压、水潴留及尿蛋白，可能引起抽搐发作和昏迷

最常见于19岁以下和35岁以上的女性

有时有家族聚集现象

超重是发病的危险因素

子痫前期，亦称子痫前期毒血症，每 20 次妊娠可发生 1 ～ 2 例，多见于妊娠后半期。表现为高血压合并过度的水潴留和 / 或尿蛋白。轻度的子痫前期在妊娠的最后几周常见，一般较容易控制。严重的子痫前期会影响母亲和 / 或胎儿的生命安全。如果不治疗，严重的子痫前期会导致致命性的子痫，引起抽搐发作，可以发生昏迷（见 323 页）。

子痫前期的原因未明，但可能部分与母亲对胎儿的免疫反应有关。该疾病更多发生于第一次妊娠、再婚生育或者多胎妊娠时。子痫前期有家族倾向，在 19 岁以下和 35 岁以上的女性中更为常见。超重、患有慢性肾脏疾病、糖尿病（见 437 页）或者高血压（见 242 页）等的女性发生子痫前期的风险增加。

有哪些症状？

开始时，子痫前期可能没有症状。随着病情进展，有些症状逐渐出现，但偶尔也有一些症状从一开始就发展迅速。包括以下情况：

- 脚部、脚踝和手肿胀，以及水潴留引起的体重增长过多。
- 头疼。
- 视觉障碍，如视物模糊及眼前闪烁。
- 呕吐。
- 上腹部疼痛。

如果在妊娠期发生以上任何症状，都应当立即咨询医生或者助产士。如果没有及时进行住院监护，病情会迅速恶化。

如何诊断？

每次产前检查时，医生或助产士都会进行检查，是否发生了子痫前期。需要检查是否有水潴留的征象，测量血压，检测尿蛋白。如果怀疑子痫前期，需要安排多种血液检查，包括血常规、肝肾功能和凝血功能检查。

如何治疗？

子痫前期的治疗取决于子痫发生时所处的妊娠阶段，以及症状的严重程度，但基本处理目标有 3 个：在对孕妇和胎儿损害最小的前提下结束妊娠；娩出以后能健康成长的婴儿；彻底恢复孕妇的健康。因此，最重要的是确切了解胎龄。如果在妊娠 36 周前发生轻至中度的子痫前期，可能会建议你在家休息。需要经常测量血压，看是否有血压的升高。有些孕妇如果高血压持续或恶化，或出现蛋白尿，则需要住院监护并卧床休息。

如果子痫前期症状加重，且胎儿成熟，分娩后可以存活，这种情况下建议引产（见 515 页），估计引产不易成功或引产失败，应该采取剖宫产（见 518 页）。在提前分娩前，注射皮质类固醇激素，以促进胎儿的肺成熟。罕见的病例中，严重的子痫前期会发生在孕 24 周之前，此时为抢救母亲，需要采取措施终止妊娠（见 510 页）。

如果在孕36周后发生子痫前期，则不管子痫前期的严重程度如何，医生都可能会建议你立即引产或者剖宫产娩出胎儿。

如果发生了子痫，需要服用降压药物（见 580 页）以降低血压，静脉注射抗惊厥药物（见 590 页）以控制抽搐。然后急诊剖宫产娩出胎儿。

预后如何？

如果子痫前期在症状严重之前得到治疗，预后常常是好的。如果发展为子痫，将会威胁到母亲和胎儿的生命安全。高血压常在产后一周内恢复正常，但是母亲日后发生高血压的风险增加。约 1/10 的母亲在下次妊娠时会再次发生子痫前期。

羊水过多

子宫内胎儿周围的羊水量过多

遗传是与本病病因相关的危险因素

年龄和生活方式对本病的影响不明显

正常情况下，胎儿周围的羊水量不超过 1.5 升。当羊水量超过 2 升时，称为羊水过多，会引起母亲腹部不适或疼痛。

羊水过多时，胎儿在子宫内可以更为自由地活动。因此，妊娠晚期胎儿可能不是头朝下的正常胎位（见 517 页“**胎先露异常**”）。羊水量过多也增加了早产（见 515 页）或者胎膜早破（见 515 页）的概率。大量的羊水外溢，排空后的子宫面积减小，可发生大面积的胎盘早剥(见 516 页)。子宫因过度膨胀而失去张力，进而发生子宫收缩不良及产后出血。

有哪些类型？

羊水过多分为两种类型：慢性羊水过多和急性羊水过多。慢性羊水过多是在几周内羊水量逐渐增加；急性羊水过多则是在几天内羊水急剧积聚。

慢性羊水过多是更为常见的类型。常在孕 32 周左右发生，腹部不适逐步加重。有时可以发生呼吸困难、消化不良以及水潴留。多数孕妇中，慢性羊水过多的原因不明。但是，羊水过多常发生于孕前就有糖尿病（见 437 页）和多胎妊娠（见 512 页“**多胎妊娠及其相关问题**”）的孕妇。

急性羊水过多发生于 22 周后，常与同卵双胎妊娠有关。如果胎儿伴有发育缺陷，如无脑儿或脊柱裂（见 547 页“**神经管缺陷**”）以及食管闭锁，则也容易发生羊水过多。急性羊水过多的症状与慢性羊水过多相似，但更为严重。经常会出现剧烈的腹部疼痛、恶心和呕吐。

应该如何处理？

如果你的腹围明显超过相应的孕周大小、胎儿不易触及、听胎心困难，医生可能会怀疑你患有羊水过多。你需要接受超声检查（见 512 页“**孕期超声扫描**”），以确定诊断和筛查胎儿有无异常。你还需要进行血液检查，以确定是否患有糖尿病。

一般情况下，慢性羊水过多可以通过卧床休息来治疗。如果孕晚期发生了令你感到烦恼的症状，如呼吸困难或腹痛或平卧困难，将推荐做引产（见 515 页）。如果发生急性羊水过多，在胎儿成熟的情况下，医生会推荐引产。如果胎儿尚未成熟，将注射皮质类固醇激素，促进胎儿肺成熟，以便可以提前分娩。也可经腹部针管穿刺放出部分羊水，来暂时缓解腹痛，以减轻你的窘迫。如果需要，该操作可以反复进行。

如果患有糖尿病，则下次妊娠时还可发生羊水过多。但是，精心控制糖尿病，可以降低复发的风险。如果是其他原因引起的羊水过多，再次妊娠时发生羊水过多的风险并不增加。

Rh 血型不合

孕妇与胎儿的 Rh 血型不匹配

遗传物质决定了血型的不匹配

年龄和生活方式对本病的影响不明显

Rh 血型是血型分类的一种，根据血红细胞表面的某种蛋白的存在和缺乏进行血型分类。英国约有 17/20 的人的红细胞表面有 Rh 蛋白，称为 Rh 阳性，其余 3/20 的人没有这些蛋白，称为 Rh 阴性。

当母亲为 Rh 阴性而胎儿为 Rh 阳性时，发生 Rh 血型不合。这种情况在初次妊娠中很少发生。但是，当胎儿血细胞进入母体循环时，母体可以产生抗体。下次妊娠时，这些抗体可以攻击胎儿的红细胞。胎儿红细胞的破坏可以导致胎儿的严重贫血（见 271 页），造成新生儿贫血、皮肤及巩膜黄染（见 531 页“**新生儿黄疸**”）。

对于 Rh 阴性没有抗体的孕妇，在孕 28 周、34 周以及产后不久，常规给予预防性治疗，低于 1% 的女性下次妊娠时会出现问题。

由哪些原因引起？

血型是由父母双方共同遗传的，胎儿红细胞可能携带来自父亲的抗原，表现为胎儿的血型不同于母体。如果父亲为 Rh 阳性，Rh 阴性的母亲可以生出一个 Rh 阳性的孩子。母亲与胎儿的循环系统是隔离的，红细胞通常不能由一方进入另一方。但是，会有胎儿零星的红细胞进入母体循环。在分娩、流产（见 511 页）或者终止妊娠（见 510 页）时，胎儿血细胞都可能渗透至母体血液中。

在做胎膜穿刺时（见 509 页“**产前遗传检查**”）或者胎盘早剥（见 516 页）后，可能增加母胎血细胞的混合机会。胎盘早剥时，部分或整个胎盘在分娩前与子宫分离。母亲体内的免疫系统在循环系统内产生可以破坏胎儿红细胞的抗体。下次妊娠时，胎儿有 Rh 阳性，抗体经胎盘破坏胎儿的红细胞。如果不治疗，该效应会在每次 Rh 血型不合的妊娠时逐渐加重。

有哪些影响？

母亲往往不知道存在 Rh 血型不合，且对她们的健康没有影响。对胎儿的影响取决于体内抗体的水平和妊娠时产生抗体的时间。

胎儿可能会发生水肿，以及逐渐加重的贫血，红细胞的破坏可以导致血液中氧合血红蛋白水平的降低。罕见的情况下，胎儿严重的贫血可以导致急性心力衰竭（见 247 页），从而胎死宫内（见 520 页“**死胎**”）。妊娠中发生 Rh 血型不合，会引起新生儿严重贫血，胎儿血色素破坏后产生的胆红素可造成新生儿黄疸。极少数病例中，严重的黄疸会引起脑损伤。

应该如何处理？

如果产生了 Rh 抗体，就会测定抗体的滴度，因为抗体滴度与胎儿的溶血程度成正比，治疗取决于抗体的量，及对胎儿的影响。抽取子宫内的羊水做胎儿胆红素检查。还可以从脐带中取胎儿血，做溶血试验检查。额外的超声检查(见 512 页“**孕期超声扫描**”)可观察胎儿是否肿胀。如果抗体水平低，可持续至 38 周，再做引产（见 515 页）；如果抗体水平高，可以更早做引产。尚不成熟的胎儿可以经脐带或者腹部输 Rh 阴性血，也可进行血浆置换，只是血浆置换所需的血量较多、花费较大。产后，新生儿需要输血并治疗黄疸。

如何预防？

所有孕妇在初次产前检查时，都需要查 Rh 血型，若孕妇血型为 Rh 阴性，则需要进行配偶的血型检查。如果是 Rh 阴性，需要在孕 28 周时检测血液中是否产生了抗体。在孕 28 周、34 周及产后不久，可注射 Rh 阳性血的抗体，以破坏母体血液中的胎儿红细胞。这可以预防孕妇产生抗体，以免与下次妊娠的 Rh 阳性胎儿反应。流产或者其他任何可以引起母亲和胎儿血液接触的操作之后，都需要进行注射。经治疗，将不太可能产生引起日后问题的抗体。

宫内生长迟缓

胎儿在子宫内不能相应地生长，以致胎儿小于同孕龄的胎儿

最常见于17岁以下和34岁以上的女性

孕期吸烟、酗酒以及滥用药物、饮食摄入不足等是发病的危险因素

遗传是与本病病因相关的危险因素

宫内生长迟缓（IUGR），也称宫内生长受限，发生率约 5%，表现为妊娠期胎儿的体重不能足够增长。一般情况下，足月新生儿的体重超过 3 千克。宫内生长迟缓的足月新生儿，其体重低于 2.5 千克，通常比正常发育的新生儿瘦弱，身材短小。这种新生儿在出生时身体脂肪较少，因此对寒冷的抵抗力也较正常新生儿差，并且很容易患低血糖症。如果是早产，新生儿可能会有包括呼吸窘迫综合征在内的某些早产并发症。瘦小的低体重新生儿多为年龄在 17 岁以下或 34 岁以上的母亲所生。

由哪些原因引起？

在某些妊娠中，胎盘无法供应胎儿足够的营养，结果使胎儿在子宫内的生长受到了阻碍。引起胎盘内营养缺乏的原因，可能与母亲所患的疾病或者生活方式有关，也可能与胎盘问题或者胎儿异常有关。

影响胎盘功能及导致胎儿营养不良的疾病包括：子痫前期（见 513 页“**子痫前期和子痫**”）、慢性高血压（见 242 页“**高血压**”）或者妊娠前已有的肾功能衰竭（见 450 页）。胎儿生长不足也可因母亲的严重感染导致，如风疹（见 168 页）。另外，母亲生活方式中的某些因素被认为与宫内生长迟缓相关。吸烟、酗酒、滥用药物以及饮食摄入不足，都可以影响通过胎盘营养胎儿的营养物质水平。

另外，胎盘本身的一些问题也可以导致胎儿的营养不良。例如，胎盘可能部分地与子宫壁分离（见 516 页“**胎盘早剥**”）。罕见情况下，胎儿的遗传性疾病或染色体异常，如唐氏综合征（见 533 页），也会导致宫内生长迟缓。

应该如何处理？

孕妇可能没有症状，但是，如果妊娠期腹围的测量值提示子宫没有按照正常速度增大，则会引起医生的注意。

需要定期超声检查来监测胎儿的生长速度，以及检测通过脐带流向胎儿的血流（见512页“孕期超声扫描”）。

如果诊断了宫内生长迟缓，则需要住院观察。有条件时，应治疗存在的任何基础疾病。例如，服用药物治疗高血压。如果饮食摄入不足，你将获得饮食建议。每天需要进行两次胎儿心电监护。如果胎儿持续生长缓慢，则需要提前分娩，可以通过引产（见本页）或剖宫产（见518页）。

预后如何？

婴儿出生后，因为较小，可能容易发生一些问题，如感染、低血糖、低体温等，需要在婴儿特殊护理病房（见619页）监护。多数低体重儿可以很快地增加体重，达到正常大小。生育过低体重儿的妇女，在下次妊娠时，分娩低体重儿的风险有轻度增加。但是，每次新出生的婴儿都比前一次的婴儿有增大的趋势。

治疗

引产

如果妊娠超过42周，或者母体或胎儿的健康受到威胁时，需要通过人工诱导来引发分娩。有多种方法可以应用。如果宫颈闭合，则常常需要经阴道放置栓剂，以促进宫颈打开。分娩快开始时，如果胎儿周围的胎膜破裂，但产程进展缓慢，则需要经静脉输入催产素，以加速产程进展。

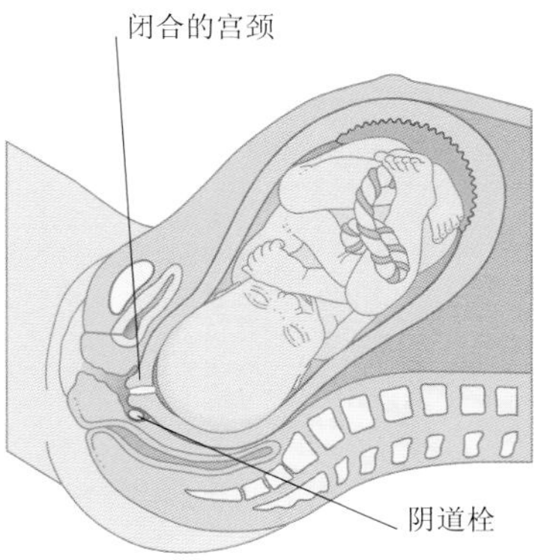

放置阴道栓
如果宫颈闭合，将于阴道顶端放置前列腺素栓剂，以软化宫颈，之后宫颈变薄，开始打开。

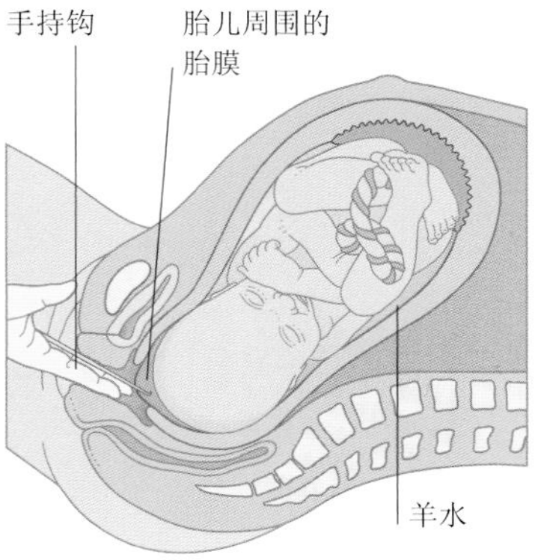

破膜
如果宫颈已经开口，可以使用一个钩子帮助破膜，膜内含有胎儿和胎儿周围的羊水。

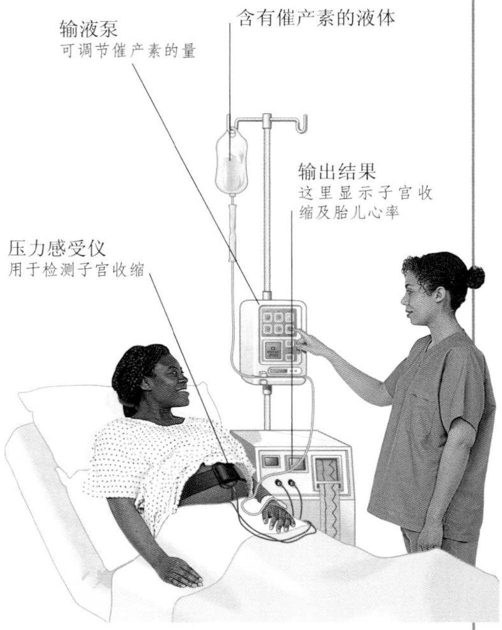

刺激子宫收缩
如果宫颈口打开，胎膜已经破裂，可以静脉输入催产素以促进子宫收缩。需要监测子宫收缩和胎儿心率。

胎膜早破

胎儿周围的囊膜破裂后，没有即刻分娩，或者破裂发生于预产期前

年龄、遗传和生活方式对本病的影响不明显

胎儿在子宫内被一个包含有液体（称为羊水）的胎膜囊保护。正常情况下，胎膜囊的膜在分娩开始后或分娩即将开始前的短时间内破裂，排出羊水，这叫做破水。但是，有大约1/14的女性在分娩开始前，就发生胎膜的提前破裂。

尽管有些妊娠中，胎膜早破是由阴道上行至子宫的感染引起的，但引起胎膜早破的原因尚未完全清楚。

胎膜破裂导致羊水从阴道流出，可以水滴样流出，也可以大量涌出。如果胎膜早破发生在夜间，你醒来的时候可能处于一滩水中，很容易误认为是尿。如果你认为可能发生了胎膜早破，则需要联系医生或者助产士。

有哪些并发症？

如果在胎膜破裂后的几个小时内分娩还没有发动，则可能会有子宫或胎儿感染的风险。还可能引起脐带脱垂，即脐带掉至宫颈或阴道内。如果发生脐带脱垂，则会引起胎儿的血供减少，氧供应不足（见519页“胎儿窘迫”）。在孕周不足37周的女性中，胎膜早破可能引起早产（见本页）。发生这种情况时，需要权衡早期分娩胎儿的风险与阻断分娩引起感染的风险。

应该如何处理？

发生胎膜早破后，需要住院观察，检查是否发生了感染。医生会手诊你的腹部，用窥器打开阴道进行检查。如果出现发热，可能提示存在感染，因此还需要测量你的体温。医生可能会取阴道拭子以及安排血液检查，以寻找感染的证据。如果存在感染，则需要使用抗生素（见572页）治疗。做胎儿心率监测（见519页“胎儿监护”），可检查是否存在胎儿窘迫。如果孕周已达37周或更晚，则分娩常在破膜后24小时内开始。如果没有分娩发动，则需要做引产（见本页“引产”）。

如果孕周已达36周或胎儿成熟，可以引产；否则，应该住院观察感染迹象。如果妊娠不足34周，则需要注射皮质类固醇以促进胎儿肺成熟。

分娩后，新生儿需要入住婴儿特殊护理病房（见619页）进行监护，多数孩子是健康的，不会受到提前分娩所造成的不良影响。

早产

妊娠37周前开始的分娩

最常见于17岁以下和35岁以上的女性

孕期吸烟、酗酒和滥用药物是发病的危险因素

遗传对本病的影响不明显

正常妊娠持续时间约为40周，37周前开始的分娩属于早产。早产几乎不给母亲带来危险，但是早产的胎儿常因在宫内生长的时间不足，体格小、不成熟而发生一些问题（见530页“早产儿常见问题”）。

如果早期诊断了早产，则由阻止分娩开始，争取继续妊娠的可能。如果不能完全阻止分娩，也尽量将分娩时间延迟1～2天，以便获得给予皮质类固醇药物（见600页），促进胎儿肺成熟的机会。早产发生率大约为10%，在极其年轻的母亲以及35岁以上的母亲中更为常见。

由哪些原因引起？

早产的原因经常不清楚，但某些病例可能存在一些诱发因素。

多胎妊娠常会导致早产，原因可能是子宫扩张（见512页“多胎妊娠及其相关问题”）。胎儿周围的羊水过多（见514页）也会有相同的结果。子痫前期、胎儿窘迫、羊水感染、宫颈功能不全和胎盘早剥，也都会导致早产。

增加早产风险的因素包括孕期吸烟、酗酒和滥用药物，重体力劳动、紧张、前次早产史，以及慢性疾病，如糖尿病（见437页）。

有哪些症状？

早产引起的症状常在最初被误认为是妊娠晚期时，经常发生的背痛和宫缩痛。包括：

- 后背下部间歇性疼痛。
- 腹部紧缩感，出现逐渐规律的疼痛性收缩。
- 阴道排出血性及黏性分泌物。

如果你怀疑自己将要发生早产，要立即联系医生或者助产士。早产诊断越早，阻断其进展的可能性就越大。你需要住院，并转至设有婴儿特殊护理病房（见619页）的医院，以免万一阻止分娩不成功，提前娩出胎儿。

应该如何处理？

检查你是否已经处于分娩阶段，以及产程进展的程度。但是，在没有证实宫颈消失或扩张之前，难以早期鉴别真假临产。因此，要规律地监测子宫收缩及胎儿心跳（见519页“胎儿监

护”）。可能还会做一些其他检查，了解早产发生的原因。如果没有人为终止妊娠的指征，医生会进行一些干预措施。

如果胎儿尚未成熟到足以安全分娩，则医生会从静脉滴注药物（见605页“用于分娩的药物”）抑制子宫收缩，以阻止分娩的进展。治疗期间需要绝对休息，因为活动会刺激子宫收缩。医生会使用抗生素，以减低胎儿感染的风险。

如果产程不能阻止，医生会尝试将分娩推迟1～2天，这样可以有机会给母亲注射两针皮质类固醇，来促进胎儿肺成熟。该操作降低了新生儿呼吸问题的风险。需要对胎儿进行监护，以防胎儿窘迫（见519页）。多数病例，通过精心监护可以经阴道分娩，如果存在如多胎妊娠等危险因素，则需要采取剖宫产（见518页）。

预后如何？

多数病例产程可以得到控制，使妊娠维持至约40周。否则，医生将尽力使分娩推后一至两天，从而有机会使用皮质类固醇，以改善胎儿出生后的生存机会。37周前出生的新生儿需要入住婴儿特殊护理病房进行监护，直至其生长得较为成熟。再次妊娠时，可能再次发生早产。

前置胎盘

胎盘部分或者全部覆盖了子宫颈口

最常见于35岁以上的女性

遗传和生活方式对本病的影响不明显

有些妊娠中，胎盘的附着部位在子宫下部，比正常妊娠更接近宫颈。尽管低置的胎盘可以随着子宫的伸展而逐渐向上移动，但是有些胎盘可保持原位，并覆盖全部或者部分宫颈口。这种情况称为前置胎盘，发生率约为0.5%，更常发生于35岁以上的女性。前置胎盘占妊娠24周后阴道出血原因的1/5。

该疾病的严重程度取决于胎盘所覆盖的宫颈口的比例。边缘性前置胎盘中，胎盘在子宫的下部，正好接近宫颈口的边缘。不完全性前置胎盘中，宫颈内口部分被胎盘覆盖。而完全性前置胎盘时，宫颈口被胎盘全部覆盖。但胎盘所覆盖的宫颈口的比例极大程度上依赖于检查时宫口的扩张程度，随着宫颈口的扩张程度，边缘性可能变成不完全性，完全性也可能变成不完全性。前置胎盘的症状不一，最具特征性的症状为无痛性出血，首次出血很少为致命性大出血，通常可自行停止，只是重复出现。轻度病例不会引起不良后果。有些病例中，从孕24周开始即出现间断性的阴道出血，出血量从少量至大量。完全性前置胎盘可以引起严重的出血，从而影响母亲和/或胎儿的生命安全。由于子宫下部不能很好地收缩，致使子宫内血管不能很好闭合，以及产后出血得不到很好的控制，所以前置胎盘的母亲发生产后出血（见521页）的风险增加。

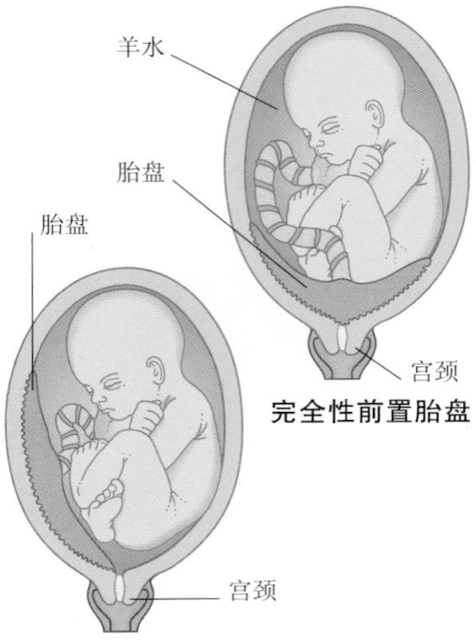

前置胎盘
边缘性前置胎盘中，胎盘附着于子宫的下部，但是仅仅接近宫颈口。完全性前置胎盘中，胎盘覆盖全部的宫颈口。

由哪些原因引起？

母亲年龄增大使前置胎盘的危险升高。另外，有多次生育史或者剖宫产（见518页）等子宫手术史的女性，发生前置胎盘的风险增加。如果有子宫良性肿瘤（见477页“子宫肌瘤”），胎盘也可能附着于子宫下部。多胎妊娠时，可能存在多个胎盘，或者单个胎盘的体积大于正常胎盘，所以发生前置胎盘的风险增加（见512页“多胎妊娠及其相关问题”）。

应该如何处理？

一般而言，前置胎盘是在孕20周后进行常规超声检查（见512页“孕期超声扫描”）时发现的。如果发现胎盘低置，将会通过超声随访胎盘的位置。多数病例中，胎盘在孕32周后向上生长离开宫颈，胎盘低置的状况可以消失。

如果胎盘持续低置，并出现阴道出血，则需要住院治疗。出血少时，仅需要卧床休息。出血多时，则可能需要做急诊剖宫产，必要时，可输血（见272页）补充丢失的血量。

尽管完全性前置胎盘可能没有症状，但是由于出血的风险增加，建议孕30周后住院观察。在孕38周后采取剖宫产娩出胎儿。边缘性前置胎盘存在出血的风险，因此，也常常需要剖宫产。

预后如何？

通过密切监测，妊娠常可获得成功。如果潜在疾病没有得到治疗，则下次妊娠时还可以发生前置胎盘。

胎盘早剥

胎儿娩出前，胎盘与子宫壁分离

孕期吸烟、酗酒和滥用药物是发病的危险因素

年龄和遗传对本病的影响不明显

正常情况下，胎盘在胎儿娩出后才与子宫壁分离。而胎盘早剥，即胎盘在胎儿娩出前，就与子宫部分或全部分离。在120例妊娠中有一例胎盘早剥，它有潜在的生命威胁，尤其是对胎儿。胎盘早剥是孕28周后引起阴道出血的最常见原因。

胎盘早剥主要分两种类型：显性胎盘早剥和隐性胎盘早剥。显性胎盘早剥引起轻至重度的阴道出血；隐形胎盘早剥时，出血积存于胎盘和子宫壁之间，而不表现为阴道出血，致使出血量也无法正确评估，孕产妇的危险很高。

由哪些原因引起？

胎盘早剥的具体原因尚不清楚。但是，胎盘早剥在患有某种类型的高血压，包括子痫前期、妊娠高血压或慢性高血压（见242页“高血压”）的孕妇中更为常见。孕期吸烟、酗酒和/或滥用药物，也使发生胎盘早剥的风险增加。有多产史或胎盘早剥史的女性更易发生胎盘早剥。有时，胎盘早剥由腹部外伤引起。

有哪些症状？

症状常为突发性的，取决于与子宫分离的胎盘所占的比例。如果仅仅是一小部分胎盘分离，可能会有少量出血；如果胎盘大部分分离，则会引起严重的出血。按严重程度的先后，可以有以下表现：

- 少量至大量的阴道出血。
- 腹部痉挛性疼痛或者背痛。
- 严重、持续的腹部疼痛。
- 胎动减少。

妊娠的任何阶段发生阴道出血，都应当立即向医生或者助产士咨询。阴道大量出血时，需要急诊处置，建议立即呼叫救护车。

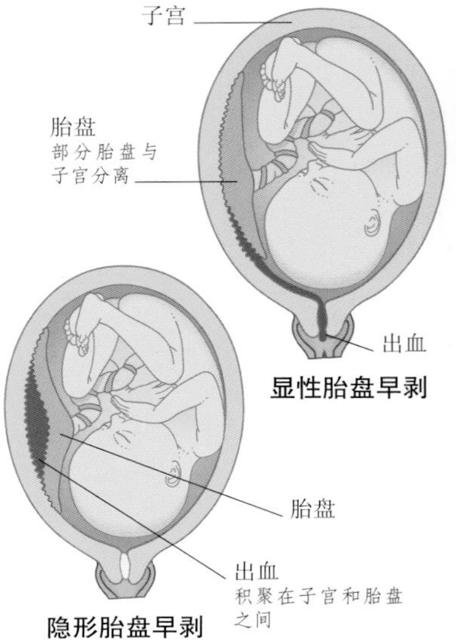

胎盘早剥
胎盘早剥时，部分胎盘在胎儿娩出前，与子宫壁分离。显性早剥引起阴道出血；隐形早剥时，出血积存在胎盘后方。

应该如何处理？

医生用窥器打开阴道以便观察。你需要接受超声扫描（见512页“孕期超声扫描”）和胎心的检查。胎盘早剥的处理，视母亲的孕龄及母亲和胎儿的状态而异。当胎儿存活且已成熟，而经阴道分娩尚未发动，则绝大多数采取急诊剖宫产。如果诊断不明确，且胎儿还存活，亦无证据表明胎儿受累，可密切观察。如果仅是少量分离，则需要住院观察，以及进行胎心监护（见519页“胎儿监护”），以便必要时立即实施干预措施。

如果出血不能停止或者再次发生，则可能需要做引产（见515页“引产”）。胎盘大量剥离后，常需要采取急诊剖宫产（见518页）以抢救胎儿，控制出血。如果失血量大，还可能需要输液和输血（见272页），增加血容量以挽救母亲的生命。

预后的好坏取决于胎盘与子宫壁分离的程度。合理治疗后，母亲通常不会有危险。如果病情较轻，妊娠通常可以继续，但胎儿存在宫内生长迟缓（见514页）的风险。有些病例会发生死胎。

分娩相关问题

分娩是胎儿娩出的过程，包括从子宫开始强烈收缩到胎儿、胎盘娩出。初产妇的分娩历时 24 小时，经产妇一般时间会短一些。多数产妇产的产程可以顺利进展。即使发生问题，如果得到合适的诊断和治疗，一般都不太严重。

随着监护手段的改善，以及有效的疼痛缓解方法的应用，分娩逐渐变得更安全，更少有创伤性的经历。过去，很少采取措施帮助难产的母亲缓解极重的疼痛，并发症常常威胁母亲和胎儿的生命安全。

本节首先讲述胎先露异常，即胎儿在子宫内的位置异常，不是最容易分娩的位置。通常因为胎儿不能通过母亲的盆腔，使得产程和分娩变得更为复杂。接下来的文篇讲述引起这些情况的疾病。

本节的最后两篇文章讨论两种相对罕见的情况。一篇文章介绍当胎儿不能得到足够的氧供应时，会发生胎儿窘迫。这种情况可以发生于妊娠的各个阶段，但是更常发生于分娩的过程中。另一篇文章讲述死胎，死胎是孕20周后发生的胎儿在子宫内死亡，或者更为罕见的是在分娩过程中死亡。

重要的解剖结构

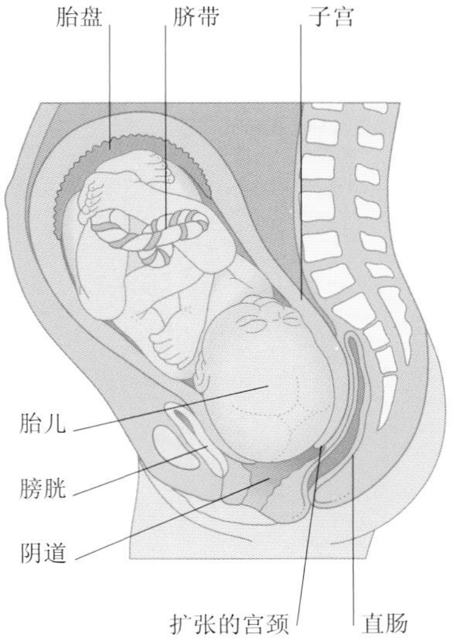

有关妊娠及分娩阶段的更多信息，请参阅 500 ～ 505 页。

胎先露异常

分娩时，胎儿的各种异常姿势

年龄、遗传和生活方式对本病的影响不明显

在大多数的正常妊娠过程中，自妊娠36周起，胎儿就进入了母亲的盆腔，做好了分娩前的准备。约 8/10 的胎儿采取头向下的姿势，下颏靠在胸部，面向母亲背部。这种胎先露是分娩的最佳胎儿姿势，常常可以通过阴道分娩。其他的所有姿势都被认为是异常的胎先露，可能引起分娩过程中的相关问题。

当胎儿在子宫内位置异常时，也有可能经阴道分娩，但是，产程会延长（见 518 页“分娩过程中的问题”）。如果胎儿娩出受阻，可能需要助产（见 520 页）或者剖宫产（见 518 页）。

大多数胎先露异常可以在产程开始前得到诊断，为安全娩出胎儿，医生与产妇和家属可以预先探讨分娩方式。

由哪些原因引起？

如果由于胎儿过小或者头盆不称（见 515 页“早产”），或胎儿周围羊水过多（见 514 页）等原因导致胎儿在子宫内的转动较正常者更为自由，则会发生胎先露异常。多胎妊娠时，胎先露异常的风险增加（见 512 页“多胎妊娠及其相关问题”）。

有时候，由于存在梗阻，如胎盘位于子宫的下部（见 516 页“前置胎盘”）或者子宫壁生长了良性肿瘤（见 477 页“子宫肌瘤”），胎儿不能固定于盆腔。子宫畸形也可以导致胎先露异常。

有哪些类型？

根据分娩时位于扩张的宫颈处的胎儿部位分类，最常见的胎先露异常是臀位和枕后位，罕见类型包括面先露、复合先露、额先露和肩先露。

臀先露 指胎儿臀部最先露出。多数胎儿在孕 32 周之前为臀位，到孕 36 周时，会转为头位。在 3% 没有转为头位的胎儿中，有 1/3 为臀先露。完全性臀先露时，胎儿身体蜷缩到一起，一膝或双膝关节屈曲。单臀先露时，胎儿的腿伸直，脚靠近脸部。脚臀先露时，一只脚或双脚低于臀部，露于宫颈口。双胎中通常有一胎是臀先露。

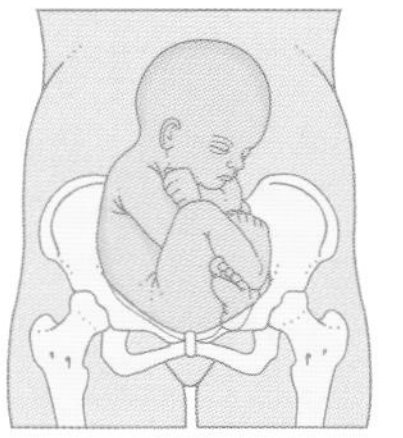

臀位

枕后位 约 1/5 的胎儿是枕后位。虽然头朝下，但是，面部朝向母亲腹部而不是后背。大多数胎儿在产程的某个阶段会恢复至正常位置，但是，每100 个胎儿中，有 2 个胎儿在分娩时仍保持此先露。

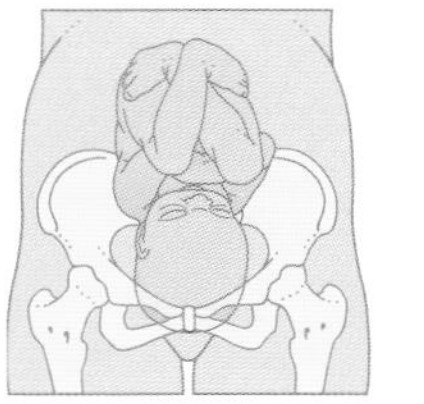

枕后位

罕见的胎先露 面先露时，胎儿颈部向后仰，枕部与胎背接触，以致面部朝向宫颈口。这种类型的胎先露在每 400 个新生儿中会发生一例。复合先露为手或腿伴随头或臀共同先露，每 700 例分娩约发生一例。额先露时，胎头轻度后仰，胎头的眼眶隆起缘与前囟之间的额部位于宫颈，每1000例分娩大约有一例会发生。肩先露或倾斜先露时，胎儿横卧于子宫内，胎头位于母体一侧髂窝，而胎臀位于另一侧，肩部位于宫颈，这种胎先露在每 2500 例分娩中大约发生一例。

有哪些并发症？

临近分娩时，如果胎位异常，则母亲和胎儿发生并发症的风险增加。正常头先露时，胎头遮挡住宫颈，阻挡脐带在胎儿之前脱出子宫。有些异常的胎先露在胎膜破裂后，脐带从先露与宫颈的空隙处脱出子宫，受到挤压；罕见的情况是脐带因在子宫外温度降低而发生痉挛，从而使胎儿发生缺氧（见 519 页“胎儿窘迫”），这可能导致胎儿脑损伤或者死亡。

臀先露分娩中，如果胎儿的腿或身体在宫颈完全扩张之前就已经通过宫颈，而头部不能通过时，会引发问题。单脚臀先露时，一只脚从宫颈通过后，会促使母亲过早用力。胎先露异常也会增加分娩过程中母亲宫颈或阴道撕裂伤的风险。

如何诊断？

通常，每次的产前检查都会评估胎儿在子宫内的位置。医生往往在妊娠晚期才能作出胎位异常的诊断。怀疑胎位异常时，需要做超声检查来核实胎位（见 512 页“孕期超声扫描”）。面先露通过阴道检查可以诊断，能扪及明显的口、鼻、颧骨，尤其是眼眶等面部特征。额先露通常需要通过阴道检查感觉囟门形状、大的前囟、眼眶隆起、眼和鼻根。

如何治疗？

一般在妊娠晚期可以作出胎先露异常的诊断，必要时做剖宫产。部分臀先露或枕后位是可以经阴道分娩的，如果阴道出口和会阴阻力大，枕后位胎头可能需要徒手旋转或使用产钳助产，同时进行必要的会阴侧切。有时候，医生会给孕 37 周后的孕妇提供回转胎位的方法。医生通过轻推腹壁，将胎儿调整至正常的位置。该项操作在超声引导下进行，不需要麻醉，成功率大约为 50%。

如果是结构异常导致的胎先露异常，例如子宫畸形，下次妊娠时，发生胎先露异常的风险增加。但是，如果本次妊娠胎先露异常与妊娠特殊状况相关，如前置胎盘，再次妊娠发生胎先露异常的风险并不增加。

第一产程延长

胎儿娩出前的产程时间延长或者进展困难

年龄、遗传和生活方式对本病的影响不明显

第一产程从子宫规律有力地收缩开始，到宫颈完全扩张结束。此时宫颈开口的直径达到 10 厘米，使得胎儿能够通过阴道。第一产程的平均时间为 6 ～ 12 小时，但是初次分娩的时间会延长很多。一般情况下，初产妇约需 11 ～ 12 小时，经产妇约需 6 ～ 8 小时。第一产程延长以及宫颈不能正常扩张都将使分娩的时间延迟。初产妇发生产程延长的比例为 3/10，经产妇为 1/8。

当意识到第一产程不再进展时，通过适当的技术和监护，通常可以获得成功的治疗。在长时间的第一产程期间，母亲会变得疲劳，这可能会引起分娩过程中的问题（见 518 页）。如果不治疗，第一产程延长会威胁母亲和/或胎儿的生命。

由哪些原因引起？

第一产程延长可能与子宫收缩强度过弱，以致宫颈不能完全扩张有关。初次妊娠时，子宫收缩力弱尤其常见，宫颈扩张常需要更长的时间。为缓解分娩疼痛所使用的药物，如硬膜外麻醉（见本页**“分娩时的硬膜外麻醉”**），也可以减弱子宫的收缩。

有时候，手术瘢痕会阻碍宫颈扩张。有些分娩中，胎儿位置异常不能给宫颈足够的压力以辅助宫颈扩张（见 517 页**“胎先露异常”**）。

我该怎么办？

如果产程耗时超过正常时间，请尝试更换体位并适当走动，因为轻柔的活动有助于子宫更有效地收缩，重力作用会增加胎儿对宫颈的压力。如果不能起床，可以尝试坐起。产程延长消耗体力，可能引起脱水。保证液体的摄入是很重要的。

医生会如何处理？

产程中，助产士会定期给你测量血压，检查宫颈是否扩张。持续监护宫缩和胎心（见 519 页**“胎儿监护”**）。如疑有宫缩乏力，且宫颈开口不到 3 厘米，首选治疗性休息，因镇静治疗可使假临产的宫缩消失，绝大多数宫缩乏力经充分休息后，可自然恢复有效宫缩。若发生胎儿心率异常，将抽取胎儿头皮血，检查是否存在胎儿窘迫。静脉输液维持体液水平。如果子宫收缩不能有效扩张宫颈，医生可以通过多种方法加速产程进展（见 515 页“引产”），比如，在排除头盆不称后可做人工破膜。如果产程还是延迟，将需要做剖宫产（见本页）。

预后如何？

经过精心监护和处理，第一产程延长不太可能会引发问题。

再次妊娠是否发生第一产程延长，取决于本次产程延长的原因。子宫收缩力弱或无效，在下次妊娠时不太容易再次出现，宫颈的扩张常会比前次快。但是，如果由于手术导致宫颈有瘢痕，或者由于难产引起过宫颈损伤，则下次分娩时可能需要做剖宫产。

分娩过程中的问题

第二产程延长，或者阻碍正常分娩所出现的任何问题

年龄、遗传和生活方式对本病的影响不明显

胎儿的娩出称为第二产程，从宫颈完全扩张至直径 10 厘米时开始，至胎

治疗

分娩时的硬膜外麻醉

硬膜外麻醉可以在分娩时减少疼痛。麻醉在后背下部从两个椎骨之间（脊柱的骨头）插入一根导管给药。导管的顶端插入至由脊髓周围的膜所形成的硬膜外间隙内。另一端固定于肩部，以便可以进一步增加药物剂量。麻醉使腰部以下神经麻木，包括来自子宫的神经。同时给予静脉输液，并监护胎心。

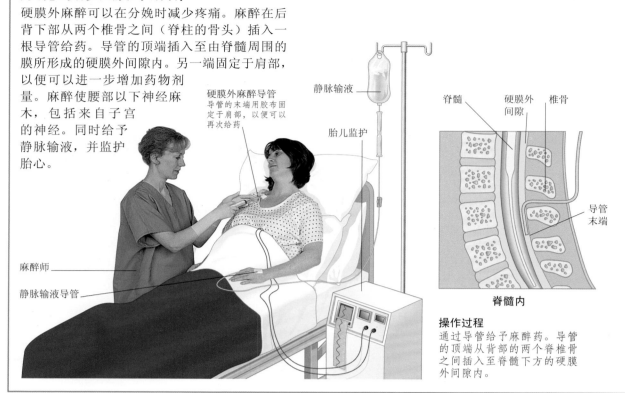

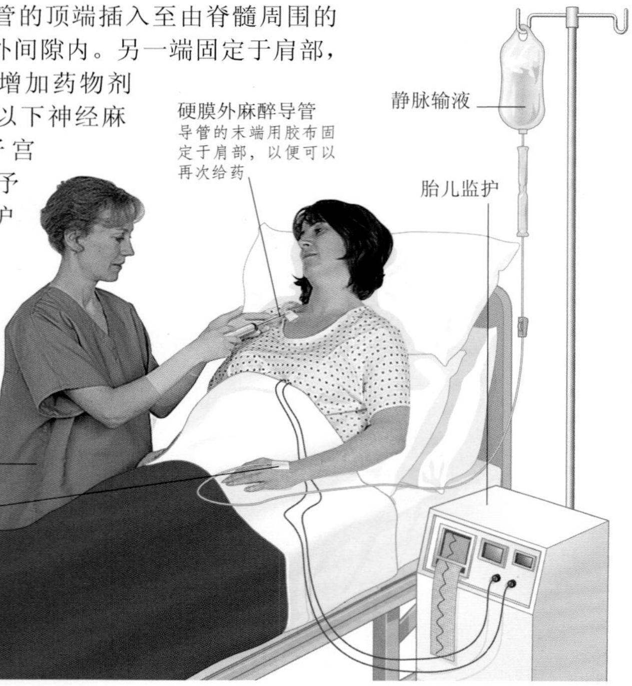

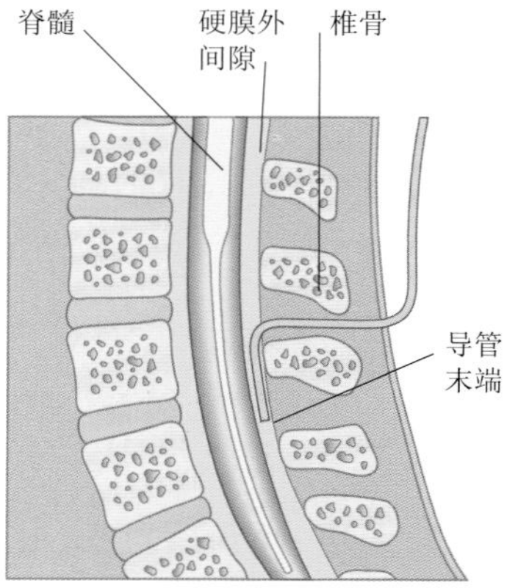

脊髓内

操作过程
通过导管给予麻醉药。导管的顶端从背部的两个脊椎骨之间插入至脊髓下方的硬膜外间隙内。

治疗

剖宫产

剖宫产时，胎儿经母亲腹部的切口娩出。相比于经阴道分娩，该操作使母亲和胎儿更为安全。剖宫产常在硬膜外麻醉下进行，从后背下方注射麻醉药，使腰部以下的身体失去知觉（见本页“分娩时的硬膜外麻醉”）。在母亲下腹部做切口，胎儿和胎盘在几分钟内娩出。母亲此后需住院约 4 天。

操作过程
剖宫产在硬膜外麻醉下进行，麻醉后母亲仍可保持清醒，丈夫可以在手术室内陪伴。胎儿娩出后，父亲可以立即拥抱他。

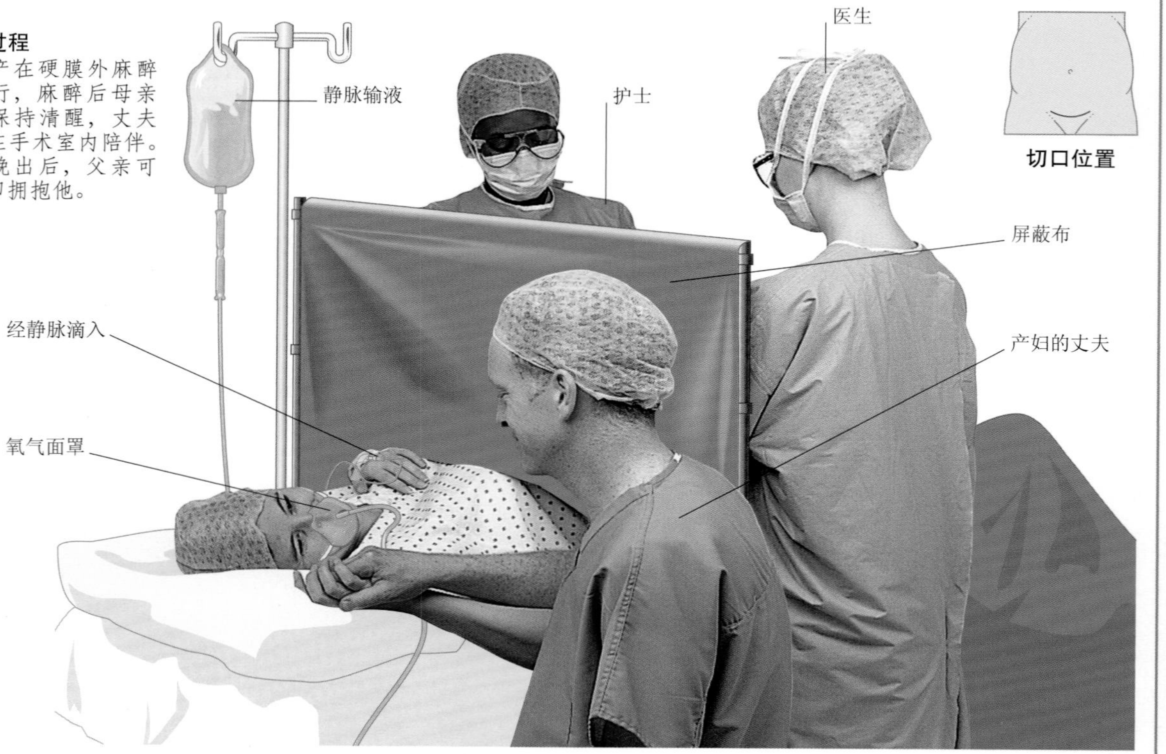

切口位置

▶ 治疗

胎儿监护

胎儿电子监护，也称为胎心宫缩监护，用以监测常由缺氧导致的胎儿窘迫。记录产程中胎心受宫缩影响而产生的变化，心率异常提示胎儿窘迫。发生胎儿窘迫时，可以通过胎儿头皮处的探针获得更为准确的监测。同时从胎儿头皮处取胎儿血，做血氧水平的检测。监测一般在产程中进行，但是在孕期有异常情况时也可以采用。

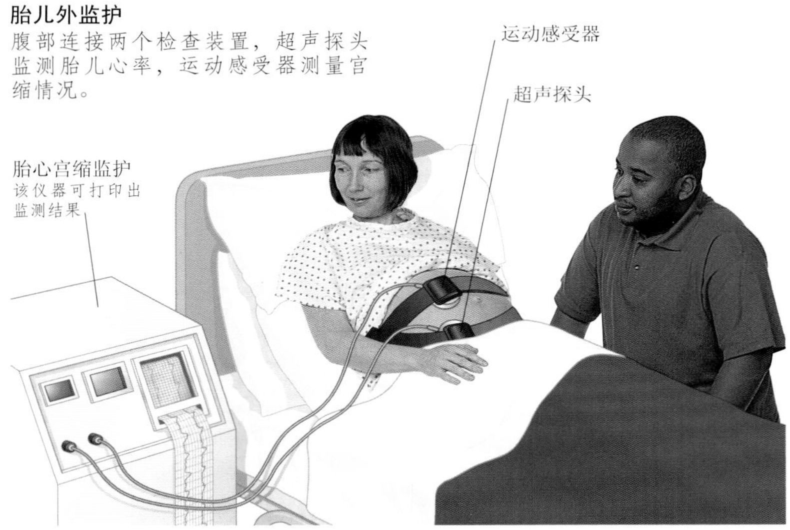

胎儿外监护
腹部连接两个检查装置，超声探头监测胎儿心率，运动感受器测量宫缩情况。

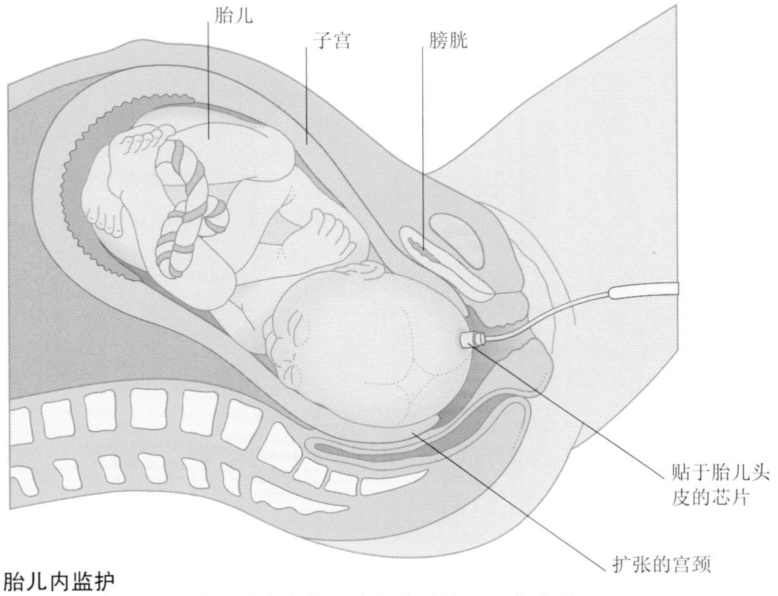

胎儿内监护
将一个芯片直接贴附于胎儿头皮，连续监测胎心。该装置比腹部超声探头的检测更为准确，但是只有当宫颈开始扩张时才可以使用。

结果

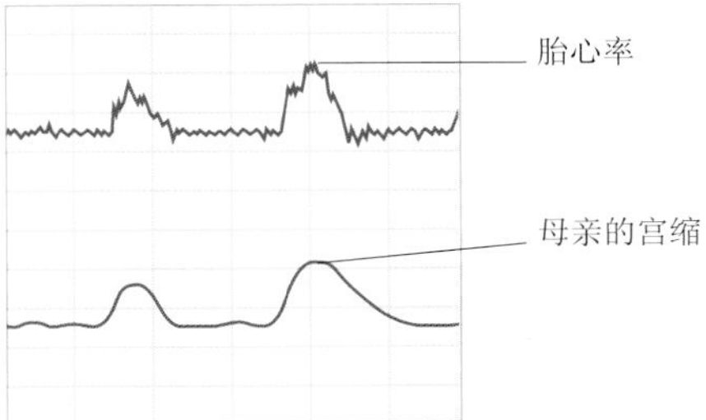

产程中的胎心宫缩图
这是通过母亲腹部的两个装置测量描记出的胎心宫缩图。健康胎儿的胎心常在宫缩开始时加速，如图上峰值所示，之后迅速回复至正常水平。

儿娩出时结束。约 4/10 的母亲在分娩过程中会发生问题，初次妊娠的产妇发生分娩问题的风险增加。经过精心护理，这些产妇可以正常经阴道分娩。但是，如果第二产程延长，胎儿氧供应不足，胎儿窘迫（见本页）的风险增加。医生会采取助产（见 520 页）措施，包括吸引、产钳或剖宫产（见 518 页）。

由哪些原因引起？

第一产程延长（见 517 页）的任何因素都可以使正常分娩受限。但是，即使第一产程进展顺利，也可以在第二产程中发生问题。

子宫收缩力弱或无效收缩会减慢产程进展。止疼措施，如分娩时的硬膜外麻醉（见 518 页），也可影响子宫收缩的强度。如果产妇因第一产程的长时间消耗，或者全身健康状况不良导致收缩减弱，会使分娩变得困难。如果胎位不正，胎儿通过宫颈和阴道的时间会延迟（见 517 页“胎先露异常”）。如果由于胎儿过大或者母亲的骨盆狭窄或畸形导致胎儿不能顺利通过母亲骨盆，正常分娩也会变得困难。

当胎儿到达阴道口，如果周围组织不能足够地延展使胎头通过，也会引起分娩问题。

如何诊断？

当宫口开全时，第二产程开始，医生会监视胎儿从宫颈到阴道的下降情况，以及检查胎心搏动（见本页“胎儿监护”），以发现胎儿窘迫。也会监测子宫收缩的强度和频率。这些信息有助于判断是否可以经阴道分娩。

如何治疗？

第二产程胎头下降延缓或胎头下降停滞时，医生会给你进行阴道检查。检查胎先露的位置，有无产瘤，是否是复合先露，以及有无骨盆狭窄等。在充分判定头盆相称程度的基础上，医生会指导你配合宫缩加腹压用力缩短第二产程。如果子宫收缩强度过弱，医生会经静脉滴注催产素，催产素是一种可以刺激子宫强烈收缩的激素（见 515 页“引产”）。若为持续性枕横位或枕后位，可徒手转至枕前位。当胎儿通过宫颈和阴道缓慢时，医生会采取助产措施，如产钳或吸引。在采取助产措施之前，常常需要在阴道和肛门之间的组织处做一个切口，称为会阴侧切术（见本页）。该切口使得胎儿下降更为容易，避免阴道口周围组织撕裂。当母亲阴道口太小以致胎头不能通过时，也会采用会阴侧切术助产。如果胎儿不能轻易地通过盆腔，或者助娩术会给母亲或胎儿造成危险时，则需要实施剖宫产。

预后如何？

如果需要助产、剖宫产或者会阴侧切，你可能会有些担心，但是这些方法仅仅是为了你能够安全地分娩。你下次经阴道正常分娩的概率，通常不受这些措施的影响。许多首次分娩困难的女性在下次分娩时，并不发生任何问题。但是生理结构因素导致的分娩困难，如盆腔畸形或者狭窄，则下次妊娠还需要做剖宫产术。

胎儿窘迫

由缺氧引起的胎儿身体应激过程

年龄、遗传和生活方式对本病的影响不明显

胎儿得不到足够的氧供应，则会发生胎儿窘迫。尽管这种情况常发生于分娩时或者妊娠 28 周以后，但在妊娠

▶ 治疗

会阴侧切术

在会阴（阴道和肛门之间的组织）处做一切口，以增大胎儿娩出的出口，预防不整齐的撕裂。侧切术在助产措施之前或者会阴不能充分伸展至可以使胎头通过时应用。

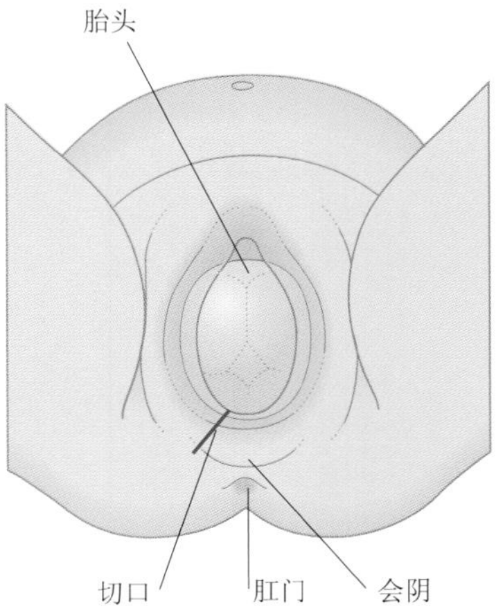

会阴侧切术
在会阴处进行局部麻醉。当宫缩时，在会阴处切开一个小口，切口呈一定角度，以避开肛门。侧切术可以使胎头更容易地通过阴道口。

治疗

助产

当阴道分娩进展不顺利时，需要助产娩出胎儿。助产措施在母亲极度疲劳不能将胎儿娩出，或者胎儿梗阻或窘迫时应用。操作时，医生用真空吸盘或者产钳帮助分娩。助产前，常会施行会阴侧切术（见 519 页）以扩大胎儿出口。

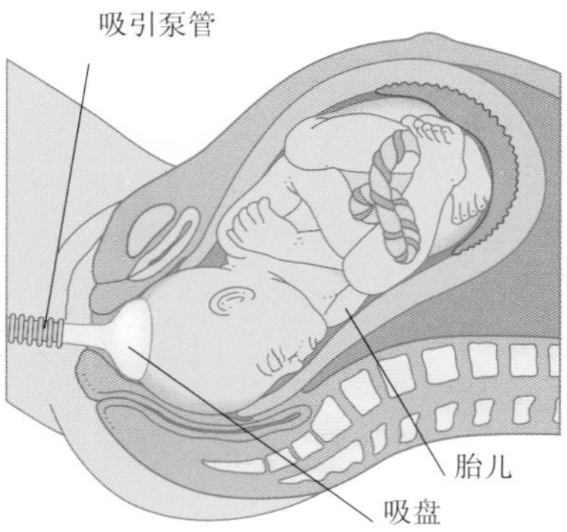

吸引助产
在胎儿头皮处放一个吸盘，在母亲向下用力时往外拽胎儿。使用吸引器后，胎儿的头皮处会出现暂时性的肿胀。

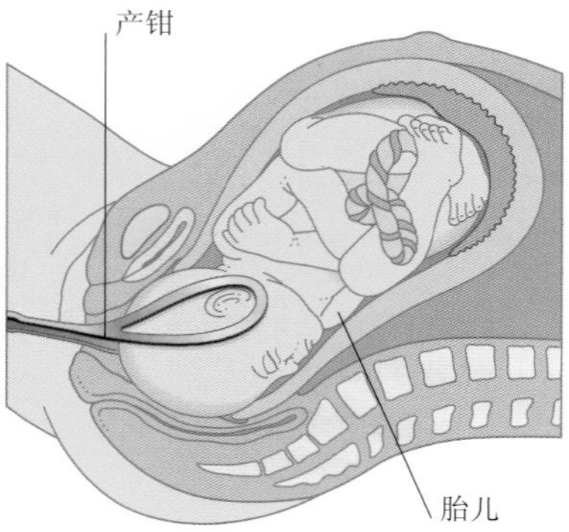

产钳助产
将产钳送入阴道，放在胎儿头部左右侧。当母亲向下用力时，医生帮助母亲用产钳拽出胎儿。

各阶段都可以发生。主要临床表现为：胎心率异常或胎心监护异常、羊水粪染、胎动减少或消失、胎儿生物物理评分下降、胎儿酸中毒等。分为急性和慢性两种：急性常发生在分娩期，慢性发生在妊娠晚期，但可延续至分娩期加重。胎儿窘迫发生率约为 5%，但是一般在产生持续性的伤害前就会娩出胎儿。然而，如果不治疗，胎儿窘迫可以引起胎儿脑损伤或者死亡。通常情况下，急性胎儿窘迫的处理原则为尽早消除病因、给氧，并尽快终止妊娠；慢性胎儿窘迫时，除一般处理外，还要积极处理妊娠合并症及并发症，加强对胎儿的监护，缺氧严重时需剖宫产终止妊娠。

由哪些原因引起？

母体血液含氧量不足、母胎间血氧运输或交换障碍及胎儿自身因素异常均可导致胎儿窘迫。

妊娠中胎儿窘迫的最常见原因是胎盘问题，胎盘经脐带向胎儿输送氧气和营养。母亲发生子痫前期（见 513 页“子痫前期和子痫”）时，胎盘功能会受到影响。若胎盘部分或全部与子宫分离，胎儿的氧供应将会减少（见 516 页“胎盘早剥”）。

引起胎儿窘迫的原因经常是不清楚的，可以是分娩过程中发生的胎盘早剥或者脐带打结，影响到达胎儿的氧供应。另外，不常见的原因是脐带脱垂。如果胎儿不是头向下、面朝母亲后背的正常位置时，将不能很好地固定于母亲盆腔处，则会引发脐带脱垂（见 517 页“胎先露异常”）。胎位异常时会留有空间，使得脐带可以从宫颈脱入阴道。脐带一旦掉出子宫外，血管可能会受压，或者罕见情况下脐带会痉挛。这些情况都可以导致胎儿氧供减少。

胎儿虚弱或者体格小于平均水平（见 514 页“宫内生长迟缓”），或者孕 37 周前发动分娩（见 515 页“早产”）时，发生胎儿窘迫的风险增加。

如何诊断？

当医生考虑孕期胎儿窘迫发生风险增高时，会要求你接受额外的超声检查（见 512 页“孕期超声扫描”）。超声检查可以帮助医生观察胎儿的运动，判断胎盘至胎儿血管的血流量。胎儿运动减少提示氧缺乏。医生会推荐做胎儿监护（见 519 页）。胎儿监护是监护胎儿的心率，当胎儿不能得到足够的氧供应时，胎心率会发生异常。

分娩时，需要连续监测胎心率，可以从胎儿头皮处取血做胎儿血氧水平的分析。可以定期检查胎儿周围的羊水是否受胎粪污染，羊水污染可能是胎儿窘迫时由胎儿排出的。

如何治疗？

胎儿窘迫的治疗取决于发病原因、窘迫的严重程度、发生于分娩的时间前后，以及产程进展的程度。

妊娠晚期或分娩早期，即使是轻度胎儿窘迫，医生也会推荐剖宫产（见 518 页）。产程已经进展，胎儿轻度窘迫时，可能会选择助产（见本页）。但是，如果胎儿窘迫严重或者发生了脐带脱垂，则建议做急诊剖宫产手术。

预后如何？

如果胎儿窘迫得到及时诊断并治疗，胎儿可以顺利分娩，不会发生永久性的损伤。但是，有些情况下，如胎儿尚未成熟（见 530 页“早产儿常见问题”），新生儿需要精心监护（见 619 页“婴儿特殊护理病房”）。

死胎

孕 24 周后分娩的死亡胎儿

最常见于35岁以上的女性

孕期吸烟、酗酒和滥用药物是发病的危险因素

遗传是与本病病因相关的危险因素

胎儿在子宫内或分娩时死亡是一件令人痛心的事情。除了极度悲伤外，父母会感到愤怒、震惊、沮丧和脆弱。妊娠 20 周后，胎儿在子宫内死亡称为死胎，胎儿在分娩过程中死亡，称为死产，死产也是死胎的一种。在英国每年死胎的发生率低于 6‰。死胎在 35 岁以上母亲中更为常见。

由哪些原因引起？

胎儿死亡的确切原因常是不清楚的，但胎儿缺氧是造成死胎最常见的原因，约 50% 死胎是胎儿宫内缺氧所致。可能是脐带或者胎盘因素造成的氧供应下降（见 519 页“胎儿窘迫”）引起的。例如，脐带先露、脐带脱垂、脐带打结或者胎儿娩出前胎盘与子宫分离（见 516 页“胎盘早剥”），以及胎盘的结构和功能异常。也可能是胎儿因素引起的，如胎儿畸形。另外，若母亲有严重的高血压或者难以控制的糖尿病（见 437 页），则发生死产的风险增加。

死胎也可以发生于有严重遗传疾病或者母胎血型不合（见 514 页“Rh 血型不合”）的胎儿，如双亲患有遗传病可引起胚胎的基因及染色体畸变，导致胎儿畸形、流产或死胎。一些感染性疾病可以经母亲传染给胎儿，如利斯特菌病（见 172 页），可以损伤胎儿，严重时可造成胎儿死亡。吸烟、酗酒、接触放射线或者滥用药物的女性发生死胎的风险增加。

应该如何处理？

胎儿可能宫内死亡的最早表现是胎动的消失。如果孕 20 周以后，发现胎动减少或者停止，需要立即咨询医生或者助产士。医生会听胎心，通过超声检查确诊（见 512 页“孕期超声扫描”）。多数病例中，检查的结果确定胎儿是健康的，妊娠可以正常进展。罕见的情况下，胎儿死亡，但没有发动分娩，可能需要引产（见 515 页）。

如果不存在威胁母亲健康的紧急情况，如感染或者内出血，分娩前会给予母亲时间，以接受胎儿死亡的现实。因为存在手术相关的风险，以及下次妊娠时经阴道分娩有瘢痕破裂的可能，故通常不采用剖宫产结束妊娠。罕见的情况下，胎儿在分娩的过程中死亡，分娩会继续进展。

作为缅怀的过程，鼓励父母在产后去看望并拥抱死去的孩子。分娩后，母亲和胎儿都要接受检查，查明胎儿死亡的原因。在出院前，需要给母亲开抑制乳汁分泌和止痛的药物。

医生会推荐你接受专业的心理咨询，帮助你从失去孩子的痛苦中走出来（见 32 页“丧亲之痛”）。不要害怕从家庭和朋友那儿获得帮助。加入一个自助团体，与有相似经历的人交流是很有帮助的。举行葬礼对有些人而言是一个安慰。分娩后 6 周左右，医生会与你们一起看检查和尸检的结果，如果能找出原因，将会讨论胎儿死亡的原因。

预后如何？

死胎后，你会强烈地希望再次妊娠。但是，最好等到你从丧子之痛中完全恢复，且感情上已经准备好接受新生命的来临时，再怀孕。如果计划再次妊娠，你将被认为是高危妊娠（见 506 页），医生会给予你额外的照顾。再次死胎的风险取决于引起死胎的初始原因，但是多数再次妊娠可以获得成功。随着时间的流逝，丧子之痛会慢慢消退。

产后相关问题

分娩对许多女性而言是愉快的经历，但分娩也会发生困难，并伴有疼痛。除需要从创伤中恢复外，身体还需要适应产后激素水平的急剧变化。激素的波动会引起多种生理改变，尤其是乳房内部为准备哺乳而发生的改变，同时还会引起情绪的波动。

重要的解剖结构

有关正常妊娠及产后的生理改变的更多信息，请参阅 500 ～ 505 页。

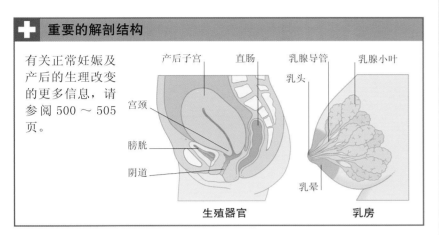

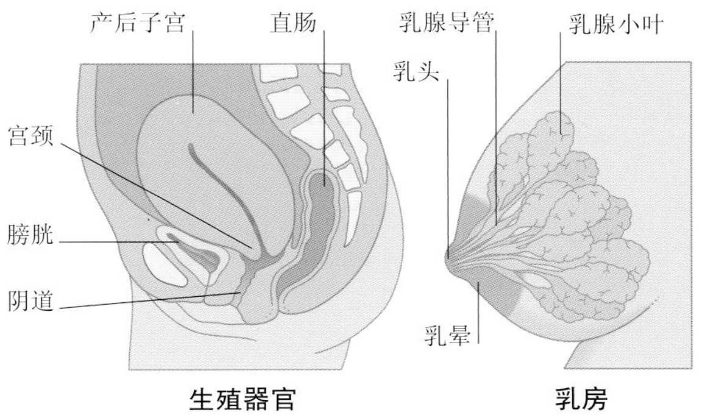

胎儿和胎盘娩出后，子宫便开始恢复直至孕前大小。这个过程大概需要 6 周。但是，腹部肌肉强度需要几个月才能恢复，经合理膳食及运动，妊娠期间增长的体重可以减去。哺乳时，乳房保持增大，直到孩子断奶之后，乳房才能恢复到正常大小。

本节的第一篇文章讲述在产后立即出现的，或产后几周内发生的阴道大量出血。

抑郁是分娩后较为常见的状况，在本节的第二篇文章中讨论。程度可以为轻度抑郁，也可以是需要住院的重度抑郁。本节最后几篇文章讲述产后可能发生的一些乳房疾病，通常与哺乳相关。

产后出血

胎儿娩出后立即发生，或者产后几周内发生的大量失血

最常见于35岁以上的女性

遗传和生活方式对本病的影响不明显

几乎所有的女性在产后 3 ～ 4 天均会有不同程度的失血，多数女性在产后 4 周内均有少量阴道出血。产后出血是指产后失血量超过 500 毫升。

胎儿娩出后，胎盘正常地与子宫分离，然后经阴道排出体外。在胎盘剥离时，许多子宫的小动脉、静脉严重断裂。胎盘附着部位持续出血，直至子宫强烈收缩，压迫子宫壁内血管使其管腔关闭，出血才逐渐停止。大多数产后出血，尤其是严重出血，常是子宫出血所致。但也可以是宫颈或者阴道的出血。

产后出血发生率约为 2%，常在分娩后立即发生（早期产后出血）。少数女性发生晚期产后出血，即产后 24 小时后发生的大量出血。重度产后出血是致命性的，但不常见。

由哪些原因引起？

大多数病例中，早期产后出血是由于子宫的收缩不能有效地压迫子宫壁内的血管。这可能是产程延长后，子宫肌极度消耗，或者多胎妊娠（见 512 页“**多胎妊娠及其相关问题**”）、羊水过多（见 514 页）或巨大儿使得子宫过度伸展。

子宫良性肿瘤（见 477 页“**子宫肌瘤**”），或者产后残留于子宫内的部分或者全部胎盘，如胎盘滞留、胎盘粘连、胎盘植入和胎盘胎膜残留等，都可能会影响子宫收缩。少见的情况下，剖宫产（见 518 页）中应用的全身麻醉也会影响子宫收缩。如果胎盘植入子宫的下方，也会发生早期产后出血（见 516 页“**前置胎盘**”）。

不常见的分娩过程中宫颈或阴道的撕裂伤也会引起早期产后出血。当胎儿分娩较快，不是头先露姿势（见 517 页“**胎先露异常**”），或者通过产钳或胎吸助娩（见 520 页“**助产**”）等，更容易出现这些情况。

妊娠期高血压疾病、羊水栓塞以及产妇合并血液系统疾病，如血小板减少、再生障碍性贫血等，可引起产妇的凝血功能障碍，也会有产后出血。

晚期产后出血常由子宫内残留的胎盘或者感染引起。

有哪些症状？

早期产后出血最主要的症状是产后阴道大量鲜红色出血。

晚期产后出血发生在产后 24 小时后至 6 周内。包括如下症状：

- 突然的、严重的阴道鲜红色出血。
- 下腹部疼痛。
- 发热。

突然大量失血可导致休克（见 248 页）。早期产后出血几乎总是发生在你住院期间。如果没有住院，发生产后严重阴道出血，你需要立即寻求医学建议。

如何诊断？

产后出血容易诊断，除非宫腔内或阴道内的积血未被发现，或者子宫破裂导致了腹腔内出血。如果已经出院，需要立即入院治疗。通过监测脉搏和血压，判断是否有休克的指征。若发生早期产后出血，医生会手诊你的下腹部，看是否有宫缩，从而判定出血是因宫缩乏力引起还是因产道损伤引起。需要检查胎盘是否已经完全剥离。如果有宫缩，但仍继续出血，将检查宫颈和阴道。这可能需要在全身麻醉或者硬膜外麻醉下进行。

如果发生晚期产后出血，医生会安排你做超声检查，通过阴道内探头，检查子宫内是否有胎盘残留。需要做阴道拭子，寻找感染的证据。

如何治疗？

宫缩不良导致的早期产后出血，需要注射药物及按摩腹部促进子宫收缩。如果以上措施不能奏效，需要给予更多的药物帮助子宫收缩。若出血持续，则需要手术治疗。少见的情况下需要做子宫切除术（见 479 页）。胎盘残留造成的出血可以通过经阴道手取胎盘进行治疗。宫颈或阴道裂伤导致的出血需要缝扎。凝血功能障碍导致的出血，应积极输新鲜全血、血小板、纤维蛋白原或凝血复合物等。

感染引起的晚期产后出血需要抗生素（见 572 页）治疗。若出血持续，则需要手术检查子宫，取出残留的胎盘。产后出血造成的失血可能需要输血（见 272 页）补充。

产后抑郁

产后几周或几个月内出现的抑郁情绪和心理障碍

有时有家族聚集现象

缺少感情支持或者额外的压力性生活事件是发病的危险因素

年龄对本病的影响不明显

产后几日或者几周内，新妈妈感到情绪低落或者悲伤是很常见的。婴儿的出生导致生活方式的改变，需要作出调整。轻度的情绪改变通常称为婴儿忧郁，8/10 的产妇都会发生。

更为严重的产后抑郁是产后几周或者几月内相对常见的疾病，发生率为 1/10。约 1/1000 的产妇会发生严重的心理精神疾患，称为产后精神病，需要立即住院治疗。

由哪些原因引起？

认为婴儿忧郁是由母亲体内激素的突然变化所引起（尤其是雌激素和孕激素）。这些激素的变化也可引起产后抑郁症，也可能会引起产后精神病。

妊娠前已经患有抑郁症（见 343 页）的产妇发生产后抑郁的风险增加。产后抑郁可以有家族性。其他因素，如孤独和脆弱以及对母亲这一角色的顾虑，都会带来压力导致抑郁。照顾孩子而不能得到足够的睡眠、产程较长引起的体力消耗或伤口疼痛，如阴道分娩的撕裂或者剖宫产瘢痕的疼痛等等，这些问题都会使情况变得更为严重。难产的母亲更容易发生产后抑郁。丈夫带来的额外的压力或者问题会使得症状更为严重。一些女性在产后焦虑，会发生伴有心悸和呼吸短促的惊恐发作（见 341 页“**焦虑障碍**”）。如果反复发生的惊恐发作不治疗，会导致产后抑郁。

尽管产后精神病的原因还不清楚，但是之前多次交替发生的抑郁与狂躁（见 344 页“**双相情感障碍**”），显著增加精神病的发病风险。近亲有双相情感障碍，或者重度抑郁病史的女性发生产后精神病的风险增加。

有哪些症状？

婴儿忧郁的症状在产后 3 ～ 10 天发

生，第五天起症状常会加重，包括：

- 剧烈的情绪波动。
- 哭泣。
- 疲劳和易激惹。
- 注意力不能集中。

产后抑郁可以发生在产后 6 个月内的任何时候。症状与婴儿忧郁相似，但是更为严重，与之不同的是，会影响母亲的日常生活能力。症状包括：

- 持续的疲劳感。
- 对孩子没兴趣或兴趣少。
- 做事虎头蛇尾。
- 对新的责任感到力不从心和过大压力。
- 睡眠障碍。
- 没有胃口。
- 罪恶感。

产后精神病常常在产后 2 ～ 3 周迅速发展，症状包括：

- 失眠和过度活动。
- 情绪由抑郁到躁狂之间急剧变化。
- 错误地感到自己被别人讨厌和迫害。
- 幻觉。
- 意识混乱。

有时候，发生产后精神病的母亲会作出自杀或者伤害孩子的举动。

我该怎么办？

分娩之后，你需要向医护人员、朋友和家人寻求尽可能多的帮助。在你照顾宝宝，可以感到愉悦之前，不要一个人呆着，应尽可能多地休息。你可能还希望找到当地的自助团体或者母婴团体。

婴儿抑郁常不需要医学治疗，随着时间推移，获得感情支持后，会慢慢消失。如果婴儿发生了重度抑郁，不能进行正常的日常活动，父母又不知如何照顾孩子时，需要向医生咨询。

医生会如何处理？

如果产后抑郁干扰到你的生活，一般的支持和帮助不能帮助你缓解症状，医生会给你用抗抑郁药物（见 592 页），并推荐你进行心理咨询（见 624 页）。心理咨询师不仅增加你的自信心，提高你的自我价值意识，而且还会根据你的发病原因给予个体化的心理辅导。重度产后抑郁或产后精神病需要住院。医院允许把孩子带在身边。为治疗重度抑郁，你可能需要使用更大剂量或者不同剂型的抗抑郁药。产后精神病常需服用抗精神病药物（见 592 页）以及精神疗法，鼓励你抛开顾虑，讲出你的感受，可以有效地帮助你克服困难。医院还会帮助你照顾孩子。

服用抗抑郁药或者抗精神病药物时不可哺乳，因为这些药物可能会分泌到乳汁中，从而对孩子造成伤害。

预后如何？

本病预后良好。婴儿忧郁是最轻度的抑郁，常在几周内恢复，尤其是母亲得到了保障和支持后。产后抑郁在服用抗抑郁药物后 2 ～ 4 周会有好转，但是完全恢复可能需要一年的时间。抗精神病药物常在服用后的 2 ～ 3 个月后起效。但是，药物需要服用几个月，并且需要长期随访并获得支持。

任何形式的抑郁都有可能在下次妊娠中复发。对于有产后抑郁或者产后精神病风险增加的女性，在下次妊娠中和分娩后，应该得到额外的支持。再次妊娠分娩后，应该进行抑郁征兆的监视，并给予激素补充，以抵消产后体内激素水平的急剧下降。

产后抑郁的发生受许多社会、心理及妊娠因素的影响。加强围生期保健；对有精神疾患家族史的孕妇，避免一切不良刺激，给予更多的关爱和指导；在分娩过程中，耐心解释分娩过程；尽量减少无指征的剖宫产等，都可减低产后抑郁的发生。

乳房肿胀

产后乳汁积聚引起的乳房肿大和疼痛

年龄、遗传和生活方式对本病的影响不明显

所有的母亲在产后都会产生乳汁，在哺乳以及乳汁的产生量与孩子的需要量相适应前，都会发生一定程度的乳房肿胀。肿胀时，乳房内充满了乳汁，大小可增大为正常的两倍。乳房同时也会变硬、发红以及疼痛。

健康选择

哺育婴儿

医生建议母乳喂养至少持续 6 个月，达到一年较为理想。对孩子而言，母乳要优于乳制品。因为母乳中的营养物质均衡，能提供很有价值的抗体（免疫系统产生的蛋白质），可以保护胎儿不受感染。母乳喂养的另一个原因是，乳房产生的初乳，含有极其丰富的维生素、矿物质以及保护胎儿免受感染的抗体。如果根据指导合理地准备乳制品，人工喂养也是一种较为满意的喂养替代方式。乳制品常是改良的牛奶，含有类似于母乳的有价值的营养物质。但是，乳制品中没有保护性抗体。建议在婴儿 6 个月龄时开始断奶，这时候起，你可以慢慢地在孩子的饮食中添加一些固体食物。但是，断奶时，有些食物是不能给孩子的，一岁以内的孩子应该持续接受母乳或者乳制品。

母乳喂养或人工喂养

如果可能的话，孩子出生后的第一个月，都应当接受母乳喂养。母乳喂养每增加一个月，孩子将得到更多的受益，但是，如果服用有可能分泌到乳汁中，对孩子产生伤害的药物或者有其他的考虑因素，则人工喂养也是可以考虑的喂养方法。母乳喂养的孩子较少发生感染、哮喘、过敏以及婴儿猝死综合征等疾病，长大后也不太容易肥胖。

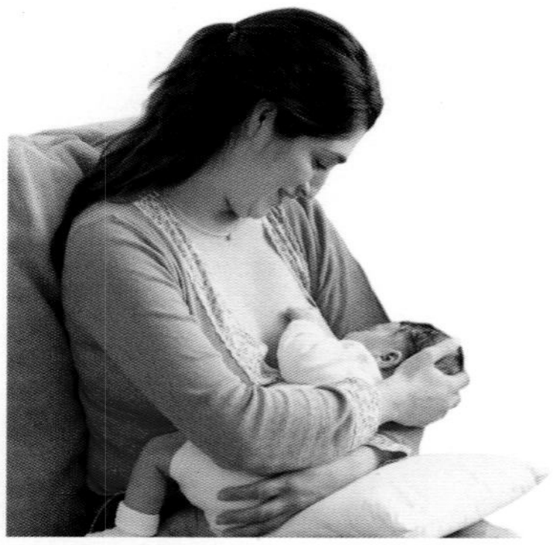

母乳的天然保护
母乳含有天然抗体，可以保护孩子不受感染，也能降低过敏发生的风险。

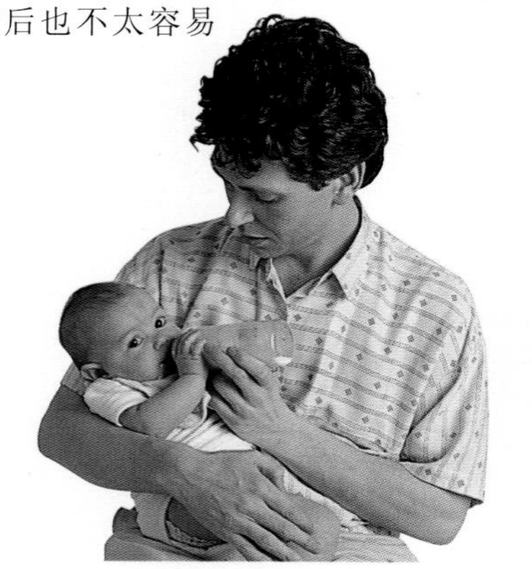

配方奶
多数乳制品在营养和消化程度上与母乳相似，但是缺乏母乳中的保护性抗体。

断奶

断奶时，需要逐渐添加固体食物，如菜泥，之后可以添加米糊或碎肉。为了减少过敏和消化不良的风险，在6个月之前不要喂淀粉类、生鸡蛋、生牛奶、柑橘、油腻食物以及强刺激性食物，一岁前不要喂坚果类和蜂蜜。还需要尽量避免给孩子甜食，以及不要在孩子的食物中添加食盐。

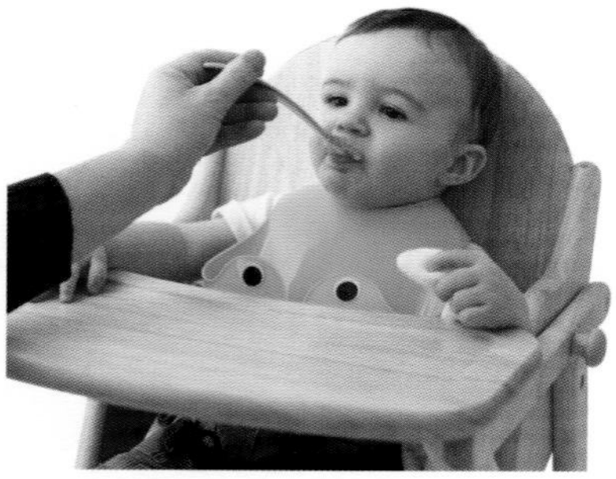

6 月龄饮食
在母乳喂养时或母乳喂养结束后，开始添加米粉、蔬菜或者水果泥。需要缓慢添加的固体食物，包括肉、鱼和豆泥。

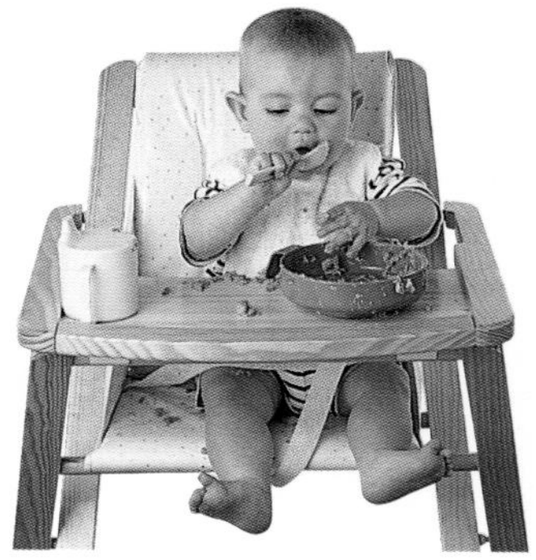

7 ～ 9 月龄饮食
这时候，可以在哺乳前喂磨碎或者切碎的食物。可以喝稀释的果汁。9 个月时，鼓励孩子自己吃去皮的苹果和面包，训练咀嚼功能。

自助措施

预防乳头皲裂

当孩子没有将乳头合适地含入口中时，常会引起乳头皲裂。为避免乳头皲裂，确保每次喂养时都能够将孩子放在乳头合适的位置。每次哺乳后，都要将乳头完全擦干，避免使用塑料乳贴，它常会变得潮湿，容易引起疼痛和感染。尽管润滑霜可以防止皮肤干燥，但是在哺乳前必须彻底清洗掉。

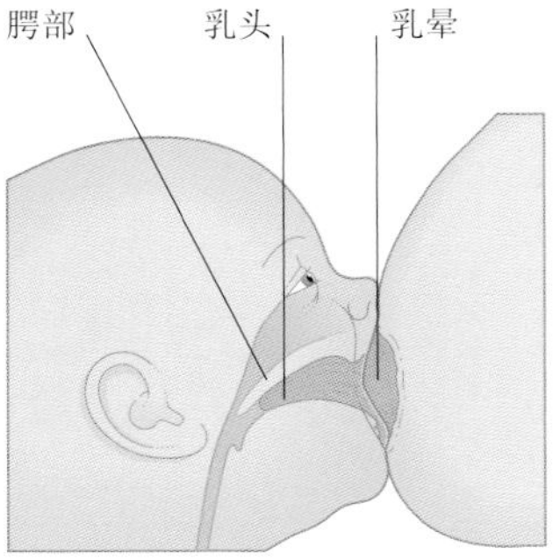

吮吸姿势

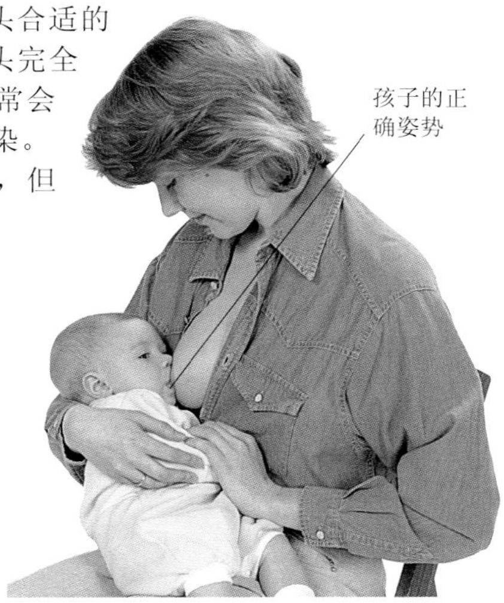

将孩子摆到乳头的正确位置

哺乳时，全部的乳头和大部分乳晕区（乳头周围颜色深的部位）都应含在孩子口中，以防止乳头周围的皮肤皱裂。

在母亲停止母乳喂养，或者孩子因为一些原因在温箱中不能哺乳，母亲不能进行母乳喂养时，会发生乳房胀痛。以上这些情况中，乳汁在乳房中积聚，直至乳腺停止分泌乳汁。母乳喂养时，如果孩子吸力不够或者不能合适地喂养，最初产生的乳汁将超过实际的需要量，从而发生乳房肿胀。在所有的这些情况下，乳汁过多地积聚都可能导致一侧或双侧乳房感染，引起疼痛性的炎症（见本页“乳腺炎”）。

我该怎么办？

分娩后，不管你是否给孩子母乳喂养，你都需要穿戴稳固性好的支持胸衣。局部的热疗可以减轻乳房的不适，也可以服用止痛药物（见 589 页），如扑热息痛。如果不打算母乳喂养，则不要挤奶，因为挤奶会促进乳腺产生更多的乳汁。如果不哺乳，几天后，乳房的疼痛将会减轻。很少的情况下，需要服用退奶药。

如果决定母乳喂养，试着让孩子尽可能多地吮吸，可以用手或者吸奶泵挤掉多余的乳汁。当喂养规律后，乳汁的分泌量会与孩子的需要量相匹配，你的乳房胀痛就会减轻了。

计划停止哺乳时，试着提前几天或者几周慢慢地减少哺乳量，可以帮助预防乳房胀痛。

乳头皲裂

哺乳引起的乳头细小皱裂

年龄、遗传和生活方式对本病的影响不明显

哺乳的前几周内，尤其是哺乳的第一周内，可能发生乳头及其周围皮肤的细小皱裂和蜕皮，甚者局部渗液渗血，引起刺痛或者烧灼痛，常在孩子开始或结束哺乳时发生。哺乳时，姿势不良常会引起孩子不能很好地将整个乳头含入口中，咬伤乳头，是引起乳头皲裂的最常见原因。乳头内陷或过小，导致婴儿吸乳时用力过大发生乳头损伤，也会引起皲裂。乳汁分泌过多，侵蚀乳头及周围皮肤，以及每次哺乳后的乳头潮湿，也都有可能会引起乳头触痛和皲裂。有时候，乳头皲裂可引起感染和炎症（见本页“乳腺炎”）。

医生或者哺乳咨询师会建议你如何正确摆放孩子进行哺乳。你也可以采用预防措施，有助于停止皲裂形成（见本页“预防乳头皲裂”）和避免感染。

在学会如何正确地摆放孩子的哺乳姿势后，乳头皲裂不久就会痊愈。但是，如果成功哺乳几周后发生乳头疼痛和不适，则应向医生咨询。如果医生怀疑疼痛的区域发生了感染，则会给你开些抗生素（见 572 页），如果孩子的口腔也发生了感染，医生也会给孩子进行合适的治疗。可以在几天内清除感染。

乳腺炎

一侧或双侧乳房组织的疼痛性炎症

年龄、遗传和生活方式对本病的影响不明显

一侧或双侧乳房的炎症，称为乳腺炎。这种情况常常发生在开始母乳喂养的 6 周内。但是，如果突然停止哺乳，乳房内充满过多的乳汁（见 522 页“乳房肿胀”），也可以在 6 周后发生乳腺炎。没有进行母乳喂养的产妇发生的乳腺炎可能与吸烟相关，吸烟会引起乳腺导管发炎，导致一侧或者双侧乳头溢液（见 486 页）。

当某根乳腺导管或者某个区域内的乳汁不能很好地排出时，则会引起感染，导致乳腺炎。引起感染最常见的细菌是金黄色葡萄球菌，常常是从乳头部破损的皮肤进入乳房内的（见本页“乳头皲裂”）。在进行母乳喂养的母亲中，乳腺炎的发生率可达 1%。初次母乳喂养的母亲更容易发生感染，因为她们可能还没有学会正确的哺乳姿势，以致不能将全部乳头放入孩子口中，从而不能避免乳头皲裂（见本页“预防乳头皲裂”）。

有哪些症状？

乳腺炎常仅累及一侧乳房的某个区域。症状常在几天内逐渐出现，可能包括：

- 乳头周围的触痛、发红。
- 乳腺感染部位的肿胀与疼痛。

乳房炎症时，会伴有发热、寒战等严重症状。

如果不治疗，乳腺的炎症会逐渐发展恶化，形成脓腔，称为乳腺脓肿，可能还会发展，引起乳腺坚硬的肿物，伴有触痛。但是，由于在乳腺脓肿出现感染征兆时，就已经应用抗生素（见 572 页）及时杀灭了细菌，故现在乳腺脓肿已相对少见。

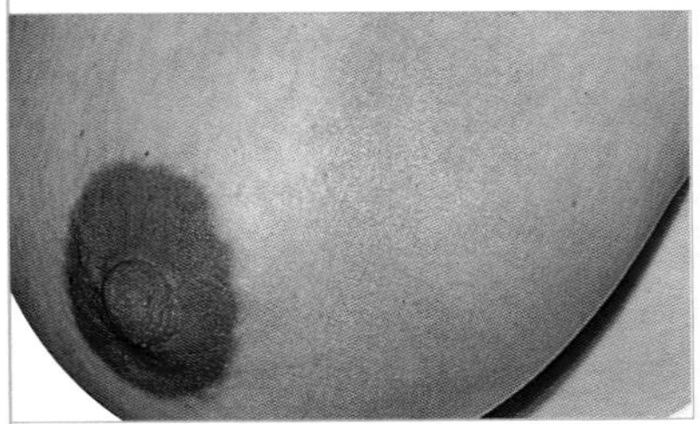

乳腺炎

从乳头放射到乳房的红色三角形炎症区域提示乳腺炎，它可以发生于母乳喂养的产妇中。

我该怎么办？

发生乳腺炎后要继续哺乳，因为停止哺乳会引起乳房涨奶，促进脓肿形成。但是，你需要接受母乳喂养咨询师的检查，看你是否掌握了正确的母乳喂养技巧。感染不会伤害孩子，因为细菌可以被孩子的胃酸杀灭。规律哺乳可以帮助乳房及时排空，从而防止病情进展。应尽可能挤掉喂奶后残留的乳汁。

在乳房的感染区域放一个热水垫或包裹严实的热水瓶，可以帮助乳汁流出，减轻疼痛。柔和的止痛药物（见 589 页），如扑热息痛，可以缓解不适。你应该尽量地多休息，并饮用足量的非酒精类液体。

如果乳房发生了脓肿，感染一侧的乳房需要停止哺乳，用手或者吸奶泵轻柔地挤出乳汁，排空乳房。吸奶泵是一个负压吸引装置，用于抽吸和收集乳汁。

医生会如何处理？

视诊就可以作出乳腺炎的诊断，尤其是你正在进行母乳喂养，或者你近期刚停止母乳喂养时。医生会检查你的乳房，将一部分乳汁进行实验室检测，以检查引起感染的细菌。医生还会安排你做超声检查（见 135 页），检查乳房内是否有肿块，同时还可能开具一个疗程的口服抗生素以治疗感染。

一般在开始治疗后的 2 ～ 3 天，乳腺炎症状就会消除。尽管症状开始改善，为根除感染，你也应该完成整个疗程的治疗。然而，如果已经形成乳腺脓肿，需要将积聚的脓液从乳房内排出，可以在局部或全身麻醉下进行操作。只要完全清除脓液，脓肿一般不太可能复发。

婴儿和儿童

从出生的那一刻起，孩子就会不断长大，身体、精神及社会活动等各个方面都将不断发育。在出生后的 1 年内，孩子的生长比一生中任何时候都快。在此后的数年里，儿童会学习一些基本技能，并在生理和智力发育各方面取得很大进步。

儿童会以预期的模式生长和发育，但每个孩子的生长发育速度都是不同的。身体的生长及智力的发育一部分是由遗传因素决定的，但这些过程也会受到孩子的整体健康状况以及环境因素的影响。

生长与发育

孩子在刚出生时就会具备很多原始反射：他们通过啼哭与外界交流，当给其乳头时，就会本能地吸吮。最初，孩子生长迅速，在出生后的第一年内，体重增长为出生时的 3 倍，身高增长大约 25 厘米。大约 2 岁以后，儿童开始进入一个长期的缓慢生长期，这样可以使孩子获得足够的时间以学习到复杂的技能。

肌肉及神经系统的健康发育决定了儿童的智力及身体协调能力。最早掌握的是一些基本技能如行走、说话及自己吃饭。随着儿童的独立性逐渐增加，儿童会认识到自己是一个独立的个体，会更主动地与周围环境接触，并与周围环境建立起亲密的关系。到了 12 岁的时候，他们通常已经掌握了娴熟的语言，以及多种技能和广泛的生活本领。

在 10 ～ 15 岁，儿童开始进入青春期的巨大变化期，并伴随着生殖器官及第二性征的发育，如乳房及体毛的发育。这些生理变化有时早于情感的成熟，因此青春期是儿童进入成年期的一段适应期。在 18 岁时，尽管他们还需要很多年才能达到心理成熟，但大多数国家的法律规定，他们已是成年人。

结构和功能

出生前及出生后的心脏

胎儿的心脏只有少量的血液流经肺脏，这是因为向血液内注入氧和滤除废气的任务是由母亲的胎盘来完成的。在出生前，大部分血液是通过心脏的两个开口流经肺脏的。随着婴儿出生后的第一次呼吸，肺脏开始扩张，这将引起全身所有的血液都要流经肺脏来进行氧合的变化。

心脏循环的改变

胎儿时期，血液通过心脏的卵圆孔由右心房流入左心房，再通过动脉导管将血液送入主动脉。在出生后，卵圆孔和动脉导管在出生后很快关闭。

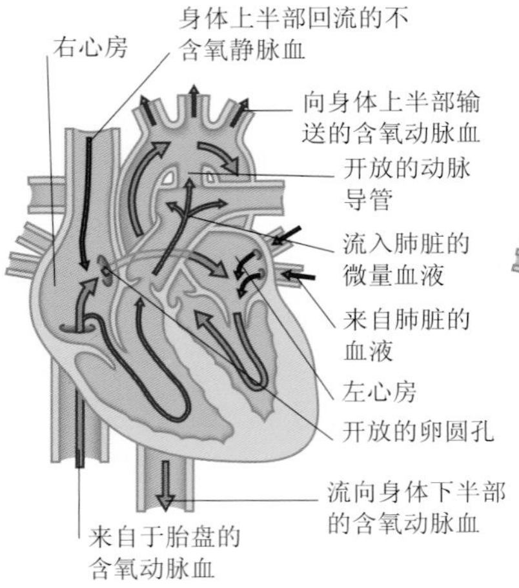

胚胎时期的心脏

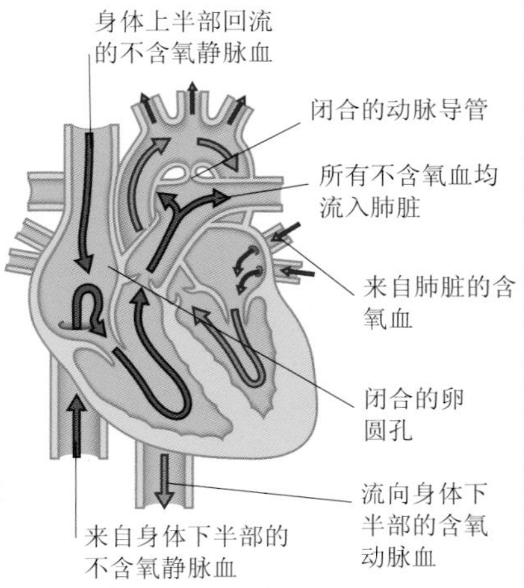

出生后的心脏

本章包括如下内容

结构和功能

新生儿

足月新生儿的平均体重为3.5千克，身长为51厘米，已经为生存做好了充分准备。新生儿的许多外貌特征，如颅骨的形状等是从子宫到外界的过程中造成的，因此与胎儿和年长的儿童均不同。这些差别是正常的，通常也会很快消失。其他结构如长骨，尚未完全形成。婴儿也会有一些与生存紧密相关的原始反射，如握持反射等，但会随着年龄的增长而消失。

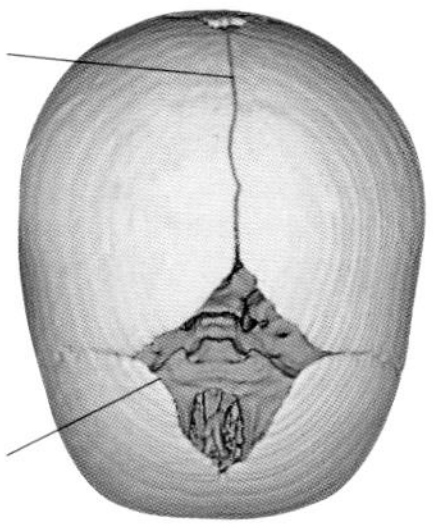
骨缝
囟门

囟门
婴儿的颅骨被囟门（柔软的空隙）和骨缝划分为几块。在分娩时，这些颅骨可以移动并部分重叠。

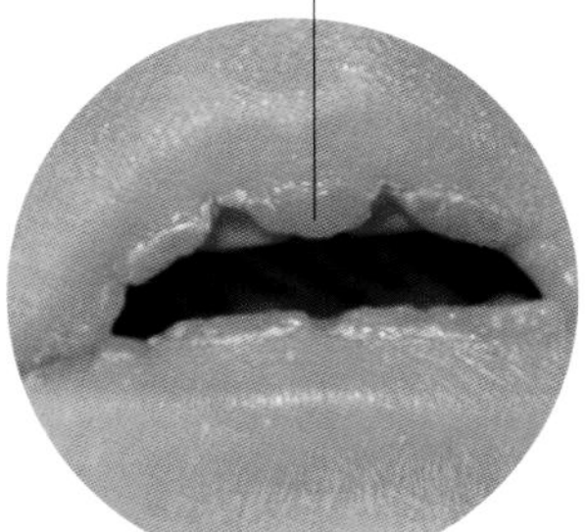
吸吮泡

吸吮泡
上图中新生儿上唇可见小泡或白色凸起，这是用力吸吮的结果。

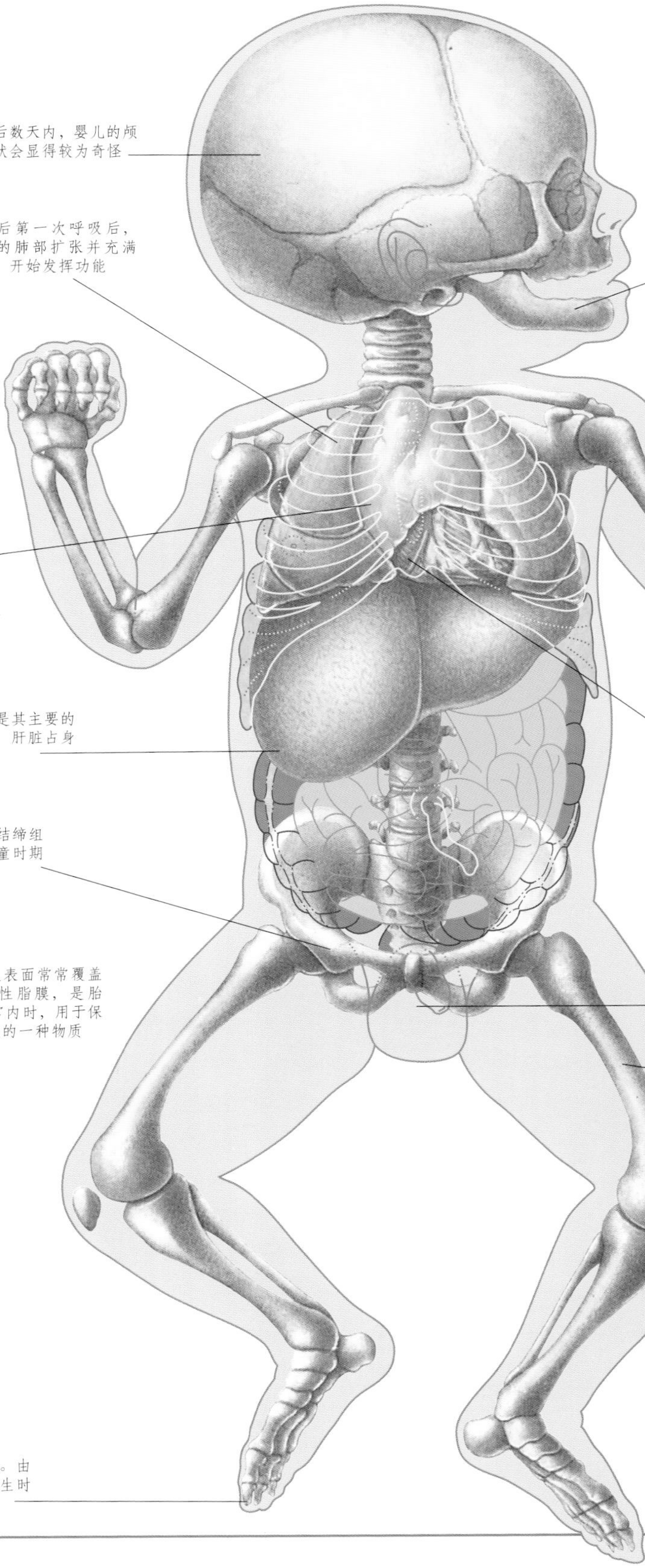
颅骨
出生后数天内，婴儿的颅骨形状会显得较为奇怪
肺部
出生后第一次呼吸后，婴儿的肺部扩张并充满空气，开始发挥功能
下颌
出生时下颌中的牙齿基本上已全部形成，但多数情况下都尚未萌出
胸腺
该腺体是免疫系统的一部分，出生后一段时间内体积较大，此时也是免疫系统迅速走向成熟的时期
肝脏
胎儿在子宫内时，肝脏是其主要的造血器官，因此出生时，肝脏占身体的比例较大
心脏
出生时，心脏的结构发生变化，以使血液循环流经肺部
骨盆
出生时骨盆主要由一种结缔组织，即软骨组成。在儿童时期逐渐转化为骨骼
胎儿皮脂
新生儿的皮肤表面常常覆盖着一种油性脂膜，是胎儿在子宫内时，用于保护皮肤的一种物质
生殖器
无论是男婴还是女婴，出生时的生殖器大小相对于整个身体均较大
下肢长骨
出生时机体的四肢只有长骨骨干已经骨化，其末端仍为软骨
足部
新生儿的足部骨骼大部分为软骨。由于其在子宫内的特殊体位使其出生时足部常向外扭曲

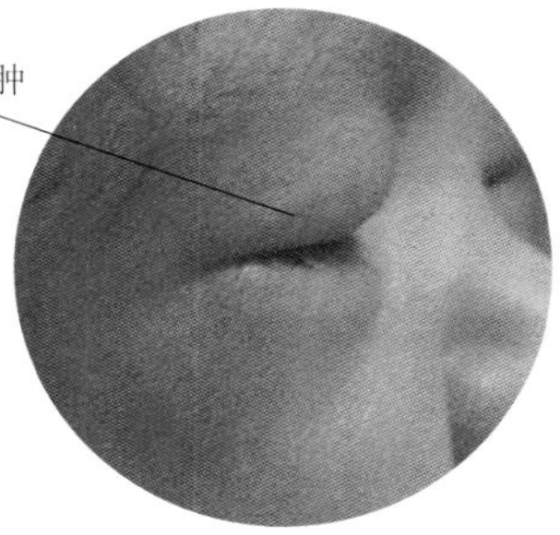
上眼睑浮肿

眼睛
新生儿的眼睑是浮肿的，即使眼睛睁大视力也较弱。

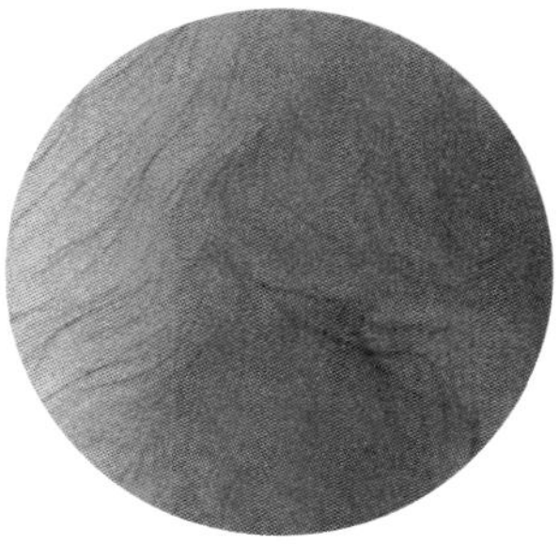

胎毛
早产儿的全身可覆有一层柔软的绒毛，称为胎毛。出生一个月后这些胎毛基本消失。

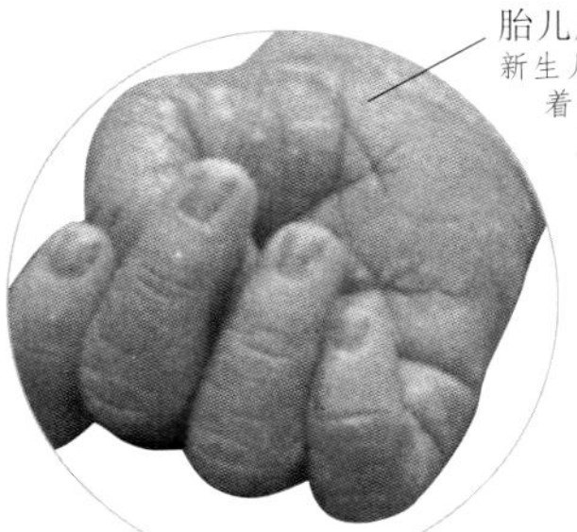

手部
出生时手部通常紧握，皮肤有皱褶。婴儿指甲常自行脱落而不需要修剪。

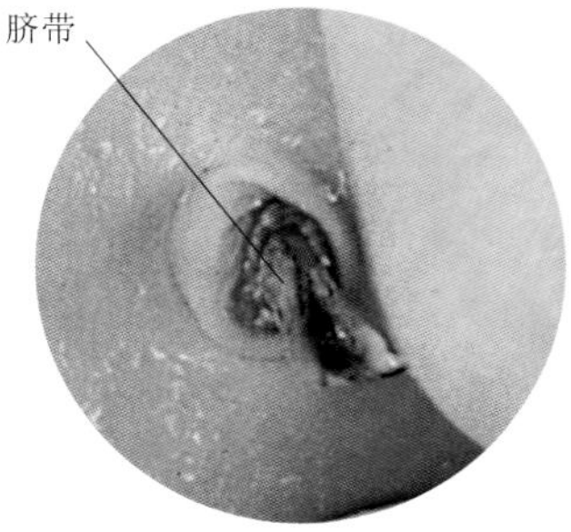
脐带

脐带
脐带在出生时即被剪断。留在婴儿身上的脐带末端逐渐缩小，于出生14天左右时脱落形成肚脐。

结构和功能

身体的发育

机体从出生到成年的生长变化过程，大部分是由激素调节的。变化最大的两个阶段，分别是在机体迅速生长的新生儿期和机体即将接近成熟时的青春期。在某些时候，身体的某部分比其他部位生长速度快，这就是儿童时期身体比例发生变化的原因。儿童的大脑在6岁时几乎完全发育好了，但身体其他部分相对仍未成熟。

从出生到成年的形体变化

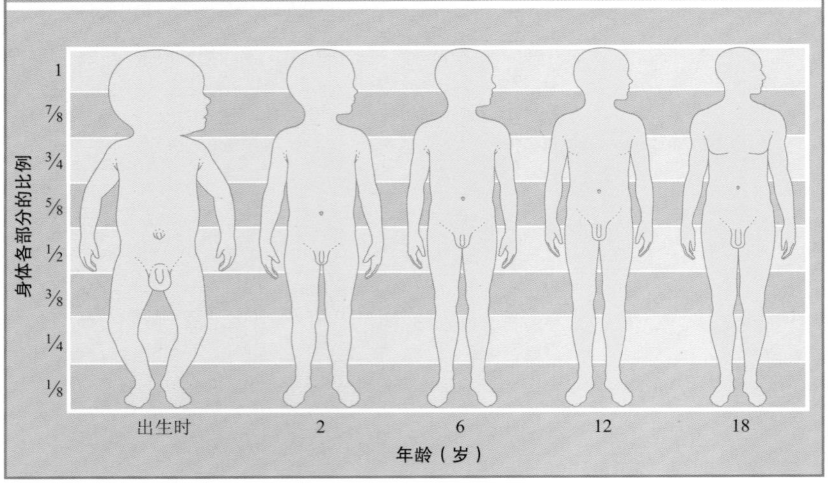

身体各部分的比例是如何变化的
新生儿的头部约占身体总长度的1/4，腿部约占3/8。到18岁时，身体的比例发生了明显改变，头部约占身体总长度的1/8，腿部约占1/2。

变化中的身体比例

出生时，婴儿的头与肩同宽，使头部看上去比身体的其他部分要大。出生后头部继续迅速生长，到两岁时，头部的大小已经接近成年人的4/5了。随着儿童年龄的增长，头部的生长速度与身体其他部位相比开始下降。直到18岁的时候，头部基本停止生长，与机体其他部位的比例保持恒定。

骨骼是如何发育的

出生前胎儿骨骼的形成（骨化）位于骨干，又称初级骨化中心。新生儿的骨骼中只有骨干是已经骨化了的。骨骼的末端（骺软骨板）含有软骨组织，随着年龄的增长，这些软骨逐渐被来自次级骨化中心的骨骼替代。位于骨干和骨末端之间的一个带称为生长板，可以产生更多的软骨以使骨骼延长。

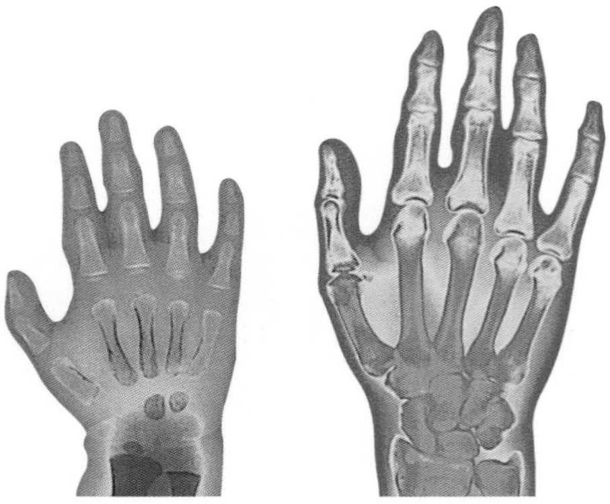

2岁时　　18岁时

手的生长
2岁时，已经骨化的手部骨骼在X线下是不透明的，而正在生长的软骨是透明的。到18岁时，所有的手部骨骼均已骨化。

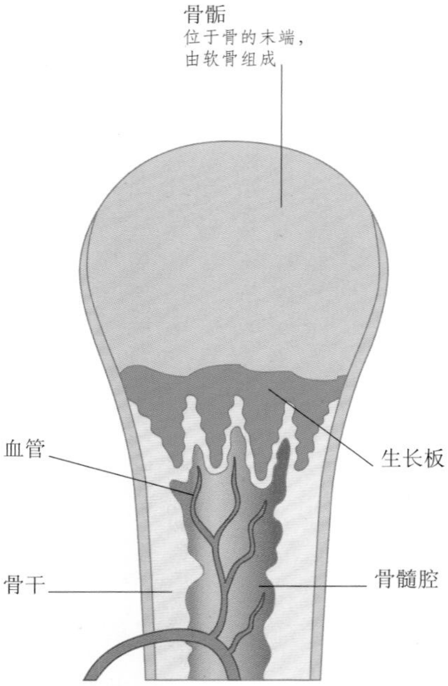

新生儿的长骨
骨干大部分由成骨组成，但末端为软骨。随着年龄的增长，软骨逐渐骨化。

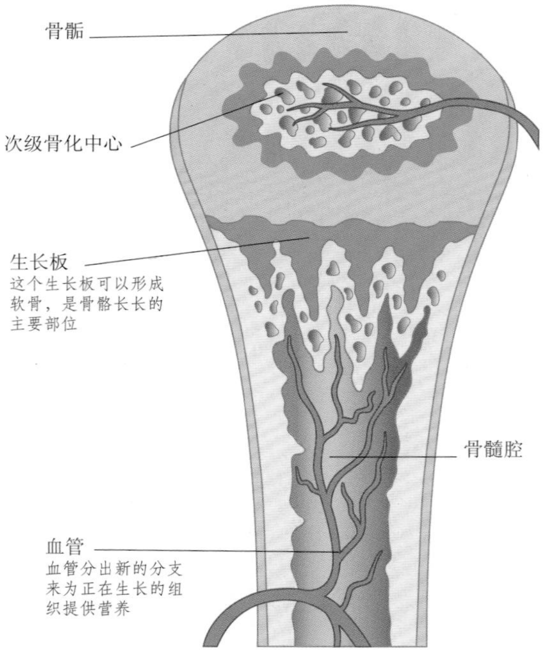

儿童的长骨
骨骺含有可以形成新骨的二级骨化中心，骨末端的生长板可以产生新的软骨。

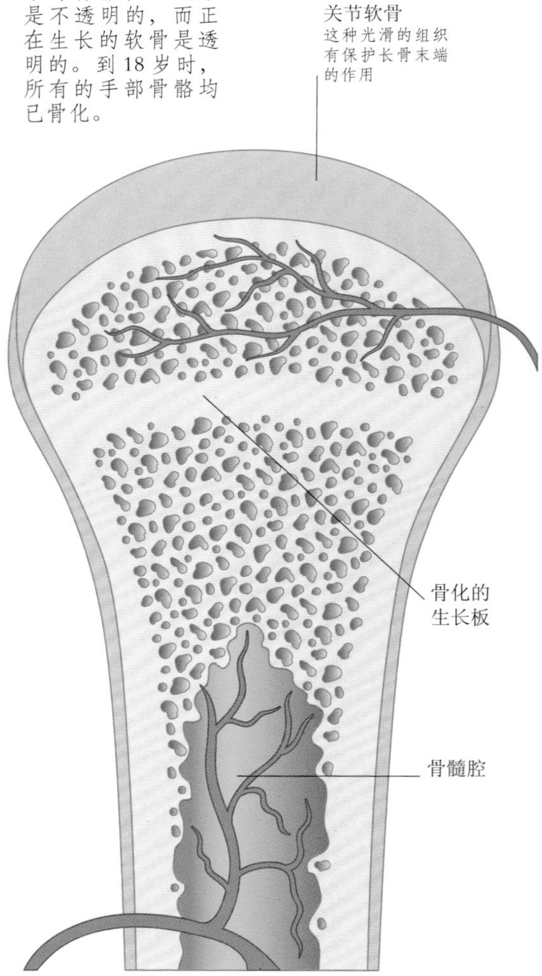

成人的长骨
到18岁时，骨干、生长板和骨骺均已骨化，并融合成为连续的骨骼。

颅骨和大脑是如何发育的

出生时，新生儿的大脑充满数十亿个神经元（神经细胞），这些神经元沿着轴突（神经纤维）传递并收集信息。最初，这些神经元网络只部分发育。在6岁前，神经元网扩张，大脑迅速增长以使儿童能够掌握新的技能。颅骨扩张加速这种生长。在6～18岁之间，神经通路以缓慢的速度生长。

大脑和颅骨是如何生长的

在婴儿期，大脑周围的颅骨（头盖骨）沿着骨板之间的骨缝及囟门迅速生长。到6岁时，大脑的大小几乎与成人相似。

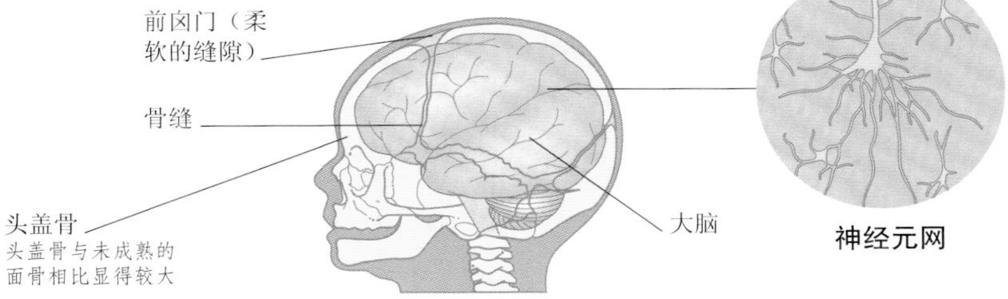

出生时

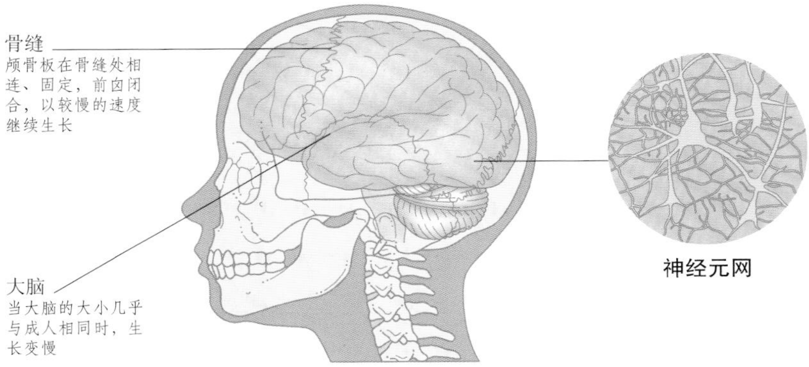

6 岁时

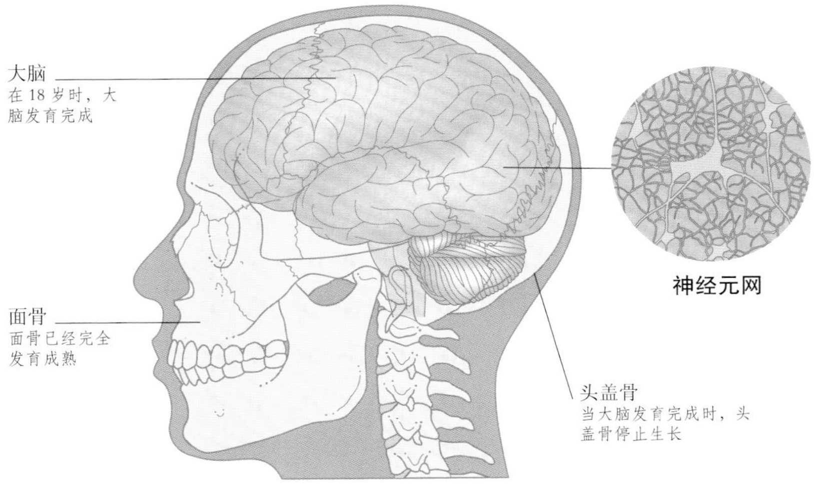

18 岁时

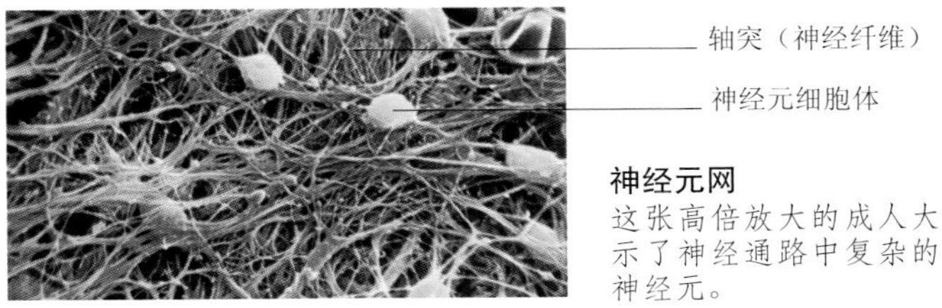

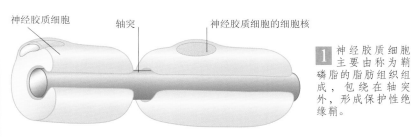

神经元网
这张高倍放大的成人大脑组织图显示了神经通路中复杂的神经网中的神经元。

神经是如何发育的

在生命早期，大部分神经纤维（轴突）被由鞘磷脂组成的脂肪绝缘鞘包绕。这种绝缘作用使得神经纤维的传导速度提高了100倍，保证了机体的正常生长和功能发挥。

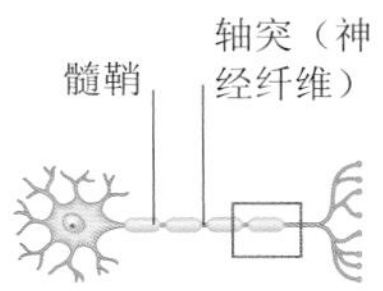

神经元

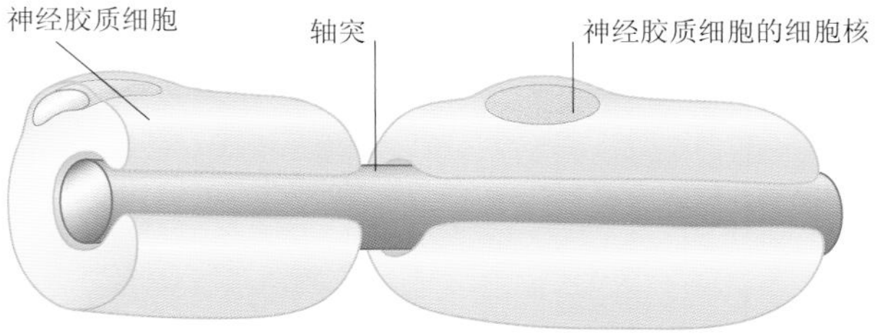

1 神经胶质细胞主要由称为鞘磷脂的脂肪组织组成，包绕在轴突外，形成保护性绝缘鞘。

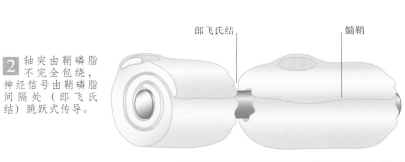

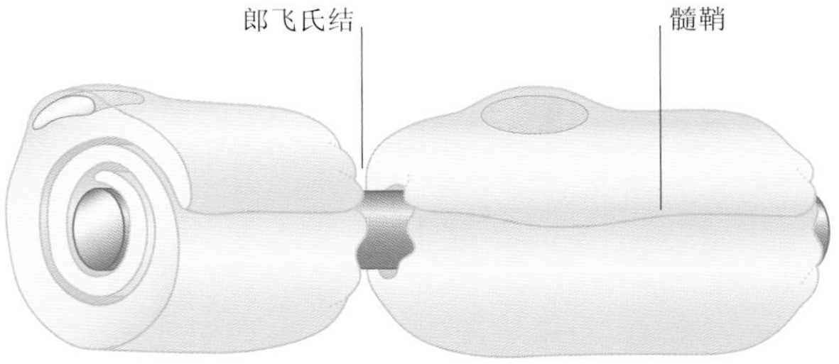

2 轴突由鞘磷脂不完全包绕，神经信号由鞘磷脂间隔处（郎飞氏结）跳跃式传导。

生长发育的影响因素

儿童的最大生长潜力由基因决定，同时也受许多其他因素的影响，如营养及健康状况。儿童时期，女孩和男孩的生长模式比较相似。青春期以后的迅速生长及男女之间的差异是由性激素激发的，性激素也会加速骨骺的闭合，从而使得生长发育约在18岁时完全结束。

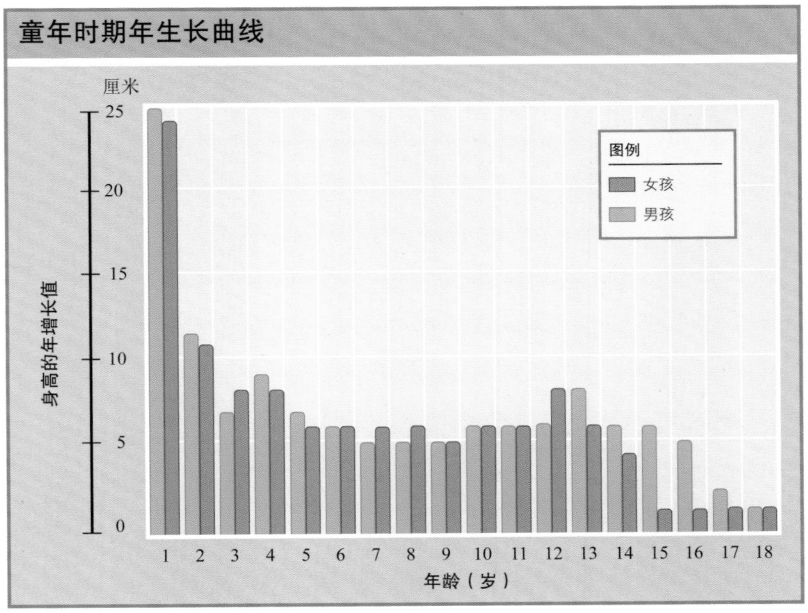

为什么男孩比女孩高?
由于男孩青春期突长出现的时间较女孩晚，这使得男孩从儿童期到生长完全结束时有更多的时间生长。

数据

5 岁之前掌握的基本技能

通常在5岁以前，儿童就掌握了日后所需要的最基本的技能。最主要的4个方面为：身体技能、手的灵巧度、语言及社交能力。尽管儿童发育的速度不同，但其发育的里程碑是以一定顺序出现的。这是由于学习特殊技能的能力取决于儿童神经系统的成熟度。除此之外，在掌握某些复杂技能前，儿童需要先学会较简单的技能，如婴儿在会走之前需先学会站。

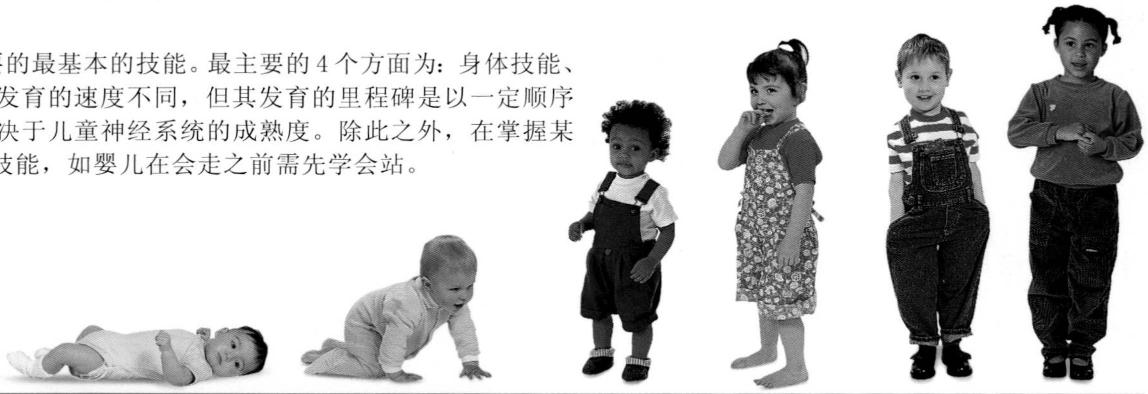

身体技能

婴儿最先学会控制其身体姿势和头，后开始学会身体技能，包括站立、爬行及行走。

手的灵巧度和视觉

儿童必须协调运动和视力才能完成一些用手操作的任务，如捡起物体或画画。

听力及语言

早期，小儿会转向发出声音的方向，并发出喔啊声回应。大约1岁时，婴儿开始说出第一个词。

社会行为及玩耍

当小儿掌握了一些基本技能后，就可以开始自我照顾了，如穿衣及学习上厕所。社交能力包括的范围比较广泛，从微笑开始，到结交第一个新朋友。

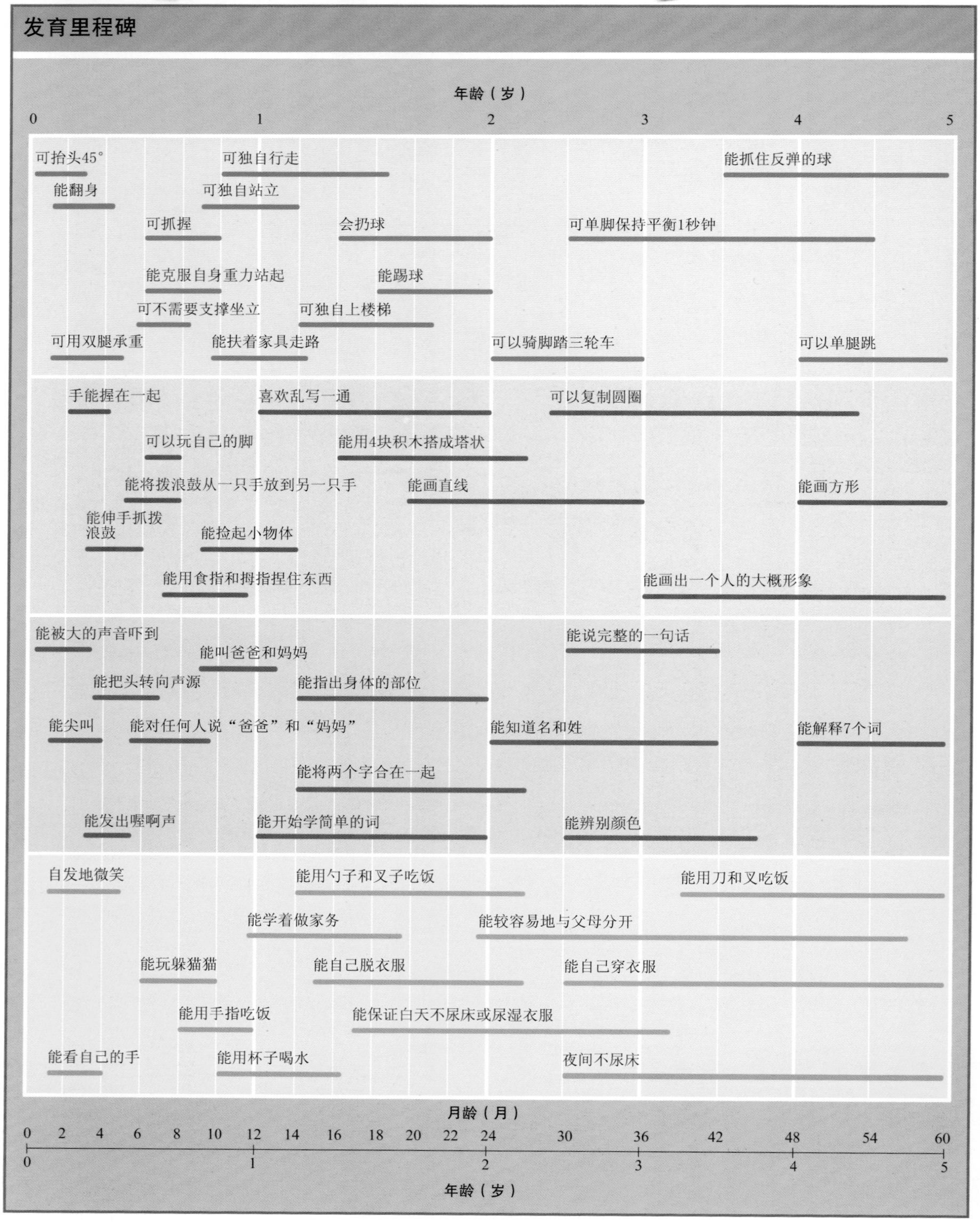

功能

青春期

青春期是快速生长期和生理快速变化期，在青春期青少年开始性成熟。青春期开始的时间及生长的速度受遗传、整体健康状况及体重等因素的影响。当位于大脑基底部的脑垂体开始分泌促性腺激素合成的激素时，青春期就开始了。在青春期开始的2年内，就有生育能力了，但处于青春期的青少年需要更长的时间才能在情感上发育成熟，才能建立成人之间的感情关系。

青春期女孩的变化

女孩的青春期从10～14岁开始，当促黄体生成素（LH）和促卵泡激素（FSH）刺激卵巢分泌性激素雌二醇和孕酮时，女孩就开始进入了青春期。这些激素会促进女孩发生生理变化，随后会促进排卵和月经初潮。

雌激素水平升高

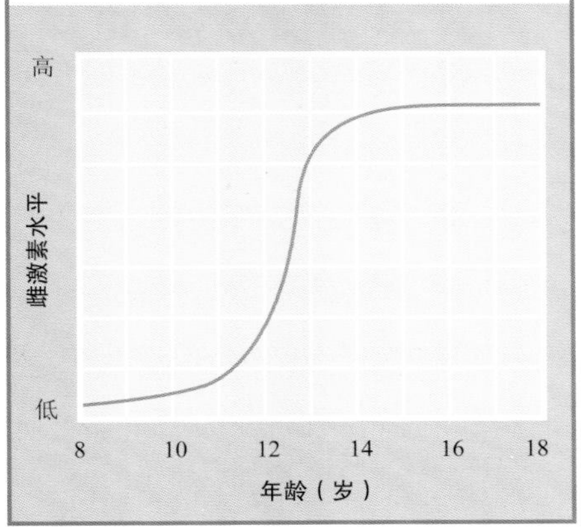

青春期雌激素水平升高
雌激素水平在11～14岁期间迅速升高，之后一直维持在这一水平直至绝经期。绝经期时雌激素水平开始下降。

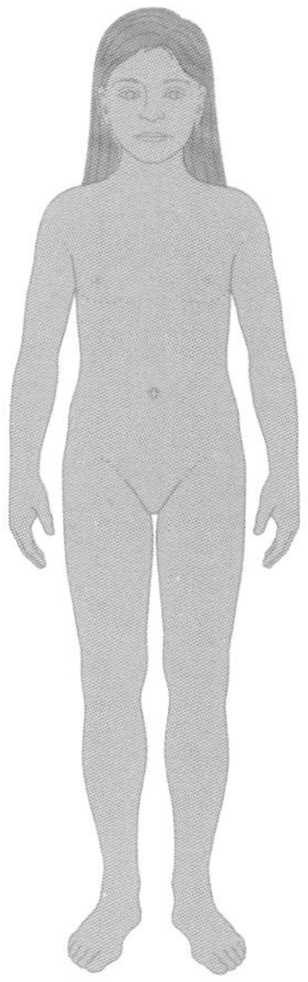

青春期前

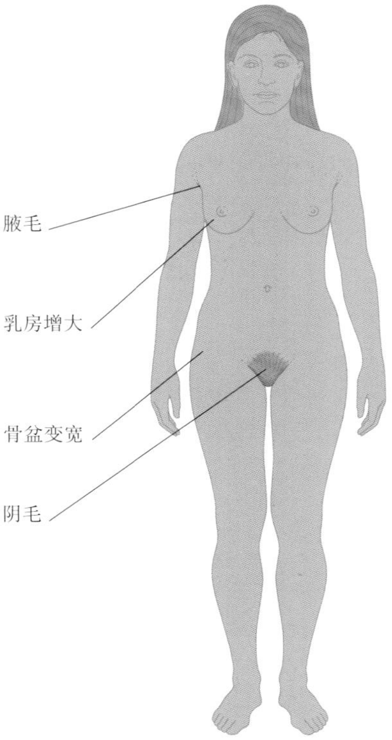

青春期后

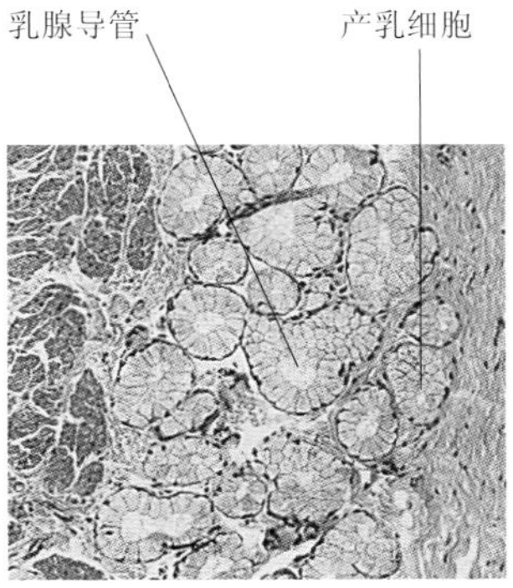

放大的乳腺组织
青春期时，乳房开始增大，乳腺和乳腺导管开始发育，以便为日后哺乳做准备。

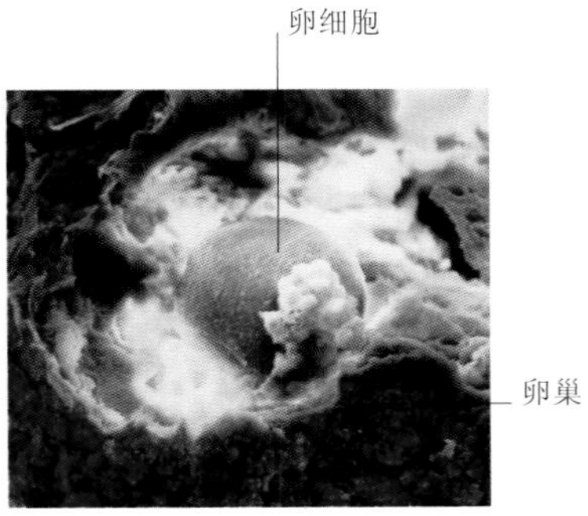

排卵
青春期晚期，机体开始排卵。每个月由卵巢释放一个卵细胞，卵细胞逐渐游至子宫。

青春期男孩的变化

男孩的青春期通常开始于12～15岁，此时垂体开始分泌促黄体生成素和促卵泡激素。这些激素刺激睾丸分泌雄性激素睾酮。睾酮可以促进男性生理变化，生成精子，使性冲动增强。

睾酮水平升高

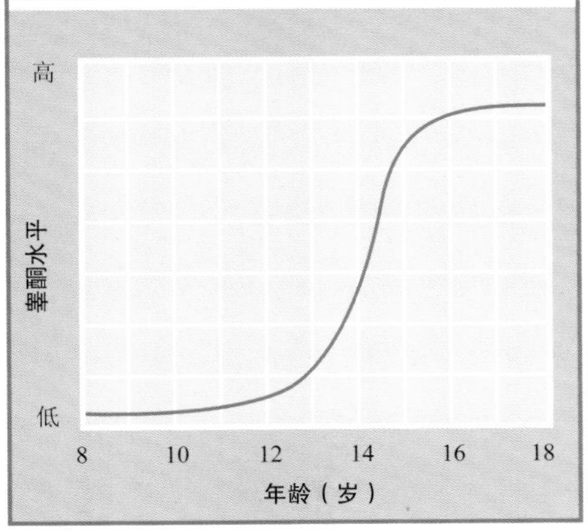

青春期睾酮水平升高
13～16岁期间，男孩体内睾酮水平迅速升高，之后维持在这一水平直至老年，老年时其水平逐渐下降。

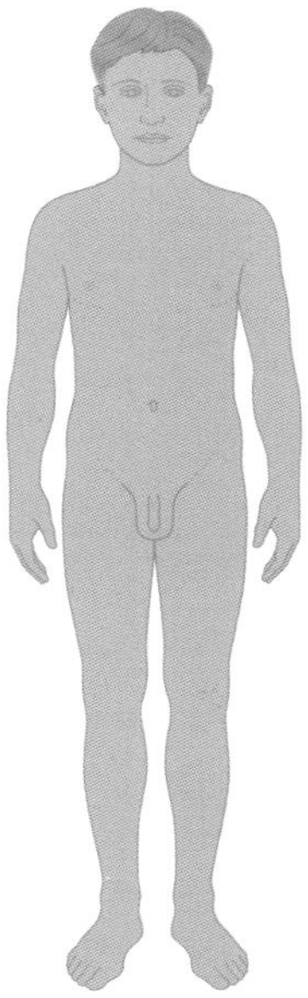

青春期前

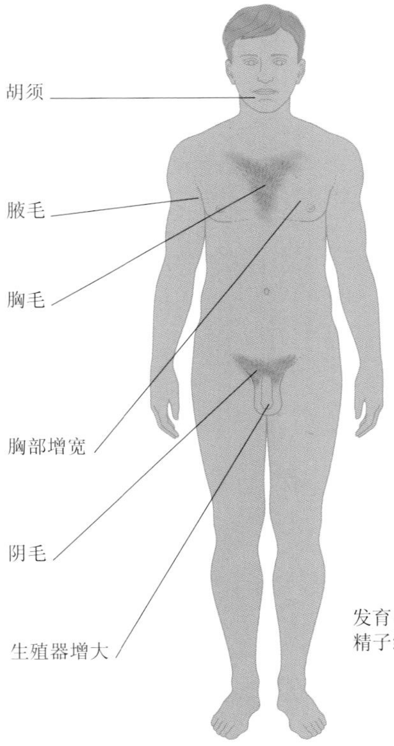

青春期后

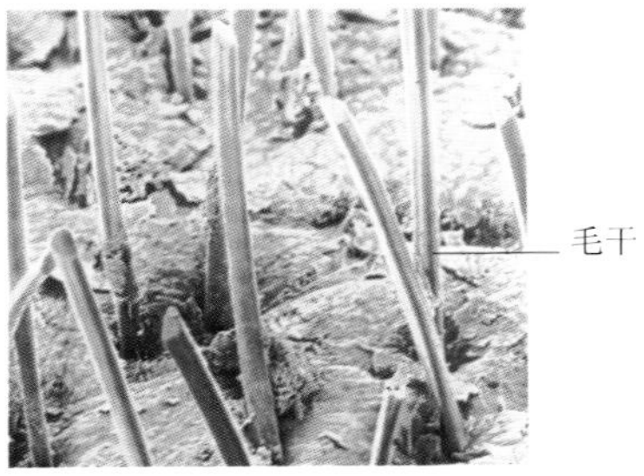

胡须
面部的胡须是受睾酮水平升高的刺激出现的，这是典型的男性毛发生长特点中的一部分。

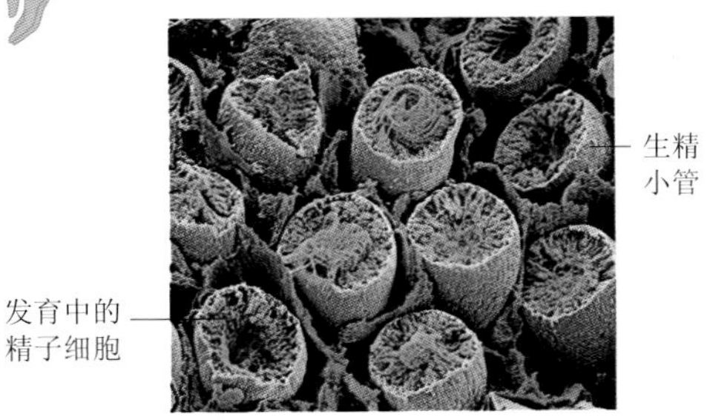

睾丸组织截面图
每个睾丸大约有1000个生精小管。青春期时这些小管开始产生精子细胞。

婴儿的常见问题

婴儿出现的常见问题与婴儿还没有发育成熟以及还不能适应新环境有关。早产儿尤其容易发生危及生命的疾病，但是医学的发展已经极大地提高了婴儿的存活数量。

本节首先介绍比预产期提前3周出生的早产儿，因未发育成熟而存在的问题。其次讨论的是先天性感染，是由母亲在怀孕期间或生产时经产道传给胎儿的。尽管这种感染较少见，但会产生严重的后果。接下来讨论的新生儿黄疸，发生于许多新生儿当中。大多数情况下，出现黄疸是正常现象，但极少数情况下是由于严重的疾病导致的，例如婴儿肝脏中的胆管发育不全。在这部分内容中还阐述小儿睡眠、喂养、哭闹、肠绞痛以及出牙过程中的一些问题。这些小问题会困扰父母，但几乎不需要治疗。这节的最后介绍婴儿猝死综合征（SIDS），并给出如何降低发生这种情况的建议。引起婴儿猝死综合征的病因目前尚不清楚，但自从建议父母让孩子平躺睡觉后，其发生率有所降低。其他影响新生儿的常见问题，见染色体病与遗传病（见533～537页），以及内分泌疾病与代谢病（见561～563页）。

早产儿常见问题

比预产期提前3周以上出生的婴儿出现的常见问题

出生时即存在

性别、遗传和生活方式对本病的影响不明显

正常的怀孕时间通常为40周左右。在孕期未满37周（见515页“早产”）即出生的婴儿叫早产儿，这些婴儿由于体格过小以及发育不成熟，通常会存在一些问题。这些问题的严重程度取决于母亲孕期的长短，以及婴儿出生时的体重。目前在专业护理下，即使是23周的早产儿也有可能会存活下来。

有哪些问题？

所有早产儿都很容易丢失热量，这是由于他们比足月儿小、皮肤薄且脂肪少。另外，早产儿可能会出现呼吸问题，因为他们的肺还没有发育成熟，不能产生足够的表面活性物质，这种情况称为呼吸窘迫综合征，呼吸暂停是大脑发育不成熟的常见症状。早产儿也容易受到损伤和感染。出生时的外伤、缺氧及感染都会影响胎儿大脑的发育。在非常早的早产儿中（28周前出生），大脑中微小的血管可能会破裂、出血。这通常不会出现永久性的问题，但可能会出现一些特殊的学习能力障碍（见533页）及运动和姿势障碍（见548页“大脑性瘫痪”）。

由于肝脏发育不成熟，大约80%的早产儿会出现新生儿黄疸（见531页）。在这种情况下，皮肤和巩膜会出现黄染。

应该如何处理？

婴儿刚一出生，医生就会对其进行评估，必要时会给予治疗。仅比预产期提前数周的早产儿可能不需要特殊护理。但是，医生会建议你勤给孩子喂奶并注意给他保暖。

其他早产儿可能被送到专门的婴儿特殊护理病房，并放入保温箱，这样可以很好地控制早产儿所处的环境。还会给他们静脉输液，并给予静脉喂养或通过鼻导管将营养注入婴儿的胃中。早产儿可能需要在护理中心度过数周或数月，医生会鼓励父母参与孩子的护理。在护理中心期间，会给早产儿做一些检查，例如头颅超声扫描（见135页）及胸部X线检查（见300页）来发现需要治疗的异常问题。

如果你的孩子出现了呼吸窘迫综合征，可能需要机械通气，直接给予呼吸道表面活性物质，以使肺能够正常发挥功能。经过机械辅助通气治疗的婴儿，通常需要给予镇静剂，以使婴儿感到舒服。但是，有时在治疗早产儿呼吸疾病时给予的高浓度氧会损伤视网膜（在眼后方的光敏层），导致视力障碍。

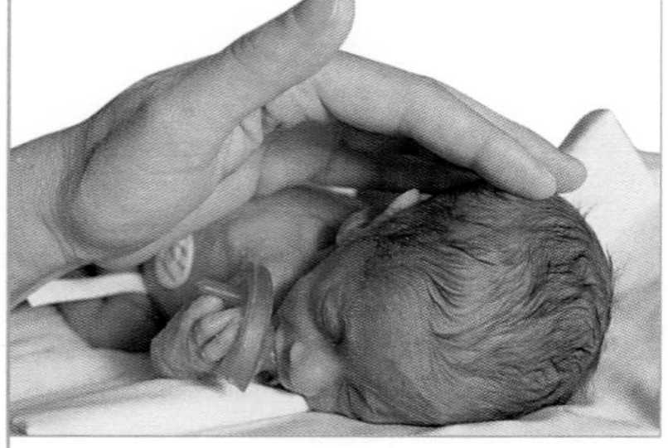

早产儿
图中是一个早产儿，比正常婴儿的体型小，早产儿需要特殊的护理及监测。

出现黄疸的婴儿可能需要特殊波长的荧光治疗（见531页“光照疗法”）。也可能还会应用抗生素来治疗或预防感染。

当你的孩子出院后，医生会继续给你提供建议和支持。医生可能会对你的孩子进行视力检查，来发现是否有视网膜损害（见555页“儿童视力检查”）；还会对孩子进行听力测试（见557页“儿童听力测试”），来检查孩子是否有听力丧失。你孩子的生长和发育会得到严格的监测。

预后如何？

治疗的成功取决于婴儿提前出生的时间以及出生时的体重。23～24周出生的早产儿的存活率大约是40%，但可能会存在长期问题，如视力损害、肺部疾病以及大脑性瘫痪。绝大多数30周以后出生的早产儿能够正常发育，没有长期的健康问题。早产儿更容易发生婴儿猝死综合征（见532页）。

先天性感染

在出生前或出生时由母亲传给胎儿的感染

出生时即存在

生活方式是与本病病因相关的危险因素

性别和遗传对本病的影响不明显

大部分母亲在怀孕期间发生的感染不会影响到胎儿，但是某些感染会通过胎盘影响胎儿。这些感染对于怀孕的母亲而言通常很轻，且不会引起注意。一些严重的感染如艾滋病病毒（见169页“艾滋病病毒感染与艾滋病”）也会通过胎盘感染胎儿。

孕期感染是否对胎儿造成影响取决于感染发生的时期。在妊娠早期发生的感染，可能会破坏正在发育的器官，甚至可能会导致流产（见511页）。怀孕晚期发生的感染，可能会引起早产（见515页）以及导致新生儿出现严重的疾病，感染还可以在胎儿通过产道时传播。

由哪些原因引起？

在怀孕的前3个月，病毒感染如风疹病毒感染（见168页）会导致胎儿心脏异常（见542页“先天性心脏病”）以及听力和视力损伤。在妊娠早期发生的巨细胞病毒感染（见167页），以及一种存在于猫粪或没有做熟的肉中的弓形虫感染，会引起流产及胎儿多发畸形。巨细胞病毒感染还是引起先天性聋（见556页）的主要原因，而弓形虫感染则会导致视网膜（位于眼睛后方的光敏细胞）损害。在妊娠晚期，这些感染可能会导致早产、死胎（见520页）及新生儿严重疾病。利斯特菌病（见172页）是一种细菌感染性疾病，可以通过禁食软的奶酪避免感染。

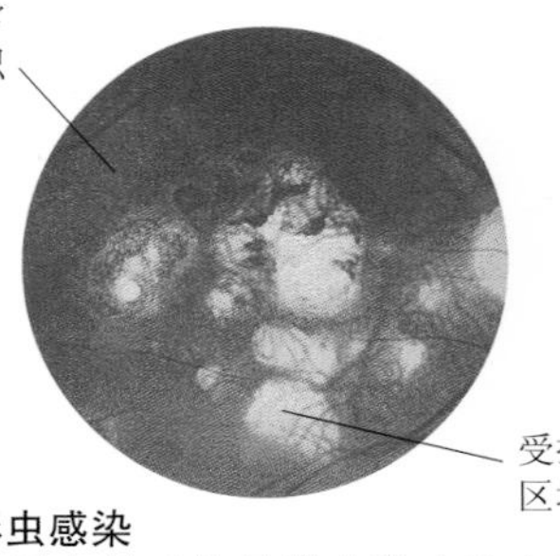

弓形虫感染
这张图上显示的是婴儿眼睛后方视网膜上的苍白区域，即为先天感染弓形虫所致。

慢性病毒感染包括艾滋病病毒感染及乙型和丙型肝炎病毒（见408页“急性肝炎”）感染，可以经母亲传染给胎儿。细菌感染如梅毒（见492页）感染也可以此方式传播。这些感染在胎儿出生时通常不引起症状，但日后会引起严重疾病。

一些感染可以在分娩时经母亲传染给胎儿，其中一些感染会危及新生儿的生命，如单纯疱疹病毒（见493页“生殖器疱疹”）及链球菌感染。如果母亲发生羊水早破（见515页“胎膜早破”），那么胎儿发生感染的危险会增加。

应该如何处理？

如果胎儿在出生时即被怀疑发生了先天感染，那么可以留取血及尿液样本来检查感染的病原菌。新生儿需要在婴儿特殊护理病房进行相应的静脉药物治疗。通常会对新生儿进行大脑的超声扫描（见135页）和超声心动图（见255页）来确定是否有心脑疾病。在英国，对有乙肝病毒感染的高危新生儿，会常规进行乙肝疫苗注射。对于已知母亲患有乙型肝炎的新生儿，除了注射疫苗外还会为其注射抗病毒抗体。

如何预防？

在怀孕期间，女性可以将发生这些感染的危险降到最低。例如，在怀孕之前确保进行了风疹病毒的疫苗接种。

为预防弓形虫感染，孕妇应该避免吃没有完全做熟的肉，在接触生肉或被土壤污染的食物后及时洗手，避免接触猫的粪便。孕妇还应该避免食用与利斯特菌感染有关的食物。

应该对感染艾滋病病毒的孕妇进行监控，使用抗病毒药物可以保证她们的健康，并降低把病毒传染给胎儿的风险。在一些情况下，感染艾滋病病毒或活动性疱疹病毒的孕妇分娩时需要进行剖宫产（见 518 页）手术。

轻度的先天性感染可能不会对新生儿产生长久的影响，但严重感染会危及生命。先天畸形会引起长期的健康问题和学习能力障碍。

新生儿黄疸

新生儿的皮肤和眼睛巩膜黄染

出生时或出生后不久出现

遗传是与本病病因相关的危险因素

性别和生活方式对本病的影响不明显

半数以上的新生儿在出生一周内出现皮肤的轻度黄染，使他们看上去呈棕黄色。这种情况称为新生儿黄疸。在绝大多数情况下，新生儿黄疸属正常现象，只持续数天，并不意味着有严重的疾病。

新生儿黄疸是由于血液中胆红素的水平升高引起的。胆红素是一种黄绿色的色素，是红细胞降解的产物。肝脏会清除血液中的胆红素，新生儿出生前几天，肝脏不能正常发挥其功能。因此，当胎儿的红细胞破裂时，血液中的胆红素水平就会升高。母乳喂养会加重新生儿黄疸，但不会对新生儿产生危害。

如果新生儿黄疸是由潜在的疾病引起的，可能会比较严重，例如，因 Rh 血型不合（见 514 页）引起的母亲与胎儿的血型不符。ABO 血型不合，以及 G6PD 缺陷（一种遗传性的酶缺陷）也是新生儿黄疸的常见原因。一些罕见的引起黄疸的疾病包括先天性感染（见 530 页）及胆道闭锁，胆道闭锁是指新生儿的胆道发育不全。

有哪些症状？

大多数发生新生儿黄疸的足月儿，会出现皮肤及眼巩膜黄染，但没有其他症状。如果胆红素水平升高，会引起以下症状：

- 嗜睡。
- 喂养困难。

严重异常的黄疸可能导致听力障碍或大脑损伤。由于胆道闭锁导致的胆道发育不全，如果不经治疗，有引起新生儿肝脏损害的危险。

应该如何处理？

可能需要血液检查来测定胆红素的水平，并排除是否有引起黄疸的潜在疾病。如果怀疑胆道闭锁，则需要进行肝脏的影像学检查，如超声扫描（见 135 页）及磁共振成像（见 133 页）。肝活检是取一小块肝组织进行组织检查，通常可以明确诊断。

大多数有轻度黄疸的新生儿不需要治疗。但是，如果胆红素水平高，无论是何种原因，都需要进行光照疗法（见本页）。在进行光照治疗时，胆红素被转化成无毒物质排出体外。Rh 血型不合造成的黄疸的治疗包括置换性输血，即将婴儿体内大部分血液置换掉。对于先天胆道闭锁的患儿，应该在出生一周内进行手术矫正，以防止对肝脏造成损害。

新生儿黄疸通常在出生一周后消失，如果是母乳喂养可能时间稍长一些，一般不会产生长期影响。应对重度黄疸的婴儿进行听力测试（见 557 页“儿童听力测试”），并在出生后的数月内进行监测。

治疗

光照疗法

光照疗法是利用蓝色的荧光治疗新生儿黄疸。新生儿黄疸是由于血液中胆红素的水平升高所引起的皮肤及巩膜黄染。为了最大限度地暴露于光照中，婴儿需要脱掉衣服完全暴露于保温箱中。医生允许你将婴儿抱出保温箱喂奶，其余时间婴儿需要继续在保温箱中接受光照治疗，直到血液化验显示胆红素恢复到正常水平为止。在大多数情况下，治疗需要持续数日才能完成。

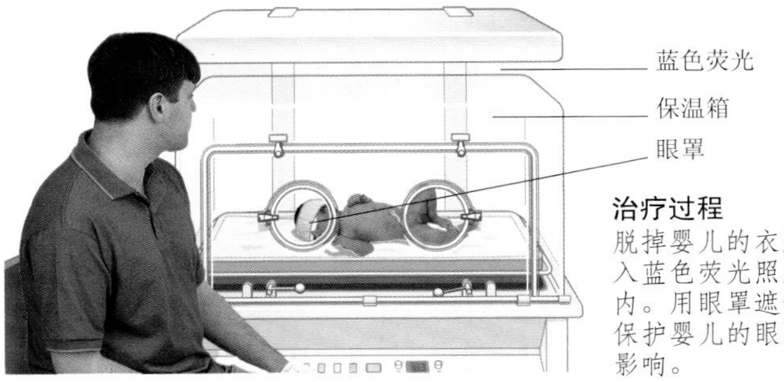

治疗过程

脱掉婴儿的衣服，将婴儿放入蓝色荧光照射下的保温箱内。用眼罩遮住患儿眼部，保护婴儿的眼睛不受光照的影响。

新生儿的睡眠问题

婴儿夜间不睡觉，尤其是在出生后的最初数月内

最多见于12个月以下的孩子

不稳定的生活环境是发病的危险因素

性别和遗传对本病的影响不明显

大多数新生儿需要一定的时间来建立与父母相同的，适应 24 小时的睡眠模式。婴儿的睡眠模式取决于其需要喂养的频率。早产儿比足月儿需要更频繁地喂食，因此他们的睡眠时间较短。在稍大一些的婴儿中，睡眠障碍可能是由于孩子性格急躁、不安定或让人紧张的环境，以及较轻的疾病如普通感冒（见 164 页）引起的。一些睡眠问题对于婴儿来说是不可避免的，但会使父母感到紧张。

起初你的孩子睡眠可能不规律，尝试一些自助方法可能有效。在白天，尽量给孩子足够多的新鲜刺激，当孩子睡着时，你也试着打会儿盹。如果你是母乳喂养，泌乳情况良好，且孩子的体重按预期的速度增长，那么从 6 周后，你可以将奶挤出，并和爱人夜间轮流喂奶。当你的孩子出生 10 周左右时，你可以开始试着培养他的睡眠习惯。在一个光线较暗的安静的房间内喂最后一次奶，注意保证孩子舒适、不饿，并给他换上干净的尿布。在孩子入睡前将他放到床上，以使其习惯于不用抱着入睡。在夜间喂奶时不要与孩子玩耍。如果你觉得孩子不睡觉可能是由于生病引起的，那应该去就医。

绝大多数孩子夜间不睡觉的情况会随着时间而慢慢改善。但是，少数孩子会在比较大的时候出现睡眠问题（见 551 页“儿童睡眠问题”）。

婴儿的喂养问题

在出生后一年内出现的喂养困难

最常见于婴儿早期

性别、遗传和生活方式是与本病病因相关的危险因素

较小的婴儿在建立喂养习惯之前出现喂养问题很常见，但是如果孩子的体重在增长，就没有必要担心。但是，如果正常喂养的孩子出现拒食或呕吐，则可能会有潜在的疾病。

由哪些原因引起？

母乳喂养对于母亲或孩子而言都不是生来就会的，是需要时间来学习的。用奶瓶喂养（人工喂养）的孩子由于奶粉的品牌及奶嘴的大小等原因会出现喂养问题，但相对较少。比较轻的疾病会引起暂时的喂养困难。大多数孩子在每次喂奶之后会出现溢奶，但有些孩子则会持续溢奶（见 559 页“婴幼儿胃食管反流性疾病”）。少数婴儿在喂食后出现剧烈呕吐，这可能提示婴儿有胃的出口狭窄或梗阻（见 559 页“婴幼儿幽门狭窄”）。

应该如何处理？

如果用奶瓶喂养，应避免频繁更换奶嘴或奶粉的品牌，因为这些变化会加重喂养问题。喂完奶后，应将孩子直立抱起，让他打嗝。如果你不放心，可以给孩子称体重，以确认其体重是增加的。如果你仍然担心或有母乳喂养问题，那就应该去就医。

医生能够排除需要治疗的疾病，如胃食管反流性疾病或幽门狭窄，并会给你一些有关母乳喂养的建议。你的孩子需要定期检测体重来评估他的生长发育情况。随着年龄的增长，大多数喂养问题都会消失。

过度哭闹

婴儿出现过久的、安抚无效的哭闹，可能提示存在潜在的疾病

最常见于年幼的婴儿

性别、遗传和生活方式对本病的影响不明显

婴儿通常会用哭声来提醒成年人自己饿了或者感到不舒服。长时间的安抚无效的哭闹，尤其是在夜间，会让父母感到非常焦虑和疲劳。新生儿更容

易出现过度啼哭，因为他们还没有形成自己的规律。规律发作的啼哭称为肠绞痛。婴儿在出牙时也比平时啼哭多。但是，如果哭闹持续或哭声与平常不同，那么应该去就医，因为这可能提示你的孩子生病了。

如果你的孩子除了哭闹外没有其他异常，而且还能够吃奶，这时你应该确认是否该换尿布了。将孩子抱起通常能够抚慰他们，给孩子含安慰奶嘴通常也会起作用。孩子哭闹数小时，会令很多父母感到非常不安并束手无策。如果你觉得试图使孩子安静下来，可能会对他有伤害，那么你应该把孩子放入摇篮中并向他人求助。这些感觉是正常的反应，并不意味着你是不称职的父母。大多数孩子在6个月以后就不会再有过度啼哭了。

肠绞痛

规律发作的安抚无效的啼哭，通常在每天的同一时间出现

最常见于3周到3个月大小的婴儿

性别、遗传和生活方式对本病的影响不明显

在大约3周龄时，很多婴儿开始在每天几乎同一时间剧烈地啼哭，通常是在晚上。这种哭声听起来可能与其他时间的哭声不同，而且孩子会把两条腿挺直。在这期间，孩子对任何安抚都没有反应，如喂奶或抱起，这种情况通常持续数分钟。孩子可能会继续啼哭长达3个小时。如果婴儿啼哭不具有这种规律性，就不是肠绞痛（见531页“过度啼哭”）。

虽然婴儿看似痛苦，但肠绞痛不是由疾病引起的，并且这种啼哭也不会对孩子产生长久的伤害。但是，父母可能会感觉很焦虑。引起肠绞痛的原因不明，但是疲劳或不安定的外界环境会加剧孩子的啼哭。

应该如何处理？

你应该尽量合理安排好白天的时间，这样当孩子哭闹的时候你能够安抚他。如果你觉得这样做有困难或需要建议和帮助，请咨询医生或健康访视人员。如果孩子还出现了其他症状如发热，可能提示有潜在的感染，应该就医。医生会给你的孩子做检查，排除其他能够引起啼哭的原因。医生还会建议你用一些非处方药来缓解孩子的啼哭。但是，这种类型的治疗只会对一些患儿有效。肠绞痛通常在孩子大约3个月大时会突然消失。

萌牙

儿童早期乳牙的萌出，会引起不适

最常见于6个月到3岁的婴幼儿

性别、遗传和生活方式对萌牙的影响不明显

婴儿的第一颗牙齿通常在大约6个月大时萌出。尽管乳牙通常在3岁左右出齐，但在乳牙被恒牙完全取代之前，萌牙的整个过程会一直持续到15岁左右。

牙齿萌出是一个自然的生理过程。牙齿萌出时会引起一些不适，可能会导致你的孩子烦躁不安。孩子可能不愿意进食，夜间睡眠也不好。其他症状包括面颊潮红、流涎、新牙萌出部位的牙龈红肿。如果你用手指触摸牙龈时，能感觉到正在萌出的牙齿。一些症状如高热、呕吐或腹泻不是由于出牙引起的，如果出现了这些症状你应该带孩子去看医生。

我该怎么办？

正在萌牙的婴儿喜欢咀嚼凉的、硬的东西，如磨牙环。如果在萌牙的牙龈处涂抹非处方的局部麻醉药，可以缓解不适。3个月以上的婴儿可以服用液体的对乙酰氨基酚来缓解疼痛（见589页“止痛药物”）。

你应该避免给孩子饮用甜的饮品来安慰孩子。从第一颗乳牙萌出开始，就应该用婴儿专用的软毛牙刷及含氟牙膏来清洁孩子的牙齿。规律地刷牙可以预防龋齿，培养良好的口腔卫生习惯（见384页“保护你的牙齿和牙龈”）。

婴儿猝死综合征

婴儿突然出现意外死亡，而且找不到引起死亡的原因

最常见于1个月到6个月大的婴儿

男婴比女婴略常见

父母吸烟及吸毒是发病的危险因素

遗传对本病的影响不明显

婴儿猝死综合征（SIDS），也称为摇篮死，是一种婴儿疾病，但对父母而言是一个灭顶之灾。婴儿猝死综合征是看似健康的婴儿被放于床上不久，随后在睡眠中发生不明原因的死亡。

由哪些原因引起？

引起婴儿猝死综合征的原因尚不明确。但是，已经发现了一些危险因素，如父母吸烟及吸毒。有证据显示让婴儿俯卧（趴着睡）和人工喂养使发病的风险增加。包裹过严，尤其对患病的婴儿，造成其身体过热，是增加发病风险的原因。有时在婴儿猝死前的数小时或数天内，会出现一些轻微的感染症状，但这些症状对本病的意义还尚不清楚。死于猝死综合征的婴儿，其兄弟姐妹发病的危险会略高。婴儿猝死综合征在37周前早产的婴儿中更常见（见530页“早产儿常见问题”）。

应该如何处理？

如果可能，父母在打电话叫救护车后，应立即进行心肺复苏。到达医院后，医生马上给婴儿复苏，但很少会成功。在极少数情况下，婴儿可复苏，然后对其进行化验检查以寻找病因。医院对复苏成功的婴儿会进行随访、监测以防止复发。

婴儿猝死是一件非常具有打击性及震撼性的事件。丧子的父母需要来自医生、家人及朋友的支持，还需要获得专业的咨询帮助（见32页“丧亲之痛”）。通常会做尸检来排除其他引起死亡的原因，并使家人确信这种死亡是无法预防的。在此期间，每个关心婴儿的人都会有强烈的情感变化，包括内疚感，父母之间的关系也会受到影响。这些反应都很正常。很多丧子的父母发现，与支持小组接触有助于消除这种痛苦。如果父母决定再要孩子，医生会给他们提出建议及帮助，并为他们安排特殊的监测措施。

如何预防？

很多父母感到婴儿猝死综合征是一种威胁，而且无法控制。但有一些方法可以降低发病风险。所有的婴儿都应该面朝上睡觉，而且在婴儿1岁前不能用枕头（见本页“为婴儿安置睡觉的位置”）。你应该把婴儿的房间温度调到合适的温度（16℃～18℃），以防婴儿过热。避免给婴儿裹得太紧或穿得太多；不要给婴儿盖羽绒被、棉被子及使用缓震垫等。你不要和孩子一起睡在椅子或沙发上，也不要跟孩子睡在一张床上，尤其是当你过度疲惫、喝酒或吸毒之后。其他预防措施包括避免让婴儿暴露于吸烟的环境中，以及把婴儿床放在你的卧室。如果你接受过心肺复苏训练，你可能会更自信些。

自助措施

为婴儿安置睡觉的位置

为婴儿安置正确的睡觉姿势，对于最大限度地降低婴儿猝死综合征至关重要。要确保孩子位于婴儿床的尾部，以防止其向下蠕动到被子下面。婴儿床要放置硬床垫，不放缓震垫和枕头。所盖被子的薄厚应与室温相适宜。

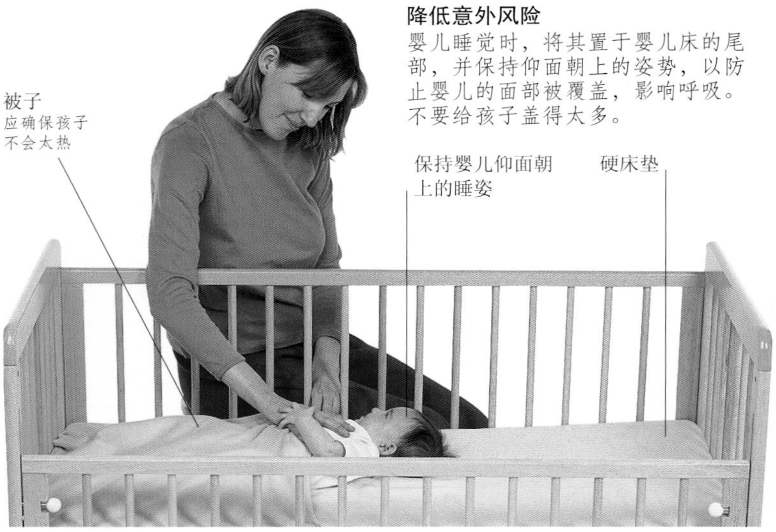
被子
应确保孩子不会太热
保持婴儿仰面朝上的睡姿
硬床垫

降低意外风险
婴儿睡觉时，将其置于婴儿床的尾部，并保持仰面朝上的姿势，以防止婴儿的面部被覆盖，影响呼吸。不要给孩子盖得太多。

染色体病与遗传病

人类体细胞含有 46 条染色体（22 对常染色体和 1 对性染色体），而这些染色体又含有大约 2 万～ 2.5 万对基因，数千种疾病是由于某种基因或某条染色体的缺陷直接导致的。这些遗传缺陷或染色体异常所导致的疾病程度差别迥异，轻者并不表现出症状而不被注意到，重者可导致严重的躯体疾病和 / 或神经精神障碍。

本节讲述影响多个机体系统，而且在儿童期出现异常的几种疾病。其中一些疾病是由于多或少了一条染色体，或染色体异常引起的。例如，唐氏综合征是由于多了一条染色体引起的，而先天性卵巢发育不全症则是由于缺少了一条染色体所致。本节还讲述了基因缺陷导致的一些疾病，包括囊性纤维化、肌营养不良和神经纤维瘤病。

影响机体的一部分遗传疾病将在本书其他部分讲述。染色体和遗传病的原理主要包括这些疾病是如何发生的、为什么会发生以及遗传的方式等，这些将在本书其他章节中讲述（见 150 ～ 151 页“遗传性疾病”）。

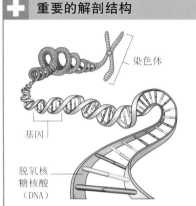

重要的解剖结构

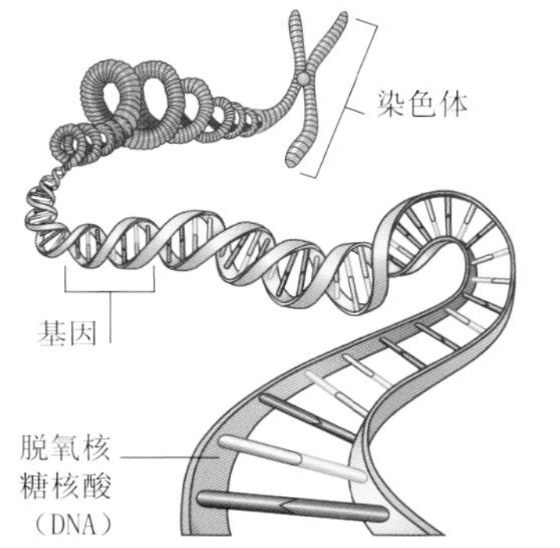

有关染色体与基因的结构和功能的更多信息，请参阅 144 ～ 149 页。

唐氏综合征

一种能够引起精神智力发育障碍及面容异常的染色体疾病

- 出生时即存在
- 多一条染色体所致
- 性别和生活方式对本病的影响不明显

唐氏综合征，又称 21 三体综合征，是最常见的一种染色体异常。在英国每年出生的 600 个婴儿中即有 1 例为唐氏综合征。在正常情况下，21 号染色体有两条，而这种病患儿却有 3 条，这导致其共有 47 条染色体，而非正常情况下的 46 条。大多数情况下，多余的一条染色体遗传自母亲，是由于母亲卵细胞异常导致的。少数情况下，遗传来自父亲一方，由父亲的精细胞异常所致。唐氏综合征的患儿表现为特殊面容及广泛学习障碍（见 553 页）。

随着母亲年龄的增加，生育唐氏综合征患儿的危险也相应升高。20 岁怀孕的母亲生育唐氏综合征患儿的概率约为 1/1500，而 40 岁怀孕的母亲则为 1/100。有唐氏综合征患儿生育史的母亲再次生育这种患儿的风险较高。

有哪些症状？

患儿在出生时就表现出许多唐氏综合征的体貌特征，包括：

- 四肢肌肉松软。
- 圆脸型，面颊饱满。
- 眼睛向外上方斜视，眼角内侧皮肤皱褶。
- 舌头向外伸出。
- 耳朵形状异常，部位长得很低。
- 枕部平坦。
- 颈后部的皮肤出现皱褶。
- 双手掌只有一条横纹，手掌短粗。

唐氏综合征患儿的异常程度会有差异。通常患儿学说话及走路都比正常的小儿慢，有轻重不等的学习能力障碍（智力低下），身材明显矮小。但是，这些孩子通常精神愉快，可以积极参与家族生活，有爱心，对人友善，而且脾气很温顺。

有哪些并发症？

1/3 以上的唐氏综合征患儿会存在心脏畸形（见 542 页“先天性心脏病”），通常为心脏左右房室的间隔缺损。有时，会出现消化道畸形，导致消化道狭窄或闭锁。患儿极易发生耳内感染，耳内积液会导致听力损害（见 557 页“慢性分泌性中耳炎”）。患儿的眼部疾病，如白内障（见 357 页）也很常见。唐氏综合征患儿的颈椎关节会出现不稳定，导致患儿不能参加运动。患儿发生白血病（见 276 页“急性白血病”）的危险是增加的，而且其患甲状腺功能低下（见 432 页“甲状腺功能减退症”）的危险也高于平均水平。在生命的晚期，唐氏综合征患者患阿尔茨海默病（见 331 页）的危险增加。阿尔茨海默病是一种大脑进行性功能障碍，导致智力水平逐渐下降的疾病。

如何诊断？

在怀孕早期，通过检查就可以确定唐氏综合征高危的胎儿（见 509 页“产前遗传检查”）。这些检查包括血液检查及超声扫描。超声可以发现胎儿颈后部增厚（称为颈背部半透明），这表示胎儿发生唐氏综合征的危险是升高的。只能通过检查羊水细胞或绒毛细胞中的染色体才能确诊。

有时，直到胎儿出生后才能作出唐氏综合征的诊断。这种疾病通常可以通过特征性的面容来识别。留取婴儿的血液样本进行检查，以找到额外的 21 号染色体。进一步的检查，包括心脏超声扫描（见 255 页“超声心动图”）或一种称为钡剂灌肠的肠道对比 X 线检查（见 132 页）来寻找并发症的证据。

如何治疗？

过去，很多唐氏综合征患儿通常在一些特定的公共机构受到看护，由于缺少必要的刺激和帮助，不能最大限度地促进智力发育。现在，一些机构具备的先进设施不仅可以最大限度地促进患儿的智力发育，而且还能治疗他们出现的各种躯体问题。在大多数情况下，这些患儿会留在家里，融入家庭环境中。当地的社会机构会给病童父母提供必要的帮助。

唐氏综合征患儿及其家人通常会得到专业的医疗护理，及长期的帮助支持。特殊的治疗包括物理治疗（见 620 页）和言语治疗（见 621 页）。特殊的教育机构可以帮助患儿最大限度地开发智力。在一些情况下，患儿的心脏和胃肠道的畸形需要手术纠正。患儿的父母还会发现，与专业的支持小组接触是有一定帮助的。

预后如何？

大多数唐氏综合征患儿可以生活得很愉快、充实。虽然患儿的智力水平差别很大，但是随着教育方法的不断进步，以及特殊教育机构的存在，使患儿的智力水平能够得到很大程度的改善。一些孩子学会了读、写，并掌握了足够的技能，并在将来可以参加工作。但是，大多数患儿不能独立生活，需要父母或特殊机构的长期照顾。虽然目前有许多唐氏综合征患者能够存活到中年或更久，但是这些患者早夭的危险是增加的，通常死于先天性心脏病。唐氏综合征患者的平均寿命大约为 60 ～ 65 岁，但超过 40% 的患者在 50 多岁时就会患上阿尔茨海默病。

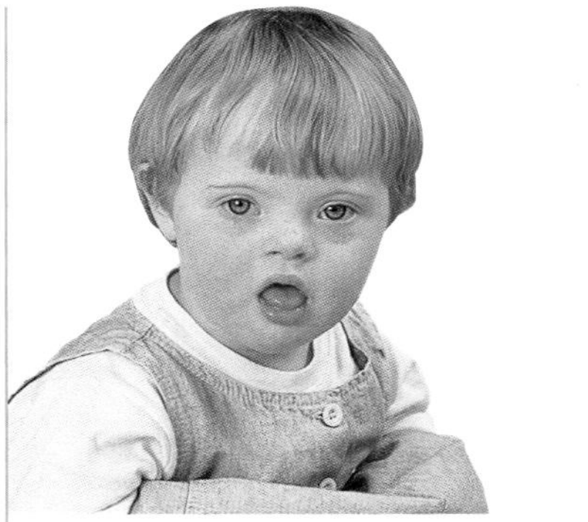

唐氏综合征
唐氏综合征的患儿具有典型的面部特征，如圆脸、眼睛上斜、舌头外伸。

脆性 X 综合征

一种由于 X 染色体上特定基因的缺陷造成的智力障碍性疾病

- 出生时即存在
- 男孩更多见
- X染色体上的基因异常所致
- 生活方式对本病的影响不明显

脆性 X 综合征是由于两条性染色体中的 X 染色体上的特殊基因异常引起的。这种疾病会导致智力障碍，通常表现为特殊的外貌特征。在英国，大约 1/4000 的男孩患此病。由于许多携带了这种致病基因的女孩通常不发病，所以该病在女孩中很少见。

患脆性 X 综合征的女孩要比男孩症状轻，这是因为女孩的另一条 X 染色体上的基因是正常的，可以起到代偿作用。但是，携带这种异常基因的女性可以将该基因遗传给她的儿子，而她儿子的病情会比较严重。

有哪些症状？

最初的症状表现为程度轻重不等的智力障碍，且随年龄增长会日渐明显（见 553 页“广泛学习障碍”）。该病患儿通常比正常儿童的个头要高。其他的特征通常直到青春期才表现出来，包括：

■ 头部较大，长而瘦的脸型，下颌明显大，双耳肥大。
■ 男孩会出现大睾丸畸形。

患有脆性 X 综合征的儿童还容易出现癫痫和行为异常（见 552 页“自闭症谱系疾病”）。

应该如何处理？

如果医生怀疑你的孩子有脆性 X 综合征，他会给孩子安排血液检查来查找 X 染色体上的异常基因。虽然还没有治疗这种疾病的方法，但是言语治疗（见 621 页）、特殊的教育方法都会使孩子受益，另外心理医生的帮助也会对孩子有益。一些患儿可能需要使用抗惊厥药物(见 590 页)来预防癫痫。患儿父母可能愿意加入支持小组来获得他们的专业帮助。

脆性 X 综合征的患儿父母可以接受遗传咨询（见 151 页），评估再次生育该病患儿的风险。再次生育时应进行产前检查（见 509 页“产前遗传检查”）。

患儿的预期寿命是正常的，但是男性患儿通常需要父母的终身照顾，或需要居住在特殊的机构，以接受终身照顾。

先天性睾丸发育不全症

一种仅见于男孩的染色体异常性疾病，可导致患儿的身高过高以及生殖器过小

出生时即存在

只发生于男孩

多一条染色体所致

生活方式对本病的影响不明显

只有男孩才会患先天性睾丸发育不全症。在英国，每 600 个男孩中大概有 1 人患有此病，但据认为，很多患者没有被发现。患病的男孩有两条 X 染色体，而非正常情况下的一条。这可能导致雄性激素睾酮的水平低下，引起不育，并出现特殊的体貌特征。

有哪些症状？

患有先天性睾丸发育不全症的患儿在出生时通常看起来是正常的。但是当孩子到了青春期，这种疾病的体貌特征就会变得更加明显，包括：

■ 身高过高。腿很长。
■ 阴茎和睾丸小。

一些患者还会出现乳房增大（见 466 页“男性乳房发育”）。患有先天性睾丸发育不全症的男性由于不能产生精子而导致不育。患者中只有一小部分人会出现广泛学习障碍(见 553 页)。

应该如何处理？

通常根据男孩的体貌特征怀疑其患有先天性睾丸发育不全症。通过血液检查找到多余的 X 染色体来确定诊断。如果在儿童时期就诊断了这种疾病，那么可以通过补充睾酮来促进男性特征的发育、防止出现男性乳房发育。但是，如果出现了男性乳房发育，并导致心理压力，则需要手术缩小乳房。尽管不能生孩子、做父亲，但大多数先天性睾丸发育不全症患者能够过正常的生活。先天性睾丸发育不全症患儿的父母在打算再要孩子之前，应该进行遗传咨询。

先天性卵巢发育不全症

女孩只有一条 X 染色体的性染色体异常疾病

出生时即存在

只发生于女孩

少一条染色体所致

生活方式对本病的影响不明显

正常情况下，女孩有两条 X 性染色体。先天性卵巢发育不全症的患儿只有一条 X 染色体，因此患儿共有 45 条染色体，而非正常情况下的 46 条。缺少一条 X 染色体的女孩，其卵巢不能行使正常功能，导致正常的生长发育和性发育所必需的激素，如雌二醇和孕酮不能产生，从而造成不育。在英国，每 2500 名女孩中有 1 名女孩患有此病。

有哪些症状？

先天性卵巢发育不全症的一些症状可能在一出生时就存在了，症状包括：

■ 手足浮肿。
■ 胸部较宽。
■ 颈部粗短。
■ 耳朵的位置较低。

一些女孩除了身材矮小之外并无其他症状。有些患者过了青春期的年龄，却还没有出现第二性特征才被发现（见 474 页“女性青春期异常”）。如果在青少年时期就发现并治疗这种疾病，这些女孩就更有可能达到相对较高的身高，表现出正常的女性特征，如乳房发育和月经。

有哪些并发症？

约 3/10 患先天性卵巢发育不全症的女孩会出现主动脉狭窄（见 542 页“先天性心脏病”）。约 1/3 的患者有轻度的肾功能异常。听力异常较常见，通常是感觉神经性耳聋（见 376 页“听力丧失”）。视觉障碍包括斜视，也是较常见的症状（见 555 页“斜视”）。在生命的晚期，患者还可能出现其他的并发症，包括不育（见 497 页“女性不孕”）和骨质疏松。

患有先天性卵巢发育不全症的女孩智力通常正常，但一些人会有轻度的智力障碍，尤其是学习与数学有关的知识会非常困难，在进行一些手眼协调的运动时也会有困难。当女孩意识到其性发育问题和身材矮小时，会出现心理问题。

如何诊断？

妊娠期间对胎儿进行常规的超声检查就可以诊断先天性卵巢发育不全症。产前遗传检查可以确定诊断。大多数患有严重先天性卵巢发育不全症的胎儿在出生前就会死亡。如果胎儿存活，在婴儿或儿童时期由于身材矮小而怀疑此病，则可以通过血液检测来分析染色体。轻度的先天性卵巢发育不全症可能直到青春期尚未发育且无月经初潮时才被怀疑此病。

应该如何处理？

目前还没有治愈先天性卵巢发育不全症的方法，治疗的目的只是缓解一些疾病的症状。可以补充生长激素及雌二醇来刺激生长，促进青春期发育并预防过早出现骨质疏松。通常在达到正常青春期年龄时才开始给予生长激素。随后开始补充雌二醇并持续终身。

其他治疗是针对并发症进行的。定期检查双耳是否有液性聚集。必要时可以手术治疗主动脉狭窄。患有这种疾病的女性几乎不可能自然受孕。

尽管再次生育这种疾病的患儿的概率较低，但通常会向生育过先天性卵巢发育不全症患儿的父母提供遗传咨询。患者及其父母会发现与专业支持小组接触会有所帮助。

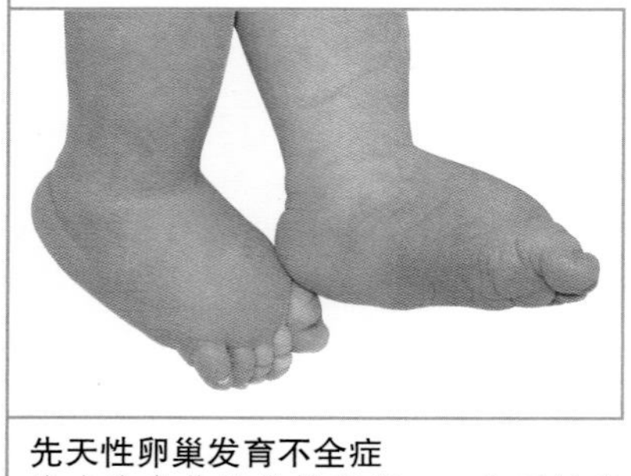

先天性卵巢发育不全症
患有染色体异常性疾病——先天性卵巢发育不全症的新生女婴，有时在出生时会出现短暂的足部浮肿。

预后如何？

尽管患有先天性卵巢发育不全症的女孩的身高不会达到同龄正常女孩的水平，但大多数患病女孩还是能度过正常的童年，并最终成为健康而自立的女性。即使出现严重的并发症如主动脉狭窄，目前也可以成功治疗。

马方综合征

一种遗传性疾病，由于缺乏一种蛋白质导致身材高大，眼睛、心脏和动脉功能缺陷

出生时即存在

通常是继承了来自父母一方的异常基因所致

性别和生活方式对本病的影响不明显

马方综合征患者缺乏一种蛋白质，这种蛋白质是身体结构及器官间相连接的结缔组织的组成成分。这种疾病最常累及骨骼、眼睛、心脏及身体的主要动脉。马方综合征是以常染色体显性方式遗传了一种异常基因（见 151 页“遗传疾病”）。在英国，大约每 5000 人中有 1 人患马方综合征。

有哪些症状？

通常在大约 10 岁时，马方综合征的症状才出现，但也可能会早些出现。这些症状可能包括：

■ 身材非常高大。
■ 四肢、手指及脚趾细长。
■ 关节及韧带松弛。
■ 胸廓向内塌陷。
■ 脊柱弯曲。
■ 视力异常。

发生并发症的危险主要取决于该病所累及的组织，及其异常的严重程度。大多数马方综合征患者都近视（见 365 页“近视”），一些人会有其他的眼部异常，如晶状体易位等。马方综合征还可以引起心脏瓣膜疾病（见 253 页）。主动脉也会因此变得薄弱，容易发生肿胀和破裂（见 259 页“主动脉瘤”），这会有生命危险。

应该如何处理？

马方综合征通常是在出现了异常表现时才被诊断的。除了对患儿实行严密监测并及时治疗并发症外，该病没有治愈的方法。很多患儿需要佩戴眼镜并每年检查一次眼睛。一些患者需要服用 β－受体阻滞剂（见 581 页）来预防主动脉的病变。罕见的情况下，女性患儿在 10 岁之前需要接受激素

▶ 检查

汗液测试

汗液测试主要通过测定汗液中盐的含量来诊断囊性纤维化。这种测试可以在医院的门诊进行，是一项无痛检查。用两个电极刺激出汗大约 3 分钟，然后用收集汗液的垫子替代电极，收集汗液需要约 30 分钟。

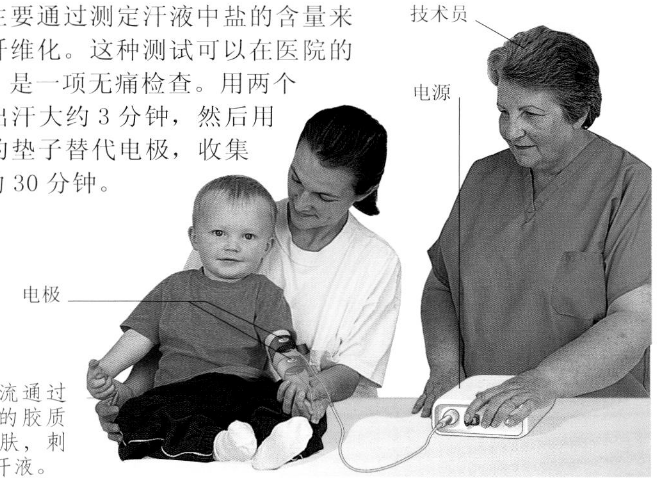

测试过程
将较小的电流通过放在手臂上的胶质电极传至皮肤，刺激皮肤产生汗液。

治疗以刺激青春发育期提前开始并减缓其生长，防止成年时身材过高。可以通过手术纠正心脏瓣膜疾病或主动脉异常。患者通常愿意加入专业的支持小组以获得建议和帮助。

预后如何？

过去，马方综合征患者通常在 50 岁之前就死亡了。现在，很多患者可以过正常的生活，可以参加体育活动，但身体接触性运动最好不参加。总之，该病患者的寿命是缩短的。

囊性纤维化

是一种遗传性疾病，由于遗传导致机体的分泌物黏稠而出现异常

- 出生时即存在
- 继承了来自父母双方的异常基因所致
- 性别和生活方式对本病的影响不明显

囊性纤维化是欧洲与美洲白人最常见的严重遗传病。在英国，大约每 2500 个婴儿中就有 1 人患这种疾病。非洲及亚洲人患此病者明显少见，是一种常染色体隐性遗传病。囊性纤维化累及身体内所有分泌液体及黏液的腺体，导致腺体，尤其肺及胰腺内产生异常黏稠的分泌物。因此，患有囊性纤维化的患儿会反复出现肺部感染并难以从食物中吸收营养。

过去，严重的肺部感染是引起囊性纤维化患儿的主要死因。现在，随着对疾病的深入了解，以及治疗手段的不断提高，绝大多数患儿可以存活到成年。

由哪些原因引起？

囊性纤维化是由一个异常基因引起的，每 25 人中有 1 人携带这个致病基因，而且会以常染色体隐性遗传（见 151 页“遗传病”）的方式来遗传。异常基因位于第七号染色体上。目前已经发现了这个基因的 1500 余种突变。在这些突变中，以 ΔF508 突变最常见，70% 以上的囊性纤维化是由该突变引起的。

有哪些症状？

患有囊性纤维化的新生儿可能出生数日后出现腹部膨胀，没有胎粪（新生儿排出的黏稠的粪便）排出。该病其他症状通常在新生儿晚期出现，可能会有：

- 体重不增加或不能以正常的速度生长。
- 颜色苍白、含有脂肪的粪便呈漂浮状，有恶臭味。
- 反复的肺部感染。

很多囊性纤维化患者会出现持续性的咳嗽，并产生大量的黏稠痰。

有哪些并发症？

随着囊性纤维化病情的进展，可能会出现肺部主要气道异常扩张的疾病——支气管扩张（见 303 页）。肺内还可能形成脓肿。更多的并发症可能包括肝脏损害（见 410 页“肝硬化”）以及持续的鼻窦炎症（见 290 页“鼻窦炎”）。大约 1/20 囊性纤维化患儿会发生糖尿病（见 437 页）。所有患儿的汗液中盐分水平异常增高，气候炎热可能导致脱水。

囊性纤维化患儿由于长期患病而面临许多困难，有时他们还会出现心理问题。长期的健康情况差，使患儿没有正常的童年，不能参加学校的活动，因而会有孤独感。

在后期，几乎所有的男性囊性纤维化患者将发生不育，这是由于输精管（输送精子的管道）发育异常导致无精造成的。大约 1/5 的女性患者由于生殖器官分泌物异常黏稠而导致不育。

如何诊断？

所有的新生儿都会接受常规囊性纤维化筛查，这是血液斑点筛查试验（见 561 页）中的一部分。早期诊断可以通过预防新生儿的肺损伤而改善长期预后。如果医生在新生儿后期怀疑此病，则可行汗液测试（见本页），以确定汗液中是否盐分浓度过高。还会进行血液检查，以查找异常基因。如果检测结果为阳性，也可以对患儿的同胞进行血液检测。

如何治疗？

囊性纤维化的治疗目的是减缓肺部疾病的进展并维持足够的营养。

通常每天进行两次胸部理疗（见 620 页）来清除肺的分泌物。教会父母及年龄较大的患儿如何在家里进行这种治疗。如果患儿发生了肺部感染，需要立即应用抗生素（见 572 页）治疗。长期应用抗生素来预防其他的胸部感染。年龄较大的儿童有时需要定期静脉应用抗生素来清除已经定植在肺内分泌物中的细菌。这种情况可以在全身麻醉下，在胸壁的皮肤下方置留一根长期的静脉输液管，以便于定期使用抗生素（见本页“抗生素输注系统”）。一些囊性纤维化患儿可以通过吸入药物来降低肺内分泌物的黏稠度。如果肺脏受损非常严重，可能需要做心肺移植手术。

高热量饮食有益于囊性纤维化患儿正常生长，食物中的脂肪含量可略低一些，适当增加食物中蛋白质的含量；食物中应含单糖如果糖、葡萄糖及蔗糖，不含淀粉；给患儿补充多种维生素，特别是大量的维生素 A。大多数患儿每餐还需要应用胰酶。

应该对囊性纤维化的患儿及其家人提供心理支持，尤其是对处于青少年期的患儿，因为青春期是慢性疾病很难应对的时期。家人会发现加入社会的支持小组会对其有所帮助。

如何预防？

基因检查可以发现携带者，可以在产前就发现胎儿是否发病。有囊性纤维化家族史的成人可以进行基因检查，也可以对患有这种疾病的人的配偶进行基因检查。如果基因检查结果是阳性的，那么这对夫妇就应该进行遗传咨询（见 151 页）。有生出这种胎儿危险的夫妇更适合于使用辅助受孕（见 498 页），辅助受孕方法可以在体外受精的胚胎植入母体前，对胚胎进行异常基因检查。孕妇应做产前遗

▶ 治疗

抗生素输注系统

抗生素输注系统能够简化定期静脉输注抗生素的过程，尤其适用于儿童囊性纤维化患者。在全身麻醉下，将该系统的内置部分放置于胸壁皮下，这样就不会妨碍患儿的正常活动。导管将需要注射的抗生素从注射部位运输到位于心脏上方的静脉里。这个系统的外置部分是可以更换的。

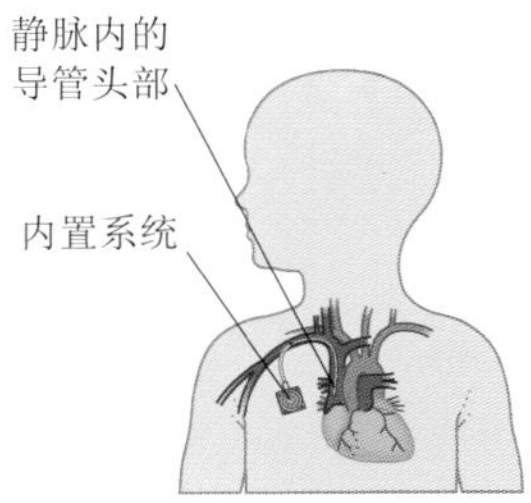

系统的位置

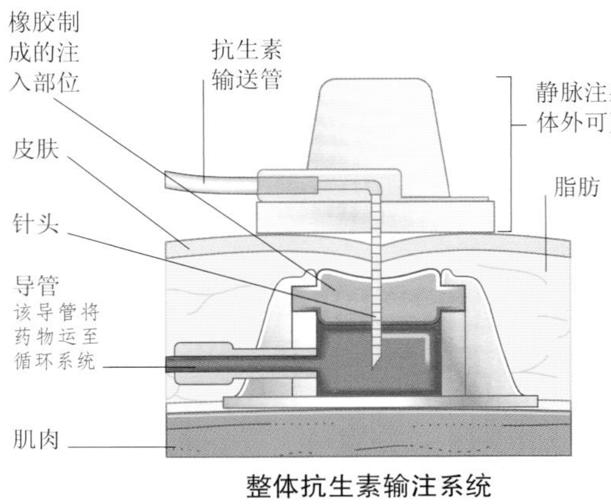

整体抗生素输注系统

注射过程
将注射系统的体外部分置于体内部分的上方，以便于无菌针头刺入注射部位。将抗生素注入输送管，经过导管进入血液循环。操作前通常需要对皮肤进行局部麻醉。

传检查（见 509 页）。

在将来，囊性纤维化可能会有基因治疗，将正常基因转染到相关组织中，以阻止囊性纤维化的进展。

预后如何？

在过去的 35 年中，囊性纤维化患者的平均寿命已经延长了。由于在针对囊性纤维化治疗方面的进展，大多数囊性纤维化患者能够活到30岁以上。

肌营养不良

一组肌肉无力、萎缩的遗传性疾病

出生时即存在

几乎只有男孩才发病

基因异常所致

生活方式对本病的影响不明显

两种主要的肌营养不良几乎只有男孩发病。最常见的类型是迪谢内肌营养不良，在英国，每 3500 个男孩中就有 1 人发病，可在儿童早期导致严重的残疾。第二种是贝克肌营养不良，相对罕见，男孩发病率为万分之一。贝克肌营养不良起病较慢，且症状会在儿童期的后期出现。其他罕见类型的肌营养不良在男孩和女孩中都可以发病。

由哪些原因引起？

迪谢内肌营养不良和贝克肌营养不良都是由于 X 染色体上携带的异常基因引起的（见 151 页“**遗传病**”）。女孩可携带致病基因但通常不发病，这是因为女孩有两条 X 染色体，正常的一条 X 染色体能够代偿另一条有缺陷的 X 染色体引起的缺陷。

在正常情况下，该基因负责合成一种名为抗肌萎缩的蛋白，这种蛋白是健康的肌肉所必需的。在迪谢内肌营养不良和贝克肌营养不良中，这个基因出现了异常，导致抗肌萎缩蛋白缺失及肌肉破坏。发生迪谢内肌营养不良时，几乎不能合成抗萎缩蛋白。然而，在贝克肌营养不良中还有一部分抗萎缩蛋白，这是造成这两种肌营养不良严重程度不同的原因。

有哪些症状？

迪谢内肌营养不良的症状通常出现在儿童开始学走路时。走路晚是常见现象；患儿通常在 18 个月以后才会走，而且比其他的孩子更易摔倒。一些更明显的症状直到 3 ~ 5 岁时才会出现，这些症状有：

- 走路摇摆不稳，呈鸭步态。
- 上楼梯困难。
- 从地上站起困难，特征性的表现是患儿会用其双手自下而上地支撑大腿站起。
- 小腿肌肉粗大，大腿上部和上臂的肌肉萎缩。
- 轻度智力障碍。

患儿的症状逐渐加重，在 12 岁之前可能会丧失行走能力。贝克肌营养不良的儿童，其症状与此相似，但通常直到青少年时期才会出现。这种疾病进展较慢，部分贝克肌营养不良的患者，直到 30 岁或更晚时仍然能够行走。

有哪些并发症？

迪谢内肌营养不良的患者会出现心肌肥厚，心肌无力，四肢可能会变形，也可以出现脊柱异常弯曲（见 219 页“**脊柱侧弯**”）。在疾病晚期，患儿会出现呼吸困难，发生致命性肺部感染的危险增加。

如何诊断？

如果孕妇是这种疾病的基因携带者，则需要进行产前检查（见 509 页“**产前遗传检查**”）来明确胎儿是否发病。

大多数情况下，只有在出现临床症状时才会怀疑是肌营养不良。可以通过血液检查寻找异常基因来明确诊断。如果检查结果呈阳性，应进行进一步的血液检查来寻找肌肉破坏的证据。肌电图（见 337 页“**神经和肌肉电生理检查**”）可以记录肌肉的电生理活动；还可以做肌肉活检，即取一小块肌肉组织进行检查。如果出现了心脏病变，还应做另外一些检查，包括记录心脏电生理活动的检查（见 243 页“**心电图**”）和心脏超声扫描（见 255 页“**超声心动图**”）。

如何治疗？

肌营养不良的治疗目标是尽量延长患儿的活动能力。由理疗师、医生及社会工作者组成的专家团队，可以为患儿及整个家庭提供帮助和支持。物理治疗（见 620 页）对于保持四肢的柔韧性非常重要，治疗过程中可能会使用夹板。有些儿童需要使用辅助器械。如果患儿出现了脊柱侧弯，则需要手术治疗来使脊柱变直。

患有肌营养不良的儿童及其家人非常需要心理支持。有肌营养不良患儿生育史及再生育要求的父母，可以接受遗传咨询。迪谢内肌营养不良患者在 20 岁之前可能就会死亡。贝克肌营养不良患者的预后要好一些，通常可以存活到 40 岁或更久。

先天性免疫缺陷病

从出生时就存在的免疫系统功能缺陷，导致反复感染和生长异常

出生时即存在

基因异常所致

性别是与本病类型相关的危险因素

生活方式对本病的影响不明显

在发生免疫缺陷病时，免疫系统的功能出现异常，导致机体不能有效地抵抗感染。因此，患儿频繁出现感染，而且病情严重甚至威胁生命。患儿的生长发育也会受此影响。在儿童中，免疫缺陷病通常由另一种疾病引起（见 280 页“**获得性免疫缺陷**”）。在罕见的情况下，这种疾病是遗传来的，出生时就存在，这种情况称为先天性免疫缺陷病。

有哪些类型？

先天性免疫缺陷病是由于基因异常导致的。这个基因是以与 X 染色体连锁或以常染色体隐性遗传的方式遗传来的（见 151 页“**遗传病**”）。免疫缺陷病的类型，取决于免疫系统的哪一部分出现了功能缺陷。

最常见的免疫缺陷病是无丙种球蛋白血症，这种疾病只见于男孩。在这种疾病中，由于机体产生的抗体明显减少，因此患儿出现严重的细菌感染，尤其是肺部反复发生感染。其他较少见的免疫缺陷类型，可能是由于免疫系统不能产生某些特殊的抗体引起的。

慢性肉芽肿性疾病是另一种类型的先天性免疫缺陷病。在这种疾病中，白细胞中负责吞噬和杀死细菌及真菌的巨噬细胞的功能不正常，导致患有这种疾病的儿童频繁发生细菌及真菌感染，尤其是皮肤、肺部和骨骼的感染。

重症联合免疫缺陷（SCID）是一种儿童不能抵抗大多数感染的疾病，是由于抗体和白细胞都出现了功能缺陷造成的。

应该如何处理？

如果认为胎儿有患有先天性免疫缺陷病的危险，可以在怀孕期间进行筛查（见 509 页“**产前遗传检查**”）。在更多情况下，当小儿持续存在特殊感染或生长异常时才怀疑该病。医生会为孩子安排血液检查来测定抗体和白细胞的水平，并评估患儿的免疫系统功能。有时还可以通过血液检查来寻找异常基因。

先天性免疫缺陷病的患儿发生的所有感染都应该尽快治疗。必要时应给予抗生素（见 572 页）。如果缺乏抗体，可以每隔数周进行一次替代性静脉输注抗体。一些严重的先天性免疫缺陷病，如重症联合免疫缺陷，如果能找到合适的供体，有必要进行干细胞移植（见 276 页）。如果移植成功，移植的干细胞会产生正常的抗感染的白细胞。

如果先天性免疫缺陷病患儿开始治疗的时间足够早，大部分患儿可以正常生活，且可以存活至平均寿命。

在不久的将来，先天性免疫缺陷病的治疗可能还包括基因治疗。这种治疗的目标，是纠正导致免疫系统功能缺陷的基因缺陷。

先天性免疫缺陷病患者的亲属应该进行遗传学检查。携带异常基因的夫妻，或有先天性免疫缺陷病患儿生育史及再生育要求的夫妻，应进行遗传咨询（见 151 页）。

神经纤维瘤病

沿神经纤维生长的非恶性肿瘤

出生时即存在

继承了来自父母一方的异常基因所致

性别和生活方式对本病的影响不明显

神经纤维瘤病属于遗传病。在全身出现的数目众多、柔软的非恶性新生物，就是神经纤维瘤。这些肿瘤从神经组织生长，并沿神经纤维的走行逐渐长大。如果病情严重，会引起毁容，给患儿及家人造成极大的烦恼。

有两种类型的神经纤维瘤病。其中较常见的一种为Ⅰ型神经纤维瘤病，在英国每 2500 名新生儿中就有 1 人患有这种疾病。另一种是Ⅱ型神经纤维瘤病，极其罕见，通常到了成年才出现症状。这两种类型的神经纤维瘤病都是由于异常基因所致，该基因是以常染色体显性遗传（见 151 页“**遗传病**”）的方式遗传。Ⅰ型和Ⅱ型神经纤维瘤病的异常基因分别位于第 17 号和第 22 号染色体上。

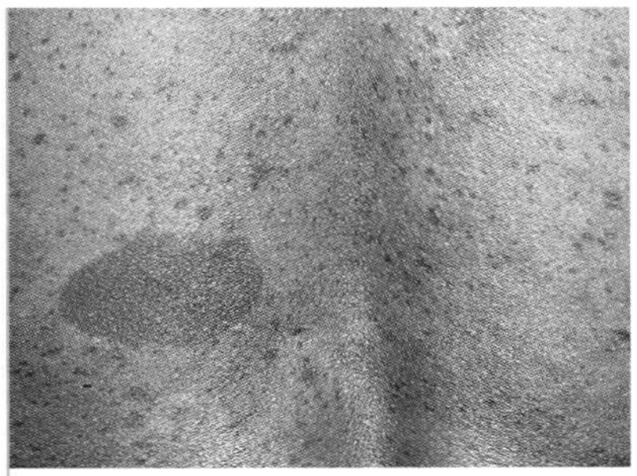

神经纤维瘤病的咖啡牛奶色素斑
这种平于皮面的棕灰色斑片称为咖啡牛奶色素斑，是Ⅰ型多发性神经纤维瘤病的典型皮肤表现。

有哪些症状？

Ⅰ型神经纤维瘤病的症状通常出现于儿童早期，这些症状有：

- 皮肤上出现数目很多的浅棕色、扁平的斑块，边界不规则，称为咖啡牛奶色素斑。
- 皮肤下方出现柔软的新生物，大小可以小到几乎很难看见，也可以大到引起毁容的程度。
- 腋窝和腹股沟区多发雀斑样斑点。

患有Ⅱ型神经纤维瘤病的成人容易发生内耳肿瘤，可影响听力。但很少出现皮肤病变。

有哪些并发症？

当生长中的纤维瘤压迫到周围的器官或神经时就会出现并发症。例如，肿瘤发生于视神经，就会影响视力。纤维瘤还会导致脊柱弯曲（见219页“脊柱侧弯”）。其他可能出现的并发症包括高血压（见242页）、癫痫（见324页）和智力障碍。在罕见的情况下，纤维瘤会发生癌变。

应该如何处理？

通常Ⅰ型神经纤维瘤病是在儿童期出现相应症状时诊断的。Ⅱ型神经纤维瘤病通常是在成年时才被诊断的。医生会为患者安排脑CT扫描（见132页）或磁共振成像（见133页）来寻找肿瘤的证据，可能还需要进行听力和视力检查。

纤维瘤没有治愈及减缓其生长速度的方法。很多患者的病情较轻，但病情严重的患儿需要长期护理。体积大、引起疼痛或毁容的肿瘤通常需要进行手术切除。对并发症应进行相应的治疗，例如智力障碍的患儿可能需要特殊的教育。可以对有再生育要求的患儿父母进行遗传咨询（见151页）。

病情较轻的神经纤维瘤病患者，其寿命是正常的，但如果纤维瘤发生范围广而且发生了癌变，则患者的寿命会缩短。

皮肤与毛发疾病

幼儿稚嫩的皮肤非常敏感，尤其是对刺激性物质或过敏源更加敏感。大多数儿童的皮肤疾病比较轻，只累及一小部分的皮肤，并且随着儿童年龄的增长会逐渐消失。许多儿童的皮肤及毛发疾病，可以在家里使用非处方药就能得到有效的治疗。

主要见于或只见于儿童的皮肤和毛发疾病包括多种皮疹和病毒感染。本节内容首先讲述的是小儿出生即存在，或出生后不久出现的胎记及乳痂和尿布疹。接下来讨论湿疹，湿疹有时是由过敏引起的，可能会持续存在很多年。这部分内容还包括由病毒感染引起的皮疹及只有婴幼儿才出现的皮疹。本部分以头虱感染结束。

可发生于任何年龄的皮肤与毛发疾病，在主要涉及皮肤、毛发和指（趾）甲疾病的内容中（见189～210页）讨论；病毒感染引起的皮肤和毛发疾病，将在病毒感染部分讨论（见164～170页）。

重要的解剖结构

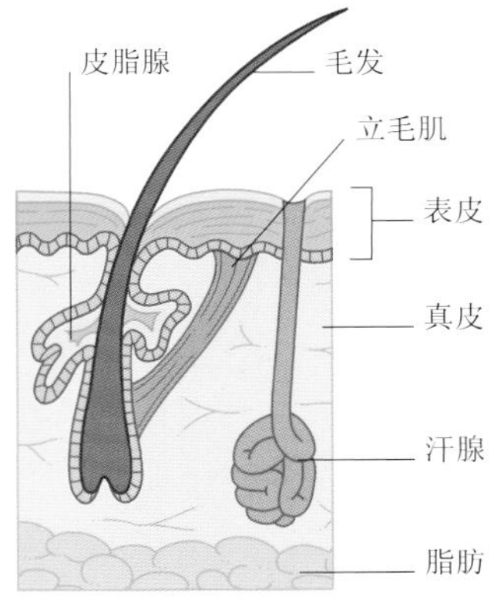

有关皮肤与毛发的结构和功能的更多信息，请参阅189～191页。

胎记

在出生时或出生后不久出现的持续不褪的变色皮肤区

- 出生时即存在，或在出生后不久出现
- 遗传是与胎记类型相关的危险因素
- 性别和生活方式对胎记的影响不明显

很多新生儿在出生时或出生后的头一周，在皮肤上出现有颜色的一块区域。胎记的颜色是持续不褪的，如果在出生后几天即消失的变色皮肤区，通常是在分娩时造成的瘀伤。虽然胎记看上去不美观，而且会困扰小儿的父母，但是绝大多数胎记是无害的，极少会引起不适。

有哪些类型？

胎记有两种类型：皮肤下方的小血管形成的血管瘤；密集的皮肤色素细胞形成的色素痣。

血管瘤 这类胎记包括鹳记、草莓痣及葡萄酒色痣。

鹳记是很常见的胎记，半数以上刚出生的婴儿会有这种胎记。鹳记是一种扁平的、淡粉红色的斑块，通常出现于眉毛之间或颈背部。这种胎记通常在婴儿18个月左右时就会消失。

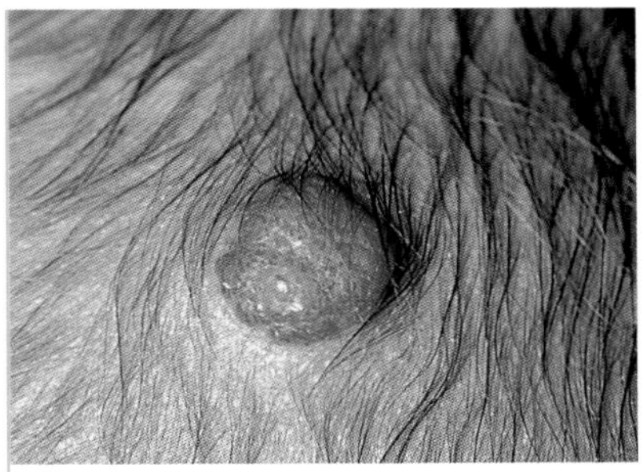

头皮上的草莓样痣
这个红色的隆起物就是草莓样痣，是常见的胎记，通常在5岁时消失。

草莓样痣是很常见的胎记，婴儿发生率约为2%。出生时表现为平于皮肤表面的小红色斑点。小斑点在生后一年内迅速增大并膨胀，通常在5岁左右时完全消失。

在每3000名婴儿中有1名婴儿会发生葡萄酒色痣，这种痣通常永久性存在。表现为形状不规则的红色斑块，尤其长在婴儿面部时，令人烦恼。少数情况下，面部葡萄酒色痣与大脑中异常血管有关，可以导致癫痫（见324页）。

色素斑 包括蒙古斑和蒙古痣。蒙古斑表现为形状不规则的淡蓝色斑片。常见于亚洲人群及黑色人种。胎儿出生时，可在其背部及臀部出现，常被误认为瘀伤。通常在儿童10岁左右时消失。

痣是皮肤上深棕色，隆起于皮肤表面的永久性斑块。目前，新出生的婴儿很少被发现有蒙古痣。少数情况下，这些胎记会在日后发生癌变。

应该如何处理？

大多数胎记随年龄增长会逐渐消失。然而，眼皮上的草莓样痣通常在婴儿出生后很快被治疗，这是由于它会增大并影响视力。可用皮质类固醇使其萎缩或用激光手术（见613页）去除。永久性的胎记可用激光治疗，在婴儿时期及早手术，产生的瘢痕最小。所有的痣都应检查其大小、形状及颜色的变化。如果由于痣的存在而引起焦虑，可行手术。永久性胎记的治疗通常会得到满意的效果。

乳痂

出生后1个月内，婴儿在头皮上出现的厚的鳞片状物

- 发生于出生后1个月至1年内
- 性别、遗传和生活方式对乳痂的影响不明显

有乳痂的婴儿通常皮肤发红，且头皮上有黄色的厚鳞状物。鳞状区域也可出现于前额、眉毛及耳后等部位。引起该现象的原因尚不清楚。乳痂看上去不美观，但无害。在少数情况下，皮疹会发炎或被细菌（见204页“脓疱疮”）或真菌（见177页“念珠菌病”）感染。

应该如何处理？

乳痂最终会自动消失，不需要进行任何处理。定期给孩子洗头发和头皮，可有效阻止乳痂形成。也可以在晚上用婴儿油按摩其头皮，次日早上将变软的乳痂梳掉。

如果这些方法无效，或者皮疹发炎或出现感染，应及时咨询医生。

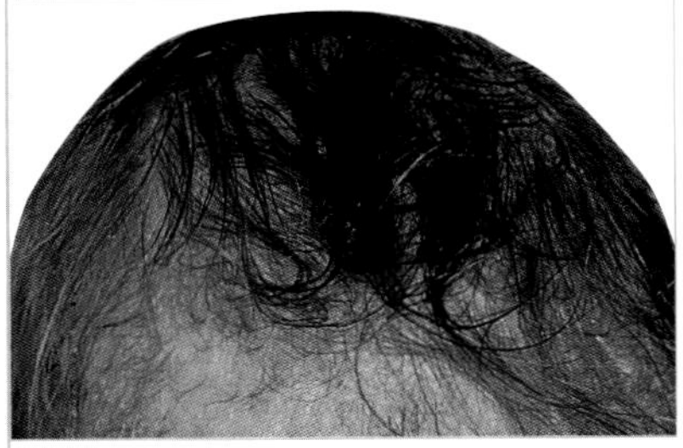

乳痂
这个小儿头顶部皮肤发红，有厚的黄色结痂，这就是典型的乳痂。

如果没有发炎或感染，医生可能开外用洗液溶解乳痂，但是此类药物容易刺激皮肤，应小心使用。感染的皮疹可以局部应用抗生素或抗真菌药（见577 页“**治疗皮肤感染和皮肤传染病的药物**”），发炎的皮疹可以应用外用皮质类固醇药物（见 577 页）。治疗数周后病情开始缓解，但完全消失需要更长时间。

尿布疹

与尿布接触部位出现的红色皮疹，由感染或刺激导致

- 可以从出生开始直到停止使用尿布时才消失
- 不注意卫生和不勤换尿布是发病的危险因素
- 性别和遗传对本病的影响不明显

几乎所有的婴儿都会在某些时候得尿布疹。皮疹会引起尿布包裹部位的皮肤炎症和疼痛，这种不适会导致婴儿处于一种易激惹状态。

由哪些原因引起？

引起尿布疹最常见的原因是尿液或粪便对皮肤的刺激。尿布疹通常仅在皮肤与湿尿布直接接触的部位出现，不会扩散到婴儿皮肤的皱褶部位。如果婴儿的尿布不经常换洗，或者与尿布接触的地方不干净，则会加重尿布疹。一些护肤品及部分用来洗尿布的洗衣粉会引起类似的皮疹。

皮肤真菌感染，如念珠菌病（见177 页）或较少见的细菌感染，如脓疱疮（见 204 页）也可以导致尿布疹。由感染导致的皮疹会累及整个与尿布接触的区域，包括婴儿皮肤的褶皱处。有时，这些区域会出现类似于乳痂（见537 页）的鳞状皮疹（见 194 页“**脂溢性皮炎**”）。

自助措施

尿布疹的处理方法

采取以下措施，通常可以使尿布疹痊愈，并能预防尿布疹的再次复发。

- 经常更换孩子的尿布，防止对皮肤产生刺激。
- 在更换尿布时，轻柔地用水清洁尿布覆盖的部位，并让这个部位完全干燥。
- 使用隔离霜，如含有锌和蓖麻油的霜剂。
- 不使用含有香味的护肤产品。
- 尽量不让你的孩子使用尿布。
- 在清洗尿布时使用非生物性的洗涤剂并彻底漂洗干净。
- 使用吸水性好的布料做成的尿布。

应该如何处理？

如果你按照处理尿布疹的处理方法去做，你婴儿的尿布疹通常在数天内不经任何治疗可自动消失（见本页）。

如果这些自助措施没有效果，或你认为尿布疹出现了感染，则应带婴儿去看医生。医生会检查皮疹，可能会开外用皮质类固醇药物（见 577 页）的处方以抗感染。口服或外用抗生素（见 572 页）可以用来治疗细菌感染，局部抗真菌药则用来治疗念珠菌病（见 577 页“**治疗皮肤感染和皮肤传染病的药物**”）。

尿布疹感染在治疗之后，会出现好转，并在一周内完全消失。如果在使用尿布期间没有按照尿布疹的预防措施去做，你的孩子可能会再次出现尿布疹。

儿童湿疹

皮肤瘙痒及感染，有时伴随脱皮

- 可出现于任何年龄，但最常见于18个月以下的孩子
- 有时有家族聚集现象
- 接触刺激物会使病情加重
- 性别对本病的影响不明显

在英国，湿疹多发于 1 ～ 5 岁的学龄前儿童，儿童饮食或环境中的某些物质导致的过敏反应可能是该病的影响因素。

由哪些原因引起？

引起儿童湿疹的原因还不完全清楚，但对食物中一些物质的过敏反应或环境因素可能与发病有关。常见的过敏原（能够引起过敏反应的物质）包括牛奶（见 560 页“**牛奶蛋白过敏**”）、大豆、小麦及鸡蛋（见 284 页“**食物过敏**”）。受影响的儿童也易患过敏性疾病，如花粉症（见 283 页“**过敏性鼻炎**”）及哮喘（见 544 页“**儿童哮喘**”）。血缘关系密切的亲属间患类似过敏性疾病，提示可能有遗传因素。

有哪些症状？

湿疹的临床表现由于轻重不同而表现各异。轻度的儿童湿疹，皮肤只是有点干燥、发红、脱皮，皮疹只发生在小区域内，多见于脸颊部位。严重的儿童湿疹，皮疹会长满全身。症状包括：

- 红色、鳞状皮疹。
- 强烈瘙痒。
- 皮肤逐渐增厚。

婴儿的湿疹通常出现于面部及颈部，当开始学爬的时候会出现于肘部及膝部。在月龄稍大的婴儿中，皮疹常出现于肘部和腕部内侧，以及膝关节后部。强烈瘙痒使得孩子不断挠抓皮疹，有时可能导致皮肤破损和皮肤感染。如果发生感染，炎症会较严重，有可能导致渗出流脓。

湿疹少见，但严重的并发症为湿疹疱疹，这是由于湿疹又合并感染了单纯疱疹病毒（见 166 页“**单纯疱疹病毒感染**”）。湿疹样疱疹会导致大范围出现水疱及发热。

如何诊断？

医生会根据皮疹形态及瘙痒程度等诊断湿疹。某些情况下，医生会进行血液检验及皮肤针刺试验（见 284 页），试图找出你的孩子对哪种食物或物质过敏。医生也可能进行拭子试验，以寻找细菌感染的证据。

如何治疗？

父母在治疗孩子湿疹的过程中起着非常重要的作用。湿疹主要通过防止患处皮肤干燥来预防。医生会指导你每天用不含香精的护肤油给孩子润滑皮肤，如沐浴乳及润肤霜（见 575 页“**润肤剂和皮肤屏障保护剂**”）。如果皮疹发生感染，医生会开外用皮质类固醇药物、口服抗生素（见 572 页）或抗生素软膏（见 577 页“**治疗皮肤感染和皮肤传染病的药物**”）。医生也可能开口服的抗组胺药物（见 585 页），晚上服用以助于减轻瘙痒，同时也有镇静作用。

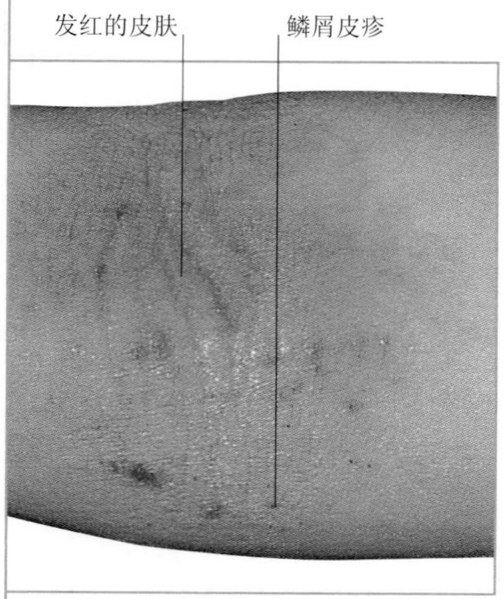

儿童湿疹

在上图可见儿童肘部内侧红色的鳞屑皮疹。皮肤发炎红肿常引起剧烈瘙痒及不适。

自助措施

儿童湿疹的处理

父母在儿童湿疹治疗中起着很重要的作用，以下措施可以帮助控制症状，并缓解孩子的不适：

- 避免使用带香味的护肤品。
- 给孩子清洗时用润肤霜代替香皂。
- 每天至少用保湿沐浴乳给孩子洗一次澡。
- 洗完澡后，用低温润肤霜给孩子涂抹皮肤。
- 用皮质类固醇激素软膏定时涂抹患处皮肤。
- 如果孩子挠抓皮肤，应给孩子剪短指甲，并在夜间给其戴上手套。

极少数情况下，严重湿疹的孩子可能需要就医。治疗通常包括外用皮质类固醇，并用浸过润肤霜的绷带包裹患处。如果孩子出现湿疹性疱疹，则可能需要送医院静脉给药，给予抗病毒药物（见 573 页）治疗。

如果发现湿疹与孩子所吃食物有关，停止食用该种食物，可能有助于改善湿疹情况。你只能在医学监督下给孩子特殊饮食。对于婴儿，母乳喂养有助于预防将来的食物过敏。

湿疹是一种长期疾病，无根治的方法，你可能希望尝试不同的治疗方法。在尝试这些治疗前，先向医生咨询，医生会告诉你来源可靠的药物，并提醒你不去购买可能引起严重副作用的治疗药物。

预后如何？

湿疹可能在整个儿童时期持续存在。尽管不能根治，但通常可以控制症状。湿疹常于成年时期自动消失，不留瘢痕，但少数病例的皮疹会持续发红（见193 页“**特应性湿疹**”）。一些患儿会在以后出现其他过敏性疾病。

幼儿急疹

一种病毒感染，可导致高热伴粉红色点状皮疹

- 最常见于6个月至2岁的孩子
- 性别、遗传和生活方式对本病的影响不明显

幼儿急疹是儿童早期常见疾病，在英国多发于 3 ～ 10 岁的儿童。该病由疱

疹病毒引起，通过与其他儿童亲密接触而传播。感染一次可获得终身免疫。

有哪些症状?

幼儿急疹首先出现的主要症状为高热，于感染的5～15天出现，可数小时内骤然发热。一些儿童也可以出现：

- 轻度腹泻。
- 干咳。
- 颈部淋巴结肿大。

在一些儿童中，高热可导致热性惊厥（见550页）。约4天后，发热退去，面部及躯干出现粉红色小点状皮疹。皮疹常在数天后消失。

应该如何处理?

幼儿急疹不需要特殊治疗，一旦退热后，你的孩子会立刻感觉好转并出现皮疹。但如果采取自助措施而退热（见165页）效果不好，或6个月以下的孩子出现发热，或出现热性惊厥，或者体温降至正常后病情依然不见好转，则应立即带孩子看医生。

手足口病

一种常见的病毒感染，可导致口腔及手足多发小水疱

最常见于10岁以下的儿童

性别、遗传和生活方式对本病的影响不明显

手足口病是儿童常见的感染性疾病，多于夏季及初秋流行感染。感染由柯萨奇病毒引起，常持续数日。

有哪些症状?

症状通常于感染3～5天后出现，包括：

- 口腔内出现水疱，可发展为疼痛性口腔溃疡。

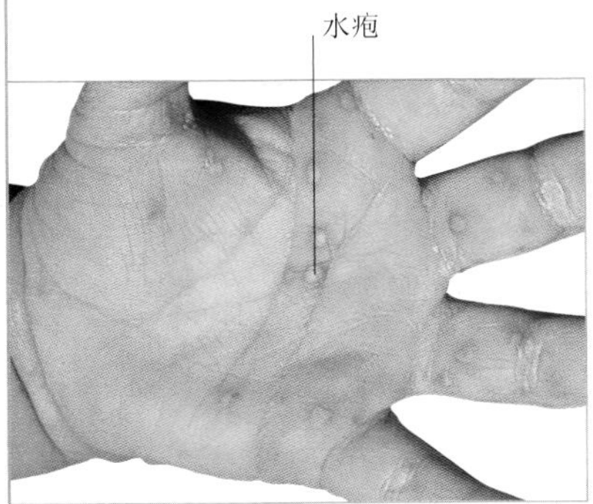

手足口病
小儿手上的水疱就是手足口病病毒感染的特征性表现。

- 通常在出现口腔水疱1～2天后，手足部多发水疱，于3～4天后自动消失。
- 发热。

儿童的一般情况通常良好，但口腔溃疡的发展，会影响孩子的进食。

应该如何处理?

手足口病没有特殊的治疗方法，但自助措施可以帮助缓解症状。你应该保证孩子摄入足够流食，如牛奶等。但是应避免饮用果汁，因为酸性可加剧口腔溃疡。扑热息痛口服液（见589页“止痛药物”）可以有效退热（见165页）并减少痛苦。如果孩子拒绝饮水，应注意其是否出现脱水。如果孩子出现异常嗜睡现象，使你担心并产生焦虑，应立即向医生咨询。

你还应该向医生咨询孩子是否有手足口严重感染的症状问题。医生会开医用漱口液，以促进溃疡愈合及预防细菌感染。水疱可于数天内消失，但溃疡常会持续1周以上。

头虱

头皮上的微小、无翅昆虫，其侵扰可引起剧烈瘙痒

最常见4～11岁的儿童

女孩更常见

遗传和生活方式对本病的影响不明显

头虱感染常见于4～11岁的学龄期儿童，女孩尤其多见。这些很小的几乎透明的昆虫，通过人们共用的一些物品，如梳子或帽子等以及相互间的亲密接触而传播。头虱与个人卫生差无明显关系。

头虱靠在头皮上吸血生存，在洗头或梳头时，它们从头皮上脱落而被发现。虫卵是寄生于发根部的肉眼可见的白色小斑点样物。头虱可引起剧烈瘙痒，但常无其他明显症状。

我该怎么办?

如果你怀疑孩子感染了头虱，可以从发根部寻找虫卵，并在一张白纸上方梳头发，然后观察纸上是否有成虫脱落。如果发现头虱，你应该关注其他家人是否也被感染，并通知你孩子所在的学校。

你可以给孩子使用处方洗剂或含杀虫剂的洗发香波治疗头虱（见577页“治疗皮肤感染和皮肤传染病的药物”）。由于头虱可对杀虫剂耐药，你应该使用最新推荐的类型。如果你的孩子未满2周岁或有过敏症、湿疹或哮喘，应该向医生咨询。为避免再次感染头虱，将床单及梳子放在沸水中清洗，并告诫孩子不要和别人共用梳子及帽子。

自助措施

治疗头虱

头虱感染可以通过用处方洗剂或洗发香波洗发后仔细梳理，头虱会随梳子掉落的方法进行治疗。如果你的孩子头发长、浓密或卷曲，那么使用护发素有助于清理死虱及其虫卵。所有用过的梳子及毛巾都应在开水中清洗，以避免再次感染。

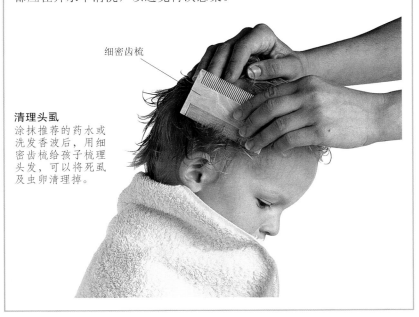

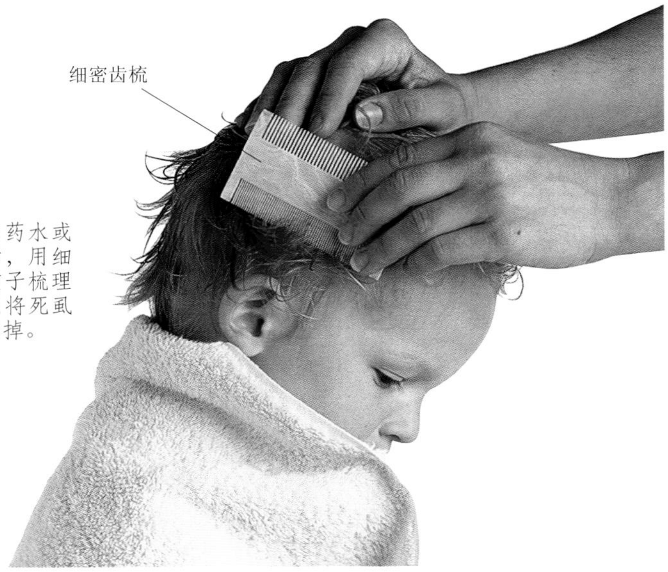

清理头虱
涂抹推荐的药水或洗发香波后，用细密齿梳给孩子梳理头发，可以将死虱及虫卵清理掉。

肌肉骨骼疾病

除了日常的损伤和骨折外，大部分儿童发生的骨骼、肌肉及关节疾病可以分为两大类：出生时就存在的疾病及与青春期快速生长相关的疾病。大多数疾病的早期治疗可以促进恢复，并降低发生并发症的危险。

这一节首先介绍在出生时就可能存在的3种疾病：髋关节发育不良、畸形足及由于基因异常导致的软骨发育不全。接下来讲述儿童晚期及青春期出现的肌肉骨骼疾病。这些疾病包括两种累及股骨头骨的疾病，佩尔特斯病及股骨头骨骺滑脱，以及能导致胫骨炎症的胫骨粗隆骨软骨病，少见的足部及腿部疾病，如扁平足和O形腿等通常属正常发育，也在这部分内容中涵盖。最后讨论关节疾病——幼年型慢性关节炎。除儿童外，影响成人的肌肉骨骼病，将在以介绍肌肉骨骼系统为主要内容的章节中讨论（见211～234页）。

重要的解剖结构

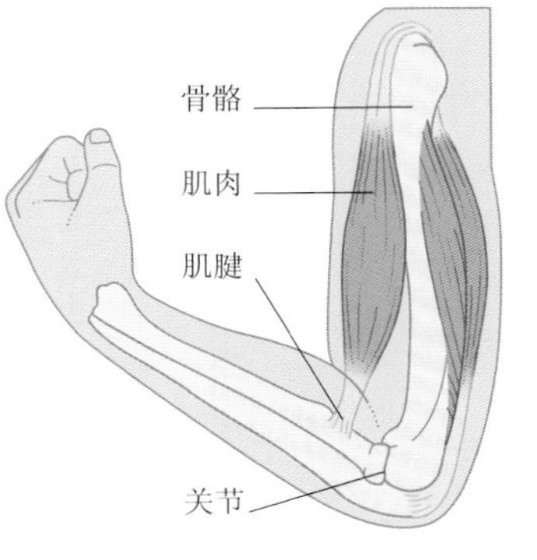

有关肌肉骨骼系统的结构和功能的更多信息，请参阅211～216页。

髋关节发育不良

影响髋关节的疾病，轻者只有髋关节的轻度松弛，重者可以发生髋关节脱位

出生时即存在

女孩更常见

有时有家族聚集现象

骑跨式被母亲背在后背上的孩子很少发病

髋关节发育不良包括一系列新生儿期的髋关节障碍。在轻症病例中，患儿的髋关节表现为活动过度。病情较重者，股骨头会滑脱出关节囊，但很容易复位。严重的患者，髋关节脱位是永久性的，股骨头位于髋关节窝外面。

轻症患者可能是由于韧带松弛造成的，但严重病例是由于髋关节窝发育异常所致。髋关节发育不良常发生于左髋关节，很少累及双侧髋关节，发病率大约为 0.2%。母亲把孩子骑跨式背在自己的背上可能会矫正轻度的髋关节发育不良。该病多见于以臀位出生的女孩中，也可能与畸形足（见本页）伴发。

引起髋关节发育不良的病因尚不完全清楚。大约 1/5 的患者有髋关节发育不良的家族史，提示可能有遗传因素。该病也可能是由于产前母亲分泌的激素导致母亲自身肌腱松弛，以利于分娩的结果。

有哪些症状？

轻度的髋关节发育不良可能没有任何症状。在重症病例中，出现的症状有：

- 小儿大腿后侧的皮肤皱褶不对称。
- 患侧髋关节不能完全向外伸开。
- 患侧下肢看起来比另一侧短。

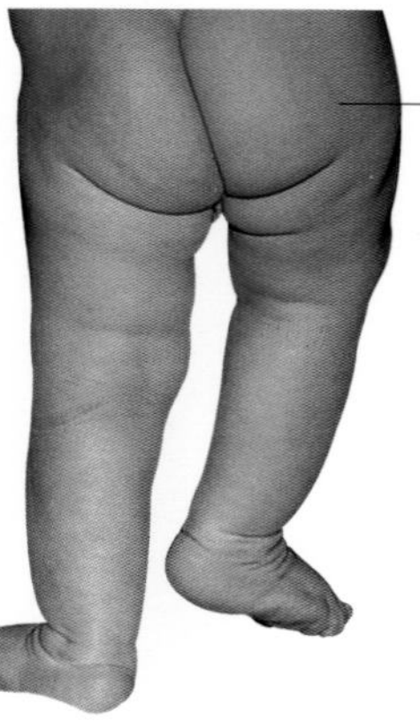

髋关节发育不良
这个婴儿存在右髋关节脱位。表现为右腿较左腿短，且不能完全伸直。

- 长大后会出现跛行。

如果没有在早期对髋关节发育不良进行矫正，会导致永久性的残疾，以及过早发生骨关节炎（见 221 页）。

应该如何处理？

孩子出生后不久，医生就会检查其髋关节的稳定性及活动范围，直到你的孩子会正常行走之前都要定期进行常规检查。如果医生怀疑你的孩子患有髋关节发育不良，他会为你的孩子安排超声扫描（见 135 页）来确定诊断。

轻症的髋关节发育不良通常可以在出生后 3 周内自行纠正。但是，如果持续存在，就应该立即进行治疗，如果关节窝发育正常，必须将股骨头置于正确的位置。对于很小的孩子，可能需要束带将髋关节固定 8 ～ 12 周，以使股骨头处于正确的位置。对于稍大一些的孩子，可能需要支具固定髋部 6 个月来矫正。如果治疗不成功，则需要手术进行矫正。

如果能够在早期对髋关节发育不良作出诊断并及时治疗，绝大多数婴儿的髋关节能够正常发育，不留永久性的损害。

畸形足

婴儿出生后，一只或双只脚出现形状扭曲或位置扭曲，这种情况也称为马蹄足内翻

出生时即存在

有时有家族聚集现象

性别是与本病类型相关的危险因素

生活方式对本病的影响不明显

患儿通常在出生时就存在足部扭曲（见 541 页“轻微的腿和足部疾病”），严重的这种异常称为畸形足。畸形足分为位置异常型畸形足和结构性畸形足。前一种类型的足部可以弯曲，且可以摆到正常的位置。后一种类型的足部是僵硬的，不能摆放到正常位置。

位置异常型畸形足患者，其脚的大小正常，但表现为扭曲状，这可能是由于宫内压迫所致。大多数情况较轻，可自行矫正。每 1000 名婴儿中有 1 人发生结构性畸形足，而且通常很严重。这类畸形足患者的脚向下及向内扭转，通常比正常的脚要小，大约一半的患儿是双脚受累。结构性畸形足可能与怀孕期间羊水过少，或是由于存在一些潜在的疾病造成的，如脊柱裂（见 547 页“神经管缺陷”），且有时与髋关节发育不良（见本页）伴发。结构性畸形足在男孩中的发病率是女孩的两倍，且有家族聚集性。

应该如何处理？

出生后的常规检查通常就可以诊断畸形足。位置异常型畸形足是可能不需要处理，但物理治疗（见 620 页）有助于脚伸直，也可能需要使用矫形支具来矫正脚的位置。通常需要 3 个月才能把脚恢复到正常位置。结构性畸形足需要物理治疗，以及长期佩戴矫形支具。半数以上患儿的治疗效果理想。如果治疗不成功，可在孩子 6 ～ 9 个月大时进行手术治疗。通常经手术治疗的大多数孩子能够正常行走。

软骨发育不全

由于基因异常引起的骨骼生长缺陷，导致身材矮小

出生时即存在

基因异常所致

性别和生活方式对本病的影响不明显

软骨发育不全可导致身体比例异常及身材矮小。这种疾病使四肢及颅底骨骼不能正常生长，导致患儿的躯干及头部在几乎能以正常速度生长的情况下，其上肢和下肢比例失调，上肢较下肢短小，且前额通常是凸出的。但患儿的智力通常不受影响。

软骨发育不全是由于基因异常引起的，这种异常基因以常染色体显性遗传（见 151 页“遗传病”）的方式遗传。通常情况下，基因异常是自发产生的，没有该病家族史。少数患者有这种疾病的家族史。软骨发育不全的遗传概率是 50%，这些患者如果计划怀孕，通常应该进行遗传咨询（见 151 页）。

有哪些症状？

患儿在出生时就会出现一些症状，如腿短，像弓一样弯曲的腿，以及前额凸出。随着患儿的生长，可以出现其他的症状，这些症状主要包括：

- 身材矮小。
- 双手、双脚短而宽。
- 腰椎前凸（见 218 页“脊柱后凸和脊柱前凸”）。
- 步态不稳，呈鸭步状。

当患儿开始意识到自己与其他孩子不同时，可能会出现心理问题。在罕见情况下，患儿还会出现脑积水（见 548 页）。

应该如何处理？

有时在 18 ～ 20 孕周的常规产前检查做超声扫描时，就能诊断软骨发育不全，但更多是在婴儿出生时才诊断的。医生给患儿做 X 线检查（见 131 页）来明确诊断，还会做 CT（见 132 页）或磁共振成像扫描（见 133 页）来检查患儿的头颅。

目前还没有根治软骨发育不全的方法，而且也很少需要治疗。可以通过手术稍微增长下肢长度。有脑积水的患儿，则需要手术来引流大脑过多的液体（见 547 页“脑积水分流术”）。患儿的寿命通常是正常的，但成年后可能会出现脊柱疾病。

佩尔特斯病

一种股骨头逐渐被破坏又重新塑形引起的疾病

最常见于4~8岁的儿童

男孩发病率是女孩的5倍

遗传和生活方式对本病的影响不明显

佩尔特斯病是一种罕见病，表现为股骨头变软、塌陷，并在 18 个月至 2 年内逐渐被新生骨所替代。这种疾病会引起髋部疼痛，有时也会引起膝盖疼痛。患儿走路时有跛行，而且髋关节活动受限。该病主要发生在 4 ～ 8 岁的男孩，而且年长的患儿病情会更重。在每 1 万个儿童中就有 1 人患有这种疾病，在 10 个患儿中会有 1 人累及双侧髋关节。引起佩尔特斯病的病因尚不明确。这种疾病需要治疗，如果你的孩子走路跛行，或者髋部或膝部出现疼痛的话，应去就医。

应该如何处理？

医生会为你的孩子安排髋关节X线（见 131 页）检查。有时也需要做髋部磁共振成像（见 133 页）及放射性核素扫描（见 135 页）。

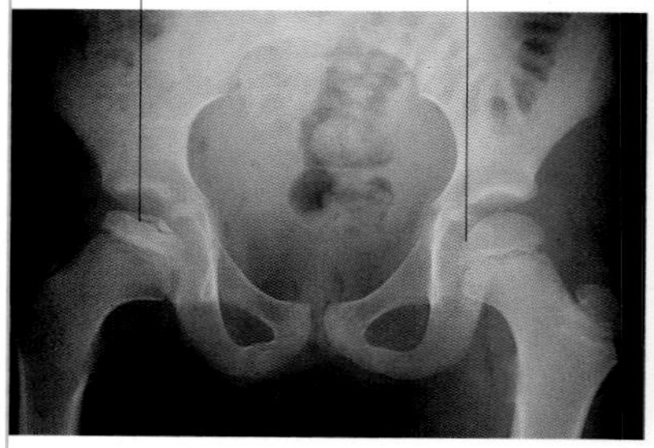

佩尔特斯病
佩尔特斯病导致的一侧股骨头与对侧股骨头相比变平。

最初的治疗是卧床休息直到疼痛消失。对于年幼的患儿，卧床休息就足够了，但有时需要牵引，使股骨回到正确的位置。在较重的病例，可以使用矫正支具来保护髋关节，并在骨重塑的过程中将股骨头固定在关节窝内。偶尔也需要进行手术矫正。在股骨头恢复期间，需要每隔数月进行一次X线检查，以检测患儿的病情进展情况。在康复过程中，患儿可能还需要物理治疗来改善关节的活动度。

有3/10的佩尔特斯病患者在以后会出现关节疾病——骨关节炎（见221页）。总体而言，8岁以下的患儿痊愈的可能性较大。

股骨头骨骺滑脱

髋关节的股骨头易位

- 女孩在11～13岁时最常见，男孩在14～16岁时最常见
- 男孩比女孩更常见
- 有时有家族聚集现象
- 体重过重是发病的危险因素

儿童的骨骺与骨的主干被一层柔韧的软骨分隔开来，骨骺是新骨形成的地方。股骨头骨骺滑脱是位于股骨头处的骨骺发生移位。这种移位可以在外伤后突然出现，也可以由其他不明原因逐渐引起。20%～40%患者的双侧髋关节都会受累，但可发生在不同时间。股骨头骨骺滑脱发生在青春期身体快速长高时。在英国，每年每10万名儿童中有30～60名儿童发生这种疾病，体重过重的儿童患病的危险尤其高。股骨骺脱位有时呈家族发病，提示遗传因素参与了本病的发病。

有哪些症状？

症状可能会突然出现，但通常是在数周之内出现的，这些症状有：

- 髋部、膝盖或大腿疼痛。
- 一侧的脚向外撇，走路出现跛行。
- 髋关节活动受限。
- 不愿意用患侧的腿负重，并且最终不能用患侧的下肢来承重。

如果你的孩子出现了上述任何一种症状，应该在24小时内去就医。

应该如何处理？

如果医生怀疑你的孩子患有股骨头骨骺滑脱，他会安排患儿做患侧的髋关节X线（见131页）检查。如果存在股骨骺移位，需要手术将骨骺固定，可能的话会加固另一侧髋关节来防止双侧髋关节脱位。如果及时治疗，大多数儿童会完全康复，且再次复发的可能性不大。在晚些时候发生骨关节炎（见221页）比较罕见。

胫骨粗隆骨软骨病

膝盖下方的胫骨前方出现炎症

- 最常见于10～14岁的儿童
- 男孩发病明显多于女孩
- 剧烈活动会使病情加重
- 遗传对本病的影响不明显

在胫骨粗隆骨软骨病中，膝关节下方的大肌腱附着处，即胫骨前方的软骨片变得松软。这种疾病是由于反复强力拉扯附着在胫骨前方的肌肉肌腱所致。症状包括患病部位的压痛、肿胀及疼痛，症状于数周或数月内缓慢出现。体育运动会加重症状。胫骨粗隆骨软骨病在10～14岁的男孩中最常见，这些男孩通常会规律地进行剧烈运动。这种疾病通常仅累及一条腿，但约有1/5的患者会累及两条腿。

如果医生怀疑你的孩子患有胫骨粗隆骨软骨病，应做患病部位的X线检查（见131页）来明确诊断。对于大部分患者而言，除了休息和使用止痛药物（见589页）外，不需要其他治疗。在罕见情况下，如果疾病持续存在，患侧的膝盖需要用支具制动6～8周。

治疗通常有效，且本病很少复发。医生可能会建议病情严重的患儿，在14岁肌肉骨骼系统发育成熟之前，不要进行剧烈运动。

轻微的下肢及足部疾病

在儿童时期出现的足部及双腿位置和形状差异

- 有时有家族聚集现象
- 年龄和生活方式是与本病类型相关的危险因素
- 性别对本病的影响不明显

当小儿站立和走路时，腿或脚的位置看上去可能比较奇怪、笨拙。在不同年龄段会出现一些不同的轻微的足部疾病。但是，这些疾病极少会影响走路，几乎不需要治疗。特殊的轻微腿部及足部疾病可以呈家族性发病，提示遗传因素可能参与了发病。

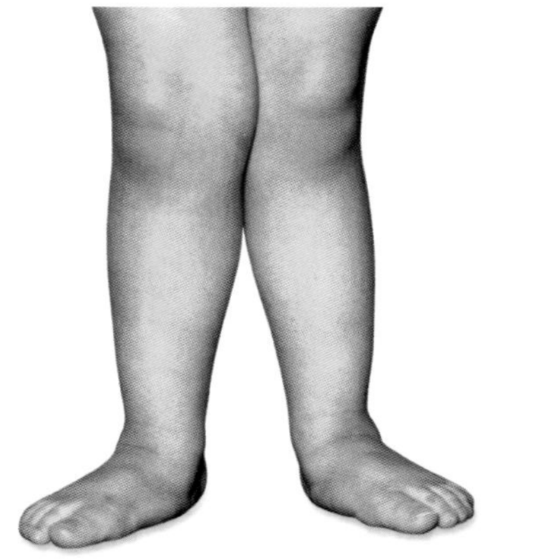

膝外翻
这个孩子的腿是向内弯曲的，这种情况称为膝外翻。该病在幼儿中常见，且很少需要治疗。

有哪些类型？

轻微的足部和腿部问题包括跗内翻和跗外翻、膝外翻和膝内翻及扁平足。

跗内翻和跗外翻 跗内翻表现为双脚跗指偏向内侧，这种情况较常见，尤其在婴儿及年幼的儿童中更常见。跗外翻表现为双脚朝向外方，这种现象较少见，但可出现在出生6个月以后。

膝外翻和膝内翻 如果双侧胫骨向外弯曲，那么小儿并足站立时两个膝盖不能合拢。这种情况称为膝内翻，也称O形腿（俗称罗圈腿），在3岁以前的儿童多见。严重的O形腿并不常见，有可能是由于缺乏维生素D引起的（见217页“骨软化症和佝偻病”）。膝外翻（X形腿）时，儿童的腿在膝盖处向内弯曲，致使双膝关节合拢时双脚分开很远。膝外翻常见于3～7岁的儿童。

扁平足 大部分2～3岁儿童在足弓发育前都是扁平足。儿童足底的脂肪层也会加重扁平足的表现。但部分儿童的扁平足会持续存在。

应该如何处理？

在进行常规体检时，医生会检查你的孩子的双下肢及双足。如果你担心孩子的下肢及足部的外观，或当孩子出现了行走困难、跛行或疼痛时，都应该去就医。

大多数轻微下肢及足部疾病不需要治疗，因为这些疾病极少会影响到走路，且随着孩子年龄的增长会慢慢消失。跗外翻首先消失，通常于孩子1岁开始走路时。膝外翻通常在孩子2～3岁时消失；跗内翻在7～8岁时消失；膝内翻通常在大约6岁时消失。持续性扁平足如果不引起疼痛通常不需要治疗。

如果你的孩子出现走路困难或腿、脚形态异常，医生可能会建议给患儿做物理治疗（见620页）。如果你孩子的腿或脚的病变严重，可能需要进行骨科手术来进行矫正，但这种情况比较罕见。

幼年型慢性关节炎

仅发生在儿童时期的单个或多个关节的持续炎症

- 有时有家族聚集现象
- 年龄和性别是与本病类型相关的危险因素
- 生活方式对本病的影响不明显

儿童可能会患有与成人相同类型的关节炎（见220页），但幼年型慢性关节炎（JCA）仅见于儿童。在英国，每1000名儿童中就有1名儿童患幼年型慢性关节炎。这种疾病是由于机体免疫系统的反应异常引起的，导致受累关节内组织的炎症、肿胀及疼痛。虽然幼年型慢性关节炎的病因还不清楚，但有时有家族发病的倾向，提示遗传因素参与了疾病的发病。病情较轻的儿童仍然可以正常地生活；病情较重者，可能会出现关节畸形以及活动度下降。

有哪些类型？

根据受累关节的数目及特异症状，幼年型慢性关节炎可以分为3种类型。

多关节型关节炎 女孩比男孩更容易发生这种类型的关节炎，而且可以在任何年龄发病。症状包括关节炎症、关节僵硬及5个或5个以上的关节疼痛。通常受累的关节包括腕关节、指关节、膝关节及踝关节。

少关节型关节炎 这种关节炎是幼年型慢性关节炎最常见的类型，最常发生在学龄前女孩。症状包括炎症、关节僵硬及4个或4个以下关节疼痛，有伴发眼部疾病，如葡萄膜炎（见357页）的危险。最常受累的关节有膝关节、踝关节及腕关节。

系统性关节炎 也称系统性幼年型类风湿关节炎，这种类型的幼年型慢性关节炎发病无性别差异。该病可发生在儿童时期的任何年龄，但3～6岁的儿童最多见。关节可出现疼痛、肿

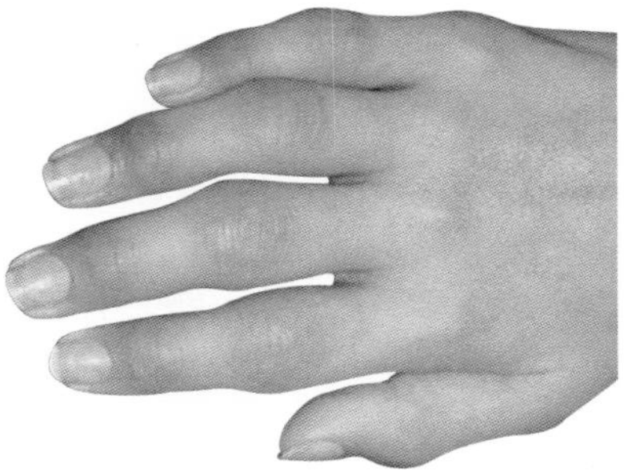

幼年型慢性关节炎
由于多关节炎症导致图中这个孩子的手关节肿胀。

胀及关节僵硬，且受累数目不定。其他症状包括发热、淋巴结肿大及皮疹。一些儿童可以痊愈，但部分患者会发展为多关节型幼年型慢性关节炎。

应该如何处理?

如果医生怀疑你的孩子患有某种类型的幼年型慢性关节炎，他会为你的孩子安排 X 线检查（见 131 页），以及血液检查来寻找与这种疾病有关的特异抗体。

治疗的目标是减轻炎症，尽可能地减少关节破坏及缓解疼痛。如果你孩子的病情较轻，可能仅需要服用非甾体类抗炎药物（见 578 页）来减轻炎症及缓解疼痛。病情较严重的孩子，可能需要局部起作用的皮质类固醇药物（见 578 页），即将作用于局部的激素注射到受累的关节内，或者口服皮质类固醇。有时，可以应用抗风湿药物（见 579 页）来减轻炎症，如甲氨蝶呤及柳氮磺吡啶。

幼年型慢性关节炎的其他治疗包括：物理治疗（见 620 页）和功能疗法（见 621 页），有助于维持关节的活动度也可以使用夹板来防止关节畸形。目前有特殊的器械，可以协助患者完成日常活动如穿衣等。如果关节破坏严重并已导致关节畸形，则可能需要进行关节置换（见 223 页）。幼儿慢性关节炎可以在数年内缓解，但严重的病情可使儿童关节畸形，一些患儿的关节炎可能持续到成年。

心血管与呼吸系统疾病

儿童的心肺疾病相对常见。出生时心脏的缺陷较其他器官更多，所有儿童都会反复出现咽喉部及肺部的细菌及病毒感染。这些感染通常较轻微，且在免疫系统的健康发育中起重要的作用。

本节的第一篇文章介绍心血管疾病，如先天性心脏病。很多心脏畸形在儿童发育的过程中，可以不经治疗而自行痊愈。由于近年来手术技术的发展，使一些较严重的心脏疾病也可以成功治疗。接下来介绍的川崎病是一种较罕见的儿童心脏病，可以损害心脏及血管。过敏性紫癜是由于免疫系统反应异常引起的，可损伤小血管。一些患者的过敏性紫癜最终可以导致肾功能衰竭。这种疾病在第三篇文章中介绍。

本节的最后介绍呼吸系统疾病，其中哮喘最为常见，在英国，每 11 个儿童中就有 1 个人发生哮喘。呼吸道感染，如细支气管炎及哮吼在幼儿中很常见。由细菌感染导致的会厌炎是非常危险的疾病，但由于对婴儿常规进行 B 型嗜血流感杆菌疫苗的接种，这种疾病在发达国家已很少见，细菌感染也可以引起这些疾病。

重要的解剖结构

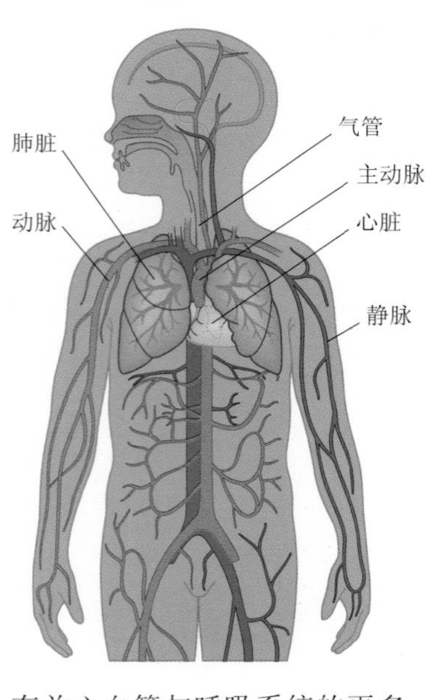

有关心血管与呼吸系统的更多信息，请参阅 235 ～ 264 页和 286 ～ 310 页。

先天性心脏病

在出生时就存在的一种或多种心脏缺陷

出生时即存在

怀孕期间使用某些药物及饮酒是发病的危险因素

性别和遗传是与本病类型相关的危险因素

心脏是一个复杂的器官，在胚胎时期就可出现异常，导致新生儿出生缺陷（先天性心脏缺损）。在每 1000 个婴儿中有 4 ～ 9 人患有先天性心脏病，是最常见的出生缺陷之一。随着孩子不断长大，许多畸形会自然消失，但较严重的缺陷则需要复杂的修复手术来矫正。

先天性心脏病的患儿会引起呼吸急促，从而影响孩子的喂养、生长及活动。

由哪些原因引起?

在大多数患者中，先天性心脏病的病因尚不清楚。但是，该病有时呈家族性发病，提示遗传性因素与先天性心脏病的发病有关。出生时的心脏缺陷也可能与其他的遗传疾病伴发，如唐氏综合征（见 533 页）。患儿接触过多的酒精或某些药物，如抗惊厥药物苯妥英钠会增加发生先天性心脏病的危险。在怀孕早期，母亲的一些感染会导致胎儿的心脏缺陷（见 530 页“先天性感染”），如风疹病毒（见 168 页）。还发现每 10 个患有先天性心脏病的婴儿中，有 1 个以上的患儿通常也存在身体其他部位的缺陷，多发生在消化道。

有哪些类型?

大多数类型的先天性心脏病只累及心脏一个部位或一个主要血管，如连接到心脏的主动脉。累及心脏多个部位或一条以上血管的先天性心脏病较少见。这种心脏的多发缺陷较重且会危及生命。

房、室间隔缺损 最常见的先天性心脏畸形是房间隔或室间隔缺损，也就是大家常说的“心脏内有一个洞”。房、室间隔是分隔心脏的内壁，在这种缺损中，两个下方心腔（见左图“室间隔”）或房间隔（分割上方两个心腔的间隔）上有“洞”。在这两种疾病中，一些含氧丰富的血液从左心分流到右心并流回肺内，而不是流向身体各个组织。大约 1/3 的先天性心脏病是室间隔缺损，这种缺损通常较小，能够自然闭合。大约 1/4 的先天性心脏病是由于房间隔缺损造成的，通常引起的症状较少，但可能需要外科手术治疗。房、室间隔缺损在唐氏综合征患儿中是较常见的。

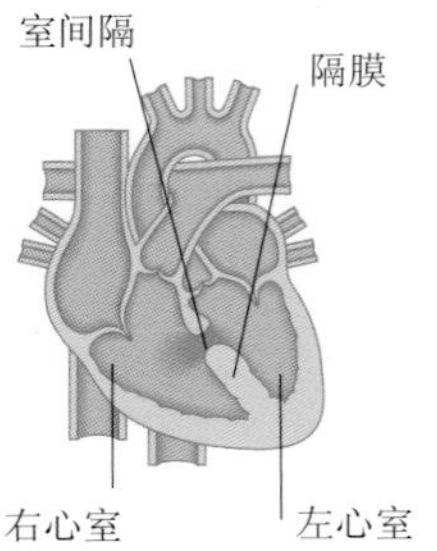

动脉导管未闭 动脉导管是在胎儿时期连接肺动脉与主动脉的小血管，血液不流经肺脏。如果这条血管在出生后不能很快闭合，则会妨碍正常的血液循环。这种疾病通常见于早产儿。

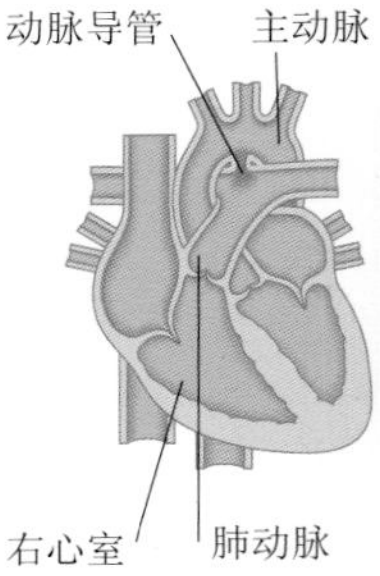

主动脉缩窄 在这种类型的先天性心脏病中，由于主动脉上的一个狭窄部位，限制了血液流向身体下方，导致心肌更努力地工作来代偿，身体上部的血压升高。这种疾病需要手术治疗。除此之外，患有主动脉缩窄的儿童还会有 4 个心脏瓣膜中的一个或一个以上的瓣膜存在畸形。

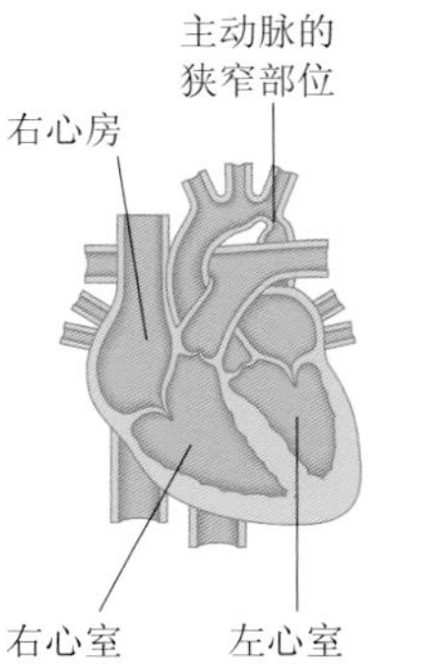

瓣膜缺损 在 4 个心脏瓣膜中，任何一个都可能出现发育异常。最常见的瓣膜疾病为肺动脉瓣狭窄。肺动脉瓣打开可以使血液从右心室流入肺动脉，肺动脉瓣狭窄后可限制血流。主动脉瓣开放可以使血流从左心室流入主动脉，其缺损较少见。

多发缺损 有时，几种心脏缺损可同时发生。除了额外增加心脏的负担外，这些缺损通常会阻止正常情况下流经肺脏的血液进入肺脏，这样血氧的水平会很低。机体的所有组织都处于缺氧状态。最常见的多发缺损是法洛四联症，在这种先天异常中有 4 种心脏缺损同时存在。这些缺损包括室间隔缺损、右心流出通道阻塞（称为右心室流出道受阻）、主动脉骑跨及右心室肥厚。另一种类型的多发缺损为左心发育不全综合征，表现为心脏左侧心室及左心室瓣膜发育不全。这种曾经是致死性的先天性心脏病，目前已经可以治疗。罕见的心脏多发缺损包括主动脉和肺动脉易位。

有哪些症状?

轻微的先天性心脏病通常不会引起症状。出现的症状取决于疾病的严重程度以及心脏缺陷的类型。所有类型的先天性心脏病都会出现的症状有:

■ 气短导致喂养困难及出汗。
■ 体重增长及生长缓慢。

严重心脏缺损的症状可能会在出生后的第一周内突然出现。如果血氧含量低,患儿的舌和口唇是蓝紫色的。先天性心脏病的患儿容易发生肺部感染,而且房室心内膜感染的危险也是增高的(见256页"感染性心内膜炎"),尤其在手术后或口腔治疗后更容易发生心内膜感染。经过数年后,先天性心脏病会导致不可逆的肺脏损害(见309页"肺动脉高压")。

如何诊断?

一些患者的先天性心脏病是在孕期超声扫描(见512页)时发现的。其他的患者是在出生后出现症状或在常规体检中发现的。医生在听诊你孩子的心脏时可以听到血流涡流引起的声音。虽然很多心脏杂音是正常的,但是医生可能会为孩子做心电图(见243页)检查,来监测心脏的电生理活动。医生还会为孩子进行超声心动图(见255页)检查,来评估心脏的结构和功能。

如何治疗?

很多心脏缺损可以自行纠正,不需要治疗。仅有1/3的患儿需要手术。患儿的整个童年时期都需要监测,必要时,当患儿年龄稍大且手术更容易一些时,再进行手术治疗。在罕见的情况下,需要紧急手术来挽救幼儿的生命。目前为多发心脏缺损的孩子进行心脏移植(见257页)已经成为可能。肺部感染应及时治疗,如果孩子进行口腔治疗或手术,则需要应用抗生素(见572页)来预防心内膜炎。一些儿童需要药物治疗,如利尿剂(见583页)来控制心脏缺损引起的症状。

预后如何?

先天性心脏病的预后取决于心脏缺损的类型及严重程度。房、室间隔缺损可以自然关闭,也可以通过手术修复。随着过去20年手术技术的发展,即使是非常严重的心脏缺损通常也可以修复,而且许多病情严重的患儿可以过正常、快乐的生活。

川崎病

表现为长期发热,伴有心脏和血管损害

- 最常见于5岁以下的儿童
- 男孩稍多见
- 亚洲人及黑色人种更多见
- 生活方式对本病的影响不明显

川崎病是1960年在日本首次发现的,它是一种长期发热,伴心脏和血管损害的罕见疾病。可以累及全身的中、小动脉,通常是急性起病,男孩发病稍多于女孩。在英国,5岁以下儿童每年的发病率低于十万分之四。目前这种疾病在西方国家被诊断得越来越多,这种疾病在亚洲人及黑色人种中更多见。在所有川崎病患儿中,大约有1/5的人有心脏损害。这种疾病可以危及生命,因此早期诊断至关重要。

尽管人们怀疑川崎病与病毒或细菌感染有关,但其病因仍不明确。目前,大量的研究仍然没有找到结论性的证据来证实这种理论。

有哪些症状?

症状在大约2周内出现,可能包括:

■ 长期的高热,持续5天以上。
■ 眼睛酸痛、有痒感,巩膜发红(见355页"结膜炎")。
■ 口唇皲裂、疼痛及肿胀。
■ 口、咽部发红。
■ 斑点状红色皮疹。
■ 淋巴结肿大,尤其是颈部淋巴结。
■ 手掌及脚掌充血发红,通常伴有手指及足趾端脱皮。

川崎病如果不治疗,可导致严重的并发症,如血管球形膨胀(称为动脉瘤,发生于向心脏供血的冠状动脉管壁,可影响冠状动脉供血),以及心脏肌肉发炎(见256页"心肌炎")。川崎病还可以损伤全身的血管。

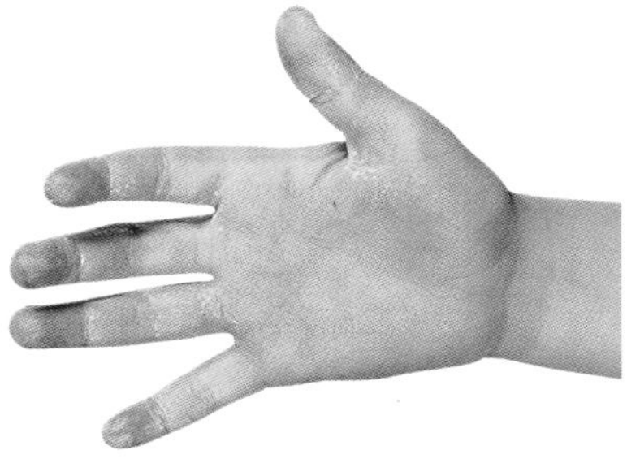

川崎病
罕见的川崎病的症状之一,就是双手发红、手指端脱皮。

应该如何处理?

由于川崎病与轻症病毒感染、如感冒的症状很像,因此很难诊断。如果你的孩子出现发热,在服用扑热息痛及采取简单的自助措施(见165页"退热")后,体温仍不降时,应该去就医。如果怀疑有川崎病,你的孩子需要立即住院,在起病10天内开始治疗是最有效的。孩子可能需要行血液化验来寻找川崎病的证据。也需要用影像学技术超声心动图(见255页)来检查是否有心肌及冠状血管损害。

如果川崎病诊断明确,需要给患儿静脉滴注免疫球蛋白。这是一种含有抗感染抗体的血液制品。免疫球蛋白也可以降低川崎病患者发生动脉瘤及心肌炎症的危险,具体机制不清。在退热之前通常会给予大剂量阿司匹林。之后继续使用小剂量阿司匹林维持数周。对于静脉滴注免疫球蛋白无效的患儿,可以使用皮质类固醇。此外,需要根据病情给予相应的对症和支持治疗,例如补充液体、保护肝脏、纠正心律失常等;发生严重冠状动脉疾病的儿童可能需要手术治疗。

预后如何?

大部分川崎病患儿可以在3周内完全恢复,但需要在随后的数月内定期随访,可以做超声心动图,即使经过静脉滴注免疫球蛋白治疗,也有大约15%的患儿发生冠状动脉病变。如果有动脉瘤和心肌炎,通常会在数月后消失。川崎病的死亡率约为1%。在存活下来的患儿中,日后患冠状动脉疾病(见243页)的危险性较小。

过敏性紫癜

由异常免疫反应引起的小血管、肾脏及关节的炎症性疾病

- 最常见于2~8岁的儿童
- 女孩发病率是男孩的两倍
- 遗传和生活方式对本病的影响不明显

在过敏性紫癜患者中,异常的免疫反应会导致小血管损害,这种异常的免疫反应很可能是感染触发的。抗体是免疫系统的组成部分,在正常情况下可以抵抗感染。抗体沉积在全身的小血管中,可以导致小血管的炎症。炎症会引起血液渗漏到血管外,进入皮肤,引起特异性的损害,多见于臀部及大腿后部。出血也可能发生于肠黏膜。炎症还可能累及关节及肾脏。

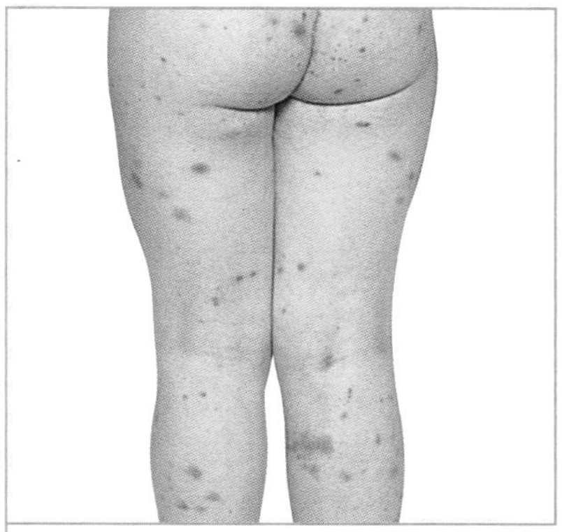

过敏性紫癜
图中显示位于患儿大腿及臀部、高出皮肤表面的紫色皮疹是过敏性紫癜的典型症状之一。

过敏性紫癜最常见于2～8岁的儿童,冬季更多发,男孩较女孩多见。

有哪些症状?

症状通常在数天内出现,可能包括:

■ 大量高出皮面的、紫色的皮损,多分布在臀部及腿部,有时也会出现在上肢及足部。
■ 间断性的腹痛,通常伴有呕吐。
■ 有时会出现粪便带血。
■ 关节肿痛,多见于膝关节及踝关节。

很多过敏性紫癜患儿的双肾会出现炎症,导致血尿及蛋白尿(见446页"肾小球肾炎"),称为紫癜性肾炎。尿中的血量太少,因此肉眼是看不到的,一些患儿会出现水肿。如果患儿的肾脏病变严重,会有永久性的损害,继而导致高血压。如果肠道发生炎症,患儿会出现腹痛,可以伴有呕吐,部分患儿会出现血便或黑便,少数患儿可能会出现肠套叠(见560页),表现为肠管自身嵌顿在一起,引起肠梗阻。

如何诊断?

根据症状可作出过敏性紫癜的诊断。医生可能会为你的孩子做尿液检查,来确定是否有肾脏炎症。可以行血液检查来评估孩子的肾功能情况,同时可以排除其他可能的原因。对于某些患者,可以从其肾脏(见449页"肾活检")或皮肤(见199页"皮肤活检")上取一小块组织进行检查。

如何治疗?

过敏性紫癜没有特异的治疗方法。医生可能会建议,让孩子卧床休息,并给孩子服用止痛药物(见589页),如扑热息痛。如果腹痛很严重,医生会为孩子开皮质类固醇药物(见600

页）。关节痛通常会自动消失，不会造成永久的关节损害。皮疹不经治疗也会消失。如果过敏性紫癜是由于感染引起的，应控制感染。

过敏性紫癜的症状通常 2 ～ 6 周可完全消失。通过监测孩子的血压和进行血液检查来监测孩子的肾功能。尿液检查可数月或一年进行一次，直到尿液中不含有微量的血及蛋白为止。如果肾脏病变严重，医生会使用免疫抑制剂（见 585 页）。有肾脏损害的患儿需要长期随诊。

预后如何？

过敏性紫癜的预后通常良好，大部分患儿能够完全恢复且不留后遗症，少数重症患儿可死于肠出血、肠套叠。一年左右可出现症状复发，但此后很少出现。在罕见的情况下，慢性肾脏损害可导致肾功能衰竭（见 450 页）。

儿童哮喘

由于气道的可逆性狭窄，导致患儿出现呼吸困难、咳嗽和／或哮鸣

- 最常见于6岁以下的儿童；随年龄增长越来越少见
- 男孩更多见
- 有时有家族聚集现象
- 接触动物皮毛、空气污染、病毒性呼吸道感染及父母吸烟是发病的危险因素

哮喘患儿的肺内气道会出现暂时性狭窄。气道内的黏膜发生炎症和肿胀就会造成气道狭窄，气道分泌过多的黏液会导致气道阻塞。

在英国，每 11 名儿童中有 1 名会发生哮喘，是儿童最常见的慢性呼吸系统疾病。儿童哮喘高发的原因还不清楚，但过敏及其他环境因素可能与儿童哮喘有关。

哮喘发作是造成儿童缺课及住院的最常见原因。但是，在哮喘发作间期，患儿表现正常。严重的哮喘发作对于儿童及其父母都是非常痛苦的，严重的发作还可以危及生命。

由哪些原因引起？

哮喘更多见于有哮喘家族史的儿童，提示遗传因素参与了儿童哮喘的发病。其他呼吸系统疾病，尤其是与早产伴发的呼吸系统疾病（见 530 页“早产儿常见疾病”）会增加发生哮喘的危险。长期处于家庭吸烟环境及汽车尾气和工厂废气也是发生哮喘的危险因素。

▶ 治疗

给儿童使用吸入式药物

用于治疗哮喘的药物通常是吸入式的。用于吸入这些药物的装置需要根据儿童的年龄调整，以适应不同年龄的孩子使用（见 297 页“使用吸入式哮喘药物”）。由于儿童不能通过协调呼吸来吸入药物，因此他们需要特殊的吸入器。这种特殊的吸入器将面罩和分隔器融为一体。分隔器可以滞留药物，使儿童在正常呼吸时就可以经过面罩将药物吸入。

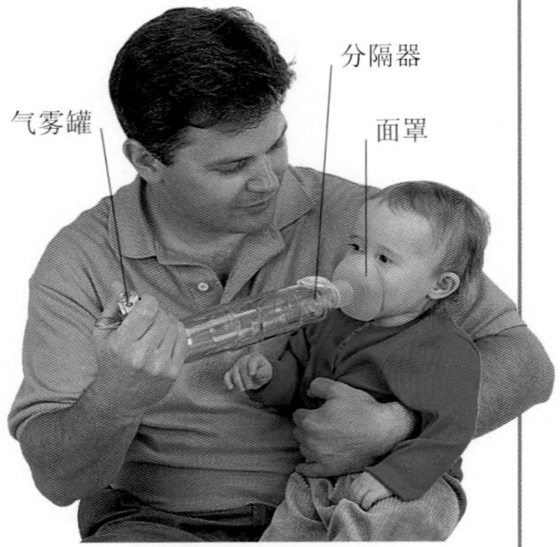

给幼儿用药
从气雾罐中将一剂药物置入分隔器，如上图所示，并用面罩罩住孩子的口鼻。

5 岁以下的儿童，哮喘发作通常是由病毒感染，如感冒所诱发。在年龄较大的儿童，哮喘发作通常是对一些物质发生的过敏反应，如花粉、霉菌和家庭中的尘螨及动物皮毛、粪便等。体育锻炼，尤其是户外寒冷干燥的环境，也可诱发哮喘发作。在罕见的情况下，一些食物如牛奶、坚果及鸡蛋也是诱发原因。一些患儿，由于情感压力可导致发作加重。

有哪些症状？

哮喘症状的程度每天、每周都会有所不同，随着小儿年龄的增长，症状的严重程度也会有所不同。这些症状出现非常迅速，可能会持续数小时或更久。它们包括：

- 哮鸣。
- 气短。
- 胸部压迫感。
- 干咳，夜间更重，影响孩子的睡眠。

年龄很小的哮喘儿童经常表现为夜间干咳，除此之外没有其他症状。年龄大一些的儿童通常起病较急，且多在夜间，因夜间睡眠受影响而感到疲惫，可能还会由于气短而不能参加高强度的体育活动。哮喘儿童更容易发生一些过敏疾病，如湿疹（见 538 页“儿童湿疹”）及花粉症（见 283 页“过敏性鼻炎”）。

严重的哮喘发作可能导致呼吸加快、说话困难及胸壁向内凹陷。病情危重的患儿还会出现烦躁不安、不能平卧，面色苍白，面容惶恐，坐位时耸肩屈背，呼吸时鼻翼扇动。如果哮喘是由于吸入过敏原引起的，患儿多先有鼻痒、流清涕、打喷嚏、干咳，然后出现喘憋。如果血氧水平很低，患儿的口唇和舌发蓝紫色，称为紫绀。如果你的孩子出现了这种情况，你应立即叫救护车，因为孩子需要进行紧急治疗。

如果不进行治疗，严重的哮喘会影响儿童的生长发育（见 563 页“生长异常性疾病”）。患有哮喘的儿童通常有睡眠障碍，很多患儿会因此出现慢性疲劳，导致在学校中的表现不佳。

如何诊断？

医生根据你对孩子症状的描述可作出哮喘的诊断。他首先用听诊器听诊孩子的胸部。还会对年龄大一些的儿童使用峰流速仪，测量患儿的最大吸气量（见 296 页“监测哮喘”）。为了明确诊断，医生会用小剂量的、能够打开肺内气道的药物（见 588 页“支气管扩张药物”）来进行试验。如果孩子的症状是由哮喘引起的，在服用了这种药物后症状会明显改善。

一旦哮喘的诊断明确，医生会给你的孩子做皮肤针刺试验(见 284 页)，来查找诱发哮喘发作的特异过敏原。

如何治疗？

哮喘的治疗目标是在最小剂量的药物治疗下，让你的孩子过正常而有活力的生活。在急性发作期快速控制症状，在缓解期避免接触诱发哮喘发作的因素。医生给你制订一个详细的计划，教你如何应对孩子的哮喘。他会给你一些建议，当孩子哮喘突然发作时，你应该做什么或何时更改治疗方案。让儿童了解自己的疾病，并树立战胜疾病的信心非常重要。一些儿童需要在家中定期使用峰流速仪，以检测一段时间内的哮喘情况。由于正常的峰流值是由患儿的身高来决定的，因此应该定期测量孩子的生长情况。

环境措施 有很多方法能够帮助你改善孩子的生活环境，以尽量减少其与刺激哮喘发作的物质（见本页“降低儿童哮喘发作的危险”）接触。

药物治疗 用于治疗儿童哮喘的药物有两种：缓解症状的药物和预防发作的药物，后者通常为皮质类固醇（见 588 页“治疗呼吸系统疾病的皮质类固醇药物”），也可以使用色甘酸钠及白三烯拮抗剂（见 585 页“抗过敏药物”）。缓解症状的药物可以快速开放气道、改善哮鸣。这类药物通常在 10 分钟内起效，但作用仅能持续数小时。每周有 1 ～ 2 次轻症哮喘发作的患儿，医生会开缓解症状药物，在症状出现时应用。

哮喘频繁发作的儿童还需服用常规剂量的预防发作的药物。这些药物在数天内逐渐起效，要规律服用，即使没有症状也应服用。预防哮喘发作的药物可以减轻气道的炎症，防止症状复发。吸入性皮质类固醇常作为预防发作的药物来使用，但其他药物，如色甘酸钠也可以用来降低过敏反应并帮助保持气道开放。白三烯拮抗剂可以辅助吸入性皮质类固醇治疗中重度的哮喘。

治疗哮喘的药物通常靠吸入器来吸入，吸入药物以较高浓度迅速到达气道，因此起效迅速，而且所用的药物剂量较小，全身反应较轻，是目前治疗哮喘的最好的方法。装在吸入器上的分隔器对于难以有效使用吸入器的孩子来说是必要的（见本页“给儿童使用吸入式药物”）。雾化器是一种通过面罩吸入气雾状药物的装置，可以在哮喘严重发作时使用。学会正确使用雾化器和吸入器非常关键。医生和护士会为你和孩子演示如何正确使用这些装置。在重度哮喘发作后，

自助措施

降低儿童哮喘发作的危险

哮喘发作通常是由于接触了引起过敏物质而诱发的，如猫毛。遵照下面的简单方法可以减少孩子发生哮喘发作的可能性。

- 不要让人在家里吸烟。
- 不养有毛的动物或鸟类。
- 用潮湿的抹布擦家具，如果可能的话，当孩子不在家的时候，定期用吸尘器清洁地毯。
- 不要使用易吸尘的毛绒毯子，确保枕头和被子内所含是人造纤维，而不是动物的羽毛。
- 将床垫全部套入塑料包装内。
- 如果是花粉引起的哮喘，则要关闭门窗。尤其在花释放花粉的季节，使用空气净化器。
- 不要使用气味很浓的物品，如空气清新剂、樟脑丸及香水。

除了吸入性药物外，医生还会给孩子开口服皮质类固醇。

应对哮喘发作 你和孩子应该随身携带缓解症状的吸入器，以备不时之需。应在学校准备一套孩子的吸入器，还要确保孩子的老师知道吸入器的使用方法。如果一个剂量的药物不能缓解孩子的症状时，应该再重复给药一次。如果症状仍然没有改善，立即叫救护车或带孩子到最近的急诊部。重要的是要保持冷静并安抚孩子。一旦到了医院，医生会给孩子吸氧，并通过分隔器或雾化器给予大剂量的药物来缓解症状。患儿可能需要住院，直到完全恢复，还可能需要服用一个疗程的皮质类固醇。

预后如何?

哮喘儿童通过药物治疗及避免接触诱发因素，如动物的皮毛等，通常可以过正常的生活。大约有半数的哮喘儿童到十几岁时就不再出现哮喘了。14岁以上仍有哮喘的孩子，其哮喘可能会持续到成年（见295页“**哮喘**”）。

虽然哮喘可以控制，但严重的哮喘发作会引起死亡。大多数死亡是由于未能及时将患儿送到医院，及不了解潜在的可以致命的症状。

细支气管炎

由病毒感染引起的肺内小气道的炎症

- 最常见于12个月以下的孩子
- 父母吸烟以及居住条件拥挤是发病的危险因素；非母乳喂养的孩子发病的风险增加
- 性别和遗传对本病的影响不明显

细支气管炎是一种主要发生于12个月以下小儿的常见病，通常病情较轻。肺内的小气道称为细支气管，由于病毒感染造成的细支气管发炎，限制了肺内气体呼出肺脏。大约9/10的患者，感染是由呼吸道合胞病毒引起的，该病毒通过咳嗽或喷嚏产生的飞沫在人与人之间传播，其他能够引起细支气管炎的病毒包括副流感病毒、腺病毒、流感病毒等。在英国，几乎所有儿童在5岁前都感染过这种病毒。大部分患儿仅出现普通感冒（见164页）的症状，但这种病毒感染偶尔也会导致较严重的呼吸困难。在冬季，可以出现细支气管炎流行。如果家庭居住条件拥挤，病毒的扩散速度会更快，如果患儿的父母吸烟，那么孩子患细支气管炎的危险会增加。从来没有接受过母乳喂养的儿童，更容易感染这种疾病。

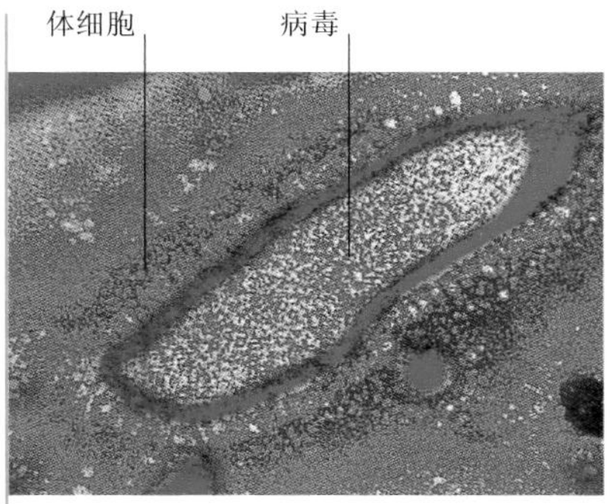

呼吸道合胞病毒
这种病毒是引起细支气管炎的最常见原因，发生细支气管炎的患者，肺内的小气道发生炎症。在一些患者，感染会引起严重的呼吸困难。

有哪些症状?

起初，患儿可能出现类似感冒的症状，如流鼻涕、发热及打喷嚏。但是，在2～3天后可能会出现以下症状：

- 咳嗽。
- 呼吸急促。
- 哮鸣。
- 喂养困难。

如果你的孩子在1岁以下，并出现了这些症状，你应该带孩子去就医。有时，孩子可能会出现严重的呼吸困难，尤其是年龄太小或有基础疾病，如先天性心脏病（见542页）的患儿，更容易出现严重的呼吸困难。这些孩子的舌、口唇及皮肤出现蓝紫色，这种情况称为紫绀。患有细支气管炎的小婴儿，其呼吸间隔可能达到10秒以上。如果你的孩子出现呼吸困难，舌、口唇或皮肤发蓝紫色，或你的孩子由于呼吸费力导致疲劳，在不应该睡觉的时间嗜睡时，你应该立即叫救护车。

如何诊断?

医生根据症状和用听诊器对孩子进行胸部听诊后会怀疑孩子得了细支气管炎。随后医生会为你的孩子做胸部X线检查（见300页），还会取孩子的鼻腔分泌物进行检查，以寻找呼吸道合胞病毒感染的证据。

如何治疗?

如果细支气管炎病情较轻，你可以在家里自己给孩子治疗。医生可能会开吸入性支气管扩张药物（见588页）来扩张气道，使呼吸更顺畅。医生会建议你给孩子服用扑热息痛口服液（见589页“**止痛药物**”）来退热。你可以通过增加室内湿度来缓解孩子的呼吸困难，如将湿毛巾或一碗清水放在暖气旁边。你应该给孩子少量多次地饮水和进食，这样可以使孩子摄入足量的水分，从而防止因脱水导致的严重后果。

症状严重的患儿需要住院治疗，医生会给患儿使用吸入性支气管扩张药，有时通过雾化器给药（一种通过面罩给予气雾形式的药物的装置）。如果孩子不能进食，可进行静脉补液。医生会对孩子的血氧情况进行监测，出现了血氧水平低的患儿还应该吸氧。早产儿及心脏病患儿需要使用抗病毒药物（见573页）来治疗感染，也可能短暂使用呼吸机来辅助呼吸。对于一些重症患儿，还可以雾化吸入皮质类固醇来减轻炎症。

预后如何?

轻度的细支气管炎通常在5天内好转，10天左右会完全康复。重度细支气管炎可能需要住院治疗数周，但不会造成永久的损害。本病最危险的时期是咳嗽和呼吸困难出现以后的第2～3天，主要死于长时间呼吸暂停，死亡率大约为1%。很多患过细支气管炎的儿童在感冒时容易出现哮鸣。

哮吼

由于病毒感染导致的主气道（气管）感染及狭窄

- 最常见于6个月至3岁的儿童
- 男孩稍多见
- 遗传和生活方式对本病的影响不明显

哮吼是6个月至3岁孩子的常见病，通常是在夜间发作，且容易反复发作。在哮吼发作时，由于病毒感染使咽喉后部至肺脏的一段气道发生炎症，导致气管狭窄，从而使气流受限和呼吸时出现喉鸣。虽然疾病的症状通常较轻，但哮吼有时会导致重度的呼吸困难，需要住院治疗。男孩更容易患这种疾病，但原因尚不明确。哮吼在秋季和冬季较多见。

有哪些症状?

哮吼通常以感冒的症状起病，如流鼻涕。1～2天后，可能会出现以下其他症状：

- 犬吠样咳嗽。
- 呼吸变粗、出现喉鸣，吸气时尤其明显。
- 声音嘶哑。

病情严重的患者呼吸急促而困难。这可能会导致缺氧，出现口唇和舌发蓝紫色，称为紫绀。在这种情况下，你应该立即叫救护车。

应该如何处理?

医生根据症状可能会作出哮吼的诊断。他会对孩子的病情进行评估，并可能建议你采用简单的自助措施，比如你和孩子一起坐在有蒸汽的浴室内来缓解孩子的呼吸困难。你可以通过在热源，如暖气旁边放置一盆清水，以增加孩子房间里的湿度，增加室内新鲜空气对缓解呼吸困难也有一定的帮助。在寒冷的夜间，将孩子抱至室外数分钟也有助于缓解孩子的呼吸困难。医生可能会用吸入性或口服皮质类固醇（见588页“**治疗呼吸系统疾病的皮质类固醇药物**”）来减轻气道的炎症。如果症状非常严重，你的孩子可能需要住院治疗。经过治疗喉部痉挛得到缓解后，患儿很快会安静下来，进入沉睡。在罕见的情况下，可能还需要进行机械通气治疗。住院接受治疗的患儿，大多会在几天内完全康复。

预后如何?

绝大多数患有哮吼的儿童在数天内可完全恢复。儿童到大约5岁后，这种疾病基本不再复发。因为到了这个年龄段，儿童的气道变宽，因此不太可能出现感染性炎症导致的气道明显狭窄。

会厌炎

发生于会厌的炎症，会厌是在吞咽食物时覆盖于主气道上的一块软骨

- 最常见于1～6岁的儿童
- 性别、遗传和生活方式对本病的影响不明显

会厌是位于舌后方，喉头入口处的一片组织，其作用是在吞咽食物时，防止食物进入气道。会厌炎是一种比较罕见的疾病，会厌因感染而发生炎症。感染会厌炎时，会厌发生肿胀，导致主气道部分受阻。严重的会厌肿胀可以导致患儿无法呼吸。这种情况可危及生命，需要立即到医院进行紧急处理。

会厌炎是由B型流感嗜血杆菌（HIB）引起的，1～6岁的儿童是最常发病的人群。在英国，由于婴儿期的常规免疫接种（见13页），目前会咽炎已属罕见的病症。

有哪些症状？

发病常为急性和爆发性。在绝大多数患者中，会厌炎的症状在 1 ～ 2 小时内突然出现，包括：

- 高热。
- 严重的咽喉部疼痛。
- 吞咽困难。
- 滴流口水。
- 烦躁不安、焦虑。
- 呼吸急促、费力。
- 吸气时出现很大的声音。

如果有严重的气道梗阻，你的孩子会出现缺氧，可能引起其口唇、舌以及皮肤紫绀。如果你的孩子出现了吞咽或呼吸困难，你应该立即打电话叫救护车。

应该如何处理？

起初，你最需要做的就是使孩子及时得到医疗救助，然后是安慰你的孩子，尽量使他安静下来。你不应该试图检查孩子的喉咙，因为这会增加其痛苦，并导致气道的进一步梗阻。让孩子端坐，向前探出下巴，保持气流不受阻碍地进入肺部，这样他会感到舒服一些。

医生根据孩子的症状作出诊断。可以通过面罩给孩子吸湿化的氧气。在医院里，可能会给你的孩子实施手术——在吸入麻醉下，将管插入主气管以保持其开放。为了维持呼吸，可能还需要进行机械通气，以辅助呼吸治疗。给你的孩子静脉使用抗生素（见 572 页），以治疗 B 型流感嗜血杆菌感染。

预后如何？

绝大多数孩子在一周左右康复。保持气道开放的气管插管通常在大约 2 ～ 3 天后拔除。通常不会有长期的问题，而且会咽炎不会复发。

腺样体肥大

腺样体增大，腺样体是位于鼻腔后方的组织，是机体防御系统的一部分

最常见于7岁以下的儿童

性别、遗传和生活方式对本病的影响不明显

腺样体位于鼻腔后部，由淋巴组织组成，淋巴组织是机体抵御感染的防御系统的一部分。一部分儿童，尤其是 7 岁以下儿童，腺样体增大可能会导致呼吸困难及语言障碍。这种腺样体增大，有时是由于反复的呼吸道感染或过敏引起的。另外一些患者的腺样体肥大的原因不清楚。有时腺样体感染与扁桃体感染相伴发（见本页“扁桃体炎”）。

有哪些症状？

绝大多数腺样体肥大的孩子，其症状较轻，而且是逐渐出现的。这些症状包括：

- 经口呼吸，睡觉时打鼾。
- 持续性鼻塞及流涕。
- 说话带鼻音。

呼吸困难可能使你的孩子在夜间频繁醒来，以致孩子易疲劳及注意力不集中。增大的腺样体会导致一侧或双侧，连接嗓子与中耳的咽鼓管部分堵塞，引起反复发作的中耳炎（见 557 页“儿童急性中耳炎”）或中耳内液体聚集，导致听力损害（见 557 页“慢性分泌性中耳炎”）。年长儿童的腺样体增大会引起慢性鼻窦炎（见 290 页）。

应该如何处理？

医生会检查孩子的嗓子。如果症状轻微则不需要治疗，因为腺样体会随年龄的增长自然萎缩，通常在青春期前就会消失。但是，如果你的孩子睡眠经常受到影响、反复发生中耳感染或慢性分泌性中耳炎，医生会建议手术切掉腺样体。有时也会同时切掉扁桃体（见本页“扁桃体切除术及腺样体切除术”）。中耳内分泌物聚集通常用一种称为鼓膜置管术（见 558 页）的治疗方法来缓解，即向鼓膜插入一根很小的鼓室通气管来引流。

腺样体肿大的症状，通常随儿童渐渐长大而逐渐消失，到青少年时期就消失了。

扁桃体炎

扁桃体发炎，扁桃体是位于咽后方两侧的组织，是机体防御系统的一部分

最常见于10岁以下的儿童

性别、遗传和生活方式对本病的影响不明显

扁桃体是人体抵抗感染的、防御系统的重要组成部分，是位于喉后方两侧的淋巴组织。扁桃体发炎伴疼痛，则称为扁桃体炎。扁桃体炎通常是感染的结果，可以由病毒感染所致，如引起普通感冒（见 164 页）的病毒，也可以由细菌感染所致，如链球菌。

在 10 岁以下的儿童，由于扁桃体是最先接触到多种感染源的部位，因此扁桃体炎是很常见的疾病。有扁桃体炎的孩子通常也有腺样体肥大（见本页）。随年龄增大扁桃体逐渐变小，这也是成人很少发生扁桃体炎的原因（见 293 页“咽炎和扁桃体炎”）。

有哪些症状？

扁桃体炎的症状通常在 24 ～ 36 小时内出现。扁桃体炎的症状可能有：

- 咽痛及吞咽不适。
- 颈淋巴结肿大、疼痛。
- 发热。
- 头痛。
- 腹痛。

婴幼儿由于年龄太小而不能告诉父母他们的咽部有疼痛，但他们会因为吞咽时产生的不适而拒食、拒饮。这些孩子还会出现嗜睡或烦躁易激。

有时在扁桃体后方可形成伴有疼痛的脓肿，称为扁桃体周脓肿，会引起张口及吞咽困难。年幼的儿童，在发生扁桃体炎初期会出现体温急剧升高，可能引起惊厥（见 550 页“热性惊厥”）。

治疗

扁桃体切除术及腺样体切除术

对那些经常发生扁桃体感染的孩子，可以手术切除扁桃体。如果增大的腺样体引起呼吸困难或反复发生耳部问题，可以在切除扁桃体的同时切除腺样体。手术是在医院里在全身麻醉下进行的。手术后当天孩子就可以回家，在大约两周内可以完全康复。

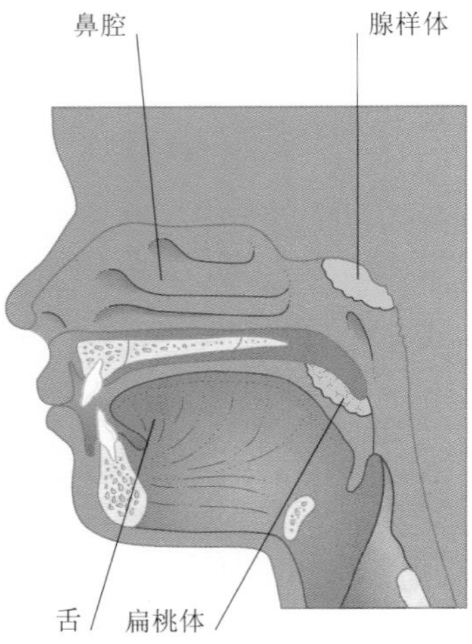

操作过程
手术切除扁桃体和腺样体是在全身麻醉下经口腔进行的。

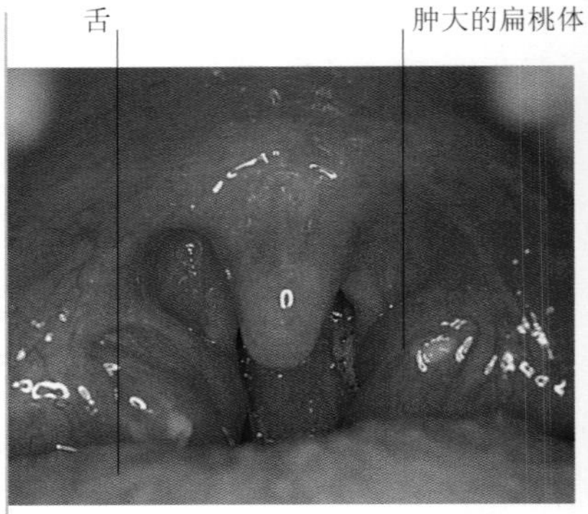

扁桃体炎
图中所示的双侧扁桃体由于感染，出现肿胀、炎症，这种情况称为扁桃体炎。

我该怎么办？

你可以在家中采取一些简单的自助措施以缓解孩子的不适。你可以给孩子服用扑热息痛口服液（见 589 页“止痛药物”），或推荐剂量的布洛芬来降温，鼓励孩子规律少量饮水，尤其是在孩子呕吐过后（见 165 页“退热”）。这可以预防脱水带来的严重后果。冷的、非酸性饮料如牛奶，可有助于缓解咽喉疼痛，但年长一些的患儿可能更喜欢冰淇淋或冰棒。给年长的患儿含止咳糖或用温盐水漱口有助于缓解咽痛。

如果自助措施不能将孩子的体温降到正常、孩子喝水很少，或其症状在 24 小时内没有缓解，应该去就医。

医生会如何处理？

医生会检查孩子的咽喉部，并做咽拭子来化验是否有细菌感染。他会检查孩子的耳朵，看是否有感染（见 374 页“耳镜检查”）。如果医生怀疑有咽喉部细菌感染，他会用抗生素（见 572 页）来治疗感染。

绝大多数扁桃体炎患儿能够在数天内完全康复。但是如果你的孩子不能喝足量的水，他可能会出现脱水，需要住院静脉补液及使用抗生素治疗。如果出现了扁桃体周脓肿，则需要手术切开排脓。

预后如何？

一些儿童会反复发生扁桃体炎，但到 10 岁左右时这种情况通常就少见了。如果儿童因为扁桃体炎不能正常上学的话，医生会建议切除扁桃体（见本页“扁桃体切除术及腺样体切除术”）。

神经系统疾病

神经系统包括大脑、脊髓及遍布全身的网络神经系统。尽管怀孕期间发生的异常可导致新生儿缺陷，但神经系统的严重疾病在儿童中并不常见。神经系统有时会受轻微疾病的影响，但很少受到感染及癌症的影响。

神经系统损害，无论是出生时还是儿童早期都可导致身体不同程度的残疾。本节的第一篇文章描述由于大脑和脊髓发育期缺陷导致的疾病，如脊柱裂及大脑性瘫痪。

儿童常被神经系统的轻微紊乱所困扰，如头痛及偏头痛，在下文中会提及。儿童偏头痛要比成人偏头痛更难发现，这是由于儿童通常表现为腹痛或呕吐而非头痛。接下来的文章将进一步讨论父母非常关心的神经系统的严重疾病，包括脑（脊）膜炎和急性脑病合并内脏脂肪变性，前者是累及整个大脑及脊髓的严重而危险的感染，后者是大脑及肝脏的炎症。最后一篇文章介绍了脑及脊髓肿瘤，两种疾病在儿童都较少见。

癫痫（见 324 页）是儿童时期的常见病，将在常见的神经系统疾病中讨论。

重要的解剖结构

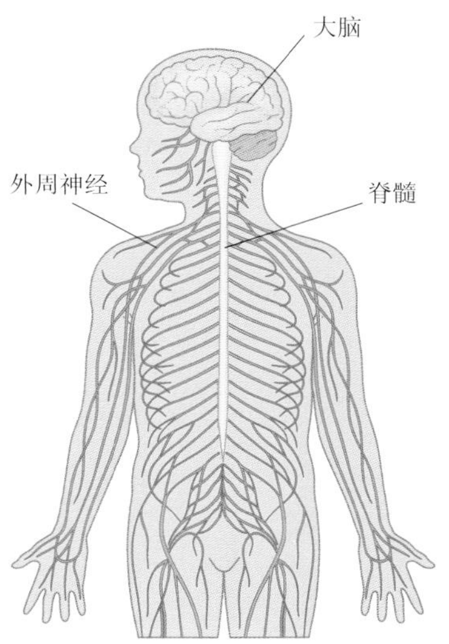

有关神经系统的结构和功能的更多信息，请参阅 311 ～ 318 页。

神经管缺陷

大脑和脊髓及其保护膜的发育异常

- 出生即存在
- 有时有家族聚集现象
- 怀孕期间服用某些药物是发病的危险因素
- 性别对本病的影响不明显

神经管缺陷是由于怀孕期间胚胎发育异常所致。神经管在怀孕第三周左右沿胎儿背部分化发育，随后分化为大脑和脊髓及其被膜。如果神经管不能完全闭合，可导致上述任何部分的缺陷。

脊髓和大脑是最常被累及的，可导致脊柱裂。脊柱裂所导致的后果不尽相同，轻者可表现为脊柱尾部出现凹陷或骶部出现一簇毛发及脊椎轻度畸形；重者可表现为脊髓完全暴露，称为脊髓脊膜膨出。大脑及颅骨较少被累及。自从 1992 年发现在怀孕早期补充叶酸可以预防神经管缺陷以来，脊柱裂发病率明显降低。

神经管缺陷的病因尚不清楚，但该病有家族发病倾向，提示可能与遗传因素有关。神经管缺陷可能与妇女在怀孕期间服用一些特异抗惊厥药物（见 590 页），如丙戊酸钠有关。

有哪些症状？

神经管缺陷的症状取决于其缺陷程度。通常情况下无明显症状，有些患者成年时期出现轻微症状，如背疼等而就诊，方才发现脊柱裂。严重神经管缺陷者会在儿童时期不同阶段表现出明显症状，主要累及身体下半部分，包括：

- 下肢瘫痪或力弱。
- 下肢感觉缺失。
- 膀胱及肠道功能异常。

约 8/10 的严重脊柱裂患儿会出现脑积水（见 548 页）。偶尔也会出现认知障碍。一部分患者因神经管缺陷导致脑（脊）膜炎。脑（脊）膜炎是覆盖于大脑及脊髓表面的膜性组织的严重感染［见 549 页“儿童脑（脊）膜炎”］。

治疗

脑积水分流术

脑积水由脑脊液溢出到脑室中所形成。分流术是将分流管放置于脑内治疗脑积水的方法。分流术将多余的液体引流至身体其他可以将其吸收入血的部位。当脑脊液压力升高时，液体就通过活瓣引流入腹腔内或少数情况下引流入心腔内。

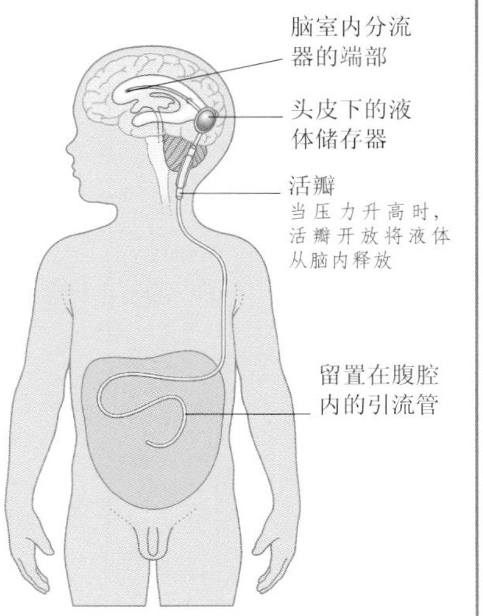

插入分流器
分流器的尖端部分，通过颅骨插入充满脑脊液的脑室内。引流管留在皮下，末端置于腹腔内。

如何诊断？

大多数神经管缺陷是通过产前常规血液检验及超声检查（见 512 页“孕期超声扫描”）发现的。如果发现神经管缺陷，医生会向父母说明这种疾病所包含的信息，并征求父母意见是否希望继续妊娠。

神经管缺陷患儿在出生后应该接受 CT 扫描（见 132 页）及磁共振（见 133 页）检查，以评估神经管缺陷的严重程度。

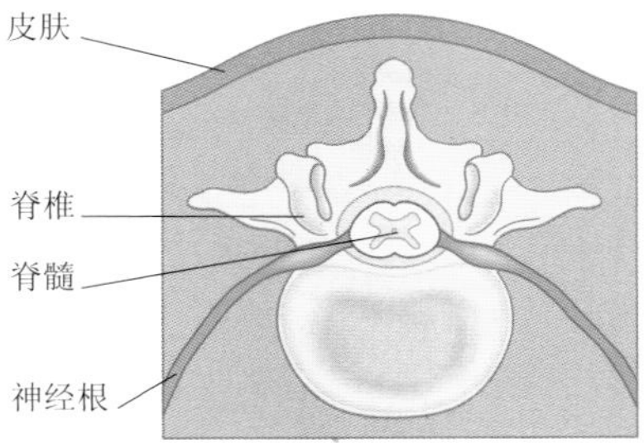

正常脊椎

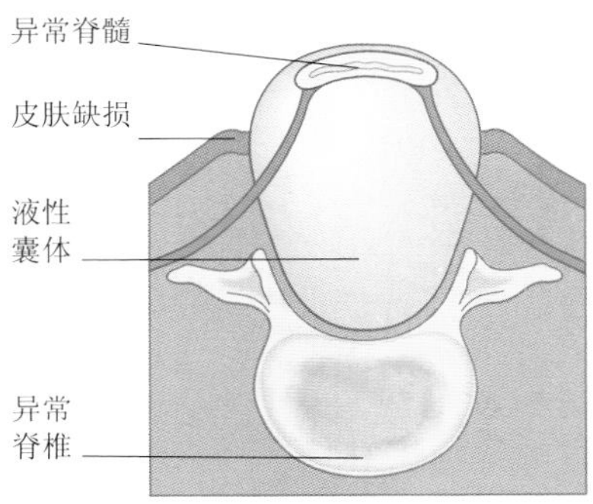

脊髓脊膜膨出

神经管缺陷
脊髓脊膜膨出是一种严重的神经管缺陷，由于脊椎没有完全形成导致。脊髓包含在液性膜内通过皮肤缺损部位膨出皮肤外。

如何治疗？

如果神经管缺陷较轻，则不需要治疗。但如果婴儿神经管缺陷严重，很可能在出生后不久即需要手术治疗。如果存在脑积水，则可能会放置引流管以释放多余的液体，同时可阻止脑室中更多的液体集聚（见本页“脑积水分流术”）。

即使做完手术，神经管严重缺陷的孩子仍可能留下永久性残疾而需要终身护理。应该为患儿的整个家庭提供物质和精神方面的支持。神经管缺陷患儿通常需要规律物理治疗（见 620 页）以尽可能保持其运动功能，部分孩子会需要轮椅。对于不能正常排尿的孩子，培训其规范使用导尿管（见 455 页“膀胱置管术”）很有必要。部分孩子还可能需要特殊教育。很多家庭加入了支援团体以获得相互支持。

如何预防？

你可以通过在孕前和孕后的头 3 个月遵医嘱补充叶酸，来降低胎儿患神经管缺陷的风险。如果你已经生育过有神经管缺陷的孩子，医生会建议你服用更大剂量的叶酸。如果一对夫妇的近亲中有神经管缺陷患者，则他们生育的孩子患该病的风险增加，他们应在怀孕前进行遗传咨询（见 151 页）。

预后如何？

有轻微神经管缺陷的孩子寿命是正常的。如果该病影响到身体形态发育，则日后患骨关节炎（见 221 页）的风险会增加。大脑和 / 或脊髓广泛损伤的孩子寿命可能会缩短。

脑积水

颅内液体异常集聚，称为脑积水

年龄和遗传是与本病病因相关的危险因素

性别和生活方式对本病的影响不明显

脑积水是早产儿及有其他出生缺陷，如脊柱裂（见 547 页“神经管缺陷”）患儿的常见疾病。

脑脊液（CSF）是脑室内产生的，在大脑组织及脊髓周边流动，以保护大脑和脊髓不受伤害。如果脑室内脑脊液生成过多，就会发生脑积水，引起脑室扩张。当大脑中引流脑脊液的系统被损害或发生阻塞，或者脑脊液生成过多时，就会发生脑积水。在这种情况下，颅内压力升高会导致大脑损伤。

脑积水可由出生时即存在的脑缺陷所致，也可由脑（脊）膜炎［见 549 页“儿童脑（脊）膜炎”］或脑肿瘤（见 550 页“儿童脑和脊髓肿瘤”）所引起，脑（脊）膜炎是覆盖于大脑及脊髓表面的膜性组织所发生的严重感染。

有哪些症状？

脑积水的症状因儿童年龄不同而各异，但以下症状可见于所有脑积水患儿，包括：

- 呕吐。
- 嗜睡。
- 无法平静下来。

在年幼的儿童中，颅骨骨缝尚未闭合，可稍分开，能容纳多余的液体。因此，婴儿脑积水的第一个信号，可能就是头颅增大且增长速度过快，囟门（婴儿头顶柔软的区域）变宽变大。在年长的脑积水患儿中，由于颅骨已融合，头颅不会增大，而以颅内压增高性头疼为首发症状。

如果不经治疗，脑积水可以导致癫痫及大脑性瘫痪（见本页），从而引起儿童的运动障碍及姿势异常。脑积水还会影响视力和听力，并且导致智力低下。

如何诊断？

脑积水有时可以通过孕期常规超声检查（见 512 页“孕期超声扫描”）诊断出来。

如果婴儿在出生后被怀疑患有此病，医生会为患儿安排头部的超声扫描（见 135 页）或 CT 扫描（见 132 页），

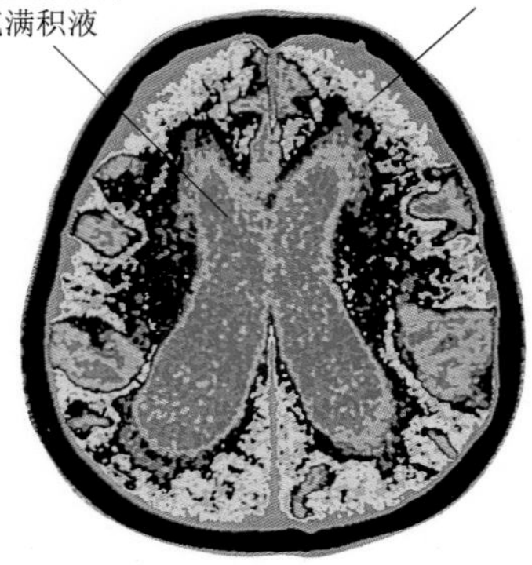

脑积水

在这张 CT 扫描图中，大脑中央的脑室已被异常充盈的液体扩张。

以检查是否有梗阻或其他畸形。

如何治疗？

脑积水患儿通常需要手术治疗。在手术中，将一根称为引流管的管子插入脑室，以引流出过多的脑脊液（见 547 页“脑积水分流术”）。通常情况下，这根引流管会被永久性留置。

另外，医生会让孩子服用药物，以减缓大脑内脑脊液的生成。如果是肿瘤等原因引起的梗阻性脑积水，则应该积极治疗原发病。

如果在发生严重的脑损伤之前就能够得到治疗，那么部分脑积水的患儿可以正常生活。但如果因病情严重或没有及时治疗而导致身体残疾或认知障碍，则患儿及其家人需要长期的物质及精神方面的支持。

有脑积水患儿生育史的父母，由于再次生育该病患儿的风险是增加的，因此他们需要进行遗传咨询（见 151 页）。

大脑性瘫痪

未成熟大脑受到损害所导致的运动及姿势异常

年龄是与本病病因相关的危险因素

性别、遗传和生活方式对本病的影响不明显

大脑性瘫痪，简称脑瘫，它不是一种疾病的名称，而是一个通用名词，用以描述一类能够影响运动及姿势的疾病。是由各种不同病因所致脑部损害的综合征。这些疾病都是由于在胎儿期或分娩过程中，或者儿童早期，正在发育的大脑受到损伤所致。大脑性瘫痪患儿不能正常支配四肢及摆出正常的姿势，但其智力通常不受影响。尽管大脑损伤不是进行性的，但其所产生的症状会随儿童生长而改变。部分儿童有一些难以察觉的症状，但其他儿童可能有严重残疾。在英国，每 400 名儿童中有 1 名儿童患有大脑性瘫痪。

由哪些原因引起？

在很多情况下，引起大脑性瘫痪的病因不明。但是，由于母亲在怀孕期间的传播，使胎儿感染风疹或巨细胞病毒（见 530 页“先天性感染”）是引起该病的原因。难产期间缺氧（见 518 页“分娩过程中的问题”）也可导致大脑性瘫痪。早产儿因未成熟的大脑容易有不正常的出血现象（见 530 页“早产儿常见问题”），成为大脑性瘫痪的高危人群。在儿童早期，大脑性瘫痪可发生于脑（脊）膜炎感染或头部损伤（见 322 页）后，脑膜炎是大脑被膜发生严重感染［见 549 页“儿童脑（脊）膜炎”］。

有哪些症状？

如果在怀孕期间或分娩过程中发生了大脑损伤，新生儿可能表现为下肢无力及喂养困难。此时即使新生儿出现不典型症状，如焦躁不安，父母也会意识到患儿存在某些问题，从而早期发现疾病。更多情况下，直到 6 个月后才会出现症状，可能包括：

- 单个或多个肢体无力或僵硬。
- 拒绝使用某个肢体。
- 异常的不自主运动。
- 步态异常，如剪刀样步态等。
- 运动发育迟缓（见 553 页）。
- 吞咽困难。
- 语言障碍。
- 慢性便秘（见 560 页“儿童便秘”）。

多数患儿有视力问题，如斜视（见 555 页）以及听力损害（见 556 页“先天性聋”）。约半数儿童有认知障碍（见 553 页“广泛学习障碍”）。

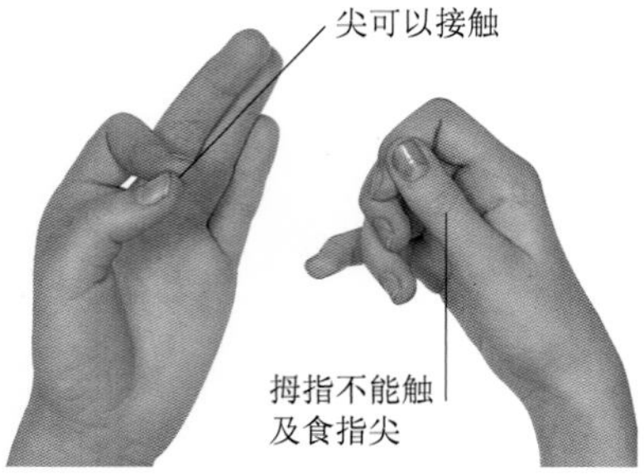

大脑性瘫痪患者平衡协调能力差

大脑性瘫痪患者通常不能平衡协调身体某些部位的运动。图中的左手运动正常，右手协调能力差。

有哪些并发症？

如果存在肢体僵硬，大脑性瘫痪儿童可能会出现行走困难、姿势异常。该病也会增加关节脱位，尤其是髋关节脱位的风险。有时大脑性瘫痪患儿会出现癫痫（见 324 页）发作。如果孩子因为身体残疾及不能清晰交流而产生恐惧时，可能会出现行为问题。严重的大脑性瘫痪患儿因咳嗽无力而易患肺部感染。

应该如何处理？

在婴儿期早期，大脑性瘫痪很难诊断。当孩子年龄较大时，症状可能会逐渐明显。一旦怀疑该病，医生会为孩子安排 CT 扫描（132 页）或磁共振成像（见 133 页），以明确大脑是否受到损害。

一旦诊断明确，整个家庭的生活方式都要作出调整，以保证大脑性瘫痪患儿得到更好的护理。很多轻度残疾的患儿仅需要物理治疗（见 620 页），但严重残疾的患儿则需要长期治疗及特殊的支持。重点是对个性化需求进行评估，以及帮助孩子实现最大潜能。针对纠正异常姿势的物理治疗在患儿护理中起着非常重要的作用。父母可以鼓励孩子玩一些能够锻炼肌肉及平衡能力的游戏。

仅有轻微身体残疾的孩子，可以正常上学。残疾较严重或智力受影响的孩子更适宜上特殊学校。

对于大脑性瘫痪的并发症在必要时可以进行治疗。例如，如果你的孩子出现听力损害，他可以佩戴助听器。在家里护理残疾儿童是件很痛苦的事，短期寄宿护理或寄宿学校可以暂时缓解压力。

预后如何？

轻度残疾的儿童，通常可以生活得充实快乐，并在成年后能够独立生活。严重残疾的儿童，尤其是吞咽困难的儿童，更容易发生肺部感染，从而影响寿命。

儿童头痛

累及头部的程度不等的疼痛，有时由原发病引起

最常见于学龄期儿童

性别、遗传和生活方式是与本病病因相关的危险因素

头痛是儿童时期的常见症状。通常引起暂时性不适，但是如果头痛剧烈或

反复出现，则可能提示某种潜在疾病，需要及时就医。

年幼儿，尤其是5岁以下的儿童，通常不能明确指出疼痛的具体位置。当出现牙痛、耳部疼痛，甚至身体其他部位疼痛如腹痛时，他们可能会描述成头痛。

由哪些原因引起？

儿童头痛的原因有很多，但其中大部分不严重。尤其是在年长儿中，多数头痛的原因通常与成人是相同的（见320页“头痛”）。但是，父母会担心他们的孩子患有严重的疾病，如脑（脊）膜炎［见本页“儿童脑（脊）膜炎”］或脑肿瘤（见550页“儿童脑和脊髓肿瘤”）。虽然这两种疾病只占儿童头痛原因的一小部分，但重要的是，父母了解了这两种病的主要症状，可以让他们知道在何种情况下需要向医生求助（见50页“头痛”）。

儿童的短暂性头痛通常由病毒感染，如普通感冒（见164页）引起。这些感染无需治疗，数日内可恢复正常。很多学龄期儿童患有复发的紧张性头痛（见320页）。大多数患儿的紧张性头痛通常不超过24小时，可能与学校或家庭中的精神压力有关。视力问题如近视眼（见365页“近视眼”），有时可引起持续性头痛。在15岁儿童中，约有1/10的儿童曾有过一次或多次偏头痛（见本页“儿童偏头痛”）。

我该怎么办？

如果出现了严重头痛伴呕吐或嗜睡，应立刻去看医生。如果孩子在受到头部外伤后失去知觉，即使持续时间不长，也应立即送往医院。如果头痛较轻，鼓励孩子多休息，并给予口服扑热息痛或布洛芬以缓解不适（见589页“止痛药物”）。

如果你怀疑孩子是由于压力大导致的头痛，可以通过沟通来寻找导致其紧张焦虑的原因，从而帮助孩子缓解头痛。如果孩子有无明显原因反复发作的头痛，应咨询医生。

医生会如何处理？

如果医生通过体检没有找到令人担心的病因，则通常不需要进一步检查。如果医生怀疑脑（脊）膜炎，他会立即收孩子住院治疗。少数情况下你的孩子需要做头颅CT扫描（见132页）或磁共振成像（见133页），以检查是否有外伤或排除肿瘤可能。

如果你的孩子一般情况良好，但仍有持续的规律性头痛，则需要进行眼部检查以排除视力问题，如果视力有问题配镜师会建议你的孩子佩戴眼镜。

儿童偏头痛

反复发作的症状，包括头痛及腹痛

- 2岁时即可出现
- 女孩更常见
- 有时有家族聚集现象
- 可能由特定的食物、刺激性气味和香料引起

偏头痛是导致儿童头痛的重要原因，尤其在女孩中更为常见，约有1/10的15岁儿童曾患偏头痛。该病在儿童2岁时即可出现。但儿童偏头痛通常不容易被发现，其特征不同于成人偏头痛。成人偏头痛多表现为一侧头痛及恶心的症状（见320页“偏头痛”），而在年幼的儿童，通常表现为反复发作的腹痛或呕吐，而没有典型头痛，发作见于任何时间，易在清晨。

由哪些原因引起？

部分儿童出现偏头痛的原因目前仍不清楚，但本病有时呈现家族性发病，提示可能有遗传因素参与。偏头痛被认为与颅内血管血流变化有关。也可能与大脑中某些化学物质水平的变化有关，这种改变也可导致身体其他部位出现症状。

一些特定的物质被认为能够导致偏头痛。这些物质包括一些食物，通常有巧克力、芝士、柑橘类水果、酒精及可吸入性物质，如香水、汽油及烟草。

有哪些症状？

8岁以下儿童偏头痛的症状可能不包括头痛。下列症状可在数小时内逐渐表现出来，包括：

- 腹部中央疼痛。
- 皮肤苍白。
- 疲劳。
- 呕吐。

通常这些症状会持续数日。如果孩子慢慢长大后仍然有偏头痛，那么他们与成人偏头痛症状可能更相似。这些症状可在数小时内出现，它们包括：

- 视觉障碍，如视物闪烁。
- 头痛，尤其单侧头部疼痛。
- 恶心呕吐。
- 畏光。

少数情况下，患儿可能会出现短暂性的单侧上肢或下肢无力。

应该如何处理？

医生可能根据你孩子的症状诊断偏头痛。有时，医生会为孩子安排头颅CT扫描（见132页）或磁共振成像（见133页），或给年幼儿做腹部超声扫描以排除其他疾病。

在光线较暗的房间里卧床休息，会使你的孩子感觉较舒服。服用止痛药物（见589页）有助于缓解头痛及腹痛。如果症状严重，医生会用特殊药物（见590页“抗偏头痛药物”）。β-受体阻滞剂（见581页）可作为长期的应用药物，以预防持续性偏头痛。饮食专家会评估你孩子的饮食情况，以寻找可能触发偏头痛的食物。

经过治疗通常可以控制儿童偏头痛的症状。治疗时可先使用阿司匹林，必要时可以使用含有麦角胺的药物，以减轻头痛。仅在发作频繁的患儿使用预防发作的药物。尽管在某些病例中偏头痛会持续至成年，但随着年龄增长该病通常会自然缓解。

儿童脑（脊）膜炎

大脑及脊髓膜发生的炎症，通常由细菌或病毒感染引起

- 居住条件拥挤是发病的危险因素
- 年龄是与本病病因相关的危险因素
- 基因和遗传对本病的影响不明显

脑（脊）膜炎是大脑和脊髓表面覆盖的膜性物质发生的严重感染。细菌性脑（脊）膜炎是一种可能致死的疾病，在英国，每年有150～200人因此病而死亡。大部分细菌性脑（脊）膜炎发生于3岁以下的婴幼儿，15～25岁的青年人也可发病。脑（脊）膜炎可爆发流行于密切接触的儿童群体，如托儿所和学校。病毒感染引起的脑（脊）膜炎较细菌性脑（脊）膜炎病情轻微且很少危及生命。

由哪些原因引起？

儿童细菌性脑（脊）膜炎多由链球菌或脑（脊）膜炎奈瑟菌感染所致。最近，脑（脊）膜炎的另一种主要致病菌B型流感嗜血杆菌也被分离出来。在英国，常规免疫接种（见13页）B型流感嗜血杆菌疫苗及C型脑（脊）膜炎奈瑟菌疫苗，使这些特异感染已不常见。但是，目前脑（脊）膜炎的常见致病菌——B型脑（脊）膜炎奈瑟菌的疫苗尚不可用。另一种A型脑（脊）膜炎奈瑟菌，在英国很少见。出生后2～3个月的婴儿的脑（脊）膜炎大多是由B型流感嗜血杆菌引起的。肺结核（见300页）也是导致细菌性脑（脊）膜炎的原因，但在儿童中不常见。

病毒性脑（脊）膜炎可以由多种不同的病毒引起，包括水痘（见165页）及流行性腮腺炎（见167页）病毒。

有哪些症状？

细菌性脑（脊）膜炎与病毒性脑（脊）膜炎的症状相似。但是，细菌性脑（脊）膜炎病情进展更快，可在数小时内导致严重疾病。与成人不同的是，患脑（脊）膜炎的年幼儿尤其是未满两个月的幼儿可能没有明显症状，通常很难与其他较轻的感染性疾病鉴别。年幼儿可能出现的症状包括：

- 发热。
- 嗜睡、烦躁不安、哭声尖厉。
- 拒食、呕吐和／或腹泻。
- 流行性脑脊髓膜炎中，会出现特征性皮疹，紫红色，大小不一，小至针尖样大至斑片状，压之不褪色（见57页“红色皮疹”）。

此外，年长儿可能会出现成人脑（脊）膜炎的典型症状，包括：

- 严重头痛及颈项强直，头向前屈时尤其明显。
- 畏光。

细菌性脑（脊）膜炎不经治疗，可能会发生惊厥、癫痫，随后出现意识丧失、昏迷（见323页）甚至死亡。少数情况下可引起脑脓肿（见327页）。

应该如何处理？

脑（脊）膜炎患儿需要紧急治疗，通常需要住在重症监护病房（见618页）。一旦怀疑细菌性脑（脊）膜炎，在化验结果出来之前，都应给予一种或多种抗生素（见572页）。医生通过腰

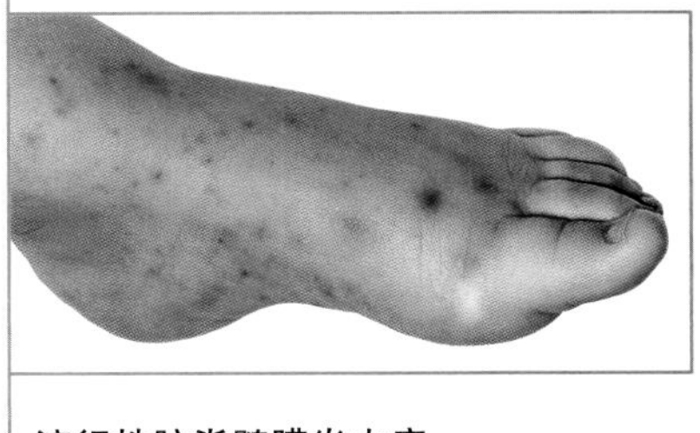

流行性脑脊髓膜炎皮疹
这种特征性皮疹可以出现于身体任何部位，且压之不褪色，是流行性脑脊髓膜炎的标志。

椎穿刺（见 326 页）采集脑脊液样本进行检查，以明确诊断。如果脑脊液中未检测到脑（脊）膜炎相关细菌，将停止应用抗生素。医生会给患儿静脉补液以防脱水，如果出现癫痫会给其应用抗惊厥药物（见 590 页）。

与患儿密切接触者，如家人或同班同学，应口服抗生素加以预防。

预后如何?

病毒性脑（脊）膜炎患儿通常可在两周内康复。虽然对细菌性脑（脊）膜炎的治疗已有很大进展，但仍然有较高的死亡率和致残率，死亡率为10%。大约 1/10 的患儿在康复后，会遗留永久性问题，如听力损害或癫痫（见 324 页）。

热性惊厥

身体其他部位而非脑部感染引起的惊厥，称为热性惊厥

- 最常见于6个月至5岁的儿童
- 男孩稍多见
- 有时有家族聚集现象
- 生活方式对本病的影响不明显

热性惊厥是儿童时期最常见的疾病，发病率可高达 5%。该病在男孩中稍多见。热性惊厥常在病毒感染 24 小时内出现，如咽喉疼痛或普通感冒（见 164 页）。有时，惊厥也可出现于细菌感染，如耳部或上呼吸道感染。惊厥是由于体温急剧升高导致儿童大脑细胞的异常电活动引起的，首次发作年龄多在出生后 6 个月至 3 岁之间，绝大多数在 5 岁后不再出现。

热性惊厥会导致躯体痉挛样动作，应引起父母警惕。但是，热性惊厥通常很少引起严重后果，且并不代表大脑有缺陷或癫痫（见 324 页）。热性惊厥有时呈家族性发病。

有哪些症状?

热性惊厥的症状多发生在患儿体温骤然升高时，包括：

- 意识丧失。
- 四肢强直及角弓反张（项背高度强直，使身体仰曲如弓状）。
- 四肢异常活动。
- 眼球上翻。
- 呼吸暂停，可导致皮肤紫绀。

热性惊厥通常持续 2 ～ 4 分钟，少于 15 分钟。抽搐之后孩子往往会入睡。如果你的孩子出现任何形式的惊厥，应立即咨询医生。如果惊厥持续 5 分钟以上，立即打电话叫救护车。

我该怎么办?

当孩子出现惊厥时，你不要试图约束他的动作，而应把孩子周围放置的危险物品移开，在孩子的四周围上毛巾或毛毯以保护孩子免受外伤。在惊厥过后，孩子开始恢复意识，并完全清醒至可以吞咽后，应给孩子喂服扑热息痛（见 589 页“止痛药物”）以帮助孩子退热。

医生会如何处理?

当医生见到孩子时，惊厥可能已经停止。医生会给孩子测量体温，并寻找发热的原因。医生可能会安排孩子住院，尤其在其体温居高不下时。医生可能会为孩子做腰椎穿刺(见 326 页)，抽取脑脊液，以排除脑膜炎［见 549 页“儿童脑（脊）膜炎”］导致惊厥的可能。其他化验如尿液检查或咽拭子等也可用来寻找细菌感染的证据。

对于大多数发作短暂的惊厥，仅需针对引起高热的原因进行治疗即可，包括退热等措施，也不需要做更多的检查。但如果你的孩子长期反复发生热性惊厥，则需要给其服用抗惊厥药物（见 590 页），需要进行脑电图检查，看有没有新出现的异常脑电图波形。如果存在细菌感染，医生会给孩子开抗生素类药物（见 572 页）。约有 1/3 发生过热性惊厥的孩子会在一年内再次出现惊厥。约 1% 的患儿可能在以后发生癫痫。

急性脑病合并内脏脂肪变性

一种罕见的疾病，脑和肝脏突然出现的急性炎症

- 最常见于5～12岁的儿童
- 儿童时期服用阿司匹林是发病的危险因素
- 性别和遗传对本病的影响不明显

急性脑病合并内脏脂肪变性是一种极其罕见的疾病，在英国儿童中发病率低于十万分之一。该病导致脑炎（见 326 页“病毒性脑炎”）和肝脏炎症（见 408 页“急性肝炎”），可致死。该病常发生于 12 岁以下的儿童。急性脑病合并内脏脂肪变性的具体病因尚不明确，但在某些病例中可能与病毒感染如水痘（见 165 页）有关。一些儿童在服用阿司匹林大约 7 天后发生急性脑病合并内脏脂肪变性，可能是在病毒感染的基础上，阿司匹林诱发了这种疾病，因此不建议 16 岁以下的儿童应用。

该病的症状在数小时内迅速出现，可能包括呕吐、烦躁不安、嗜睡和癫痫。随着病情进展可出现意识丧失、昏迷（见 323 页），最终可能出现呼吸停止。

应该如何处理?

如果孩子非常虚弱，需要送进重症监护病房（见 618 页）。确诊检查包括抽血化验以评估肝功能，脑电监测（见 324 页“脑电图”）及 CT 扫描（见 132 页）或磁共振成像（见 133 页），以明确是否存在脑水肿。还可能取肝脏组织样本放在显微镜下检查（见 410 页“肝活检”）。

该病无特异治疗，在一般情况恢复前，主要是针对病情进行支持治疗，如机械通气等。半数以上的急性脑病合并内脏脂肪变性患儿可以自愈。但是，处于深度昏迷状态的患儿预后很差，可能导致死亡。在某些情况下，急性脑病合并内脏脂肪变性可导致长期的发育障碍，如语言和认知障碍。

儿童脑和脊髓肿瘤

大脑和脊髓中生长的异物，通常为恶性肿物

- 男孩稍多见
- 遗传可能是根本原因
- 年龄和生活方式对本病的影响不明显

尽管脑和脊髓肿瘤在儿童中很少见，但在所有儿童肿瘤中仍占近 1/4 的比例。该病在男孩中较多见。大部分这类肿瘤起源于脑或脊髓的神经细胞或神经被膜细胞。脑和脊髓肿瘤通常为恶性，但很少向其他部位播散。引起该类肿瘤的原因目前尚不完全清楚，但在遗传性神经纤维瘤病（见 536 页）或结节性硬化病的患儿中，发病率是增高的。神经纤维瘤病患者，其瘤体沿神经纤维生长，而结节性硬化病患者的瘤体形成于脑内，并随着年龄增长逐渐硬化。

有哪些症状?

脑肿瘤的症状通常逐渐出现，且最初的症状大多不具有特异性，如婴儿体重不增加或年龄稍长的儿童在学校表现变差。脑肿瘤通常在瘤体长大到一定程度之后，才得以诊断，症状通常包括：

- 头痛及呕吐，早晨为甚。
- 动作笨拙且不稳。
- 双眼视物协调性异常（见 555 页“斜视”）。
- 性格改变。

有时，脑室中有积液形成（见 548 页“脑积水”）。如果肿瘤在脊髓中，症状可能有：

- 背部疼痛。
- 排尿困难。
- 行走困难。

如果儿童出现背部疼痛，应尽快去看医生。

应该如何处理?

如果医生怀疑孩子有脑肿瘤或脊髓肿瘤，他可能会安排患儿做 CT 扫描（见 132 页）或磁共振成像（见 133 页）以寻找肿瘤。如果找到肿瘤，则将在全身麻醉下取一小块组织样本，进行显微镜检查。

一旦诊断明确，通常会手术切除肿瘤。可能会进行放射治疗（见 158 页），某些情况下，也可能会使用化学药物治疗（见 157 页）。如果脑组织周围积聚液体过多，则可能将引流管插入颅内，引流积液到腹腔中（见 547 页“脑积水分流术”）。

如果孩子患有肿瘤，会有专家团队向患儿家人提供心理支持（见 624 页“心理咨询”）。

预后如何?

尽管脑肿瘤和脊髓肿瘤的病情严重，且通常诊断较晚，但仍有一半的患儿可存活 5 年以上。远期预后取决于脑肿瘤和脊髓肿瘤的种类。部分经过治疗存活的患儿，可能存在长期残疾或学习障碍。

神经母细胞瘤

起源于神经组织的恶性肿瘤，通常发生于肾上腺

- 最常见于5岁以下的儿童
- 男孩稍多见
- 可能与基因异常有关
- 生活方式对本病的影响不明显

尽管罕见，但神经母细胞瘤仍然是 1 岁以下儿童最常见的恶性肿瘤。该病

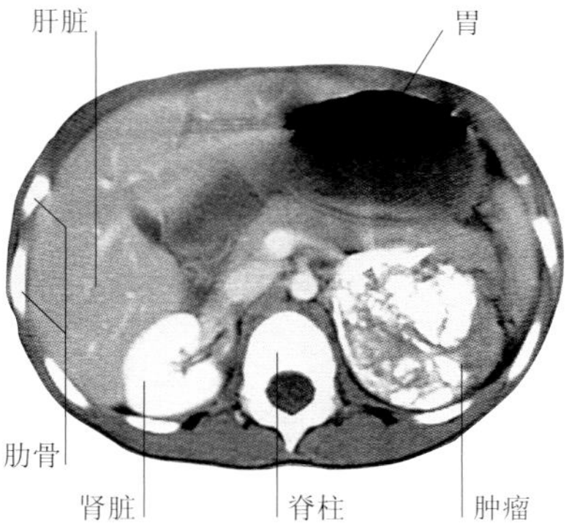

神经母细胞瘤
这是一张儿童上腹部CT扫描图，图中所示为一侧肾上腺神经组织中的神经母细胞瘤。

在男孩中较多见。这些肿瘤大多起源于胚胎期未分化的神经组织。神经母细胞瘤可以发生在腹腔，也可发生于胸部或盆腔，但后者相对少见，且常四处播散。约半数神经母细胞瘤发生在位于双肾上方的肾上腺。尽管有人认为与遗传因素有关，但该病的确切病因仍不明确。

有哪些症状？

神经母细胞瘤引起的症状可能出生时即存在，并在儿童期逐渐发展。包括：

- 腹部肿块。
- 皮肤表面淡蓝色无痛性肿块。
- 乏力。
- 眼球震颤。

如果神经母细胞瘤在体内播散，可出现诸如骨痛等其他症状；如果累及淋巴结，则可出现颈部或腋窝肿胀；如果肿瘤播散到骨髓，则可发生贫血（见271页）。

应该如何处理？

如果医生怀疑神经母细胞瘤，他会给孩子安排尿液检查来寻找肿瘤标志物。确诊需依据活体组织检查。可能需要做磁共振检查（见134页）或做放射性核素检查（见136页），以明确肿瘤是否播散。骨髓穿刺和活检（见274页）也可用来检查是否有骨转移。如果条件允许，可手术切除肿瘤。放射治疗（见157页）及化学药物治疗（见158页）也可能被应用到。

如果肿瘤尚未扩散，约九成的孩子可以在术后存活5年。但如果肿瘤扩散，预后则很差，在明确诊断后仅有约2/10的孩子能够存活一年。1岁以下小儿的神经母细胞瘤可能不治自愈。

发育及心理问题

儿童发育是一个连续的过程，以可观察到技能和行为进步作为标志。一个人生长发育的速度受很多方面的影响，包括家庭环境及身心健康。在某些儿童，心理障碍可能导致发育迟缓。

这一节的前两篇文章叙述了睡眠及饮食问题，这些问题可以影响整个家庭，但通常采用简单的自助方法就能够解决。第三篇文章主要讨论在发达国家愈发常见的儿童肥胖问题，以及因此导致的远期的健康问题。第四篇文章的内容涉及大便失禁问题。接下来介绍自闭症谱系疾病导致的、更为严重的问题，包括沟通及社交障碍。自闭症可能与脑部异常有关，是终身性疾病，但是如果经过适当的教育和治疗可以得到改善。

接下来的文章介绍导致儿童发育迟缓的疾病。包括广泛学习障碍、特异性认知障碍和语言障碍，前者可影响生长发育的各个方面，而后者总体看似正常，其某一些方面存在缺陷。

最后两篇文章介绍注意缺陷［伴多动］和品行障碍，这两种问题可能是由于药物、精神病学或社会性原因引起的。专业指导及治疗效果通常较好。

儿童睡眠问题

一种夜间睡眠障碍，可导致家庭生活破裂

- 最常见于5岁以下的儿童
- 压抑的家庭生活环境是发病的危险因素
- 性别和遗传对本病的影响不明显

很多儿童在1岁之前是整晚安睡的，但约有1/3的孩子夜间频繁觉醒，这种情况可持续至5岁甚至更大。睡眠问题很少影响健康，但可能会破坏家庭生活，以及影响年长儿在学校的表现。

儿童睡眠中断，通常是一过性的，仅发生于日间生活不规律或有所改变的时候。睡眠问题也可能与疾病有关，如耳部感染或各种原因引起的咳嗽，还可能与引起焦虑的事情，如家人争吵有关。

有哪些类型？

儿童睡眠问题分为不同的几种。在幼儿中，最常见的问题是不能独自平静入睡。这种烦躁不安有时是由于担心与父母分开，也可能是由于环境嘈杂或怕黑引起的。这种睡眠问题很可能是因为睡觉时间过早或睡眠时间改变引起的。

大多数儿童夜间睡眠时会有数次短暂的觉醒，这无需担心。但是噩梦会引起儿童猛然惊醒，尤其多见于5岁儿童。噩梦通常由惊吓或不寻常经历引起，如果频繁出现则可能提示孩子存在焦虑事件。

夜惊是夜间突发睡眠问题的另一种表现形式，可能在无明显原因的情况下出现，通常见于4～6岁的孩子。夜惊症期间，孩子可能由于严重恐惧而惊叫。尽管孩子看上去是清醒的，但其实际上可能仍处于睡眠状态，所以孩子不认人，无法安慰。如果孩子从夜惊中醒了，他可能几乎记不起当时的情形。夜惊通常于入睡2小时后持续发生数分钟，然后孩子会又入睡。在夜惊前孩子可能表现出不安的情绪。有半数夜惊的患儿都伴有梦游，通常家族中有人有类似情况。

梦游症多发于学龄前及学龄期儿童，到青春期后常会自动消失。梦游中的孩子可能会下床无目的行走，通常能够自行回到床上。在梦游发作时很难被叫醒，发作后记不起发作时的情形。

应该如何处理？

一些简单的方法就可以有效地解决儿童睡眠障碍。你应该形成规律的生活习惯，在每晚的同一时间给孩子洗澡、讲故事。没有必要孩子刚一哭闹就去看他，因为通常孩子啼哭数分钟会自动停止。如果你认为失眠或噩梦是由潜在的焦虑所引起，如恐怖的电视节目或家庭压力，你应该同孩子沟通这些问题。

如果你的孩子有夜惊症，当他处于夜惊前的不安状态时及时叫醒他，这样常可阻止夜惊的发生。一旦出现夜惊，你只需要陪着孩子直到恐惧感消失。对于梦游的儿童，不要惊醒他，但要轻轻地引导其回到床上。

大多数情况下，让孩子安心并为其安排规律的生活，可以在数周内帮助其建立正常的睡眠习惯。大多数儿童最终能够在夜间安静入睡，克服噩梦、夜惊及梦游症。8岁左右的儿童很少会再出现睡眠问题。

儿童饮食问题

饮食习惯的改变可能提示心理问题

- 压抑及不和谐的家庭环境是发病的危险因素
- 年龄和性别是与本病类型相关的危险因素
- 遗传对本病的影响不明显

儿童时期的饮食问题很常见，约1/10的年幼儿童会遇到此类问题。通常饮食问题是生长过程中的一部分，且随着孩子的成长会慢慢消失。但是持续存在的饮食问题可能与家庭生活压力有关。

有哪些类型？

有些儿童吃饭过少或有挑食的毛病。而其他一些儿童则可能吃饭过多或有异食癖。

拒食通常是年长儿宣称其独立的常用方法，如果不影响正常生长和体

自助措施

鼓励你的孩子吃饭

如果你的孩子对某些食物过于挑剔而不肯吃，以下方法可能对你会有帮助：

- 保证用餐时的气氛轻松。不要给孩子压力，让其吃光自己碗里的每一样食物。
- 把食物分成小份，在孩子吃光后再给第二份。
- 不要给孩子准备很多零食或在餐前喝太多水。
- 做饭时多发挥想象。如将三明治切成装饰物形状，在盘中用水果和蔬菜摆出图案。
- 不要坚持给孩子吃他所拒绝的食物，试着在一周或两周内避免食用这种食物。
- 吃饭时移开或关掉分散孩子注意力的物品，如玩具或电视等。

重增长通常不严重。年长儿拒食可能是由于情绪低落，对于情况非常严重者，尤其是女孩子，需要警惕神经性厌食症（见 348 页）。儿童器质性疾病导致的食欲下降也常见，尽管也可能是由于焦虑引起的，但不同于拒食。

挑食的习惯影响约 1/4 的学龄期儿童。挑食的孩子坚持只食用某些食物，但只要其饮食不是很单一，一般不会出现营养问题。

异食癖是指喜欢吃非食用物质，如土、煤或粉笔。该病有时会很危险，比如，吮吸或食用某些颜料会导致严重的铅中毒。异食癖通常发生于有其他行为问题的孩子，且很可能与缺乏营养元素有关，比如铁。

吃得过多通常会导致肥胖（见本页“儿童肥胖”）。当儿童感觉不安全或被忽视的时候，可能通过吃东西来安抚自己。

应该如何处理？

如果你的孩子不吃饭，你可以通过几个方法来解决（见 551 页“**鼓励你的孩子吃饭**”）。但是如果孩子体重不增或下降，或有异食癖，你应该咨询医生，他可能会建议你带孩子看心理学或精神病方面的专家。

儿童肥胖

指儿童体重严重超重

- 随年龄的增加稍多见
- 有时有家族聚集现象；偶尔与某些遗传性疾病相关
- 过度饮食或久坐是发病的危险因素
- 性别对本病的影响不明显

在过去的 20 年中，超重或肥胖儿逐渐增多，目前，英国约 1/5 的儿童体形肥胖。像成人一样，儿童肥胖也可以通过体重指数（BMI）来评估。一个人的体重指数是其体重（单位：千克）除以身高（单位：米）的平方。与成人不同，没有一个固定的可以用来定义儿童超重或肥胖的体重指数值，取而代之的是百分位数，即某一特定人群（本文指儿童）在某个特定的值以上或以下的人所占的百分位数（本文指过高或过低体重指数的儿童所占的百分位数）。如果某个儿童的体重指数大于第 98 百分位数，则这个孩子就被认为是肥胖，这是指他／她的体重指数值比 98% 的同龄儿童的体重指数值要高。如果某个儿童的体重指数位于第 91 百分位数（意即 91% 的同龄儿童的体重指数值比这个孩子要低）和第 98 百分位数（意即 98% 的同龄儿童的体重指数值比这个孩子低）之间，则被定义为超重。

由哪些原因引起？

到目前为止大部分儿童肥胖的原因为不健康的高热量饮食及缺乏体育锻炼。尽管儿童肥胖有时为家族性的，父母都肥胖的孩子发生肥胖者高达 70% ～ 80%，而双亲正常的孩子发生肥胖者仅有 10% ～ 14%，这通常是因为不健康的家庭生活方式所导致的。但在极少数情况下，肥胖由遗传导致，如肌张力低下－智能障碍－性腺发育滞后－肥胖综合征，这是一种因遗传性基因异常导致的强迫性贪食症。其他一些疾病导致的肥胖很少见，如甲状腺功能减低（见 432 页“**甲状腺功能减退症**”）或脑肿瘤（见 327 页）。

有哪些并发症？

在儿童时期，肥胖通常会导致各种健康问题，包括 2 型糖尿病（见 437 页“**糖尿病**”）、高胆固醇血症、高血压（见 242 页）、消化系统疾病，如腹痛、胆结石（见 412 页）、胆囊炎（见 413 页）、胰腺炎（见 413 页“**急性胰腺炎**”）及肝脏疾病。体重超标会增加肌肉骨骼系统的压力，导致骨及关节疾病，如罗圈腿（见 541 页“**轻微的下肢及足部疾病**”）或股骨头骨骺滑脱（见 541 页）。气道周围脂肪组织的蓄积可引起呼吸系统疾病，如哮喘（见 295 页）及阻塞性睡眠呼吸暂停（见 292 页）。在青春期女孩，肥胖也可能导致激素相关疾病，如早熟、痤疮、月经不调、体毛过多和多囊卵巢综合征（见 477 页）。除身体疾病外，肥胖也可能导致情感及心理问题，如抑郁或饮食障碍。

肥胖儿童成人后更容易肥胖，患多种成年肥胖相关性疾病的风险也大大升高（见 400 页“**成人肥胖**”）。

应该如何处理？

家庭中所有人都应该有健康均衡的饮食，饮食中要有足够的水果、蔬菜及鱼肉，自家烹制食物。应避免食用快餐、高热量零食及碳酸饮料等。你应该鼓励孩子多参加体育锻炼，减少用电脑或看电视的时间。奖励健康的饮食习惯及体育锻炼比惩罚不健康习惯的效果更好。你应该把目标放在使孩子逐步恢复体重而不是迅速减肥上。儿童正处在生长发育的关键时期，对于肥胖的儿童，从食物中摄取的能量既要低于机体的消耗，又必须能满足生长发育所需要的营养和能量，因此应该采用低脂肪、低碳水化合物和高蛋白的饮食。

如果这些措施无效或者你非常担心孩子的体重问题，你应该咨询医生。他会为你的孩子计算体重指数，并做全面体检，以筛查是否有肥胖相关问题。医生也可能会进行一些检验，以查找可能导致肥胖的原因。

如果发现导致肥胖的原因，针对性的治疗可以使体重减轻。但大多数情况下，潜在病因仅仅是不健康的生活方式，医生会建议你去看饮食及其他方面的专家，如儿童心理学家及精神病学家。偶尔，医生也会建议家庭所有成员一起治疗。

其他的相关治疗，如减肥药或手术（如胃旁路术或胃囊带术）使用很少，仅在其他治疗方法无效，且孩子出现肥胖相关的健康问题时，才会使用，并且仅应用于年长儿童。

大便失禁

指已到可以控制排便的年龄，但仍不能正常控制排便

- 4岁以后仍不能控制排便被认为是异常的
- 男孩更常见
- 压力是发病的危险因素
- 遗传对本病的影响不明显

大多数儿童在 3 岁时已能控制排便。如果一个孩子 4 岁时仍大便失禁，则可能存在心理或生理方面的原因。大便失禁男孩更多见。有时，这种情况仅仅是因为训练孩子如厕的方法不当造成的。儿童在被成功训练后，仍有可能再次出现大便失禁。最常见的原因是上段大便干燥、便秘，液态大便过度充盈溢出（见 560 页“**儿童便秘**”）。一些儿童可能在不合适的地方如家具后面排便，这可能与情绪应激有关。

应该如何处理？

以宽容的态度对待大便失禁是极其重要的，因为责备或批评孩子会使情况更糟糕。通常情况下，只需要训练孩子掌握如厕的方法即可。如果你怀疑大便失禁是便秘所致，则应为其添加富含纤维的食物。

如果简单措施无效，你应该咨询医生，他会给孩子的饮食提出建议，并为孩子开缓泻药剂。与孩子交谈通常可以找到情绪应激的原因。

当便秘经治疗有所好转，或情绪应激问题解决后，逐渐训练孩子，以养成其排便习惯，大便失禁常常会自行改善。

自闭症谱系疾病

正常的沟通以及社交能力的严重受损

- 最常见于3岁以下的儿童
- 男孩更常见
- 有时有家族聚集现象
- 生活方式对本病的影响不明显

自闭症发现于 1943 年，目前在英国儿童的发病率为 1%，一般在 3 岁以内起病。自闭症谱系疾病包括一组疾病，且表现形式多样。总体而言，自闭症谱系疾病特点为语言、交流能力障碍，以及行为刻板。这些问题在男孩中较为常见。

至少 2/3 的自闭症儿童有广泛学习障碍（见 553 页）。少数情况下，该病患儿智力正常或超常，这被称为阿斯伯格综合征。自闭症谱系疾病很可能是由于脑部畸形所导致。该病有时呈家族性，提示发病可能与遗传因素有关。在很小一部分自闭症儿童中，可找到致病的特异基因异常，如脆性 X 综合征（见 533 页）。

有哪些症状？

一些自闭症儿童一出生就表现出症状，如弓起背部以避免身体接触。自闭症婴儿会用头来回撞击床沿。其他自闭症儿童在 12 ～ 18 个月之前可表现为正常，直到出现以下表现：

- 不能正常学习说话。
- 缺少正常的面部表情及肢体语言。
- 缺少眼神交流。
- 倾向于独处。
- 缺乏想象性游戏。
- 喜好重复动作，如摇晃及拍手。
- 痴迷于特殊物品或有独特的习惯。
- 严重的认知障碍。

少数情况下，自闭症患儿有特殊的技能，如对技术图纸、数学或乐器的特殊喜好。

部分患儿会出现癫痫（见 324 页）。阿斯伯格综合征患儿有正常说话及语言能力，但是与其他人不能正常沟通。这些儿童的行为通常也较刻

板且不能容忍其生活习惯的变化。

有哪些并发症？

自闭症会破坏家庭关系。养育一个自闭症患儿是一件压力很大的事情。尤其是当孩子不能正常表达感情时。由于孩子的异常行为，父母们可能会发现很难带自闭症患儿去公共场合。由于自闭症患儿需要很多的关注，家中其他孩子可能会感觉受到冷落。自闭症的孩子可能会有自杀风险。

应该如何处理？

自闭症谱系疾病的患儿通常因与同龄孩子不一样的行为而被父母发现。医生常会建议孩子去看儿童发育方面的专家或儿童精神病学家。该病无诊断性化验。但是如果怀疑遗传性疾病，如脆性 X 综合征等，则可以通过血液检验寻找异常基因。

自闭症谱系疾病并无特异性治疗。支持治疗基于最大限度地使孩子恢复其各方面的潜能。言语治疗（见 621 页）可以改善沟通能力。行为疗法（见 622 页）有助于以更适当的行为取代异常行为。功能疗法可以促进技能形成。让患儿过高度规律的日常生活非常重要。医生应该向患儿的父母提供咨询，对他们进行指导，使父母了解孩子的发育特点，掌握教育、训练患儿及矫正患儿不恰当行为的基本方法；另外还应该为患儿的父母提供社会支持，分担他们的痛苦。

预后如何？

这种疾病的预后较差，大部分自闭症的儿童不能独立生活且需要长期护理，即使到了成年也无法独立生活，需要终身护理。一些阿斯伯格综合征患者尽管非常缺乏社交能力，但仍在某些方面有所成就。

发育迟缓

儿童的发育没能达到与其年龄相应的水平

- 通常在5岁时出现
- 缺少激励是发病的危险因素
- 性别和遗传是与本病病因相关的危险因素

从出生至最初的数年是儿童生长发育的里程碑时期，在这一时期，他们逐阶段学习基本的身体技能、智能及社交能力。虽然儿童完成各阶段学习任务的年龄不一，但大多于一个较恒定的年龄段内。若不能在正常年龄段掌握相应的技能，则称为发育迟缓。

有哪些类型？

发育迟缓程度不同，可影响一个或多个发育区。儿童通常在 9 个月开始活动，大多数在 15 个月时开始行走。延迟走路常为家族性的，且通常无明显原因。多数儿童最后能够追赶至正常水平，并能正常发育。但是有严重潜在缺陷，如大脑性瘫痪（见 548 页）的孩子将会有长期运动障碍。

部分儿童手眼协调能力或小运动发育较晚，如抓球或拿铅笔。这些儿童应该得到更细心的观察，因其到学龄期出现特殊认知障碍的风险较高。

言语及语言发育迟缓，轻者仅表现为词汇学习受限（见 554 页“言语和语言障碍”），重者则表现为与自闭症谱系疾病相关的交流沟通障碍。有时，发育迟缓是由于儿童的生活环境中缺少激励导致的。与分泌性中耳炎相关的听力问题也可能是导致言语及语言发育迟缓的原因。

某些儿童较晚才掌握一些基本的技能，如自己上厕所，通常这些技能会随时间推移而不断完善，但有时可能会与一些潜在的问题相关（见 565 页“尿床”）。

各方面的学习及综合能力的发育迟缓可以由潜在疾病引起，如唐氏综合征（见 533 页）或先天性代谢缺陷，但这些潜在原因通常难以识别。这些发育迟缓不断发展，晚期多被诊断为广泛学习障碍。

智力低下患儿的一般智力功能明显低于同龄儿童，同时还有行为缺陷。引起儿童智力低下的原因有遗传、早产、产伤，以及出生后患有的一些疾病如脑炎、脑膜脑炎等，一些患儿找不到引起智力低下的原因。

应该如何处理？

孩子不能掌握与其年龄相应的技能，这种情况往往由父母最先发现并引起高度关注。5 岁前的常规健康检查也能发现发育迟缓。如果怀疑有问题，医生会进行全面的发育评估，包括听力测试（见 557 页“儿童听力测试”）及视力测试（见 555 页“儿童视力检查”）。部分儿童需要抽血以查找基因异常。

对某一特定方面发育迟缓的儿童只给予鼓励即可。很多轻度发育迟缓的儿童，尤其是缺乏激励所致者，在给予适当的鼓励后，多可正常发育。其他部分发育迟缓的儿童可以从言语治疗等辅助性治疗中受益。多方面严重发育迟缓的儿童则需要特殊治疗。

早期发现、早期干预是应对智力低下的主要手段。采取综合医学、心理学、特殊教育、技能培训、社会支持等多方位干预措施，最大限度地发挥患儿的潜力，使患儿能够生活自理，学会各种技能，像正常儿童一样平等地参与社会生活。

广泛学习障碍

严重智力低于平均水平的儿童出现的各个方面的学习障碍

- 通常在儿童早期表现明显
- 男孩更常见
- 遗传是与本病病因相关的危险因素
- 生活方式对本病的影响不明显

广泛学习障碍的儿童智力低下，导致发育迟缓（见本页）。广泛学习障碍可影响孩子的讲话、语言组织、阅读及写字能力。身体发育也可能受影响，导致动作笨拙，以及手—眼协调能力差。也可能出现行为问题。

轻度的广泛学习障碍通常没有明确的原因，直到学龄期才被发现。严重广泛学习障碍的儿童通常有明显的原因，如唐氏综合征（见 533 页）或脆性 X 综合征（见 533 页）。

应该如何处理？

轻度广泛学习障碍的儿童，在出现学习基本技能的速度较同龄孩子慢，或上学困难的情况时，首先被父母或老师发现。在较严重的病例，发育迟缓常发生于儿童早期，多在常规健康检查时被发现。

如果认为儿童有广泛学习障碍，医生会对其发育进行全面评估，包括听力测试（见 557 页“儿童听力测试”）及视力测试（见 555 页“儿童视力检查”）。孩子的血样也会被用来查找基因异常的证据。

大部分患儿需要特殊教育，能够给予这些孩子特殊关注的课堂或学校有助于患儿成长。专家组会给予患儿父母帮助与支持，他们还会为患儿提供物理治疗（见 620 页）及言语治疗（见 621 页）。

很多轻度广泛学习障碍的儿童，如果能够接受适当的教育和支持，他们可以表现得很好。严重广泛学习障碍的儿童通常需要终身监护。

特殊学习障碍

智力正常或超常的儿童，其某方面或某几方面有学习障碍

- 通常在3～7岁表现明显
- 男孩更常见
- 有时有家族聚集现象
- 生活方式对本病的影响不明显

单方面或某几方面学习障碍，但智力正常的儿童很可能患有特殊学习障碍。其他方面正常的儿童中 15% 患有特殊学习障碍，且多为在学校成绩不好的常见原因。特殊学习障碍在男孩中常见。

阅读障碍在特殊学习障碍中较为常见，该障碍可影响儿童的读写能力。计算障碍是儿童在数学问题中存在特殊学习障碍。运用障碍是影响平衡尤其是控制运动协调的认知障碍，常导致动作笨拙。

在大部分病例中，特殊学习障碍的原因不清楚。但是，该异常有时可以是家族性的，提示遗传因素可能在本病中起作用。某些病例中，特异性认知障碍是由视力及听力问题引起的。

有哪些症状？

特殊学习障碍通常在学龄早期被初次发现，包括：

- 阅读、写字和 / 或计算障碍。
- 左右失认。
- 平衡协调能力差，躯体运动障碍。

特殊学习障碍的患儿可能会出现挫败感，甚至出现行为异常，包括极度的害羞或攻击行为。

应该如何处理？

如果怀疑特殊学习障碍，对儿童进行受教育和发育能力的全面评估，并进行听力测试（见 557 页“儿童听力测试”）和视力测试（见 555 页“儿童视力检查”），以排除生理问题导致的认知发育迟缓。

父母及老师应共同鼓励患儿。特殊教育对很多孩子很有必要。导致听力及视力损害的疾病通常可以治愈。如果给予适当的纠正治疗，很多儿童可以表现很好。但部分患儿将终身存在认知障碍。

言语和语言障碍

理解及语言表达能力发育迟缓或异常

通常在儿童早期出现

性别、遗传和生活方式是与本病类型相关的危险因素

不同儿童掌握发音或语言能力的年龄不同，但大部分儿童能够在 3 岁前很好地进行语言交流。部分儿童在早期存在某种类型的言语和语言障碍，常见的是轻度口吃，如口齿不清，但随着年龄增长很快可以纠正。

语言及表达能力发育迟缓的常见原因是听力损害（见 557 页“**慢性分泌性中耳炎**”；见 556 页“**先天性聋**”）。大脑性瘫痪（见 548 页）及唇裂和腭裂（见 558 页）的儿童可能存在口和舌的运动协调障碍。缺乏智力启发或生长发育迟滞也会导致语言及表达能力发育迟缓（见 553 页）。严重广泛学习障碍（见 553 页）可能导致言语和语言障碍。

语言不流畅如口吃，在儿童中发生率约为 3%，男孩尤其多见，有时呈家族性。

应该如何处理？

言语和语言障碍可能由父母或老师偶然发现，或在常规体检中最先被发现。医生会给孩子做详细的生长发育评估及听力测试。

言语和语言障碍的儿童在接受适当的引导后，通常可以追赶上其他正常同龄儿。如有必要，将会治疗其受损的听力。口吃可以通过言语治疗（见 621 页）改善。

一旦潜在病因得到治疗，大部分言语和语言障碍可以有所改善。但是，如果是身体本身的原因，如大脑性瘫痪，则言语和语言障碍可能长期存在。

注意缺陷［伴多动］

儿童的一种行动障碍，表现为过度好动和/或难以完成某一特定任务

通常在儿童早期出现

男孩更常见

通常有家族聚集现象

生活方式对本病的影响不明显

注意缺陷［伴多动］（ADHD），有时也被称为多动症，在英国儿童的发病率为 3% ～ 9%。该障碍在男孩中更多见，应将多动症患儿的行为与健康孩子的调皮、好动相鉴别。注意缺陷［伴多动］的儿童在一段时期内会持续出现一系列异常行为。患儿看上去坐立不安，安静久坐不超过数分钟，注意力涣散且易冲动。

注意缺陷［伴多动］病因目前尚不完全明确。但是，该障碍通常会有家族史，提示可能会有遗传因素参与。与大众的想法不同，注意缺陷［伴多动］与缺乏父母关爱或受虐待无关。

有哪些症状？

注意缺陷［伴多动］的症状出现于儿童早期，通常在 3 ～ 7 岁之间，可能包括：

- 不能按要求完成任务。
- 注意力集中时间短，在课堂上不能集中注意力。
- 很难遵守各项规范。
- 有交谈过度及频繁以致干扰其他人的倾向。
- 不能独自玩耍。
- 冲动攻击行为。

注意缺陷［伴多动］患儿可能存在交友困难。由于患儿被频繁责骂和批评，自尊心通常较弱。

应该如何处理？

医生很可能会建议患儿看精神专科医生。通常医生在与家长交谈并观察患儿后作出诊断。但是注意缺陷［伴多动］通常很难在学龄前期得以诊断。父母在患儿的治疗过程中扮演非常重要的角色，应学习一些帮助改善患儿行为的训练方法。这些措施强调在患儿表现好时给予表扬，而不是犯错误时严格惩罚。患儿更适合在针对性较强的小团队中进行系统学习。对于部分儿童，医生会开有助于集中注意力并减少破坏性行为的药物（见 593 页“**中枢神经系统兴奋剂**”）。

尽管患儿随着年龄增长，行为异常可逐步缓解，但在大多数患儿中，注意缺陷［伴多动］会持续整个青春期，部分病例可延续到成年期。少数注意缺陷［伴多动］儿童会出现品行障碍，表现为频繁的反社会规范行为及违法行为。

品行障碍

一种行为障碍，表现为儿童频繁的反社会行为或破坏性行为

儿童晚期及青春期较常见

男孩更常见

有时有家族聚集现象

情感不稳定的家庭关系是发病的危险因素

大部分具有品行障碍的儿童会时不时地搞恶作剧，部分儿童会变得反叛，尤其是到了青春期时更为严重。只有当儿童或青少年表现出一贯的反社会或破坏性、对立性行为的时候，才会被怀疑有品行障碍。

品行障碍是一种较常见的现象。儿童品行问题在儿童期较为常见，父母经常为之而焦虑和烦恼。很多品行障碍的孩子不能分清对错。他们可能生长于不和睦或暴力家庭，并缺乏父母关爱的环境。注意缺陷［伴多动］的儿童在儿童晚期出现品行障碍的风险增高。

品行障碍在男孩中更多见。反社会行为常在青春期前变得更明显，此时患儿可能开始变得易激且可能逃学。部分病例中，患儿可能沉迷于毒品或酒精滥用，或参加犯罪活动，如偷盗、破坏公物、攻击他人及纵火。品行障碍儿童通常自尊心较弱，并出现交友障碍。

应该如何处理？

品行障碍的诊断通常针对儿童行为方式的精神病学进行评估。

品行障碍的治疗通常以家庭治疗为主。治疗主要致力于克服家庭内部的紧张冲突。鼓励家长强化好的行为，教给有攻击性倾向的孩子如何控制其情绪及为他人着想。但是，很多有品行障碍的儿童，其反社会行为会一直持续至成年。

眼与耳部疾病

视力和听力对儿童的生长发育至关重要，这是由于眼睛和耳朵可以收集周围环境的信息，并且在言语和语言的学习过程中起关键作用。眼与耳部疾病通常是在儿童常规体检中被诊断出来的。

本节的第一篇文章介绍先天性盲，即孩子在出生时就存在视力损害。接下来的一篇文章讨论斜视及弱视，斜视是眼睛的凝视功能失调使视力受损，而弱视则是儿童的视力发育出现异常。其他的章节讨论儿童的耳部疾病，首先讲述先天性聋。引起儿童耳痛的常见原因是急性中耳炎。接着介绍慢性分泌性中耳炎。可以在任何年龄发病的眼与耳部疾病，将在本书的其他章节介绍（见 351 ～ 369 页“**眼与视觉**”；见 370 ～ 380 页“**耳、听觉和平衡**”）。

重要的解剖结构

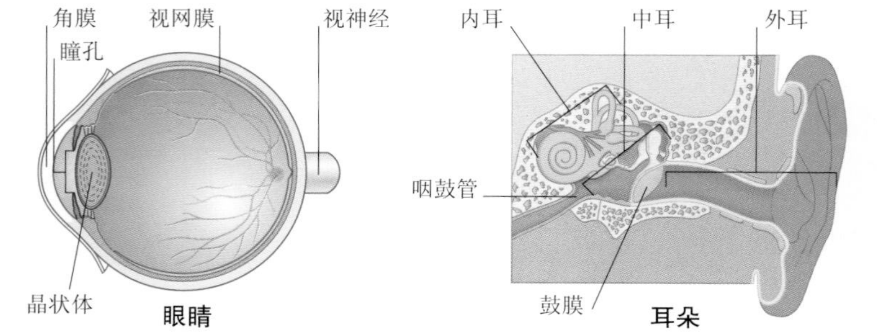

有关眼与耳部的结构和功能的更多信息，请参阅 351 ～ 354 页和 370 ～ 373 页。

先天性盲

出生时即存在的严重视力障碍

出生时即存在

有时有家族聚集现象

性别和生活方式对本病的影响不明显

视力在儿童早期发育过程中非常重要。出生时就出现的视力障碍会导致某些方面的严重发育延迟，并可能导致孩子的智力障碍，尤其是当视力障碍与其他障碍同时存在时，如先天性聋（见556页）同时存在时。

大部分被认为先天性盲的孩子的确存在部分视力，尽管只有光感或只能分辨明暗或形状。

由哪些原因引起？

很多先天性盲儿童有家族史，可能是因遗传疾病引起。其他重要的病因包括先天性感染（见530页），如弓形体病（见176页）及风疹病毒感染（见168页）。这些感染是由于怀孕的母亲将病原体传给发育中的胎儿所致，可能会导致新生儿视力损害。但是，由于常规免疫接种，在发达国家先天性风疹目前已经很少见了。婴儿的眼睛也会因为白内障（见357页）或青光眼（见358页）导致视力障碍。白内障即眼睛的晶状体变浑浊；青光眼则是眼内压升高使视神经受损。先天性盲也可能是由于分娩过程中缺氧导致的大脑损伤引起的。

有哪些症状？

父母通常在孩子出生数周后才发现其存在的视力问题。孩子可能会比其他婴儿的反应少一些，很安静地躺着，以最大限度地发挥自己的听力。父母还可能会注意到孩子有以下情况：

- 眼睛不能注视附近的物体。
- 眼球的运动是随机的。
- 在6周时仍不会笑。
- 如果是青光眼的话，可以看到孩子的眼睛异常增大，并且是混浊的。

父母可能会发现很难与一个安静而不会笑的孩子建立起亲密的关系。

如何诊断？

如果孩子的先天性盲没有被其父母发现，则可能在婴儿的常规健康体检中被检查出来。应该将被怀疑有视力损害的孩子转诊给专科医生来进行检查（见本页“儿童视力检查”）。孩子的听力也需要检查（见557页“儿童听力测试”），如果孩子的视力障碍非常严重的话，他可能会更多地依赖于听力。

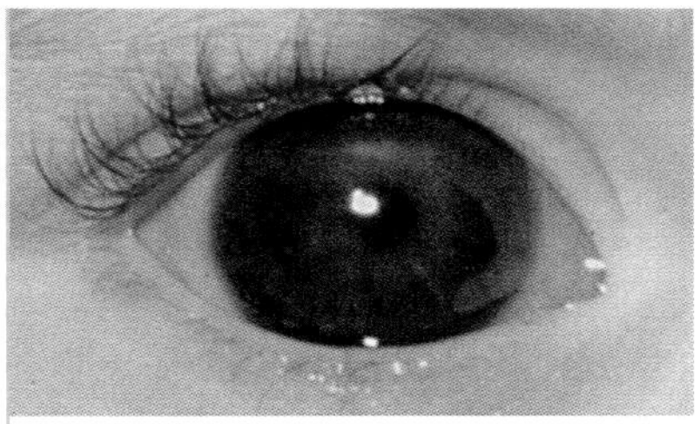

先天性青光眼
先天性青光眼导致患儿的眼内压升高，从而引起患儿眼睛的增大和混浊。

如何治疗？

仅有少数儿童的视力能够有所改善，如白内障或青光眼患儿的视力。早期治疗这些疾病很重要。白内障通常在出生后的头一个月行手术摘除（见357页“白内障手术”）。青光眼可以通过手术引流液体来治疗。

如果视力不能改善，有很多措施可以帮助儿童最大限度地利用其他感觉或残余视力。如果你的孩子是盲童，将有一个包括盲童教育老师在内的专业团队来给孩子提供支持和护理。你也可以得到如何刺激你的孩子去应用语言、声音及触觉来适应家里的环境，以及保证孩子在家中安全起居，并建立自信的建议。一些儿童需要到特殊的学校去学习盲文，盲文是供盲人读写的、凸起的圆点文字系统。

可以为那些有盲人孩子而且还想要孩子的父母或准父母是盲人的家庭进行遗传咨询（见151页）。

预后如何？

经过白内障或青光眼治疗的孩子仍可能有视力障碍，但有足够的视力可以完成大部分活动。很多失明或有视力障碍而没有其他残疾的患者，能够成功地拥有个人生活和职业生涯。

斜视

一侧眼睛的凝视异常，也称为斜眼

通常发生于儿童早期

有时有家族聚集现象

性别和生活方式对本病的影响不明显

斜视是一种很常见的疾病，只有一只眼睛能够直视所要看的物体。眼睛的这种对位异常会导致大脑接收到不同的影像，可引起复视，在8岁以下儿童，来自斜视的眼睛的成像会被抑制。

任何视力障碍都可能引起斜视，如远视眼（见366页“远视”）或近视眼（见365页“近视”），且可以有家族聚集发病的情况，提示可能有遗传因素参与疾病的发病。这种疾病可能是由于控制眼球运动的肌肉结构差异引起的。在罕见的情况下，斜视由于眼部的恶性肿瘤引起（见556页“视网膜母细胞瘤”）或由严重的潜在疾病，如脑部肿瘤（见550页“儿童脑和脊髓肿瘤”）引起的一侧眼睛肌肉麻痹。

大部分3个月左右的婴儿偶然会出现斜视，这是正常的，但3个月以后，或在任何年龄持续存在的斜视都是异常的，父母应该带孩子去就医。

有哪些症状？

如果病情较轻，只有在孩子疲劳时才会出现症状，但在病情严重时，症状会持续存在。斜视的症状包括：

- 一侧眼睛凝视错位。
- 由于一侧眼睛失用导致的该侧眼视力差。

患儿可能会遮住或闭上斜视的眼睛，并将头歪成一定的角度来看东西。如果不进行治疗，斜视可能会导致弱视

检查

儿童视力检查

儿童视力检查是根据孩子的年龄大小以及能力专门设置的，常规眼科检查是为了查找可能导致发育迟缓及学习障碍的问题。可以使用视网膜镜来评估婴儿是否需要佩戴眼镜，而年长儿则可能需要进行图形或字母匹配检查。一旦儿童可以朗读的话，就可以使用斯内伦视力表来检查孩子是否存在视力缺陷（见367页“视力检查”）。

检影法

这项检查可以在婴儿中进行。在检查前大约30分钟给孩子滴眼液来散瞳，防止眼睛聚焦。从一种叫做检影镜的仪器中射出光束轮流照射每一只眼睛。根据不同的镜片对光束的反应，来决定是否需要佩戴眼镜。

检查过程
这项检查是在暗室里进行的。分别对每只眼睛进行检查。

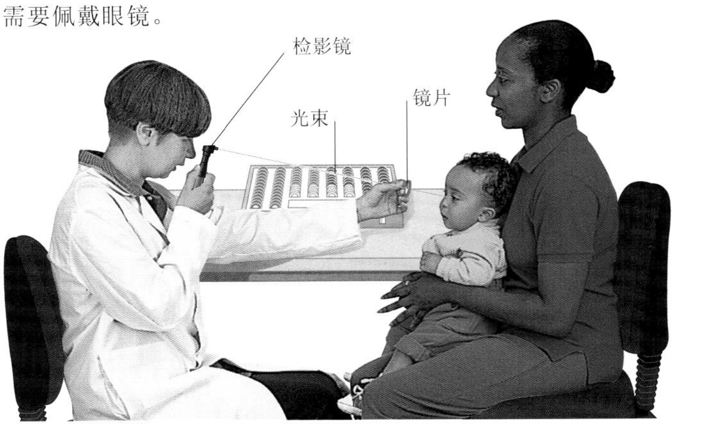

字母匹配测试

这项检查是为3岁儿童设计的。在检查前给孩子一张印有字母的卡片。医生在3米外举着另一张缩小字母的卡片，让孩子从中找出与手上的卡片同样的字母。给孩子戴上眼罩可以单独检查每一只眼睛。

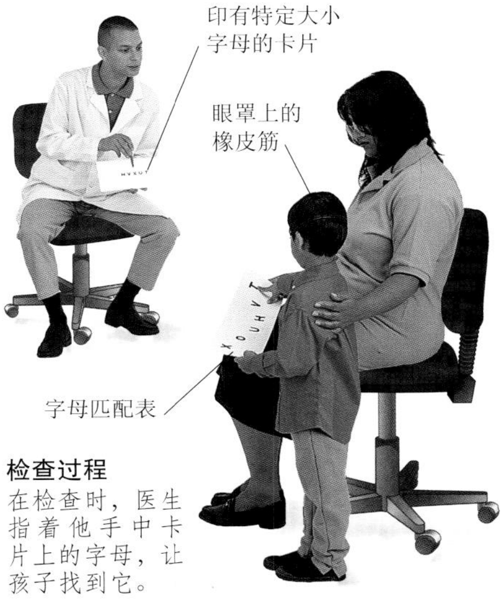

检查过程
在检查时，医生指着他手中卡片上的字母，让孩子找到它。

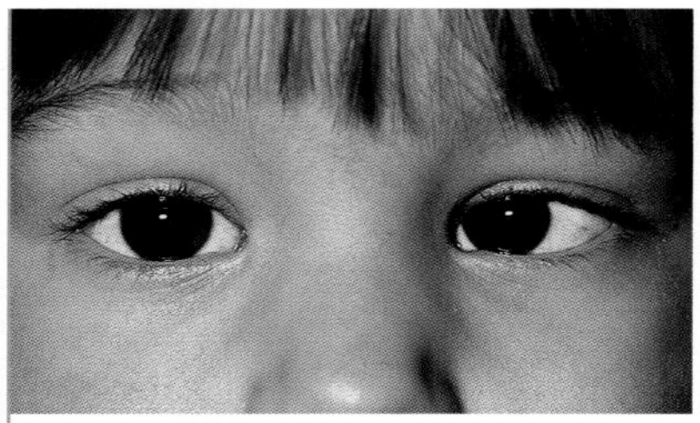

斜视
这个孩子的眼睛在凝视时出现对位不良，这种疾病称为斜视，导致向大脑传送的图像信号不一致。

（见本页），发生弱视的眼睛不能正常发育。

应该如何处理？

医生会为你的孩子作视力检查（见555页“**儿童视力检查**”），以寻找引起斜视的原因。如果斜视是突然出现的，那么可能需要做CT扫描（见132页）来寻找肿瘤。

治疗的目标是纠正斜视。如果你的孩子有视力障碍，如近视，可能需要佩戴眼镜，眼镜也可以纠正斜视。治疗弱视时，给正常一侧的眼睛每天佩戴一段时间的眼罩。戴眼罩会迫使孩子使用有弱视的眼睛，这是视力正常发育所必需的。在斜视纠正前，需要每3个月或半年检查一次视力。虽然斜视可以恶化，但治疗通常是成功的。有些患者需要进行眼肌手术。如果可能的话，应该对一种罕见的潜在疾病，如肿瘤进行治疗。

弱视

一侧眼睛的视力受损，这只眼睛的结构通常是正常的

- 通常在5岁以前发病
- 有时有家族聚集现象
- 性别和生活方式对本病的影响不明显

如果儿童的双眼向大脑输送的影像信号不同，就会出现弱视。视力发育是在5岁以前完成的，并取决于大脑将来自双侧眼睛的图像混合的能力。如果每只眼睛在这个阶段产生不同的影像，那么大脑会抑制从聚焦不太清楚的一侧眼睛接收到的影像，这样视力就不能正常发育。如果潜在疾病在10岁前未予治疗，那么后期为矫正视力所做的努力将会失败。

由哪些原因引起？

任何导致一侧眼睛向大脑发送不同影像的疾病都可能引起弱视。眼睛的凝视异常（见555页“**斜视**”）是引起弱视的最常见病因。其他的原因包括一侧眼睛的视力障碍，如散光（见366页）、近视（见365页）及远视（见366页）。弱视有时呈家族性发病，提示可能有遗传因素参与发病。

应该如何处理？

如果你怀疑你的孩子看不清东西，应尽快就医，以尽量降低造成永久性视力损伤的危险。你的孩子很可能需要看眼科医生，眼科医生会对他的眼睛进行检查并对其视力进行检测（见555页“**儿童视力检查**”）。

治疗取决于引起弱视的原因。如果你的孩子患有视力障碍如近视，可以通过佩戴眼镜来矫正。如果一侧眼睛的视力下降，无论是何种原因引起，都应该用眼罩遮住视力好的一侧眼睛，每天至少5小时，坚持数月来强迫大脑处理从患侧眼睛收集到的成像信息。如果你的孩子必须通过戴眼罩来矫正弱视，那么他需要鼓励和支持，尤其是当其患侧眼睛的视力很弱时，更应如此。

如果不进行治疗，斜视会发展成弱视。一些患者需要手术来矫正斜视以防进一步发展为弱视。

预后如何？

弱视儿童的预后取决于何时发现以及何时开始矫正。在10岁之前弱视通常是可逆的。年龄长儿可能已经存在一定程度的永久性视力损伤。

视网膜母细胞瘤

一种发生在视网膜的罕见恶性肿瘤，视网膜是位于眼球后方的感光膜

- 通常在2岁之前发病
- 有时有家族聚集现象
- 性别和生活方式对本病的影响不明显

在英国，每2万名儿童中有1名儿童患有视网膜母细胞瘤，这种疾病是罕见的视网膜恶性肿瘤。疾病可以发生在一侧或双侧眼睛，常见于2岁以下的儿童。约一半患者是由基因异常引起的，这个异常基因位于第13号染色体上，以常染色体显性方式遗传（见151页“**遗传疾病**”）。这种遗传性视网膜母细胞瘤通常会累及双侧眼睛。其余的患者是非遗传性的，其病因不详，通常只累及一侧眼睛。

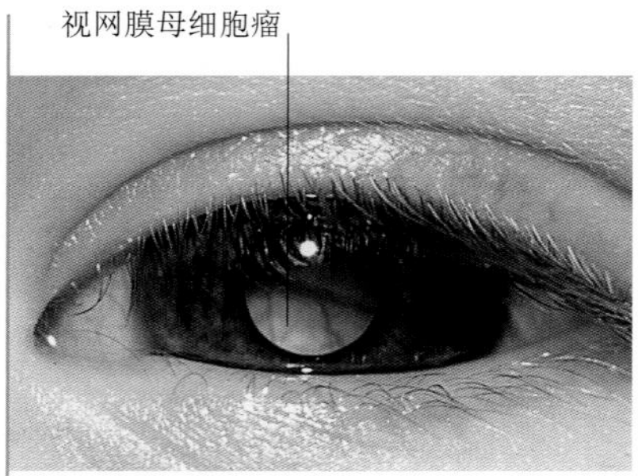

视网膜母细胞瘤
透过这只眼睛的瞳孔能够看到有一个苍白的区域，这是一种发生在眼睛后方视网膜上的一种罕见恶性肿瘤。

最常见的症状为瞳孔后方出现一片苍白区。由视网膜母细胞瘤引起的视力障碍可能会导致斜视(见555页)。如果不进行治疗，会扩散到身体的其他部位。

应该如何处理？

如果医生怀疑一个孩子患有视网膜母细胞瘤，他会让其去看专科医生，眼科医生可能会在全身麻醉下对孩子进行眼睛检查。孩子还可能需要血液检查来寻找异常基因。如果确诊为视网膜母细胞瘤，可以做CT扫描(见132页)或磁共振成像（见133页）来明确肿瘤是否扩散。治疗的目标是对恶性肿瘤的治愈，如有可能，要保留患侧眼睛的视力。可以通过组织冷冻技术来破坏视网膜上的小肿瘤。但对于大的肿瘤则需要手术切除整只眼睛。如果肿瘤已经扩散，可以采用化学药物治疗(见157页)和放射治疗(见158页)。

预后如何？

大部分患者是可以治愈的，但是孩子的视力可能会受到严重损害。可以为患儿的亲属，或因儿童期的视网膜母细胞瘤而接受过治疗的患者提供遗传咨询。患儿的兄弟姐妹应该定期进行眼科检查。

先天性聋

出生时就存在的部分或全部听力丧失

- 出生时即存在
- 遗传是与本病病因相关的危险因素
- 性别和生活方式对本病的影响不明显

正常情况下，婴儿在出生时会对声音有反应，即使是在子宫内的胎儿对声音也是敏感的。听力在孩子和其家人的情感交流，以及言语和语言能力的发育中非常重要。先天性聋是最少见的耳聋类型，在1000名儿童中大概只有2个人会在出生就有双耳听力损害，这种疾病的严重程度可以从部分听力丧失到全聋不等。

由哪些原因引起？

先天性聋由于内耳发育异常，或前庭蜗神经发育异常导致。前庭蜗神经的作用是从内耳向大脑传递电冲动。大约有一半的患者是家族性发病，提示遗传因素参与了发病。先天性聋也可以与染色体异常疾病，如唐氏综合征伴发（见533页）。

一些感染，如风疹病毒或巨细胞病毒（CMV），如果在胎儿发育早期由母亲传给胎儿，也能引起先天性聋（见530页“**先天性感染**”）。如果母亲在怀孕期间服用了一些药物，尤其是一些类型的抗生素（见572页），也会影响胎儿听力的发育。

有哪些症状？

孩子出生后的头几周或几个月内就可以出现先天性聋的症状，这些症状可能包括：

- 对大的声音没有反应。
- 在孩子6周大时不能发出正常婴儿所发出的喔啊声，或到大约3个月时还不能发出咿呀的声音。

如果你怀疑孩子有听力障碍的话，应立即带他去看医生。

应该如何处理？

医生对所有出生头几周的新生儿都会使用耳听力发射方法常规进行听力检查。有时也会通过检查脑干听觉反应来进行检查（见557页“**儿童听力测试**”）。听力测试也是儿童期的常规发育评估中的一项，当怀疑孩子有听力损害时，也会进行听力检查。

没有治愈先天性聋的方法，但是使用助听器（见376页）可以最大限度地利用儿童的残余听力，某些患儿可以通过植入耳蜗(见378页)来治疗。对于所有患儿，确保其交流能力是很重要的。可以教会孩子使用手语和读唇法。一些儿童能够学会说话。

约一半先天性聋的患儿可以在正常的学校上学。其他的患儿，如同时伴有唐氏综合征的患儿需要上特殊的学校。先天性聋的儿童及其家人会发现，与社会的支持小组接触所获得的一些建议是有帮助的。

如何预防？

风疹病毒疫苗接种能够降低胎儿发生先天性聋的危险。在怀孕期间尽量不要服药，除非你能够确定这些药物对

▶ 检查

儿童听力测试

儿童时期进行的常规听力测试，用以发现孩子是否有听力障碍。对所有的新生儿都会进行听力筛查，通常用耳听力发射检查。有时还会进行听力脑干反应（ABR）检查。在该检查中，通过耳机给孩子传送声音，同时在其头和颈部放置电极来检测大脑对声音的反应。进一步的听力测试可以作为常规检查的一部分，也可以在怀疑孩子有听力损伤的任何时候进行。一旦孩子学会了简单的语言，就可以进行言语辨别测试。大约 4 岁时，绝大部分儿童可以完成类似成人诊断听力损伤的简单听力测试（见 377 页）。

耳声发射检查

这项检查检测的是在正常情况下，内耳对声音作出反应时发射的回声。将一个耳机放入耳道内，通过耳机播放声音，将产生的回声记录下来。这项检查是无痛的。

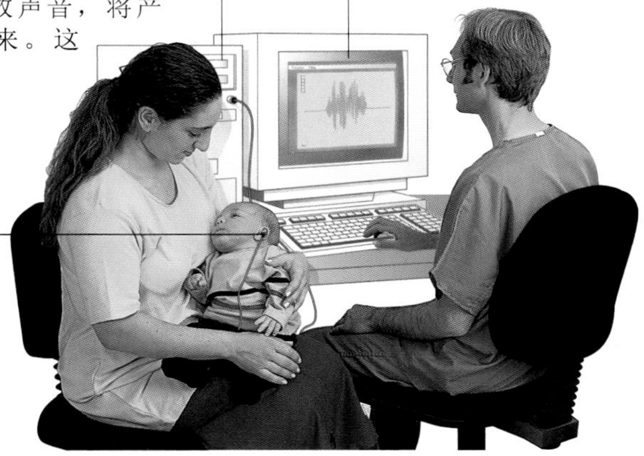

检查过程
当婴儿处于安静状态时，通过耳机播放声音，然后记录孩子对声音的反应。

结果

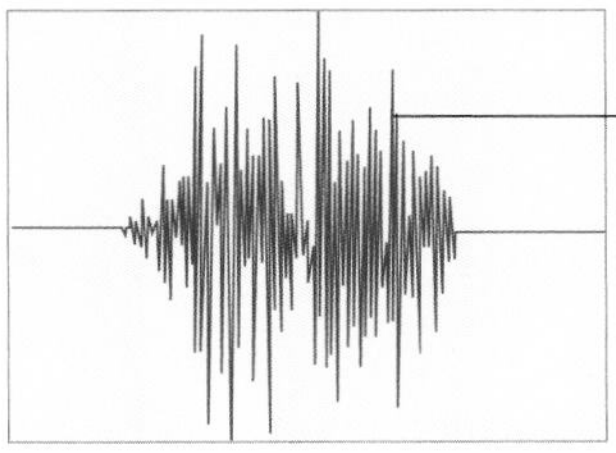

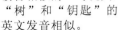

耳声发射
这个正常的描记图显示，当声音经由耳机传至耳内时，内耳所产生的回声。只有当内耳一切正常时才会出现回声。

言语辨别测试

这项测试可用于对有简单词汇量的幼儿进行听力丧失的测试。例如，利用麦考密克玩具测试3岁左右儿童的听力。将各种各样的玩具展示给孩子，然后要求其从这一堆玩具中找出名字读音相似的一对玩具，如“树”和“钥匙”的英文发音相似。

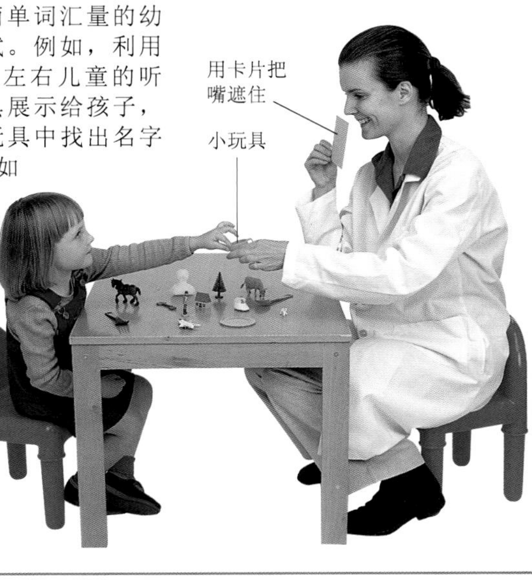

麦考密克测试
医生用卡片遮住自己的嘴部以防止儿童通过口型识别发音，然后让孩子根据读音找出与其相应的玩具。

胎儿是安全的。

如果你的家族中有多人患这种疾病，你应考虑进行遗传咨询，医生会告诉你这种病的遗传概率。

儿童急性中耳炎

中耳的感染，通常会引起耳痛

- 常见于5岁以下的儿童
- 被动吸烟是发病的危险因素；托儿所里的儿童更常见
- 性别和遗传对本病的影响不明显

引起儿童耳部疼痛的最常见原因是急性中耳炎，儿童急性中耳炎是由感染引起的。由于儿童体内连接耳部与咽喉的咽鼓管较小，容易堵塞，因此容易发生中耳炎。急性中耳炎通常是呼吸系统病毒感染的一部分，如普通感冒（见 164 页）。感染引起的炎症会堵塞一侧咽鼓管，导致分泌物集聚在中耳内，而继发细菌感染。

约 1/5 的 4 岁以下儿童每年会发生一次急性中耳炎。有证据显示父母吸烟的儿童更容易患急性中耳炎。在托儿所的儿童更易患这种疾病。该疾病在 5 岁以上的儿童中较少见。

有哪些症状？

急性中耳炎的症状通常会在数小时内快速出现。年幼的儿童可能不能描述疼痛的部位，其表现可能就是发热、呕吐、腹泻及睡眠障碍。但是年长的儿童，会出现更特异的症状，包括：

- 耳部疼痛。
- 孩子会拉拽或摩擦疼痛一侧的耳朵。
- 患侧耳朵的一过性听力损伤。

如果急性中耳炎不进行治疗，鼓膜可能会穿孔，尽管疼痛能够缓解，但会引起血性或脓性排出物。中耳的反复感染会导致慢性分泌性中耳炎（见本页）。

应该如何处理？

如果有液体从耳朵内流出或耳痛持续超过数小时，你应该带孩子去就医。医生会检查孩子的耳朵，并用一种特殊工具向耳内吹气，来检查鼓膜是否能正常活动。急性中耳炎可以不经治疗自愈，但是，如果医生怀疑有细菌感染，可能会为孩子开抗生素类药物（见 572 页）。医生还可能会给你的孩子开对乙酰氨基酚或布洛芬（见 589 页“止痛药物”）来缓解不适。

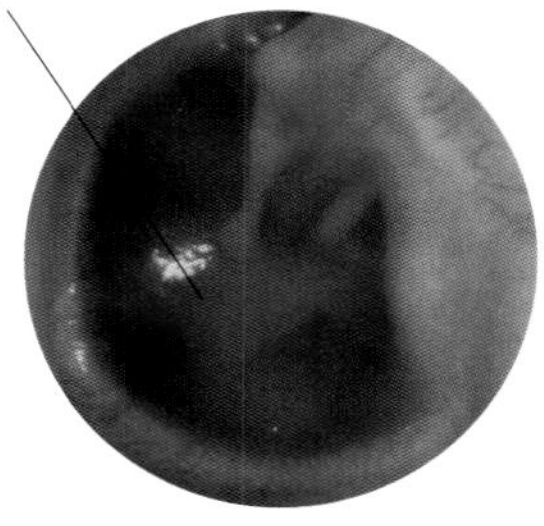

急性中耳炎
如图所示，由于中耳感染引发急性中耳炎，导致鼓膜膨胀发炎。

数天后医生还会为你的孩子进行检查。

经过适当的治疗，症状通常在数天内消失。破裂的鼓膜会在数周内愈合。某些儿童在耳内的积液消失前，听力影响可能会持续 3 个月以上。

慢性分泌性中耳炎

中耳内持续存在积液

- 最常见于5岁以下儿童
- 男孩更常见
- 被动吸烟是发病的危险因素
- 遗传对本病的影响不明显

患慢性分泌性中耳炎时，中耳内充满了浓厚、黏稠的胶状液体。这种疾病在男孩中更多见，是造成 5 岁以下儿童听力损伤最常见的原因。由于该病持续存在，且通常出现于儿童言语发育期，因此可能会导致言语发育延迟，获取正常的语言能力受到影响。

由哪些原因引起？

在正常情况下，咽鼓管可以向中耳通气。但是如果这条通道发生了阻塞，很可能是感染所致（见本页“儿童急性中耳炎”），中耳内会出现液体聚集。通常阻塞会持续存在，引起慢性分泌性中耳炎。在一些患者，引起阻塞的原因尚不清楚。但是，据认为这种疾病在父母吸烟的儿童中更多见。患有哮喘（见 544 页）或过敏性鼻炎（见 283 页）的儿童也更容易引起慢性分泌性中耳炎。唐氏综合征（见 533 页）或唇裂和腭裂（见 558 页）的患儿，患有这种疾病的危险也会增加。

有哪些症状？

大部分患者的症状是逐渐出现的，并

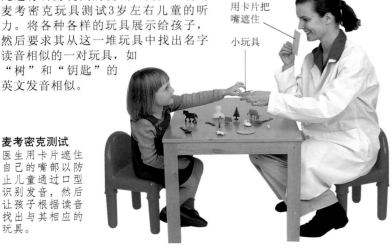

治疗

鼓室通气管置入术

慢性分泌性中耳炎（见 557 页）可以通过手术在鼓膜中插入一个称为鼓室通气管的塑料小管来治疗。这根管与中耳相通，可以使液体引流出去。在置入鼓室通气管后，通常在数天后患侧耳朵的听力就能恢复正常。大多数情况下，在全身麻醉下对双耳进行日间手术。

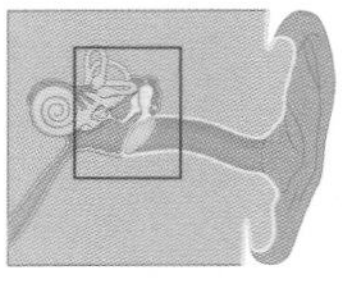

位置

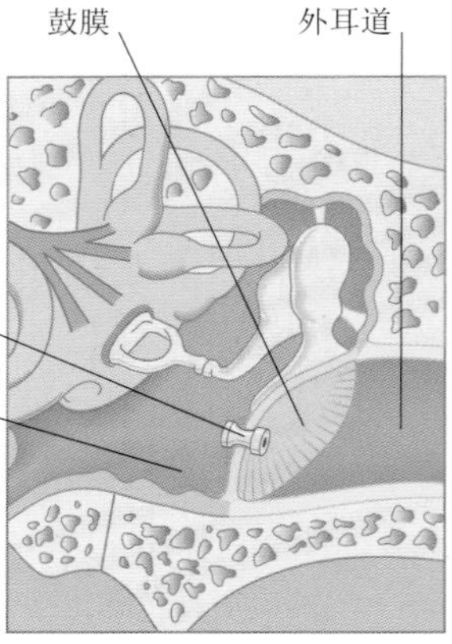

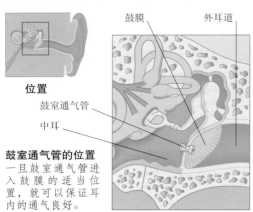

鼓室通气管的位置
一旦鼓室通气管进入鼓膜的适当位置，就可以保证耳内的通气良好。

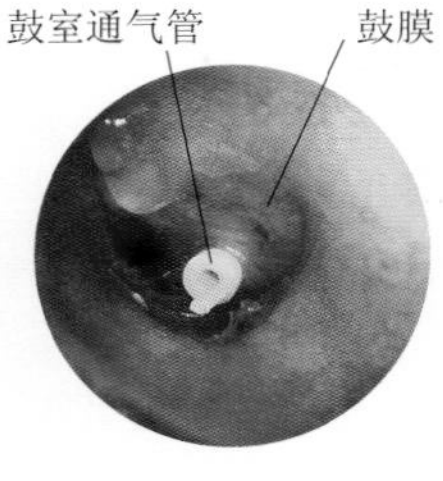

鼓膜的外观
图中显示的是置入鼓室通气管的鼓膜。鼓室通气管通常在置入 6 ～ 12 个月后脱落，鼓膜上的开口闭合。

且在一开始时并不会引起注意。通常症状具有波动性和在冬天加重的倾向。这些症状可能包括：

- 部分听力丧失。
- 语言发育程度与儿童年龄不匹配。
- 由于无法听清楚声音使患儿沮丧，导致其出现行为问题。

你可能会注意到孩子有近距离看电视或将音量调得很大的现象。听力障碍还会导致孩子在学校里的表现较差。如果你怀疑孩子有听力问题，应立即向医生咨询。

如何诊断？

医生在检查了你孩子的耳朵后，将其转诊给听力专家。根据你孩子的年龄，可进行不同的听力测试（见 557 页“儿童听力测试”）。专家会用一种特殊的仪器向孩子的患侧耳朵内吹气。这项检查用于检测鼓膜的活动度，因为慢性分泌性中耳炎可导致鼓膜的活动度降低。由于这种疾病症状的波动性，专家建议 3 个月后进行再次检查，到时将会重复这项检查。医生还可能建议你的孩子做过敏方面的检查。

如何治疗？

大部分患儿的慢性分泌性中耳炎会不治自愈。如果症状持续数月，医生会建议你的孩子进行手术治疗。在手术中，向鼓膜内插入一个小的称为鼓室通气管的塑料管。这个小管可以使空气进入中耳并在其中循环，使中耳保持干燥。一些慢性分泌性中耳炎患儿也同时患有腺样体肥大（见 546 页），可以在手术中一并切除（见 546 页“扁桃体切除术及腺样体切除术”）。

预后如何？

随着儿童的生长发育，变宽的咽鼓管使液体能够更有效地从中耳引流出去，咽鼓管则不易发生堵塞。因此慢性分泌性中耳炎在 5 岁以上的儿童中较少见。

招风耳

耳朵向前突出，但不会对听力造成损害

- 出生时即存在
- 有时有家族聚集现象
- 性别和生活方式对本病的影响不明显

有些儿童的耳朵出生时即向前倾，而不是像其他正常孩子那样，耳朵与头部几乎平行。如果这种情况很明显，招风耳的儿童会因为与其他人不同而产生心理压力，而这种压力有时来自其他孩子的嘲笑。招风耳有时是家族性的，提示遗传可能参与了发病。

应该如何处理？

合适的发型可以遮挡招风耳。但是很严重的招风耳，医生会建议做整形手术。在手术中，需要切掉耳后的一块薄的皮瓣，并将耳朵拉至预期的位置。这种手术通常要在儿童至少 5 岁时才能进行。

消化系统疾病

在儿童期的早期，腹泻和呕吐很常见，很多儿童出现过便秘。这些疾病通常在家中采用自助的方法就可以治愈。其他较少见的疾病可能是由于出生时就存在的生理缺陷造成的，这些疾病通常需要手术治疗。

本节的前两篇文章介绍婴儿的口腔疾病，包括需要手术治疗的生理性缺陷唇裂、腭裂和真菌感染的鹅口疮。接下来介绍另外两种发生于婴幼儿的消化系统疾病：胃食管反流性疾病和幽门狭窄。这两种疾病都能够成功治疗，但幽门狭窄则需要手术治疗。

在介绍呕吐及腹泻之后，是一篇介绍用自助方法预防脱水的文章。还有一篇是介绍牛奶蛋白过敏的文章。这部分以叙述一种较少见的肠梗阻，即肠套叠和便秘的内容结尾。仅累及成人或成人和儿童都受影响的消化性疾病在本书消化系统部分加以介绍（见 391 ～ 423 页）。

重要的解剖结构

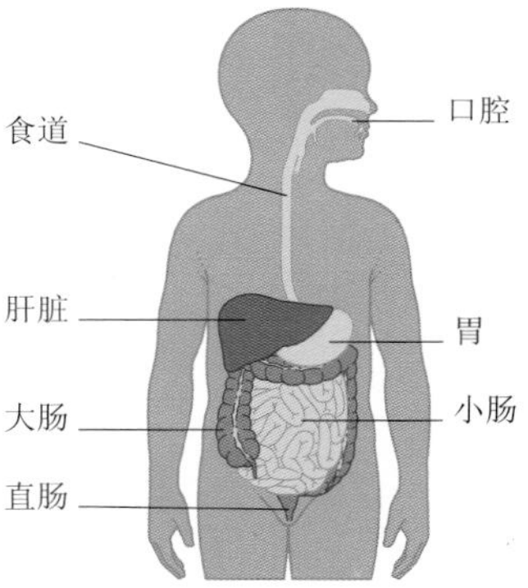

有关消化道的结构和功能的更多信息，请参阅 391 ～ 396 页。

唇裂和腭裂

出生时就存在的上唇和/或口腔顶部的裂隙

- 出生时即存在
- 有时有家族聚集现象
- 母亲在怀孕期间酗酒及服用一些药物是发病的危险因素
- 性别对本病的影响不明显

唇裂和腭裂是最常见的婴儿出生缺陷。在英国，婴儿的发生率约为 0.14%。唇裂和腭裂在出生时可以单独存在或同时存在。这些畸形会令父母感到难过，但绝大部分患儿都能通过整形手术（见 614 页）达到非常好的效果。

在胎儿期，当上唇或上腭不能完全融合时就会出现这种缺陷。但很多患者唇裂和腭裂的原因是不清楚的，但是如果母亲在怀孕期间服用某些抗惊厥药物（见 590 页），如苯妥英钠或严重酗酒的话，发生唇裂和腭裂的危险就会升高。唇裂和/或腭裂有时有家族史。

唇裂和腭裂较重的患儿，一开始会出现进食困难，如果不及早处理，将出现言语发育延迟。患有唇裂或/和腭裂的儿童也较容易发生中耳的慢性积液（见 557 页“慢性分泌性中耳炎”），这可能会损害听力，导致言语发育延迟。

应该如何处理？

唇裂通常在出生后 3 个月左右需要手术修复，而腭裂则在 6 ～ 15 个月时才进行修复。在等待手术的过程中，如果婴儿出现喂养问题，则可以将一块特制的板放入患儿的口腔。手术后，患儿需进行听力测试，以检查耳内积液是否导致了听力损伤。当患儿开始学说话时还需要进行言语治疗（见 621 页）。整形手术通常能够达到较好的效果，并能使言语功能发育正常。

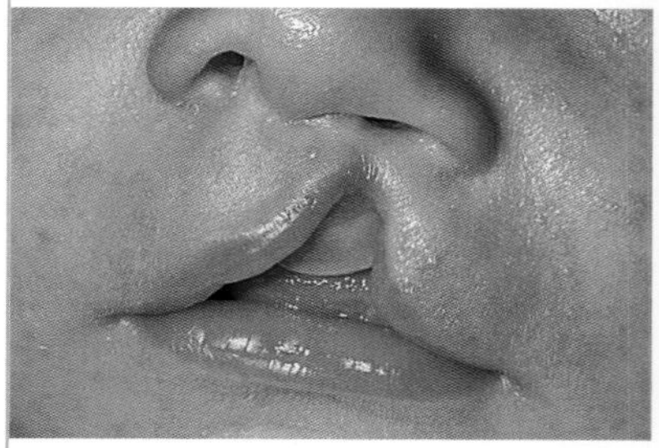

唇裂
图中这个孩子的上唇有个裂口，称为唇裂。这种情况通常可以通过整形手术成功修复。

鹅口疮

一种酵母菌过度繁殖而导致的口腔真菌感染

最常见于1岁以下的儿童

性别、遗传和生活方式对本病的影响不明显

鹅口疮是1岁以下儿童常见的真菌感染性疾病。这种感染会在儿童的口腔内出现白点样的东西，造成孩子不愿意吃饭或吃奶。这种感染是由于白色念珠菌过度繁殖所致，白色念珠菌是一种天然存在于口腔内的酵母菌，其过度增殖的原因通常不明。

有哪些症状？

在大多数患儿，鹅口疮可以引起以下症状：

- 口腔内出现乳白色的小点，不易被擦除。
- 口腔疼痛，使患儿不愿吃奶或吃饭。

鹅口疮的发病可能与尿布接触部位的白色念珠菌感染有关（见538页“尿布疹”）。

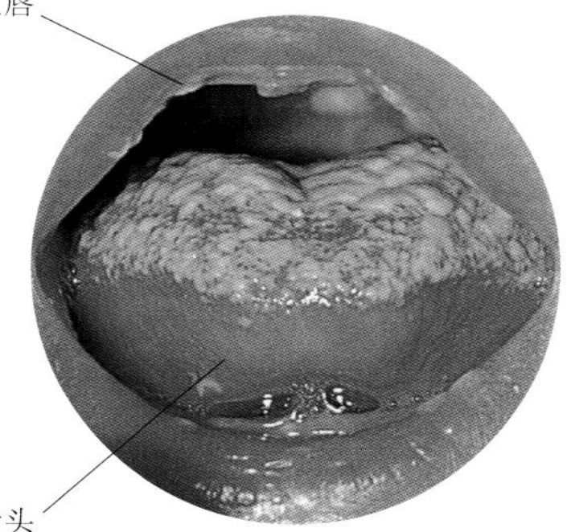

鹅口疮
鹅口疮患儿口腔内膜和舌头上的白斑是一种常见的酵母菌感染引起的。

应该如何处理？

如果你怀疑自己的孩子患了鹅口疮，你应该在48小时之内带他到医院就诊。医生会检查孩子的口腔，并做口腔拭子来寻找白色念珠菌。医生会给孩子使用抗真菌滴剂，如果你的孩子是母乳喂养，还应该在你的乳头上涂抗真菌软膏（见577页“治疗皮肤感染和皮肤传染病的药物”）来防止感染复发。如果孩子是非母乳喂养，所有的喂奶器具都必须进行彻底的灭菌消毒。鹅口疮一般会在开始治疗数日后好转，一般在1周内消失，但有可能会复发。

婴幼儿胃食管反流性疾病

由于胃入口（贲门）周围的肌肉发育不成熟和无力造成的胃内容物反流性疾病

最常见于1岁以下的儿童

性别、遗传和生活方式对本病的影响不明显

绝大多数婴儿在喂奶后会溢出少量的奶，这种反流是正常的，通常不用担心。但是，如果婴儿规律地溢出大量的奶或者食物，那么可能就是胃食管反流性疾病引起的。这种情况是由于婴幼儿的胃入口的肌肉还没有完全发育，使得胃内容物，包括酸性的消化液得以反流进入食管。胃食管反流性疾病更容易在早产儿以及大脑性瘫痪儿中发生，这些小儿整体的肌肉力量都较差。

有哪些症状？

胃食管反流性疾病的症状在喂奶后最明显，可能出现以下症状：

- 溢奶通常在患儿平卧或哭闹时更明显。
- 如果反流的奶被误吸入肺脏会引起咳嗽或哮鸣。

如果胃食管反流性疾病严重，婴幼儿的体重不能增加。同时，严重的反流还会导致食管内膜发生炎症和出血，使患儿出现带血呕吐物。有时，被误吸入肺脏的反流奶会导致肺部感染，例如肺炎（见299页）。在极少见的情况下，患儿在误吸奶后出现短暂的呼吸暂停。

如果你的孩子在喂奶后溢奶量较大或者呕吐物带血，你应尽快带他到医院就诊。

如何诊断？

医生根据症状就能够作出诊断。但是，如果不能确定诊断，医生可以通过监测24小时从胃进入食管的酸性物质的量来帮助确诊。这个实验需要将一根细的管子经患儿的鼻孔放入食道。医生会安排进一步的检查，包括特殊的X线检查（见404页“吞钡造影”）来察看食管是否存在结构异常。如果反流严重，且出现血性呕吐物，可以做内镜检查（见407页“上消化道内镜检查”）来寻找是否有食道黏膜的炎症。

如何治疗？

在绝大多数情况下，少量、多次喂奶可以防止胃食管反流。喂完奶后将婴儿的床头部抬起也有助于防止反流。医生会开可加到婴儿奶中的增稠剂或抗酸药物（见596页）。对严重的病例，可能用药物来降低患儿的胃酸生成（见596页“促进溃疡愈合的药物”）。恰当的治疗通常可以改善反流的症状。绝大多数婴儿在1岁左右会自行好转。极少数不能自行好转的患儿推荐进行手术治疗。

婴幼儿幽门狭窄

婴幼儿的胃出口狭窄，可导致严重的呕吐

经常在出生后3～8周出现症状

男性发病率是女性的5倍

有时有家族聚集现象

生活方式对本病的影响不明显

幽门是胃及十二指肠（小肠的起始段）的连接部位。发生幽门狭窄时，因局部肌肉组织过度生长，使幽门肌壁增厚出现狭窄，导致只有少量的奶能够通过幽门进入十二指肠，而大量的奶潴留在胃内，直至患儿出现呕吐。该病在男性婴儿中的发病率是女性婴儿的5倍。引起幽门狭窄的病因不明，但可能呈家族聚集性。

有哪些症状？

幽门狭窄的症状通常在出生的3～8周内逐渐出现。主要表现有：

- 持续的呕吐，有时呈喷射状呕吐。
- 呕吐后立即出现饥饿感。
- 排便减少。

如果你的孩子出现了持续性的呕吐或喷射状呕吐，请立即到医院就诊。

应该如何处理？

医生通常会在你喂孩子时检查孩子的腹部，以感觉胃出口处是否有隆起。如果怀疑孩子有幽门狭窄，医生会将你的孩子收入院治疗，因为患儿通常会出现脱水，需要进行静脉输液治疗。为了确诊，需要做腹部超声扫描（见135页）和/或特殊的X线检查（见132页“对比X线”）。可以通过拓宽胃出口的小手术来治疗幽门狭窄。在孩子进食正常后可以逐渐增加喂食量。手术后患儿通常可以完全康复，症状一般不会复发。

呕吐及腹泻

过敏、消化道感染或全身其他部位的感染都可能会导致呕吐及腹泻

最常见于5岁以下的儿童

生活方式是与本病病因相关的危险因素

性别和遗传对本病的影响不明显

呕吐及腹泻发作会持续整个儿童时期，但5岁以下的儿童更常见。有多种原因可引起这两种疾病，其中有些患儿的病情更严重，因此评估你孩子的病因会对其有益（见112页“儿童呕吐”；见114页“儿童腹泻”）。绝大多数患者的病情会在24小时内缓解，但需要立即进行补液治疗，这一点很重要，因为婴儿和幼童会很快出现脱水。

由哪些原因引起？

大多数呕吐与腹泻是由于消化道的病毒或细菌感染所致（见398页“胃肠炎”）。幼儿的呕吐也可能是由于身体其他部位的感染引起的，如耳部的感染（见557页“儿童急性中耳炎”）。

1～3岁儿童的持续性腹泻通常与其不能消化蔬菜有关，如豌豆、胡萝卜等，这些食物可以出现在患儿的粪便中。如果孩子一般状况良好，就不要太担心这种所谓的学步儿童腹泻。但是，如果持续性的腹泻伴有孩子的体重不增加，那么你就应该带孩子去就医，请医生找出腹泻的原因。

有些情况可引起持续的呕吐伴腹泻，如对牛奶蛋白过敏（见560页）和对诸如小麦、黑麦以及大麦等食物中所含的麦麸过敏（见416页“乳糜泻”）。

有哪些并发症？

如果你的孩子的呕吐和腹泻持续数小时，孩子可能会出现脱水。可能出现的症状有：

- 异常困倦或者易激惹。
- 尿量少，而且尿色深。
- 眼窝凹陷。
- 婴儿可能会出现前囟门（颅缝交界处较大的空隙）凹陷。

如果孩子因呕吐和腹泻而脱水，你应该立即带他到医院就诊。

应该如何处理？

绝大多数患者不需治疗就可以痊愈。要保证孩子喝足量的水。非处方的口

服补液盐（见 598 页）以及其他矿物质，能够防治脱水。如果症状持续 24 个小时以上或者越来愈重，就应该到医院去就诊。医生会评估孩子的脱水程度并检查是否存在感染。如果你的孩子出现了脱水，需要住院进行静脉补液治疗，如果孩子有细菌感染，需要使用抗生素（见 572 页）来治疗。如果患儿的呕吐和腹泻是由于食物过敏引起的，医生会建议你调整孩子的饮食。治疗效果通常很好。

牛奶蛋白过敏

对牛奶及牛奶制品中的蛋白发生的过敏反应

通常在出生后12个月内出现

有时有家族聚集现象

性别和生活方式对本病的影响不明显

牛奶蛋白过敏在婴儿中的发生率约为 1%，常在 1 岁以内出现。绝大多数婴儿的牛奶过敏是因为牛奶中的蛋白，这些蛋白存在于配方奶或者食用了牛奶制品的母亲的乳汁中。如果婴儿有这种过敏症，其免疫系统就会对牛奶蛋白发生反应，导致消化道的炎症。引起这种过敏反应的原因尚不清楚，但这种情况会呈家族性发病，提示存在遗传因素。

有哪些症状？

牛奶蛋白过敏的症状会有所不同，可能包括：

- 腹泻，大便不成形以及含有血性脓和 / 或黏液。
- 腹部不适，导致孩子哭闹及易激惹。
- 呕吐。
- 哮鸣及咳嗽。
- 湿疹（见 193 页）或出现红色的瘙痒性皮疹（见 285 页“**荨麻疹**”）。
- 体重不增加。

如果你觉得你的孩子对牛奶蛋白过敏，应该去看医生。罕见的情况下，牛奶蛋白过敏会导致严重的过敏反应，可能会危及生命。

应该如何处理？

如果医生怀疑你的孩子对牛奶蛋白过敏，他会建议你在饮食专家的指导下暂时不给孩子喂牛奶。如果孩子是母乳喂养，医生会告诉你避免食用所有牛奶制品。如果你的孩子在特殊饮食下症状消失，而恢复含有牛奶的饮食后症状重新出现，那么就可以确诊，并需要继续进食特殊的食物。牛奶蛋白过敏通常可以成功治疗，且孩子在改变饮食后体重会很快增加。每年的一次检查可以检测过敏是否仍然存在，以及是否还需要特殊饮食。这种情况通常在孩子 3 岁左右消失，但少数儿童的问题直到成年才会消失。

肠套叠

一段肠管滑入相邻的肠腔内，导致肠梗阻的罕见情况

通常在比较年幼的时候出现

男孩更常见

遗传和生活方式对本病的影响不明显

肠套叠是一种罕见病，但在 2 岁以下的小儿，肠套叠是引起肠梗阻的最常见原因。在肠套叠中，一段肠管套入与其相连的肠腔内，形成管中管。这种疾病通常发生在小肠的最后一部分，如果不进行治疗，受累肠管的血液供应会中断，并引起这部分肠管的组织发生坏死。引起肠套叠的原因通常并不明确，饮食变化、病毒感染容易诱发肠套叠。但是，肠套叠可能与肠道内膜的淋巴结肿大有关，肠淋巴结增大可能是由于病毒感染引起的。

有哪些症状？

肠套叠的症状通常为间断性的。每次发作都是突然出现，通常持续数分钟。这些症状包括：

- 剧烈的腹痛，会引起孩子哭闹并挺直双腿。
- 皮肤苍白。
- 呕吐。
- 数小时后，可从直肠排出紫红色的葡萄果酱一样的带血的黏液便。

在疼痛及呕吐发作的间歇期，你的孩子可能会有不适感及嗜睡。如果你怀疑孩子出现了肠套叠，应立即就医。这种疾病进展迅速，如果不及时治疗，一些患儿还会出现全身中毒的症状，严重者会发生肠穿孔和腹膜炎，因此及时处理非常关键。

应该如何处理？

肠套叠一旦形成，很少能够自动消失，因此如果你孩子的医生根据孩子的症状怀疑有肠套叠，他会立即为你的孩子安排住院治疗。

在医院里，医生会给孩子进行静脉补液以预防脱水。为了明确诊断，可能需要进行特殊的 X 线检查，如结肠注气及钡剂灌肠检查。在大部分病例，空气或钡餐产生的柔和的压力会迫使移位的肠组织回到正常的位置，缓解梗阻。如果这种措施不能解决问题，则需要手术来解除梗阻，并可能需要切掉受损的肠管部分。绝大部分患儿在治疗后能够痊愈，不到 1/20 的患儿会复发。

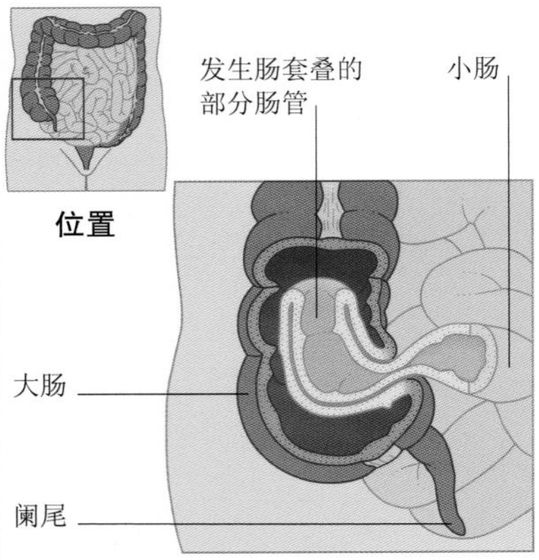

肠套叠
在这个肠套叠的例子中，小肠的最后一部分嵌入到相邻的大肠中，导致肠道梗阻。

儿童便秘

排便困难、排便次数减少，有时在排出干硬粪便时会出现疼痛

含纤维少的饮食是发病的危险因素

年龄、性别和遗传对本病的影响不明显

所有孩子的排便习惯都不相同。有些孩子每天排便数次，有些则数天才排便一次。如果大便不是很稀或很硬，而且不会引起孩子不适，这些情况都是正常的。如果孩子大便较硬，难以排出或排便疼痛，则提示你的孩子有便秘，这是一种所有年龄段的人都会出现的疾病。儿童便秘往往是暂时性的，通常找不到引起便秘的原因。儿童便秘几乎不存在潜在的严重疾病。

由哪些原因引起？

引起暂时性便秘的常见原因是饮食的改变，当食物中纤维或水分含量较少时，尤其容易发生便秘，另外生活不规律和不按时大便，不能形成排便的条件反射也是引起儿童便秘的常见原因。婴儿便秘非常少见，但从母乳或配方奶粉喂养改为牛奶喂养时可能会出现。有时，暂时性便秘出现在训练孩子使用坐便器排便的时候，这时学步儿童试图逃避排便。这种情况可能与学步儿童在不适当的地方排便有关（见 552 页“**大便失禁**”）。导致高热及呕吐的疾病也可能由于脱水导致暂时性便秘。

导致持续性便秘的潜在疾病可能包括大脑性瘫痪（见 548 页）及先天性神经节性巨结肠，前者因大脑的损害导致肌肉控制失调，后者是由下段肠道神经发育异常引起的，很罕见。

有哪些症状？

如果你的孩子有便秘，你可能会注意到以下症状：

- 排便困难，排出的粪便量少，或大量的硬而干的粪便。
- 排便次数减少。
- 便秘还会伴有粪便外漏，弄污衣裤。
- 有时会出现食欲减退。

如果孩子在排便时伴有明显的不适，那么他可能会惧怕排便，尤其是在排便费力，出现肛周组织撕裂时（见 423 页“**肛裂**”）。在这些情况下，便秘可能会变为一个长期问题。

我该怎么办？

绝大多数的儿童便秘并不需要医学治疗。你应该鼓励你的孩子多喝水。母乳喂养的婴儿较少发生便秘，如果出现，可以给孩子喝加糖的菜水、果汁、番茄汁或红枣水，如果你的孩子已经 6 个月大了，应保证饮食中有足够的纤维素，再大一些婴儿可以增加蔬菜。1 ～ 2 岁的孩子可以多吃一些粗粮，如玉米粉、小米等制成的粥。如果便秘与排便训练有关，需要耐心和时间来解决便秘问题。如果便秘持续一周且自助措施无效，则需要去就医。

医生会如何处理？

医生检查孩子的腹部，并将戴着橡胶手套的手指轻柔地插入肛门做直肠检查。医生可能会为你的孩子开能够使大便松软的药物（见 597 页“**泻药**”），以缓解排便不适。一旦排便时的疼痛缓解，你的孩子应有信心再次正常地排便。如果便秘持续存在或医生怀疑孩子患有一些疾病，如先天性神经节性巨结肠，那么你的孩子就需要做腹部 X 线（见 132 页）检查或特殊的对比 X 线检查（见 132 页），或肠组织活检来明确诊断。先天性神经节性巨结肠可能需要手术切除异常的肠管。由一些疾病如大脑性瘫痪引起的严重便秘，可能需要终身使用泻药来治疗。在其他情况下，改变饮食或使用泻药，便秘通常会在 1 ～ 2 周内消失。

内分泌疾病与代谢病

儿童的一些内分泌疾病和绝大多数代谢病是在出生时就存在的，是由从父母一方或双方遗传而来的异常基因引起的。绝大多数这种疾病都是罕见病，但如果不早期发现和治疗，这些疾病都会对孩子的正常生长和发育产生不良影响。

这节讨论的绝大部分疾病，是由于机体代谢过程中至关重要的酶合成异常导致的。本节介绍的第一种疾病是先天性肾上腺增生，在这种疾病中，酶的缺乏会影响肾上腺合成一种或多种激素，使体内重要的代谢过程因此发生紊乱，雄性激素产生过多会影响女婴的生殖器形成。第二篇文章介绍的是一组罕见的遗传性代谢病，称为先天性代谢缺陷。接下来的文章介绍以下5种疾病：苯丙酮尿症、中链酰基辅酶A脱氢酶缺乏症、半乳糖血症、家族性黑蒙性痴呆及白化病。本节以介绍一篇关于生长异常性疾病的文章结尾。除儿童外，那些只累及成年人或儿童与成年人均受累的内分泌疾病与代谢病，如糖尿病将在激素与代谢（见424～441页）或涉及身体相关部位的章节中讨论。

重要的解剖结构

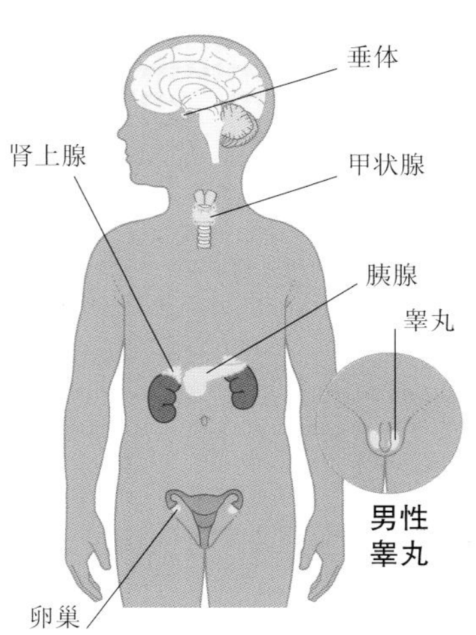

有关激素与代谢的更多信息，请参阅424～429页。

类固醇21-羟化酶缺乏症

由肾上腺合成过多的雄性激素造成的疾病

出生时即存在

继承了来自父母双方的异常基因所致

性别和生活方式对本病的影响不明显

类固醇21-羟化酶缺乏症是一种罕见的遗传病，在英国，每5000名婴儿中就有一人患有这种疾病。发生类固醇21-羟化酶缺乏症时，肾上腺合成的一种或多种激素异常。

在最常见类型的类固醇21-羟化酶缺乏症中，因缺乏一种合成肾上腺皮质激素——醛固酮和皮质醇所必须的酶（醛固酮是维持体内水盐代谢平衡的激素，皮质醇的作用是维持血液中的血糖水平），导致这些激素合成不足。这种疾病也可能会导致雄性激素产生过多。

类固醇21-羟化酶缺乏症是由于遗传的异常基因导致的，这种异常基因是以常染色体隐性遗传的方式遗传的（见151页“遗传性疾病”）。

有哪些症状？

类固醇21-羟化酶缺乏症的症状在出生时就存在，也可以在儿童时代的晚些时候或青春期出现。雄性激素水平升高可能会引起以下症状：

- 女孩的阴蒂增大且外生殖器融合，形成男性生殖器的外观。
- 男孩的阴囊有轻度的色素沉着，但通常会被忽视。
- 男孩的青春期提前。

醛固酮缺乏会引起失盐危象，在发生失盐危象时，机体内的盐和水分突然丢失。出现失盐危象时的症状可能包括：

- 嗜睡。
- 呕吐。
- 体重下降。

如果不进行治疗，失盐危象可能会引起休克（见248页），休克可能会危及生命。缺乏皮质类固醇可能导致血糖降低（见440页“低血糖”）。

应该如何处理？

类固醇21-羟化酶缺乏症通常是在女孩出生时，通过生殖器的外观就可以得到诊断。这种疾病在男孩出生1～3周后，由于失盐危象而出现明显的症状。

患儿需要抽血化验来检查血液中激素、盐和葡萄糖的水平。如果患儿出现了“失盐危象”，需要立即住院，给予静脉补盐和补充葡萄糖的治疗。还会给予皮质醇和模拟醛固酮作用的药物治疗。类固醇21-羟化酶缺乏症的患儿需要终身治疗，来替代所缺乏的激素，并使雄性激素的分泌正常。女性患儿可能需要手术治疗来矫正生殖器畸形。

经过治疗后，绝大多数类固醇21-羟化酶缺乏症的患儿能过正常的生活。曾经生过该病患儿的孕妇需要进行筛查，如果必要，医生会进行药物治疗，以尽量降低该病对女性胎儿的影响。

先天性代谢缺陷

一种体内生化过程中断或有缺陷的遗传

出生时即存在

继承了来自父母双方的异常基因所致

性别和生活方式对本病的影响不明显

先天性代谢缺陷是一组因基因异常引起的机体化学过程（代谢）出现异常的疾病。在每种疾病中，这些异常的基因会影响到一种特殊的酶的合成，而这种酶是一些特殊代谢过程所必需的。生化过程的紊乱导致机体一个或多个器官损伤，某种特殊疾病的严重程度取决于受到影响的化学过程的重要性。目前已经发现有200多种先天性代谢缺陷，但每一种都非常罕见。绝大部分导致先天性代谢缺陷的异常基因都是以常染色体隐性遗传的方式来传递的（见151页“遗传性疾病”）。

有哪些类型？

许多先天性代谢缺陷都会导致有害化学物质的蓄积，引起机体一个或多个器官的损伤。在苯丙酮尿症（见562页）中，苯丙氨酸的蓄积会引起大脑损伤。在半乳糖血症（见562页）中，半乳糖蓄积至危险水平，导致肝脏及大脑的损害。在家族性黑蒙性痴呆（见562页）中，化学物质在大脑中蓄积会导致致命性的脑损害。

在中链酰基辅酶A脱氢酶缺乏症（见562页）中，由于缺少了将脂肪转换成能量的酶导致血中葡萄糖水平降低及血中毒素水平升高。在轻度白化病（见563页）中，一种酶的缺乏影响了黑色素的产生，这种酶能使皮肤、眼睛及毛发着色，但不会引起有害化学物质的蓄积。

先天性代谢缺陷的症状通常在出生时或生后不久很快出现，但一些患者会在儿童期晚期才出现症状。这些症状包括新生儿期不能正常生长，还可表现为嗜睡、肌肉无力、癫痫及较严重的婴儿和儿童期发育迟缓（见553页）。

应该如何处理？

如果有先天性代谢缺陷的家族史或家族中有特殊代谢病，有生育计划的夫妇在怀孕前需要筛查是否携带有异常基因。分娩前的孕妇也可以进行筛查（见509页“产前遗传检查”）。在

检查

血液斑点筛查试验

新生儿出生后不久，就需要进行血液斑点筛查试验，来检查数种罕见但潜在的严重疾病。所有婴儿都要进行苯丙酮尿症（见562页）、甲状腺功能减退症（见432页）及囊性纤维化（见535页）的筛查。在某些地区，还需要对新生儿进行其他疾病的筛查，如镰状细胞贫血（见272页）和代谢疾病——中链酰基辅酶A脱氢酶缺乏症（见562页）。刺破婴儿的脚后跟，将血液收集到特殊的试纸卡上，送到实验室进行分析。

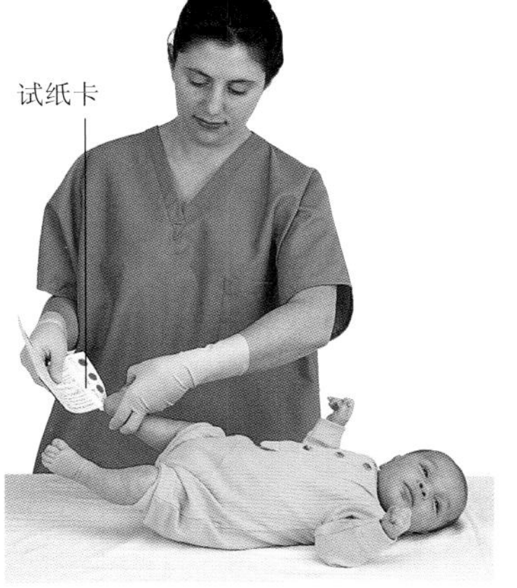

检查过程
刺破婴儿的脚后跟部，将几滴血挤在试纸卡上。

英国，所有新生儿都要接受常规血液斑点筛查试验（见 561 页），对多种不同的代谢病和其他疾病，如囊性纤维化（见 535 页）进行筛查。

对有些先天性代谢缺陷的治疗很容易。如调整患儿的饮食，禁止摄入某些物质，如婴儿不能耐受的苯丙氨酸或半乳糖。如果缺失的酶是由白细胞产生的，有时可以通过干细胞移植（见 276 页）来治愈。

预后如何？

先天性代谢缺陷的预后取决于疾病本身以及诊断的时间。一些疾病，如白化病，很少导致严重的问题；其他的一些疾病，如半乳糖血症，如果在生后不久就得到了诊断，可以成功治疗。但是，对于家族性黑蒙性痴呆尚无治疗方法，该病患儿通常在年龄较小的时候就会夭折。

苯丙酮尿症

一种可导致大脑损伤的遗传性生化缺陷

- 出生时即存在
- 继承了来自父母双方的异常基因所致
- 性别和生活方式对本病的影响不明显

苯丙酮尿症的患儿缺乏一种能够降解苯丙氨酸的酶，苯丙氨酸天然存在于大部分含有蛋白质的食物中。由于缺乏这种酶，苯丙氨酸被转化成有害的物质，并在血液中蓄积，使正在发育的大脑受到伤害。虽然苯丙酮尿症在英国很罕见，但这种疾病可以造成严重的大脑损伤，因此所有的新生儿都会进行这种疾病的筛查。与大多数先天性代谢缺陷疾病一样，苯丙酮尿症是由于遗传来的异常基因引起的，这种异常基因是以常染色体隐性遗传的方式来传递（见 151 页“**遗传病**”）。如果父母双方都携带有致病基因，那么他们的孩子有 1/4 的患病机会。

有哪些症状？

有些苯丙酮尿症的患儿在出生时会出现红色、伴有瘙痒的皮疹，与湿疹类似。这种疾病的症状通常于 6 ～ 12 个月内逐渐出现，包括：

- 呕吐。
- 烦躁不安，有时会出现癫痫。
- 皮肤有霉变的难闻气味。
- 发育迟缓（见 553 页）。

如果不经治疗，苯丙酮尿症会导致重度大脑损伤及严重的学习功能障碍（见 553 页“广泛学习障碍”）。

我该怎么办？

在英国，所有新生儿都要进行苯丙酮尿症的血液检查（见 561 页“**血液斑点筛查试验**”）。早期筛查很重要，因为及时诊断和治疗非常关键。如果你的孩子被诊断出该病，医生会开富含蛋白但不含苯丙氨酸的特殊配方奶或牛奶替代品。你的孩子应该继续摄入低苯丙氨酸饮食，至少应持续到其大脑停止发育之前。大部分医生推荐患者终身进食低苯丙氨酸饮食。有生育计划的女性患者，在怀孕前及整个怀孕期间都应该进食此种饮食。

苯丙酮尿症的患儿如果能够得到早期诊断和治疗，可以正常发育，并可以与大多数孩子一起上学，而且预期寿命也不会受影响。

中链酰基辅酶 A 脱氢酶缺乏症

一种罕见的遗传病，是由于缺乏一种将脂肪转化为能量所需的酶造成的

- 出生时即存在
- 继承了来自父母双方的异常基因所致
- 性别和生活方式对本病的影响不明显

中链酰基辅酶 A 脱氢酶缺乏症是一种罕见的遗传性代谢疾病，这种疾病是由于缺乏一种能够将脂肪完全转化为能量的酶。身体首要的能量来源是葡萄糖，能够在血液中循环。当葡萄糖被用尽，例如长期没有进食或生病时，体内储存的脂肪通过降解可以产生能量。这种脂肪降解分为几个阶段，每个阶段都由不同的酶来完成。中链酰基辅酶 A 脱氢酶缺乏症患者缺少这些酶中的一种，不能将脂肪完全降解。因此，体内会出现脂肪的部分降解产物蓄积（中链脂肪酸），并可蓄积至对身体有毒的水平。此外，由于体内的葡萄糖被用尽，血糖会降至非常危险的水平。

中链酰基辅酶 A 脱氢酶缺乏症的潜在原因是 1 号染色体上有一个异常的基因。在英国，这种基因的携带率为 1.25%，以常染色体隐性遗传的方式传递（见 151 页“**遗传疾病**”），这意味着中链酰基辅酶 A 脱氢酶缺乏症的发病需要有两个异常基因拷贝，即一个来自父亲，另一个来自母亲。仅携带一个异常基因的患者，没有症状。该病较罕见，在婴儿中的发病率大约为万分之一。

有哪些症状？

典型症状通常在出生 3 个月至 3 年后出现，常常是由感染、一段时期的喂养情况差，或婴儿开始出现夜间进食较少等情况触发的。开始的症状包括：

- 易激惹及嗜睡。
- 呕吐与腹泻。
- 出汗。

若不及时治疗，可出现呼吸异常、癫痫及意识不清。一些患者会出现大脑损伤、心力衰竭，甚至死亡。

应该如何处理？

中链酰基辅酶 A 脱氢酶缺乏症在婴儿出生后，经常规血液斑点筛查试验（见 561 页），很快就能被发现。这种疾病是通过饮食来治疗的。如果没有特殊饮食，则需要对孩子进行密切监测，以确定其两餐间“安全”的时间间隔，并需要制订严格的饮食时间表以确保患儿不会长时间不进食。但是在孩子患病期间，补充葡萄糖、规律进食是必要的。如果孩子不能正常进食、进水，则可能有必要送他入院进行静脉营养治疗。饮食疗法通常是终身的，但对饮食控制恰当的患儿，通常可以过正常、健康、有活力的生活。

半乳糖血症

由于酶缺陷导致的半乳糖在体内异常蓄积

- 出生时即存在
- 继承了来自父母双方的异常基因所致
- 性别和生活方式对本病的影响不明显

半乳糖血症是一种罕见病，患儿的机体组织中出现有害数量的半乳糖（一种存在于牛奶中的糖）。正常情况下，肝脏内的一种酶可以将半乳糖转化成葡萄糖，但该病患儿的这种酶是缺乏的。如果不治疗，过高水平的半乳糖会在体内蓄积，导致肝脏、大脑及眼睛的严重损伤。半乳糖血症是异常基因所导致，这种异常基因以常染色体隐性遗传（见 151 页“**遗传疾病**”）的方式传递。

有哪些症状？

半乳糖血症的症状，通常发生在孩子第一次进食牛奶后，这些症状包括：

- 呕吐与腹泻。
- 体重不增长。
- 皮肤和巩膜发黄。

如果不治疗，可能会出现白内障（见 357 页）、慢性肝功能衰竭（见 411 页）和广泛学习障碍（见 553 页）。

应该如何处理？

如果新生儿出现了以上症状，医生可能会怀疑半乳糖血症，并为孩子安排尿液检查来确认是否存在有半乳糖。如果确诊了该病，医生会建议你不给孩子喂含半乳糖的食物，并用牛奶替代物来喂养孩子。通常情况下，推荐在整个儿童期都食用不含半乳糖的饮食，有些患者则需终身食用这类食物。得到早期治疗的患儿可以正常发育，但大部分患儿会有轻度的学习障碍。

家族性黑蒙性痴呆

一种遗传性疾病，有害物质在大脑中蓄积

- 出生时即存在
- 继承了来自父母双方的异常基因所致
- 性别和生活方式对本病的影响不明显

家族性黑蒙性痴呆是儿童时期的一种致命性疾病，最常见于德国、波兰与俄罗斯境内的犹太人。该病是由于大脑中缺少一种关键的酶引起的。没有这种酶会引起异常的化学物质蓄积，从而导致进行性、致命性的脑损伤。家族性黑蒙性痴呆是由于异常基因引起的，这种异常基因以常染色体隐性遗传的方式（见 151 页“**遗传疾病**”）传递。这种异常基因的携带率在德国、波兰与俄罗斯境内的犹太人中约为 4%，而在非犹太人群中约为 0.4%。

有哪些症状？

家族性黑蒙性痴呆的患儿通常在出生时看起来是健康的。在 3 ～ 6 个月大时通常开始出现症状，这些症状包括：

- 对声音会产生过度惊恐反应。
- 肌肉无力及四肢松软。
- 察觉不到周围的事物。
- 视力不断恶化。

患儿在出生后的前 6 个月内会出现癫痫，逐渐出现瘫痪。

应该如何处理？

如果医生怀疑你的孩子患有家族性黑蒙性痴呆，他会安排其做血液化验或获取皮肤组织检测，以确认存在这种酶的缺陷。医生也会检查孩子的眼睛来寻找视网膜上是否有樱桃样红色斑点。目前还没有治愈该病的办法，但在对症治疗后，可以使患儿感到舒适一些。有生育家族性黑蒙性痴呆患儿

危险的人在婚前或孕前都应进行异常基因的筛查。如果夫妇双方都是异常基因的携带者，那么他们的孩子有1/4的患病机会。可以为夫妻进行遗传咨询（见151页）向他们解释这些危险，并讨论可能的选择。携带者可能会决定不要孩子或进行体外受精（见498页“辅助受孕”），这样在将胚胎植入子宫前可以对胚胎进行这种疾病的检测。

家族性黑蒙性痴呆是一种致命性疾病，患有这种疾病的孩子通常不能活到5岁以上。

白化病

一种遗传病，由于色素合成不足引起，导致皮肤、眼睛及毛发色素缺乏

- 出生时即存在
- 基因异常所致
- 性别是与本病类型相关的危险因素
- 生活方式对本病的影响不明显

白化病是一种罕见遗传病，患儿在出生时，皮肤、毛发及眼睛没有颜色，或颜色很浅，更罕见的一种为仅眼睛没有颜色或颜色很浅。白化病是一种先天代谢缺陷疾病（见428页），是由于产生黑色素所需的一种酶的缺陷引起的。在绝大部分病例中，白化病由于异常基因引起，这种基因以常染色体隐性遗传（见151页“遗传疾病”）的方式传递，会累及皮肤、毛发及眼睛。另一种较少见的类型，其异常基因以X连锁隐性的方式从母亲遗传而来，仅累及男孩。这种类型的白化病，仅眼睛有黑色素缺失。在1.7万个婴儿中有1人会患有白化病。

有哪些症状?

白化病的症状取决于合成黑色素的数量，程度轻重不等。包括：

- 眼睛颜色异常，从粉色到苍白、浅蓝色不等。
- 畏强光。
- 眼球运动时出现不自主的震颤。
- 严重的视力障碍。
- 毛发发白，皮肤不易晒黑。

受阳光照射的白化病患儿，晚年患皮肤癌（见199页）的危险升高。

应该如何处理?

通常，白化病通过婴儿出生时的外观就可以诊断。如果怀疑婴儿患有白化

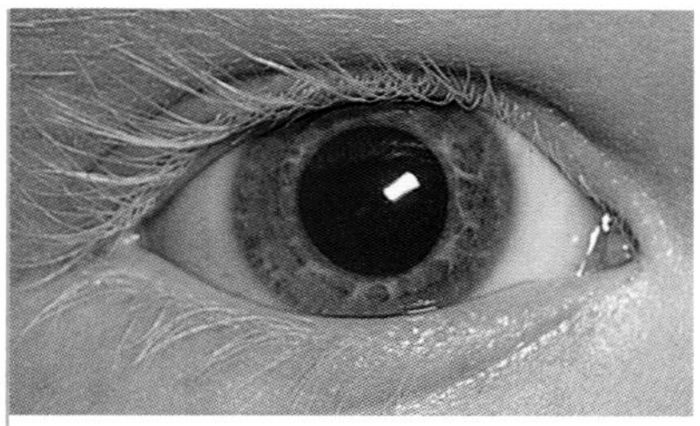

白化病
白化病患者缺乏黑色素，因此他们眼睛的虹膜呈粉色，眉毛和睫毛呈白色。

病，可通过血液检查来确定是否存在酶的缺失。该病无治疗方法，但佩戴着色眼镜可以抵抗强光照射；视力损伤可通过眼镜矫正，或者患儿长大后可佩戴隐形眼镜。暴露在阳光下时，使用防晒霜和遮光剂（见577页）以及戴帽子来保护孩子的皮肤。白化病患者的寿命是正常的。

生长异常性疾病

由于多种原因造成的婴儿及儿童的身体异常矮小或高大

- 年龄、性别、遗传和生活方式是与本病类型相关的危险因素

由于饮食、遗传及种族背景等因素造成同龄儿童的身高有很大差异。在大部分患者，身材高大或矮小都属于正常情况，这是由于家族的因素造成孩子的身高比平均身高要高或矮一些，或达到最终身高的时间比常人更晚一些。只有当孩子的身高远远高于或低于同龄儿的平均身高范围时才需要担心。身高异常高大或异常矮小可能是由多种疾病引起的。

有哪些类型?

正常的生长取决于富含营养的饮食、良好的健康状况以及激素的控制。这3种重要因素中的任何一个出现问题，都可能会引起生长异常性疾病，导致孩子的身高出现异常。

身材矮小 如果儿童的饮食不足，则身高就可能低于正常水平。长期的慢性疾病，如囊性纤维化（见535页）或严重的哮喘（见544页“儿童哮喘”）可能导致孩子生长缓慢。克罗恩病（见417页）是另一种能够导致身材矮小的慢性疾病。一些有严重宫内生长迟缓（见514页）的婴儿长大后的身高会稍矮于平均身高。

有时，身材矮小是由于正常生长所需的激素水平不足导致的。垂体分泌的生长激素不足（见431页“垂体功能减退症”）是一个原因。甲状腺激素分泌不足是孩子生长差的另一种原因（见432页“甲状腺功能减退症”）。身材矮小是先天性卵巢发育不全症（见534页）的特征性表现，这是一种仅发生在女孩的遗传性疾病。此外，身材矮小也可能是由于骨骼异常如软骨发育不全（见540页）引起的，这是一种遗传性疾病，表现为四肢比正常的孩子短小。

身材过高 如果儿童的青春期出现较早，则身高可能暂时比同龄同性别的儿童要高（见465页“男性青春期异常”；见474页“女性青春期异常”）。但是，这些儿童的最终身高通常会比正常的儿童稍矮一点。在罕见的情况下，由生长激素产生过多引起的过度生长可导致身材过高，称为巨人症。生长激素分泌过多可能是垂体瘤（见430页）造成的。患染色体异常疾病——先天性睾丸发育不全症（见534页）的男孩，其身高也可能高于正常身高。

如何诊断?

在常规检查时医生会测量孩子的身高。如果孩子的身高持续比预期水平要高或低，那么医生会更频繁地为你的孩子测量身高。如果生长速度持续异常，就需要检测激素水平来寻找潜在的疾病。在一些患儿，可以通过手及腕骨的X线检查来评估儿童骨骼的发育成熟程度。

如何治疗?

如果在青春期前治疗生长异常性疾病是最容易取得成功的。通常调整饮食可以改善因婴儿期饮食不足造成的生长缓慢。该疾病发生在儿童期晚期很可能是慢性疾病的结果，很好地控制慢性疾病有时可恢复正常的生长。生长激素缺乏通常可以采取激素替代治疗。甲状腺激素减退症通过甲状腺激素替代可以得到治疗。异常早出现的青春期，有时可以用药物来阻断其进一步进展。由垂体瘤导致的巨人症可通过手术切除肿瘤来治疗。

如果早期治疗，绝大多数儿童都能够达到相对正常的身高，但是，如果延误至青春期才开始治疗，则很难再达到正常身高。身高异常可导致儿童自卑和抑郁，需要通过心理咨询（见624页）来获得支持。

泌尿生殖系统疾病

引起儿童泌尿生殖系统疾病的两个主要原因，是胎儿的相关系统在宫内时出现发育异常以及感染。由于泌尿系统感染有导致肾脏损害的危险，因此早期治疗是非常重要的。

这一节的第一篇文章讨论了男性泌尿生殖系统的两种疾病——尿道下裂及隐睾，这两种疾病在出生时就存在。尿道下裂是尿道的开口在阴茎下方而不是在阴茎的头部。隐睾是一侧睾丸（很少会有出现双侧）在出生前没有下降到阴囊中。接下来讨论的是在女孩中更常见的尿路感染。发生尿路感染应及时治疗，因为如果感染持续存在会导致肾脏损伤。接下来的文章讲述的是一种很常见的儿童问题——尿床。本节以介绍肾母细胞瘤结束。肾母细胞瘤是肾脏的一种罕见恶性肿瘤，通常可以成功治疗。有关包皮环切术的内容在其他章节中讨论（见462页）。

重要的解剖结构

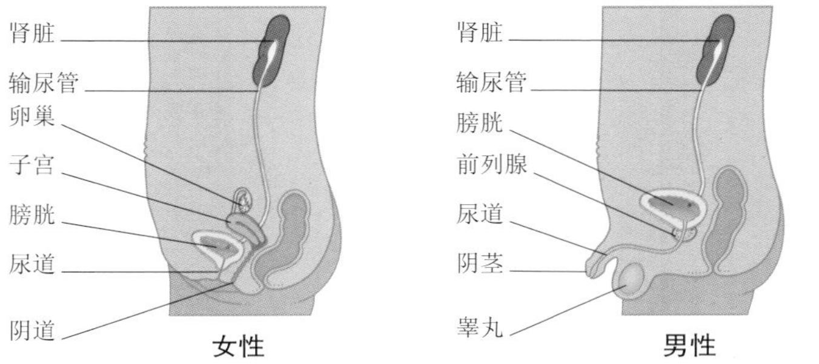

有关泌尿系统和男、女生殖系统的更多信息，请参阅442～445页、457～458页和467～470页。

尿道下裂

一种尿道畸形，表现为尿道开口位于阴茎下方而非阴茎的头部

出生时即存在

有时有家族聚集现象

生活方式对本病的影响不明显

尿道下裂是一种常见的出生缺陷，尿道下裂患儿尿道（从膀胱将尿液排出体外的管道）的开口位于阴茎体的下方，而不是阴茎的顶端。最常见的畸形为尿道开口位于阴茎顶端附近，但在严重畸形的病例中，尿道开口可位于远离阴茎头部的阴囊附近。有时，部分包皮缺失、阴茎向下弯曲，这种情况称为阴茎下弯畸形。

尿道下裂在男孩中的发病率约为 0.3%，而且可呈家族性发病，这提示可能有遗传因素参与发病。如果没有在早期得到诊断和治疗，患儿可能不能像其他男孩一样站立排尿，而是需要坐着排尿，这种情况导致患儿出现自卑倾向。

应该如何处理?

通常在出生时就能发现尿道下裂，应该在 2 岁之前手术治疗。在手术过程中，可以利用包皮将现有尿道延长，使其到达阴茎的顶端。因此很重要的一点是患儿不能做包皮环切手术。如果还存在尿道下弯畸形，可同时在术中进行矫正。手术通常可以使患儿正常排尿。通常不会影响日后的性生活及生育。

隐睾

在出生前睾丸没有下降到阴囊中

出生时即存在

遗传和生活方式对本病的影响不明显

正常情况下，男性胎儿的睾丸在出生之前就会从腹部下降至阴囊中，有大约 1/4 的男孩的一侧睾丸（极少为双侧睾丸）不能下降。2/3 的男性患儿，其睾丸会在 1 年内降至阴囊中，但其余的患儿则需要进行手术矫正。患有隐睾的男性在成年后睾丸癌（见 460 页）的发病危险较高，而且有发生生育功能障碍（见 498 页“男性不育”）的危险。

大多数小儿的睾丸在遇到寒冷或受到触摸时会反射性地回缩至腹部，因此可能比较难判断你的孩子是否存在隐睾，但是，如果你怀疑孩子有隐睾，应该带他去就医。

应该如何处理?

睾丸检查是男性新生儿常规检查的一部分。如果一侧睾丸未降，在孩子 1 岁之前都会定期进行检查。在 1 岁以后，睾丸如不会自行下降，则需要治疗。

隐睾通常采取一种称为睾丸固定术的小手术就可以得到治疗。在手术中，将睾丸移至阴囊并用缝线固定。这种手术应该在 2 ～ 3 岁时进行。经治疗，大部分男孩可以正常发育，不会影响孩子的性功能，但是，生育能力可能会下降，尤其是双侧睾丸都是隐睾的患儿。

儿童泌尿系统感染

泌尿道的感染，可能会导致肾脏损害

总体女孩更常见

有时有家族聚集现象

年龄和生活方式对本病的影响不明显

当正常存在于肛周的细菌，向上进入尿道造成膀胱（见 453 页**“膀胱炎”**）或肾脏（见 446 页**“肾盂肾炎”**）感染时，就发生了泌尿道感染。在较少数的情况下，细菌感染可以通过血流进入泌尿系中。大多数泌尿系感染很容易治疗，但是感染会在肾脏留下瘢痕，从而增加发生再次感染的危险，因此必须及时治疗。虽然在新生儿中，男孩更容易发生泌尿系统感染，但通常女孩泌尿系感染较多见。

感染肾盂肾炎更多发于有尿液反流的儿童。尿液反流的患者，输尿管在膀胱开口处存在畸形，从而导致少量的尿液在膀胱排空时会反流至输尿管。尿液反流有时呈家族聚集性，提示这种疾病与遗传因素有关。

检查

二巯基丁二酸扫描

为寻找肾脏的瘢痕，可以进行一种称为二巯基丁二酸（DMSA）扫描的放射性核素检查。这项检查需要在医院进行，在进行检查时，将很小剂量的放射性二巯基丁二酸注入患者上臂的静脉内，两个小时后，二巯基丁二酸就会聚集在肾脏内，可以通过伽马照相机拍摄肾脏的情况。扫描大约需要 30 分钟的时间，是一种无痛性检查。

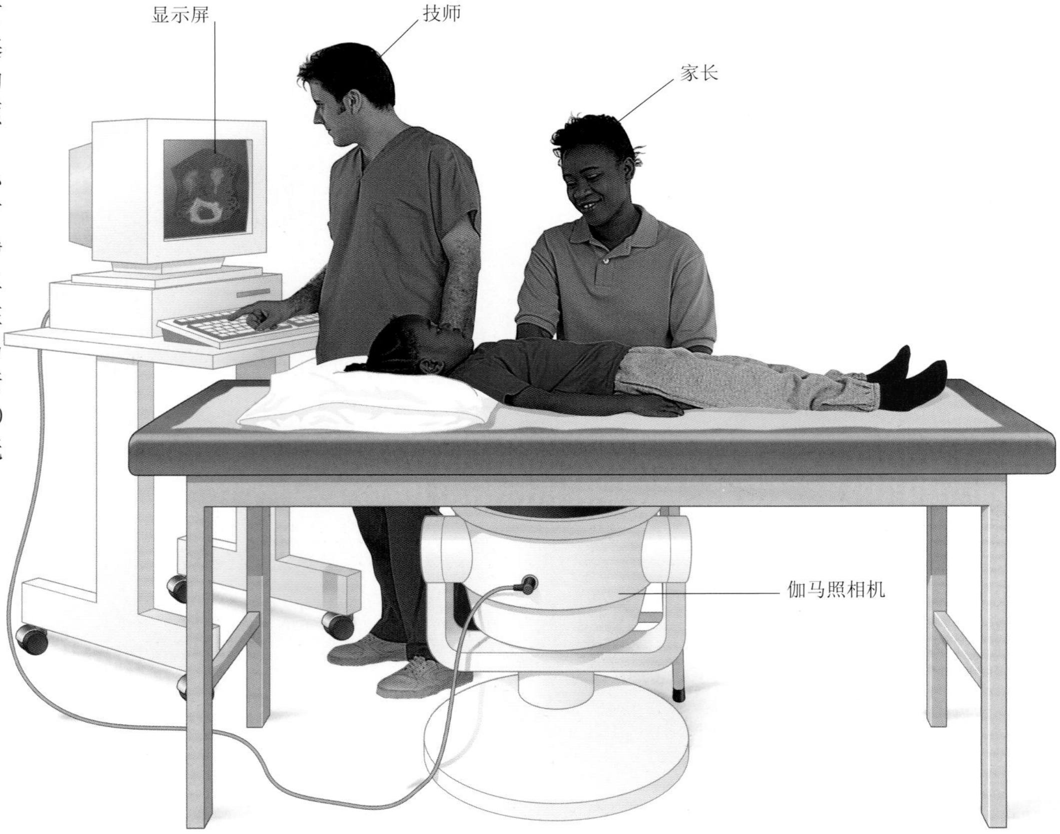

操作过程
当放射技师在显示屏上看影像时，你的孩子应该安静地躺着不动。在扫描过程中，家人可以陪在孩子身边。

结果

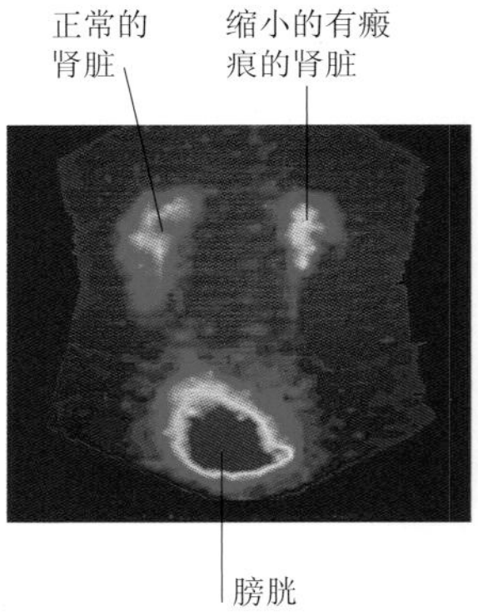

肾放射性核素扫描
这幅儿童的肾脏扫描图显示，其中的一侧肾脏是正常的，另一侧由于反复感染导致肾脏缩小和瘢痕形成。

自助措施

克服尿床

儿童习惯性尿床可以使用一种垫子和蜂鸣器系统来克服。垫子可以感知潮湿，将其放在床上与蜂鸣器相连。当孩子开始排尿时，蜂鸣器便会启动。蜂鸣器的声音会叫醒孩子，这样孩子可以起床，如厕，然后再上床睡觉。如此反复刺激数周之后，当孩子需要排尿时，就会在没有蜂鸣器的情况下自动醒来。

垫子
垫子是一种带有电极的软金属垫，电极能够感应到潮湿，并触发蜂鸣器发出声音。

蜂鸣器

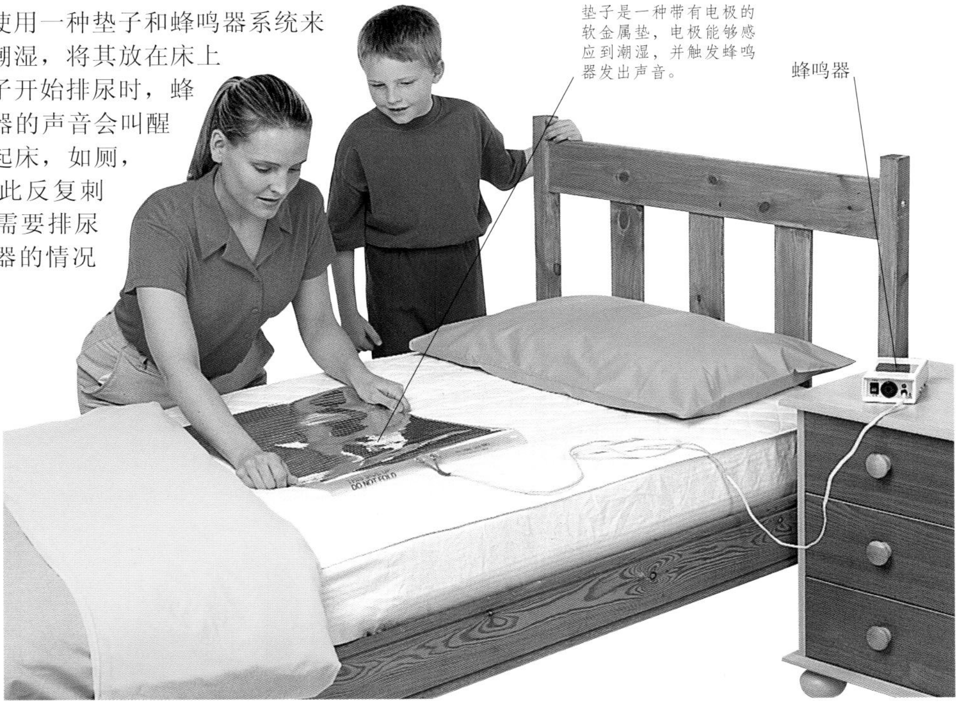

安装蜂鸣器
将能够感知潮湿的垫子放在床单上面，按正常的方式铺床。蜂鸣器内装有电池，当垫子湿了的时候蜂鸣器就会发出声音。可将蜂鸣器放在床上或床边的桌子上。

有哪些症状?

如果你的孩子在2岁以下，他可能无法描述出任何特殊的症状，但是你会注意到以下情况：

- 发热。
- 呕吐和/或腹泻。
- 易激惹或嗜睡。

年长一些的儿童会有一些较特异的症状，并能描述他们的感觉。除了具有上述症状之外，年长一些的儿童还可能有以下表现：

- 尿频、尿急。
- 排尿时烧灼感。
- 下腹部或侧腹部疼痛。
- 夜间尿床或在白天间断出现尿裤子。

如果你怀疑你的孩子患有泌尿系感染，你应该立即带孩子去就医。

应该如何处理?

医生会取尿样来寻找感染的证据。如果尿检提示有感染的可能性，医生会立即为你的孩子使用抗生素治疗（见572页）。尿液样本可以送至实验室进行化验，来鉴定引起感染的细菌种类。在得到检测结果后应该更换抗生素。如果症状提示为肾盂肾炎，你的孩子可能需要住院静脉输注抗生素来治疗。

你的孩子可能需要进行核素扫描（见564页“二巯基丁二酸扫描”）或超声扫描（见135页），来寻找肾脏的瘢痕组织或其他的泌尿道异常。也可能需要进行一种特殊的X线检查以寻找尿液反流的证据。在特殊的X线检查过程中，将显影剂通过一根细管注射入膀胱，之后在孩子排尿时进行X线检查。医生会给有尿液反流的孩子使用小剂量的抗生素长期治疗，直到肾脏不再有危险。对于严重的患者，则需要手术治疗。

经过治疗，大多数患有泌尿系感染的孩子能够痊愈。但是，感染可能会复发，需要经常复查。如果不进行治疗，尿液反流引起的复发感染可能会导致永久性的肾脏损害。

尿床

在睡眠时膀胱不自主地排空，也称为遗尿症

- 只有孩子在6岁以上还出现尿床时才认为是异常的
- 男孩稍多见
- 有时有家族聚集现象
- 精神压力是发病的危险因素

正常情况下，儿童在3～6岁之间不再尿床。只有当孩子尿床持续到6岁以上或在停止尿床6个月以后再次出现尿床时，才可以认为孩子的尿床是异常的。在5岁时，每7个儿童中有1人会经常尿床。在10岁时，每20个孩子中有1人会尿床。尿床在男孩中稍多见。有些儿童由于控制膀胱功能的神经系统发育较慢从而停止尿床的年龄会较大。这种发育延迟有时有家族性。其他儿童会在出现精神压力事件如父母离婚后出现尿床。在很少见的情况下，尿床是由于存在潜在的疾病导致的，如糖尿病（见437页）或尿路感染（见564页“儿童泌尿系统感染”）。

我该怎么办?

帮助孩子停止尿床的最重要的是表扬、耐心及鼓励。睡前常规上厕所是非常重要的。另外，根据你自己的睡眠时间叫醒孩子起来排尿，也会对他停止尿床有帮助。这有助于在你自己睡眠的时间唤醒孩子，让孩子起来排尿。睡前两小时限制孩子饮水及避免给孩子饮用含有咖啡因的饮料如可乐，也有助于克服尿床。绘制一张表格，用星号来标记没有尿床的日子来奖励孩子，这样孩子也可以看到自己的进步。如果你的孩子在6岁以后或在停止尿床6个月以上再次出现尿床时，你应该带他去就医。

医生会如何处理?

医生会对孩子的尿液样本进行检查来排除糖尿病或需要用抗生素治疗的尿路感染（见572页）。还可以通过使用特殊的床垫来帮助孩子克服尿床（见本页“克服尿床”）。如果你的孩子一整夜不在你身边，医生会为他开含有去氨加压素的鼻喷雾剂（见606页“治疗膀胱疾病的药物”）。如果尿床持续存在，你需要带孩子去特殊的门诊寻求建议。在耐心和支持的帮助下，绝大多数孩子最终会停止尿床。

肾母细胞瘤

一种肾脏的罕见恶性肿瘤

- 通常在5岁之前发病
- 有时有家族聚集现象
- 性别和生活方式对本病的影响不明显

肾母细胞瘤是肾恶性肿瘤中一种罕见类型，每年儿童的发病率为万分之一。这种肿瘤通常在5岁之前发病，也可能在出生就存在。在通常情况下，只有一侧肾脏受到影响，但约1/10的患儿双侧肾脏都会发生肿瘤。肾母细胞瘤有时呈家族性发病，但大多数患者的发病原因不明。

有哪些症状?

在出现症状前，肿瘤可能已经比较大了。这种肿瘤引起的症状可能包括：

- 腹部明显膨隆。
- 腹痛或腹部不适。
- 偶尔会出现血尿。

出现以上症状的儿童应立即就医。

应该如何处理?

医生会为孩子做检查，并留取尿液进行检验，检查尿中是否带血。如果医生怀疑有肾脏肿瘤，还需要做进一步的检查。孩子需要做肾脏的超声扫描（见135页）或CT扫描（见132页）。其他检查，如胸部X线检查（见300页）也可用来检查肿瘤是否已经扩散到身体的其他部位。

肾母细胞瘤常用的治疗方法是手术切除发生肿瘤一侧的肾脏。存留下来的健康肾脏很容易完成需要两个肾脏才能完成的工作。为了毁灭任何可能存在的残存癌细胞，应该对患儿进行放射治疗（见158页）和/或化学药物治疗（见157页）。在罕见的需要切除双肾的患者，则应进行透析（见451页）或肾移植（见452页）。治疗的成功率较高，大约有8/10的患儿在5年后不再有肿瘤。

5 疾病的治疗

医学和药物研究为医生提供了很多种有效的治疗方法，包括强效的药物和新式的精细手术技术。尽管有许多治疗可以治愈某种疾病或功能紊乱，但大多数药物是用来缓解症状的。一些治疗，如免疫接种，是用来预防疾病发生的。对病人、残疾人和老年人的治疗，可以在医院或家中由医护人员来进行，这些医护人员包括护士或其他专业人员，也可以是亲戚或朋友。

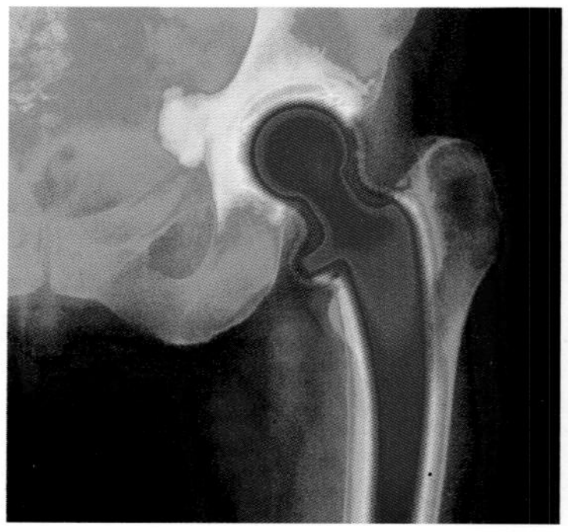

人工髋关节
疾病导致的关节破坏，可以用人工关节来置换，既可以减轻疼痛又可以恢复活动。

当你生病或是受伤的时候，你的第一个决定就是是否需要接受专业的医学治疗。在急症时这很明确，但是如果疾病给你带来了痛苦，但似乎并不严重的时候，是否需要就医就不太明确了。许多小的问题常常不需要治疗就会消失，而许多其他问题可以通过家庭治疗，或服用非处方药物就可以解决。

绝大多数治疗可以归纳为三大类：药物、手术和一些形式的支持治疗或护理。在现实生活中，许多疾病需要两种或多种治疗同时进行，或先后联合使用，这些治疗常常需要护理的支持。

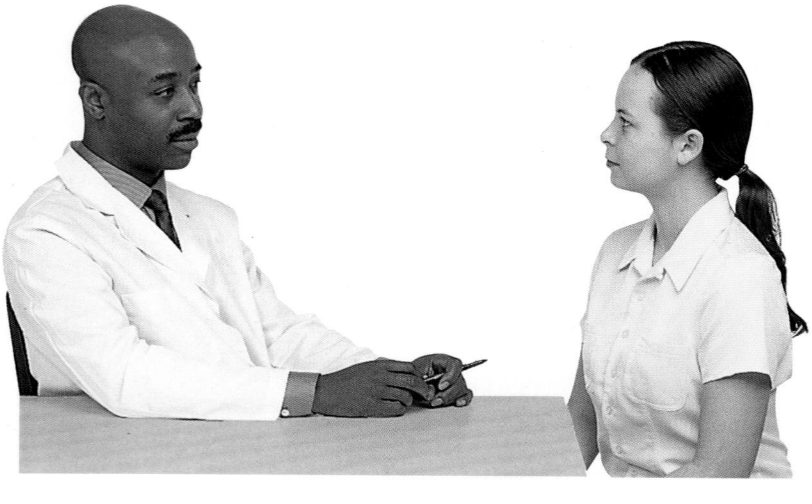

你和医生
如果你需要治疗，医生会推荐几种治疗方案，并与你讨论它们的优缺点，回答你所提出的问题，这样你就可以作出明智的选择。

治疗的目的

治疗的目的包括治愈疾病、延缓疾病的进展、缓解症状或者预防疾病的发生。支持治疗，如物理治疗和心理咨询，旨在加速康复或帮助人们面对疾病，以及尽可能做到生活自理。

最理想的治疗结果，是完全治愈疾病，并且带来的风险和副作用极小。如果没有治愈方法的话，接下来的选择是解除症状。有些药物可以缓解多种疾病的共同症状。其他药物能够解除一些疾病所特有的症状。例如，支气管扩张剂能够减轻肺部疾病，如哮喘等引起的喘息。药物还可以用于增加体内一些物质的水平，如激素和神经递质的水平。即使一种疾病不能被治愈，治疗也可以延缓疾病的进展，减轻症状。

制订治疗计划

在开始治疗前，医生会与你讨论可以

选择的治疗方法。对于不严重的疾病或者只适用于一种治疗方法的疾病，不需要太多的讨论。但是，对于慢性疾病或者严重的疾病，则可能需要在手术和药物两种治疗方法之间，或者不同的手术方式、不同的药物之间作出选择。在治疗开始前需要征得你的同意。

对绝大多数疾病来说，早期诊断和早期治疗获得治愈的机会最大。如果没有治愈的可能，那么过度的治疗是无益的。例如，对于一个已经处于晚期恶性肿瘤的患者，化学药物治疗和放射治疗几乎不能延长生命，反而会引起一些导致患者身体极度衰弱的副作用。在这种情况下，更好的选择是在医院或家中进行对症治疗。

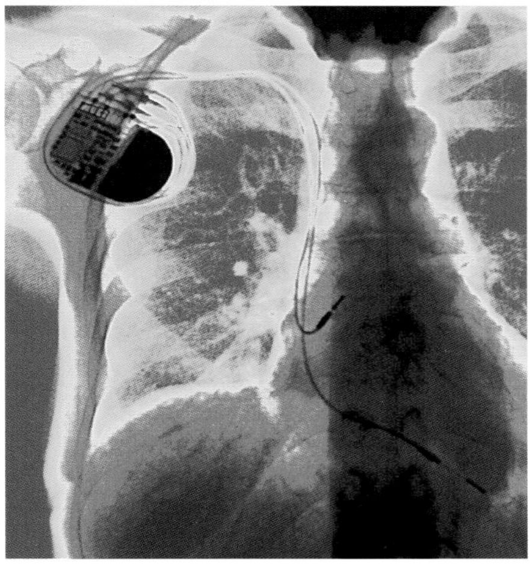

调节心脏
一些治疗，如安装人工起搏器，可以帮助控制一些疾病导致的后果，而不是去治疗引起疾病的潜在原因。

进展和改善

医学的进展带来了新的治疗方法，这些治疗方法在改善人的预期寿命、降低慢性疾病的发生率中起了重要作用。新技术带来了手术技术的改进，使手术造成的疼痛减到最小，降低了手术风险和并发症的发生率，同时使患者能够更快地康复。但是，在新技术或者新药物被批准用于临床之前，需要经过严格的测试，新技术和新药物的有效性和安全性需要通过有对照的临床试验来证实。

药物的开发

在过去的100多年里，研究生产出了更加安全、可靠、有效的，由天然物质合成的药物，以及一些全新的药物。抗生素和疫苗使感染性疾病的治疗发生了革命性的变化。

如今利用基因工程技术，已经合成的人胰岛素和其他用于治疗的激素。对疾病发生潜在机制的研究，已经生产出了个体化的、针对疾病过程中一部分的特异性靶向药物。免疫抑制药物的开发，减少了人体对新组织的排异反应，使得移植能够成功地进行。

手术技术的进展

现在的手术常常是通过人的自然开口，或者在患者身体上做的一个很小的切口把仪器探入体内完成的，这种技术有时也称为微孔（创）手术，使用一个可视的管道内镜来操作。

在显微外科领域，外科医生使用特殊的显微镜和细小的器械，对人体中非常细小的结构进行手术，如神经和小血管。需要在人体精细部位进行的手术，外科医生可以戴一个特殊的头部装置，清晰地看到三维图像。激光和电凝器械，可以在切开组织血管的同时，使血管闭塞。

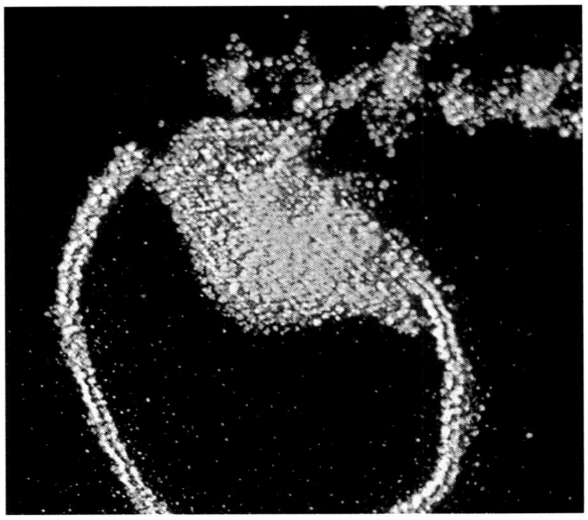

正在杀死细菌的药物
抗生素药物杀死了一个金黄色葡萄球菌。

药物治疗

医疗用药是指可以治愈、阻止或者预防疾病、缓解症状或帮助诊断疾病的物质。如今已有数目庞大的药物，新的药物还在不断地研发出来，这些新研发出来的药物，在恢复健康状态和挽救生命上，比过去的药物更有效。

如眼药水或者用于皮肤局部的制剂，可以直接应用于需要治疗的靶部位。这些制剂一般都仅在局部产生作用，通常不会有大量的药物进入血流。其他的制剂首先进入血流，再通过血液循环到达体内的靶部位。选择不同的给药途径，取决于药物到达靶部位的最有效途径，以及药物是如何代谢的（见 569 页“药物的代谢”）。

现代药物治疗是从科学家发现从植物中提取活性成分，并且将这些物质制成合成物的方法开始的。在深入了解了机体在健康和疾病的状态下是如何工作的基础上，应用这项新技术，我们能够研发出针对身体内特定疾病的药物。

在新药上市前，需要进行彻底的测试。药物对人体的作用是与现有的标准治疗，或与安慰剂（与药物的外形类似，但无活性成分的物质）进行对比来评估的。

在美国，药物需要得到药物安全委员会（CSM）的批准和认证。只有当药物是安全并有效时，这种新药才能够被批准用于临床。如果在上市后，药物被证实能够引起不能被接受的副作用，药物安全委员会还可以将已经上市的药物从市场上撤回。

如何起作用？

药物通过多种方式起作用。一些药物会杀死入侵的微生物，如细菌、真菌、病毒，或者阻断入侵微生物的播散。这些药物包括抗病毒药物、抗真菌药物及抗生素。其他的药物，也称作细胞毒性药物，可以在细胞进行分裂时将其杀死，或者阻止细胞复制。细胞毒性药物主要用于治疗肿瘤。

有些药物仅用来补充体内缺失的或者水平降低的自然化学物质，如一些激素或维生素。另一些药物则能够改变身体内一些化学物质的功效。这些药物可以通过模拟天然存在的化学物质的作用，来增强其效应，或者阻断这些天然药物的作用而降低其效应。药物还可以作用于控制体内某一特殊过程的那部分神经系统，如作用于大脑呕吐中枢的药物，可以用于缓解呕吐症状。

如何使用？

有多种不同的途径可以将药物引入期望其发挥作用的部位。一些药物，

药物作用

药物是如何作用于受体的

许多细胞的外层都有一些特殊的区域，称为受体。天然化学信使，如激素，会与这些受体结合引起细胞内的改变，从而影响身体的一些过程。为治疗一些疾病，需要增加或者降低某些自然化学物质的作用。称为激动剂的药物与特异受体结合后，产生与天然化学物质相似的作用。称为拮抗剂的药物，通过阻断受体而抑制化学物质的作用。

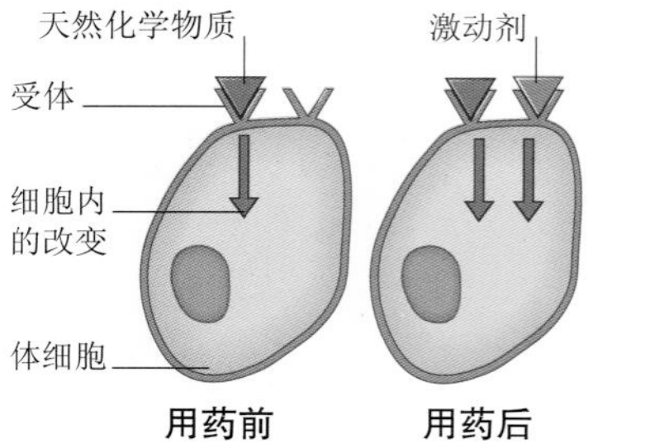

激动剂类药物
激动剂类药物能够模拟体内化学物质的作用。这类药物占据一个空的受体，增强天然化学物质的作用。

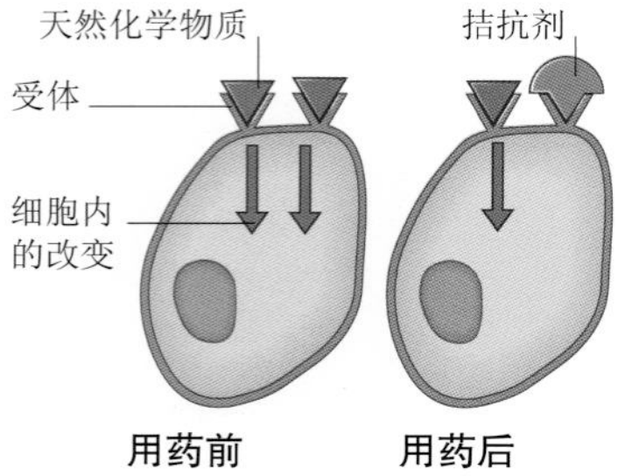

拮抗剂类药物
拮抗剂类药物占据细胞的受体，阻断体内的化学物质与受体结合，从而抑制这些化学物质的作用。

本章包括如下内容

过程

进入人体内的药物

药物可以通过多种途径进入血流中。最为常见的途径是口服，口服药物可以是片剂、胶囊或液体。但是，在口服用药不合适时，可以通过其他途径给药。例如，可以将含有药物的栓剂塞进肛门内。如果需要立即起效，静脉注射或输液可以使药物迅速到达血液中。使用皮肤贴剂或经皮埋置药物都可以达到长效的目的。

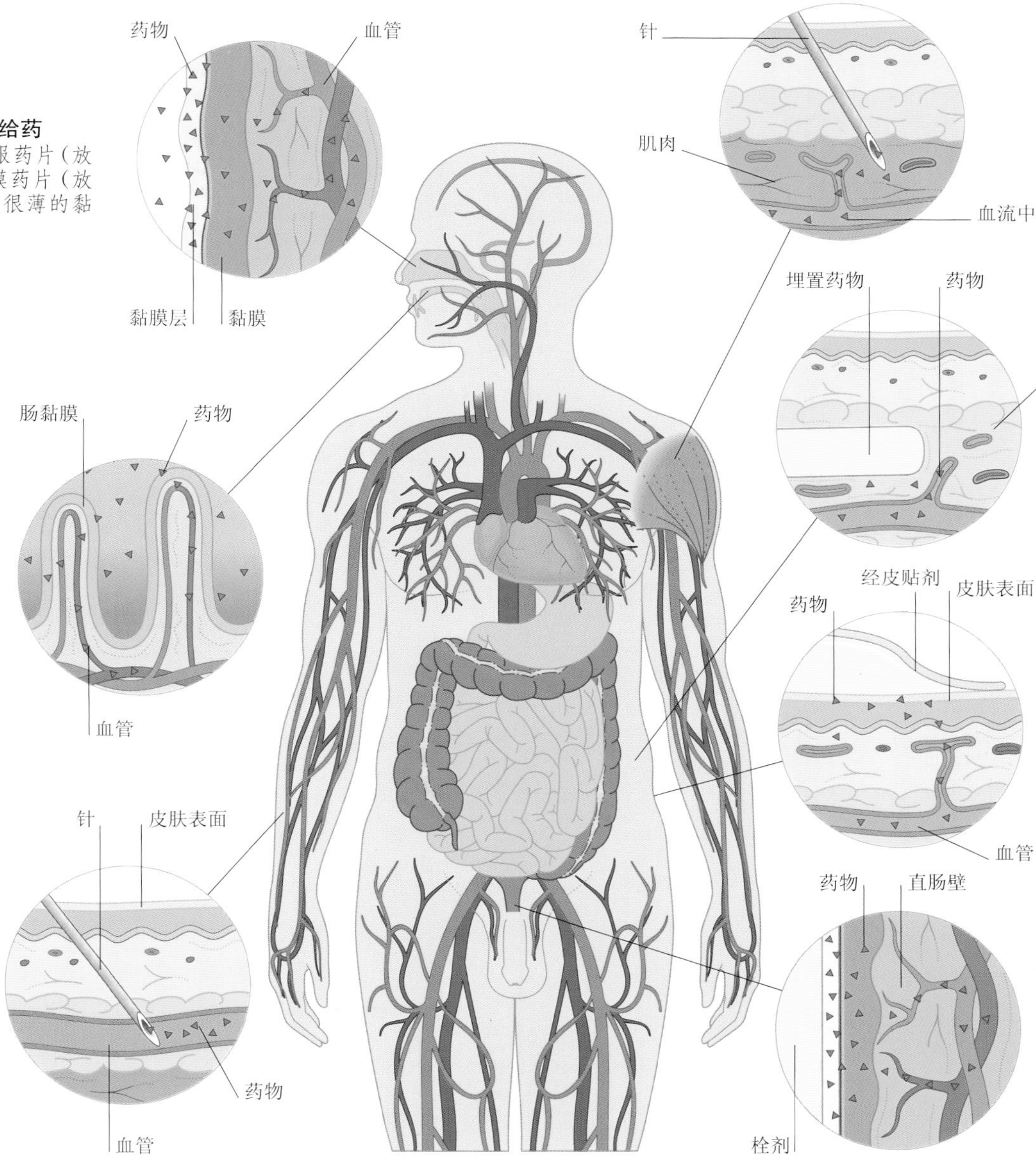
药物
血管
黏膜层
黏膜
经鼻、舌下和颊黏膜途径给药
经鼻喷雾剂吸入、舌下含服药片（放置于舌下），或经过颊黏膜药片（放于颊部内）等的药物通过很薄的黏膜直接吸收进入血流中。
肠黏膜
药物
口服给药
片剂、胶囊或液体药物在吞服后，进入消化系统。然后药物在胃内或肠道内分解，像食物一样被吸收。
血管
针
皮肤表面
静脉途径给药
将药物注入血管，可使药物非常快速地起效。药物直接进入血流，经循环快速到达需要药物起作用的组织或器官。
药物
血管
针
肌肉
血流中的药物
经肌肉注射给药
将药物注射入上臂、大腿或臀部等部位的肌肉中，然后药物弥散至血流内。
埋置药物
药物
脂肪组织
皮下给药
将药物埋置在皮下或注射至皮下脂肪中，然后药物缓慢弥散入血流。
经皮贴剂
皮肤表面
药物
经皮途径给药
药物从具有黏性的贴剂或涂在皮肤的凝胶中持续释放，通过皮肤进入血管。
血管
药物
直肠壁
栓剂
经直肠途径给药
以栓剂、灌肠剂或泡沫剂等形式塞入直肠的药物，被快速吸收入直肠壁的血管内。

药物的代谢

口服药物在肠道内被吸收后，在进入血液循环之前先经过肝脏。以其他途径给药的药物是先进入血流再流经肝脏。一旦药物进入血流，就可以通过循环到达需要药物发挥作用的组织或器官。绝大多数药物每次流经肝脏时都会被代谢（分解或转换）掉。药物最终经肾脏随尿液排出体外，或经肝脏随胆汁经粪便排出体外。

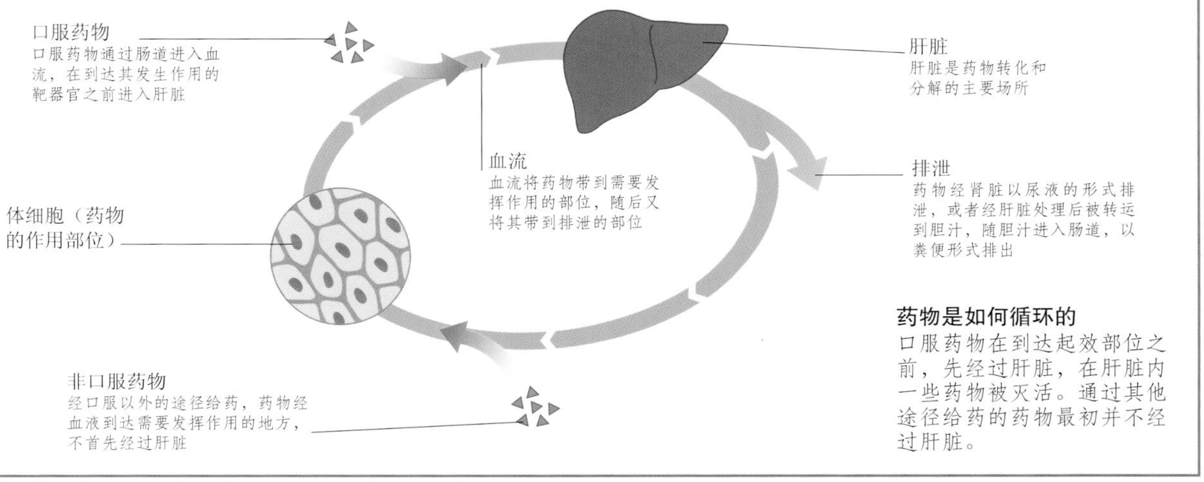
口服药物
口服药物通过肠道进入血流，在到达其发生作用的靶器官之前进入肝脏
肝脏
肝脏是药物转化和分解的主要场所
血流
血流将药物带到需要发挥作用的部位，随后又将其带到排泄的部位
排泄
药物经肾脏以尿液的形式排泄，或者经肝脏处理后被转运到胆汁，随胆汁进入肠道，以粪便形式排出
体细胞（药物的作用部位）
非口服药物
经口服以外的途径给药，药物经血液到达需要发挥作用的地方，不首先经过肝脏

药物是如何循环的

口服药物在到达起效部位之前，先经过肝脏，在肝脏内一些药物被灭活。通过其他途径给药的药物最初并不经过肝脏。

了解药物

所有的药物，即使是像阿司匹林这种我们都很熟悉的药物，在带给我们好处的同时，也具有潜在的危害。无论你使用的是处方药还是非处方药，在你了解了药物的可能作用，以及如何安全有效地使用这些药物后，你都会从药物中受益。

在20世纪，药物治疗的发展，使得医生能够治愈多种疾病，包括许多感染性疾病。药物治疗可以用于控制一些疾病的症状，还可以缓解一些常见的症状。今天，有许多种药物可以用于多种治疗目的。一些药物可以放在柜台作为非处方药物来出售，其他的药物则需要医生处方才能使用。本节首先讲解多种不同的药物对身体产生的作用类型。接下来给出了在实际应用中，如何有效地使用药物和如何安全地储存药物的建议。

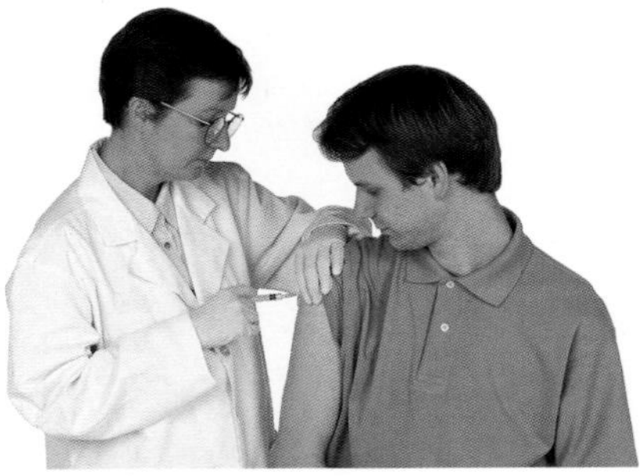

疫苗的作用
大多数药物是用来治疗疾病的。但是，疫苗是用来预防一些疾病发生的，如白喉或破伤风。

▶ 自我给药

给儿童喂药

在给婴幼儿喂液体药物时，可以使用注射器或者滴管，这样既能避免药物的漏出，也可以保证给孩子喂药的剂量是正确的。如果你不清楚如何使用注射器或者滴管，请药剂师为你示范如何测量剂量，并给孩子喂一次药物。在给孩子喂药时，抱住他，安慰孩子并要确保孩子不挣扎。

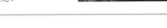

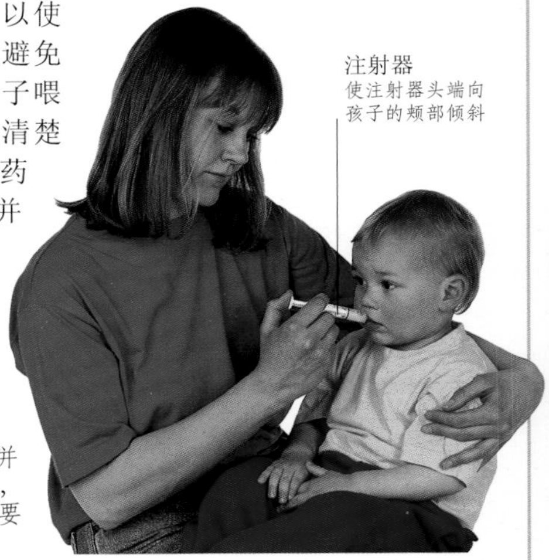

用注射器给孩子喂药
将注射器的头端放入孩子的口中，并向孩子的颊部倾斜。缓慢推动活塞，使孩子有时间将药物吞咽下去。不要直接将药物注入孩子的喉咙。

药物是如何对人体起作用的

药物是如何作用于人体，以及药物可能产生的作用

药物除了对人体产生期望的作用外，还可能产生其他多种类型的作用。这些作用包括副作用、药物耐受和依赖。一起服用的药物之间，还可能产生相互作用，即一起服用的药物可以增强或减低彼此的作用。有些药物还可能会与某些食物或者补充治疗药物发生作用。许多药物还具有很强大的心理作用，称为安慰剂效应。多数药物都存在副作用，这些作用可能是不愉快的，或者是有害的，医生会为你制订用药方案，避免这些作用或尽量使这些副作用降至最低。

药物的副作用

几乎所有作用于全身的药物，都可以引起副作用——正常剂量的药物所产生的、不期望产生的作用。许多副作用的发生是因为药物作用于全身的细胞，而非仅仅是需要治疗的局部的细胞。如用来治疗高血压（见242页）的β-受体阻滞剂（见581页），除了人们期望的降压作用外，还会扰乱睡眠模式。一些副作用，如一些抗组胺药所致的口干是可以预见的，这是由这种药物的化学作用引起的。但是，药物也会产生一些不可预见的反应，如药物过敏。任何类型的药物，包括青霉素都可以引起过敏反应，过敏反应的程度轻重不等，轻者可以仅为轻度的皮疹，重者可以影响呼吸。其他不期望的反应，发生在那些身体的遗传组成影响了身体对某些特殊药物处理能力的人。如有些地中海、非洲和东南亚裔，会有一种称为葡萄糖6-磷酸脱氢酶（G6PD）缺乏的遗传性疾病，这种酶的缺乏会影响红细胞的化学特性。如果这些人服用某些药物，如磺胺类药物，则会发生溶血性贫血，在发生溶血性贫血时，红细胞过早被破坏，这样，血液就不能将足够的氧气带到身体组织。大多数副作用都不严重，当身体习惯了这种药物后，副作用就会慢慢消失。但是用于治疗严重疾病的一些药物所产生的副作用是很严重的，并有可能是致死性的。使用某种药物的医学决定，是在权衡药物带来的整体好处，与发生有害作用的危险后作出的。

药物的耐受性和依赖性

如果你长期服用某种药物，你的身体逐渐适应药物存在的过程，称为药物耐受。对有些药物而言，耐受是件好事，因为身体可以获得药物带来的好处，同时又克服了药物的副作用。但是，耐受会使得一些药物的疗效降低，因此需要更高的剂量，才能得到相同的疗效。而大剂量可能会增加副作用。

药物依赖是指对药物的需要。这种需要可能是心理的，也可能是身体的。如果你对某种药物产生依赖时，你的身体可能会对药物产生耐受。如果停止摄入药物，你可能会受到一些不愉快反应的折磨，这种非常不愉快的反应，称为戒断症状。

有特殊危险的患者

药物的作用是因人而异的。产生这种差异的原因，是每个人的身体对药物的吸收和排泄速度不同。另外，相同剂量的药物，在不同的人血液中的浓度也可能是不一样的，这取决于他们的体格大小和肾脏功能差异等一些因素。

胎儿　绝大多数妊娠期使用的药物，都可以通过胎盘到达胎儿体内。许多药物对胎儿是有害的，尤其是在妊娠的前12周内使用，因为这段时间，是胎儿器官发育的时期。如果得知或者确信自己怀孕了，在服用任何一种药物之前，都应该征求医生的意见，包括非处方药物。如果你计划妊娠并且长期服用药物，应该去就医。

母乳喂养的婴儿　如果母亲在哺乳期服用药物，这些药物可能会通过母亲的乳汁进入婴儿体内。一些药物会对婴儿产生不期望出现的作用。例如，抗焦虑药会导致婴儿嗜睡。如果你在进行母乳喂养，在服用任何药物之前，你都应该征求医生和药剂师的意见。

婴儿与儿童　婴儿与儿童用药时应该特别注意。一般情况下儿童用药的剂量都比成人小，通常是根据儿童的体重或年龄来计算得出的。正确的用药剂量对于儿童来说非常重要。切不可将给成人服用的药物给儿童服用。

患有肝脏或肾脏疾病的人　大多数药物是经过肝脏内的酶分解的，之后药物经过肝脏或者肾脏清除，从尿中排出。如果你的肝脏或肾脏功能不正常，有毒物质就会在血液中蓄积，增加了发生副作用的危险。这时你所需要的药物剂量，应该比正常剂量小。酒精也会影响肝脏功能，因此，如果你过量饮酒或长期饮酒，那么有些药物的作用可能会改变。

老年人　老年人发生副作用的危险更大。可能是因为随着年龄的增长，一些器官如肝脏和肾脏的功能下降，这会导致毒素在体内蓄积更快。

管理你的药物

安全、有效地使用处方药和非处方药

使用药物必须很小心，尤其是在给孩子用药时更是如此。了解你服用的药物是如何对你产生作用的，这一点很重要。安全地保存药物也很重要。

如何获得药物？

有些药物可以在药店购买到，但其他的药物需要医生的处方。在购买非处方药时，向药剂师咨询，以确定你购买的药物是有效的，而且是适合你的，这是非常明智的做法。

安全用药

仔细阅读说明书，与医生或者药剂师讨论你不明白的问题。要弄清楚这些药物是否会影响到你的日常生活，药物是否需要在进食时一起服用，以及如果漏服了或服过量了该怎么办。

在你与医生或药剂师讨论你的治疗药物时，需要告诉他，你最近已经服用过的其他药物，包括补品。如果你打算妊娠，在开始服用药物治疗前，应该咨询医生。

正确地服用药物　在服用胶囊或者片剂药物时，需要用足够的水吞服，这样才不会使药物堵在你的食道里。如

果你服用的是液体药物，在服用前先晃动药瓶，使药物内的成分充分混匀，并仔细测量，以保证服用剂量是正确的。在正确的时间，服用正确的剂量。即使你的症状看起来消失了，也要确保完成整个用药的疗程。

应对药物的副作用 无论是服用处方药还是非处方药物（OTC），如果你出现了一些意料之外的副作用，或与疾病无关的症状时，你应该向医生咨询。如果你对药物产生了严重的反应，如呼吸困难，那么你应该寻求紧急的医疗帮助。如果你对服用的处方药产生了轻度的反应，应尽快去看医生。如果你对非处方药物产生了较轻的反应，应该停止服药，并去看医生。

长期用药 如果你需要长期用药，医生会给你处方，这样你不用每次都去看医生就可以继续服药。在没有咨询医生前，千万别突然停药。

在开始使用药物或增加药物之前（包括非处方药物和补品），都应该告知医生或药剂师。如果你需要住院进行治疗，要告诉医务人员你正在服用的药物名称。

给儿童用药

使用注射器或滴管给儿童喂液体药物，通常会容易一些（见 570 页“给儿童喂药”）。可以给年长的儿童服用片剂，但是，如果需要将药物压碎才能喂给患儿，请咨询药剂师这样做是否会影响药物的吸收。对不喜欢服药的儿童，可以捏住鼻子给药。在喂药后给儿童一杯可口的饮料。

如何保存药物？

按照储存指导来保存药物，以免药物变质。将药物放在儿童够不到的地方，最好是放在上锁的橱柜里。不要储存已经过期的药物，应小心地处理掉这些过期的药物。

治疗传染病和感染性疾病的药物

在大约 50 年前，传染病是导致儿童和年轻人死亡的首要原因。随着预防儿童期主要疾病的疫苗的使用，杀灭细菌的抗生素以及许多其他抗感染药物的出现，这种情况发生了改变。

本节描述的是用于保护机体不发生传染病的药物，以及用于控制或治愈传染病和感染性疾病的药物。

本节首先讨论疫苗和免疫球蛋白，这些药物可以提供对一些感染的免疫力，防止疾病的播散。

接下来讲述抗生素，这一大类药物被广泛用于治疗细菌感染。在英国，每年有数百万张抗生素的处方。

之后的部分解释如何使用药物来治疗病毒、原虫、真菌引起的感染。这方面的内容包括疟疾的预防和治疗，以及在艾滋病病毒感染和艾滋病治疗方面的进展。

最后讲述的是根除寄生虫感染的药物。

主要组成

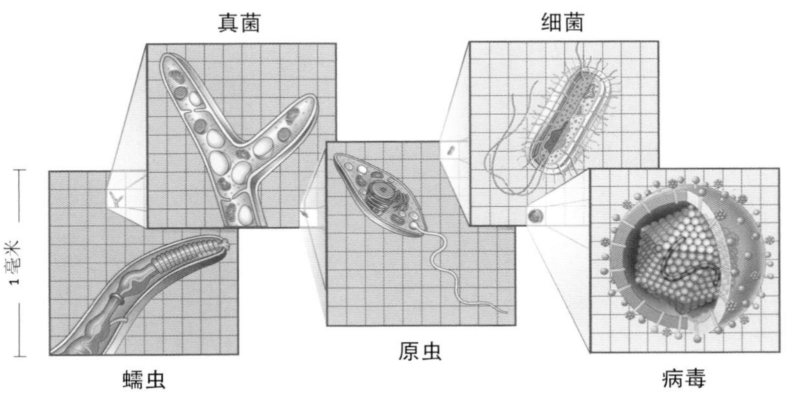

有关传染性病原体的结构和功能的更多信息，请参阅 161 ～ 163 页。

疫苗和免疫球蛋白

针对一些传染病，为机体提供免疫力的制剂

常用药物

疫苗
- 结核病（卡介苗） ■ 霍乱 ■ 白喉 ■ 甲型肝炎
- 乙型肝炎 ■ B型流感嗜血杆菌 ■ 人乳头状瘤病毒
- 流行性感冒 ■ 脑膜炎A，C，W135，Y ■ 脑膜炎球菌C
- 麻疹–腮腺炎–风疹 (MMR) ■ 百日咳 ■ 肺炎球菌
- 脊髓灰质炎 ■ 狂犬病 ■ 破伤风 ■ 伤寒
- 水痘 ■ 黄热病

免疫球蛋白
- 抗D抗体 ■ 乙型肝炎 ■ 常规免疫球蛋白
- 狂犬病 ■ 破伤风

目前有多种疫苗和免疫球蛋白，能够用来预防一些特殊的传染病。使用这些制剂的过程，被称为免疫接种（见 12 页）。疫苗含有经过修饰的或者灭活的感染性病原微生物。免疫球蛋白含有从已经感染过某种特殊疾病的人体内提取的抗体（抗体是由白细胞产生的蛋白，能够中和或破坏入侵的病原微生物）。机体自身的防御机制，即免疫系统，能够抵抗多种传染病，但并不能保护人体不会发生所有的传染病，因而免疫接种疫苗或者注射免疫球蛋白，可以提供额外的保护。从引入免疫接种项目后，全世界发病率很高的传染病急剧下降。其中的一种传染病——天花，已经在世界范围内被消除。

如何起作用？

有两种类型的免疫，即主动免疫和被动免疫（见 572 页“免疫接种是如何起作用的”）。在主动免疫中，利用疫苗来刺激机体的免疫系统，产生自身的抗体。每种不同的疾病需要接种不同的疫苗，因为不同的病原微生物刺激机体产生的特异性抗体是不同的。一些疫苗含有经过改变，已经变得无害的活的微生物。另外一些疫苗含有灭活的微生物，或微生物的一部分，或细菌产生的毒素（有毒的）。所有类型的疫苗均具有相同的作用，就是引起机体免疫系统，产生合适的抗体，使机体能够抵御特定的入侵微生物。被动免疫使用免疫球蛋白，通过向血液中引入外源性抗体而起作用。这些抗体会破坏已经存在的或其后很快就进入体内的感染微生物。

为什么需要使用？

有些传染性强的疾病，不能获得有效的治疗或者病情很重，这时就需要使用主动或被动免疫来预防这种传染病的发生。使用疫苗激活的主动免疫，主要用于防止疾病在群体中扩散。如果绝大多数人都经过免疫接种，一些疾病甚至最终会消失。在发达国家，儿童在 2 月龄至 15 岁之间需要接受一系列针对许多疾病的常规主动免疫（见 13 页“常规免疫接种”），包括麻疹（见 167 页）、破伤风（见 173 页）及百日咳（见 301 页）。

其他的疫苗是针对特殊人群使用的。例如，流感疫苗是针对季节性流感的，推荐给那些感染后会发展成严重疾病的高危人群使用。这些高危人群包括老年人、免疫力降低的人，如糖尿病（见 437 页）患者以及患有慢性心脏病或肺病的患者。流感病毒有多种不同的病毒株，每种病毒都需要不同的疫苗。一般每年都会研发出新的流感疫苗，来匹配可预测的最有可能广泛播散的季节性流感病毒株。还会研制一些特殊的疫苗，来应对不可预测的非季节性流感爆发的新病毒株，如 H1N1 流感病毒（猪流感）。疫苗也可用于那些被传染上某些疾病的危险性增加的人群。例如，建议去发展中国家旅游的人接种旅游目的地常见传染病的疫苗（见 35 页“旅行免疫接种”）。用免疫球蛋白获得的被动免疫，主要用于快速对某种疾病产生保护抗体的情况，如暴露于感染后。这种免疫也用于那些因为疾病或者一些药物治疗（见 585 页“免疫抑制剂”）造成免疫系统功能受到抑制的，尤其容易受到感染的人群，如艾滋病病毒感染者和艾滋病患者。

如何使用？

绝大多数疫苗是通过注射的方式（霍乱疫苗是口服制剂，伤寒疫苗可以口服也可以注射）进行接种的。许多疫苗接种一次，或者一个疗程数次接种后，可以起到终身免疫的作用。但是有些疫苗接种，并不能完全保护被接种人不发生感染，或者一些疫苗接种，只能在数月或数年之内起到有效的保护作用。保护的程度取决于疫苗所激发的、免疫反应的强度，可能需要定期在一定的间隔时间给予强化接种，来强化最初疫苗接种获得的保护作用，并维持对这种疾病的免疫力。

通常，会将针对多种感染的疫苗制成复合疫苗，以减少注射的次数。例如，针对麻疹、流行性腮腺炎和风疹病毒的联合疫苗——麻疹－腮腺炎－风疹（MMR）疫苗即可一次接种。

免疫球蛋白是采取肌肉或静脉注射的方式给予的。免疫球蛋白的有效时间通常较短，并且在数周后，保护作用就会逐渐减少，这部分有赖于所给予的剂量。如果需要持续保护的话，那么必须重复给药。

有哪些副作用？

一些疫苗，如脊髓灰质炎疫苗，很少引起副作用。其他疫苗，如麻疹－腮腺炎－风疹（MMR）疫苗会引起轻度的疾病表现。许多疫苗会引起注射部位的红肿，以及轻度发热或流感样不适症状，这些症状通常持续几天。严重的副作用，包括过敏性休克（见285页），但很罕见。对大多数人来说，接种疫苗的危险，远远小于得到的保护作用。在有些情况下，不应该接种疫苗。如果你或你的孩子发热时，需要推迟接种时间，直到发热消退后才能接种。不能给孕妇和那些患有某些类型肿瘤的患者、免疫系统受到抑制的患者（艾滋病病毒感染阳性的人，如果没有严重的免疫抑制，可以接种麻疹－腮腺炎－风疹疫苗），接种含有活性微生物的疫苗。免疫球蛋白的副作用不常见，但可能会有注射部位的肿胀以及发热。重复应用免疫球蛋白会引起过敏反应，如皮疹。

▶ 药物作用

免疫接种是如何起作用的

最常用的免疫方法是主动免疫或疫苗接种，这包括向体内引入无害的感染性病原体，这些病原体会刺激机体产生抵抗微生物的抗体。可以使用一种称为被动免疫的方法得到即时的保护，这种被动免疫是向体内引入抗体，这种抗体是从已经发生过感染，对感染产生了免疫力的人或动物体内提取的。

主动免疫

许多疫苗是由减毒的致病微生物制成的，这种疫苗称为活疫苗。其他疫苗使用的是灭活的微生物或微生物的一部分制成的。主动免疫所产生的保护作用是终身的，可能需要强化接种。

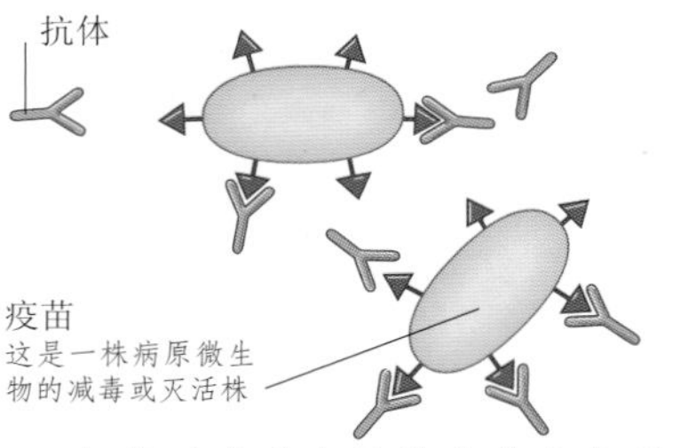

1 机体对疫苗内的微生物作出反应，产生抗体。对这些抗体产生的记忆会保留在免疫系统内。

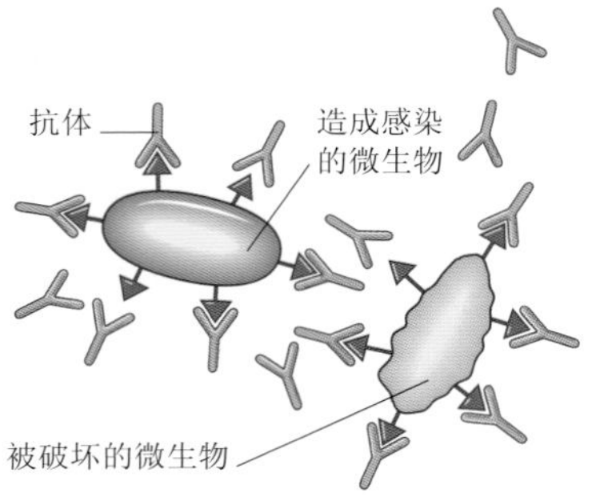

2 如果相同的微生物在晚些时候再次入侵机体时，免疫系统会识别这种微生物，很快产生抗体来毁灭它。

被动免疫

被动免疫通过向体内输入外源性抗体，使机体产生对感染微生物的抵抗力。当机体不能主动免疫，或者快速产生对某种微生物的保护作用时，被动免疫至关重要，尤其是免疫力减弱的病人，更需要进行被动免疫。

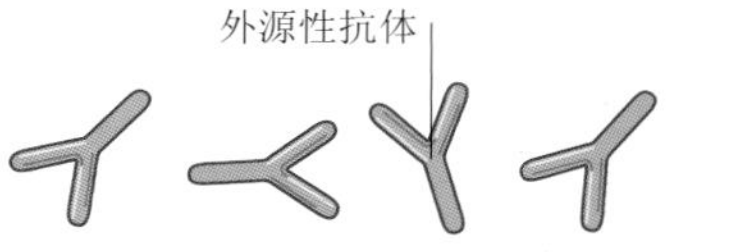

1 将从对感染有抵抗力的人或动物体内提取的抗体输入体内。

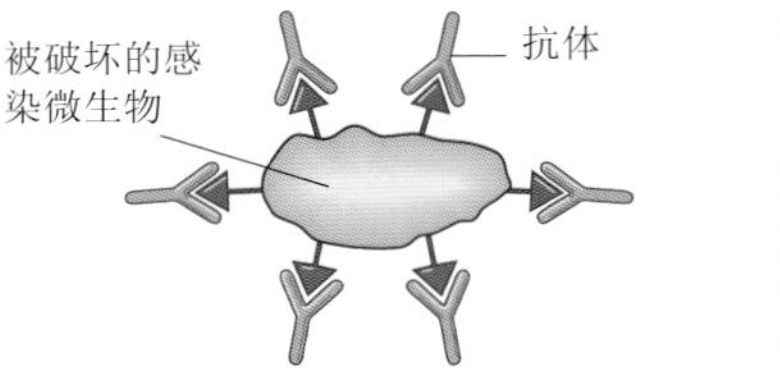

2 当接触到感染微生物时，抗体会立即破坏微生物。这些抗体对即将发生的感染还具有短期保护作用。

抗生素

一组主要用于治疗由细菌引起感染的药物

常用药物

青霉素类药物
■ 阿莫西林 ■ 氨苄西林 ■ 克拉维酸
■ 氟氯西林 ■ 苯氧甲基青霉素

头孢菌素类药物
■ 头孢克洛 ■ 头孢氨苄 ■ 头孢克肟
■ 头孢拉定 ■ 头孢他啶 ■ 头孢呋辛

大环内酯类药物
■ 阿奇霉素 ■ 克拉霉素
■ 红霉素

四环素类药物
■ 盐酸土霉素 ■ 赖甲环素 ■ 二甲胺四环素（米诺环素）
■ 氧四环素 ■ 四环素

氨基糖苷类药物
■ 丁胺卡那霉素 ■ 庆大霉素 ■ 新霉素
■ 链霉素 ■ 妥布霉素

磺胺类药物
■ 磺胺甲噁唑 ■ 磺胺嘧啶

喹诺酮类药物
■ 环丙沙星 ■ 左氧氟沙星 ■ 诺氟沙星
■ 氧氟沙星

其他药物
■ 氯霉素 ■ 克林霉素 ■ 夫西地酸
■ 甲硝唑 ■ 甲氧苄啶 ■ 万古霉素

抗生素是世界上最多的处方药物，这些药物可以用来治疗或者预防细菌感染。这类药物可以通过杀灭细菌或者阻断细菌的增殖，使机体的免疫系统能够清除剩余的感染。

抗生素可以根据其化学成分以及作用方式分为几大类，如青霉素类、头孢菌素类和四环素类等。最常用的一类抗生素是青霉素类。有些抗生素能够抵抗许多种细菌，称为广谱抗生素。其他抗生素只针对某一种或两种细菌，称为窄谱抗生素。有些抗生素还可以治疗其他类型的感染，如由一些原虫（见574页“抗原虫药物”）引起的感染。

为什么需要使用？

抗生素最常用于短期治疗轻度的感染，如耳、喉或泌尿系统感染，药物也可以用于治疗严重的感染，如败血症（见171页）和细菌性脑膜炎（见325页）。

有时候，长期使用小剂量的抗生素，可用于预防免疫力低下人群的感染，如艾滋病病毒感染者或艾滋病患者（见169页），以及正在服用免疫抑制剂（见585页）的患者。长期使用的抗生素也用于治疗其他疾病，如痤疮（见197页）。

如何使用？

大多数细菌感染可以使用口服抗生素来治疗。眼部和耳部感染通常使用抗生素滴剂（见593～595页“治疗眼和耳部疾病的药物”）来治疗。为了治疗重度感染，需要立即使用大剂量的抗生素，可以经肌肉注射或者经静脉注射或点滴给药。

如果你发生了细菌感染，医生可能会为你开能够有效针对感染的细菌的特异抗生素。在一些情况下，如肺炎（见299页）或伤口感染时，医生在开窄谱抗生素前，会检测引起感染的特殊病原微生物。同时，医生也会用广谱抗生素来为你治疗。为了降低对抗生素产生耐药的危险，可能会联合使用一种以上的抗生素。

你在使用抗生素时，即使你的症状已经改善，也应该继续治疗。为了清除感染，你应该完成医生为你安排的整个疗程。越来越多的细菌对抗生素产生耐药性，这是由于不正确使用抗生素造成的。

抗生素必须经医生处方才能获得。如果你怀孕了、有药物过敏史、有肝脏或肾脏功能受损；如果你同时服用了能与某种特殊抗生素发生相互

▶ 药物作用

青霉素是如何起作用的

青霉素类抗生素可用于治疗多种细菌感染。青霉素是杀菌药，也就是说这类药物能够杀死引起感染的细菌。绝大多数其他类型的抗生素，是通过改变细菌的化学活性，从而阻止其繁殖而起作用的。随后免疫系统可以清除残留的感染。

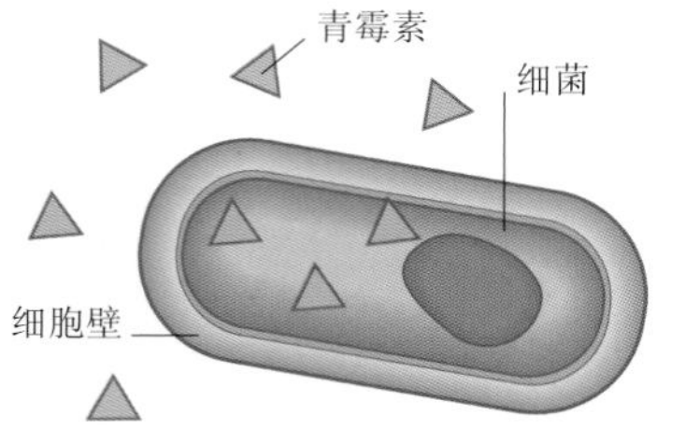

1 细菌是一种单细胞微生物，具有起保护作用的细胞壁。青霉素可以进入细菌内，杀灭细菌。

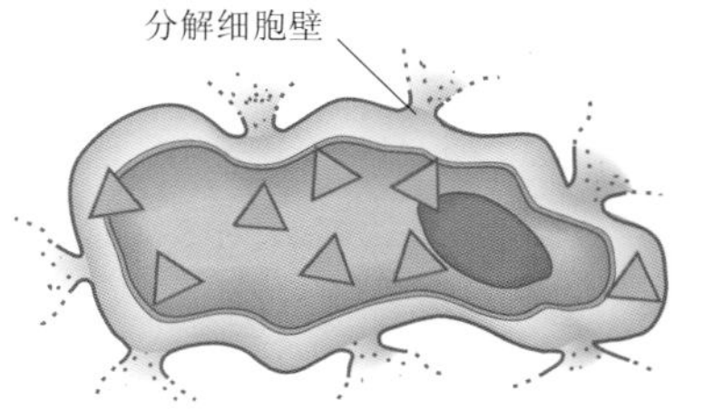

2 青霉素会干扰细菌合成细胞壁所需要的化学物质，这将引起细胞壁分解、细菌死亡。

作用的药物等情况，那么可选择使用的抗生素种类就会受到限制。

有哪些副作用？

抗生素一般不会引起严重的副作用。最常见的副作用为腹泻，一般不严重。抗生素会改变体内正常存在的细菌和酵母白色念珠菌（见177页“念珠菌病”）之间的自然平衡。

在一些情况下，抗生素会破坏肠道内抑制致病菌生长的无害细菌。在罕见的情况下，这会导致具有潜在危险的严重感染假膜性结肠炎，引起腹泻和严重的脱水。

青霉素会引起皮疹，在一些人会引起致命的过敏反应，称为过敏性休克（见285页）。当注射药物时过敏反应会更常见，主要发生在那些曾经对青霉素轻度过敏的人。

如果你对一种类型的青霉素过敏，那么你也会对同一类中的其他药物过敏。在每10个对青霉素过敏的人中，大概有1人也会对头孢菌素类药物过敏。

如果你发生了副作用，如皮疹，你应该停药并立即去看医生。如果你过去发生过过敏反应，请告知医生。

四环素类药物会引起生长发育过程中的骨骼和牙齿的改变，因此不能给儿童和孕妇使用。在一些罕见的情况下，氨基糖苷类药物会导致肾脏损伤、引起严重的皮疹，或影响听力和平衡感觉。

喹诺酮类药物有时会引起抽搐，所以癫痫患者不能使用。在罕见情况下，喹诺酮类药物会引起肌腱损伤，在儿童中还会损害关节。

磺胺类药物有时候会引起严重的副作用，如皮疹和肾脏损伤。

抗结核药物

用以治疗结核感染的药物

常用药物

■ 卷曲霉素 ■ 环丝氨酸 ■ 乙胺丁醇
■ 异烟肼 ■ 吡嗪酰胺 ■ 利福布汀
■ 利福平 ■ 链霉素

抗结核药物是主要用于或专门用于治疗结核病（见300页）的抗生素（见572页）。最初发生结核感染的部位一般是肺脏，但是可以扩散至身体的其他部位，如肾脏、淋巴结，有时候还会扩散至脑膜与脊髓（见325页“脑膜炎”）。通常情况下，可同时给予多种抗结核药物来防止对药物产生耐药性。

如何使用？

如果你被诊断患有结核病，医生会为你检测引起感染的结核菌株，来确定菌株对抗结核药物的敏感性。检测结果需要2个月才能得出，因此在等待检测结果期间，医生一开始会为你开4种口服药物来联合治疗。主要的药物是异烟肼、吡嗪酰胺、乙胺丁醇和利福平。在初始治疗2个月后，使用异烟肼和利福平，这些药物治疗一般应该持续4个月以彻底清除感染。在一些情况下，根据感染的器官不同，一些患者的抗结核治疗可能会持续更长时间。例如，结核性脑膜炎需要持续治疗12个月。

按照医生的指示，完成整个药物治疗疗程是很重要的。如果你不这样做，细菌可能不被清除，会引起结核菌对药物产生耐药，这样会把感染传染给他人。

有哪些副作用？

抗结核药物会引起一些副作用，诸如恶心、呕吐、皮疹和腹痛等。异烟肼、吡嗪酰胺和利福平会造成肝脏损伤，所以在治疗前应当检查肝功能。如果你出现了肝功能受损，那么在治疗期间需要定期复查肝功能。在治疗前还需要检查肾脏功能，如果你的肾功能受到损伤，需要减少用药的剂量。利福平会使尿液和其他的身体分泌物变红，但这种作用是无害的。异烟肼会影响到神经系统，引起手脚麻木或刺痛感。在罕见的情况下，乙胺丁醇也会损伤眼睛的神经，引起视力异常，通常建议服用乙胺丁醇的人要定期做视力检查。如果你在服用乙胺丁醇期间，出现了视物模糊或者不能辨别颜色，请立即去看医生。

抗病毒药物

用于治疗一些病毒引起的感染的药物

常用药物

■ 阿昔洛韦 ■ 泛昔洛韦 ■ 膦甲酸 ■ 更昔洛韦
■ α干扰素 ■ 拉米夫定 ■ 奥司他韦 ■ 利巴韦林
■ 伐昔洛韦 ■ 扎那米韦

治疗艾滋病病毒感染和艾滋病的药物（见本页）

有多种药物可以用来治疗病毒感染。虽然这些药物不能清除感染，但这些药物通常可以有效地减轻感染的严重程度。许多病毒性疾病是轻度的，即使不治疗也可以被清除，这是由于健康人通常可以很快战胜感染。有时候抗病毒药物有助于减轻症状、加快康复。因为病毒需要侵入人体细胞内才能复制，所以抗病毒药物在杀灭病毒的同时也会损伤机体细胞。因此抗病毒药物仅限于治疗重度病毒感染，或反复发作的病毒感染。有些抗病毒药物对一些病毒的疗效好于对其他病毒的疗效。一些特殊的抗病毒药物，可以用于治疗艾滋病病毒感染。

为什么需要使用？

抗病毒药物主要用于治疗反复发作的或长期持续存在的病毒感染，如疱疹，艾滋病病毒，慢性乙型、丙型肝炎病毒。对于发生重症病毒感染和发生并发症的、危险增加的、免疫功能低下的患者，有些抗病毒药物也是有效的。

抗病毒药物，如阿昔洛韦、泛昔洛韦和伐昔洛韦等，是治疗那些单纯疱疹病毒感染引起的，有严重的或复发性的生殖器疣或唇疱疹患者的最常用药物。这些药物还可以有效地治疗水痘－带状疱疹病毒感染，这种病毒可以引起水痘和带状疱疹。

一些抗病毒药物可用于治疗特定感染的人群，尤其是因为疾病或治疗（如化学药物治疗）造成的免疫功能低下的病毒感染的高危人群，以及一些患有某些疾病的人群，如糖尿病、慢性肾脏疾病和严重心血管疾病的患者。例如，奥司他韦和扎那米韦可用于治疗或预防高危病人的流感，或用于治疗健康人出现的某些情况，如传染病大流行时。更昔洛韦用于预防或治疗巨细胞病毒感染，尤其是免疫力下降的人。利巴韦林用以治疗婴儿的重度细支气管炎（见545页）。利巴韦林还可用于治疗拉沙热（见169页“病毒性出血热”），可以与α干扰素联合用于治疗慢性丙型肝炎病毒感染。拉米夫定和α干扰素可用于治疗慢性乙型肝炎病毒感染。

如何起作用？

病毒侵入人体细胞，利用人体的基因物质（DNA）来复制。抗病毒药物以多种方式来阻断这些过程，可以通过使人体细胞内部发生改变来阻止病毒复制，或者防止病毒进入细胞内。如果早期开始治疗，药物通常可以快速起效，在几天内缓解症状。但是，有些病毒会对药物产生耐药，这造成某些感染难以治愈。

如何使用？

治疗疱疹病毒感染的药物，如阿昔洛韦，可以是局部使用的剂型，也可以口服用药，这取决于感染的部位和感染的严重程度，对于严重的急症感染，也可以采用注射给药。对于轻症感染，可以在药店买到局部使用的抗病毒药。更昔洛韦和干扰素可以在医院里注射给药。利巴韦林可以给患有细支气管炎的婴儿吸入治疗；也可以注射给药，治疗拉沙热；还可以口服给药，治疗慢性丙型肝炎感染。对于流感病毒感染，扎那米韦采用吸入给药，奥司他韦采用口服给药。

有哪些副作用？

阿昔洛韦、泛昔洛韦和伐昔洛韦较少产生副作用，但口服时会引起恶心。在罕见情况下，当注射使用阿昔洛韦时，会引起肾脏损伤，并可能引起一些如意识模糊和抽搐等症状。更昔洛韦会引起皮疹和恶心。更昔洛韦会减少红细胞的生成，引起贫血、白细胞减少，增加发生进一步感染的易感性。更昔洛韦还可能引起肾功能损伤。奥司他韦的副作用包括恶心、呕吐和其他的肠道功能紊乱，有时还会引起头疼、失眠和眩晕。扎那米韦极少引起副作用，但在一些人可以引起呼吸困难和喘憋，所以对于已经有呼吸系统疾病，如哮喘的患者，需要谨慎使用。利巴韦林会引起贫血和胎儿畸形。α干扰素通常会引起副作用，包括恶心和流感样症状，如疲劳、发热和肌肉酸痛。这些症状通常是轻度的，持续治疗后症状可以消失。但长期治疗会引起白细胞和红细胞减少及抑郁。

治疗艾滋病病毒感染和艾滋病的药物

用于治疗艾滋病病毒感染及其并发症的一类药物

常用药物

逆转录酶抑制剂
■ 阿巴卡韦 ■ 二脱氧胸苷 ■ 依非韦伦
■ 恩曲他滨 ■ 依曲韦林 ■ 拉米夫定
■ 奈韦拉平 ■ 司他夫定 ■ 替诺福韦
■ 齐多夫定

蛋白酶抑制剂
■ 阿扎那韦 ■ 地瑞纳韦 ■ 夫沙那韦
■ 茚地那韦 ■ 利托那韦 ■ 沙奎那韦
■ 替拉那韦

融合抑制剂
■ 恩夫韦肽

其他药物
■ 马拉维若 ■ 雷特格韦

能够减慢或阻止疾病持续进展的药物，使得绝大多数艾滋病病毒感染者和艾滋病患者可以更长时间地保持健康，并可以过相对正常的生活。但是艾滋病无法治愈，预防感染的疫苗还处于试验阶段。艾滋病病毒感染并逐渐破坏机体免疫系统，称为CD4淋巴细胞的白细胞，在正常情况下可以帮助机体抵御感染。艾滋病病毒感染者可以多年没有症状，或者经常发生轻度的感染，或者持续出现轻症感染。如果出现了特殊感染或者肿瘤，我们就说此时的病症已经发展为艾滋病。这些疾病被称为艾滋病的定义性疾病，包括多种严重感染，如肺孢子菌感染（见177页）、弓形体病（见176页）和一些肿瘤，如卡波西肉瘤（见201页）和非霍奇金淋巴瘤（见279页）。

为什么需要使用？

目前用于治疗艾滋病病毒感染的药物，使抑制血中艾滋病病毒的水平成为可能，这些药物治疗的目的是减少病毒的数量，使我们在血液中检测不到病毒的存在。如果能达到这一目的，机体的免疫系统就足以恢复到可以抵御感染的状态。药物还可以防止艾滋病病毒感染进展为艾滋病。支持这一理论的证据是令人鼓舞的，有许多使用新药的人，病情有了极大的改善。治疗艾滋病病毒感染，包括联合使用抗逆转录病毒药物和抗感染药物，如抗生素（见572页），抗逆转录病毒药物作用于病毒本身，抗生素则用于治疗由于免疫功能低下引起的感染。

据信，抗逆转录病毒药物治疗，对所有艾滋病病毒感染者或艾滋病患者都是有益的，但是专家在最佳的开始治疗时间上，还存在着分歧。一般认为治疗开始越早，病程改变的可能性越大。但是，每一位患者都必须权衡早期药物治疗与长期服用抗病毒药物的利弊。接触艾滋病病毒感染者血液或体液的人，需要立即接受抗逆转录病毒的药物治疗1个月。也推荐对于艾滋病病毒阳性的妊娠期母亲，在妊娠期间给予抗逆转录病毒药物治疗，以降低婴儿出生即患有这种病毒感染的危险。

如何起作用？

有两大类用于治疗艾滋病病毒感染和艾滋病的抗逆转录病毒药物：逆转录酶抑制剂和蛋白酶抑制剂。药物通过阻断病毒复制所必需的过程达到治疗的目的。同时，这些药物对病毒入侵的细胞没有太大的损伤。逆转录酶抑制剂，如齐多夫定，能够抑制参与病毒复制的酶。蛋白酶抑制剂，如阿扎那韦，可以阻止病毒复制所需的病毒蛋白合成。融合抑制剂和马拉维若能够抑制艾滋病病毒进入机体细胞。雷特格韦通过阻止艾滋病病毒的基因物质与人体细胞的染色体整合，从而阻断病毒在细胞内的复制。

如何使用？

随着人们对艾滋病病毒了解的不断深入，艾滋病病毒感染和艾滋病的治疗方法正在发生快速变化。抗逆转录病毒药物一般是联合使用的，可以更有效地破坏病毒，并有助于防止艾滋病病毒耐药株的产生。由于大多数人需要联合使用3种抗病毒药物，将两种或以上的药物制成一种药物，已经使许多人的治疗得到简化。

有哪些副作用？

如果你感染了艾滋病病毒，医生会与你一起讨论可以选择的治疗方案，因为必须权衡药物治疗带来的好处和药物的副作用。抗逆转录病毒药物可引起恶心、呕吐、腹泻，这些反应可能还很严重。其他的严重副作用，包括胰腺炎（见413页“急性胰腺炎”）以及神经、肝脏、肾脏损伤。药物还可能引起身体脂肪的重新分布以及贫血。你需要定期进行身体检查和血液检测，来发现副作用的征兆。孕妇在使用抗逆转录病毒药物治疗时，需要专家的指导；这些药物可能会阻止艾滋病病毒从母亲传染给胎儿，但是绝大多数抗逆转录病毒药物对胎儿发育的影响至今还不清楚。

抗原虫药物

一类用来治疗原虫感染的药物

常用药物

■ 阿托伐醌 ■ 复方新诺明
■ 呋喃二氯尼特 ■ 麦帕克林
■ 甲硝唑 ■ 戊烷脒 ■ 乙胺嘧啶和磺胺嘧啶复合制剂
■ 葡萄糖酸锑钠 ■ 替硝唑

原虫是一类单细胞微生物，许多药物可以用来治疗原虫感染。一些抗原虫药物，如甲硝唑，也可用于治疗细菌感染。这些药物中有一类特殊的药物，专门用来治疗疟疾感染，疟疾是一种由原虫引起的严重感染性疾病，在世界上有百万余人感染疟疾。抗原虫药物的作用机制各异，一些是通过阻断原虫繁殖来起治疗作用的。

为什么需要使用？

抗原虫药物通常用来治疗一些感染性疾病，如滴虫病（见492页）或贾第鞭毛虫病（见176页）。治疗这些疾病常用的有甲硝唑或替硝唑。抗原虫药物的另一个用途，是治疗弓形体病（见176页），尤其是乙胺嘧啶和磺胺嘧啶复合制剂。弓形虫感染在胎儿及免疫力下降的人会引起严重的疾病。复方新诺明和戊烷脒可用于治疗肺孢子菌感染，在免疫力下降的人，肺孢子菌肺炎可能会致死。

如何使用？

轻度的原虫感染者，一般需使用抗原虫药物大约一周左右。严重感染者需要治疗数月，尤其是免疫力下降的人，如艾滋病病毒感染者或艾滋病患者，绝大多数抗原虫药物是口服的，但在治疗重度感染时有时需要注射给药。戊烷脒可以注射给药，也可以吸入给药，这种药物只有在专家的指导下才能使用。

有哪些副作用？

抗原虫药物常常会引起副作用，包括恶心、腹泻和腹部痉挛。如果你正在服用甲硝唑，你应该戒酒，因为饮酒会引起呕吐。这类药物的另一个副作用就是尿色加深。在使用戊烷脒期间或紧随用药后会出现严重的血压下降。在罕见情况下，乙胺嘧啶会造成红细胞生成减少，引起贫血（见271页）。如果你在服药期间出现不正常的瘀青或出血现象时，应告知医生，因为这些可能是血液疾病的征象。

抗疟药物

一类用来预防和治疗疟疾感染的药物

常用药物

■ 蒿甲醚苯芴醇 ■ 氯喹 ■ 多西环素
■ 甲氟喹 ■ 伯氨喹 ■ 氯胍
■ 氯胍阿托伐醌 ■ 乙胺嘧啶和磺胺嘧啶复合制剂
■ 奎宁

抗疟药物通常用于预防疟疾（见175页）感染，也可用于疟疾的治疗。目前有多种抗疟药物，有些仅仅适用于治疗感染，有些可以用于预防感染，也可以用于治疗感染。

疟疾是一类由原虫引起的严重传染病，疟原虫是通过蚊虫叮咬，从受到疟原虫感染的蚊子传播到人的。疟原虫经血液进入肝脏，在肝脏中繁殖后再次入血，随血循环播散至全身。这时候会引起疟疾的症状。

没有一种抗疟药能够完全预防这种疾病，因为疟原虫不断地产生耐药性。正是这个原因，如果你去疟疾流行的地区旅游，你应当保护自己不被蚊子叮咬。重要的是保证身体全部被衣服遮盖，并使用杀虫剂和蚊帐（见35页“旅行健康”）。

如何起作用？

抗疟药物，在疟原虫不同生命周期中的不同时期起作用。用于预防的抗疟药，可通过杀死进入肝脏和红细胞中的疟原虫起作用。

一旦出现疟疾的症状，就需要使用大剂量的药物，来破坏从肝脏释放入血液的原虫。在一些情况下，疟原虫在肝脏中休眠，在复燃时才会引起反复发作的疟原虫感染。这些原虫很难清除，常用伯氨喹来治疗。

如何使用？

药物的选择一般是根据你将要去的地方，或者你被传染了疾病的地方来决定的。

如果你计划去疟疾高发地带旅游，你需要在出发前3周开始预防治疗，并需要持续治疗至返回后的1～4周（具体的治疗时间因服用的药物而定）。抗疟药通常是口服的，可以是一天一次或一周一次。为增加对最具耐药性虫株的预防作用，一般采用联合用药。例如，氯胍和氯喹同服。

在你发生疟疾后，可以使用口服药物，也可以注射药物，每天使用数次，共使用数日。

如果出现了疟疾复发，为清除感染，医生会为你开口服抗疟药物，如伯氨喹等，治疗2～3周或更长的时间来清除原虫。

有哪些副作用？

抗疟药物会引起多种副作用，包括恶心、腹泻、头疼、皮疹和血液系统异常。奎宁会引起耳鸣（见378页“耳鸣”）、视物模糊和潮热。甲氟喹在一些人中可引起惊恐发作、头晕、幻觉和抑郁。

如果你确定自己已经怀孕，或感觉自己怀孕了，在服用抗疟药物之前应当向医生或药剂师咨询。患有癫痫的人不能服用甲氟喹和氯喹。

抗真菌药物

一类用于治疗真菌感染的药物

常用药物

■ 两性霉素B ■ 克霉唑 ■ 益康唑 ■ 氟康唑
■ 氟胞嘧啶 ■ 灰黄霉素 ■ 伊曲康唑 ■ 酮康唑
■ 咪康唑 ■ 制霉菌素 ■ 硫康唑 ■ 特比萘芬

目前已经有多种能够治疗真菌感染的药物。这些抗真菌药物有许多用途，因为真菌可以引起身体一个部位或多个部位的感染。例如，对于表浅部位的真菌感染，如皮肤、指甲或生殖道真菌感染需要抗真菌治疗。在罕见情况下，内脏器官，如心脏或肺也可以发生真菌感染。

绝大多数抗真菌药物，通过破坏真菌细胞的细胞壁来起作用。这种作用可以使细胞内的重要物质，从细胞内漏出，从而消灭真菌。

为什么需要使用？

抗真菌药物经常用于治疗皮肤的轻度真菌感染，如足癣（见205页）、癣（见205页）或指甲真菌感染（见209页“指甲异常”）。这些类型的药物对念珠菌病（见177页）也有效，念珠菌是一种身体潮湿部位的常见感染，尤其是口腔黏膜（见559页“鹅口疮”）或阴道黏膜（见482页“霉菌性阴道炎”）。

抗真菌药物也可用于重度真菌感染的长期治疗，如曲霉菌病（见177页），曲霉菌可以感染肺，还可以播散至身体的其他器官。免疫力下降的人，如艾滋病病毒感染者或艾滋病患者，发生严重真菌感染的危险较高，对于这些患者，抗真菌药物可以挽救生命。

如何使用？

如果你出现的是皮肤真菌感染，医生会为你开抗真菌药物，如酮康唑软膏。一般在用药后一周左右症状就开始好转。但是，你需要继续治疗，完成医生推荐的整个疗程，以确保彻底清除感染。如果局部抗真菌药物无效，需要口服抗真菌药。指甲真菌感染，通常使用称为特比萘芬的药物来治疗，一般需要口服数月，感染的指甲长到可以被剪除，则需要更长的时间。可用含有酮康唑的洗发剂来治疗头皮屑。

目前有治疗霉菌性阴道炎的非处方药物。常用的有氟康唑和克霉唑。氟康唑是口服药，克霉唑可以塞入阴道内使用。克霉唑可以制成霜剂，需要使用特殊的器具塞入阴道；也可以制成克霉唑阴道栓剂来使用。有些制剂是一次使用的，需要一个为期3天的疗程。治疗鹅口疮时，使用的抗真菌糖锭剂型，可以在口腔内缓慢溶解；抗真菌药物凝胶或溶液，可直接用于感染部位。

内脏器官的严重感染需要使用强效的抗真菌药物来治疗，如两性霉素B，最初静脉给药，然后再持续口服药物数月。

有哪些副作用？

皮肤、头皮或黏膜局部使用的抗真菌药物，一般不会引起副作用，但有可能会产生局部刺激。制霉菌素药膏会使衣物变黄。强效口服抗真菌药物会引起恶心或呕吐，还可以发生不常见的严重的副作用，如肾脏损伤和血液异常。口服酮康唑治疗会引起肝脏损伤。

驱虫药物

一类用于清除寄生虫感染的药物

常用药物

■ 阿苯达唑 ■ 伊维菌素 ■ 甲苯咪唑
■ 哌嗪（对二氮己环） ■ 吡喹酮 ■ 噻苯达唑

驱虫药用于清除肠道或其他器官组织，如肺等部位的蠕虫（寄生虫）感染。英国最常见的肠道寄生虫感染，是蛲虫感染（见178页“蛲虫感染”）。

驱虫药可以治疗肠道寄生虫感染，这些药物，可以杀死或麻痹蠕虫，然后这些寄生虫随粪便排出体外。身体其他部位的寄生虫感染，是使用那些通过血液循环被组织吸收的驱虫药来治疗的。在组织内，驱虫药通过阻止寄生虫获得最基本的营养物质来杀灭寄生虫。

如何使用？

多数驱虫药只适合治疗一些种类的蠕虫感染。因此在为你开药物前，医生需要确定你感染的是什么寄生虫。在大多数病例，短程口服药物就可以很容易地达到治疗效果。

最常使用的治疗肠道寄生虫感染的药物是甲苯咪唑。一次剂量的甲苯咪唑就可以清除蛲虫感染，但这需要配合良好的卫生习惯，如认真洗手、防止再次感染等。医生会建议你的全家人都同时服用药物，因为蛲虫可以非常迅速地传播给其他人。

组织寄生虫感染，如包虫病（见180页），可以发生于肺、肝脏或骨组织，可以使用阿苯达唑来治疗。组织感染很难彻底清除，需要维持用药数周。

驱虫药一般不引起副作用。但是，有时候药物会引起腹泻、头痛和头晕。阿苯达唑会造成肝脏功能损害，因此治疗期间需要定期监测肝功能。

治疗皮肤病的药物

皮肤用药常用于减轻皮肤干燥和瘙痒，减轻炎症或治疗皮肤感染和皮肤传染病。绝大多数药物是直接用于皮肤的，如软膏、霜剂或凝胶。若皮肤疾病严重或面积广泛，则需要口服药物来治疗。

本节的开始讲述了润肤剂和皮肤屏障保护剂，这些药物广泛用于皮肤保湿以及保护皮肤不受刺激性物质的伤害。接下来讲述的是维甲酸类药物，这类药物用于治疗一些特殊的皮肤疾病，如重度痤疮。接下来介绍用于缓解皮肤瘙痒的止痒药，以及外用皮质类固醇药物，局部使用这类药物可以减轻皮肤的炎症。接下来讨论的是治疗皮肤感染性和传染病的外用药物。治疗皮肤的口服抗感染药物，在其他节中讨论（见571～575页“治疗传染病和感染性疾病的药物”）。最后讲述的是防晒霜和遮光剂，这些药物可以保护皮肤免受太阳光的损伤。治疗其他特殊疾病的药物，在其他章节中讲述［见189～210页“皮肤、毛发和指（趾）甲”］。

重要的解剖结构

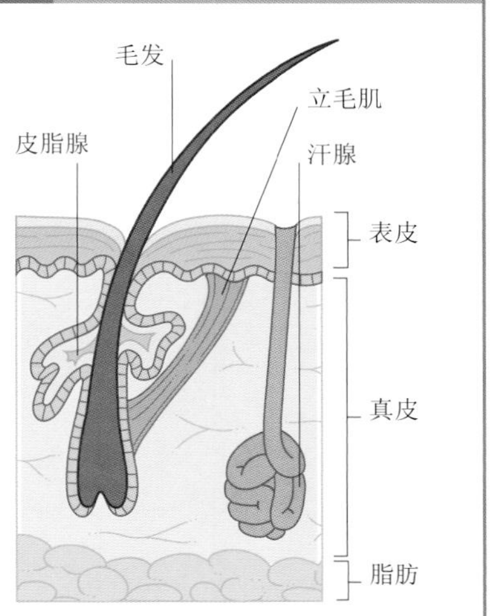

有关皮肤的结构和功能的更多信息，请参阅191页。

润肤剂和皮肤屏障保护剂

用于皮肤保湿，并保护皮肤不受水及其他刺激性物质损伤的药物

常用药物

润肤剂
■ 补水软膏 ■ 凡士林凝胶

皮肤屏障保护剂
■ 二甲硅油 ■ 氧化锌软膏

润肤剂常用于治疗皮肤疾病，如湿疹（见193页）、接触性皮炎（见193页）、脂溢性皮炎（见194页）和银屑病（见192页）等疾病引起的皮肤干燥、鳞屑或瘙痒，润肤剂通过在皮肤表面形成一层油状膜，阻止皮肤表面的水分蒸发，从而增加皮肤的水分。润肤剂可以在柜台购买，有霜剂、油膏、洗剂、沐浴添加剂及沐浴液等。

皮肤屏障保护剂常含有防水物质，用于保护皮肤不受水和刺激性物质的伤害。这对压疮（见203页）及腿部溃疡（见203页）等部位的周围皮肤具有很好的保护作用，还可以涂抹在婴儿接触尿布的部位，来预防尿布疹（见538页）。

如何使用？

润肤剂和皮肤屏障保护剂不需要处方即可购买到。应该将这类药物涂抹于清洁干燥的皮肤上，轻柔地揉入皮肤。但是，这些药物的作用都是短暂的，需要经常涂抹，尤其是在清洗后需要重新涂抹。沐浴液中添加的润肤剂或沐浴液，是替代常用的肥皂来使用的。有时候润肤剂中添加的一些物质，如羊毛脂，会对皮肤产生刺激，如果出现了皮肤过敏，应该停用。有时候润肤剂需要使用较长的时间，如在治疗重度银屑病时。

维甲酸类药物

一类用于治疗痤疮、银屑病和晒伤的药物

常用药物

■ 阿昔曲丁 ■ 异维甲酸 ■ 维甲酸

维甲酸类药物用于治疗多种皮肤疾病，如痤疮、银屑病和晒伤。这些药物在化学上与维生素A类似，维生素A是健康皮肤所必需的物质。维甲酸和异维甲酸主要用于治疗重度痤疮

（见 197 页）。此外，维甲酸还可用于治疗色斑、细纹和晒伤后的皮肤粗糙。但是，这些药物的作用也是短暂的，药物对较深的皱纹也是无效的。阿昔曲丁主要用于治疗一些类型的严重银屑病（见 192 页），患有严重银屑病时，皮肤会出现发红、增厚及鳞状化的症状。

如何起作用？

维甲酸类药物作用于皮肤外层的细胞，维甲酸及异维甲酸的确切作用机制尚不清楚，但是这两种药物都可以增加最外层皮肤的脱落速度。这种作用可以通过疏通因皮脂（油）造成的毛囊堵塞来治疗痤疮，这些被皮脂堵塞的毛囊，会形成黑头或白头。异维甲酸还可以减少皮脂腺产生的皮脂。

阿昔曲丁可以减缓角蛋白的合成速度，角蛋白是存在于皮肤外层的一种蛋白。患有银屑病的人，皮肤中角蛋白的合成过多。阿昔曲丁还具有抗炎作用，有助于减轻一些重度银屑病患者的关节炎症。

警告

维甲酸类药物可以给发育中的胎儿造成损伤，在开始治疗前需要与医生一起讨论一下你是否需要避孕。

如何使用？

局部使用的维甲酸类药物可以为液体、凝胶或霜剂，在病变部位的皮肤表面涂一薄层，一天一次或两次。痤疮造成的皮肤改变，在治疗 2 ～ 3 周后可以改善，在 8 ～ 12 周后才会达到最好疗效。强的太阳光造成的皮肤损伤可以使用霜剂来治疗。需要注意的是，皮肤病变在药物治疗 2 ～ 4 周后才可能有改善，但是需要持续使用 6 个月。

异维甲酸是胶囊制剂，只有在重度痤疮时，专家才会为患者开这种药物。异维甲酸需要在进食时服用，治疗 4 周后，医生会根据你的皮肤对药物的反应来调整药量。12 ～ 16 周后痤疮会完全消失。但通常不推荐重复进行治疗。

阿昔曲丁可用于治疗银屑病，仅有口服制剂，如果医生为你开了阿昔曲丁，你要每日服用，通常在治疗大约 2 ～ 4 周后皮肤会有改善，完全的疗效一般在 4 ～ 6 周后才显现。医生开的药量一般不超过 6 个月，但可以在间隔 3 ～ 4 个月后再次治疗。

有哪些副作用？

局部使用的含有维甲酸的药物会引起皮肤蜕皮及发红、发炎。

如果你服用了异维甲酸或阿昔曲丁，你的皮肤可能会变得干燥、有鳞屑和瘙痒，你还可能会出现口唇及眼睛酸痛、流鼻血及脱发。阿昔曲丁及异维甲酸会引起肝脏损伤，因此在服药期间要定期抽血监测肝功能。女性患者在服药期间还会发生月经紊乱。

所有的维甲酸类药物都会引起胎儿畸形，即使停止服用，这种致畸作用还会持续一段时间。正是因为这个原因，任何怀孕（感觉自己怀孕）或打算怀孕的女性，都应该告诉医生。医生会为她们提出合适的避孕建议。长期服用维甲酸类药物可能会引起关节和骨骼的疼痛。在很罕见的情况下，使用维甲酸类药物治疗，可能还会引起脊柱、膝盖和脚踝骨组织的增厚或变薄。

止痒药物

用于控制瘙痒症状的药物

常用药物
外用皮质类固醇药物 ■ 氢化可的松
抗组胺药物 ■ 安他唑啉 ■ 苯海拉明 ■ 美吡拉敏
局部麻醉药物 ■ 苯佐卡因 ■ 利多卡因 ■ 丁卡因
辅助药物 ■ 炉甘石 ■ 润肤剂

瘙痒可以由多种原因引起，如炎症、皮肤干燥、过敏、老年女性激素缺乏、接触刺激性物质，以及皮肤感染和皮肤传染病，止痒药用于缓解瘙痒的症状。即使在引起瘙痒的最初原因消除后，搔抓皮肤会加重皮肤的炎症和瘙痒感。

使用止痒药可以中断这种恶性循环。止痒药可以在皮肤局部使用，也可以口服。

绝大多数止痒药可以在药店买到。但是，在出现瘙痒时应该去看医生，因为医生能确定是否有引起瘙痒的潜在疾病，而这种潜在的疾病是需要特殊治疗的。

如果你的皮肤瘙痒是由于皮肤感染和皮肤传染病引起的，那么医生会采用其他的治疗方法（见 577 页“治疗皮肤感染和皮肤传染病的药物”）进行治疗。

自我给药

软膏、霜剂和凝胶的使用

在使用软膏、霜剂和凝胶等形式的药物时，使用合适的药量是很重要的。使用药物剂量过多，可能会增加发生副作用的危险；使用药量太少，可能达不到预期的目的。用相当于指尖大小的药量是简单的衡量办法，可以帮你估计需要在皮肤上涂抹的药量。

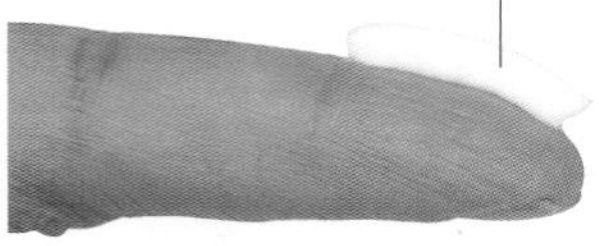

一个指尖单位的药量
一个单位的皮肤用药量，是指在从食指指尖到远端关节这段距离内挤出的一段线状药膏的量。

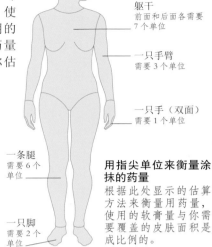

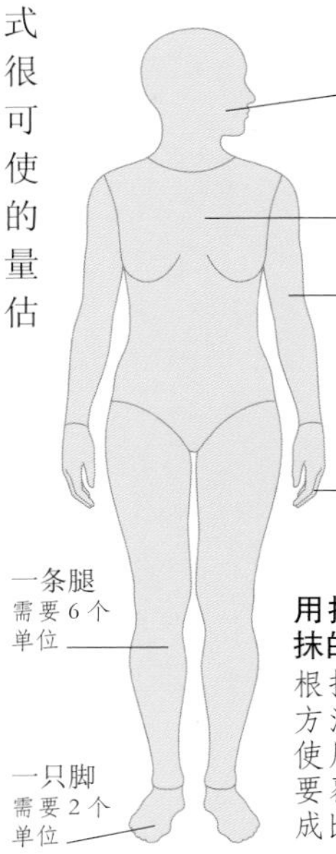

用指尖单位来衡量涂抹的药量
根据此处显示的估算方法来衡量用药量，使用的软膏量与你需要覆盖的皮肤面积是成比例的。

有哪些类型？

止痒药主要分为外用皮质类固醇药物（见 577 页）、抗组胺药物（见 585 页）、局部麻醉药物以及辅助药物，如润肤剂（见 575 页“**润肤剂和皮肤屏障保护剂**”）。外用皮质类固醇药物可以帮助减轻由于皮肤炎症引起的瘙痒；抗组胺药物可用于缓解因过敏反应引起的瘙痒；局部麻醉药物可以使局部小范围的皮肤麻木，从而减轻由蚊虫叮咬引起的瘙痒；辅助药物可以缓解由多种疾病引起的瘙痒，如湿疹（见 193 页）。

外用皮质类固醇药物 这种皮质类固醇药物，可以直接用于皮肤上来减轻皮肤的炎症，从而缓解由一些疾病，如银屑病（见 192 页）、接触性皮炎（见 193 页）或湿疹等引起的瘙痒。皮质类固醇药物影响身体机能广泛，几乎包括炎症过程的所有方面。这类药物的确切作用机制尚不清楚，但这类药物的作用之一，是减少一类称为前列腺素的物质的生成，前列腺素在炎症的诱发中起关键作用。

局部使用的抗组胺软膏或霜剂 含有抗组胺药的软膏或霜剂，常用于治疗局部瘙痒，如由蚊虫叮咬引起的瘙痒。由一些疾病，如水痘（见 165 页）引起的全身广泛的瘙痒，通常口服抗组胺药物更为有效。

抗组胺药物通过抑制组胺的生成来发挥止痒作用，组胺是机体对组织损伤或过敏原（一种能够触发过敏反应的物质，如黄蜂的毒液）作出反应所产生的物质。组胺会引起瘙痒、肿胀及其他的过敏反应症状。

局部使用的抗组胺药物，本身也可以引起皮肤的过敏反应，因此当皮肤出现了更多的局部刺激反应后，应该停药。一些口服抗组胺药物会使你嗜睡。当瘙痒影响睡眠时，口服用药更有效。

局部麻醉药物 小范围的皮肤刺激，如由蚊虫叮咬引起的瘙痒，可以使用局部麻醉霜或喷雾剂来治疗。这些药物是通过阻断病变局部神经冲动的传递而止痒的。局部麻醉药物不适于广泛的瘙痒，因为这可能会引起皮肤过敏反应，从而加重瘙痒的症状。

辅助药物 由蚊虫叮咬、太阳暴晒（见 207 页“**晒伤**”）或者过敏性皮疹，如荨麻疹（见 285 页）等引起的瘙痒，通常可以使用炉甘石洗剂、霜剂或润肤剂等来缓解。润肤剂可以通过减少皮肤的水分丢失，预防皮肤干燥来减轻瘙痒，因此可用于缓解湿疹、银屑病和其他皮肤干燥性疾病引起的不适。

警告

在没有医生建议的情况下，不要在有破损或有感染的皮肤处涂抹止痒药。

外用皮质类固醇药物

与天然皮质类固醇药物相似，可以直接用于皮肤，减轻炎症的药物

常用药物

超强效皮质类固醇
- 氯氟美松 ■ 醋酸氟轻松 ■ 氯氟舒松

强效皮质类固醇
- 倍氯米松 ■ 倍他米松 ■ 氟轻松
- 氟替卡松 ■ 莫米松 ■ 去炎松

中效皮质类固醇
- 阿氯米松

作用较弱的皮质类固醇
- 氢化可的松

皮质类固醇是在化学结构上与肾上腺产生的天然激素相似的药物。皮质类固醇可以制成霜剂或软膏局部应用，减轻一些疾病，如湿疹（见 193 页）、接触性皮炎（见 193 页）、脂溢性皮炎（见 194 页），以及较少见的疾病，如银屑病（见 192 页）等引起的皮肤炎症和瘙痒。如果炎症是由皮肤真菌或细菌感染引起的，外用皮质类固醇药物可以与抗感染药物联合使用（见本页“**治疗皮肤感染和皮肤传染病的药物**”）。

外用皮质类固醇药物直接涂抹于皮肤上会被吸收至皮肤的深层，达到减轻炎症和缓解瘙痒的目的。这些药物对身体机能都有较为复杂的作用，包括炎症的各个环节，这些药物的作用之一是减少前列腺素的生成，而前列腺素在炎症的诱发中起关键作用。

如何使用？

医生会为你开作用强度合适，发生副作用危险最小的皮质类固醇霜或软膏来缓解症状。你应该按照医生指导的次数来使用（通常每天 1 ～ 2 次），以保证你使用的药量是正确的（见 576 页“**软膏、霜剂和凝胶的使用**”）。一些作用温和的皮质类固醇药物，可以在药店买到。

有哪些副作用？

短时间、局部少量使用作用温和的外用皮质类固醇药物，一般不会引起副作用。但是，长期使用这些药物，可能会引起皮肤的永久性改变。最为常见的副作用是皮肤变薄、容易损伤。如果皮质类固醇药物用在发生感染的皮肤，会加重病情。

较强效的外用皮质类固醇药物，极少引起严重的副作用，如血压升高（见 242 页“**高血压**”）、易于出现皮肤瘀青。如果你使用的是强效的外用皮质类固醇药物，医生会定期检查你的疾病状况。在停药前一定要咨询医生，不能自己停药。

> **✖ 警告**
>
> 没有医生的指导，请不要往脸上或婴儿的皮肤上涂抹外用皮质类固醇药物。

治疗皮肤感染和皮肤传染病的药物

直接用于皮肤，治疗皮肤感染和皮肤传染病的药物

常用药物

消毒剂
- 氯己定 ■ 三氯沙

抗生素
- 夫西地酸 ■ 莫匹罗星 ■ 新霉素

抗病毒药物
- 阿昔洛韦 ■ 喷昔洛韦

抗真菌药物
- 克霉唑 ■ 益康唑 ■ 酮康唑
- 咪康唑 ■ 制霉菌素 ■ 特比萘芬
- 噻康唑

抗寄生虫药物
- 苯甲酸苄酯 ■ 马拉硫磷 ■ 氯菊酯

皮肤局部使用的抗感染或抗寄生虫药物，用于预防和治疗多种皮肤感染和皮肤传染病。这些制剂含有活性成分，与霜剂、软膏、洗液或清洁剂等混合。这些药物应用简便，制成的剂型可使药物停留在皮肤的表面起作用。一些用于治疗皮肤感染和皮肤传染病的药物本身具有刺激性，会造成皮肤炎症，或发生皮肤过敏反应，如果发生了这些情况，就应该停药。

有哪些类型？

用于治疗皮肤感染的局部用药包括消毒剂，这些药物能够有效抵抗许多种微生物。抗生素（见 572 页）可以预防或治疗皮肤的细菌感染。抗病毒药物和抗真菌药物，可分别用于治疗病毒和真菌感染。抗寄生虫药物常用于治疗皮肤的寄生虫感染。

消毒剂 这些药物中含有能够杀灭引起受损皮肤发生感染的微生物，或阻断这些微生物生长的化学物质。消毒剂溶液或霜剂可以在药店买到。消毒剂溶液中加入水，可以用于清洗发生破损的皮肤；霜剂应在伤口彻底清洗后涂抹于伤口处。一些洗发剂和肥皂中含有消毒剂，据称可以防止轻度的头皮和皮肤问题，但其疗效尚不确定。

抗生素 这些药物局部使用，可以治疗皮肤的细菌感染性疾病，如湿疹（见 193 页）继发感染或者脓疱疮（见 204 页）。重度的皮肤烧伤，也需要使用局部抗生素来预防感染。一些患者需要使用含有两种或两种以上抗生素的制剂，以确保清除所有的细菌。你必须按照医生的指导来使用这些药物，包括持续使用局部作用药物的时间。过早停药会导致感染复发。

抗病毒药物 一些局部使用的抗病毒药可用于治疗一些疾病，如唇疱疹（见 205 页）。治疗唇疱疹的药物可以从药店买到。在感染早期使用这些药物效果最佳，绝大多数引起皮疹的病毒感染，如风疹（见 168 页）不需要治疗。许多皮肤感染，如疣（见 206 页），局部抗病毒药物治疗无效。口服抗病毒药可以有效地治疗带状疱疹（见 166 页）及生殖器疱疹（见 493 页）。

抗真菌药物 这些药物用于治疗真菌感染，如足癣（见 205 页）、癣（见 205 页）、鹅口疮（见 482 页“**霉菌性阴道炎**”；见 559 页“**鹅口疮**”），以及指甲的真菌感染（见 209 页“**指甲异常**”）。治疗指甲真菌感染，可能需要持续数月，直至健康的指甲长出。一些局部使用的抗真菌药，可以在药店买到。但是，一些真菌感染局部用药无效，需要口服用药来治疗。

抗寄生虫药物 局部使用的抗寄生虫药物，可用于破坏寄生虫的成虫和虫卵，以及治疗一些寄生虫引起的感染，包括头虱、阴虱以及疥疮（见 207 页）。

治疗头虱感染，常使用含有抗寄生虫药物的洗液或乳霜冲洗剂，之后用清水漂洗。对于阴虱感染，医生会为你开用于阴虱部位的洗剂或软膏。疥疮治疗需全身使用洗剂或药膏，8 ～ 24 小时后洗去。所有与头虱或疥疮患者共同居住的人员，都需要同时治疗，以避免再次感染。阴虱患者的性伴侣也需要做有关阴虱方面的检查，必要时需要同时进行治疗。

防晒霜和遮光剂

含有化学物质，有助于保护皮肤免受太阳紫外线辐射的破坏性影响

常用药物

- 氨基苯甲酸 ■ 阿伏苯宗
- 双-乙基己氧基苯酚甲氧基苯基三嗪
- 亚甲基单-苯并三唑基四甲基丁基酚 ■ 间苯二酚
- 甲氧基肉桂酸乙基己酯 ■ 甲基苄亚基樟脑
- 桂皮酸盐（甲氧基肉桂酸辛酯）
- 奥克立林（氰双苯丙烯酸辛酯） ■ 羟苯甲酮
- 二甲氨苯酸戊酯 ■ 对-氨基苯甲酸 ■ 二氧化钛
- 氧化锌

防晒霜和遮光剂，含有多种可以保护皮肤免受阳光中紫外线（UV）辐射损伤的化学物质。紫外线包括紫外线 A 段（UVA）及紫外线 B 段（UVB），这两种紫外线都可以引起皮肤老化。此外，紫外线 A 段还会使肤色变黑，而紫外线 B 段会引起皮肤灼伤（见 207 页“**晒伤**”）。过多地暴露于阳光下，还会增加发生皮肤癌的危险。太阳光引起皮肤癌变，是因为太阳光可以使控制皮肤重要功能——细胞分裂的基因发生进行性损伤。使用防晒霜和遮光剂，可以保护人体抵御这些有害损伤，因此建议暴露在阳光下的人，使用防晒霜。使用这些制剂对浅肤色的人及儿童更为重要，这些人的皮肤更脆弱，更易受到太阳光的损伤（见 34 页“**阳光下的安全**”）。

如果你的皮肤对太阳光很敏感（见 195 页“**光过敏**”），即使你不暴露在强的太阳光下，也需要使用防晒霜或遮光剂。服用一些药物，如某些口服避孕药（见 28 页“**避孕**”）、抗生素及噻嗪类利尿剂（见 583 页“**利尿剂**”）的人，可能会发生紫外线过敏。

> **✖ 警告**
>
> 定期重复使用防晒霜，尤其是在游泳后或在出汗多的情况下，更应该定期重复涂抹防晒霜。

如何起作用？

防晒霜通过吸收紫外线 B 段，从而减少紫外线 B 段进入皮肤的量，来保护皮肤；遮光剂为皮肤建造一层物理屏障，来反射或散射紫外线 A 段及紫外线 B 段。防晒霜中含有能够吸收紫外线 B 段的成分，包括对 - 氨基苯甲酸和二甲氨苯酸戊酯。遮光剂中含有氧化锌及二氧化钛等不透光的化学物质，可以反射或散射紫外线 A 段和紫外线 B 段。防晒霜按防日光系数来分级，防日光系数是衡量防晒霜所能够提供的对紫外线 B 段防御水平的指标。防日光系数的数值越高，对这种紫外线的防御作用就越强。但是即使防日光系数很高的防晒霜，也不能完全抵御紫外线 B 段对皮肤造成的损伤。

如何使用？

防晒霜和遮光剂，有霜剂、乳液、凝胶和喷雾等制剂。所有的防晒霜都应当经常、大量地使用，这样才能起到防晒霜的保护作用，尤其是在游泳后。在使用一些保护皮肤免于受到太阳光损伤的产品时，尤其是含有对 - 氨基苯甲酸成分的产品，可能会引起皮肤刺激或过敏性皮疹。

治疗肌肉骨骼系统疾病的药物

骨骼、肌肉、关节的疼痛是常见疾病。在很多情况下，这些疼痛是由于肌肉的轻微损伤所致，在病情好转的同时，可以使用药物来减轻疼痛。更严重的疾病会导致持续的疼痛和残疾，需要长期服用药物来控制症状。

本节的前两篇文章介绍非甾体类抗炎药物和局部起作用的皮质类固醇药物。这些药物可以缓解肌肉骨骼系统疾病的症状，比如疼痛和炎症反应，但是对引起疼痛的病因没有作用。接下来的两篇文章讨论的是用于治疗特殊关节和骨骼疾病的药物。抗风湿药物通常用于治疗类风湿关节炎。这类药物可以减慢或者阻止关节损伤，从而预防因疾病的长期作用造成的残疾。治疗骨骼疾病的药物可以减慢或者阻止骨骼的异常增生或异常破坏，这些骨骼疾病包括畸形性骨炎和骨质疏松症。最后介绍肌肉松弛剂，这是一类用于缓解由多种疾病导致的肌肉痉挛。

重要的解剖结构

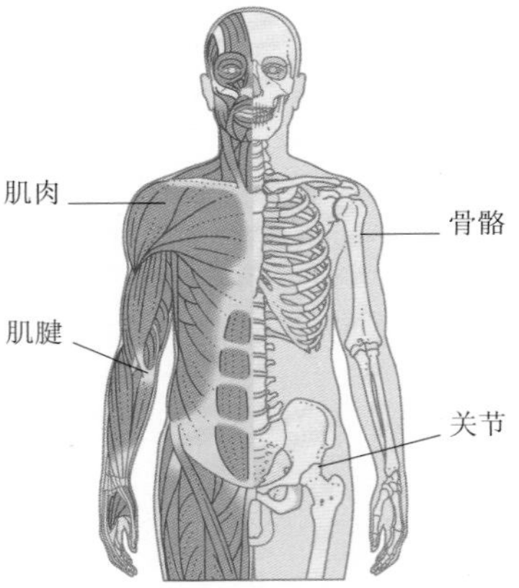

有关肌肉骨骼系统的结构和功能的更多信息，请参阅 211 ～ 216 页。

药物作用

非甾体类抗炎药物是如何起作用的

非甾体类抗炎药物可以用于治疗多种疾病，包括一些炎症性疾病，如类风湿关节炎（见 222 页）。一类称为前列腺素的物质会触发炎症反应，而前列腺素是组织在受到损伤后释放出来的。非甾体类抗炎药物通过阻断前列腺素的合成来减轻炎症反应。

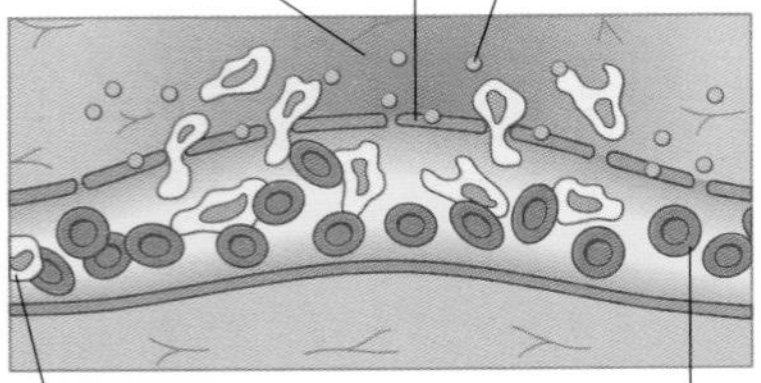

用药前
受到损伤的组织释放前列腺素，引起血管扩张及液体的渗出。白细胞移动到发生炎症的组织，引起发生炎症部位的红肿。

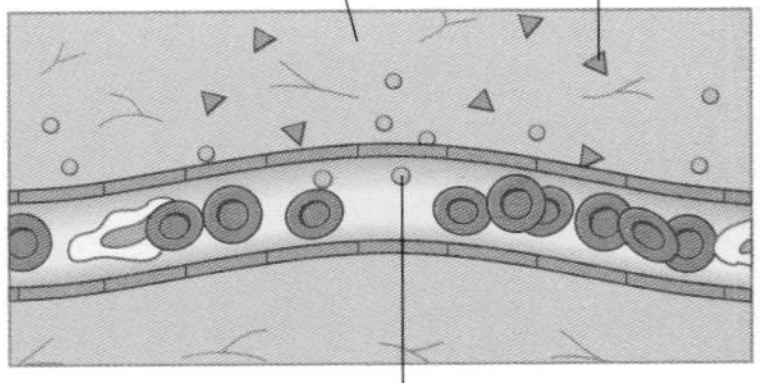

用药后
非甾体类抗炎药物通过限制前列腺素的释放来减轻炎症。发生液体渗出（通透性增加）的血管恢复正常，红肿减轻。

非甾体类抗炎药物

一组用于减轻疼痛和炎症反应的药物，多用于治疗肌肉、韧带和关节的疼痛和炎症

常用药物

- 阿西美辛 ■ 阿司匹林 ■ 双氯芬酸
- 依托度酸 ■ 芬布芬 ■ 非诺洛芬
- 氟比洛芬 ■ 布洛芬 ■ 吲哚美辛
- 酮洛芬 ■ 甲芬那酸 ■ 美洛昔康
- 萘丁美酮 ■ 萘普生 ■ 吡罗昔康
- 舒林酸 ■ 替诺昔康 ■ 噻洛芬酸

环氧化酶–2抑制剂

- 塞来昔布 ■ 依托考昔

非甾体类抗炎药物是非阿片类镇痛药，广泛应用于缓解由多种肌肉骨骼疾病导致的不适和炎性反应。这些药物也常用于治疗其他类型的疼痛和炎症反应。严格地说，虽然阿司匹林也是一种非甾体类抗炎药物，但是由于阿司匹林在常规剂量下的抗炎作用很有限，因此通常并不把它归入到非甾体类抗炎药物中。出于这个原因，通常会用抗炎作用更强的非甾体类抗炎药物来治疗炎症性疾病。

非甾体类抗炎药物可用来治疗突然出现的疾病，比如韧带损伤、肌肉拉伤与撕裂伤（见 234 页）。这类药物通常在数小时内缓解症状。非甾体类抗炎药物，还可应用于由慢性肌肉骨骼系统疾病引起的疼痛和炎症反应，比如骨关节炎和类风湿关节炎（见 222 页）。在用来治疗这些疾病时，非甾体类抗炎药物可以迅速缓解疼痛，但是需要大约两个星期才能减轻炎症反应。虽然非甾体类抗炎药物在缓解症状上非常有效，但是这些药物不能治愈引起疼痛和炎症的疾病。

非甾体类抗炎药物，通过阻断环氧化酶的作用来减轻炎症和缓解疼痛。环氧化酶是参与前列腺素合成的酶，而前列腺素是触发炎症反应和将疼痛信号传入大脑的物质，但是前列腺素有保护胃黏膜的作用。有两种类型的环氧化酶：环氧化酶 -1 和环氧化酶 -2，分别作用在机体的不同部位。绝大多数非甾体类抗炎药物同时抑制环氧化酶 -1（刺激胃肠道黏膜）和环氧化酶 -2（起抗炎作用）。环氧化酶 -2 抑制剂只能阻断环氧化酶 -2，可以减少发生胃肠道刺激的危险。

如何使用？

非甾体类抗炎药物绝大多数通过口服给药，但有时也可以凝胶的形式局部用药或者注射使用。一些非甾体类抗炎药物还有缓释剂型，可以持续 24 小时起作用，这在治疗慢性疾病时可以减少服药的次数。缓释剂型还可以缓解疼痛并使之维持在一定的水平。对于许多疾病来说，非甾体类抗炎药物可以和其他治疗联合应用，如物理治疗（见 620 页）。一些非甾体类抗炎药物，比如布洛芬可以在药店买到。

有哪些副作用？

非甾体类抗炎药物对胃黏膜的刺激程度会有所不同，会引起恶心、消化不良和胃出血，有时甚至会发生消化性溃疡（见 406 页）。如果医生让你长期服用非甾体类抗炎药物，比如布洛芬，那么你需要同时服用抗溃疡药物（见 596 页“**促进溃疡愈合的药物**”），来保护胃黏膜。环氧化酶 -2 抑制剂对胃黏膜的刺激比其他非甾体类抗炎药物小，但是会增加心脏疾病和脑卒中的危险，一般不会推荐有患这些疾病危险因素的人使用。其他的非甾体类抗炎药物，比如双氯芬酸和布洛芬，在长期大剂量使用时，也会增加发生心脏疾病和脑卒中的危险。因此，非甾体类抗炎药物应该使用最小有效剂量且尽量短期应用。

非甾体类抗炎药物也会引起过敏反应（见 284 页“**药物过敏**”），包括皮疹和一种称为血管神经性水肿的情况，血管性水肿是皮肤和黏膜的短暂性、无痛性肿胀。有非甾体类抗炎药物过敏史的患者，应该避免使用所有的非甾体类抗炎药物。一些人在使用非甾体类抗炎药物后可能会出现光过敏，使皮肤对阳光异常敏感。有哮喘或者肾脏疾病的人，也应该避免使用非甾体类抗炎药物，这些药物会加重哮喘和肾脏疾病的病情。

局部起作用的皮质类固醇药物

一组直接注射入机体组织来减轻炎症反应的药物

常用药物

- 倍他米松 ■ 地塞米松
- 氢化可的松 ■ 甲泼尼龙
- 泼尼松龙 ■ 曲安奈德

局部起作用的皮质类固醇药物，是注射到身体特定部位，以减轻这些部位炎症反应的抗炎药物。皮质类固醇药物，通过阻断机体反应起作用，这些机体反应，能够触发引起炎症和疼痛的一些天然化学物质的产生。可以将皮质类固醇药物注射入关节腔，来减轻由于一些疾病，如类风湿关节炎（见 222 页）引起的关节炎症。还可以将皮质类固醇药物注射到韧带和肌腱周围，来减轻一些疾病的症状，比如网球肘（见 230 页）。一般在注射皮质类固醇的同时，联合注射局部麻醉药物，可以快速缓解疼痛。

局部注射皮质类固醇药物的副作用很少见，如果出现，通常也局限在注射的部位。这些局部的副作用包括注射局部的皮肤和脂肪变薄，形成浅的凹陷。有时也会引起一过性的疼痛加重。在罕见的情况下，注射部位会发生感染。

抗风湿药物

一组用于治疗类风湿关节炎和一些由自身免疫性疾病引起的症状的药物

常用药物

病情缓解药物
- 金诺芬
- 硫唑嘌呤
- 氯喹
- 环孢素
- 环磷酰胺
- 羟氯喹
- 来氟米特
- 甲氨蝶呤
- 青霉胺
- 金硫基丁二酸钠
- 柳氮磺吡啶

生物病情缓解药物
- 阿贝西普
- 阿达木
- 阿那白滞素
- 依那西普
- 英夫利昔
- 利妥昔

止痛药物（见589页）

非甾体类抗炎药物（见578页）

皮质类固醇药物（见600页）

类风湿关节炎是一种自身免疫性疾病，在发生类风湿关节炎时，机体的免疫系统攻击自身的组织，主要是关节。一些抗风湿药物也可用于治疗其他自身免疫性疾病，如系统性红斑狼疮。治疗类风湿关节炎的药物有很多种，但通常与其他治疗方式联合应用，比如物理治疗。

有哪些类型？

治疗类风湿关节炎的主要药物是病情缓解药物。通过改变机体免疫系统的活性，来改变疾病本身的进程，从而缓解疾病的症状，同时还能限制关节的进一步破坏。许多病情缓解药物都是免疫抑制剂，新型的病情缓解药物通常简称为生物制剂，通过降低机体内一种称为肿瘤坏死因子的天然化学物质的水平起到治疗作用。肿瘤坏死因子在引起关节炎症中起非常重要的作用。除了病情缓解药物外，止痛药、非甾体类抗炎药物和皮质类固醇药物，也可用于类风湿关节炎的最初治疗，以及控制疾病复发的症状。

如何使用？

必须在专家的监控下才能使用这些药物。在为你开病情缓解药物之前，医生会为你做多项检查，看你是否存在不能使用某种药物的情况。在开始服用病情缓解药物时，医生可能会联合使用其他药物。病情缓解药物起效需要几个星期，甚至几个月，因此在病情缓解药物起效前，医生还会为你开止痛药、非甾体类抗炎药物和／或皮质类固醇药物来过渡，以缓解症状。

可能需要试用多种病情缓解药物后，才能找到最适合你的病情缓解药物。如果所有传统的病情缓解药物都不适合你，医生可能会给你使用新型的生物病情缓解药物。一旦找到了适合你的病情缓解药物，你可能需要无限期地服用这些药物，不能停药。

有哪些副作用？

病情缓解药物是由多种药物组成的一组药物，因此会引起多种副作用。在少数情况下，这些药物会引起严重的副作用，比如出现肾脏、肝脏、血液、眼睛的问题，正是因为这个原因，服用病情缓解药物的人需要定期监测。病情缓解药物还会影响到免疫系统，因此免疫功能低下的人不宜服用。此外，哺乳期的妇女也不能使用一些病情缓解药物。有些病情缓解药物会引起胎儿畸形，因此在怀孕期间不能使用。

> **✖ 警告**
>
> 如果你正在服用抗风湿药物，应该让医生知道你所有的感染征象。如果出现了异常的出血、皮疹、咽痛、咳嗽、呼吸困难等情况，要立即去医院就诊。

治疗骨骼疾病的药物

一组用来治疗骨骼形成、再生和修复疾病的药物

常用药物

双磷酸盐类药物
- 阿仑膦酸
- 依替膦酸盐
- 伊班膦酸
- 利塞膦酸盐

钙剂和维生素D
- 骨化三醇
- 碳酸钙
- 钙化醇
- 维生素D

雌激素和具有雌激素样作用的化合物
- 共轭雌激素
- 雌二醇
- 雷洛昔芬
- 替勃龙

其他药物
- 降钙素
- 甲状旁腺激素
- 特立帕肽
- 雷尼酸锶

机体的骨骼系统是在不断地破坏和重建中的。如果破坏和重建平衡被打破，就会出现骨骼系统疾病。影响骨转换的药物，能够用来治疗骨骼破坏过多或骨生长异常类疾病。在骨质疏松症中，骨的破坏速度比骨的重建速度快；在畸形性骨炎中，骨形成出现异常。

有哪些类型？

用于治疗骨骼疾病的药物，包括双磷酸盐、钙剂、维生素D、雌激素和具有雌激素样作用的物质。一些参与骨破坏和重塑的激素，如降钙素和甲状旁腺激素，以及各种各样这些激素的合成物，比如特立帕肽和雷尼酸锶。

双磷酸盐类药物 这类药物已经取代激素替代治疗（见605页），成为骨质疏松的一线治疗药物，也可用于治疗畸形性骨炎。这类药物能够降低异常快速的骨骼破坏和重建速度，通常是口服的。其副作用可能有恶心、腹泻和消化不良。

钙剂和维生素D 钙剂和维生素D是维持健康骨骼所必需的。一些食物补充品可以用来治疗骨骼疾病。绝经后妇女每天需要摄入1200～1500克的钙质，绝大部分钙都是从日常的饮食中获取的。补充钙剂可能会引起便秘。维生素D可以帮助机体从食物中吸收钙。钙缺乏很罕见，但在儿童可以导致佝偻病，在成年人可以导致骨软化症（见217页）。按照推荐剂量服用维生素D，不会引起副作用。

雌激素和具有雌激素样作用的化合物 雌激素和具有雌激素样作用的化合物能够减慢骨破坏的速度，因此可以用来预防骨质疏松，或者减慢骨质疏松的发展速度。但是雌激素（不论单独使用还是与孕激素联合使用）和替勃龙都已不再被作为预防或治疗骨质疏松的一线药物来推荐了。雷洛昔芬可用于预防和治疗绝经后的骨质疏松。常见的副作用包括潮红、腿抽筋、皮疹和乳房不适。此外，这种药物还有引起血栓形成的危险。

其他药物 降钙素和甲状旁腺激素可以帮助调节机体的骨转换速度。作为药物，降钙素可用于治疗畸形性骨炎，可以降低因绝经导致骨质疏松的一些妇女发生骨折的危险。降钙素可以通过鼻喷或者注射的方式给药。常见的副作用有注射部位的刺激症状、胃肠功能紊乱和潮红。注射甲状旁腺激素和特立帕肽，可以治疗一些有发生骨折危险的女性骨质疏松患者。特立帕肽也可用来治疗一些有发生骨质疏松性骨折危险的男性患者。这两种药物可能出现的副作用有胃肠功能紊乱、心悸和注射部位的刺激症状。

雷尼酸锶可以刺激骨形成，减少骨破坏。雷尼酸锶可用于一些不适宜使用其他治疗方法的女性骨质疏松患者。可能的副作用包括胃肠功能紊乱、头痛、静脉血栓形成。在非常罕见的情况下，雷尼酸锶可以引起危及生命的过敏反应。如果你在服用雷尼酸锶时出现皮疹，应该停止用药，并且立即去医院就诊。

> **✖ 警告**
>
> 如果你在服用雷尼酸锶时出现皮疹，尤其是还伴随有发热和淋巴结肿大，那么你应该立即停药，并且马上去医院就诊。

肌肉松弛剂

一组用于治疗肌肉僵直和痉挛的药物

常用药物
- 氯苯氨丁酸
- 肉毒杆菌毒素
- 丹曲林
- 地西泮
- 奎宁
- 替扎尼定

肌肉松弛剂常用于缓解肌肉痉挛，还可用于改善由于神经系统疾病造成的肢体活动僵硬，如多发性硬化（见334页）和大脑性瘫痪（见548页）。有时肌肉松弛剂也用于治疗夜间肌肉痉挛（见230页）、斜颈（见230页）。一些肌肉松弛剂还用于全身麻醉的手术患者，使其肌肉麻痹、松弛。

如何起作用？

肌肉松弛剂通过多种方式起作用。一些肌肉松弛剂，通过减少从大脑和脊髓向肌肉传递的神经信号使肌肉松弛，常见的药物有替扎尼定、巴氯芬和抗焦虑药物地西泮。丹曲林直接作用于肌肉，降低肌肉对大脑和脊髓传来的神经信号的敏感性，从而解除痉挛。肉毒杆菌毒素可以阻断从神经末梢向肌细胞传导的神经信号，使肌肉松弛。奎宁的作用机制目前还不清楚。

如何使用？

肌肉松弛剂的剂量需要仔细调整。太少没有效果，太多可能会导致肌肉无力。对于长期存在的疾病，如多发性硬化，应从较小剂量开始，逐渐增加剂量，直到症状控制和肌肉力量之间达到平衡。

将极小剂量的肉毒杆菌毒素直接注射入病变部位，可以缓解面部和颈部肌肉的不自主收缩，单次注射的疗效通常持续大约3个月左右。睡前服用极小剂量的奎宁，可以预防夜间肌肉痉挛。

有哪些副作用？

许多肌肉松弛剂的常见副作用是嗜睡，通常随着治疗时间的延长而减轻。在长期使用这类药物治疗时，患者的身体会对肌肉松弛剂产生依赖，如果突然停药，会导致肌肉痉挛比开始治疗前还重。丹曲林可以引起腹泻，并且还会引起严重的肝脏损害，替扎尼定也可以引起肝脏损害。如果服用这两种药物中的任何一种，医生都会定期监测你的肝功能。

治疗心血管系统疾病的药物

在发达国家，心血管系统疾病是导致身体健康状况差和过早死亡的一个主要原因。在一些情况下，改变生活方式，如改善饮食或戒烟，可以改善心血管疾病。另一方面，心血管疾病需要使用作用于血管、心脏或肾脏的药物来治疗。

本节开始讨论的是用来治疗高血压的药物。在发达国家，每 5 人中就有 1 人患高血压。这类药物中的许多药，不仅可以有效地降低血压，而且还可以治疗心脏功能衰竭、心绞痛、冠状动脉疾病。接着概述了用于治疗心律失常的药物分类，心律失常是指心脏跳动非常快或伴有节律异常。

特殊类型的药物将在其他部分单独讨论。β－受体阻滞剂和钙通道阻滞剂，用于治疗一些心律失常，这些药物和硝酸盐也可以治疗冠心病，利尿剂、血管紧张素转化酶抑制剂和 β－受体阻滞剂，可以帮助治疗充血性心力衰竭，这些药物对降低高血压非常有效。

降脂药物用来降低血液中的脂肪含量，减少发生心肌梗死的危险。降脂药物将在其他节中讨论（见 600 ～ 604 页“作用于内分泌系统及代谢的药物”）。

重要的解剖结构

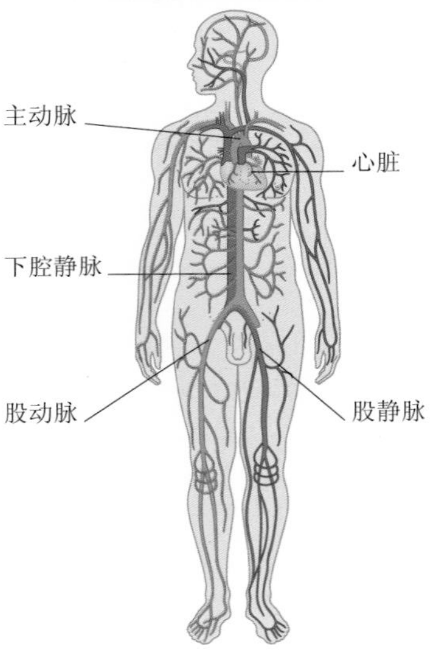

有关心血管系统的结构和功能的更多信息，请参阅 235 ～ 240 页。

降压药物

用于治疗高血压的药物

常用药物

血管紧张素转化酶抑制剂（见582页）

α－受体阻滞剂类药物
■ 多沙唑嗪 ■ 哌唑嗪 ■ 特拉唑嗪

血管紧张素 II 受体阻滞剂（见582页）

β－受体阻滞剂（见581页）

钙通道阻断剂（见582页）

作用于中枢系统的药物
■ 甲基多巴 ■ 莫索尼定

利尿剂（见583页）

其他药物
■ 氯甲苯噻嗪 ■ 肼苯哒嗪
■ 米诺地尔 ■ 硝普钠

高血压（见 242 页）需要治疗，这主要是因为它增加了发生冠状动脉疾病（见 243 页）、脑卒中（见 329 页）的危险。降压药通常在生活方式已经改变，如改善饮食、增加运动、戒烟等，但短期内仍不能将血压降到理想水平时使用。降压药也可用于治疗妊娠高血压（见 513 页“子痫前期和子痫”）。

有哪些类型？

降压药有许多不同种类，最常用的是 β－受体阻滞剂（见 581 页）、血管紧张素转化酶抑制剂（见 582 页）、血管紧张素 II 受体阻滞剂（见 582 页）、钙通道阻滞剂（见 582 页）和利尿剂（见 583 页）。不太常用的有 α－受体阻滞剂、中枢性降压药和其他药物，包括氯甲苯噻嗪、肼苯哒嗪和米诺地尔等。

绝大多数降压药通过增加血管直径（这种过程称为血管舒张）或减少心肌泵出血液的力度来降低血压。血管紧张素转化酶抑制剂、α－受体阻滞剂、血管紧张素 II 受体阻滞剂、钙通道阻滞剂和中枢性降压药能通过多种途径使血管扩张。β－受体阻滞剂通过减少心脏泵出血的力量来降低血压。这类药物是通过阻断机体自然产生的一些物质的作用来达到降压效果的，机体自然产生的这些物质可以增加心率、升高血压。利尿剂可以使肾脏排出比平常更多的水和盐，以减少机体循环中的血液容量，从而降低血压。

如何使用？

降压药需要口服很长的时间，通常是终身服药的。但是，一些患者，如果通过长期的体重减轻或生活方式的改变后血压回到正常，则有可能逐渐减少药物的剂量，并最终停止服药。药物的选择取决于多种因素，包括年龄、存在的其他疾病以及高血压的严重程度，一些药物对于老年人更容易引起副作用。

轻中度高血压在开始治疗时，通常使用一种药物。对于一些人来说，首选的单一药物，可能是血管紧张素转化酶抑制剂或血管紧张素 II 受体阻滞剂，而对其他人来说，最初的治疗可以选用钙通道阻滞剂或利尿剂。如果一种药物不能充分降压，可以联合使用这些药物。一些中度高血压患者还需要加用另外一种药物，在这种情况下，可以考虑使用 α－受体阻滞剂或 β－受体阻滞剂。如果你有轻度或中度高血压，医生通常会从小剂量的药物开始，然后逐渐增加剂量，直到血压达到正常或出现了副作用。患有严重高血压的人通常需要多种药物联合使用，这可能需要较大的药物剂量。医生可能要尝试一些药物，才能找到一个既能控制你的血压，又没有不可忍受的副作用的联合用药方案。每个接受降压药治疗的高血压患者，都应定期监测血压情况。

警告

在没有向医生咨询之前，切忌突然停服降压药。突然停用药物会导致血压突然升高。

有哪些副作用？

所有的降压药，特别是血管紧张素转化酶抑制剂和 α－受体阻滞剂，在第一次服用时可能会导致血压突然下降（见 248 页“低血压”）。这种血压的突然下降会引起头晕。一些药物也会导致嗜睡。如果你出现了这些副作用，医生会减少药物的剂量或可能给你换另一种药物。你在停止服用降压药之前必须咨询医生。其他副作用与一些特殊类型的降压药有关。这些药物中的几类药物，尤其是 β－受体阻滞剂和一些利尿剂，可能引起勃起功能障碍；血管紧张素转化酶抑制剂有时会引起干咳；钙通道阻滞剂可能会引起脚踝肿胀、面色潮红和头痛。长期使用利尿剂可能会增加发生痛风（见 224 页）的危险。米诺地尔可能会导致毛发过多（见 209 页），肼苯哒嗪可能会引起心悸。

抗心律失常药物

用于治疗心率和心律异常（心律失常）的药物

常用药物

β－受体阻滞剂（见581页）

钙通道阻滞剂（见582页）类药物
■ 维拉帕米

洋地黄类药物（见582页）
■ 地高辛

其他药物
■ 腺甘酸 ■ 胺碘酮 ■ 丙吡胺
■ 氟卡尼 ■ 利多卡因 ■ 美西律
■ 莫雷西嗪 ■ 普鲁卡因酰胺 ■ 丙胺苯丙酮

心律和心率异常称为心律失常，是控制心脏活动的心电信号紊乱造成的。通常，轻微的电信号紊乱不需要治疗，但是，一些心律失常需要治疗来恢复正常的心脏节律，从而减少相关症状，如心悸、气短、头晕以及胸痛。

抗心律失常药物常用于治疗心律失常，如心房纤颤（见 250 页）和室上性心动过速（见 250 页），这两种心律失常都会引起心脏非常快速地跳动。抗心律失常药物也可用于治疗心室性心律失常，这种心律失常可能继发于心肌梗死（见 245 页），如果不及时治疗，可能会导致心脏停搏（见 252 页）。常用的抗心律失常药物包括 β－受体阻滞剂、钙通道阻滞剂维拉帕米及洋地黄类药物地高辛。还有许多其他类型的抗心律失常药物，其中的一些药物主要用于治疗室性心律失常。

如何使用？

一旦需要进行抗心律失常治疗，你可能需要无限期服药。对于长期治疗来说，药物是口服的。最初，你可能需要每天服用数次。当你的心跳稳定后，医生可能会测试你的血液中药物的浓度，来选择正确的剂量。医生选择的药物种类，取决于你心律失常的种类。例如 β－受体阻滞剂、钙通道阻滞剂或洋地黄类药物地高辛，有助于减少快速心房纤颤时的快速心率；氟卡尼或胺碘酮可用于恢复心房纤颤患者的正常心律；美西律或利多卡因可用于治疗室性心律失常。

如果你突然出现了心律失常，并且比较严重，你可能需要使用药物，如静脉注射腺苷作为紧急措施来恢复正常的心脏活动。当最初的症状得到控制后，医生会为你进行长期的药物治疗，来防止心律失常再次发作。

有哪些副作用？

许多种类的抗心律失常药物可以降低血压。当你站起来时可能会感到头晕，你还可能会出现恶心和视物模糊。

其他的副作用与特定的药物有关。例如，胺碘酮可能会引起皮肤对阳光过敏，也会影响甲状腺和肺的功能。如果你正在服用洋地黄类药物地高辛，出现了恶心、腹泻、呕吐或视觉障碍，请立即与医生联系。这些症状表明你所用的剂量过大。如果你正在服用其他的药物，你也应该告诉医生，这些药物可能会与抗心律失常药物发生不良的相互作用。在未咨询医生之前，请勿停用抗心律失常药物，突然停药可能会加重病情。

β－受体阻滞剂

这类药物能够阻断特定的神经信号传导，用于治疗心脏和循环系统疾病

常用药物

心脏选择性β－受体阻滞剂

- 醋丁洛尔
- 阿替洛尔
- 比索洛尔
- 艾司洛尔
- 美托洛尔

非心脏选择性β－受体阻滞剂

- 卡维地洛
- 拉贝洛尔
- 纳多洛尔
- 氧烯洛尔
- 吲哚洛尔
- 普萘洛尔
- 索他洛尔
- 噻吗洛尔

β－受体阻滞剂或β－肾上腺素能阻断剂，可以广泛用于治疗心脏和循环系统疾病，也可用于治疗其他疾病。心脏选择性β－受体阻滞剂主要作用在心脏。其他β－受体阻滞剂作用于全身的血管，还可以作用于其他的靶组织，如眼部分泌泪液的细胞。

为什么需要使用？

β－受体阻滞剂主要用于治疗心脏及循环系统疾病，如心绞痛。心绞痛是由于达到心肌的氧合血液过少造成的严重胸痛，β－受体阻滞剂还可以用于治疗不规则的心脏节律（见249页“心律失常”）、高血压（见242页）。这些药物有时也可用于心肌梗死后使用，减少心肌发生进一步损坏的可能性。

β－受体阻滞剂还用于治疗其他疾病，如偏头痛和青光眼，青光眼是由于眼内液体堆积过多，导致的眼内压力增高。一些β－受体阻滞剂，还可用于减少焦虑的躯体症状，如震颤等。这些药物还有助于治疗甲状腺功能亢进症（见432页），β－受体阻滞剂主要是通过控制甲状腺激素过多引起的症状，如出汗、震颤及心率过快等来发挥作用的。

警告

不要在没有医生指导的情况下，突然停用β－受体阻滞剂，突然停药会引起血压升高、心绞痛恶化，或增加发生心肌梗死的危险。

如何起作用？

β－受体阻滞剂通过阻断肾上腺素和去甲肾上腺素的作用而起作用，肾上腺素和去甲肾上腺素是机体产生的两种可以增加心率和升高血压的化学物质。心脏选择性β－受体阻滞剂在减慢心率和降低心脏收缩力方面非常有效，可以减轻心脏的负荷。这些作用使β－受体阻滞剂可以有效地治疗心绞痛、高血压和一些类型的心律失常。其他类型β－受体阻滞剂的作用更广泛，可以阻断遍布全身的肾上腺素的许多作用，如收缩血管，导致震颤和出汗。这些药物在治疗由这些化学物质引起的一些躯体症状上会有效，如震颤。β－受体阻滞剂并不能治疗引起这些症状的潜在疾病。β－受体阻滞剂可用于治疗偏头痛，因为这些药物可以阻断脑部血管中的去甲肾上腺素的作用。这类药物还可以减少液体的形成，使眼压降低，因此可以用于治疗青光眼。

如何使用？

如果你有心绞痛、高血压或反复发作的偏头痛，医生会让你长期口服β－受体阻滞剂来治疗。医生最初可能会为你开小剂量β－受体阻滞剂，然后逐渐增加，直到达到预期的效果。如果你有青光眼，医生会给你开含有β－受体阻滞剂噻吗洛尔的眼药水。如果你突然发作严重的心绞痛，你需要静脉给予β－受体阻滞剂。

β－受体阻滞剂也会与其他类型的药物一起使用，特别是在治疗心绞痛、高血压及一些类型的心力衰竭时。

有哪些副作用？

β－受体阻滞剂可能会诱发哮喘，这可能是致命的。任何有哮喘、曾经有过哮喘或类似的呼吸系统疾病的患者，都不应使用β－受体阻滞剂，只有在一些特殊情况下，在专家的指导下，才可以给予心脏选择性β－受体阻滞剂。β－受体阻滞剂还可以掩盖一些低血糖的症状，低血糖是一种严重的情况，必须立即发现和处理，因此β－受体阻滞剂不适合需要使用胰岛素的糖尿病患者。如果你正在服用β－受体阻滞剂，你的睡眠模式可能会被打乱，因为四肢末梢的血液循环减少了，因此你的手和脚可能会感到冷。男性有时可能会有勃起功能障碍，但停药后性功能通常可以恢复正常。在罕见的情况下，β－受体阻滞剂可以引起皮疹和眼睛干涩。所有这些副作用在老年人中会更常见、更严重。

如果你需要停止服用β－受体阻滞剂，医生会建议你如何逐步减少剂量以避免高血压反弹、心绞痛复发或再次的心肌梗死发作。

硝酸盐类药物

一组用于预防和治疗由冠心病引起的心绞痛（胸痛）的药物

常用药物

- 硝酸甘油
- 硝酸异山梨酯
- 单硝酸异山梨酯

硝酸盐类药物经常与许多其他药物联合用于治疗心绞痛（见244页），心绞痛是由于到达心肌的氧气量过少所导致的胸痛。

硝酸盐可用以防止心绞痛发作或缓解心绞痛发作的症状。但是，硝酸盐类药物不能治疗引起心绞痛的根本原因，心绞痛通常是由于脂肪积聚在冠状动脉，导致冠状动脉狭窄（见243页“冠状动脉疾病”）引起的。

如何起作用？

硝酸盐类药物可以扩张（变宽）体内的血管，使心脏更容易向全身泵出血液。这降低了心脏的氧气需求量。硝酸盐还可以使冠状动脉扩张，改善心脏肌肉的血液供给。

如何使用？

硝酸盐可用于快速缓解心绞痛发作或预防其复发。缓解剂（硝酸盐）在心绞痛发作时可以快速起效，但其作用时间只有20～30分钟。这些药物有片剂，可以放在你的舌头下面，或放在上唇和齿龈之间，也可向舌下喷雾（见本页“舌下喷雾剂的使用”）。医生可能会建议你在运动之前使用速效的硝酸盐类药物。

长效硝酸盐类药物比速效硝酸盐类药物需要更多的时间才能起效，长效硝酸盐类药物有贴剂、软膏或片剂，通常每天服用一次或两次。皮肤贴剂可应用于胸部、手臂、背部、腹部或大腿，如果你在夜间发作了心绞痛，这些药物都是有效果的。皮肤贴剂可以在不同的部位每天使用。作为紧急治疗措施，硝酸盐类药物也可以在医院内通过静脉注射来减轻心绞痛发作。

有哪些副作用？

硝酸盐通常会引起搏动样头痛和面部潮红。这类药物还可以导致血压下降，在你站起来时会感到头晕。

如果你在使用长效的硝酸盐类药物，你可能会产生依赖性，导致药物的疗效下降。中断使用皮肤贴剂或每天4～8小时更换药膏，避免产生药物依赖。通常，长效硝酸盐丸剂可以造成夜间血液中的药物水平下降。

自我给药

舌下喷雾剂的使用

当需要药物立即起效的时候，可以使用舌下喷雾剂。例如，舌下喷雾剂可以用来缓解心绞痛发作时的症状。这些药物通过舌头的丰富血管吸收至血液。这种途径比口服经消化道吸收要快得多。

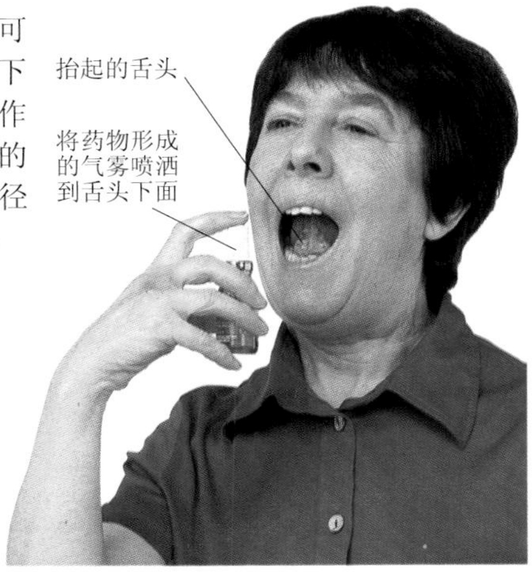
抬起的舌头
将药物形成的气雾喷洒到舌头下面

使用喷雾剂

把嘴张开，将舌头向上翘，顶住上腭，将药物喷洒到舌头下面。在喷药的同时，不要用嘴将药物吸进去。

钙通道阻滞剂

一组用于治疗多种心血管系统疾病的药物

常用药物

■ 氨氯地平 ■ 地尔硫䓬 ■ 非洛地平
■ 伊拉地平 ■ 拉西地平 ■ 尼卡地平
■ 硝苯地平 ■ 维拉帕米

钙通道阻滞剂类药物，可用于治疗心绞痛（见 244 页），当到达心肌的氧太少时，出现的严重胸痛就是心绞痛。这些药物还可用于治疗高血压（见 242 页）。

钙通道阻滞剂维拉帕米可用来治疗一些类型的心律失常（见 249 页）。硝苯地平可用于治疗雷诺现象（见 262 页 **“雷诺现象和雷诺病”**），雷诺现象是手或脚的动脉发生痉挛，导致手指或脚趾的血供受限。定期使用维拉帕米可以减少丛集性头痛（见 321 页）的发作频率，丛集性头痛是头部的血管先收缩，然后扩张引起的头部剧烈疼痛。

如何起作用?

肌肉细胞需要钙才能收缩。钙通道阻滞剂可以减少血液中的钙进入血管壁的肌肉细胞。这会导致肌肉细胞松弛，血管增宽，从而降低血压。这种血管增宽，可能是钙通道阻滞剂可以用来治疗雷诺现象和预防丛集性头痛的原因。因为药物减少了进入心肌细胞内钙的数量，因此这些药物可以减少心肌收缩的力量和速度，因此有助于缓解心绞痛。

维拉帕米也能通过减慢心脏的电脉冲来减慢心率。维拉帕米可用于治疗一些心动过速性心律失常。

如何使用?

钙通道阻滞剂可单独使用或与其他药物联合使用，这些药物可用于治疗心绞痛、高血压或一些类型的心律失常。通常情况下，药物从小剂量开始使用，逐步增加剂量到有效水平。对于你来说，理想的药物剂量是既有效，又不会引起副作用的剂量。

有哪些副作用?

钙通道阻滞剂最常见的副作用是头痛、头晕、潮红和脚踝肿胀。有时这类药物还会引起便秘，特别是当你正在服用维拉帕米时。如果你有便秘，你会发现吃更多的膳食纤维和饮足量的水会有所帮助。西柚可能会影响这类药物中的某些药物的作用，因此应该避免食用。

有时候，服用钙通道阻滞剂可能会引起恶心、心悸、过度劳累和皮疹。一些钙通道阻滞剂可能不适用于心力衰竭的人，因为这类药物可能会加重心力衰竭患者的症状。

警告

如果没有向医生咨询，请不要突然停药。突然停药会使心绞痛加重。

血管紧张素转化酶抑制剂

一组用于治疗心力衰竭和高血压的药物

常用药物

■ 卡托普利 ■ 依那普利 ■ 福辛普利
■ 赖诺普利 ■ 莫西普利 ■ 培哚普利
■ 喹那普利 ■ 雷米普利 ■ 群多普利

血管紧张素转化酶抑制剂通常用于治疗慢性心力衰竭（见 247 页）。心力衰竭是心脏向全身泵血的功能下降。血管紧张素转化酶抑制剂也用于治疗高血压（见 242 页），也可用于治疗糖尿病肾病（见 450 页）。在发生糖尿病肾病时，肾脏的滤过单位中的小血管受到损伤，导致蛋白漏入尿中。

如何起作用?

血管紧张素转化酶抑制剂能够阻止体内血管紧张素Ⅱ的正常形成，血管紧张素Ⅱ是一种能够引起血管收缩的激素。通过减少血液中血管紧张素Ⅱ的数量，血管紧张素转化酶抑制剂可以使血管扩张。全身血管扩张会降低血压，这使得心脏泵血更容易，因此可以缓解心力衰竭。血管紧张素转化酶抑制剂有效缓解糖尿病肾病的机制尚未完全明了。一些类型的肾损害不能使用血管紧张素转化酶抑制剂，因为这类药物可能会使病情加重。

如何使用?

血管紧张素转化酶抑制剂可单独使用，或当单一药物还不能够将血压降到足够低的水平时，血管紧张素转化酶抑制剂可以与利尿剂或钙通道阻滞剂联合使用。你可能需要服用这些药物至少数月，甚至数年。在你使用血管紧张素转化酶抑制剂治疗心力衰竭或高血压之前，你可能需要进行血液检查，以确定你的肾功能是否正常。医生一开始可能会给你使用小剂量的药物，在数周内逐渐增加剂量，直到达到有效水平。医生可能会建议你第一次服药要在睡前，因为药物会使血压迅速下降，让你觉得头晕。如果是老人或同时服用另外一种降压药，如利尿剂，医生可能会建议你在诊室服用小剂量的药物，这样医生可以对你的血压进行监测，以防发生血压突然下降的情况。

警告

在没有咨询医生之前，请不要在服用血管紧张素转化酶抑制剂的同时，服用非甾体类抗炎药物（见578页），因为这两种药物的联合使用会增加发生肾脏损害的危险。

有哪些副作用?

如果血压一过性突然下降，导致没有足够的血液到达大脑，可能会发生头晕。如果头晕持续存在，你应该咨询医生。医生可能会调整你的药物剂量。在了解药物对你产生的影响前，你不应该开车或从事危险的工作。血管紧张素转化酶抑制剂引起的其他常见的副作用包括持续性的干咳、肌肉痉挛、腹泻，偶尔会引起皮肤荨麻疹。一种罕见但严重的副作用是肾脏损害。

血管紧张素Ⅱ受体阻滞剂

一组用于治疗高血压和心力衰竭的药物

常用药物

■ 坎地沙坦 ■ 厄贝沙坦 ■ 氯沙坦
■ 奥美沙坦 ■ 替米沙坦 ■ 缬沙坦

血管紧张素Ⅱ受体阻滞剂类药物，用于治疗高血压（见 242 页）和慢性心力衰竭（见 247 页）。这些药物可用于同时患有心肌肥厚或糖尿病的高血压患者。血管紧张素Ⅱ受体阻滞剂也常用于不能耐受其他降压药，尤其是血管紧张素转化酶抑制剂副作用的高血压患者。有时血管紧张素Ⅱ受体阻滞剂可与血管紧张素转化酶抑制剂联合使用，治疗某些患者的心力衰竭。

血管紧张素Ⅱ受体阻滞剂通过阻断一种称为血管紧张素Ⅱ的物质的活性起作用，这种作用能够扩张血管，降低血压。

如何使用?

血管紧张素Ⅱ受体阻滞剂是口服制剂，通常从小剂量开始，然后在数周内逐渐增加剂量，直至达到最低的有效剂量。血管紧张素Ⅱ受体阻滞剂最常见的副作用是头晕和眩晕，但通常都是轻微的。血管紧张素Ⅱ受体阻滞剂比血管紧张素转化酶抑制剂引起的持久干咳要少得多，因此可作为不能耐受血管紧张素转化酶抑制剂副作用患者的一种替代药物。

洋地黄类药物

一组植物来源的药物，主要用于治疗一些心脏疾病

常用药物

■ 洋地黄毒苷 ■ 地高辛

洋地黄类药物属于一组药物，称为强心苷类，最常用的是地高辛。洋地黄类药物可用于治疗慢性心力衰竭（见 247 页），心力衰竭是心脏不能有效地泵出血液的疾病。这些药物会增加心脏收缩的力量，也会减慢异常快速的心率，使每次心跳能够泵出更多的血液，这些都会改善血流情况。

洋地黄类药物也可用于治疗非常快速的、不规律的心跳，如心房纤颤（见 250 页）。但是，在这种情况下，洋地黄类药物可能会减慢心率，但不能纠正心跳节律的不规律。

警告

在你服用洋地黄类药物，如地高辛时，如果出现了恶心、呕吐、腹泻或视觉异常，请立即与医生联系。

如何使用?

医生通常会给你开口服洋地黄类药物。开始时，医生可能会给你使用较大的剂量，使药物能够快速起效。如果心力衰竭很严重，危及生命，则需要通过静脉来输入药物。在你服用洋地黄类药物的同时，医生会定期监测你的心率。医生可能会为你安排血液检查，来检查血液中药物的水平。你可能需要长时间服用洋地黄类药物。

有哪些副作用?

如果服用的洋地黄类药物剂量过大，极易出现副作用。这些副作用通常缓慢出现，可能包括恶心、呕吐、腹泻、腹痛、头痛。也可能出现其他副作用，如食欲不振和疲劳。还可能出现视觉

障碍，如灯光周围有彩色的晕环。极少数情况下，会出现嗜睡、意识模糊、幻觉和谵妄等症状。如果你出现了这些副作用的话，请立即告诉医生。

利尿剂

一组可以增加尿量，将机体内多余的液体排出体外的药物

常用药物

噻嗪类利尿剂
■ 苄氟噻嗪 ■ 氯噻酮 ■ 环戊噻嗪
■ 吲达帕胺 ■ 美托拉宗

袢利尿剂
■ 布美他尼 ■ 呋塞米 ■ 托拉塞米

保钾利尿剂
■ 阿米洛利 ■ 螺内酯 ■ 氨苯蝶啶

其他利尿剂
■ 乙酰唑胺 ■ 甘露醇

利尿剂常用于治疗高血压（见 242 页）和慢性心力衰竭（见 247 页）。利尿剂也可用来治疗其他引起体内液体聚集过多的情况，如肝脏和肾脏疾病、青光眼（见 358 页）。乙酰唑胺可用于防止高原（空）病（见 186 页）和治疗内耳疾病，如梅尼埃病（见 380 页）。

如何起作用？

利尿剂作用于肾脏来增加体内液体经尿液排出。水、盐以及代谢废物在血液流经肾脏的小管时被清除出体外。大多数盐类、水被重吸收到血液中。没有被重吸收的部分最终排出体外。绝大多数的水和盐类都被重吸收入血液，没有被重吸收的物质与代谢废物以尿的形式排出体外。利尿剂可以减少重吸收入血的水和盐的量，因此增加排尿量。利尿剂的这种作用，可以缓解由于心力衰竭造成的体内液体积聚，减少血流量，从而帮助降低血压。一些利尿剂也能扩张（扩大）体内的血管，起到降低血压的作用。

有哪些类型？

最常用的利尿药是噻嗪类利尿剂、袢利尿剂和保钾利尿剂，这些利尿剂的利尿强度是各有差异的。不同种类的利尿剂影响的肾小管重吸收部位不同。医生为你开的利尿剂类型，取决于所要治疗的疾病种类、患者年龄以及同时患有的其他疾病。

噻嗪类利尿剂 这类药物是最常用于治疗高血压的利尿剂。噻嗪类药物通过减少血容量以及舒张血管来降低血压。这类利尿剂通常是口服给药，每天 1 次，在小剂量时有利尿作用。

噻嗪类利尿剂一般很少引起副作用。但是，排尿次数增多会给你带来不便。在一开始治疗时这种情况最突出。你可能会发现清晨口服利尿剂会很方便，这样你的夜间睡眠不会受到干扰。

有时，噻嗪类利尿剂会因为血压降低而引起头晕。噻嗪类利尿剂可以导致体内钾过度丢失，从而引起意识模糊、乏力，在极少数情况下还会引起心律异常。可用血液检查来监测体内血钾水平。医生可能会为你补充钾或使用保钾利尿剂，来纠正低血钾。

噻嗪类利尿剂也可能会引起血液中的尿酸水平增高，当血尿酸水平过高时，尿酸结晶就会沉积在关节，这会导致一种非常疼痛的疾病——痛风（见 224 页）的发生。一些糖尿病（见 437 页）患者也不应该使用噻嗪类利尿剂，因为这类药物会使血糖控制更加困难。此外，这些药物还会导致皮肤对日光过敏。

袢利尿剂 这类利尿剂比噻嗪类的利尿作用更强，可用于治疗由于心力衰竭、一些肾脏疾病，以及一些肝脏疾病引起的液体潴留。在治疗急性心力衰竭等紧急情况时，可以静脉注射这类药物。

袢利尿剂会使尿量急剧增加。这在患有前列腺肥大（见 463 页）的男性会引起尿潴留（见 455 页）。这些药物也会引起恶心。此外，袢利尿剂可以使体内的钾减少。如果你出现了血钾水平降低，医生会为你开补钾药物，或联合使用袢利尿剂与保钾利尿剂。

保钾利尿剂 绝大多数保钾利尿剂的作用温和，可单独使用，可以与噻嗪类或袢利尿剂联合使用。保钾利尿剂的副作用可能包括消化系统功能紊乱，如胀气、恶心、口干、皮疹。其中一种药物螺内酯，可能会导致男性乳房增大（见 466 页“男性乳房发育”）。

其他利尿剂 乙酰唑胺有时可以用于防止高原（空）病和梅尼埃病相关的头晕发作，并减轻青光眼患者过高的眼压。甘露醇也可用于降低青光眼患者的眼压和治疗脑水肿（脑水肿是指液体在大脑组织中积聚）。

治疗血液系统、免疫系统疾病及癌症的药物

对血液系统和免疫系统疾病认识的提高，促进了一些药物治疗的进展。例如，现在有些药物可以降低由血栓引起的心肌梗死的危险。最近开发的作用于免疫系统的药物，也可以控制一些肿瘤的生长。

机体内有许多潜在的严重疾病，会改变血液的凝固机制，导致异常出血或形成血栓。本节的第一篇文章，介绍有助于将血液中的凝血因子保持在正常水平的药物。

人体的免疫系统通过激活血液中的白细胞和蛋白质来抵御感染和癌症。有时，免疫系统功能出现异常，需要药物来治疗。用于治疗免疫系统功能异常的药物种类，包括抗过敏药物、免疫抑制剂和干扰素类药物。抗过敏药物可以对抗免疫系统的过度反应，免疫抑制剂可以阻止免疫系统攻击人体自身的组织，干扰素类药物可以激活机体的免疫功能。治疗艾滋病病毒感染和艾滋病的药物在其他节中讨论。本节的最后一篇文章介绍抗癌药物。抗癌药物可以杀灭癌细胞或防止癌细胞扩散到身体的其他部位。抗癌药物的使用即人们熟知的化学药物治疗（见 157 页）。

重要的解剖结构

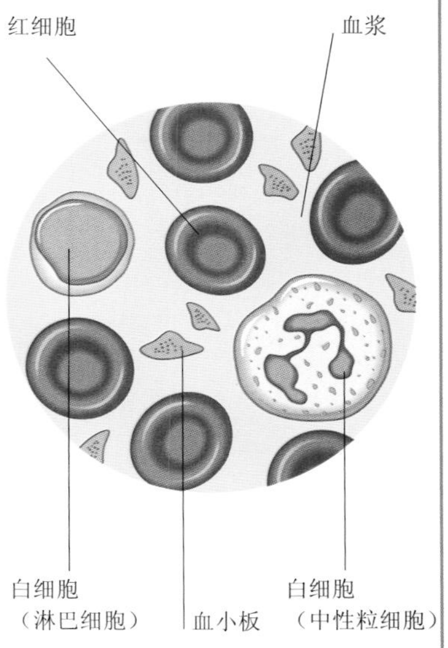

有关血液的组成及作用的更多信息，请参阅 265 ～ 270 页。

促进血液凝固的药物

用于治疗血液不能正常凝血的药物

常用药物

血液制品
■ 凝血因子Ⅷ ■ 凝血因子Ⅸ ■ 新鲜冰冻血浆

维生素K
■ 维生素 K_1（植物甲萘醌）

抗纤维蛋白溶解药物
■ 氨甲环酸

有数种类型的疾病可引起自发性内出血，或即使是轻伤后也会出现失血过多（见 274 页“出血性疾病”）。这些疾病可以使用能够促进血液凝固或减慢血块分解速度的药物来治疗。

有哪些类型？

用于促进血液凝块、防止或减少异常出血的药物，主要有 3 种：血液制品、维生素 K 和抗纤维蛋白溶解药物。

血液制品 正常的血液凝固有赖于血液中存在的称为凝血因子的一些蛋白。缺乏这些蛋白中的一种因子的人（通常是由遗传性疾病引起的），可给予特定的血液制品，这些血液制品是浓缩制品，能够补充患者所缺失的蛋白质。例如，一种称为凝血因子Ⅷ的血液制品，常用于治疗遗传性出血性疾病——血友病（见 274 页“血友病与克雷司马斯病”），这种疾病是因为有一个缺陷基因导致血液中天然的凝血因子Ⅷ缺乏。另一种血液制品——新鲜冰冻血浆，用于对抗由于抗凝药物（见 584 页“防止血液凝固的药物”）过量导致的出血时间异常延长或严重的出血性疾病。

所有血液制品无论在医院还是在家中，都需要经静脉给药。作为预防性治疗，经静脉给药可以定期使用，或在发生异常出血时使用。

一些人在给予血液制品时会产生副作用，包括寒战和发热。这些副作用可能是由过敏性反应引起的。

维生素 K 这种维生素是几种重要的凝血因子合成所必不可少的。新生儿（新生儿在出生时没有维生素K储备）和维生素 K 缺乏的人，都需要补充维生素 K，维生素 K 既可以注射也可以口服。维生素 K 还可用来逆转口服过量的抗凝药物引起的后果。维生素 K 不会引起副作用。

抗纤维蛋白溶解药物 当出血很难控制时，可以使用这些药物来治疗，如用于手术后出现的难以控制的出血，或减少月经过量时的出血（见 471 页“月经过多”）。抗纤维蛋白溶解药物通过减缓已有血凝块的分解速度来影响血液凝固过程。抗纤维蛋白溶解药物，既可以肌肉注射，也可以在必须立即止血时通过静脉输液。在治疗月经过多时，可以采取口服给药的方式。一些服用这些药物的人，可能会出现一些副作用，如头痛、腹泻、恶心和呕吐。

防止血液凝固的药物

用来防止血栓形成，或稳定已有血栓的药物

常用药物

抗血小板药物
■ 阿司匹林 ■ 氯吡格雷 ■ 双嘧达莫

口服抗凝药物
■ 华法林

注射用抗凝药物
■ 达肝素 ■ 依诺肝素 ■ 肝素
■ 亭扎肝素

可以用药物来防止在血管内形成血凝块（血栓）。这些药物也可以用于防止已有的血凝块继续增大，并减少发生栓塞的危险。栓塞是静脉内已有的血凝块的一部分发生脱落，随血流移行，堵塞血管的现象。当需要快速溶解血块凝时，可以使用溶栓药物（见本页）。

有哪些类型?

抗血小板药物和抗凝药物都可以用于抑制血凝块的形成。一般情况下，抗血小板药物用于防止动脉内血栓形成，而抗凝药物则用来防止血栓在静脉或心脏内形成或继续增大。

抗血小板药物 抗血小板药物用于帮助防止在动脉内形成血块。药物通过降低血小板的黏附来起抗凝作用，血小板是在血液凝集过程中起关键作用的血细胞成分。如果你有冠状动脉疾病的症状，如心绞痛（见 244 页）或曾经有过心肌梗死（见 245 页）、脑卒中（见 329 页）或短暂性脑缺血发作（见 328 页），那么你需要终身服用抗血小板药物。

阿司匹林是最常用的抗血小板药物。但是，怀孕、哺乳期妇女，或患有消化性溃疡的患者，不应该服用阿司匹林。

氯吡格雷的作用方式与阿司匹林相似，都是通过降低血小板的黏附来起作用的，氯吡格雷通常是不能服用阿司匹林的患者的替代药物。对有过心肌梗死、严重心绞痛（见 244 页）发作，或进行了冠状动脉成形术和支架置入术（见 246 页）的患者，推荐氯吡格雷和阿司匹林联合应用。在和阿司匹林一起联合使用时，氯吡格雷进一步降低了在这些危险时期，再发心肌梗死或脑卒中的危险。哺乳期妇女不能服用这种药物。

口服抗凝药物 这些药物需要长期服用以防止深静脉血栓形成（见 263 页）和肺栓塞（见 302 页）。口服抗凝药物也可用于患有心脏节律紊乱——心房纤颤（见 250 页）的患者。华法林是最常用的口服抗凝药物。

口服抗凝药物是通过防止凝血因子的形成来起作用的，凝血因子是正常血凝块形成过程中所必需的一类蛋白质。这些药物通常需要 48 ～ 72 小时才能起效。

在服用口服抗凝药物期间，治疗的前几天需要频繁抽血化验，治疗期间需要定期做血液化验，这样可以根据患者的需求调整药物的剂量。

如果剂量过大，这些药物可能会引起异常出血。出于这个原因，如果你出现了流鼻血或尿中带血等症状，应该立即去看医生。为了治疗异常出血，医生可能会为你开能够逆转抗凝药物作用（见 583 页“促进血液凝固的药物”）的药物。

口服抗凝药物会引起一些其他的副作用，包括皮疹、腹泻、容易出现皮肤瘀斑、脱发及肝功能损害。

在服用抗凝药物期间不要饮酒，也不要突然改变饮食，这两者都可能会影响抗凝药物的药效。因为许多药物都会与抗凝药物发生相互作用，所以患者在没有咨询医生前，不应该服用其他药物，尤其是阿司匹林。

如果你打算怀孕，一定要告知医生，这一点非常重要，因为一些抗凝药物可能会导致发育中的胎儿异常。另外，不要突然停止服用抗凝药物。每位患者都应该随身携带一个抗凝治疗卡或药物警告手镯或挂件，以便在发生紧急情况时，能够让专业的医务人员了解这些情况。

注射用抗凝药物 如果必须迅速控制血凝块形成时，可注射或静脉输注抗凝药物，如肝素，这样药物可以立即起作用。这些快速起作用的注射抗凝药物可在口服抗凝药物起效前治疗一些疾病，如肺栓塞等。

注射抗凝药物可作为骨科手术前的一项预防措施。这些药物也可在手术前用于发生凝血危险高的患者，也通常会给在住院治疗期间不能活动的患者使用。

一些较新的、长效抗凝药物，如亭扎肝素，每天仅需要给药一次，因此患者可自己给药，来治疗下肢深静脉血栓形成。注射抗凝药物可能会引起一些副作用，如皮疹。

警告

当服用口服抗凝药物后，出现流鼻血或尿中带血等症状时，请立即就诊。

溶栓药物

一组用于溶解血凝块的药物，也称为纤维蛋白溶解药物

常用药物

■ 阿替普酶 ■ 瑞替普酶 ■ 链激酶
■ 替奈普酶

溶栓药能迅速发挥作用，溶解不希望出现在血管中的血凝块（血栓）。这些药物最常用于心肌梗死（见 245 页）等紧急情况的治疗，或用于治疗一些类型的脑卒中（见 329 页），这可以大大增加患者的生存机会。

心肌梗死通常是由于血凝块阻塞了一条向心肌供应血液的冠状动脉引起的。如果得不到及时治疗，血凝块会造成不可逆转的心脏损害，这可能是致命的。脑卒中通常是由于血凝块阻碍了大脑某些区域的血供引起的。

溶栓药可用于溶解机体深静脉内的血凝块，常见于下肢（见 263 页“深静脉血栓形成”）。这些快速作用的药物也可用来治疗肺栓塞(见 302 页)。

溶栓药是通过溶解纤维蛋白网来起作用的，纤维蛋白网是一种与血凝块结合在一起的多纤维蛋白。当药物溶解了血凝块后，受影响区域的血流就可以得到恢复。

如何使用?

溶栓药是通过肌肉注射或静脉输液给药的。在治疗心肌梗死时，必须在心肌梗死发生前的 6 ～ 12 小时内给药才有效（理想情况下是在 1 小时内）。在脑卒中时，药物必须在症状出现的 3 小时（理想的情况是在 1 小时内）内给予。

这些药物可能会引起一些副作用，如恶心和呕吐以及容易出现瘀斑及出血。链激酶是最常用的溶栓药之一，可引起一些过敏反应，如皮疹。偶尔会引起危及生命的过敏性休克（见 285 页）。

药物作用

溶栓药物是如何起作用的

溶栓药用来溶解被称为血栓的血凝块，血凝块由血细胞和血小板组成，并被纤维蛋白丝包绕在一起，溶栓药溶解了包绕血凝块的纤维蛋白丝，从而分解了血凝块。

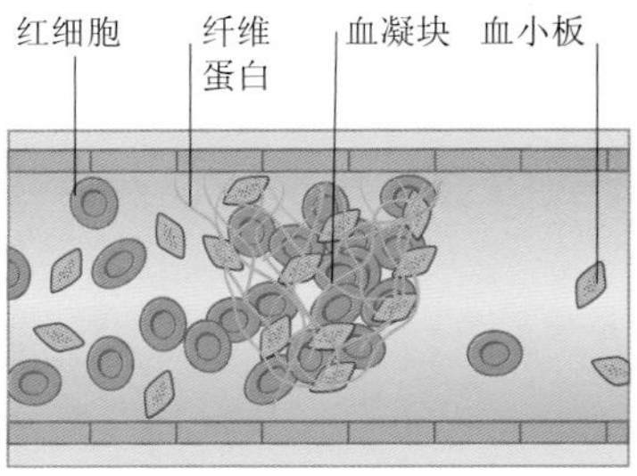

用药前
血管内已形成的一个血凝块，是由红细胞、白细胞和血小板组成，并被纤维蛋白丝包绕在一起，它限制了血液的流动。

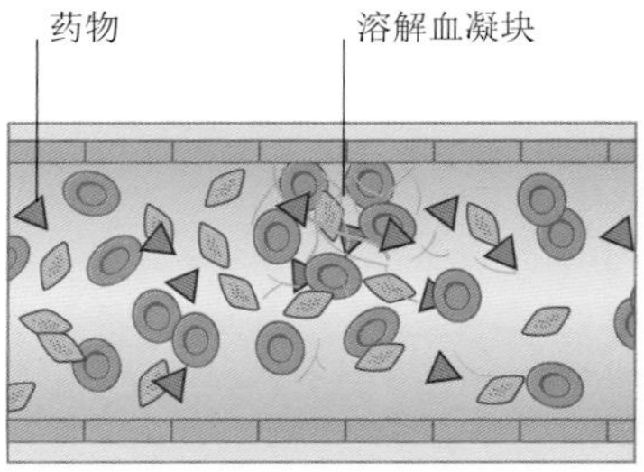

用药后
溶栓药溶解了包绕血凝块的纤维蛋白丝，从而分解了血凝块，使血流恢复正常。

抗过敏药物

用于预防、治疗过敏性疾病和过敏反应的药物

常用药物

抗组胺药物（见本页）

肥大细胞稳定剂
- 奈多罗米钠
- 色甘酸钠

皮质类固醇药物（见600页）

白三烯拮抗剂
- 孟鲁司特
- 扎鲁司特

过敏原提取物

其他药物
- 肾上腺素

抗过敏药物可用于治疗多种过敏性疾病，如变应性结膜炎、花粉症（见283页“过敏性鼻炎”）、特应性湿疹（见193页）。抗过敏药物可用于防止过敏反应的发生或缓解过敏的症状，如打喷嚏。

有哪些类型？

有数组药物可以用来治疗过敏反应。最常用的是抗组胺药物（见本页）、肥大细胞稳定剂、皮质类固醇药物（见600页）、白三烯拮抗剂、过敏原提取物和肾上腺素。

抗组胺药物 这些药物最常用于缓解花粉症的症状，治疗过敏性皮疹，如荨麻疹（见285页）及减轻因昆虫叮咬引起的瘙痒。这些药物可以阻断组胺的活动。组胺是过敏反应时体内释放的一种化学物质。

肥大细胞稳定剂 这类药物可用于防止过敏反应。肥大细胞稳定剂可以阻断组胺的释放，组胺是储存在肥大细胞（一种存在于血液和大多数机体组织中的白细胞）内的一种化学物质。在发生过敏反应时，从这些细胞释放组胺。最常用的肥大细胞稳定剂是色甘酸钠，主要用于治疗变应性结膜炎、花粉症、儿童哮喘（见544页）、成年人的运动诱发性哮喘（见295页）。由于这些药物口服时不能吸收，因此通常制成局部使用的眼药水、鼻喷剂或吸入剂。这些药物只能起预防作用但不能缓解症状。

皮质类固醇药物 这些药物可以减少过敏反应引起的炎症。这些药物可能含在治疗特应性湿疹（见577页“外用皮质类固醇药物”）的皮肤乳膏中和可以减轻花粉症症状（见588页“治疗呼吸系统疾病的皮质类固醇药物”）的鼻喷剂中。对于严重或持续性过敏，可口服或静脉注射皮质类固醇药物。

白三烯拮抗剂 当白三烯拮抗剂与皮质类固醇同时使用时，这些药物有助于预防哮喘发作。这类药物可以阻止白三烯的作用。白三烯是一类在哮喘发作中引起气道炎症的化学物质。

过敏原提取物 可引起过敏反应的物质称为过敏原，如蜂毒或花粉。极少量的过敏原可用于脱敏治疗。治疗方法通常是在每周进行系列的过敏原注射，且在治疗期间逐渐增加剂量，疗程可能持续数月。过敏原提取物本身可以引起致命的过敏反应，因此只能在需要紧急救治的情况下才能使用。

肾上腺素 这种药物用来治疗一种致命的过敏性休克（见285页），这是一种致命的过敏反应。这种药物可以逆转过敏性休克时出现的喉头水肿、气道变窄和血压下降。在病情好转之前可以重复注射肾上腺素。有因严重过敏反应引起过敏性休克危险的人，应该携带肾上腺素预充注射器，用于紧急治疗（见285页“过敏性休克的急救”）。

抗组胺药物

能够阻断组胺作用的药物，组胺是在过敏反应中释放的一种化学物质

常用药物

非镇静类抗组胺药物
- 阿伐斯汀
- 西替利嗪
- 地氯雷他定
- 非索非那定
- 氯雷他定
- 咪唑斯汀

镇静类抗组胺药物
- 阿利马嗪（三甲泼拉嗪）
- 氯苯那敏
- 氯马斯汀
- 异丙嗪

抗组胺药物主要用于预防或缓解过敏症状，如花粉症（见283页“过敏性鼻炎”），以及治疗过敏性皮疹，如荨麻疹（见285页）。这些药物还可以有效缓解瘙痒和消除由于昆虫叮咬或蜇伤引起的刺激。在一些抗感冒和抗流感药物（见588页）中，也含有抗组胺药物，因为这些药物可以保持黏膜干燥。有时这些药物也用作感冒和流感的辅助用药，因为它可以抑制黏液分泌。由于一些类型的抗组胺药物能抑制大脑的呕吐反射，因此这些药物也可用于减轻恶心、呕吐、眩晕和晕车（见595页“止吐药物”）症状。一些抗组胺药物还有镇静作用，因此推荐用于夜间出现的规律性瘙痒。

抗组胺药物通常是口服给药的，但一些类型的抗组胺药物还有鼻喷剂、眼药水或皮肤洗剂等剂型。抗组胺药物也可在治疗危及生命的过敏性休克（见285页）时注射给药。

如何起作用？

抗组胺药物通过阻断组胺的作用来预防或缓解过敏反应，组胺是一种血液和身体组织内的细胞接触到过敏原时释放出的化学物质。组胺的作用包括扩张发生过敏部位的小血管，这些部位通常是皮肤、鼻子和眼部，导致这些部位的红肿，并增加黏液的分泌。通过阻断组胺的作用，抗组胺药物可以减轻一些过敏症状，如肿胀、皮疹、瘙痒、流涕及打喷嚏。

有哪些副作用？

一般来说，局部使用的抗组胺药物通常不引起副作用，但偶尔也有可能引起局部刺激症状。作为口服抗组胺药物，较老的镇静类口服抗组胺药物可能会引起排尿困难，因此不适合患有前列腺疾病的男性患者。这些药物可能也不适合一些患有青光眼的患者。如果有这些情况，你应该咨询药剂师或医生后，再服用较老的抗组胺药物。

口服抗组胺药物可能也会引起不同程度的嗜睡、协调功能障碍、口干、便秘、视力模糊等问题。这些问题在镇静类抗组胺药物更容易引起，但非镇静类抗组胺药物也可能会引起。如果服用抗组胺药物引起了嗜睡、协调功能障碍和／或视力模糊，你不应该喝酒、不要开车或操作机械。对于一些儿童，抗组胺药物可能会导致孩子多动。

口服抗组胺药物可能与多种药物发生相互作用，包括一些抗抑郁药物、β－受体阻滞剂和抗菌药物。如果你正在服用任何药物，应在咨询药剂师后，再服用抗组胺药物。

免疫抑制剂

用于抑制机体免疫系统功能的药物

常用药物

皮质类固醇药物（见600页）

细胞毒性抗癌药物
- 硫唑嘌呤
- 苯丁酸氮芥
- 环磷酰胺
- 甲氨蝶呤

缓解病情的抗风湿药物（见579页）

其他免疫抑制剂
- 阿仑单抗
- 抗胸腺细胞免疫球蛋白
- 巴利昔单抗
- 醋酸格拉替雷
- 那他珠单抗
- 西罗莫司
- 他克莫司

免疫抑制剂可以降低机体免疫系统的活性。免疫系统可以保护机体免受感染，并帮助消灭病变的细胞。但是在一些情况下，如自身免疫性疾病时，免疫系统可以攻击自身的健康组织，这时就需要使用免疫抑制药物，来保护机体的健康组织免受损害。免疫抑制剂也可用于防止移植手术后，机体对供体组织和器官的排异反应。一些免疫抑制剂也被用来治疗一些癌症。

正在服用免疫抑制剂的人，发生感染的危险是增加的，这是由于药物降低了机体抵抗疾病的能力。

有哪些类型？

有多种类型的药物，能够抑制免疫系统的功能。最常用的药物，包括皮质类固醇药物、细胞毒性抗癌药物及一些缓解病情的抗风湿药物。

皮质类固醇药物 口服皮质类固醇药物，已广泛应用于治疗自身免疫性疾病，如系统性红斑狼疮（见281页）

▶ 药物作用

抗组胺药物是如何起作用的

抗组胺药物是用来预防或缓解过敏反应症状的，如皮疹。过敏原，如花粉，可触发人体细胞释放化学物质组胺。这种化学物质作用于小血管、腺体和其他组织，引起过敏症状。药物通过阻断组胺的活性来发挥药效。

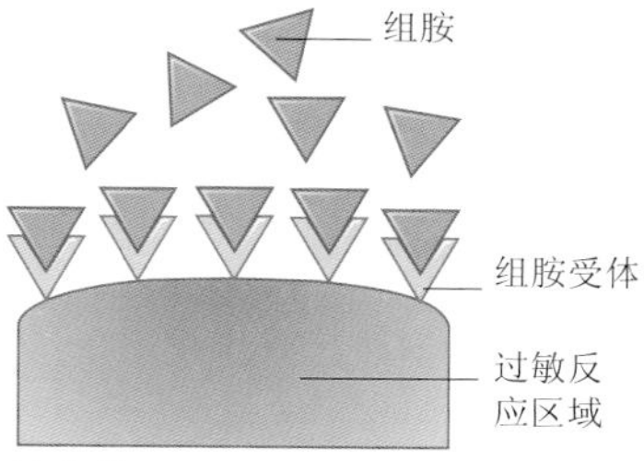

用药前
组胺在免疫应答时被释放，并吸附于组织细胞的组胺受体上。这样便引发了这个组织的免疫反应。

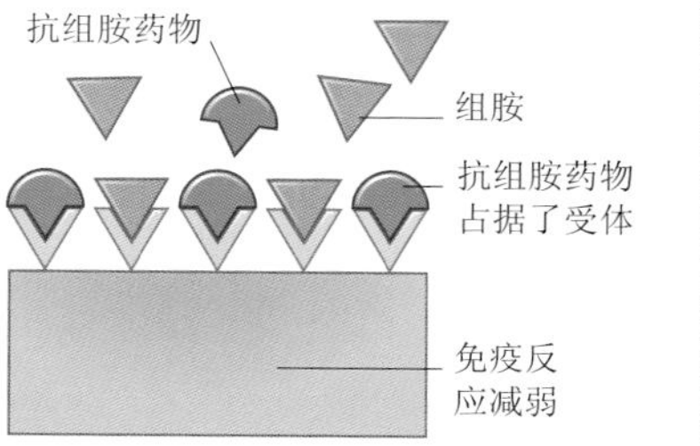

用药后
抗组胺药占据了一些组胺受体，从而阻断了组胺对其的吸附。这样便减弱了免疫反应的症状。

和类风湿关节炎（见 222 页）等。这类药物也可用来预防移植物排异反应，一些皮质类固醇药物，如泼尼松龙，用于治疗一些类型的癌症，如白血病（见 276 页）和淋巴瘤（见 279 页）。这类药物可以抑制白细胞的活动，而白细胞是免疫反应的基本组成部分，同时也可以减轻炎症反应。

长期服用皮质类固醇药物可能会引起痤疮、满月脸和体重增加。这些药物还增加了罹患骨质疏松症（见 217 页）、高血压（见 242 页）、糖尿病（见 437 页）的危险，并有可能使一些并不严重的感染，如水痘（见 165 页）成为危及生命的感染。患者不应该突然停止服用口服皮质类固醇药物。医生或药剂师会给你一张印有皮质类固醇药物的详细治疗方案的卡片，患者应该随身携带，以便在紧急情况下供医务人员使用。

警告

在服用免疫抑制药物时，出现任何感染的迹象，一定要立即向医生报告，如喉咙痛、发烧、任何不寻常的瘀伤或出血。如果你正在服用皮质类固醇药物，你不应该突然停药。

缓解病情的抗风湿药物　这些药物用于治疗类风湿关节炎和一些其他的自身免疫性疾病，如系统性红斑狼疮。一些药物，如环孢素，可用来防止移植物排异反应。其他药物，如利妥昔单抗，可用来治疗一些恶性肿瘤。缓解病情的抗风湿药物是一组不同的药物，以各种不同的方式影响免疫系统，但在总体上来说是降低免疫系统活性的。这些药物可能会导致严重的副作用，如肾脏、肝脏、血液或眼部损害，服用这类药物的人要定期进行监测。

细胞毒性抗癌药物　这些药物主要用于治疗一些恶性肿瘤，如白血病和淋巴瘤，但一些免疫抑制剂，如甲氨蝶呤和环磷酰胺，也有免疫抑制作用，也可用于治疗非恶性的自身免疫性疾病，如类风湿关节炎。细胞毒性免疫抑制剂，通过抑制骨髓中的新生白细胞的增长来抑制免疫系统。细胞毒性免疫抑制剂可引起一些副作用，包括恶心、呕吐、腹泻、脱发、异常出血等。服用这类药物的人，需要定期进行血液检查来监测药物的作用。

其他免疫抑制剂　除了已经讨论过的药物外，很多其他药物也有免疫抑制作用。一些这类药物用来预防移植物排异反应，例如抗胸腺细胞免疫球蛋白、巴利昔单抗和他克莫司。他克莫司通过抑制淋巴细胞来起作用，西罗莫司通过抑制抗体的产生（由白血细胞合成的物质，中和体内的外源蛋白）来起作用。阿仑单抗可抑制淋巴细胞，用于治疗一些白血病。醋酸格拉替雷的药物作用方式还不清楚，而那他珠单抗能抑制白细胞的运动，用来治疗多发性硬化（见 334 页）。

这些药物会引起广泛的副作用，最常见的是肠胃功能紊乱，如恶心、呕吐、发烧、寒战。这些药物也可引起多种潜在的，更严重的副作用，如过敏反应、高血压或低血压，以及心脏、肾脏、肝脏、神经系统或血液系统异常。出于这个原因，服用这些药物的患者应该定期监测。

干扰素类药物

一组能够抑制病毒增殖，同时也能对抗一些肿瘤的药物

常用药物

■ α 干扰素　■ β 干扰素　■ γ 干扰素
■ 聚乙二醇干扰素 α

干扰素类药物是一组由病毒感染和其他一些刺激物，如肿瘤引起的免疫应答时自然产生的一组蛋白质。模仿这些天然干扰素作用的人工合成干扰素，可以用作药物来治疗多种疾病。人工合成干扰素主要有 3 种类型：α 干扰素、β 干扰素和 γ 干扰素。聚乙二醇干扰素 α 是改良型的 α 干扰素，可以在血液中存留更长的时间。

α 干扰素用于治疗一些类型的癌症，如一些淋巴瘤（见 279 页）、白血病（见 276 页）、恶性黑色素瘤（见 201 页）、多发性骨髓瘤（见 277 页）、类癌（一种累及肠道或支气管的癌症）、艾滋病相关的卡波西肉瘤和一些肾脏肿瘤。α 干扰素或聚乙二醇干扰素 α 可用于治疗慢性乙型和丙型肝炎（见 409 页“慢性肝炎”）。

β 干扰素用于治疗一些多发性硬化（见 334 页），但不是对所有的多发性硬化症患者都有效。β 干扰素用于治疗慢性肉芽肿性疾病（一种遗传性疾病，这种疾病患者的免疫系统的一些细胞不能正常工作）和一些严重的骨硬化病（骨质异常致密、脆弱），但这两种疾病都很罕见。

如何起作用？

干扰素类药物有多种作用方式。这些药物可以与人体细胞结合，使这些细胞产生抗病毒蛋白。干扰素还可以刺激一些类型的白细胞，来抵抗病毒感染，并破坏被病毒感染的细胞，同时干扰素可减缓癌细胞的增殖。干扰素类药物只能注射给药，而且在大多数情况下可以自己注射。医生或护士都会教你如何自己注射。

有哪些副作用？

干扰素类药物最常见的副作用是食欲不振、恶心、流感样综合征，流感样综合征的症状包括：发热、酸痛、头痛、疲倦和嗜睡。注射部位红肿、手脚刺痛，抑郁症不常见。干扰素也可能会引起其他的不良反应，包括：肝脏、肾脏、心脏和循环系统损害。在服用干扰素类药物期间，医生会安排你定期进行检查，来监测身体功能的变化。

抗癌药物

一组用于破坏或减缓癌细胞生长速度的药物

常用药物

细胞毒性药物
■ 博莱霉素　■ 二甲磺酸丁脂　■ 卡铂
■ 苯丁酸氮芥　■ 顺铂　■ 环磷酰胺
■ 阿糖胞苷　■ 达卡巴嗪　■ 阿霉素
■ 依托泊苷　■ 氟尿嘧啶　■ 吉西他滨
■ 羟基脲　■ 伊立替康　■ 马法兰
■ 甲氨蝶呤　■ 紫杉醇　■ 培美曲塞
■ 甲基苄肼　■ 替莫唑胺　■ 曲妥珠单抗
■ 长春新碱

激素及激素拮抗剂
■ 氨鲁米特　■ 阿那曲唑
■ 己烯雌酚　■ 氟他胺
■ 戈舍瑞林　■ 亮丙瑞林
■ 甲羟孕酮　■ 甲地孕酮
■ 奥曲肽　■ 他莫昔芬

其他药物
■ 阿地白介素　■ 贝伐单抗　■ 西妥昔单抗
■ 厄洛替尼　■ α 干扰素　■ 拉帕替尼
■ 美罗华　■ 索拉非尼　■ 舒尼替尼

癌症是一组范围很广的疾病，在发生恶性肿瘤时会形成异常的细胞，这些异常的细胞大量繁殖，扰乱周围组织的功能。癌细胞可能会影响重要器官，并可以随血流扩散到身体的其他部位。抗癌药物可以破坏癌细胞或防止癌细胞扩散。抗癌药物治疗即大家熟知的化学药物治疗（见 157 页），在正常的情况下是由肿瘤专家来进行的，肿瘤专家是在治疗肿瘤方面的专科医生。

抗癌药物治疗的目的，是治愈癌症、延长寿命或减轻症状。在一些情况下，化学药物治疗与手术和 / 或放射治疗（见 158 页）联合使用。在其他治疗之前，可能会先用抗癌药物使肿瘤缩小，在手术或放射治疗后使用抗癌药物，以防止癌细胞的生长，或防止癌细胞扩散到周围的组织。

有哪些类型？

这组药物中最常见的抗癌药物是细胞毒性药物，这类药物既可以破坏或杀死癌细胞，也可以杀死和破坏健康的人体细胞。一些激素类药物，如合成雌性激素，甲基孕酮和甲地孕酮，作为激素拮抗剂，也被用来治疗一些类型的癌症。激素拮抗剂通过阻断能够刺激癌细胞生长的激素来产生药效。其他抗癌药物，包括能够刺激免疫系统的药物和能够扰乱癌细胞的特定生物过程的药物。

细胞毒性药物　有多种类型的细胞毒性药物，这些药物可以杀死癌细胞或阻止癌细胞的数量增加。这些药物或直接作用于细胞的遗传物质——DNA，或阻止癌细胞利用这些细胞正常分裂所需要的营养物质。药物的疗效主要集中在细胞迅速分裂的组织中。因此，这些药物在治疗快速生长的癌症时很有效，如淋巴系统的癌症（见 279 页“淋巴瘤”）、多种类型的白血病（见 276 页）、许多儿童的癌症，以及一些类型的睾丸癌（见 460 页）。一些细胞毒性抗癌药物，如甲氨蝶呤，也可用于治疗非癌性疾病，如严重的银屑病（见 192 页）和类风湿关节炎（见 222 页）。细胞毒性药物通常是在医院内使用。在数周之内使用数个短疗程的药物治疗，在给药的间隔期让正常的人体细胞得以恢复。

细胞毒性药物可以引起严重的副作用，因为这些药物会影响身体任何部位快速分裂的细胞，包括骨髓、毛囊、口腔黏膜、肠道黏膜。对骨髓的损害，可能会降低血液中红细胞、白细胞和血小板的数量。一些抗癌药物还可以引起叶酸缺乏。这些损害可以导致贫血（见 271 页）、增加发生感染的机会，以及降低机体的凝血功能。恶心和呕吐是细胞毒性药物常见的副作用，有时可以很严重。一些药物可能会导致口腔溃疡和脱发。

与其他药物联合治疗，可以降低许多副作用的严重程度。例如，通常使用止吐药物（见 595 页），可有效地防止呕吐。绝大部分的副作用是暂时的，而且不会造成长期的损害。但是，一些类型的细胞毒性药物，可对卵巢造成不可逆转的损害，导致过早绝经，或对睾丸造成不可逆转的损害，出现异常的精子或精子的数量减少。今后打算要孩子的男性，可以在治疗前冷冻并储存他们的精子。对于女性来说，收集卵巢组织或卵子，供将来

抗癌药物治疗

抗癌药物是如何起作用的
抗癌药物可按一系列的疗程给予。这些药物在杀死癌细胞的同时，也破坏了一些正常细胞。由于这个原因，在治疗间期应留出足够的恢复期，以使正常细胞数量升高。当没有癌细胞被检出时，治疗就结束了。

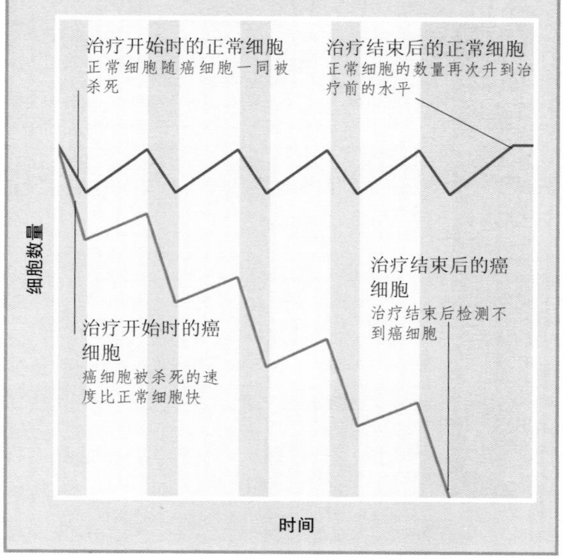

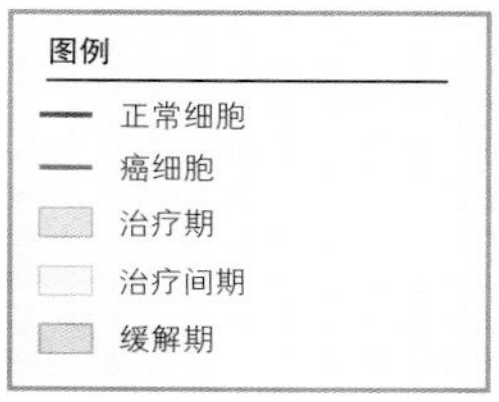

使用也是可行的。

服用抗癌药物期间，你需要定期进行血液检查，包括每个疗程前进行血细胞计数来测量不同类型血细胞的水平。一旦出现了新症状，如喉咙痛时，应该立即告知医生，因为这些症状表明，可能出现了白细胞数量降低。

激素和激素拮抗剂 一些生长受激素影响的癌症，适宜激素治疗。这种类型的治疗，可用于手术后或放射治疗后，防止任何残存癌细胞的生长和扩散。这种治疗可能涉及使用激素来阻止癌症的进展。例如，甲地孕酮可以减慢子宫内膜癌（见 479 页）的进展。

另外，也可以使用激素拮抗剂。这种类型的药物，可对抗刺激癌症生长的激素的作用。例如，激素拮抗剂他莫昔芬，常常能有效地阻止一些类型的乳腺癌（见 486 页）的进展，这些类型的乳腺癌生长是受雌激素刺激影响的。这种药物可以阻断雌激素对乳腺癌细胞的作用。戈舍瑞林可以阻断男性激素睾酮的分泌，因此使用戈舍瑞林，可以使前列腺癌扩散癌细胞的生长速度减慢。

激素类药物通常是口服或注射的，有时治疗需持续数年。绝大多数激素类药物的副作用都比细胞毒性药物的副作用小。但是，他莫昔芬的治疗会轻度增加罹患子宫内膜癌的危险，因此你应该及时向医生汇报异常的阴道出血。

其他抗癌药物 这些药物包括生物制剂（有时称为生物制品），生物制剂在癌症治疗中的使用越来越多。一些生物制剂通过刺激免疫系统来抵抗癌症，而其他一些生物制剂通过扰乱癌细胞特殊的生物过程，来抑制癌细胞的生长或杀灭癌细胞。

生物制剂主要通过刺激免疫系统来治疗一些晚期肾恶性肿瘤，如阿地白介素。α 干扰素（见 586 页“干扰素类药物”）可用于治疗多种类型的癌症，包括一些淋巴瘤（见 279 页）、白血病（见 276 页）、恶性黑色素瘤（见 201 页）、肾恶性肿瘤（见 450 页）和艾滋病相关的卡波西肉瘤（见 201 页）。主要通过扰乱癌细胞特殊生物过程的生物制剂，包括贝伐单抗（用于治疗一些乳腺癌）、西妥昔单抗（用于治疗一些肠癌）、厄洛替尼（用于治疗一些肺癌）、拉帕替尼（用于治疗一些乳腺癌）、索拉非尼（用于治疗一些肾恶性肿瘤和肝癌）和舒尼替尼（治疗一些肾恶性肿瘤）。利妥昔单抗是一种用来治疗淋巴瘤和白血病的单克隆抗体。但还不清楚这些抗体究竟是如何起作用的。

药物的副作用，依不同的药物而各不相同。然而，总的来说，常见的副作用包括发烧、肌肉疼痛、呕吐、疲劳、皮疹、腹泻。也有可能出现更严重的副作用，如心脏、肝脏或血液疾病，因此这些药物要在专业人员的监督下使用。

警告

许多抗癌药物都可能对发育中的胎儿有害，所以在开始治疗前，你应该向医生咨询是否需要避孕。

治疗呼吸系统疾病的药物

累及呼吸道和肺的疾病很多，可以是轻症疾病，如普通感冒；也可以是慢性疾病，如哮喘。咳嗽和感冒引起的不适，使用非处方药物就能缓解。但是，一些慢性疾病的症状，如气短，可能会很严重，需要特殊的专业治疗。

本节介绍一些用于治疗常见病，如咳嗽和感冒，以及累及气道和肺的较严重疾病的药物。

本节的前三篇文章讨论治疗上呼吸道感染的常见症状，比如鼻塞、咳嗽、发热。接下来的文章讨论支气管扩张药物，这种药物可以扩张肺内的气道，用来治疗有呼吸困难的疾病，如哮喘（见 295 页）和慢性阻塞性肺病（见 297 页）。最后一篇文章涵盖了使用皮质类固醇药物来治疗呼吸道疾病，包括如何使用皮质类固醇药物来防止哮喘的发作。用于治疗花粉症和其他累及呼吸系统的过敏类疾病的药物在其他章节中介绍（见 585 页“抗过敏药物”），如治疗呼吸系统感染的抗生素类药物（见 571 ～ 575 页“治疗传染病和感染性疾病的药物”）。

重要的解剖结构

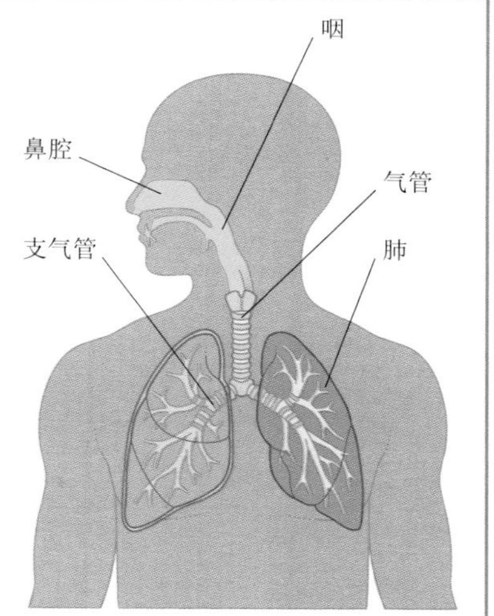

有关呼吸系统的结构和功能的更多信息，请参阅 286 ～ 289 页。

血管收缩药物

一类用来减轻鼻腔及鼻窦黏膜水肿的药物

常用药物

- 麻黄碱
- 羟甲唑啉
- 去氧肾上腺素
- 伪麻黄碱
- 赛洛唑啉

血管收缩药是用来缓解鼻腔及鼻窦黏膜充血的药物。鼻和鼻窦的堵塞（见 290 页“**鼻窦炎**”）是由病毒感染引起的，比如普通感冒（见 164 页），或者是由过敏性疾病引起的，比如花粉症（见 283 页“**过敏性鼻炎**”）。

感染和过敏反应会导致鼻和鼻窦黏膜发生炎症反应，黏膜的血管扩张，进入黏膜的液体容量增多，从而导致黏膜水肿，形成过多的黏液。血管收缩药直接作用于血管，通过使血管收缩来减少黏膜的渗出和黏液分泌。

血管收缩药的剂型有喷剂或滴剂，用于治疗鼻部疾病，血管收缩药还有经口服的片剂或胶囊。一些非处方的抗过敏和抗流感药物，也含有少量的血管收缩药。将喷剂或滴剂直接喷或滴在鼻子里，可以快速缓解症状。口服血管收缩药起效缓慢一些，但疗效会更持久一些。

喷剂或滴剂应该有节制地使用，使用时间不能超过一周。如果使用时间太久，药物收缩血管的作用就会消失。当药物的作用消失后，血管会重新扩张，鼻充血可能会加重。

如果适度使用，喷剂或滴剂的血管收缩药几乎没有副作用。如果你有心脏病或高血压，在使用血管收缩药之前，应该与医生或药剂师核实你是否适合使用这类药物，因为这类药物，有时会造成快速的心律不齐或血压升高。单胺氧化酶抑制剂（一类抗抑郁药物）类药物忌与血管收缩药合并使用，因为这些药物会发生相互作用，造成血压升高到危险水平。血管收缩药还会引起轻度的手抖。

警告

血管收缩药的使用不能超过一周，因为使用时间过长，会造成药物无效或使病情加重。

止咳药物

含有多种药物的制剂，能够止咳

常用药物

■ 可待因 ■ 右美沙芬
■ 呱芬那辛 ■ 吗琳乙基吗啡

咳嗽是一种自然反射，有助于清除由于肺部感染所产生的痰。止咳药的疗效一直不确定，这是为什么医生们在治疗轻微的呼吸系统疾病时，很少开这类药物的原因。尽管如此，仍然有很多止咳药在药店出售。几乎所有的药物都是糖浆，加入了多种药物和调味剂。大多数止咳药的作用不大，但一些止咳药有缓解症状的作用。

用于治疗咳嗽的药物，主要包括祛痰药、化痰药和止咳药。祛痰药可以刺激排痰，但其疗效尚未得到证实。

化痰药的作用是降低痰液的黏稠度，使痰更容易被咳出，但对大多病人来说没有多少用处。然而，化痰药常用于治疗囊性纤维化（见535页），患有这种疾病的患者，有异常稠厚的黏痰。止咳药通常含有可待因或福尔可定等药物，可以有效地缓解令人烦恼的咳嗽。这类药物可引起嗜睡。如果咳嗽干扰了睡眠，这类药物可以改善因咳嗽造成的睡眠障碍。但是，如果你服用这类药物后觉得昏昏欲睡，一定不要开车或进行机械操作。一定要遵医嘱以及药物使用说明服药。止咳药不适宜那些能够产生大量痰液的咳嗽，因为防止痰液排出会推迟痊愈的时间。

抗感冒和抗流感药物

含有缓解感冒和流感症状的药物

常用药物

止痛药物
■ 阿司匹林 ■ 布洛芬 ■ 对乙酰氨基酚

血管收缩药物
■ 麻黄碱 ■ 羟甲唑啉 ■ 去氧肾上腺素
■ 伪麻黄碱 ■ 赛洛唑啉

目前还没有能够治愈普通感冒或流感的药物，但有多种药物可以减轻症状和身体不适。这些药物绝大多数是复合制剂，包括止痛药，如扑热息痛或布洛芬，可以退热、减轻肌肉酸痛、喉咙痛及头痛；血管收缩药可以缓解黏膜水肿充血引起的症状；咖啡因可以起到轻度的兴奋作用；以及维生素C。一般医生建议根据每个人的症状服用单一药物治疗，而不是含有几种不同类型药物的复方药物，因为其中的一些药物可能是不必要的。有时也会使用一些抗病毒药物来治疗流感。

警告

除非有医生的建议，否则不要给16岁以下的儿童服用阿司匹林。因为阿司匹林会增加儿童发生急性脑病合并内脏脂肪变性的危险。

如何使用？

治疗感冒和流感的药物剂量差异较大。重要的是要遵照药品的使用说明来服药，不要超过对乙酰氨基酚的每日推荐剂量，因为大剂量会引起肝脏损害。16岁以下的儿童不应该服用阿司匹林，除非经过医生允许，因为阿司匹林会引起急性脑病合并内脏脂肪变性。另外，如果你有哮喘、消化性溃疡、消化不良或痛风，也不应该服用含有阿司匹林或布洛芬的抗感冒和抗流感药物。

支气管扩张药物

用于扩张气道、缓解呼吸困难的药物

常用药物

拟交感神经药物
■ 班布特罗 ■ 福莫特罗 ■ 沙丁胺醇
■ 沙美特罗 ■ 特布他林

抗胆碱能药物
■ 异丙托溴铵 ■ 噻托溴铵嘌呤

黄嘌呤类药物
■ 氨茶碱 ■ 茶碱

支气管扩张药物是用来扩张（增宽）肺内支气管（气道）的药物。扩张气道可以预防或缓解因一些疾病引起的喘鸣、胸闷和气短等症状，如哮喘（见295页）和慢性阻塞性肺病（见297页）。慢性阻塞性肺病是一种进行性的肺部疾病。

许多支气管扩张药物，是通过带有计量器的装置来吸入的，这种吸入器带有一个小的气雾泵，能够将一定量的药物泵入肺内。分隔器是一个塑料腔室，在药物吸入前，将一定剂量的药物释放到这个腔室内，另外还配有通过呼吸来激活的吸入器。如果你感觉使用吸入器有困难（见297页“使用吸入式哮喘药物”），你可以使用带有分隔器的吸入器。如果你有严重的呼吸困难，你可能需要使用雾化器来吸入扩张支气管的药物，雾化器是一种通过面罩或口器，将气雾形式的药物传到肺内的装置。一些支气管扩张药物是定期口服的，用于预防哮喘发作。如果你已经怀孕或正在哺乳，应在使用气管扩张剂时告诉医生，并与医生讨论。

药物作用

支气管扩张药物是如何起作用的

支气管扩张药物通常用于防止或减轻由于哮喘等疾病引起的喘息和呼吸困难。在这些疾病中，支气管（肺部的气道）管壁中的肌肉收缩，支气管变得异常狭窄。支气管扩张药物就是通过扩张气道，进而增加气流量来起作用的。

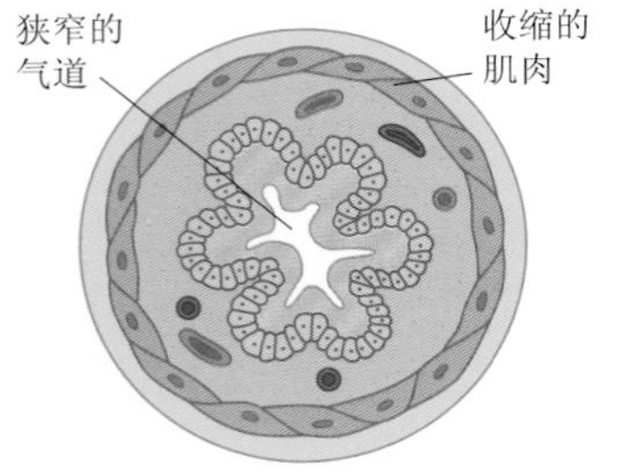

用药前
气道内壁的肌肉层收缩，导致气道狭窄，进入肺部的气流量减少。

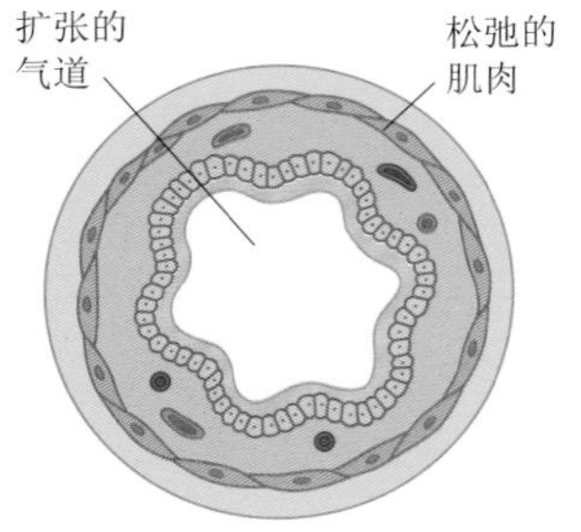

给药后
药物作用于气道的肌肉细胞，肌肉松弛，气道扩张，使空气的流量增加。

有哪些类型？

支气管扩张药物可以分为三大类：拟交感神经类、抗胆碱能类及黄嘌呤类。当吸入后，一些拟交感神经类药物会在10分钟内起效，通常可以迅速缓解气短，抗胆碱能类药物和黄嘌呤类药物则起效较慢。你可以同时使用两种或更多种类的药物。

拟交感神经类药物 这是最常用的支气管扩张药物。这类药物可以松弛气道壁的肌肉，使气道增宽。这些药物通常是吸入型的，主要有短效和长效两种类型。短效类药物，如沙丁胺醇，会在几分钟之内起效，疗效维持4～6小时。其他类型的药物，如沙美特罗，起效慢但作用持久，服用约4小时后才起效，疗效维持约12小时。福莫特罗起效迅速，疗效也可持续约12小时。通常在第一个症状出现时，就应该吸入拟交感神经类药物，以防止症状的进一步发展。在进行体育运动前应该吸入这类药物。这些药物可能会引起轻微的震颤、紧张不安、失眠，在少见情况下会导致心跳加快。

抗胆碱能类药物 这类药物通常与拟交感类药物联合使用，来治疗慢性阻塞性肺病。作用方式与拟交感类药物类似。这类药物可能会引起一些副作用，包括口干、排尿困难、视物模糊。在极少数情况下，这类药物可能会诱发急性青光眼，这种眼病会造成永久性的视力损害，需要立即进行治疗。

黄嘌呤类药物 这些支气管扩张药物的疗效持续时间长，对于预防夜间哮喘发作会有帮助。黄嘌呤类药物作用于气道壁的肌肉细胞，造成气道扩大。

口服黄嘌呤类药物作为预防哮喘发作使用时需每天服用。如果你有严重的呼吸困难发作，你可能需要氨茶碱静脉滴注。这些药物有时会引起恶心、头痛，在服用剂量较大时，还偶尔会产生快速、不规律的心跳。正是出于这个原因，黄嘌呤类药物比其他类型的支气管扩张药物用得要少。

治疗呼吸系统疾病的皮质类固醇药物

一组用于治疗多种呼吸道疾病的抗炎药物

常用药物

■ 倍氯米松 ■ 布地奈德
■ 氟替卡松 ■ 氢化可的松
■ 泼尼松龙

皮质类固醇药物是一类与天然激素有关的药物。当用来治疗呼吸系统疾病时，可以减轻或防止呼吸道的炎症。此类药物一般多用于防止哮喘发作，有时也可用于治疗慢性阻塞性肺病。皮质类固醇药物有时也有助于预防或治疗鼻部的过敏性疾病，如花粉症（见283页“过敏性鼻炎”）。在少数情况下，皮质类固醇药物可用于治疗结节病（见304页）和纤维性肺泡炎（见304页），这些疾病都是肺组织出现炎症的疾病。

如何起作用？

在发生哮喘时，呼吸道的黏膜出现炎症。这种炎症反应会导致气道狭窄，限制空气进出肺脏。皮质类固醇药物通过抑制一种称为前列腺素的天然化学物质的释放，来减轻呼吸道的炎症反应，前列腺素在触发炎症反应中起关键作用。减轻炎症反应可以扩张呼吸道，从而缓解或防止哮喘发作。当用于治疗花粉症时，皮质类固醇药物通过作用于鼻腔黏膜来减轻炎症。对于患有结节病或纤维性肺泡炎的患者，减少炎症可以减轻肺组织的炎症，将对组织的损害降到最低。

如何使用？

如果你正处于哮喘发作期，或发现你每周需要使用支气管扩张药物（见588页）数次，医生会为你开吸入性皮质类固醇药物。经常使用吸入性皮质类固醇药物可以防止哮喘发作，而且随着时间的推移，可能会减少皮质类固醇药物的用量。如果你出现了严重的哮喘发作，可能需要口服皮质类固醇药物数日。如果你有严重的哮喘，而且吸入药物难以控制，你可能需要长期口服小剂量的皮质类固醇药物。如果你因为严重的哮喘发作而住院治疗，通常需要静脉使用皮质类固醇药物。在治疗花粉症时，可使用皮质类固醇药物的鼻喷剂。患有纤维性肺泡炎或结节病的人，需要长期口服皮质类固醇药物治疗。

如果你已经连续口服皮质类固醇药物数周，请不要突然停止服用。如果你长时间使用这种药物，药物会抑制人体自身产生的皮质类固醇，而这些皮质类固醇是机体抵御感染所必需的。应有规律地减少激素的剂量，让天然的皮质类固醇合成功能逐渐恢复。如果你服用皮质类固醇药物的时间超过数周，医生或药剂师会给你一张随身携带的治疗药物卡片。

有哪些副作用？

吸入式皮质类固醇药物的副作用通常很小，因为药物直接作用于呼吸道，而对身体其他部位的影响很小。最常见的副作用是鹅口疮，这是一种通常与身体其他部位伴发的真菌感染。为了避免发生这种感染，在使用吸入激素后一定要用冷水漱口。

医生会根据病情，为你开最小剂量的皮质类固醇药物，以减少副作用。但是，如果长期口服皮质类固醇药物，那么发生副作用的危险就会增加，包括发生感染、骨质疏松症、白内障、皮肤瘀斑、青光眼的机会增加，这类药物还会影响孩子的生长。

警告

在未经医生同意之前，请不要突然停止口服皮质类固醇药物。

治疗大脑及神经系统疾病的药物

许多作用于大脑和神经系统的药物，可以缓解一些症状，如疼痛、失眠、焦虑。其他的药物，则用于治疗引起这些症状的疾病。随着对疾病，如抑郁症中发生的化学反应的认识逐渐提高，治疗也变得更加有效。

本节的第一篇文章介绍一类我们叫做止痛药的药物。这些药物绝大多数是通过阻止产生疼痛信号，或改变那些能被大脑解释为疼痛的信号来起作用的。第二篇文章介绍治疗偏头痛的药物。然后介绍全身麻醉药物，这类药物可以诱发意识丧失，使患者在手术过程中感觉不到疼痛。接下来讨论的是局部麻醉药物，这是一类通过阻断身体特定部位的疼痛信号传导来起作用的药物。然后介绍抗癫痫药物、催眠药、抗焦虑药物。绝大多数这类药物是通过减少大脑的电活动来缓解症状的，但并不治疗引起这些疾病的潜在疾病。接下来描述的是抗抑郁药物，这类药物通过增加大脑中调节情绪的化学物质水平起效。在患有抑郁症的患者中，这些化学物质的水平通常是降低的。

最后一篇文章介绍抗精神病药物、情绪稳定药物，以及中枢神经系统兴奋剂。所有这些药物都是通过改变大脑的化学活动而起作用的。

重要的解剖结构

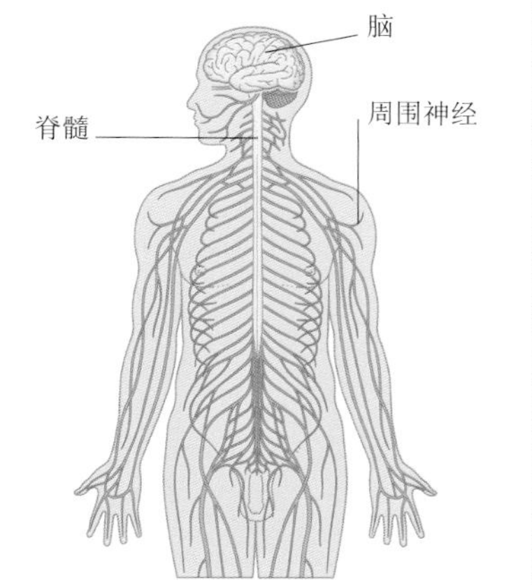

有关大脑和神经系统的结构和功能的更多信息，请参阅311～318页。

止痛药物

能不同程度地缓解疼痛的药物

常用药物

阿片类镇痛药
- 可待因
- 海洛因
- 芬太尼
- 美沙酮
- 吗啡
- 喷他佐辛
- 哌替啶
- 曲马多

非阿片类镇痛药
- 阿司匹林
- 塞来昔布
- 双氯芬酸钠
- 依托度酸
- 依托考昔
- 非诺洛芬
- 布洛芬
- 吲哚美辛
- 酮洛芬
- 甲芬那酸
- 萘普生
- 对乙酰氨基酚（扑热息痛）
- 吡罗昔康

复合镇痛药
- 阿司匹林与可待因的复合制剂
- 双氢可待因与对乙酰氨基酚的复合制剂
- 布洛芬与可待因的复合制剂
- 对乙酰氨基酚与可待因的复合制剂

止痛药的作用方式不同，这取决于制剂的类型。一些止痛药，通过阻断从身体某一部位到大脑的疼痛信号传递来止痛。有些药物，则通过阻断到达大脑的疼痛信号的进一步传递，来缓解疼痛的感觉。对于绝大多数慢性疾病引起的疼痛来说，疼痛的缓解，取决于对引起疾病的根本原因的治疗。

有哪些类型？

止痛药主要有两大类：阿片类镇痛药（镇静麻醉药物）和非阿片类镇痛药（非镇静麻醉药物）。多种常用的止痛药，是一种以上药物的复合制剂。两种或两种以上镇痛药的联合应用，可能比单一药物更有效地缓解疼痛。

阿片类镇痛药 阿片类镇痛药是现有最强的镇痛药。这类药物一般用于心肌梗死（见245页）期间、手术后或严重外伤引起的疼痛。这些药物还广泛用于缓解肿瘤引起的疼痛（见159页）。阿片类药物作用于大脑，通过改变对疼痛的感知来缓解疼痛。这些药物，与大脑中一种称为内啡肽的物质作用相似，内啡肽是大脑对疼痛作出反应时，释放出来的天然物质。阿片类药物与内啡肽在大脑中与相同的受体相结合，从而阻断从细胞到细胞的疼痛信号传递。

长期使用阿片类药物会导致依赖。但是，如果你仅服用数日的这类药物来缓解剧烈疼痛，几乎不会产生依赖。然而，给处于生命终末期的危重患者，使用本类药物来治疗时，我们也不会对依赖有太多的担心。但是，长期使用会产生依赖，这意味着需要逐步加大剂量，才能达到相同水平的疼痛缓解。

阿片类药物可以口服使用，如果疼痛很剧烈或伴有呕吐时，可采取注射给药的方式。这类药物还有贴剂。这类药物的副作用包括便秘、恶心、呕吐、嗜睡。较大剂量的这类药物可以抑制呼吸，还可能会导致意识模糊和意识障碍，过量可能会致命。

非阿片类镇痛药 这类药物的止痛作用要比阿片类药物差，而且其中一些药物还可以在药店买到。这类药物包括对乙酰氨基酚和非甾体类抗炎药物，如阿司匹林和布洛芬等。非阿片类镇痛药主要用于治疗一些疼痛性疾

药物作用

阿片类药物是如何起作用的

阿片类药物常常用来缓解剧烈疼痛。疼痛信号自疼痛产生部位沿神经传递至大脑。阿片类药物阻断大脑中的疼痛信号传递，从而减少对疼痛的感觉。

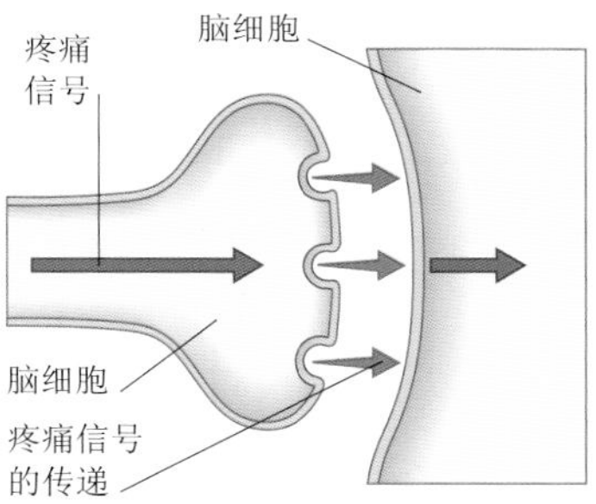

用药前

疼痛信号在到达大脑前，会从一个脑细胞传递到下一个脑细胞，直到大脑中将信号解释为疼痛的部分。

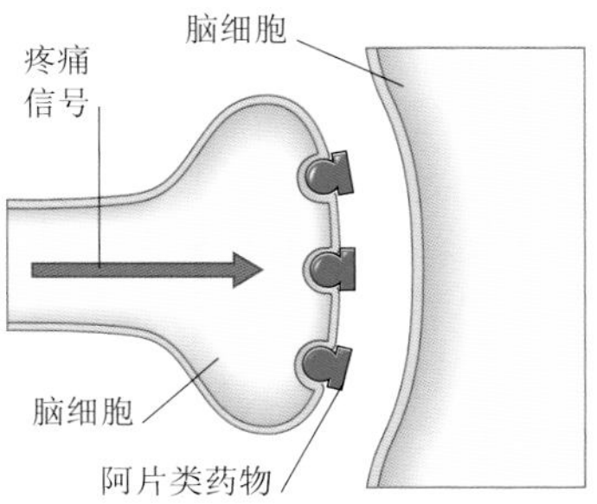

用药后

阿片类镇痛药物可以阻断大脑中疼痛信号的传递，从而减轻疼痛的感觉。

> **警告**
>
> 除非有医生的建议，否则不要给16岁以下的儿童服用阿司匹林。因为阿司匹林会增加儿童发生急性脑病合并内脏脂肪变性的危险。

病，如头痛或月经痛，也可用于退热和一些炎症性疾病，如关节炎，来减轻炎症反应。

如果你仅偶尔使用非阿片类药物，而且是按照推荐剂量来使用的，那么极少会引起副作用。但是，当反复使用阿司匹林和其他非甾体类抗炎药物时，可能会损害胃肠道的黏膜。非甾体类抗炎药物可能还会引起多种其他的不良反应，有关这些不良反应的全面介绍，及有关使用非甾体类抗炎药物的警示，请参阅578页。对乙酰氨基酚可以缓解疼痛、退热，但与非甾体类抗炎药物不同，不能减轻炎症。这种药物是通过阻断大脑中的疼痛冲动来起作用的。如果服用扑热息痛的每日剂量超过推荐的每日最大剂量，是很危险的，对乙酰氨基酚过量可引起严重的肝脏、肾脏损害。

复合镇痛药 复合镇痛药里含有其他的非止痛药，是非处方药物，可以用来治疗头痛、背痛、痛经和其他轻症疾病。但是，一些药物成分中含有咖啡因，咖啡因本身有可能引起头痛。

抗偏头痛药物

用于预防和治疗偏头痛的药物

常用药物

预防偏头痛的药物
- 阿米替林 ■ 可乐定 ■ 赛庚啶
- 美西麦角 ■ 普萘洛尔 ■ 苯噻啶
- 丙戊酸钠

减轻偏头痛的药物
- 麦角胺 ■ 那拉曲坦 ■ 利扎曲坦
- 舒马普坦 ■ 佐米曲普坦

止痛药物
- 阿司匹林 ■ 可待因 ■ 布洛芬
- 对乙酰氨基酚

偏头痛（见320页）发作时会引起严重的头痛，通常会伴有恶心和呕吐。这些症状在出现之前可能会有视觉障碍。应该规律服用一些用于治疗偏头痛的药物来防止发作，而有些药物是在发作时服用以缓解症状。止痛药有助于缓解头痛。

如何起作用？

在偏头痛发作时，大脑内的血流发生变化。起初，血管变窄，血流量减少。随后，血管腔迅速扩大，引起剧烈头痛。用于预防偏头痛发作的药物，如普萘洛尔（见581页“β－受体阻滞剂”），可以防止这种血管大小的改变。不过，这类药物起效的确切机制还不清楚。

三甲基丁烷（曲坦）类药物，如舒马曲坦、那拉曲坦以及麦角胺，可以缓解偏头痛发作时的症状，这些药物是通过使扩张的血管恢复正常大小而起效的。在偏头痛发作的早期，止痛药可以起到一定的疼痛缓解作用。

如何使用？

偏头痛发作频率并不高，可以通过服用一些药物，如扑热息痛、阿司匹林、布洛芬或可待因来控制疼痛。如果你经常有严重的偏头痛发作，医生可能会建议你使用预防发作的药物，如普萘洛尔，每日服用，连续服用数月。

止痛药无效的严重偏头痛，对曲坦类药物或麦角胺可能会有效。一旦你发现出现了症状时，就应该立即服用这些药物。曲坦类和麦角胺可口服，但如果你经常出现非常严重的偏头痛，特别是伴有恶心、呕吐时，医生可能会开可以注射或喷鼻的曲坦类药物。麦角胺也可作为栓剂来使用。治疗偏头痛的药物有很多种非处方药制剂。这些药物可能含有一种或多种止痛药和止吐药，以帮助缓解症状。

有哪些副作用？

在服用治疗偏头痛药物时，你可能会出现一些副作用。服用普萘洛尔可能会引起手脚冰凉和疲倦。曲坦类药物可以使你感到嗜睡，有时可引起潮红、头晕、针刺感、胸痛。麦角胺可能会导致恶心、呕吐、腹痛、腹泻或肌肉痉挛。过量服用曲坦类药物或麦角胺，可能会降低其疗效。使用任何治疗偏头痛的药物，都不能超过它的推荐剂量。

全身麻醉药物

作用于大脑，在手术时诱导意识丧失的药物

常用药物

注射麻醉剂
- 依托咪酯 ■ 氯胺酮 ■ 异丙酚
- 硫喷妥钠

吸入麻醉药
- 异氟烷 ■ 氧化亚氮 ■ 七氟烷

全身麻醉药能够产生可逆性的意识和感觉丧失，因此，用于需要做手术的人（见609页“全身麻醉”）。这些麻醉药物会快速被脑组织吸收，通过减少大脑中神经冲动的传递使意识丧失。

如何使用？

最初，短效药物，如依托咪酯或异丙酚是注射使用的，可以诱导全身麻醉。这些药物的疗效消退相当迅速，因此需要吸入麻醉药来维持麻醉状态，无论是通过面罩还是气管插管（是一种经鼻或口插入气管的、可以弯曲的管子）来吸入。通常除了全身麻醉药以外，还需要联合使用肌肉松弛剂。肌肉松弛剂可以松弛全身所有的肌肉，包括喉咙和呼吸系统的肌肉。因此，需要使用人工辅助，而且在整个全身麻醉期间，都要对一些重要的身体功能，如心率和血压进行持续的监测。

通常会同时联合使用多种全身麻醉药，因此，每种药品只需要最小的剂量，就足以维持意识丧失状态。这种方法可以减少每种药物的潜在副作用。对于比较小的外科手术，有时需要注射全身麻醉药物，而无需吸入麻醉药。当完成手术过程后，会停止使用麻醉药物，在必要时可以使用药物来逆转肌肉松弛。

有哪些副作用？

现在的全身麻醉药物的副作用很少，而且从麻醉中恢复也很迅速。最常见的副作用是在苏醒后出现恶心、呕吐和疲倦，必要时可给予止吐药。在极少数情况下，多次使用一些吸入麻醉药可能会导致肝功能损害。医生或麻醉师会问你在过去的3个月里，是否进行过全身麻醉，以及你是否对麻醉药有不良反应。一些其他药物，如用于治疗高血压的药物，可能会与麻醉药发生相互作用。你应该告诉你的麻醉师你正在服用的药物，无论是处方药还是非处方药，或用于“寻求刺激”的药物以及补品等。

局部麻醉药物

能够阻断身体某一局部疼痛感觉的药物

常用药物

- 苯佐卡因 ■ 布比卡因 ■ 利多卡因
- 丁卡因

局部麻醉药可以在身体的特定区域引起可逆的感觉丧失。一般情况下，局部麻醉药的作用，局限于给药部位，并随药物从给药部位扩散而快速消失。这类药物的用途广泛，包括在小的外科手术或诊断性检查时防止疼痛。这些药物也可用于局部麻醉，称为神经阻滞，神经阻滞可以对身体的很大区域进行麻醉。局部麻醉药的作用强度和作用持续时间是不同的。这些药物可以短暂阻止疼痛信号沿神经纤维传导。

如何使用？

局部麻醉药可以直接注射到需要阻断痛觉的部位（见608页“局部麻醉”）。例如，在切除皮肤上的痣之前，局部麻醉药可以使这个部位的皮肤麻木。

局部麻醉药也可以药膏、凝胶或者喷剂的形式用于皮肤和黏膜麻醉。有些非处方药物会含有局部麻醉药，其中包括润喉糖和用于痔（见422页）的栓剂或软膏。

区域麻醉用于身体较大面积的麻醉。通常是将局部麻醉药物注射到支配机体特定部位的神经或神经丛（见610页“区域麻醉”）附近。这种形式的麻醉，会使神经或神经丛支配的整个区域麻木。硬膜外麻醉就是这种类型的麻醉的一个例子，将局部麻醉药注射到脊髓周围的空隙内，这种麻醉可以使整个下半身麻醉，有时也用于缓解分娩时的疼痛（见518页“分娩中的硬膜外麻醉”）。

有哪些副作用？

一些局部麻醉药物，如果反复涂在皮肤上，可能会引起过敏反应。如果大剂量的局部麻醉药被吸收入血液，可能会引起一些症状，如头晕。

在硬膜外麻醉后，你可能会感到头痛或背痛，这些症状可以持续数天。

抗惊厥药物

用于预防和治疗癫痫发作和其他类型惊厥的药物

常用药物

苯二氮䓬类药物
- 氯硝西泮 ■ 地西泮 ■ 劳拉西泮

其他抗惊厥药物
- 卡马西平 ■ 乙琥胺 ■ 加巴喷丁
- 拉莫三嗪 ■ 苯巴比妥 ■ 苯妥英钠
- 扑米酮 ■ 丙戊酸钠 ■ 托吡酯

抗惊厥药物主要用来防止癫痫（见324页）的反复发作及长时间发作的紧急治疗。如果不及时治疗，长期的发作会造成脑损伤。

在极少数情况下，抗惊厥药物可用于治疗非癫痫引起的抽搐，如高热惊厥（见 550 页），常发生在儿童。一些抗惊厥药物，是用来治疗因神经损伤造成的疼痛，如三叉神经痛（见 338 页），三叉神经痛会引起一侧面颊部剧烈疼痛。

如何起作用？

抗惊厥药物可以对大脑的电活动直接产生影响。当过多的电活动，从大脑的一部分扩散到另外一部分脑组织时，就会出现癫痫发作，造成对支配身体许多部位的神经刺激失控。

抗惊厥药物通过减少这些异常多的电活动，来防止或者减少癫痫发作时的肌肉痉挛，肌肉痉挛是癫痫发作的一个特征性表现。抗惊厥药物缓解神经性疼痛，如三叉神经痛的机制尚不清楚。

如何使用？

如果你反复出现癫痫发作，可能需要服用较长一段时间的抗惊厥药，以减少癫痫发作的次数，减轻癫痫发作的严重程度。在一开始治疗时，医生会为你开一种适合你所患癫痫类型的药物。例如你是癫痫小发作，即你出现的是短暂的与现实分离，医生通常会使用乙琥胺或丙戊酸钠。如果是强直阵挛性发作（特点是不受控制的四肢及躯干运动）或部分发作（轻微的抽搐动作），医生会给你开丙戊酸钠、拉莫三嗪或卡马西平。如果其他抗惊厥药物不能控制癫痫发作或引起严重的副反应，可以使用加巴喷丁等药物。

如果癫痫发作持续时间过长，你可能需要静脉注射地西泮，或直肠灌入液体药物。

一旦癫痫发作得到控制，可在发作后数小时，静脉输入苯妥英或其他药物，来防止癫痫复发。需要调整抗惊厥药物的剂量，以保证药物是有效的，同时还没有副作用。你可能会发现在服用抗惊厥药物的过程中，偶尔仍会有癫痫发作。如果是这样的话，医生可能会尝试另一种药物，即可以使用另一种药物来替代，也可以增加一种药物。

如果你患有癫痫，你会得到一张卡片、腕带或项链，上面记录了你的病情和治疗药物。你最好随身携带这些信息卡，以便你在癫痫发作时，别人可以了解相关情况。

液体的地西泮还可以在非癫痫引起的孤立性惊厥时经直肠给药，如高热惊厥。三叉神经痛可能需要长期口服抗惊厥药物来治疗。

✖ 警告

- 如果你在服用抗惊厥药时出现皮疹、发热、口腔溃疡、淋巴结肿大、咽喉疼痛、皮肤瘀斑或出血，请立即去就医。
- 在咨询医生前，不要擅自停止服用或改变抗惊厥药物的剂量。突然停药可引起戒断症状或原发疾病复发。
- 抗惊厥药物可能会对发育中的胎儿造成伤害。如果你有怀孕的计划，应该征询医生的建议。

有哪些副作用？

抗惊厥药物可以影响记忆和身体的协调功能，还可能会引起倦怠和注意力不能集中。如果你出现了过敏反应的表现，如皮疹、发热、口腔溃疡和淋巴结肿大，或出现了感染，你应该立即去看医生，因为一些抗惊厥药物会降低免疫系统的抵抗力。如果你计划怀孕，也应该去和医生讨论你的治疗方案。

催眠药物

减少大脑神经细胞活动，用来治疗失眠的药物

常用药物

苯二氮䓬类药物
■ 氟西泮 ■ 硝西泮 ■ 替马西泮

抗组胺药物(见585页)

其他药物
■ 水合氯醛 ■ 扎来普隆 ■ 唑吡坦
■ 佐匹克隆

一段时间的失眠（见 343 页），或由于一些紧张的事件导致的失眠，如家庭成员去世，医生会为你开催眠药，来重建睡眠模式。如果你需要调整睡眠模式，来适应工作的需要，也可以使用这些药物。然而，催眠药不能治疗引起失眠的原因，如抑郁症（见 343 页）或焦虑（见 341 页“焦虑障碍”）。在服用催眠药期间，不要喝酒，因为喝酒会增强镇静作用。催眠药的使用时间应该尽量短，尽量使用最小有效剂量。总的来说，这类药物的使用不应该超过 3 个星期，最好不要超过 1 个星期，而且不是每天晚上都服用。

✖ 警告

催眠药可能会影响你驾驶或操作机械的能力，这些影响可能会持续到第二天！

有哪些类型？

许多催眠药属于一组称为苯二氮䓬类的药物，这种药物也可用来治疗焦虑障碍。也有含抗组胺类（见 585 页）的非处方药物用于治疗失眠。如果是因为抑郁症引起的失眠，医生可能会开抗抑郁药物（见 592 页）来缓解抑郁症的症状，包括失眠。不再推荐将巴比妥类药物用于治疗睡眠问题，因为这类药物会引起严重的副作用和依赖性。

苯二氮䓬类药物 这些药物可以减少大脑的活动，引起嗜睡。通常仅用于治疗严重的失眠，或造成使人难以忍受的失眠。如果医生开了苯二氮䓬类药物，通常数量也是非常有限的，并且医生也不建议你每天晚上都服用。这是因为长时间服用可能会引起依赖和耐受，这会导致需要不断增加药物剂量，才能达到同样的催眠作用。在二次用药之间的间隔期，会出现一些副作用，包括意识混乱、头晕和协调性差。

如果服药的是老年人，应该更注意，因为这些药物会增加发生跌倒的危险。在停止服用苯二氮䓬类药物时，会出现一些戒断症状，包括失眠复发、多梦、躁动和焦虑。逐步减少剂量可以减少戒断症状。

抗组胺药物 一些帮助睡眠的药物含有抗组织胺药物，可在药店买到。这些药物不会造成依赖性，而且只有一些轻微的副作用。但不管怎样，在没有咨询医生前，不应该服用任何一种这类药物。抗组胺药有时会引起口干和视力模糊。

其他催眠药物 扎来普隆、唑吡坦、佐匹克隆都会减少大脑的电活动，因此更容易入睡。但这种作用持续时间短，而且不太可能造成依赖，但也不建议长期使用。

目前，只有在其他催眠药无效的情况下，才使用水合氯醛。其副作用包括胃部不适和恶心。

抗焦虑药物

用于减少和控制因精神压力大和焦虑引起的症状的药物

常用药物

苯二氮䓬类药物
■ 利眠宁 ■ 地西泮 ■ 劳拉西泮
■ 奥沙西泮

β－受体阻滞剂
■ 氧烯洛尔 ■ 普萘洛尔

抗抑郁药物（见592页）

其他药物
■ 丁螺环酮

抗焦虑药，有时称作镇静剂，用于治疗焦虑障碍（见 341 页）。患焦虑障碍时，总有不祥的预感和恐惧的感觉，并伴有躯体症状，如心悸和震颤。引起焦虑的潜在原因，也需要同时治疗，可能需要使用一种或多种心理治疗（见 622 ～ 624 页）。一些药物专门用于缓解焦虑带来的躯体症状。

有哪些类型？

有几类药物可以用来治疗焦虑障碍。苯二氮䓬类药物是最常用于短期治疗焦虑引起的心理症状的药物。

如果躯体的症状，肌肉震颤是最主要的问题，可以使用 β－受体阻滞剂（见 581 页）。丁螺环酮有时用来治疗焦虑障碍，因为这种药物的镇静作用比苯二氮䓬类药物小。一些抗抑郁药，如选择性 5- 羟色胺再摄取抑制剂，也可能用来治疗焦虑障碍以及创伤后的精神压力、恐惧症和其他一些心理问题。

✖ 警告

苯二氮䓬类药物通常会引起嗜睡，可能会影响你驾车或操作机械的能力。

苯二氮䓬类药物 这类药物可用于治疗严重的焦虑障碍，可以减少躁动，使患者感到轻松。

苯二氮䓬类药物可以通过减少脑细胞之间的信号传递而延缓精神活动。因为这类药物常常会引起嗜睡，因此也被用作催眠药物（见本页）。在服用这类药物时不能喝酒，因为这会增加药物的镇静作用。这些药物还可以引起意识模糊、头晕和协调性差。

服用苯二氮䓬类药物仅 3 天即有可能产生耐受（需要逐渐增大剂量才能产生同样的镇静作用），即使只服

用几个星期，用药者就会成为对这些药物产生身体和心理依赖的高危人群。正是出于这些原因，除非绝对必要，绝大多数医生都不愿意为患者开苯二氮草类药物，而且通常最多使用时间不超过4周。停药后还可能会引起戒断症状，如过度的焦虑和失眠。逐渐减少剂量可以减少这些症状。

β-受体阻滞剂 β-受体阻滞剂可以缓解焦虑伴发的一些躯体症状。这些药物只能偶尔使用，不适合用于长期治疗。

β-受体阻滞剂可以阻断肾上腺素和去甲肾上腺素这两种激素的作用，这两种激素可以引起焦虑障碍的躯体症状。β-受体阻滞剂可以降低心率、防止心悸，并能减少肌肉震颤。如果你在服用β-受体阻滞剂，你可能会出现睡眠障碍和手脚发凉感。

β-受体阻滞剂可能会促发哮喘（见295页），这可以危及生命。因此，对有过或曾经有过哮喘或类似呼吸道疾病的患者，除非在特殊情况下，并有专家监督时，才可以使用β-受体阻滞剂。β-受体阻滞剂还能掩盖低血糖（血糖过低）的症状，因此不适宜用于那些需要使用胰岛素治疗糖尿病（见437页）的患者。

其他抗焦虑药物 最常见的其他抗焦虑药物是丁螺环酮，这种药物的成瘾性和镇静作用都小于苯二氮草类药物。丁螺环酮完全起效可能需要长达2周的时间，因此不能用于需要立即缓解压力或焦虑的时候。药物可能会引起一些副作用，如紧张、头痛、头晕。此外，这种药物也可能影响服药人的驾驶和操作机械的能力。

▶ 药物作用

选择性5-羟色胺再摄取抑制剂是如何起作用的

选择性5-羟色胺再摄取抑制剂通常用于治疗抑郁症。抑郁症与5-羟色胺水平低有关，5-羟色胺是一种作用于参与思维和情绪活动的、大脑细胞的化学物质。脑中的神经细胞不断释放和再摄取5-羟色胺。选择性5-羟色胺再摄取抑制剂，可以降低再摄取的速度，从而使脑中5-羟色胺的水平升高。

用药前

神经冲动刺激脑细胞的神经末梢释放5-羟色胺。5-羟色胺再刺激其他脑细胞，而后5-羟色胺被再摄取，并存储在神经末梢，以备再次释放。

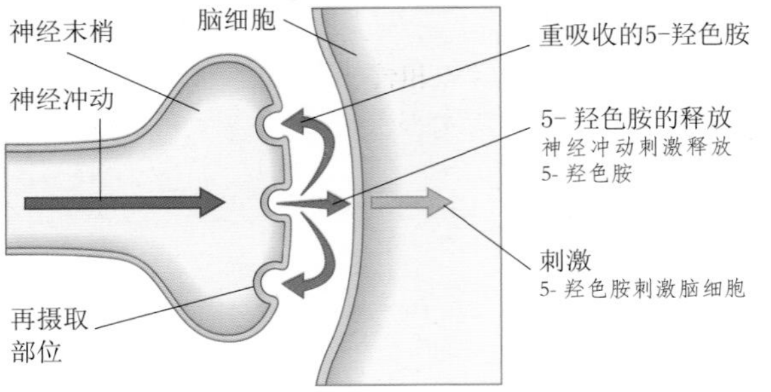

用药后

药物阻断了神经末梢的一些再摄取部位，减少了重吸收的5-羟色胺数量，使脑中的5-羟色胺水平增高，从而增加了对脑细胞的刺激作用。

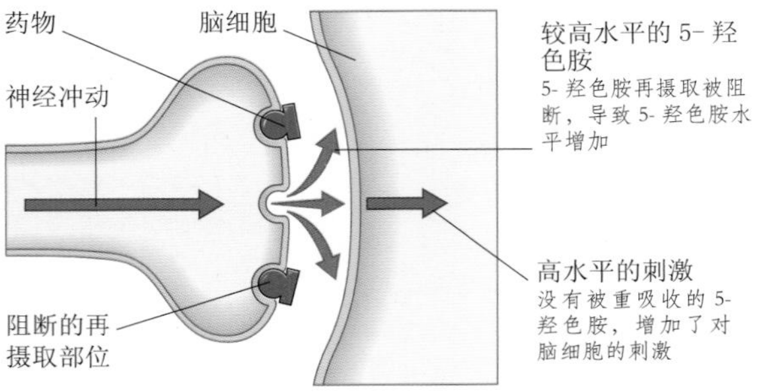

抗抑郁药物

用来治疗抑郁症症状的药物

常用药物

选择性5-羟色胺再摄取抑制剂（SSRIs）
■ 西酞普兰 ■ 艾司西酞普兰 ■ 氟西汀
■ 氟伏沙明 ■ 帕罗西汀 ■ 舍曲林

三环类抗抑郁药物
■ 阿米替林 ■ 氯米帕明 ■ 度硫平
■ 丙米嗪 ■ 洛非帕明 ■ 去甲替林
■ 曲米帕明

单胺氧化酶抑制剂
■ 异卡波肼 ■ 吗氯贝胺 ■ 苯乙肼
■ 反苯环丙胺

其他药物
■ 氟哌噻吨 ■ 米安色林 ■ 米氮平
■ 瑞波西汀 ■ 马普替林 ■ 曲唑酮
■ 文拉法辛

抗抑郁药物有助于减轻抑郁症（见343页）的许多症状，如绝望、嗜睡、食欲不振、失眠和自杀意念。一些类型的抗抑郁药物，如选择性5-羟色胺再摄取抑制剂，还可有效地治疗一些其他的心理疾病，如焦虑和创伤后的应激状态。

现已证明，抑郁症患者大脑中的一些称为神经递质的化学物质水平降低。5-羟色胺和去甲肾上腺素是两种能够增加大脑活动性、改善情绪的神经递质。这两种化学物质通常是由脑细胞重新摄取，并被一种称为单胺氧化酶的酶灭活。在患有抑郁症的患者，5-羟色胺或去甲肾上腺素的水平往往低于正常。抗抑郁药物可以帮助这些化学物质恢复到正常水平。

抗抑郁药多是口服，一般需要2～3周才会对抑郁起作用。副作用可能会立即发生但逐渐减轻。医生通常在抑郁症控制后，建议你继续服用抗抑郁药物至少4～6个月，以防止症状复发，然后才逐渐减少剂量。服用这些药物期间不要喝酒，因为酒精有增强镇静的作用。

有哪些类型？

绝大多数治疗抑郁症的药物，可分为以下三大类：选择性5-羟色胺再摄取抑制剂、三环类抗抑郁药物、单胺氧化酶抑制剂。也有多种其他类型的抗抑郁药。所有这些药物主要是通过增加大脑中的神经递质水平来改善情绪的。

选择性5-羟色胺再摄取抑制剂 这类药物是最常用的一类抗抑郁药物。这类药物也可用于治疗焦虑障碍（见341页）和创伤后应激障碍（见342页）。选择性5-羟色胺再摄取抑制剂的副作用，比其他类型的抗抑郁药物要少，即使服用超过处方的剂量，引起的毒性也较低。这类药物是通过阻断神经递质5-羟色胺的再摄取，来增加5-羟色胺对脑细胞的兴奋作用。选择性5-羟色胺再摄取抑制剂会引起一些副作用，包括腹泻、恶心与呕吐、性欲降低和头痛，这些药物也会引起焦躁不安和焦虑。但是绝大多数选择性5-羟色胺再摄取抑制剂，都不推荐用于18岁以下的人群。

三环类抗抑郁药物 三环类药物通常用于治疗抑郁症。这些药物干扰大脑内的5-羟色胺和去甲肾上腺素的再摄取，以增加这些改善心情的物质的水平。这些药物有时也用来治疗神经损伤导致的疼痛，如三叉神经痛。

三环类药物会引起一些副作用，包括口干、视力模糊、便秘及排尿困难。通常第一次使用药物时的副作用会更重，在适应后，副作用会逐渐减少。如果服用三环类药物的剂量，超过常用剂量会很危险。这些药物会导致癫痫发作和心律失常，而这种心律失常有可能是致命的。

✖ 警告

抗抑郁药物可引起嗜睡，这可能会影响你驾驶汽车或操作机械的能力。

单胺氧化酶抑制剂 这些药物，通常只在其他类型的抗抑郁药物无效时使用。这类药物通过阻断脑细胞中单胺氧化酶（能使5-羟色胺和去甲肾上腺素失活的酶）的活性来起作用。这类药物的副作用包括头晕、嗜睡、失眠、头痛、口干、便秘和其他的消化系统问题。单胺氧化酶抑制剂与许多其他药物，以及含有酪胺的食物和饮料（例如奶酪、肉类和酵母提取物、豆豉提取物、红葡萄酒以及其他一些酒精性饮料和低酒精度饮料）发生相互作用。这些相互作用可能会导致血压急剧上升，这是很危险的，因此患者必须严格遵循医嘱，来服用单胺氧化酶抑制剂，在服用非处方药或补药前，也要咨询医生或药剂师。打算停止服用单胺氧化酶抑制剂时，应逐渐降低剂量以尽量减少血压发生改变的危险，这种血压的剧烈改变是有危险的。

其他抗抑郁药 米安色林和曲唑酮是与三环类抗抑郁药相关的药物。这两种药物用于治疗需要镇静的抑郁症。曲唑酮引起心律失常的危险要少于其他三环类抗抑郁药物。米氮平可以增加大脑中5-羟色胺和去甲肾上腺素的水平。米氮平最初会引起镇静，但有时可能会引起严重的血液疾病。氟哌噻吨可能会引起烦躁不安和躁动，因此不适用于容易激动和活动过度的患者。瑞波西汀抑制大脑中去甲肾上腺素的再摄取，文拉法辛抑制大脑中5-羟色胺和去甲肾上腺素的再摄取。文拉法辛的副作用比许多抗抑郁药要小，但如果在服药期间出现皮疹则应该去就医。

抗精神病药物

用于治疗精神分裂症和其他严重精神疾病的药物

常用药物

■ 氨磺必利 ■ 氯丙嗪 ■ 氯氮平
■ 氟奋乃静 ■ 氟哌啶醇 ■ 奥氮平
■ 匹莫齐特 ■ 丙嗪 ■ 喹硫平
■ 利培酮 ■ 三氟拉嗪 ■ 佐替平

抗精神病药物用于控制精神分裂症（见346页）患者的幻想和思维混

乱，以及其他的精神疾病。其中一些抗精神病药物，也可用来稳定患有双相情感障碍（见 344 页）患者的情绪，患有这种疾病的患者，会出现一段时间的躁狂，与一段时间的抑郁交替的倾向。但患有这种疾病的人，也可以使用情绪稳定药物，如锂盐等治疗。抗精神病药物还用于其他治疗无法控制的打嗝或呕吐。此外，抗精神病药物还可用于治疗严重的焦虑和烦躁不安。

如何起作用？

许多抗精神病药物，都是通过阻断神经递质多巴胺来起作用的。精神疾病患者的大脑中，这种化学物质的释放水平是高于正常的，据认为这种物质与症状的产生有关。一些抗精神病药物还能够阻断参与情绪调节的 5- 羟色胺和其他化学物质。

如何使用？

使用什么类型的抗精神病药物，取决于许多因素，如需要镇静的程度和引起副作用的程度。

这些药物通常是口服的，如果患者躁动严重，也可以注射给药。药物从小剂量开始服用，逐渐增加剂量，直到症状得到控制。作用持久的储存式注射剂型，是采用深部肌肉注射方式来给药的，采用这种方式给药，可以使药物缓慢释放，这样患者不需要每天服药。储存式注射药物，可以提供满足 4 周需要的药物。

如果你患有双相情感障碍，医生会给你开锂盐或其他的情绪稳定药物，但是这些药物完全起效需要一定的时间。因此，最初你可能需要短期使用抗精神病药物，抗精神病药物可以快速起到作用，在情绪稳定剂充分起效之前，可以让你感到平静一些。

有哪些副作用？

抗精神病药物会引起口干、视力模糊和由于血压降低所致的头晕，一些药物可能会使患者有嗜睡感。这些药物还会引起烦躁不安，罕见情况下，还会引起运动障碍性疾病，如帕金森综合征（见 333 页）和迟发性运动障碍（面部、下颌和舌头的，不自主的节律性运动）。停止服药后，这些副作用可以消失，但在长时间使用一些抗精神病药物时，偶尔也会造成永久性的迟发性运动障碍。

在没有征得医生的意见之前，你一定不要自行停止服用任何一种抗精神病药物。如果需要停止用药，也应该在医生的指导下逐渐减少剂量。

情绪稳定药物

用来治疗情绪过度波动的、严重的精神疾病的药物

常用药物

- 卡马西平
- 锂盐
- 丙戊酸

情绪稳定药物用于治疗双相情感障碍（见 344 页），也就是躁狂抑郁疾病，在较少的情况下也用于治疗严重的抑郁症（见 343 页）。患有双相情感障碍的患者，会出现周期性的躁狂（情感高涨）和严重的抑郁症交替发生。治疗这种疾病最常使用的药物是锂盐，这种药物能够控制或降低躁狂的程度，还可以预防发作或减少发作的频率，并缓解抑郁。如果锂盐治疗双相情感障碍无效，或锂盐造成了难以承受的副作用，可以使用其他两种药物——卡马西平、丙戊酸。

如何使用？

锂盐是口服的，需要至少 3 个星期的时间才能明显起效，而完全起效则需更长的时间。因此，在最初控制躁狂症状时，常常需要同时使用快速起效的抗精神病药物（见 592 页）。之后继续服用锂盐来预防再发作。

锂盐治疗可以引起恶心、腹泻、震颤、烦渴。这些副作用通常随着治疗的继续而程度减轻。大剂量锂盐可能会引起视力模糊、胃肠道功能障碍、嗜睡、皮疹，甚至可能有甲状腺功能减退（甲状腺活动减低）和肾脏损害。因此，医生会进行定期检查，或监测患者血液中的锂水平，而患者也应该及时告诉医生出现的副作用。

如果患者不适合用锂盐，可考虑使用卡马西平或丙戊酸，但这两种药物可能会引起记忆力和协调功能障碍。因此，使用这两种药物的患者，都需要定期进行血液检查，监测血液中的药物水平。

正在服用锂盐的患者，应该随身携带治疗卡、腕带或者胸卡。患者也不能随意改变饮食，因为摄入盐量的改变，可能会影响体内的锂水平。重要的是患者还要避免发生脱水，腹泻、呕吐或到炎热地方旅行都可能会造成脱水。

中枢神经系统兴奋剂

用来增加大脑活动和警觉状态的药物

常用药物

- 托莫西汀
- 咖啡因
- 右苯丙胺
- 哌甲酯
- 莫达非尼

中枢神经系统兴奋剂通过增加大脑活性，来提高大脑的警觉状态和增强大脑的活动。这些药物主要用于治疗发作性睡病（见 325 页），患有这种疾病的患者，白天会反复出现不自主的睡眠。一些中枢神经系统兴奋剂，包括托莫西汀和哌甲酯，可以用来提高注意缺陷［伴多动］患儿（见 544 页）的注意力。

如何起作用？

中枢神经系统兴奋剂作用于大脑中调节大脑活动的部分，从而提高注意力和增加觉醒状态。这些兴奋剂可以促进脑内一些化学物质的释放，化学物质能够增加这部分大脑的神经活动。

如何使用？

治疗发作性睡病需要长期口服中枢神经系统兴奋剂，患有严重的、持续性注意缺陷［伴多动］的患儿，也需要长期口服中枢神经系统兴奋剂，这是治疗的一部分。如果中枢神经系统兴奋剂长期用于儿童，就需要监测患儿的成长情况，因为这其中的一些药物，长期使用会减慢生长速度。

有哪些副作用？

服用中枢神经系统兴奋剂，可能会引起食欲减低、震颤和心悸，这类药物还会引起烦躁不安、失眠、焦虑、颤抖、出汗。一些中枢神经系统兴奋剂还可能引起与精神分裂症相似的症状（见 346 页），如幻觉。其他副作用还有皮疹和过敏。如果长期使用中枢神经兴奋剂，停止治疗可能会引起戒断症状，包括嗜睡、抑郁及食欲增加。

治疗眼和耳部疾病的药物

眼部和耳部疾病需要及时治疗，因为眼部和耳部疾病会影响到我们最重要的感觉。许多感染和慢性（长期）疾病可以通过使用药物得到有效的治疗。用于治疗眼部和耳部疾病的药物，多采用滴剂或软膏的形式，使用方法简单。

绝大多数的眼部和耳部疾病都较轻微，经过适当的治疗，可以迅速好转。较严重的和持续的疾病，可能需要专业的治疗，以及长期用药。

本节的第一篇文章讨论用于治疗眼睛感染和炎症的药物，还介绍了缓解眼睛干涩的人工泪液和散瞳剂，散瞳剂是一组用于治疗眼的炎症性疾病——葡萄膜炎的药物。接下来的文章介绍治疗青光眼的药物，如果不及时治疗，青光眼会造成严重后果。这些药物以多种不同的方式，减少眼内多余的液体积聚，从而缓解能够造成视神经损害的压力，这样可以降低引起视力部分或完全丧失的可能性。最后一篇文章讨论用于治疗耳部疾病的药物。这些药物有治疗细菌感染的、治疗多余耵聍的药物，也有治疗内耳疾病常见症状恶心和呕吐的药物，内耳疾病会影响到人体的平衡机制。缓解恶心和呕吐的药物在其他章节介绍（见 595 页“止吐药物”）。

重要的解剖结构

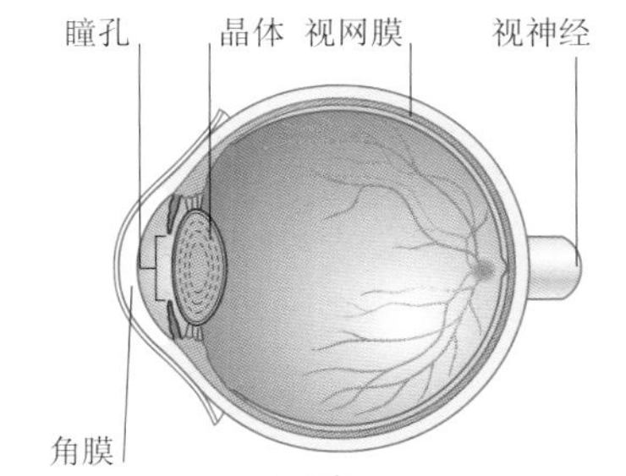

眼睛

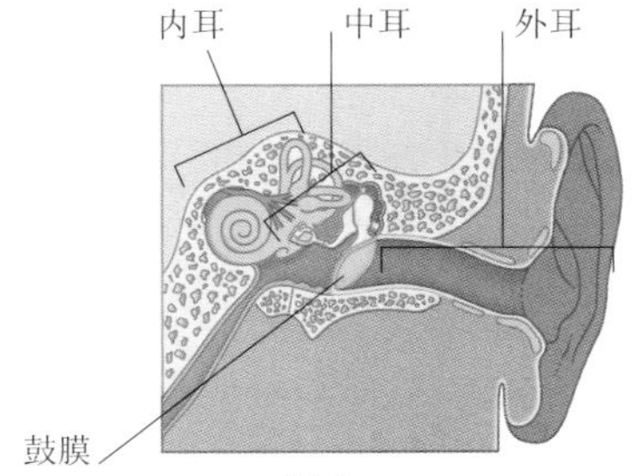

耳朵

有关眼和耳的结构和功能的更多信息，请参阅 351 ～ 354 页和 370 ～ 373 页。

治疗眼部疾病的药物

用于治疗眼部多种疾病的药物

常用药物

抗感染药物
■ 阿昔洛韦 ■ 氯霉素 ■ 环丙沙星
■ 庆大霉素 ■ 新霉素 ■ B多粘菌素B

抗炎症药物
■ 倍他米松 ■ 地塞米松
■ 依美斯汀 ■ 尼多酸钠
■ 泼尼松龙 ■ 色甘酸钠

人工泪液
■ 羧甲纤维素 ■ 羟乙纤维素
■ 羟丙甲纤维素 ■ 聚乙烯醇

散瞳剂
■ 阿托品 ■ 环喷托酯 ■ 苯福林

许多眼部疾病，可以通过直接在眼部使用眼药水（见本页“眼药水的使用”），或涂抹药膏来进行治疗。轻症的眼部疾病，如干眼或由于过敏反应引起的眼部刺激，常可通过使用非处方药，就得到缓解。用于治疗眼部感染和其他严重疾病的药物，如眼部的炎症性疾病葡萄膜炎（见 357 页）或巩膜炎（见 357 页），必须使用医生的处方药。

有哪些类型?

用于治疗眼部疾病的药物，主要类型为抗感染药物和抗炎症药物。抗感染药物通常用于治疗眼部的细菌性、病毒性和较少见的真菌性感染。抗炎药物用于缓解由感染、过敏反应或自身免疫病（免疫系统攻击机体自身组织造成的疾病）引起的眼睛发红和水肿。人工泪液用于缓解眼干（见 365 页“干燥性角结膜炎”）。散瞳剂可以使瞳孔散大，通常用于治疗葡萄膜炎。

抗感染药物 用于治疗眼部感染性疾病的药物主要有两种。抗生素（见 572 页）如氯霉素，可用于治疗细菌性感染，例如结膜炎（见 355 页）和睑缘炎（见 364 页）。抗病毒药物（见 573 页）如阿昔洛韦，可用于治疗由疱疹病毒感染引起的角膜溃疡（见 356 页）。抗生素通常是以眼药水或药膏的形式，直接用于眼内发生感染的部位。但是，如果细菌感染很严重，需要在使用眼药水的同时口服抗生素。眼部病毒感染，可同时使用抗病毒眼药水和口服抗病毒药物来进行治疗。

在使用抗生素眼药水或药膏时，你可能会感到短暂的刺痛或瘙痒。由于眼药水经泪道流到鼻部和口内，因此你可能会感到口中有苦味。眼药膏形式的药物，比眼药水形式的药物药效持续时间更长。为了减小污染眼部的危险，在使用眼药膏前请务必洗手，并且不要用手指，也不要让药膏管接触到患病的眼睛。

抗炎症药物 最常用的，治疗多种眼部疾病伴发炎症的药物，是皮质类固醇药物（见 577 页“外用皮质类固醇药物”）和抗过敏药物。

皮质类固醇药物常做成眼药水的形式，或做成眼药膏直接挤入眼睑内。如果你容易发生慢性青光眼（见 359 页），那么使用皮质类固醇药物，会使你发生药物诱发的青光眼（见 358 页）的危险略微增加，青光眼是一种眼内压力异常增高的疾病。皮质类固醇药物是处方药，必须在医生的指导下才能使用。

由过敏导致的短期炎症，常使用抗组胺药物或者色甘酸钠眼药水来治疗。一些抗过敏眼药水，例如用于治疗花粉症（见 283 页“过敏性鼻炎”）伴发的眼部刺激症状的眼药水，可以在药店买到。一些抗过敏药物可能会引起副作用，例如视物模糊和头痛。

人工泪液 含有能够缓解眼干的化学物质的眼药水，可用于眼部产生天然泪液不足的人群。人工泪液可以在角膜上（眼前部的透明部分）形成一层湿润的泪膜，润滑和湿润眼睛表面。你可以在药店买到人工泪液。人工泪液通常是可以按照需要经常使用的。

散瞳剂 这类药物用于治疗葡萄膜炎，葡萄膜炎是一种累及虹膜（眼睛中有颜色的部分）和控制聚焦肌肉的炎症性疾病。如果虹膜发生炎症，就有虹膜与眼的晶状体发生粘连的危险。大部分散瞳剂，例如阿托品和环喷托酯，可以松弛虹膜内的肌肉环，使瞳孔散大。也可用于进行眼部检查和眼部手术时需要的瞳孔散大。

医生通常会开做成眼药水或眼药膏形式的散瞳剂。在使用散瞳药时，你可能会感觉强光引起的不适，你会出现眼的聚焦困难。这些药物可能会引起接触性皮炎（见 193 页）和多种其他副作用，包括口干、便秘和排尿困难。一些散瞳剂，如苯福林还可以升高血压，因此不适用于有高血压（见 242 页）的人。

▶ 自我给药

眼药水的使用

眼药水将药物直接滴在需要使用药物的部位。在滴眼药水之前请一定洗手，不要让药水瓶的点滴器接触到眼睛或眼周的皮肤。如果你佩戴角膜接触镜，在使用眼药水前请咨询你的医师或药剂师，因为一些滴眼液不适用于佩戴角膜接触镜的人。

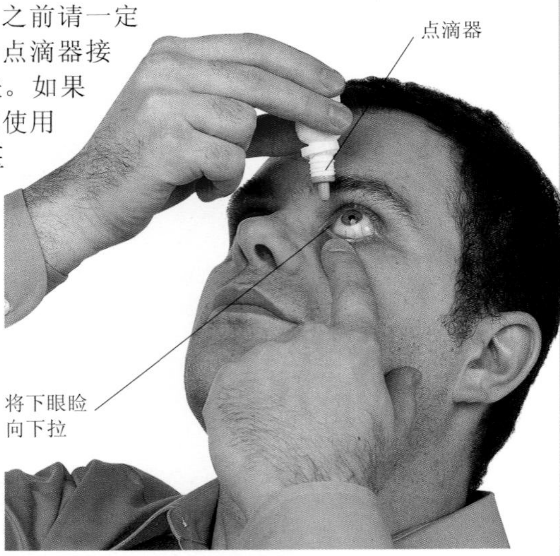

滴入眼药水
将头向后倾斜，把下眼睑拉开，将眼药水滴入下眼睑内。用药后尽量不要立即眨眼。

治疗青光眼的药物

用于降低异常增高的眼内压力的药物

常用药物

β－受体阻滞剂
■ 倍他洛尔 ■ 卡替洛尔 ■ 左布诺洛尔
■ 美替洛尔 ■ 噻吗洛尔

前列腺素类似物
■ 贝美前列素 ■ 拉坦前列素 ■ 曲伏前列素

碳酸酐酶抑制剂
■ 乙酰唑胺 ■ 布林佐胺 ■ 多佐胺

缩瞳剂
■ 毛果芸香碱

其他药物
■ 阿可乐定 ■ 溴莫尼定 ■ 甘露醇

眼睛的前部会产生房水，来维持眼睛的形状，并营养眼部的组织。为了维持稳定的压力，房水的形成速率与引流速率是相同的。在发生青光眼时，由于房水聚集过多，导致眼内的压力异常增高。这种房水聚集是由于位于虹膜（眼睛有颜色的部分）和角膜（眼前部的透明外层）之间的内在引流系统出现缺陷引起的。青光眼有两种常见类型（急性青光眼和慢性青光眼）和两种少见类型（继发性青光眼和先天性青光眼）。

眼压高可以通过手术来缓解，手术通常可消除症状，并使视力不再继续丧失，或者可以通过使用药物来降低眼压。这些药物或是通过增加房水从眼部引流，或是通过减少房水的生成来降低眼压。

当突然发生青光眼时（见 358 页“急性青光眼”），需要立即治疗以避免造成眼部的永久性损伤。一旦发现这种疾病，应立即给予静脉注射、滴眼药水或口服药物来降低眼压。

如果青光眼是逐渐发生的（见 359 页“慢性青光眼”），并早期就得到了诊断，医生会处方眼药水来降低眼压。可以长期使用这些药物来降低眼压，并用这些药物来维持正常的眼压。

有哪些类型?

最常用于治疗青光眼的药物类型，包括 β－受体阻滞剂、前列腺素类似物、碳酸酐酶抑制剂和缩瞳剂。这些药物通过多种不同的方式来降低眼压。

β－受体阻滞剂 在慢性青光眼时，β－受体阻滞剂，如噻吗洛尔，可用于减少眼内房水的合成。这种药物，通过阻滞能够刺激眼内特殊细胞形成房水的神经信号的传导发挥作用。

在罕见的情况下，β－受体阻滞剂可以减慢心率，并降低血压。β－受体阻滞剂滴眼液通常不用于患有哮喘或慢性阻塞性肺病（见 297 页）的人。

前列腺素类似物 这类药物用于治疗某些慢性青光眼。有前列腺素类似物的眼药水，通过增加房水从眼部外流，来降低眼压从而发挥作用。

前列腺素类似物的副作用很轻微。这些副作用包括虹膜颜色改变，以及睫毛密度和长度增加。在很少见的情况下，这类药物可以引起头痛和哮喘加重。

碳酸酐酶抑制剂 这种类型的药物常用于治疗急性青光眼。也可用于治疗其他药物无效时的慢性青光眼。碳酸酐酶抑制剂，通过阻滞房水产生必需的一种酶而迅速降低眼内房水的压力。一些碳酸酐酶抑制剂可通过眼药水的形式给药，而另外一些如乙酰唑胺，则需要通过静脉注射、肌肉注射或口服给药。

以眼药水形式使用的碳酸酐酶抑制剂，可导致眼部刺痛、瘙痒和炎症。

如果你通过注射或口服形式使用碳酸酐酶抑制剂，你可能会出现食欲下降、嗜睡和手足麻痛。你还可能会有情绪改变。在很少见情况下，碳酸酐酶抑制剂会引起肾结石（见 447 页）。

缩瞳剂 可使用缩瞳剂，如毛果芸香碱来治疗急性和慢性青光眼。缩瞳剂可以使瞳孔收缩，因而使虹膜与角膜分离。这增大了房水流出眼睛的开口（引流角）。缩瞳剂通常是以眼药水形式给药的。

在使用缩瞳剂时，由于药物使瞳孔缩小，因此你可能会感到在弱光时看不清东西。你可能还会出现眼部刺激症状、视物模糊和头痛。

其他药物 多种其他药物都可用于治疗青光眼。例如，溴莫尼定可通过同时减少房水生成和增加房水从眼部外流而降低眼压。甘露醇可促进多余的房水从眼部被周围的血管吸收。甘露醇静脉注射可作为急性青光眼的紧急治疗措施，或用于手术前降低眼压。

治疗耳部疾病的药物

用于治疗外耳、中耳、内耳疾病的药物

常用药物

抗生素和抗真菌药物
- 氯霉素 ■ 氯碘喹啉 ■ 克霉唑
- 庆大霉素 ■ 新霉素

抗炎症药物
- 乙酸铝 ■ 倍他米松
- 地塞米松 ■ 氢化可的松
- 泼尼松龙 ■ 曲安奈德

耵聍软化剂
- 多库酯 ■ 橄榄油
- 碳酸氢钠 ■ 过氧化氢脲

其他药物
- 倍他司汀 ■ 东莨菪碱 ■ 丙氯拉嗪

药物可用于治疗累及外耳、中耳或内耳的疾病。这些药物可用于减轻这些疾病的伴发症状，例如疼痛、炎症和恶心。这些药物可以滴剂（见本页“滴耳液的使用”）、喷剂或口服的形式使用。

有哪些类型？

有多种类型的药物，可用于治疗耳部疾病，包括抗生素（见 572 页）、抗真菌药物（见 574 页）、抗炎症药物和耵聍软化剂。抗生素可用于治疗细菌感染，有时可与抗炎症药物，如乙酸铝或弱的皮质类固醇药物（见 577 页“外用皮质类固醇药物”）联合使用。耵聍软化剂可以松解过多的耵聍，使耵聍更容易清除。其他多种药物，可用于治疗内耳平衡机制紊乱伴发的症状。

抗生素和抗真菌药 如果患有外耳的细菌或真菌感染，例如外耳道炎（见 374 页），医生可能会为你开抗生素或抗真菌滴耳液，这些药物可以直接作用于感染部位。中耳感染，例如中耳炎（见 374 页），可使用口服抗生素治疗。

抗炎症药物 最常处方的抗炎症药物是皮质类固醇滴耳液。含有醋酸铝的滴耳液，有时可用于治疗外耳的轻微炎症。当使用滴耳液时，你可能会感到轻微的刺痛感。

耵聍软化剂 如果耳道内聚集过量的耵聍（见 374 页“耵聍栓塞”），医生可能会建议使用橄榄油滴耳液，或使用碳酸氢钠滴耳液来软化耵聍，这种药物可以在药店买到。可以在药店买到含有多库酯或者过氧化氢脲的耵聍软化剂，但可能会引起耳内皮肤的轻微刺激。仅通过这些治疗，可将耵聍清除出耳道，但是如果这些方法无效，医生或护士可能会用注射器冲洗耳道，去除耵聍。

其他药物 恶心、呕吐、眩晕，是内耳疾病，如梅尼埃病（见 380 页）和迷路炎（见 380 页）的常见症状。轻微症状可通过抗组胺药物治疗来缓解。但是，如果抗组胺药物治疗无效，医生可能为你开止吐药丙氯拉嗪。倍他司汀专用于治疗梅尼埃病时出现的恶心、眩晕、耳鸣（见 378 页“耳鸣”）。止吐剂通常是口服用药，但如果你呕吐频繁，也可通过注射、使用栓剂或经皮贴剂来给药。

自我给药

滴耳液的使用

请别人为你点滴耳液，通常比自己点要容易。如果滴耳液是在冰箱内冷藏保存的，在使用前应将其升至室温。

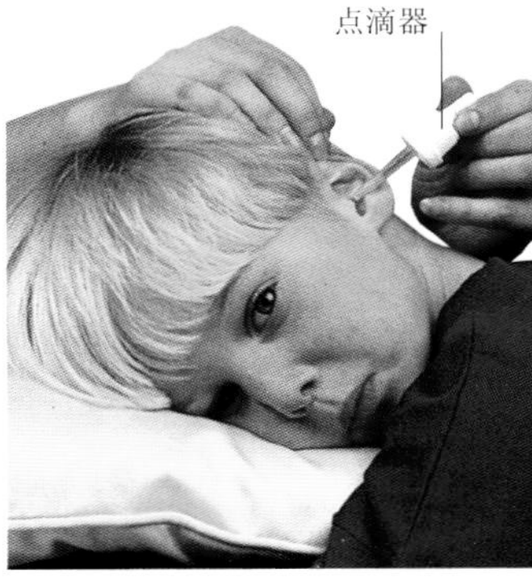

滴入滴耳液
头部歪向一侧，将滴耳液滴入耳道内。保持头部倾斜一分钟，使滴耳液流入耳道。

治疗消化系统疾病的药物

轻微的消化系统疾病，例如消化不良、便秘或者阵发的呕吐或腹泻，都是常见的短期疾病，大多数情况下不需要治疗。然而，药物有时会用于缓解消化道症状，以及治疗特殊的疾病。许多这类药物都可以在药店买到。

本节的第一篇文章讨论作用于上消化道的药物。这些药物包括止吐药，这类药物用于缓解恶心和呕吐，用于缓解消化不良的抗酸药物，以及用于治疗消化性溃疡的促进溃疡愈合的药物。随后讨论的是作用于下消化道的药物。这些药物，包括用于治疗小肠慢性炎症的对氨基水杨酸类药物，用于缓解腹泻的止泻药，以及用于缓解便秘，或清理肠道的泻药。接下来讨论的是用于治疗消化道肌肉运动异常的解痉药和促胃肠动力药物。最后的一篇文章涉及口服补液盐制剂，用于补充在呕吐和腹泻时丢失的水分，以及其他重要的物质。

重要的解剖结构

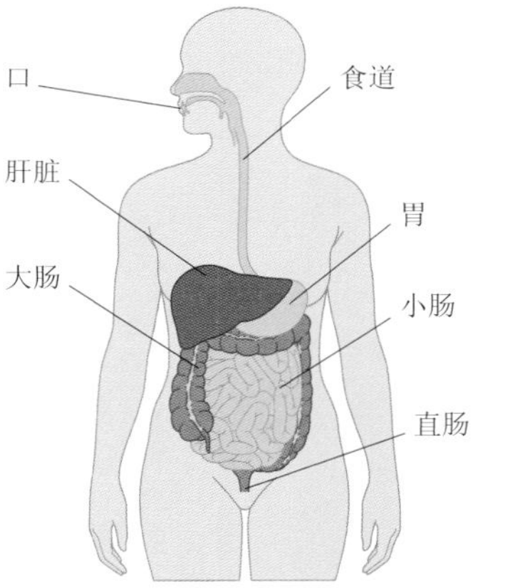

有关消化系统的结构和功能的更多信息，请参阅 392 ～ 395 页。

止吐药物

一组用于防止或者减轻恶心和呕吐的药物

常用药物

抗胆碱能药物
- 氢溴酸东莨菪碱

抗组胺药物
- 桂利嗪 ■ 赛克利嗪 ■ 异丙嗪

促胃肠动力药物
- 多潘立酮 ■ 甲氧氯普胺

吩噻嗪类药物
- 氯丙嗪 ■ 佩吩嗪 ■ 丙氯拉嗪

5-羟色胺拮抗剂
- 多拉司琼 ■ 格拉司琼 ■ 昂丹司琼

其他药物
- 倍他司汀 ■ 那密浓

止吐药用于预防或减轻由晕动病（见 379 页）、眩晕（见 379 页）、偏头痛（见 320 页）、梅尼埃病（见 380 页）和迷路炎（见 380 页）等疾病引起的恶心和呕吐。这些药物也可用于减轻在化学药物治疗（见 157 页）、放射治疗（见 158 页）时或全身麻醉后（见 590 页）发生的恶心和呕吐，在较少见的情况下，还可用于治疗怀孕期间出现的严重呕吐（见 510 页“妊娠剧吐”）。止吐药通常不用于减轻由食物中毒引起的呕吐，因为机体需要通过呕吐来排出有害的物质。

止吐药可以多种方式发挥止吐作用。例如，抗组胺药物和抗胆碱能药物可抑制呕吐反射；促胃肠动力药物可通过增加整个胃肠道的动力来起作用；5- 羟色胺拮抗剂可抑制大脑呕吐中枢神经信号的传入和传出。

有哪些类型？

止吐药有许多不同的类型，每一种的作用不同，可能引起的副作用也有所不同。止吐药通常是口服给药的，但如果呕吐严重，也可通过注射或栓剂形式给药。一些药物还有皮肤贴剂的剂型。

抗胆碱能药物 氢溴酸东莨菪碱皮肤贴剂，可以用于缓解晕动病的症状。这种药物也有片剂，可以在药店买到。副作用可能包括口干、嗜睡、排尿困难和眩晕。

抗组胺药物 这类药物可用于消除因梅尼埃病和迷路炎引起的恶心，并可以用于预防晕动病。

一些用于治疗晕动病的药物剂型可以在药店买到。可能的副作用包括嗜睡、视物模糊、口干、排尿困难和协调功能障碍。这类药物可能会影响驾驶能力。

促胃肠动力药物 多潘立酮是用于减轻恶心、消化不良、腹胀和餐后腹部不适的非处方药。多潘立酮也可用于缓解由于化学药物治疗、放射治疗或紧急避孕引起的恶心和呕吐。副作用很罕见，包括胃肠道功能紊乱、乳房增大、性欲减退和皮疹。

甲氧氯普胺用于减轻胃肠道疾病，如胃食管反流性疾病（见403页）、偏头痛、化疗或放疗引起的恶心和呕吐。副作用包括肌肉痉挛，尤其是面部肌肉痉挛。这种副作用在年轻人中尤其容易发生，因此这种药物通常不用于20岁以下的年轻人。

吩噻嗪类药物 这类药物可用于治疗因放射治疗、化学药物治疗、全身麻醉、眩晕或迷路炎引起的恶心、呕吐。这些药物有时也用于治疗严重的妊娠呕吐。吩噻嗪类药物还可用于治疗18岁以上，曾经诊断为偏头痛患者出现的恶心和呕吐，此药可以在药店买到。吩噻嗪类药物的副作用包括眩晕、躁动、肌肉痉挛和震颤。

5-羟色胺拮抗剂 这类药物主要用于预防或减轻因化学药物治疗或放射治疗引起的严重呕吐。通常在化学药物治疗或放射治疗开始前不久就开始使用，一直持续到最后一剂化学药物治疗药或放射治疗给药后数日。

5-羟色胺拮抗剂也可用于预防全身麻醉手术术后的呕吐。这类药物的副作用非常少。

其他药物 倍他司汀专用于治疗梅尼埃病。倍他司汀是口服的，总的来说引起的副作用很少，最主要的副作用是胃肠道功能紊乱。

那密浓主要用于治疗其他止吐药治疗无效的，由化疗引起的恶心和呕吐。这种药物常引起嗜睡和眩晕。也可能引起情绪改变和多种神经系统的副作用，例如协调功能障碍、视觉障碍、注意力无法集中、睡眠障碍、意识模糊和定向力障碍。

抗酸药物

通过中和过多的胃酸，缓解消化不良或帮助消化性溃疡愈合的药物

常用药物

■ 海藻酸盐 ■ 氢氧化铝 ■ 碳酸钙
■ 氢氧化镁 ■ 西甲硅油 ■ 碳酸氢钠

抗酸药用于缓解胃或十二指肠受到刺激（见397页“消化不良”）引起的上腹部不适，也用来缓解胃食管反流性疾病（见403页）时的胃酸反流到食管而引起的不适。这类药物还可以帮助减轻消化性溃疡（见406页）引起的症状。抗酸药物一般都含有铝盐

药物作用

抗酸药物是如何起作用的

抗酸药用来治疗由消化液中的胃酸引起的症状。胃酸可以引发胃黏膜层的炎症，刺激胃壁，导致胃黏膜的一些部位被侵蚀。抗酸药是弱碱性物质，可以口服，通过中和胃液中的胃酸而发挥作用，有利于受到侵蚀的黏膜恢复。

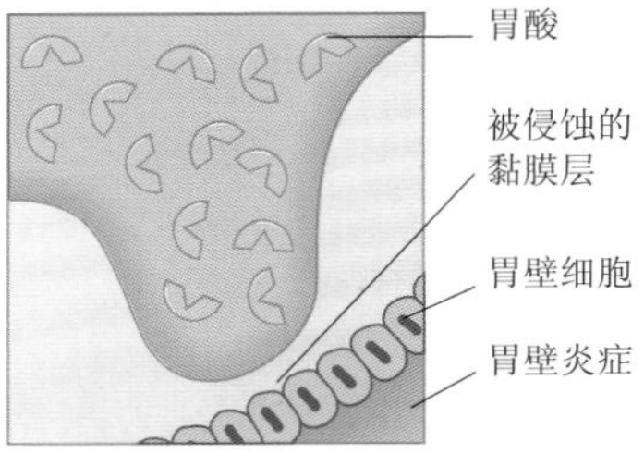

用药前
消化液中含有胃酸，可以引起胃黏膜层的炎症，刺激胃黏膜，造成发生炎症的黏膜出现侵蚀。

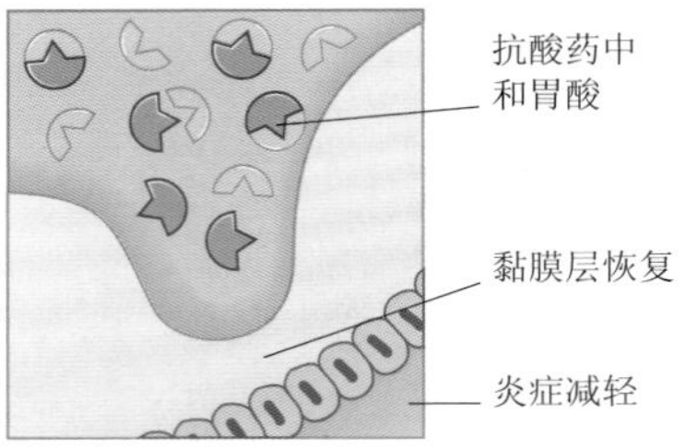

用药后
抗酸药与部分胃酸结合并中和胃酸，减少对胃壁的刺激。

和/或镁盐，这两种药物都可以中和胃酸。

一些抗酸药也会包含其他成分，如西甲硅油，可以消除气泡，减轻腹胀。还可能会含有海藻盐，当胃内容物反流时，可以为食管提供一个保护层。如果消化不良持续超过一周以上，请去就医。

有哪些副作用？

绝大部分抗酸药的副作用都很少。但是，含有铝盐的抗酸药有时会引起便秘，而含有镁盐的抗酸药则有可能导致腹泻。抗酸药碳酸氢钠可能会在胃内产生过多的气体而引起腹胀。对于患有肾病或慢性心力衰竭（见247页）的患者，碳酸氢钠还可能会导致水钠潴留，因此这些患者不要使用碳酸氢钠。

如果你正在服用其他药物，在服用抗酸药之前，应该先咨询一下医生。抗酸药可以干扰机体对其他药物的吸收。

警告

在未经医生允许的情况下，不能长期服用抗酸药，因为这类药物会掩盖严重疾病的症状，或引发严重的并发症。

促进溃疡愈合的药物

减少胃酸的分泌，促进消化性溃疡愈合的药物

常用药物

质子泵抑制剂
■ 兰索拉唑 ■ 奥美拉唑 ■ 泮托拉唑
■ 雷贝拉唑

H_2受体拮抗剂
■ 西咪替丁 ■ 法莫替丁 ■ 尼扎替丁
■ 雷尼替丁

其他药物
■ 铋剂 ■ 米索前列醇 ■ 硫糖铝

促进溃疡愈合的药物用于治疗消化性溃疡（见406页），消化性溃疡就是胃壁或十二指肠的黏膜部分受到侵蚀、损伤。促进溃疡愈合的药物中有一组是质子泵抑制剂，与两种抗生素（见572页）联合使用来促进由幽门螺杆菌感染（见405页）引起的消化性溃疡。促进溃疡愈合的药物也可以单独使用来治疗消化性溃疡，及其他非幽门螺杆菌感染引起的消化系统疾病，如非溃疡性消化不良（见397页）、胃食管反流性疾病（见403页）。

有哪些类型？

促进溃疡愈合的药物主要分为两类：质子泵抑制剂和H_2受体拮抗剂。这两种药物都是通过抑制胃酸的合成发挥作用的，但是质子泵抑制剂的作用比H_2受体拮抗剂强。其他用于治疗溃疡的药物还包括米索前列醇、硫糖铝和铋剂，这些药物，可以通过保护胃黏膜不被胃酸侵蚀。促进溃疡愈合药物通常是口服的。

质子泵抑制剂 这组药物的疗程一般是4～8周，但一些患者需要服用更长的时间。质子泵抑制剂通常用于减少胃酸的合成。奥美拉唑是一种非处方药，短期使用可以缓解烧心的症状。质子泵抑制剂可以与抗生素联合使用1～2周，用来治疗由幽门螺杆菌感染引起的溃疡。质子泵抑制剂通常不会引起严重的副作用，但可能会头疼、便秘、腹泻和其他副作用，如眩晕、视力模糊、皮疹和肌肉疼痛。

H_2受体拮抗剂 这些药物通常首先使用4～6周，以减少胃酸分泌，之后需要继续应用较低剂量，用来预防溃疡复发。部分此类药物可以短期使用，缓解烧心和消化不良的症状。副作用很少见，但可能会引起头晕、倦怠和皮疹。老年人服用这些药物可能会引起意识模糊。

其他药物 如果你需要长期服用非甾体类抗炎药物（见578页），如布洛芬，医生会为你开米索前列醇。如果长期服用非甾体类抗炎药物，这些药物可能会引起消化性溃疡，米索前列醇可以通过保护胃黏膜而帮助预防溃疡的发生。但是米索前列醇可能会引起很严重的腹泻。其他副作用包括腹痛、恶心、呕吐和胀气。如果你已经怀孕或打算怀孕，请不要服用米索前列醇，因为米索前列醇会引起子宫收缩，可能会引起胎儿畸形。硫糖铝可以覆盖在溃疡的表面，形成一层屏障，以防止胃酸的侵蚀，硫糖铝引起的副作用有便秘、消化不良、腹泻、恶心、眩晕。

铋剂似乎可以抵抗细菌，并保护溃疡不再受到胃酸的侵蚀。铋剂的副作用有舌头发黑、黑便、恶心和呕吐。

氨基水杨酸类药物

一组用于减轻肠道慢性炎症的药物

常用药物

■ 巴柳氮 ■ 美沙拉嗪 ■ 奥沙拉嗪
■ 柳氮磺吡啶

氨基水杨酸类药物是一类抗炎药，在化学结构上与阿司匹林相关，用于治疗消化道的慢性炎症。这类药物通过抑制体内前列腺素的合成而发挥抗炎作用，而前列腺素是体内自然合成的能够触发机体炎症反应的化学物质。氨基水杨酸类药物经常用于治疗克罗恩病（见417页），在发生克罗恩病时，部分肠道发生炎症。这类药物还可用于治疗溃疡性结肠炎（见417页），在发生溃疡性结肠炎时部分大肠出现炎症。这类药物也可用来预防溃疡性

> **警告**
>
> 如果你在服用氨基水杨酸类药物，应及时向医生报告任何感染的迹象，比如喉咙疼痛、不正常的出血或身体出现瘀伤。

结肠炎和克罗恩病的发作。

氨基水杨酸类药物通常是口服的，但是如果炎症主要位于低位大肠时，可以采用灌肠或者栓剂的方式使用。初始时用大剂量，长期应用时可以将剂量减少到较低水平。

有哪些副作用?

氨基水杨酸类药物可以引起一些副作用，如恶心、呕吐、腹痛、头痛、皮疹、腹泻。服用这些药物，有时会增加发生感染的机会或加重异常出血。

止泻药物

通过减缓肠内容物的通过或调节肠道运动，从而阻止腹泻的一类药物

常用药物

阿片类药物
■ 磷酸可待因 ■ 芬诺酯 ■ 洛哌丁胺

膨胀剂
■ 麸 ■ 车前子粉 ■ 甲基纤维素
■ 胖大海

吸附剂
■ 高岭土

止泻药用于缓解腹泻（见 397 页），腹泻即排出不成型的、水样便的频率增加。止泻药可以短期应用于控制突然发作的腹泻，也可以长期应用于由于肠憩室病（见 420 页）或肠易激综合征（见 415 页）引起的慢性腹泻。一些药物同时还可以缓解腹泻伴发的腹痛。

在绝大多数情况下，腹泻发作在大约 48 小时之内可以得到控制，一般不需要治疗。饮用足够的液体（牛奶除外），来补充机体在腹泻过程中丢失的体液，就是所需要的所有治疗措施。但是，婴幼儿有发生脱水的危险，可能需要给予口服补液盐。如果腹泻持续时间超过 48 小时，应及时就医。禁止给儿童服用止泻药。

有哪些类型?

止泻药的主要类型，有阿片类药物、膨胀剂和收敛剂。在使用所有这些类型的止泻药时，应同时摄入大量的水以防止便秘。

阿片类药物 这类药物可以减少肠道肌肉收缩，粪便在肠道里通过的速度减慢，因此会从食物残渣中吸收到更多的水分。同时阿片制剂还可以缓解因肠道肌肉频繁收缩而导致的下腹疼痛。洛哌丁胺虽然在化学结构上与阿片类药物相似，但没有阿片样的中枢作用。一些阿片类止泻药，可以在药店买到。

膨胀剂 这些制剂吸收水分，因此可以形成容量更多、更坚实的粪便，排便次数也随之减少。膨胀剂通常用于在相当长的一段时间内需要调节肠道活动的患者，如肠道手术、结肠切除术（见 421 页）或因某些疾病，如憩室病(见 420 页)引起长期腹泻的患者。由于这类药物可以协助调节肠道运动，因此有时也可以用作缓泻药。这类药物中的一部分可以在药店买到，一些只有凭医生处方才能买到。所有类型的膨胀止泻药都有颗粒剂、粉剂或片剂。在服用阿片类药物时，不能同时服用膨胀止泻药，这两种药物合用，会造成粪便梗阻肠道。在使用膨胀止泻药时一定要多喝水。

吸附剂 这些药物能吸附肠道内的刺激性物质和其他物质，如一些有害的微生物。随着吸附剂经过肠道，并被排出，刺激性物质也随着吸附剂一起排出。与膨胀剂一样，吸附剂可以用于控制粪便的质地、调节肠道运动。这些药物通常用于治疗轻度腹泻。吸附剂高岭土可以在药店买到。

> **药物作用**
>
> ### 膨胀剂泻药是如何起作用的
>
> 膨胀剂通常作为泻药来使用，主要用于治疗便秘，便秘是粪便硬且在排便时引起疼痛。膨胀剂在肠内发挥作用，当粪便通过肠道时保存其中的水分，使粪便软化，容易排出。

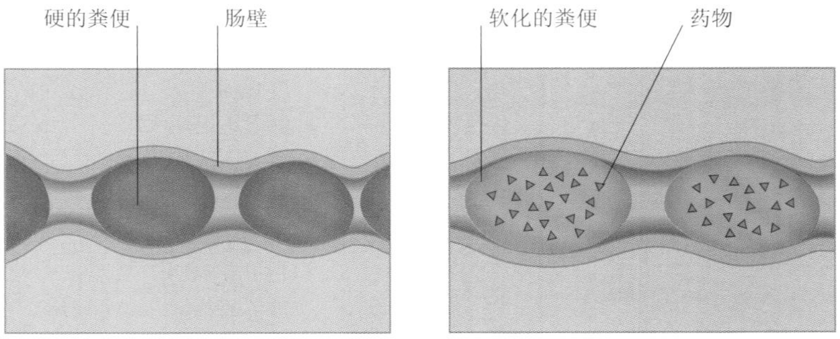

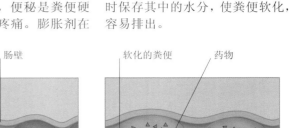

用药前
在粪便缓慢通过肠道时，粪便会丢失其中的水分，导致粪便变硬，难以排出。

给药后
膨胀剂与粪便混合，在粪便经过肠道时保存其中的水分，这使粪便软化且体积增大。

泻药

用于缓解便秘或检查前清理肠道的药物

常用药物

膨胀剂
■ 麸 ■ 车前子粉 ■ 甲基纤维素
■ 胖大海

渗透性泻药
■ 乳果糖 ■ 镁盐 ■ 磷酸盐
■ 柠檬酸钠

粪便软化剂/润滑剂
■ 花生油 ■ 液体石蜡

刺激性泻药
■ 比沙可啶 ■ 丹蒽醌 ■ 多库脂钠
■ 甘油 ■ 番泻叶 ■ 匹可硫酸钠

泻药可以使粪便更容易通过肠道。最常用于治疗便秘（见 398 页）。便秘是指难于排出硬而干的粪便，并且排便次数减少。但是泻药也可用于其他情况，如在进行结肠镜（见 418 页）检查前，需给予泻药来清理肠道。泻药也可用于对抗其他药物，如吗啡或可待因等引起的便秘。

泻药是非处方药。如果你因为便秘而服用泻药时，在排便恢复正常前可以停药，但排便恢复正常后应停止使用。如果便秘持续，超过数日，你应该及时就医。服用泻药的剂量不要超出推荐剂量，因为一些泻药会引起严重的腹痛。未经医生许可，禁止给儿童服用泻药。

有哪些类型?

根据起作用的方式，泻药分为不同的类型。膨胀剂、渗透性泻药和粪便软化剂都可以软化粪便，使粪便更容易被排出。刺激性泻药可以使肠道肌肉运动加快，使粪便在肠道内的移动速度加快。大多数泻药是口服药，但一些渗透性和刺激性泻药可能需要灌肠或作为栓剂来使用。

膨胀剂 这些药物通过保存粪便中的水分，软化粪便，增加粪便的体积，从而刺激肠道肌肉的运动，使粪便易于排出。这类药物主要有颗粒剂或粉剂，是口服的。这些药物完全起效需要数天的时间。

膨胀剂泻药最常用于治疗长期便秘。例如，可用于治疗肠易激综合征（见 415 页）或憩室病（见 420 页），也可用于分娩或腹部手术后帮助患者排便。

膨胀剂泻药是最安全的一种泻药，可以长期应用于治疗便秘，因为这类药物的作用与食物中纤维素的作用相似。在服用膨胀剂时要大量饮水，否则体积增大的粪便会阻塞肠道。膨胀剂泻药的副作用，包括肠道产气过多、腹痛和腹胀。

渗透性泻药 这类药物通过阻止机体从粪便中吸收水分，使粪便软化、体积增加。渗透性泻药有处方药，也有非处方药。

最常用的处方渗透性泻药是乳果糖，乳果糖是一种合成的、不能被人体吸收的糖。乳果糖有一些副作用，如肠道积气和腹部绞痛等，但随着继续使用，副作用可以逐渐减轻。老年人长期使用乳果糖最终会引起脱水，导致血液中化学物质失衡。

其他可以保存肠道内水分的药物，包括镁盐、磷酸盐和柠檬酸钠，这些药物可以用来快速清空肠道，特别是在某些操作，如结肠镜检查、放射性检查或下消化道手术之前使用。这些药物中的一部分可以口服，一部分需要灌肠。这些药物的作用是把身体内的水分转移到肠道中，因此可能会引起脱水。所以在使用这些泻药的同时需要多喝水。这些药物的副作用包括肠胀气和腹胀。

粪便软化剂 这类泻药通过软化粪便来起到泻药的作用。这些药物也会增加粪便物质的润滑性，使粪便能够更容易通过肠道。灌肠使用的花生油可以在药店买到。因为花生油是从花生里提取出来的，如果你对坚果过敏的话，不要使用花生油。液体石蜡是非处方药，可以口服。因为这些药物会引起肛门刺激，因此不宜长期使用。另外，液体石蜡还能阻止一些维生素的吸收，长期使用可能会引起营养缺乏（见 399 页）。

刺激性泻药 这些泻药可以刺激肠道肌肉，使肠道肌肉收缩更强，导致排便次数增加。如果其他药物失败后，

有时也可以使用刺激性泻药来快速清理肠道。一些刺激性泻药可以在药店买到。你不能定期服用刺激性泻药，因为你的身体可能会依赖刺激性泻药来刺激排便。这类药物的副作用通常包括腹部绞痛和腹泻。丹蒽醌会使尿液呈红色。

警告

在服用膨胀剂泻药如麦麸时，一定要多喝水，否则，膨胀的粪便会引起肠道梗阻。

解痉药和促胃肠动力药物

用于缓解肠道平滑肌痉挛或刺激食物通过消化道的药物

常用药物

直接作用于肠道平滑肌的平滑肌松弛剂
- 阿尔维林
- 美贝维林
- 薄荷油

抗胆碱能药物
- 阿托品
- 双环维林
- 东莨菪碱
- 普鲁本辛

促胃肠动力药物
- 多潘立酮
- 甲氧氯普胺

解痉药和促动力药，可以调节胃肠道肌肉的蠕动，推进食物通过消化道。这两种药物都用于治疗因为消化道肌肉运动异常引起的疾病，如肠易激综合征（见415页）和憩室病（见420页）。

有时，这些药物也可用于缓解非溃疡性消化不良（见397页）的症状。促动力药也可以用于治疗胃食管反流性疾病（见403页），在发生胃食管反流性疾病时，酸性的胃内容物会反流入食管。

饮食改变，例如改变饮食中纤维的摄入量，可能有助于调节患有肠易激综合征等患者的肠道收缩。

生活方式的改变，比如减少酒精的摄入和学习如何减轻精神压力，也可以帮助调节肠道肌肉的收缩。

医生起初可能会建议你首先调整饮食或生活方式，看这些改变是否会对排便有所改善。但是如果这些自助措施无效，医生会建议你服用解痉药或促胃肠动力药物。

有哪些类型？

解痉药可以分为两类：直接松弛胃肠道平滑肌的药物和抗胆碱能药物。这两种类型的药物，都能缓解由胃肠道疾病，如肠易激综合征和憩室病所致的腹痛。

促胃肠动力药物有时用于缓解非溃疡性消化不良和胃食管反流性疾病引起的一些症状。

直接松弛胃肠道平滑肌的药物 这类药物可以直接作用于肠壁，肠壁内含有平滑肌。

直接松弛平滑肌的药物通过引起肌肉松弛而缓解肠绞痛。这些药物是口服的。其中一些药物含有小剂量的直接松弛平滑肌的药物是非处方药物。有些药物同时含有膨胀剂（见597页）和直接松弛平滑肌的药物。如果在服用直接松弛平滑肌的药物联合膨胀剂时一定要多喝水，否则可能会发生肠梗阻。另外，不宜在睡前服用这些药物。

直接松弛平滑肌的药物偶尔会引起头痛或恶心。薄荷油胶囊会刺激口腔、食管，因此，应该用足够的水将整粒胶囊吞服。

抗胆碱能药物 这类药物可以减少传导至肠壁的神经信号，从而减少肌肉痉挛。这些药物通常是口服的，既有处方药物，也有非处方药物。

这类药物的副作用包括头痛、便秘、口干、皮肤潮红和视力模糊。这些药物也可能会引起排尿困难。老年人和儿童尤其容易发生这些副作用。

促胃肠动力药物 促胃肠动力药物主要是通过加快胃内容物排空到小肠来起作用的。这样可以防止胃食管反流性疾病的发生，缓解非溃疡性消化不良的发作。

促胃肠动力药物还可以使胃和食管之间的肌肉瓣膜——贲门括约肌的关闭更有力，这也可以帮助预防胃食管反流性疾病的发生。

促胃肠动力药物通常是口服的。只有通过医生的处方才能买到。这些药物可能会引起很多不同的副作用，包括腹泻和嗜睡。有时多潘立酮、甲氧氯普胺会引起无法控制的肌肉痉挛，特别是面部、舌、口腔和颈部。在儿童和青年人，这些肌肉更容易发生痉挛，而且多潘立酮更容易引起这种不良反应。因此，20岁以下的人应该慎用多潘立酮。多潘立酮和甲氧氯普胺也可以用来缓解恶心和呕吐（见595页“止吐药物”）。

口服补液盐

用来治疗因腹泻和呕吐导致的脱水药物

口服补液盐由水和人体所需的无机盐，如钠和钾组成。人体内的这些物质在严重的腹泻（见397页）或呕吐后会丢失。通过饮用足量的水来补充机体因腹泻或呕吐丢失的水分，是成人所需的治疗方法。但是，对于婴幼儿来说，就有必要给予口服补液盐，治疗水和无机盐的丢失。婴幼儿发生脱水的危险很高，因为在这些人群，丢失的水分占体内水总含量的比例较高。

补液盐含有矿物质钠，钠是机体保存水分所需要的矿物质，补液盐中还含有矿物质钾盐，钾对神经和肌肉的正常功能是非常重要的。在腹泻和呕吐时，这两种矿物质很快就会丢失，而且丢失的量会很多。补液盐的成分中还含有葡萄糖，这是一种可以促进钠和水通过肠壁吸收入血流的糖。

补液盐能以可溶性的片剂或粉末形式在药店买到，用水配制成溶液饮用。有些补液盐添加了口味剂，这可以使这些液体的口味更好，更容易被患者接受。

一旦你配好了补液盐，就应该在1小时内服用，如果没有饮用完，可以在冰箱内放置24小时。按说明书服用口服补液盐不会引起副作用。

维生素和矿物质补充剂

均衡合理的饮食，应该包含有足够数量的、健康所需的维生素和矿物质。对于大多数人来说，补充这些物质是不必要的，而且大剂量摄入甚至可能是有害的。但是，一些人群容易发生维生素或矿物质缺乏。医生可能会给这些患者开维生素或矿物质补充剂，来防止出现维生素和矿物质缺乏症，或治疗已经出现了的缺乏症。

尤其容易发生维生素和矿物质缺乏的人群，包括幼儿、孕妇和老人，特别是独居的老人。有严重外伤或慢性病的人，或者患有能够引起消化道吸收营养物质能力障碍疾病（见415页“吸收不良”）的人，患维生素和矿物质缺乏症的危险增加，不仅会发生维生素和矿物质缺乏，还会发生其他营养物质缺乏（见399页“营养缺乏”）。这些人可能需要补充食物添加剂，额外补充蛋白质、碳水化合物、脂肪以及维生素和矿物质。一些不能正常经口进食或者饮水的患者，例如脑卒中患者，因为不能正常吞咽，有时必须通过管道，以液体的形式补充营养，这种管道可以是经鼻腔到胃的鼻胃管，也可以是直接放置在胃内的胃管。在很少见的情况下，营养成分可直接通过静脉输注到血液中，例如患有严重肠道疾病的患者。

人体需要一些营养物质，如碳水化合物、蛋白质和脂肪，而且需要的数量相对较大，但人体所需的维生素和矿物质数量较少。本节将描述医生最常开的，作为食物添加剂的口服维生素和矿物质补充剂。第一篇文章讲述的是维生素补充剂，第二篇文章讲述的是矿物质补充剂。

维生素

维持人体基本功能所必需的化合物

维生素是维持身体正常生长发育和功能，所必需的复杂化学物质。除了维生素D和维生素K以外，最主要的维生素来源是均衡的饮食（见18页“优质的维生素和矿物质的来源”）。

大多数健康人不需要补充维生素，因为健康的均衡饮食，能够提供足够的维生素。然而，医生会给酒精依赖（见350页）的人开维生素补充剂，因为酒精依赖会引起体内一些维生素的缺乏。医生也会为一些维生素需求量比正常人大的人群开维生素补充剂，因为这些人处于伤病恢复过程中，或者他们正在服用能够影响一些特殊维生素吸收，或者影响这些特殊维生素作用的药物。

有哪些类型?

许多类型的维生素，都是维持良好的健康状态所必需的。这些维生素可以分为两个大类：脂溶性维生素和水溶性维生素。脂溶性维生素，如维生素A、D、E、K，是不从尿液排出体外的。这些维生素存储在富含脂类的人体组织中，如肝脏，这些维生素可以储存很长时间，通常并不需要每天补充。水溶性维生素，包括维生素B、C和叶酸，可以迅速经尿液排出体外。人体无法长期储存这些维生素，因此必须每天通过食物摄取，以防出现缺乏。

维生素A 这种维生素是人体生长、维持健康的皮肤和表面组织，以及良好的视力和夜视能力所必需的。维生素A也是维持男性及女性生育能力所必需的。医生会给患有引起维生素A缺乏疾病的人开维生素A，如一些患有肠道疾病的患者。脂肪含量过低的饮食也会引起维生素A缺乏。

然而，摄入过量的维生素A会引起皮肤干燥、鼻衄和脱发。过多的维生素A，尤其以视黄醇形式存在的维生素A，会增加发生骨折的危险。孕妇或有妊娠打算的人不应该服用维生素A补充剂，因为太多的维生素A可能会导致胎儿畸形。同时也应该避免食用肝脏和肝脏相关产品，因为这些物质都含有很高水平的维生素A。

> **警告**
>
> 维生素A会对发育中的胎儿有害。如果你已经妊娠或者打算妊娠，在征得医生的意见前，请不要服用维生素A补充剂。

维生素 B_1（硫胺素） 这种维生素是维持大脑、周围神经、心脏和肌肉正常功能所必需的维生素。硫胺素存在于未加工的食物中，绝大多数人通过均衡饮食可以获得足够的硫胺素。严重的硫胺素缺乏会导致一些疾病，如脚气病，脚气病会影响神经系统。对于严重缺乏硫胺素的人，如酒精依赖者或酒精相关性肝病（见409页）患者，医生可能会开硫胺素补充剂。

硫胺素补充剂引起副作用的危险非常低。但当静脉给药时，这种维生素有时可能会引起严重的过敏反应。

维生素 B_3（烟酸） 这种维生素，又称为烟酸，在许多参与能量代谢的酶促反应中起着至关重要的作用。重度的烟酸缺乏会导致重度的皮肤疾病——糙皮病，主要发生在贫穷国家的农村地区。如果你有酒精相关性肝病，可能会造成烟酸缺乏，或者因肠道疾病造成食物吸收不良（见415页），医生可能会为你开烟酸补充剂。

大剂量的烟酸可以抑制身体中一些脂肪的合成，还可以用于治疗高胆固醇和高甘油三酯血症（见603页“降脂药物”）。烟酸可能会引起一些副作用，包括瘙痒、潮红和头痛。如果服用过量的烟酸，可引起肝功能损害和痛风（见224页）。

维生素 B_6（吡哆醇） 维生素 B_6 起辅助身体内一系列酶和激素活动的作用，这些酶和激素参与体内碳水化合物、蛋白质和脂肪的加工、红细胞和抗体的产生、消化系统和神经系统的活动、维持健康的皮肤。有吸收不良、严重酒精依赖和服用一些药物（如青霉胺和异烟肼）的人，以及进食不好的老年人，可能需要补充维生素 B_6。服用小剂量维生素 B_6 有时也可以帮助缓解经前期综合征（见472页）的症状。长期使用大剂量维生素 B_6 补充剂可导致神经损伤，神经损伤会引起一些诸如麻木和身体协调功能受损的症状。

维生素 B_{12}（钴胺素） 这种维生素在体内多种酶的活动中起着至关重要的作用，在遗传物质和红细胞的合成、饮食中叶酸的利用、神经系统形式功能中也起重要作用。引起维生素 B_{12} 缺乏的最常见的原因是恶性贫血（见272页“巨幼细胞贫血”），在恶性贫血中机体不能合成一种维生素吸收所必需的物质。较少见的病因是由于胃大部切除术（即切除全部或部分的胃组织）、吸收不良、素食（因为天然维生素 B_{12} 只存在于动物制品）引起的维生素 B_{12} 缺乏。维生素 B_{12} 缺乏可以引起巨幼细胞贫血、口炎、舌炎、脊髓损伤引起的症状，如肢体麻木、刺痛的症状，也可能会出现抑郁和记忆问题。

治疗因胃大部切除术引起的恶性贫血和维生素 B_{12} 缺乏，需要定期注射维生素治疗。副作用很少见，但可以有瘙痒、潮红和恶心。如果维生素 B_{12} 缺乏是由于素食或吸收不良引起的，那么可能需要口服补充维生素 B_{12}。

叶酸 这种维生素是神经系统行使正常功能和红细胞生成所必需的。食物来源包括绿叶蔬菜、肝脏和坚果。如果你在服用某些药物，则建议你服用维生素 B_{12} 补充剂，这些药物包括一些抗癌药（见574页）或抗惊厥药物（见590页），这些药物能够消耗叶酸。叶酸也可以降低同型半胱氨酸的水平，高水平的同型半胱氨酸会增加发生冠状动脉疾病（见243页）的危险。

建议在怀孕前，以及怀孕的前12周，服用推荐剂量的叶酸补充剂，以减少发生神经管缺陷的危险，如胎儿的脊柱裂。如果有神经管缺陷的家族史，推荐服用较大剂量的叶酸补充剂。

维生素C 这种维生素是骨骼、牙齿、韧带和血管形成所需要的。新鲜水果和蔬菜都含有维生素C，因此严重的维生素C缺乏不常见。如果真的发生了严重的维生素C缺乏，会导致坏血病，这种病在发达国家很罕见。但是，在进食不好的人群中，特别是在独居老人中，维生素C轻度缺乏较常见。

除了治疗坏血病外，几乎不需要服用维生素C补充剂。有些补充铁剂的人，也可能需要同时补充维生素C，因为维生素能够提高人体对铁的吸收效率。没有任何证据表明维生素C补充剂可以防止或减轻感冒的症状，也没有证据表明维生素C补充剂能够促进伤口愈合。

维生素D 维生素D有助于调节体内钙的含量。体内维生素的需求量通常可以通过正常的饮食和晒太阳就能够满足，而这些正是机体合成维生素D所需要的。但是，一些人没有受到足够的阳光照射，尤其是在冬天，因此不能合成足够的维生素D，因此有发生维生素D缺乏的危险。那些发生维生素D缺乏最高危的人是住在北纬的、皮肤颜色深的人。维生素D缺乏可以导致骨骼脆弱和变软（见217页“骨软化症和佝偻病”）。

甲状旁腺功能减退症（见434页）的患者，可增加补充的维生素D剂量，以提高血钙的水平。在发生甲状旁腺功能减退症时，机体合成的一种称为甲状旁腺素的水平过低，这种激素控制着血液中钙的水平。有时老人和早产儿需要服用维生素D补充剂，因为这些人无法获得足够的膳食维生素D，或没有充足的阳光暴露。对于一些皮肤颜色深、有发生维生素D缺乏危险的人，也推荐服用维生素D补充剂。维生素D补充剂还可以和钙剂一起联合服用，来防止或治疗骨质疏松症。

服用大剂量的维生素D可能会增加体内钙的水平，这可能会导致软组织中钙质沉积、肾功能受损或影响儿童的成长。

> **警告**
>
> 不要服用超过处方剂量的维生素D。过量摄入会导致血钙水平升高到危险的水平。

维生素E 虽然通常认为维生素E是一种单一的物质，但实际上是正常细胞结构必不可少的、一组物质的统称，维持某些酶的活动及红细胞的形成。维生素E还能保护肺脏和其他组织，免受污染物引起的损害，并被认为可以延缓细胞的衰老。饮食中缺乏维生素E是很少见的，维生素E缺乏最常发生于患有吸收不良或某些肝脏疾病的人，也可发生于早产儿。缺乏维生素E会引起红细胞破坏，最终导致贫血。在婴幼儿，维生素E缺乏会引起婴幼儿烦躁不安和水肿。只有在明确维生素E缺乏时，才需要服用维生素E补充剂。长期摄入过量的维生素E可能引起腹痛、恶心和腹泻，也会减少肠道对维生素A、D和K的吸收。

维生素K 这种维生素是形成凝血因子必不可少的，凝血因子是血液凝固形成血块、封闭受损血管所必需的物质。身体所需的大部分维生素K是由肠道内的细菌产生的，但身体也从食物中获得部分维生素K，如绿叶蔬菜、鸡蛋、和肝脏。

新生儿缺乏能够合成维生素K的肠道细菌，因此，有发生一种称为新生儿出血性疾病的危险，这种疾病会造成婴幼儿容易出现瘀伤和内脏出血的危险。出于这个原因，常规给新生儿维生素K。对于长期服用抗生素的、年龄较大的儿童和成人，都应该补充维生素K，因为这些药物可以破坏肠道中能够合成维生素K的细菌。此外，不能吸收营养素的人、因口服抗凝药物（见584页“防止血液凝固的药物”）出现异常出血的人，都应该补充这种维生素。

复合维生素含有多种维生素，可以治疗营养不足、酗酒和其他膳食维生素摄入不足引起的维生素缺乏。这些复合维生素中有一些含有铁和其他矿物质。复合维生素可以在柜台购买到，通常有口服液、片剂或胶囊制剂。

矿物质

维持身体基本功能的化学元素

矿物质是保持健康所必需的化学元素。身体不能制造矿物质，因此必须通过食物来获得（见18页“优质的维生素和矿物质的来源”）。

如果你患有能够干扰身体对矿物

质吸收能力的疾病时（见415页“吸收不良”），或者你额外需要某些矿物质时，医生可能会为你开矿物质补充剂，如在怀孕时你的身体就需要额外的矿物质。绝大多数人不需要服用矿物质补充剂，因为均衡的饮食能够提供足够数量的矿物质。除非你对这些矿物质有特殊需要，否则不应该服用矿物质补充剂，因为过量服用某些矿物质可能引起中毒。

有哪些类型？

许多矿物质对于保持良好的健康状况是必需的。最重要的用于治疗矿物质缺乏症的矿物质包括：铁、钙、镁、锌、氟、碘和磷。

铁 铁是血红蛋白的重要组成成分，血红蛋白是在血液中起运输氧作用的色素。正确的均衡饮食通常能够提供充足的铁，但有时月经过多的女性（见471页“**月经过多**”）、孕妇和刚分娩的妇女会出现铁缺乏。素食者或者持续慢性失血的人，如由于消化性溃疡（见406页）时，也会出现铁缺乏。

铁通常是以口服的液体或片剂形式来补充的，并可以在药店购买到。服用铁补充剂的副作用，包括黑便、便秘或腹泻、恶心及腹痛。在一些患者，当人体不能从消化道吸收足够的铁时，例如在大的肠道手术后，可能需要注射铁剂。虽然这些铁剂是注射到肌肉深处的，但是会造成注射部位的皮肤染色。

> **警告**
>
> 儿童即使吞咽了相对少量的铁剂，也可能会造成潜在的致命性中毒。请将你的药物保存在安全的地方，如果你怀疑孩子服用了你的药物，应该及时去就诊。

钙 钙是骨骼和牙齿形成与维护所必需的元素，同时也是肌肉收缩及神经冲动传导所必需的。奶制品通常可以提供充足的钙质。

孕妇和哺乳期的妇女，应该增加饮食中钙的摄入。因为胎儿的骨骼形成以及母乳的产生，都需要大量的钙。老年人需要补充钙剂，因为随着年龄的增长，钙的吸收效率下降。在预防骨代谢疾病，如骨质疏松症（见217页）、甲状旁腺功能减退症（见434页）或者肾功能衰竭（见450页），需要升高血钙水平时，医生也会开钙补充剂。另外，静脉注射钙剂，也可以治疗心脏停搏（见252页）。严重的低钙血症可能会导致肌肉痉挛和抽搐，可以通过静脉注射钙剂来治疗。钙的副作用有便秘和恶心等。

镁 这种矿物质是保持牙齿和骨骼健康、维持肌肉活动以及神经冲动传导所必需的。对一些能够干扰食物中镁吸收的特定情况，包括酒精依赖（见350页）、反复呕吐或长期腹泻，医生会开镁补充剂。镁过量会引起恶心、呕吐、腹泻和头晕。

锌 这种矿物有助于生长和伤口愈合。锌缺乏症很罕见，通常只有营养不良的老人才会有锌缺乏。严重烧伤或其他外伤的人，在愈合过程中，锌被快速消耗掉，此时也会出现锌缺乏症。在这些情况下，医生有时会开锌补充剂。锌通常是口服的，但也可以局部外用，治疗皮肤疾病，如尿布疹。服用过大剂量的锌，可能会引起副作用，如发烧、恶心、呕吐、头痛和腹痛。

氟化物 氟有助于防止龋齿，使骨骼更强健。饮用水通常是氟的主要摄入来源，因为氟通常存在于一些自然的水源，在许多地区，还会在饮用水中添加氟化物。氟也是大多数牙膏的成分之一。

如果你所在地区的水不含氟，或者你容易出现龋齿（见384页），牙医可能会建议你以滴剂或片剂的形式来补充氟。如果你服用过量的氟，可能会导致氟中毒，出现牙齿变色（见386页）。

碘 碘是生成甲状腺激素必不可少的矿物质，甲状腺激素控制人体使用能量的速度，在儿童的正常生长发育过程中是至关重要的。很少的情况下需要补充碘，因为饮食中通常都含有足够的碘。

碘的重要来源，包括海鲜、面包和奶制品。具有放射活性的碘，可用于治疗地方性甲状腺肿（见433页）或甲状腺功能亢进症（见432页），使甲状腺缩小。过量的碘能抑制甲状腺的活动，导致甲状腺功能减退症（见432页）。

磷 矿物质磷是饮食的重要组成部分。它存在于多种食物中，包括谷类、奶制品、鸡蛋和肉类。体内的大部分磷都与钙结合，形成骨骼和牙齿的结构。低磷血症，即体内磷的水平异常降低，可见于一些肾脏疾病、甲状旁腺功能亢进症（见434页）和吸收不良。

磷缺乏症可以通过使用磷酸盐补充剂来治疗。此外，高钙血症，即血液中钙的含量异常增高，可以使用磷酸盐来治疗。腹泻是磷酸盐补充治疗的潜在副作用。

作用于内分泌系统及代谢的药物

内分泌系统疾病和代谢病，如糖尿病和甲状腺功能减退症，可能会造成广泛而严重的影响。在一些情况下，如果不及时治疗，可能会是致命的。药物治疗可以控制这些疾病的症状，并且可以使许多患者恢复健康。

本节的第一篇文章讲述皮质类固醇药物，皮质类固醇药物是合成激素，主要被用来治疗多种疾病的炎症反应，也可以用于进行激素的替代治疗。接下来的4篇文章讨论控制机体内胰岛素、甲状腺激素和性激素水平的药物。垂体是机体的主要激素分泌腺体，在接下来的文章中讲述能够替代、抑制或刺激某些垂体激素的药物。最后一篇文章探讨降脂药物，降脂药物用来治疗血液中脂肪水平过高。

外用皮质类固醇药物（见577页）用于治疗一些皮肤疾病，将在其他部分中描述，由于是在局部起作用的皮质类固醇药物，因此可以用来治疗关节或肌肉的炎症。

> **重要的解剖结构**
>
> 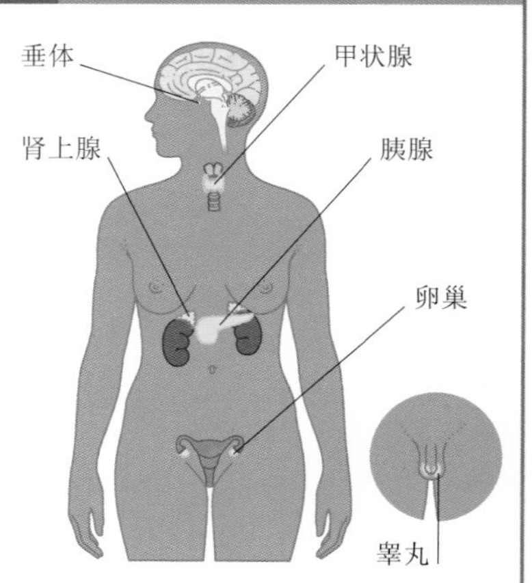
>
>
> 有关内分泌系统疾病和代谢病的更多信息，请参阅437～441页。

皮质类固醇药物

与肾上腺分泌的天然皮质类固醇激素相似的药物

常用药物

- 倍氯米松
- 倍他米松
- 可的松
- 地塞米松
- 氟氢可的松
- 氟轻松
- 氟替卡松
- 氢化可的松
- 甲基泼尼松龙
- 泼尼松龙
- 曲安奈德

皮质类固醇与人体分泌的皮质类固醇激素是相关的。肾上腺合成皮质类固醇激素，是受垂体产生的促肾上腺皮质激素调节的。

皮质类固醇药物，主要用于治疗可能会累及关节、皮肤、消化道、呼吸道、眼睛和耳朵的炎性疾病。如果机体自身无法产生足够的天然皮质类固醇激素（见436页“**艾迪生病**”；见431页“**垂体功能减退症**”），这些药物还可用于替代治疗。

此外，皮质类固醇药物还可以用于器官移植手术后的长期治疗，因为皮质类固醇可以抑制人体的免疫系统。这种作用有助于防止移植的器官或组织发生排异反应。

如何起作用？

皮质类固醇激素会影响人体内的很多过程，包括几乎所有的炎症过程。皮质类固醇的具体作用机制尚不明确，但其作用之一是减少前列腺素的生成，前列腺素在炎症的诱发中起重要作用。皮质类固醇还可以通过减少一些在人体免疫系统中起重要作用的白细胞的生成和功能，来抑制免疫系统。

如何使用？

皮质类固醇药物有多种应用方式。这种药物可直接注入炎症部位附近的组织，如肌腱、关节（见578页“**局部起作用的皮质类固醇药物**”）。采用这种给药方式，能够改善关节疾病的症状，如骨关节炎（见221页）和类风湿关节炎（见222页）的症状。由于有发生副作用的危险，因此应该避免频繁注射。

外用皮质类固醇药物（见577页）用于减轻一些皮肤疾病的炎症和瘙痒。皮质类固醇栓剂可局部使用，口服或注射皮质类固醇可用于治疗胃肠道疾病，如溃疡性结肠炎（见417页）和克罗恩病（见417页）。口服皮质类固醇用于治疗严重的类风湿关节炎和呼吸系统疾病，如哮喘（见295页）、结节病（见 304 页）和纤维性肺泡炎（见 304 页）。这类药物也可用于移植术后（见 585 页“**免疫抑制剂**”）、治疗艾迪生病和垂体功能减退症。可注射皮质类固醇来治疗严重的艾迪生病或过敏反应（见 285 页），也可以通过吸入来预防哮喘的发作（见 588 页“**治疗呼吸系统疾病的皮质类固醇药物**”）。

有哪些副作用？

短期使用皮质类固醇药物几乎不会引起副作用。因为药物替代了机体产生的天然激素，因此在艾迪生病的激素长期替代治疗中，出现副作用者也很罕见。由于这类药物的副作用，因此在其他情况下，医生也会尽量不使用皮质类固醇药物。

长期使用强效的外用皮质类固醇药物，可以损害病变部位的皮肤，造成皮肤变薄、皱褶和色素脱失。当在脸上或婴儿的皮肤上使用这些药物时需要特别小心。局部注射或吸入皮质类固醇很少会引起严重的副作用，但可能会引起局部问题，如轻微的咽喉感染等。吸入皮质类固醇药物还会引起鹅口疮（见 559 页）。

长期口服皮质类固醇药物，会导致皮肤容易出现瘀伤、痤疮、满月脸和体重增加（见 435 页“**库欣综合征**”）。长期使用这类药物还会引起血压升高和骨质疏松症。由于皮质类固醇药物会减慢生长速度，因此儿童在服用这些药物期间，需要监测身高情况。由于皮质类固醇药物会抑制免疫系统，因此这些药物会增加发生感染的危险，特别是病毒感染。

皮质类固醇药物会抑制机体自身的皮质类固醇激素合成。因此如果突然停药，会导致身体不能产生足够的皮质类固醇激素。长期使用大剂量皮质类固醇药物治疗的患者，如果突然停药，会导致血压迅速下降，甚至休克，可能是致命的。如果医生为你开的皮质类固醇药物超过 3 周，医生会给你一张记录你所使用药物的详细信息的警示卡片，以便于给你治疗的医务人员了解你用药的情况。由于在使用皮质类固醇药物期间，有发生严重感染的危险，因此你应该避免与水痘或带状疱疹患者接触。如果你出现了感染或者受了伤，你可能需要更大剂量的皮质类固醇药物。如果医生为你开的是全身应用的皮质类固醇药物，医生会给你一本列出了详细注意事项、副作用和药物警示信息的小册子。

治疗糖尿病的药物

用于控制血糖水平、治疗糖尿病的药物

常用药物

胰岛素

双胍类药物
- 二甲双胍

磺脲类药物
- 格列本脲
- 格列齐特
- 格列美脲
- 格列吡嗪
- 甲苯磺丁脲

其他药物
- 阿卡波糖
- 胰高血糖素
- 那格列奈
- 吡格列酮
- 瑞格列奈
- 罗格列酮

由于机体产生的胰岛素量太少，或机体对胰岛素激素的作用产生了抵抗，血中的葡萄糖水平就会过高，引起糖尿病。胰岛素由胰腺分泌，调节血中葡萄糖水平。治疗糖尿病的药物能够使血糖保持在正常水平。

糖尿病有两种类型。1 型糖尿病是患者体内不能产生足够的胰岛素，因此需要人工合成的胰岛素来治疗。2 型糖尿病患者的身体组织对胰岛素作用的敏感性下降。轻度的 2 型糖尿病可能通过改变饮食来控制，而不必使用药物来治疗。

有哪些类型？

糖尿病的主要治疗药物是胰岛素和降糖药物，胰岛素常用于 1 型糖尿病患者，降糖药常用于 2 型糖尿病患者。最常见的降糖药是二甲双胍和磺脲类，但还包括阿卡波糖、瑞格列奈、那格列奈和格列酮类（吡格列酮和罗格列酮）。如果降糖药物无效，可使用胰岛素来治疗 2 型糖尿病。

胰岛素 注射胰岛素可以替代不足的天然胰岛素。这种替代可以模拟机体胰岛素合成的正常模式，不进餐时维持低的基础胰岛素水平，在用餐时当葡萄糖进入血液时，胰岛素分泌会出现峰值。绝大多数胰岛素是利用基因工程技术合成的，与人的胰岛素完全相同。

有数种作用持续时间不同的胰岛素剂型，短效胰岛素在进餐前 15～30 分钟使用，与血中的葡萄糖水平高峰同步。长效胰岛素每天使用一次或两次。很多人使用这两种类型的混合剂型。可以根据每个人的需求来调整剂量。

因为胰岛素会被胃酸破坏，所以不能口服，需要注射使用。医生或护士会教你如何注射胰岛素(见 439 页)，医生或护士会为你示教，如何检测你的血糖水平（见 439 页“**监测你的血糖**”）。你应该每天规律地检测血糖水平，来确定你的胰岛素剂量是否合适。1 型糖尿病很难控制，因此较新类型的长效胰岛素可能比较适合。此外，如果这些长效胰岛素不能满意地控制血糖，可以应用胰岛素泵持续和定时给予胰岛素。

胰岛素过量或进食过少，可能会引起低血糖（见 440 页），这时血糖水平会异常地低。医生或护士会教会你如何识别低血糖的症状，包括出汗、饥饿、头晕和焦虑。如果你发生了低血糖，你应该立即吃或喝一些含糖的东西。注射胰高血糖素可以升高血糖水平，在发生严重低血糖时，可注射胰高血糖素。常见的胰岛素注射部位包括腹部和大腿。一些胰岛素剂型含有添加剂，开始使用时会引起注射部位的酸痛和炎症，但通常是暂时的。

双胍类药物 二甲双胍是大多数 2 型糖尿病患者的首选药物，特别适用于体重超重，或仅通过控制饮食而不能很好控制糖尿病的体重正常的人。二甲双胍可以与磺脲类或其他药物联合使用，例如与能增加机体组织对胰岛素敏感性的格列酮类药物中的一种一起使用。二甲双胍也可以增加组织对葡萄糖的利用。

二甲双胍几乎不会引起体重增加，与磺脲类药物相比，二甲双胍引起的低血糖发作会更少，但刚开始口服时，可能会引起恶心、呕吐、腹泻、腹胀、食欲减退和面部潮红。这些副作用通常会在服用数周后消失。

磺脲类药物 这些药物能够刺激胰腺内的胰岛合成细胞，分泌更多的胰岛素。这有助于弥补 2 型糖尿病患者机体组织对胰岛素的敏感性降低的不足。磺脲类药物通常每天口服一次或两次，治疗常与饮食控制相结合。许多人会有食欲和体重增加的副作用。

其他药物 除了 2 型糖尿病的其他治疗外，医生可能会为你开一些药物，如阿卡波糖、那格列奈、瑞格列奈或格列酮类。

阿卡波糖可以减慢葡萄糖在肠道的吸收，防止餐后血糖快速升高。瑞格列奈和那格列奈能够刺激胰腺释放胰岛素。这些药物在一些人可能会引起一些副作用，包括胀气、腹部不适、腹泻，罕见有引起皮疹的。吡格列酮和罗格列酮会增加机体组织对胰岛素的摄取，从而降低血糖水平。这些药物可能会引起包括肠道功能障碍、体重增加、头痛和贫血等副作用。罗格列酮和吡格列酮不能用于有心脏功能衰竭或有心脏功能衰竭病史的患者，也不适用于那些患有其他心脏疾病或周围血管疾病（见 260 页）的患者。

药物作用

磺脲类药物是如何起作用的

磺脲类药物可以用来治疗 2 型糖尿病。2 型糖尿病患者的机体组织对胰岛素的敏感性下降。磺脲类药物能够刺激胰腺的细胞，分泌更多的胰岛素，来弥补胰岛素的敏感性下降。

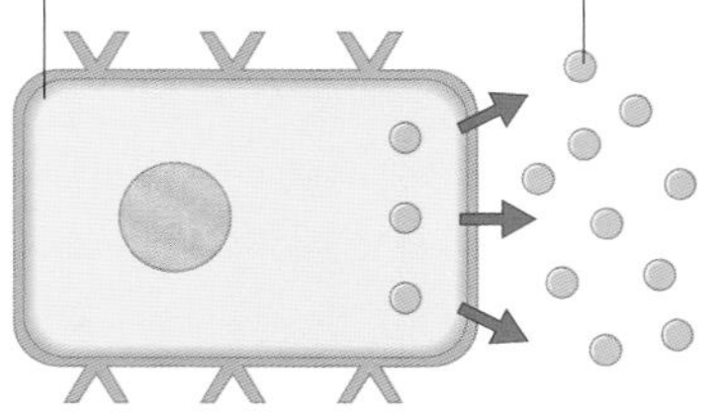

用药前
胰腺内胰岛素分泌细胞合成的胰岛素数量，不足以满足机体的需要。

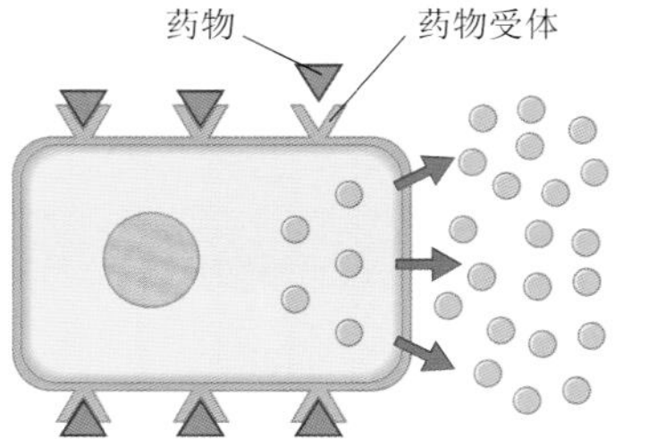

用药后
磺脲类药物作用于胰岛素分泌细胞，刺激这些胰岛素分泌细胞产生更多的胰岛素。

治疗甲状腺功能减退症的药物

用于治疗甲状腺功能减退症的合成甲状腺激素

常用药物

- 左旋甲状腺素（甲状腺素）
- 碘塞罗宁

甲状腺功能减退症（见 432 页）患者的甲状腺产生的甲状腺激素量不足，甲状腺素不足会引起疲劳、体重增加等症状。甲状腺功能减退症可能是由于甲状腺炎症引起的（见 433 页），甲状腺炎可能是急性的，或是慢性的。甲状腺功能减退症还可能是之前利用放射性碘来治疗甲状腺功能亢进症造成的后果（见 602 页“**治疗甲状腺功能亢进症的药物**”），也可能是先天性的（见 561 页“**先天性代谢缺陷**”）。甲状腺功能减退症通常需要终身用合成的甲状腺激素来治疗。

如何使用?

患有甲状腺功能低下的新生儿，最初可能需要注射激素治疗。在成年人，需要每天口服合成的甲状腺激素。药物从低剂量开始，并逐渐增加到达到有效剂量，而不引起副作用。药品需要几个星期才能起效，可能需要长达 6 个月的时间，症状才能完全消失。

有哪些副作用?

如果使用的剂量正确，合成甲状腺激素不会引起副作用。为了确保维持剂量是正确的，你需要定期进行血液检查。如果你开始的剂量太大，你可能会出现甲状腺功能亢进症的症状，出现震颤、消瘦和心动过速，有时伴有心律不齐。如果确立了适合的剂量，这些症状就会消失。

治疗甲状腺功能亢进症的药物

用来治疗甲状腺功能亢进的药物

常用药物

抗甲状腺药物
■ 卡比马唑 ■ 丙硫氧嘧啶

放射性碘

甲状腺功能亢进症（见 432 页）是甲状腺分泌过量的甲状腺激素引起的疾病。甲状腺功能亢进的症状包括体重减轻、持续性震颤和心动过速，有时会伴有心律不齐。治疗甲状腺功能亢进症的药物能降低甲状腺的功能。

有哪些类型?

可以使用抗甲状腺药物、放射性碘或手术，来治疗甲状腺功能亢进症。服用药物需要数周才能起效，β－受体阻滞剂（见 581 页）可用于暂时控制心动过速的症状。

抗甲状腺药物

这些药物可用于甲状腺功能亢进症的长期治疗，也可用于手术切除全部或部分功能亢进的、甲状腺组织的术前准备。药物能减少甲状腺激素的产生。

卡比马唑是最常用的抗甲状腺药物。抗甲状腺药物需要每天口服。激素水平通常会降至正常，并且甲状腺功能亢进症的症状会在 1～2 个月内得到改善。过渡时期，可以使用 β－受体阻滞剂来缓解症状。抗甲状腺药物治疗通常需要持续 12～18 个月，在这段时间内，能够清除引起甲状腺功能亢进的潜在疾病。

药物作用

抗甲状腺药物是如何起作用的

抗甲状腺药物可以用来治疗甲状腺功能亢进症，甲状腺功能亢进是甲状腺分泌过量的激素引起的。当碘与激素前体（无活性）结合时，就会形成有活性的甲状腺激素。抗甲状腺药物会阻断这种结合，从而减少甲状腺激素的形成。

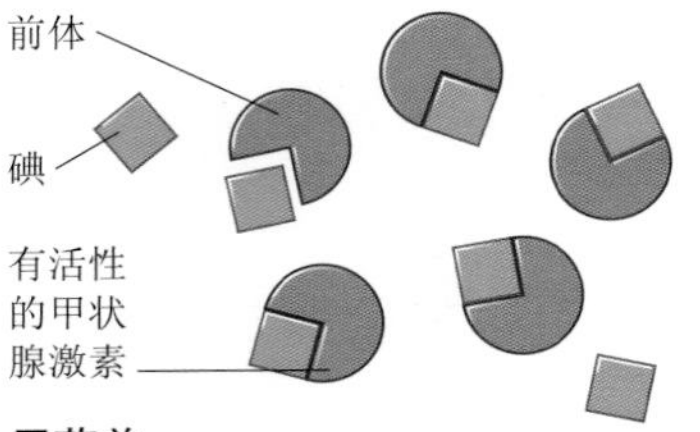

用药前
当碘与甲状腺内的激素前体（无活性）结合时，会形成有活性的甲状腺激素。

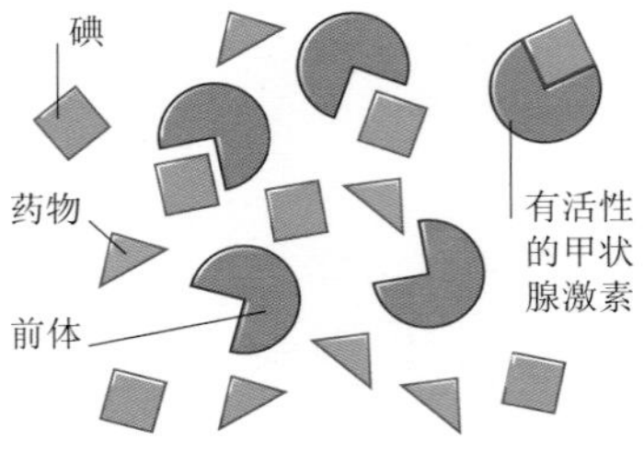

用药后
药物会阻止碘与激素前体结合，从而减少有活性的、甲状腺激素的产生。

警告

如果你正在服用卡比马唑治疗，出现了感染的症状或严重的咽痛，你应该立即与医生联系。在医生告诉你服用哪些药物才是安全的之前，不要服用其他任何药物。

在甲状腺功能亢进症的治疗期间，需要定期进行血液检查来监测血中甲状腺激素的水平，必要时可以调整抗甲状腺药物的剂量。这些检查是必要的，以确保甲状腺素水平不会太高或太低。

抗甲状腺药物的副作用通常是轻微的，包括恶心、头痛、皮疹、瘙痒和关节疼痛。白血细胞减少是卡比马唑治疗期间的罕见但可能会很严重的副作用。白细胞水平下降，会降低机体抵抗感染的能力。如果你在服用卡比马唑治疗期间，出现了感染症状或严重的咽痛，应立即告诉医生。

放射性碘 是一种具有放射活性的碘元素，可用于治疗甲状腺功能亢进症。在通常情况下，甲状腺利用饮食中摄取的碘合成甲状腺激素。如果给予放射性碘，甲状腺会摄取放射性碘，而不去摄取正常的碘。放射性碘会破坏部分甲状腺组织，从而减少甲状腺激素的产生。

在对功能过于亢进的甲状腺进行治疗后，甲状腺激素水平通常在 2 到 3 个月内恢复到正常水平。有时，甲状腺激素水平会有短时间的升高，然后才降低。如果在治疗 4 个月后，甲状腺激素水平仍然很高，你需要进行第二次放射性碘治疗。

在治疗后，你可能会出现甲状腺功能减退症（见 432 页）的症状，如皮肤干燥、增厚、毛发稀疏、体重增加和疲倦，因为你的甲状腺功能变成低下的了。医生将会定期监测你血液中的甲状腺激素水平。如果甲状腺激素水平太低，你需要服用合成的甲状腺激素来补充（见 601 页“**治疗甲状腺功能减退症的药物**”）；你可能需要终身继续进行这种治疗。如果剂量合适的话，药物不会引起任何副作用。

因为有可能存在对正在发育中的胎儿造成损害的危险，因此妊娠期间不能使用放射性碘治疗。

放射性碘也可用于甲状腺癌的术后治疗，但是需要更高剂量的放射性碘，才能足以破坏残存的、可能发生癌变的甲状腺组织。在治疗后，你可能需要终身服用合成的甲状腺激素。

性激素和相关药物

用来增加女性和男性激素水平或阻止其释放或起作用的药物

常用药物

雌性激素
■ 去氧孕烯 ■ 雌二醇 ■ 炔雌醇
■ 左炔诺孕酮 ■ 甲孕酮 ■ 替勃龙

抗雌激素类药物
■ 氯米芬 ■ 他莫昔芬

促性腺激素（见604页“治疗不孕不育的药物”）

达那唑

雄性激素
■ 美睾酮 ■ 睾酮

抗雄性激素类药物
■ 比卡鲁胺 ■ 环丙醋酸
■ 非那雄胺 ■ 氟他胺

促性腺激素释放激素和促性腺激素释放激素类似物
■ 布舍瑞林 ■ 戈那瑞林 ■ 戈舍瑞林
■ 亮丙瑞林 ■ 那法瑞林 ■ 曲普瑞林

多种不同形式的性激素和性激素拮抗剂（阻止激素释放或阻止激素起作用的化学物质）可以用于治疗体内性激素水平过高或过低。

大脑中有一个部位称为下丘脑，下丘脑会合成促性腺激素释放激素，然后进一步促进垂体分泌促卵泡激素（FSH）和促黄体生成素（LH），垂体是位于大脑基底部的一个豌豆大小的脑组织。

促卵泡激素和促黄体生成素会通过刺激性激素的合成来调节性发育：男性睾丸产生睾酮，女性的卵巢产生雌激素和孕激素。

有哪些类型?

用于治疗女性内分泌疾病的药物和激素，包括雌性激素和孕激素。抗雌激素药物是用来阻止雌激素作用的雌性激素拮抗剂。雄性激素睾酮，用于治疗一些男性和男孩的内分泌疾病；雄性激素拮抗剂必要时还可以用来阻断睾酮的作用。促性腺激素释放激素，是一种合成的促性腺素释放激素和促性腺激素释放激素的类似物，可以阻止性腺激素的释放，也可以用来治疗内分泌疾病。

雌性激素 合成形式的雌激素和孕激素有多种用途。到目前为止，最广泛使用的是口服避孕药（见 28 页“**避孕**”），这两种激素一起服用或单独服用孕酮，都可以避孕。激素替代治疗（见 605 页）时，可以使用较小剂量的雌激素和孕激素来缓解更年期的症状。

雌性激素可采用注射、口服或皮肤贴剂等形式来摄入，摄入途径取决于药物的类型和用药的原因。副作用最多见于使用药物剂量较高时，这些副作用包括体液潴留、头痛、恶心、体重增加和抑郁。

此外，绝经前女性服用合成性激素药物，可能会在二次月经之间有一些阴道出血。

抗雌性激素类药物 氯米芬常用来治疗女性不孕（见 497 页）。由于氯米芬可以刺激排卵，因此有发生多胎妊娠的危险。氯米芬的可能副作用包括视觉障碍、潮热、腹部不适、恶心和呕吐。他莫昔芬用来治疗乳腺癌（见 486 页）和一些类型的女性不孕。长时间使用他莫昔芬可能会轻微增加患子宫癌的危险。他莫昔芬可能会引起月经紊乱、阴道异常出血和盆腔疼痛。如果你出现了这些症状中的任何一种，你都应该及时去看医生。

其他副作用包括潮热、外阴刺激感、头痛和头晕。还可能会增加发生血栓栓塞的危险（见 259 页“**血栓形成和栓塞**”）。

雄性激素 合成形式的雄性激素用于治疗一些睾酮水平过低引起的疾病，包括男孩的青春期延迟（见465页“男性青春期异常”）和男性性欲下降（见494页“性欲减低”）。给予小剂量的合成睾酮，可以模仿天然激素的作用，副作用罕见。

抗雄性激素类药物 一些抗雄性激素药物，如非那雄胺，可以用于治疗前列腺肥大（见463页），其他如氟他胺等，可用于治疗前列腺癌（见464页）。

男性化（见474页），即女性出现一些男性的特征，如面部的毛发过多和体毛过多，也可以使用这些药物中的一种来治疗，通常使用的是醋酸去乙酰环丙氯地孕酮。抗雄性激素药物的作用，是通过阻断天然雄性激素的作用来起作用的。抗雄性激素药物的常见副作用是疲倦。药物也会影响肝功能，因此通常有肝病病史的患者不宜使用。

达那唑 达那唑用来治疗子宫内膜异位症（见475页）。达那唑的副作用包括多毛（毛发生长过多）、痤疮、声音变化以及性欲变化和月经周期紊乱。

促性腺激素释放激素和促性腺激素释放激素类似物 促性腺激素释放激素是一种称为促性腺激素释放激素的天然激素的合成形式。这种药物是用来评估垂体功能的。

促性腺激素释放激素类似物用于治疗一些女性生殖系统疾病，如子宫内膜异位症和女性不孕等。这些药物也可以用来治疗前列腺癌和乳腺癌。

这些药物开始的作用是刺激垂体释放促卵泡激素和促黄体生成素。在长时间应用促性腺素释放激素类似物后则会减少促卵泡激素和促黄体生成素的产生。这反过来会抑制雌激素、孕激素和睾酮的释放。

促性腺激素释放激素类似物通常是注射给药或喷鼻制剂。副作用可能会包括痤疮、恶心、呕吐以及头痛。在绝经前妇女，这些药物可能会引起月经间期潮热、出汗增加。

治疗垂体疾病的药物

替代、刺激或抑制垂体激素的药物

常用药物

生长激素
■ 促生长激素

生长激素拮抗剂
■ 溴隐亭 ■ 兰瑞肽 ■ 奥曲肽

催乳素抑制剂
■ 溴隐亭 ■ 卡麦角林

治疗尿崩症的药物
■ 去氨加压素 ■ 加压素

垂体位于大脑基底部，能分泌多种激素。这些激素包括生长激素、催乳素和血管加压素，催乳素控制妇女的乳汁产生情况，血管加压素可以调节肾脏的功能。

用于治疗垂体疾病药物的作用方式不同。一些药物是人工合成的激素，用来替代缺失的天然激素，有的是拮抗剂，用来降低垂体激素的产生或降低垂体激素的作用。

直接作用于垂体产生的激素的药物将在下文讨论。其他作用于垂体，影响身体其他部位的激素产生的药物将在其他地方讨论。这些药物包括性激素和相关药物（见602页）、治疗不孕不育的药物（见604页）、皮质类固醇药物（见600页）和用于分娩的药物（见605页）。

有哪些类型？

很多药物都可以用来治疗垂体疾病。生长激素和生长激素拮抗剂可用来调节生长激素水平过低或过高。

催乳素抑制剂可以减少催乳素水平，用来治疗脑垂体产生催乳素过多的疾病。垂体疾病尿崩症（见431页）是由血管加压素不足所致，可以通过人工合成的等效激素来替代治疗。

生长激素 如果儿童时期垂体不能分泌足够的生长激素，可以利用人工合成形式的生长激素来进行替代治疗。儿童生长激素水平低下可导致生长发育受损（见563页“生长异常性疾病”）。如果小孩在早期就开始治疗，在青春期前很早就开始治疗，通常能够正常的生长发育。

这种药物通常是每天注射给药。这种治疗通常持续数年，直到孩子达到成年人的高度。副作用可能包括肌肉、关节疼痛和头痛。

生长激素拮抗剂 如果垂体分泌过多的生长激素，成年人可能需要给予生长激素拮抗剂，如奥曲肽等。过量的生长激素可导致身体的一些部位异常肿大，尤其是面部、手和脚，这种情况称为肢端肥大症（见430页）。成年人引起生长激素分泌过多的最常见原因是垂体瘤（见430页）。

阻断生长激素合成的药物可作为手术或放射治疗前的临时治疗。但是，如果无法进行手术的话，这些药物可能需要长期使用。

奥曲肽和兰瑞肽是以注射方式给药的。溴隐亭是口服给药的。奥曲肽和兰瑞肽可能产生的副作用包括腹泻和腹部绞痛。溴隐亭可能会导致恶心、呕吐、便秘、头痛、嗜睡、意识模糊、鼻塞和幻觉。溴隐亭还可能会引起腹部、心脏和肺部疾病，因此，医生会对你进行定期的监测。

催乳素抑制剂 催乳素抑制剂用于抑制垂体产生的催乳素激素，用于治疗如非恶性垂体瘤（见430页“催乳素瘤”）等疾病。药物也可用于抑制分娩后的泌乳和治疗帕金森氏病（见333页）。催乳素抑制剂通常是口服给药。这些药物可能会引起许多副作用，包括恶心、呕吐、便秘、头痛、嗜睡、意识模糊、鼻塞和幻觉。催乳素抑制剂也会引起一些腹部、肺和心脏疾病，因此服用这些药物的人需要定期监测。

治疗尿崩症的药物 如果你患有中枢性尿崩症（见431页），可能需要使用血管加压素或人工合成的这种激素（去氨加压素）。

在患有这种疾病时，垂体不能合成足够的血管加压素来调节肾脏的功能，控制着身体内潴留的水量。血管加压素可以口服给药，也可以鼻喷或注射的方式给药。

血管加压素会引起一些副作用，包括恶心、嗳气和腹部绞痛。去氨加压素也会引起一些副作用，包括疲劳、头痛、恶心和胃痛。一过性血压降低，伴有反射性心动过速及面部潮红、眩晕。治疗时如果对水的摄入进行限制，则有可能导致水潴留，并有伴发症状，如血钠降低、体重增加，严重情形下可发生痉挛。

降脂药物

用于降低血液中脂肪（脂肪及相关物质）水平的药物

常用药物

他汀类药物
■ 阿伐他汀 ■ 氟伐他汀 ■ 普伐他汀
■ 瑞舒伐他汀 ■ 辛伐他汀

贝特类药物
■ 苯扎贝特 ■ 环丙贝特 ■ 非诺贝特
■ 吉非贝齐

烟酸和烟酸衍生物
■ 阿西莫司 ■ 烟酸

结合胆盐的药物
■ 考来替泊 ■ 考来烯胺

其他降脂药物
■ 依折麦布 ■ ω－3化合物

降脂药可以降低过高的血脂水平，尤其是血液中的胆固醇和甘油三酯水平。这些药物可以用来治疗或预防高脂血症。这些药物还有助于预防或减缓动脉粥样硬化的进展，这就降低了发生心血管疾病，如冠状动脉疾病（见243页）、心肌梗死、和脑卒中的危险。为了最大限度地减少发生心血管疾病的危险，应该在使用降脂药的同时采取其他措施，例如戒烟、低脂饮食（见16～20页“饮食与健康”）、规律锻炼，以及控制血压升高。

有哪些类型？

降脂药的主要类型包括他汀类、贝特类、烟酸及其衍生物和结合胆盐的药物。其他降脂药物有依替米贝和ω－3化合物。医生会根据引起疾病的脂肪类型来选择降脂药。在一些情况下，医生可能会给你联合用药。降脂药需要每天口服，绝大多数药物需要服用较长时间。

他汀类药物 这些药物可以减少体内胆固醇和甘油三酯的形成。副作用可能包括恶心、头痛、腹痛、腹泻和便秘。他汀类药物也可能引起肌肉炎症。如果你出现了不明原因的肌肉疼痛、触痛或无力，你应该告诉医生。长期使用他汀类药物可能会影响肝功能，所以你可能需要定期检查肝功能。如果你计划怀孕、已经怀孕或正在哺乳期，你也应该告诉医生，因为他汀类药物可能会对胎儿或婴儿造成损害。

贝特类药物 这些药物能有效地降低血液中的胆固醇和甘油三酯的水平。如果你患有肾脏、肝脏或胆囊疾病，那么你就不适合使用贝特类药物。这些药物有时会引起副作用，包括肌肉疼痛、恶心、头痛和勃起功能障碍。如果你患有肾脏疾病，而且正在服用他汀类药物治疗，那么就更容易出现肌肉疼痛。如果你打算怀孕、已经怀孕或正在哺乳，你应该告诉医生，因为贝特类药物会对胎儿或婴儿造成伤害，这一点很重要。

烟酸和烟酸衍生物 烟酸及其衍生物可有效降低血液中过高的胆固醇或甘油三酯水平。但是，这些药物通常会引起副作用，一般只有当其他药物无效时才使用。副作用可能包括面部潮红、行走不稳、头痛、恶心、呕吐和瘙痒。如果这些药物与他汀类药物一起使用，会出现肌肉疼痛。打算怀孕、已经怀孕或正在哺乳的女性应避免使用这些药物，因为这些药物可能会对胎儿或婴儿造成伤害。

结合胆盐的药物 这些药物通过减少脂肪从肠道的吸收，而降低血液中胆固醇的水平。这些药物能与其他降脂药物联合使用，如贝特类和他汀类药物。你应该在服用其他降脂药之前至少 1 小时或之后 4 ～ 6 小时再服用结合胆盐的药物，因为结合胆盐的药物可能会干扰其他降脂药的吸收。

结合胆盐的药物副作用很少，但这些药物有时会引起恶心、腹部不适、便秘等。长期服用结合胆盐药物的人需要补充维生素 K，因为结合胆盐的药物会减少机体对这些维生素的吸收。

其他降脂药物 依替米贝和 ω-3 化合物可以用来降低血液中的甘油三酯水平。这两种药物通常与他汀类药物和 / 或饮食控制联合使用。依替米贝的可能副作用包括胃肠道功能紊乱、头痛、疲倦和肌肉疼痛。ω-3 化合物可引起肠胃不适，其他副作用很少见。

治疗生殖和泌尿系统疾病的药物

我们对生殖和泌尿系统功能认识的进展，使我们对一些疾病的治疗有了很大提高，如不孕不育和前列腺等疾病。药物也可以用来预防更年期或分娩问题。

如果不孕不育是由于激素失衡引起的，药物治疗可以增加受孕的可能性。这些药物将在本节的第一篇文章中讨论。第二篇文章涵盖了激素的替代治疗，这有助于减轻更年期的症状，当性激素水平下降时就会出现更年期的症状。

接下来的文章涉及分娩时使用的药物，这些药物通常常用于预防早产、诱发或加速产程。这些药物也可用于预防分娩后出血。接下来的文章介绍了多种治疗前列腺疾病的药物，包括前列腺癌。最后一篇文章介绍了治疗膀胱疾病的药物。这些药物用来治疗尿失禁和尿潴留。

有关治疗男性和女性生殖系统及泌尿系统药物的更多信息，包括避孕（见 28 页）药物、性激素和相关药物（见 602 页）的使用，将在其他章节涉及。此外，抗生素（见 572 页）已经广泛用于治疗生殖系统和泌尿系统感染。

重要的解剖结构

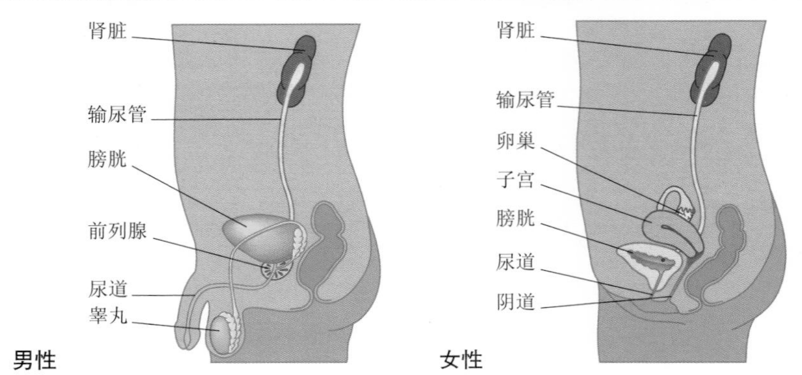

有关泌尿系统和生殖系统的更多信息，请参阅 442 ～ 445 页、457 ～ 458 页和 468 ～ 470 页。

治疗不孕不育的药物

用来治疗夫妻双方无法受孕的药物

常用药物

抗雌激素类药物
■ 氯米芬 ■ 他莫昔芬

促性腺激素
■ 促卵泡激素 ■ 人绒毛膜促性腺激素
■ 促卵泡生成激素

促性腺激素释放激素类似物
■ 布舍瑞林 ■ 戈舍瑞林 ■ 那法瑞林

如果是由于男方或女方的激素失衡引起的夫妇不能怀孕，药物可以帮助女方怀孕（见 497 ～ 499 页“不孕不育”）。女方怀孕必须要经过下列过程：排卵（卵巢释放一个成熟的卵子）、卵子受精、受精卵沿输卵管进入子宫、受精卵植入子宫内膜。

受孕受大脑中下丘脑和垂体产生的激素的影响。下丘脑会分泌促性腺激素释放激素，调节从垂体释放的促性腺激素。

主要的促性腺激素，称为促卵泡激素（FSH）和促黄体生成素（LH）。这些激素控制着生育。女性促卵泡激素刺激卵子成熟，促黄体生成素触发排卵（释放卵子）。在男性，促卵泡激素和促黄体生成素能够调节精子的产生。这些激素的不平衡或这些激素缺乏都会导致不孕。

在这种情况下，药物可用于刺激卵巢产生卵子，或用于刺激男性产生更多的精子。

在女性，这些药物还可以用来刺激卵巢合成比平时更多的卵子，这是辅助受孕（见 498 页）技术的一部分，例如体外受精（IVF）、配子输卵管内移植（GIFT）和合子输卵管内转移（ZIFT）。这些技术是治疗不孕不育的手段，包括在体外将精子和卵子进行混合的治疗。

服用生育药物的妇女，需要血液检查和超声扫描（见 135 页）进行监测，因为这种药物治疗有可能轻度增加发生卵巢过度刺激的危险，卵巢过度刺激可危及生命。

卵巢过度刺激的症状包括恶心、呕吐、腹部疼痛和肿胀。不孕不育的治疗也增加了发生多胎妊娠的可能性。

不孕不育的治疗可能不会立即见效。这些治疗往往需要持续几个月才能增加受孕的可能性。

有哪些类型？

女性可以通过使用抗雌激素（又称为雌激素拮抗剂），来提高促卵泡激素和促黄体生成素的水平。

也可能给予促性腺激素合成激素直接影响男性和女性的生育能力。促性腺素释放激素类似物有时可以与促性腺激素药物联合治疗女性不孕。

抗雌激素类药物 天然的雌激素会抑制促卵泡激素和促黄体生成素的产生。口服抗雌激素药物治疗，如氯米芬或他莫昔芬，可以阻断雌激素的这种作用，刺激脑垂体产生更多的促卵泡激素和促黄体生成素，从而刺激排卵。

氯米芬可能会引起副作用，如视力障碍、头痛、恶心、潮热、乳房胀痛和腹痛。有时会发生卵巢囊肿，但减少剂量时可能会使其缩小。

如果你服用这类药物的时间超过 6 个月，发生卵巢癌（见 477 页）的危险就有可能增加。药物也可能会引起多胎妊娠。

他莫昔芬会引起副作用，如月经不调，并可能会增加发生血栓栓塞和子宫癌（见 602 页“性激素和相关药物”）的危险。

促性腺激素 促卵泡激素和促黄体生成素的水平非常低的男性和女性，可以注射合成的促卵泡激素，如促滤泡素，或人绒毛膜促性腺激素（HCG），这种激素可以模仿促黄体生成素的作用。

如果抗雌激素药物如氯米芬治疗失败，可以使用促性腺激素来治疗。这些合成激素可以刺激女性产生数个卵细胞来辅助受孕。

对于男性，这些药物可以用于增加精子的产生。通常需要治疗几个月。可能会出现的副作用包括头痛、疲倦以及情绪变化，男性可能会出现乳房增大。

促性腺激素释放激素类似物 有时这些药物可用于接受辅助受孕，以及正在服用合成促性腺激素治疗的女性。当间歇性给药时，促性腺素释放激素类似物，可以刺激促卵泡激素和促黄体生成素的释放。但是，如果连续给药，这些药物会阻断天然促性腺激素释放激素的作用，因此会减少促卵泡激素和促黄体生成素的产生。阻断天然促性腺激素的产生，更便于医生控制合成促性腺激素的作用。促性腺激素释放激素类似物，通常采用注射或鼻喷给药。副作用包括潮热、瘙痒、性欲丧失、恶心和呕吐。

激素替代治疗

这些药物的作用机制类似于女性的性激素，用于减少与绝经相关的症状

常用药物

雌激素
- 共轭雌激素
- l雌二醇
- 雌酮
- 雌酮硫酸酯哌嗪
- 乙炔雌二醇

孕激素
- 左炔诺酮
- 甲羟孕酮
- 炔诺酮
- 炔诺孕酮

其他药物
- 替勃龙

在绝经期时，性激素——雌激素的水平下降。可以采用激素替代治疗（HRT）重新回到绝经前的雌激素水平。雌激素水平下降可以引发多种症状，如潮热和阴道干涩。长期的雌激素降低会增加发生骨质疏松及心脏病的发病率。在手术切除卵巢术或盆腔区域放射治疗的肿瘤患者中，绝经后的症状尤其严重。无论是自然发生的，还是手术或放射治疗导致的绝经后症状，一般都会在激素替代治疗后减轻。

激素替代治疗通常由雌激素和孕激素混合组成。单纯服用雌激素会增加发生子宫内膜癌（见 479 页）的危险。鉴于这一点，医生会为绝大多数女性同时开孕激素，孕激素可以保护服用药物的女性不发生子宫内膜癌。对于已经进行了子宫切除术（见 479 页）的女性，通常只服用雌激素，替勃龙是一种同时具有雌激素和孕激素混合作用的单一制剂。

如何使用？

激素替代治疗通常由片剂、经皮贴剂给药，或两者联合使用。药片需要每天服用；经皮贴剂常常是每周更换 2 次，并且每次需要贴在不同部位的皮肤。其他形式的激素替代治疗，包括每天揉擦入皮肤的凝胶和富含雌激素的阴道环。还可以在阴道涂抹数周雌激素霜剂，来缓解阴道干涩。如果有必要的话，可以反复在阴道使用霜剂来进行治疗，但是应该使用最小有效剂量，以尽量减少对身体其他部位可能造成的作用。

对有子宫的女性，激素替代治疗包括在一个 28 天的周期里，连续服用雌激素，联合服用孕激素 10 ～ 13 天。孕激素引起与月经类似的出血，这对于防止子宫内膜过度增厚是必要的，从而防止内膜癌变。如果绝经超过一年，则应该持续使用不造成阴道出血的激素替代治疗，或使用同时具有雌激素和孕激素作用的单一药物，如替勃龙。已经进行了子宫切除术的女性，仅需要服用雌激素类药物。

激素替代治疗药物没有避孕作用，因此你应该向医生咨询，在什么时间里采取避孕措施，以及最适合你的避孕方法。

激素替代治疗是否正确是件复杂的事情，对一个特定的女性来说答案也是不同的。正是因为这个原因，你应该与医生讨论，对于你来说激素替代治疗的危险和带来的好处。但是，总的来说，通常建议只在绝经期短时间使用激素替代治疗，来治疗诸如潮热和阴道干涩等症状。另外，建议使用最短疗程的最小有效剂量。不再推荐长期使用激素替代治疗，来缓解绝经期症状，也不建议使用激素替代治疗来治疗骨质疏松，因为激素替代治疗会增加发生一些疾病的危险，如乳腺癌、脑卒中以及血栓形成和栓塞。绝经 10 年后开始使用激素替代治疗的女性，发生冠状动脉疾病的危险也是增加的。发生乳腺癌危险增加的程度，与激素替代治疗使用的时间是相关的，停止使用激素替代治疗 5 年之内，发生乳腺癌的危险会下降到替代治疗之前的水平。

有哪些副作用？

如果你正在服用雌激素，你可能会出现一些副作用，包括恶心、头痛以及情绪波动。雌激素还会引起乳房胀痛、体液潴留、体重波动以及佩戴隐形眼镜时发生眼睛刺激感。孕激素产生的副作用与雌激素相似，偶尔还会引起痤疮和皮疹。这些副作用通常都是暂时性的，在治疗 1 ～ 2 个月后会消失。

▶ 自我给药

经皮贴剂的使用

使用有黏性的经皮贴剂是一种简单有效的给药方式。这种给药方式，可以使药物经皮肤逐渐地进入体内，在体内缓慢而稳定地释放，并被直接吸收入血。

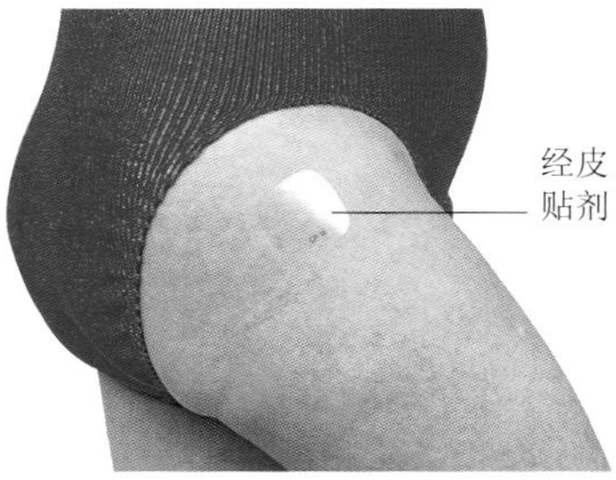

使用经皮贴剂

将贴剂贴在干燥用没有破损的皮肤处。用于激素替代治疗的经皮贴剂，通常贴在下腹部、下背部、臀部或大腿处。

用于分娩的药物

用以预防或诱发生产过程及相关问题的药物

常用药物

刺激子宫收缩的药物
- 卡前列素
- 地诺前列酮
- 麦角新碱
- 吉美前列素
- 缩宫素

子宫肌肉松弛药物
- 阿托西班
- 利托君
- 沙丁胺醇
- 特布他林

镁

能够用于分娩的药物，既是医疗常规的一部分，也可以用来治疗一些特殊的问题。其中在分娩期最常用的药物是硬膜外麻醉药（见 518 页“**分娩中的硬膜外麻醉**”）。

如果母亲或胎儿处于危险状态时，可能需要使用药物来引产。采用引产（见 515 页）的最常见原因，有过期妊娠或者出现了妊娠并发症，如胎儿发育不良。

如果产程进展慢于预期速度，或为防止产后出血，也需要给予药物以加速生产过程。

如果产程启动过早（怀孕 34 周之前），常需使用药物来停止或者延迟生产。

有哪些类型？

在分娩过程中使用药物的目的或是刺激子宫收缩，或是使子宫松弛。最常用的药物为宫缩兴奋药。这些药物可以通过启动子宫收缩或加强宫缩来加速产程。

刺激子宫肌肉收缩的药物还可以用于终止妊娠（见 510 页）。用来松弛子宫从而延迟早产的药物，称为子宫肌肉松弛剂。

在生产过程中，镁可用于防治有子痫前期的患者发生抽搐（见 513 页“**子痫前期和子痫**”）。

刺激子宫收缩的药物 如果即将诱导生产过程开始，或者需要终止妊娠，可以将含有前列腺素的子宫刺激药物——阴道栓剂塞到阴道内。

前列腺素不仅可以刺激子宫收缩，还可以软化和扩张宫颈。前列腺素也有凝胶的剂型。在使用前列腺素治疗期间，偶尔可能会出现一些副作用，如恶心、呕吐、腹泻以及潮热等。

催产素是另外一种促进子宫收缩的药物，在静脉注射催产素后，可以通过增加子宫肌肉收缩的强度、持续时间和频率，来诱导生产过程的启动，或加速已经延迟的生产过程的进展。需要仔细调整剂量，因为催产素过多会导致疼痛、持续的子宫收缩、恶心、呕吐以及液体潴留。

胎儿娩出后，会给大多数产妇肌肉注射催产素和麦角新碱，麦角新碱是另外一种刺激子宫收缩的药物。这些药物会引起子宫的强烈收缩，加快胎盘的娩出，还可以收缩子宫的血管以减少产后出血。麦角新碱的常见的副作用为恶心。在罕见情况下，会出现头疼、头晕以及耳鸣。

子宫肌肉松弛药物 如果出现了早产，医生给你使用能够使子宫肌肉松弛的药物，从而防止进一步的子宫收缩。子宫肌肉松弛剂是持续静脉给药的。这些药物的副作用包括恶心、潮热及心跳加速，血压可能会下降，引起头晕。

镁 使用这种矿物质，可以防止发生子痫前期的产妇，在生产过程中出现抽搐。镁还可以用来阻止早产，尤其是在多胎妊娠（见 512 页）时。镁的副作用包括潮热、出汗和低血压。

治疗前列腺疾病的药物

用于治疗前列腺疾病的药物

常用药物

α－受体阻滞剂
- 阿夫唑嗪
- 多沙唑嗪
- 坦索罗辛
- 特拉唑嗪

抗雄激素药物
- 比卡鲁胺
- 环丙孕酮
- 度他雄胺
- 非那雄胺
- 氟他胺

促性腺激素释放激素类似物
- 戈舍瑞林
- 亮丙瑞林

累及前列腺的常见疾病为非癌性肿大（见 463 页“**前列腺肥大**”）、前列腺癌（见 464 页）及感染（见 463 页“**前列腺炎**”）。药物可用于治疗以上所有疾病，有时可以与手术或其他治疗联合使用。

增大的前列腺可以造成尿道（尿液从膀胱流出的管道）狭窄。如果膀胱出口部位的肌肉不能松弛，也会引起尿路梗阻。这会引起一些问题，如尿频，但还有排尿困难。

前列腺癌可以引起与前列腺的非癌性肥大相似的排尿困难，肿瘤还可以扩散到身体的其他部位。

前列腺感染引起的症状，包括发热以及腰背部、肛周或阴茎基底部周围疼痛。前列腺感染还可能会引起其他症状，包括尿频、尿痛及精液中带血。

有哪些类型？

用于治疗前列腺疾病的药物主要有α－受体阻滞剂和抗雄激素药物。α－受体阻滞剂可以增加从膀胱流出的尿液量。抗雄激素药物可用于治疗非癌性和癌性前列腺增大。促性腺激素释放激素类似物也可以用来治疗前列腺癌。

通常会使用抗生素（见572页）来治疗前列腺感染，治疗的疗程可能需要持续几周，直到感染彻底清除才能停药。

α－受体阻滞剂 这类药物可以松弛膀胱出口处的肌肉环，从而改善尿流，这类药物有多沙唑嗪和阿夫唑嗪等。

α－受体阻滞剂常为口服制剂，并需要长期服用，因为停药后症状常会复发。

α－受体阻滞剂会引起血压下降，引起头晕。这类药物还能引起嗜睡、疲劳、情绪改变、口干、头疼和恶心。

抗雄激素药物 雄激素是男性性激素（例如睾酮），在非癌性前列腺增大和前列腺癌的发病中起重要作用，但引起这类疾病的机制尚不完全清楚。抗雄激素药物是通过对抗雄激素的作用来起作用的。

用于癌性前列腺增大的主要抗雄激素药物，有环丙孕酮、氟他胺和比卡鲁胺。这些药物通过阻断睾酮刺激前列腺细胞的细胞核，从而抑制肿瘤生长或使肿瘤停止生长来起作用。一些其他的抗雄激素药物（5α－还原酶抑制剂），如非那雄胺，可用于治疗非癌性前列腺增大。这些药物通过抑制睾酮的代谢，从而降低前列腺的大小来起作用。5α－还原酶抑制剂可以作为α－受体阻滞剂的替代药物来使用，但是需要服用几个月后才会起作用。

抗雄激素药物是口服的。这些药物会引起一些副作用，包括性欲减低、勃起功能障碍，以及乳房胀痛。

促性腺激素释放激素类似物 这类药物通常用来治疗已经播散到前列腺外的前列腺癌。

药物会影响大脑内垂体释放促性腺激素，从而减少睾酮的产生，睾酮可以促进前列腺癌的生长。

促性腺激素释放激素类似物可以注射给药，也可以采用皮下埋植的方式给药。

一开始服用这些药物可能会加重症状，但可以使用抗雄激素药物，如氟他胺等来治疗这些副作用。促性腺激素释放激素类似物引起的副作用包括：潮热、瘙痒、性欲丧失、恶心和呕吐。

治疗膀胱疾病的药物

用于治疗膀胱储存或排除尿液障碍的药物

常用药物

抗胆碱能药物
- 黄酮哌酯
- 丙咪嗪
- 奥昔布宁
- 丙胺太林
- 索非那辛
- 托特罗定

去氨加压素

α－受体阻滞剂
- 阿夫唑嗪
- 多沙唑嗪
- 坦索罗辛
- 特拉唑嗪

其他药物
- 度他雄胺
- 非那雄胺
- 丙咪嗪

可以用药物来治疗影响膀胱正常功能的疾病。这些疾病可分为两大类：尿失禁（见454页），尿失禁时尿液会不自主地溢出；尿潴留（见455页），这是一种膀胱排空困难性疾病。

引起尿失禁的原因很多，包括膀胱壁肌肉的不自主收缩、由于一些疾病，如脑卒中（见329页）等疾病引起的神经失控、膀胱出口处肌张力弱，这在绝经后妇女中较为常见。尿床（见565页）是幼童常见的尿失禁类型。正常情况下，6岁时孩子会停止尿床，但是有些孩子直到成年时才能完全控制膀胱。

多种原因也会引起尿潴留，包括供给膀胱壁肌肉的神经损伤，或者梗阻造成的尿液难以从膀胱流出，这常会引起前列腺肥大（见463页）。

有哪些类型？

抗胆碱能药物可以用于治疗尿失禁。去氨加压素有时也用来治疗儿童尿床。α－受体阻滞剂可以治疗尿潴留。

治疗尿失禁的药物 如果你出现了尿频、尿急或不能控制膀胱时，医生会为你开抗胆碱能药物，这些药物可以通过松弛膀胱壁内的肌肉来起作用。这样可以增加膀胱的容量，并减少尿频。如果你正在服用这些药物，你可能会出现以下副作用，如口干、视物模糊、便秘和恶心。这类药物还可能加重青光眼（见358页）。有时会使用去氨加压素来治疗小儿尿床，去氨加压素是由脑垂体合成的一种能减少尿液生成的、天然激素的人工合成药物。去氨加压素可以口服，也可以经鼻喷入。这种药物的副作用包括体液潴留、盐代谢失衡、恶心及头疼。去氨加压素罕见引起抽搐。其他对儿童尿床有帮助的药物，有三环类抗抑郁药（见592页），如丙咪嗪。这类药物常给予小剂量，使用时间很少超过3个月。

治疗尿潴留的药物 α－受体阻滞剂，如多沙唑嗪，可用于治疗由非癌性前列腺增大逐渐引起的尿潴留。这类药物通过松弛膀胱出口处的肌肉，使尿液更容易流出。α－受体阻滞剂有时候会引起嗜睡、头痛、口干、恶心和情绪改变。这类药物还会降低血压，引起头晕。

在一些情况下，非那雄胺或度他雄胺（见605页“**治疗前列腺疾病的药物**”）可以使前列腺缩小，使尿液流出更为容易。但是，这些药物需要服用几个月才能起效。

手术

技术的改进，已经使手术从一种危险的操作，转变成一种可以治疗多种疾病的、安全且有效的措施，以前手术通常是最后才选择的一种治疗手段。新的手术技术和麻醉药品的发展，降低了手术的危险、提高了成功率，而且还缩短了康复时间。与过去的技术相比，很多新类型的手术对机体的创伤性明显减小，目前通常不需要住院进行手术。这些进步显著缓解了绝大多数人对手术的恐惧心理。

如今，手术已经适用于治疗很多疾病，而且成为治疗许多疾病的首选治疗手段，手术通常会带来立即的病情缓解，甚至可以完全治愈。

手术治疗可以切除、修复或置换机体任何部位出现的组织损伤。外科医生可以切除机体的病变组织，如感染的阑尾或切除肿瘤；手术可以修复因意外事故导致的骨折和韧带断裂；目前可以用健康的供体器官来取代发生病变的组织器官，如肾脏、心脏和肝脏；还可以用人工合成的机体组织的一部分，如心脏瓣膜植入体内，来替代发生病变的组织。人工关节置换目前已经成为常规手术。

手术还可用于改善机体的功能。例如，可以从身体其他部位切取一段静脉，通过手术移植搭桥，跨过阻塞的血管，来显著改善心脏肌肉的血液供应。

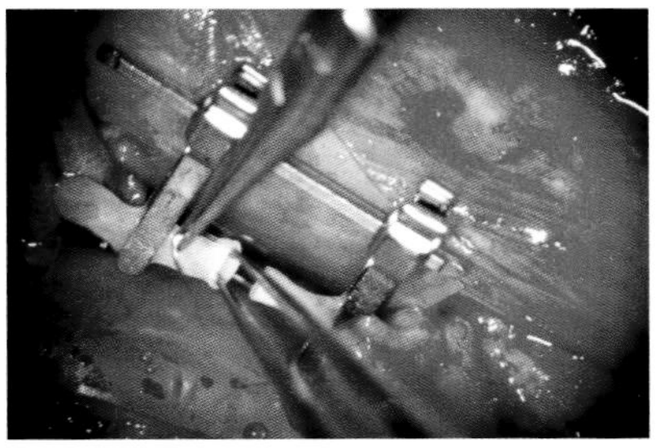

显微手术修复
显微外科医生使用显微镜进行精细的操作，本图所示的是修复切断的血管。

外科手术的进展

近年来，外科手术的进展已经改变了手术的操作方式。其中变化最显著的是内镜手术的进展，所谓内镜手术，就是使用一种称为内镜的管状的可视装置来进行手术操作。将内镜通过在身体上做的小切口，或人体的自然开口，插入机体来进行手术操作。现在，有很多以前需要切开的手术，都可以使用内镜来进行，如冠状动脉搭桥术和冠状动脉支架植入术、膀胱摘除术等。内镜手术的恢复时间，要远远短于切开手术的恢复时间，切开手术会在身体上切一个较大的切口。此外，内镜还可用于取病变组织样本，送到实验室进行检查。

现在，外科医生使用显微镜和微小的仪器，对非常细小的结构进行精细的手术，如血管和神经。激光可以用来进行眼部的精细手术，去除皮肤瑕疵，以及破坏肿瘤组织而不损伤周围的组织。高密度、高聚焦超声波和利用高温或低温的手术技术，已经越来越多地用于破坏肿瘤组织。一些手术已经开始使用机器人，如疝修补术和前列腺癌根治术。

如今，许多机体器官都可以移植，这在很大程度上得益于免疫抑制剂的发展，免疫抑制剂通过抑制器官移植手术后发生的排异反应，来帮助机体接受新器官。

在术前、术中及术后的护理和监测方面也有改善，新型的麻醉剂的副作用也少了许多。目前很多手术都可以在局部或区域麻醉下进行。

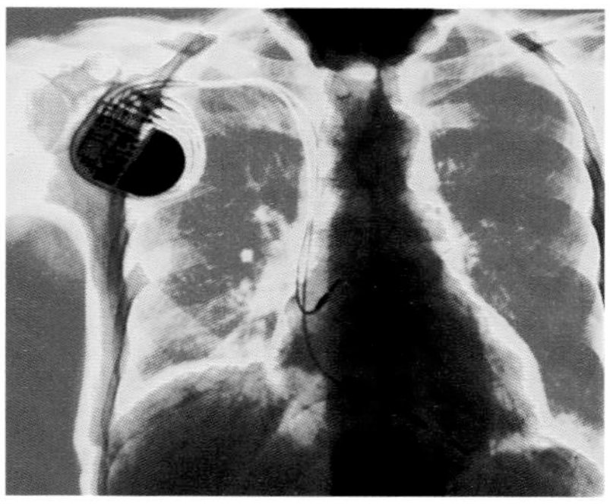

心脏起搏器
外科手术有时需要植入临时性的人工设备，本图所示的是位于胸部上方的心脏起搏器。

步骤

外科手术

所有的外科手术都分为术前、术中和术后3个阶段。在麻醉和手术前，需要对身体情况进行评估。术后，医生会根据你的恢复情况，决定出院日期。大手术需要入院治疗，小手术可以在门诊或者诊所进行。

手术过程
麻醉和手术前，需要评估你的身体情况，看你的健康情况是否可以进行手术。术后的恢复时间取决于你的健康状况和手术类型。

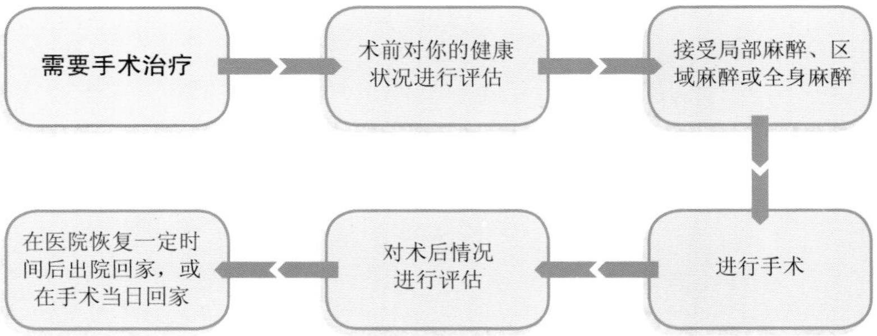
需要手术治疗
术前对你的健康状况进行评估
接受局部麻醉、区域麻醉或全身麻醉
进行手术
对术后情况进行评估
在医院恢复一定时间后出院回家，或在手术当日回家

本章包括如下内容

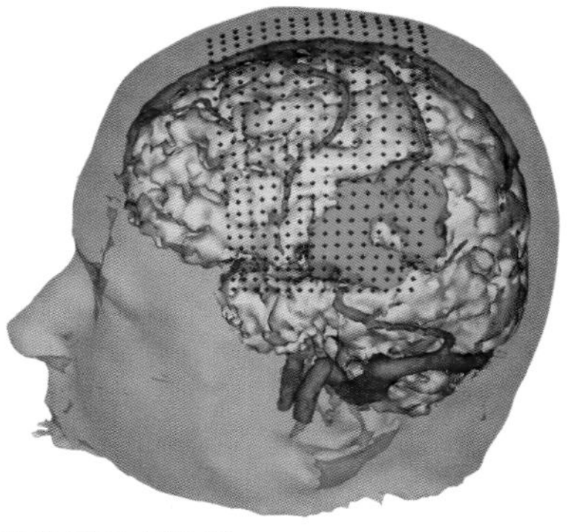

脑外科手术计划
复杂的脑外手术可以应用先进的影像学技术来制定手术方案，本图所示是3D磁共振显示下的脑部肿瘤。

正是由于有这些进展，许多以前认为病情太重而不能手术的人现在也可以成功地实施手术。

手术方式的选择

手术技术的发展，意味着目前任何手术决定，都需要由患者和医生来共同决定。现在，许多小手术可在门诊进行，而不需要住院。一些手术，如白内障晶状体摘除术，过去需要在全身麻醉下才能进行，如今可以在局部麻醉下进行。进行手术的地点和麻醉方式的选择，主要是根据患者的年龄、整体的健康状态、个人意愿，及是否有术后家庭护理等因素来决定的。

外科治疗

许多人的一生，可能会面临外科手术治疗。虽然一些手术需要住院进行，但越来越多的手术治疗仅需要在门诊进行。外科手术和麻醉技术的发展，使现在做手术比以往任何时候都安全，术后康复时间缩短，而且副反应也较少。

本节的第一篇文章涵盖了可以在医生的诊所或医院的门诊进行的小手术。第二篇文章描述在做大手术时的情况以及术后的康复。大手术通常是需要住院才能进行的。虽然每个手术过程都会有所不同，但所有的手术都有一些共同的常规，例如在手术前要进行全面的身体状况评估，检查你的整体健康情况，确定你是否能够承受麻醉和手术。这种评估会在你住院前数周或数日内进行。最后一篇文章讨论做完大手术出院后回到家后的康复。在下一节中讨论不同类型的手术（见 611 ～ 615 页“手术的类型”）。

▶ 步骤

局部麻醉

局部麻醉用于防止在进行小手术时出现疼痛，如痣切除术或缝合伤口。麻醉药会使周围组织的神经末梢麻木。局部麻醉通常是注射给药的，但也可以用麻醉软膏和喷雾剂来进行局部麻醉。

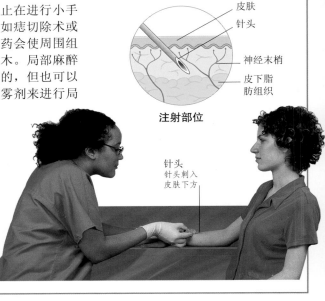

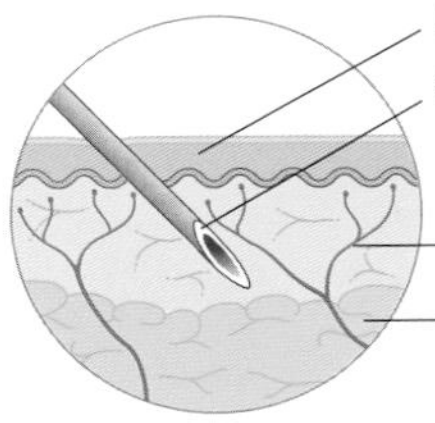

注射部位

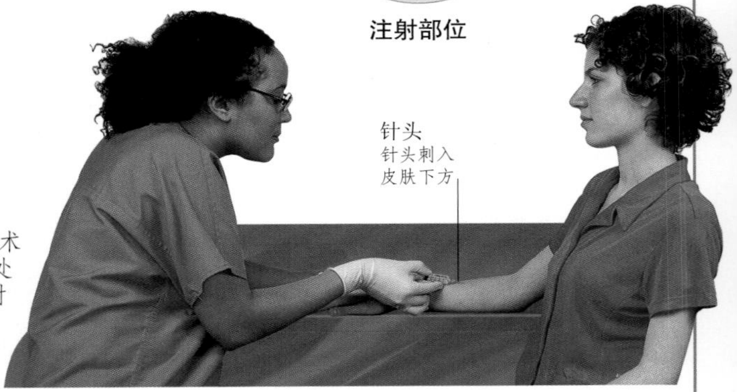

手术过程
局部麻醉是向手术部位周围的一处或多处皮肤注射麻醉药，麻醉药物在几分钟后起效。

小手术

小手术的手术实施时间短，通常仅需在局部麻醉下进行

小手术是指一类可以快速完成、只需在局部麻醉下进行的手术（见本页“局部麻醉”）。小手术包括痣切除术、囊肿或脓肿引流术，以及输精管结扎术（见 461 页）等。绝大多数小手术都会使用到一些器械。然而，也有一些小手术不需要任何器械，如单纯骨折的手法复位（见 232 页）。

小手术通常是在医院的日间门诊或门诊部进行的，甚至医生可以在他的诊室里就能进行。

包括哪些内容?

健康人在做失血量少的小手术时，仅需要非常少的术前准备。医生通常会与你讨论手术的过程，并进行简单的体格检查，并会要求你签署知情同意书。

手术会在局部麻醉下进行，通常采用注射局部麻醉方式。也可能会使用麻醉乳和喷雾麻醉剂，但这些麻醉方式的效果都远不如注射麻醉。但是，麻醉乳和喷雾麻醉剂有时用于注射局部麻醉前的局部皮肤麻醉。

然后医生会认真刷洗双手，穿上无菌服、戴上无菌手套和口罩。医生会用消毒液来清洁要进行手术的部位（必要时还需在手术前刮掉局部的毛发），在手术区域外铺盖无菌单，以防止手术区域周围皮肤上的细菌进入手术区引起感染。

一旦对手术区域的皮肤进行了清洁，消毒和麻醉后，医生就开始实施手术。一些手术可能包括切开皮肤，手术后会用缝针缝合、绷带包扎、缝钉、钳夹或粘固等来关闭手术伤口（见 611 页“缝合组织”）。另一些手术是不关闭伤口的，如脓肿切开引流术，手术切口是开放的，仅用纱布包扎。

手术后会怎么样?

医生或护士会告知你在手术伤口愈合前如何进行伤口护理，并会为你安排定期更换敷料。绝大多数手术伤口在 24 小时后就没有渗出液了，因此不需要特殊的保护措施来预防感染。但是，术后 5 ～ 10 天的时间内，手术伤口组织仍然很容易受损，通常需要保护伤口不要受到物理伤害。

当局部麻醉作用逐渐消失后，你需要服用止痛药物（见 589 页）来缓解术后出现的不适，可能还会使用一个疗程的抗生素来预防感染（见 572 页）。必要时，医生会为你开这些药物。

在一些小手术后，你可能会感觉到不适，或感到有一些头晕，因此需要有人把你送回家。医生会为你安排手术后的随诊，这样医生可以核查手术是否成功，以及手术伤口的愈合情况。

如果你的伤口是用钳夹或缝钉来关闭的，医生会去掉这些钳夹和缝钉。如果你的伤口是缝扎的，并且用的缝线是可以溶解的，就不需要拆除，否则还需要拆除手术伤口上的缝线。

大手术

大手术需要在全身麻醉或区域麻醉下进行

大手术通常是在医院里实施的，通常手术操作是在身体深部的组织进行的。例如，切除一段小肠或髋关节置换等都是大手术（见 611 ～ 615 页“手术的类型”）。

在做大手术前，医生会与你讨论为什么手术是必要的、手术的一些细节、做手术的部位和手术大致所需要的时间等。同时，医生也会告知你可能存在的与手术相关的危险，你需要在手术知情同意书上签字，说明你理解了手术的危险，并同意进行手术。

在进行手术前，医生会对你身体的整体健康状况进行评估，并评估你是否适宜于做这些手术。手术当天，会为你做好各项术前准备，并进行麻醉。通常，大手术需要在全身麻醉下进行（见 609 页“全身麻醉”）。但是，越来越多的大手术，现在可以在区域麻醉下进行（见 610 页“区域麻醉”），在进行区域麻醉时，你处于完全清醒的状态，但没有痛觉。在进行区域麻醉时会同时给予镇静药，来帮助你保持安静、消除焦虑。麻醉类型的选择主要取决于手术本身，但你的整体健康状况和年龄，也在决定麻醉方式中起一定的作用。

手术完成后，会有一段术后恢复期。目前越来越多的手术，仅需要在医院内进行短暂的术后恢复期（有时仅需要 24 小时），但有时需要住院数日，甚至更久的时间。医生会告诉你需要多长的时间才能恢复。此外，你可能还有许多具体问题，需要医生向你说明。例如，你可能希望与医生核实，手术后你是否还需要进一步的治疗，以及术后多久你可以进行正常的日常活动。

术前评估

在做大手术前，医生会对你进行相关的术前评估。这种术前评估的主要目的是确定你是否有潜在的疾病，如心脏疾病，以及这些潜在的疾病是否在手术过程中，要给予特别的注意，以将发生手术并发症的危险降至最低。

在进行术前评估时，医生会回顾你的既往病史，并行体格检查。还需要进行常规检查，如血液检查和评估心脏功能的心电图检查，还可能会根据你的年龄、整体健康状况，及潜在的疾病等进行其他的检查。

麻醉科医生也会为你会诊，麻醉师会核实你是否适合进行麻醉，与你讨论如何进行麻醉，并回答你的问题。

病史和检查

医生会询问你目前的身体状况、是否患有其他严重的疾病、过去是否有过敏史（见 127 页“病史”）。告知医生你的过敏史和服药史（包括服药、补药的情况）是十分重要的，因为这些信息都会影响到手术的安全性。如果你带着服用的药物和 / 或补药，请给医生看一下。

医生会对你进行全面的医学检查

（见 127 页“**体格检查**”）来发现你是否有潜在的疾病，这些潜在疾病可能会增加手术中或手术后发生并发症的危险。

常规检查 你可能需要做常规检查，其中许多检查需要你留取血液或尿液样本。血液检查通常需要用细针抽取不超过 3 个小管的血液量。检查包括计数全血中红细胞、白细胞的数量以及血红蛋白（红细胞中携带氧的蛋白质）的水平。还会检查血液中能够反映器官功能，如肾脏功能的一些化学物质的水平，如尿素和盐等。还需要对你的血型进行检测，并保留一份血液样本，如果手术过程中需要输血（见 272 页），在将你的血液与血库中的血液进行交叉配血后才能进行输血。

除了这些检查外，你可能还需要进行心电图检查（ECG），来检测心脏的情况，特别是你的病史提示你可能有心脏病时。其他的术前检查取决于你最初的体格检查情况，医生会根据初步的体检情况，来决定在进行手术前你还需要进行哪些其他检查。例如，如果你有罹患心脏病或肺部疾病的可能，你还需要做胸部 X 线检查（见 300 页）。这些检查的结果将影响到你的手术如何进行，以及手术过程中需要监测的程度。有时，这些初步的检查结果提示你需要进行进一步的检查，如运动试验（见 244 页），运动试验是检查你在静息状态下和进行体力运动时心脏的情况。

术前准备

手术当天，会为你做好手术的准备。在到达手术室后，麻醉师会为你进行麻醉。

在进行全身麻醉前 6 小时，你不要吃东西，也不要喝水。如果你的胃中仍有食物存在，这会使你在无意识状态下发生危险的概率增加。如果胃中的酸性物质被吸入肺部，将导致肺部的严重损伤。在术前两小时，你可以饮用清水。如果你进行的是区域麻醉，你也需要禁食、禁水，以防万一在手术过程中需要对你进行全身麻醉。

一般的手术准备 术前 1 ～ 2 小时，会让你取掉身上佩带的所有饰品，换上手术衣。如果有假牙，请在手术前摘掉假牙。如果有松动的牙齿或牙冠要告诉医生，因为麻醉师在进行气管插管引入麻醉气体时，会伤害到假牙或松动的牙齿。如果手术切口部位的皮肤上有毛发覆盖，术前要将这些部位的毛发刮除，以便于皮肤消毒。外科医生可能会在手术一侧或手术区域的皮肤上做标记。为了减少发生腿部血栓形成的危险（见 263 页“**深静脉血栓形成**”），医生还会要求你穿上一种特殊的腓肠肌弹力袜，有可能还会为你注射肝素（见 584 页“**防止血液凝固的药物**”）。手术开始前，护士会把你送至手术室。

麻醉 到手术室后，麻醉师将对你进行麻醉。时间长的手术是在全身麻醉下进行的，这种全身麻醉操作分为两部分。首先，从你手背上的静脉注射入麻醉剂。虽然这种注射麻醉剂可以快速诱导麻醉，但麻醉不能持久。接着，会通过吸入麻醉气体来维持无意识状态。对于时间短的手术，只需单纯使用注射麻醉或吸入麻醉气体就可以了。

一开始的麻醉药是通过一个称为导管的细塑料管注射入静脉的。这根管子是插入你手背或手臂的静脉里的，麻醉药几乎立即会让你意识丧失。

麻醉师接着将一根叫做气管内导管的通气管，经过口腔插入你的气管内。导管的另一端与能够在整个手术过程中控制呼吸节律和幅度的呼吸机相连接。同时，还会给你吸入一些氧气和麻醉剂的混合气体。此外，医生还会通过静脉插管给你使用松弛肌肉的药物，这样外科医师就容易切开和移开肌肉，能够有清晰的手术野。

如果麻醉师为你进行的是区域麻醉，那么麻醉药是通过注射给药的。注射部位依据手术方式而定，对于一些特定类型的区域麻醉，如硬膜外或脊髓麻醉，在进行麻醉前首先用局部麻醉药物，使注射部位周围的皮肤麻醉。

手术室

一旦你被麻醉，外科医生或助手就会用消毒液对皮肤的适当部位进行消毒。这种消毒液在术后的一段短时间内，在你的皮肤上留下粉红或褐色的痕迹。没有消毒的皮肤会用无菌被单铺盖，接着就开始进行手术了。在手术过程中，还会采取一些预防深静脉血栓形成的措施，如撑起你的小腿或在你的小腿周围绑上静脉泵。

当手术完毕后，外科医生会关闭切口（见 611 页“**缝合组织**”）。对某些类型的手术切口，医生可能还会使用内缝线和那些在皮肤上能够看得见的缝线。通常，会在伤口周围注射局部麻醉药来减轻疼痛，并减少你在麻醉清醒后使用止痛药的数量。如果你采用的是全身麻醉，那么会降低你通过气管插管吸入的麻醉气体的比例，同时增加吸入的氧气的比例，使你能够从麻醉中清醒过来。

术后恢复室

一旦你出现了自主呼吸的迹象，麻醉师就会拔除气管内的插管。此时，你会听到有人对你说手术已经结束了，但你也只是稍微清醒。你会被送到术后恢复室。如果你采用的是全身麻醉，术后恢复室可能是你清醒后记得的第一个地方。在苏醒后，你可能会发现你的手臂上有静脉点滴针头、手术伤口周围有引流管、膀胱里插有导尿管。在大手术恢复后前几个小时里，医务人员会频繁检测你的体温、血压和脉搏情况。当你被送回病房后，通常你已经完全清醒了，医务人员还会监测这些指标，只是不如之前那样频繁。

一些大手术术后需要严密监护，此时你会被转送至重症监护病房（见 618 页）或特级护理病房（在这里会为你提供比普通病房更专业的护理和更密切的监护，但比重症监护病房要差一些），而不是直接把你送回普通病房。当你不再需要使用特殊的设备仪器和医护人员时，你会被送回到普通病房。

回到病房

做完大手术后，你会被送回病房，这样医护人员可以对你进行进一步的监护和治疗。进行术后监护的目的是尽早发现可能产生的并发症。必要时，还会给你进行镇痛治疗。一般来说，手术范围越大，术后所需的恢复期就越长。恢复得越快，术后并发症，如深静脉血栓形成的发生率就越低，在

步骤

全身麻醉

全身麻醉用来在手术过程中诱导你进入无意识状态，从而不会感觉到疼痛。首先，通过手背或者手臂的静脉通道，注射快速起作用的麻醉药物，同时还会注射肌肉松弛剂。一旦患者出现了意识丧失，医生会从气管插管中给你吸入含有氧气的混合麻醉气体。

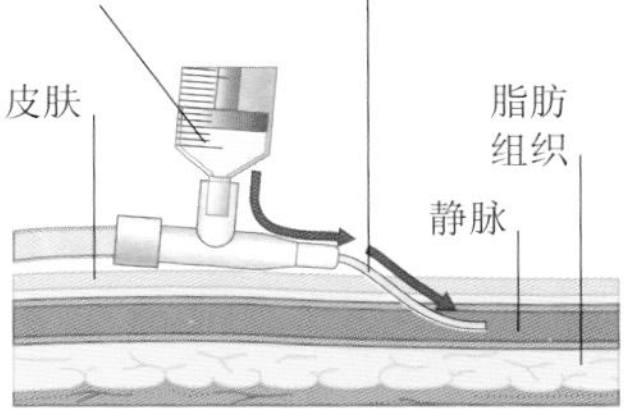

静脉导（插）管细节图

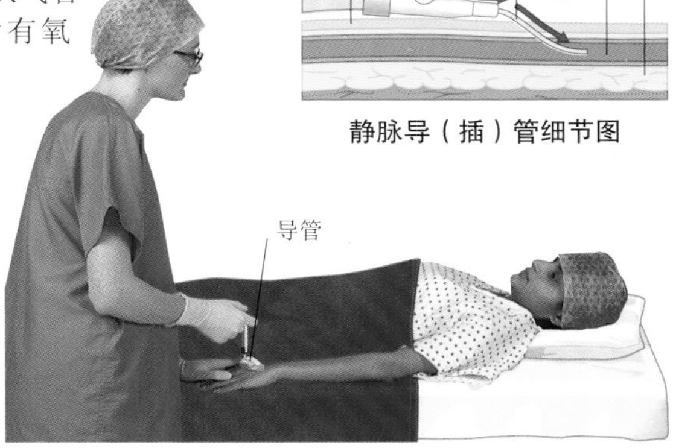

1 通过手背的静脉插管注射快速起作用的全身麻醉药物，你会在几秒钟内丧失意识。

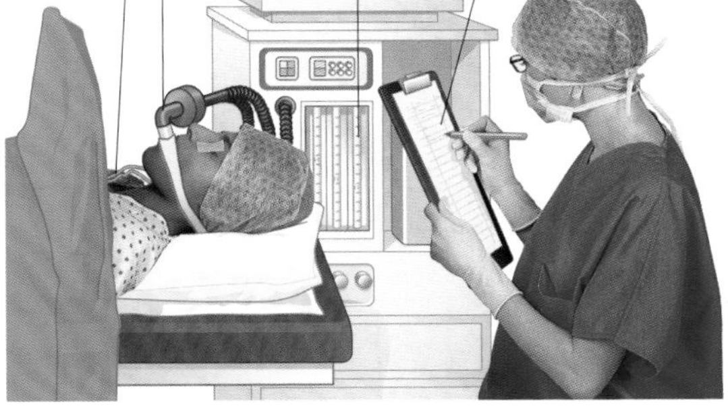

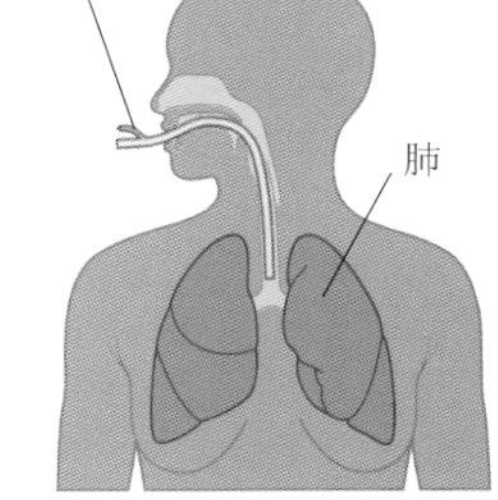

气管插管的部位

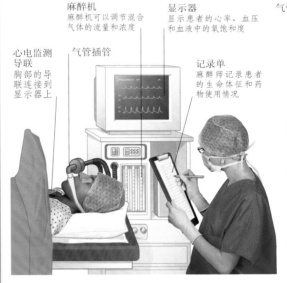

2 氧气和麻醉气体的混合气体，可以使你保持无意识状态。这些气体经由气管插管直接送入肺脏，气管插管是经由喉部插入气管的。

步骤

区域麻醉

区域麻醉可以阻断一根或者一组神经的疼痛传导，达到麻醉的目的。将麻醉药物注射到目标神经的周围，所以在整个手术过程中你是清醒的。身体的许多部位都适用局部麻醉，本图所示的是脊髓神经麻醉，会使注射部位以下的整个下肢麻醉。

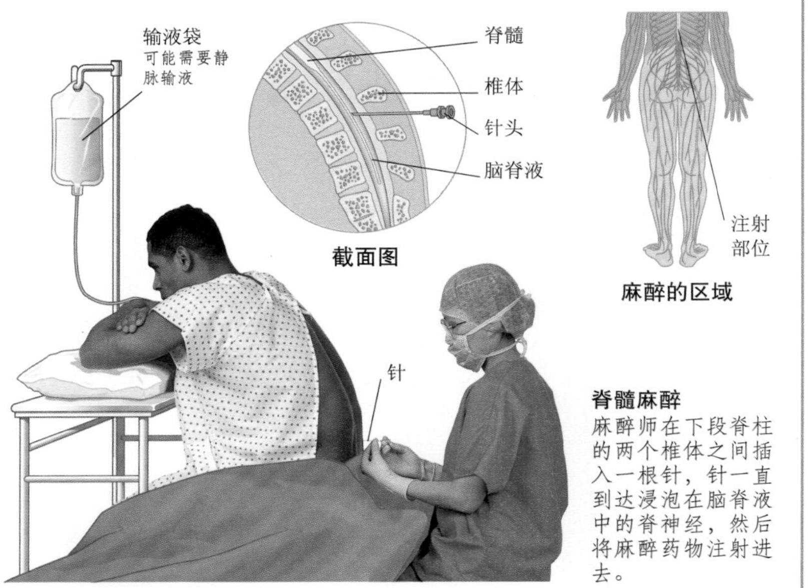

脊髓麻醉
麻醉师在下段脊柱的两个椎体之间插入一根针，针一直到达浸泡在脑脊液中的脊神经，然后将麻醉药物注射进去。

麻醉药物的作用消失后，你应该尽早下地活动，这样发生深静脉血栓的可能性就很小。

如果你采用的是全身麻醉，在术后数小时，你可能仍然会有一些嗜睡。在区域麻醉后，你不会出现全身麻醉后通常会出现的嗜睡。区域麻醉后的麻木感觉，大约会在术后一小时消失。

治疗与监护 你身上可能会连接着各种各样的监测用的管子和设备，这些监测措施可以对你的身体状况进行检测，也可以协助你完成一些特殊的机体生命活动。例如，你与能够监测心脏电活动的心电图仪相连。如果手术涉及膀胱或膀胱邻近器官如前列腺，会在你的膀胱里置入导尿管，导尿管可以使医务人员检测到你的尿量。如果必要的话，会在你的手臂或手背的静脉里置入静脉输液管，给你输液和输入药物。液体可防止你在术后正常自主进食和饮水前，为你保持水分，以防出现脱水。

在某些手术后，还会有一些叫做引流管的管子，从手术切口附近皮肤上的小洞中引出。这个引流管与引流瓶连接，把手术部位过多的组织渗液或血液引流到体外。引流管通常会在手术后数日拔除。医生还会将一根称为中央静脉插管的导管，置于你一侧的颈部或锁骨下部位。用缝线将这根导管固定在皮下，用于监测你的体液平衡和血压情况，以及在必要时给你输入液体或药物。一旦不需要持续监测和不再需要输液，就会将这根导管拔除。

镇痛 由于手术中使用的麻醉药物的作用，以及外科医生在手术刀口的边缘部位注射局部麻醉药，因此你在清醒后可能不会觉得太痛。几小时后，你可能会觉得不适，并需要服用止痛药物（见589页）。医生会根据药物种类、疼痛的严重程度，以及你吸收药物的能力，以栓剂、口服或注射等方式为你使用镇痛药物。患者可以使用一种自己控制的麻醉泵，根据自己的需要，小剂量、安全地使用镇痛药物，麻醉泵与你手臂血管中插入的静脉导管相连。这种类型的麻醉泵有一个内置的装置，可以防止你使用的镇痛药物的剂量过多。

其他治疗 有些大手术还需要其他的治疗来防止并发症。例如，如果你在术后需要较长时间的制动，则有可能发生深静脉血栓（腿上形成血块）。这些血栓可能会破裂，并随血流运行到心脏或肺部，这是能够危及生命的。如果手术后有发生血栓的可能，医生会为你开可以减少血栓形成的药物。同时在你可以完全自主活动之前，你还需要穿数日的弹力袜。

如果你的手术是在感染部位进行的，如脓肿部位，你需要使用抗生素来治疗。医生还会根据你的手术类型，来决定是否在住院期间给你进行物理治疗（见620页），或在住院期间需要进行其他治疗，来帮助你恢复到完全能够自主活动的状态。

出院

当你不再需要密切监护或特殊治疗时，就可以出院了。此时你已经不需要管子的帮助，就可以正常进食和饮水，而且可以不用导尿管自己排尿。如果有人可以陪你回家，或者在你还不能完全自理时，有人细心照料你的生活起居，医务人员会非常满意。如果你需要家庭护理人员（见618页“家庭护理”），应该提前安排好。在出院前，如果你考虑到日后的生活中需要使用特殊的辅助设施，如帮你进、出浴缸的设施，你需要功能治疗师（见621页“功能治疗”）来对你的情况进行评估。

在出院前，医生会给你开出你所需要使用的药物的处方，并安排好你术后的随访计划，这样医生可以检查你的术后恢复情况，如果需要的话，医生会为你安排拆线的时间。

大手术后的康复

做了大手术后的调养和康复

在手术后，还需要一段时间的调养，你才能重新工作、恢复正常生活。在这段康复期间，你需要一定时间的卧床静养，在日常生活中你可能还需要别人的帮助。除了生理上的康复外，在做了大手术后，你还需要一段心理调整期。术后出现情绪容易波动或感到压抑的情况并不少见，许多人觉得心理咨询（见624页）会有帮助。

随着近年来外科手术的发展，如内镜手术（见612页）和镇痛技术的进步，缩短了康复需要的时间。在绝大数情况下，你的年龄越大、手术的范围越广、手术前的整体健康状况越差，需要的恢复时间就越长。

手术后你需要休息一段时间，可能还会因为身体非常不舒服，使活动受到一定的限制。但你应该逐渐增加活动量来恢复体力，同时还应该通过活动，减少发生深静脉血栓形成（见263页）的危险，因此要在这些因素之间寻找平衡。如果因缺乏运动出现了肌肉萎缩，如在做骨或关节手术后，你可能需要定期进行物理治疗（见620页）以恢复活动能力和肌肉的力量。你还需要专业护理来暂时或永久地改变你的生活习惯，如学习在结肠造瘘术（见422页）后如何处理排便。

恢复活动

为了帮助你在手术后尽快恢复，尽可能进行身体活动很重要。但要保证你服用的药物能够使你在活动时不出现疼痛。在一些类型的手术后，尤其是腹部手术后，咳嗽时会出现疼痛，肺里会有滞留的分泌物。在这种情况下，出院前医生会为你演示呼吸锻炼，以及如何减少咳嗽带来的不适感觉，你应该在恢复期一直使用这些技巧。在术后恢复过程中，你可以逐渐地恢复一些日常活动。随着时间的推移，你应该能够恢复你的日常生活方式、恢复性生活，而且能够开车。

工作 你应该遵循医生给你的关于何时能够重新回到工作岗位的建议，医生会根据你的恢复进展情况和你的职业特点来综合考虑的。体力劳动比脑力劳动需要更高的体力水平。你需要逐渐恢复工作。

性生活 很少有手术会因为身体原因需要你在术后戒除性生活，但是，如果性生活会导致特殊危险的话，你的外科医师会告知你的。有时你可能会因为术后不适或医学的需要等原因不能进行性生活，如腹股沟疝修补术（见419页）后。因为在患病期间发生性冲动消失的情况很常见，因此你需要一段时间来恢复正常的性感觉。如果手术后较长的时间里你仍然存在性生活异常，请去就医。

开车 如果手术或你的健康状况会影响你的注意力和安全驾驶能力，如你不能系安全带，或者在紧急情况下不能快速刹车，那么医生会建议你不要开车。在你服用一些镇痛药物或其他药物期间，你开车也是不安全的。医生将会建议你何时可以开始恢复开车。

识别并发症

如果你突然觉得自己不舒服，或者一些正在改善的症状逐渐加重，可能提示出现了严重的问题。一些症状如发热、气促、咳嗽、出血、手术切口出现了新的分泌物、腿部疼痛、胸或手术部位出现疼痛加重，说明出现了问题。如果你出现了这些症状，你应该立刻向医生咨询，或到医院后与医生联系，医生可以分辨出术后的正常症状和严重并发症。

手术的类型

最基本的手术流程包括切开机体组织、处理病灶和闭合伤口。随着新技术的不断涌现和使用，外科手术有了长足的发展，例如显微手术和激光手术，可以更精确地进行一些复杂的手术操作。

所谓开放手术，就是通过较大的切口到达机体的内部结构，这是最常见的手术类型，将在第一篇文章中讨论。但是，目前有越来越多的手术都是通过内镜来进行的，接下来讨论的是内镜手术。之后的文章涵盖了其他特殊的外科手术，包括显微手术和激光治疗技术，目前这两种技术都已经应用于整形外科手术，用于重塑或修复组织。显微手术可以在非常微小的组织结构，如神经中进行。激光治疗技术有许多用途，如去除胎记、修复眼部的精细结构。最后一篇文章讨论移植手术，移植外科使健康的机体组织取代患病的、无功能的组织成为可能。

在本章的其他节讨论了术前、术中和术后的相关情况（见 608 ～ 610 页“外科治疗”）。

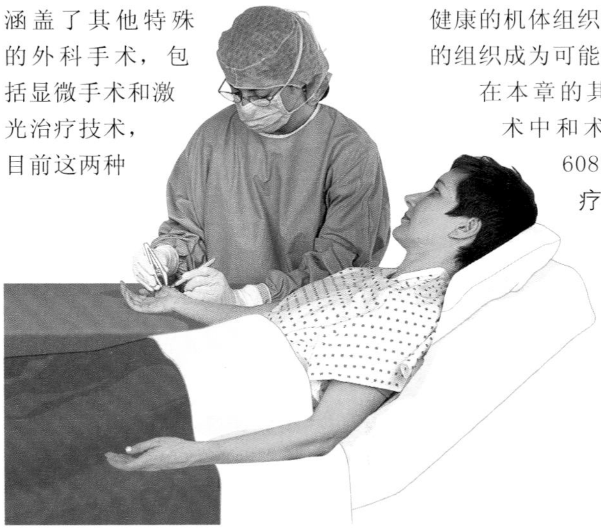

外科手术
几乎所有的外科手术都包括切开组织、把组织边缘缝合起来以促进愈合、止血和预防感染。

▶ 方法

缝合组织

手术后将切口的组织缝合可以促进愈合、止血和预防感染。目前有多种缝合技术和缝合材料，如何选用取决于手术的部位和组织的类型。一些缝合材料在设计时就是可以吸收的，在组织愈合的过程中会自动溶解，这些可吸收材料尤其适用于内脏组织的缝合。如果愈合可能需要较长时间，或者在拆线前需要评估伤口情况时，应该使用不可吸收的缝线。

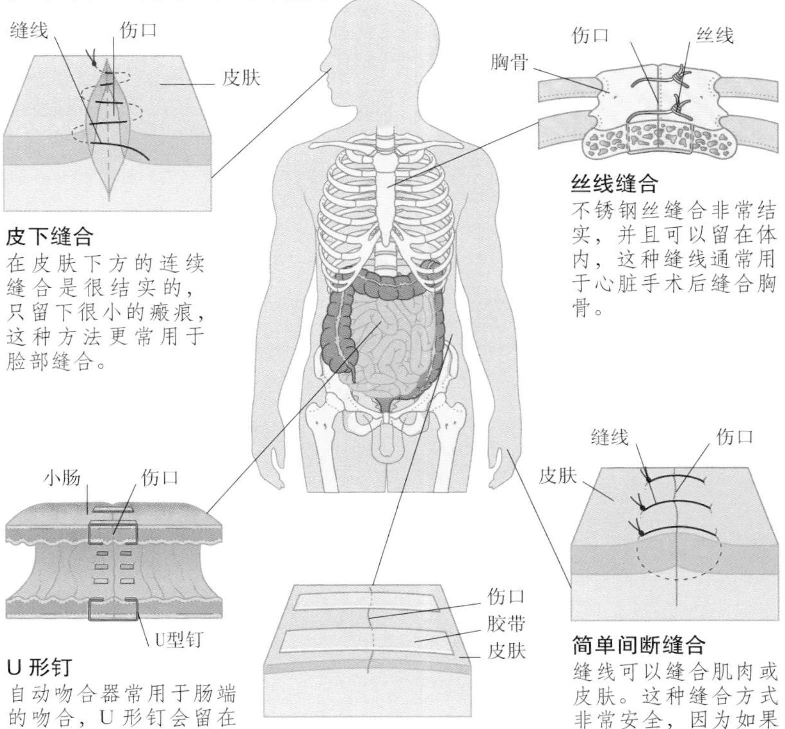

皮下缝合
在皮肤下方的连续缝合是很结实的，只留下很小的瘢痕，这种方法更常用于脸部缝合。

丝线缝合
不锈钢丝缝合非常结实，并且可以留在体内，这种缝线通常用于心脏手术后缝合胸骨。

U 形钉
自动吻合器常用于肠端的吻合，U 形钉会留在体内，这种 U 形钉也可以用于缝合皮肤伤口，因为这种缝合方式留下的瘢痕非常少。

粘贴胶带
长条状的胶带可以用于较小伤口，胶带不穿透皮肤，把伤口的边缘固定在一起。

简单间断缝合
缝线可以缝合肌肉或皮肤。这种缝合方式非常安全，因为如果一处缝线出现断裂或脱落，其他缝线仍然是完好的。

开放手术

通过皮肤的切口，到达身体内部组织的外科手术

绝大多数外科手术是采用开放手术来进行的。这种类型的手术，需要在皮肤上做足够大的切口，以便外科医生能够看清楚需要治疗的身体内脏部分和其周围的组织。大切口便于手术操作，但会留下明显的瘢痕。

开放手术用于所有的内脏器官移植手术和剖宫产（见 518 页）手术。开放手术还用于切除一些特定类型的肿瘤，以及病变范围不清的手术。有时，开放手术还用于一些紧急情况的处理，如内脏出血。

手术过程中会发生什么?

有些开放手术是在区域麻醉（见 610 页）下进行的，如剖宫产手术。但绝大多数开放手术是在全身麻醉（见 609 页）下进行的。一旦你被全身麻醉，外科医生会依次切开皮肤、皮下脂肪和下方的肌肉组织，用拉钩将皮肤和肌肉牵拉开，不进行手术操作的组织和器官也会用牵引器拉开。当手术部位清楚暴露后，外科医生才能够进行手术操作。

对在手术过程中必须切断的血管应该进行结扎，以防大出血。可以使用电烧或用合成的丝线来结扎血管的残端。电烧是利用一个能产生电流的像钢笔一样的仪器来闭塞血管。有时在开放手术时也会使用激光来闭塞血管（见 613 页“**激光手术**”）。

要保持手术部位没有出血和其他液体，以保证外科医生在做手术时能够看清楚他在做什么。医生还会在手术部位的周围放置纱布和吸引器，及时去除液体。医生会仔细清点所使用的纱布数量，并于手术完毕后再核查，以确保所有纱布都取出来了。外科医生在核实了没有内出血时才会缝合切口（见本页“**缝合组织**”），用无菌敷料包扎伤口。

有哪些危险?

所有的手术，不论大、小都会存在一定的危险。例如，对麻醉药物产生的不良反应、出血、血栓形成或感染。

全身麻醉药物可能在手术过程中或手术后诱发心律失常。如果你的年纪大、有心脏疾病或体重超重的话，发生这种心律失常的危险就更高。在罕见情况下，还会出现对麻醉药物的过敏反应。

在极少见的情况下，如果血管没有完全闭塞，会导致手术中过量出血或术后持续出血。不论发生上述两种种情况中的哪一种情况，都需要输血（见 272 页）。对每一个做大手术的患者，都应该准备好做过血型交叉试验（血型相符）的血液。

在手术后，血液处于高凝状态，这可能会导致腿的深静脉形成血栓（见 263 页“**深静脉血栓形成**”）。这些血栓会引起下肢水肿和疼痛，有时这些血栓会随血液循环到达肺部。如果血栓滞留在供应肺部血流的动脉中，可能会导致胸痛、气促，甚至危及生命（见 302 页“**肺栓塞**”）。为了降低发生血栓的危险，医生会鼓励你手术后尽早活动。在手术过程中或手术后可以使用一些药物，如肝素（见 584 页“**防止血液凝固的药物**”）来稀释血液。止痛药物（见 589 页）也可以帮助你在没有疼痛的情况下更容易活动，达到防止血栓形成的目的。

一旦细菌或其他微生物在手术中或手术后进入伤口，将会发生感染，感染会阻止或延迟伤口愈合，引起组织损伤和发热。在高度无菌的环境中，使用经过仔细消毒的器械进行手术可以将感染的发生率降至最低。术前、术中或术后使用抗生素（见 572 页）有助于预防感染。

内镜手术

使用经人体的自然开口或皮肤切口插入人体的可视器械来进行的手术

内镜手术是一种无需做皮肤的大切口便能进行多种手术操作的技术。内镜是一种带有光源的管状可视装置。有些内镜还有内置的微型摄像设备。

内镜是通过机体的自然开口如肛门，还是经小的皮肤切口进入体内，取决于手术需要到达的部位。通过皮肤切口进行的内镜手术通常称为微创手术（见本页）。内镜可以是软的（可弯曲的），也可以是硬的（不可弯曲的）（见 138 页**“可弯曲式内镜”**；见 139 页**“硬质内镜”**），可以直接通过内镜本身或通过显示屏来看清体腔内的情况。

内镜可以用于治疗、检查（针对某一个特定部位）或获取组织样本。微小的精细器械如钳子或剪子，可通过皮肤上的小切口或通过内镜的侧通道进入，到达手术部位。这些器械都是由外科医生在内镜或显示器的指导下操作的。

由于内镜手术不需要做皮肤切口或仅需小的皮肤切口，因此，患者的住院时间和术后恢复时间都比开放手术要更短些。所有小切口手术的出血量都很少。因此，与开放手术所需要做的大切口相比，内镜手术切口愈合的速度会更快一些，发生感染的可能性更小。

何时使用？

内镜手术适用于能够允许器械插入，并能使器械在周围移动的任何身体组织部分。适合的部位包括胸腔、腹腔、盆腔、消化道、大关节，如膝关节和髋关节等，以及鼻窦。

根据使用部位不同，内镜有不同的名称。例如，用于腹腔的内镜称为腹腔镜，用于观察肺部的内镜称为支气管镜，用于观察结肠内部结构的内

步骤

微创手术

微创手术可以使外科医生通过一个小切口来检查和治疗体腔疾病，如腹部疾病。经一个切口插入体腔的内镜（一种管状可视设备，带有光源和摄像设备），可以显示体腔内部的组织器官。

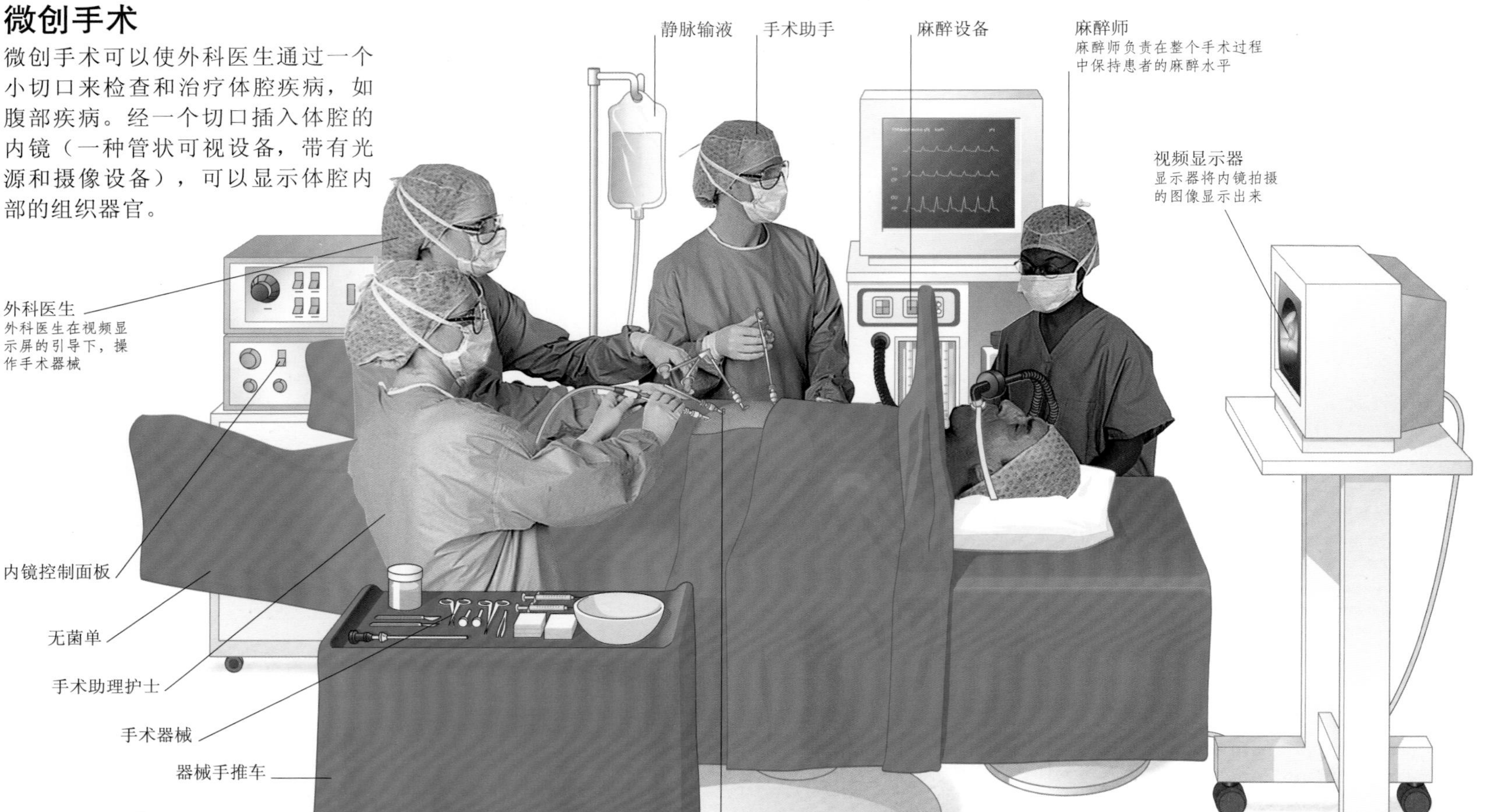

镜下所见

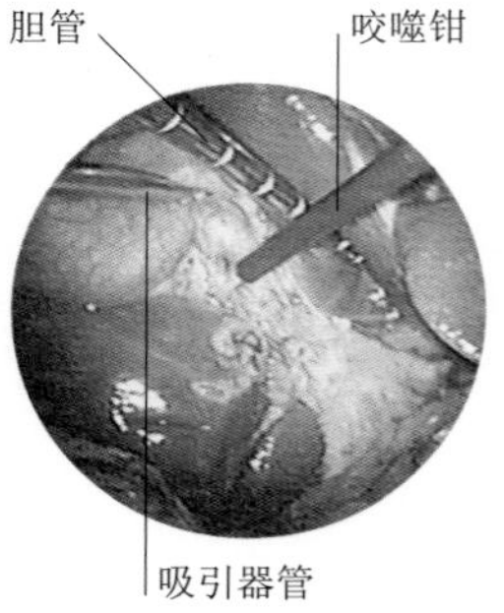

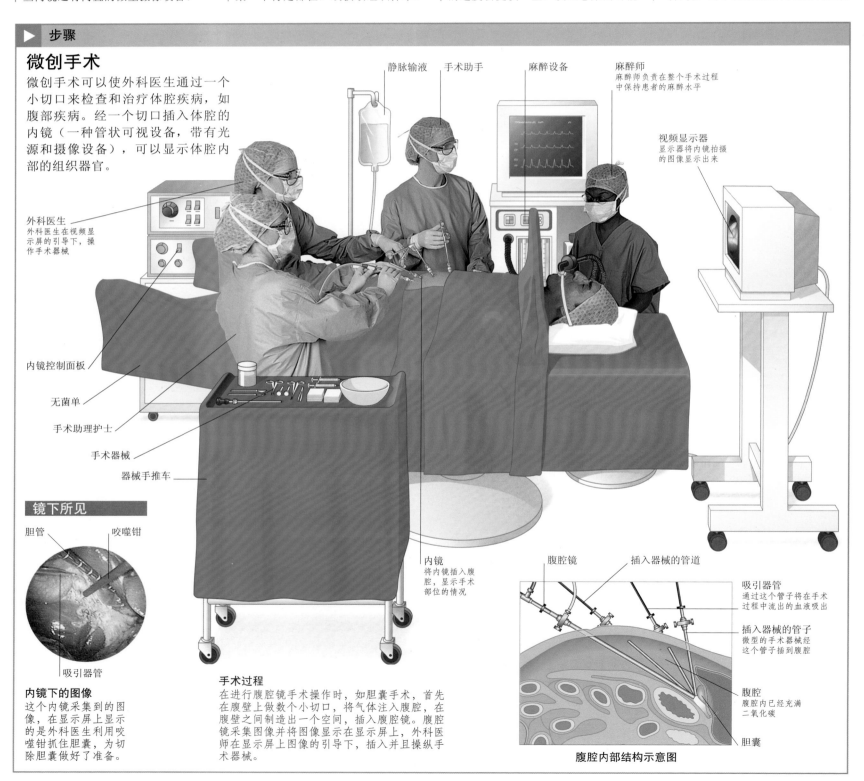

内镜下的图像
这个内镜采集到的图像，在显示屏上显示的是外科医生利用咬噬钳抓住胆囊，为切除胆囊做好了准备。

手术过程
在进行腹腔镜手术操作时，如胆囊手术，首先在腹壁上做数个小切口，将气体注入腹腔，在腹壁之间制造出一个空间，插入腹腔镜。腹腔镜采集图像并将图像显示在显示屏上，外科医师在显示屏上图像的引导下，插入并且操纵手术器械。

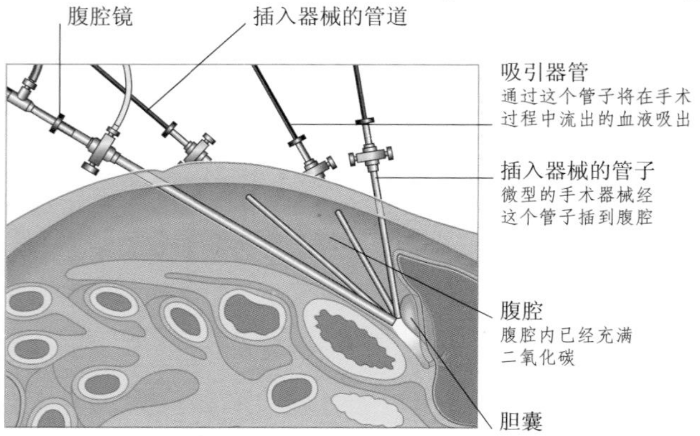

腹腔内部结构示意图

镜称为结肠镜。

如果你有生殖系统、消化道、肺、鼻窦或膀胱疾病的症状，医生可以将内镜经阴道、肛门、口、鼻或尿道插入体内，来观察发生病变的部位。通过身体的自然开口进行的内镜检查，可以安全地反复操作，还可用于监测一些病情的情况，如消化性溃疡（见406页）。

当通过身体的自然开口无法到达需要检查的部位时，可以做小的皮肤切口插入内镜和器械。例如，如果你患有胆囊、阑尾或女性生殖系统的部分器官如输卵管的疾病，医生可以通过腹部的小切口插入腹腔镜来进行检查或治疗（见476页“**腹腔镜**”）。腹腔镜还可用于女性绝育术（见476页）。

如果你患有关节疾病，如关节炎、软骨或韧带损伤，医生可以通过皮肤的小切口插入关节镜，来观察关节的情况，可能的话，对发生病变的关节进行手术（见228页“**关节镜**”）。

手术过程中会发生什么？

通过身体自然开口（如喉或肛门）进行的内镜手术，无需麻醉或仅在镇静或局部麻醉下就可以进行。这意味着在进行这类手术操作时，你的意识是清醒的，但手术部位的感觉是丧失的（见608页“**局部麻醉**”；见610页“**区域麻醉**”）。在内镜插入身体开口后，外科器械可通过内镜里的特殊管道进入体内，进行手术操作。

大多数通过手术切口进行的内镜手术操作是在全身麻醉（见609页）下进行的。内镜插入约13毫米长的皮肤切口，可能还需要做一些小的切口，这样可以插入一些器械，如激光器（见614页“**激光治疗皮肤病**”）和外科剪。

在进行腹腔镜手术时，还需要经手术切口插入一根专门泵入气体，来为腹腔充气的管道，以便外科医生能够获得更好的手术视野和操作空间。

外科医生可以通过内镜上的目镜，或从手术野传送到显示屏上的放大图像，来观察手术的操作情况。手术医生的助手们也可以通过显示器屏幕来观察手术情况。

手术完成后，取出内镜和所有器械。然后关闭手术切口，通常是使用单纯缝合来关闭手术切口的。

有哪些危险？

与开放手术（见611页）相比，内镜手术时引起器官和血管损伤的危险要稍大一些，因为外科医生的操作空间有限。与其他所有类型的手术一样，患者还有发生麻醉不良反应的危险。

在手术过程中，外科医生可能需要更大的操作空间而转为进行开放手术。正是出于这个原因，在进行内镜手术前，医生还会让你签署一份开放手术的知情同意书。

步骤

显微手术

显微手术是一种在机体非常微小的结构上，进行精细手术操作的技术，这种技术可以应用于多种手术操作，如损伤小血管和神经的修复。显微手术还常用于一些白内障患者摘除晶体以及中耳小骨的手术。

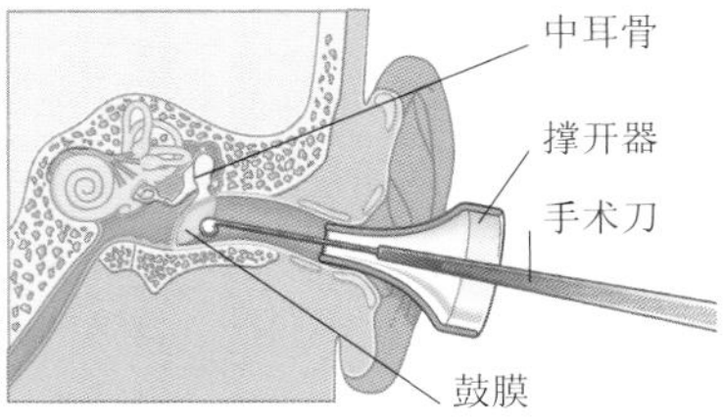

耳的内部示意图

手术过程

手术医生通过一个高倍显微镜来观察手术野，使用非常微小的手术器械来进行手术操作。本图显示的是在耳内非常精细的结构上进行的手术。

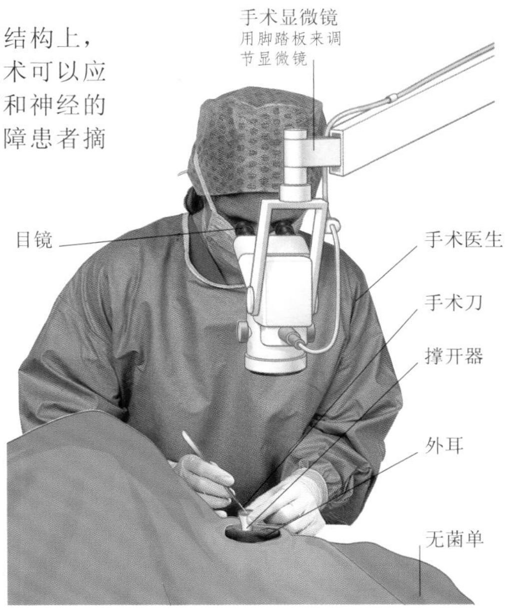

镜下所见

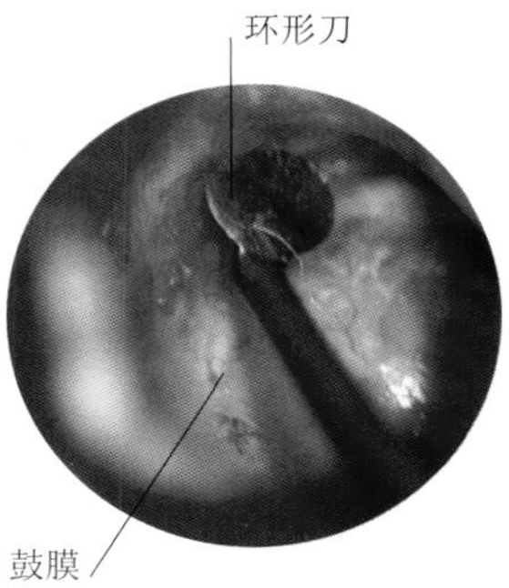

手术部位

本图显示的是通过手术显微镜看到的图像，显示的是外科医生使用环形刀在鼓膜上切开一个小口，可以到达内耳的骨头。

显微手术

一种需要使用放大器械和非常小的手术器械，在一个很小的或非常精细的部位进行的手术

显微手术使得在身体极小或极精密的组织进行手术操作成为可能。在这种类型的手术中，外科医生通过双目显微镜来观察手术野，并利用特殊制作的一些小的手术器械来进行手术操作。利用显微手术技术，一些利用其他手术技术难于进行，或根本无法进行的精细操作都可以实现。

何时使用？

显微手术最常用于在一些像神经和血管，以及眼、中耳和生殖系统的细小结构上进行的手术。例如，显微手术可用于修复脱落的视网膜（见360页“**视网膜脱离**”）。还可用于摘除白内障患者发生病变的晶状体，以及植入人工晶状体（见357页“**白内障手术**”）。发生耳硬化症（见375页）的患者，中耳的听力骨发生病变导致声波的传导障碍，从而引起耳聋。利用显微手术用人工骨替代发生病变的骨，这可以使患者的听力得到恢复。

在断指或断肢再植手术时，显微手术还可用于吻合切断的神经和血管。显微手术还用于两种绝育术的恢复手术，这两种绝育术分别是女性的输卵管结扎术（见476页“**女性绝育术**”）和男性的输精管结扎术（见461页）。

女性绝育术包括切断或封闭输卵管。在输精管结扎术中，医生会切断将精子从睾丸输送到阴茎的狭窄的输精管，进而阻止排精。在这两种情况下，显微手术均可用于精确地重新吻合闭合的管道或吻合切断的管道，使其再通，在大多数情况下，患者的生育能力可以得到恢复。

手术过程中会发生什么？

显微手术通常是在全身麻醉（见609页）下进行的。但有些小手术，如白内障手术，也可采用区域麻醉（见610页），或在局部麻醉（见608页）下进行。

在手术过程中，医生会通过脚踏板控制双目显微镜来观察手术野。这样，医生的双手便可以操作小的精密的器械，如剪、钳和夹（见本页“**显微手术**”）等。在修复神经和血管时，医生会使用小针和非常细的线来做精细的缝合。

有哪些危险？

任何一种手术都会有一些危险，显微手术也存在麻醉反应、出血过多、血栓形成或感染等危险。一些显微外科手术的耗时比其他相似的外科手术要长，这意味着进行显微外科的患者接受麻醉的时间会更长一些。这会增加发生麻醉副反应的危险，还会延长术后恢复的时间。同样，因为显微手术与其他手术相比，手术的暴露时间会更长一些，因此发生感染的危险也会更大。

绝大多数常规显微手术的治疗成功率都很高，如白内障晶状体摘除术和视网膜脱离修复术。然而，有些手术的成功率就较低，如断肢再植和女性绝育恢复术等，这部分与组织受损伤的程度有关。但是无论怎样，如果没有显微手术，这些手术都是无法进行的。

激光手术

利用高强度的激光束来进行切割、缝合、摧毁的手术操作技术

激光的光束通过切割、摧毁，可以将撕裂的组织边缘修整、融合在一起。这种特性使激光能够应用于许多需要用到手术刀、剪和缝合的外科操作。

多种不同的激光被应用手术中，以达到不同的手术目的，包括治疗皮肤疾病，做眼部手术，以及与内镜（见612页“**内镜手术**”）联合应用于内脏手术。由于激光束可以精确聚焦，

因此可以在术中用于非常小的病变组织的处理，而不损伤周围的组织。激光发射器可以发射不同波长的光束，这些光束可以被不同的组织所吸收。例如，一种能够被黑色素（皮肤和毛发中存在的一种黑褐色的色素）吸收的激光束，可以有效地去除因黑色素产生过多而形成的皮肤痣；一种能够被血液吸收的光束，可以引起血液凝固，因此可以在治疗过程中，在切割组织时防止出血。

激光可以产生很高的热量，激光治疗时，只能短暂爆发式照射，才不会引起组织烧伤。

何时使用？

激光手术可用于妇科手术。激光束可通过内镜直接进入机体，切除导致不孕的输卵管内的瘢痕。激光还可用于切除因子宫内膜异位症（见 475 页）形成的囊肿，还可以用来破坏宫颈的异常细胞，如果不进行治疗，这些异常细胞会发展成肿瘤（见 480 页“宫颈上皮内瘤样病变”）。

激光束还可直接通过内镜破坏其他内脏部位，如咽部或消化道内的小肿瘤和癌前细胞。激光技术还可用于扩张因脂肪组织沉积引起狭窄的动脉（见 241 页“动脉粥样硬化”）。眼科手术中，激光治疗可用于闭合视网膜上的小的撕裂，视网膜是眼后方的感光层（见 360 页“视网膜脱离”）。

激光治疗常用于皮肤，尤其是面部皮肤疾病的治疗，如去除瘢痕组织和胎记、非肿瘤性痣（见 199 页）、皱纹或文身。治疗的效果取决于疾病的严重程度，绝大多数患者残留的瘢痕都非常少，而皮肤的外观会得到明显改善。激光外部治疗还可用于治疗蜘蛛状扩张的静脉，以及去除皮肤上的疣（见 206 页）和生殖器疣（见 493 页）。

手术过程中会发生什么？

根据手术类型和手术部位不同，绝大多数激光手术是在局部麻醉或全身麻醉下进行的。但对于轻微的皮肤疾病，激光治疗几乎不会给患者带来不适，而且可以在无需麻醉的情况下进行。术后可能会出现红肿或起疱，但这些症状通常在术后一周内就会消失。部位较广泛的皮肤疾病往往需要多次分期进行治疗。

有哪些危险？

有时，激光治疗会形成瘢痕，或病变组织切除不完全。在皮肤伤口完全愈合之前，经激光治疗的皮肤容易发生感染。激光产生的高热有时会导致皮肤粗糙。

步骤

激光治疗皮肤病

激光通过破坏具有某一特定颜色的皮肤细胞，来去除皮肤上的纹和胎记，比如红色的胎记细胞。激光束也可通过去除皮肤表层的细胞，使皮肤变得光滑，而用于减轻瘢痕的严重程度、减轻衰老造成的影响，如皱纹。高强度的激光束很精确，并不会损伤病变周围的细胞。

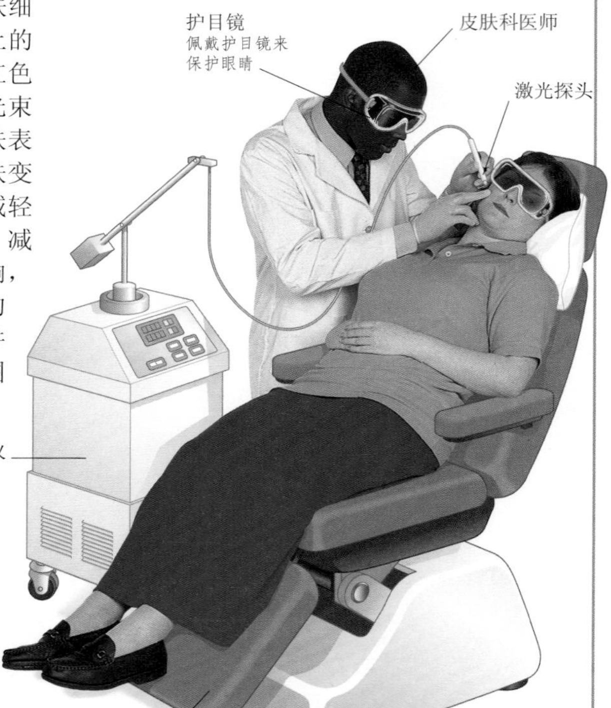

治疗胎记
在治疗面部胎记时，使用手握式激光探头，数次发出短的爆发式激光束。手术通常是在局部麻醉下进行的，手术通常需要大约 20 分钟。

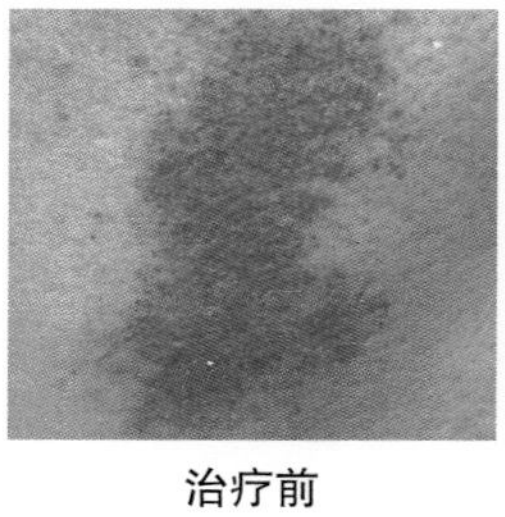

治疗前

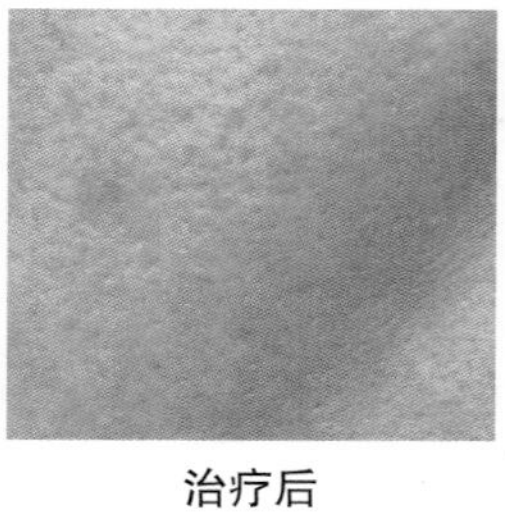

治疗后

治疗效果
激光治疗可以破坏皮下形成胎记的血管簇。一些情况下，在取得显著的改善和胎记完全消除之前，需要多次治疗。

整形手术

一种用于修复或重建皮肤和皮下组织，或者改善皮肤外观的手术

因疾病、外伤或先天畸形所致的皮肤或组织损伤，可以通过整形手术来修复或重塑。整形手术的目的是在尽量减少可见瘢痕的情况下，尽可能地重塑受损伤部位皮肤的外观和功能。一类整形手术称为整容手术，健康人可以通过这种手术来掩盖衰老的迹象、改变身体某一部分的形态。整容手术也可用于疾病或外伤后，例如，皮肤移植（见 183 页）可以改善烧伤皮肤的外观，乳房重建通常是在乳腺癌治术（见 488 页“乳腺癌手术”）后进行。

一些先天畸形，如唇裂和腭裂（见 558 页）可通过整形手术来矫正。整形手术还用于变性手术，以塑造或切除乳房以及男性或女性的生殖器。

在进行整形手术前，需要尽可能详细地了解手术本身的危险和达到满意效果的可能性，这一点很重要。你还需要了解手术医生是否有资质，以及手术医生在需要进行的手术技术方面的经验如何。

手术过程中会发生什么？

绝大多数整形手术是在全身麻醉（见 609 页）下进行的。但是，一些小手术，如痣切除术，可以在局部麻醉（见 608 页）下进行。

在进行整形手术时，可以采用不同的外科手术，这取决于手术自身的性质。

通常用于整形手术的技术有植皮术，即从身体的一个部位取下一块健康的皮肤，移植到身体另一处受到损害的皮肤部位。另外一种常用的技术是肌皮瓣移植技术，即将皮肤及其下方的肌肉组织，从机体的一个部位移植到另外一个部位，来替代受到损伤的组织。这种技术联合植入技术，可用于乳腺癌根治术后患者的乳房重建术。

整容手术使用的许多技术，与整形手术中用来改变一个人外观的技术相同或相似。例如，在整容手术中使用的、改变乳房大小的手术，与乳腺癌根治术后乳房再造所用的外科手术是相似的。

有哪些危险？

与其他种类的手术一样，整形手术同样有发生感染和出血的危险。术后发生水肿和皮肤瘀斑也很常见。在进行皮肤移植时，有时移植的皮肤不能很好地黏附在新的部位，则需要进行再次植皮手术。

有时整形手术达不到预期的效果，而且尽管整形医生会尽量减少遗留的瘢痕，尽可能地掩盖瘢痕的痕迹，但任何切开皮肤的手术都会留下瘢痕。

移植手术

一种用健康的组织或器官，来替换病变的组织或器官的手术

疾病有时会引起重要脏器，如心脏、肾脏或肝脏发生不可逆转的功能丧失。透析（见 451 页）虽可替代肾脏的功能，但仍可能会导致机体的健康状况恶化。透析必须频繁进行，而且透析耗时较长。用移植的脏器来替代发生病变的脏器，通常是最后的长期治疗手段。在心脏和肝脏功能衰弱的患者，如果器官的功能已经严重恶化时，移植可能是患者存活下来的唯一机会。

很多机体的组织和器官都可以进行移植。肾移植目前已经很常见，肝脏、心脏、肺脏和角膜移植也已经常规进行了。小肠和胰腺移植则较少。还可以同时移植一个以上的器官，如心脏和肺脏联合移植。干细胞移植（几乎取代了骨髓移植）也较常见。

移植术既可以治疗危及生命的疾

方法

心肺机在手术中的使用

心肺机（体外循环仪）可以代替心脏和肺脏的功能，使手术医生能够在一些大的胸部手术时，对心脏进行手术，比如冠状动脉搭桥术、心脏移植术和心脏瓣膜置换术。手术过程中使心脏冷却、停止跳动，将血液转道入心肺机，将血液氧合，同时去除二氧化碳，再将血液输回人体。在手术后，通过电击恢复心跳，恢复血液循环。

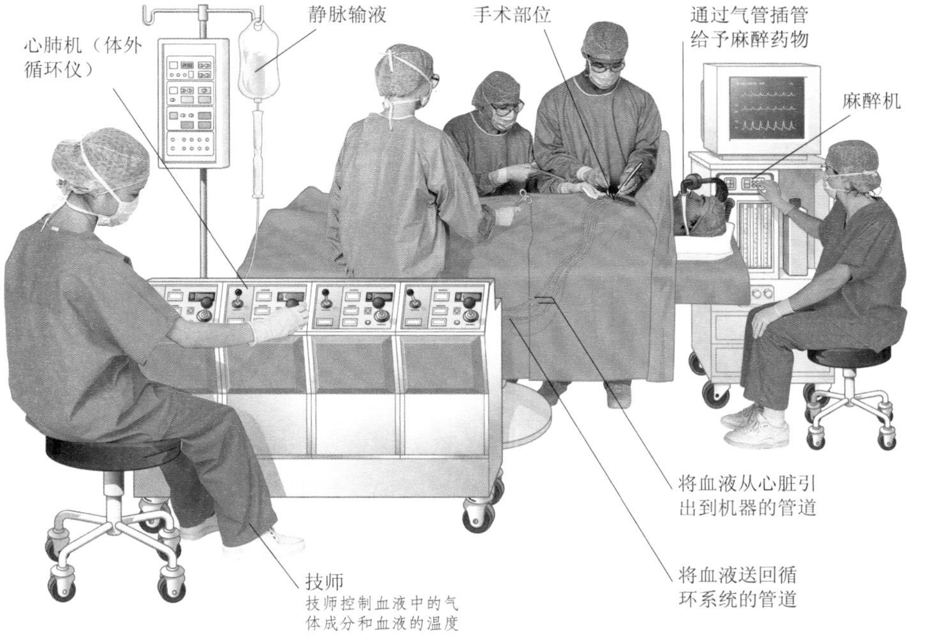

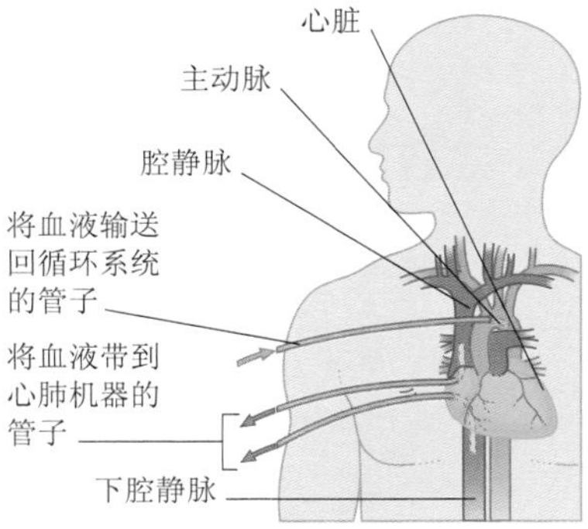

连接示意图

手术过程
将心肺循环仪的管道插入到流入和流出心脏的大血管中，血液改道流入机器。随后，让心脏停止跳动，手术开始。手术完成后，恢复心脏的跳动，并断开与心脏连接的管道。

病，在疾病没有致命前还可以提高患者的生活质量。例如，角膜受到损伤后会引起失明，可以通过进行角膜移植术来替代病变角膜，使患者重见光明。

只有在恰当的时间，找到合适的供体，而且接受移植的患者，没有任何其他妨碍恢复的疾病时，方可进行器官和组织移植术。

谁是供者？

只有当供者与受者的组织配型和血型相似时，通常才能进行移植术。因为接受移植患者的免疫系统会攻击所有被免疫系统鉴别为“外来”的组织和器官，这种过程就是我们大家知道的排异反应。绝大多数供体器官，都是从近期才宣布死亡的供者身体中切除的，这些供者是与受者无关的人。但是，可以从还活着的供者身上取干细胞和摘除单个肾脏，而不会危害到供者的健康。如果干细胞和肾脏来自受者的近亲、仍然健在的、遗传上有亲缘关系的人，通常是受者的兄弟或姐妹，那么接受移植的患者，对移植器官和组织产生排异反应的可能性就会非常小，因为此时的供、受者之间的组织配型的匹配程度会非常高。

如果移植的器官来自新近死亡的人时，绝大多数供者都是脑功能已经受到不可逆的破坏，停止行使功能，但他们的其他器官却在生命支持设备的辅助下，仍保持功能的人。

手术过程中会发生什么？

绝大多数移植术都需要在全身麻醉（见609页）下进行。

在进行器官移植术时，将需要移植的器官从供者身体上摘除后，保存在冷的生理盐液中，送达手术室。这样，摘除的器官在没有正常血液供应的情况下，可以安全保存长达数小时。在大多数情况下，患病的脏器可以被供体器官所替代。但是，在肾移植（见452页）手术中，可以将病肾留在原位，将新移植的肾脏放置到盆腔中，与合适的血管连接吻合。在进行心脏移植（见257页）手术过程中，将大血管与心肺机相连，使血液氧合并排出二氧化碳（见本页“心肺机在手术中的使用”）。

进行干细胞移植（见276页）手术时，正常细胞取代了肿瘤性或其他异常的造血细胞，这些健康的细胞来自有亲属关系或没有亲属关系的供者，也可来自在治疗开始前，取自患者自身的血液。这些细胞的获取方法与献血相似。在移植前，受者接受化学药物治疗和放射治疗，以去除机体内的异常干细胞。接着，将健康的干细胞，直接用导管输注到受者的血流中就可以了。

移植术后，你可能需在重症监护病房中接受数日的监护。除角膜移植术外，所有的移植术，在术后都需要长期服用免疫抑制剂（见585页），防止免疫系统对新器官或组织的排斥。如果移植术是成功的，你会在术后数周出院。角膜移植术的恢复时间较短，通常可以在术后数日便可出院。

有哪些危险？

与其他类型的大手术一样，移植术也有发生出血过多和麻醉副作用的危险。由于免疫抑制剂会扰乱机体的天然抵抗力，因此移植术后发生感染的危险，比其他类型的手术都要高。但是，这种类型手术的最大危险，是移植的器官受到的免疫系统的排异，因为这会造成移植的器官丧失功能。

在进行了大的移植手术后，患者能够安稳度过术后一年的话，那么患者长期生存的可能性就会显著提高。但患者的生存情况，有赖于移植的器官不被排斥，以及接受器官移植后没有发生严重的感染。疗效最佳的，多是在最初发生器官功能丧失时健康状况良好的患者。

护理和治疗方法

尽管预防技术和早期发现疾病的技术都在不断提高，但我们当中的绝大多数人，仍需治疗才能缓解症状、治愈疾病。近年来，医学的模式发生了改变：虽然大手术后和危重、急性疾病的治疗仍然需要住院治疗，但现在患者都会尽早出院。此外，现在许多长期治疗和操作都可在患者的家中或门诊进行，而无需住院进行。

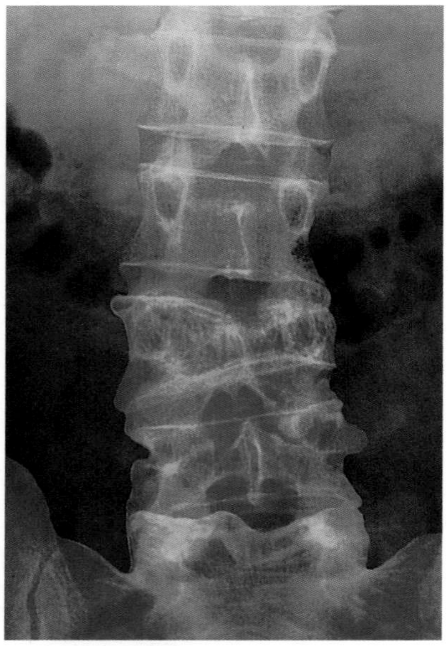

治疗脊柱疾病
传统的或替代治疗方法都可用于缓解背部疼痛。

本章包括如下内容

目前已有的与治疗疾病和创伤相关的护理和治疗措施越来越多。对于绝大多数人来说，首选的是医生推荐的治疗，这些治疗通常是药物、手术治疗，有时也可以是物理或功能等特殊治疗措施。医生之所以推荐这些治疗，是因为这些治疗措施的疗效，都是得到临床研究证实的。还有很多替代治疗，如针灸、顺势疗法和催眠疗法。但是，对绝大多数患者来说，没有令人信服的证据，来支持这些治疗措施的疗效。因此，虽然医生在没有证据支持这些治疗措施的疗效时，或者医生认为你的情况特殊，这些治疗可能会是有效的时候，会建议你试用一些替代治疗措施，但医生一般不会向你推荐这些替代性治疗措施的。

治疗的地点

现代的治疗理念提倡在患者家中或门诊进行护理和治疗服务，而不是在医院里进行这些治疗措施。这种趋势的形成有两方面的原因。其一，住院治疗的费用要远高于门诊治疗的费用。其二，对绝大多数患者而言，与住院治疗相比，患者更愿意在门诊或熟悉的环境中接受治疗。然而，当医院里的医疗设备和经过特殊培训的医疗团队，成为治疗所必需的条件时，就需要入院治疗。这种情况包括：病情较重或外伤严重，或者患者所患的慢性疾病无法在家中进行治疗。

治疗的选择

对于每一个患者来说，最合适的护理和治疗类型，取决于疾病或损伤的程度。选择也很重要，专业的医务人员通常会考虑到患者本人的意愿。一种极端情况，是罹患急性疾病和严重损伤的患者，需要紧急入院，并在重症监护病房进行治疗。另一种极端情况，是患者出现了肌肉拉伤，仅需在当地门诊接受短期物理治疗就可以了。

像物理治疗和功能治疗一类的治疗措施，通常用于急性疾病或损伤后的康复治疗。这些治疗措施有助于慢性病患者的生活自理。具有相同重要性的治疗措施有心理治疗，心理治疗用于治疗一些精神疾病，如抑郁症。

替代治疗已经使用了数个世纪，近年来又流行起来。但是，医生们都会严格控制替代治疗的使用，仅推荐那些有对照临床研究结果支持的一些替代治疗，如传统医学，但只有非常少的替代治疗措施能够符合这一标准。

临终关怀

在过去的数年里，人们越来越意识到濒死的人，需要特殊的护理和治疗。因此，对疾病终末期的患者进行护理和治疗已经发展成一个医学专科。解决濒死患者的医学和护理需求称为姑息治疗，重点是用药物和其他的技术来缓解一些令人痛苦的症状，如疼痛和呼吸困难。姑息治疗的总目标，是为濒死患者提供舒适的且有尊严的死亡，同时给患者的配偶和家人以安慰和支持。

步骤

家庭护理

如果你患上疾病或出现了残疾，但不需要入院治疗，那么你需要在家里由你的配偶、好朋友或者亲戚来照顾你，比如洗漱和穿衣，这些护理都不需要特殊的护理技巧。但是，如果你的残疾程度很严重，完成这些护理就需要更多的时间和耐心。

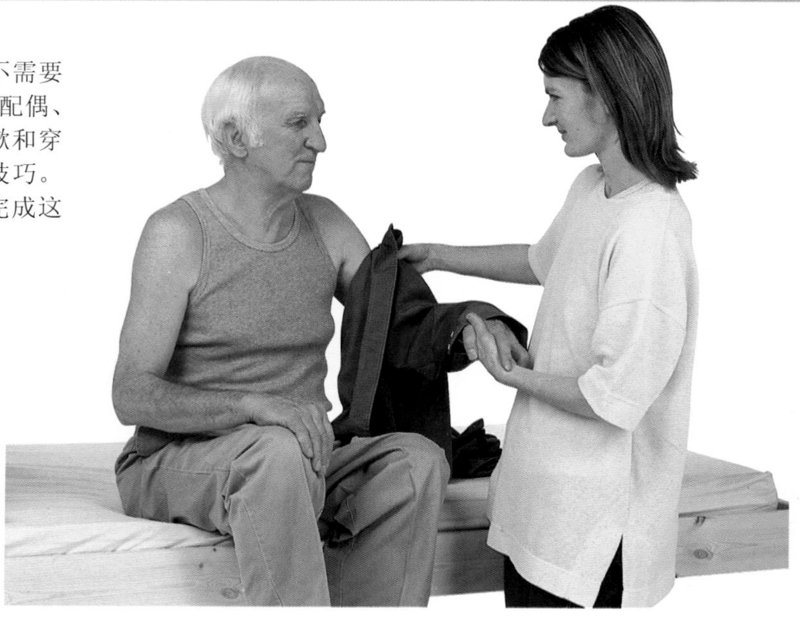

穿衣和脱衣
如果你有残疾，比如脑卒中后的肢体无力，你需要照顾你的人帮你穿衣和脱衣。

护理患者

在人的一生中，许多人总会有一些时间需要进行治疗或护理照顾，但是，这些治疗和护理越来越多的不是在医院里进行的。高昂的住院费用和医疗技术的进展，已经营造了一种趋势，即在日间进行这些治疗，以及在家中进行这些治疗和护理，这可以在医院里进行，也可以在其他的医疗机构里进行。

本节的第一篇文章回顾获得医院救护的方式，这可以是通过意外事件服务或急诊服务，还可以是由医生将你转诊到专科医生来进行治疗。

日间诊疗服务（不需要在医院过夜的医疗服务）也称为门诊诊疗服务，可以在很多场所进行。创伤性较小的手术技术的出现，使许多以前需要住院数日的治疗，能够在日间诊疗中心进行成为可能。

有关住院治疗的部分讨论，对为什么你会被收入医院治疗的多种原因，并对医院治疗的常规进行了综述。从在普通病房的常规医疗服务到为危重疾病患者进行医疗服务的重症监护病房，也会在第二篇文章述及。

最后，讨论家庭护理的优点，包括照顾患者的人，需要得到的支持。

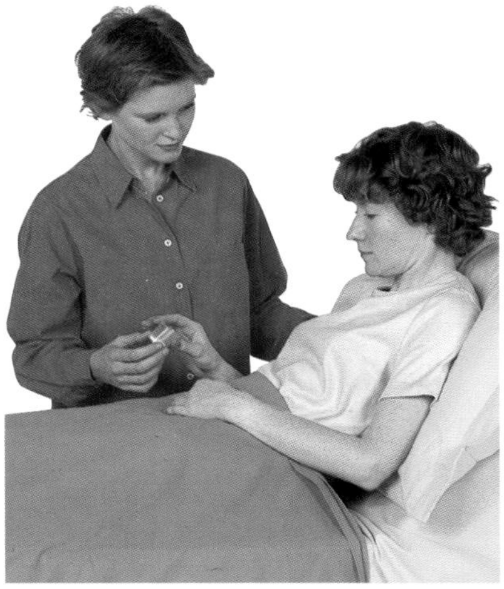

家庭护理
药物和其他一些治疗，包括一些需要特殊仪器或医学专业技术才能进行的治疗，在家里和在医院一样都能够有效地实施。

获得医院的医疗服务

医生会将患者转诊到上一级医疗服务单位，或在紧急情况下，将患者直接送入医院接受医疗救助

在初级医疗机构，全科医生（GPs）能够对绝大多数疾病作出诊断，患者能够在初级医疗机构得到相应的治疗。但是如果你受到外伤或患了需要进行特殊检查和／或专科医生才能进行诊治的疾病，你可能就需要到医院或其他的上一级医疗机构进行诊治。

接受住院治疗和到上一级医疗机构就诊，通常需要转诊，由全科医生转诊，或由其他的初级医疗机构的医疗人员推荐转诊。当发生了意外事件以及在急诊室，可以直接得到医院的治疗。一些医院的门诊也接受自己“转诊”来的患者，比如从治疗性传播感染的诊所，自己转诊过来的患者。

转诊到医院进行治疗

如果全科医生或其他的初级医疗机构的医疗人员，认为你的病情较严重，需要进行紧急诊治时，他会推荐你立即去医院进行评估和治疗，或者与相应的专科医生联系，为你安排紧急预约。对一些不太紧急的情况，在与专科医生预约转诊后需要等待较长的时间。

直接去医院就医

发生紧急医疗情况时，患者可以直接到意外事件中心和急诊室接受治疗，必要时可以将患者收入医院，接受进一步的治疗。在出现意外事件后，可以用救护车将你直接送入医院，或可以由你的全科医生或其他的医务人员安排你进入急诊室。如果你有剧烈的胸痛，这种胸痛提示可能你出现了心肌梗死，这时救护车可能会将你直接送往医院。如果你的病情危重，救护人员会首先稳定你的病情，或在将你送入急诊室的过程中，对你开始治疗。

许多人会在发生药物事件后，或因为症状严重，比如出血，而自己去急诊室。但是，每年有数以千计的、病情轻微的患者到医院去就诊，实际上他们的疾病完全可以由全科医生或其他的医务人员来处理。如果你发生的外伤或出现的症状不严重，你应该考虑去看全科医生，或去一个不需要预约的简易门诊、轻微创伤机构来获取相关的建议。

日间护理与治疗

日间治疗是指不需要在医院过夜的二级医疗

目前许多二级医院，都设有不需要在医院过夜，就可以进行治疗的诊疗中心。例如，你可以在门诊、医院或其他的医疗机构接受治疗，在治疗的当天就可以回家。这种形式的医疗服务也称为门诊治疗。绝大多数的首次专科医生会诊是在门诊或日间医疗单位里进行的。你可能还需要去门诊部、诊断和治疗中心或医院的日间诊疗中心进行更多的复杂检查，比如冠状动脉造影（见245页）

诊疗中心可以进行哪些诊疗项目？

医院医疗服务的许多项目，包括专家建议、开药以及监测患者的病情等，都可以在日间诊疗中心进行。另外，许多检查和治疗，包括一些手术操作，都可以在门诊部或日间诊疗中心里进行，例如，眼睛的白内障手术（见357页），甚至一些需要在全身麻醉下进行的手术，现在也不需要在医院过夜。

住院护理与治疗

需要待在医院里进行的治疗和护理服务

许多手术操作都可以在日间诊疗中心进行，但是复杂的治疗项目和严重的疾病则需要入院治疗。在医院里可以进行专业的治疗和护理，以及具有在其他场所没有的专家、治疗和技术。大手术几乎都需要住院进行。如果你患有慢性疾病，如心脏或肺的疾病，因为这些疾病会增加发生并发症的危险，因此即使是在小手术后，医生也会让你留在医院里住院。

如果你罹患重病、或受到严重的外伤、或原有疾病如哮喘（见295页）复发，你可能需要在医院里接受治疗。如果高龄患者的整体健康状况较差，那么老年人需要住院治疗。儿童也会因为上述所有原因，以及在一些特殊情况下需要住院治疗，例如怀疑是非意外伤害时，也需要住院治疗。如果医生不能确定引起儿童症状的病因，如高热或腹痛，需要将儿童收入院观察和进行检查。

如果你是独居，因为病重而不能照料自己时，你也需要入院治疗。

有哪些类型？

许多常规手术和操作可以安排在离你家较近的医院里进行，但有些疾病需要在特殊的医疗中心进行治疗。例如，一些类型的肿瘤以及罕见的代谢病，有时需要在对这些疾病有着特殊专业水平的医院里进行。另外，还有一些专门治疗长期心理健康疾病的专业医院，但如果可能，最好把治疗安排在社区内进行。

常规情况下，入院一般都是普通病房，但是，如果你的病情危重，你可能需要进入重症监护病房（见618页）进行治疗。通常，儿童是在综合医院中的儿童病房里进行治疗的，但也有一些专门为儿童进行诊疗的儿童医院。

普通病房　绝大多数患者都会入住可以提供多种常规诊疗的普通病房，如需要手术就会入住普通的手术病房。也有一些专为特殊医学专科或疾病类型而设计的病房，如专门针对肿瘤患者的肿瘤病房，和为心脏疾病专门设计的冠心病病房。

通常你会被分配给一组负责你的护理工作的护士。虽然一些药物，如止痛药物（见589页）是在患者需要的时候才给予的，但是患者需要的任何药物，都是按照定期的时间来发放的。按规定的时间间隔测量你的体温、脉搏和血压，并记录到你的病历上，这样医生就可以监测你的病情的进展情况。在住院期间，有一个专门的主治医师和你的医师团队一起，负责你的治疗。在查房的时候医师会决定你的治疗方案，这个专业的医疗团队会对你进行检查，并讨论你的病情。这通常是你询问你的检查结果、治疗方案和进展之类问题的最佳时机。

大多数病房，在一天的大多数时间里是允许家属探视的，但会建议探视人员避开早晨的时间，因为这时是医院的医务人员最忙的时间。在患者全身麻醉刚结束之后，应该限制探视。

重症监护病房　病情危重的患者通常会被收入重症监护病房进行治疗。重症监护病房与普通病房相比是不同的，重症监护病房的护士与患者的比例要高得多，用于对重症患者进行治疗和监护的特殊仪器，在重症监护病房中配备齐全。

大手术如移植手术（见614页）、心脏手术后，或患危重疾病，如严重的哮喘（见295页）发作、败血症（见171页）时，你通常需要入住重症监护病房。当出现头部损伤（见322页）

▶ 设备

重症监护病房

许多医院都有重症监护病房，有时又被称为加强治疗病房，是专门用来治疗那些由于病情危重或者病情不稳定，而需要持续监护的患者。在很多时候，在这些病房里的患者需要机械通气来辅助或替代患者的自主呼吸，持续进行血压检测，并用心电图仪进行心率以及心律监护。还需要进行静脉输液。如果需要营养，还可以从胃管或者静脉进行补充。

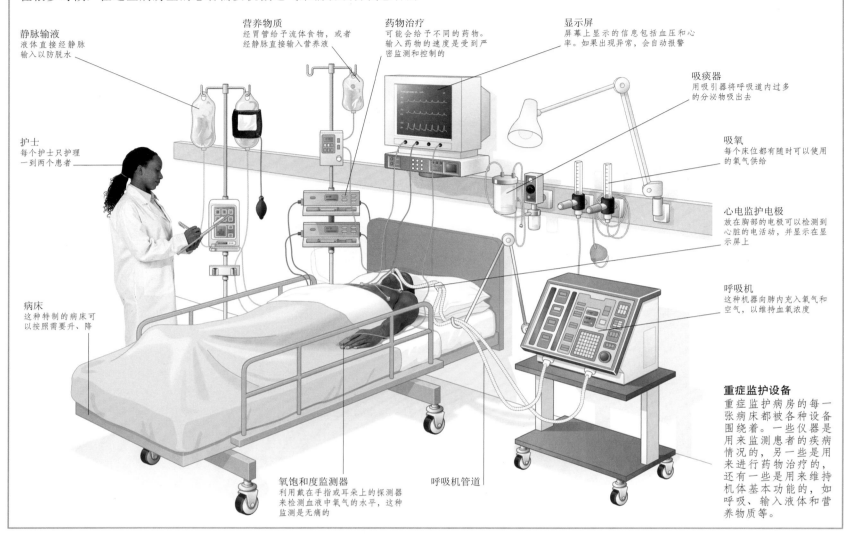

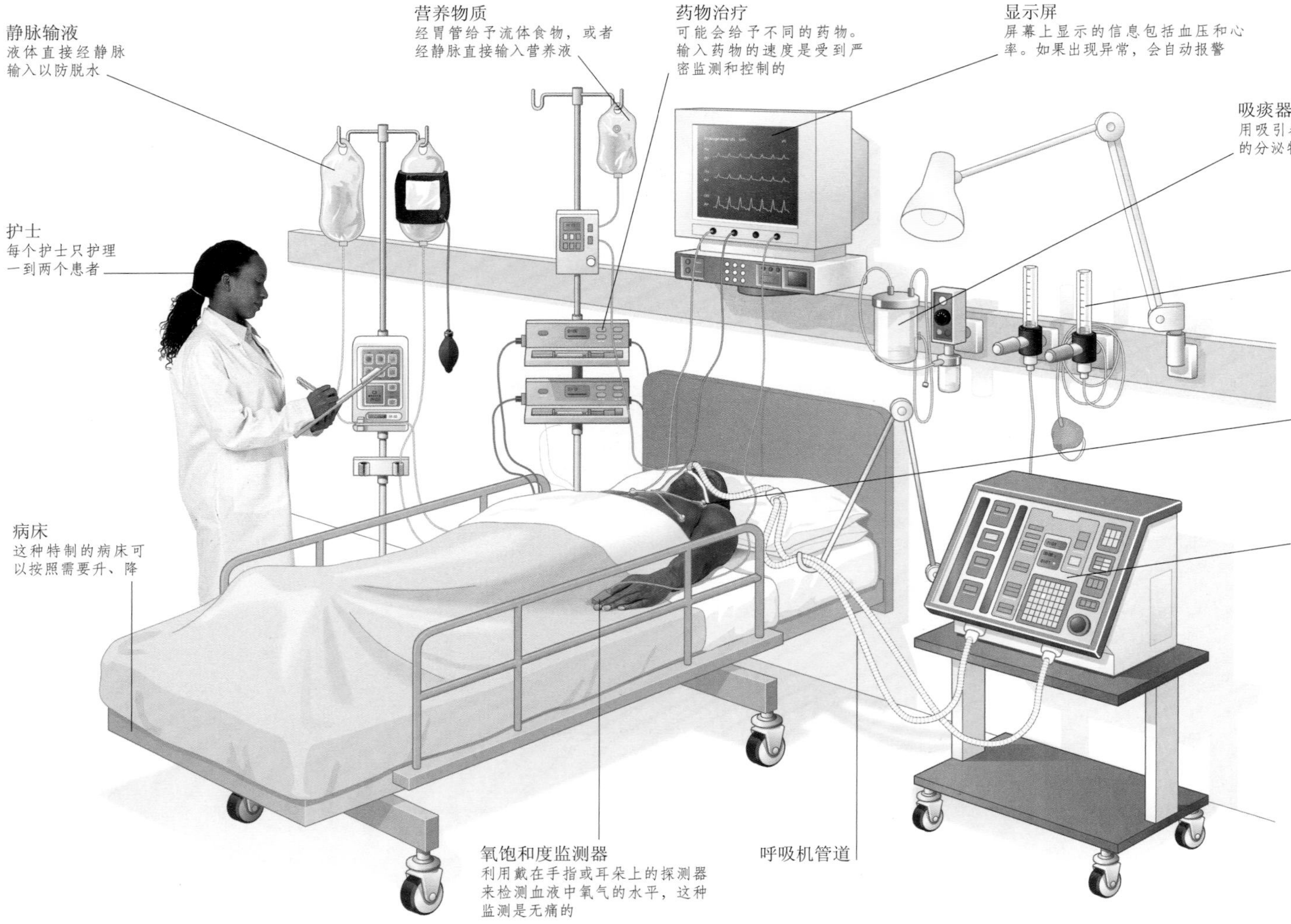
静脉输液
液体直接经静脉输入以防脱水
营养物质
经胃管给予流体食物，或者经静脉直接输入营养液
药物治疗
可能会给予不同的药物。输入药物的速度是受到严密监测和控制的
显示屏
屏幕上显示的信息包括血压和心率。如果出现异常，会自动报警
吸痰器
用吸引器将呼吸道内过多的分泌物吸出去
护士
每个护士只护理一到两个患者
吸氧
每个床位都有随时可以使用的氧气供给
心电监护电极
放在胸部的电极可以检测到心脏的电活动，并显示在显示屏上
呼吸机
这种机器向肺内充入氧气和空气，以维持血氧浓度
病床
这种特制的病床可以按照需要升、降
氧饱和度监测器
利用戴在手指或耳朵上的探测器来检测血液中氧气的水平，这种监测是无痛的
呼吸机管道

重症监护设备
重症监护病房的每一张病床都被各种设备围绕着。一些仪器是用来监测患者的疾病情况的，另一些是用来进行药物治疗的，还有一些是用来维持机体基本功能的，如呼吸、输入液体和营养物质等。

或其他重症外伤时也需要进行强化治疗。

一些重症监护病房是专门治疗一些特殊疾病的。例如，如果你出现了心肌梗死（见245页），你会被送往冠心病监护病房（CCU）进行治疗，在冠心病监护病房里可以对你的治疗情况进行持续监测。一些医院还有针对患有严重肾脏、肝脏或神经系统疾病患者的、独立的重症监护病房。一些医院还设有独立的高级护理病房，这类病房的专业护理和监测水平都比普通病房要高，但比重症监护病房要低。早产儿或状况不佳的新生儿，通常需要在婴儿特殊护理病房（见619页）治疗，如果这些新生儿的病情危重的话，会被安排在新生儿重症监护病房里进行诊治。

儿童病房 儿童一般都会被收入儿科病房，儿科病房有经过专门训练的，专门为儿童进行诊疗的医生和护士。儿科病房通常还配有活动室（游戏室），可以使患儿进行娱乐，也可以为其他儿童陪伴游戏之用。游戏治疗师和老师会到医院来看望患儿，并为儿童提供教育支持。通常儿童最担心的是和家人分开，因此，鼓励父母尽可能地花时间陪伴患儿，病房还会为患儿的父母提供在医院过夜所需的物品。

出院 你的主管医生在与医疗组中的其他成员，以及你和你的家庭成员讨论后，作出你出院的决定。在理想的情况下，在你出院前，会提前为你作出院的计划，这样有时间为你开所需的药物，并安排好所需要进行的随诊。

在出院后，绝大多数患者除了在门诊或全科医生的诊所进行复诊，以检查康复情况外，不需要进行更多的治疗。但是，如果你患了慢性疾病或由于疾病导致了残疾，就需要在门诊或家里接受康复治疗，如物理治疗（见620页）或功能治疗（见621页）。

家庭护理

在患者自己家中进行的护理和药物治疗

不住院治疗已经是一种趋势，作为这种趋势的一部分，目前有许多患者是在家中接受治疗的。即使是入院治疗不可避免时，也会尽量缩短住院的时间，通常转到家里进行治疗。根据你的情况，可能需要专业的医务人员与照顾你的家人或朋友一起对你进行护理和治疗。

除了舒适、方便，以及熟悉周围的一切外，家庭护理的另一个重要优点，就是降低了发生感染的危险，这种感染有时是在医院住院期间获得的。

可能仅在很短的时间内需要家庭护理，比如小手术后，但对于患有慢性疾病的患者，如多发性硬化（见334页）或阿尔茨海默病（见331页），则需要为患者制订长期的家庭护理计划。一些患有终末期疾病的患者，选择在家里度过生命里最后数周的时光。

做好家庭护理的准备

根据你的疾病的严重程度和你残疾的严重程度，来决定如何对你的家庭环境进行切实可行的改造。通常，由功

设备

婴儿特殊护理病房

早产儿和生病的婴儿，需要在婴儿特殊护理病房进行治疗和监护。早产儿正常的呼吸和体温调节机制还没有发育成熟，因此需要保温器来维持早产儿的体温恒定，如果早产儿需要辅助呼吸的话，可以给患儿使用呼吸机。

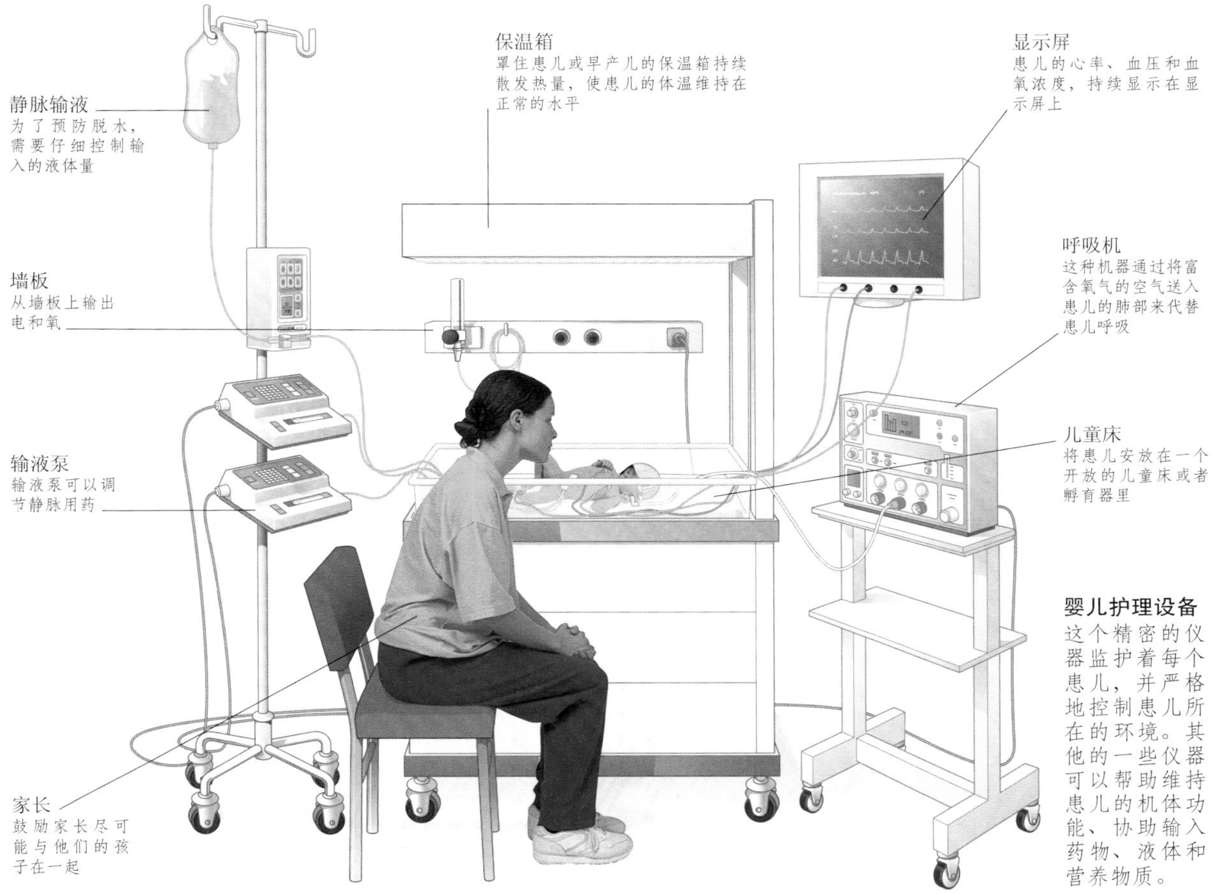
静脉输液
为了预防脱水，需要仔细控制输入的液体量
保温箱
罩住患儿或早产儿的保温箱持续散发热量，使患儿的体温维持在正常的水平
显示屏
患儿的心率、血压和血氧浓度，持续显示在显示屏上
墙板
从墙板上输出电和氧
呼吸机
这种机器通过将富含氧气的空气送入患儿的肺部来代替患儿呼吸
儿童床
将患儿安放在一个开放的儿童床或者孵育器里
输液泵
输液泵可以调节静脉用药
家长
鼓励家长尽可能与他们的孩子在一起

婴儿护理设备
这个精密的仪器监护着每个患儿，并严格地控制患儿所在的环境。其他的一些仪器可以帮助维持患儿的机体功能、协助输入药物、液体和营养物质。

能治疗师（见621页“功能治疗”）提出需要进行改造的建议。

如果你只是在外伤后出现暂时的活动受限，例如骨折，那么你只需要在台阶处安置一个轮椅坡道。如果你可能永久地活动受限，那么你需要加宽房门，并在家中安装一些辅助设备，比如升降器，协助你从椅子移到床上或者浴盆中，这些设备可以最大限度地协助你的护理人员。

在家中可以进行哪些护理和治疗?

目前能在家中进行的治疗项目越来越多，包括药物治疗、基本的和特殊的护理，以及康复治疗。医务人员会向你和你照顾的人员，示范你们自己每天如何完成许多简单的护理和治疗工作，以及如何完成一些复杂的治疗和护理工作，其他的护理和治疗工作，是在访视专业医务人员的监察下进行的。

药物治疗 药物通常是口服的，但是一些药物是通过注射，或者经面罩以雾化吸入的方式给药的。一些止痛药、抗癌药和止吐药，可以用输液泵持续泵入。注射、雾化吸入和需要输液的药物，通常首先是由护士给药的，但是护士会向你和照顾你的人员示范如何给药。

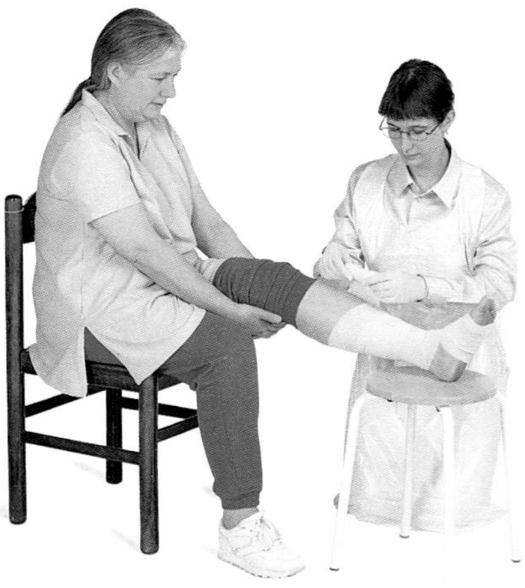

更换敷料
如果必要的话，护士会定期到你的家中对你进行访视，为你更换辅料，监测伤口的愈合情况。

护理 在家里的护理内容包括更换敷料、监测伤口愈合情况和预防卧床患者出现压疮（见203页），这需要专业的护理支持。例如，负责进行家庭访视的护士，会向那些有肠道造瘘的人示范如何对瘘进行护理。肠道造瘘就是通过外科手术，在肠道腹壁上做一个开口（见422页“结肠造瘘术”）。

康复 在大手术后或者患有致残性疾病，如脑卒中时，你可能需要严格的康复治疗，来尽可能地恢复功能。康复师会为你制订一个康复方案，包括按摩和运动（见620页“物理治疗”）。康复师也可能对你进行功能治疗（见621页）或者言语治疗（见621页），这取决于功能丧失的情况。

辅助设备 随着技术的发展，一些医疗设备更容易操作了，甚至可以在家中应用，例如透析（见451页）有时可以在家里进行。如果你无法进食，那么你可以在家中通过鼻胃管，将营养液经鼻腔输入胃内，这就是鼻饲。

看护人员

作为患者的配偶、亲戚或者朋友，你可能会照看患者。但是，在患者越来越不能自理的过程中，你会逐渐变成患者、残疾人或老人的看护人员。对于看护人员，无论是从身体上还是精神上，都有很高的要求，有时你会因为这种责任感，而忽略了自己的健康。所以重要的是，你不要忘记你本身也是需要别人支持的。加入当地的支持小组，与有相似看护经验的人，分享他们的经验会改变你的情况。将患者送到疗养院、老人看护所或医院待一段时间，给自己放一个短假是可能的。

将患者送到长期看护场所

最终，对于那些患有严重精神疾病、身体疾病和/或智力障碍性疾病，或终末期疾病的人，可能需要长期看护，智力障碍性疾病是一种退行性疾病，如多发性硬化。身体状况脆弱的老年人和有精神障碍的人，也需要进入长期看护场所，比如老人院或者临终关怀医院。

康复治疗

康复治疗的目的是，让患病、受伤或有先天缺陷的人，能够过上独立的生活。一些康复治疗，可用于发育有问题的儿童。虽然一些康复治疗可以在医院里开始，但常常是在家里继续进行的。

本节内容描述在康复治疗中用到的三大主要方法：物理疗法、功能疗法和言语疗法。康复训练会涉及一种以上的治疗方法，通常是制订一个康复计划，来满足每个患者的需要和病情，例如，心肌梗死患者进行的心脏康复治疗，或对慢性阻塞性肺病患者进行的康复治疗。

物理治疗的目标，是用物理手段，如锻炼和按摩，来改善患者的活动度，并保持机体的正常功能。功能治疗帮助患有躯体或精神疾病的人，应对日常生活，尽可能地维持患者生活的独立性。言语治疗可用于帮助有交流问题的人，或在脑卒中后有吞咽困难的患者。

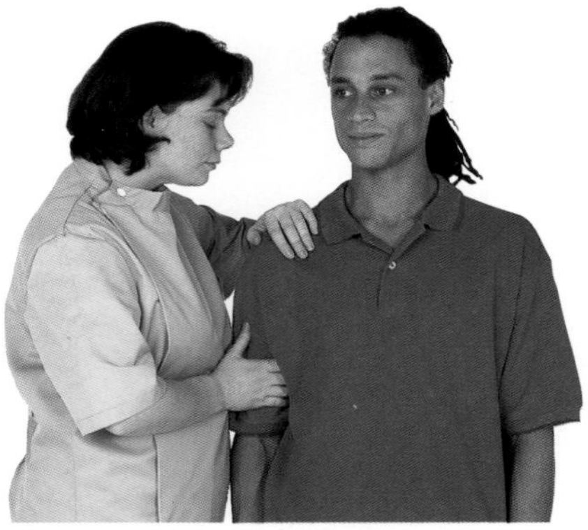

辅助恢复
多种康复治疗可以用来缓解疼痛、加快恢复的过程，并帮助患者在受伤和患病后重新恢复独立的生活。

> **方法**
>
> ## 胸部理疗
>
> 多种技术，包括拍打胸部和呼吸训练都可用于胸部理疗。这种疗法可以预防痰液在肺内聚集，从而减少肺部感染。胸部理疗常用于慢性阻塞性肺病的患者，还可用于做了大手术的老年人以及患有如囊性纤维化等遗传疾病的儿童。
>
> 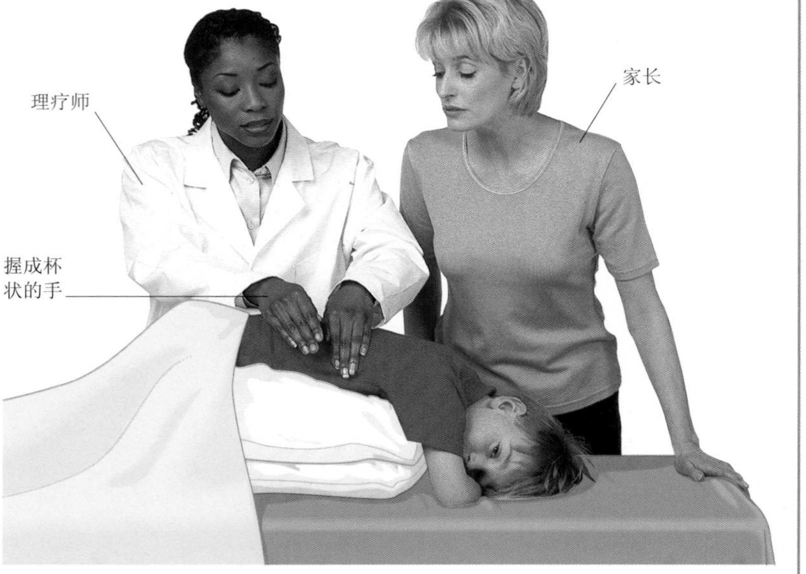
>
>
> **胸部拍打**
> 理疗师会教囊性纤维化患儿的父母如何拍打患儿胸部，以疏散其聚集在肺内的痰液。患儿头低位趴在枕头上，理疗师用握成杯状的手（手掌中空）拍打其背部。这样痰液就可以轻松地被咳出。

物理治疗

使用物理的手段，如锻炼和按摩，来重建或保持机体的活动度和功能

物理治疗（简称理疗）用于术后、伤后和疾病后恢复肌肉的力量与机体的柔韧性，以及促进机体的活动度。物理治疗也可以用于帮助患有慢性疾病，如关节炎（见220页）的患者，能够正常地行使身体的功能。另外，物理治疗还有助于缓解疼痛、阻止术后或病后发生并发症。

物理治疗可以与其他类型的治疗联合使用，如药物和功能治疗（见621页）。

包括哪些内容？

理疗师的治疗，是从采集详细的病史，并对你的情况进行评估开始的。评估包括，判定你的肌肉力量和柔韧性，你上下床的情况如何，以及你是否能够不需要别人的帮助自己行走，或需要使用助步器或轮椅帮助你活动。

理疗师会为你制订包括一种或多种物理治疗方法在内的治疗计划。这些疗法可能包括运动、热疗、冷疗、按摩、水疗、电刺激、超声和步态训练等。有一种称为胸部理疗（见本页）的治疗方法，可以帮助在患病或手术后容易发生感染的患者，预防发生肺部感染。

运动疗法的目的，通常是加强肌肉力量，提高机体的柔韧性。运动疗法适用于所有肢体活动受限的人。例如，膝关节术后卧床的患者、骨折后或脑卒中后的患者。任何因为患有严重疾病、或久病卧床的患者，都容易发生肌肉萎缩，这些人也会从运动锻炼中获益。你的理疗师会教你一些你能够自己完成的运动锻炼项目，如果你不能活动某个关节或肢体，理疗师会帮助你扩大运动范围。哑铃、跑步机、脚踏车之类的器械，都可以用于运动治疗。

热疗与冷疗 理疗师常用热敷来治疗因过度锻炼或关节炎造成的肌肉损伤和关节僵直。在病变部位使用热敷袋，可以促进局部的血液循环、放松紧张的肌肉并缓解疼痛。冷疗是使用冰块或冷敷袋来减轻局部疼痛和肿胀。

按摩 按摩是理疗师用双手或者特殊的按摩工具，对肌肉进行揉搓，采用多种手法对身体进行按摩。按摩可以促进局部的血液循环，有助于减轻炎症、消除局部的液体滞留（消肿）。理疗师还可以用按摩来放松肌肉，这有助于减轻局部疼痛、解除肌肉痉挛。

水疗 这种类型的治疗，通常是在热水池中进行的，水疗是用水来支撑身体，使锻炼时的运动更容易，或在锻炼时增加抵抗力。轻柔的锻炼有助于改善肌肉的力量、肌体柔韧性和身体的全面健康情况。如果你的四肢因外伤或者疾病，如关节炎，导致肢体不能承受重量时，那么水疗是会有帮助的。

电刺激疗法 这种类型的治疗，是让弱的电流通过覆盖在皮肤表面的垫子，产生热量，减轻关节的僵直程度，改善因外伤或疾病引起的关节活动困难的情况。

超声治疗 利用高能量的声波在组织中产热，从而缓解疼痛、减轻炎性。这种疗法通常用于治疗软组织损伤，比如韧带、肌腱和肌肉的损伤，一般需要治疗多个疗程。在治疗时，先将凝胶涂抹在皮肤上，然后将超声探头放置在皮肤上，在病变部位移动。在每次超声治疗后，你会感到病变部位有轻微的针刺样感觉。

步态训练 步态训练的目的是帮助那些，如脑卒中（见329页）或者因为长期残疾，而不能行走的人恢复行走。可以采用多种不同的技术来进行步态训练，包括肌肉力量锻炼、电刺激、生物反馈或脚踏车训练。

胸部理疗 这种类型的物理治疗，用于帮助患有慢性阻塞性肺病（见297页）的患者，应对呼吸困难，并帮助大手术后或者患有排痰障碍性疾病的患者，防止发生肺部感染，特别是那些大手术后的老年人和患有遗传性囊性纤维化（见535页）的儿童，因为这些人容易造成痰液在肺部聚集，引起肺部感染，因此胸部理疗会有帮助。

理疗师会教你如何进行呼吸和咳嗽锻炼，这些锻炼可以帮助你扩张胸部、向肺部充气。一些技术还包括用握成杯状的手叩击患者的背部，使患者在躺着时将痰液排出。如果你的孩子需要定期进行胸部理疗，那么理疗师会教你在家里使用这些技术。

疗效如何？

如果你只是受了轻伤，那么只需要短疗程的物理治疗，但是在受到了重伤或患有重病后，则可能需要长时间的物理治疗。物理治疗可以减缓慢性病，如囊性纤维化的进展，同时还能够减少并发症的发生。

功能治疗

一种鼓励患有躯体疾病或受到外伤，以及患精神疾病的人，恢复生活自理能力的康复治疗手段

功能治疗的目的，是帮助患有躯体疾病或精神疾病的人，尽可能过上独立的生活。功能治疗是根据每个人的不同需要而设计的，可能包括在日常生活方面的帮助，比如穿衣、洗浴、开车、做饭、如厕。功能治疗还可以帮助长期患病或者受到严重外伤的患者重新返回工作岗位，或帮助残疾儿童尽可能发挥其潜能。通常，医生会将你转诊给功能治疗师，功能治疗会是整体治疗方案中的一部分，这还包括药物治疗和物理治疗（见 620 页）。

何时使用？

功能治疗适用于那些因为患有慢性疾病，使简单的活动都变得困难的疾病，如多发性硬化（见 334 页）和关节炎（见 220 页）的患者，以帮助他们来应对日常生活需要完成的事情。功能治疗还能用于帮助手或上肢损伤后、或患有严重疾患后造成的功能障碍，如脑卒中（见 329 页）后的恢复。功能治疗师会教患者如何使用一些特殊的技术，来完成日常生活中需要做的事情。功能治疗师还会教患者如何使用不同的肌肉，来完成不同的动作，以及如何利用多种特殊的辅助设备，来完成日常生活中需要做的一些事情。

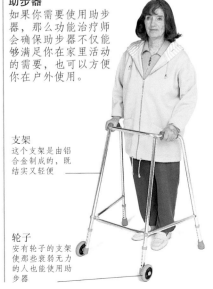

有智力障碍或者协调功能异常的儿童，也会从功能治疗中受益。这种治疗还会帮助老年人，维持生活独立和维持老年人的活力，同时功能治疗在帮助老人留在自己家里，不被送入寄养机构方面起重要作用。

此外，功能治疗还适用于有精神疾病的患者，比如精神分裂症（见 346 页）。一旦精神疾病的主要症状得到了控制，功能治疗还通过逐渐提高患者的自理能力、为患者提供支持和防止复发，来帮助患者适应在社区里生活。

助步器
如果你需要使用助步器，那么功能治疗师会确保助步器不仅能够满足你在家里活动的需要，也可以方便你在户外使用。

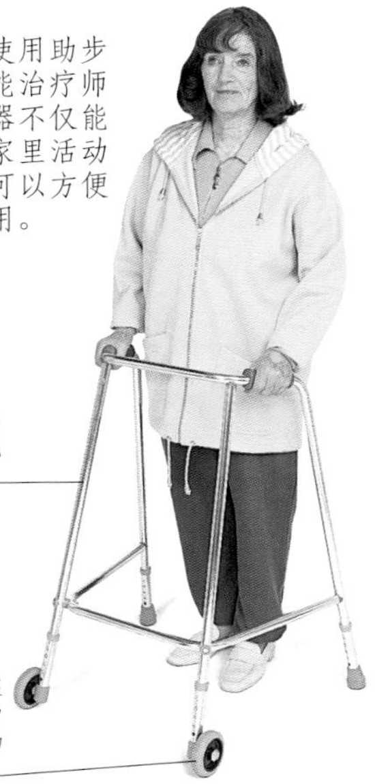

支架
这个支架是由铝合金制成的，既结实又轻便

轮子
安有轮子的支架使那些衰弱无力的人也能使用助步器

包括哪些内容？

在第一次会诊时，功能治疗师是从评估你目前的健康情况和既往病史开始的。治疗师会安排去你家，观察你是如何完成日常生活活动的，比如穿衣和洗浴。此外，治疗师还会要求你做一些特殊的动作，比如倒一杯热饮。如果是你的孩子需要进行功能治疗，那么需要一个专门治疗儿童疾病的治疗师，来对你的孩子进行评估。

然后，治疗师会根据评估情况，为你制订一个治疗计划，包括训练活动和实际练习，以提高你的日常生活自理能力。此外，理疗师还会建议你使用特殊的辅助工具，或为你提供一些特殊的辅助工具，来使你更容易完成这些日常活动。

如果你需要加强肌肉力量、耐力和注意力，你的功能治疗师会推荐你进行一些类似手工操作或做饭等活动。例如，脑卒中后你会发现写字十分困难。一些实际的锻炼项目，如做木工活儿，可以增强肌肉的力量、改善肌肉的精细控制，有助于你恢复接近正常的灵活性和协调性。电脑游戏也会改善你的肌肉精细控制功能和手眼协调能力。

使用辅助器械和设备 功能治疗师会应用多种设备，来帮助你改善生活自理能力。例如，使用吊带或者夹板等物品，可以为身体中力量弱的部位起到支撑作用。如果你患有活动能力受到限制的慢性疾病，那么你需要使用助步器。必要时，你还需要对家庭环境进行一些改造，如较高的椅子、扶手和升降梯。此外，治疗师还会为你提供一些特殊的器械，来帮助你更容易完成一些日常动作，比如打开罐子、穿衣、吃饭等。

疗效如何？

治疗师会在治疗期间，对你进行多次随访，观察你的治疗进展情况，以确保你的治疗是有效的。治疗师会帮助你尽可能地恢复生活自理能力，但你的恢复情况，取决于你残疾的严重程度，以及你对治疗的态度。

言语治疗

一种提高、改善和恢复患者语言能力的治疗方法

言语治疗用来帮助那些有语言交流障碍的儿童和成人。那些因为听力障碍、智力障碍或者因躯体疾病，如唇裂和腭裂（见 558 页）导致的语言发育延迟的儿童，会从言语治疗中受益。

那些有语言不流畅的人，也需要进行言语治疗，比如口吃、忘记词语、或因为脑卒中（见 329 页）而出现理解力和吞咽障碍的人，也需要进行言语治疗。因躯体因素引起的语言障碍，比如喉癌（见 294 页）患者，练习和使用人工设备会有所帮助。

包括哪些内容？

在第一次去看言语治疗师时，你的言语治疗师，会对你的语言障碍程度，和语言障碍对你日常生活带来的影响进行评估。对儿童来说，评估是通过观察孩子在游戏中的表现来完成的。成人的评估是通过谈话或者完成一些测试来完成的，如描述一幅图画。部分与患者的谈话，需要记录在电脑里，供日后分析。记录下来的对话，用于判断你的语言障碍类型、词汇情况、音调、声音值域和音量等，是否在正常范围内。如果你是在脑卒中后出现吞咽困难的，那么治疗师会对你能够正常地吃饭和喝水提出建议。

言语治疗采用的方法，取决于你的病情、引起言语问题的原因和患者的年龄。游戏治疗通常用于帮助儿童改善患儿的言语能力，还可能与其他治疗方法联合使用，比如发音练习等。治疗师会教会家长或者看护人员一些有用的游戏和练习方法，这样可以在家中继续提高孩子的语言能力。

可以教成年人进行发音练习，以及如何使用人工辅助设备来帮助沟通。由神经系统疾病造成的言语障碍，比如脑卒中，可以学习其他的沟通方式。例如，在你能够再次讲话之前，治疗师会给你使用图表，来表示你最基本的需求。

游戏疗法 通常会使用游戏疗法和玩耍，来对患有言语障碍的儿童进行治疗，通过游戏来鼓励患儿，使用语言或者其他非言语方式交流。言语治疗师还会教患儿的父母和看护人员，如何在家里通过玩游戏，来促进患儿的语言发育，这些游戏中通常融入了言语描述或物体的命名。

语言练习 如果你患有口腔、舌或喉部疾病，你需要进行发音练习来改善发音。对于患有语言不流畅疾病的人，可以通过练习，来帮助你控制说话，减少你讲话时的焦虑感。如果是因为脑部损伤，如脑卒中导致的言语障碍，你需要进行一些练习，改善你的词语检索能力，如对图片进行描述的练习。对于喉部受到损伤或者因为肿瘤而切除了喉的患者，治疗师会教你通过留住食道中的空气，并逐渐将这些空气释放出去来发出讲话的声音。

人工发声装置的使用 如果语言障碍是由于严重的躯体疾病引起的，有许多不同的电子语音合成器和人工辅助发声器可以使用。例如，如果因为肿瘤而切除了喉部，可以植入一种称为“气管食管发声器”的假体。这种假体被插入到气管与食管之间，利用吸入的气体来发声。用这种设备发出的声音经过嘴唇、舌头和牙齿的作用转换成讲话的声音。另外，还可以教患者使用一种手持的电子发声机械设备来讲话，将这种设备向颈部按压时就会发出声音。

疗效如何？

一些轻微的语言障碍，比如轻度的发音障碍，可以通过几个疗程的、每周一次的言语治疗得到改善。较严重的语言障碍，需要数月甚至是数年的规律治疗。对于儿童，早期治疗尤其重要。因为语言功能延迟，会影响孩子与他人的交流能力，这会妨碍孩子的智力发育。

心理治疗

对于许多患有精神疾病的患者，包括抑郁症、人格障碍、药物依赖及饮食失调的患者，心理治疗都会有帮助。心理治疗有多种治疗方法，一些治疗是探讨一个人的过去，而一些治疗的重点，是患者目前的行为或思维过程。鼓励接受治疗的人，在治疗中起主导作用。

运用心理疗法来治疗精神疾病的方法是在19世纪由弗洛伊德创建的。从那时起，多种形式的心理治疗逐渐发展起来，在本节将介绍一些主要的疗法。第一篇文章介绍的是基于精神分析的心理治疗，在这种疗法中，治疗师试图洞察患者的过去对现在产生的影响。接下来的两篇文章介绍行为疗法和认知行为疗法，这些治疗是通过改变人的行为或思维方式来达到治疗目的的。以患者为中心的疗法和团队疗法，都强调要对患者个人提供支持，并帮助患者恢复自知力和理解力。最后一篇文章讨论心理咨询的相关问题。心理咨询可以帮助那些需要学会如何应对个人问题和危机的人。

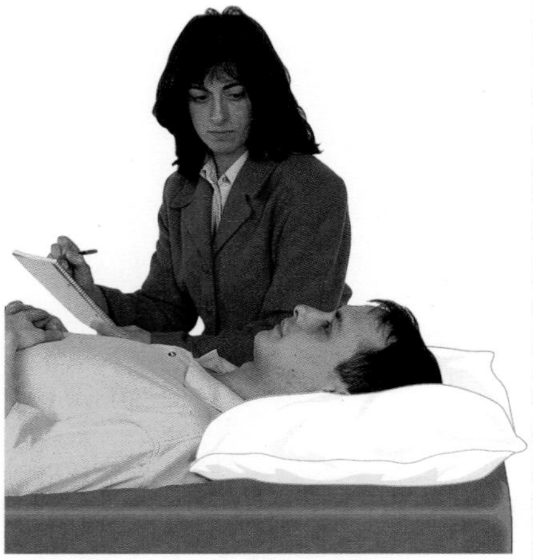

精神分析
在以精神分析为基础的心理治疗中，治疗师会鼓励你自由叙说你以往的经历，并与你共同解决问题。

基于精神分析的心理治疗

一种通过揭露压抑的情感体验，来帮助患者克服心理问题的治疗

基于精神分析的心理治疗，帮助患者发现、认识并面对心理问题，最终解决心理问题。这种治疗也称为精神分析疗法，其理论基础在于一些痛苦的情感和记忆被压抑，并被限制在思维的非意识水平上，这些情感和记忆问题，可能会以心理问题的形式表现出来。在基于精神分析的心理治疗中，医生会鼓励患者自由地讲述过去的经历，并鼓励患者明确地表达由这些回忆引发的情绪。治疗师通过解读患者过去的种种经历，帮助患者洞察其心路历程和出现的问题。

由弗洛伊德创建的传统精神分析治疗，是最强的心理治疗方法，在这种治疗中会让患者在几年的时间里，每周都由治疗师对患者进行数次治疗。目前有一些其他形式的精神分析治疗，与传统的精神分析治疗相比，耗时要少。

何时使用？

在引起患者心理问题的原因不十分明朗的时候，多种形式的精神分析治疗都可能会有所帮助。治疗的目的在于使患者逐渐认识到过去的经历，会影响患者目前的心境和行为。出于这个原因，基于精神分析的心理治疗对长期的心理问题，例如慢性焦虑、惊恐发作、抑郁症和关系障碍会有所帮助。

包括哪些内容？

在传统的精神分析过程中，你躺在长椅上，治疗师坐在你看不见的地方，等待你披露一些信息。治疗师会鼓励你随心所欲地描述出现在你脑子里的想法。这种方法称作自由联想，可以帮助治疗师发现你所压抑着的痛苦体验或者记忆。这种治疗每周需要进行3～5次，每次治疗的时间持续1个小时，要持续3～5年。

在一些新的精神分析治疗中，患者通常是坐在治疗师的对面，一般每周只需要治疗1～2次，治疗通常需要持续半年到两年。所有形式的精神分析治疗采用的都是类似的技术和方法。治疗师会解释你的记忆和梦境，分析你的感受，运用对记忆和梦境的解释作为讨论的基础。传统的精神分析方法和新的精神分析方法的区别，在于治疗师的角色。在新的治疗方法中，治疗师在让你披露你过去的经历时更加主动。

在精神分析治疗中，患者和治疗师保持良好的关系，是治疗成功的关键，因为需要一起努力，才能在一段相对较长的时间里解决你的问题。

疗效如何？

传统的精神分析是一个耗时的过程，有时候这会让你感到很苦恼。在治疗过程中，一些不愉快的感觉会再次出现，而你却感到无法应对，你会有一段时间，感受到自己的脆弱和绝望。精神分析疗法的支持者，认为从这种苦恼中得到的自知，会有助于解决患者的心理问题，这种结果要比苦恼本身更重要。

患者可能会发现新的、简洁的方法，比传统的心理治疗更容易让人接受，因为新的治疗方法耗时短，有助于鼓励患者通过发现潜在原因，并通过解决这些潜在的原因来解决某一特定的问题。但是患者会发现使用短程治疗，心理问题更容易复发，但在你的心理分析疗法完毕后，你可以通过参加团队疗法，来避免心理问题复发。

行为疗法

通过新的替代行为来改变不适宜行为的治疗方法

行为疗法的目的，是改变与一些心理疾病相关的异常或不合适的行为。与基于精神分析的心理治疗（见本页）不同，在行为疗法中，治疗师的任务是改变患者目前的行为，但并不探究引起这些异常行为的根源。这种治疗是基于以下两个基本论点：使用奖励机制来鼓励希望的行为；让患者在感到安全的情况下，暴露在恐怖的经历或者客体中，这可以使患者感受到没有那么恐怖。行为疗法常常与认知行为疗法（见623页）联合使用，认知行为疗法可以探究思维过程并可以改变引起异常行为的思维过程和行动。

何时使用？

行为疗法对恐惧症（见341页）的治疗效果较好，恐惧症是一种针对特定的客体、物种和环境发生的不合理恐惧，例如有人对昆虫或坐飞机感到非常恐惧。一些患者患有复杂的恐惧症，例如广场恐惧症，这种恐惧症是被困在拥挤的环境中，或在空旷的场所独处时出现的多种恐惧。一些有习惯性行为的人，例如反复经常地洗手（见342页“强迫症”），那些缺乏自信的人也可以从行为疗法中获益。

行为疗法也可用于治疗一些饮食失调，例如神经性厌食症（见348页）和贪食症（见349页），行为疗法有助于治疗焦虑相关性疾病，例如惊恐发作（见341页）。

包括哪些内容？

行为疗法的第一步，是治疗师通过一定时间的观察，对患者的行为进行详尽的分析。治疗师还会要求患者对症状的严重程度进行打分，分数从1分（轻度）到10分（非常严重）不等，行为改善情况也是通过这种评分系统来评估的。治疗师会同患者讨论解决行为问题的最好办法。治疗过程中用到的技术，包括脱敏以及骤进暴露疗法、自信心确立训练法和反应预防法。由于改变根深蒂固的行为时，会让患者产生焦虑感，因此治疗师可能会教你使用一些技术，例如控制呼吸和放松肌肉，来对抗这种焦虑感觉。

脱敏和骤进暴露疗法 脱敏和骤进暴露疗法都被用来解决恐惧症。进行脱敏疗法时，逐渐增加患者暴露在恐惧的客体或恐惧环境中（见623页“脱敏疗法”）的次数，同时通过放松方法来缓解你的焦虑。例如，当你患有广场恐惧症时，开始只是你和治疗师在你的房子外面走动，随着治疗的深入，你和治疗师一起从你的家里走到一条街道的尽头，久而久之，你就可以独自外出，而没有焦虑感觉了。

骤进暴露疗法强迫患者长时间的直接面对其所恐惧的事物。在整个过程中，都由治疗师陪伴你。在你面对令你恐惧的客体或环境后，伴随恐惧出现的紧张感，会逐渐减轻或突然减轻，最终这种紧张的感觉会完全消失。

自信心确立训练法 自信心训练使用角色扮演的方法，来演示在不同情况下应该作出的正确反应。例如让某人对你产生具有挑衅性的行为，这时治疗师会示范你怎样做才是合适的，通过模仿治疗师的反应，你在处理现实中的情况时，就会对自己的能力更加有信心。

反应预防法 这种治疗方法通常用来治疗强迫症，例如反复洗手。治疗师会鼓励你去抵抗做这件事情的冲动，即使这样会使你感到非常焦虑。在此时，治疗师会给予你一些支持，并教你一些放松的技巧。如果你能成功地坚持抵抗住强迫意念，最终焦虑的症状也会减轻。

▶ 方法

脱敏疗法

脱敏疗法可以帮助你克服恐惧症。在经过几个月每周一次的放松练习治疗后，治疗师会让你面对使你感到恐惧的对象或环境。从最不容易引起你恐惧的形式，到面对令你产生恐惧的物体，再到更直接面对恐惧的物体或环境，以此来帮助你逐步战胜恐惧症。

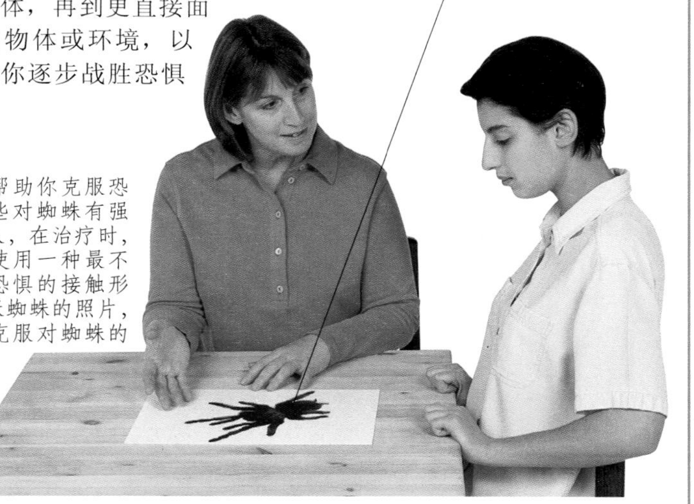

使患者感到恐惧的物体的图片

治疗期间

治疗师会帮助你克服恐惧。对那些对蜘蛛有强烈恐惧的人，在治疗时，治疗师会使用一种最不会引起你恐惧的接触形式，如一张蜘蛛的照片，来帮助你克服对蜘蛛的恐惧。

疗效如何？

一开始行为的改善是缓慢的，并且治疗师不在身边的时候，你会感到很难避免再回到你以前的行为，因此推荐在单独治疗结束后，再进行团队疗法。治疗完成后，如果你能够继续执行你学会的技巧，行为的改善会持续下去。

认知行为疗法

是一种克服心理问题的治疗方法，目的是改变无益的想法、信念和行为

认知行为疗法（CBT）是基于患者的错误或无益的认知（对世界和/或自身的感知和思维方式），引起的心理问题来进行的。这些错误的认知会导致无益的行为。认知行为疗法帮助患者认识，并理解其目前的思维方式和行为，并教他们如何有意识地改变思维方式，逐渐采用更有益的思维方式和行为。认知行为疗法并不总是需要回顾过去的事情，但在必要时，也会融入对过去的事件进行分析的方法。

何时使用？

患有抑郁症（见 343 页）和缺乏自信的人，常常会从认知行为疗法中受益，因为这种治疗方法，帮助患者发现和改变引起情绪低落或自卑的思维方式和行为。这些思维包括：“我是一个失败者”和“没人喜欢我，因为我很丑陋”等，行为包括在人面前退缩和避免自认为会受到威胁的情况。

认知行为疗法师，会指出患者思维中的问题，可以帮助那些对自己的外形极端担心的人，那些患有神经性厌食症（见 348 页）的患者。同样，认知行为疗法可以帮助患者改变习惯性的思维模式和行为，例如强迫症（见 342 页）患者。

认知行为疗法可以缓解一些精神分裂症（见 346 页）患者的某些症状，例如幻听。

包括哪些内容？

在开始治疗时，治疗师会评估患者存在的问题，然后与患者一起决定解决问题的方法。

治疗师会要求接受认知行为疗法的患者，把其想法、感觉和行为，以日记的形式记录下来。例如，治疗师会要求一些患有焦虑障碍的患者，把焦虑发作前，以及发作时出现的想法和感觉记录下来，同时还要求患者把在焦虑发作时，患者采取的处理方法记录下来。

在每次治疗期间，治疗师会帮助患者分析其记录的想法、感觉和行为，然后询问患者，现在感觉到在那种情况下，自己的行为是否合适。如果患者发现了欠妥当的行为，治疗师会帮助患者通过一些技巧，改变自己的行为。

改变根深蒂固的想法，会引起一些患者的焦虑。为了帮助患者应对这种焦虑，治疗师会教患者一些方法来应对，如呼吸运动和肌肉放松等，患者可能会每周同治疗师见一次面，每次见面持续约 45 分钟至一个小时。如果患者有特殊问题，例如想终止不良习惯，治疗时间可能仅仅会持续几周的时间。对于比较复杂的问题，如自卑，治疗师会为你治疗几个月。

疗效如何？

在治疗刚完成的一段时间内，你需要有意识的努力去分析和挑战你自己的想法、感觉和行为。但是，很多患者会发现最终更合适的行为模式会逐渐变成一种无意识的习惯。

以患者为中心的疗法

一种旨在增强患者的自尊及鼓励患者自立的治疗方法

疗法是基于以人为本的概念，一个人的行为源于自己内心的感受和自我形象，而不是对别人和既往经历作出的反应而形成的。与基于精神分析的心理治疗不同，以患者为中心的疗法师，不需要解释患者给他们的信息，治疗师会在患者逐渐提升自尊与自立的过程中提供帮助，间接帮助患者来理清其感受和思维，而不是直接告诉患者应该如何做和如何思考。

何时使用？

以患者为中心的疗法可用于治疗长期抑郁和丧失自尊的患者。这种治疗也可以在“危急干预”中应用，对那些遇到多件压力大的事件后，感到越来越无法应对的人会有帮助。这些压力大的应激事件，可能会与其他压力一起混合存在，如工作不顺、婚姻失败、身体或者性生活方面的冲击。在这些情况下，以患者为中心的疗法，对患者会有所帮助，特别是对那种需要在感觉到安全的环境中，才能走出困境的人，更是大有裨益的。

以患者为中心的疗法通常不太适用于那些患有严重疾病的患者，比如精神分裂症的患者，他们对自己的行为完全丧失认知。同样，这种治疗方法，也不适于伴有严重情感波动的患者，或者强迫症（见 342 页）患者。

包括哪些内容？

患者和治疗师面对面而坐，患者陈述自己和其社会关系，以及所处环境。治疗师会不时总结患者的陈述内容，但不对患者所述内容进行评价或解释。

患者需要每周去接受一次治疗，每次治疗持续大约一小时。疗程的长短，取决于患者建立自信和能够驾驭生活所需的时间。如果患者是为了度过某一特定“危机”的话，比如丧亲，可能需要治疗数月。如果患者要解决的不是特异的问题，如长期存在的抑郁症，可能需要一年以上的时间。

团队疗法

与一小组人，一起分享对疾病的体验和感受，从中获得自知力并得到支持

团队疗法通过让患者和一小组人交流他的体验与情感，帮助患者提高应对和解决问题的能力。每个小组都有一个或多个治疗师参与，他们主要是帮助引导患者之间的交流。患者可以直接加入一个组，也可以在治疗的过程中，由治疗师推荐加入其中的一个小组。团队疗法可以吸收使用一些其他形式的心理治疗方法，如基于精神分析的疗法、行为疗法、认知行为疗法以及以患者为中心的疗法。

何时使用？

团队疗法可以用来治疗许多疾病。这种治疗方法能够帮助有无端恐惧症的人、遭受过严重的人身攻击或性侵犯的人，以及正试图戒除不良习惯或癖好成瘾的人。这种治疗还可以用来帮助那些已经结束单独治疗，需要继续巩固治疗和得到支持的人。

团队疗法不适合那些特别需要个别关注的人以及在讲述其经历和情感时需要个人隐私的人。这种治疗也不适合于那些害羞或者非常内向的人，以及那些患有严重精神疾病，如精神分裂症（见 346 页）、双相情感障碍（见 344 页）的患者。

包括哪些内容？

团队疗法有两种主要类型。一种是支持治疗，即有相似情况的患者互相分享各自的体验，学习如何应对这些问题。另一种类型的团队疗法是把患有不同精神疾病的患者组成一个小组。治疗师主导每次的治疗，这样小组成员间可以互动，目的是使患者逐步增强自我理解和认知。这种团队疗法的形式，可以使每一位患者尝试别人的观点，学习小组中其他患者的思维方式，并应用到自己的日常生活中。

支持团体通常是开放式的团队疗法形式，集会的次数是没有限制的，患者可以根据自己选择参加或离开。相比之下，混合团体通常是封闭式的，治疗师会选择有限的人数参加治疗集会，有时候参加的成员可以少到只有6个人。团体成员通常每周参加一次集会，每次集会时间为一到两个小时（见本页“用团队疗法进行治疗”）。

疗效如何？

你可能需要在参加几次集会后，才会感觉到舒适自在。你也可能会发现，在你把从团队中学到的东西，变成你的寻常行为和思维之前，需要一些时间。一些人认为团队疗法比单独治疗更有效，尤其是当患者的精神疾病是与别人打交道有困难的时候，团队疗法会更有用。

心理咨询

一种为发现和解决个人问题提供帮助的治疗方法

那些不能应对自己所遇到的问题的人，应采用心理咨询治疗来获得支持、缓解压力。心理咨询师的角色是为患者提供征询建议的人，鼓励患者表达他们的感受，使患者自己在问题的解决中起主导作用。

心理咨询可以为那些悲伤、焦虑、面对危机的人提供支持。如果你在失去亲人后、或你在面对终末期疾病时，你会发现心理咨询是有帮助的。但是，对患有更深层次的心理疾病患者，在治疗过程中，那些治疗师积极、主导作用的治疗方式，如行为疗法（见622页）、认知行为疗法（见623页）会更合适。对于一些问题，患者可能需要特殊的支持。例如，如果你有人际关系方面的问题，可能应该获得人际关系方面的咨询支持；如果你持续遇到经济困难的时候，应该进行债务问题咨询。

包括哪些内容？

在进行第一次治疗时，咨询师会问一些关于患者自身的问题，这样咨询师就会对你的背景和你的问题有一个清楚的了解，一般第一次的治疗需要一个小时或更长的时间。患者还可以与咨询师讨论咨询要达到的预期目标。

在咨询阶段，一般是每周进行一次，患者在咨询师的指导下，与咨询师决定要讨论的内容和讨论的进度。咨询师会对解决问题的措施提出一些建议，这样可以帮助你逐个解决问题。

如果你只是想咨询如何应对一些情况，如丧亲，那么进行咨询治疗的时间就会很短，但一些比较复杂的问题可能需要长期的咨询治疗。

疗效如何？

你会发现仅仅是谈论，就已经足以使你找到解决问题的办法。在咨询师的帮助下，你应该能够找到解决问题的方式。与其他治疗方法相比，心理咨询更容易实现特定的目标。

方法

用团队疗法进行治疗

团队疗法鼓励人们与他人分享自己的问题和感受。有些人发现与单独治疗相比，团队疗法更容易产生改变行为的动力。团队支持治疗可以帮助你克服自卑或自信心不足，以及成瘾等不良嗜好。团体内成员之间的关系会引发一些问题，因此这种形式本身就可以帮助患者解决问题，因此对由出现不同精神问题的患者组成的团队，这种疗法会更加有效。

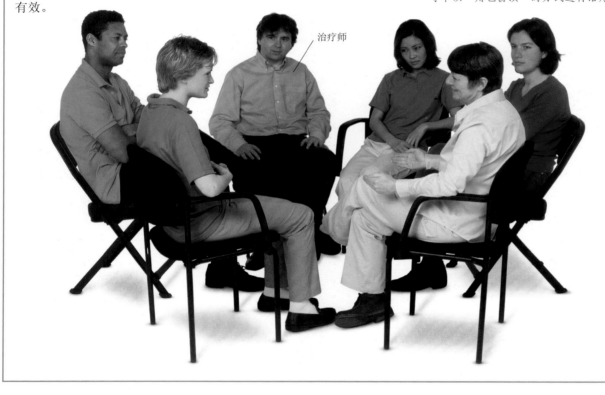

治疗过程

在团队治疗过程中，一个治疗师和多达12名患者随意围坐成一个圆圈。治疗师引导成员集体讨论，并且每次鼓励一名患者在大家面前谈自己的问题或感受。整个团体也会在治疗师的指导下以“角色扮演”的方式进行治疗。

索引

A

B

E

F

G

H

J

K

L

M

O

P

Q

R

T

U

W

X

Z

其他

译者的话

健康的身体对幸福生活的重要性不言而喻，而生老病死又是人类无法抗拒的自然规律，因此了解、控制并治愈疾病是人类一直奋力追求的目标。但医学是一门非常复杂的学科，从某种程度上来说有一定的神秘感，没有经过专门培训的人很难理解深奥的医学知识与变化多端的疾病症状。我从事临床工作近30年，每天都会碰到因为缺乏医学知识、对疾病不了解，身体出现了一些不适就焦躁不安，甚至恐慌的患者。因此如果有一本书，能以通俗易懂的语言，对复杂的医学知识进行归纳总结，结合疾病的特点，以科学知识为依据，介绍一些常见病的疾病知识，以及自我救助措施，并对治疗方法进行介绍，起到答疑解惑的作用，这对广大的读者来说是一种福音。

这本《DK家庭医生》几乎覆盖了临床医学所有学科的常见病以及一些罕见疾病，以图文并茂的形式、深入浅出的表达方式、通俗易懂的语言，对深奥的医学知识进行讲解、剖析，让广大的读者能够理解一些复杂的医学知识，比如，在遗传疾病一部分，通过图示的形式讲解了遗传疾病的特点；本书还对一些复杂的检查或操作过程，包括一些手术都进行了描述，如胃镜和CT检查，这样我们就会知道如果医生让我们做这种检查或给我们做手术，我们会经历怎样的过程，不再会因为对这些过程的不了解而产生恐惧；另外，本书中还以流程图的形式对一些常见症状的处理措施进行了归纳，比如发热，是最常见的临床症状，也是我们去急诊室的最主要原因，本书用流程图的形式告诉我们出现哪些伴随症状时我们可以在家里自己采取自助措施，在出现哪些情况时我们应该立即去急诊，这样既减少了不必要的急诊就诊，也不会因为不及时的就医耽误了病情。

在翻译过程中，我们感觉最具阅读价值的，就是可以使读者从书中获取最全面的医疗知识，运用这些知识，在就医时可以实现与医生的有效沟通，为医生快速正确地诊断疾病，提供准确有价值的信息。

《DK家庭医生》尽管涉及了许多专业词汇及术语，但我们考虑到这本书是面向大众的普及性读物，所以在翻译时，尽量使用通俗易懂的语言诠释专业的医学概念和词汇，这样不仅可以使读者易于接受，还可以提高读者的阅读兴趣。

本书还涉及了我们常用的一些药物的治疗功效、作用机制和不良反应，方便读者随时查阅。

《DK家庭医生》不仅是一本疾病速查手册，同时也是一本家庭必备的医疗知识普及读物。

田新平

2014年7月

出版者的话

《DK家庭医生》自问世以来，得到全世界千万个家庭的喜爱，历经14年畅销不衰。早在1995年我们引进的改版前的《DK家庭医生》，受到了中国读者的喜爱，在当年销售突破10万册，成为中国家庭必备的健康医疗工具书。时隔20年，我们再一次引进了最新版《DK家庭医生》。历经4年的精心打磨，近60名译、审、编、校人员的通力合作，全新的中文版《DK家庭医生》诞生了。

英国医学会（British Medical Association）是世界著名的医学会之一，在其主持编纂下的《DK家庭医生》（英文版），通过3000个专题（包括近1000种已知疾病，近200种预防与自助措施，近2000项专业评估、测试、检查、治疗项目）、2800幅彩色图片、1300幅图表的详细描述与展示，涵盖了大多数人日常生活中都会遇到的疾病和健康问题。毋庸置疑，百位全球顶级医学专家的倾力编写，保证了这本书的权威性、科学性，便于普通读者理解的通俗易懂的讲述方式，凸显了这本书的可读性与可操作性强的特点。正是基于此，这本书成为了千万个家庭共同使用的工具书，在欧美更是与宗教和法律类图书有着同等地位的三大家庭必备图书之一。

为了保证中文版的权威性、准确性，我们特别邀请了北京协和医院各科室主任医师、专家、教授以及全国科学技术名词审定委员会医学名词审定委员会的专家担任该书的翻译、审定工作。在各位专家的共同努力下，中文版在力求忠实原著的基础上，结合中国国情，用中国百姓易于理解的语言，准确地还原了英文版的原有特色，成为一本通俗实用，适合中国百姓阅读的医疗健康工具书。

书中介绍的就医模式：出现症状—自我诊断—自助处理或社区医院—综合医院—检查治疗，有助于读者形成全新、科学、合理的就医观念，真正获得省时、省力、省钱的实惠。

全书从始至终贯穿着一种对待疾病科学、理性的态度；充溢着关怀人性、尊重生命的理念。

为了加强本书的实用性，我们对原版书中不太符合中国实际情况的一些描述做了调整。比如，将“儿童保健记录本（小红本）”改为“儿童保健记录本（小绿本）”。

我们希望这本书有助于医疗知识的普及，有助于国人对就医观念的更新、对待疾病心态的转变、对于健康认知度的提高，希望每一位读者都能从书中受益，这就是我们引进出版《DK家庭医生》的初衷。

我们谨对参与出版这本书各项工作的人员表示由衷的感谢！

医学编辑与审稿者

Dr Huw Beynon BSc MD FRCP
Dr Frank Chinegwundoh MBBS MS FRCS (Eng & Ed) FRCS (Urol) FEBU
Miss Clare Davey BSc MB BS FRCS FRCOphth
Prof. Peter Farndon MSc MD FRCP DCH
Dr Max Godfrey BSc (Hons) MBBS
Dr Robert D Goldin MD FRCPath
Prof. Julian Halcox MA MD MRCP
Dr Steven J. Hurel FRCP PhD
Dr David Landau MRCP FRCR
Dr Janice Main MBChB FRCP
Dr Tanya Malkiel BDS
Dr Hadi Manji MA MD MRCP
Dr Steven Mann MBChB FRCP
Dr Atul Mehta MA MD FRCP FRCPath
Mr Alan Naftalin FRCOG
Mr Mark Ornstein FRCS
Mrs Ann Peters RGN HV
Dr Mike Schachter FRCP
Dr V L Sharman MA (Cantab) MB BChir FRCP
Prof. Stephen Spiro MD FRCP
Mr Michael Stearns FRCS
Dr Arian Tookman FRCS
Dr Trevor Turner MB MRCPsych
Dr Frances Williams MA MB BChir MRCP DTM&H MRCPCH
Dr Stuart Wolfman MB ChB MRCP

已经出版的版本

医学编辑

英国医学会医学编辑顾问 Dr Michael Peters MB BS
医学编辑 Tony Smith MA BM BCh
副医学编辑 Sue Davidson MB BS MRCP MRCGP DRCOG
助理医学编辑 Naomi Craft BSc MB BS MRCGP,
Gabrielle Murphy BA BSc MB ChB, Fiona Payne MB BS, Penny Preston MB ChB MRCGP, Amanda Rouse BSC MB BS MRCP MRCGP, Frances Williams MA MB BChir MRCP DTM&H MRCPCH
医学主编（美国） David Goldman MD FACP
医学副主编（美国） David A. Horowitz MD

医学审稿者与编著者

Michael Adler MD FRCP FFPHM
Robert N. Allan MD FRCP
Samir Alvi BSc MB BS PhD DFFP DRCOG
Ursula Arens
Helen Barnett BPharm
Jeffrey L. Barron MB ChB MSc MMed FRCPath
Sir Peter Beale KBE FRCP FFCM FFOM DTM&H
Ian R. Beider BDS (U.Lond.)
Jacky Bernett BSc RD
A. Graham Bird FRCP FRCPath
Robin L. Blair MB FRCS (Ed.) FRCS (C.) FACS
Fiona Boag MB BS FRCP
Sue Bosanko
Charles G. D. Brook MA MD FRCP FRCPCH
Jocelyn A. S. Brookes MB BS MRCP FRCR
Jane de Burgh RGN
Helen Byrt PhD
Christopher Davidson MA (Cantab.) MB FRCP FESC
J. Michael Dixon MD FRCS
Andrew Doble MS FRCS (Urol.)
Nancy Duin
Martin Edwards BDS SDSRCS PhD
Helen Epstein PhD
Owen Epstein MB BCh FRCP
Peter Farndon MSc MD FRCP DCH
Marie Fallon MB ChB DRCOG
Mary Fogarty MSc MB BCh BAO NUI
Philip Gaut PhD
Bruce George MS FRCS
Jennifer Glasspool PhD
Sandra Goldbeck-Wood MB ChB
Eobert D Goldin MD FRCPath
Fares S. Haddad BSc MCh (Orth) FRCS (Orth)
Terry Hamblin DM FRCP FRCPath
Julian Halcox MA MD MRCP
Michael G. Hanna BSc (Hons) MD FRCP
Martin Harris MD FRCOphth
Bruce Hendry MD PhD
Katherine Heimann
Chris Higgins
Kate Hope MB BS MRCS LRCP
Steven J. Hurel FRCP PhD
S. R. Iliffe MRCGP
Amanda Jackson-Russell PhD
Paresh Jobanputra DM MRCP MRCGP
David Jones DDAM MRCS FISM FFSEM FFOM FRCP
Marion Jowett
Amir V. Kaisary MA ChM FRCS
Ann Kramer
W. F. Kelly MD FRCP
P. Kendall-Taylor MD FRCP
Peng T. Khaw PhD MRCP FRCS FRCOphth
Helen Kingston MD FRCP DCH
Leslie Klenerman ChM FRCS
Martin Kurzer FRCS
David Landau MRCP FRCR
George T. Lewith MA DM MRCP MRCGP
Lynne Low MB ChB
E. G. Hermione Lyall MD MRCPCH
David Mabey BM BCh DM FRCP
Janice Main MBChB FRCP
H. Manji MA MD MRCP
Atul Mehta MA MD FRCP FRCPath
Theresa McCrone RGN
Ian McKee MB ChB DRCOG DFFP
Chris McLaughlin
Sheena Meredith MB BS LRCP MRCS
G. Keith Morris MD FRCP
Alan Naftalin FRCOG
Guy Neild MD FRCP FRCPath
Alan Nevies DO
Sanjida O'Connell
Conor O'Doherty MSc FRCP
Noel D. L. Olsen MSc FRCP FFPHM
Mark Ornstein FRCS
A. Parshall BSc MB BS PhD MRCPsych
M. R. Partridge MD FRCP
J. Pearce
D. A. Pearson MA MRCGP
R. C. Peveler DPhil MRCPsych
Ann Peters SRN HV

Penny Preston MBChB MRCGP
Elliot Philipp MMA FRCS FRCOG
Paulette Pratt
Punit S. Ramrakha MA BM BCh MRCP PhD
Rosalind Ramsay MA MB BS MRCPsych
T. M. Reynolds MB ChB BSc MD
Michael J. Rennie PhD FRSE
Mike Rogers BPharm MRPharmS
T. J. Ryan DM FRCP
P. J. Sanderson MB PhD FRCPath
J. A. Savin MA MD FRCP DIH
Omar Sattaur
Christine Scott-Moncrieff MB ChB MFHom
Julian Shah MB ChB LRCP MRCS FRCF
David V. Skinner FRCS FFAEM
Anne Slavotinek MB BS FRCP PhD
Patricia Spallone PhD
Michael Stearns FRCS
Jane Stirling PhD
Stephen Spiro MD FRCP
David Sutton MD FRCP FRCR DMRD MCAR
Roy Taylor BSc MB ChB MD FRCP FRCPE
Joanna Thomas
Martin Thornhill M B BS BDS MSc PhD FDSRCS (Ed.) FFDRCSI
Lindy Van den Berghe BMedSci BM BS
James Walker MD FRCP (Glas.) FRCP (Edin.) FRCOG FRSM
Richard Walker PhD
Chris Williams DM FRCP
Frances Williams MA MBBChir MRCP DTM&H MRCPCH
Robert Whittle MB BS
Sam Wilde
Jennifer A. Young MA MD FRCPath RCPI
Robert Youngson MB ChB DTM&H DO FRCOphth

多林·金德斯利公司

总编辑 Andrea Bagg, Maxine Lewis, Janet Mohun
资深编辑 Paul Docherty, Jill Hamilton, Nicki Lampon, Mary Lindsay, Andrew Macintyre
资深副编辑 Jolyon Goddard
编辑 Ann Baggaley, Judith Bettesworth, Edda Bohnsack, Martin Bryant, Jane de Burgh, Alan Byrne, Louise Clairmonte, Sue Cooper, Patricia Davis, Kim Dennis-Bryan, Patricia Dent, Kathy Fahey, Francesca George, Peter Harrison, Fiona Hunter, Katie John, Sarah Keer-Keer, Alyson Lacewing, Jo Lankester, Ben Morgan, Sean O'Connor, Mukul Patel, Hazel Richardson, Esther Ripley, Nikki Taylor, Stephen Taylor, Gaia Vince, John Watson
助理编辑 Judit Z. Bodnar, Peter Frances, Katie Dock, Angeles Gavira, Rachel Hutchinson, Robert Johnston, Heather Jones, Nancy Lieberman, Donna Loh, Rebecca Marsland, Ann Mummery, Irene Pavitt, Andrew Pine, Jennifer Quasha, Teresa Pritlove, Juliet Roberts
项目研究员 Claire Isaac BSc MB ChB
索引 Sue Bosanko
美术总编辑 Louise Dick, Marianne Markham
资深设计师 Mark Batley, Ian Spick
设计师 Amanda Carroll, Janice English, Sara Freeman, Spencer Holbrook, Johnny Pau, Chris Walker
设计助理 Kirsten Cashman, Nicola Hampel, Elaine Hewson, Richard Horsford, Sasha Howard, Anne Renel, Mark Wilde
解剖图插图师 Richard Tibbitts
插图师 Evi Antoniou, Debbie Maizels, Patrick Mulrey, Richard Tibbitts, Halli Verrinder
图片研究员 Andrea Sadler, Suzanne Williams
排版设计 Julian Dams, Jason Little
排版助理 Zirrinia Austin, Louise Waller
制作 Michelle Thomas, Joanna Bull
项目管理 Katie Dock, Delyth Hughes, Vicky Wilks, Anna Youle
副主编 Martyn Page
编辑总监 Jackie Douglas
出版总监 Corinne Roberts
美术编辑 Peter Luff, Bryn Walls
编辑开发总监（美国） Jeanette Mall
编辑总监（美国） LaVonne Carlson
出版人（美国） Chuck Lang

多林·金德斯利公司（印度）

经理 Aparna Sharma
编辑 Dipali Singh, Glenda Fernandes, Rohan Sinha
设计师 Kavita Dutta
排版协调员 Pankaj Sharma

致谢

Dorling Kindersley would like to thank several people for their help in the preparation of this book: Louise Dick for all her work on the design; Julie Oughton for her initial development work; Stephen Knowlden, Riccie Janus, and Nidhi Mehra for additional design work; Rukmini Kumar Chawla, Manash Ranjan Debata, Soma B. Chowdhury, Garima Sharma, Catherine Thomas, Manisha Jain, Himanshi Sharma, Gunjana Dey, Neha Sharma, Amit Malhotra, Nitu Singh, Aparajita Kumar and Alicia Ingty for additional editorial assistance; and Arjinder Singh and Tanveer Abbas Zaidi for additional DTP assistance.

PREVIOUS EDITIONS

ADDITIONAL EDITORIAL ASSISTANCE Susan Aldridge, Kathryn Allen, Robert Dinwiddie, Janet Fricker, Irene Gashurov, Alrica Goldstein, Cathy Meeus, Ruth Midgley, William Mills, Barbara Minton, Melanie Paton, Elizabeth Payne, Barbara Ravage, Ashley Ren, Ray Rogers, Clare Stewart, June Thompson, Anna Wahrman, Olivia Wrenhurst

ADDITIONAL DESIGN ASSISTANCE Carla de Abreu, Paul Jackson, Mark Johnson-Davis, Philip Ormerod, Picthall and Gunzi, Eleanor Rose, Schermuly Design Company, Ina Stradins, Matthew Swift, Shadric Toop

LOAN OF EQUIPMENT ALK (UK); Heather Auty, Cochlear Implant Ltd.; Roseanne Aitken, Oxford Instruments Medical Systems Division; Robert Bosch Ltd.; Central Medical Equipment Ltd.; Department of Clinical Neurophysiology, University College London Hospital NHS Trust; Dukes Avenue Practice; Peter Edwards, Birmingham Optical; Keep Able Ltd.; London Laser Clinic; Mothercare UK Ltd.; PC Worth Ltd.; Porter Nash Medical Showroom; data for the graph on page 25 was derived from *The Health Benefits of Smoking Cessation,* US Department of Health and Human Services, Centers for Disease Control, DHHS Publication No. (CDC) 90-8416, 1990.

EXPERT MEDICAL ADVICE Sue Bateman MB ChB FRCOG DObst, Obstetrics and Ultrasound Department, St. Peter's Hospital, Chertsey; Valerie Dawe; Department of Clinical Neurophysiology, The Royal Free Hospital NHS Trust, London; Department of Clinical Neurophysiology, University College London Hospital NHS Trust; Anthony C. de Souza FRCS, Cardiology Department, Royal Brompton Hospital, London; Karen Ferguson, Department of Surgery, The Royal Free Hospital NHS Trust, London; Penelope Hooper; Ken Lang; Alan Lawford and Malcolm Nudd, Benenden Hospital, Benenden; Elizabeth Liebson MD; Janet Page BSC MB BS MRCP FRCR, Radiology Department, Redhill Hospital, Redhill; John Perry; Paul Pracy MB BS FRCPS; Ann Shaw CNM FMP MSN; Susan Whichello, Radiography Department, King's College Hospital, London; Mary H. Windels MD

ADDITIONAL ILLUSTRATORS Paul Banville, Joanna Cameron, Gary Cross, John Egan, Simone End, Mick Gillah, Mark Iley, Jason Little, Brian Pearce, Peter Ruane, Les Smith, Philip Wilson, Deborah Woodward

PHOTOGRAPHERS Andy Crawford, Steve Gorton, Gary Ombler, Tim Ridley

OTHER PHOTOGRAPHY Steve Bartholomew, Jo Foord, Dave King, Susanna Price, Jules Selmes, Debi Treloar

MODELS Peter Adams, C. Adebusuti, Francesca Agati, Zamir Akram, Danielle Allan, Richard Allen, Susan Alston, Evi Antoniou, Rebecca Ashford, Bert Audubert, Simone Aughterlony, Andrew Baguley, Bridget Bakokodie, Tricia Banham, Austin Barlow, John C. Barrett, Maria Bergman, Lisa Bissell, Adam Blaug, Clare Borg, Lucy Bottomley, Tirzah Bottomley, Laurence Bouvard, Natasha Bowden, Jacqui Boydon, Catherine Brennan, Alison Briegel, Lisa Brighten, Ashley Brown, Garfield Brown, Dominica Buckton, Tom Busch, Bibi Campbell, Steve Capon, Alesandra Caporale, Nefertiti Carnegie, Daniel Carter, Jane Cartwright, Julie Clarke, Sean Clarke, Adam Cockerton, Sam Cocking, Ciro Coleman, Declan Collins, Madeline Collins, Siobhan Contreras, Jonah Coombes, Kevin Cooper, Lilly Cooper, Alan Copeland, Carol Copeland, Barbara Cordell, Caitlin Cordell, Catherine Cordell, Liam Cordell, Ryan Cordell, Sam Cosking, Will Cox, Julia Crane, Andy Crawford, Grace Crawford, Sarah Crean, Mark Cronin, Jessica Currie, Nigel Currie, Laverne Daley, Tariq Daley, Jeff Daniel, Undra Dashdavaa, Katherine Davidson, Lucy de Keller, Nora Dennis, Terence Dennis, N. J. Deschamps, Flavio Dias, R. S. Dudoo, Maree Duffy, Barbara Egervary, Tony Elgie, Belinda Ellington, Fred English, Mehmet Ergan,Michael Esswood, Steve Etienne, Carole Evans, Julian Evans, Nadia Faris, Jane Farrell, Eric Ferretti, Mary Ferretti, Yvonne Fisher, Larry Francis, Ephraim Frank Otigbah, Annie Fraser, Jane Garioni, Laura Gartry, Hilda Gilbert, Timor Golan-Weyl, Anthony Grant, Sharon Green, Daniel Greendale, Culver Greenidge, Robin Grey, John Gunnery, Maudie Gunzi, Hainsley Guthrie, Charlotte Halfhide, Sarah Halfhide, Carmen Hanlan, Alfie Harrison, Christine Henry, B. M. Hewson, A.W. Hewson, Nigel Hill, Richard Hill, Kit Hillier, Lorraine Hilton, Jignesh Hirani, Manjula Hirani, Chris Hirst, Michael Hoey, Alfred Hoffman, Leila Hoffman, Anthony Howes, Tracey Hughes, Isaac Hughes-Batley, Lewis Hughes-Batley, Richard Hurdle, Faron Isaac, Robert Isaacs, Nora J. Dennis, Ouseynou Jagne, Beverly James, Kaye James, James Jeanes, Jane Jeanes, Thomas Jeanes, Cornell John, Christine Lloyd Jones, Marcia McKoy Jones, Roland John-Leopoldie, Cheryl Johnson, Fiona Johnson, John Johnson, Andy Jones, Mahesh Kanani, Hayley Kay, Taryn Kay, L. Keller, Cameron Kelleher, Peter Kelleher, Susan Kelleher, Mark Kennell, Alison Kerl, Amanda Kernot, Claudia Keston, Aline Kleinubing, Deborah Knight, Mahan Krinde, Krishna Kunari, Jane Law, Lisa Law, Roland John Leopoldie, Sarah Layesh-Melamed, Simon Lewandowski,William Liam, Kate Liasis, Leon Liasis, Nina Loving, Doreen Lum, Joanna Lyn Thompson, Denise Mack, Janey Madlani, Lee Mannion, Bryan Marsh, Maija Marsh, Jason Martin, Bobby Maru, David Mathison, Mary Matson, Nicole McClean, Maria McKenzie, Suzanne McLean, Phyllis McMahon, Karen McSween, Jeremy Melling, Hannah Mellows, Paul Mellows, Fiona Mentzel, Hilary Michel, Tony Mills, Olive Mitchell, Catherine Mobley, Alan Montgomery, Lee Moone, Robert Morrison, Teresa Munoz, Nicki Mylonas, Faron Naai, Terry Nelson, Charlotte Nettey, Julie Nettey, Nicole Nnonah, Eva Nowojenska, James O'Connor, Scarlett O'Hara, Akudo Okereafor, Roli Okorodudu, Simon Oon, Chris Orr, E. F. Otilbah, Lucinda Page, Gemma Papineau, Katie Paine, Ann Parkes, Derek Parkes, Nella Passarella, Josephine Peer, Sarah Peers, Flora Pereira, Cecilia Peries, Anthony Perry, Daniela Pettena, Joycelyn Phillips, Carol Pieters, Hamilton Pieters, Marcus Pieters, Sheila Power, Erick Rainey, Rebecca Rainsford, Alan Rawlings, Giles Rees, Valerie Renay, John Robey, Erroline Rose, Stuart Rose, Dawn Rowley, Rosie Ruddock, Sam Russell, Sol Rymer, H. Sajjan, Ruth Samuel, Paul Samuels, Rita Sanyaolu, Titi Sanyaolu, Mai Sasaki, Callum Savage, Angela Seaton, Tony de Sergio, Isaach Shaahu, Marianne Sharp, Hannah Vidal-Simon, Phyllis Slegg, Anthony Smalling, Ronella Smalling, Edwin So, Sally Somers, Susan Stowers, Itsuko Sugawara, Cara Sweeney, Sheila Tait, Kaz Takabatake, Flavia Taylor, Peter Taylor, Ann Theato, Graeme Thomas, Jack Thomas, Joanna Thomas, Ian Tilley, Jenny-Ann Topham, C. Turnbull, Andrew Turvill, D. Venerdiano, Richard Vidal, Ahmani Vidal-Simon, Philippe Von Lanthen, Teo-wa Vuong, Alison Waines, Aidan Walls, Rosie Walls, Tim Webster, Chris Wells, Alexander Williams, Henderson Williams, John Williams, Miranda Wilson, Seretta Wilson, Stefan Wilson, Syanice Wilson, Harsha Yogasundram, Matt Yoxall, Dominic Zwemmer

PICTURE CREDITS

The publisher would like to thank the following for permission to reproduce images:

Alamy Images: Ace Stock Limited 12 b; Courtesy of Dr. R. N. Allan, Q.E.H., University Hospital, Birmingham: 417 bl, br; Courtesy of Miss Sue Bateman, Obstetric Ultrasound Department, St. Peter's Hospital, Chertsey: 512 b; Baxter, USA, Carpentier-Edwards, ® S. A. V. ®, Bioprosthesis: 253 bl; Biophoto Associates: 8 t, 149 b, 157 cl, 269t, 269 ctr, 278 t, 409, 442 t, 449, 464; Courtesy of Dr. D. A. Burns, Leicester Royal Infirmary: 192 t, b, 193 t, 194 tr, 194 br, 203 bl, br, 206 c; Courtesy of Professor Keith Cartwright, Public Health Laboratory, Gloucester Royal Hospital: 326 c; Corbis: Peter Andrews 29 fcl, 29 tl; Michael Keller 29 fcr; Pascal Parrot/Sygma 8br; Courtesy of Dr. Erika Denton: 130 tl, 135 br, 302 t, c, 328, 403 b, 404 r, 414 r, 418 t, b, 420 r, 474, 478 t, 487 br; Courtesy of Mr J. M. Dixon, Edinburgh Breast Unit, Western General Hospital: 484 t,
486 t; Courtesy of Professor Peter Ell, Institute of Nuclear Medicine, University College London Medical School: 137 tl; Courtesy ESL Healthcare, FLA: 221 bc; Courtesy of Dr. A. G. Fraser & Dr. A. Ionescu, University of Wales, College of Medicine, Cardiff: 255 t, b; Courtesy of Professor Gleeson, Guy's Hospital, London: 370; iStockphoto: Jaroslaw Wojcik 379 l; Courtesy of Donald R. Kauder, MD FACS: 181 bl; Courtesy
of Dr. Gordon, Anatomic Pathology Division of Department of Pathology and Laboratory Medicine, University of Pennsylvania Medical Center: 433 br; Great Ormond Street Hospital for Sick Children, Department of Medical Illustration: 422, 543 b, 548 b, 551, 563; Courtesy of Dr. C. Dyer & Dr. Owens: 525 tr, 540 br; Courtesy of Professor Terry Hamblin, The Royal Bournemouth Hospital Medical Illustration Department: 278 b; Robert Harding Picture Library: Ansell Horn/Phototake NYC 530; GJLP/CNRI/Phototake, NY 245 tr, 616 t; Courtesy of Mr T.Hillard, Poole Hospital, Dorset: 470 b; Courtesy of Mr Howard, Institute of Laryngoscopy, National Ear, Nose and Throat Hospital: 293 t, 294 r; © Photographic Unit, The Institute of Psychiatry, London: 349 t; Courtesy of KeyMed (Medical & Industrial Equipment) Ltd., Southend-on-Sea: 456 r; Dr. Alex Leff, MRC Cyclotron Unit, Hammersmith Hospital, London: 318; The Leprosy Mission, Peterborough, England: 173 tr, tl; Professor Valerie Lund, Institute of Laryngology & Otology, University College London Medical School: 129 bl, 291 br; Professor William Wei, Queen Mary Hospital, Hong Kong: 294 l; Courtesy of Dr. N. K. I.McIver, North Sea Medical Centre, Great Yarmouth: 187; Mediscan: 181 br; Shout Pictures 181 t; Moorfields Eye Hospital, London, Department of Medical Illustration: 361 b; Courtesy of Dr. Keith Morris, Nottingham City Hospital: 258; Oxford Medical Illustration OMI, John Radcliffe Hospital: 174 t, 262 l, 549; Courtesy of Dr. Janet Page, East Surrey Hospital & Community Healthcare Trust: 131 bl, 157 tc, 288 tl, tr; Dr. N. R. Patel: 220 t, 231, 466; K. R. Patel, Queen Mary's University Hospital, Roehampton: 473; © Philips Medical: 134 br; Dr. Porter, University College London Hospital: 273; PowerStock Photolibrary/ Zefa: 221 cl; Professor R. H. Rezneck, St. Bartholomew's Hospital, London: 436; Courtesy of Mr R. C. G. Russell: 612 b; Science Photo Library: 9 br, 15 b, 130 cbr, 131 tl, br, 132 t, 178 t, 199 t, 205 t, 214 b, 216 b, 232 bl, bc, 238 br, 254, 264 b, 349, 364 t, b, 402 c, 480 t, 481 t, 492 tl, 493 tl, 497, 501; Michael Abbey 171 t, 211 cl; Department of Clinical Cytogenetics, Addenbrookes Hospital 150 t; Jonathan Ashton 484 br; AJ Photo 489 bl; Dr. Lewis Baxter 345 t; Robert Becker/Custom Medical Stock Photo 265 b; Dr. Beer-Gabel/ CNRI 137 br, 407 t; Z. Binor/Custom Medical Stock Photo 476, 477 l; Francis Leroy, Biocosmos 268 br; Biology Media 269 br; Chris Bjornberg 161 b, 330; Simon Brown 214 tr; BSIP Dr. T. Prichard 135 bl; BSIP Estiot 399; BSIP VEM 9 cr, 260 t, 381 t, 386 b, 413, 443, 545; Dr. Jeremy Burgess 189; Dr. Monty Buchsbaum, Peter Arnold Inc. 347; Scott Camazine 251 cr, 567 t, 607; Dr. L. Caro 162 t; CDC 326 t; Department of Nuclear Medicine, Charing Cross Hospital 130 tr, 564; CNRI/Clinique Ste Catherine: 130 ctl; CNRI 4 tr, 124 t, 129 t, 130 ctr, br, 136 br, 143 t, 144 b, 145 b, 147 b, 158 cl, 175, 176 b, 214 ctl, 245, 269, 290, 307 l, 311 t, b, 320, 329 t, c, 352 bl, 381 b, 391 t, 405, 417, 527, 567 b; Custom Medical Stock 352 tr; Mike Delvin 223 tl; Martin Dohrn 351 t; John Durham 269 bl, 566 b; Ralph Eagle 351 cr, 352 br; Ken Eward 265 c, 383 br; Eye of Science 493 b; Don Fawcett 424 b; Professor C. Ferlaud/CNRI 289 cl, cr; Sue Ford 126 br, 210 b, 357; Cecil H. Fox153 t, 391 b; Simon Fraser/Medical Physics, RVI, Newcastle- upon-Tyne 465; Simon Fraser/Neuroradiology Department/ Newcastle General Hospital 214 cb, 327 b, 329 b; Simon Fraser/Royal Victoria Infirmary, Newcastle-upon-Tyne 334 l; Dr. Freiburger, Peter Arnold Inc. 219 cl; GCa, CNRI 130 cbl, 133 t, 214 ctr, 220 c, 411 tr, 412 tr, 548 t; G-I Associates/Custom Medical Stock Photo 421; GJLP-CNRI 227, 477 r; Dr. Peter Gordon 387 bl, br; Eric Grave 126 cr, 180, 272 b, 316; E. Gueho, CNRI 163 bl; Innerspace Imaging 216 c, Manfred Kage 216 t, 269 bcr, 312, 382, 467 b; Keith/Custom Medical Stock Photo 9 cl, 525 bl; James King-Holmes 499; Mehau Kulyk 4 tl, 5 t, 6 t, 9 bl, 130 bl, 155, 214 cbr, 217, 303, 314, 380, 430 b, 481 b, 500tl, 566 t; David Leah 525 cr, br; Dr. Andrejs Liepins 142 t, 152 b; Lunagrafix 15 t, 132 bl, 236 tr; David McCarthy 152 c; Dr. P. Marazzi 165,
166 b, 167 t, 168 b, 182, 194 cr, 200 t, 207, 222, 223 tc, 229, 256, 263, 275, 279 b, 284 bl, br, 293 b, 339, 363 l, 386 t, 401 bl, 403 t, 493 tr, 523 b, 537 c, 538, 546, 556 tl, 558 b, 559; Matt Meadows 133 cr, 503; Astrid & Hanns-Frieder Michler 190 bl, 305 b, 410, 424 t, 460 bl, 491; MIT AI Lab, Surgical Planning Lab, Brigham & Women's Hospital 607 c; Moredun Animal Health Ltd. 163 tr; Professor P. M. Motta & E. Vizza 467 t, 469 tr; Professor P. M.Motta, G. Macchiarelli, & S. A. Nottola 469 tl; Professor P. Motta & A. Caggiati, University "La Sapienza," Rome 395 tl; Professor P. Motta, Correr, & Nottola, University "La Sapienza," Rome 286; Professor P. Motta, Department of Anatomy, University "La Sapienza," Rome 211 cr, 212, 265 t, 267, 269 ctl, 289 bl, 373, 374 bl, 394, 429 tr, 442 b, 470 tl, tr; Professors P. Motta & T. Naguro 395 tr, 429 tl; Professors P. Motta, K. R. Porter, & P. M. Andrews 269 cr; Professors P. M. Motta & J. Van Blerkom 529 ct; Sidney Moulds 396; Larry Mulvehill 174 b; Dr. Gopal Murti 125 b, 237 cl; National Cancer Institute 179 b; National Institute of Health 137 c, 331, 332; NIBSC
8 bl, 143 b, 170; Dr. Yorgos Nikas 500 tr; Ohio Nuclear Corporation 132 br; Dr. G. Oran 372 bl; David Parker 205 b, 206 t, 208; Paul Parker 360 t, 361 t, c, 362 b; Alfred Pasieka 27 b, 129 br, 130 tc, 393, 408; Petit Format/CSI 490; Petit Format/E. M. de Monasterio 354 cr; Petit Format/Nestle 502 t, b; Petit Format/Nestle/Steiner 313 t; Petit Format/CSI 147 t; Dr. M. Phelps & Dr. J. Mazziotta et al/Neurology 354 cl, 372 br; D. Phillips 9 tl, 190 tr, 238 t, 489; Philippe Plailly 157 c, 237 br; Parviz M. Pour 457 t; Chris Priest 136 t; Princess Margaret Rose Orthopaedic Hospital 223 cr, 232 tl, 245 bl, 529 cb; Quest 9 tr, 154 t, 429 b, 445; John Radcliffe Hospital 283 r, 326 b, 402, 475; Ed Reschke, Peter Arnold Inc. 268 bl; J. C. Revy 4 br, 140, 218 t; Dr. H. C. Robinson 168 t; Salisbury District Hospital 406; Department of Clinical Radiology, Salisbury District Hospital 259 t, b, 304 r, 307 r, 309, 322, 334 r, 450, 478 b, 512 t; Francoise Sauze 176 cr, 530 t; David Scharf 178 b, 179 t; Dr. K. F. R. Schiller 392; Science Source 457 b; Secchi, Lecaque, Roussel, UCLAF, CNRI 315, 317, 444, 458, 529 b; Dr Gary Settles 164, 289 br; St. Bartholomew's Hospital 342, 512 c; Josh Sher 29 tr; St. Stephen's Hospital 183 t, 184; Sinclair Stammers 163 br, 178 b, 214 cl; Dr Linda Stannard, UCT 160 t; Volker Steger/Siemens 152 t; James Stevenson 25 bl, br, 282 607 b; Andrew Syred 460 br, 529 t; Alexander Tsiaras 139 c; Dr. E. Walker 125 t, 448; M. I. Walker 213; Garry Watson 407 b; Richard Wehr/ Custom Medical Stock Photo 4 bl, 36 t; Wellcome Department of Cognitive Neurology 343 t; Western Opthalmic Hospital 356, 362 t, 363 r; Hattie Young 533; Dr. D. Singh, Institute of Orthopaedics, Royal National Orthpaedic Hospital, London: 223 tr; St. John's Institute of Dermatology, London: 195 b, 198 t, 201 t, 204, 210 t; Courtesy of Dr. Peter Stradling c/o Dr. John Stradling, Osler Chest Unit, Churchill Hospital, Oxford: 308 b; Viewing Medicine: 135 tr, 177, 202 t, 300, 305 t, 484 bl; M. I. Walker, Microworld Services: 190 br, 480 b; Dr. Jean Watkins: 167 b, 486; Philip Watson: 6 b, 498;The Wellcome Trust MPL: 137 tr, 166 t, 171 b, 176 cl, 188, 195 cr, 196, 200 b, 201 b, 202 br, 219 t, 223 cl, 224, 230, 246, 251 cl, 253 br, 260 b, 261, 262 r, 264 t, 274 b, 279 t, 281 l, r, 283 l, 285 t, bl, 301, 302 b, 304 l, 327 t, 340, 345 b, 348, 355 t, 364 c, 371, 374 bc, 389, 390, 401 br, 402 t, 404 l, 411 tl, 412 tl, 420 l, 431, 433 bl, 435, 456 l, 492 tr, 525 tl, 534, 537 b, 539 b, 540 bl, 541, 542, 543 t, 555, 556 tr, 557, 558 t, 614 bl, br;
Dr David Williams & Dr Paula Hannant: 195 t, & V. Ankrett 198 b, 199 b, 202 bl, 232 tr, 355 b; Courtesy of Professor A. Wright, Institute of Laryngology and Otology, Royal Free and University College Medical School, London: 613 t.